GRAY'S ATLAS
DER ANATOMIE
2. AUFLAGE

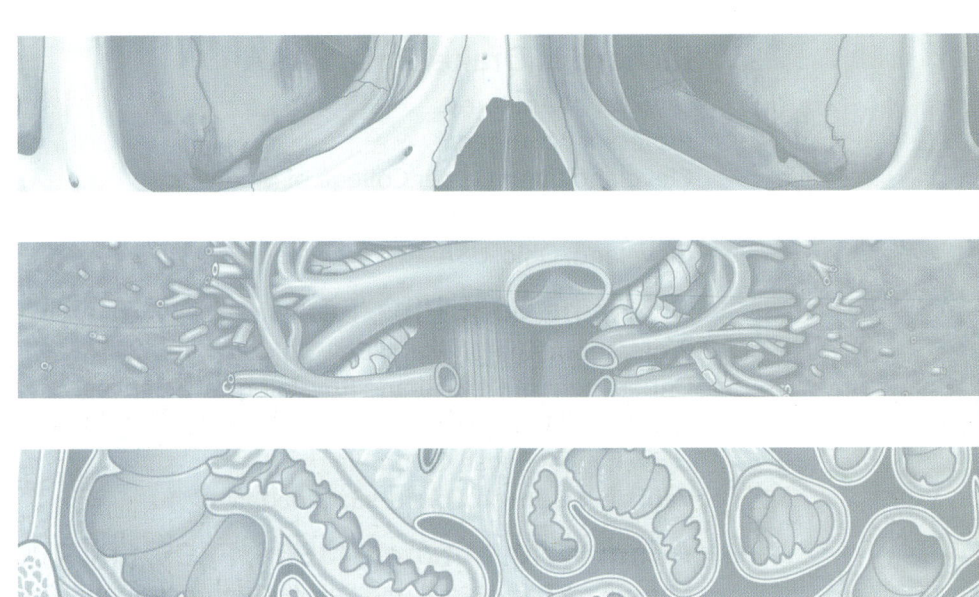

Richard L. Drake, PhD, FAAA
Director of Anatomy
Professor of Surgery
Cleveland Clinic Lerner College of Medicine
Case Western Reserve University
Cleveland, Ohio, USA

A. Wayne Vogl, PhD, FAAA
Professor of Anatomy and Cell Biology
Department of Cellular and Physiological Sciences
Faculty of Medicine
University of British Columbia
Vancouver, British Columbia, Canada

Adam W. M. Mitchell, MBBS, FRCS, FRCR
Consultant Radiologist and Senior Lecturer Imperial College
Chelsea and Westminster Hospital
London, UK

Abbildungen von

Richard M. Tibbitts
Saffron Walden, UK

Paul E. Richardson
Cambridge, UK

Fotos von

Ansell Horn

Deutsche Bearbeitung von

Prof. Dr. Lars Bräuer
Institut für Anatomie II
Universität Erlangen-Nürnberg, Deutschland

GRAY'S ATLAS
DER ANATOMIE
2. AUFLAGE

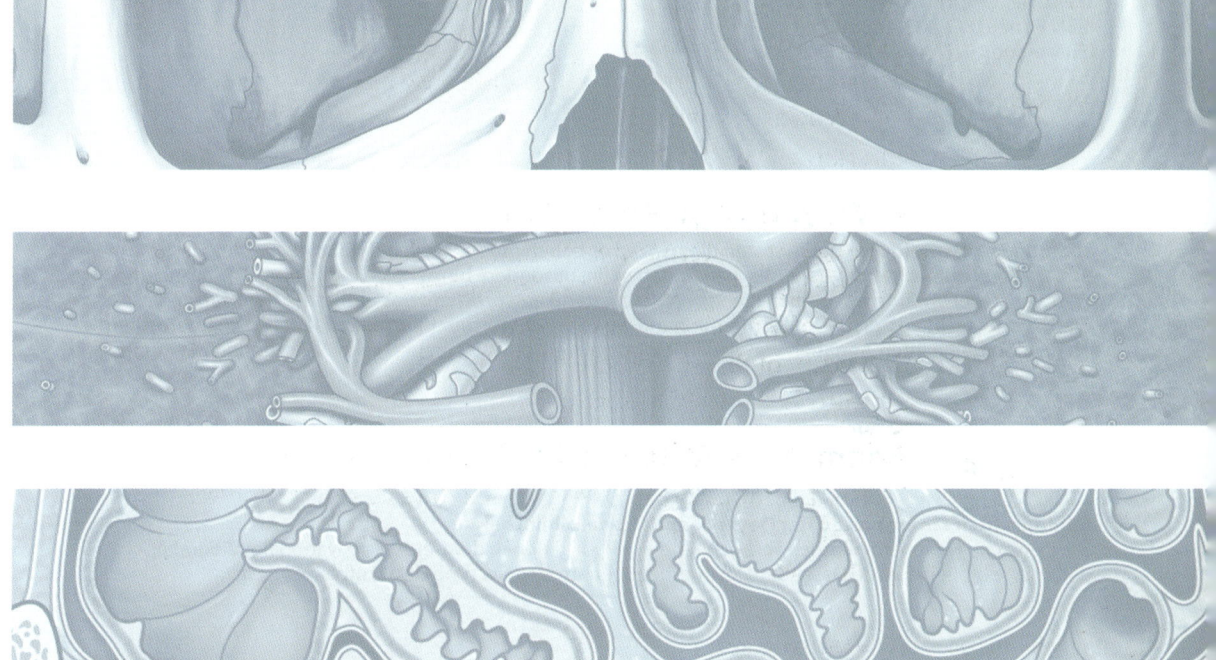

Richard L. Drake   A. Wayne Vogl   Adam W. M. Mitchell

Richard M. Tibbitts   Paul E. Richardson

Deutsche Bearbeitung von: Prof. Dr. Lars Bräuer, Erlangen

ELSEVIER

ELSEVIER

Hackerbrücke 6, 80335 München, Deutschland

Titel der Originalausgabe
GRAY'S ATLAS OF ANATOMY, SECOND EDITION
Copyright © 2015, 2008 by Churchill Livingstone, an imprint of Elsevier Inc.
All rights reserved.
ISBN: 978-1-4557-4802-0

This translation of Gray's Atlas of Anatomy, 2nd edition by Richard L. Drake, A. Wayne Vogl,
Adam W. M. Mitchell, Richard M. Tibbitts, Paul E. Richardson was undertaken by Elsevier GmbH and is
published by arrangement with Elsevier Inc.

Diese Übersetzung von Gray's Atlas of Anatomy, 2nd edition, von Richard L. Drake, A. Wayne Vogl,
Adam W. M. Mitchell, Richard M. Tibbitts, Paul E. Richardson wird durch die Elsevier GmbH ausgeführt und
in Absprache mit Elsevier Inc. veröffentlicht.

© Elsevier GmbH Deutschland, 2017
ISBN Print 978-3-437-44701-3
ISBN e-Book 978-3-437-18059-0

Alle Rechte vorbehalten.
2. Auflage 2017

Wichtiger Hinweis für den Benutzer
Die Erkenntnisse in der Medizin unterliegen laufendem Wandel durch Forschung und klinische
Erfahrungen. Herausgeber und Autoren dieses Werkes haben große Sorgfalt darauf verwendet, dass die in
diesem Werk gemachten therapeutischen Angaben (insbesondere hinsichtlich Indikation, Dosierung und
unerwünschter Wirkungen) dem derzeitigen Wissensstand entsprechen. Das entbindet den Nutzer dieses
Werkes aber nicht von der Verpflichtung, anhand weiterer schriftlicher Informationsquellen zu überprüfen,
ob die dort gemachten Angaben von denen in diesem Werk abweichen und seine Verordnung in eigener
Verantwortung zu treffen.

Geschützte Warennamen (Warenzeichen) werden in der Regel besonders kenntlich gemacht (®). Aus dem
Fehlen eines solchen Hinweises kann jedoch nicht automatisch geschlossen werden, dass es sich um einen
freien Warennamen handelt.

Bibliografische Information der Deutschen Nationalbibliothek
Die Deutsche Nationalbibliothek verzeichnet diese Publikation in der Deutschen Nationalbibliografie;
detaillierte bibliografische Daten sind im Internet über http://www.d-nb.de abrufbar.

17 18 19 20 21   5 4 3 2 1

Planung: Benjamin Rempe
Projektmanagement: Dr. Andrea Beilmann
Redaktion: Ulrike Kriegel, buchundmehr, München
Übersetzung: Sonja Hammer, Schwarzenbruck (Tabellen); Ulrike Kriegel, buchundmehr, München
Herstellung: Steffen Zimmermann, publishing support, München
Satz: inmedialo, Plankstadt
Druck und Bindung: Printer Trento S. r. l., Italien
Umschlaggestaltung: Spiesz Design, Neu-Ulm

Aktuelle Informationen finden Sie im Internet unter **www.elsevier.de** und **www.elsevier.com**.

Für meine Frau, die mich immer unterstützt, und meine Eltern, die stets bei mir sind.
Richard L. Drake

Für meine Familie, meine Kollegen und Vorbilder sowie meine Studenten.
Wayne Vogl

Mein Dank an Cathy, Max und Elisa.
Adam W. M. Mitchell

Für meine Familie – meine Inspiration: Evi, Zoë und Nicholas x.
Richard M. Tibbitts

Für Lesley und in Gedenken an AMR und JER.
Paul Richardson

DANKSAGUNG

Die folgenden Gutachter waren eine große Hilfe mit ihrer detaillierten Kritik und Verbesserungsvorschlägen für jedes Kapitel. Ihr kollegialer Rat war unschätzbar.

Mark Hankin, PhD, University of Toledo College of Medicine, Toledo, Ohio

Marios Loukas, MD, PhD, St. George's University School of Medicine, Grenada

James J. Rechtien, DO, PhD, Michigan State University School of Medicine, East Lansing, Michigan

William A. Roy, PT, PhD, Touro University, Henderson, Nevada

Susan Standring, PhD, DSc, Professor for Experimental Neurobiology and Head, Division of Anatomy, Cell and Human Biology, Guy's Kings's and St Thomas' School of Biomedical Sciences, King's College London, London

William Swartz, PhD, Louisiana State University Health Sciences Center, Baton Rouge, Louisiana

Mark F. Teaford, PhD, Johns Hopkins University School of Medicine, Baltimore, Maryland

Wir möchten folgenden Personen unseren Dank aussprechen: Dr. Bruce Crawford für eine Röntgenaufnahme von Kopf und Hals sowie Dr. Murray Morrison für laryngoskopische Aufnahmen des Larynx; Dr. Jerry Healy für drei Bilder der Abdominalregion: des Truncus coeliacus, dem Gallengangssystem und einer dreidimensionalen Darstellung der Gefäße des Bauchraums; Siemens Medical Solutions, USA, sowie im Speziellen folgenden Personen des Unternehmens: Mollie Beaver, Director, CT Clinical Solutions, und Dr. Louise McKenna, Global Clinical Marketing Manager, CT Oncology, die uns einen „Synago®-multi-modality"-Arbeitsplatz zur Verfügung stellte, der dazu diente, den Großteil der klinischen Bilder zu erzeugen.

Stuart Morrison, MD, war eine große Hilfe beim Ordnen des gesammelten Röntgenmaterials. In den folgenden Bereichen erhielten wir Unterstützung und zusätzliches Röntgenmaterial:

Rücken:	Mark Kayanja, MD, PhD Jeffrey S. Ross, MD
Thorax:	Mario Garcia, MD A. Michael Lincoff, MD
Abdomen:	Namita Gandhi, MD Michelle Inkster, MD, PhD Brian R. Lane, MD Anand Rao, MD James S. Wu, MD
Becken:	Matthew Barber, MD, MHS Tommaso Falcone, MD J. Stephen Jones, MD Eunice Moon, MD James S. Newman, MD, PhD
Extremitäten:	Hakan Ilaslan, MD Bradford J. Richmond, MD Joshua Polster, MD
Kopf und Hals:	Todd W. Stultz, DDS, MD J. Martin Paloma, DDS, MSD Cindy McConnaughy Ronald Lemmo, DDS

Vorwort

Die 2. Auflage von Gray's Anatomie führt die Tradition der 1. Auflage fort. Sie verbindet die künstlerische Darstellung des Körpers mit wirklichkeitsgetreuer Anatomie, umgesetzt mit modernster Bildgebungstechnik und Oberflächenanatomie. Die Kombination aus aktuellen Illustrationen, Bildgebung und Oberflächenanatomie ist – verglichen mit anderen heute erhältlichen Atlanten – einzigartig.

Zusätzlich wurden Lernhilfen mit aufgenommen, die den Lerneffekt noch erhöhen. Am Ende eines jeden Kapitels findet man Tabellen und schematische Zeichnungen für die schnelle Wiederholung des Gelernten. Darin enthalten sind die wichtigen Nervengeflechte des gesamten Körpers, die Verzweigungen der großen Arterien, ein Überblick über die Muskeln in Gruppen oder Regionen und weitere hilfreiche Informationen. Dieser Atlas wurde konzipiert, um dem Leser einen schnellen Zugang zum Wissen zu liefern.

Wir wünschen uns, dass die 2. Auflage von „Gray's Atlas der Anatomie" eine wertvolle Lernhilfe darstellt, sei es für Studenten, die sich zum ersten Mal mit Anatomie beschäftigen oder auch für Einzelne, die schnell entscheidende Informationen nachschlagen möchten, die sie für ihre tägliche Arbeit brauchen.

Die Autoren

Vorwort zur 1. Auflage

Ausreichende praktische Kenntnisse der Anatomie sind für Gesundheitsfachberufe kein optionales Extra, sondern unerlässlich. Sich dieses Wissen anzueignen, stellte selbst für die motiviertesten Studenten schon immer eine Herausforderung dar. Lernmaterialien, die dabei Hilfestellung leisten, wurden von allen Studenten- und Dozentengenerationen (und natürlich den Patienten, die die eigentlichen Nutznießer dieses Wissens sind) dankbar angenommen. Ich kann mich noch gut an die Reaktion meiner Studenten erinnern, als ich zum ersten Mal Illustrationen aus „Gray's Anatomie für Studenten" in einer Vorlesung verwendete: nach der Vorlesung wurde ich immer wieder nach der Quelle dieser wunderbaren Bilder gefragt. Sieht man jedoch einmal von dem „Wow"-Faktor ab, der einen beim Betrachten des Buches überkommt, wurde einem auch klar, dass in dieses Bildmaterial eine ungeheure Menge an Überlegung und Können eingeflossen ist.

Dieser Atlas enthält eine Reihe von zusätzlichen außergewöhnlichen anatomischen Kunstwerken des grafischen Teams um Richard Tibbitts und Paul Richardson, das jene aus „Gray's Anatomie für Studenten" vervollkommnet, kombiniert mit wichtigen klinischen Bildern, Abbildungen der Oberflächenanatomie sowie Bildern einer Reihe moderner bildgebender Verfahren. Selbstverständlich kann Anatomie nicht nur mithilfe von auch noch so hervorragenden Büchern oder interaktiven DVDs gelehrt werden. Anatomie ist ein gegenständliches Fach, das am besten durch die praktische Arbeit am Körper gelernt werden kann. Studenten sollten so viel Zeit wie möglich beim Studieren der Präparate verbringen (wenn sie schon nicht die Möglichkeit haben, selbst zu präparieren) und möglichst immer parallel zur vorliegenden anatomischen Struktur den Vergleich mit dem Bild auf dem Monitor oder im Buch ziehen. Sie müssen Informationen aus einer Vielzahl von Quellen miteinander kombinieren und ins Verhältnis setzen, um die oben erwähnten praktischen Kenntnisse zu erlangen.

Der vorliegende Atlas ist ein zuverlässiger Begleiter durch das Studium und ich bin sicher, dass er noch lange, nachdem der Student die frühen Stadien seiner Ausbildung hinter sich gebracht hat, einen wichtigen Platz in dessen Bibliothek einnehmen wird.

Susan Standring
Division of Anatomy, Cell and Human Biology
King's College, London

VORWORT

Wir begannen mit der Arbeit an „Gray's Atlas der Anatomie" im Jahr 2005 im Anschluss an die Veröffentlichung des Lehrbuches „Gray's Anatomie für Studenten". Ziel war, einen Atlas zu erstellen, der sich an den Themen und dem Konzept des Lehrbuches orientiert und der den künstlerischen Wiedergaben einer „inneren" groben Anatomie eine durch moderne bildgebende Verfahren und Oberflächenanatomie „lebende" Anatomie an die Seite stellt.

Wir sind der Ansicht, dass das vorliegende Werk sowohl Erstsemestern als auch Studenten späterer Semester einen frischen und integrativen Zugang zur Anatomie bietet.

Da ein Atlas völlig anders genutzt wird als ein Lehrbuch, erschien es uns nicht ausreichend, lediglich die Abbildungen aus „Gray's Anatomie für Studenten" zu entnehmen und sie für den Atlas eins zu eins zu übernehmen. Deshalb sind die meisten Abbildungen im Atlas neu erstellt worden, mit dem Ziel, die anatomischen Strukturen in einen umfassenderen Kontext zu stellen als dies im Lehrbuch der Fall ist, selbst wenn Farben und Stil der Abbildungen in Lehrbuch und Atlas gleich erscheinen. Auch sind die Bilder im Atlas detailreicher als jene im Lehrbuch und bringen die künstlerische Darstellung anatomischer Strukturen mit Bildern der Computer- und Magnetresonanztomografie in Einklang. Wenn erforderlich, wurden auch endoskopische, laryngoskopische und laparoskopische anatomische Ansichten ebenso wie einige beispielhafte Ultraschallbilder eingefügt. In einigen Regionen wurde die innere Anatomie von Patienten durch die Abstrahierung von MR- oder CT-Bildern rekonstruiert, die der entsprechenden Grafik derselben anatomischen Struktur an die Seite gestellt wurden. Obwohl die Grafiken unabhängig von den rekonstruierten Bildern entstanden sind, weisen sie eine erstaunliche Ähnlichkeit auf.

Jede Seite in diesem Atlas wurde vor der Erstellung der Bilder geplant und alle Grafiken wurden digital angefertigt. Ein Großteil der Abbildungen basiert auf der umfassenden Datenbank, die für das Lehrbuch erstellt wurde. Jede Abbildung wurde auf ihre Genauigkeit hin überprüft und entsprechend überarbeitet.

Wir hoffen, dass die gemeinsame Verwendung von Lehrbuch und Atlas ein neuartiges und unverzichtbares Werkzeug für das Studium der menschlichen Anatomie zur Verfügung stellt.

Die Autoren

CONTENTS

CONTENTS

CONTENTS

8 HEAD AND NECK

INHALT

4 ABDOMEN

5 BECKEN UND PERINEUM

INHALT

6 UNTERE EXTREMITÄT

7 OBERE EXTREMITÄT

INHALT

8 KOPF UND HALS

INHALT

CONTENTS

1

DER KÖRPER

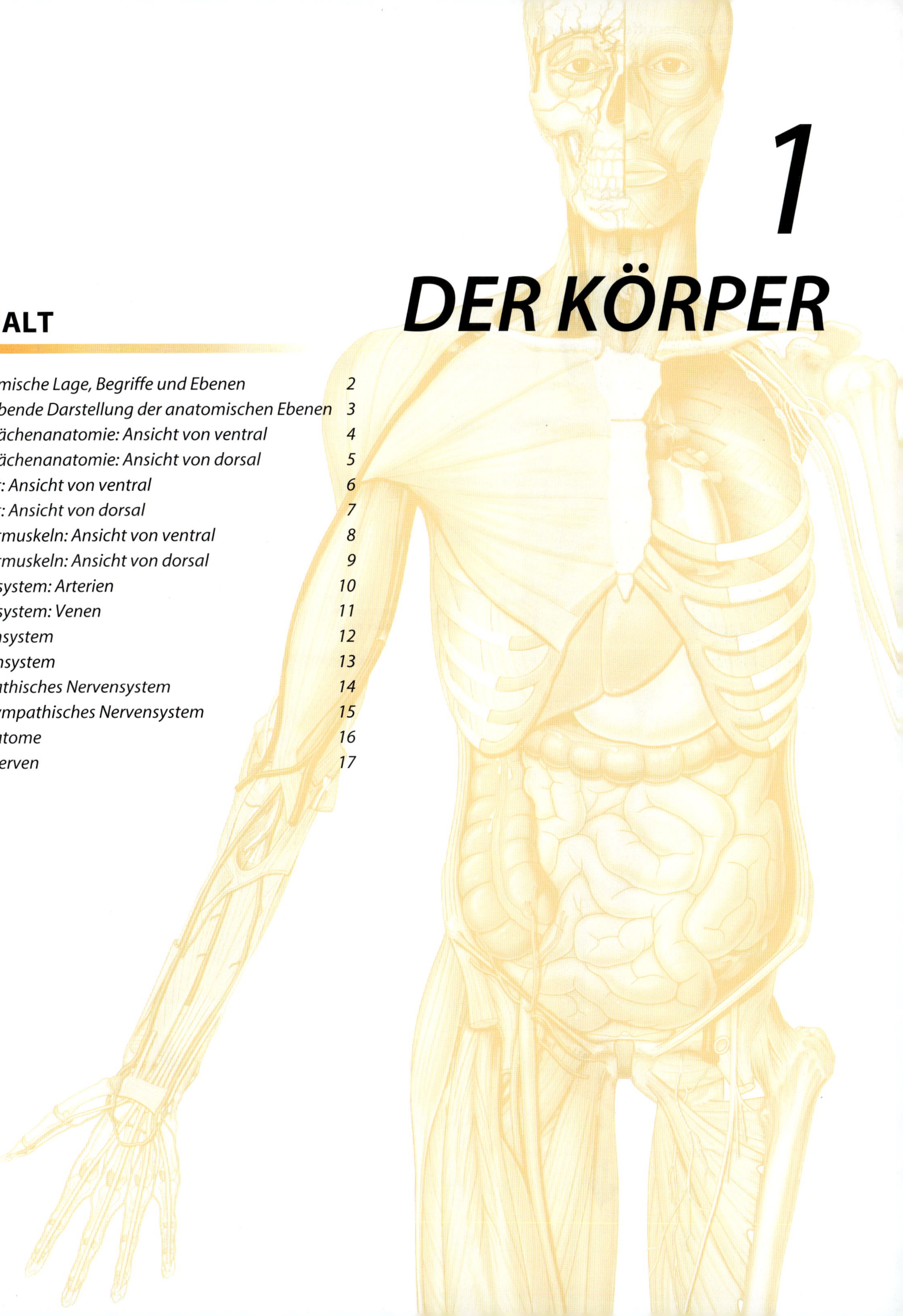

INHALT

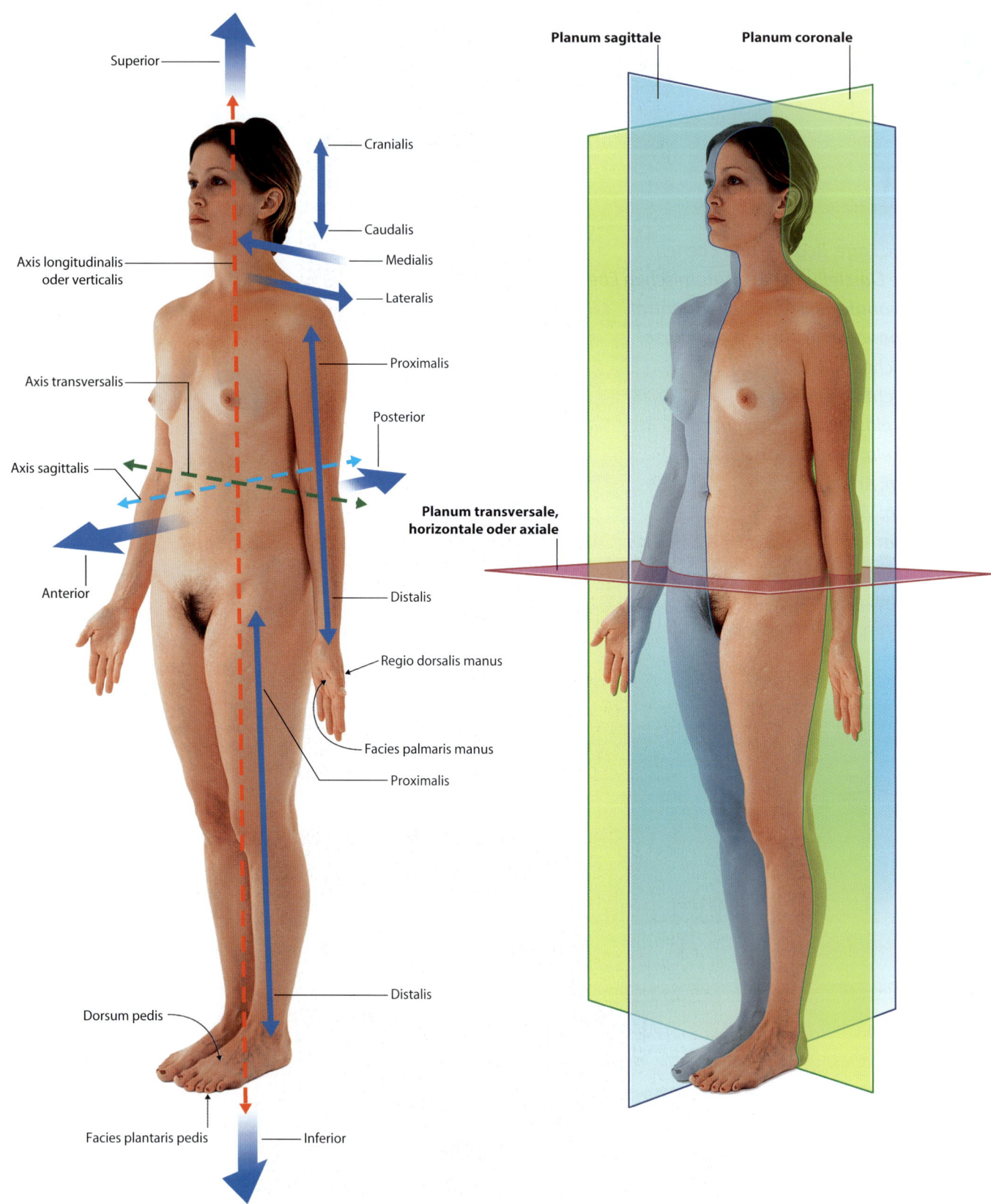

Superior

Cranialis

Caudalis

Medialis

Axis longitudinalis
oder verticalis

Lateralis

Proximalis

Axis transversalis

Posterior

Axis sagittalis

**Planum transversale,
horizontale oder axiale**

Distalis

Anterior

Regio dorsalis manus

Facies palmaris manus

Proximalis

Distalis

Dorsum pedis

Facies plantaris pedis

Inferior

Planum sagittale

Planum coronale

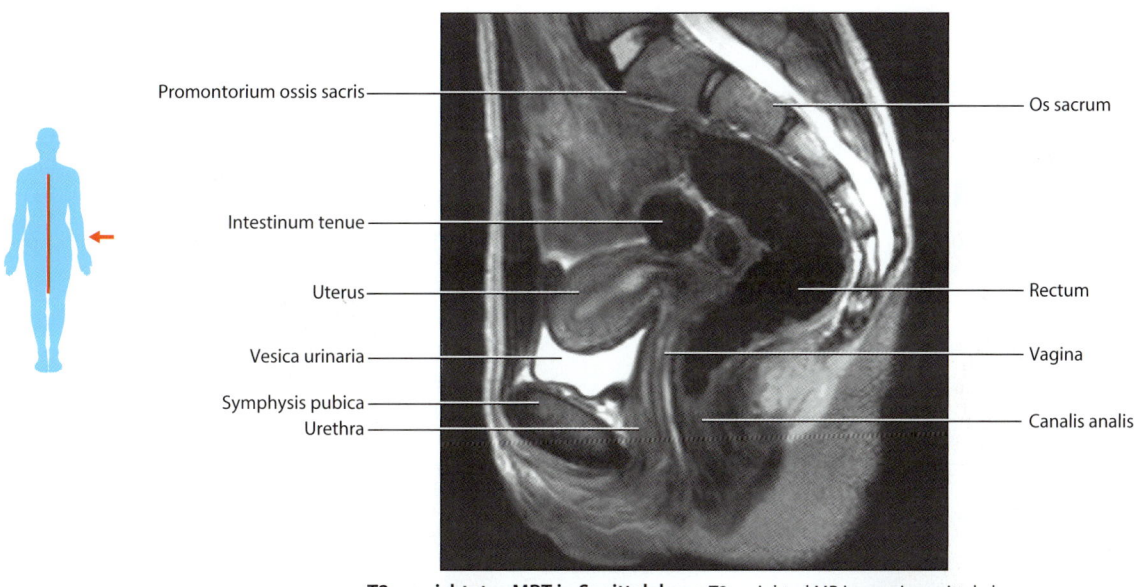

Promontorium ossis sacris — — Os sacrum

Intestinum tenue —

Uterus — — Rectum

Vesica urinaria — — Vagina

Symphysis pubica —
Urethra — — Canalis analis

T2-gewichtetes MRT in Sagittalebene T2-weighted MR image, in sagittal plane

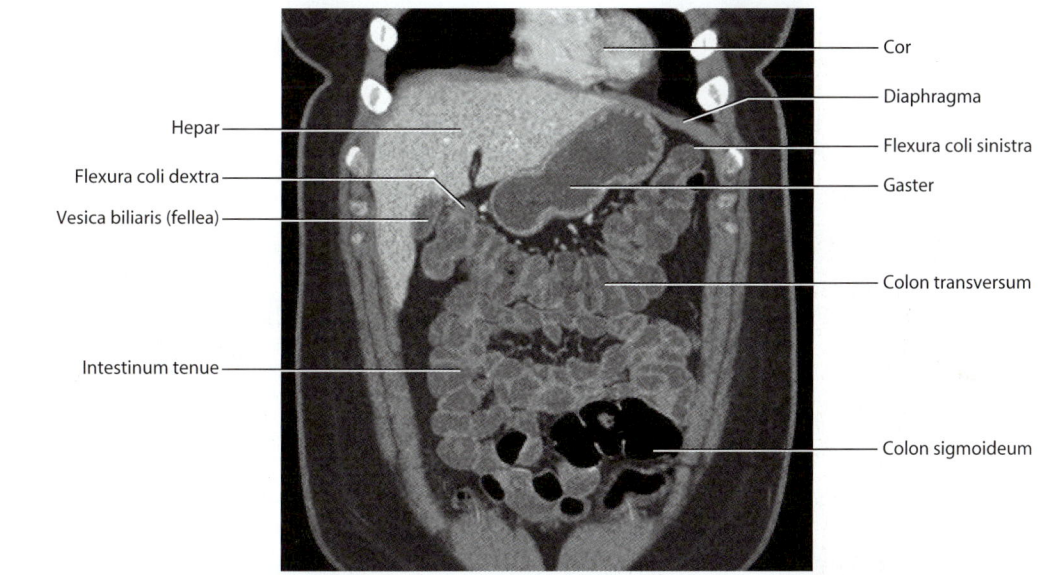

— Cor

— Diaphragma

Hepar — — Flexura coli sinistra

Flexura coli dextra — — Gaster

Vesica biliaris (fellea) —

— Colon transversum

Intestinum tenue —

— Colon sigmoideum

Kontrastmittel-CT in Koronarebene CT image, with contrast, in coronal plane

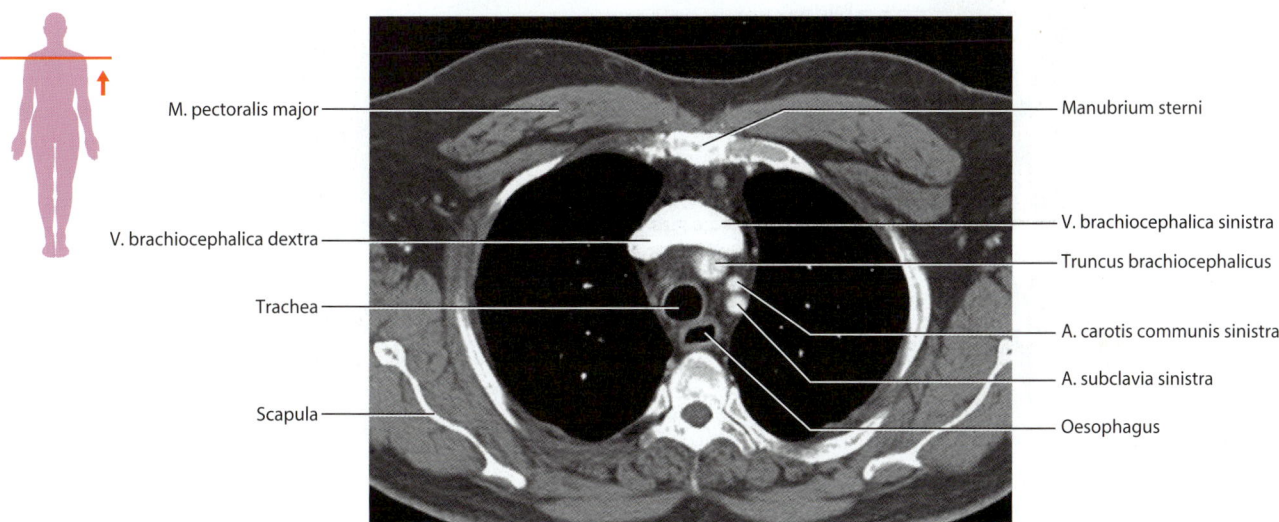

M. pectoralis major — — Manubrium sterni

V. brachiocephalica dextra — — V. brachiocephalica sinistra

— Truncus brachiocephalicus

Trachea —

— A. carotis communis sinistra

— A. subclavia sinistra

Scapula — — Oesophagus

Kontrastmittel-CT in Axialebene CT image, with contrast, in axial plane

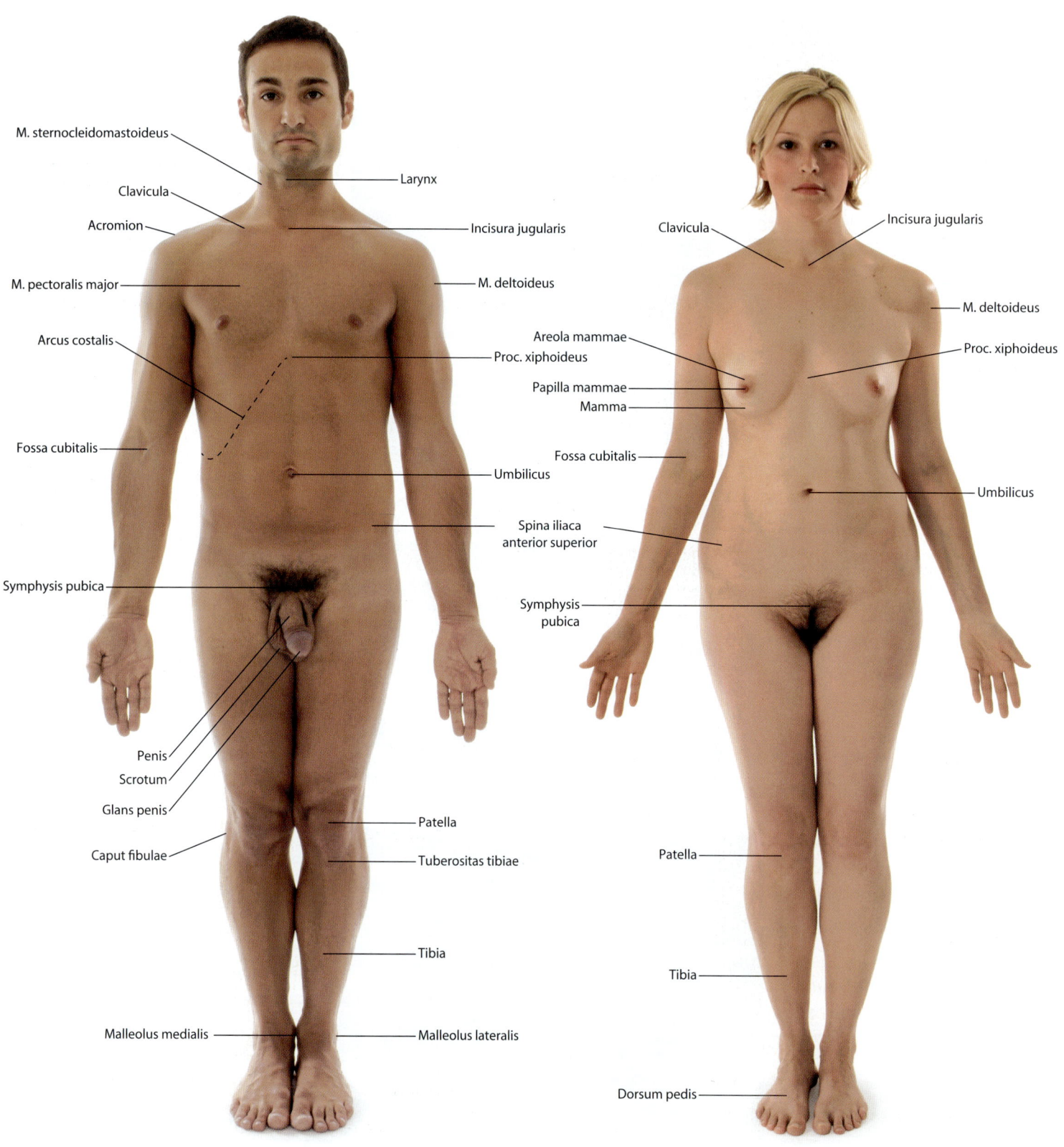

M. sternocleidomastoideus

Clavicula

Acromion

M. pectoralis major

Arcus costalis

Fossa cubitalis

Symphysis pubica

Penis

Scrotum

Glans penis

Caput fibulae

Malleolus medialis

Larynx

Incisura jugularis

M. deltoideus

Proc. xiphoideus

Umbilicus

Patella

Tuberositas tibiae

Tibia

Malleolus lateralis

Clavicula

Incisura jugularis

M. deltoideus

Areola mammae

Proc. xiphoideus

Papilla mammae

Mamma

Fossa cubitalis

Umbilicus

Spina iliaca
anterior superior

Symphysis
pubica

Patella

Tibia

Dorsum pedis

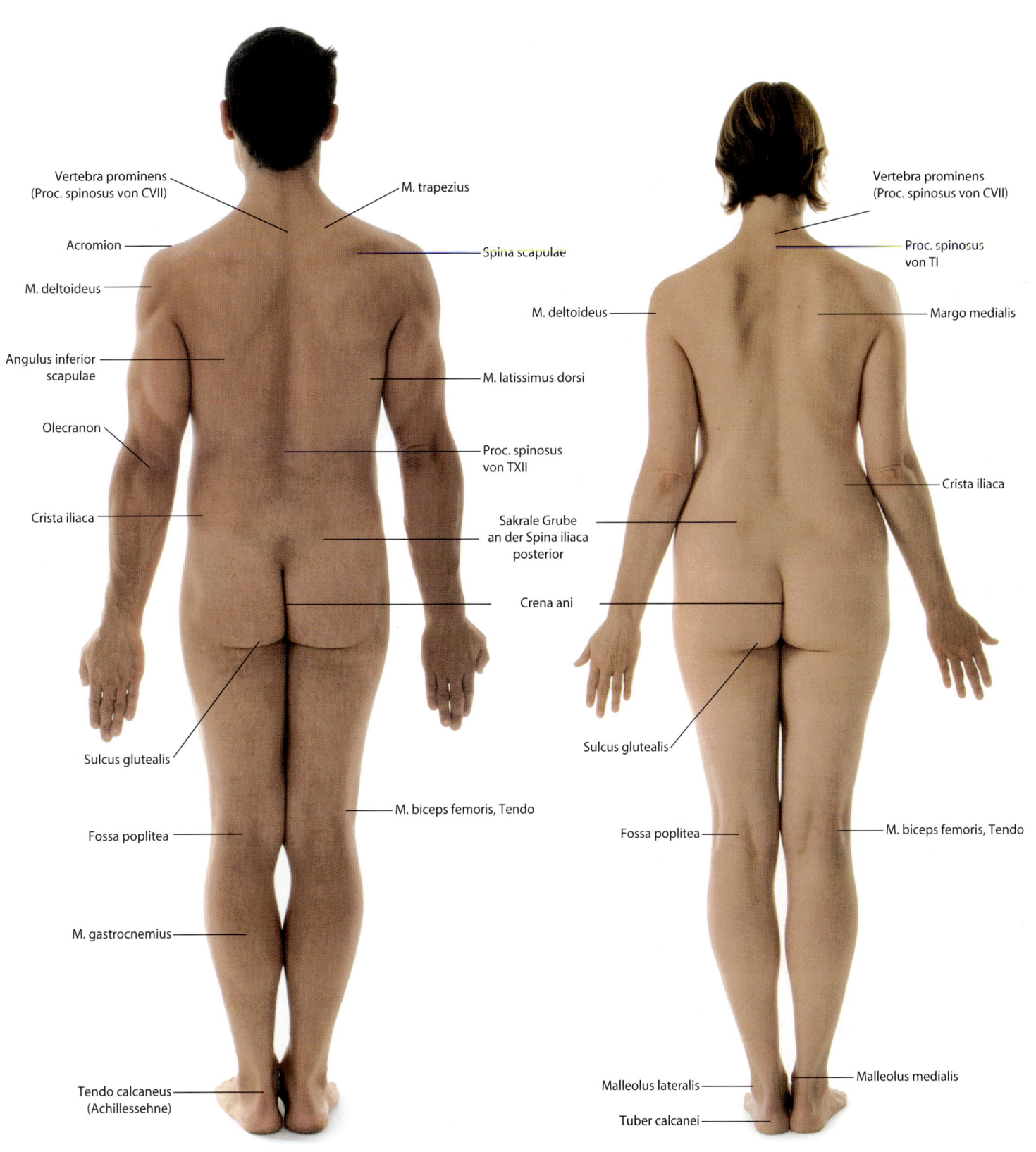

Vertebra prominens
(Proc. spinosus von CVII)

M. trapezius

Acromion

Spina scapulae

M. deltoideus

Angulus inferior
scapulae

M. latissimus dorsi

Olecranon

Proc. spinosus
von TXII

Crista iliaca

Sakrale Grube
an der Spina iliaca
posterior

Crena ani

Sulcus glutealis

M. biceps femoris, Tendo

Fossa poplitea

M. gastrocnemius

Tendo calcaneus
(Achillessehne)

Vertebra prominens
(Proc. spinosus von CVII)

Proc. spinosus
von TI

M. deltoideus

Margo medialis

Crista iliaca

Sulcus glutealis

M. biceps femoris, Tendo

Fossa poplitea

Malleolus medialis

Malleolus lateralis

Tuber calcanei

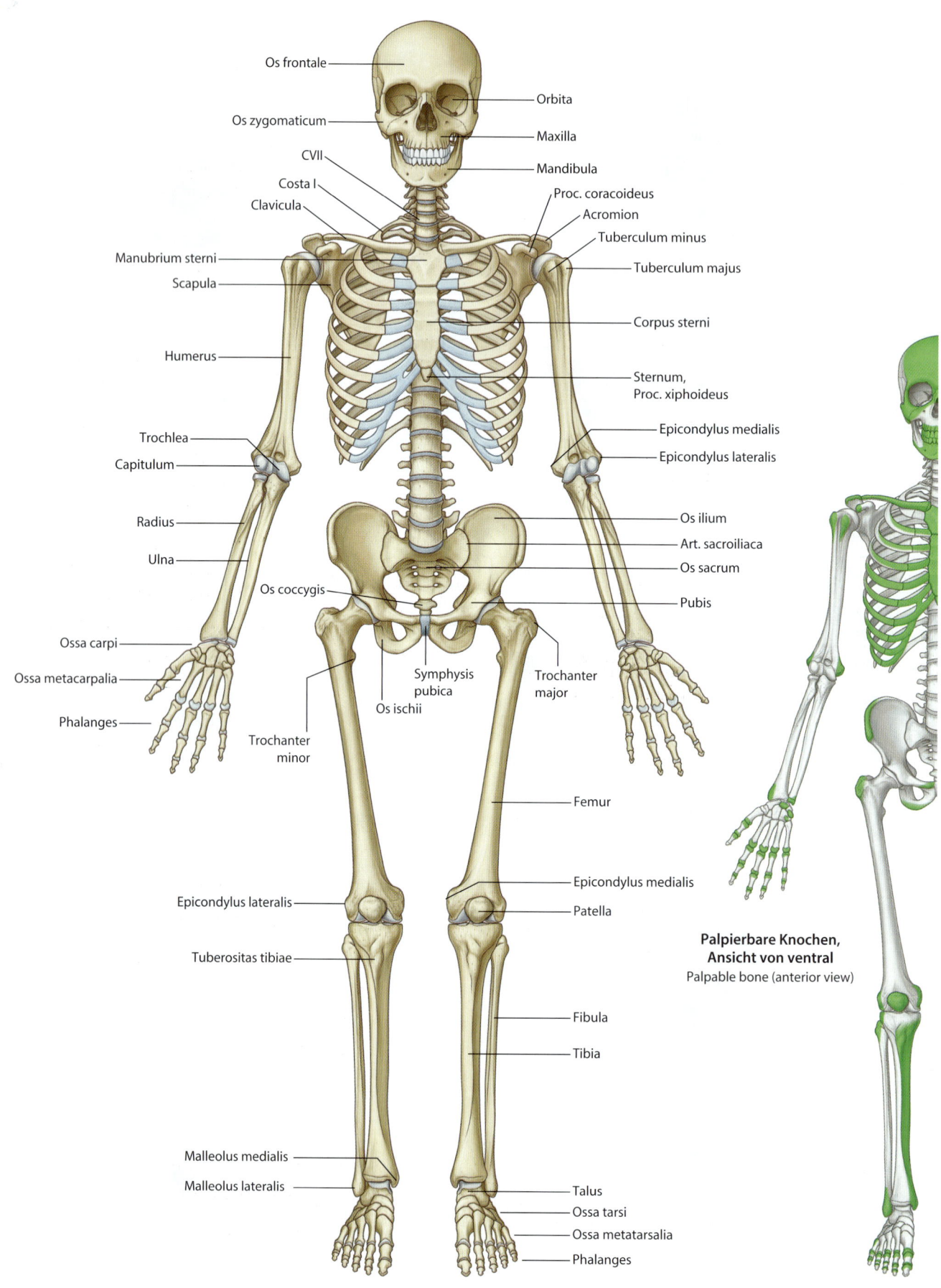

Os frontale

Orbita

Os zygomaticum

Maxilla

CVII

Mandibula

Costa I

Proc. coracoideus

Clavicula

Acromion

Tuberculum minus

Manubrium sterni

Tuberculum majus

Scapula

Corpus sterni

Humerus

Sternum,
Proc. xiphoideus

Trochlea

Epicondylus medialis

Capitulum

Epicondylus lateralis

Radius

Os ilium

Ulna

Art. sacroiliaca

Os sacrum

Os coccygis

Pubis

Ossa carpi

Ossa metacarpalia

Symphysis
pubica

Trochanter
major

Phalanges

Os ischii

Trochanter
minor

Femur

Epicondylus medialis

Epicondylus lateralis

Patella

Tuberositas tibiae

Fibula

Tibia

Malleolus medialis

Malleolus lateralis

Talus

Ossa tarsi

Ossa metatarsalia

Phalanges

**Palpierbare Knochen,
Ansicht von ventral**
Palpable bone (anterior view)

6

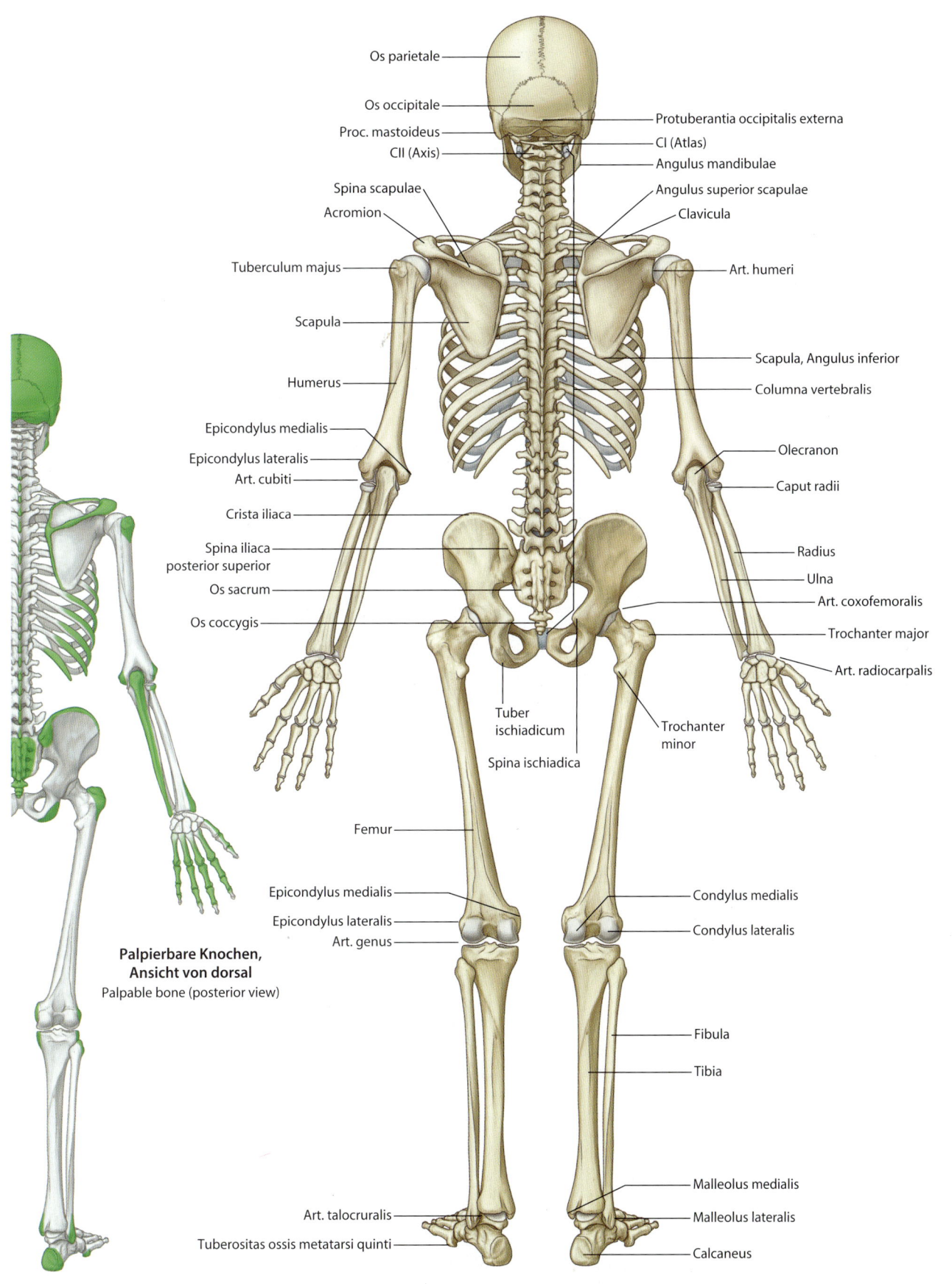

Os parietale

Os occipitale

Proc. mastoideus

CII (Axis)

Protuberantia occipitalis externa

CI (Atlas)

Angulus mandibulae

Spina scapulae

Acromion

Angulus superior scapulae

Clavicula

Tuberculum majus

Art. humeri

Scapula

Humerus

Scapula, Angulus inferior

Columna vertebralis

Epicondylus medialis

Epicondylus lateralis

Art. cubiti

Olecranon

Caput radii

Crista iliaca

Spina iliaca
posterior superior

Os sacrum

Os coccygis

Radius

Ulna

Art. coxofemoralis

Trochanter major

Art. radiocarpalis

Tuber
ischiadicum

Spina ischiadica

Trochanter
minor

Femur

Epicondylus medialis

Epicondylus lateralis

Art. genus

Condylus medialis

Condylus lateralis

**Palpierbare Knochen,
Ansicht von dorsal**
Palpable bone (posterior view)

Fibula

Tibia

Malleolus medialis

Malleolus lateralis

Art. talocruralis

Tuberositas ossis metatarsi quinti

Calcaneus

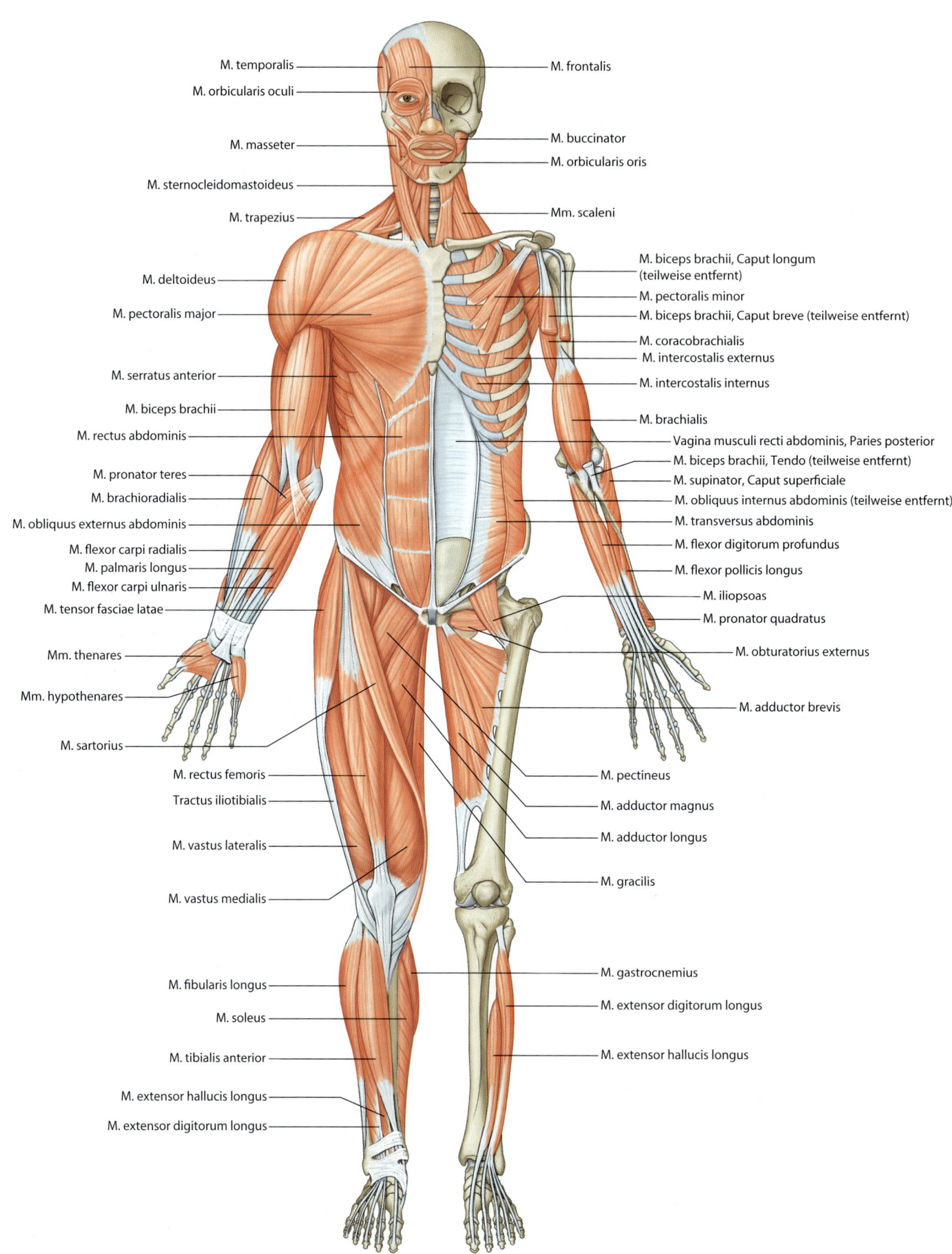

M. temporalis

M. orbicularis oculi

M. masseter

M. sternocleidomastoideus

M. trapezius

M. deltoideus

M. pectoralis major

M. serratus anterior

M. biceps brachii

M. rectus abdominis

M. pronator teres

M. brachioradialis

M. obliquus externus abdominis

M. flexor carpi radialis

M. palmaris longus

M. flexor carpi ulnaris

M. tensor fasciae latae

Mm. thenares

Mm. hypothenares

M. sartorius

M. rectus femoris

Tractus iliotibialis

M. vastus lateralis

M. vastus medialis

M. fibularis longus

M. soleus

M. tibialis anterior

M. extensor hallucis longus

M. extensor digitorum longus

M. frontalis

M. buccinator

M. orbicularis oris

Mm. scaleni

M. biceps brachii, Caput longum (teilweise entfernt)

M. pectoralis minor

M. biceps brachii, Caput breve (teilweise entfernt)

M. coracobrachialis

M. intercostalis externus

M. intercostalis internus

M. brachialis

Vagina musculi recti abdominis, Paries posterior

M. biceps brachii, Tendo (teilweise entfernt)

M. supinator, Caput superficiale

M. obliquus internus abdominis (teilweise entfernt)

M. transversus abdominis

M. flexor digitorum profundus

M. flexor pollicis longus

M. iliopsoas

M. pronator quadratus

M. obturatorius externus

M. adductor brevis

M. pectineus

M. adductor magnus

M. adductor longus

M. gracilis

M. gastrocnemius

M. extensor digitorum longus

M. extensor hallucis longus

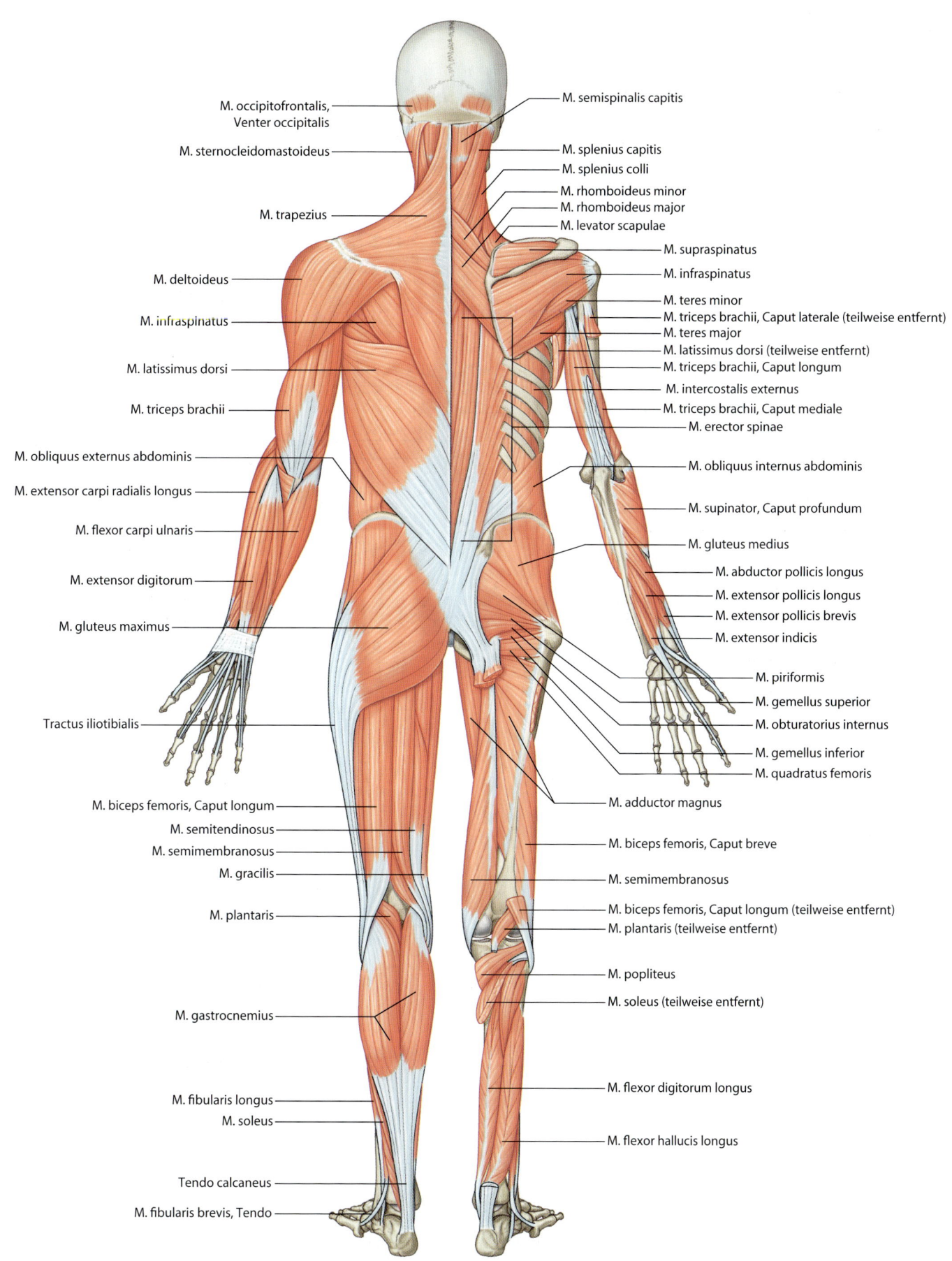

M. occipitofrontalis, Venter occipitalis

M. sternocleidomastoideus

M. trapezius

M. deltoideus

M. infraspinatus

M. latissimus dorsi

M. triceps brachii

M. obliquus externus abdominis

M. extensor carpi radialis longus

M. flexor carpi ulnaris

M. extensor digitorum

M. gluteus maximus

Tractus iliotibialis

M. biceps femoris, Caput longum

M. semitendinosus

M. semimembranosus

M. gracilis

M. plantaris

M. gastrocnemius

M. fibularis longus

M. soleus

Tendo calcaneus

M. fibularis brevis, Tendo

M. semispinalis capitis

M. splenius capitis

M. splenius colli

M. rhomboideus minor

M. rhomboideus major

M. levator scapulae

M. supraspinatus

M. infraspinatus

M. teres minor

M. triceps brachii, Caput laterale (teilweise entfernt)

M. teres major

M. latissimus dorsi (teilweise entfernt)

M. triceps brachii, Caput longum

M. intercostalis externus

M. triceps brachii, Caput mediale

M. erector spinae

M. obliquus internus abdominis

M. supinator, Caput profundum

M. gluteus medius

M. abductor pollicis longus

M. extensor pollicis longus

M. extensor pollicis brevis

M. extensor indicis

M. piriformis

M. gemellus superior

M. obturatorius internus

M. gemellus inferior

M. quadratus femoris

M. adductor magnus

M. biceps femoris, Caput breve

M. semimembranosus

M. biceps femoris, Caput longum (teilweise entfernt)

M. plantaris (teilweise entfernt)

M. popliteus

M. soleus (teilweise entfernt)

M. flexor digitorum longus

M. flexor hallucis longus

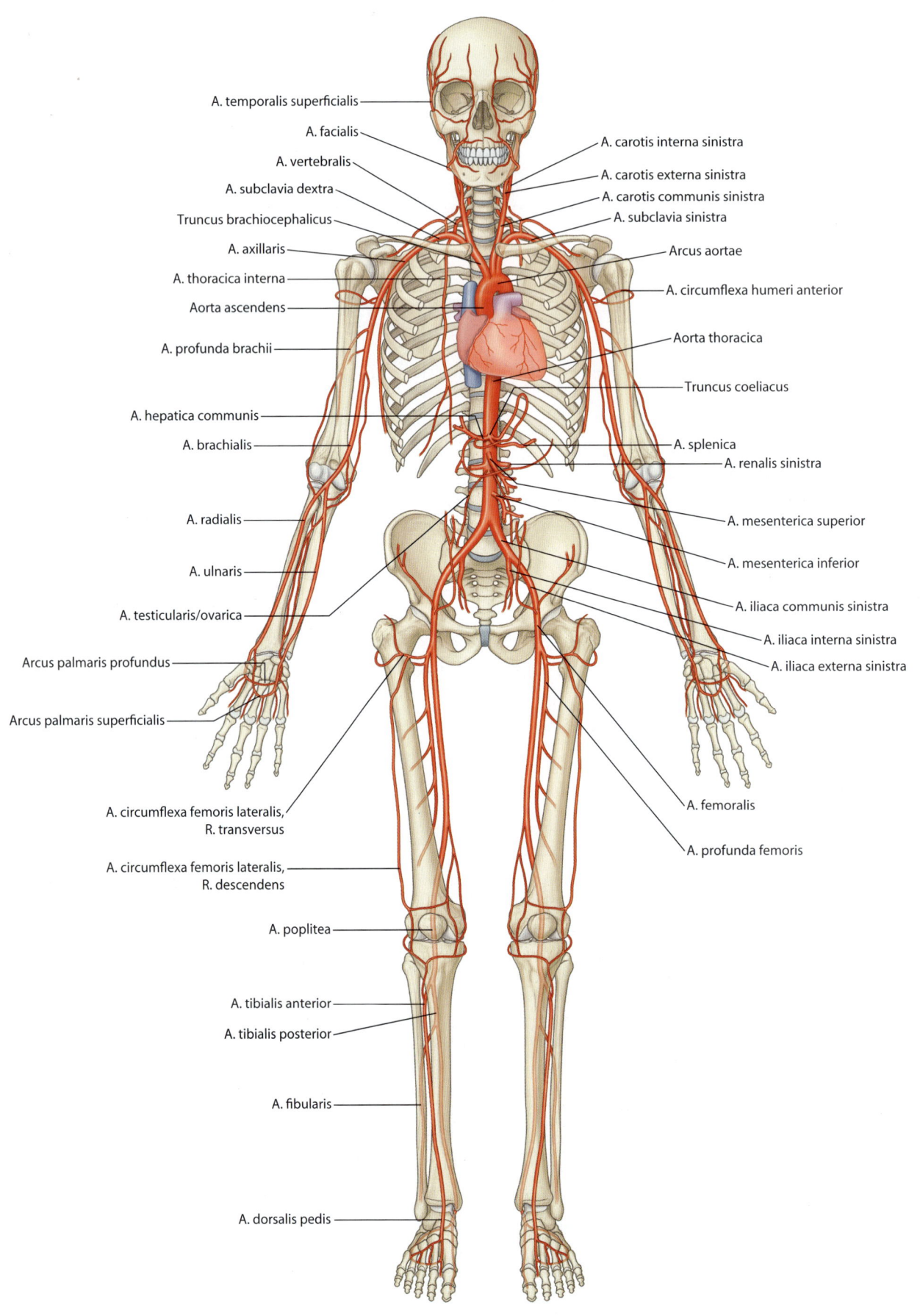

A. temporalis superficialis

A. facialis

A. vertebralis

A. subclavia dextra

Truncus brachiocephalicus

A. axillaris

A. thoracica interna

Aorta ascendens

A. profunda brachii

A. hepatica communis

A. brachialis

A. radialis

A. ulnaris

A. testicularis/ovarica

Arcus palmaris profundus

Arcus palmaris superficialis

A. circumflexa femoris lateralis, R. transversus

A. circumflexa femoris lateralis, R. descendens

A. poplitea

A. tibialis anterior

A. tibialis posterior

A. fibularis

A. dorsalis pedis

A. carotis interna sinistra

A. carotis externa sinistra

A. carotis communis sinistra

A. subclavia sinistra

Arcus aortae

A. circumflexa humeri anterior

Aorta thoracica

Truncus coeliacus

A. splenica

A. renalis sinistra

A. mesenterica superior

A. mesenterica inferior

A. iliaca communis sinistra

A. iliaca interna sinistra

A. iliaca externa sinistra

A. femoralis

A. profunda femoris

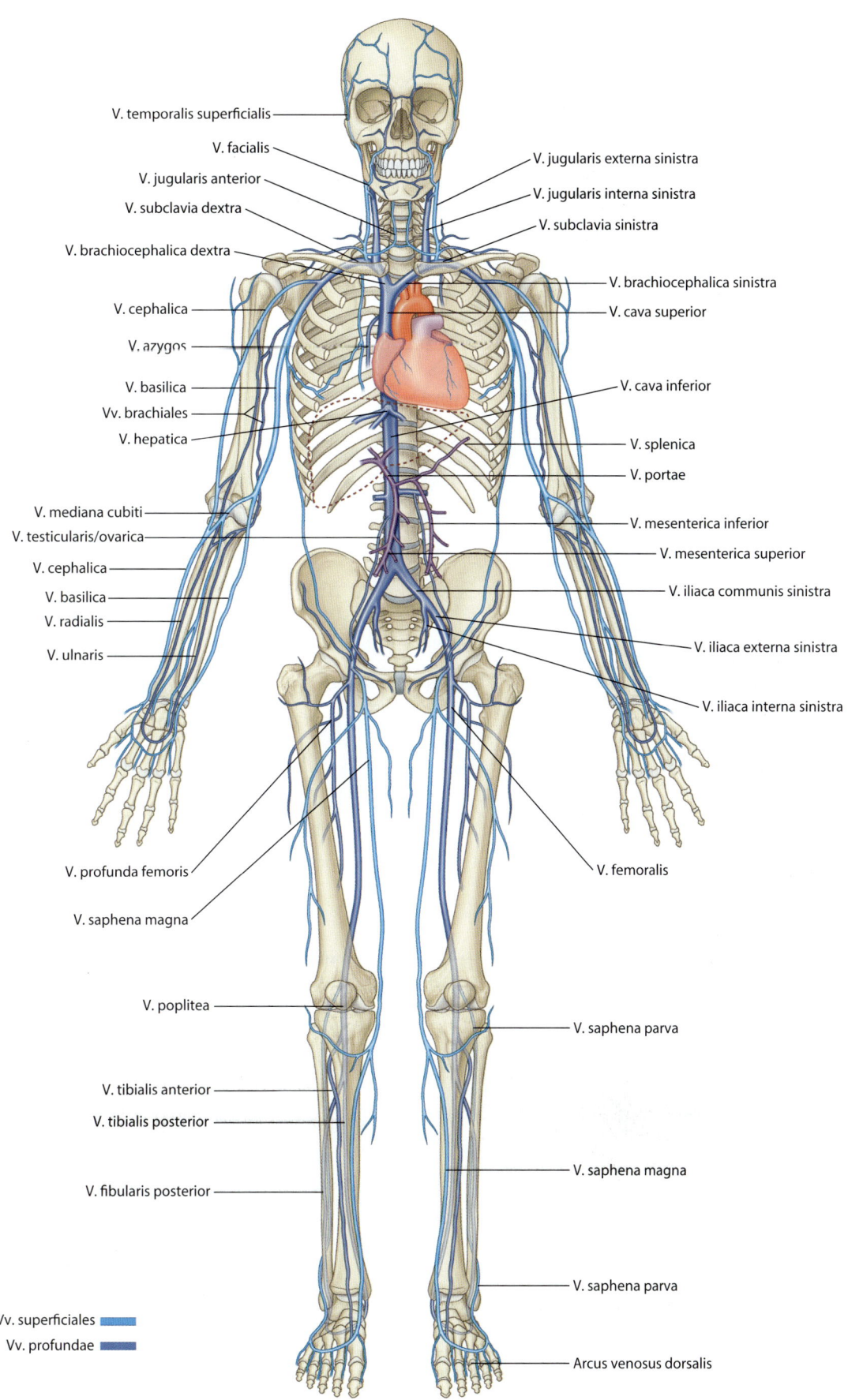

V. temporalis superficialis

V. facialis

V. jugularis anterior

V. subclavia dextra

V. brachiocephalica dextra

V. cephalica

V. azygos

V. basilica

Vv. brachiales

V. hepatica

V. mediana cubiti

V. testicularis/ovarica

V. cephalica

V. basilica

V. radialis

V. ulnaris

V. jugularis externa sinistra

V. jugularis interna sinistra

V. subclavia sinistra

V. brachiocephalica sinistra

V. cava superior

V. cava inferior

V. splenica

V. portae

V. mesenterica inferior

V. mesenterica superior

V. iliaca communis sinistra

V. iliaca externa sinistra

V. iliaca interna sinistra

V. profunda femoris

V. saphena magna

V. femoralis

V. poplitea

V. saphena parva

V. tibialis anterior

V. tibialis posterior

V. fibularis posterior

V. saphena magna

V. saphena parva

Vv. superficiales

Vv. profundae

Arcus venosus dorsalis

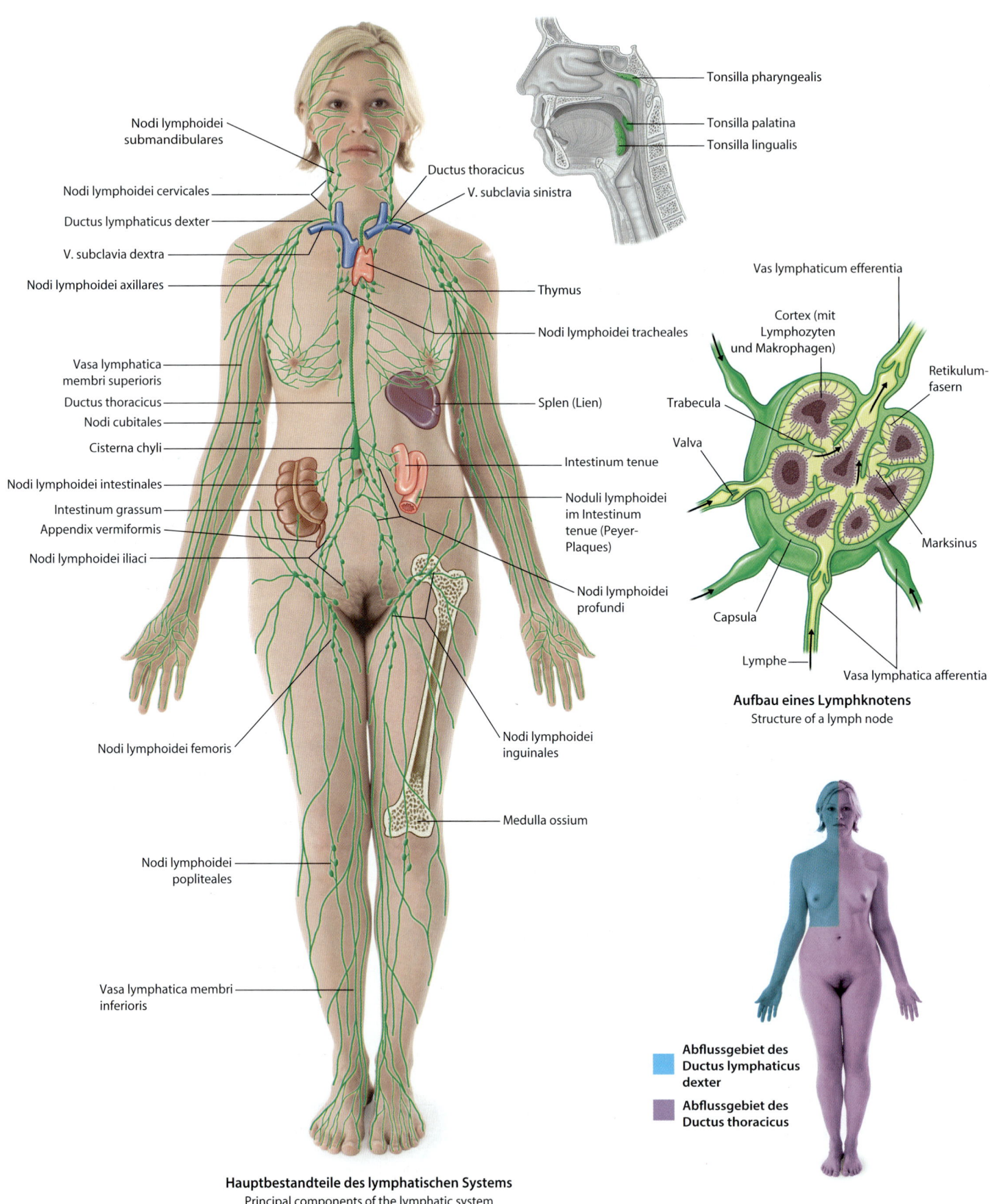

Nodi lymphoidei submandibulares

Nodi lymphoidei cervicales

Ductus lymphaticus dexter

V. subclavia dextra

Nodi lymphoidei axillares

Vasa lymphatica membri superioris

Ductus thoracicus

Nodi cubitales

Cisterna chyli

Nodi lymphoidei intestinales

Intestinum grassum

Appendix vermiformis

Nodi lymphoidei iliaci

Nodi lymphoidei femoris

Nodi lymphoidei popliteales

Vasa lymphatica membri inferioris

Ductus thoracicus

V. subclavia sinistra

Thymus

Nodi lymphoidei tracheales

Splen (Lien)

Intestinum tenue

Noduli lymphoidei im Intestinum tenue (Peyer-Plaques)

Nodi lymphoidei profundi

Nodi lymphoidei inguinales

Medulla ossium

Tonsilla pharyngealis

Tonsilla palatina

Tonsilla lingualis

Vas lymphaticum efferentia

Cortex (mit Lymphozyten und Makrophagen)

Retikulum-fasern

Trabecula

Valva

Marksinus

Capsula

Lymphe

Vasa lymphatica afferentia

Aufbau eines Lymphknotens
Structure of a lymph node

Abflussgebiet des Ductus lymphaticus dexter

Abflussgebiet des Ductus thoracicus

Hauptbestandteile des lymphatischen Systems
Principal components of the lymphatic system

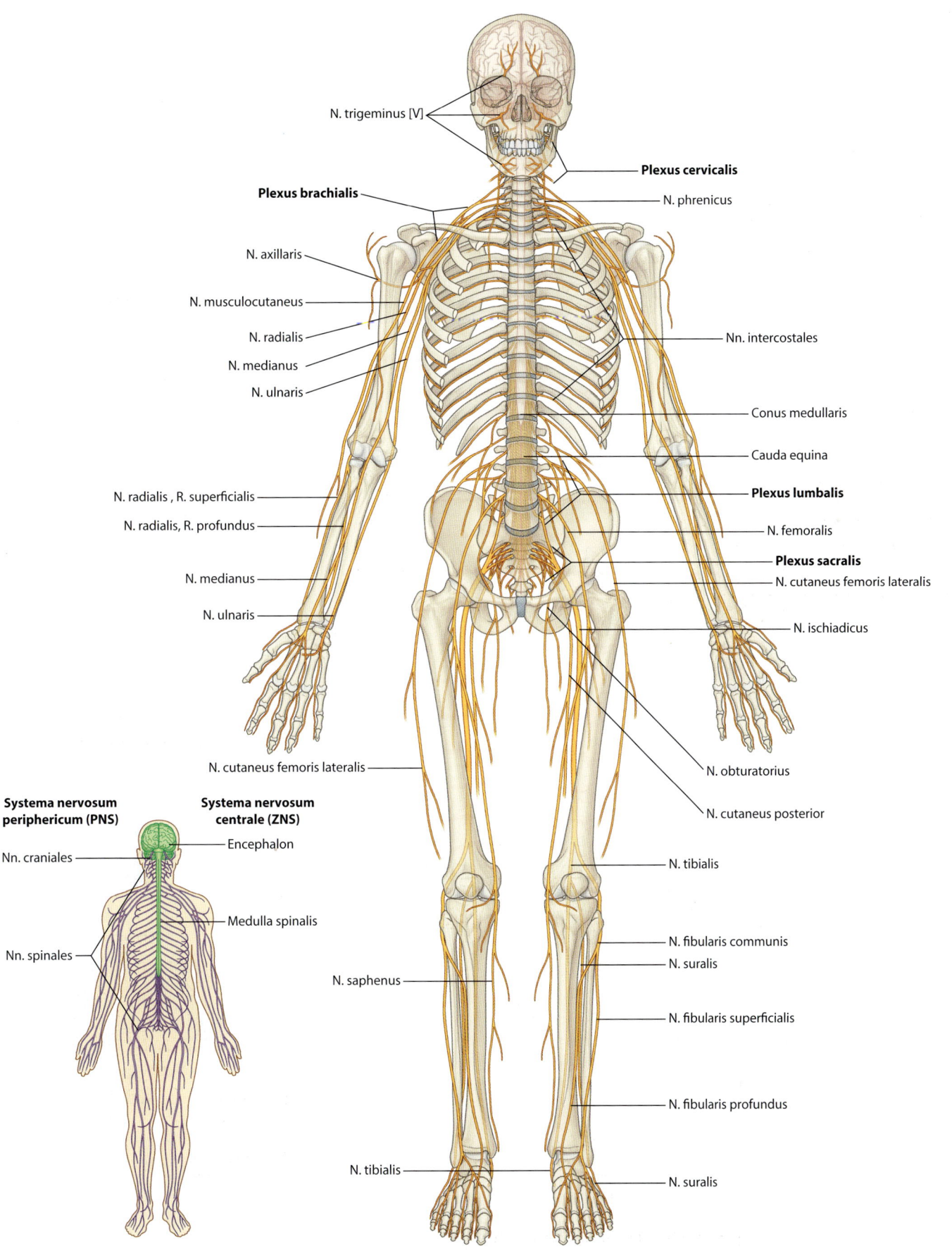

N. trigeminus [V]

Plexus cervicalis

Plexus brachialis

N. phrenicus

N. axillaris

N. musculocutaneus

N. radialis

N. medianus

N. ulnaris

Nn. intercostales

Conus medullaris

Cauda equina

N. radialis , R. superficialis

N. radialis, R. profundus

Plexus lumbalis

N. femoralis

Plexus sacralis

N. medianus

N. cutaneus femoris lateralis

N. ulnaris

N. ischiadicus

N. obturatorius

N. cutaneus femoris lateralis

N. cutaneus posterior

Systema nervosum
periphericum (PNS)

Systema nervosum
centrale (ZNS)

Nn. craniales

Encephalon

N. tibialis

Medulla spinalis

N. fibularis communis

N. suralis

Nn. spinales

N. saphenus

N. fibularis superficialis

N. fibularis profundus

N. tibialis

N. suralis

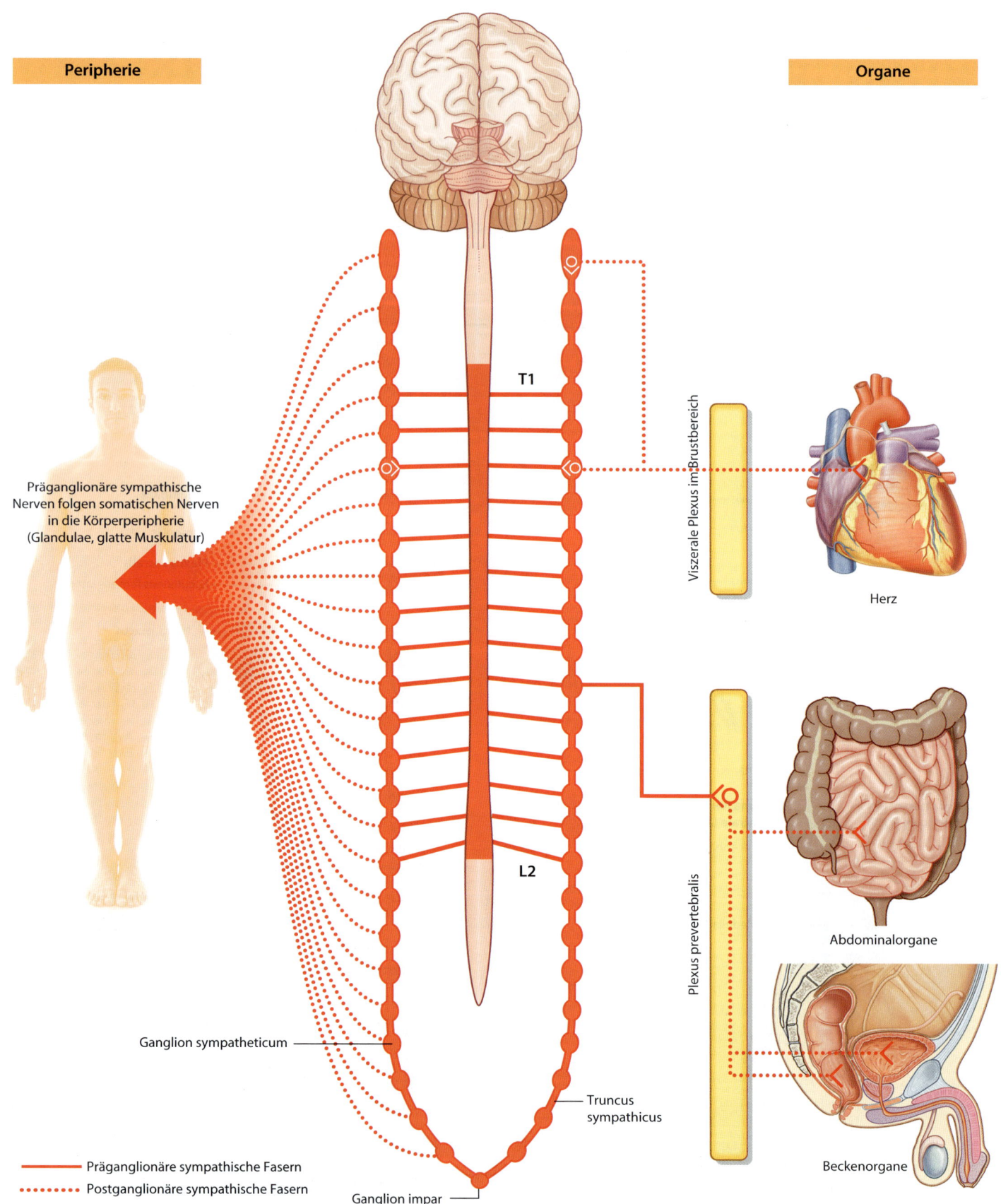

Peripherie

Organe

Präganglionäre sympathische Nerven folgen somatischen Nerven in die Körperperipherie (Glandulae, glatte Muskulatur)

T1

L2

Viszerale Plexus im Brustbereich

Herz

Plexus prevertebralis

Abdominalorgane

Ganglion sympatheticum

Truncus sympathicus

Beckenorgane

—————— Präganglionäre sympathische Fasern

· · · · · · · · · · Postganglionäre sympathische Fasern

Ganglion impar

Alle sympathischen viszeral efferenten (motorischen) Nerven haben ihren Ursprung in den Spinalwurzeln Th 1 bis L 2 und gehen in die assoziierten Spinalnerven über

All sympathetic visceral efferent (motor) nerves originate from spinal levels T1–L2 and pass into the associated spinal nerves

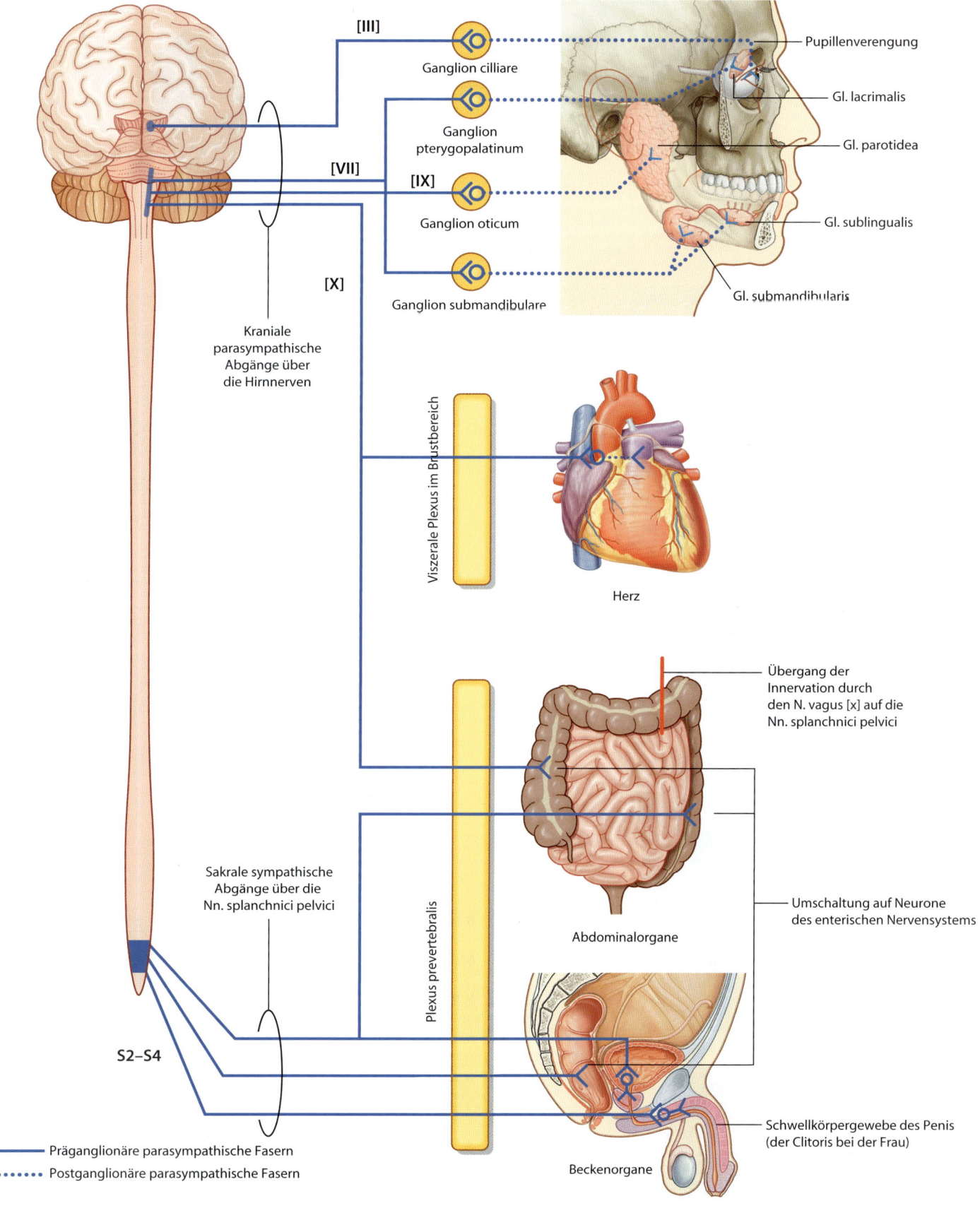

[III]
Ganglion cilliare — Pupillenverengung

[VII] [IX]
Ganglion pterygopalatinum — Gl. lacrimalis

Ganglion oticum — Gl. parotidea

[X]
Ganglion submandibulare — Gl. sublingualis

Gl. submandibularis

Kraniale parasympathische Abgänge über die Hirnnerven

Viszerale Plexus im Brustbereich

Herz

Übergang der Innervation durch den N. vagus [x] auf die Nn. splanchnici pelvici

Umschaltung auf Neurone des enterischen Nervensystems

Abdominalorgane

Plexus prevertebralis

Sakrale sympathische Abgänge über die Nn. splanchnici pelvici

S2–S4

—— Präganglionäre parasympathische Fasern
······· Postganglionäre parasympathische Fasern

Schwellkörpergewebe des Penis (der Clitoris bei der Frau)

Beckenorgane

Alle parasympathischen viszeral efferenten (motorischen) Nerven haben ihren Ursprung in den Hirnnerven III, VII, IX und X und in den Spinalnerven S 2 bis S 4
All parasympathetic visceral efferent (motor) nerves emerge from the brain in cranial nerves III, VII, IX, and X and from spinal levels S2–S4

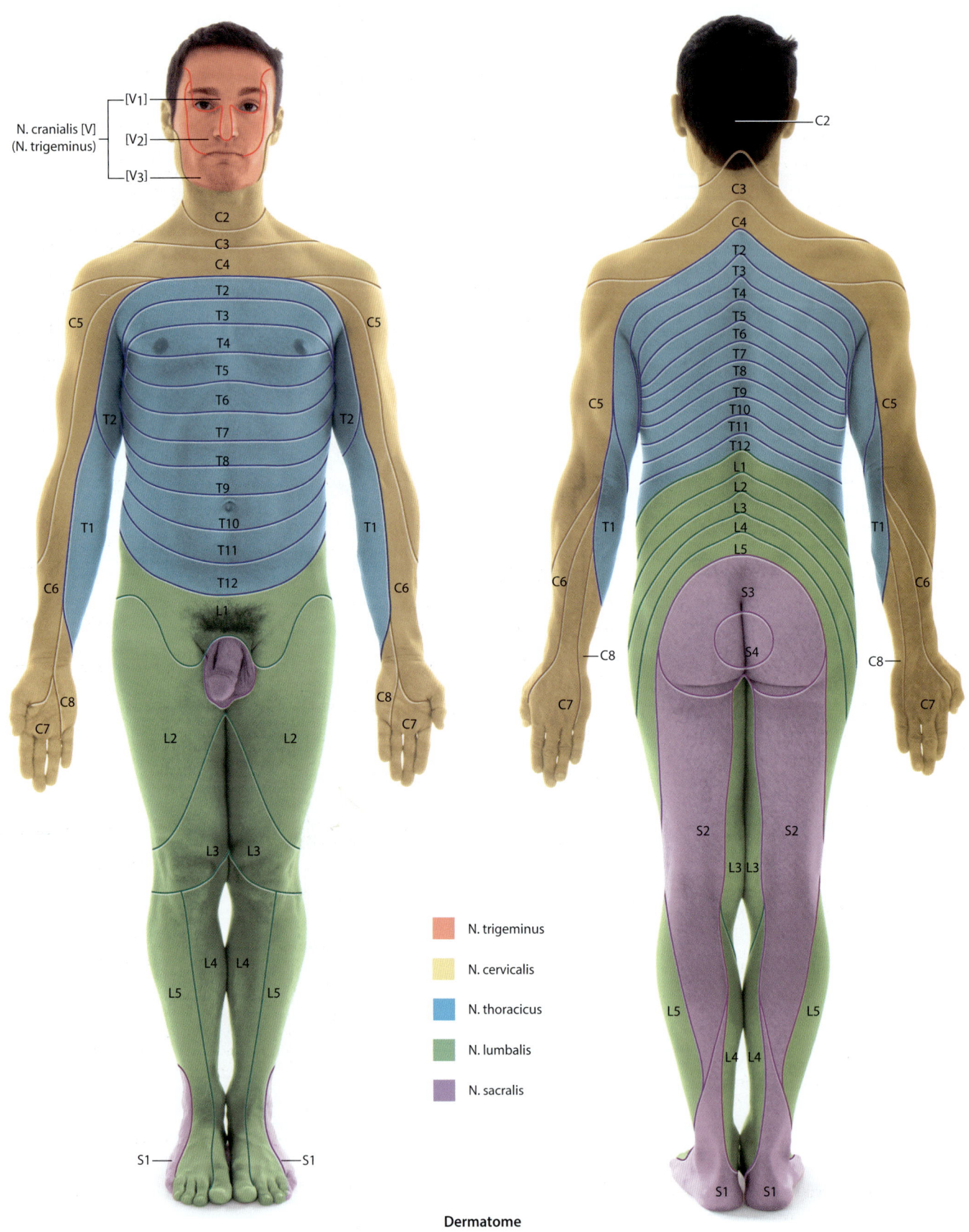

N. cranialis [V]
(N. trigeminus)

[V1]
[V2]
[V3]

C2

C3

C4

T2
T3
T4
T5
T6
T7
T8
T9
T10
T11
T12

C5
C5

T2
T2

T1
T1

C6
C6

L1

C8
C8

C7
C7

L2
L2

L3
L3

L4
L4

L5
L5

S1
S1

C2

C3

C4

T2
T3
T4
T5
T6
T7
T8
T9
T10
T11
T12

L1
L2
L3
L4
L5

C5
C5

S3

S4

T1
T1

C6
C6

C8

C7
C7

S2
S2

L3
L3

L5
L5

L4
L4

S1
S1

N. trigeminus

N. cervicalis

N. thoracicus

N. lumbalis

N. sacralis

Dermatome
Dermatome map (cutaneous distribution of nerves)

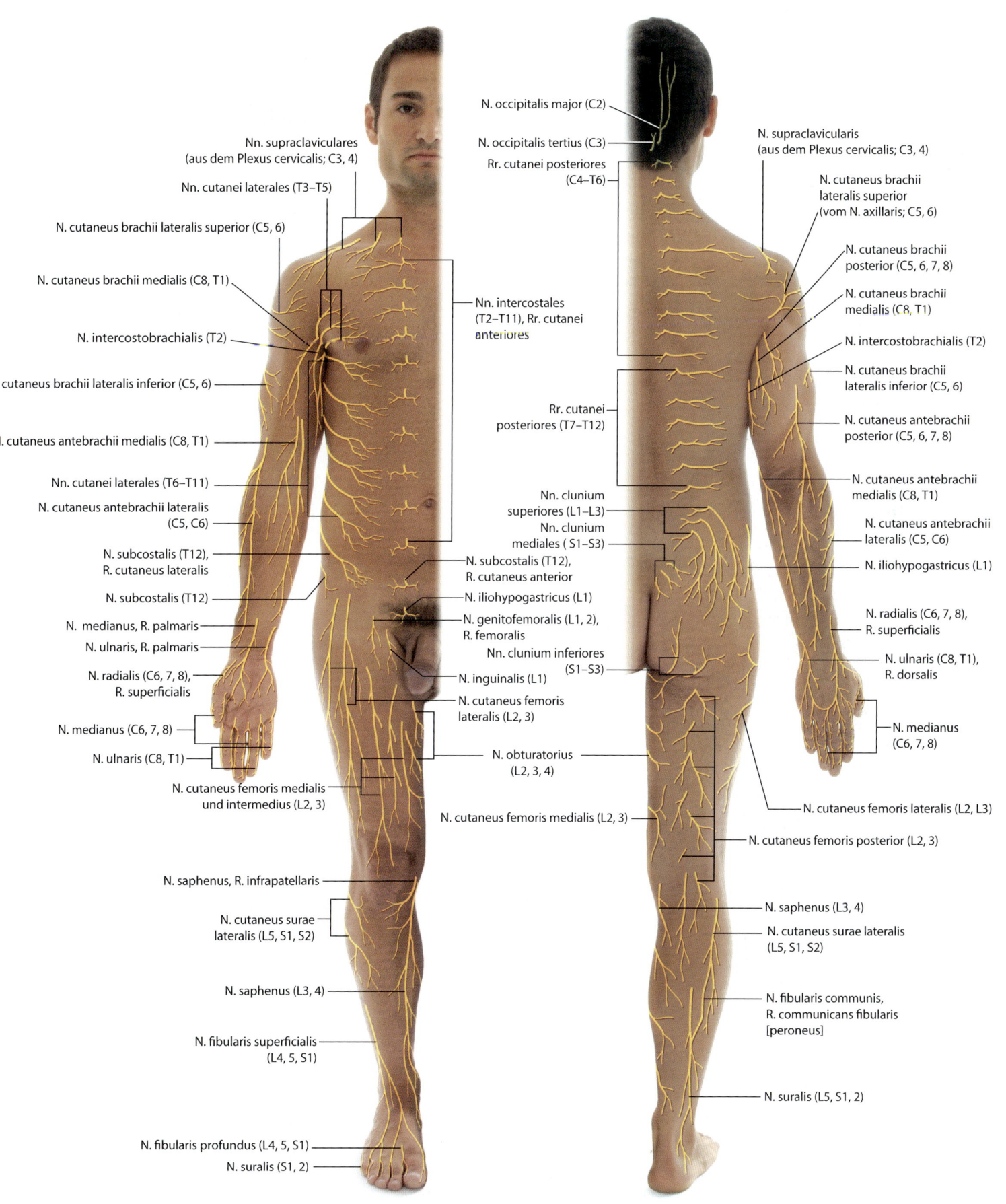

Nn. supraclaviculares
(aus dem Plexus cervicalis; C3, 4)

Nn. cutanei laterales (T3–T5)

N. cutaneus brachii lateralis superior (C5, 6)

N. cutaneus brachii medialis (C8, T1)

N. intercostobrachialis (T2)

N. cutaneus brachii lateralis inferior (C5, 6)

N. cutaneus antebrachii medialis (C8, T1)

Nn. cutanei laterales (T6–T11)

N. cutaneus antebrachii lateralis
(C5, C6)

N. subcostalis (T12),
R. cutaneus lateralis

N. subcostalis (T12)

N. medianus, R. palmaris

N. ulnaris, R. palmaris

N. radialis (C6, 7, 8),
R. superficialis

N. medianus (C6, 7, 8)

N. ulnaris (C8, T1)

N. cutaneus femoris medialis
und intermedius (L2, 3)

N. saphenus, R. infrapatellaris

N. cutaneus surae
lateralis (L5, S1, S2)

N. saphenus (L3, 4)

N. fibularis superficialis
(L4, 5, S1)

N. fibularis profundus (L4, 5, S1)

N. suralis (S1, 2)

N. occipitalis major (C2)

N. occipitalis tertius (C3)

Rr. cutanei posteriores
(C4–T6)

Nn. intercostales
(T2–T11), Rr. cutanei
anteriores

Rr. cutanei
posteriores (T7–T12)

Nn. clunium
superiores (L1–L3)

Nn. clunium
mediales (S1–S3)

N. subcostalis (T12),
R. cutaneus anterior

N. iliohypogastricus (L1)

N. genitofemoralis (L1, 2),
R. femoralis

Nn. clunium inferiores
(S1–S3)

N. inguinalis (L1)

N. cutaneus femoris
lateralis (L2, 3)

N. obturatorius
(L2, 3, 4)

N. cutaneus femoris medialis (L2, 3)

N. supraclavicularis
(aus dem Plexus cervicalis; C3, 4)

N. cutaneus brachii
lateralis superior
(vom N. axillaris; C5, 6)

N. cutaneus brachii
posterior (C5, 6, 7, 8)

N. cutaneus brachii
medialis (C8, T1)

N. intercostobrachialis (T2)

N. cutaneus brachii
lateralis inferior (C5, 6)

N. cutaneus antebrachii
posterior (C5, 6, 7, 8)

N. cutaneus antebrachii
medialis (C8, T1)

N. cutaneus antebrachii
lateralis (C5, C6)

N. iliohypogastricus (L1)

N. radialis (C6, 7, 8),
R. superficialis

N. ulnaris (C8, T1),
R. dorsalis

N. medianus
(C6, 7, 8)

N. cutaneus femoris lateralis (L2, L3)

N. cutaneus femoris posterior (L2, 3)

N. saphenus (L3, 4)

N. cutaneus surae lateralis
(L5, S1, S2)

N. fibularis communis,
R. communicans fibularis
[peroneus]

N. suralis (L5, S1, 2)

CONTENTS

Back

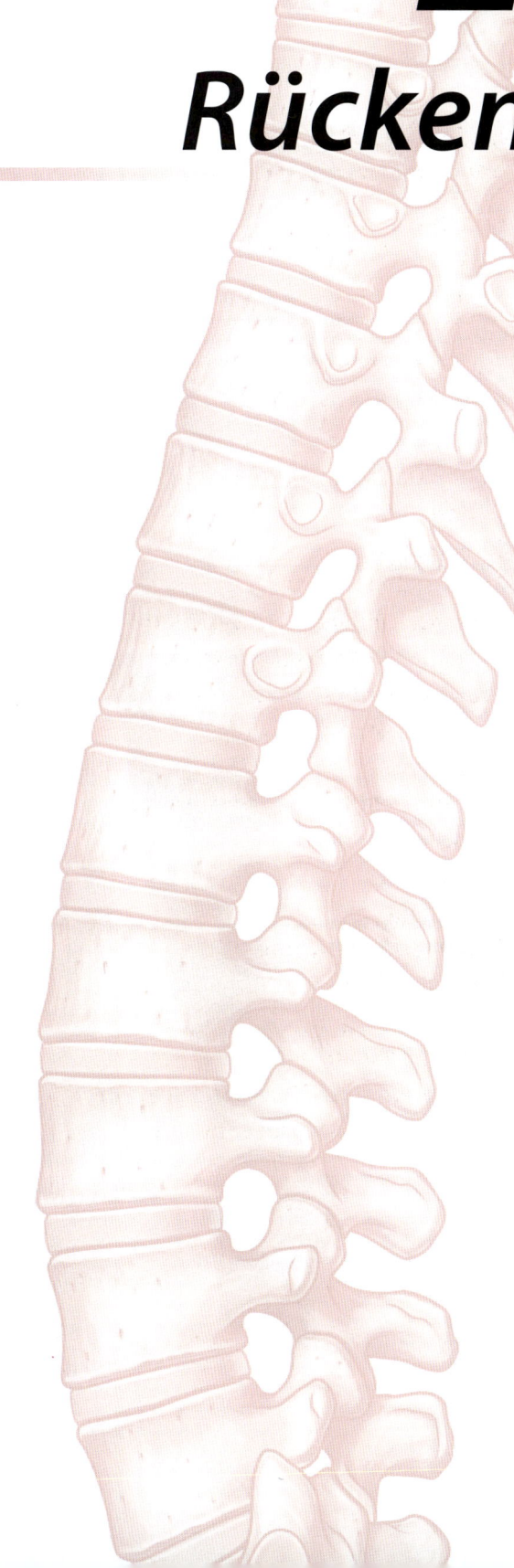

2

Rücken

INHALT

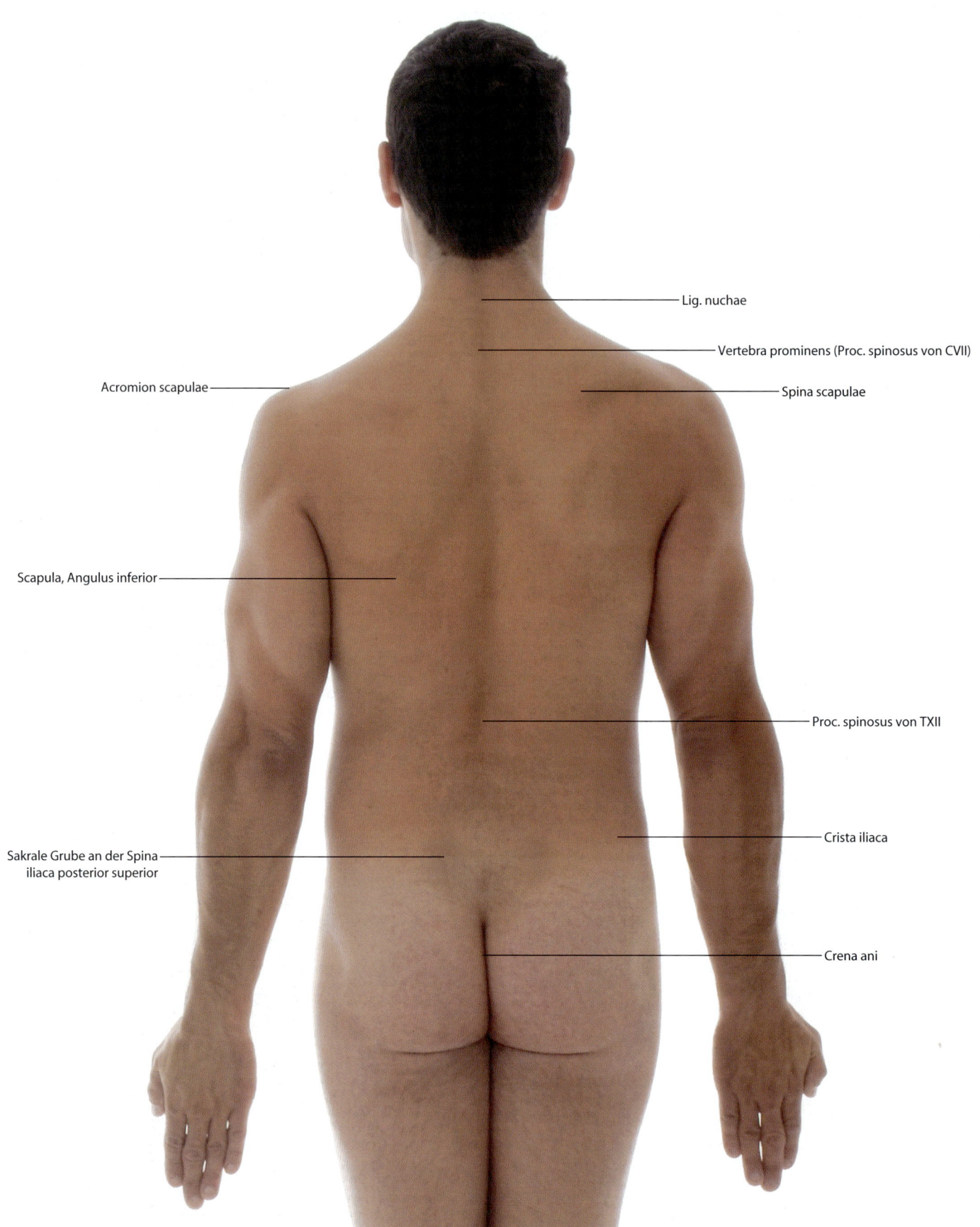

Lig. nuchae

Vertebra prominens (Proc. spinosus von CVII)

Acromion scapulae

Spina scapulae

Scapula, Angulus inferior

Proc. spinosus von TXII

Crista iliaca

Sakrale Grube an der Spina
iliaca posterior superior

Crena ani

Oberflächenanatomie des Rückens
Surface anatomy of the back

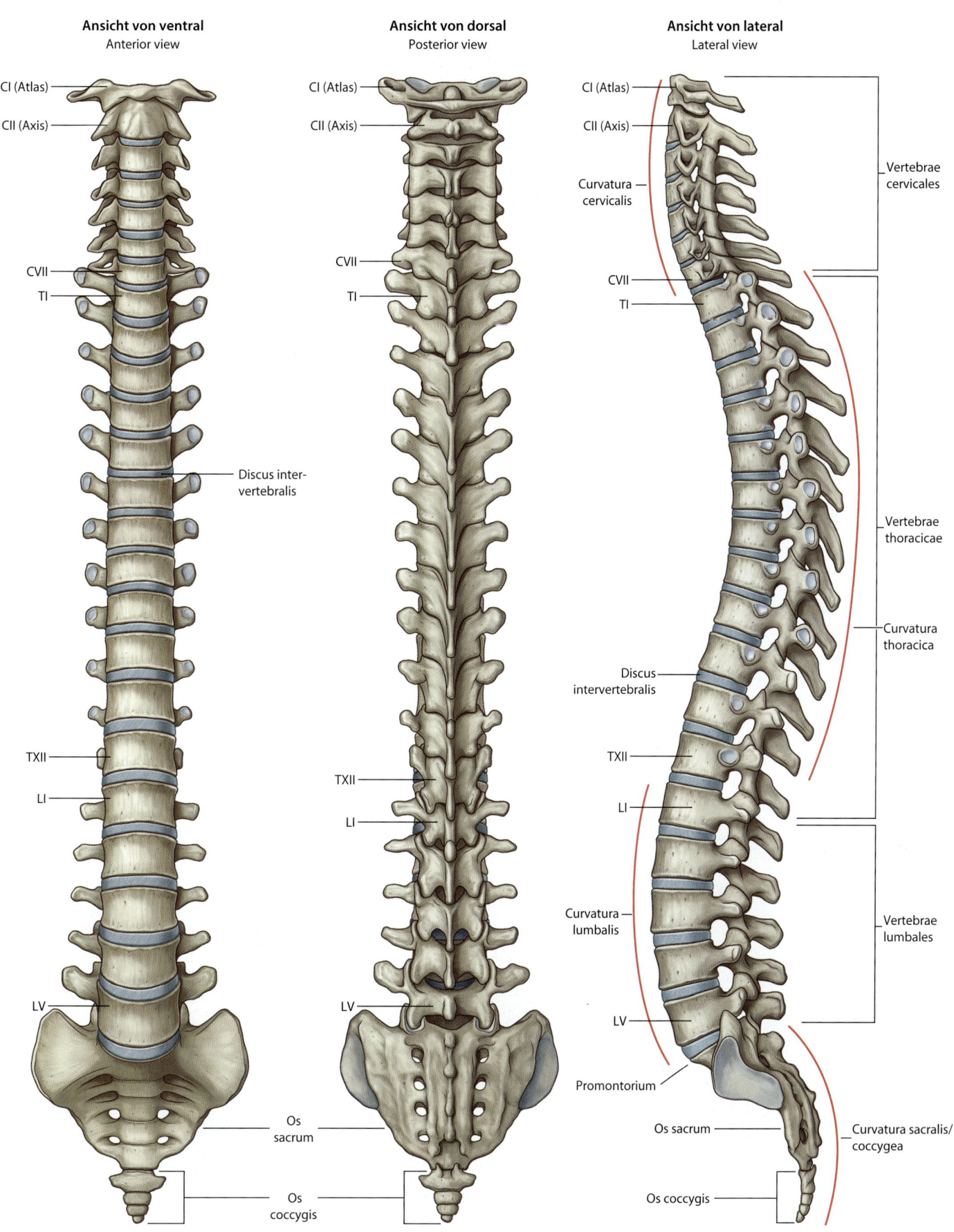

Ansicht von ventral
Anterior view

Ansicht von dorsal
Posterior view

Ansicht von lateral
Lateral view

CI (Atlas)

CII (Axis)

CVII

TI

Discus inter-
vertebralis

TXII

LI

LV

Os
sacrum

Os
coccygis

CI (Atlas)

CII (Axis)

CVII

TI

TXII

LI

LV

Os
sacrum

Os
coccygis

CI (Atlas)

CII (Axis)

Curvatura
cervicalis

CVII

TI

Discus
intervertebralis

TXII

LI

Curvatura
lumbalis

LV

Promontorium

Os sacrum

Os coccygis

Vertebrae
cervicales

Vertebrae
thoracicae

Curvatura
thoracica

Vertebrae
lumbales

Curvatura sacralis/
coccygea

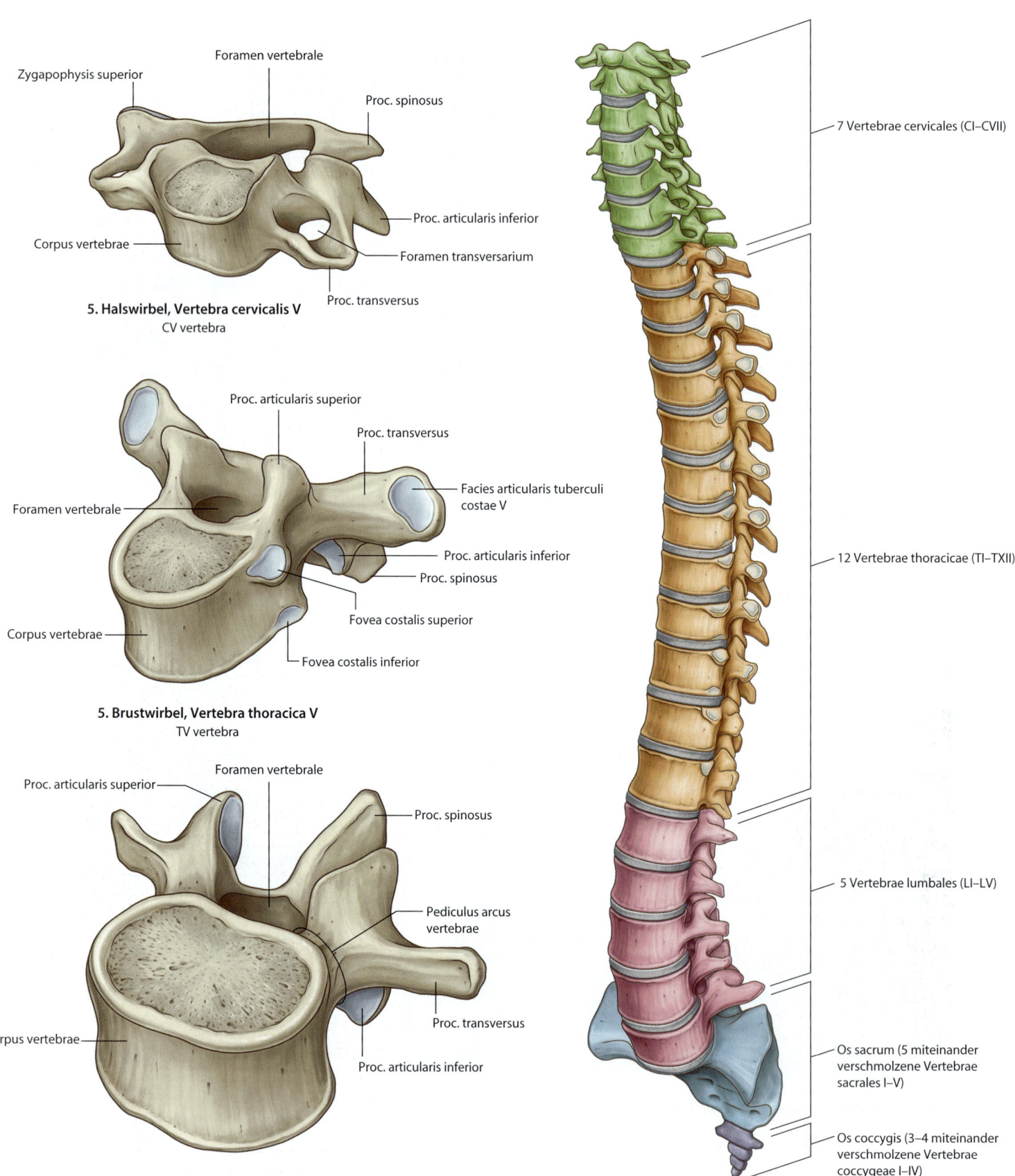

Zygapophysis superior

Foramen vertebrale

Proc. spinosus

Proc. articularis inferior

Foramen transversarium

Corpus vertebrae

Proc. transversus

5. Halswirbel, Vertebra cervicalis V
CV vertebra

Proc. articularis superior

Proc. transversus

Facies articularis tuberculi costae V

Foramen vertebrale

Proc. articularis inferior

Proc. spinosus

Fovea costalis superior

Corpus vertebrae

Fovea costalis inferior

5. Brustwirbel, Vertebra thoracica V
TV vertebra

Proc. articularis superior

Foramen vertebrale

Proc. spinosus

Pediculus arcus vertebrae

Proc. transversus

Corpus vertebrae

Proc. articularis inferior

3. Lendenwirbel, Vertebra lumbalis III
LIII vertebra

7 Vertebrae cervicales (CI–CVII)

12 Vertebrae thoracicae (TI–TXII)

5 Vertebrae lumbales (LI–LV)

Os sacrum (5 miteinander verschmolzene Vertebrae sacrales I–V)

Os coccygis (3–4 miteinander verschmolzene Vertebrae coccygeae I–IV)

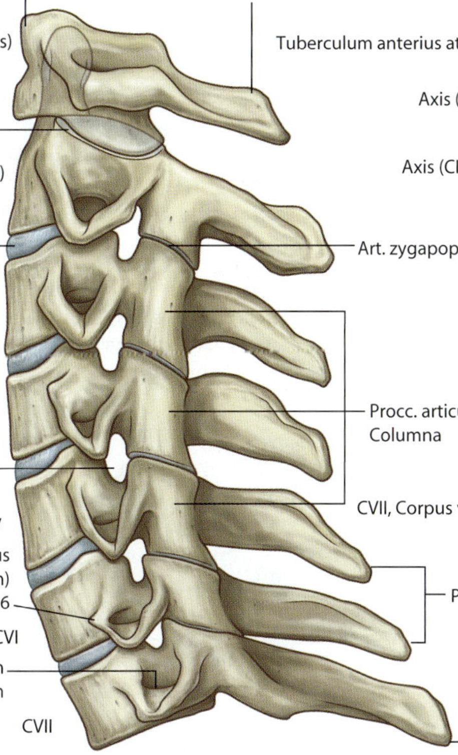

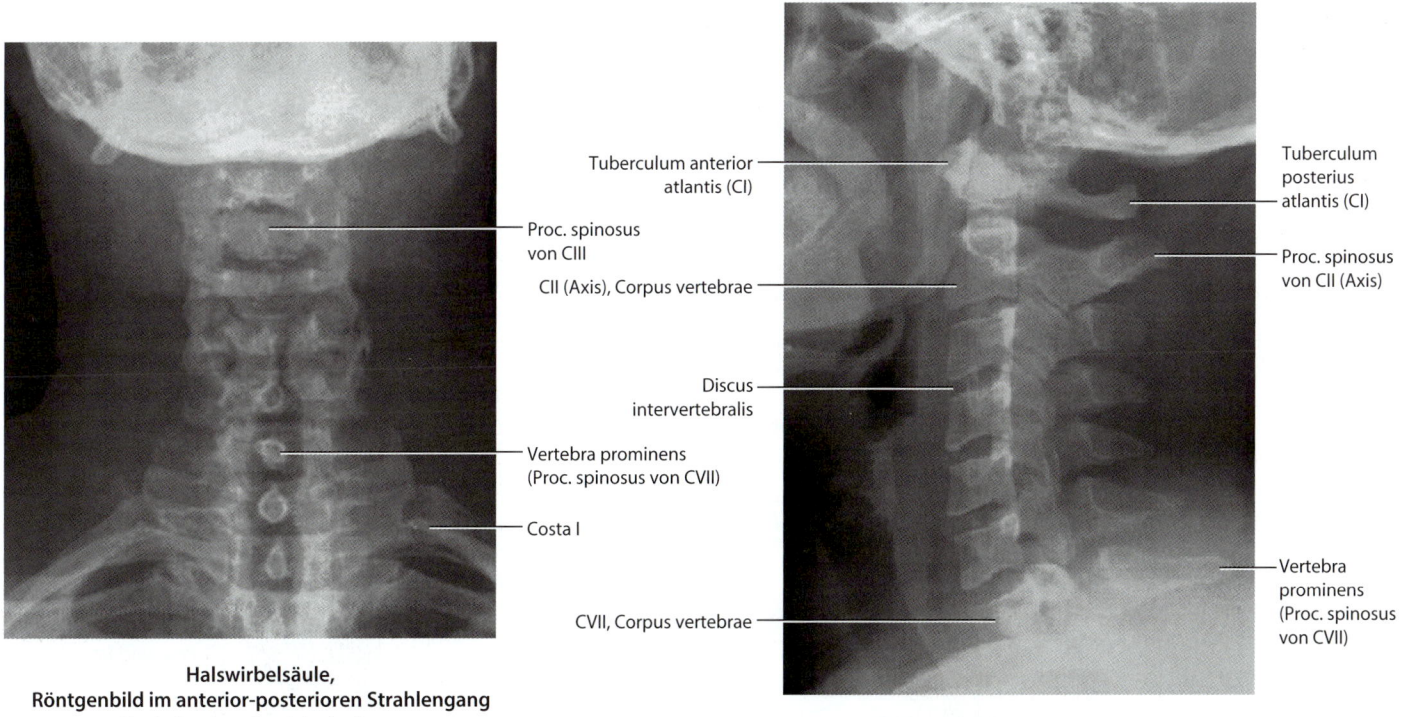

Tuberculum anterius atlantis (CI)

CI (Atlas)

Art. atlantoaxialis lateralis

CII (Axis)

Discus intervertebralis

CIII

CIV

Foramen intervertebrale

CV

Tuberculum anterius (Tuberculum caroticum) von C6

CVI

Foramen transversarium

CVII

Tuberculum posterius atlantis (CI)

Tuberculum anterius atlantis (CI)

Art. zygapophysialis

Procc. articulares, Columna

CVII, Corpus vertebrae

Procc. spinosi

Vertebra prominens (Proc. spinosus von CVII)

Halswirbel, Ansicht von lateral
Cervical vertebrae lateral view

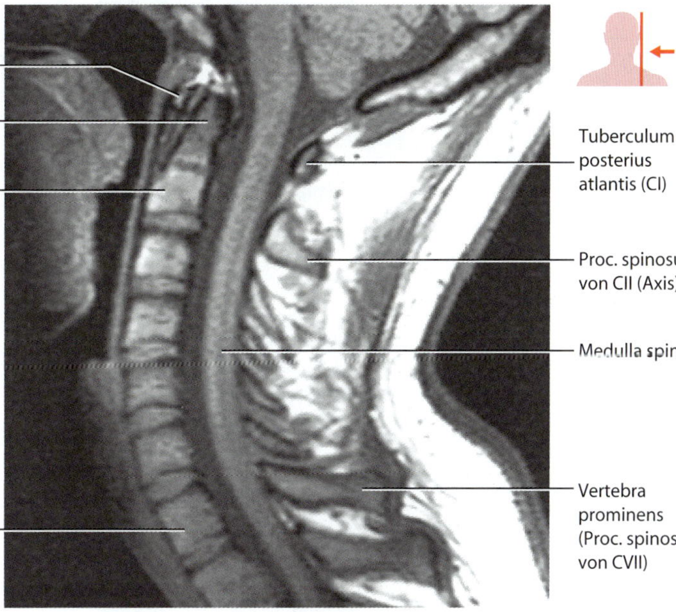

Axis (CII), Dens

Axis (CII), Corpus

Tuberculum posterius atlantis (CI)

Proc. spinosus von CII (Axis)

Medulla spinalis

Vertebra prominens (Proc. spinosus von CVII)

Halswirbelsäule, T1-gewichtetes MRT in Sagittalebene
Cervical region of vertebral column.
T1-weighted MR image in the sagittal plane

Proc. spinosus von CIII

CII (Axis), Corpus vertebrae

Vertebra prominens (Proc. spinosus von CVII)

Costa I

Halswirbelsäule, Röntgenbild im anterior-posterioren Strahlengang
Cervical region of vertebral column.
Radiograph, AP view

Tuberculum anterior atlantis (CI)

Tuberculum posterius atlantis (CI)

Proc. spinosus von CII (Axis)

Discus intervertebralis

Vertebra prominens (Proc. spinosus von CVII)

CVII, Corpus vertebrae

Halswirbelsäule, Röntgenbild im lateralen Strahlengang
Cervical region of vertebral column.
Radiograph, lateral view

23

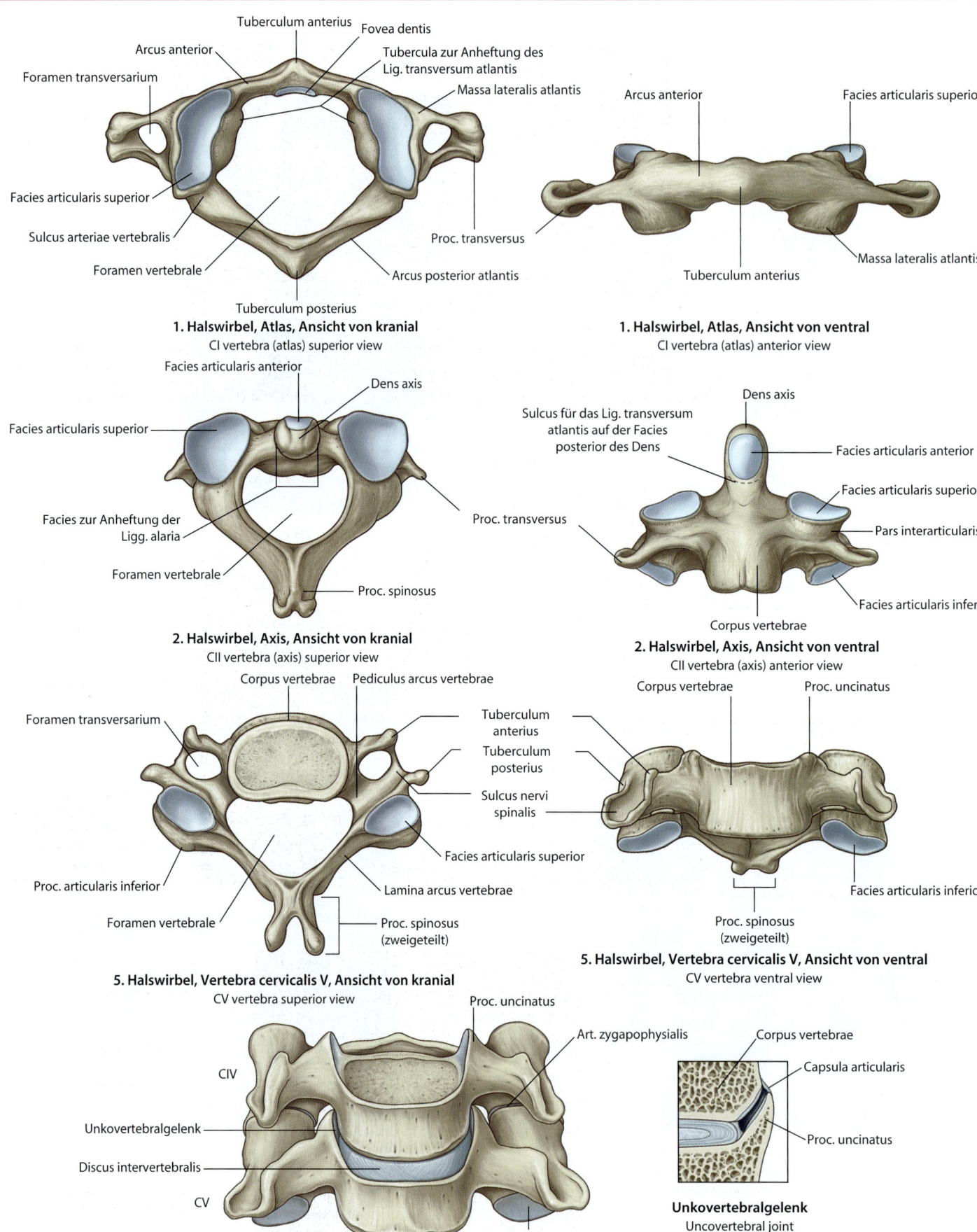

Tuberculum anterius
Fovea dentis
Arcus anterior
Tubercula zur Anheftung des
Lig. transversum atlantis
Foramen transversarium
Massa lateralis atlantis
Facies articularis superior
Sulcus arteriae vertebralis
Foramen vertebrale
Proc. transversus
Tuberculum posterius
Arcus posterior atlantis

1. Halswirbel, Atlas, Ansicht von kranial
CI vertebra (atlas) superior view

Arcus anterior
Facies articularis superior
Massa lateralis atlantis
Tuberculum anterius

1. Halswirbel, Atlas, Ansicht von ventral
CI vertebra (atlas) anterior view

Facies articularis anterior
Dens axis
Facies articularis superior
Facies zur Anheftung der
Ligg. alaria
Foramen vertebrale
Proc. transversus
Proc. spinosus

2. Halswirbel, Axis, Ansicht von kranial
CII vertebra (axis) superior view

Dens axis
Sulcus für das Lig. transversum
atlantis auf der Facies
posterior des Dens
Facies articularis anterior
Facies articularis superior
Pars interarticularis
Facies articularis inferior
Corpus vertebrae

2. Halswirbel, Axis, Ansicht von ventral
CII vertebra (axis) anterior view

Foramen transversarium
Corpus vertebrae
Pediculus arcus vertebrae
Tuberculum anterius
Tuberculum posterius
Sulcus nervi spinalis
Facies articularis superior
Proc. articularis inferior
Lamina arcus vertebrae
Foramen vertebrale
Proc. spinosus
(zweigeteilt)

5. Halswirbel, Vertebra cervicalis V, Ansicht von kranial
CV vertebra superior view

Corpus vertebrae
Proc. uncinatus
Facies articularis inferior
Proc. spinosus
(zweigeteilt)

5. Halswirbel, Vertebra cervicalis V, Ansicht von ventral
CV vertebra ventral view

Proc. uncinatus
Art. zygapophysialis
CIV
Unkovertebralgelenk
Discus intervertebralis
CV
Facies articularis inferior

4. und 5. Halswirbel, Vertebrae cervicales VI et V, Ansicht von ventral
CIV/CV vertebrae anterior view

Corpus vertebrae
Capsula articularis
Proc. uncinatus

Unkovertebralgelenk
Uncovertebral joint

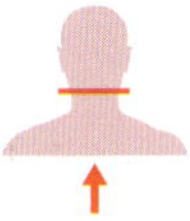

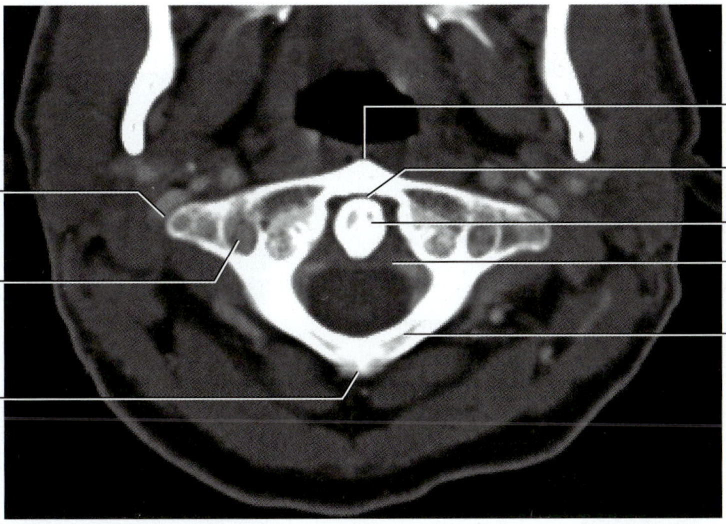

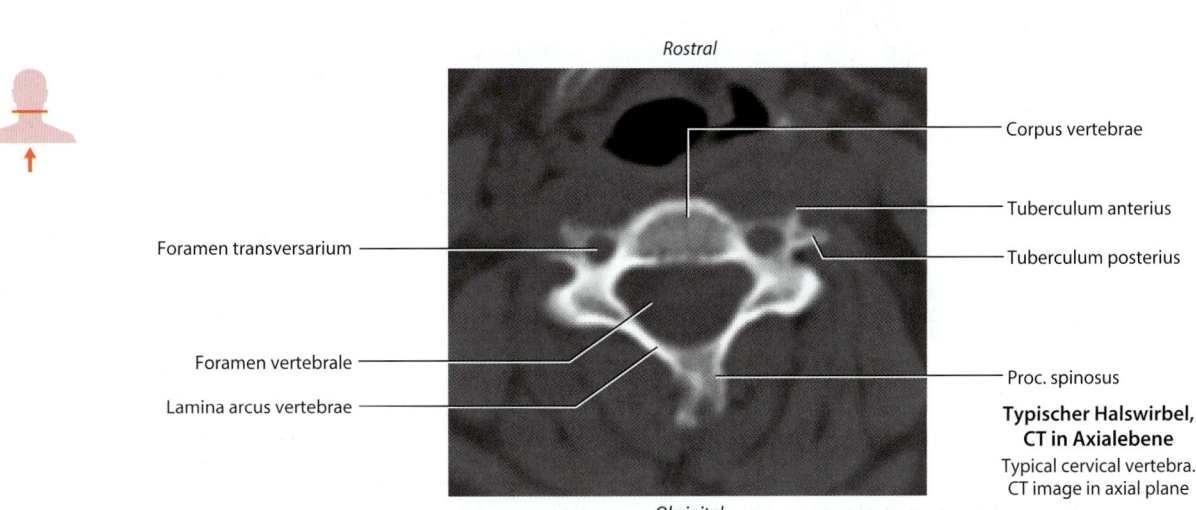

Rostral

Tuberculum anterius atlantis (CI)

Art. atlantoaxialis mediana

Proc. transversus atlantis (CI)

Dens axis (CII)

Foramen transversarium

Lig. transversum atlantis

Arcus posterior atlantis (CI)

Tuberculum posterius atlantis (CI)

Okzipital

1. Halswirbel, Atlas, CT in Axialebene
First cervical vertebra (atlas). CT image in axial plane

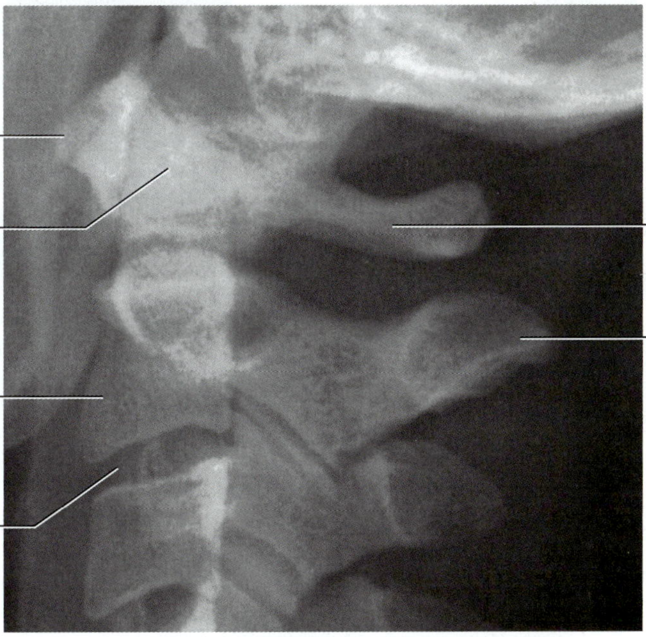

Arcus anterior atlantis (CI)

Dens axis (CII)

Arcus posterior atlantis (CI)

Proc. spinosus von CII (Axis)

Axis (CII), Corpus vertebrae

Raum des Discus intervertebralis

1. bis 3. Halswirbel, Vertebrae cervicales I–III, Röntgenbild im lateralen Strahlengang
Cervical vertebrae CI–CIII. Radiograph, lateral view

Rostral

Corpus vertebrae

Foramen transversarium

Tuberculum anterius

Tuberculum posterius

Foramen vertebrale

Lamina arcus vertebrae

Proc. spinosus

Typischer Halswirbel, CT in Axialebene
Typical cervical vertebra. CT image in axial plane

Okzipital

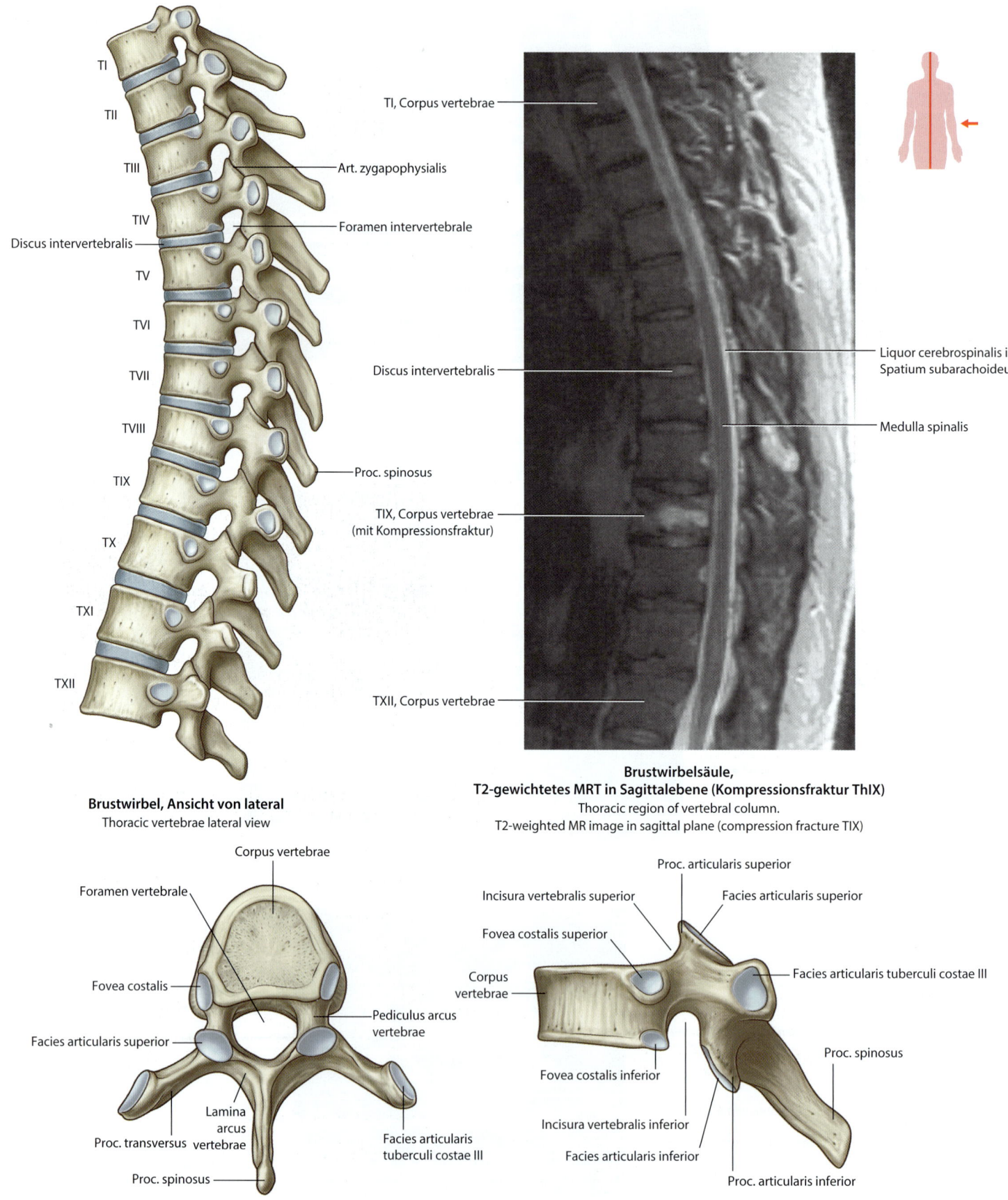

TI

TII

TIII — Art. zygapophysialis

TIV

Discus intervertebralis — — Foramen intervertebrale

TV

TVI

TVII

TVIII

TIX — Proc. spinosus

TX

TXI

TXII

Brustwirbel, Ansicht von lateral
Thoracic vertebrae lateral view

TI, Corpus vertebrae

Discus intervertebralis

TIX, Corpus vertebrae
(mit Kompressionsfraktur)

TXII, Corpus vertebrae

Liquor cerebrospinalis im
Spatium subarachoideum

Medulla spinalis

Brustwirbelsäule,
T2-gewichtetes MRT in Sagittalebene (Kompressionsfraktur ThIX)
Thoracic region of vertebral column.
T2-weighted MR image in sagittal plane (compression fracture TIX)

Corpus vertebrae

Foramen vertebrale

Fovea costalis

Facies articularis superior

Proc. transversus

Lamina
arcus
vertebrae

Proc. spinosus

Pediculus arcus
vertebrae

Facies articularis
tuberculi costae III

3. Brustwirbel, Vertebra thoracica III, Ansicht von kranial
TIII vertebra superior view

Proc. articularis superior

Incisura vertebralis superior

Facies articularis superior

Fovea costalis superior

Corpus
vertebrae

Facies articularis tuberculi costae III

Fovea costalis inferior

Incisura vertebralis inferior

Facies articularis inferior

Proc. articularis inferior

Proc. spinosus

3. Brustwirbel, Vertebra thoracica III, Ansicht von lateral
TIII vertebra lateral view

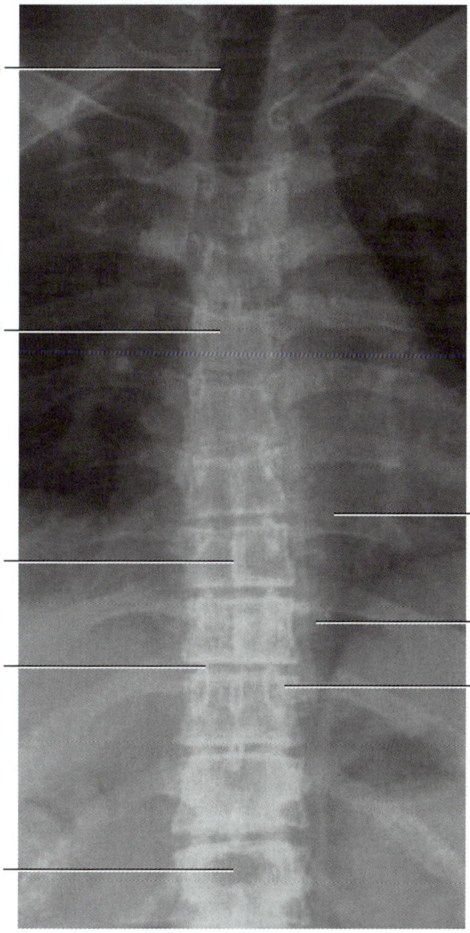

TI, Corpus vertebrae

TV, Corpus vertebrae

Proc. spinosus

Raum des Discus intervertebralis

TXII, Corpus vertebrae

Costa

Proc. transversus

Pediculus arcus vertebrae

**Brustwirbelsäule,
Röntgenbild im anterior-posterioren Strahlengang**
Thoracic region of vertebral column.
Radiograph, AP view

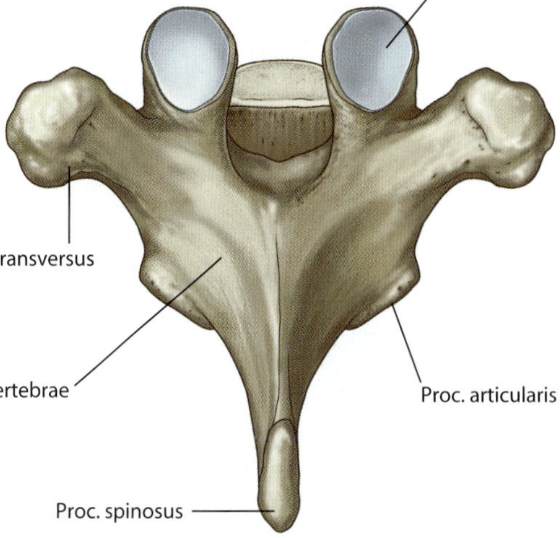

Facies articularis superior

Proc. transversus

Lamina arcus vertebrae

Proc. articularis inferior

Proc. spinosus

3. Brustwirbel, Vertebra thoracica III, Ansicht von dorsal
TIII vertebra posterior view

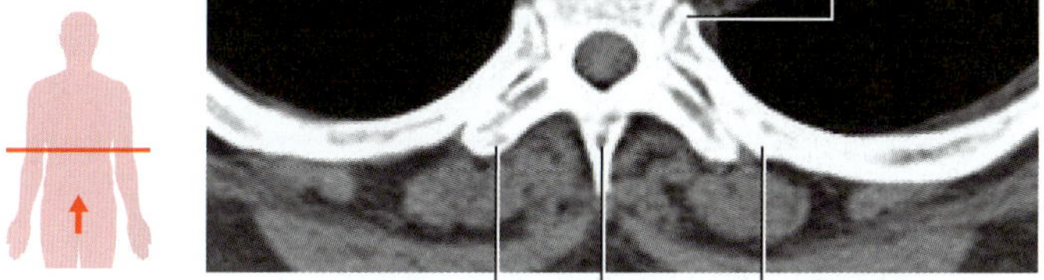

Aorta thoracica

Corpus vertebrae

Caput costae

Proc. transversus

Proc. spinosus

Tuberculum costae

Brustwirbel mit gelenkiger Verbindung zur Rippe, CT in Axialebene
Thoracic vertebra with rib articulations. CT image in axial plane

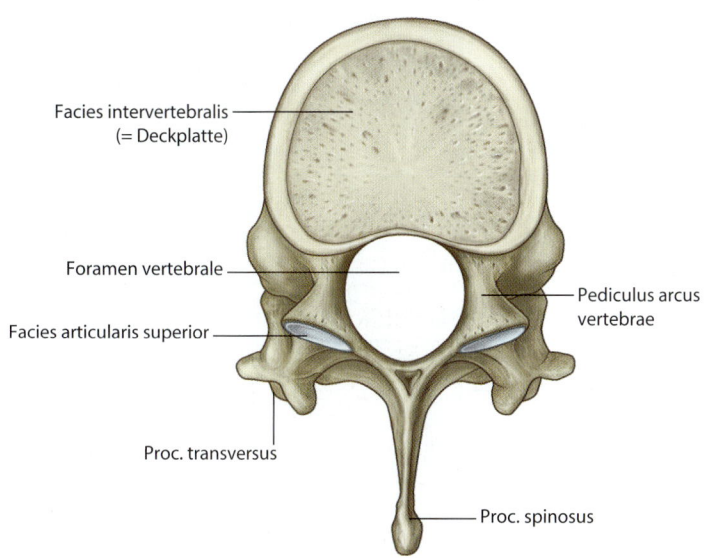

Facies intervertebralis (= Deckplatte)

Foramen vertebrale

Facies articularis superior

Pediculus arcus vertebrae

Proc. transversus

Proc. spinosus

12. Brustwirbel, Vertebra thoracica XII, Ansicht von kranial
TXII vertebra superior view

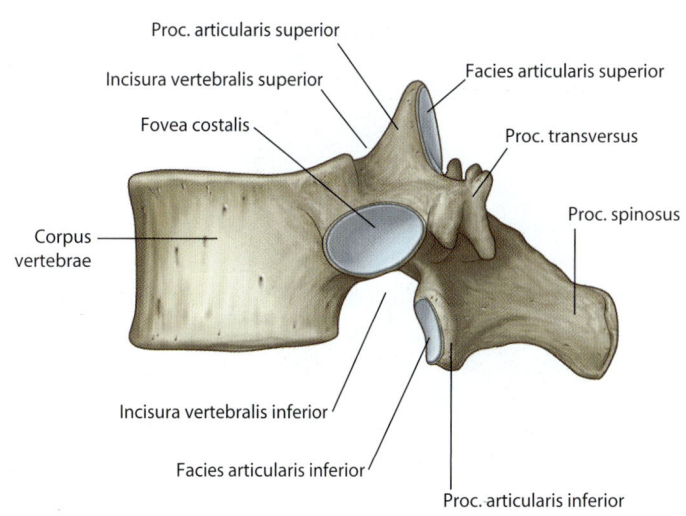

Proc. articularis superior

Incisura vertebralis superior

Fovea costalis

Corpus vertebrae

Facies articularis superior

Proc. transversus

Proc. spinosus

Incisura vertebralis inferior

Facies articularis inferior

Proc. articularis inferior

12. Brustwirbel, Vertebra thoracica XII, Ansicht von lateral
TXII vertebra lateral view

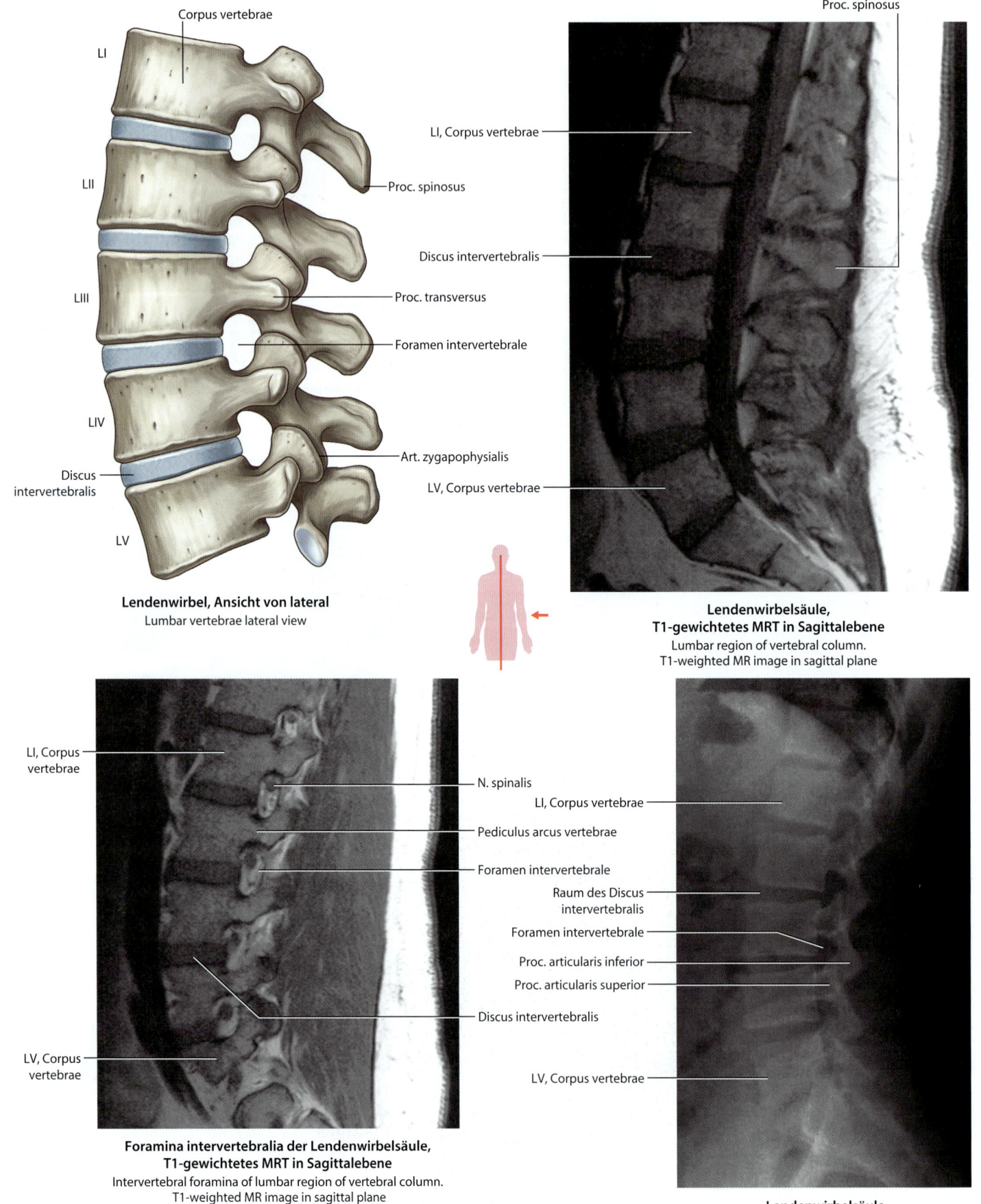

Corpus vertebrae

LI

LII

LIII

LIV

Discus
intervertebralis

LV

Proc. spinosus

Proc. transversus

Foramen intervertebrale

Art. zygapophysialis

Lendenwirbel, Ansicht von lateral
Lumbar vertebrae lateral view

LI, Corpus vertebrae

Discus intervertebralis

LV, Corpus vertebrae

Proc. spinosus

Lendenwirbelsäule,
T1-gewichtetes MRT in Sagittalebene
Lumbar region of vertebral column.
T1-weighted MR image in sagittal plane

LI, Corpus
vertebrae

LV, Corpus
vertebrae

N. spinalis

Pediculus arcus vertebrae

Foramen intervertebrale

Discus intervertebralis

Foramina intervertebralia der Lendenwirbelsäule,
T1-gewichtetes MRT in Sagittalebene
Intervertebral foramina of lumbar region of vertebral column.
T1-weighted MR image in sagittal plane

LI, Corpus vertebrae

Raum des Discus
intervertebralis

Foramen intervertebrale

Proc. articularis inferior

Proc. articularis superior

LV, Corpus vertebrae

Lendenwirbelsäule,
Röntgenbild im lateralen Strahlengang
Lumbar region of vertebral column.
Radiograph, lateral view

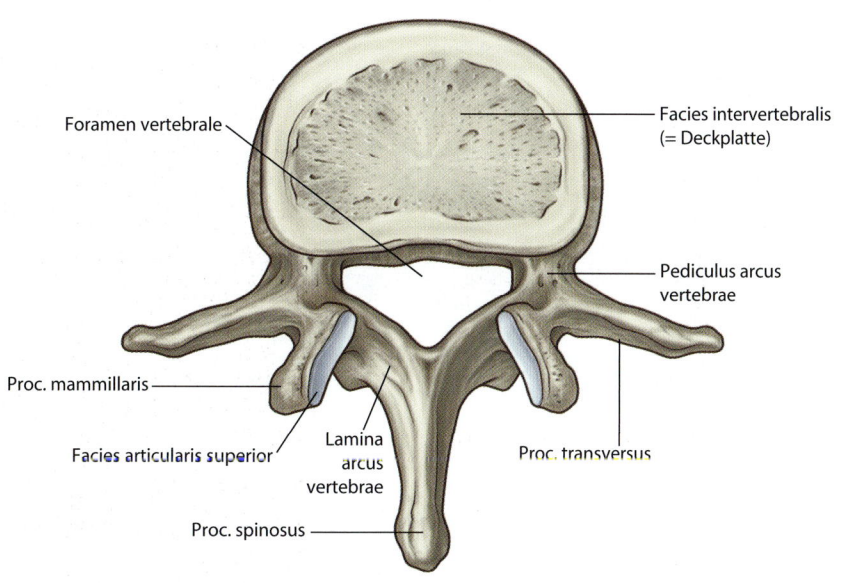

Foramen vertebrale

Facies intervertebralis
(= Deckplatte)

Pediculus arcus
vertebrae

Proc. mammillaris

Facies articularis superior

Lamina
arcus
vertebrae

Proc. transversus

Proc. spinosus

4. Lendenwirbel, Vertebra lumbalis IV, Ansicht von kranial
LIV vertebra superior view

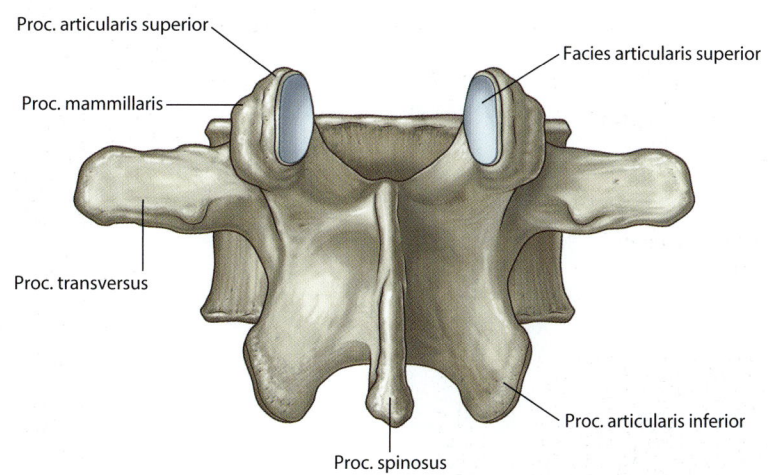

Proc. articularis superior

Facies articularis superior

Proc. mammillaris

Proc. transversus

Proc. articularis inferior

Proc. spinosus

4. Lendenwirbel, Vertebra lumbalis IV, Ansicht von dorsal
LIV vertebra posterior view

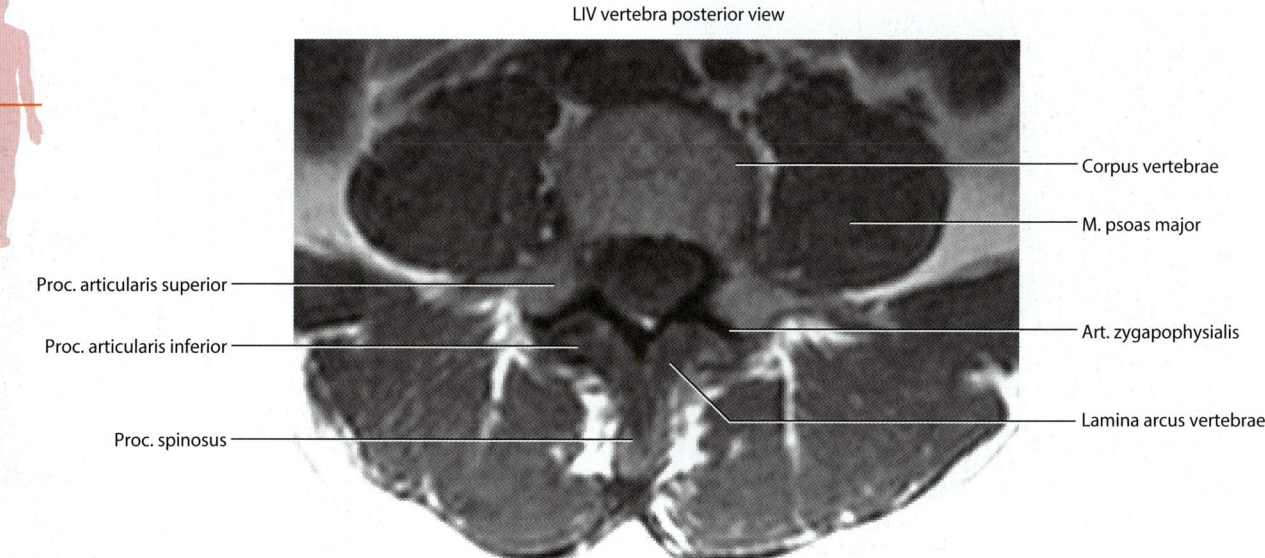

Corpus vertebrae

M. psoas major

Proc. articularis superior

Proc. articularis inferior

Art. zygapophysialis

Proc. spinosus

Lamina arcus vertebrae

**Gelenkige Verbindung der Lendenwirbel,
T1-gewichtetes MRT in Axialebene**
Articulation of lumbar vertebrae.
T1-weighted MR image in axial plane

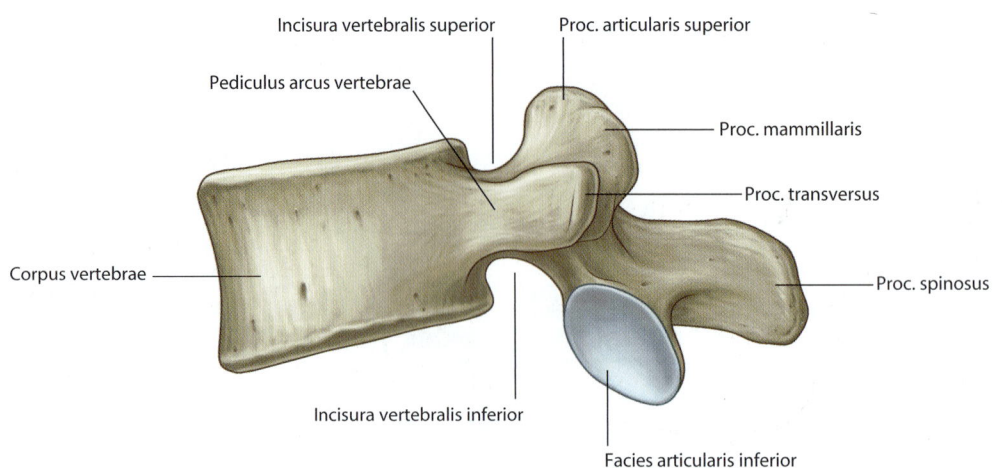

Incisura vertebralis superior

Proc. articularis superior

Pediculus arcus vertebrae

Proc. mammillaris

Proc. transversus

Corpus vertebrae

Proc. spinosus

Incisura vertebralis inferior

Facies articularis inferior

4. Lendenwirbel, Vertebra lumbalis IV, Ansicht von lateral
LIV vertebra lateral view

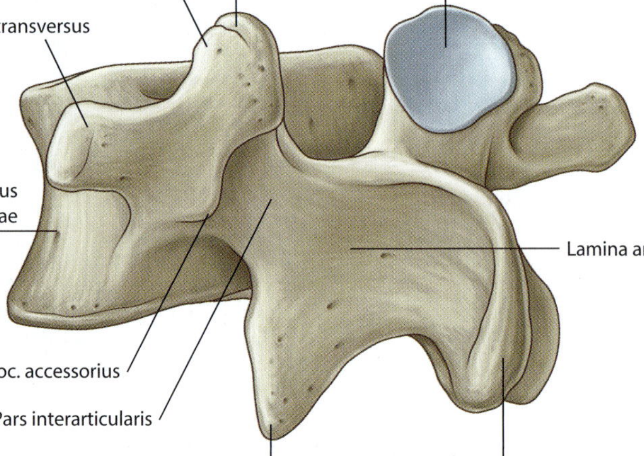

Proc. articularis superior

Proc. mammillaris

Facies articularis superior

Proc. transversus

Corpus vertebrae

Lamina arcus vertebrae

Proc. accessorius

Pars interarticularis

Proc. articularis inferior

Proc. spinosus

4. Lendenwirbel, Vertebra lumbalis IV, schräge Ansicht
LIV vertebra oblique view

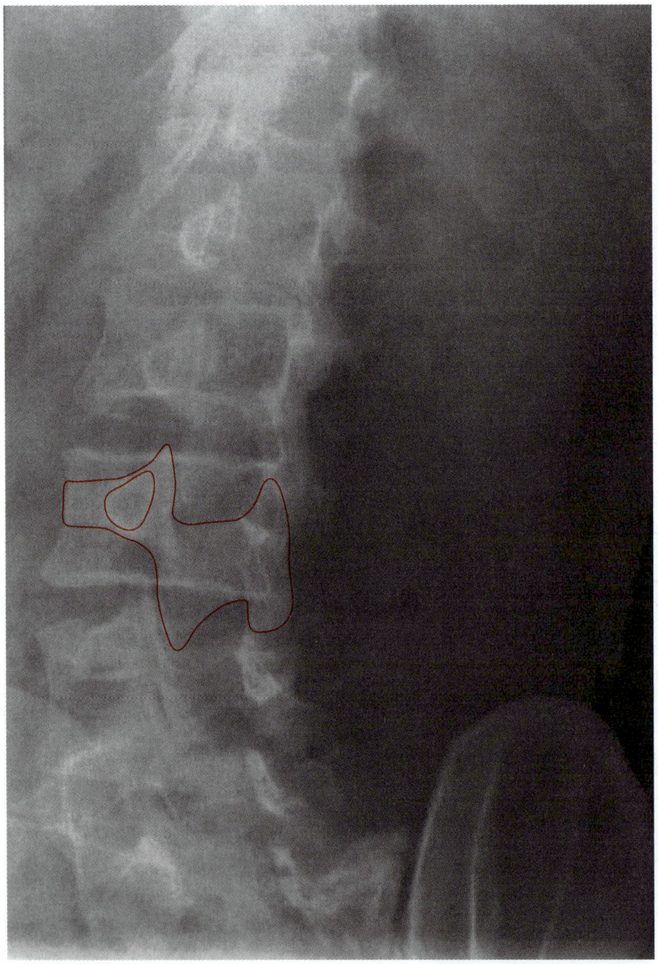

Proc. articularis superior

Lamina arcus vertebrae

Proc. transversus

Pediculus arcus vertebrae

Pars interarticularis

Proc. spinosus

Proc. articularis inferior

**Lendenwirbelsäule (Lachapèle'sche Hundefigur, „Scotty dog"),
Röntgenbild im schrägen Strahlengang**
Lumbar region of vertebral column ("Scottie dog").
Radiograph, oblique view

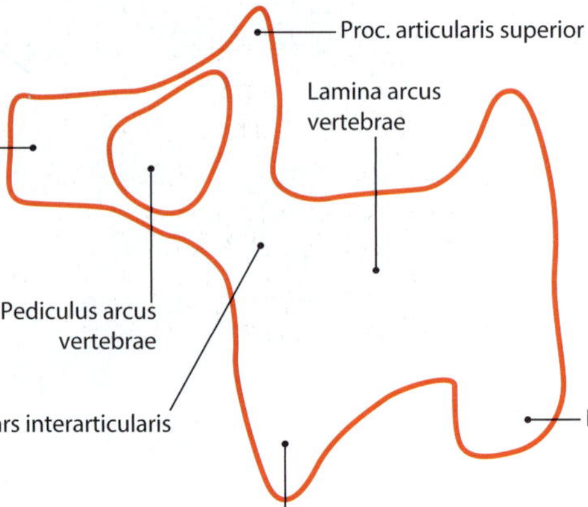

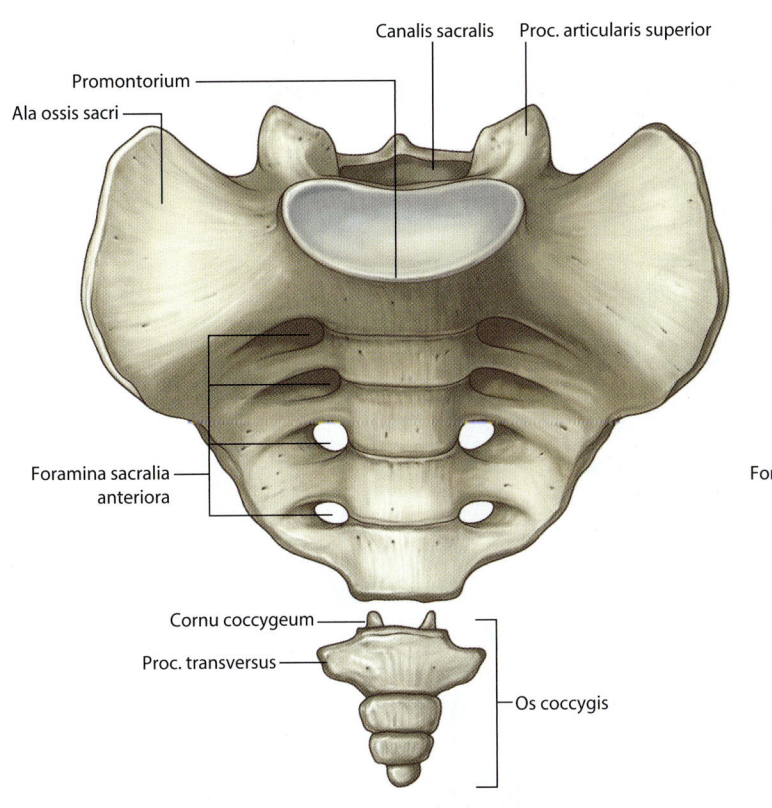

Promontorium
Ala ossis sacri
Canalis sacralis
Proc. articularis superior
Foramina sacralia anteriora
Cornu coccygeum
Proc. transversus
Os coccygis

**Kreuzbein, Os sacrum, und Steißbein, Os coccygis,
Ansicht von ventral**
Sacrum and coccyx anterior view

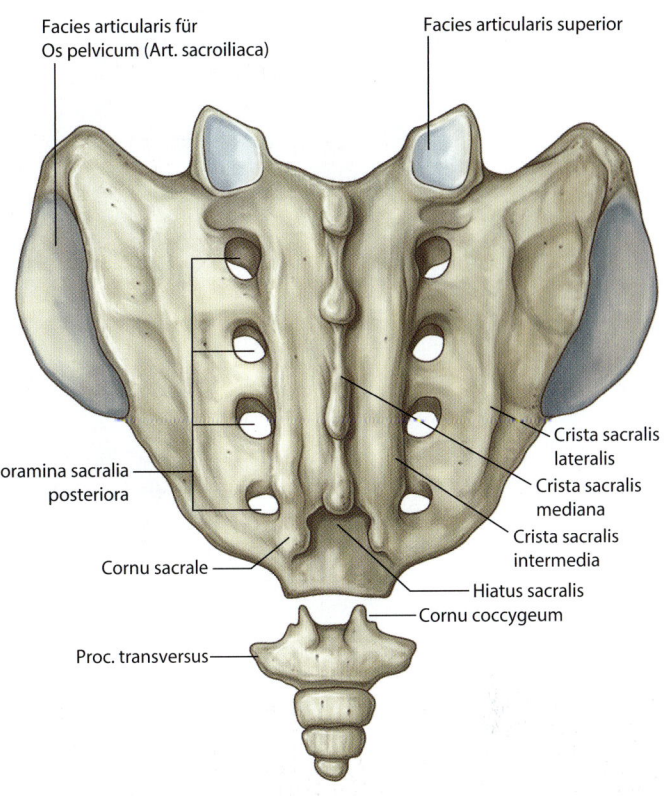

Facies articularis für Os pelvicum (Art. sacroiliaca)
Facies articularis superior
Foramina sacralia posteriora
Cornu sacrale
Proc. transversus
Crista sacralis lateralis
Crista sacralis mediana
Crista sacralis intermedia
Hiatus sacralis
Cornu coccygeum

**Kreuzbein, Os sacrum, und Steißbein, Os coccygis,
Ansicht von dorsal**
Sacrum and coccyx posterior view

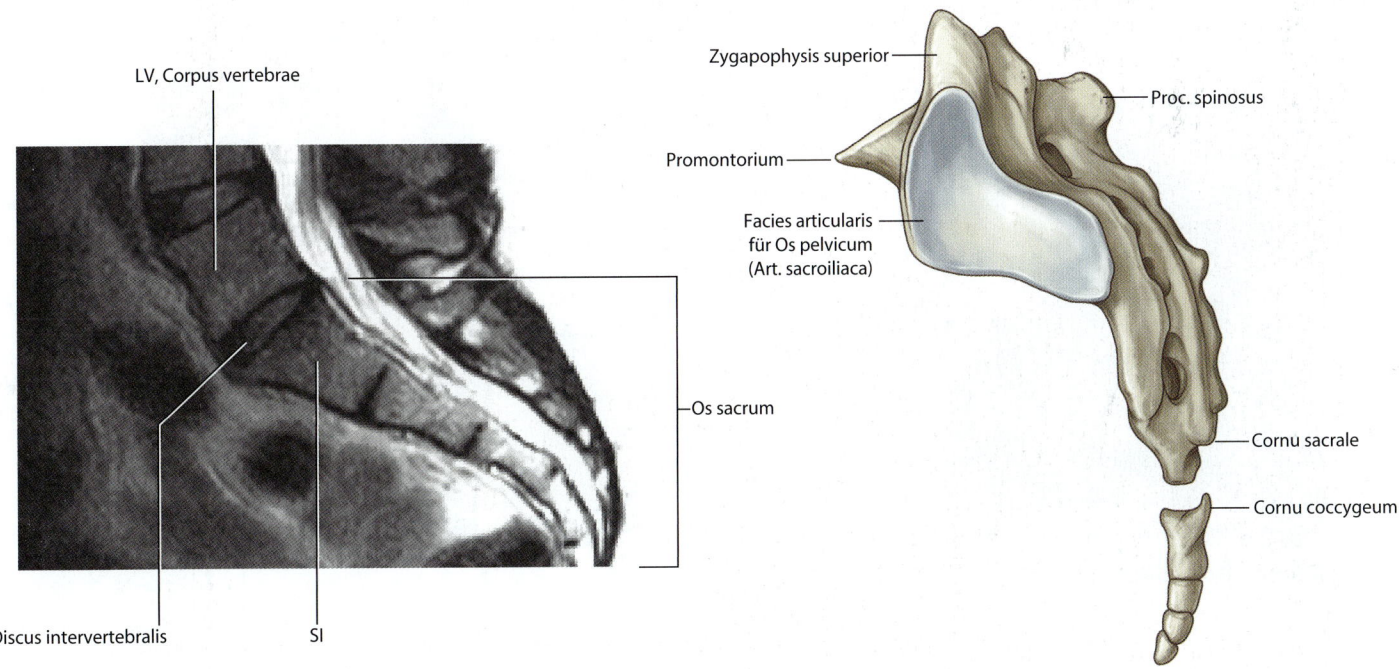

LV, Corpus vertebrae
Discus intervertebralis
SI
Os sacrum

**Kreuzbein,
T2-gewichtetes MRT in Sagittalebene**
Sacral region of vertebral column.
T2-weighted MR image in sagittal plane

Zygapophysis superior
Proc. spinosus
Promontorium
Facies articularis für Os pelvicum (Art. sacroiliaca)
Os sacrum
Cornu sacrale
Cornu coccygeum

**Kreuzbein, Os sacrum, und Steißbein, Os coccygis,
Ansicht von lateral**
Sacrum and coccyx lateral view

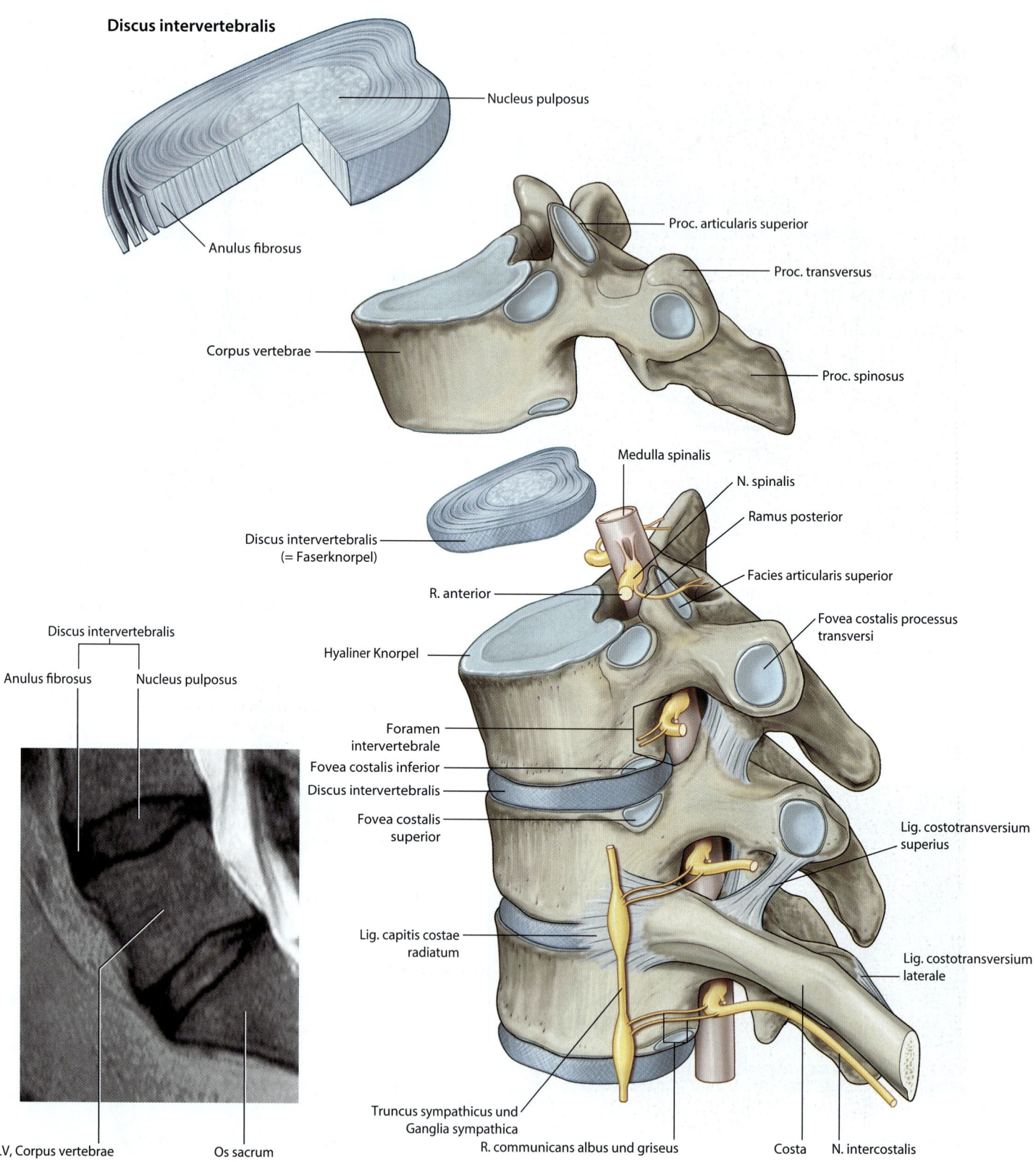

Discus intervertebralis

Nucleus pulposus

Anulus fibrosus

Proc. articularis superior

Proc. transversus

Corpus vertebrae

Proc. spinosus

Discus intervertebralis
(= Faserknorpel)

Medulla spinalis

N. spinalis

Ramus posterior

R. anterior

Facies articularis superior

Hyaliner Knorpel

Fovea costalis processus
transversi

Discus intervertebralis

Anulus fibrosus   Nucleus pulposus

Foramen
intervertebrale

Fovea costalis inferior

Discus intervertebralis

Fovea costalis
superior

Lig. costotransversium
superius

Lig. capitis costae
radiatum

Lig. costotransversium
laterale

Truncus sympathicus und
Ganglia sympathica

R. communicans albus und griseus

Costa   N. intercostalis

LV, Corpus vertebrae   Os sacrum

**Zwischenwirbelscheibe, Discus intervertebralis,
der unteren Lendenwirbelsäule,
T2-gewichtetes MRT in Sagittalebene**
Intervertebral disc in lower lumbar
region of vertebral column.
T2-weighted MR image in sagittal plane

Foramina intervertebralia und Disci intervertebrales der Brustwirbelsäule
Intervertebral foramina and discs in the thoracic region

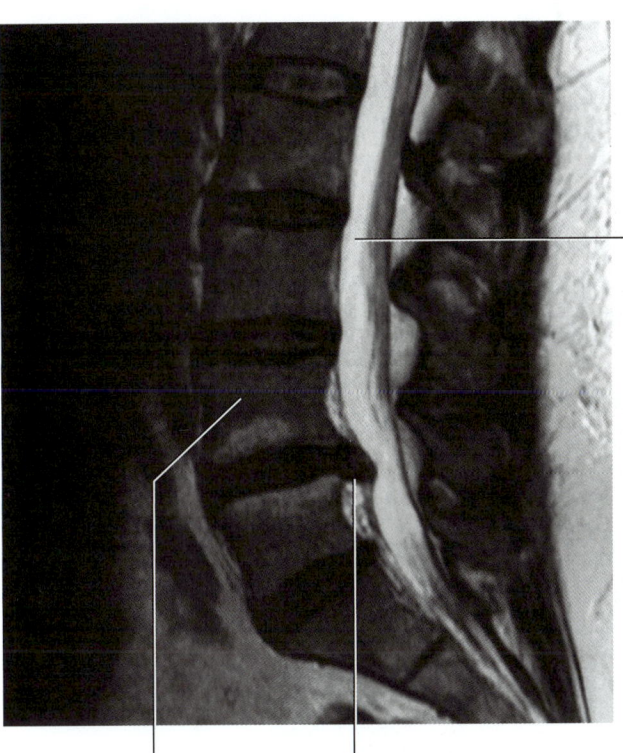

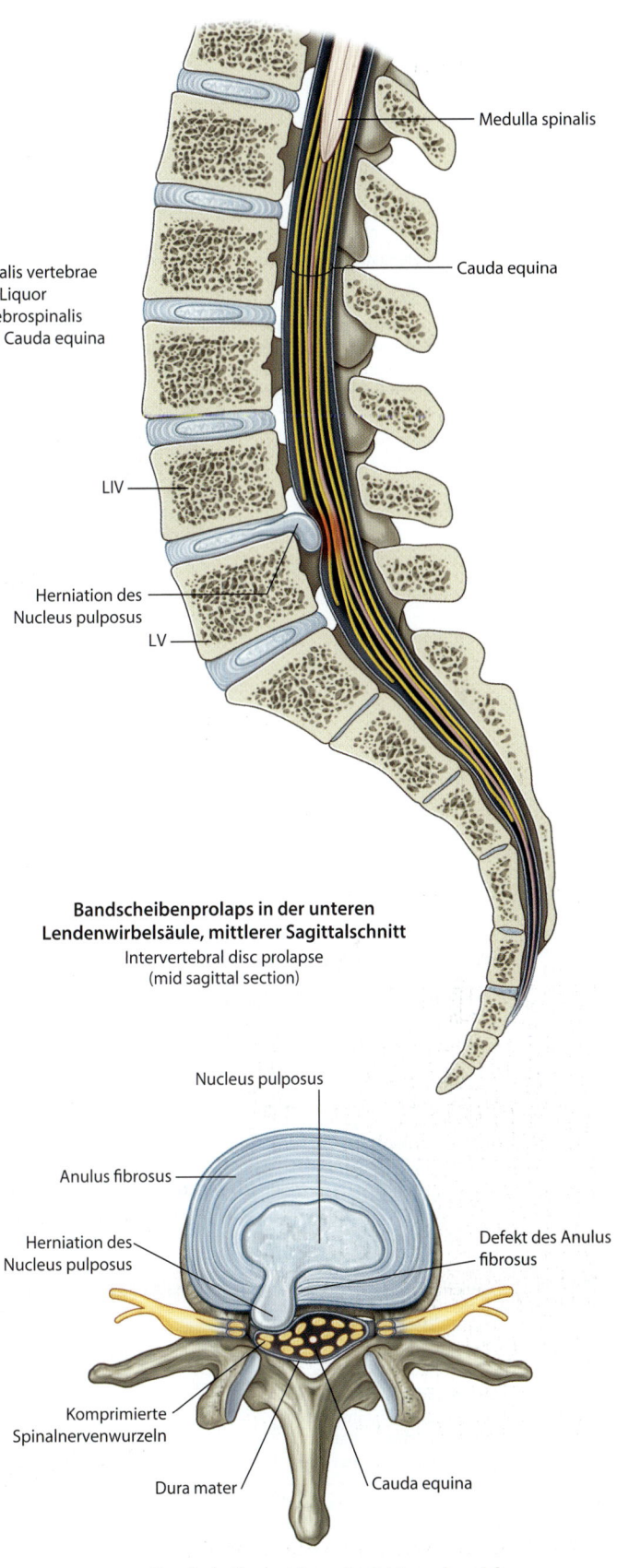

Canalis vertebrae mit Liquor cerebrospinalis und Cauda equina

Medulla spinalis

Cauda equina

LIV

Herniation des Nucleus pulposus

LV

Vertebra LIV

Diskusprolaps

Bandscheibenprolaps in der unteren Lendenwirbelsäule, T2-gewichtetes MRT in Sagittalebene
Intervertebral disc prolapse in lower lumbar region of vertebral column. T2-weighted MR image in sagittal plane

Bandscheibenprolaps in der unteren Lendenwirbelsäule, mittlerer Sagittalschnitt
Intervertebral disc prolapse (mid sagittal section)

Canalis vertebrae mit Liquor cerebrospinalis und Cauda equina

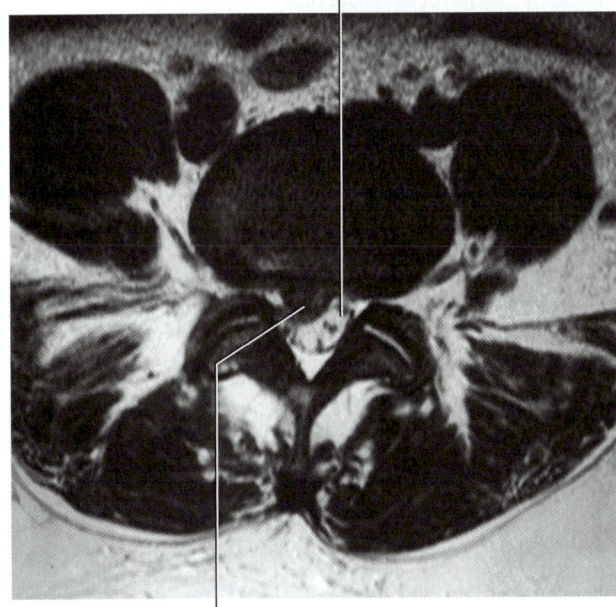

Nucleus pulposus

Anulus fibrosus

Herniation des Nucleus pulposus

Defekt des Anulus fibrosus

Komprimierte Spinalnervenwurzeln

Dura mater

Cauda equina

Diskusprolaps

Bandscheibenprolaps in der unteren Lendenwirbelsäule, T2-gewichtetes MRT in Axialebene
Intervertebral disc prolapse in lower lumbar region of vertebral column. T2-weighted MR image in axial plane

Bandscheibenprolaps, Ansicht von kranial
Intervertebral disc prolapse (superior view)

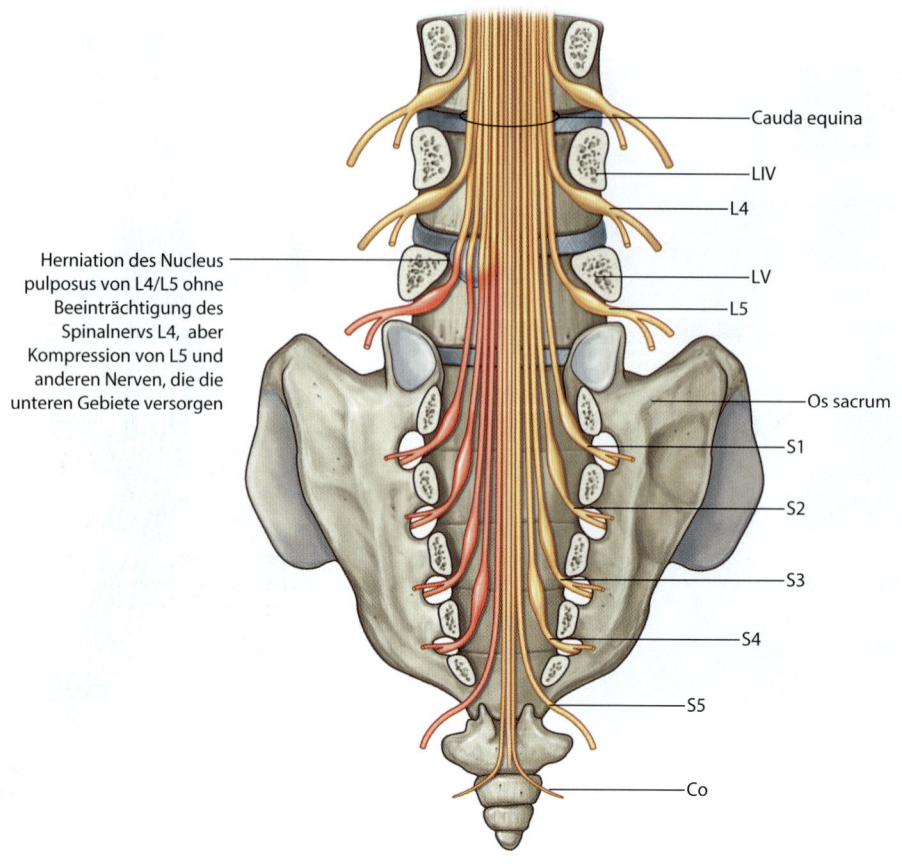

Herniation des Nucleus pulposus von L4/L5 ohne Beeinträchtigung des Spinalnervs L4, aber Kompression von L5 und anderen Nerven, die die unteren Gebiete versorgen

Cauda equina

LIV

L4

LV

L5

Os sacrum

S1

S2

S3

S4

S5

Co

Bandscheibenprolaps, Ansicht von dorsal
Intervertebral disc protrusion (posterior view)

Nerven-wurzel	Wichtigste Schwächung	Verminderte Reflexe	Gebiete mit verminderter Sensorik	Beteiligte Disci
C5	M. deltoideus (M. biceps)	(M. biceps, M. pectoralis)	Schulter, oberer lateraler Arm	C4–C5
C6	Handgelenksextension	(M. biceps, M. brachioradialis)	1. und 2. Finger (lateraler Unterarm)	C5–C6
C7	M. triceps	M. triceps	3. Finger	C6–C7
C8	Intrinsische Handmuskulatur		4. und 5. Finger (medialer Unterarm)	C7–T1

Klinisch wichtige Nervenwurzeln der oberen Extremität
Clinically important nerve roots in the upper limb

Nerven-wurzel	Wichtigste Schwächung	Verminderte Reflexe	Gebiete mit verminderter Sensorik	Beteiligte Disci
L4	M. iliopsoas, M. quadriceps	Patellarsehne (Patellarsehnenreflex)	Knie, medialer Unterschenkel	L3–L4
L5	Dorsalflexion des Fußes am Knöchel (Extension der großen Zehe, Pronation und Supination des Fußes)		Fußrücken, große Zehe	L4–L5
S1	Plantarflexion des Fußes am Knöchel	Achillessehne (Achillessehnenreflex)	Lateraler Fuß, kleine Zehe, Fußsohle	L5–S1

Klinisch wichtige Nervenwurzeln der unteren Extremität
Clinically important nerve roots in the lower limb

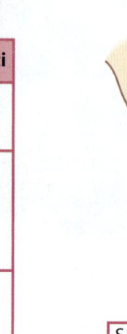

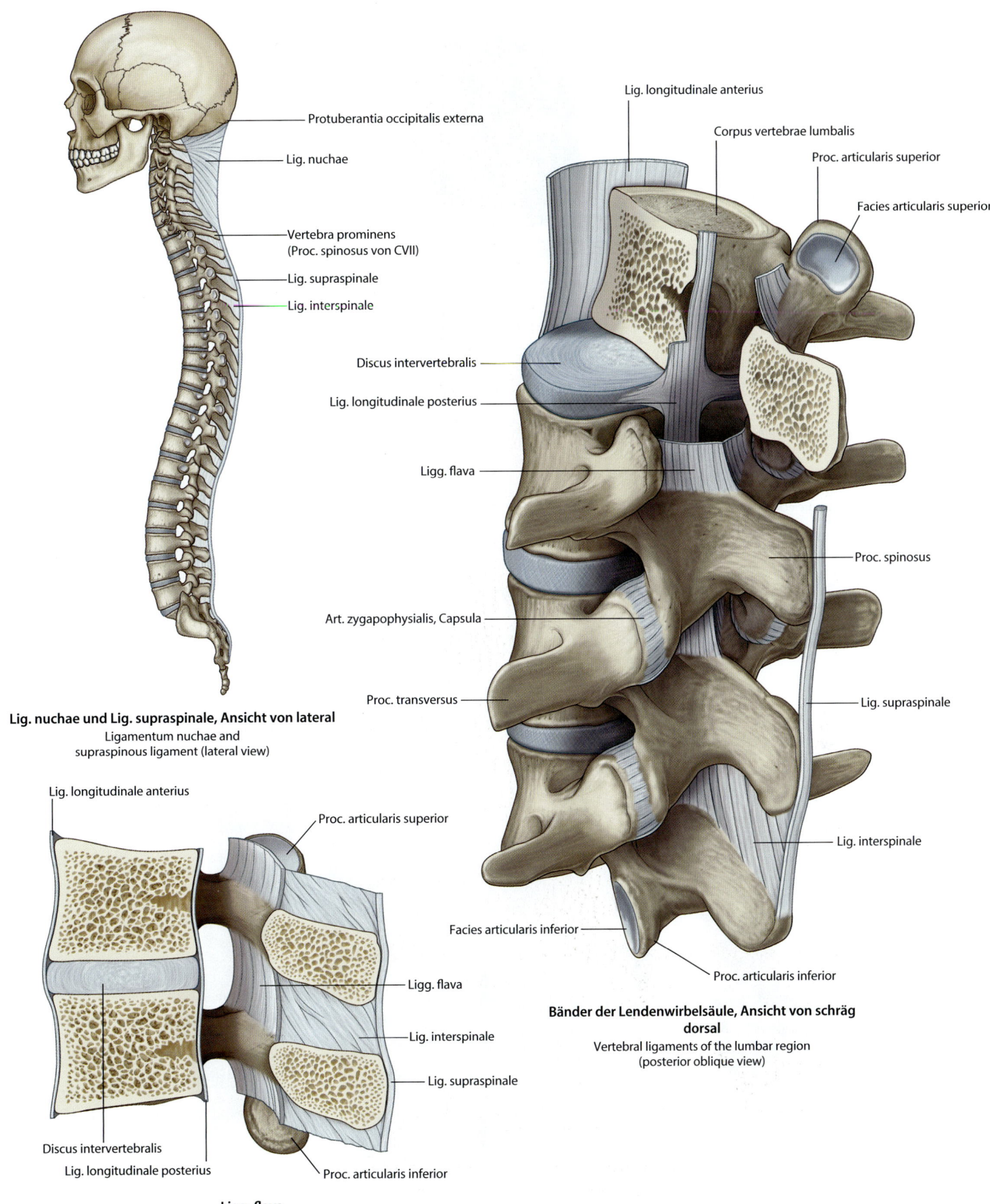

Protuberantia occipitalis externa

Lig. nuchae

Vertebra prominens
(Proc. spinosus von CVII)

Lig. supraspinale

Lig. interspinale

Lig. nuchae und Lig. supraspinale, Ansicht von lateral
Ligamentum nuchae and
supraspinous ligament (lateral view)

Lig. longitudinale anterius

Proc. articularis superior

Discus intervertebralis

Ligg. flava

Lig. interspinale

Lig. supraspinale

Lig. longitudinale posterius

Discus intervertebralis

Proc. articularis inferior

Ligg. flava
Ligamenta flava

Lig. longitudinale anterius

Corpus vertebrae lumbalis

Proc. articularis superior

Facies articularis superior

Discus intervertebralis

Lig. longitudinale posterius

Ligg. flava

Proc. spinosus

Art. zygapophysialis, Capsula

Lig. supraspinale

Proc. transversus

Lig. interspinale

Facies articularis inferior

Proc. articularis inferior

Bänder der Lendenwirbelsäule, Ansicht von schräg dorsal
Vertebral ligaments of the lumbar region
(posterior oblique view)

35

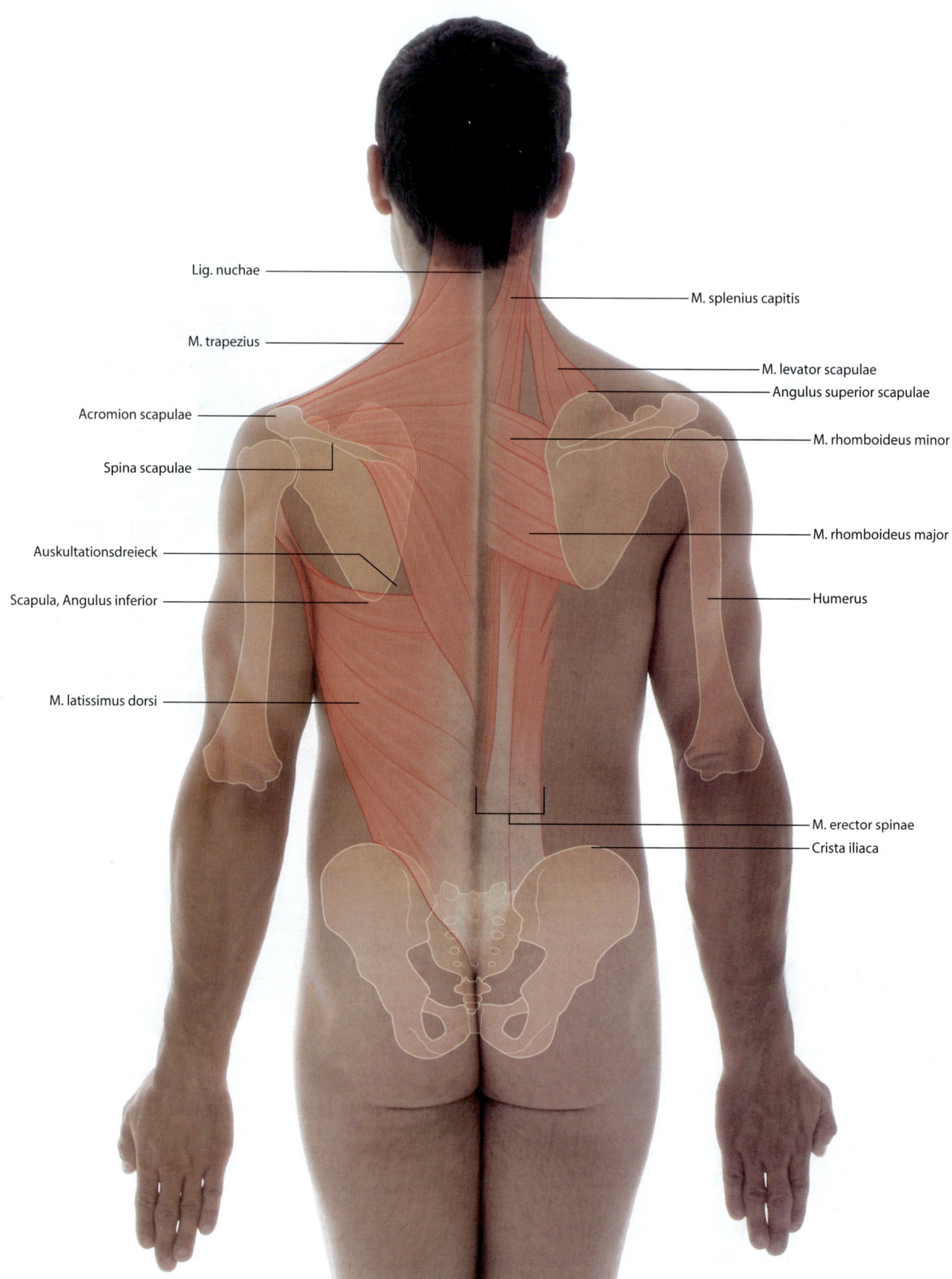

Lig. nuchae

M. splenius capitis

M. trapezius

M. levator scapulae

Angulus superior scapulae

Acromion scapulae

M. rhomboideus minor

Spina scapulae

M. rhomboideus major

Auskultationsdreieck

Humerus

Scapula, Angulus inferior

M. latissimus dorsi

M. erector spinae

Crista iliaca

Oberflächenanatomie der dorsalen Rumpfwand beim Mann
Posterior view of male showing surface projections of back muscles

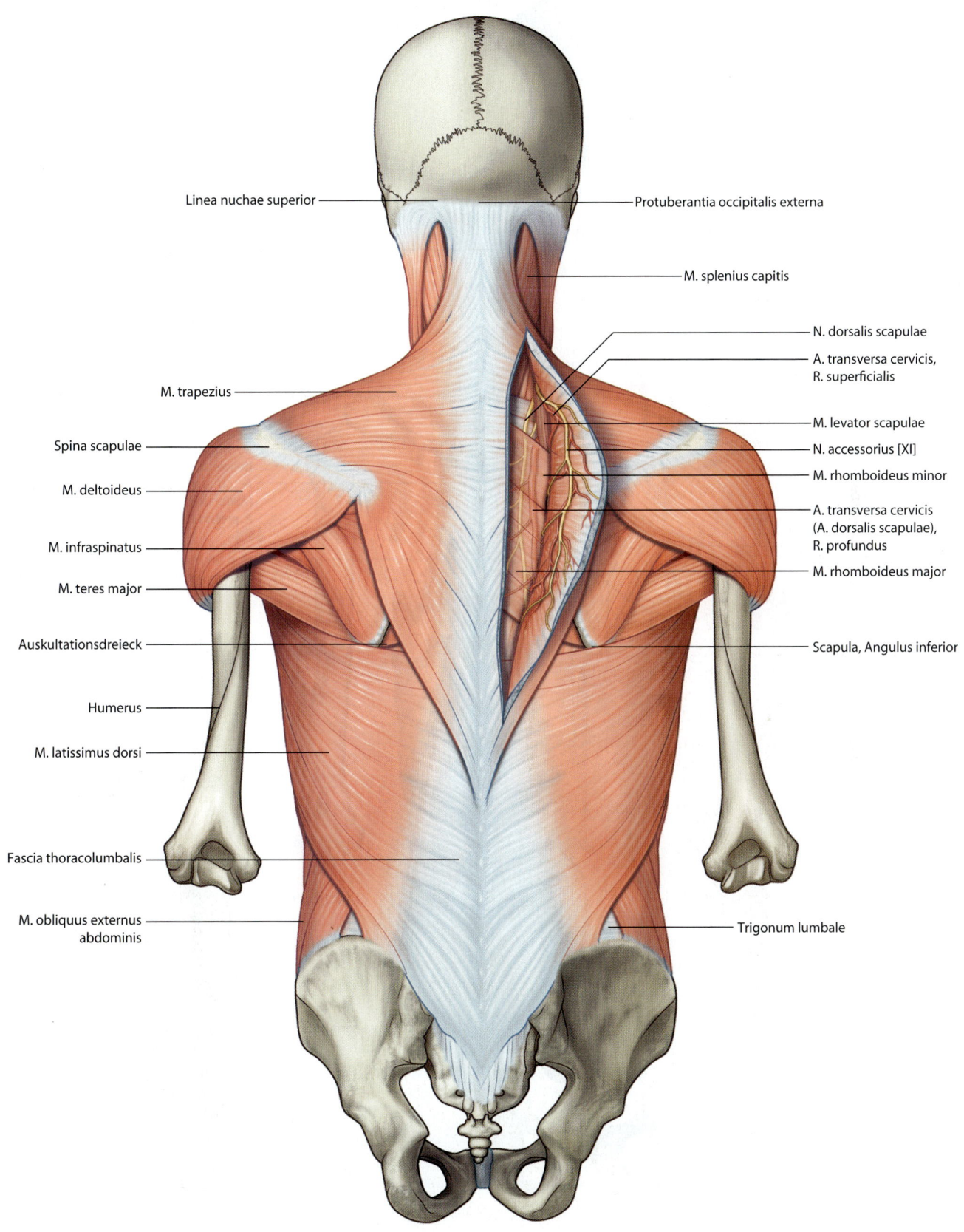

Linea nuchae superior

Protuberantia occipitalis externa

M. splenius capitis

N. dorsalis scapulae

A. transversa cervicis,
R. superficialis

M. trapezius

Spina scapulae

M. levator scapulae

N. accessorius [XI]

M. deltoideus

M. rhomboideus minor

M. infraspinatus

A. transversa cervicis
(A. dorsalis scapulae),
R. profundus

M. teres major

M. rhomboideus major

Auskultationsdreieck

Scapula, Angulus inferior

Humerus

M. latissimus dorsi

Fascia thoracolumbalis

M. obliquus externus
abdominis

Trigonum lumbale

Oberflächliche Schicht der Rückenmuskulatur – M. trapezius und M. latissimus dorsi
Superficial musculature – trapezius and latissimus dorsi

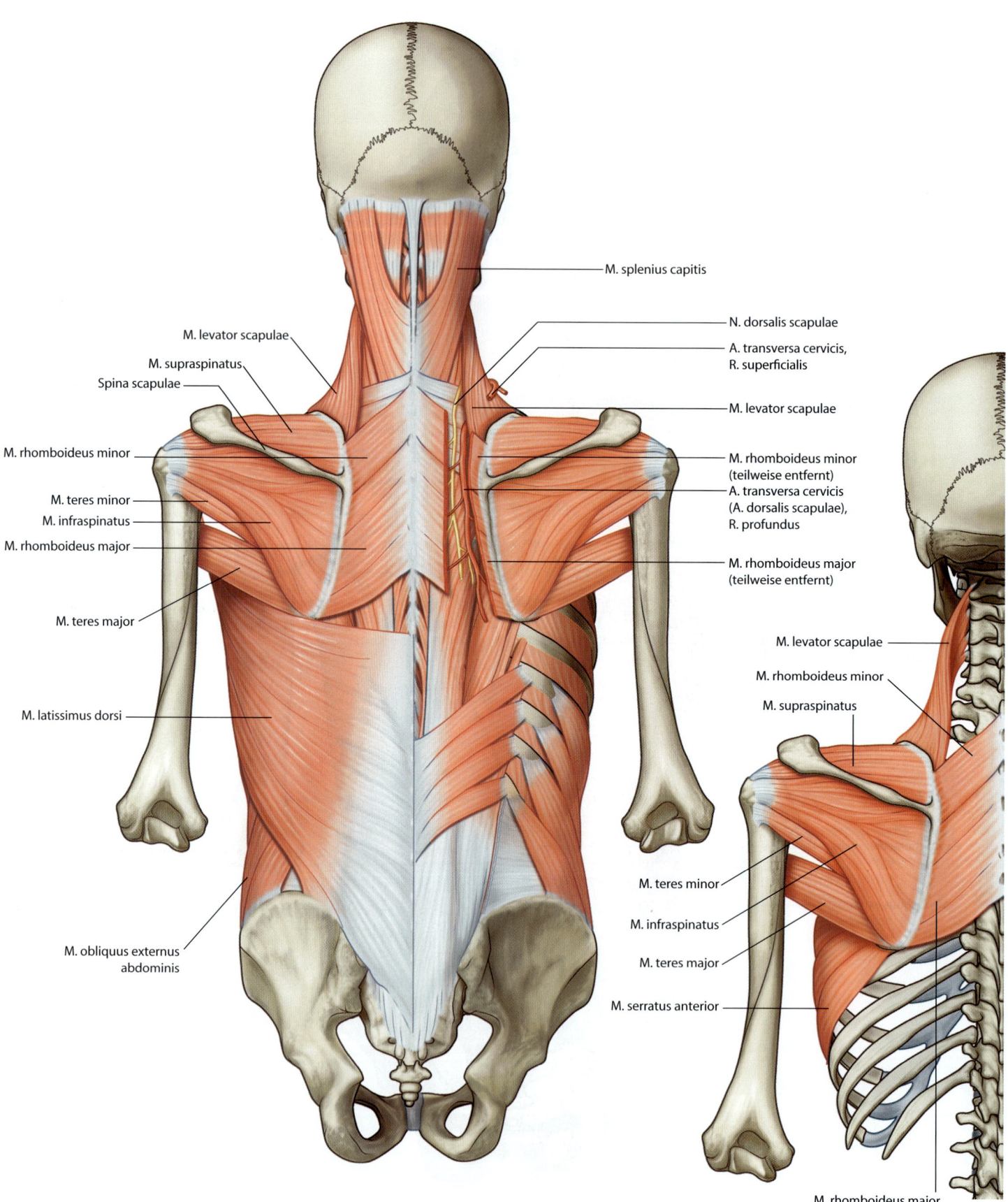

M. splenius capitis

M. levator scapulae

M. supraspinatus

Spina scapulae

M. rhomboideus minor

M. teres minor

M. infraspinatus

M. rhomboideus major

M. teres major

M. latissimus dorsi

M. obliquus externus abdominis

N. dorsalis scapulae

A. transversa cervicis, R. superficialis

M. levator scapulae

M. rhomboideus minor (teilweise entfernt)

A. transversa cervicis (A. dorsalis scapulae), R. profundus

M. rhomboideus major (teilweise entfernt)

M. levator scapulae

M. rhomboideus minor

M. supraspinatus

M. teres minor

M. infraspinatus

M. teres major

M. serratus anterior

M. rhomboideus major

Oberflächliche Schicht der Rückenmuskulatur – M. levator scapulae und Mm. rhomboidei major und minor
Superficial musculature – levator scapulae and rhomboid major and minor

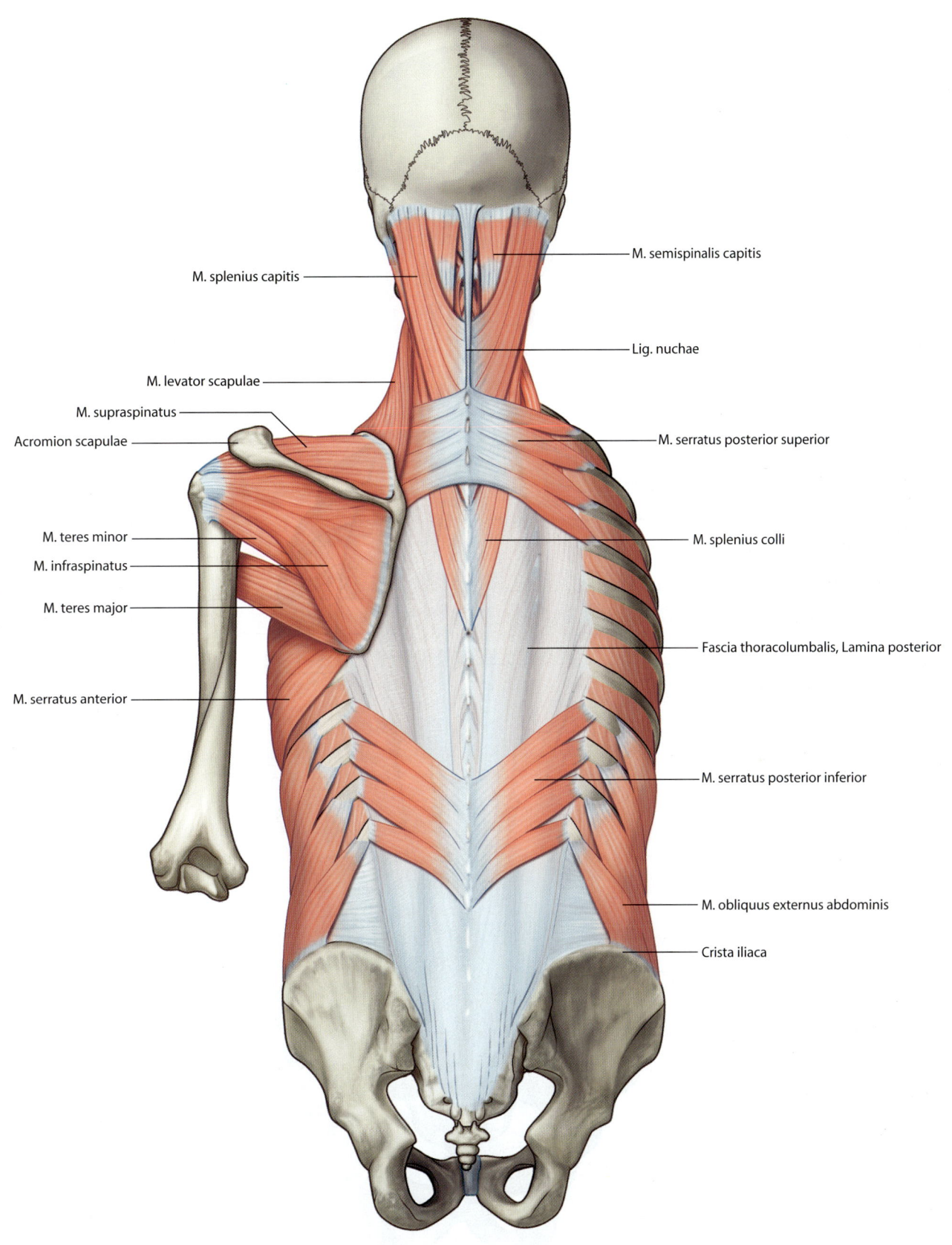

M. splenius capitis

M. levator scapulae

M. supraspinatus

Acromion scapulae

M. teres minor

M. infraspinatus

M. teres major

M. serratus anterior

M. semispinalis capitis

Lig. nuchae

M. serratus posterior superior

M. splenius colli

Fascia thoracolumbalis, Lamina posterior

M. serratus posterior inferior

M. obliquus externus abdominis

Crista iliaca

Mittlere Schicht der Rückenmuskulatur
Intermediate musculature

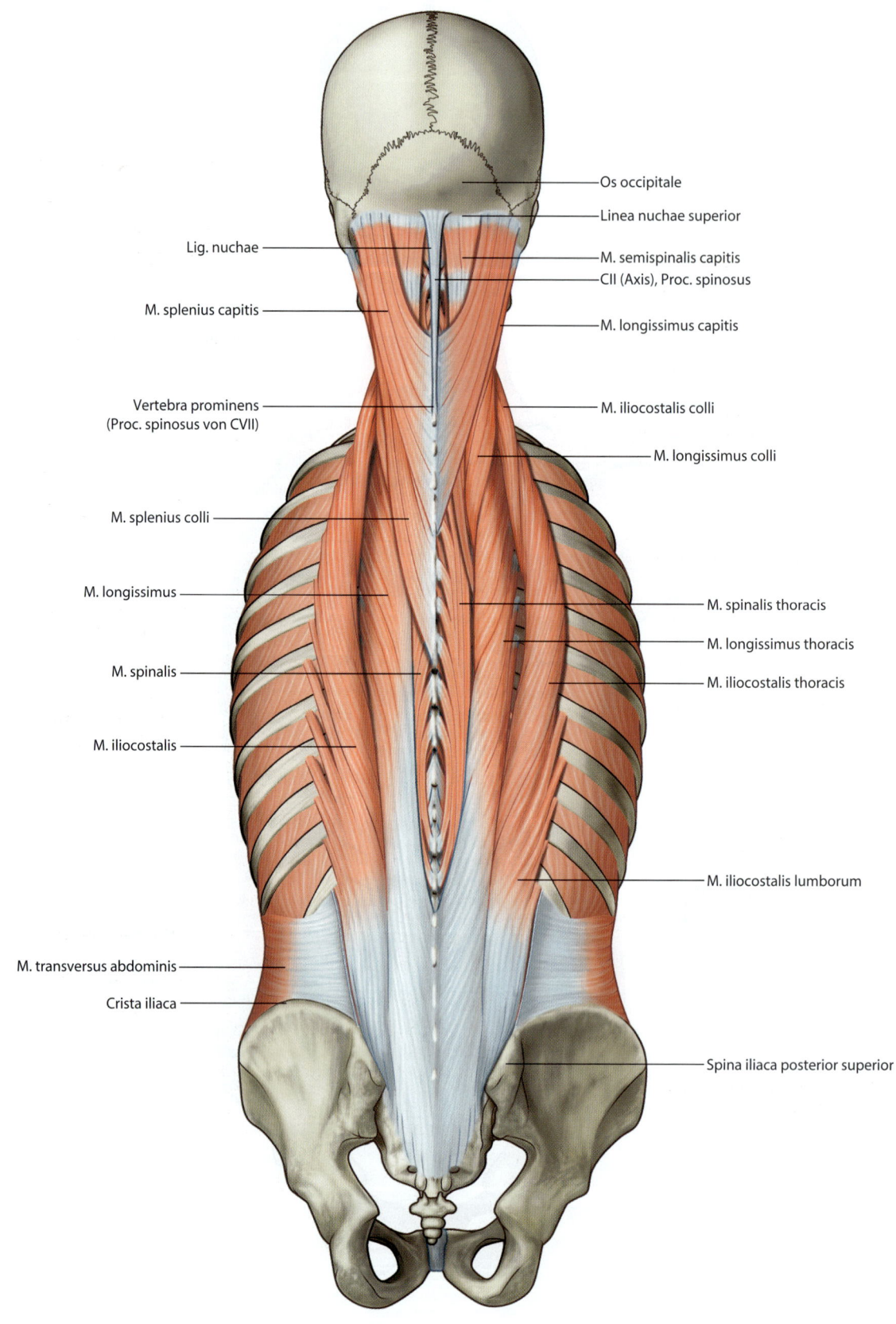

Os occipitale

Linea nuchae superior

Lig. nuchae

M. semispinalis capitis

CII (Axis), Proc. spinosus

M. splenius capitis

M. longissimus capitis

Vertebra prominens
(Proc. spinosus von CVII)

M. iliocostalis colli

M. longissimus colli

M. splenius colli

M. longissimus

M. spinalis thoracis

M. longissimus thoracis

M. spinalis

M. iliocostalis thoracis

M. iliocostalis

M. iliocostalis lumborum

M. transversus abdominis

Crista iliaca

Spina iliaca posterior superior

Tiefe Schicht der Rückenmuskulatur – Mm. erector spinae
Deep group of back muscles – erector spinae muscles

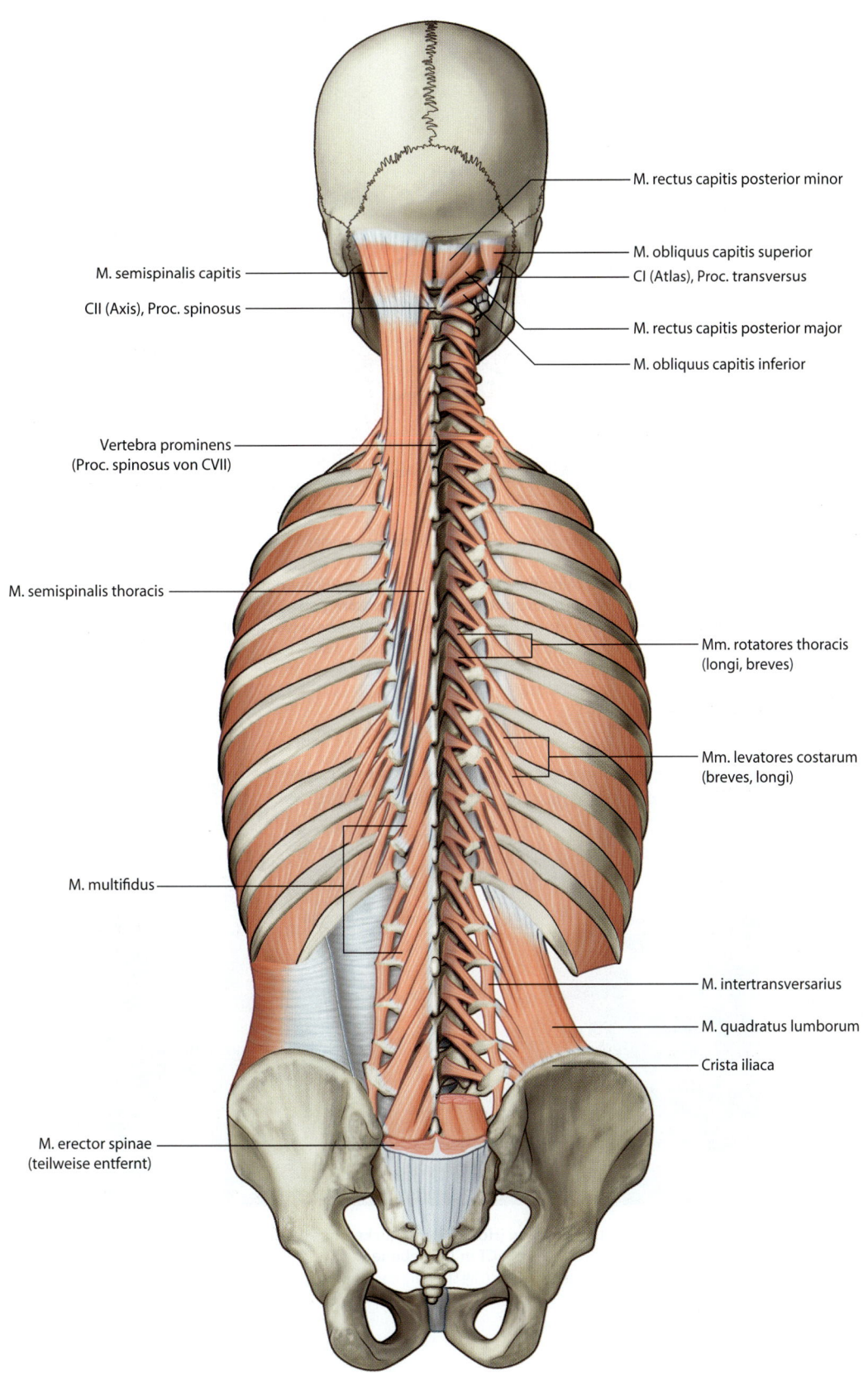

M. rectus capitis posterior minor

M. obliquus capitis superior

CI (Atlas), Proc. transversus

M. semispinalis capitis

CII (Axis), Proc. spinosus

M. rectus capitis posterior major

M. obliquus capitis inferior

Vertebra prominens
(Proc. spinosus von CVII)

M. semispinalis thoracis

Mm. rotatores thoracis
(longi, breves)

Mm. levatores costarum
(breves, longi)

M. multifidus

M. intertransversarius

M. quadratus lumborum

Crista iliaca

M. erector spinae
(teilweise entfernt)

Tiefe Schicht der Rückenmuskulatur – Mm. transversospinales und segmentale Muskeln
Deep group of back muscles – transversospinales and segmental muscles

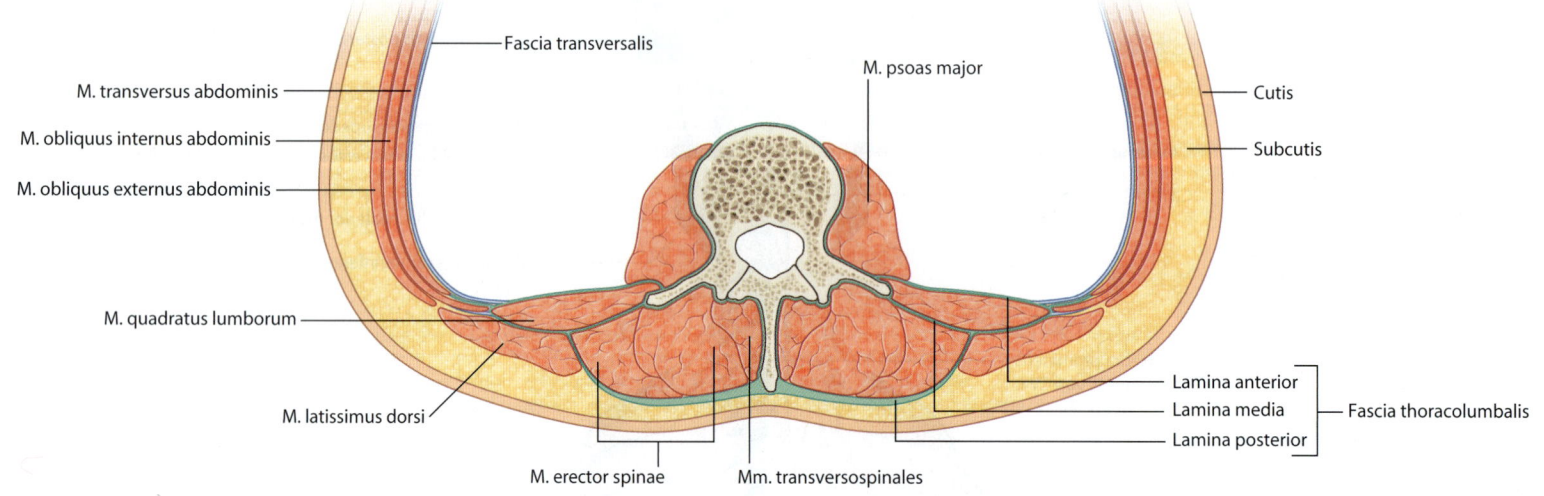

Fascia transversalis

M. transversus abdominis

M. obliquus internus abdominis

M. obliquus externus abdominis

M. psoas major

Cutis

Subcutis

M. quadratus lumborum

M. latissimus dorsi

M. erector spinae

Mm. transversospinales

Lamina anterior

Lamina media

Lamina posterior

Fascia thoracolumbalis

**Fascia thoracolumbalis und tiefe Schicht der Rückenmuskulatur,
Querschnitt durch die Lumbalregion**
Thoracolumbar fascia and the deep back muscles (transverse section – lumbar region)

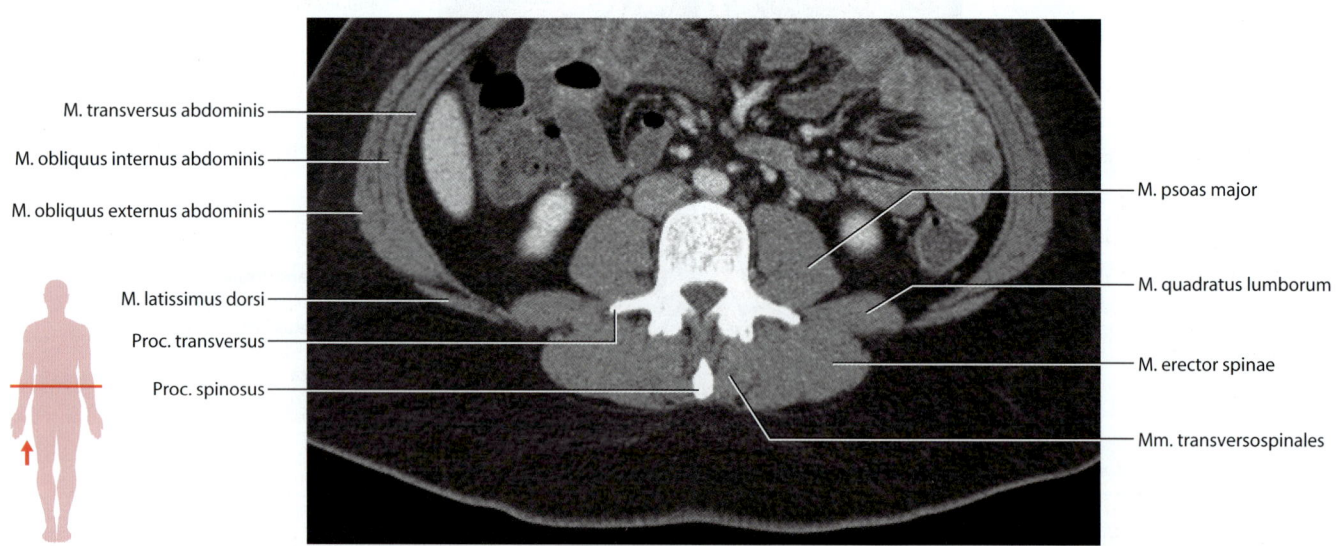

M. transversus abdominis

M. obliquus internus abdominis

M. obliquus externus abdominis

M. latissimus dorsi

Proc. transversus

Proc. spinosus

M. psoas major

M. quadratus lumborum

M. erector spinae

Mm. transversospinales

**Lumbalregion (Höhe L3) mit Rückenmuskulatur,
CT in Axialebene**
Lumbar region (LIII) showing back musculature.
CT image in axial plane

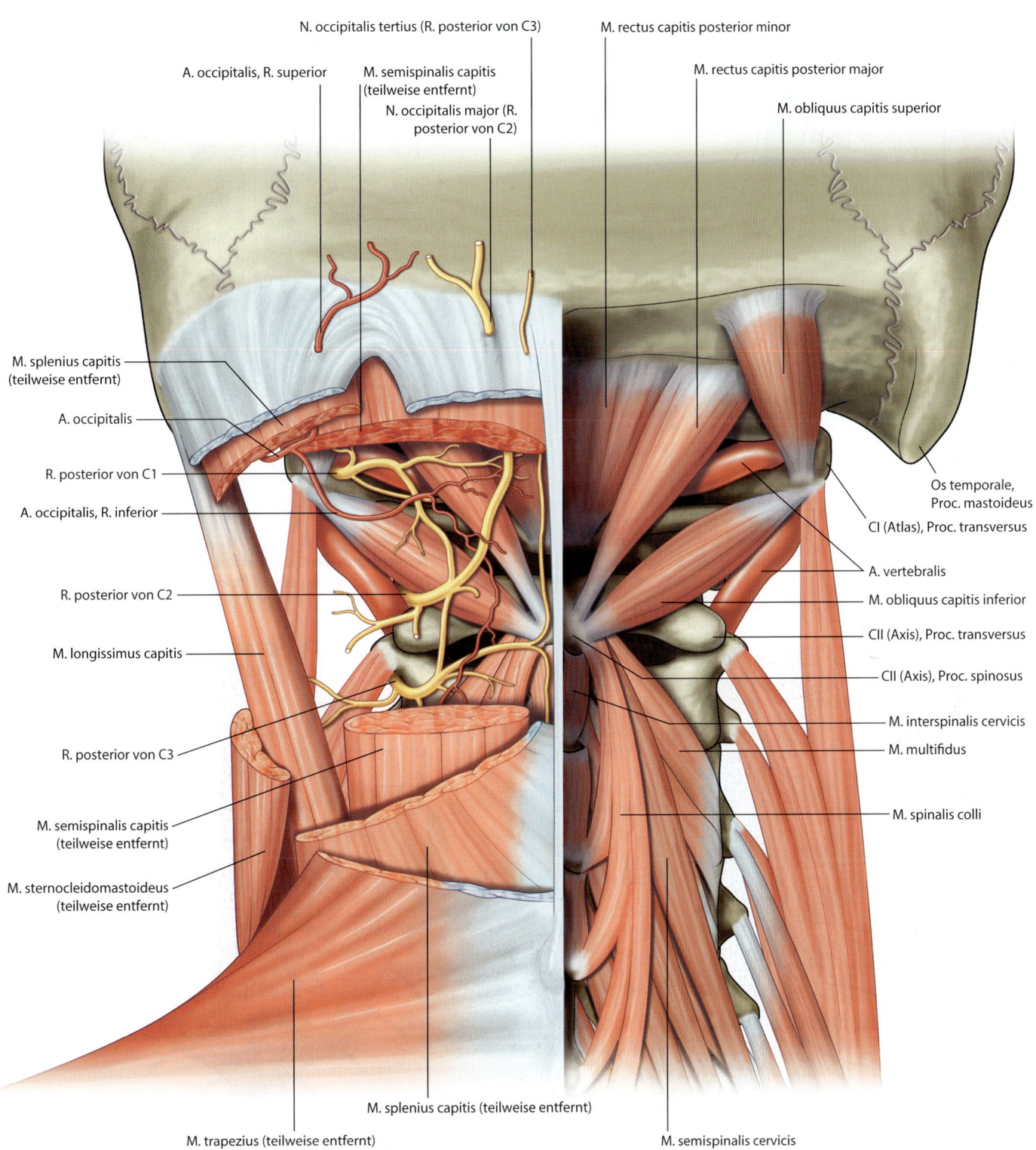

N. occipitalis tertius (R. posterior von C3)

M. rectus capitis posterior minor

A. occipitalis, R. superior

M. semispinalis capitis (teilweise entfernt)

M. rectus capitis posterior major

N. occipitalis major (R. posterior von C2)

M. obliquus capitis superior

M. splenius capitis (teilweise entfernt)

A. occipitalis

R. posterior von C1

A. occipitalis, R. inferior

R. posterior von C2

M. longissimus capitis

R. posterior von C3

M. semispinalis capitis (teilweise entfernt)

M. sternocleidomastoideus (teilweise entfernt)

Os temporale, Proc. mastoideus

CI (Atlas), Proc. transversus

A. vertebralis

M. obliquus capitis inferior

CII (Axis), Proc. transversus

CII (Axis), Proc. spinosus

M. interspinalis cervicis

M. multifidus

M. spinalis colli

M. splenius capitis (teilweise entfernt)

M. trapezius (teilweise entfernt)

M. semispinalis cervicis

Subokzipitalregion
Suboccipital region

43

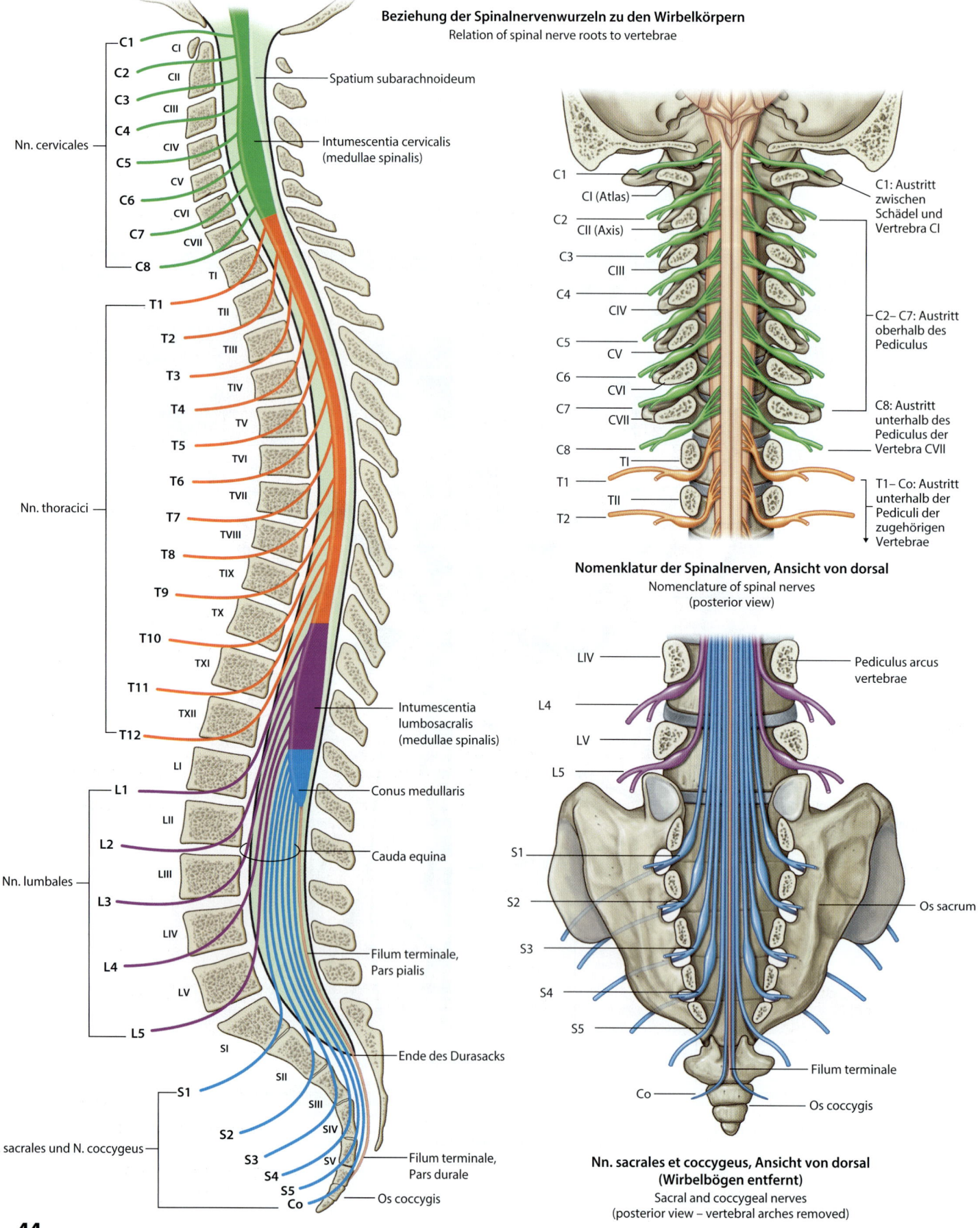

Beziehung der Spinalnervenwurzeln zu den Wirbelkörpern
Relation of spinal nerve roots to vertebrae

Nn. cervicales

C1
C2
C3
C4
C5
C6
C7
C8

CI
CII
CIII
CIV
CV
CVI
CVII

Spatium subarachnoideum

Intumescentia cervicalis
(medullae spinalis)

Nn. thoracici

T1
T2
T3
T4
T5
T6
T7
T8
T9
T10
T11
T12

TI
TII
TIII
TIV
TV
TVI
TVII
TVIII
TIX
TX
TXI
TXII

Intumescentia
lumbosacralis
(medullae spinalis)

Nn. lumbales

L1
L2
L3
L4
L5

LI
LII
LIII
LIV
LV

Conus medullaris

Cauda equina

Filum terminale,
Pars pialis

Nn. sacrales und N. coccygeus

S1
S2
S3
S4
S5
Co

SI
SII
SIII
SIV
SV

Ende des Durasacks

Filum terminale,
Pars durale

Os coccygis

C1
C2
C3
C4
C5
C6
C7
C8
T1
T2

CI (Atlas)
CII (Axis)
CIII
CIV
CV
CVI
CVII
TI
TII

C1: Austritt
zwischen
Schädel und
Vertrebra CI

C2– C7: Austritt
oberhalb des
Pediculus

C8: Austritt
unterhalb des
Pediculus der
Vertebra CVII

T1– Co: Austritt
unterhalb der
Pediculi der
zugehörigen
Vertebre

Nomenklatur der Spinalnerven, Ansicht von dorsal
Nomenclature of spinal nerves
(posterior view)

LIV
L4
LV
L5

S1
S2
S3
S4
S5
Co

Pediculus arcus
vertebrae

Os sacrum

Filum terminale

Os coccygis

**Nn. sacrales et coccygeus, Ansicht von dorsal
(Wirbelbögen entfernt)**
Sacral and coccygeal nerves
(posterior view – vertebral arches removed)

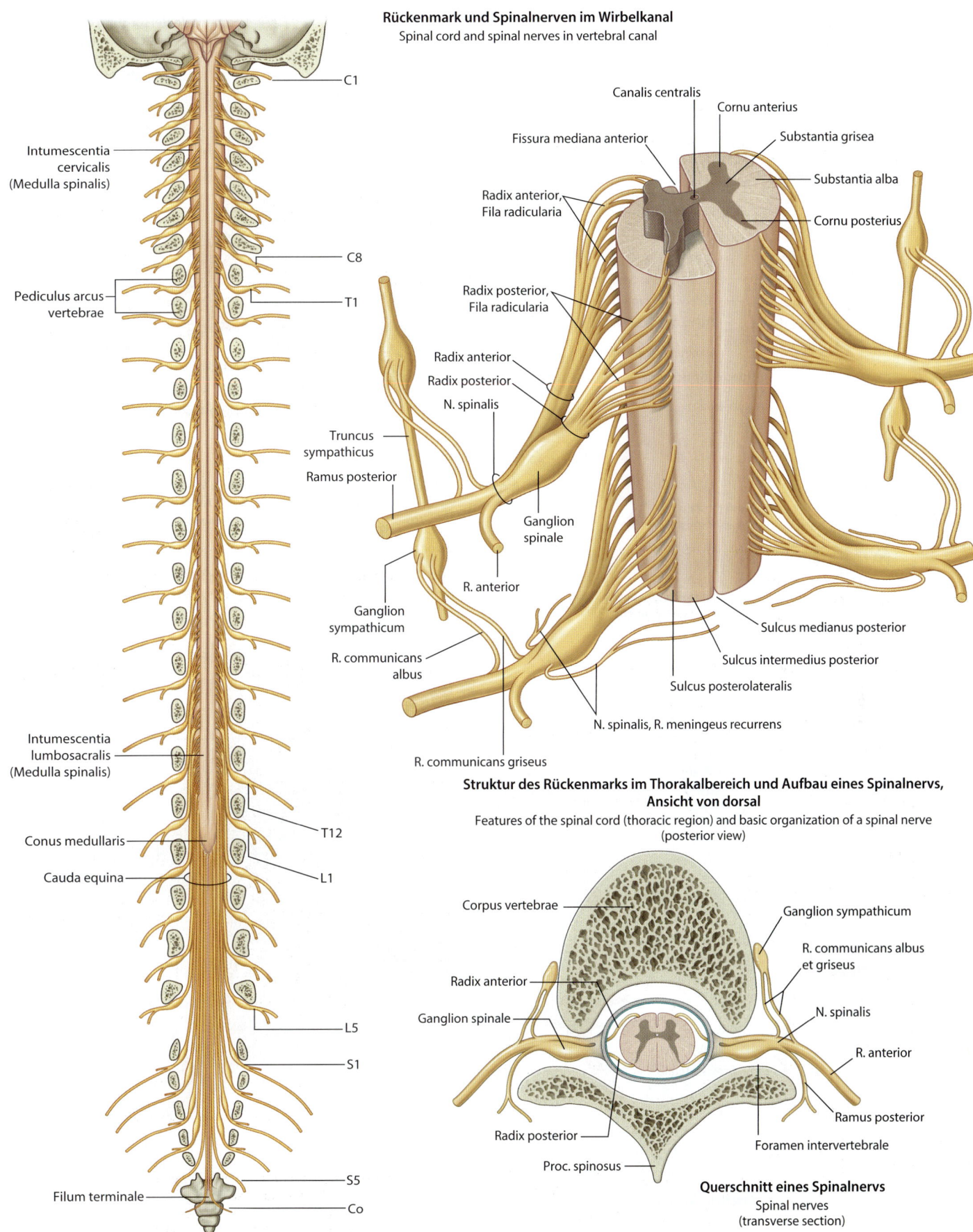

Rückenmark und Spinalnerven im Wirbelkanal
Spinal cord and spinal nerves in vertebral canal

C1

Intumescentia cervicalis (Medulla spinalis)

Pediculus arcus vertebrae

C8

T1

Intumescentia lumbosacralis (Medulla spinalis)

Conus medullaris

Cauda equina

T12

L1

L5

S1

S5

Filum terminale

Co

Canalis centralis

Cornu anterius

Fissura mediana anterior

Substantia grisea

Substantia alba

Radix anterior, Fila radicularia

Cornu posterius

Radix posterior, Fila radicularia

Radix anterior

Radix posterior

N. spinalis

Truncus sympathicus

Ramus posterior

Ganglion spinale

Ganglion sympathicum

R. anterior

R. communicans albus

Sulcus medianus posterior

Sulcus intermedius posterior

Sulcus posterolateralis

N. spinalis, R. meningeus recurrens

R. communicans griseus

Struktur des Rückenmarks im Thorakalbereich und Aufbau eines Spinalnervs, Ansicht von dorsal
Features of the spinal cord (thoracic region) and basic organization of a spinal nerve (posterior view)

Corpus vertebrae

Ganglion sympathicum

R. communicans albus et griseus

Radix anterior

N. spinalis

Ganglion spinale

R. anterior

Radix posterior

Ramus posterior

Foramen intervertebrale

Proc. spinosus

Querschnitt eines Spinalnervs
Spinal nerves (transverse section)

45

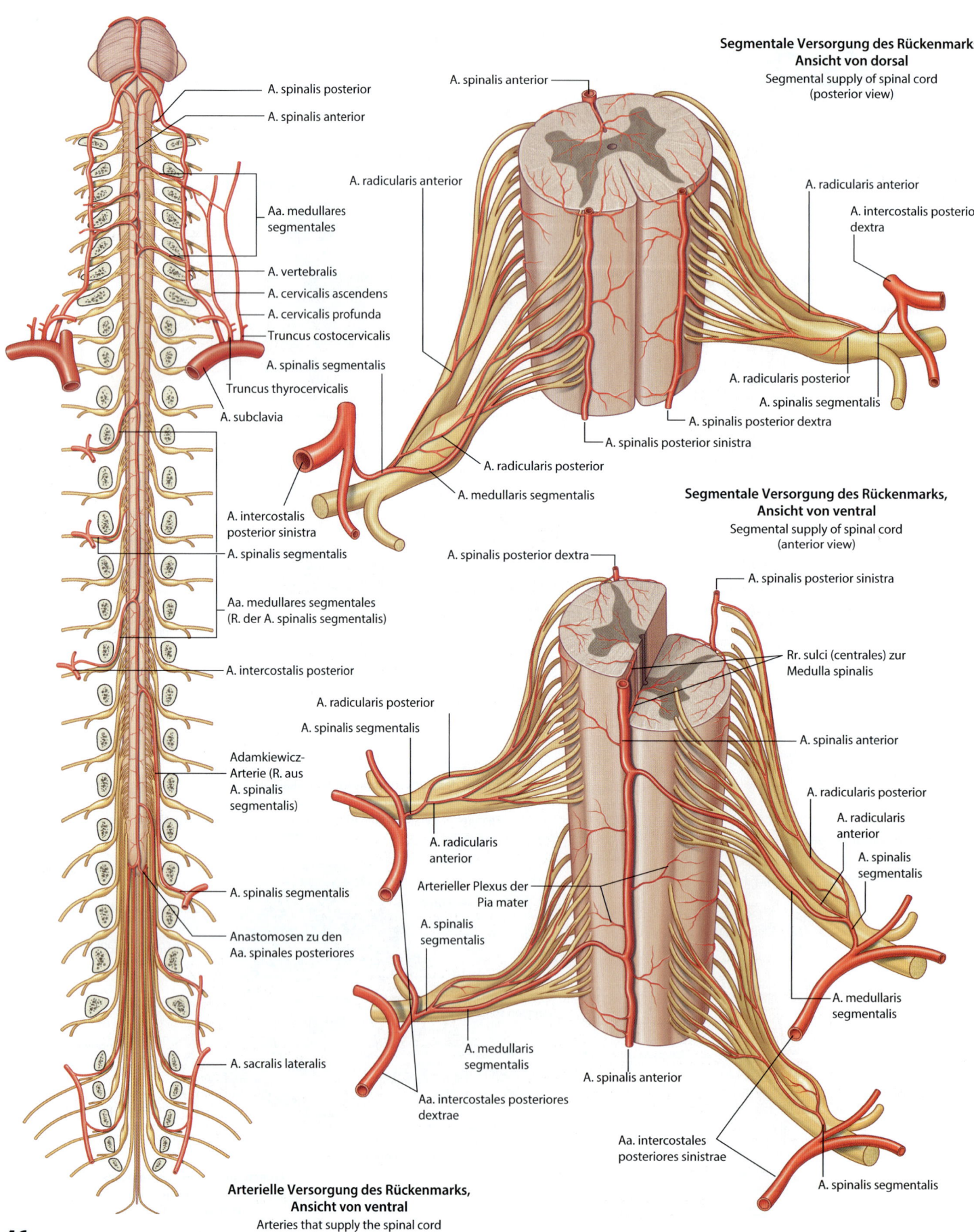

Segmentale Versorgung des Rückenmarks, Ansicht von dorsal
Segmental supply of spinal cord (posterior view)

A. spinalis anterior

A. radicularis anterior

A. radicularis anterior

A. intercostalis posterior dextra

A. radicularis posterior

A. spinalis segmentalis

A. spinalis posterior dextra

A. spinalis posterior sinistra

A. radicularis posterior

A. medullaris segmentalis

A. spinalis posterior

A. spinalis anterior

Aa. medullares segmentales

A. vertebralis

A. cervicalis ascendens

A. cervicalis profunda

Truncus costocervicalis

A. spinalis segmentalis

Truncus thyrocervicalis

A. subclavia

A. intercostalis posterior sinistra

A. spinalis segmentalis

Aa. medullares segmentales (R. der A. spinalis segmentalis)

A. intercostalis posterior

Adamkiewicz-Arterie (R. aus A. spinalis segmentalis)

A. spinalis segmentalis

Anastomosen zu den Aa. spinales posteriores

A. sacralis lateralis

Segmentale Versorgung des Rückenmarks, Ansicht von ventral
Segmental supply of spinal cord (anterior view)

A. spinalis posterior dextra

A. spinalis posterior sinistra

Rr. sulci (centrales) zur Medulla spinalis

A. spinalis anterior

A. radicularis posterior

A. radicularis anterior

A. spinalis segmentalis

A. medullaris segmentalis

A. spinalis anterior

A. radicularis posterior

A. spinalis segmentalis

A. radicularis anterior

Arterieller Plexus der Pia mater

A. spinalis segmentalis

A. medullaris segmentalis

Aa. intercostales posteriores dextrae

Aa. intercostales posteriores sinistrae

A. spinalis segmentalis

Arterielle Versorgung des Rückenmarks, Ansicht von ventral
Arteries that supply the spinal cord (anterior view)

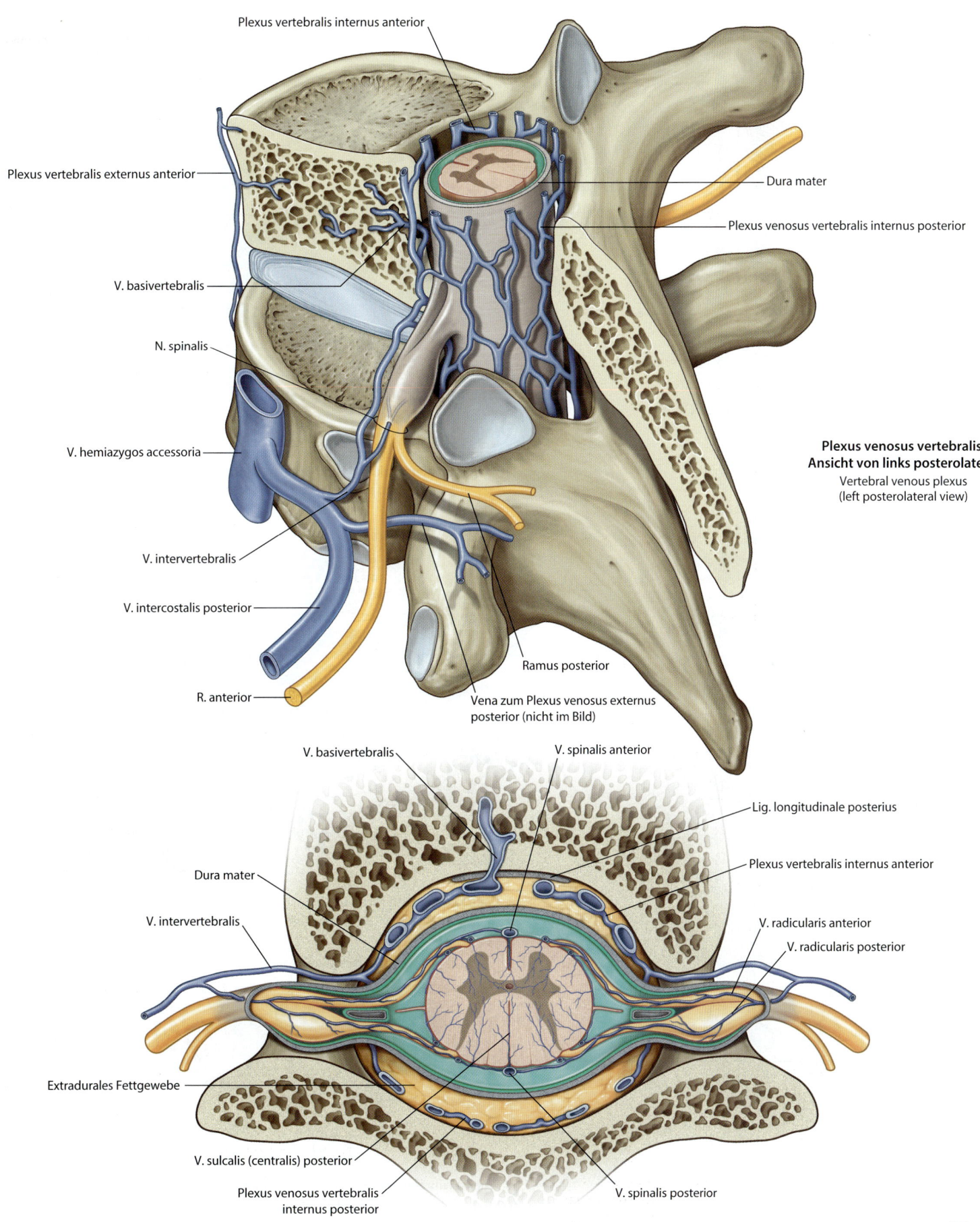

Plexus vertebralis internus anterior

Plexus vertebralis externus anterior

V. basivertebralis

N. spinalis

V. hemiazygos accessoria

V. intervertebralis

V. intercostalis posterior

R. anterior

Dura mater

Plexus venosus vertebralis internus posterior

Ramus posterior

Vena zum Plexus venosus externus posterior (nicht im Bild)

**Plexus venosus vertebralis,
Ansicht von links posterolateral**
Vertebral venous plexus
(left posterolateral view)

V. basivertebralis

V. spinalis anterior

Dura mater

V. intervertebralis

Extradurales Fettgewebe

V. sulcalis (centralis) posterior

Plexus venosus vertebralis internus posterior

V. spinalis posterior

Lig. longitudinale posterius

Plexus vertebralis internus anterior

V. radicularis anterior

V. radicularis posterior

Venöser Abfluss des Rückenmarks, Querschnitt
Veins that drain the spinal cord (transverse section)

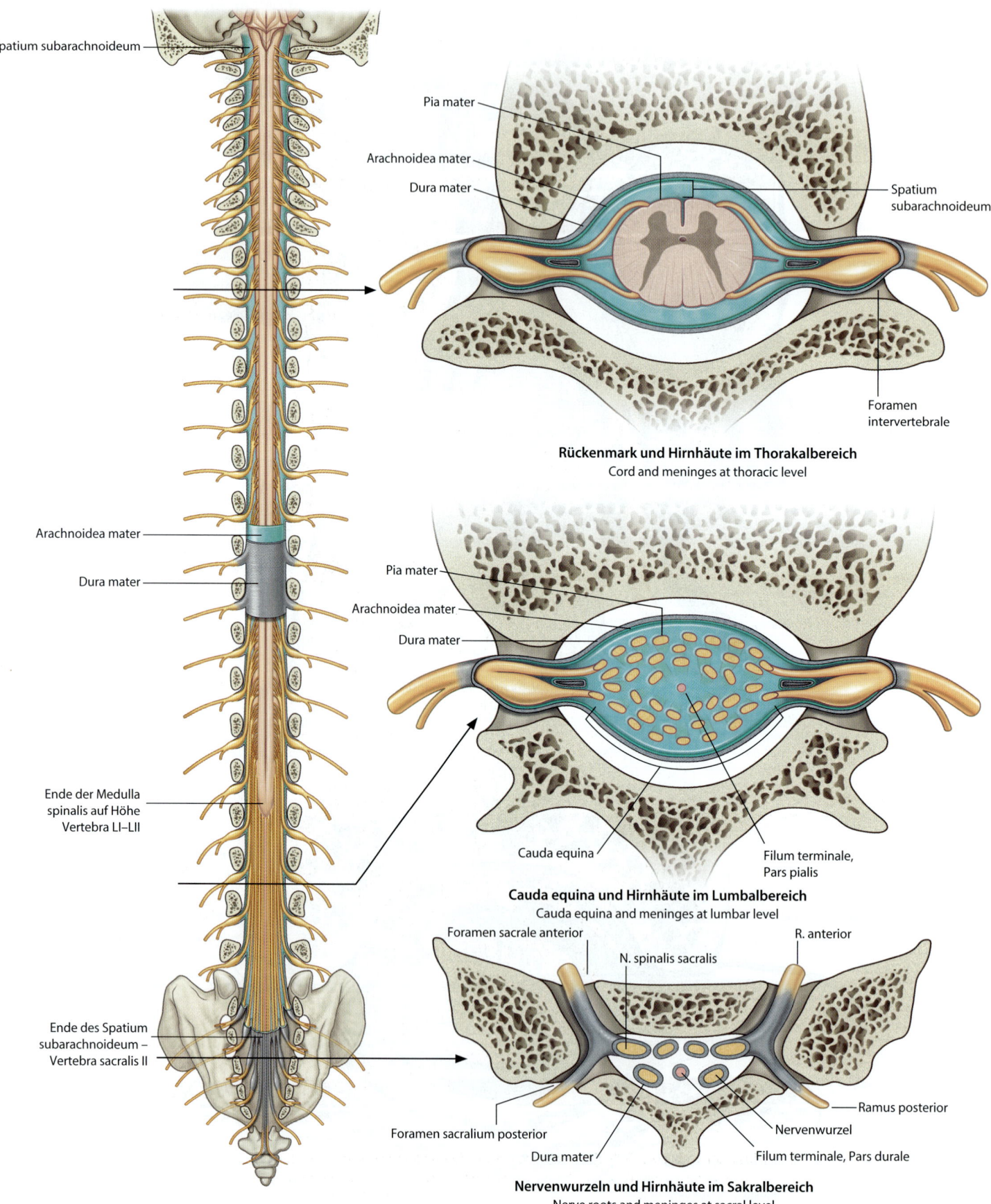

Spatium subarachnoideum

Pia mater

Arachnoidea mater

Dura mater

Spatium subarachnoideum

Foramen intervertebrale

Rückenmark und Hirnhäute im Thorakalbereich
Cord and meninges at thoracic level

Arachnoidea mater

Dura mater

Pia mater

Arachnoidea mater

Dura mater

Ende der Medulla spinalis auf Höhe Vertebra LI–LII

Cauda equina

Filum terminale, Pars pialis

Cauda equina und Hirnhäute im Lumbalbereich
Cauda equina and meninges at lumbar level

Foramen sacrale anterior

N. spinalis sacralis

R. anterior

Ende des Spatium subarachnoideum – Vertebra sacralis II

Ramus posterior

Foramen sacralium posterior

Nervenwurzel

Dura mater

Filum terminale, Pars durale

Nervenwurzeln und Hirnhäute im Sakralbereich
Nerve roots and meninges at sacral level

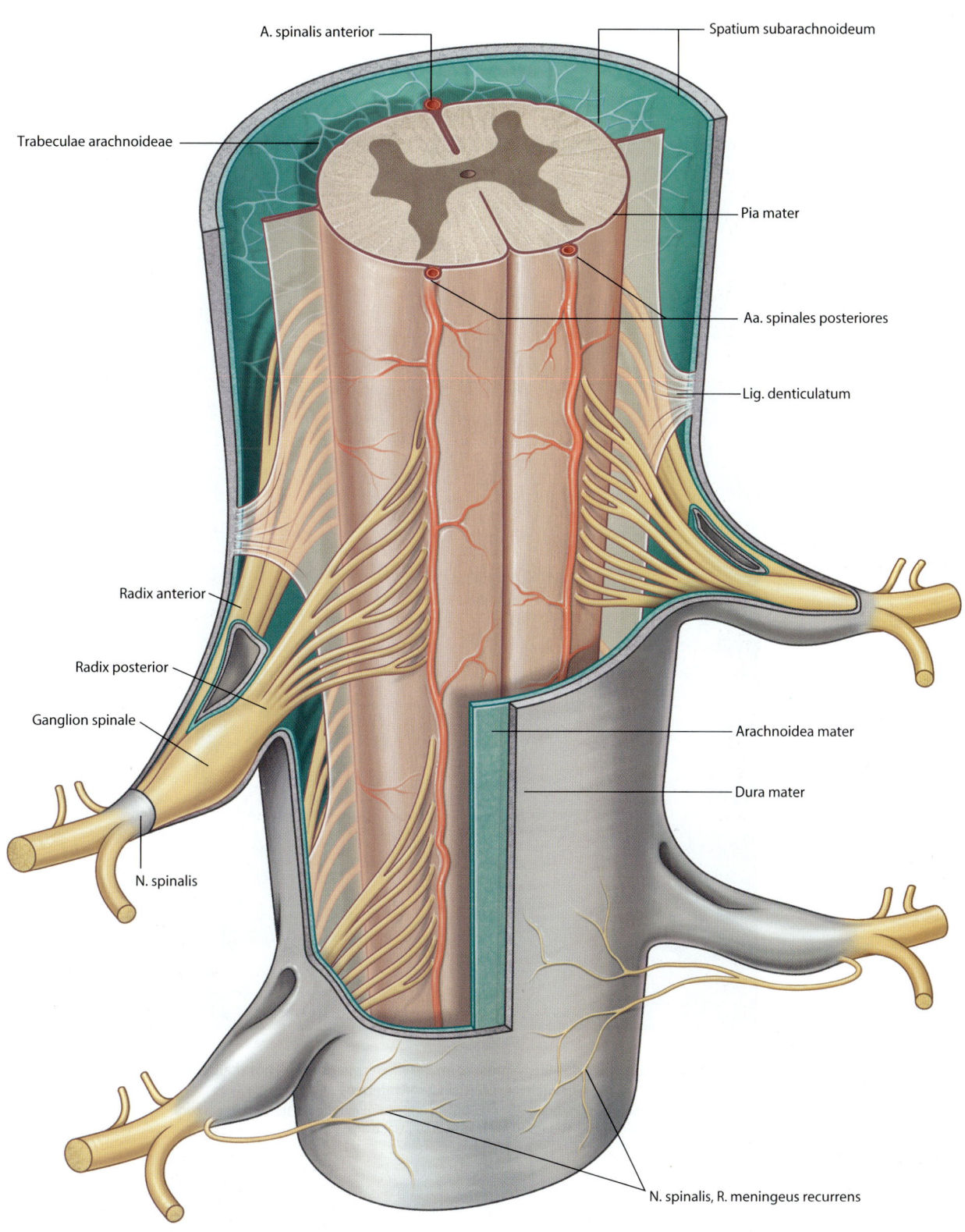

A. spinalis anterior

Trabeculae arachnoideae

Spatium subarachnoideum

Pia mater

Aa. spinales posteriores

Lig. denticulatum

Radix anterior

Radix posterior

Ganglion spinale

N. spinalis

Arachnoidea mater

Dura mater

N. spinalis, R. meningeus recurrens

Hirnhäute bedecken Teile des Rückenmarks im Thorakalbereich, Ansicht von dorsal
Meninges covering parts of the thoracic region of the spinal cord (posterior view)

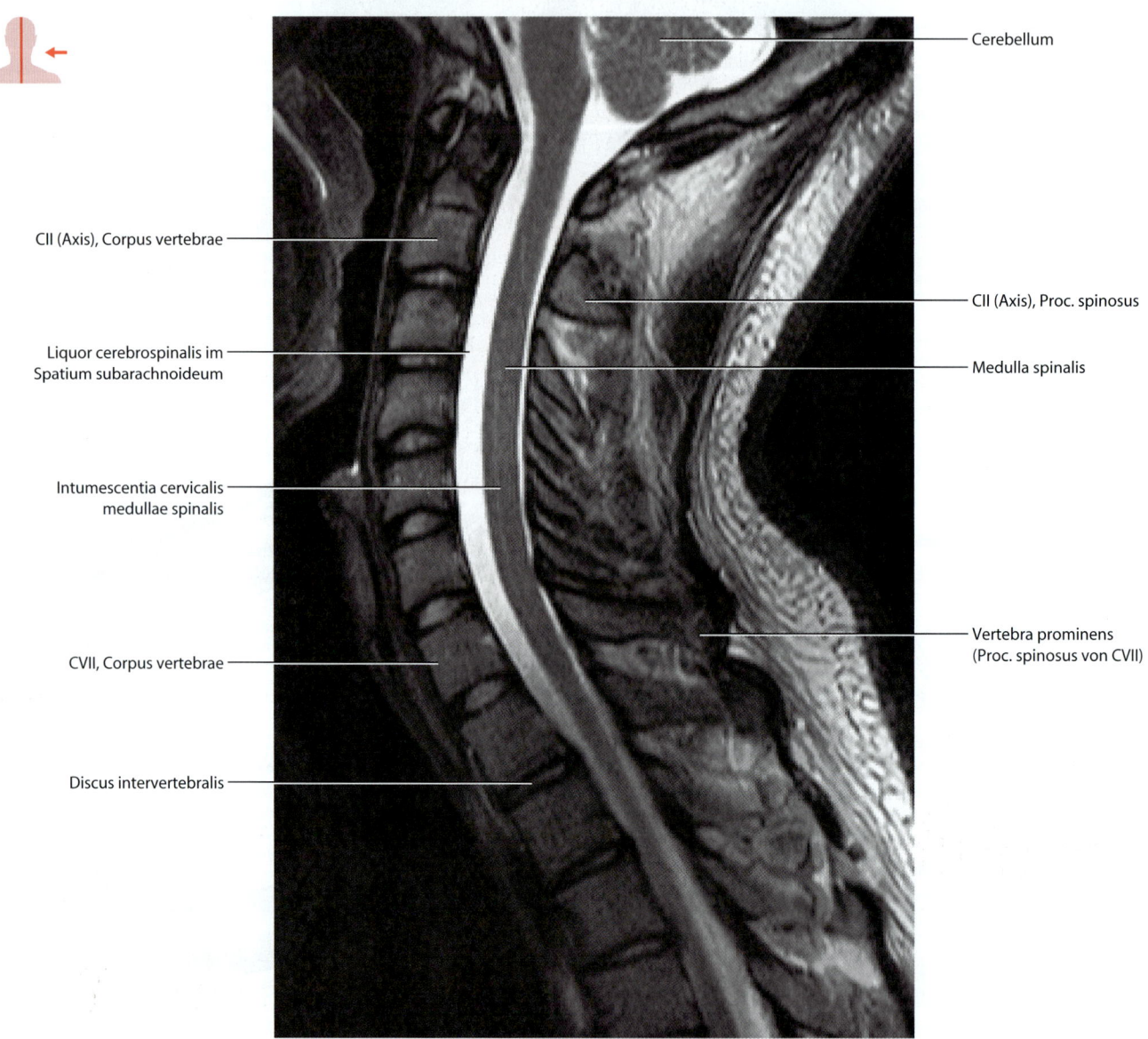

CII (Axis), Corpus vertebrae

Liquor cerebrospinalis im
Spatium subarachnoideum

Intumescentia cervicalis
medullae spinalis

CVII, Corpus vertebrae

Discus intervertebralis

Cerebellum

CII (Axis), Proc. spinosus

Medulla spinalis

Vertebra prominens
(Proc. spinosus von CVII)

**Obere und mittlere Anteile des Rückenmarks im Zervikal- und oberen Thorakalbereich,
T2-gewichtetes MRT in Sagittalebene**
Cervical and upper thoracic vertebral column showing upper and middle portions of spinal cord.
T2-weighted MR image in sagittal plane

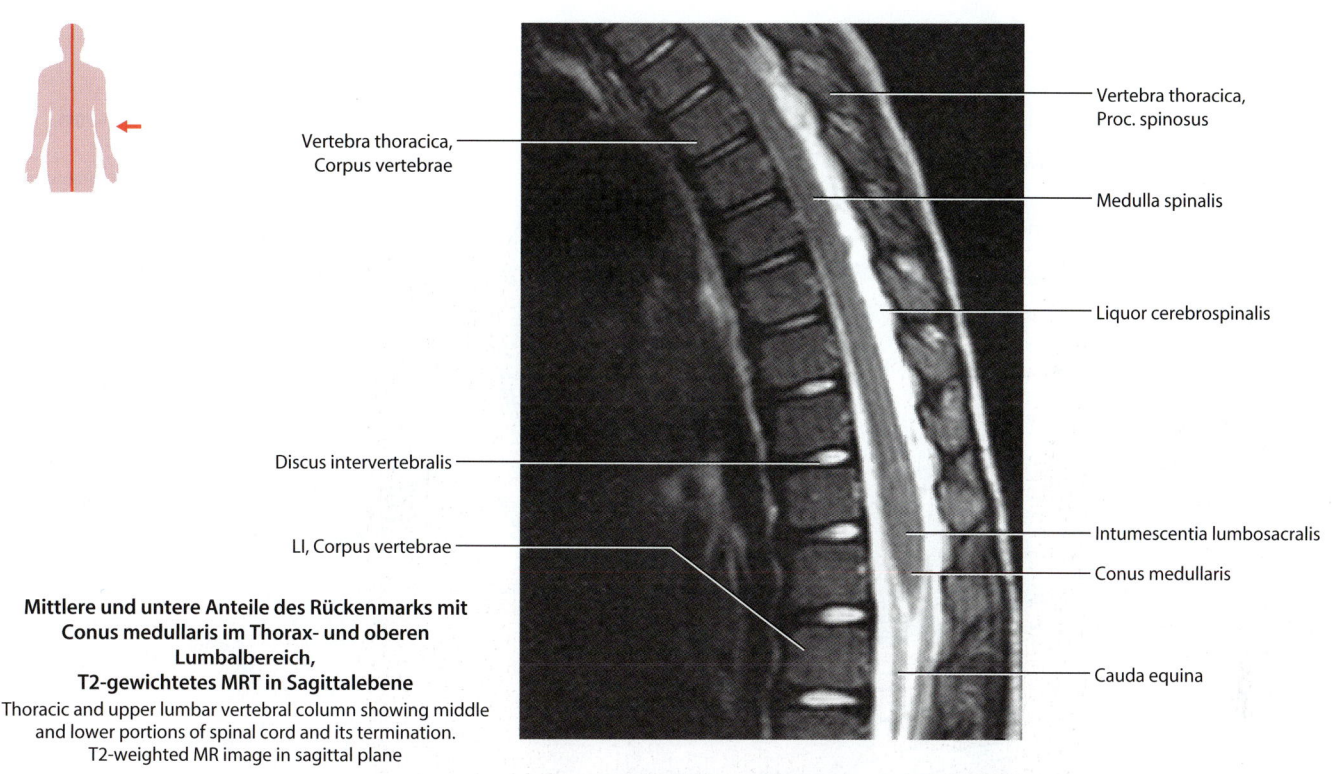

Vertebra thoracica,
Corpus vertebrae

Vertebra thoracica,
Proc. spinosus

Medulla spinalis

Liquor cerebrospinalis

Discus intervertebralis

LI, Corpus vertebrae

Intumescentia lumbosacralis

Conus medullaris

Cauda equina

**Mittlere und untere Anteile des Rückenmarks mit
Conus medullaris im Thorax- und oberen
Lumbalbereich,
T2-gewichtetes MRT in Sagittalebene**
Thoracic and upper lumbar vertebral column showing middle
and lower portions of spinal cord and its termination.
T2-weighted MR image in sagittal plane

Medulla spinalis

Conus medullaris

LI, Corpus vertebrae

Cauda equina

Liquor cerebrospinalis in der Cisterna
lumbalis

Discus intervertebralis

Vertebra lumbalis,
Proc. spinosus

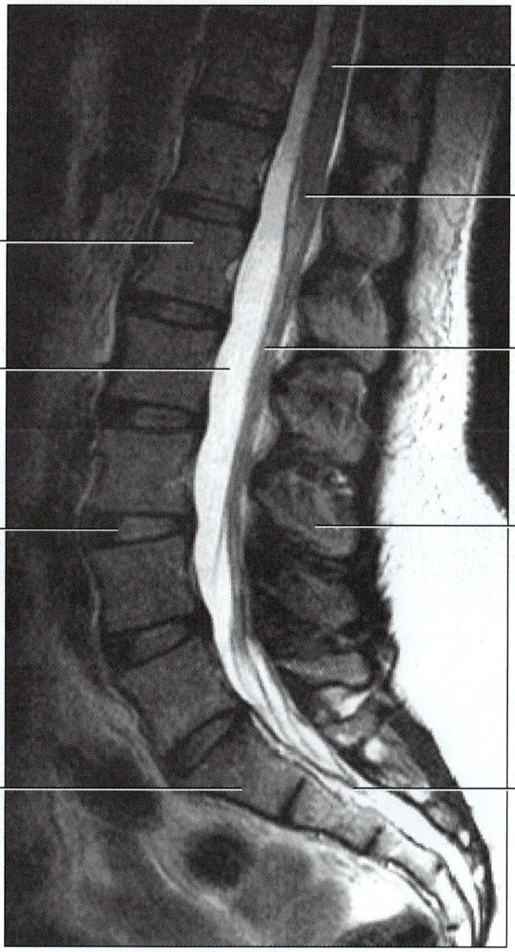

**Conus medullaris mit Durasack im Lumbal-
und Sakralbereich, T2-gewichtetes MRT in
Sagittalebene**
Lumbar and sacral vertebral column showing
termination of spinal cord and continuation and
termination of dural/arachnoid sac.
T2-weighted MR image in sagittal plane

SI

Ende des Durasacks

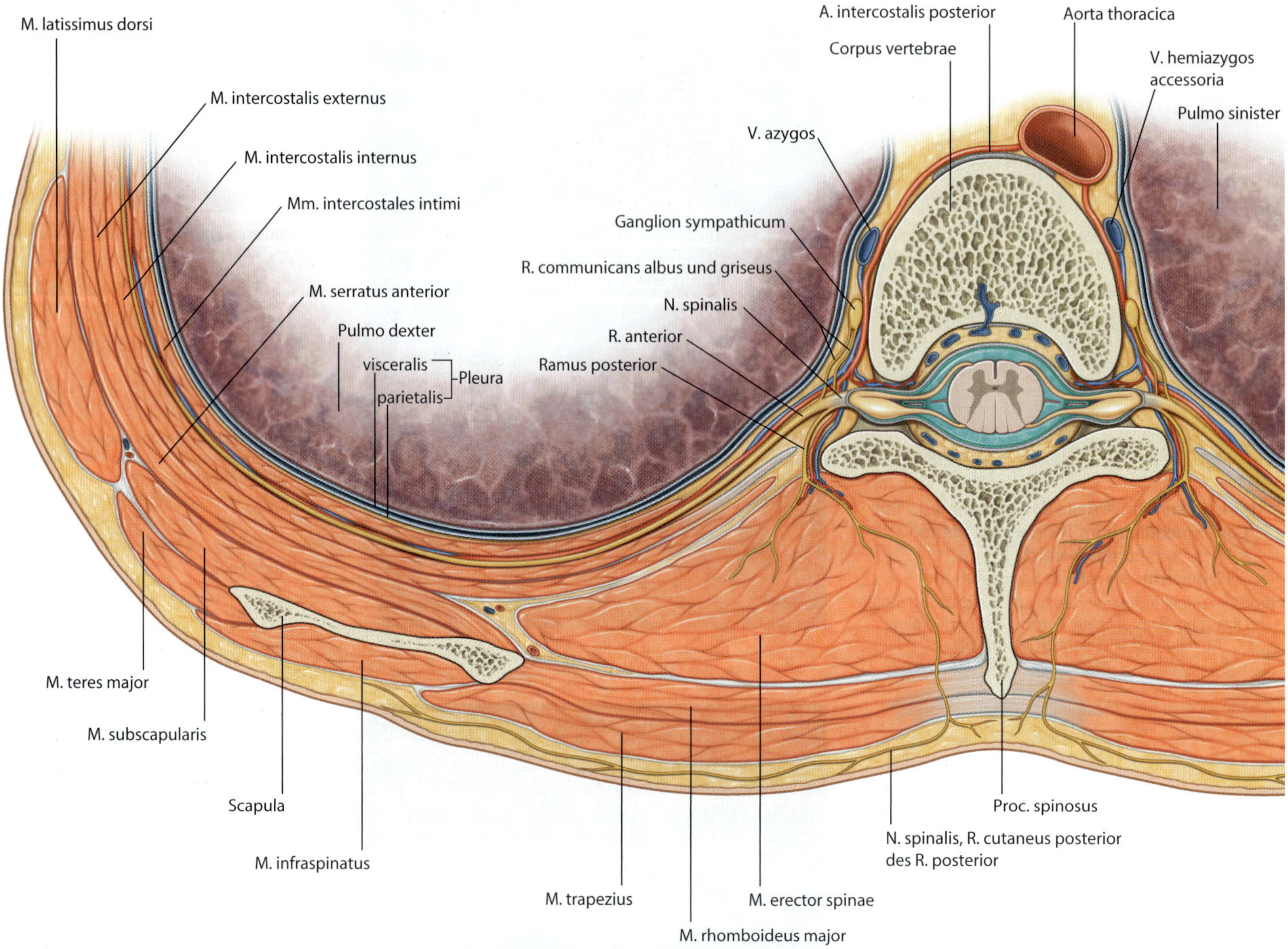

M. latissimus dorsi

M. intercostalis externus

M. intercostalis internus

Mm. intercostales intimi

M. serratus anterior

Pulmo dexter

visceralis ⎤
⎥ Pleura
parietalis ⎦

A. intercostalis posterior

Corpus vertebrae

Aorta thoracica

V. hemiazygos accessoria

Pulmo sinister

V. azygos

Ganglion sympathicum

R. communicans albus und griseus

N. spinalis

R. anterior

Ramus posterior

M. teres major

M. subscapularis

Scapula

M. infraspinatus

M. trapezius

M. rhomboideus major

M. erector spinae

Proc. spinosus

N. spinalis, R. cutaneus posterior des R. posterior

Querschnitt durch die Thoraxregion
Transverse section through thoracic region of vertebral column

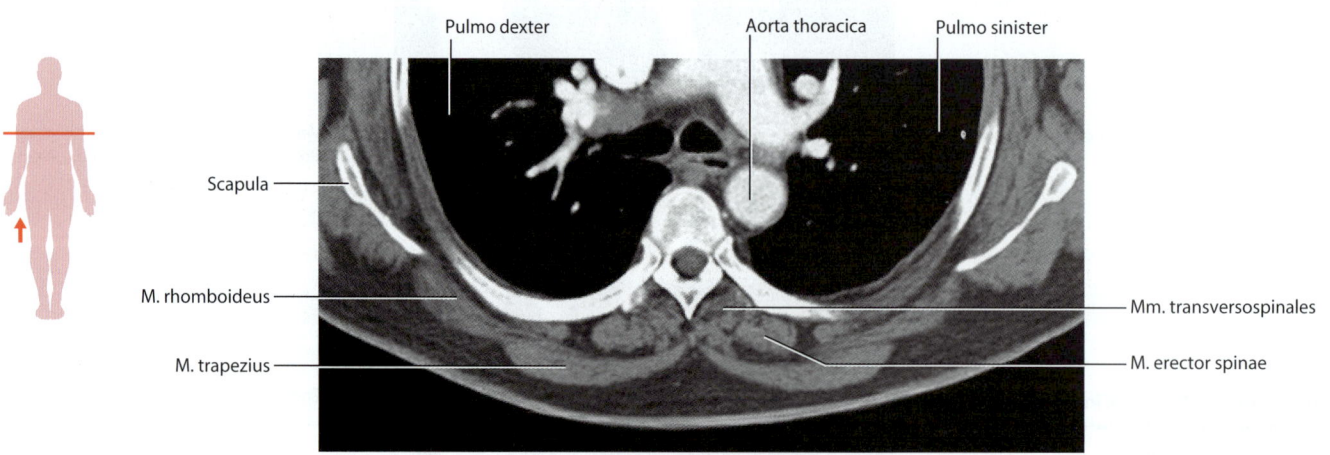

Pulmo dexter

Aorta thoracica

Pulmo sinister

Scapula

M. rhomboideus

M. trapezius

Mm. transversospinales

M. erector spinae

**Thorakalregion mit Rückenmuskulatur,
CT in Axialebene**
Thoracic region of back.
CT image in axial plane

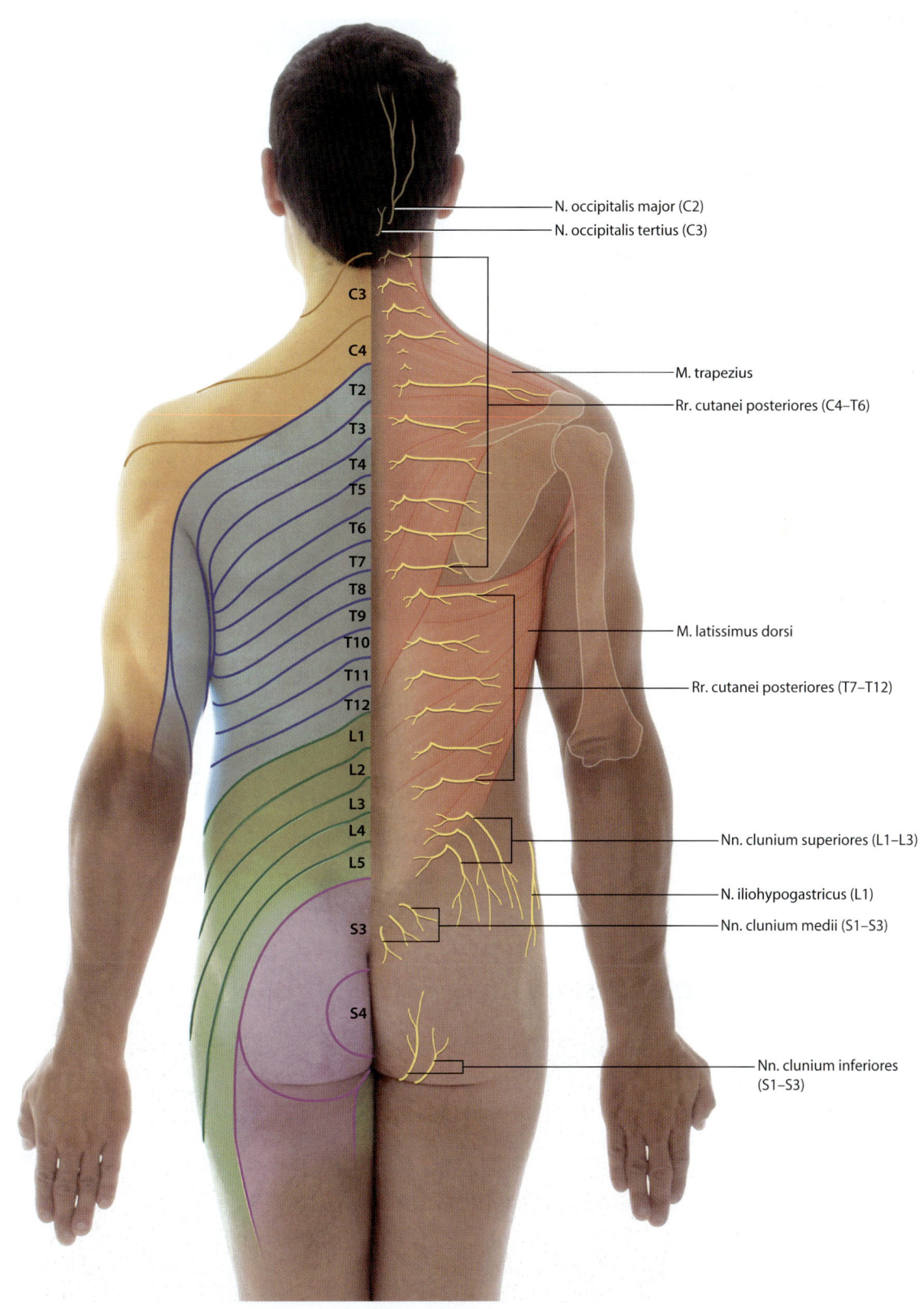

N. occipitalis major (C2)

N. occipitalis tertius (C3)

M. trapezius

Rr. cutanei posteriores (C4–T6)

M. latissimus dorsi

Rr. cutanei posteriores (T7–T12)

Nn. clunium superiores (L1–L3)

N. iliohypogastricus (L1)

Nn. clunium medii (S1–S3)

Nn. clunium inferiores (S1–S3)

C3
C4
T2
T3
T4
T5
T6
T7
T8
T9
T10
T11
T12
L1
L2
L3
L4
L5
S3
S4

Dermatome und Hautnerven des Rückens
Dermatomes and cutaneous nerves of the back

Oberflächliche Rückenmuskeln (Schultergürtel)

Muskel		Ursprung	Ansatz	Innervation	Funktion
M. trapezius	1	**Pars descendens:** Os occipitale (Linea nuchalis superior), Lig. nuchae, **Pars transversa** und **Pars ascendens:** Procc. spinosi von CVII bis TXII	**Pars descendens:** laterales Drittel der Clavicula, **Pars transversa:** Acromion, **Pars ascendens:** Spina scapulae	Motorisch: N. accessorius [XI]; Propriozeption: C3 und C4	Unterstützung der Scapula-rotation bei Abduktion des Humerus über die Horizontale; Elevation (Pars descends), Adduktion (Pars transversa) und Senken (Pars ascendens) der Scapula
M. latissimus dorsi	2	Procc. spinosi von TVII bis LV und Os sacrum, Crista iliaca, Rippen X bis XII	Crista tuberculi minoris	N. thoracodorsalis (C6 bis C8)	Retroversion, Adduktion und Innenrotation des Humerus
M. levator scapulae	3	Procc. transversi von CI bis CIV	Angulus superior scapulae	C3 bis C4 und N. dorsalis scapulae (C4, C5)	Elevation der Scapula
M. rhomboideus major	4	Procc. spinosi von TI bis TIV	Margo medialis scapulae zwischen Spina scapulae und Angulus inferior	N. dorsalis scapulae (C4, C5)	Retraktion und Heben der Scapula, fixiert die Scapula am Thorax
M. rhomboideus minor	5	unterer Bereich des Lig. nuchae, Procc. spinosi von CVII und TI	Margo medialis scapulae im Bereich der Spina scapulae	N. dorsalis scapulae (C4, C5)	Retraktion und Heben der Scapula, fixiert die Scapula am Thorax

Mittlere Rückenmuskeln

Muskel		Ursprung	Ansatz	Innervation	Funktion
M. serratus posterior superior	6	unterer Bereich des Lig. nuchae, Procc. spinosi von CVII bis TIII und Ligg. supraspinalia	Rippen II bis V unmittelbar lateral des Angulus costae	Rami anteriores der oberen Nn. thoracici (T2 bis T5)	Heben der Rippen II bis V (Inspiration)
M. serratus posterior inferior	7	Procc. spinosi von TXI bis LIII und Ligg. supraspinalia	Unterrand der Rippen IX bis XII unmittelbar lateral des Angulus costae	Rami anteriores der unteren Nn. thoracici (T9 bis T12)	Senken der Rippen IX bis XII und evtl. Verhinderung des Hebens der unteren Rippen bei Kontraktion des Zwerch-fells

Spinotransversales System (tiefe Rückenmuskeln)

Muskel		Ursprung	Ansatz	Innervation	Funktion
M. splenius capitis	8	untere Hälfte des Lig. nuchae, Procc. spinosi von CVII bis TIV	Proc. mastoideus, (unterhalb des lateralen Drittels der Linea nuchalis superior)	Rami posteriores der mittleren Nn. cervicales	beidseitige Kontraktion: Dorsalextension des Kopfes und des Halses; einseitige Kontraktion: ipsilaterale Lateralflexion und Rotation des Kopfes
M. splenius cervicis	9	Procc. spinosi von TIII bis TVI	Procc. transversi von CI bis CIII	Rami posteriores der unteren Nn. cervicales	beidseitige Kontraktion: Dorsalextension des Halses; einseitige Kontraktion: ipsilaterale Lateralflexion und Rotation des Kopfes

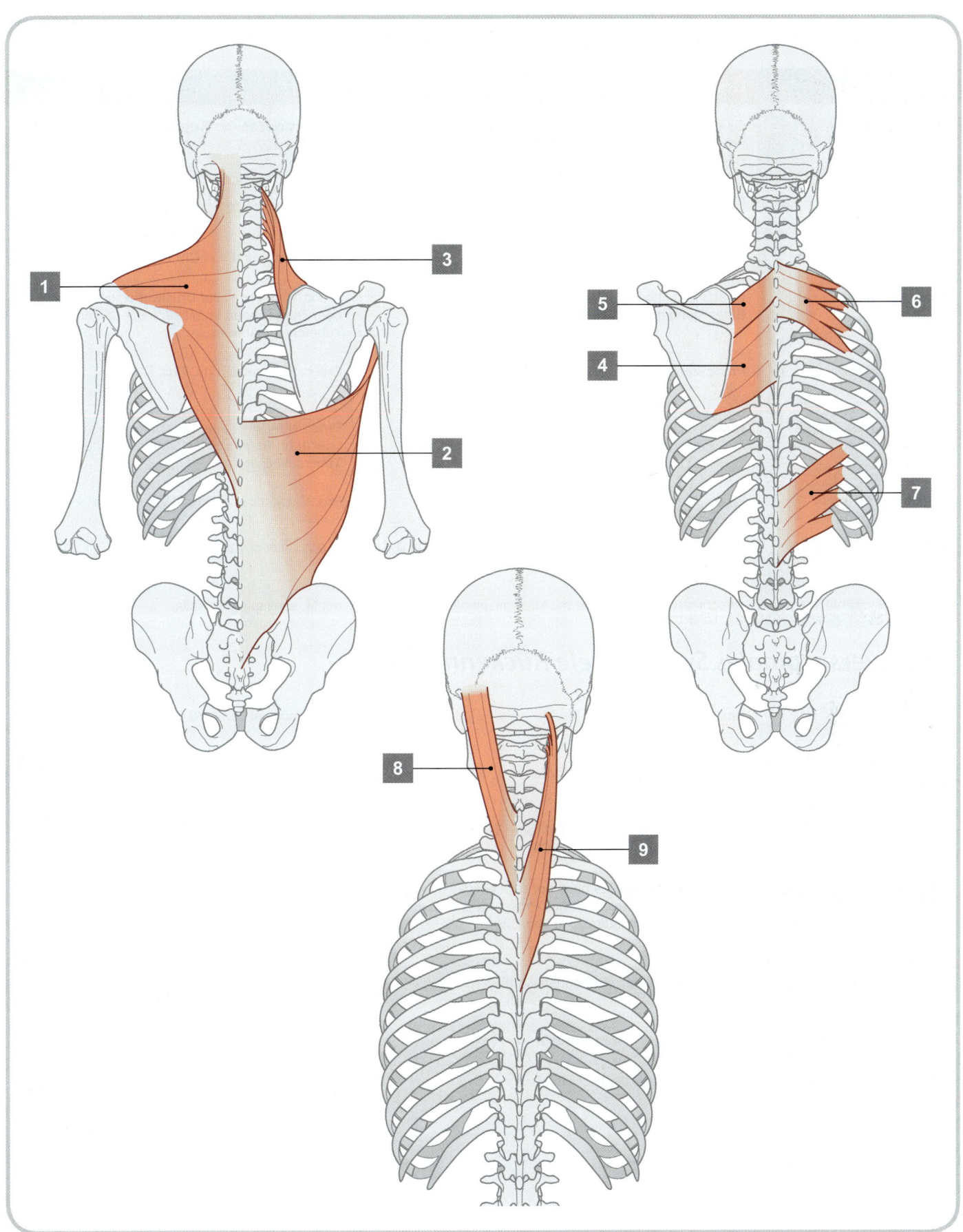

Spinotransversales System (tiefe Rückenmuskeln)

Muskel		Ursprung	Ansatz
M. iliocostalis lumborum	1	Os sacrum, Procc. spinosi der Lendenwirbel und der unteren zwei Brustwirbel sowie ihrer Ligg. supraspinalia, Crista iliaca	Angulus costae der Rippen V bis XII
M. iliocostalis thoracis	2	Angulus costae der Rippen VII bis XII	Angulus costae der Rippen I bis VII, Proc. transversus von CVII
M. iliocostalis cervicis	3	Angulus costae der Rippen III bis VI	Procc. transversi von CIV bis CVI
M. longissimus thoracis	4	verschmilzt in der Lumbalregion mit M. iliocostalis; Befestigung an Procc. transversi der Lendenwirbel	Procc. transversi aller Brustwirbel; untere neun oder zehn Rippen unmittelbar lateral der Tubercula costarum
M. longissimus cervicis	5	Procc. transversi von TI bis TV	Procc. transversi von CII bis CVI
M. longissimus capitis	6	verschmilzt in der Lumbalregion mit M. iliocostalis; Befestigung an Procc. transversi der Lendenwirbel	Procc. transversi aller Brustwirbel; untere neun oder zehn Rippen unmittelbar lateral der Tubercula costarum
M. spinalis thoracis	7	Procc. spinosi von TX oder TXI bis LII	Procc. spinosi von TI bis TVIII (variabel)
M. spinalis cervicis	8	unterer Bereich des Lig. nuchae und Proc. spinosus von CVII (manchmal auch TI oder TII)	Procc. spinosi von CII bis CV
M. spinalis capitis	9	verschmilzt normalerweise mit M. semispinalis capitis	mit M. semispinalis capitis

Transversospinales System (tiefe Rückenmuskeln)

Muskel		Ursprung	Ansatz
M. semispinalis thoracis	10	Procc. transversi von TVI bis TX	Procc. spinosi von CVII bis TIV
M. semispinalis cervicis	11	Procc. transversi von TI bis TV	Procc. spinosi von CII bis CV
M. semispinalis capitis	12	Procc. transversi von TI bis TVI (oder TVII) und CVII und Procc. articulares von CIV bis CVI	medialer Abschnitt des Bereichs zwischen Linea nuchalis superior und inferior des Os occipitale
Mm. multifidi	13	Os sacrum, Spina iliaca posterior superior, Procc. mammillares der Lendenwirbel, Procc. transversi der Brustwirbel, Procc. articulares von CIV bis CVII	Basis der Procc. spinosi aller Wirbel von CII bis LV
Mm. rotatores lumborum	14	Procc. mammillares der Lendenwirbel	Procc. spinosi der Lendenwirbel
Mm. rotatores thoracis	15	Procc. transversi der Brustwirbel	Procc. spinosi der Brustwirbel
Mm. rotatores cervicis	16	Procc. articulares der Halswirbel	Procc. spinosi der Halswirbel

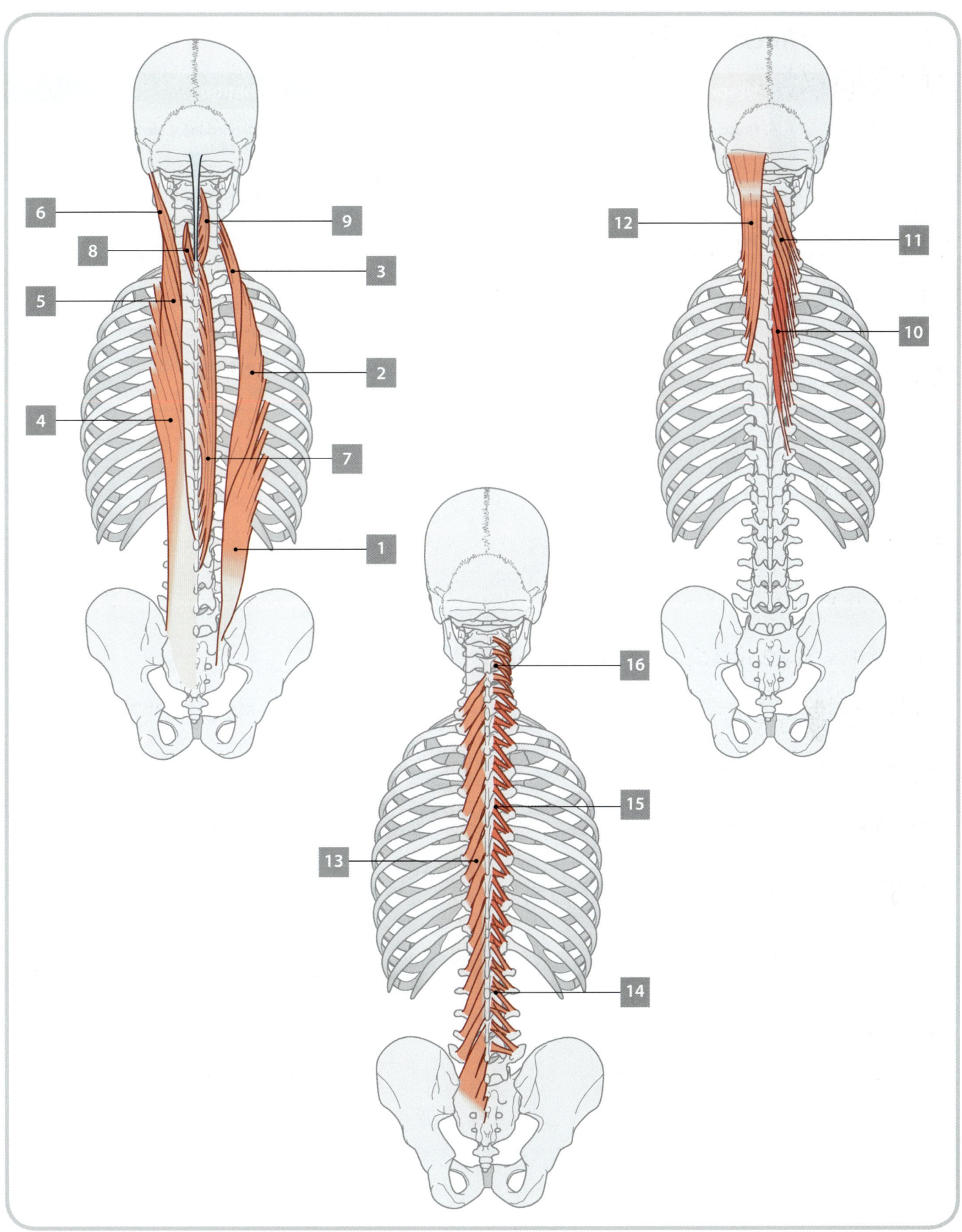

Segmentale Rückenmuskeln (tiefe Rückenmuskeln)

Muskel		Ursprung	Ansatz	Funktion
Mm. levatores costarum (longi und breves)	1	Procc. transversi von CVII bis TXI	Angulus costae der Rippen I bis XII	Rippenhebung, Lateralflexion der Wirbelsäule
Mm. interspinales	2	**Pars lumbalis:** Procc. spinosi von LI bis LV; **Pars thoracalis:** Procc. spinosi von TI bis TXII; **Pars cervicalis:** Procc. spinosi von CII bis VII;	die Muskeln verlaufen zwischen den jeweiligen Procc. spinosi der benachbarten Wirbel	Körperhaltung, Stabilisierung benachbarter Wirbel bei Bewegungen der Wirbelsäule
Mm. intertransversarii	3	unterteilt in: Mm. intertransversarii laterales lumborum, mediales lumborum, thoracis, posteriores cervicis, anteriores cervicis	die Muskeln verlaufen zwischen den jeweiligen Procc. transversi der benachbarten Wirbel	Körperhaltung, Stabilisierung benachbarter Wirbel bei Bewegungen der Wirbelsäule

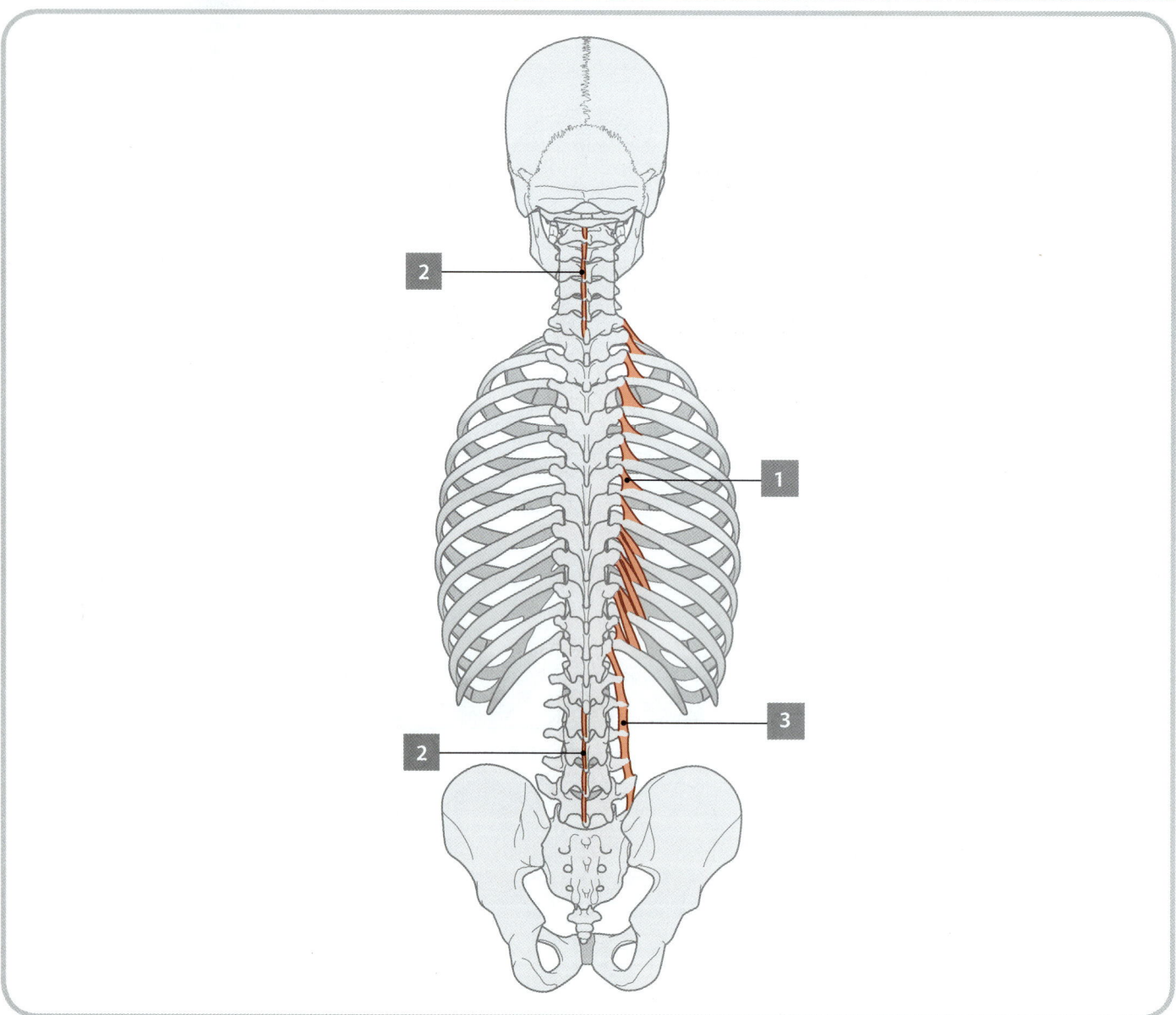

Tiefe Nackenmuskulatur

Muskel		Ursprung	Ansatz	Innervation	Funktion
M. rectus capitis posterior major	1	Proc. spinosus von CII (Axis)	lateraler Bereich des Os occipitale unterhalb der Linea nuchalis inferior	Ramus posterior von C1	Dorsalextension und ipsilaterale Rotation des Kopfes
M. rectus capitis posterior minor	2	Tuberculum posterior von CI (Atlas)	medialer Bereich des Os occipitale unterhalb der Linea nuchalis inferior	Ramus posterior von C1	Dorsalextension des Kopfes
M. obliquus capitis superior	3	Proc. transversus von CI (Atlas)	Os occipitale zwischen Linea nuchalis superior und inferior	Ramus posterior von C1	Dorsalextension und ipsilaterale Lateralflexion des Kopfes
M. obliquus capitis inferior	4	Proc. spinosus von CII (Axis)	Proc. transversus von CI (Atlas)	Ramus posterior von C1	ipsilaterale Rotation des Kopfes

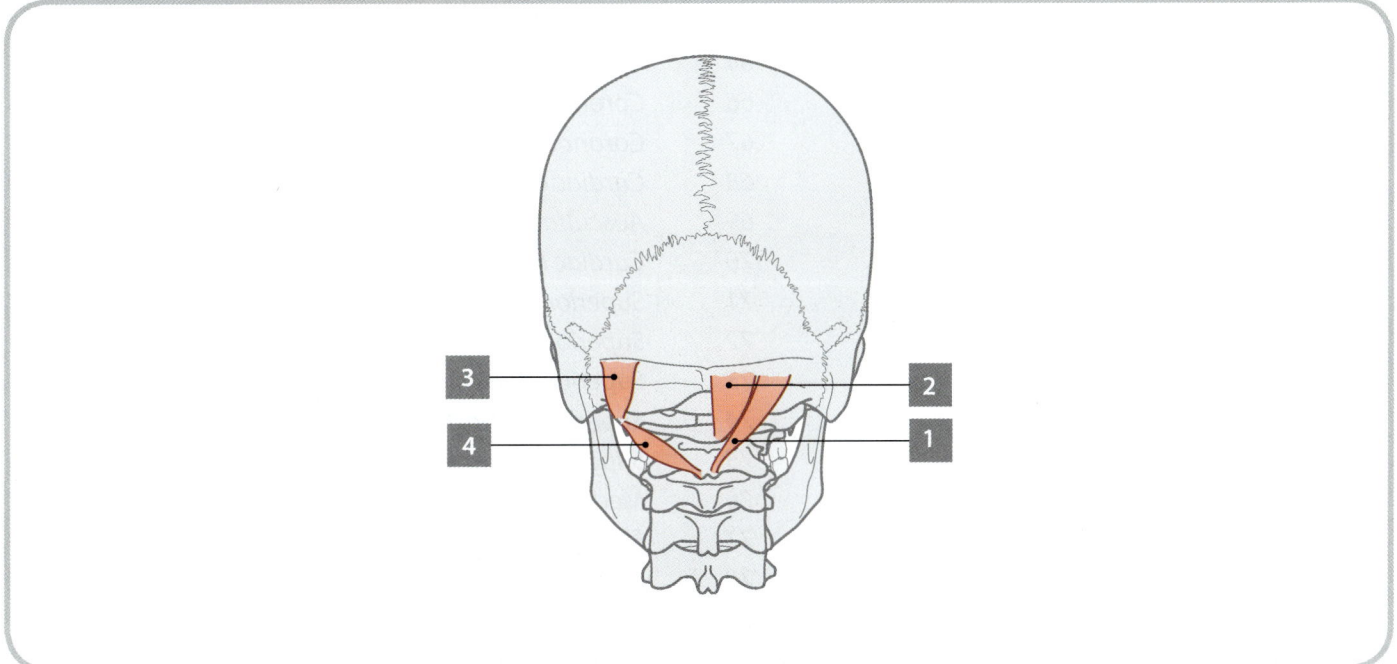

CONTENTS

Thorax

3 THORAX

INHALT

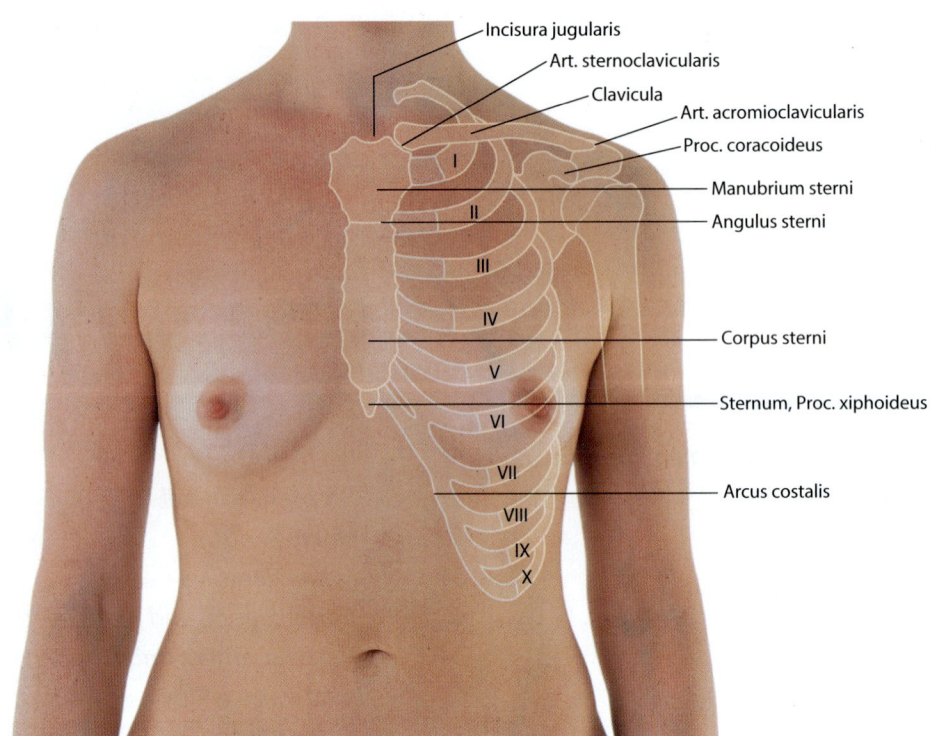

Incisura jugularis
Art. sternoclavicularis
Clavicula
Art. acromioclavicularis
Proc. coracoideus
Manubrium sterni
Angulus sterni
Corpus sterni
Sternum, Proc. xiphoideus
Arcus costalis

Ventrale Rumpfwand der Frau
Anterior chest wall in a woman

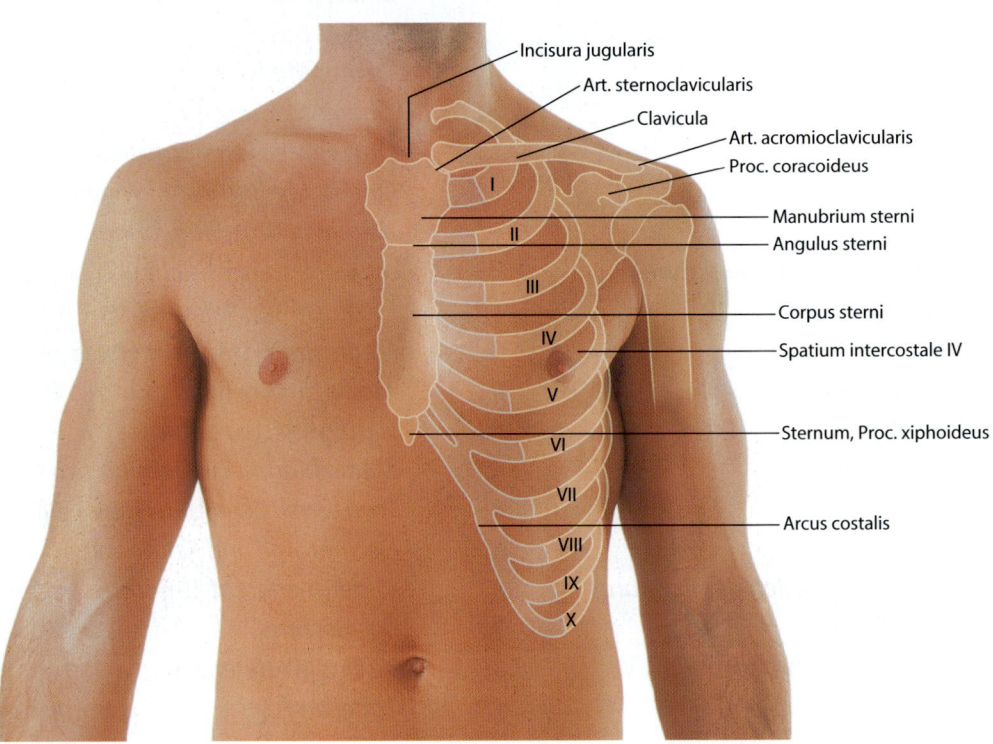

Incisura jugularis
Art. sternoclavicularis
Clavicula
Art. acromioclavicularis
Proc. coracoideus
Manubrium sterni
Angulus sterni
Corpus sterni
Spatium intercostale IV
Sternum, Proc. xiphoideus
Arcus costalis

Ventrale Rumpfwand des Mannes
Anterior chest wall in a man

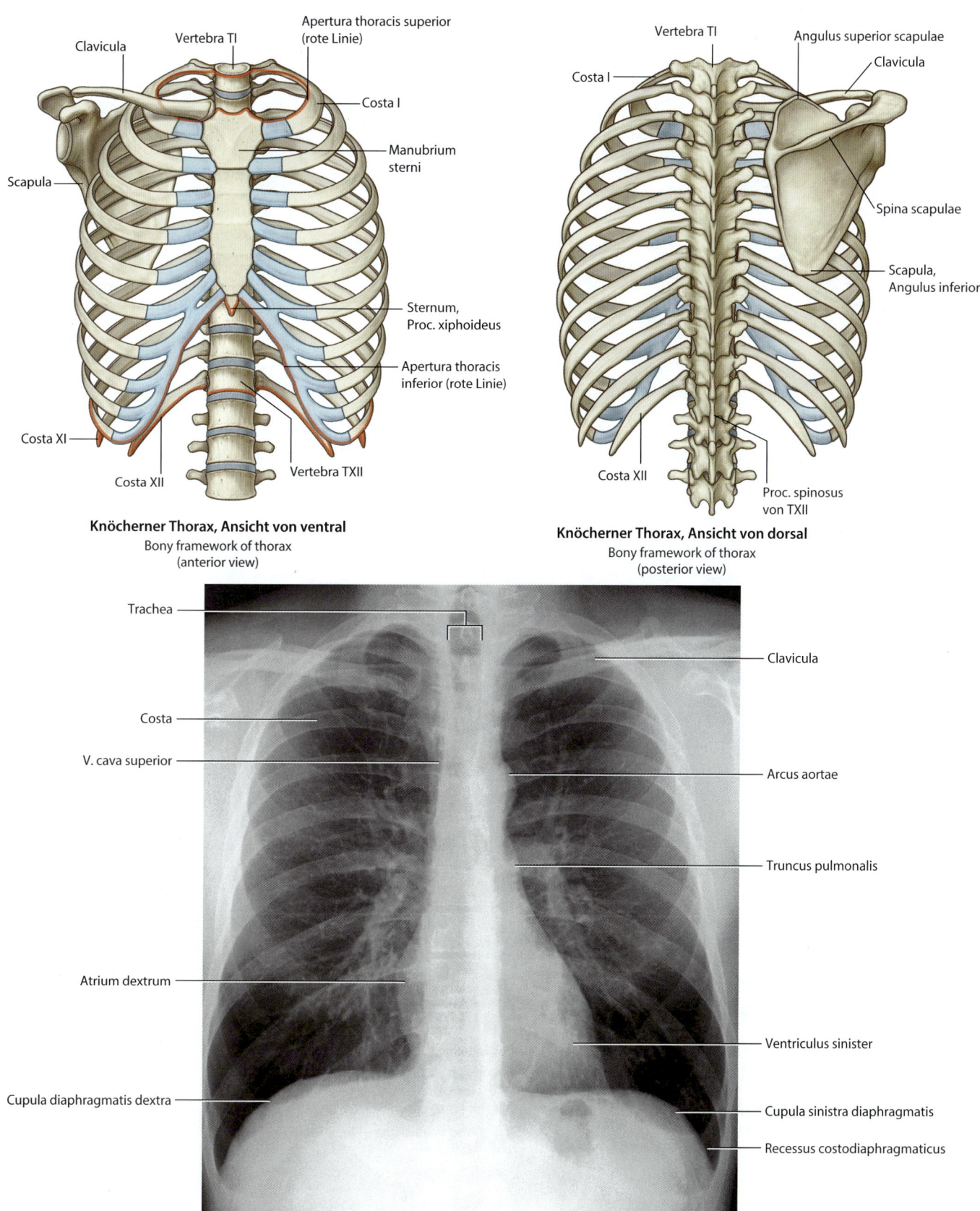

Knöcherner Thorax, Ansicht von ventral
Bony framework of thorax
(anterior view)

Knöcherner Thorax, Ansicht von dorsal
Bony framework of thorax
(posterior view)

Lage anatomischer Strukturen im Thorax,
Röntgenbild im anterior-posterioren Strahlengang
Positioning of structures in chest. Radiograph, AP view

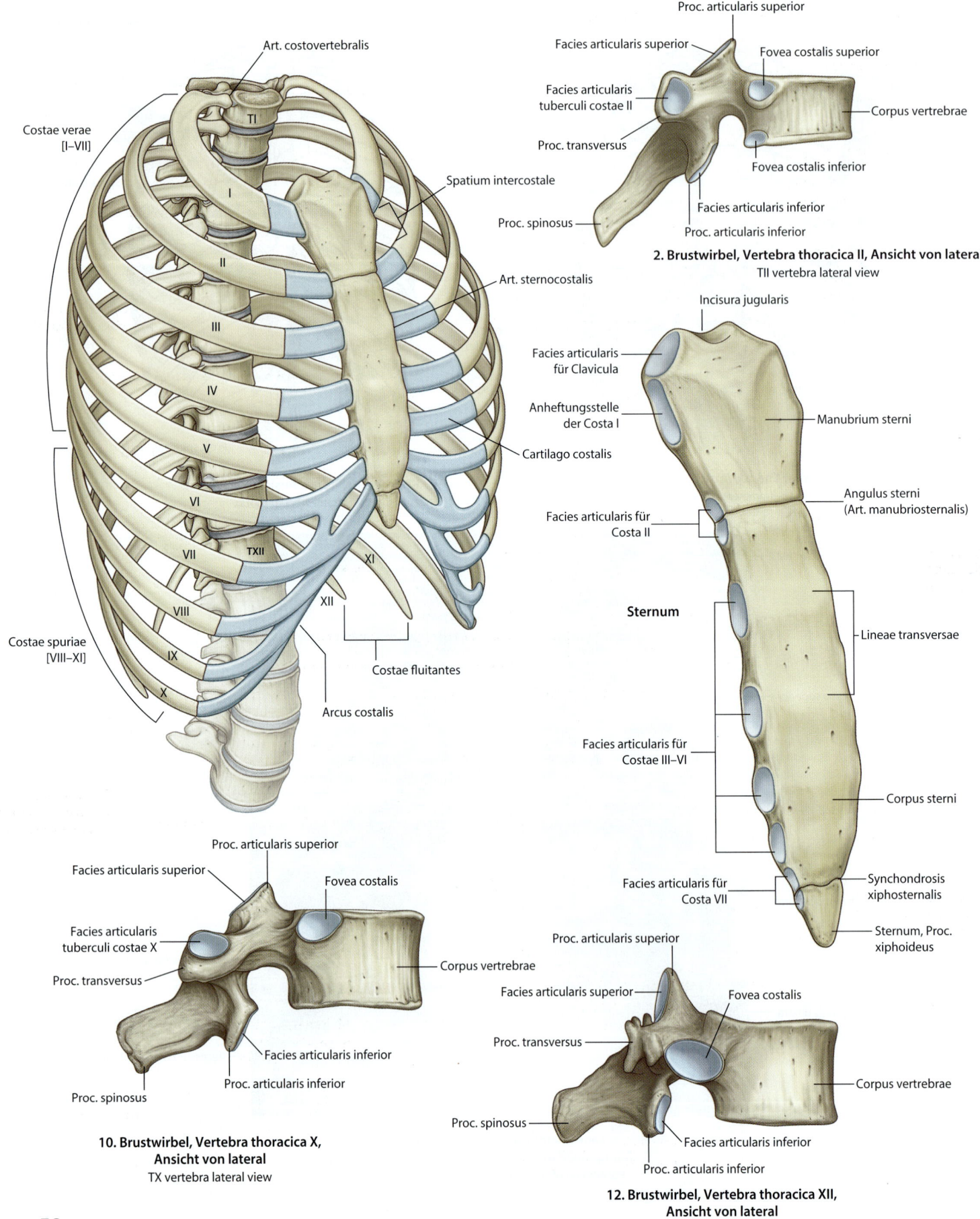

Art. costovertebralis

Costae verae
[I–VII]

TI

I

II

III

IV

V

VI

VII

VIII

IX

X

TXII

XI

XII

Costae spuriae
[VIII–XI]

Spatium intercostale

Art. sternocostalis

Art. sternocostalis

Cartilago costalis

Costae fluitantes

Arcus costalis

Proc. articularis superior

Facies articularis superior

Facies articularis
tuberculi costae II

Proc. transversus

Proc. spinosus

Fovea costalis superior

Corpus vertrebrae

Fovea costalis inferior

Facies articularis inferior

Proc. articularis inferior

2. Brustwirbel, Vertebra thoracica II, Ansicht von lateral
TII vertebra lateral view

Incisura jugularis

Facies articularis
für Clavicula

Anheftungsstelle
der Costa I

Facies articularis für
Costa II

Sternum

Facies articularis für
Costae III–VI

Facies articularis für
Costa VII

Manubrium sterni

Angulus sterni
(Art. manubriosternalis)

Lineae transversae

Corpus sterni

Synchondrosis
xiphosternalis

Sternum, Proc.
xiphoideus

Proc. articularis superior

Facies articularis superior

Facies articularis
tuberculi costae X

Proc. transversus

Proc. spinosus

Fovea costalis

Corpus vertrebrae

Facies articularis inferior

Proc. articularis inferior

**10. Brustwirbel, Vertebra thoracica X,
Ansicht von lateral**
TX vertebra lateral view

Proc. articularis superior

Facies articularis superior

Proc. transversus

Proc. spinosus

Fovea costalis

Corpus vertrebrae

Facies articularis inferior

Proc. articularis inferior

**12. Brustwirbel, Vertebra thoracica XII,
Ansicht von lateral**
TXII vertebra lateral view

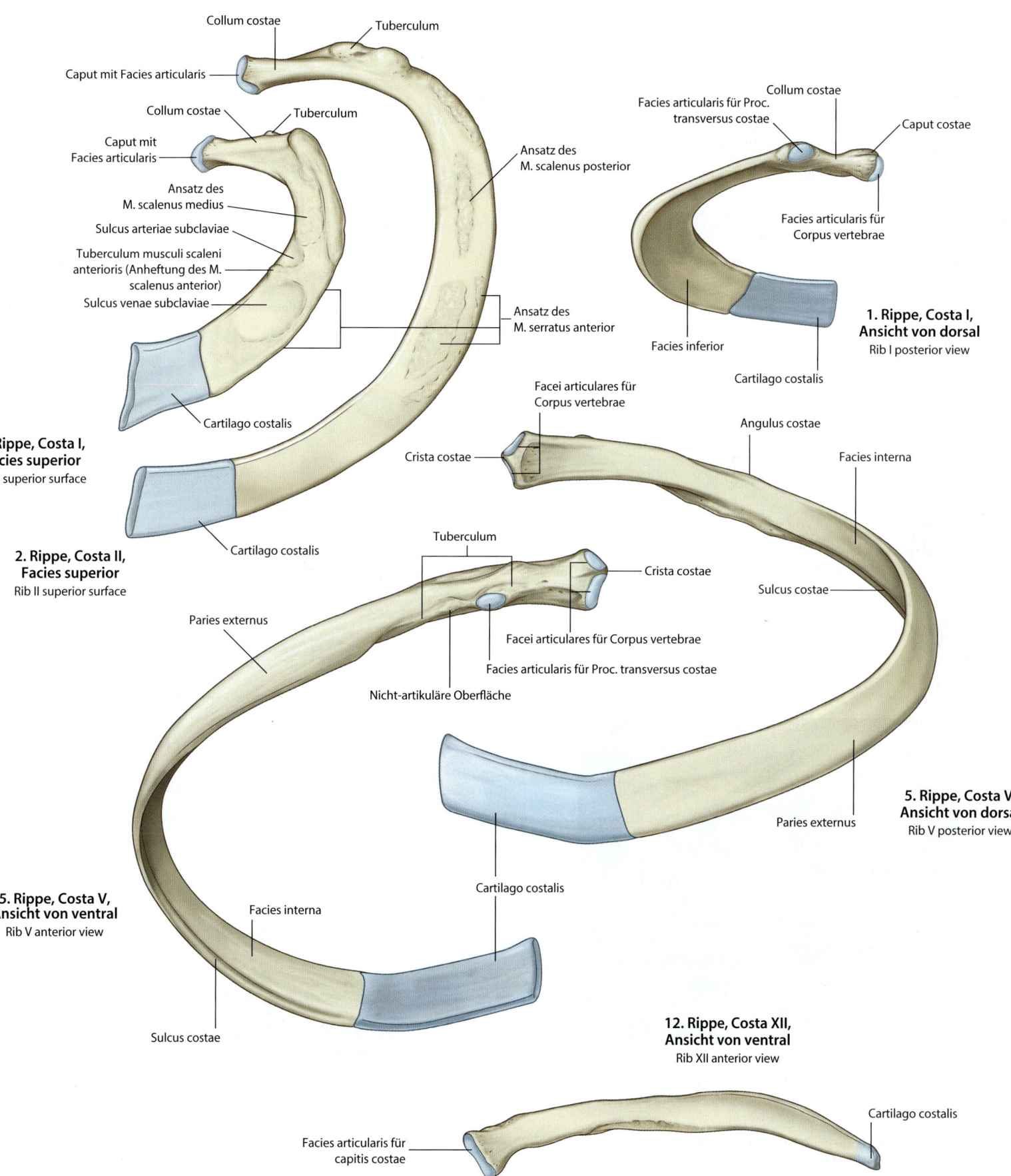

Collum costae

Tuberculum

Caput mit Facies articularis

Collum costae

Tuberculum

Caput mit Facies articularis

Ansatz des M. scalenus medius

Sulcus arteriae subclaviae

Tuberculum musculi scaleni anterioris (Anheftung des M. scalenus anterior)

Sulcus venae subclaviae

Ansatz des M. scalenus posterior

Ansatz des M. serratus anterior

Cartilago costalis

**Rippe, Costa I,
Facies superior**
I superior surface

**2. Rippe, Costa II,
Facies superior**
Rib II superior surface

Cartilago costalis

Facies articularis für Proc. transversus costae

Collum costae

Caput costae

Facies articularis für Corpus vertebrae

Facies inferior

Cartilago costalis

**1. Rippe, Costa I,
Ansicht von dorsal**
Rib I posterior view

Facei articulares für Corpus vertebrae

Crista costae

Angulus costae

Facies interna

Sulcus costae

Tuberculum

Crista costae

Facei articulares für Corpus vertebrae

Facies articularis für Proc. transversus costae

Nicht-artikuläre Oberfläche

Paries externus

Paries externus

**5. Rippe, Costa V,
Ansicht von dorsal**
Rib V posterior view

Cartilago costalis

**5. Rippe, Costa V,
Ansicht von ventral**
Rib V anterior view

Facies interna

Sulcus costae

**12. Rippe, Costa XII,
Ansicht von ventral**
Rib XII anterior view

Facies articularis für capitis costae

Cartilago costalis

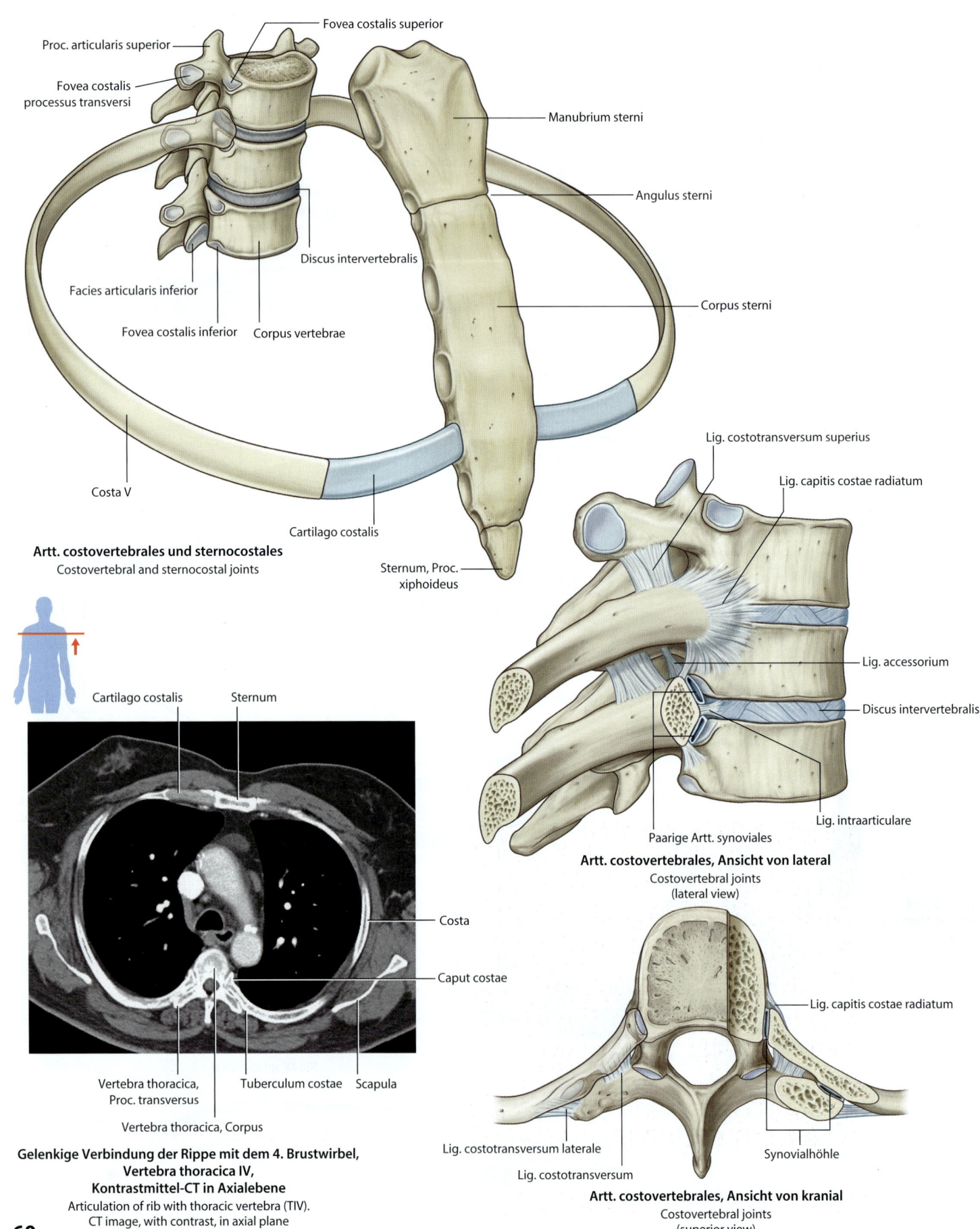

Fovea costalis superior

Proc. articularis superior

Fovea costalis processus transversi

Manubrium sterni

Angulus sterni

Discus intervertebralis

Corpus sterni

Facies articularis inferior

Fovea costalis inferior

Corpus vertebrae

Costa V

Cartilago costalis

Sternum, Proc. xiphoideus

Artt. costovertebrales und sternocostales
Costovertebral and sternocostal joints

Cartilago costalis   Sternum

Costa

Caput costae

Vertebra thoracica, Proc. transversus

Tuberculum costae   Scapula

Vertebra thoracica, Corpus

Gelenkige Verbindung der Rippe mit dem 4. Brustwirbel, Vertebra thoracica IV, Kontrastmittel-CT in Axialebene
Articulation of rib with thoracic vertebra (TIV). CT image, with contrast, in axial plane

Lig. costotransversum superius

Lig. capitis costae radiatum

Lig. accessorium

Discus intervertebralis

Lig. intraarticulare

Paarige Artt. synoviales

Artt. costovertebrales, Ansicht von lateral
Costovertebral joints (lateral view)

Lig. capitis costae radiatum

Lig. costotransversum laterale

Lig. costotransversum

Synovialhöhle

Artt. costovertebrales, Ansicht von kranial
Costovertebral joints (superior view)

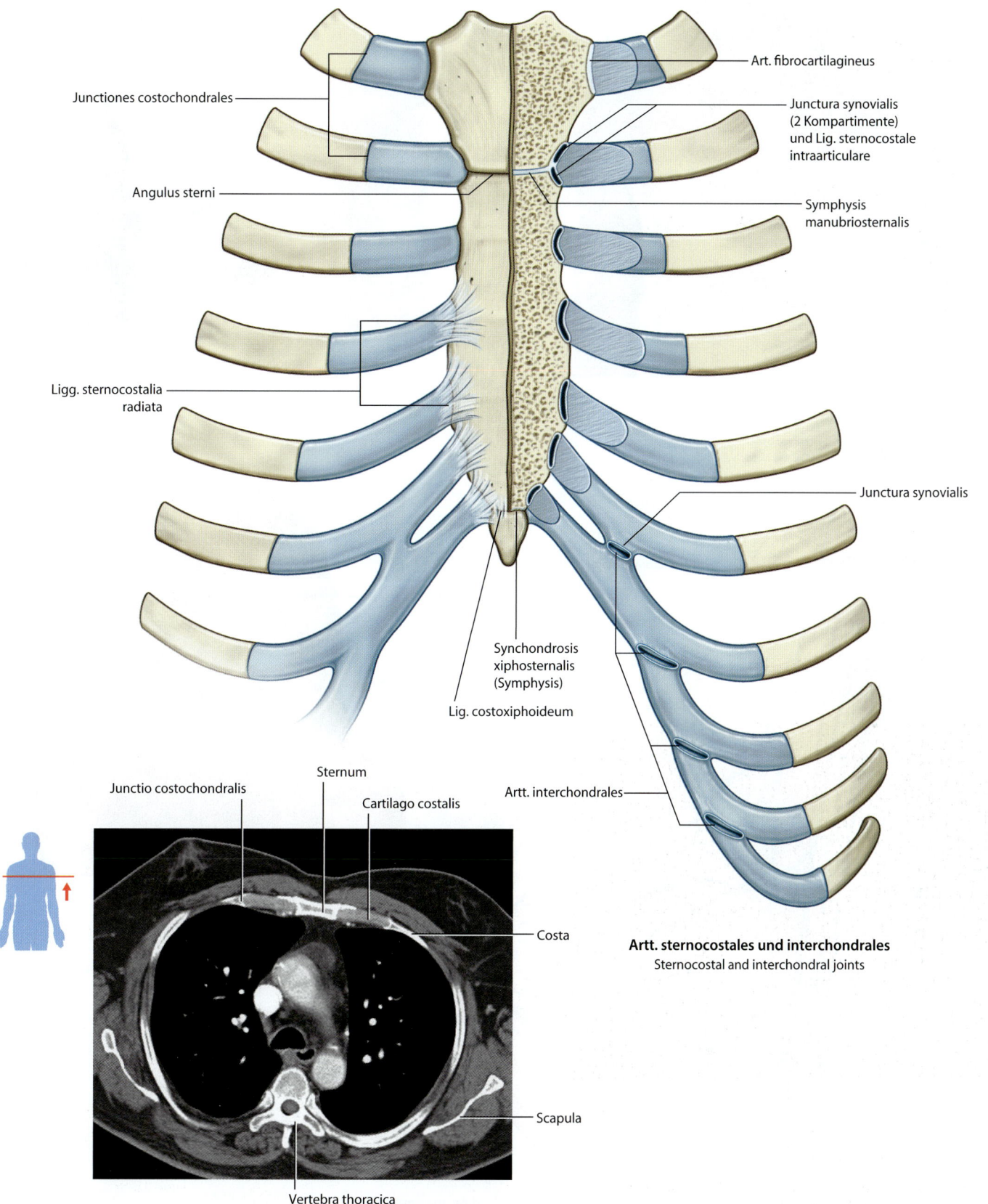

Art. fibrocartilagineus

Junctiones costochondrales

Junctura synovialis
(2 Kompartimente)
und Lig. sternocostale
intraarticulare

Angulus sterni

Symphysis
manubriosternalis

Ligg. sternocostalia
radiata

Junctura synovialis

Synchondrosis
xiphosternalis
(Symphysis)

Lig. costoxiphoideum

Artt. interchondrales

Artt. sternocostales und interchondrales
Sternocostal and interchondral joints

Junctio costochondralis

Sternum

Cartilago costalis

Costa

Scapula

Vertebra thoracica

Gelenkige Verbindung des Rippenknorpels, Cartilago costalis,
mit dem Brustbein, Sternum, Kontrastmittel-CT in Axialebene
Articulation of costal cartilage with sternum. CT image, with contrast,
in axial plane

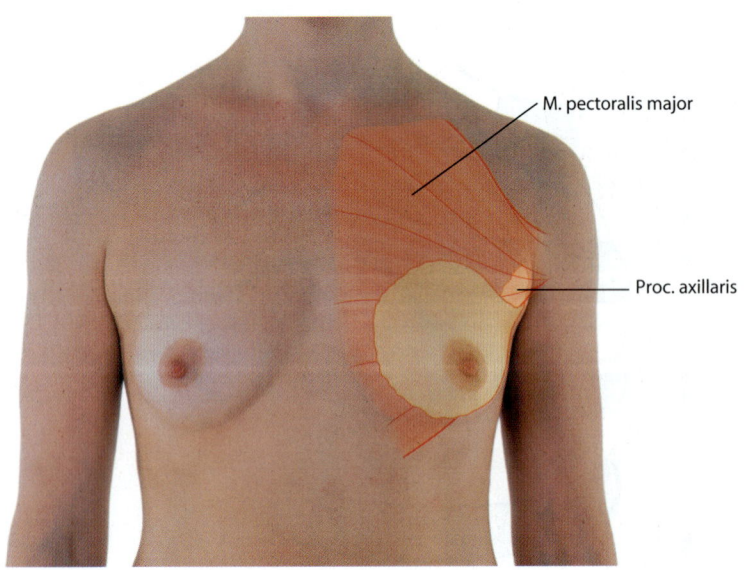

M. pectoralis major

Proc. axillaris

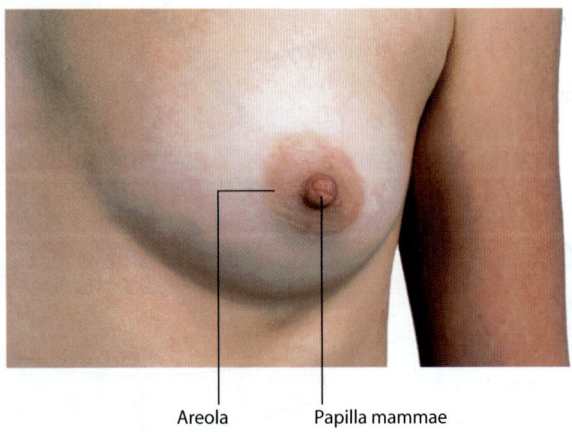

Areola
mammae

Papilla mammae

Ansicht von ventral
Anterior view

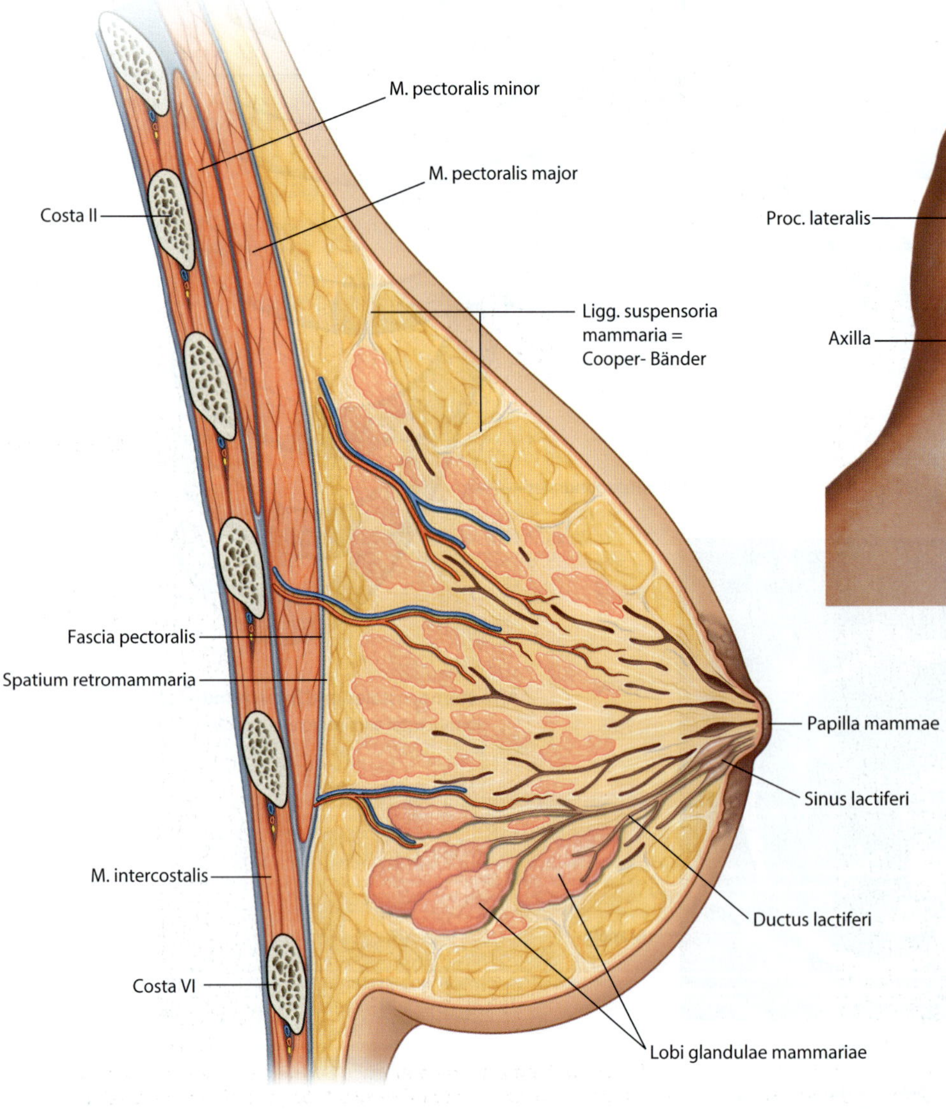

M. pectoralis minor

M. pectoralis major

Costa II

Ligg. suspensoria
mammaria =
Cooper- Bänder

Fascia pectoralis

Spatium retromammaria

M. intercostalis

Costa VI

Proc. lateralis

Axilla

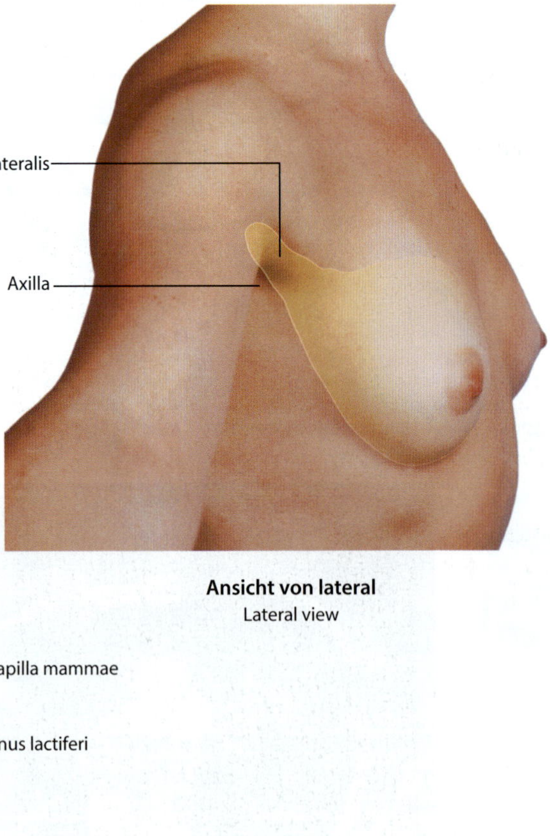

Ansicht von lateral
Lateral view

Papilla mammae

Sinus lactiferi

Ductus lactiferi

Lobi glandulae mammariae

Sagittalschnitt
Sagittal section

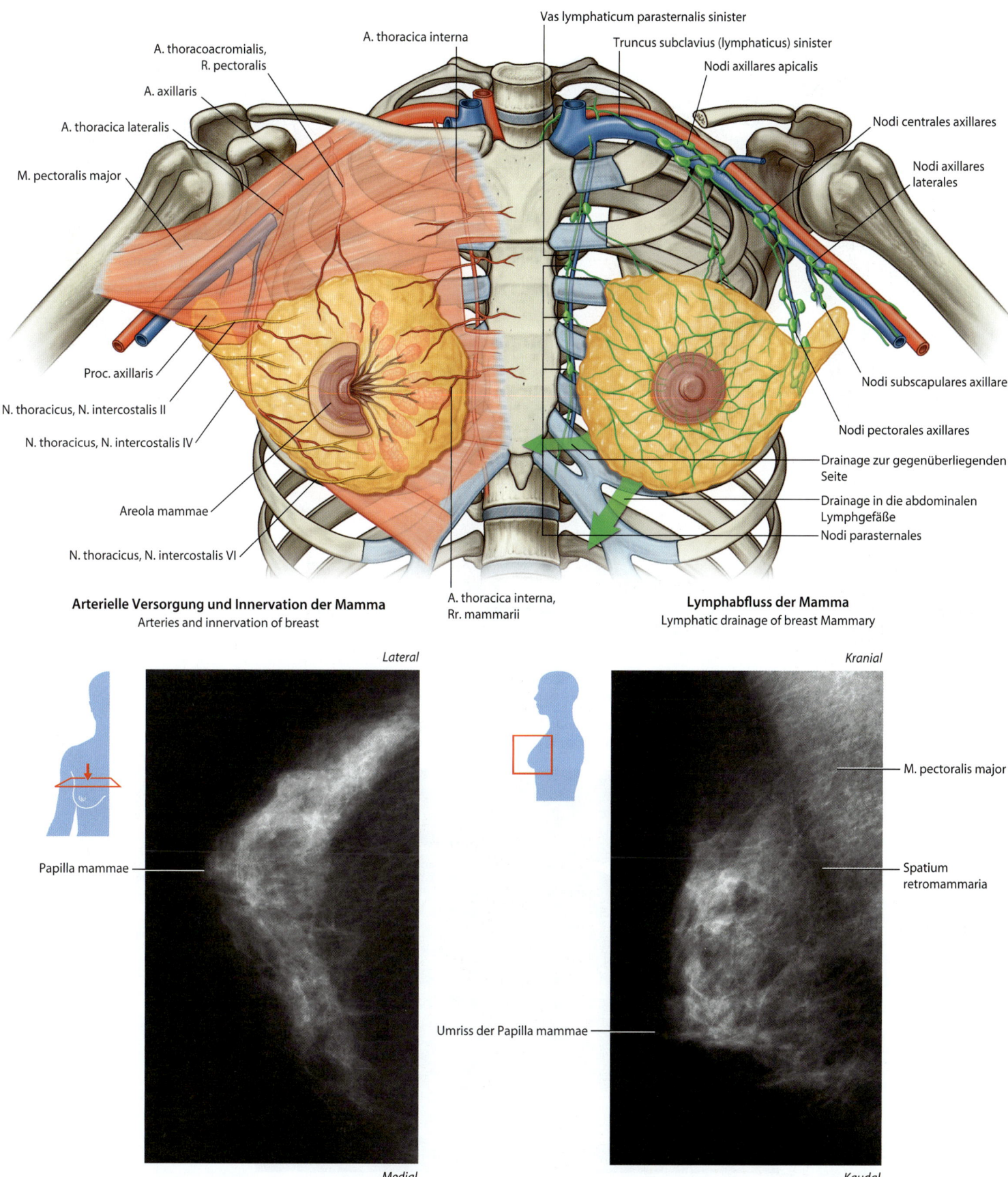

A. thoracoacromialis, R. pectoralis

A. axillaris

A. thoracica lateralis

M. pectoralis major

A. thoracica interna

Vas lymphaticum parasternalis sinister

Truncus subclavius (lymphaticus) sinister

Nodi axillares apicalis

Nodi centrales axillares

Nodi axillares laterales

Proc. axillaris

N. thoracicus, N. intercostalis II

N. thoracicus, N. intercostalis IV

Areola mammae

N. thoracicus, N. intercostalis VI

A. thoracica interna, Rr. mammarii

Nodi subscapulares axillares

Nodi pectorales axillares

Drainage zur gegenüberliegenden Seite

Drainage in die abdominalen Lymphgefäße

Nodi parasternales

Arterielle Versorgung und Innervation der Mamma
Arteries and innervation of breast

Lymphabfluss der Mamma
Lymphatic drainage of breast Mammary

Lateral

Papilla mammae

Medial

Kranial

M. pectoralis major

Spatium retromammaria

Umriss der Papilla mammae

Kaudal

Normalbefund einer rechten Mamma mit heterogenem dichtem Erscheinungsbild, Mammographie im kraniokaudalen Strahlengang
Mammography. Craniocaudal (cc) view of a normal right breast showing a heterogeneously dense appearance

Normalbefund einer rechten Mamma mit heterogenem dichtem Erscheinungsbild, Mammographie im schräg mediolateralen Strahlengang
Mammography. Mediolateral oblique (mlo) view of a normal right breast showing a heterogeneously dense appearance

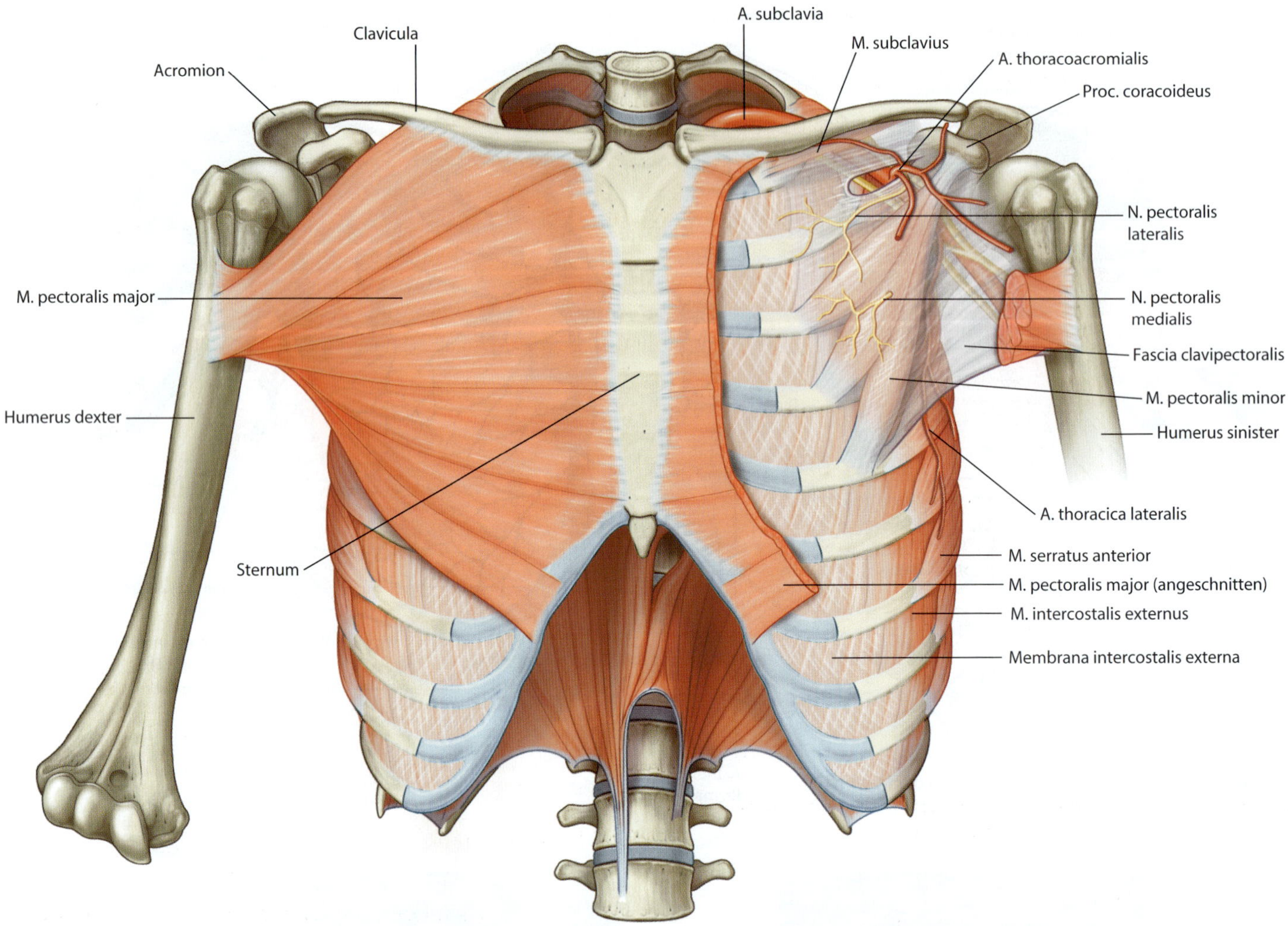

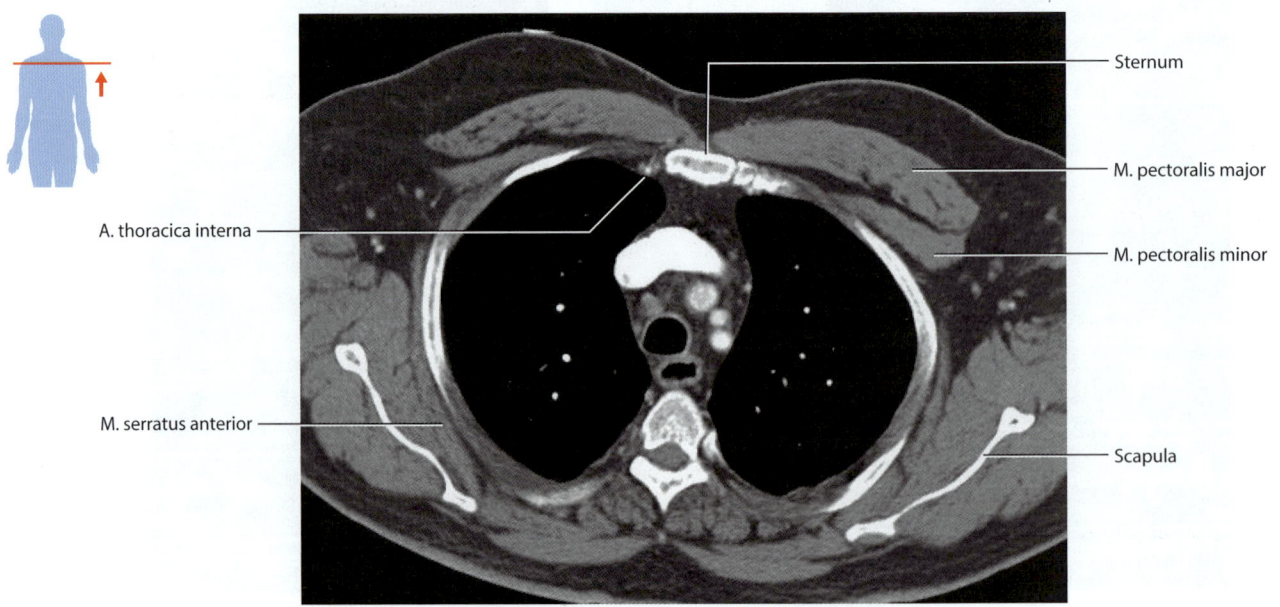

Acromion

Clavicula

A. subclavia

M. subclavius

A. thoracoacromialis

Proc. coracoideus

N. pectoralis lateralis

M. pectoralis major

N. pectoralis medialis

Fascia clavipectoralis

M. pectoralis minor

Humerus sinister

Humerus dexter

A. thoracica lateralis

M. serratus anterior

Sternum

M. pectoralis major (angeschnitten)

M. intercostalis externus

Membrana intercostalis externa

M. pectoralis major und zugehörige tiefer gelegene Strukturen
Pectoralis major muscle and related deep structures

Sternum

M. pectoralis major

A. thoracica interna

M. pectoralis minor

M. serratus anterior

Scapula

Mm. pectoralis major und minor der ventralen Rumpfwand, Kontrastmittel-CT in Axialebene
Pectoralis major and minor muscles on anterior thoracic wall.
CT image, with contrast, in axial plane

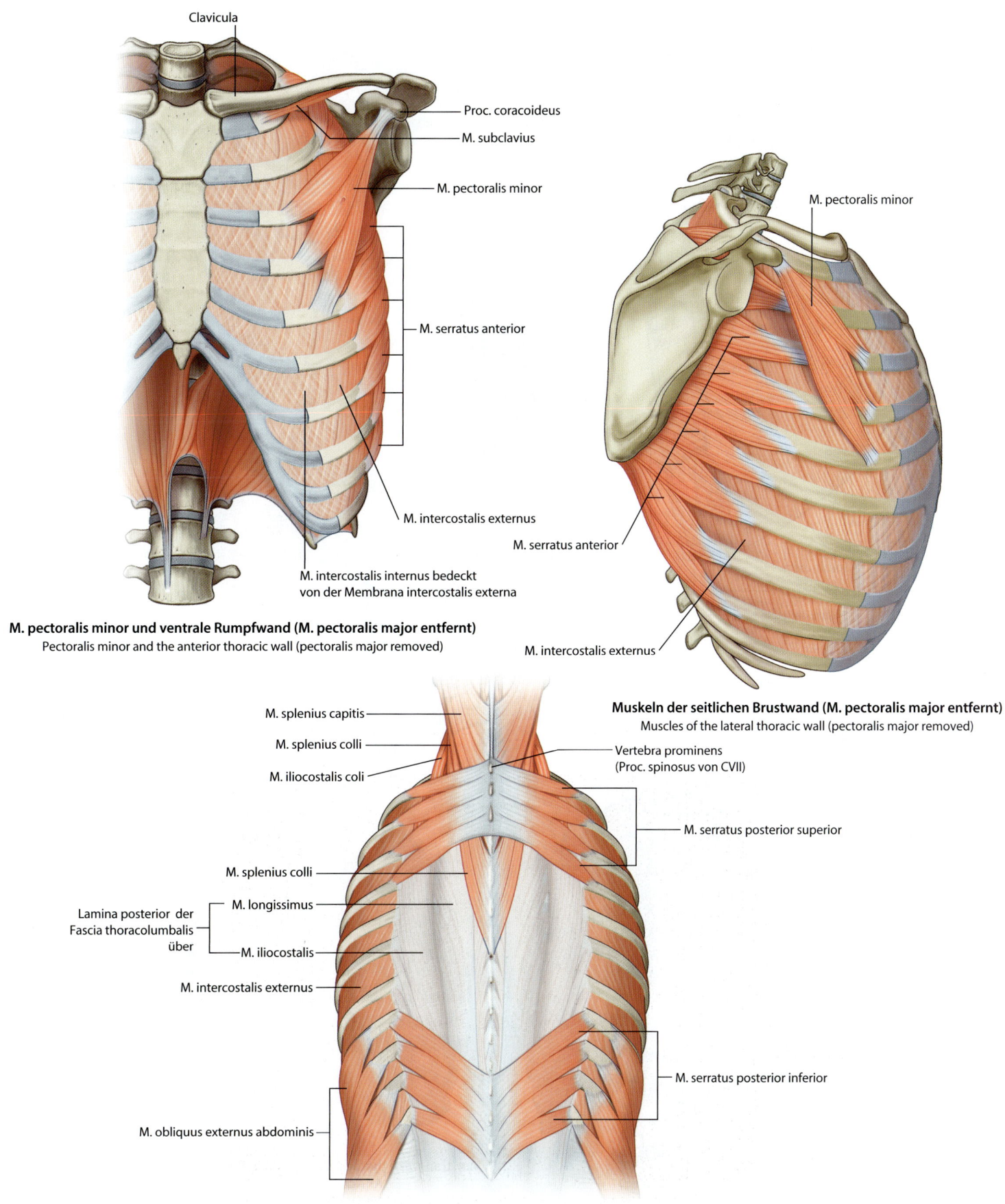

Clavicula

Proc. coracoideus

M. subclavius

M. pectoralis minor

M. serratus anterior

M. intercostalis externus

M. intercostalis internus bedeckt
von der Membrana intercostalis externa

M. pectoralis minor und ventrale Rumpfwand (M. pectoralis major entfernt)
Pectoralis minor and the anterior thoracic wall (pectoralis major removed)

M. pectoralis minor

M. serratus anterior

M. intercostalis externus

Muskeln der seitlichen Brustwand (M. pectoralis major entfernt)
Muscles of the lateral thoracic wall (pectoralis major removed)

M. splenius capitis

M. splenius colli

M. iliocostalis coli

Vertebra prominens
(Proc. spinosus von CVII)

M. serratus posterior superior

M. splenius colli

M. longissimus

Lamina posterior der
Fascia thoracolumbalis
über

M. iliocostalis

M. intercostalis externus

M. serratus posterior inferior

M. obliquus externus abdominis

Muskeln der dorsalen Rumpfwand
Muscles of the posterior thoracic wall

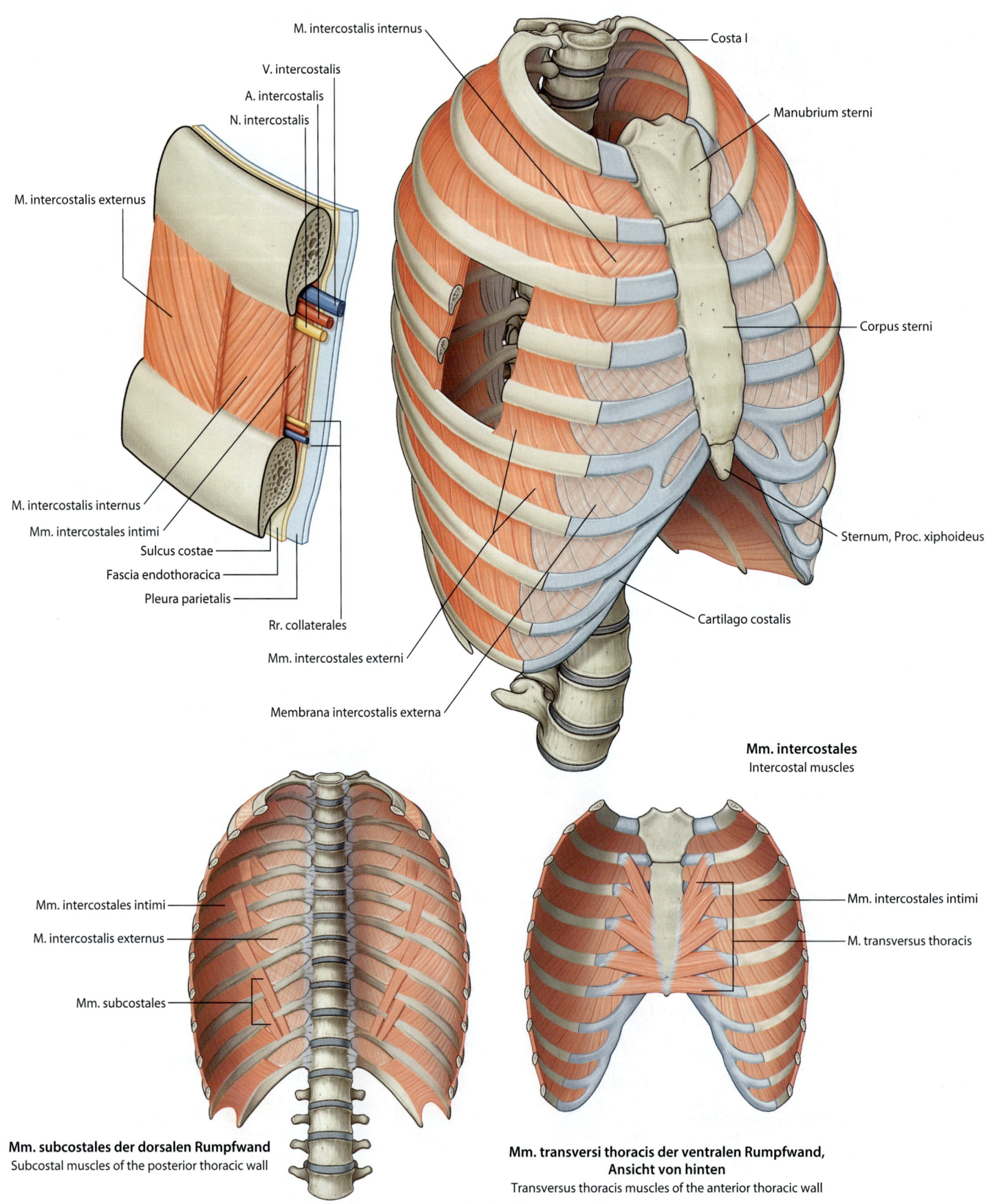

M. intercostalis internus

V. intercostalis

A. intercostalis

N. intercostalis

Costa I

Manubrium sterni

M. intercostalis externus

Corpus sterni

M. intercostalis internus

Mm. intercostales intimi

Sulcus costae

Fascia endothoracica

Pleura parietalis

Sternum, Proc. xiphoideus

Rr. collaterales

Cartilago costalis

Mm. intercostales externi

Membrana intercostalis externa

Mm. intercostales
Intercostal muscles

Mm. intercostales intimi

M. intercostalis externus

Mm. subcostales

Mm. intercostales intimi

M. transversus thoracis

Mm. subcostales der dorsalen Rumpfwand
Subcostal muscles of the posterior thoracic wall

**Mm. transversi thoracis der ventralen Rumpfwand,
Ansicht von hinten**
Transversus thoracis muscles of the anterior thoracic wall

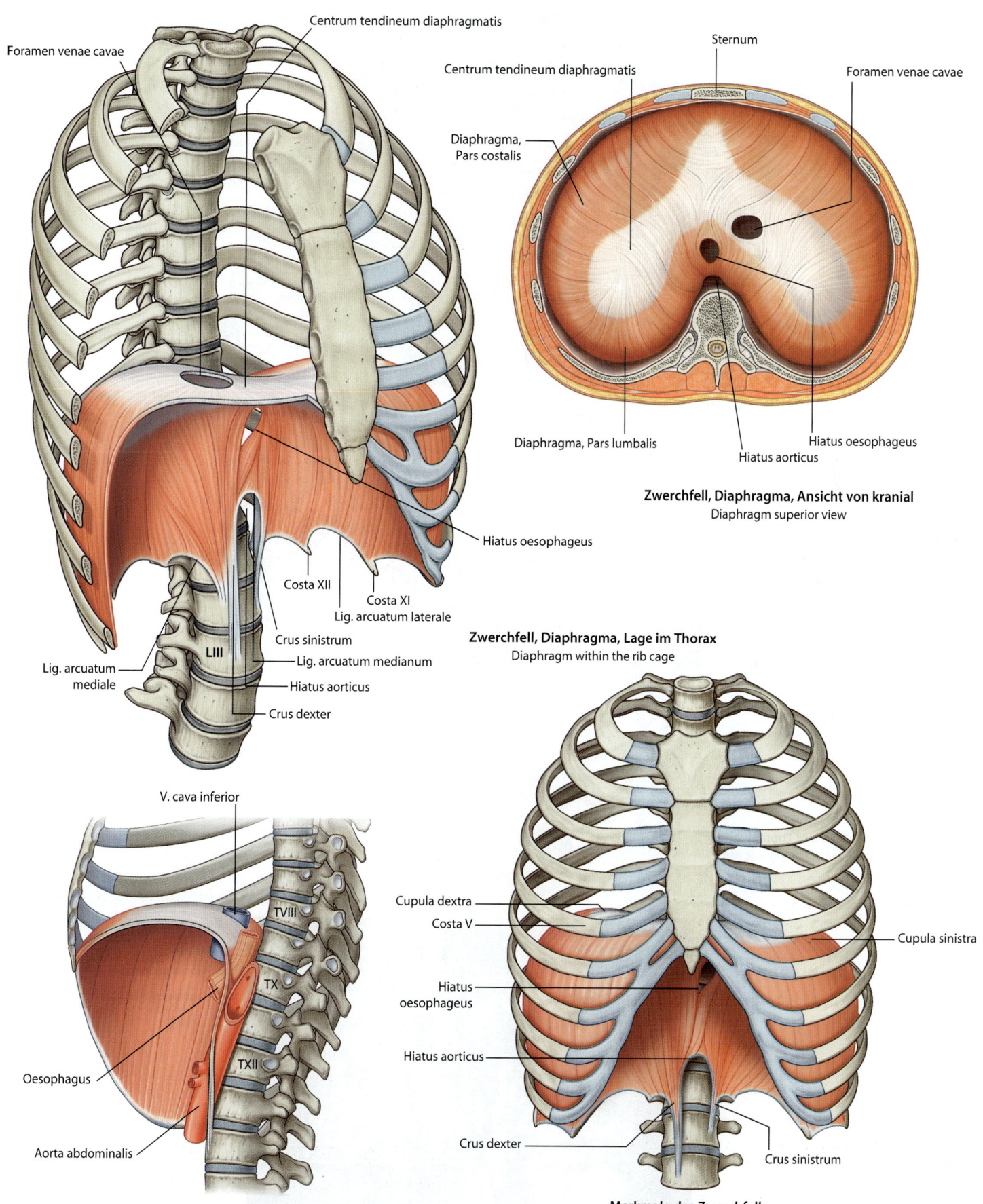

Foramen venae cavae

Centrum tendineum diaphragmatis

Hiatus oesophageus

Costa XII

Costa XI
Lig. arcuatum laterale

Crus sinistrum

LIII

Lig. arcuatum medianum

Hiatus aorticus

Crus dexter

Lig. arcuatum mediale

Wichtige Strukturen, die durch das Zwerchfell hindurch verlaufen
Major structures that pass through the diaphragm

V. cava inferior

TVIII

TX

TXII

Oesophagus

Aorta abdominalis

Centrum tendineum diaphragmatis

Sternum

Foramen venae cavae

Diaphragma,
Pars costalis

Diaphragma, Pars lumbalis

Hiatus aorticus

Hiatus oesophageus

Zwerchfell, Diaphragma, Ansicht von kranial
Diaphragm superior view

Zwerchfell, Diaphragma, Lage im Thorax
Diaphragm within the rib cage

Cupula dextra

Costa V

Hiatus
oesophageus

Hiatus aorticus

Crus dexter

Cupula sinistra

Crus sinistrum

Merkmale des Zwerchfells
Features of diaphragm

67

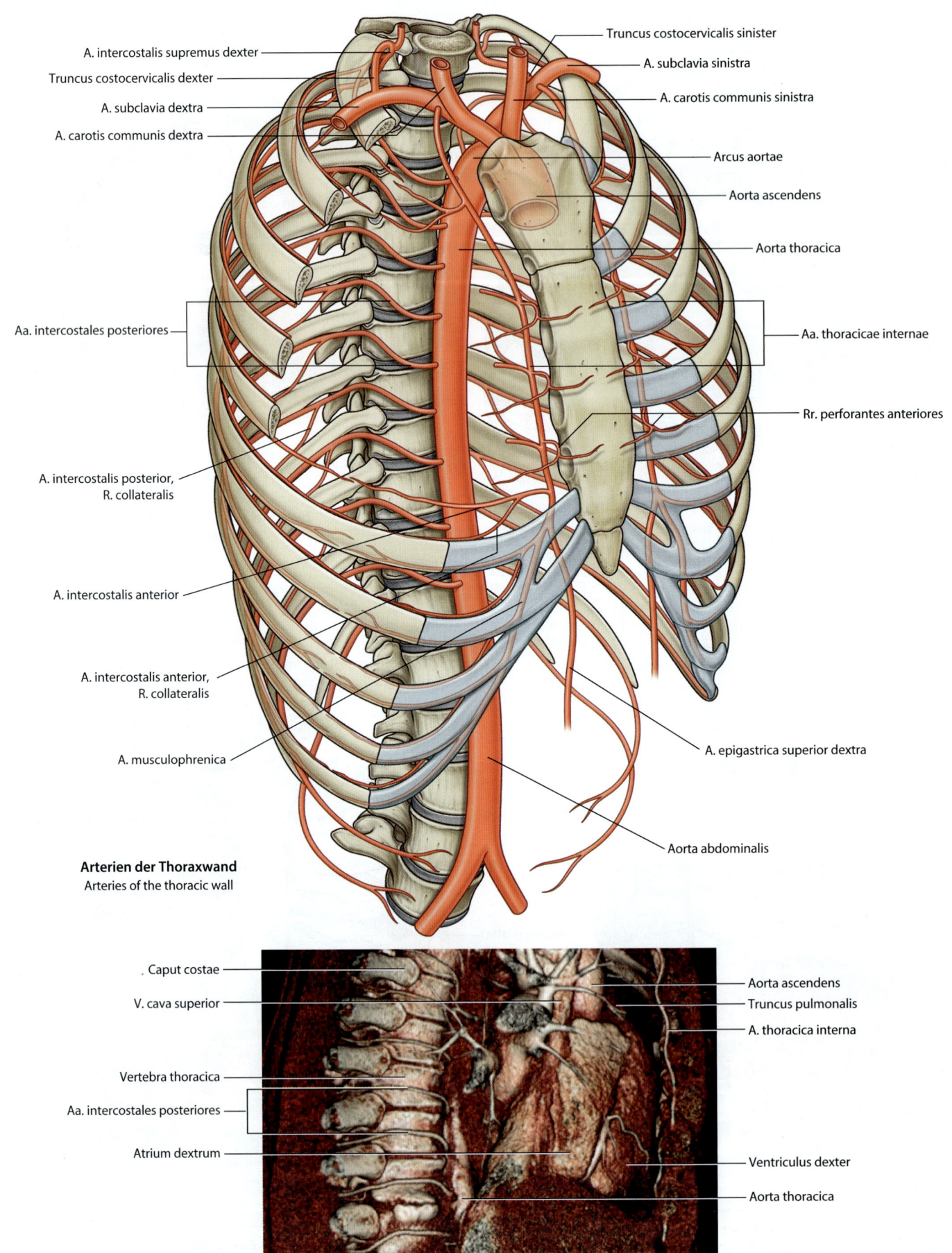

A. intercostalis supremus dexter

Truncus costocervicalis dexter

A. subclavia dextra

A. carotis communis dextra

Truncus costocervicalis sinister

A. subclavia sinistra

A. carotis communis sinistra

Arcus aortae

Aorta ascendens

Aorta thoracica

Aa. intercostales posteriores

Aa. thoracicae internae

Rr. perforantes anteriores

A. intercostalis posterior, R. collateralis

A. intercostalis anterior

A. intercostalis anterior, R. collateralis

A. musculophrenica

A. epigastrica superior dextra

Aorta abdominalis

Arterien der Thoraxwand
Arteries of the thoracic wall

Caput costae

V. cava superior

Vertebra thoracica

Aa. intercostales posteriores

Atrium dextrum

Aorta ascendens

Truncus pulmonalis

A. thoracica interna

Ventriculus dexter

Aorta thoracica

**Arterien der Thoraxwand, Volumenrekonstruktion (VRT)
Mehrschicht-CT, Ansicht von rechts lateral**
Arteries of the thoracic wall. Volume-rendered right lateral view of structures in the thorax using multidetector computed tomography

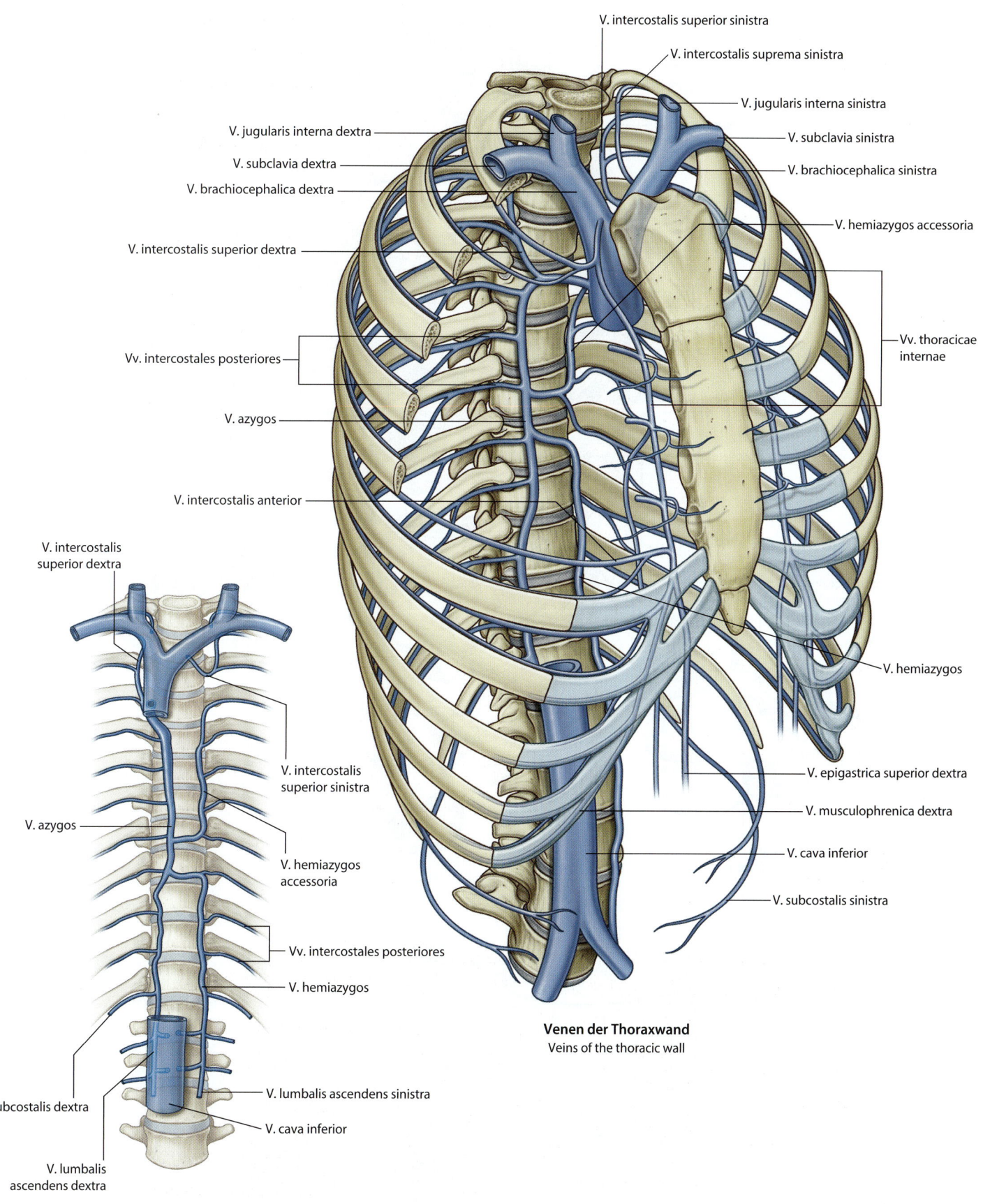

V. intercostalis superior sinistra

V. intercostalis suprema sinistra

V. jugularis interna sinistra

V. subclavia sinistra

V. brachiocephalica sinistra

V. hemiazygos accessoria

Vv. thoracicae internae

V. hemiazygos

V. epigastrica superior dextra

V. musculophrenica dextra

V. cava inferior

V. subcostalis sinistra

V. jugularis interna dextra

V. subclavia dextra

V. brachiocephalica dextra

V. intercostalis superior dextra

Vv. intercostales posteriores

V. azygos

V. intercostalis anterior

Venen der Thoraxwand
Veins of the thoracic wall

V. intercostalis superior dextra

V. azygos

V. subcostalis dextra

V. lumbalis ascendens dextra

V. intercostalis superior sinistra

V. hemiazygos accessoria

Vv. intercostales posteriores

V. hemiazygos

V. lumbalis ascendens sinistra

V. cava inferior

V. azygos und hemiazygos
Azygos system of veins

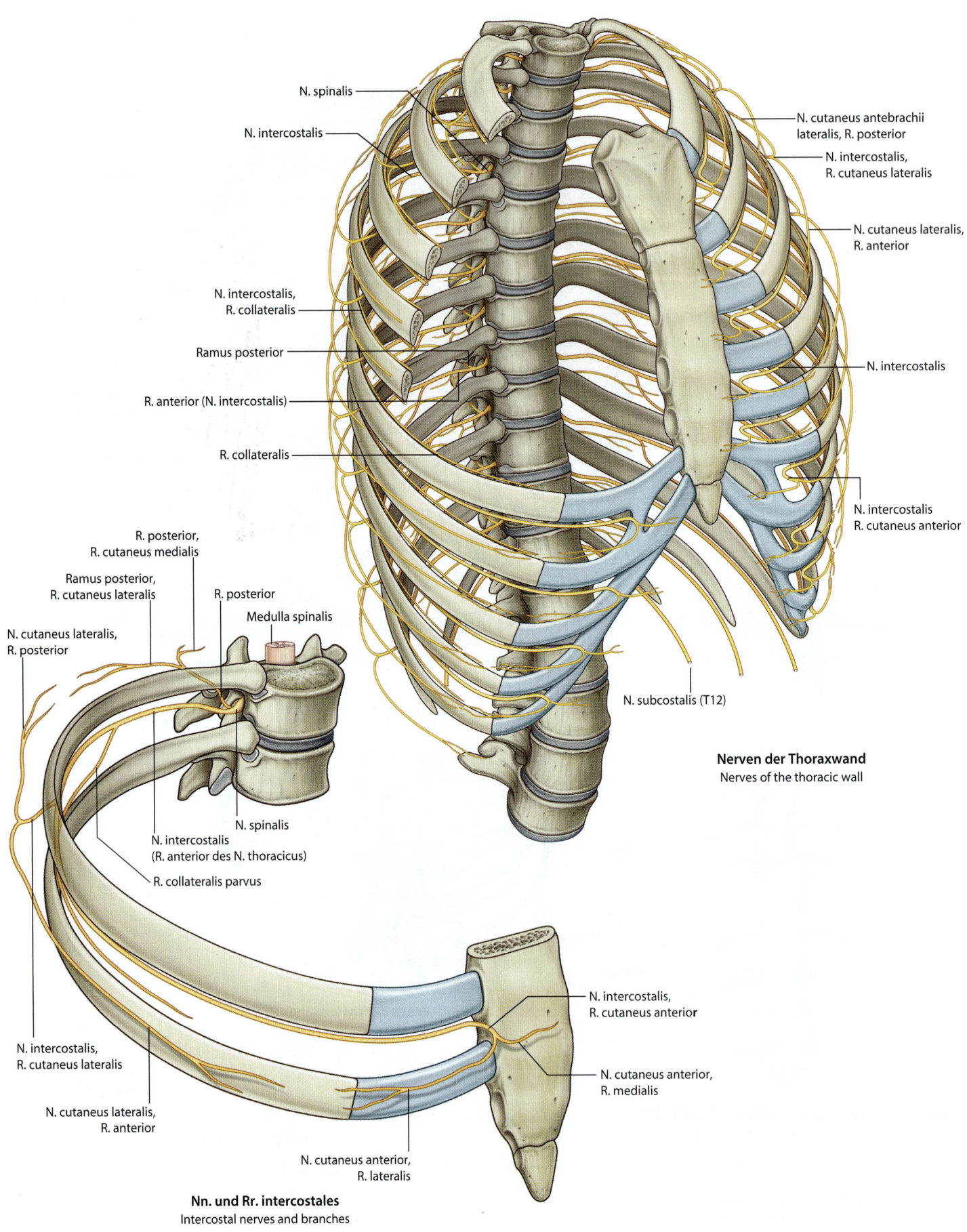

N. spinalis

N. intercostalis

N. cutaneus antebrachii lateralis, R. posterior

N. intercostalis, R. cutaneus lateralis

N. cutaneus lateralis, R. anterior

N. intercostalis, R. collateralis

Ramus posterior

R. anterior (N. intercostalis)

R. collateralis

N. intercostalis

N. intercostalis R. cutaneus anterior

R. posterior, R. cutaneus medialis

Ramus posterior, R. cutaneus lateralis

R. posterior

N. cutaneus lateralis, R. posterior

Medulla spinalis

N. subcostalis (T12)

Nerven der Thoraxwand
Nerves of the thoracic wall

N. spinalis

N. intercostalis
(R. anterior des N. thoracicus)

R. collateralis parvus

N. intercostalis, R. cutaneus anterior

N. cutaneus anterior, R. medialis

N. intercostalis, R. cutaneus lateralis

N. cutaneus lateralis, R. anterior

N. cutaneus anterior, R. lateralis

Nn. und Rr. intercostales
Intercostal nerves and branches

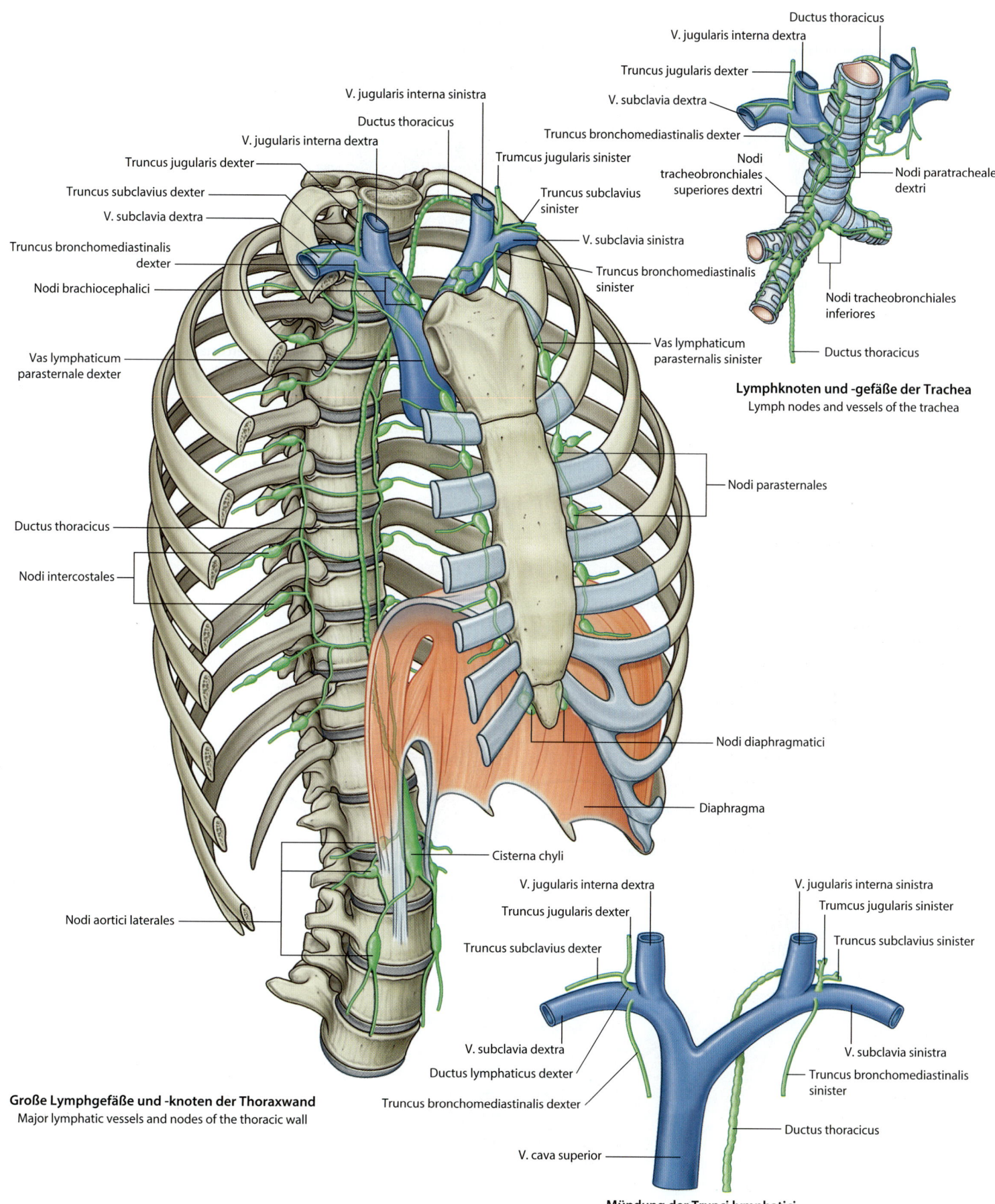

V. jugularis interna sinistra
Ductus thoracicus
V. jugularis interna dextra
Truncus jugularis dexter
Truncus subclavius dexter
V. subclavia dextra
Truncus bronchomediastinalis dexter
Nodi brachiocephalici
Vas lymphaticum parasternale dexter
Ductus thoracicus
Nodi intercostales
Nodi aortici laterales

Trumcus jugularis sinister
Truncus subclavius sinister
V. subclavia sinistra
Truncus bronchomediastinalis sinister
Vas lymphaticum parasternalis sinister
Nodi parasternales
Nodi diaphragmatici
Diaphragma
Cisterna chyli

Ductus thoracicus
V. jugularis interna dextra
Truncus jugularis dexter
V. subclavia dextra
Truncus bronchomediastinalis dexter
Nodi tracheobronchiales superiores dextri
Nodi paratracheales dextri
Nodi tracheobronchiales inferiores
Ductus thoracicus

Lymphknoten und -gefäße der Trachea
Lymph nodes and vessels of the trachea

Große Lymphgefäße und -knoten der Thoraxwand
Major lymphatic vessels and nodes of the thoracic wall

V. jugularis interna dextra
Truncus jugularis dexter
Truncus subclavius dexter
V. subclavia dextra
Ductus lymphaticus dexter
Truncus bronchomediastinalis dexter

V. jugularis interna sinistra
Trumcus jugularis sinister
Truncus subclavius sinister
V. subclavia sinistra
Truncus bronchomediastinalis sinister
Ductus thoracicus

V. cava superior

Mündung der Trunci lymphatici
Termination of the lymphatic trunks

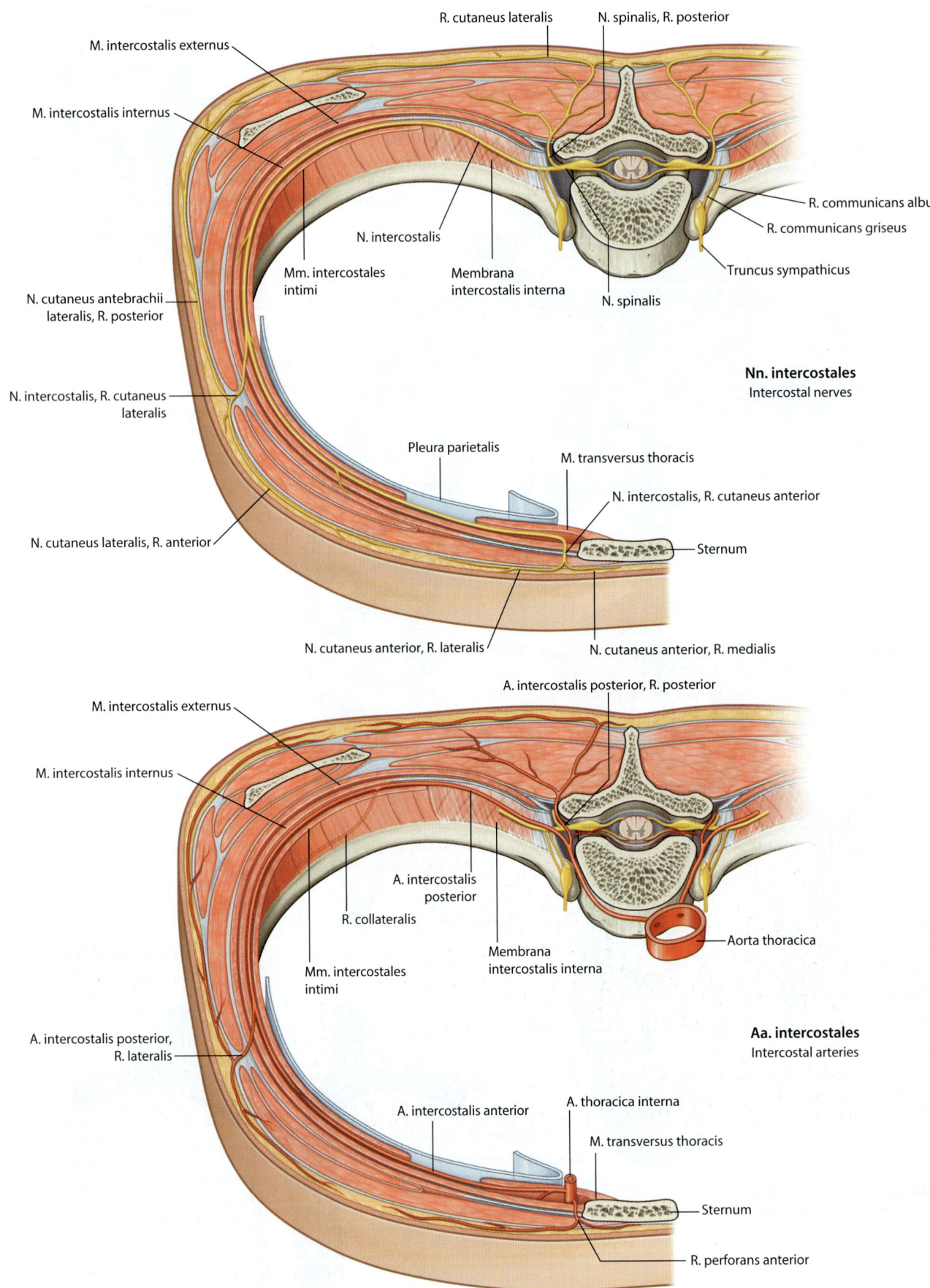

R. cutaneus lateralis

N. spinalis, R. posterior

M. intercostalis externus

M. intercostalis internus

R. communicans albus

R. communicans griseus

N. intercostalis

Truncus sympathicus

Mm. intercostales intimi

Membrana intercostalis interna

N. spinalis

N. cutaneus antebrachii lateralis, R. posterior

Nn. intercostales
Intercostal nerves

N. intercostalis, R. cutaneus lateralis

Pleura parietalis

M. transversus thoracis

N. intercostalis, R. cutaneus anterior

N. cutaneus lateralis, R. anterior

Sternum

N. cutaneus anterior, R. lateralis

N. cutaneus anterior, R. medialis

A. intercostalis posterior, R. posterior

M. intercostalis externus

M. intercostalis internus

A. intercostalis posterior

R. collateralis

Membrana intercostalis interna

Aorta thoracica

Mm. intercostales intimi

Aa. intercostales
Intercostal arteries

A. intercostalis posterior, R. lateralis

A. intercostalis anterior

A. thoracica interna

M. transversus thoracis

Sternum

R. perforans anterior

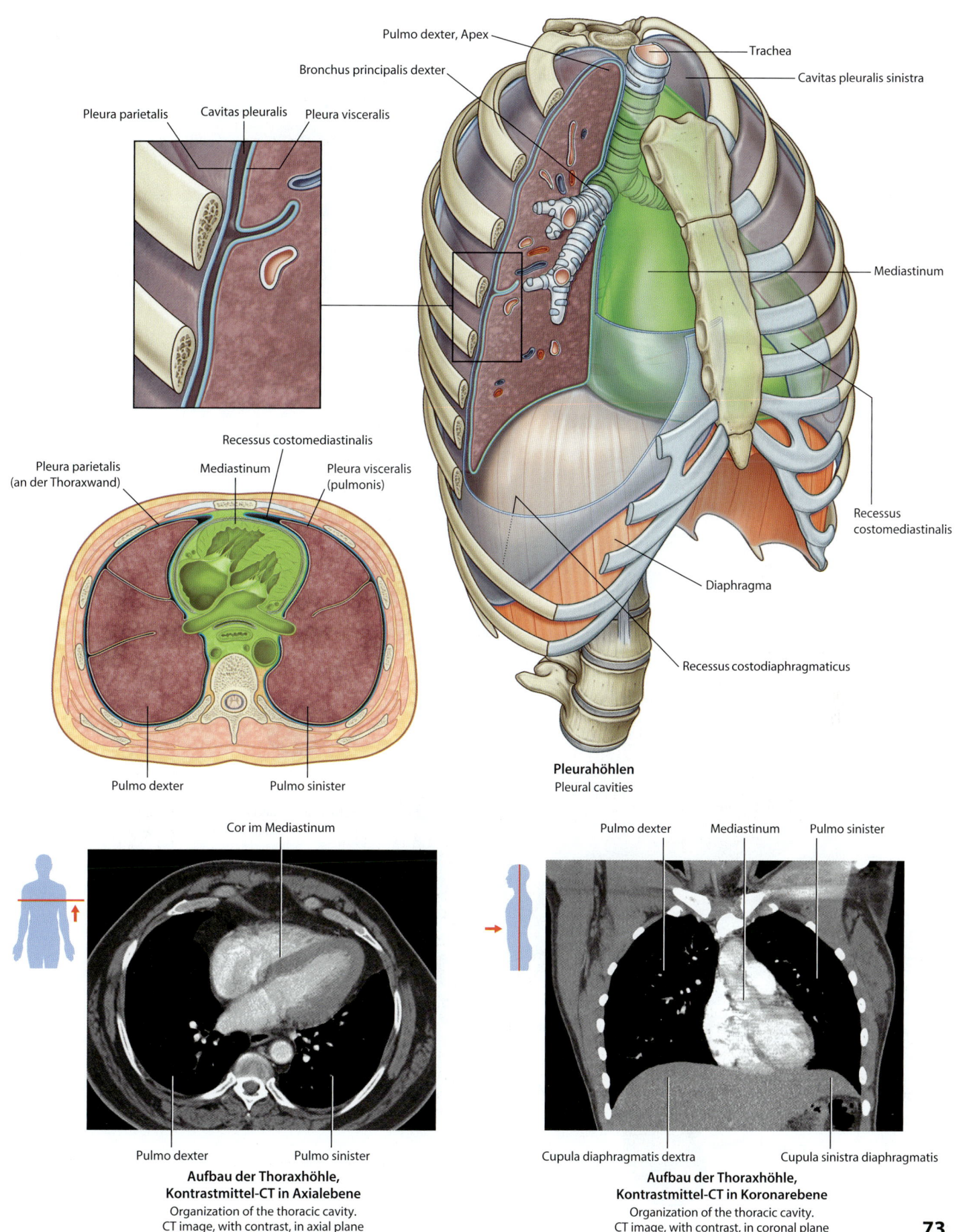

Pulmo dexter, Apex

Bronchus principalis dexter

Trachea

Cavitas pleuralis sinistra

Pleura parietalis

Cavitas pleuralis

Pleura visceralis

Mediastinum

Recessus costomediastinalis

Recessus costomediastinalis

Pleura parietalis (an der Thoraxwand)

Mediastinum

Pleura visceralis (pulmonis)

Diaphragma

Recessus costodiaphragmaticus

Pulmo dexter

Pulmo sinister

Pleurahöhlen
Pleural cavities

Cor im Mediastinum

Pulmo dexter

Mediastinum

Pulmo sinister

Pulmo dexter

Pulmo sinister

Cupula diaphragmatis dextra

Cupula sinistra diaphragmatis

Aufbau der Thoraxhöhle, Kontrastmittel-CT in Axialebene
Organization of the thoracic cavity. CT image, with contrast, in axial plane

Aufbau der Thoraxhöhle, Kontrastmittel-CT in Koronarebene
Organization of the thoracic cavity. CT image, with contrast, in coronal plane

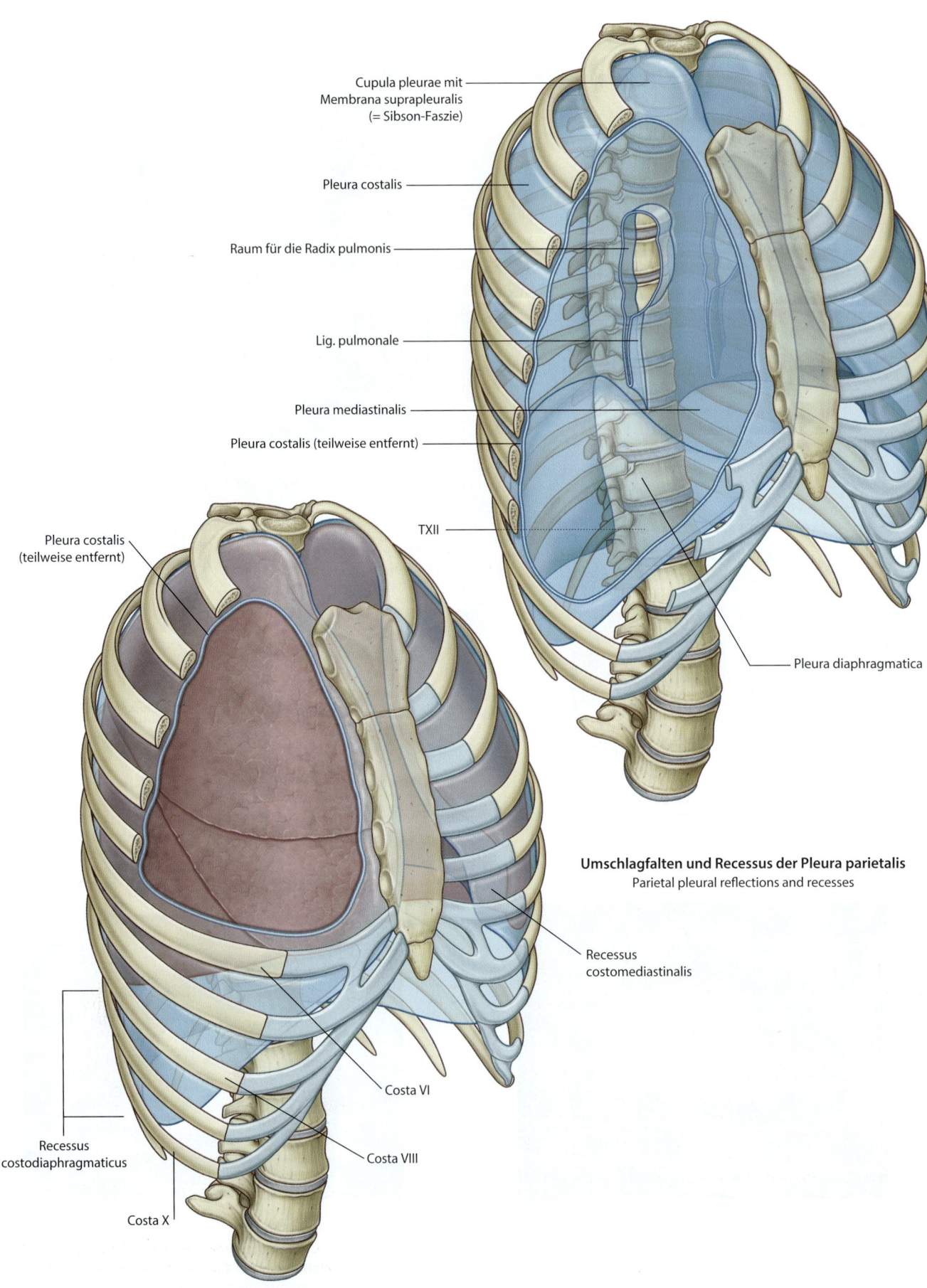

Cupula pleurae mit
Membrana suprapleuralis
(= Sibson-Faszie)

Pleura costalis

Raum für die Radix pulmonis

Lig. pulmonale

Pleura mediastinalis

Pleura costalis (teilweise entfernt)

TXII

Pleura diaphragmatica

Pleura costalis
(teilweise entfernt)

Umschlagfalten und Recessus der Pleura parietalis
Parietal pleural reflections and recesses

Recessus
costomediastinalis

Costa VI

Recessus
costodiaphragmaticus

Costa VIII

Costa X

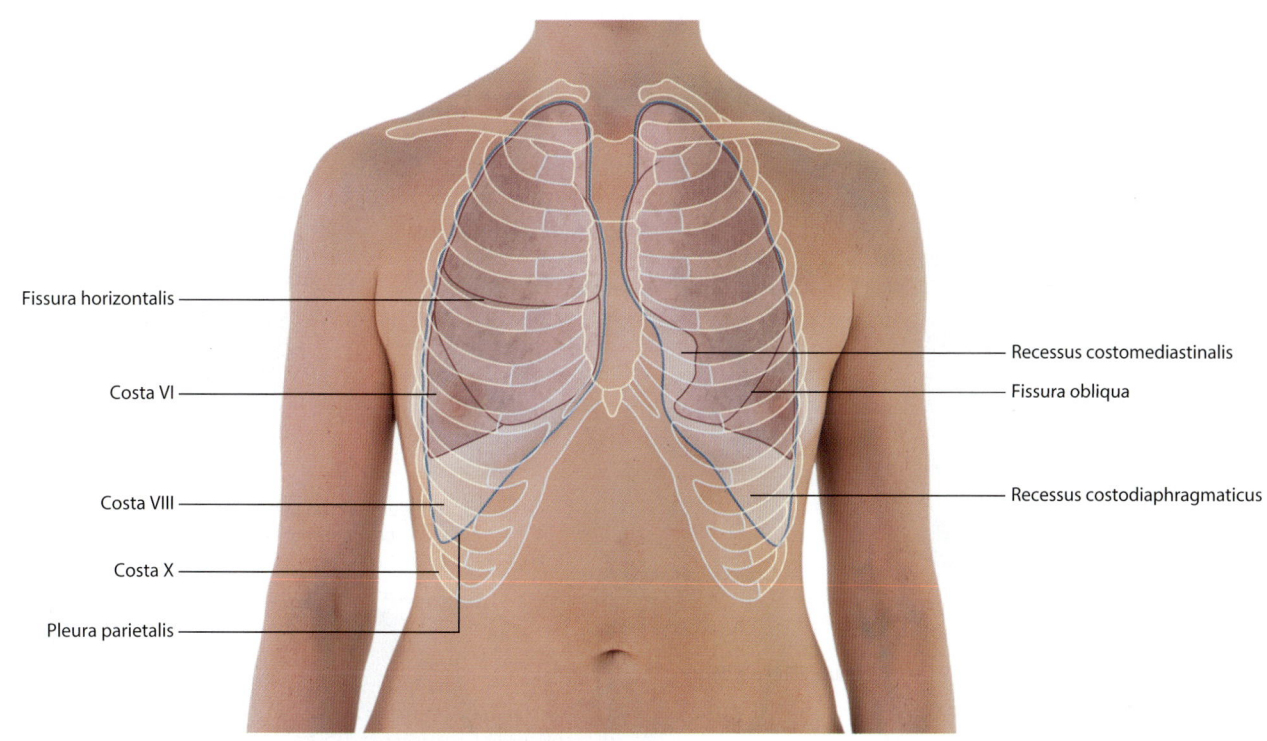

Fissura horizontalis

Costa VI

Costa VIII

Costa X

Pleura parietalis

Recessus costomediastinalis

Fissura obliqua

Recessus costodiaphragmaticus

Oberflächenprojektion von Pleura und Lunge, Ansicht von ventral
Surface projections of the pleura and lungs (anterior view)

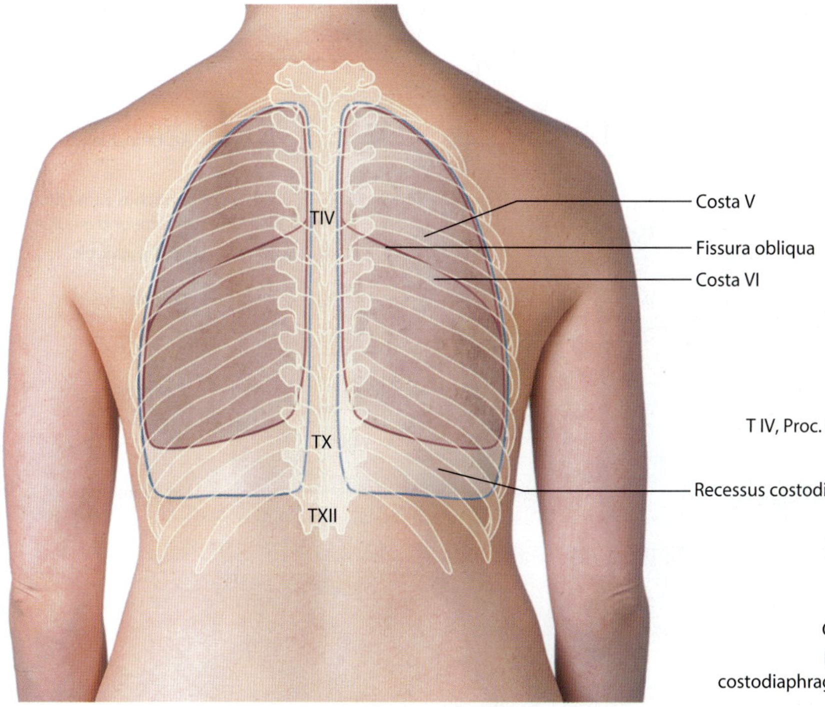

TIV

TX

TXII

Costa V

Fissura obliqua

Costa VI

Oberflächenprojektion von Pleura und Lunge, Ansicht von dorsal
Surface projections of the pleura and lungs (posterior view)

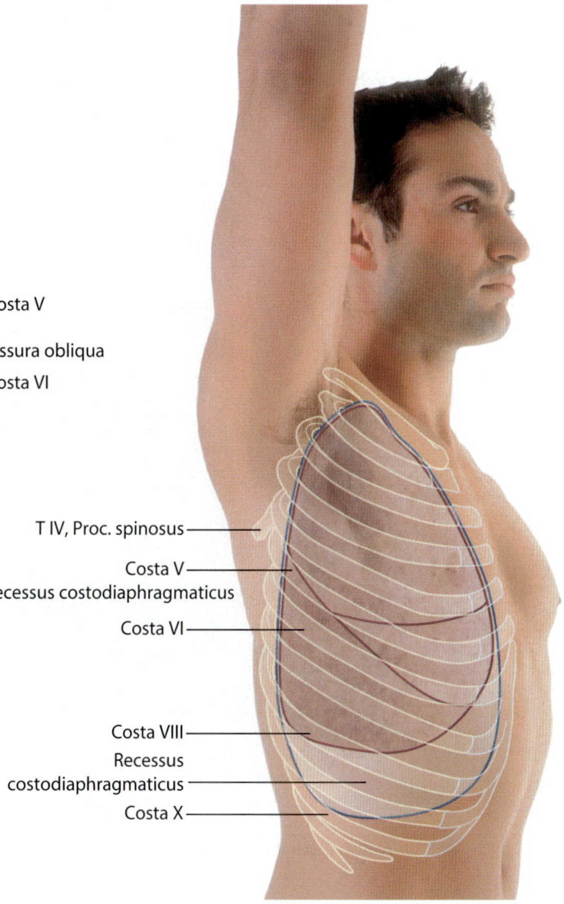

T IV, Proc. spinosus

Costa V

Recessus costodiaphragmaticus

Costa VI

Costa VIII

Recessus
costodiaphragmaticus

Costa X

Oberflächenprojektion von Pleura und rechter Lunge, Ansicht von lateral
Surface projections of the pleura and right lung (lateral view)

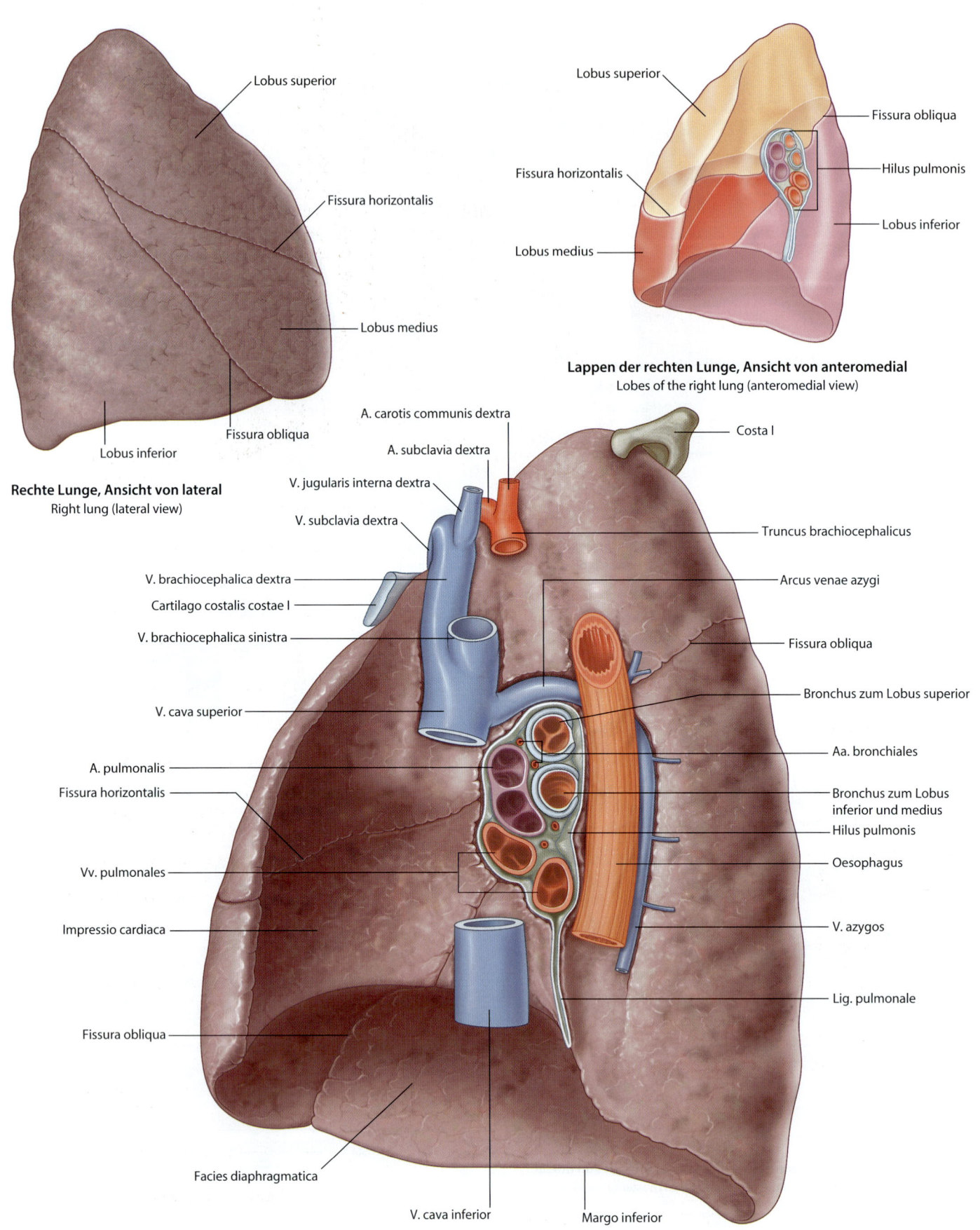

Lobus superior

Fissura horizontalis

Lobus medius

Lobus inferior

Fissura obliqua

Rechte Lunge, Ansicht von lateral
Right lung (lateral view)

Lobus superior

Fissura obliqua

Fissura horizontalis

Hilus pulmonis

Lobus medius

Lobus inferior

Lappen der rechten Lunge, Ansicht von anteromedial
Lobes of the right lung (anteromedial view)

A. carotis communis dextra

A. subclavia dextra

V. jugularis interna dextra

V. subclavia dextra

Costa I

Truncus brachiocephalicus

V. brachiocephalica dextra

Cartilago costalis costae I

V. brachiocephalica sinistra

Arcus venae azygi

Fissura obliqua

V. cava superior

Bronchus zum Lobus superior

A. pulmonalis

Aa. bronchiales

Fissura horizontalis

Bronchus zum Lobus inferior und medius

Hilus pulmonis

Vv. pulmonales

Oesophagus

Impressio cardiaca

V. azygos

Fissura obliqua

Lig. pulmonale

Facies diaphragmatica

V. cava inferior

Margo inferior

Rechte Lunge und angrenzende Strukturen, Ansicht von medial
Right lung and related structures (medial view)

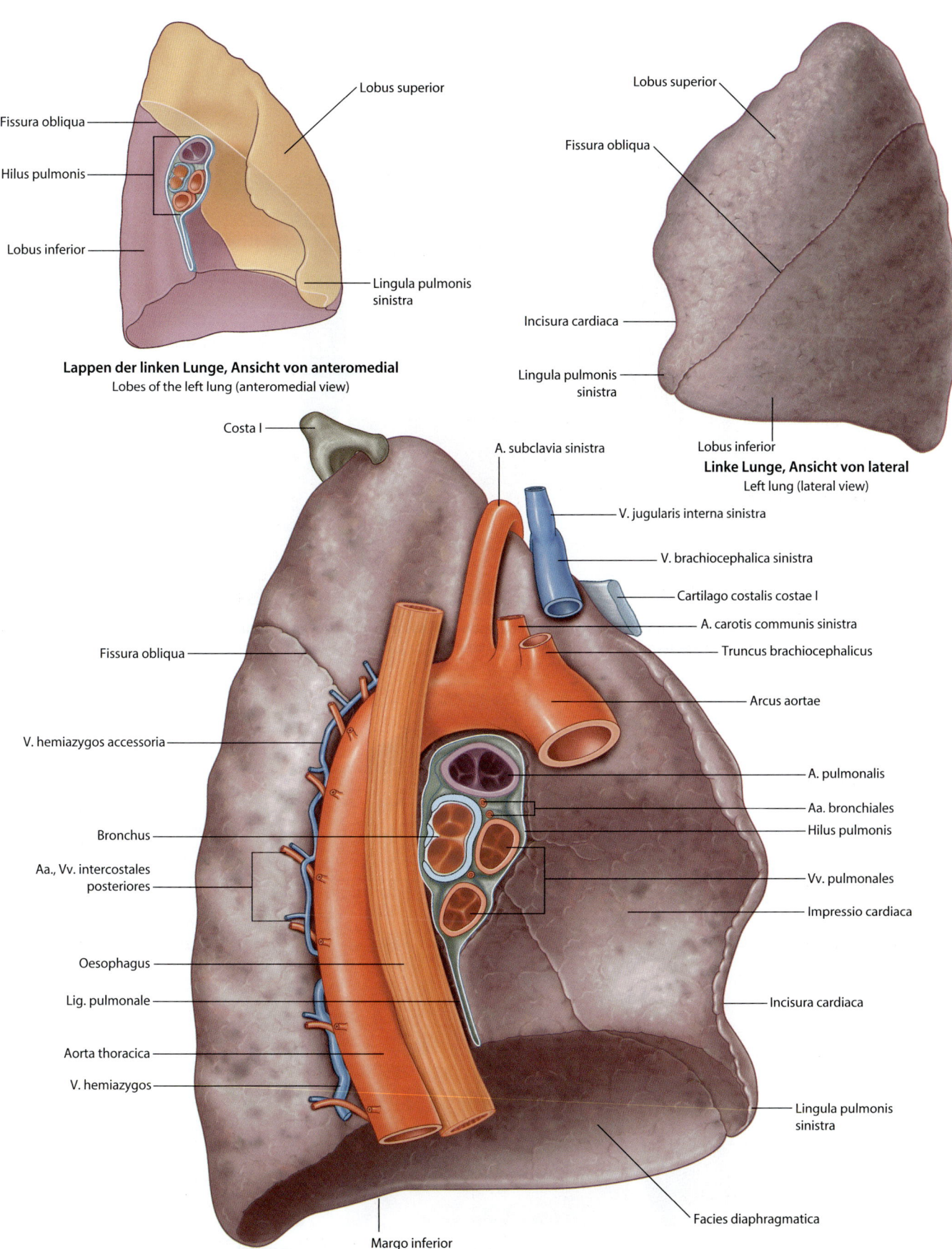

Fissura obliqua

Hilus pulmonis

Lobus inferior

Lobus superior

Lingula pulmonis sinistra

Lappen der linken Lunge, Ansicht von anteromedial
Lobes of the left lung (anteromedial view)

Lobus superior

Fissura obliqua

Incisura cardiaca

Lingula pulmonis sinistra

Lobus inferior

Linke Lunge, Ansicht von lateral
Left lung (lateral view)

Costa I

A. subclavia sinistra

V. jugularis interna sinistra

V. brachiocephalica sinistra

Cartilago costalis costae I

A. carotis communis sinistra

Truncus brachiocephalicus

Arcus aortae

A. pulmonalis

Aa. bronchiales

Hilus pulmonis

Vv. pulmonales

Impressio cardiaca

Incisura cardiaca

Lingula pulmonis sinistra

Facies diaphragmatica

Fissura obliqua

V. hemiazygos accessoria

Bronchus

Aa., Vv. intercostales posteriores

Oesophagus

Lig. pulmonale

Aorta thoracica

V. hemiazygos

Margo inferior

Linke Lunge und angrenzende Strukturen, Ansicht von medial
Left lung and related structures (medial view)

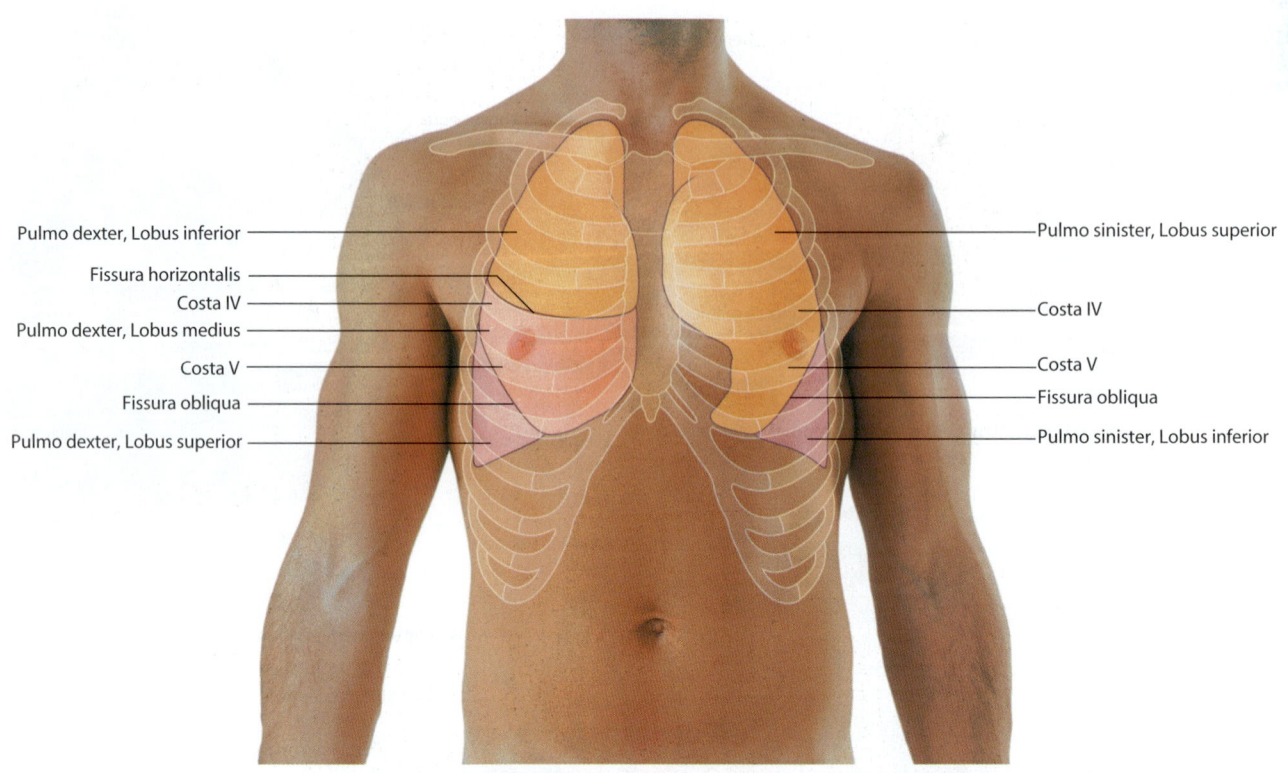

Pulmo dexter, Lobus inferior

Fissura horizontalis

Costa IV

Pulmo dexter, Lobus medius

Costa V

Fissura obliqua

Pulmo dexter, Lobus superior

Pulmo sinister, Lobus superior

Costa IV

Costa V

Fissura obliqua

Pulmo sinister, Lobus inferior

Oberflächenprojektion von Lungenlappen und -fissuren, Ansicht von ventral
Surface projections of the lobes and fissures of the lungs (anterior view)

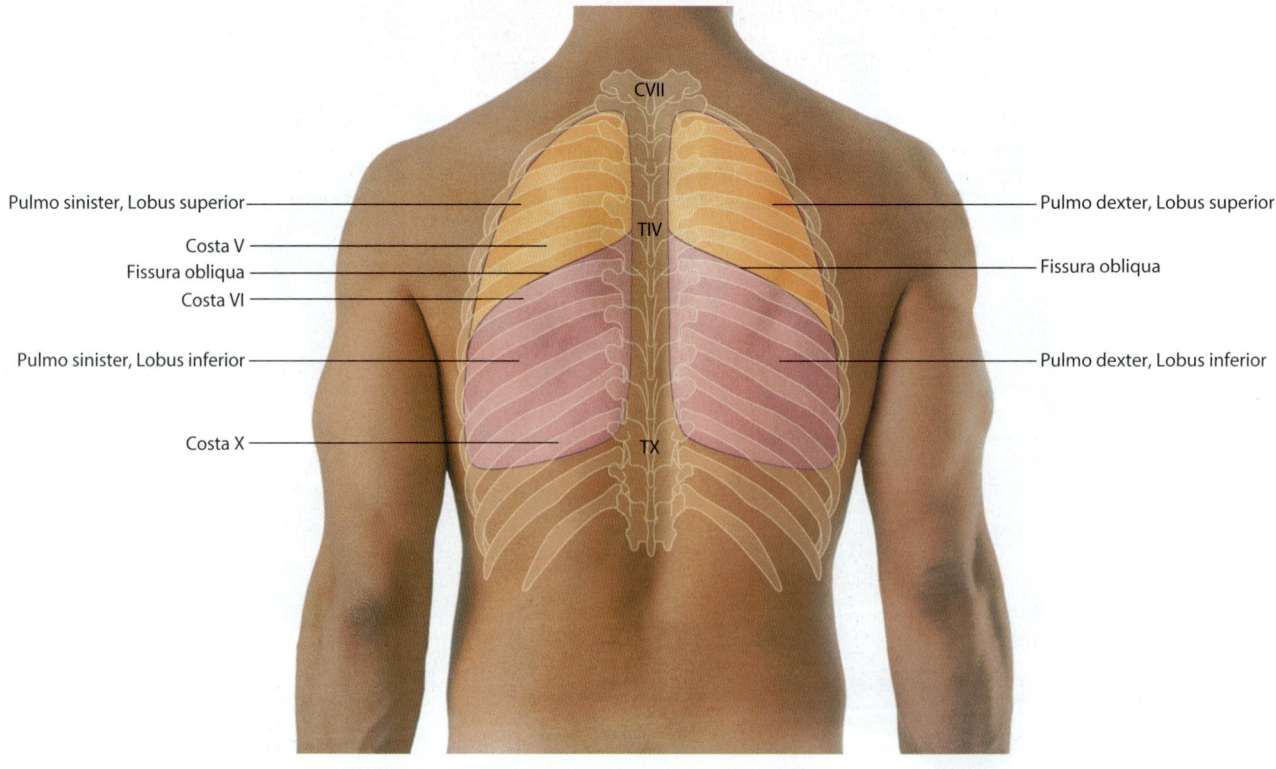

CVII

TIV

Pulmo sinister, Lobus superior

Costa V

Fissura obliqua

Costa VI

Pulmo sinister, Lobus inferior

Costa X

TX

Pulmo dexter, Lobus superior

Fissura obliqua

Pulmo dexter, Lobus inferior

Oberflächenprojektion von Lungenlappen und -fissuren, Ansicht von dorsal
Surface projections of the lobes and fissures of the lungs (posterior view)

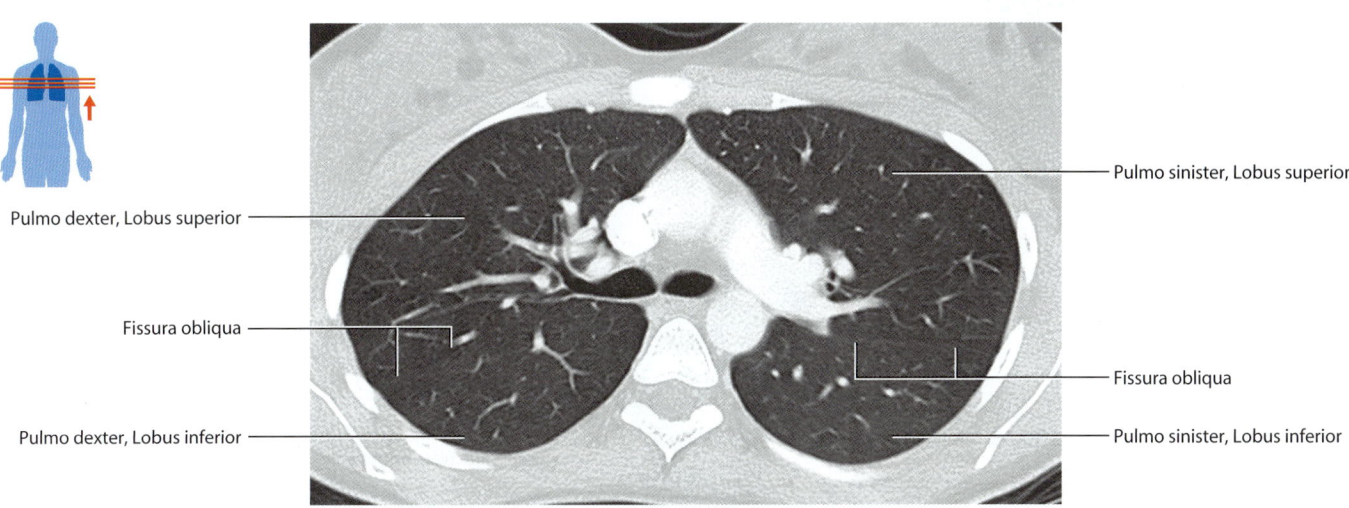

Pulmo dexter, Lobus superior

Fissura obliqua

Pulmo dexter, Lobus inferior

Pulmo sinister, Lobus superior

Fissura obliqua

Pulmo sinister, Lobus inferior

Rechte und linke Lunge mit Lobus superior und inferior. Die schrägen Fissuren sind sichtbar. Kontrastmittel-CT in Axialebene
Right lung and left lung demonstrating superior and inferior lobes. The oblique fissures are visible. CT image, with contrast, in axial plane

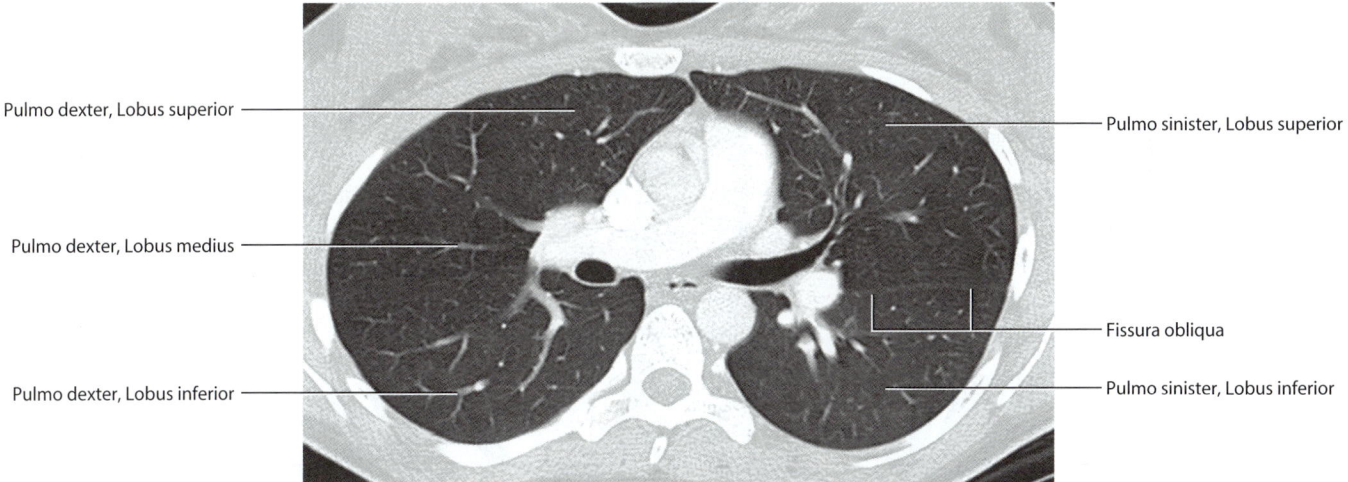

Pulmo dexter, Lobus superior

Pulmo dexter, Lobus medius

Pulmo dexter, Lobus inferior

Pulmo sinister, Lobus superior

Fissura obliqua

Pulmo sinister, Lobus inferior

Rechte Lunge mit Lobus superior, medius und inferior und linke Lunge mit Lobus superior und inferior. Die schrägen Fissuren der linken Lunge sind sichtbar. Kontrastmittel-CT in Axialebene
Right lung demonstrating superior, middle, and inferior lobes and the left lung demonstrating superior and inferior lobes. The oblique fissure associated with the left lung is visible. CT image, with contrast, in axial plane

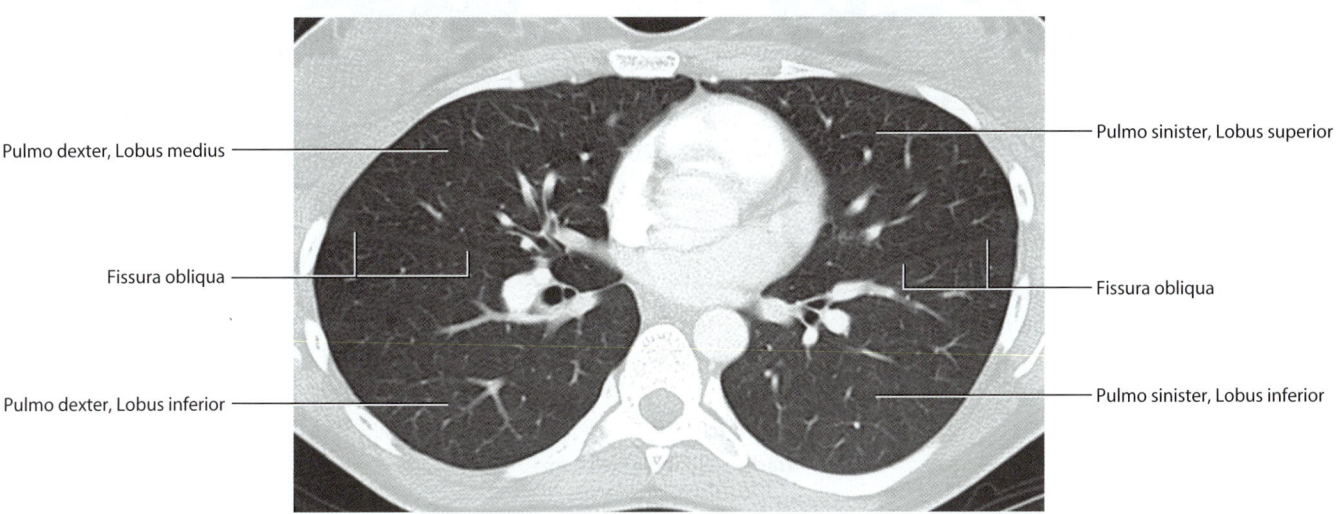

Pulmo dexter, Lobus medius

Fissura obliqua

Pulmo dexter, Lobus inferior

Pulmo sinister, Lobus superior

Fissura obliqua

Pulmo sinister, Lobus inferior

Rechte Lunge mit Lobus medius und inferior und linke Lunge mit Lobus superior und inferior. Die schrägen Fissuren sind sichtbar. Kontrastmittel-CT in Axialebene
Right lung demonstrating middle and inferior lobes and the left lung demonstrating superior and inferior lobes. The oblique fissures are visible. CT image, with contrast, in axial plane

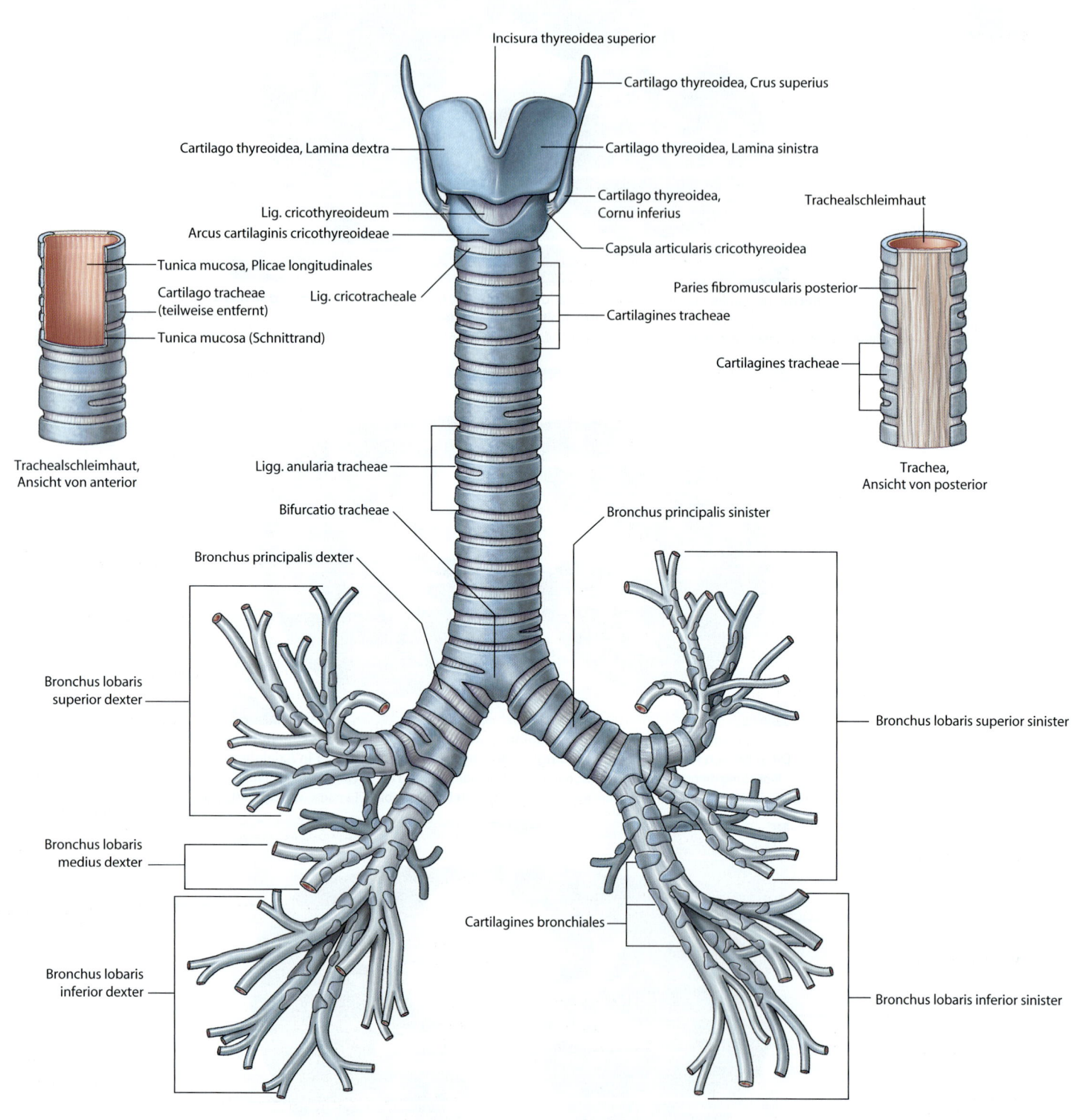

Incisura thyreoidea superior

Cartilago thyreoidea, Crus superius

Cartilago thyreoidea, Lamina dextra

Cartilago thyreoidea, Lamina sinistra

Cartilago thyreoidea, Cornu inferius

Lig. cricothyreoideum

Arcus cartilaginis cricothyreoideae

Capsula articularis cricothyreoidea

Trachealschleimhaut

Tunica mucosa, Plicae longitudinales

Cartilago tracheae (teilweise entfernt)

Lig. cricotracheale

Paries fibromuscularis posterior

Cartilagines tracheae

Tunica mucosa (Schnittrand)

Cartilagines tracheae

Trachealschleimhaut, Ansicht von anterior

Ligg. anularia tracheae

Trachea, Ansicht von posterior

Bifurcatio tracheae

Bronchus principalis sinister

Bronchus principalis dexter

Bronchus lobaris superior dexter

Bronchus lobaris superior sinister

Bronchus lobaris medius dexter

Cartilagines bronchiales

Bronchus lobaris inferior dexter

Bronchus lobaris inferior sinister

Trachea und Bronchialbaum
Trachea and bronchial tree

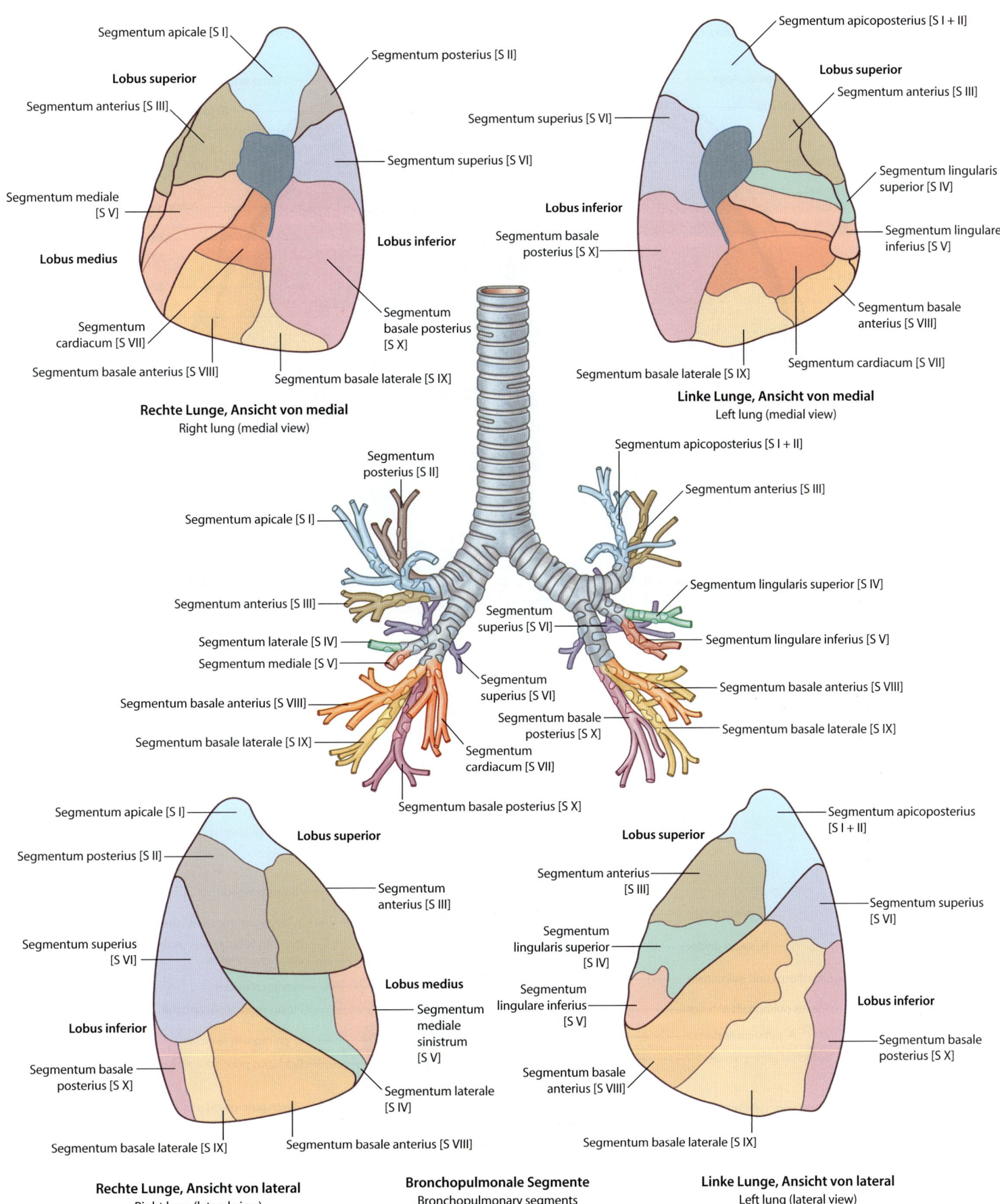

Segmentum apicale [S I]

Segmentum posterius [S II]

Lobus superior

Segmentum anterius [S III]

Segmentum superius [S VI]

Segmentum mediale [S V]

Lobus inferior

Lobus medius

Segmentum basale posterius [S X]

Segmentum cardiacum [S VII]

Segmentum basale anterius [S VIII]

Segmentum basale laterale [S IX]

Rechte Lunge, Ansicht von medial
Right lung (medial view)

Segmentum apicoposterius [S I + II]

Lobus superior

Segmentum anterius [S III]

Segmentum superius [S VI]

Segmentum lingularis superior [S IV]

Lobus inferior

Segmentum basale posterius [S X]

Segmentum lingulare inferius [S V]

Segmentum basale anterius [S VIII]

Segmentum basale laterale [S IX]

Segmentum cardiacum [S VII]

Linke Lunge, Ansicht von medial
Left lung (medial view)

Segmentum posterius [S II]

Segmentum apicoposterius [S I + II]

Segmentum apicale [S I]

Segmentum anterius [S III]

Segmentum anterius [S III]

Segmentum lingularis superior [S IV]

Segmentum superius [S VI]

Segmentum laterale [S IV]

Segmentum lingulare inferius [S V]

Segmentum mediale [S V]

Segmentum basale anterius [S VIII]

Segmentum superius [S VI]

Segmentum basale anterius [S VIII]

Segmentum basale laterale [S IX]

Segmentum basale posterius [S X]

Segmentum basale laterale [S IX]

Segmentum cardiacum [S VII]

Segmentum basale posterius [S X]

Segmentum apicale [S I]

Lobus superior

Segmentum posterius [S II]

Segmentum anterius [S III]

Segmentum superius [S VI]

Lobus medius

Segmentum mediale sinistrum [S V]

Lobus inferior

Segmentum basale posterius [S X]

Segmentum laterale [S IV]

Segmentum basale laterale [S IX]

Segmentum basale anterius [S VIII]

Rechte Lunge, Ansicht von lateral
Right lung (lateral view)

Segmentum apicoposterius [S I + II]

Lobus superior

Segmentum anterius [S III]

Segmentum superius [S VI]

Segmentum lingularis superior [S IV]

Segmentum lingulare inferius [S V]

Lobus inferior

Segmentum basale anterius [S VIII]

Segmentum basale posterius [S X]

Segmentum basale laterale [S IX]

Bronchopulmonale Segmente
Bronchopulmonary segments

Linke Lunge, Ansicht von lateral
Left lung (lateral view)

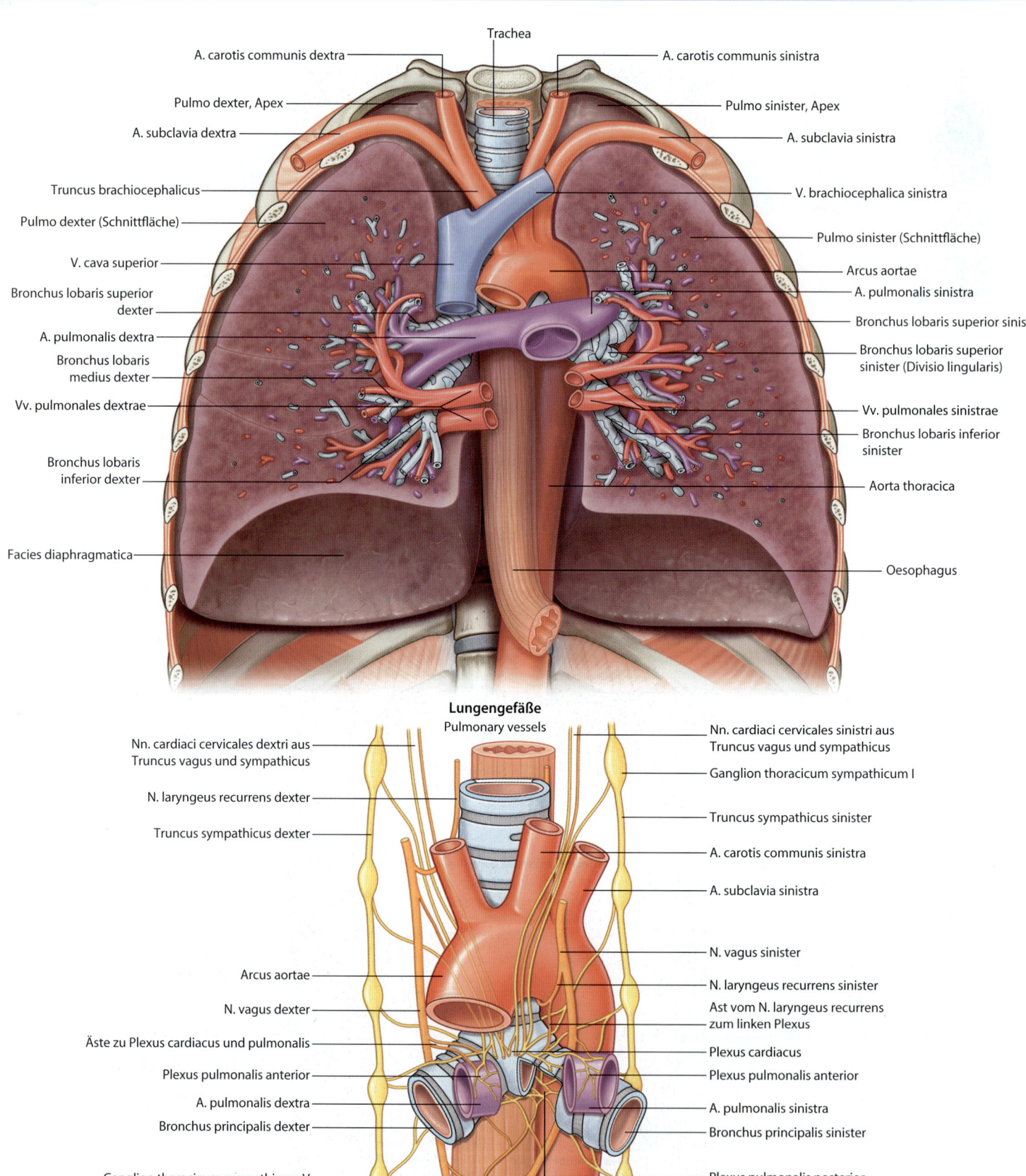

A. carotis communis dextra

Trachea

A. carotis communis sinistra

Pulmo dexter, Apex

Pulmo sinister, Apex

A. subclavia dextra

A. subclavia sinistra

Truncus brachiocephalicus

V. brachiocephalica sinistra

Pulmo dexter (Schnittfläche)

Pulmo sinister (Schnittfläche)

V. cava superior

Arcus aortae

Bronchus lobaris superior dexter

A. pulmonalis sinistra

A. pulmonalis dextra

Bronchus lobaris superior sinister

Bronchus lobaris medius dexter

Bronchus lobaris superior sinister (Divisio lingularis)

Vv. pulmonales dextrae

Vv. pulmonales sinistrae

Bronchus lobaris inferior dexter

Bronchus lobaris inferior sinister

Aorta thoracica

Facies diaphragmatica

Oesophagus

Lungengefäße
Pulmonary vessels

Nn. cardiaci cervicales dextri aus Truncus vagus und sympathicus

Nn. cardiaci cervicales sinistri aus Truncus vagus und sympathicus

N. laryngeus recurrens dexter

Ganglion thoracicum sympathicum I

Truncus sympathicus dexter

Truncus sympathicus sinister

A. carotis communis sinistra

A. subclavia sinistra

N. vagus sinister

Arcus aortae

N. laryngeus recurrens sinister

N. vagus dexter

Ast vom N. laryngeus recurrens zum linken Plexus

Äste zu Plexus cardiacus und pulmonalis

Plexus cardiacus

Plexus pulmonalis anterior

Plexus pulmonalis anterior

A. pulmonalis dextra

A. pulmonalis sinistra

Bronchus principalis dexter

Bronchus principalis sinister

Ganglion thoracicum sympathicum V

Plexus pulmonalis posterior

Oesophagus

N. vagus sinister

N. vagus dexter

Aorta thoracica

Plexus pulmonalis
Pulmonary plexus

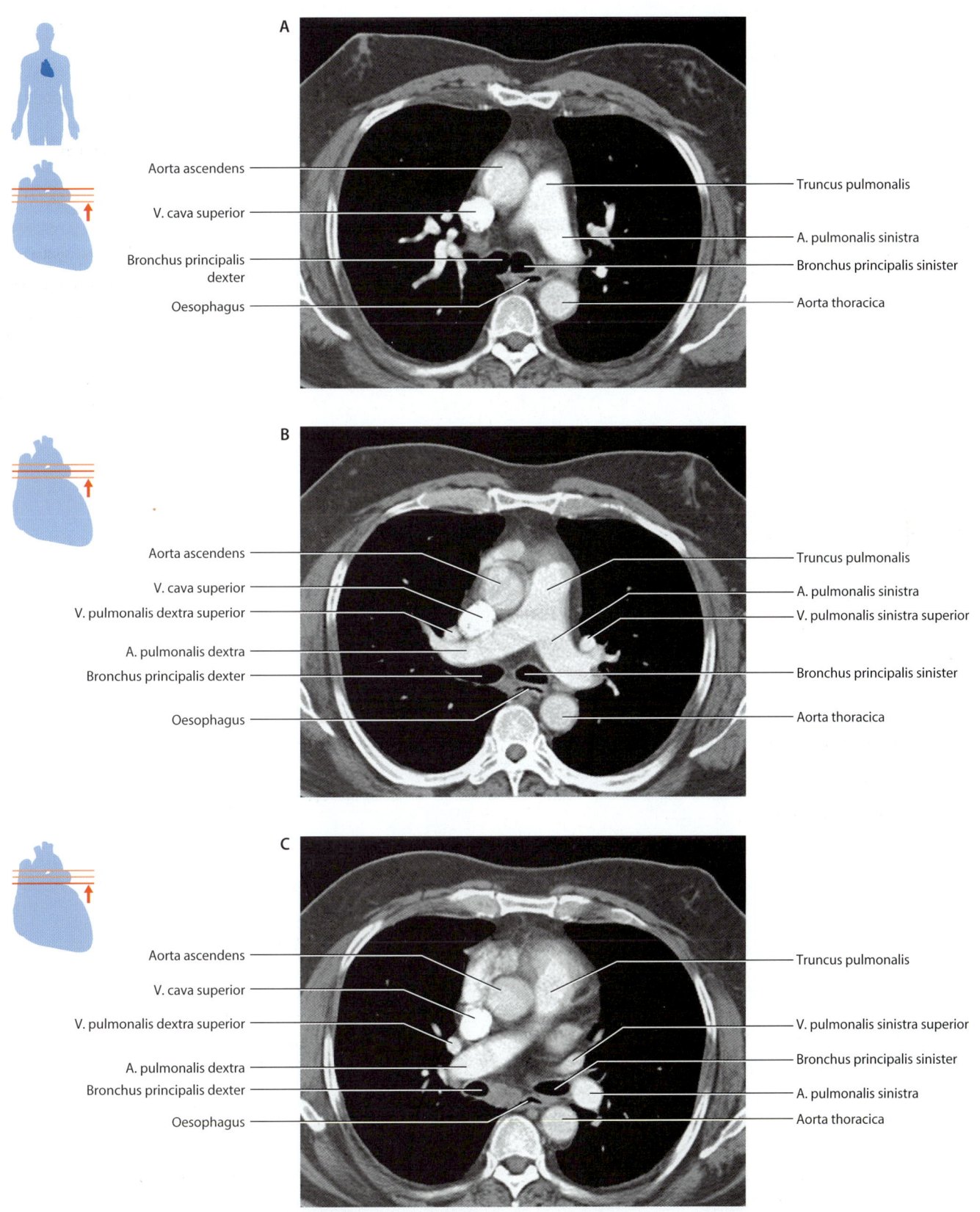

A

Aorta ascendens

V. cava superior

Bronchus principalis dexter

Oesophagus

Truncus pulmonalis

A. pulmonalis sinistra

Bronchus principalis sinister

Aorta thoracica

B

Aorta ascendens

V. cava superior

V. pulmonalis dextra superior

A. pulmonalis dextra

Bronchus principalis dexter

Oesophagus

Truncus pulmonalis

A. pulmonalis sinistra

V. pulmonalis sinistra superior

Bronchus principalis sinister

Aorta thoracica

C

Aorta ascendens

V. cava superior

V. pulmonalis dextra superior

A. pulmonalis dextra

Bronchus principalis dexter

Oesophagus

Truncus pulmonalis

V. pulmonalis sinistra superior

Bronchus principalis sinister

A. pulmonalis sinistra

Aorta thoracica

A bis C – Beziehung zwischen Lungenarterien, -venen und Bronchien im Mediastinum, Kontrastmittel-CT in Axialebene
A through C – Relationships of the pulmonary arteries, pulmonary veins, and bronchi in the mediastinum. CT images, with contrast, in axial plane

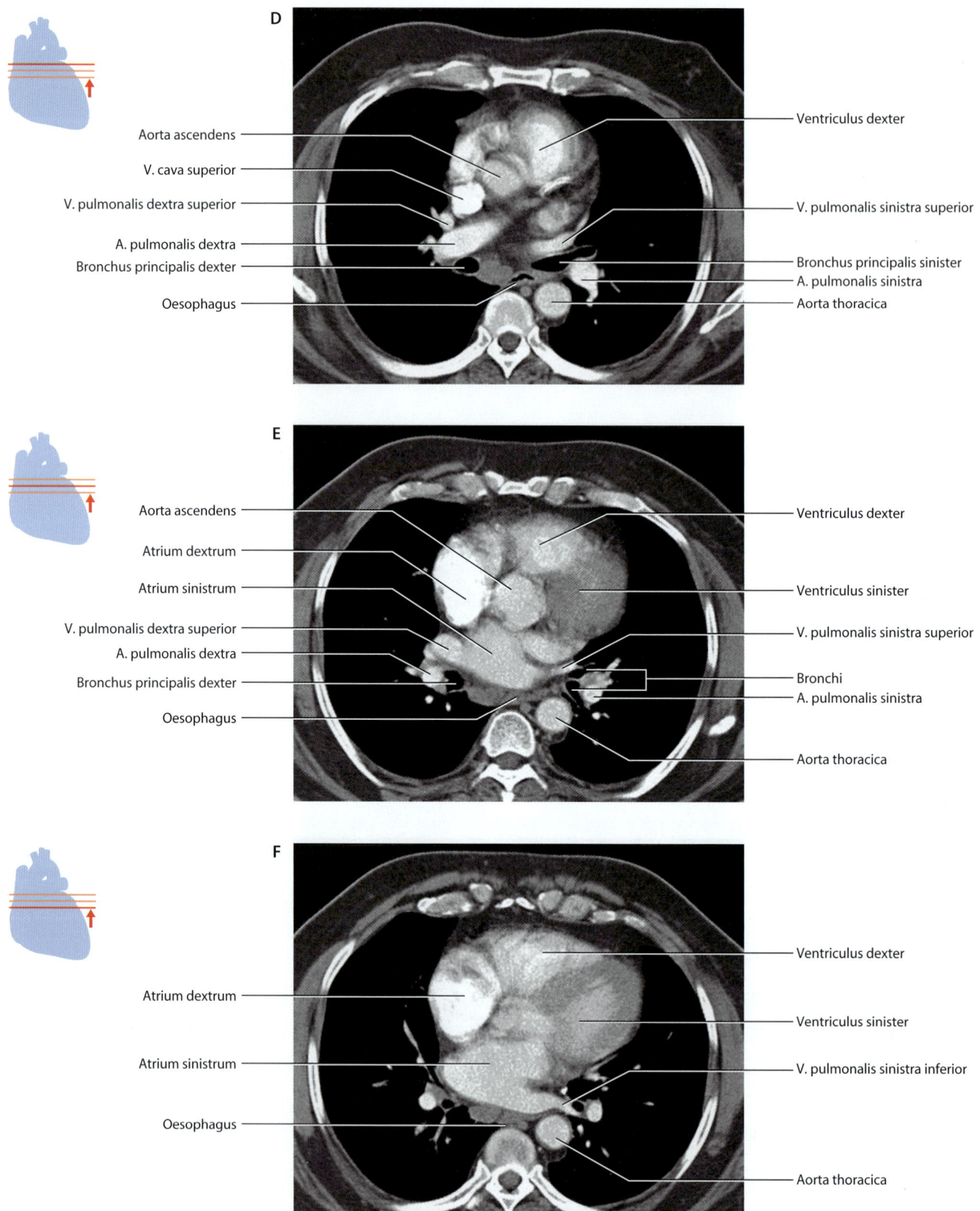

D

Aorta ascendens

V. cava superior

V. pulmonalis dextra superior

A. pulmonalis dextra

Bronchus principalis dexter

Oesophagus

Ventriculus dexter

V. pulmonalis sinistra superior

Bronchus principalis sinister

A. pulmonalis sinistra

Aorta thoracica

E

Aorta ascendens

Atrium dextrum

Atrium sinistrum

V. pulmonalis dextra superior

A. pulmonalis dextra

Bronchus principalis dexter

Oesophagus

Ventriculus dexter

Ventriculus sinister

V. pulmonalis sinistra superior

Bronchi

A. pulmonalis sinistra

Aorta thoracica

F

Atrium dextrum

Atrium sinistrum

Oesophagus

Ventriculus dexter

Ventriculus sinister

V. pulmonalis sinistra inferior

Aorta thoracica

D bis F – Beziehung zwischen Lungenarterien, -venen und Bronchien im Mediastinum, Kontrastmittel-CT in Axialebene
D through F – Relationships of the pulmonary arteries, pulmonary veins, and bronchi in the mediastinum.
CT images, with contrast, in axial plane

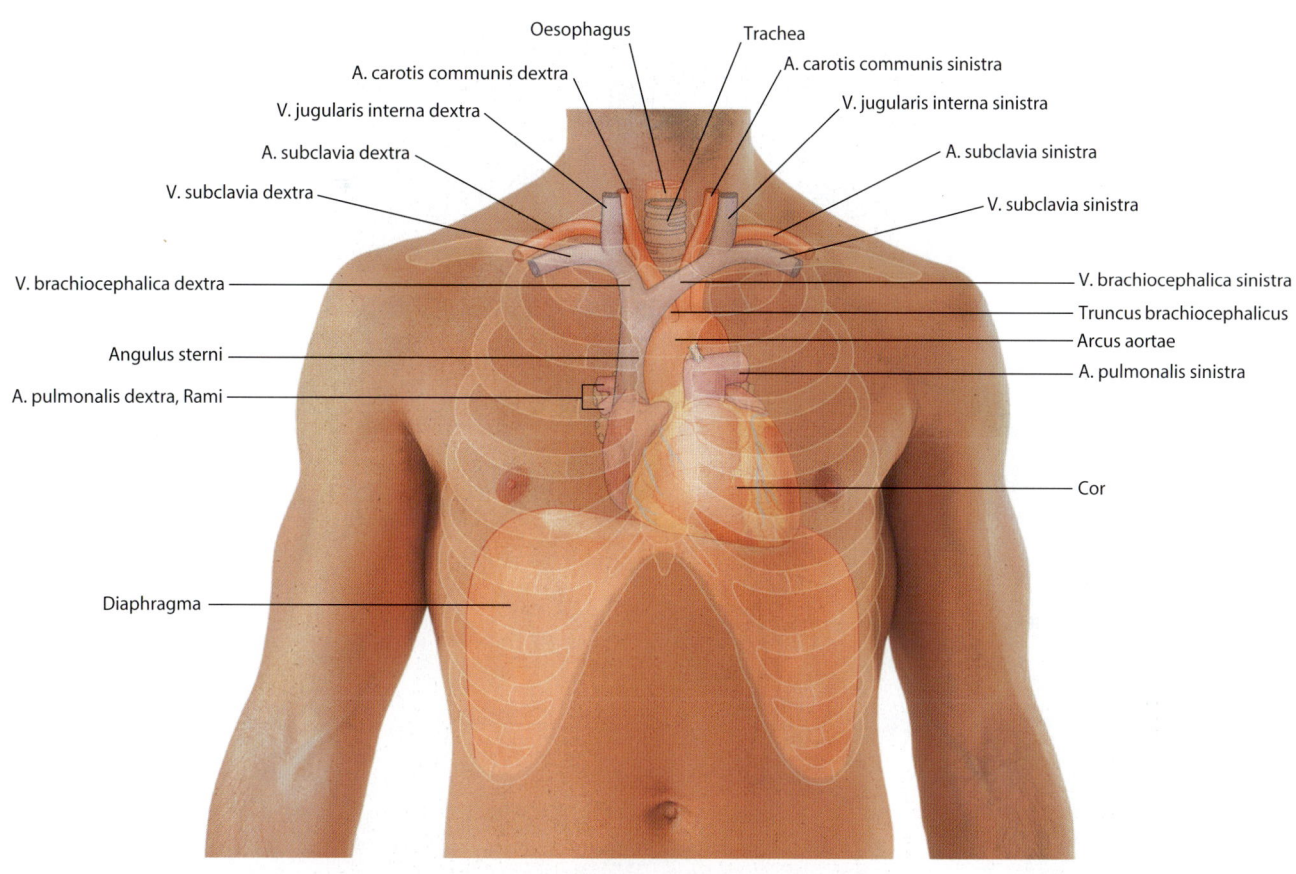

Oberflächenprojektion von mediastinalen Strukturen, Ansicht von ventral
Structures of the mediastinum as they relate to the surface

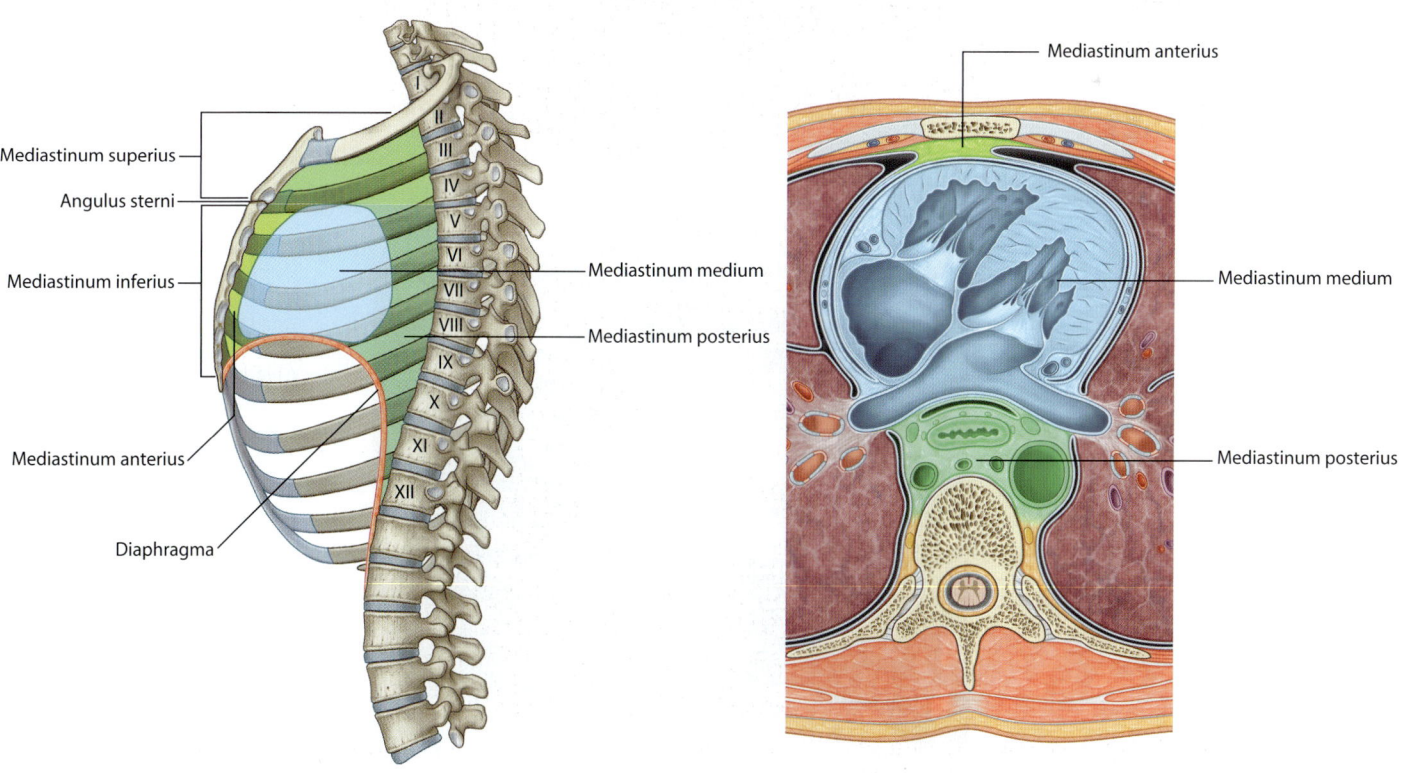

Unterteilung des Mediastinums (Sagittalschnitt)
Subdivisions of the mediastinum (sagittal section)

Unterteilung des Mediastinums (Transversalschnitt)
Subdivisions of the mediastinum (transverse section)

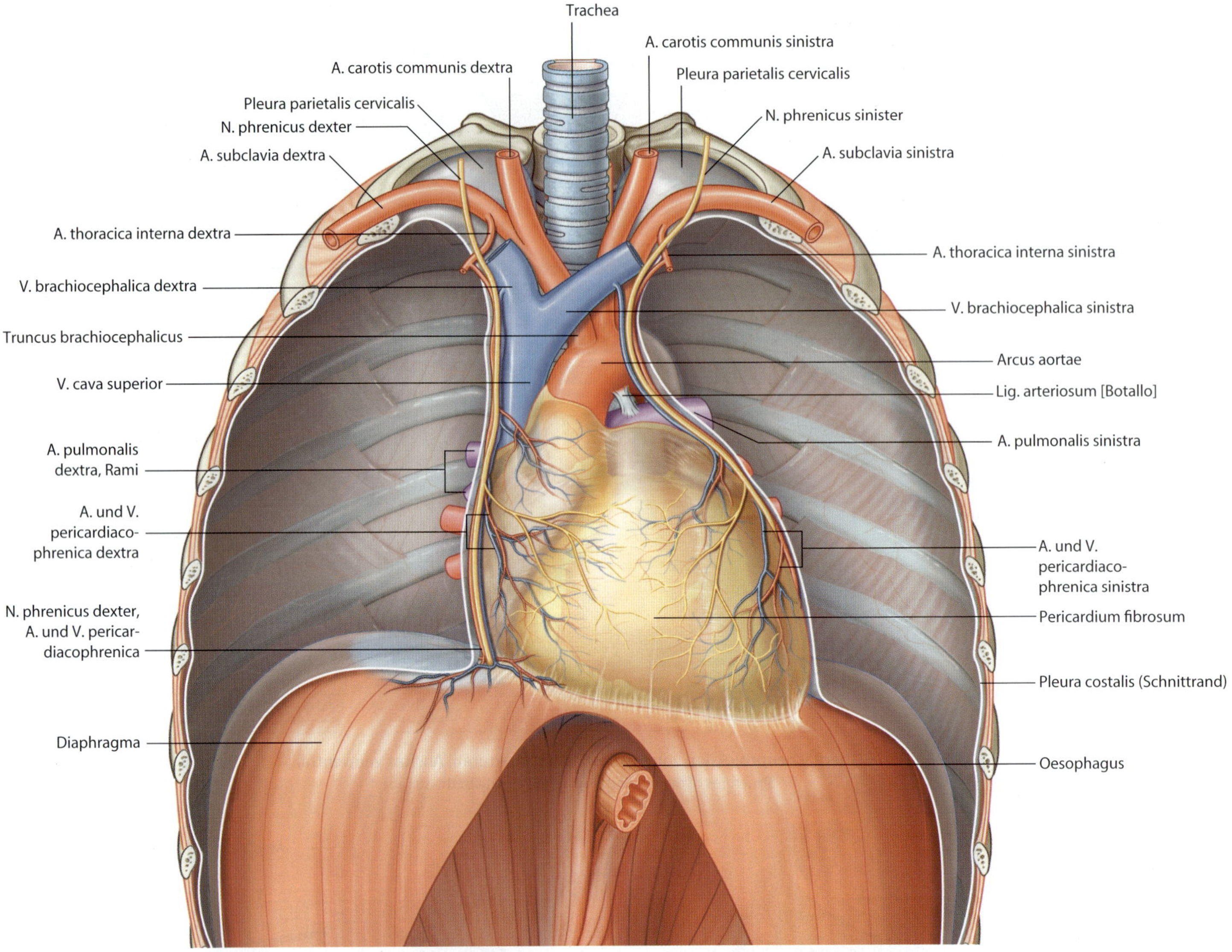

Trachea

A. carotis communis sinistra

A. carotis communis dextra

Pleura parietalis cervicalis

Pleura parietalis cervicalis

N. phrenicus sinister

N. phrenicus dexter

A. subclavia dextra

A. subclavia sinistra

A. thoracica interna dextra

A. thoracica interna sinistra

V. brachiocephalica dextra

V. brachiocephalica sinistra

Truncus brachiocephalicus

Arcus aortae

V. cava superior

Lig. arteriosum [Botallo]

A. pulmonalis dextra, Rami

A. pulmonalis sinistra

A. und V. pericardiaco-phrenica dextra

A. und V. pericardiaco-phrenica sinistra

N. phrenicus dexter, A. und V. pericardiacophrenica

Pericardium fibrosum

Pleura costalis (Schnittrand)

Diaphragma

Oesophagus

Perikard mit Nerven und Gefäßen
Pericardium with nerves and vessels

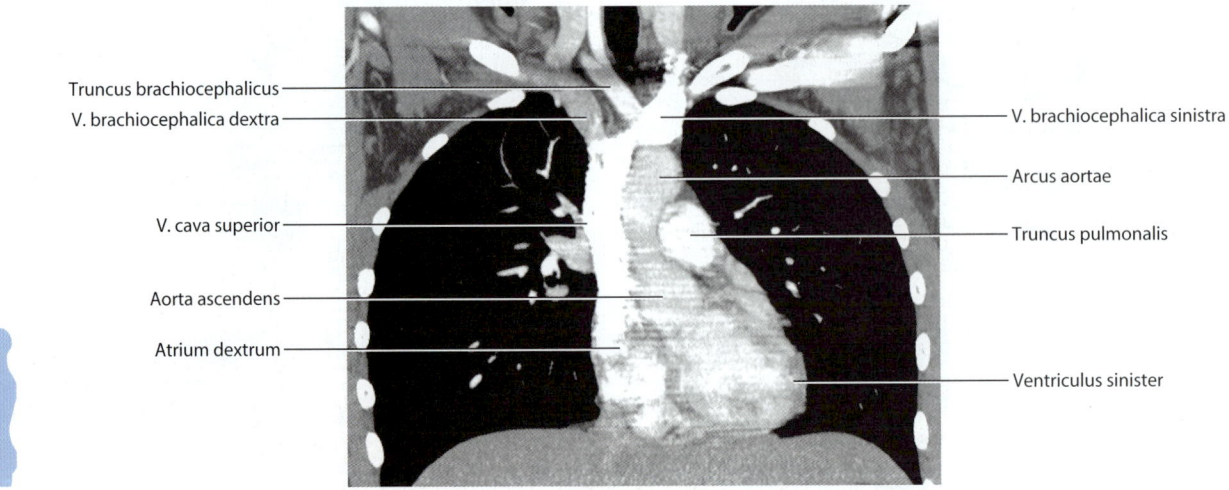

Truncus brachiocephalicus

V. brachiocephalica dextra

V. brachiocephalica sinistra

Arcus aortae

V. cava superior

Truncus pulmonalis

Aorta ascendens

Atrium dextrum

Ventriculus sinister

Mediastinale Strukturen und Lungen, Kontrastmittel-CT in Koronarebene
Mediastinal structures and lungs. CT image, with contrast, in coronal plane

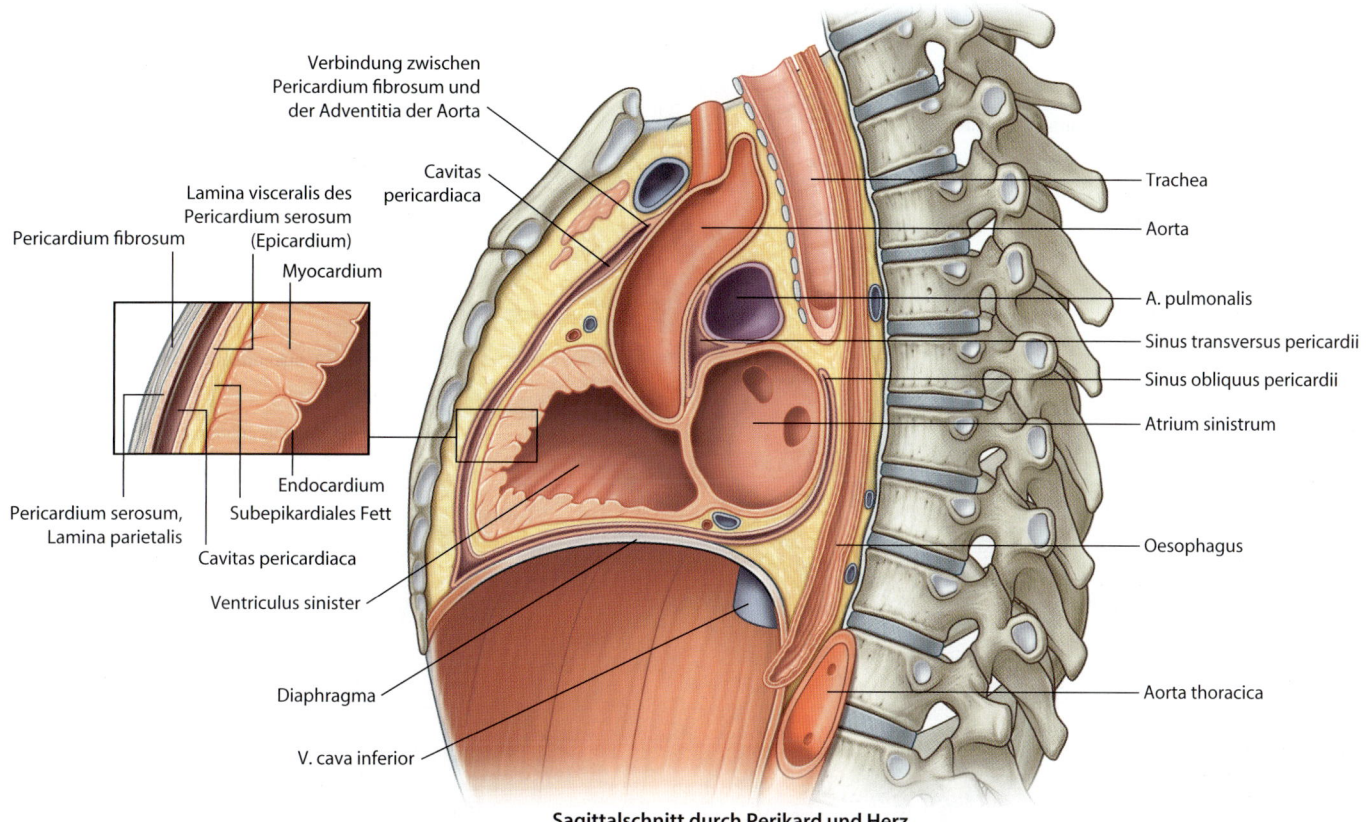

Verbindung zwischen Pericardium fibrosum und der Adventitia der Aorta

Cavitas pericardiaca

Lamina visceralis des Pericardium serosum (Epicardium)

Pericardium fibrosum

Myocardium

Trachea

Aorta

A. pulmonalis

Sinus transversus pericardii

Sinus obliquus pericardii

Atrium sinistrum

Pericardium serosum, Lamina parietalis

Subepikardiales Fett

Endocardium

Cavitas pericardiaca

Oesophagus

Ventriculus sinister

Diaphragma

Aorta thoracica

V. cava inferior

Sagittalschnitt durch Perikard und Herz
Sagittal section of the pericardium and heart

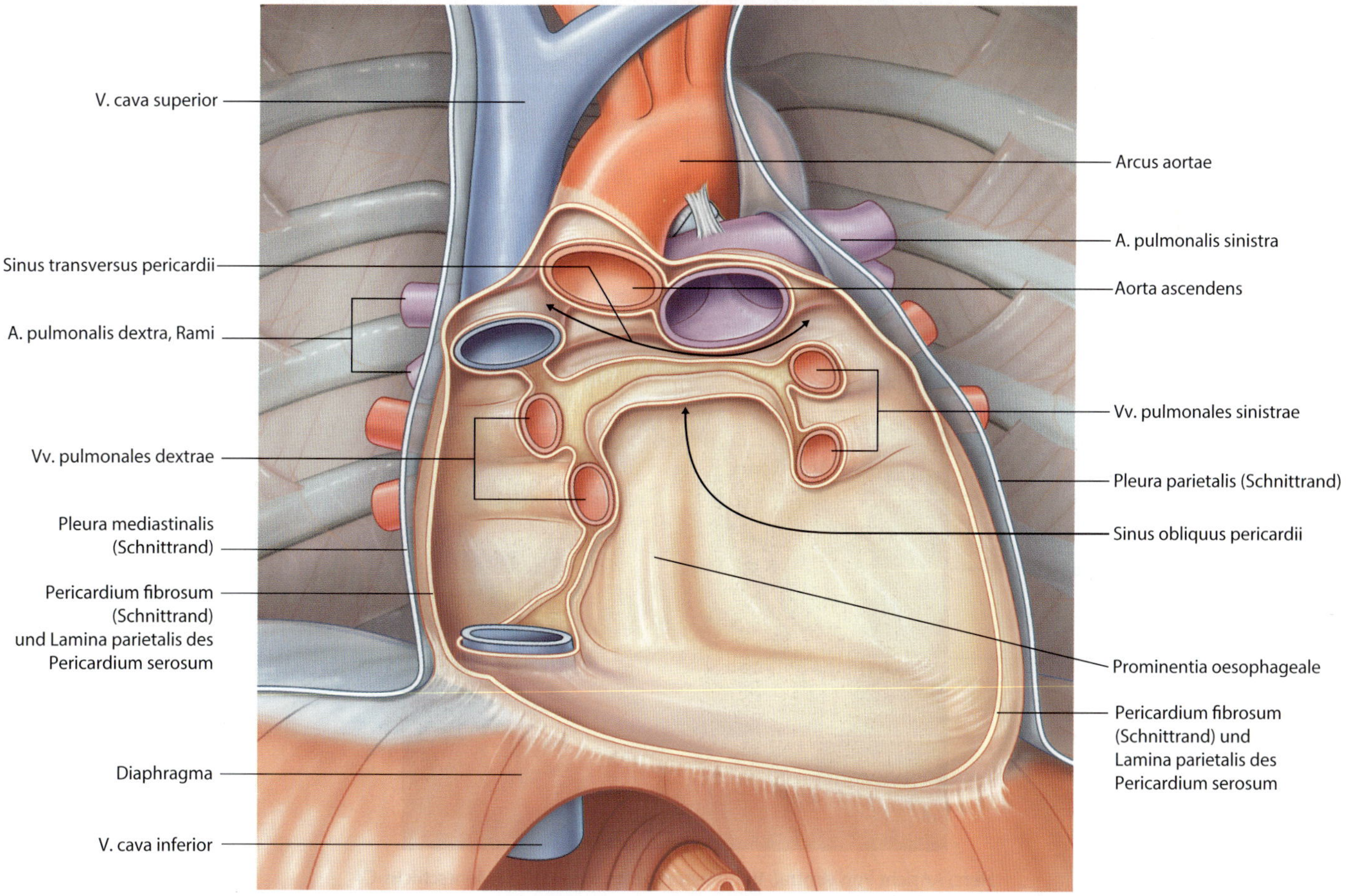

V. cava superior

Arcus aortae

A. pulmonalis sinistra

Sinus transversus pericardii

Aorta ascendens

A. pulmonalis dextra, Rami

Vv. pulmonales dextrae

Vv. pulmonales sinistrae

Pleura mediastinalis (Schnittrand)

Pleura parietalis (Schnittrand)

Sinus obliquus pericardii

Pericardium fibrosum (Schnittrand) und Lamina parietalis des Pericardium serosum

Prominentia oesophageale

Pericardium fibrosum (Schnittrand) und Lamina parietalis des Pericardium serosum

Diaphragma

V. cava inferior

Perikard mit Umschlagstellen (Herz entfernt)
Pericardial sac with heart removed

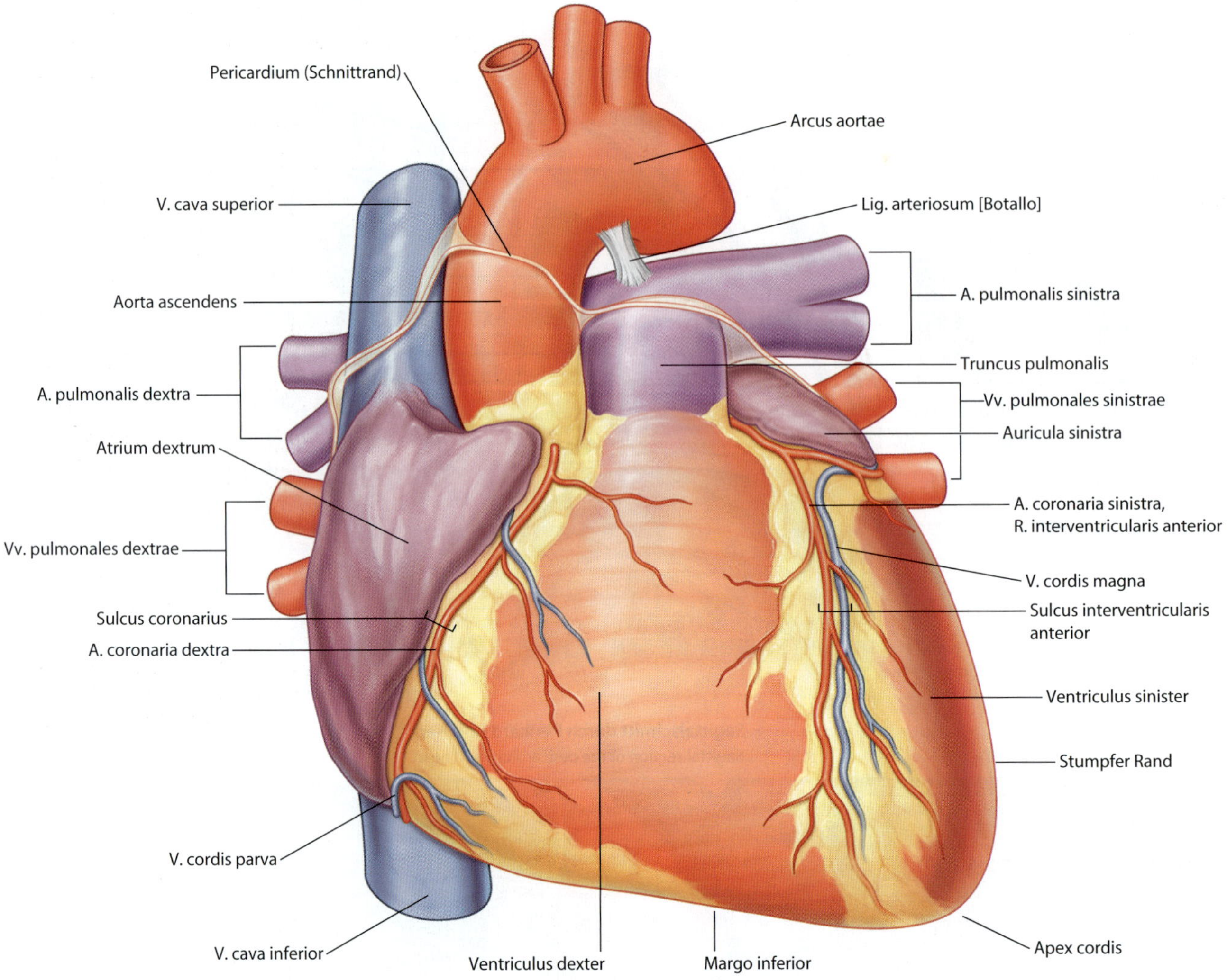

Pericardium (Schnittrand)

Arcus aortae

V. cava superior

Lig. arteriosum [Botallo]

Aorta ascendens

A. pulmonalis sinistra

A. pulmonalis dextra

Truncus pulmonalis

Vv. pulmonales sinistrae

Atrium dextrum

Auricula sinistra

Vv. pulmonales dextrae

A. coronaria sinistra,
R. interventricularis anterior

V. cordis magna

Sulcus coronarius

Sulcus interventricularis
anterior

A. coronaria dextra

Ventriculus sinister

Stumpfer Rand

V. cordis parva

V. cava inferior

Ventriculus dexter

Margo inferior

Apex cordis

Ventrale Herzoberfläche
Anterior surface of the heart

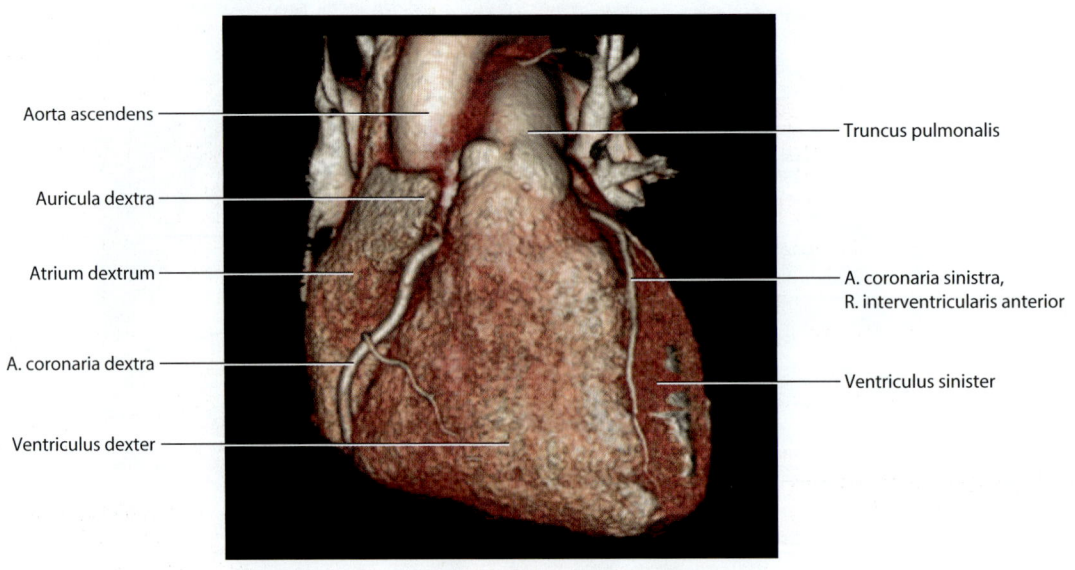

Aorta ascendens

Truncus pulmonalis

Auricula dextra

Atrium dextrum

A. coronaria sinistra,
R. interventricularis anterior

A. coronaria dextra

Ventriculus sinister

Ventriculus dexter

Herz, Ansicht von ventral, Volumenrekonstruktion (VRT) Mehrschicht-CT
Anterior view of the heart. Volume-rendered anterior view using multidetector computed tomography

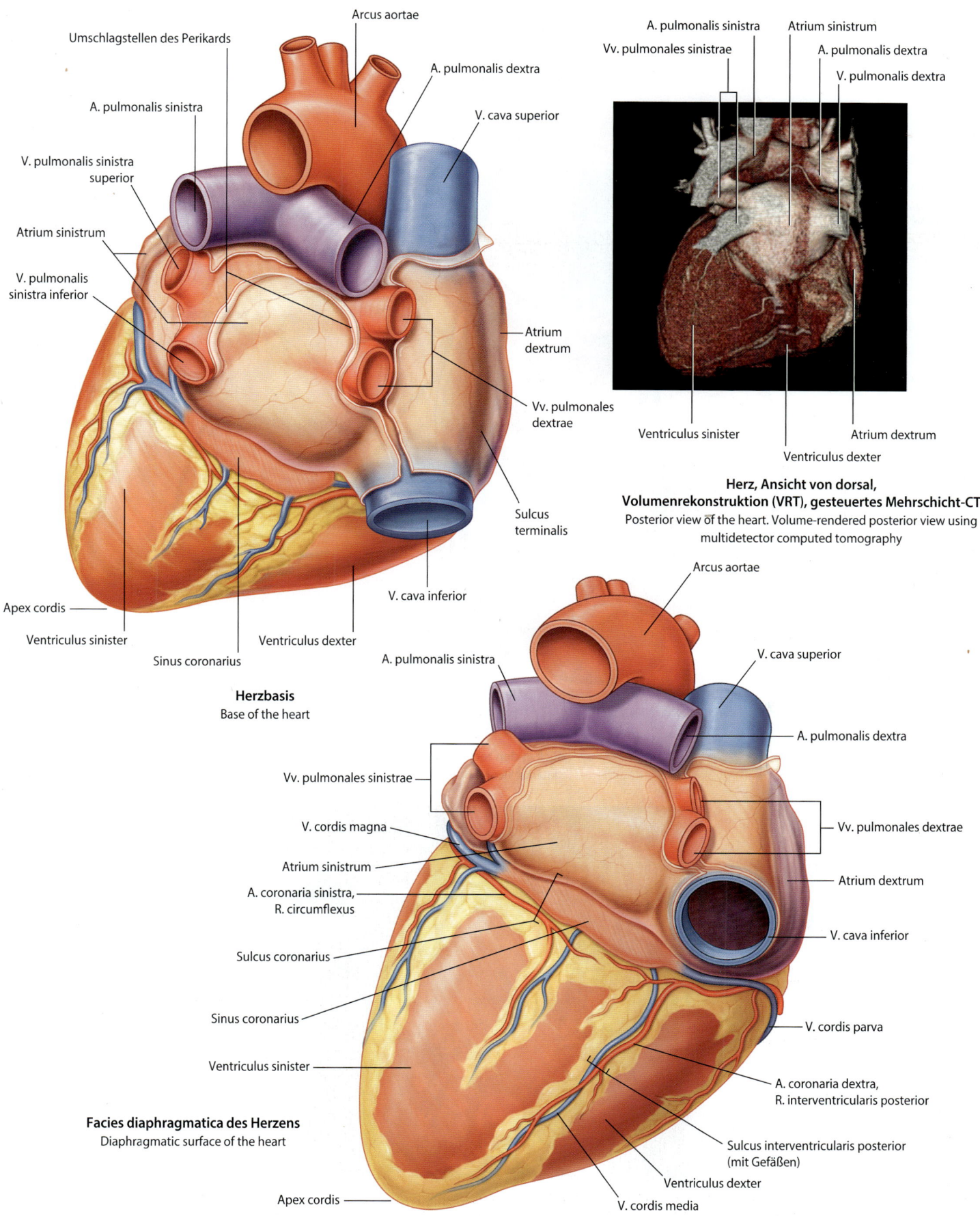

Umschlagstellen des Perikards

Arcus aortae

A. pulmonalis dextra

A. pulmonalis sinistra

V. pulmonalis sinistra superior

V. cava superior

Atrium sinistrum

V. pulmonalis sinistra inferior

Atrium dextrum

Vv. pulmonales dextrae

Sulcus terminalis

Apex cordis

Ventriculus sinister

Sinus coronarius

Ventriculus dexter

V. cava inferior

Herzbasis
Base of the heart

A. pulmonalis sinistra
Vv. pulmonales sinistrae
Atrium sinistrum
A. pulmonalis dextra
V. pulmonalis dextra

Ventriculus sinister
Ventriculus dexter
Atrium dextrum

**Herz, Ansicht von dorsal,
Volumenrekonstruktion (VRT), gesteuertes Mehrschicht-CT**
Posterior view of the heart. Volume-rendered posterior view using multidetector computed tomography

Arcus aortae

A. pulmonalis sinistra

V. cava superior

A. pulmonalis dextra

Vv. pulmonales sinistrae

V. cordis magna

Vv. pulmonales dextrae

Atrium sinistrum

Atrium dextrum

A. coronaria sinistra, R. circumflexus

V. cava inferior

Sulcus coronarius

Sinus coronarius

V. cordis parva

Ventriculus sinister

A. coronaria dextra, R. interventricularis posterior

Sulcus interventricularis posterior (mit Gefäßen)

Apex cordis

Ventriculus dexter

V. cordis media

Facies diaphragmatica des Herzens
Diaphragmatic surface of the heart

89

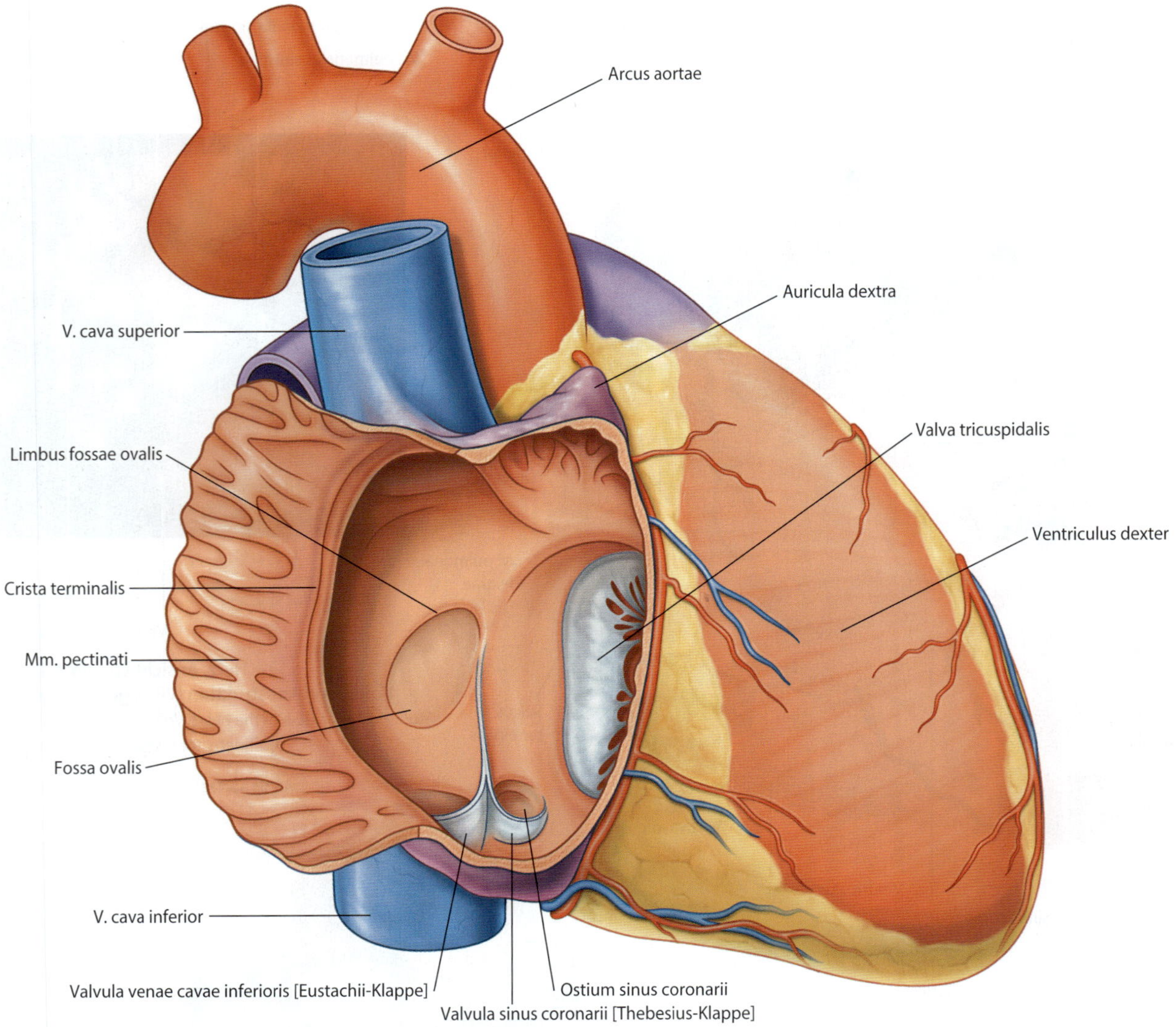

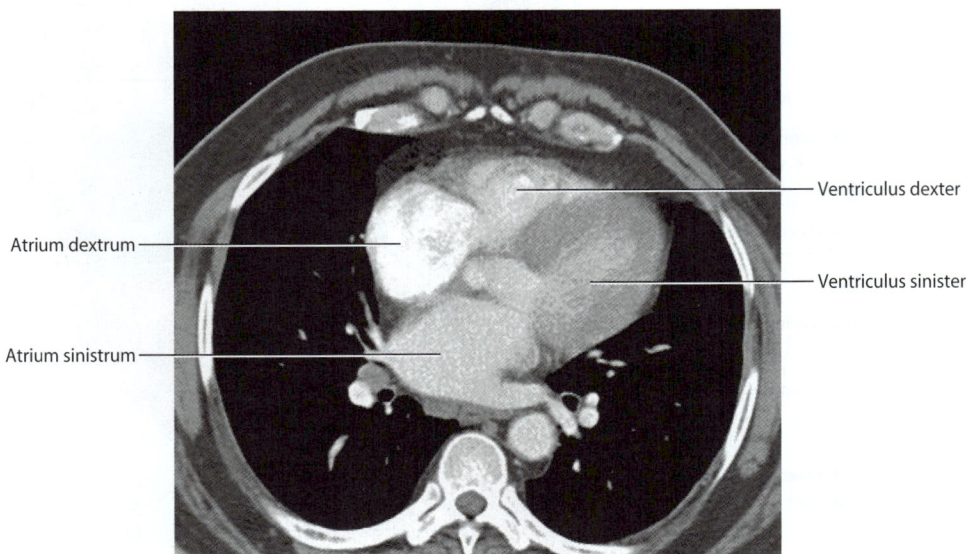

Arcus aortae

Auricula dextra

Valva tricuspidalis

Ventriculus dexter

V. cava superior

Limbus fossae ovalis

Crista terminalis

Mm. pectinati

Fossa ovalis

V. cava inferior

Valvula venae cavae inferioris [Eustachii-Klappe]

Valvula sinus coronarii [Thebesius-Klappe]

Ostium sinus coronarii

Blick in den rechten Vorhof
Internal view of right atrium

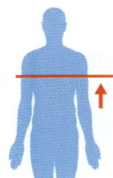

Ventriculus dexter

Ventriculus sinister

Atrium dextrum

Atrium sinistrum

Lage des rechten Vorhofs im Verhältnis zu den übrigen Herzkammern, Kontrastmittel-CT in Axialebene
Positioning of right atrium in relation to other cardiac chambers. CT image, with contrast, in axial plane

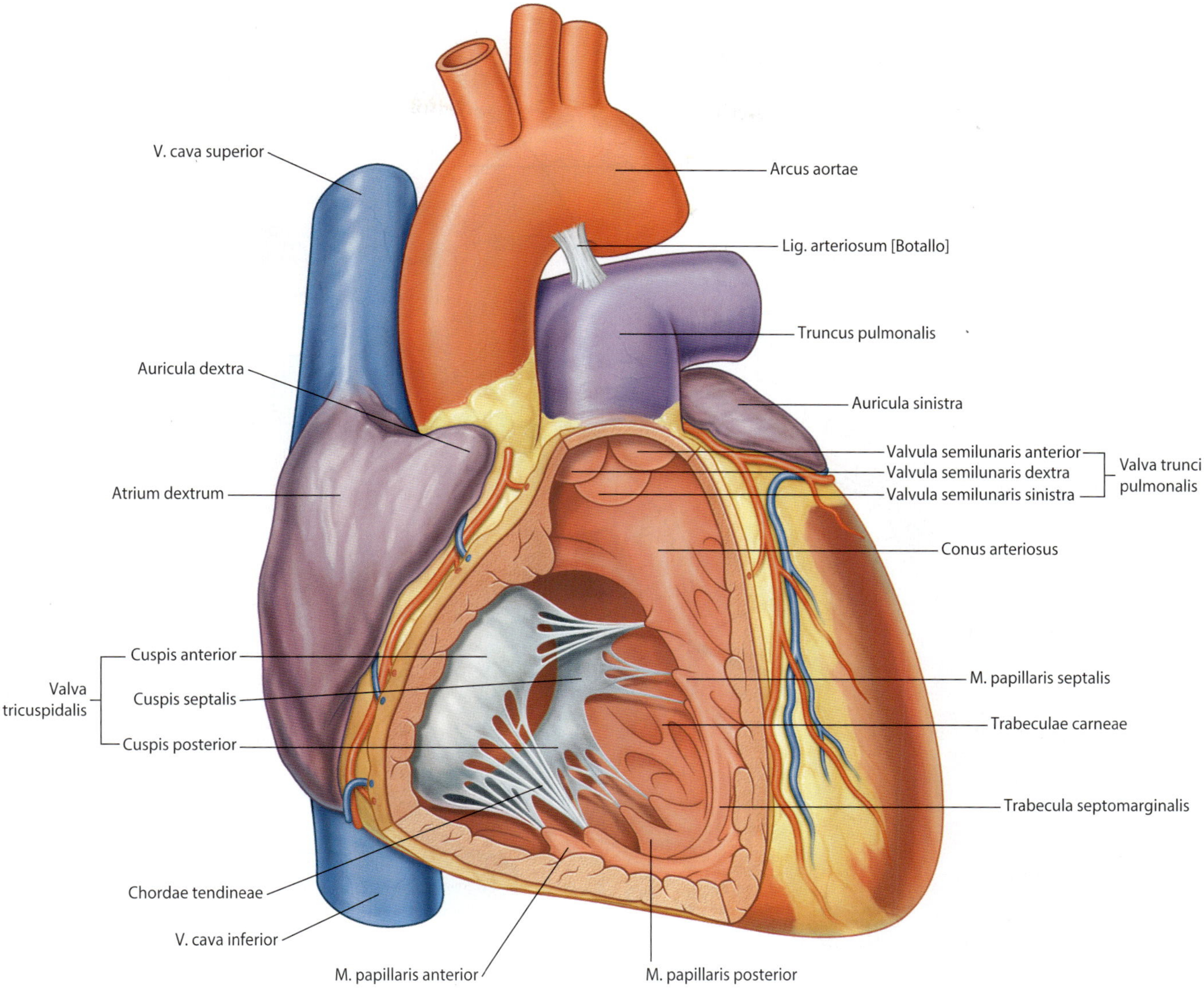

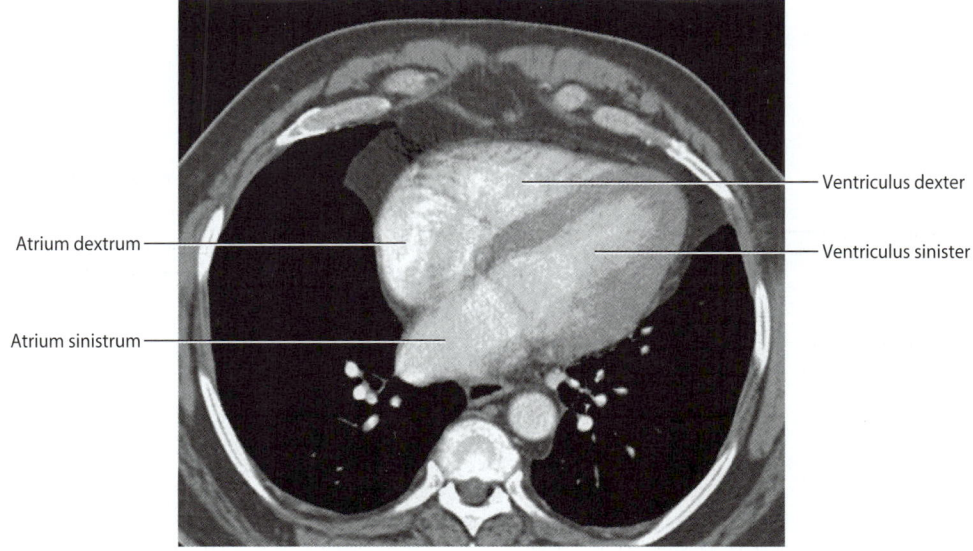

V. cava superior

Arcus aortae

Lig. arteriosum [Botallo]

Truncus pulmonalis

Auricula dextra

Auricula sinistra

Valvula semilunaris anterior
Valvula semilunaris dextra
Valvula semilunaris sinistra

Valva trunci pulmonalis

Atrium dextrum

Conus arteriosus

Cuspis anterior

M. papillaris septalis

Valva tricuspidalis

Cuspis septalis

Trabeculae carneae

Cuspis posterior

Trabecula septomarginalis

Chordae tendineae

V. cava inferior

M. papillaris anterior

M. papillaris posterior

Ventriculus dexter

Blick in den rechten Ventrikel
Internal view of right ventricle

Atrium dextrum

Ventriculus sinister

Atrium sinistrum

Lage des rechten Ventrikels im Verhältnis zu den übrigen Herzkammern, Kontrastmittel-CT in Axialebene
Positioning of right ventricle in relation to other cardiac chambers. CT image, with contrast, in axial plane

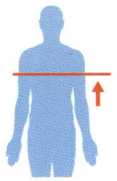

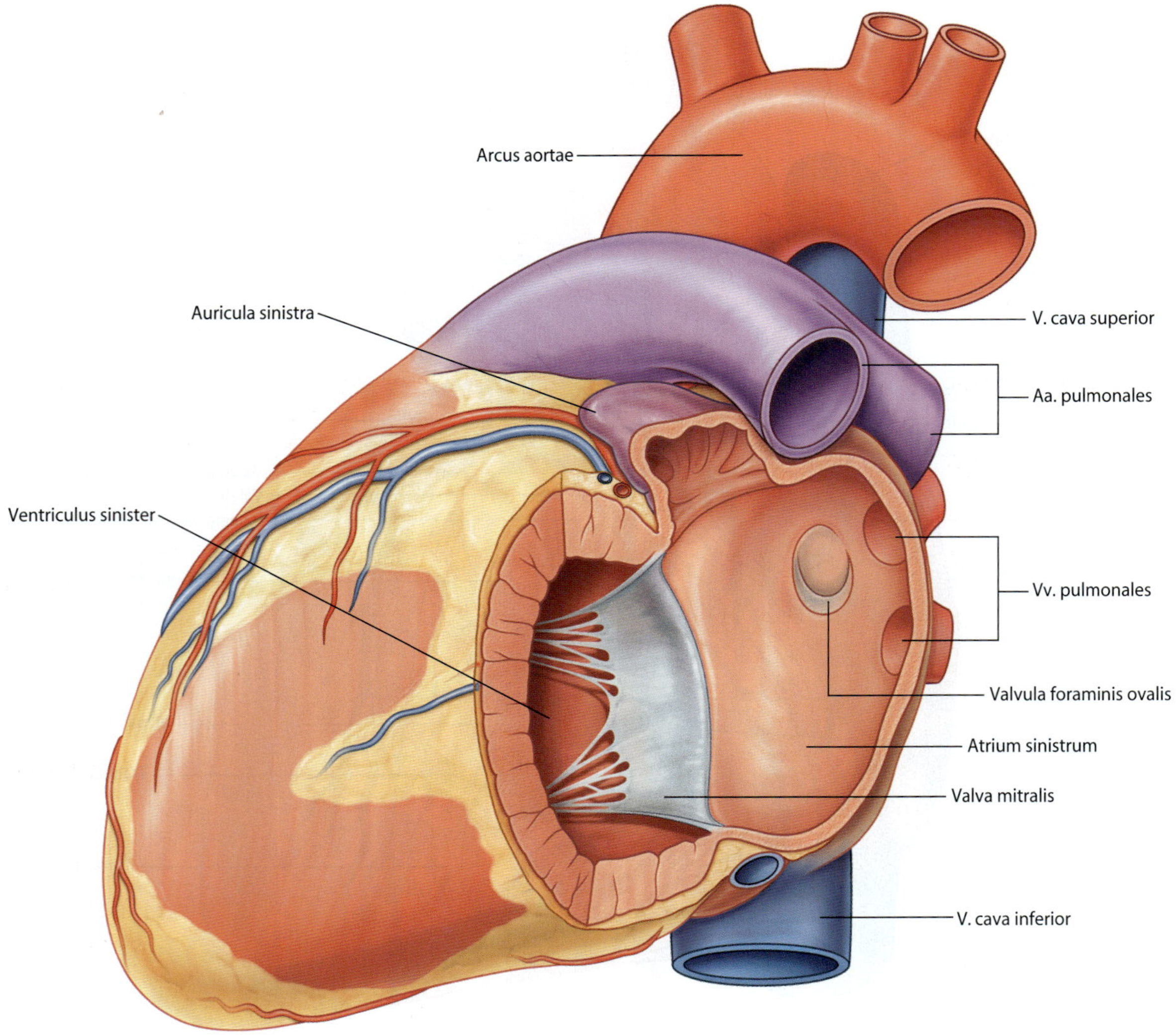

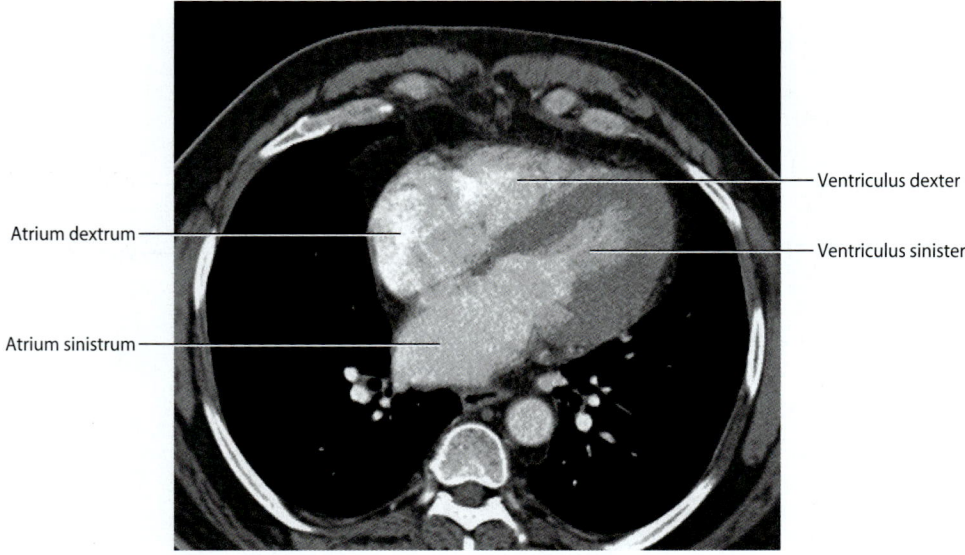

Arcus aortae

Auricula sinistra

Ventriculus sinister

V. cava superior

Aa. pulmonales

Vv. pulmonales

Valvula foraminis ovalis

Atrium sinistrum

Valva mitralis

V. cava inferior

Blick in den linken Vorhof
Internal view of left atrium

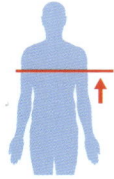

Atrium dextrum

Atrium sinistrum

Ventriculus dexter

Ventriculus sinister

Lage des linken Vorhofs im Verhältnis zu den übrigen Herzkammern, Kontrastmittel-CT in Axialebene
Positioning of left atrium in relation to other cardiac chambers.
CT image, with contrast, in axial plane

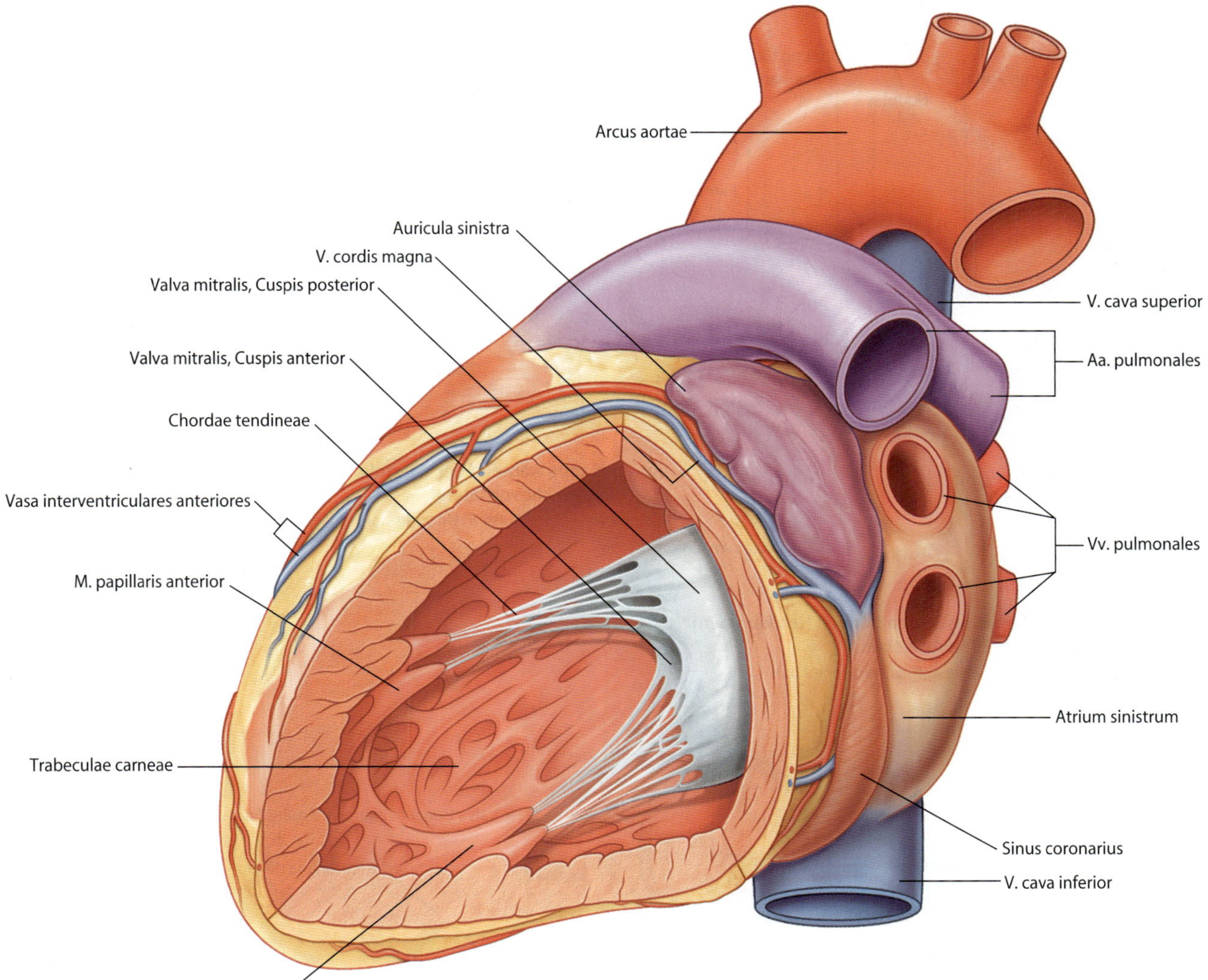

Arcus aortae

Auricula sinistra

V. cordis magna

Valva mitralis, Cuspis posterior

Valva mitralis, Cuspis anterior

Chordae tendineae

Vasa interventriculares anteriores

M. papillaris anterior

Trabeculae carneae

M. papillaris posterior

V. cava superior

Aa. pulmonales

Vv. pulmonales

Atrium sinistrum

Sinus coronarius

V. cava inferior

Blick in den linken Ventrikel
Internal view of left ventricle

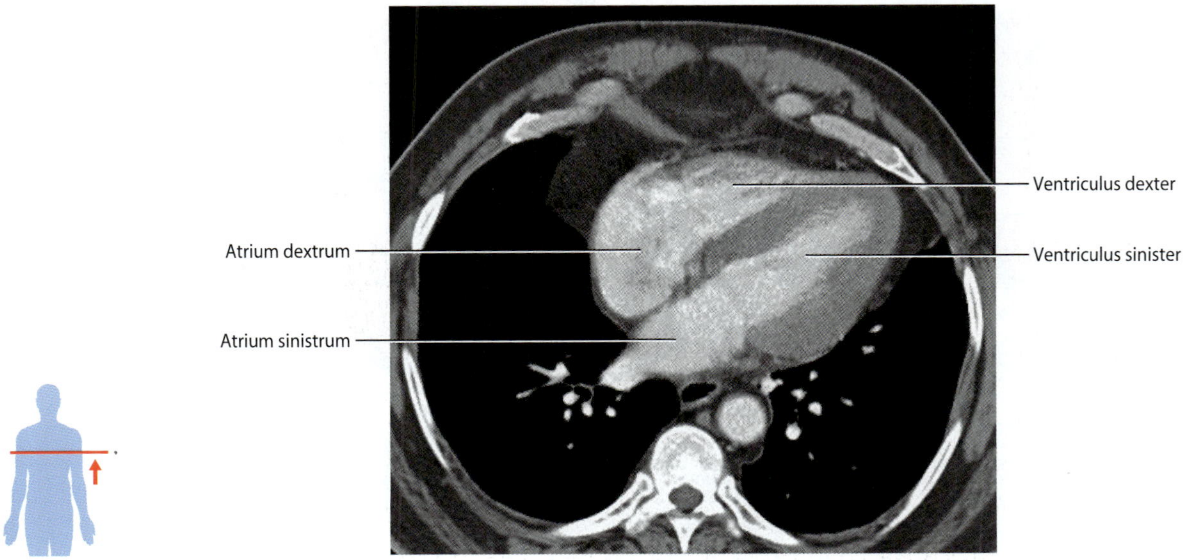

Ventriculus dexter

Ventriculus sinister

Atrium dextrum

Atrium sinistrum

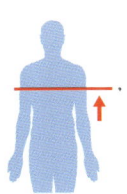

Lage des linken Ventrikels im Verhältnis zu den übrigen Herzkammern, Kontrastmittel-CT in Axialebene
Positioning of left ventricle in relation to other cardiac chambers. CT image, with contrast, in axial plane

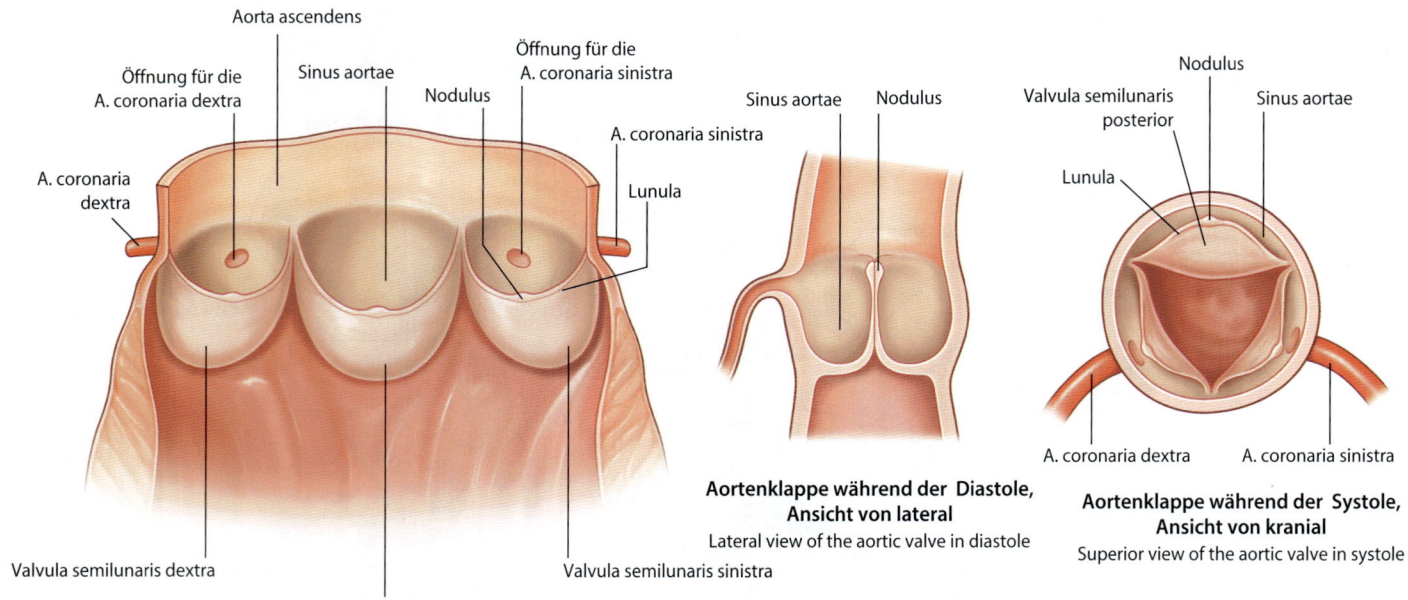

Aorta ascendens

Öffnung für die
A. coronaria dextra

Sinus aortae

Nodulus

Öffnung für die
A. coronaria sinistra

A. coronaria sinistra

Lunula

A. coronaria dextra

Valvula semilunaris dextra

Valvula semilunaris posterior

Valvula semilunaris sinistra

Lage des linken Ventrikels im Verhältnis zu den übrigen Herzkammern, Kontrastmittel-CT in Axialebene
Anterior view of the aortic valve(resected and opened out)

Sinus aortae

Nodulus

Aortenklappe während der Diastole, Ansicht von lateral
Lateral view of the aortic valve in diastole

Nodulus

Valvula semilunaris posterior

Sinus aortae

Lunula

A. coronaria dextra

A. coronaria sinistra

Aortenklappe während der Systole, Ansicht von kranial
Superior view of the aortic valve in systole

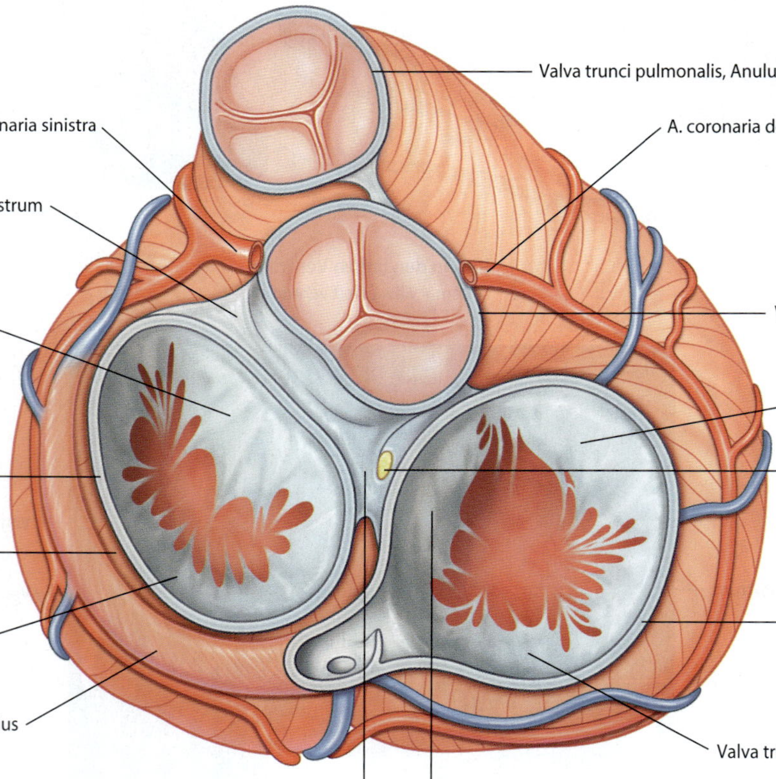

Anterior

A. coronaria sinistra

Valva trunci pulmonalis, Anulus fibrosus

A. coronaria dextra

Trigonum fibrosum sinistrum

Sinister

Dexter

Valva mitralis, Cuspis anterior

Valva aortae, Anulus fibrosus

Valva tricuspidalis, Cuspis anterior

Anulus fibrosus sinister

Fasciculus atrioventricularis

Sulcus coronarius

Cuspis posterior der Valva mitralis

Anulus fibrosus dexter

Sinus coronarius

Valva tricuspidalis, Cuspis posterior

Trigonum fibrosum dextrum

Valva tricuspidalis, Cuspis septalis

Posterior

Herzskelett, Ansicht von kranial
Cardiac skeleton superior view

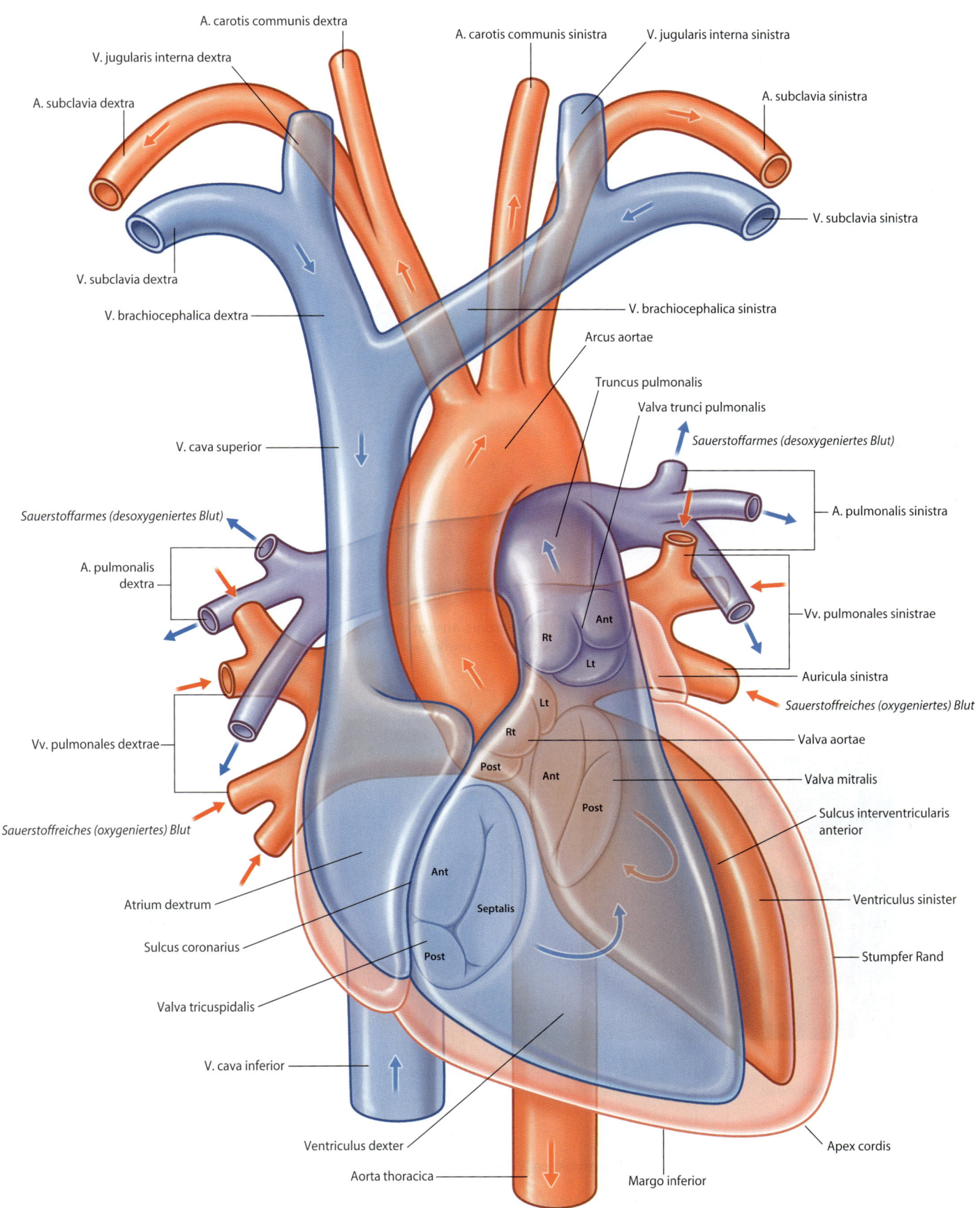

A. carotis communis dextra

V. jugularis interna dextra

A. subclavia dextra

V. subclavia dextra

V. brachiocephalica dextra

V. cava superior

Sauerstoffarmes (desoxygeniertes Blut)

A. pulmonalis dextra

Vv. pulmonales dextrae

Sauerstoffreiches (oxygeniertes) Blut

Atrium dextrum

Sulcus coronarius

Valva tricuspidalis

V. cava inferior

Ventriculus dexter

Aorta thoracica

A. carotis communis sinistra

V. jugularis interna sinistra

A. subclavia sinistra

V. subclavia sinistra

V. brachiocephalica sinistra

Arcus aortae

Truncus pulmonalis

Valva trunci pulmonalis

Sauerstoffarmes (desoxygeniertes Blut)

A. pulmonalis sinistra

Vv. pulmonales sinistrae

Auricula sinistra

Sauerstoffreiches (oxygeniertes) Blut

Valva aortae

Valva mitralis

Sulcus interventricularis anterior

Ventriculus sinister

Stumpfer Rand

Apex cordis

Margo inferior

Ant

Rt

Lt

Lt

Rt

Post

Ant

Post

Ant

Septalis

Post

Herzbinnenräume und Richtungen des Blutflusses
Cardiac chambers and direction of blood flow

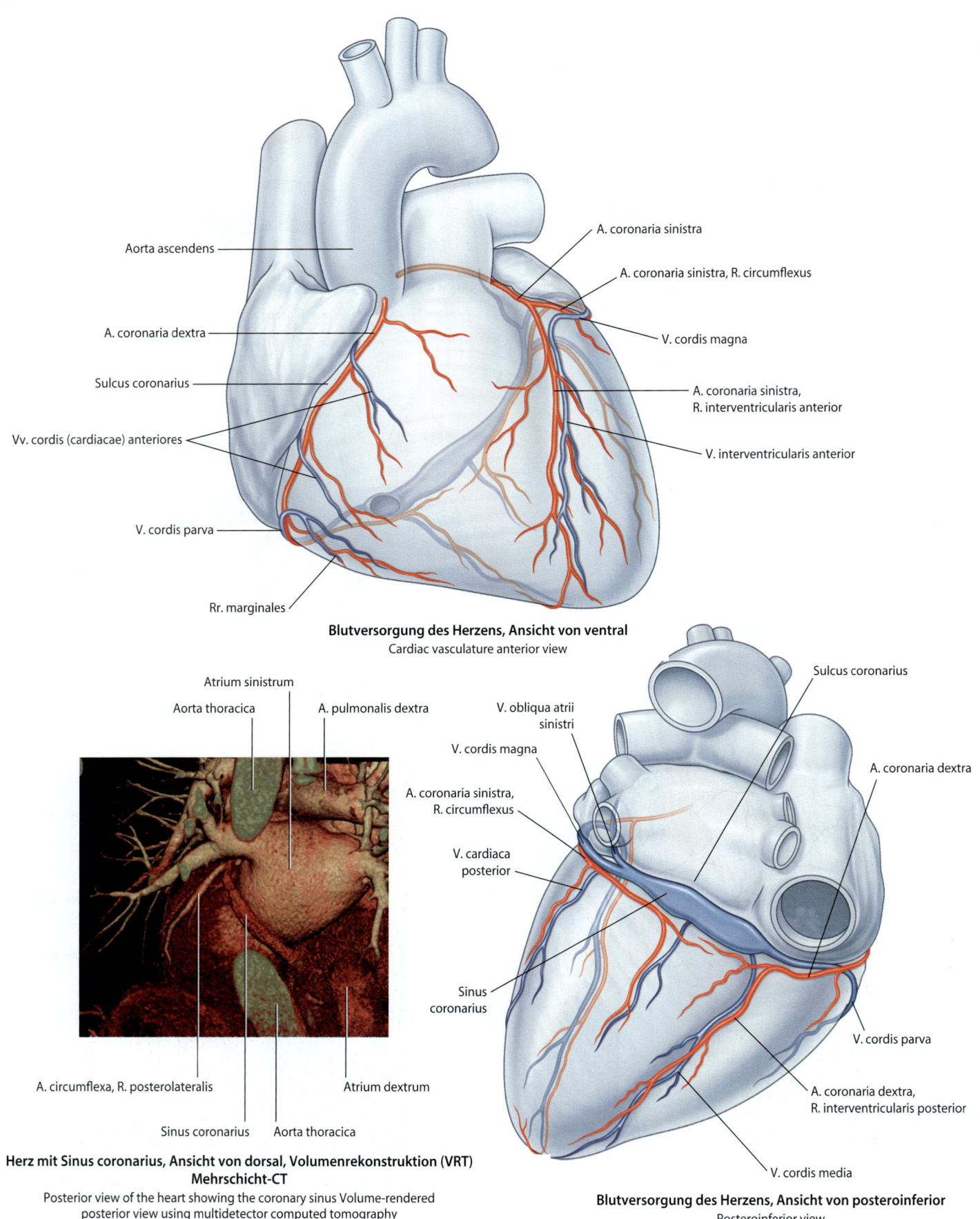

Aorta ascendens

A. coronaria dextra

Sulcus coronarius

Vv. cordis (cardiacae) anteriores

V. cordis parva

Rr. marginales

A. coronaria sinistra

A. coronaria sinistra, R. circumflexus

V. cordis magna

A. coronaria sinistra,
R. interventricularis anterior

V. interventricularis anterior

Blutversorgung des Herzens, Ansicht von ventral
Cardiac vasculature anterior view

Atrium sinistrum

Aorta thoracica

A. pulmonalis dextra

A. circumflexa, R. posterolateralis

Sinus coronarius

Aorta thoracica

Atrium dextrum

Herz mit Sinus coronarius, Ansicht von dorsal, Volumenrekonstruktion (VRT) Mehrschicht-CT
Posterior view of the heart showing the coronary sinus Volume-rendered posterior view using multidetector computed tomography

Sulcus coronarius

V. obliqua atrii sinistri

V. cordis magna

A. coronaria sinistra,
R. circumflexus

V. cardiaca posterior

Sinus coronarius

A. coronaria dextra

V. cordis parva

A. coronaria dextra,
R. interventricularis posterior

V. cordis media

Blutversorgung des Herzens, Ansicht von posteroinferior
Posteroinferior view

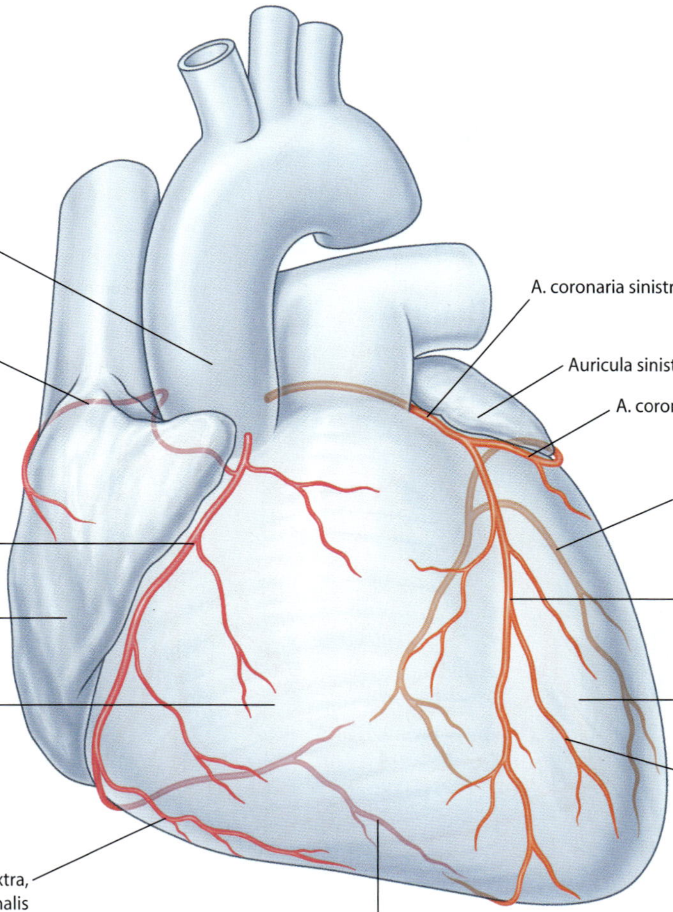

Aorta ascendens

A. coronaria dextra,
R. nodi sinuatrialis

A. coronaria dextra

Atrium dextrum

Ventriculus dexter

A. coronaria dextra,
R. marginalis

A. coronaria dextra,
R. interventricularis posterior

A. coronaria sinistra

Auricula sinistra

A. coronaria sinistra, R. circumflexus

R. circumflexus, R. marginalis sinister

A. coronaria sinistra,
R. interventricularis anterior

Ventriculus sinister

R. interventricularis anterior,
R. diagonalis

Koronararterien (Rechtsversorgungstyp)
Coronary arteries (right dominant system)

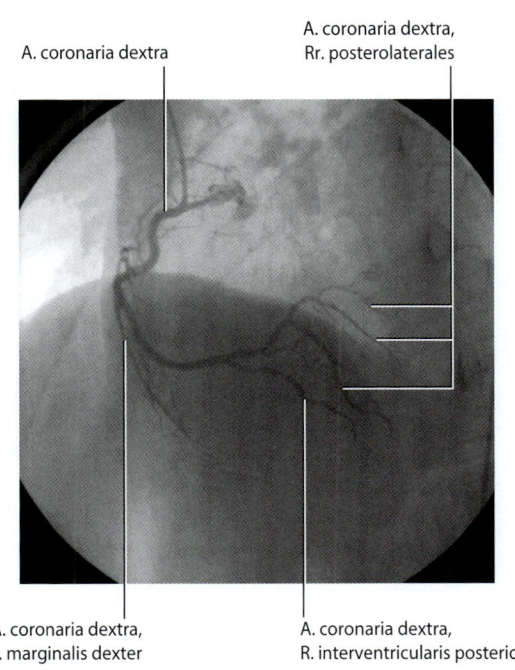

A. coronaria dextra

A. coronaria dextra,
Rr. posterolaterales

A. coronaria dextra,
R. marginalis dexter

A. coronaria dextra,
R. interventricularis posterior

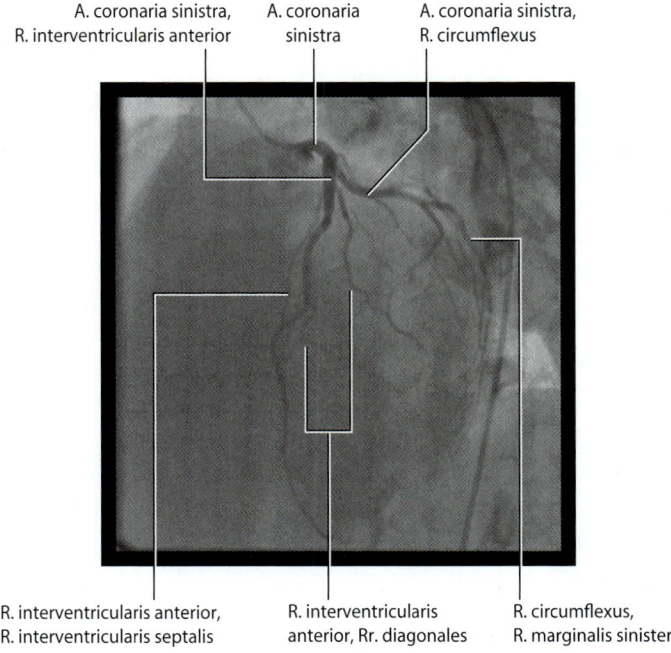

A. coronaria sinistra,
R. interventricularis anterior

A. coronaria
sinistra

A. coronaria sinistra,
R. circumflexus

R. interventricularis anterior,
R. interventricularis septalis

R. interventricularis
anterior, Rr. diagonales

R. circumflexus,
R. marginalis sinister

**A. coronaria dextra (Rechtsversorgungstyp), Koronarangiographie
im links-anterior-schrägen Strahlengang(LAO) mit kranialer Angulation**
Coronary angiography (right dominant system).
Left anterior oblique projection, cranial angulation, of right coronary artery

**A. coronaria sinistra (Rechtsversorgungstyp), Koronarangiographie
im links-anterior-schrägen Strahlengang mit kranialer Angulation**
Coronary angiography (right dominant system).
Left anterior oblique projection, cranial angulation, of left coronary artery

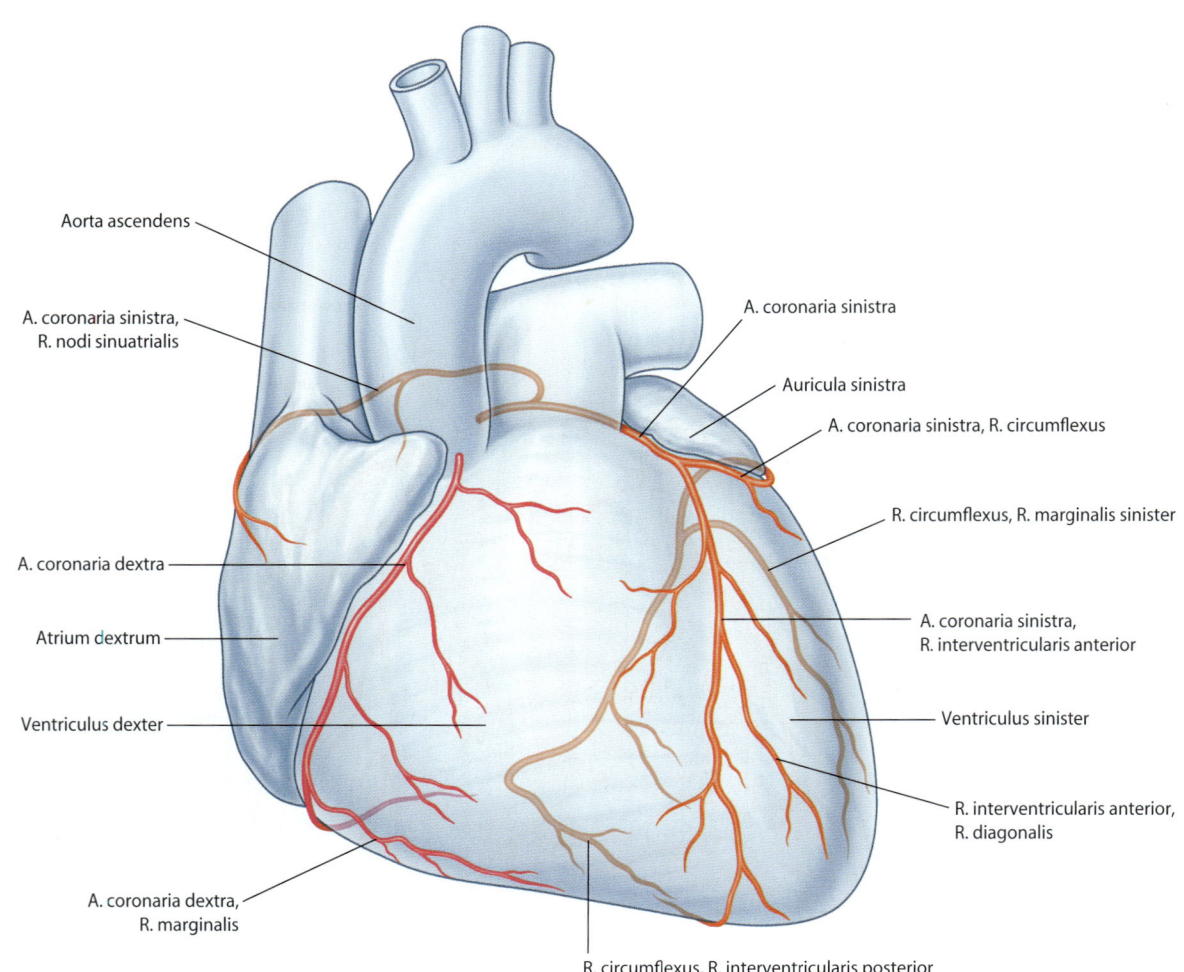

Aorta ascendens

A. coronaria sinistra,
R. nodi sinuatrialis

A. coronaria dextra

Atrium dextrum

Ventriculus dexter

A. coronaria dextra,
R. marginalis

A. coronaria sinistra

Auricula sinistra

A. coronaria sinistra, R. circumflexus

R. circumflexus, R. marginalis sinister

A. coronaria sinistra,
R. interventricularis anterior

Ventriculus sinister

R. interventricularis anterior,
R. diagonalis

R. circumflexus, R. interventricularis posterior

Koronararterien (Linksversorgungstyp)
Coronary arteries (left dominant system)

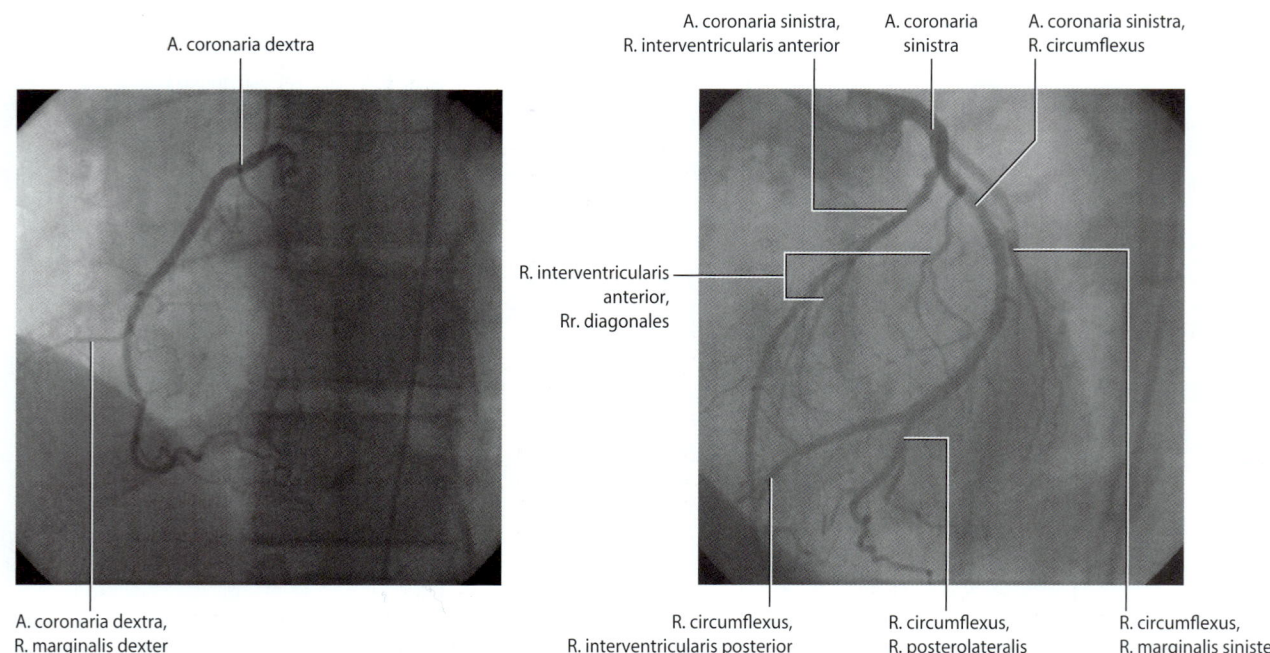

A. coronaria dextra

A. coronaria sinistra,
R. interventricularis anterior

A. coronaria
sinistra

A. coronaria sinistra,
R. circumflexus

R. interventricularis
anterior,
Rr. diagonales

A. coronaria dextra,
R. marginalis dexter

R. circumflexus,
R. interventricularis posterior

R. circumflexus,
R. posterolateralis

R. circumflexus,
R. marginalis sinister

A. coronaria dextra (Linksversorgungstyp), Koronarangiographie
(links-anterior-schrägen Strahlengang mit kranialer Angulation)
Coronary angiography (left dominant system). Left anterior oblique
projection, cranial angulation, of right coronary artery

A. coronaria sinistra (Linksversorgungstyp), Koronarangiographie
(links-anterior-schrägen Strahlengang mit kranialer Angulation)
Coronary angiography (left dominant system).
Left anterior oblique projection, cranial angulation, of left coronary artery

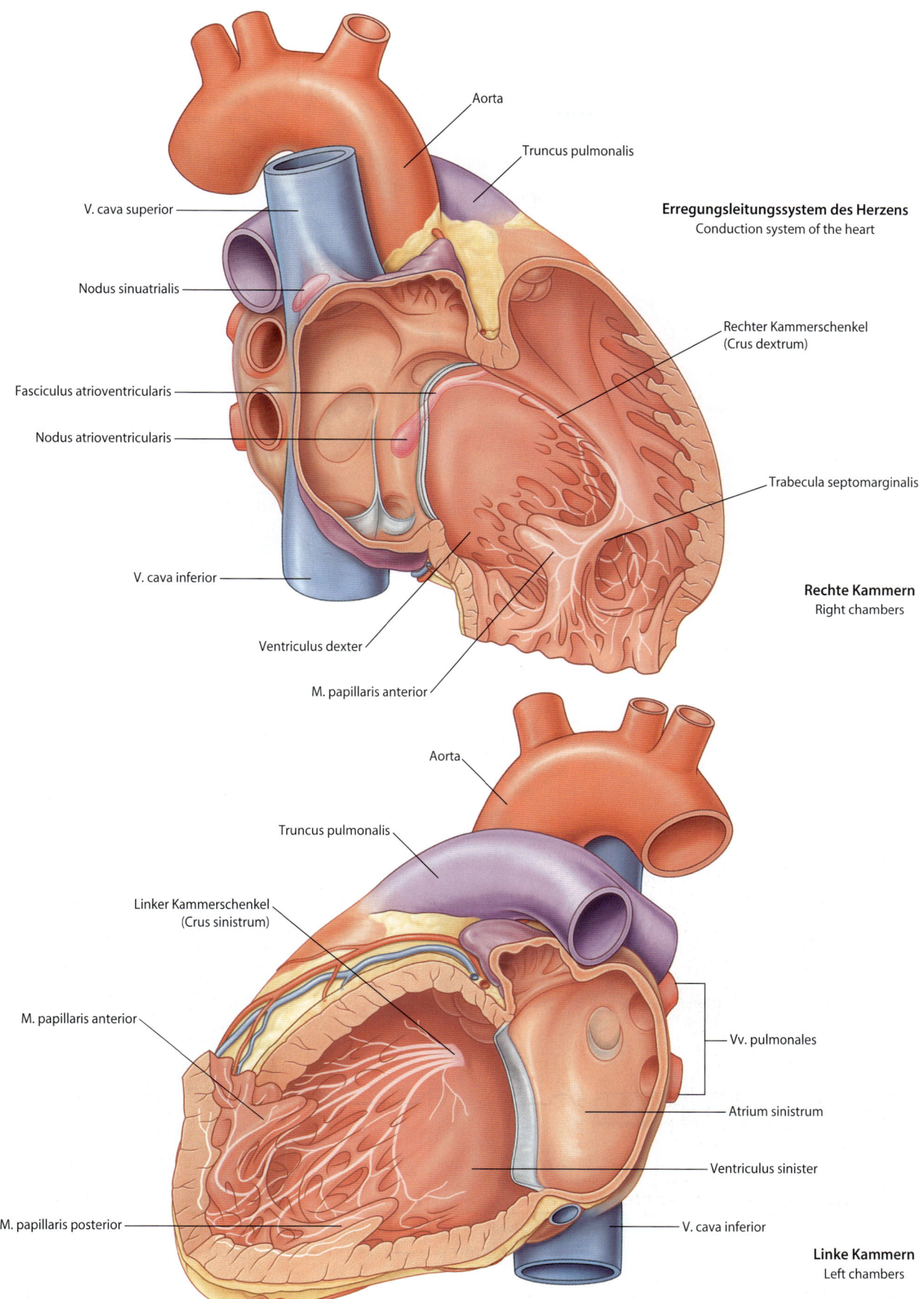

Aorta

Truncus pulmonalis

Erregungsleitungssystem des Herzens
Conduction system of the heart

V. cava superior

Nodus sinuatrialis

Rechter Kammerschenkel
(Crus dextrum)

Fasciculus atrioventricularis

Nodus atrioventricularis

Trabecula septomarginalis

V. cava inferior

Rechte Kammern
Right chambers

Ventriculus dexter

M. papillaris anterior

Aorta

Truncus pulmonalis

Linker Kammerschenkel
(Crus sinistrum)

M. papillaris anterior

Vv. pulmonales

Atrium sinistrum

Ventriculus sinister

M. papillaris posterior

V. cava inferior

Linke Kammern
Left chambers

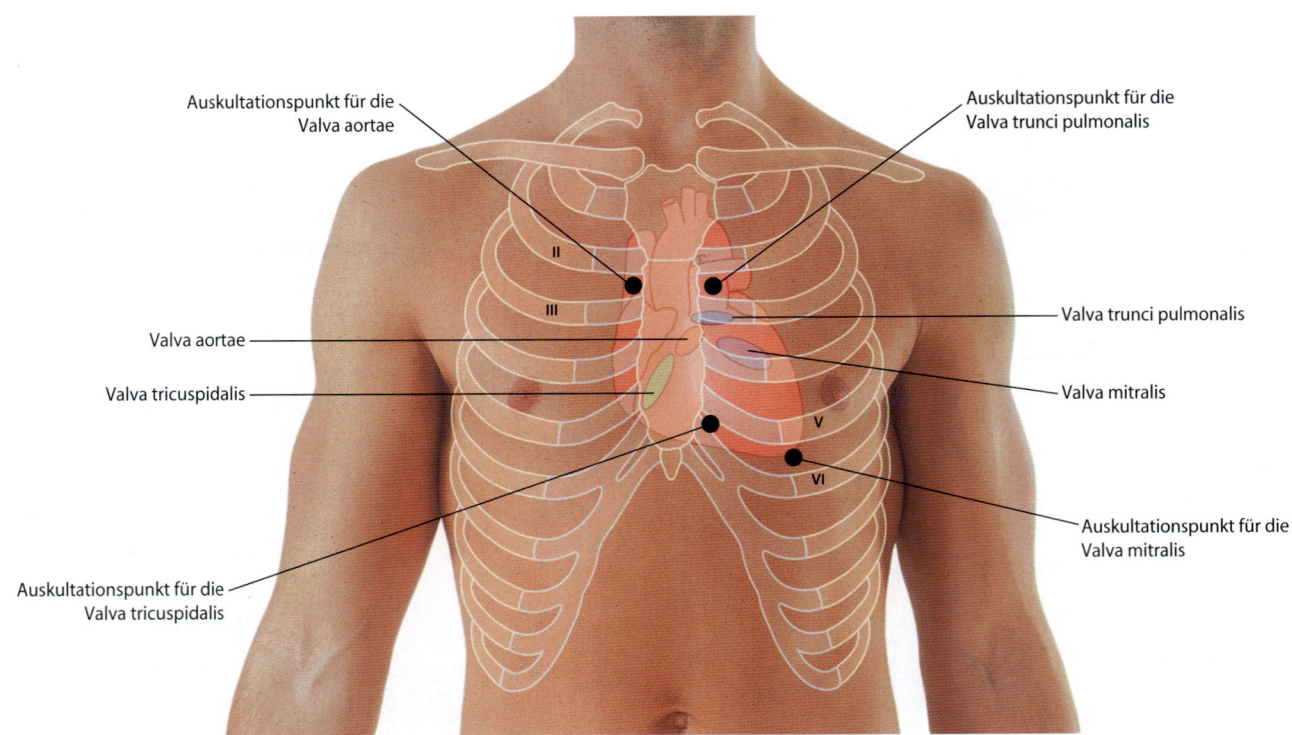

Auskultationspunkt für die
Valva aortae

Auskultationspunkt für die
Valva trunci pulmonalis

II

III

Valva aortae

Valva tricuspidalis

Valva trunci pulmonalis

Valva mitralis

V

VI

Auskultationspunkt für die
Valva mitralis

Auskultationspunkt für die
Valva tricuspidalis

Auskultationspunkte
Auscultation points

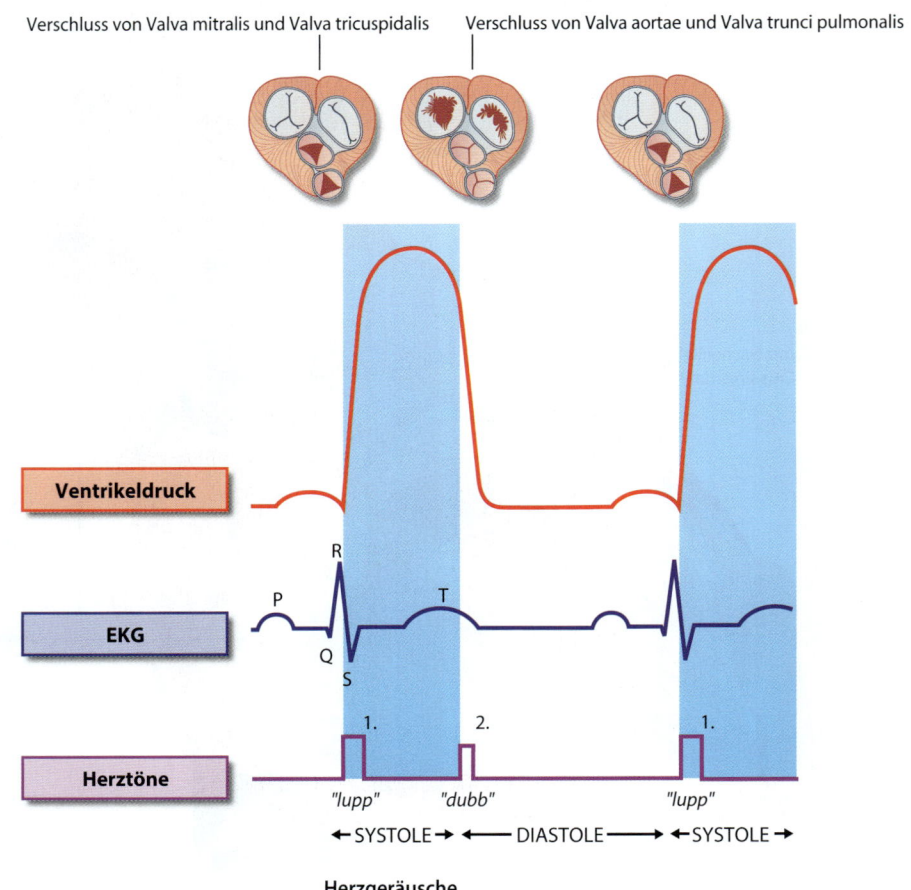

Verschluss von Valva mitralis und Valva tricuspidalis

Verschluss von Valva aortae und Valva trunci pulmonalis

Ventrikeldruck

R

P

T

EKG

Q

S

1.

2.

1.

Herztöne

"lupp"

"dubb"

"lupp"

← SYSTOLE → ← DIASTOLE → ← SYSTOLE →

Herzgeräusche
Cardiac auscultation

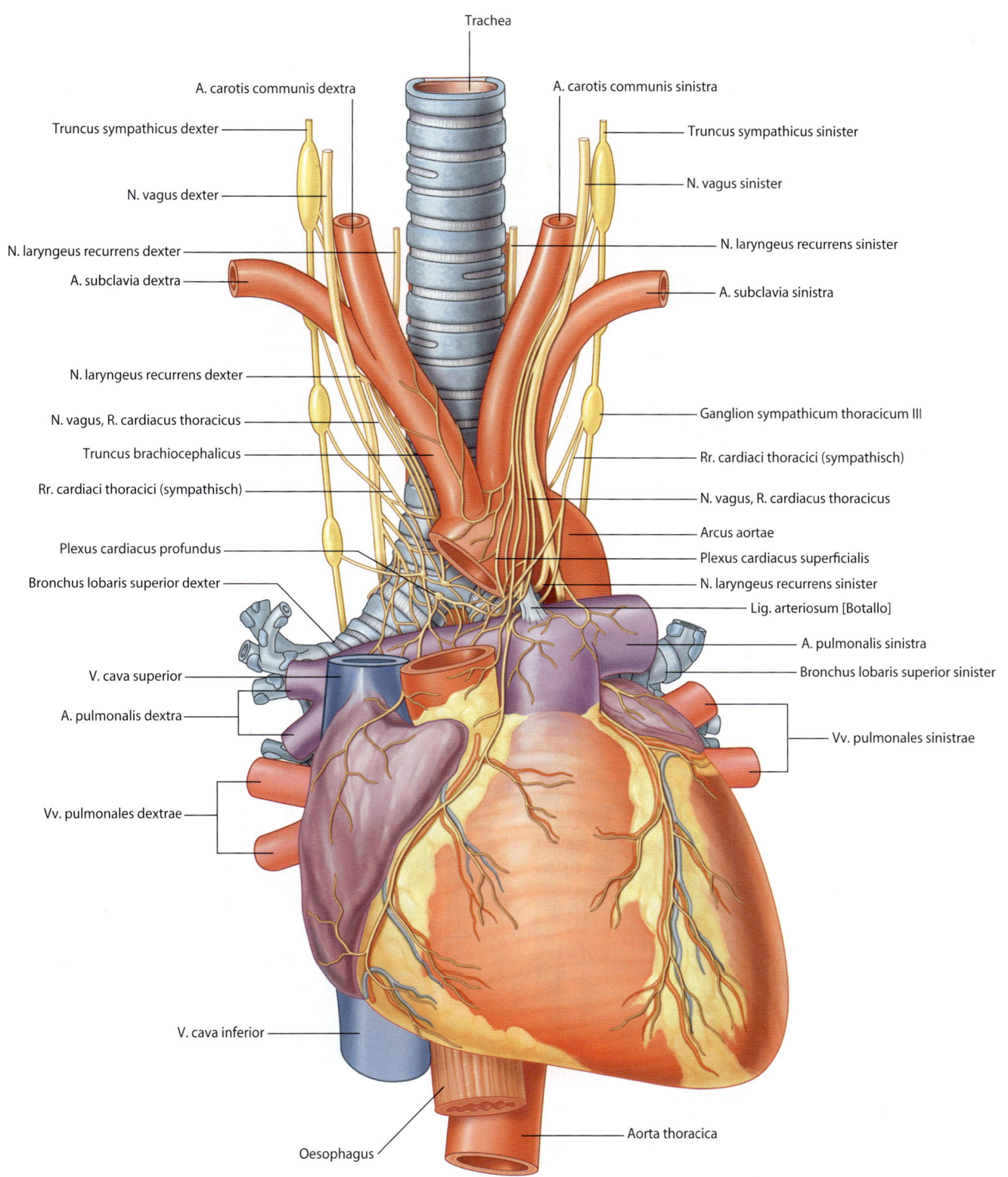

Trachea

A. carotis communis dextra

A. carotis communis sinistra

Truncus sympathicus dexter

Truncus sympathicus sinister

N. vagus dexter

N. vagus sinister

N. laryngeus recurrens dexter

N. laryngeus recurrens sinister

A. subclavia dextra

A. subclavia sinistra

N. laryngeus recurrens dexter

N. vagus, R. cardiacus thoracicus

Ganglion sympathicum thoracicum III

Truncus brachiocephalicus

Rr. cardiaci thoracici (sympathisch)

Rr. cardiaci thoracici (sympathisch)

N. vagus, R. cardiacus thoracicus

Plexus cardiacus profundus

Arcus aortae

Bronchus lobaris superior dexter

Plexus cardiacus superficialis

N. laryngeus recurrens sinister

Lig. arteriosum [Botallo]

V. cava superior

A. pulmonalis sinistra

A. pulmonalis dextra

Bronchus lobaris superior sinister

Vv. pulmonales sinistrae

Vv. pulmonales dextrae

V. cava inferior

Aorta thoracica

Oesophagus

Plexus cardiacus und Innervation des Herzens
Cardiac plexus and nerves of the heart

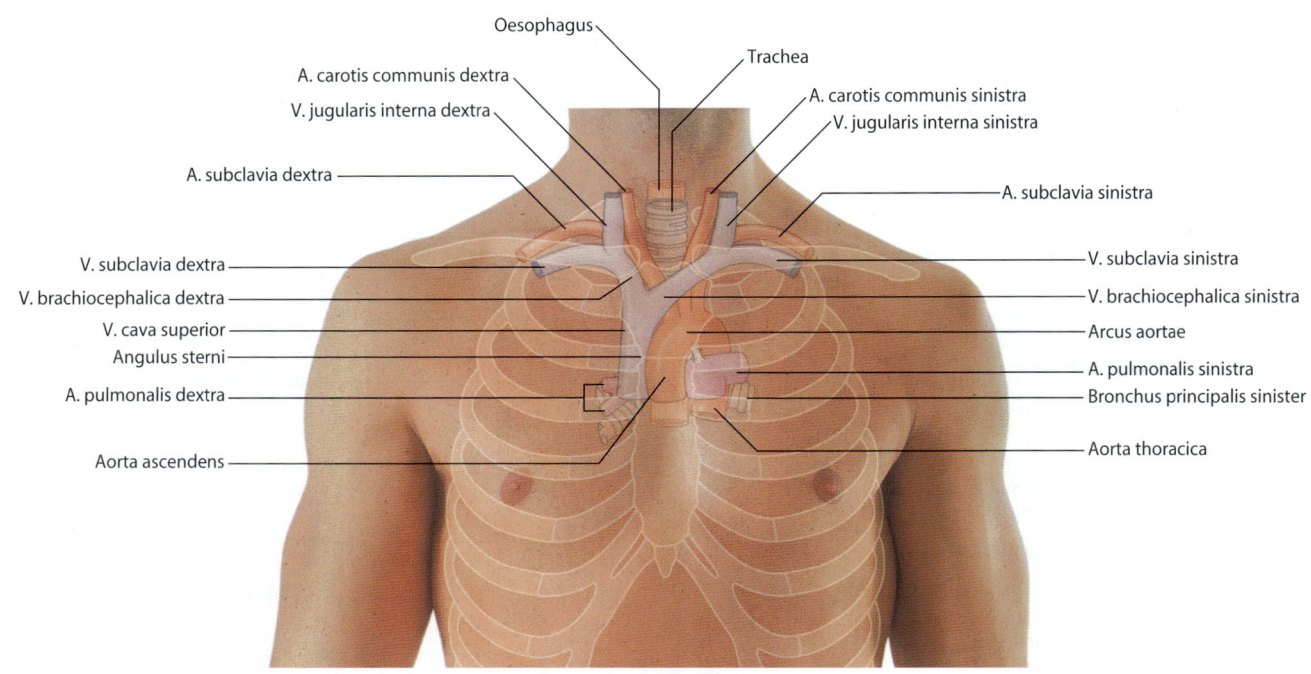

Oesophagus

Trachea

A. carotis communis dextra

V. jugularis interna dextra

A. subclavia dextra

A. carotis communis sinistra

V. jugularis interna sinistra

A. subclavia sinistra

V. subclavia dextra

V. brachiocephalica dextra

V. cava superior

Angulus sterni

A. pulmonalis dextra

Aorta ascendens

V. subclavia sinistra

V. brachiocephalica sinistra

Arcus aortae

A. pulmonalis sinistra

Bronchus principalis sinister

Aorta thoracica

Oberflächenprojektion von Strukturen des oberen Mediastinums
Surface projections of structures in the superior mediastinum

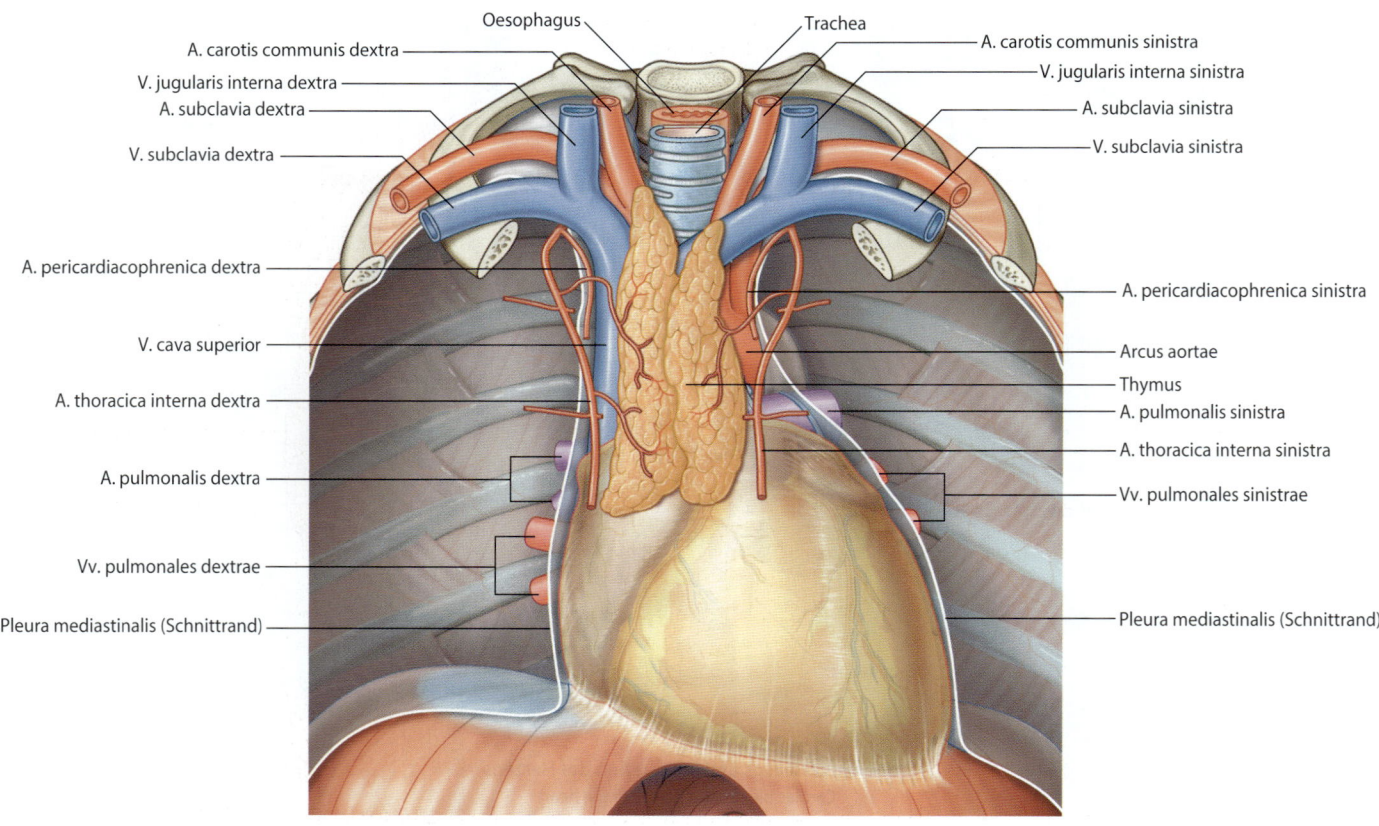

Oesophagus

Trachea

A. carotis communis dextra

V. jugularis interna dextra

A. subclavia dextra

V. subclavia dextra

A. carotis communis sinistra

V. jugularis interna sinistra

A. subclavia sinistra

V. subclavia sinistra

A. pericardiacophrenica dextra

V. cava superior

A. thoracica interna dextra

A. pulmonalis dextra

Vv. pulmonales dextrae

Pleura mediastinalis (Schnittrand)

A. pericardiacophrenica sinistra

Arcus aortae

Thymus

A. pulmonalis sinistra

A. thoracica interna sinistra

Vv. pulmonales sinistrae

Pleura mediastinalis (Schnittrand)

Thymus
Thymus gland

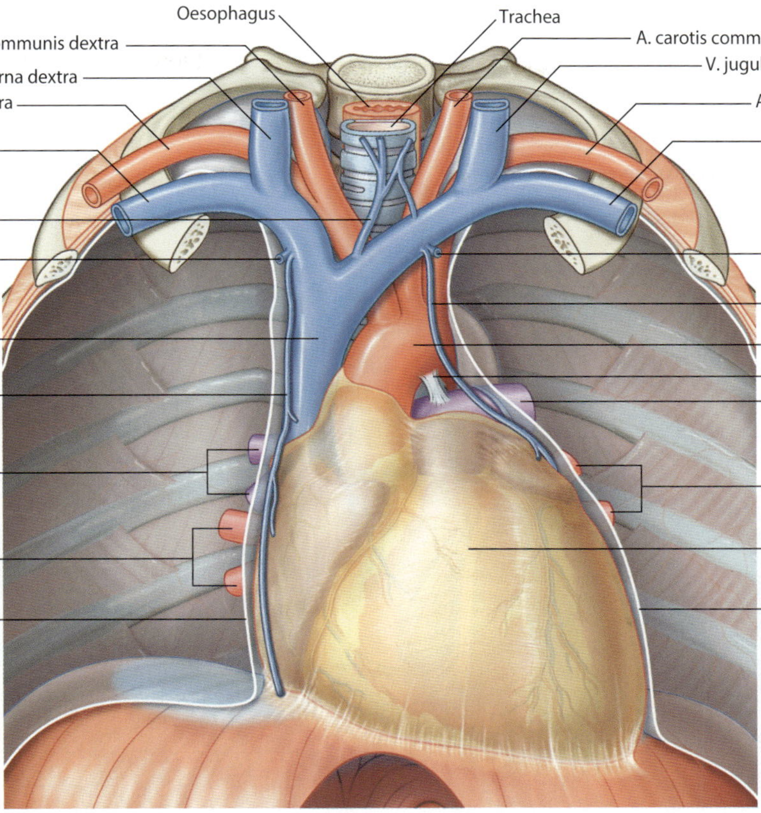

Oesophagus

Trachea

A. carotis communis dextra

V. jugularis interna dextra

A. subclavia dextra

V. subclavia dextra

V. thyroidea inferior

V. thoracica interna dextra

V. cava superior

V. pericardiacophrenica dextra

A. pulmonalis dextra

Vv. pulmonales dextrae

Pleura mediastinalis (Schnittrand)

A. carotis communis sinistra

V. jugularis interna sinistra

A. subclavia sinistra

V. subclavia sinistra

V. thoracica interna sinistra

V. pericardiacophrenica sinistra

Arcus aortae

Lig. arteriosum [BOTALLO]

A. pulmonalis sinistra

Vv. pulmonales sinistrae

Pericardium

Pleura mediastinalis (Schnittrand)

Venen des oberen Mediastinums
Veins of the superior mediastinum

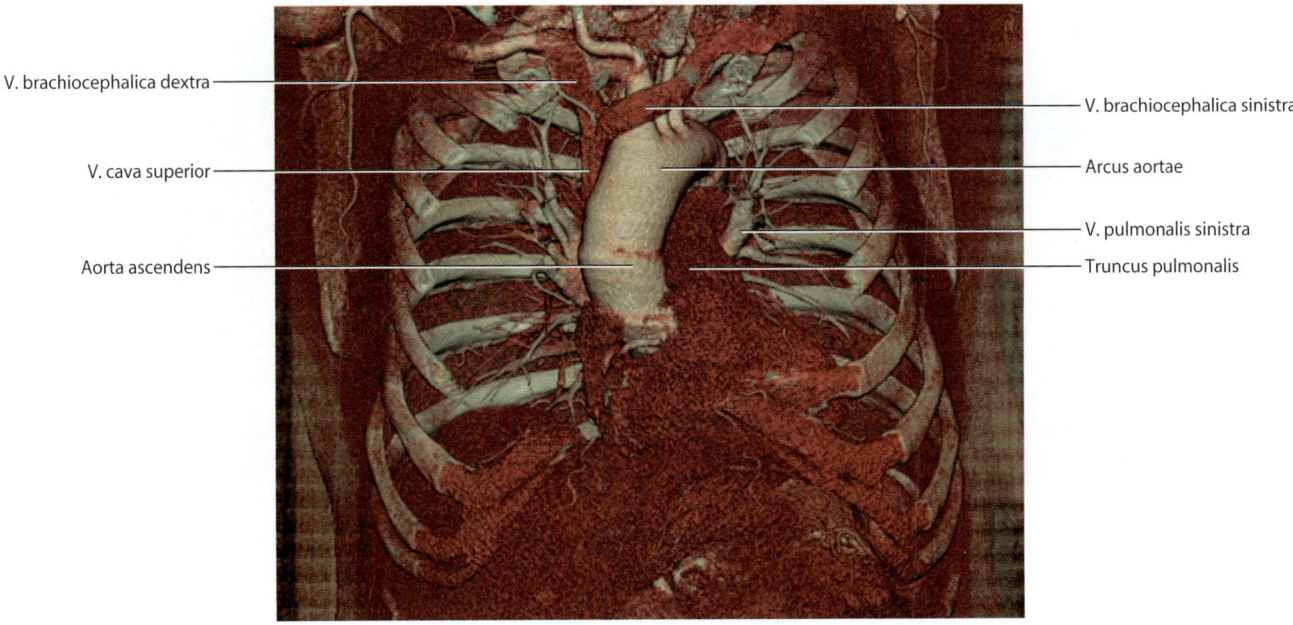

V. brachiocephalica dextra

V. cava superior

Aorta ascendens

V. brachiocephalica sinistra

Arcus aortae

V. pulmonalis sinistra

Truncus pulmonalis

Oberes Mediastinum mit Venen und Arterien, Ansicht von ventral; Volumenrekonstruktion, Mehrschicht-CT
Anterior view of the superior mediastinum showing venous and arterial channels.
Volume-rendered anterior view using multidetector computed tomography

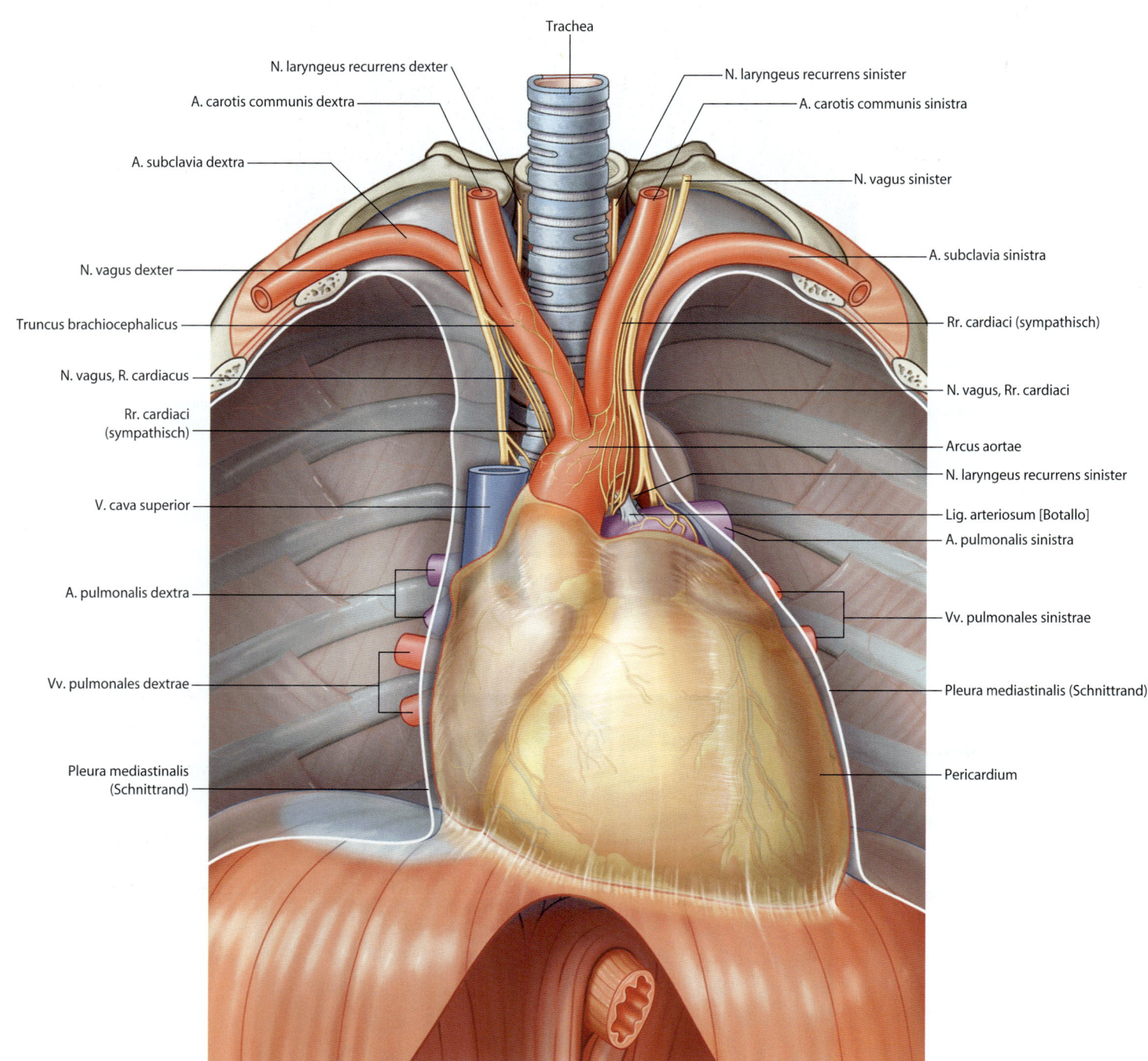

Trachea

N. laryngeus recurrens dexter

A. carotis communis dextra

A. subclavia dextra

N. vagus dexter

Truncus brachiocephalicus

N. vagus, R. cardiacus

Rr. cardiaci (sympathisch)

V. cava superior

A. pulmonalis dextra

Vv. pulmonales dextrae

Pleura mediastinalis (Schnittrand)

N. laryngeus recurrens sinister

A. carotis communis sinistra

N. vagus sinister

A. subclavia sinistra

Rr. cardiaci (sympathisch)

N. vagus, Rr. cardiaci

Arcus aortae

N. laryngeus recurrens sinister

Lig. arteriosum [Botallo]

A. pulmonalis sinistra

Vv. pulmonales sinistrae

Pleura mediastinalis (Schnittrand)

Pericardium

Arterien und Nerven des oberen Mediastinums
Arteries and nerves of the superior mediastinum

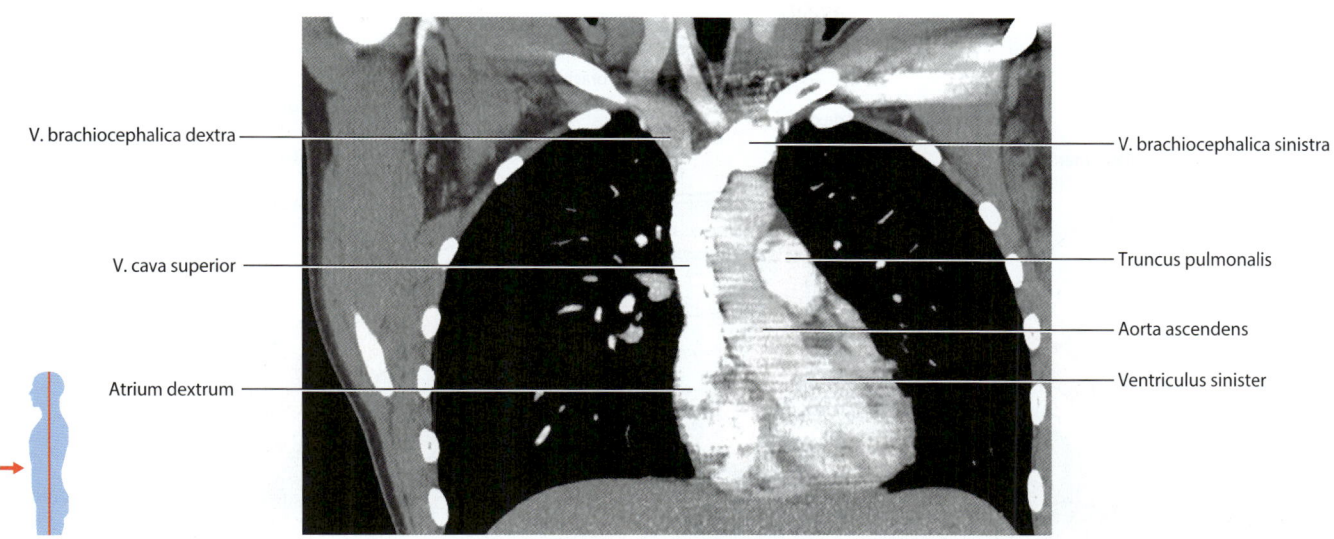

V. brachiocephalica dextra

V. cava superior

Atrium dextrum

V. brachiocephalica sinistra

Truncus pulmonalis

Aorta ascendens

Ventriculus sinister

Lage der Venen im oberen Mediastinum, Kontrastmittel-CT in Koronarebene
Positioning of venous channels in the superior mediastinum.
CT image, with contrast, in coronal plane

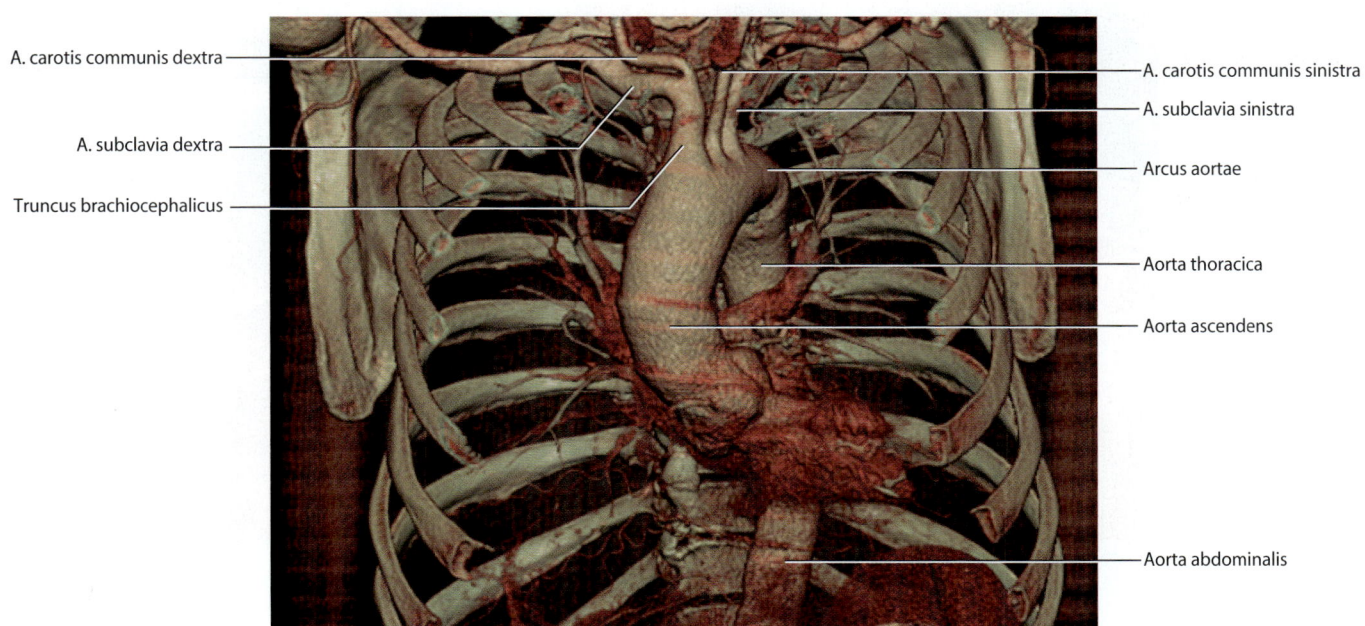

A. carotis communis dextra

A. subclavia dextra

Truncus brachiocephalicus

A. carotis communis sinistra

A. subclavia sinistra

Arcus aortae

Aorta thoracica

Aorta ascendens

Aorta abdominalis

Oberes Mediastinum (Venen, Truncus pulmonalis und Herz entfernt), Ansicht von ventral; Volumenrekonstruktion, Mehrschicht-CT
Anterior view of the superior mediastinum with the venous channels, pulmonary trunk, and heart removed.
Volume-rendered anterior view using multidetector computed tomography

105

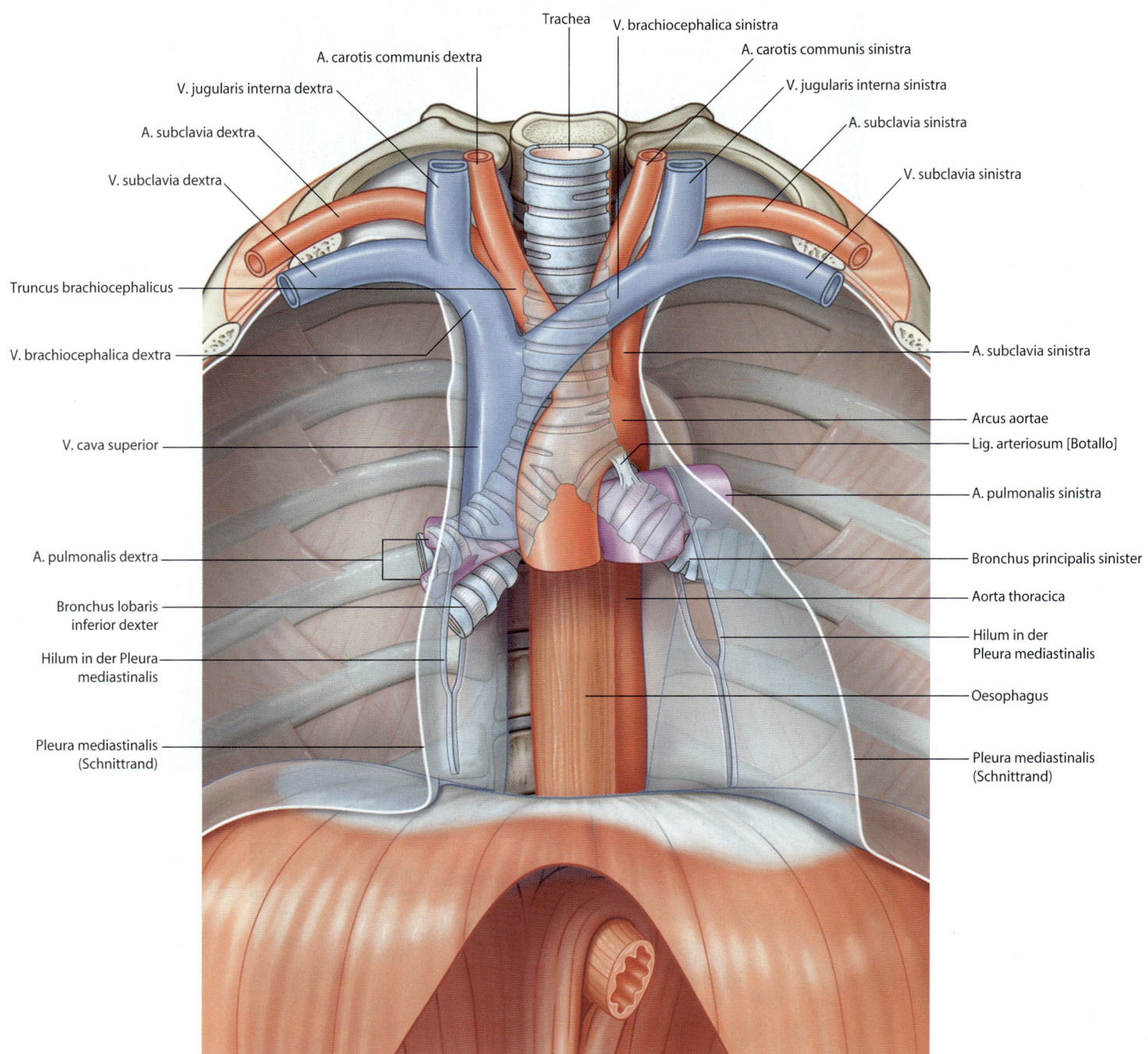

Trachea

A. carotis communis dextra

V. jugularis interna dextra

A. subclavia dextra

V. subclavia dextra

Truncus brachiocephalicus

V. brachiocephalica dextra

V. cava superior

A. pulmonalis dextra

Bronchus lobaris
inferior dexter

Hilum in der Pleura
mediastinalis

Pleura mediastinalis
(Schnittrand)

V. brachiocephalica sinistra

A. carotis communis sinistra

V. jugularis interna sinistra

A. subclavia sinistra

V. subclavia sinistra

A. subclavia sinistra

Arcus aortae

Lig. arteriosum [Botallo]

A. pulmonalis sinistra

Bronchus principalis sinister

Aorta thoracica

Hilum in der
Pleura mediastinalis

Oesophagus

Pleura mediastinalis
(Schnittrand)

Trachea und benachbarte Strukturen im oberen Mediastinum
Trachea and structures relating to it in the superior mediastinum

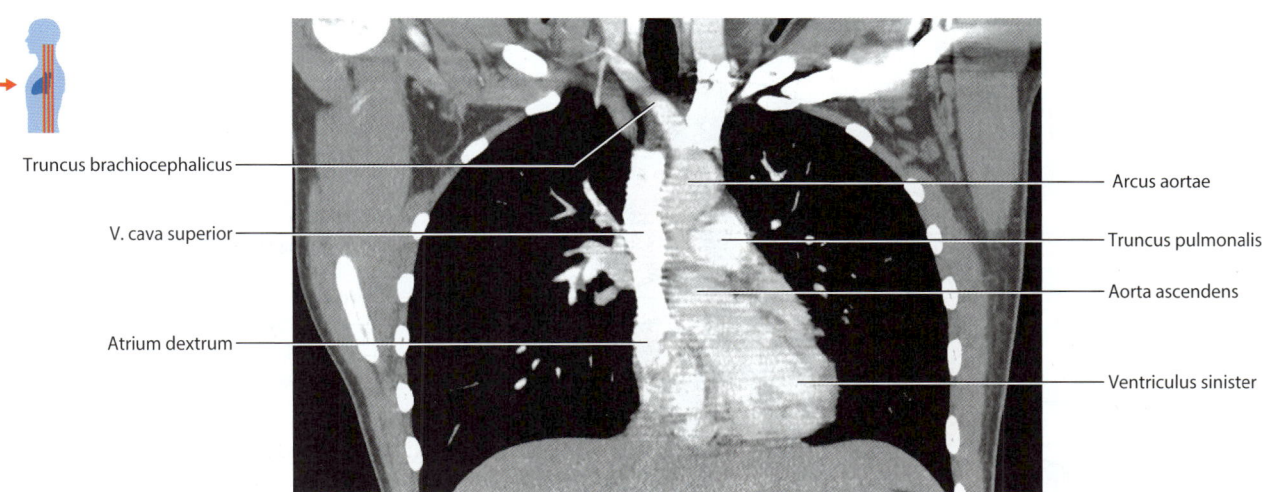

Lage des Truncus brachiocephalicus in Bezug zu anderen Strukturen des oberen Mediastinums, Kontrastmittel-CT in Koronarebene
Positioning of brachiocephalic trunk in relation to other structures in the superior mediastinum. CT image, with contrast, in coronal plane

Truncus brachiocephalicus
V. cava superior
Atrium dextrum
Arcus aortae
Truncus pulmonalis
Aorta ascendens
Ventriculus sinister

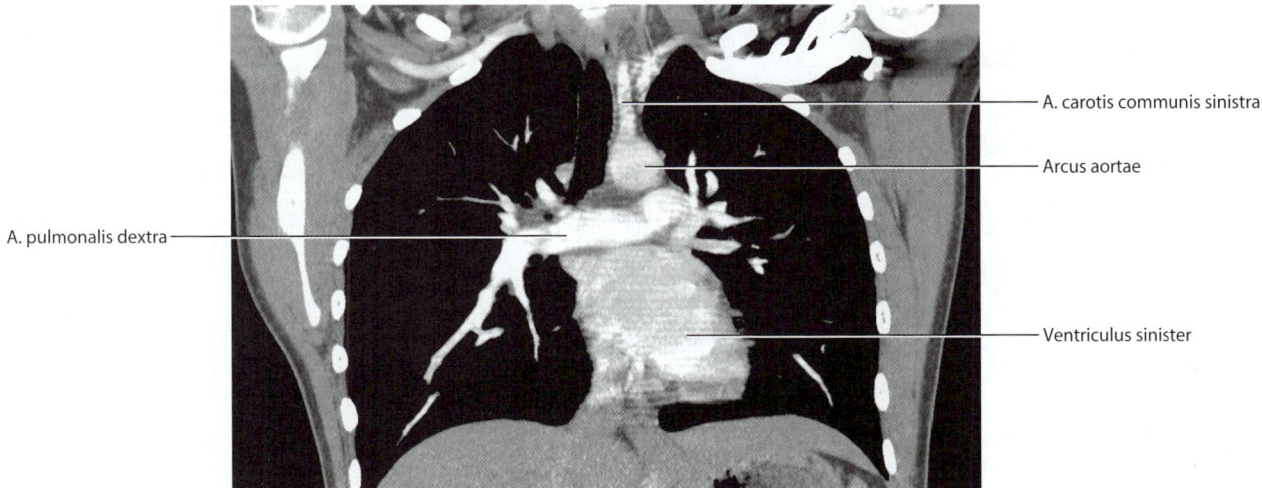

Lage der A. carotis communis sinistra in Bezug zu anderen Strukturen des oberen Mediastinums, Kontrastmittel-CT in Koronarebene
Positioning of left common carotid artery in relation to other structures in the superior mediastinum. CT image, with contrast, in coronal plane

A. pulmonalis dextra
A. carotis communis sinistra
Arcus aortae
Ventriculus sinister

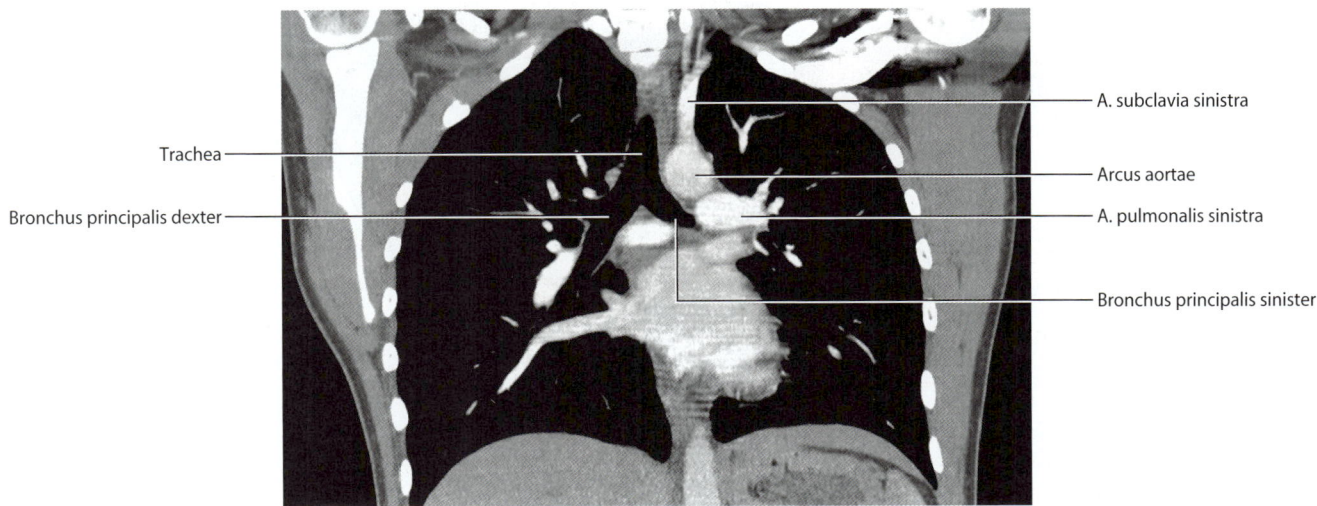

Lage der A. subclavia sinistra und der Bifurcatio tracheae in Bezug zu anderen Strukturen des oberen Mediastinums, Kontrastmittel-CT in Koronarebene
Positioning of left subclavian artery and the bifurcation of the trachea in relation to other structures in the superior mediastinum.
CT image, with contrast, in coronal plane

Trachea
Bronchus principalis dexter
A. subclavia sinistra
Arcus aortae
A. pulmonalis sinistra
Bronchus principalis sinister

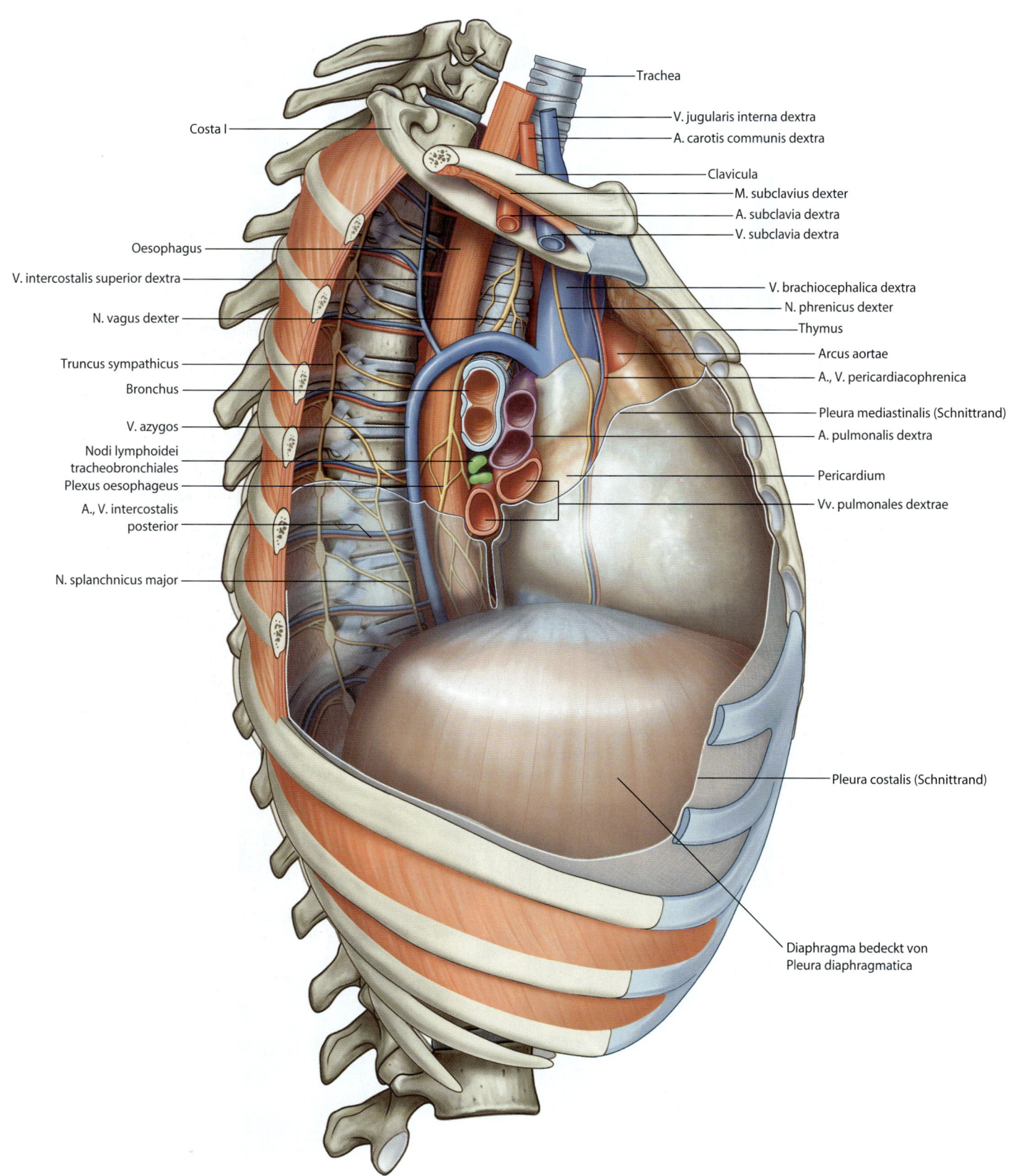

Trachea

V. jugularis interna dextra

A. carotis communis dextra

Clavicula

M. subclavius dexter

A. subclavia dextra

V. subclavia dextra

V. brachiocephalica dextra

N. phrenicus dexter

Thymus

Arcus aortae

A., V. pericardiacophrenica

Pleura mediastinalis (Schnittrand)

A. pulmonalis dextra

Pericardium

Vv. pulmonales dextrae

Pleura costalis (Schnittrand)

Diaphragma bedeckt von
Pleura diaphragmatica

Costa I

Oesophagus

V. intercostalis superior dextra

N. vagus dexter

Truncus sympathicus

Bronchus

V. azygos

Nodi lymphoidei
tracheobronchiales

Plexus oesophageus

A., V. intercostalis
posterior

N. splanchnicus major

Rechtes Mediastinum und rechte Thoraxhöhle
Right side of mediastinum and right thoracic cavity

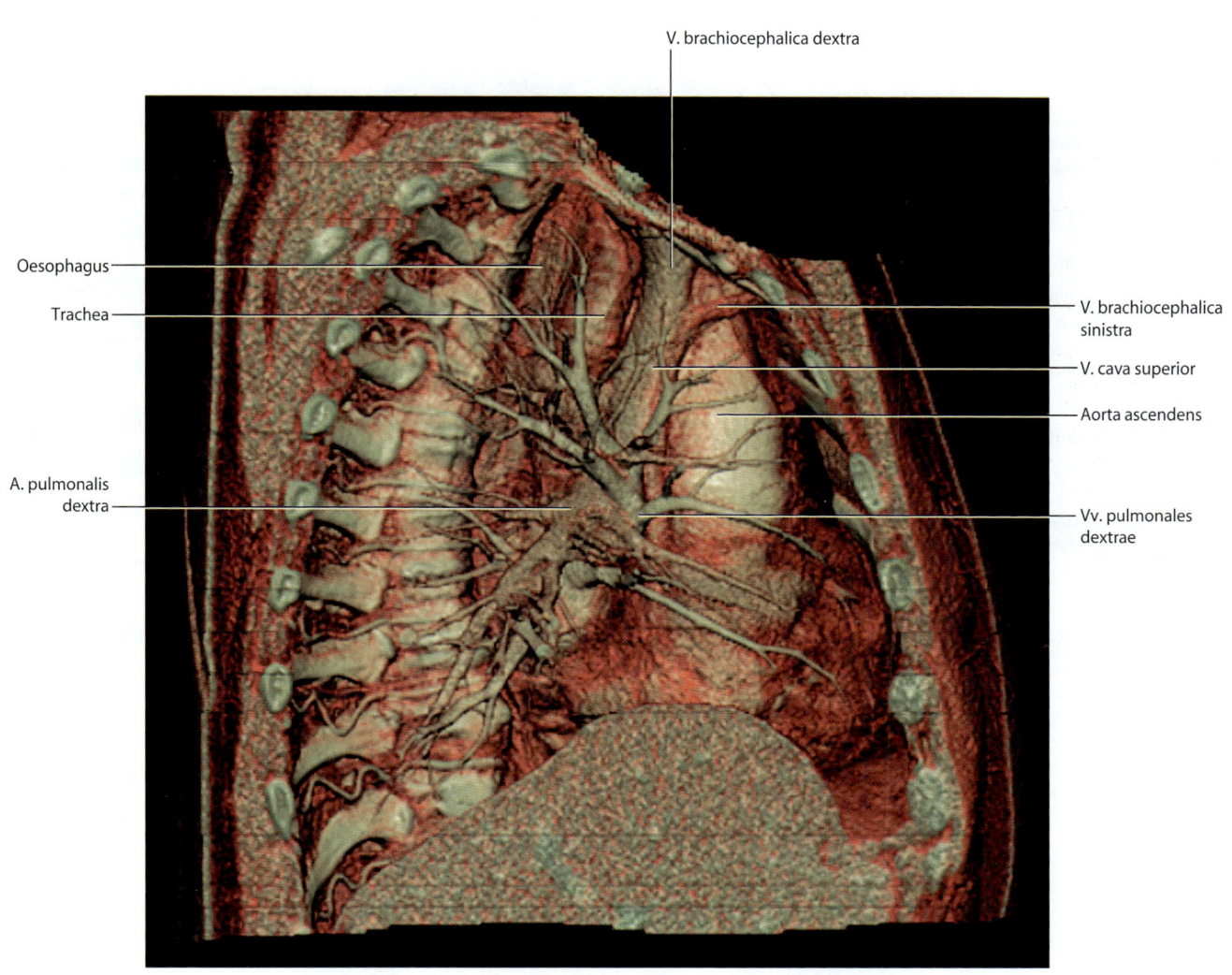

V. brachiocephalica dextra

Oesophagus

Trachea

A. pulmonalis
dextra

V. brachiocephalica
sinistra

V. cava superior

Aorta ascendens

Vv. pulmonales
dextrae

Mediastinale Strukturen, Ansicht von rechts; Volumenrekonstruktion, Mehrschicht-CT
View of mediastinal structures from the right side of the thorax.
Volume-rendered lateral view from the right side using multidetector computed tomography

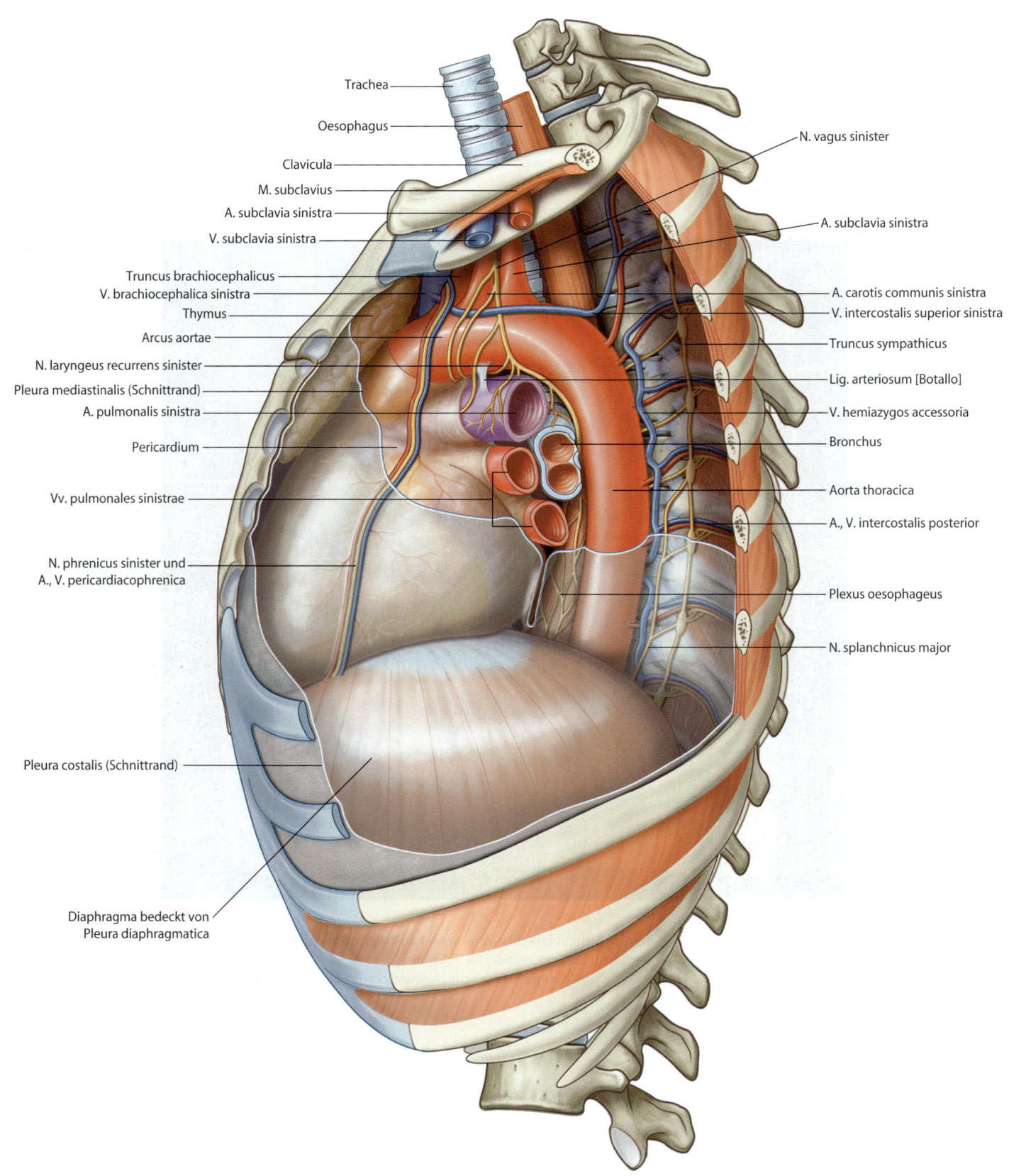

Trachea

Oesophagus

Clavicula

M. subclavius

A. subclavia sinistra

V. subclavia sinistra

Truncus brachiocephalicus

V. brachiocephalica sinistra

Thymus

Arcus aortae

N. laryngeus recurrens sinister

Pleura mediastinalis (Schnittrand)

A. pulmonalis sinistra

Pericardium

Vv. pulmonales sinistrae

N. phrenicus sinister und
A., V. pericardiacophrenica

Pleura costalis (Schnittrand)

Diaphragma bedeckt von
Pleura diaphragmatica

N. vagus sinister

A. subclavia sinistra

A. carotis communis sinistra

V. intercostalis superior sinistra

Truncus sympathicus

Lig. arteriosum [Botallo]

V. hemiazygos accessoria

Bronchus

Aorta thoracica

A., V. intercostalis posterior

Plexus oesophageus

N. splanchnicus major

Linkes Mediastinum und linke Thoraxhöhle
Left side of mediastinum and left thoracic cavity

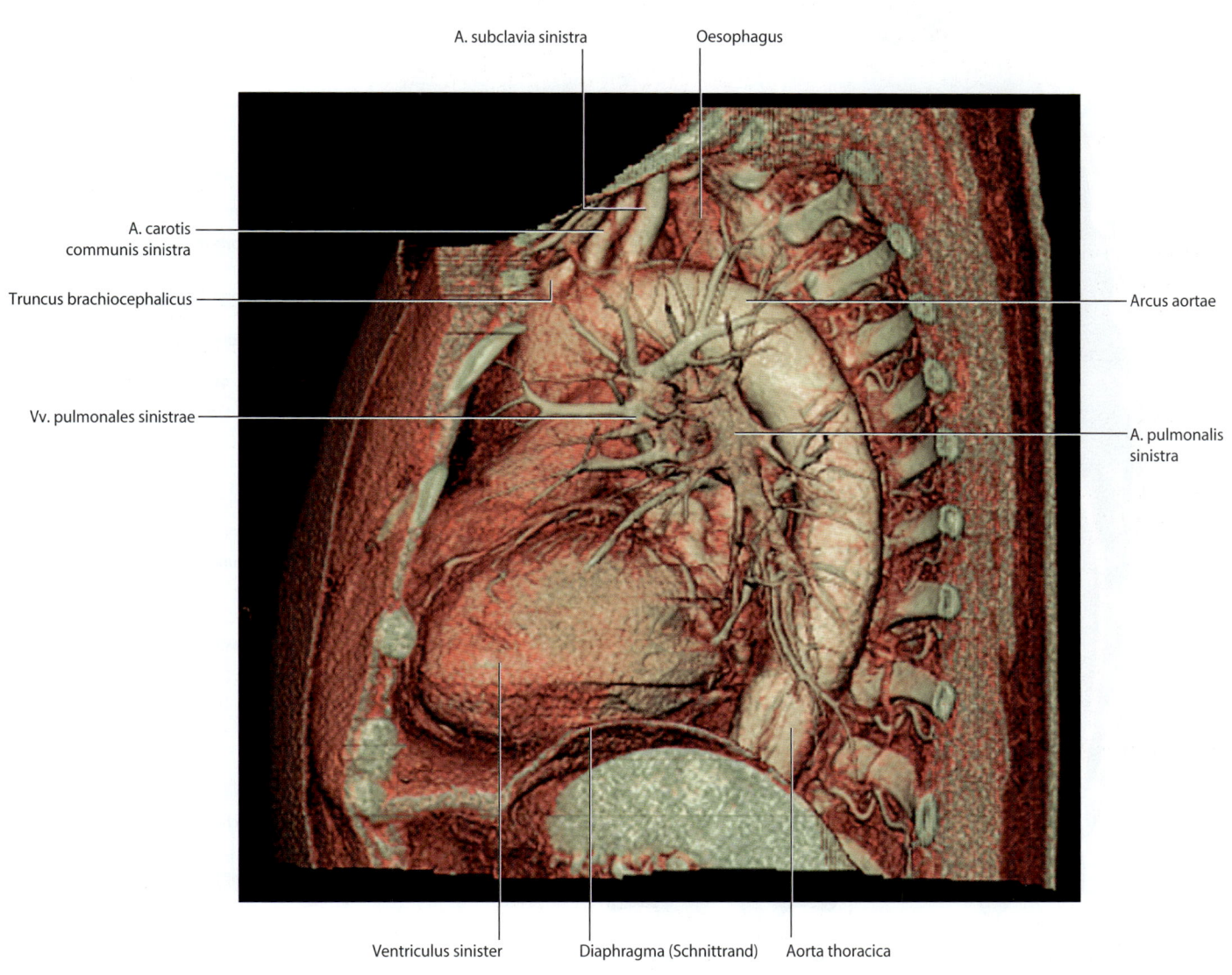

A. subclavia sinistra   Oesophagus

A. carotis
communis sinistra

Truncus brachiocephalicus

Arcus aortae

Vv. pulmonales sinistrae

A. pulmonalis
sinistra

Ventriculus sinister   Diaphragma (Schnittrand)   Aorta thoracica

Mediastinale Strukturen, Ansicht von links; Volumenrekonstruktion, Mehrschicht-CT
View of mediastinal structures from the left side of the thorax.
Volume-rendered lateral view from the left side using multidetector computed tomography

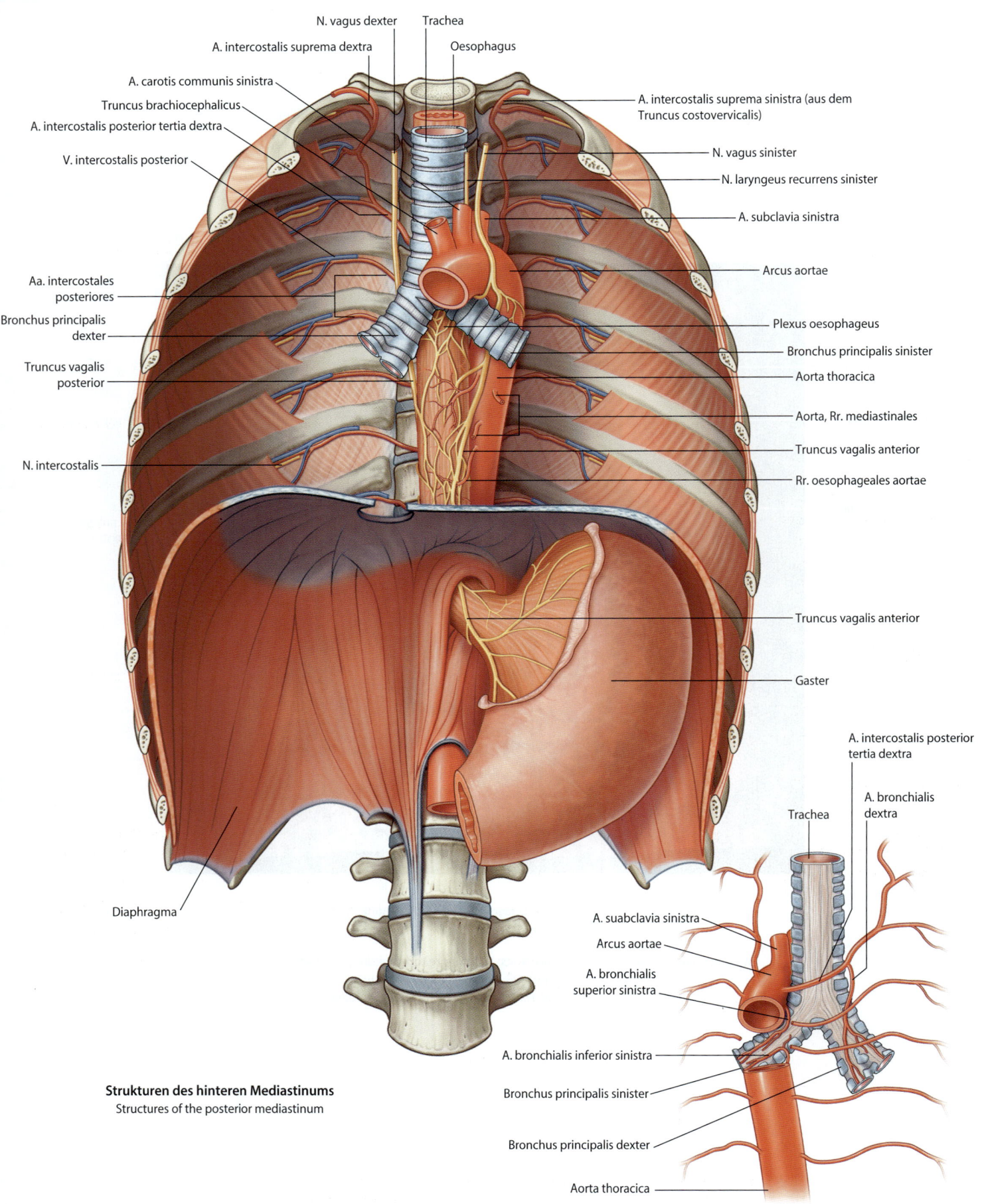

N. vagus dexter

Trachea

A. intercostalis suprema dextra

Oesophagus

A. carotis communis sinistra

Truncus brachiocephalicus

A. intercostalis posterior tertia dextra

V. intercostalis posterior

A. intercostalis suprema sinistra (aus dem Truncus costovervicalis)

N. vagus sinister

N. laryngeus recurrens sinister

A. subclavia sinistra

Arcus aortae

Aa. intercostales posteriores

Bronchus principalis dexter

Plexus oesophageus

Bronchus principalis sinister

Aorta thoracica

Truncus vagalis posterior

Aorta, Rr. mediastinales

Truncus vagalis anterior

N. intercostalis

Rr. oesophageales aortae

Truncus vagalis anterior

Gaster

Diaphragma

Strukturen des hinteren Mediastinums
Structures of the posterior mediastinum

A. intercostalis posterior tertia dextra

A. bronchialis dextra

Trachea

A. suabclavia sinistra

Arcus aortae

A. bronchialis superior sinistra

A. bronchialis inferior sinistra

Bronchus principalis sinister

Bronchus principalis dexter

Aorta thoracica

Aa. bronchiales, Ansicht von dorsal
Bronchial arteries (posterior view)

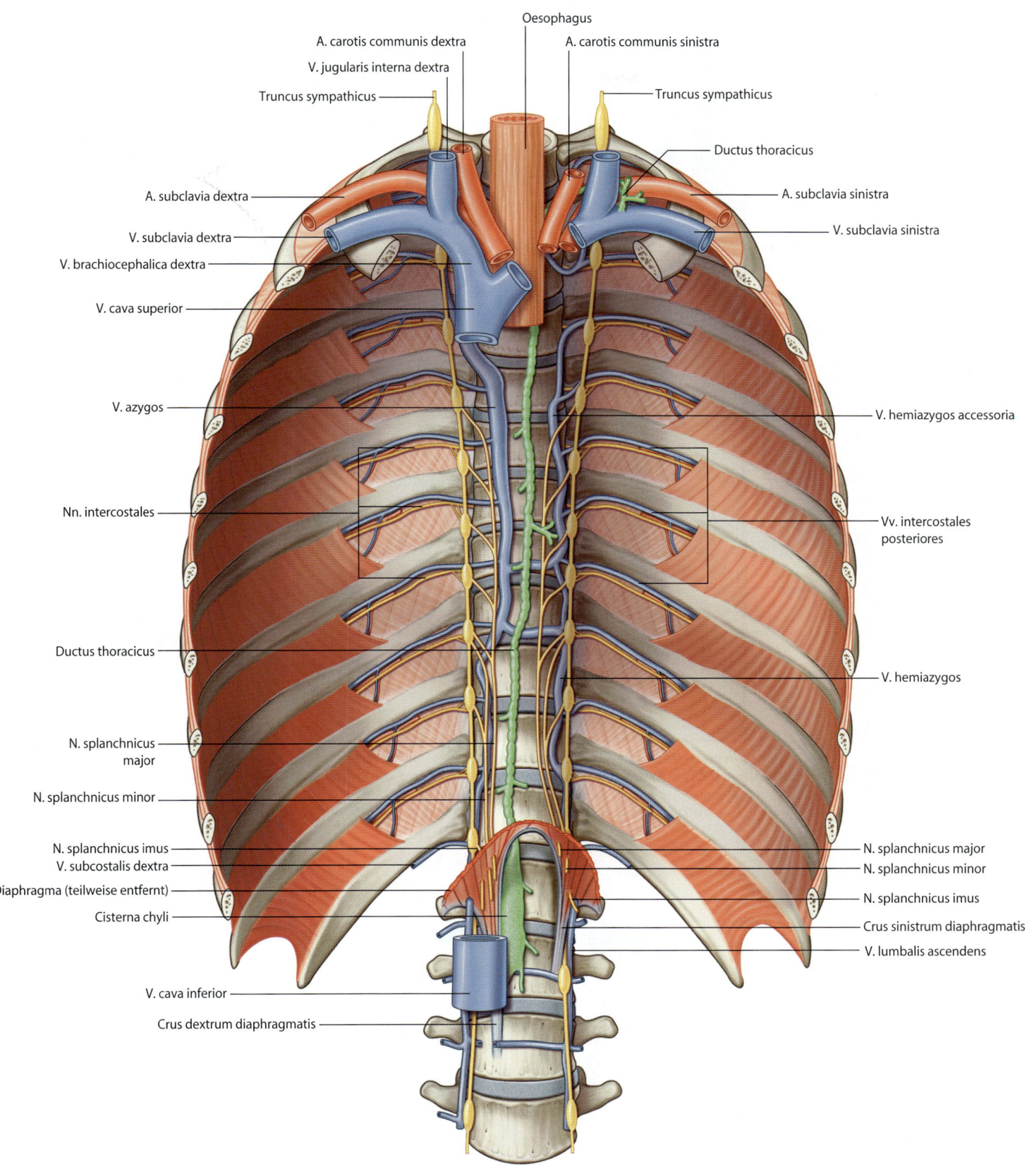

Oesophagus

A. carotis communis dextra

V. jugularis interna dextra

Truncus sympathicus

A. carotis communis sinistra

Truncus sympathicus

Ductus thoracicus

A. subclavia dextra

A. subclavia sinistra

V. subclavia dextra

V. subclavia sinistra

V. brachiocephalica dextra

V. cava superior

V. azygos

V. hemiazygos accessoria

Nn. intercostales

Vv. intercostales posteriores

Ductus thoracicus

V. hemiazygos

N. splanchnicus major

N. splanchnicus minor

N. splanchnicus imus

N. splanchnicus major

V. subcostalis dextra

N. splanchnicus minor

Diaphragma (teilweise entfernt)

N. splanchnicus imus

Cisterna chyli

Crus sinistrum diaphragmatis

V. lumbalis ascendens

V. cava inferior

Crus dextrum diaphragmatis

Strukturen des hinteren Mediastinums (Aorta thoracica und Speiseröhre entfernt)
Structures of the posterior mediastinum (thoracic aorta and esophagus removed)

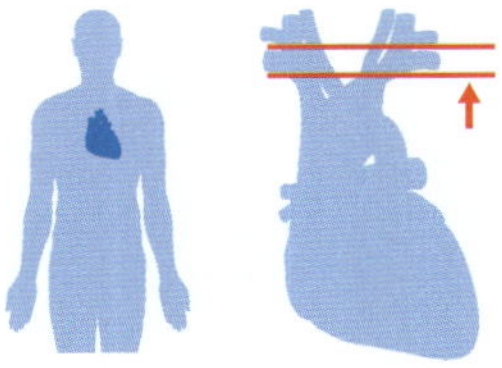

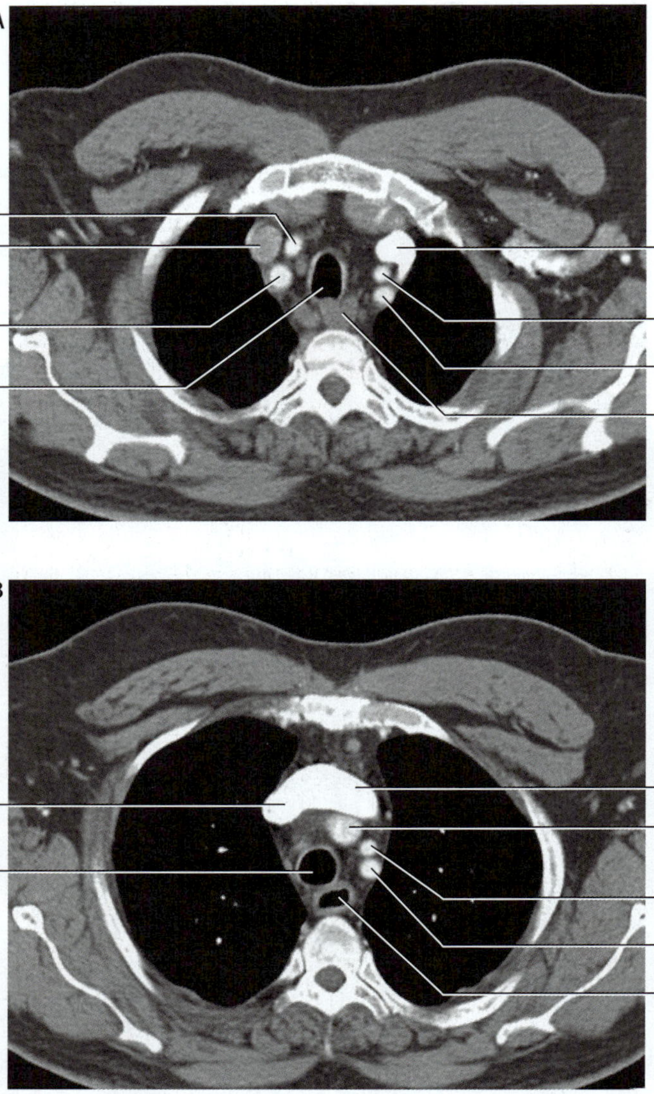

A

A. carotis communis dextra
V. brachiocephalica dextra

A. subclavia dextra

Trachea

V. brachiocephalica sinistra

A. carotis communis sinistra

A. subclavia sinistra

Oesophagus

B

V. brachiocephalica dextra

Trachea

V. brachiocephalica sinistra

Truncus brachiocephalicus

A. carotis communis sinistra

A. subclavia sinistra

Oesophagus

**A bis I – Mediastinale Strukturen und deren Beziehung zueinander,
Kontrastmittel-CTs in Axialebene, Schnittserie durch den Thorax von kranial nach kaudal**

A through I – This is a series of images that pass through the thorax from superior to inferior showing the various mediastinal structures and their relationships with each other. CT images, with contrast, in axial plane

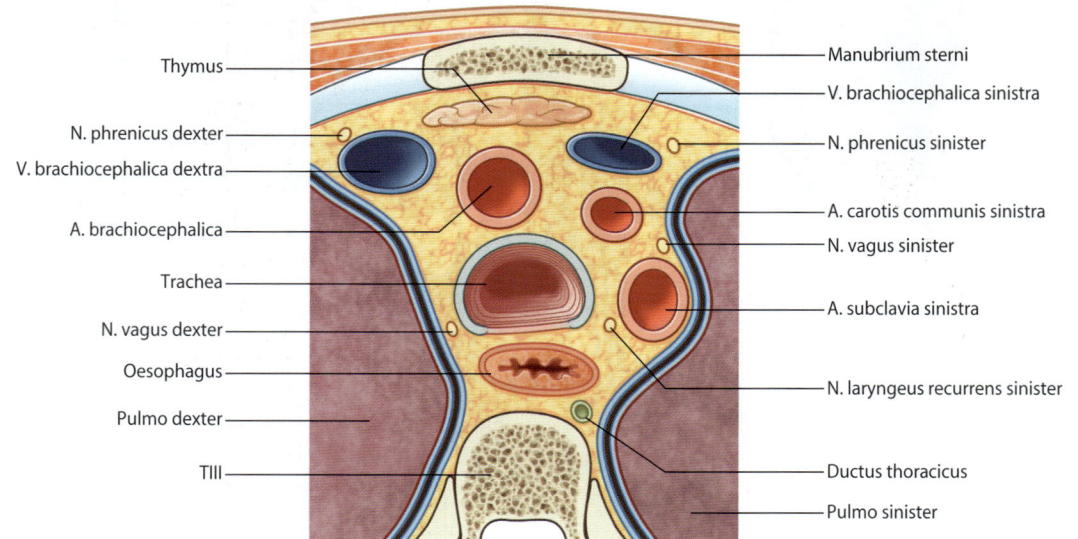

Thymus

N. phrenicus dexter
V. brachiocephalica dextra

A. brachiocephalica

Trachea

N. vagus dexter

Oesophagus

Pulmo dexter

TIII

Manubrium sterni

V. brachiocephalica sinistra

N. phrenicus sinister

A. carotis communis sinistra
N. vagus sinister

A. subclavia sinistra

N. laryngeus recurrens sinister

Ductus thoracicus

Pulmo sinister

Transversalschnitt durch das obere Mediastinum in Höhe des 3. Brustwirbels
Transverse section through the superior mediastinum at the level of vertebra TIII

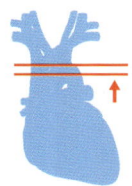

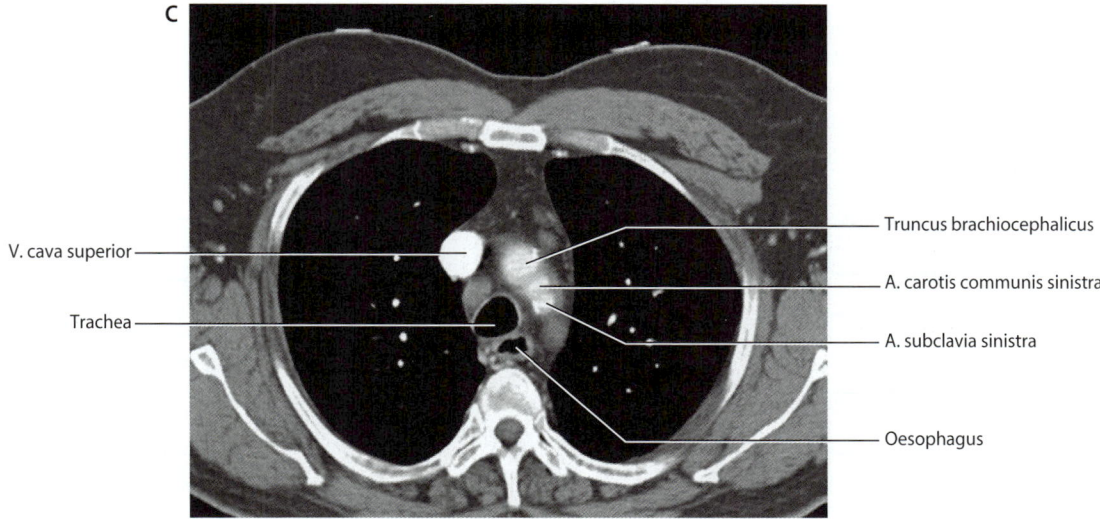

C

V. cava superior — — Truncus brachiocephalicus

Trachea — — A. carotis communis sinistra

— A. subclavia sinistra

— Oesophagus

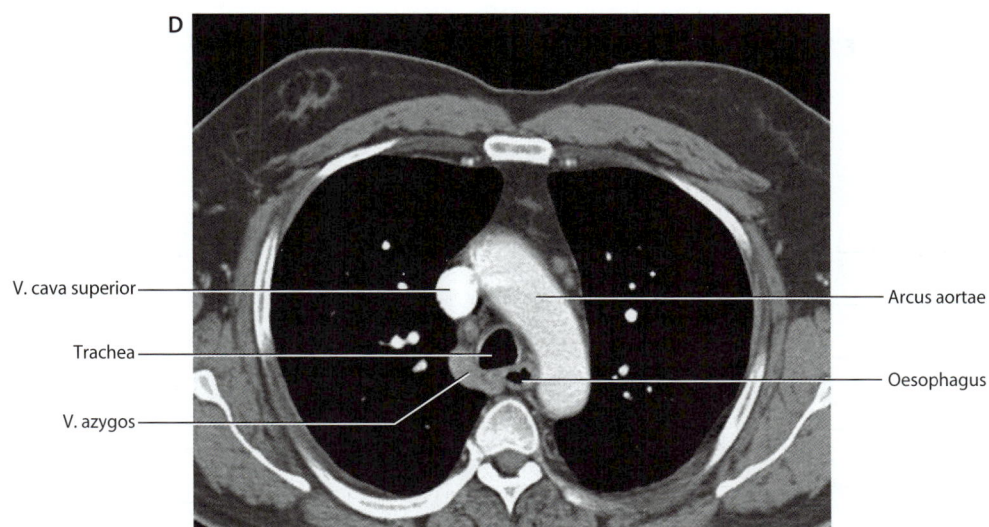

D

V. cava superior — — Arcus aortae

Trachea — — Oesophagus

V. azygos —

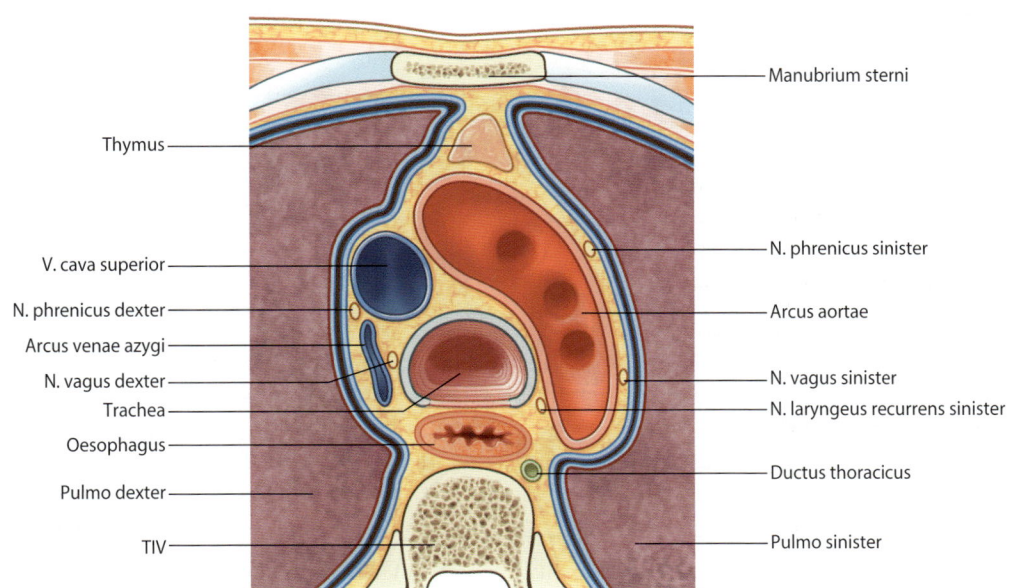

Thymus — — Manubrium sterni

V. cava superior — — N. phrenicus sinister

N. phrenicus dexter — — Arcus aortae

Arcus venae azygi —

N. vagus dexter — — N. vagus sinister

Trachea — — N. laryngeus recurrens sinister

Oesophagus —

Pulmo dexter — — Ductus thoracicus

TIV — — Pulmo sinister

Transversalschnitt durch das obere Mediastinum in Höhe des 4. Brustwirbels
Transverse section through the superior mediastinum at the level of vertebra TIV

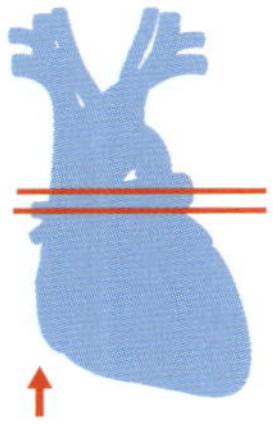

E

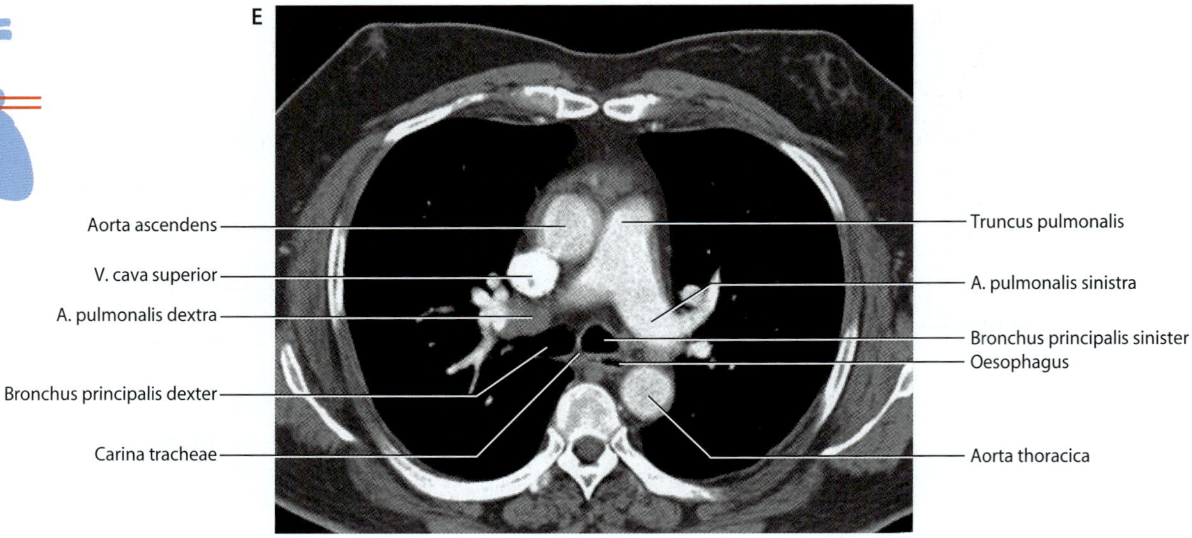

Aorta ascendens — Truncus pulmonalis

V. cava superior — A. pulmonalis sinistra

A. pulmonalis dextra — Bronchus principalis sinister
— Oesophagus

Bronchus principalis dexter —

Carina tracheae — Aorta thoracica

F

Aorta ascendens — Truncus pulmonalis

V. cava superior —

A. pulmonalis dextra — A. pulmonalis sinistra

Bronchus principalis dexter — Bronchus principalis sinister

Oesophagus — Aorta thoracica

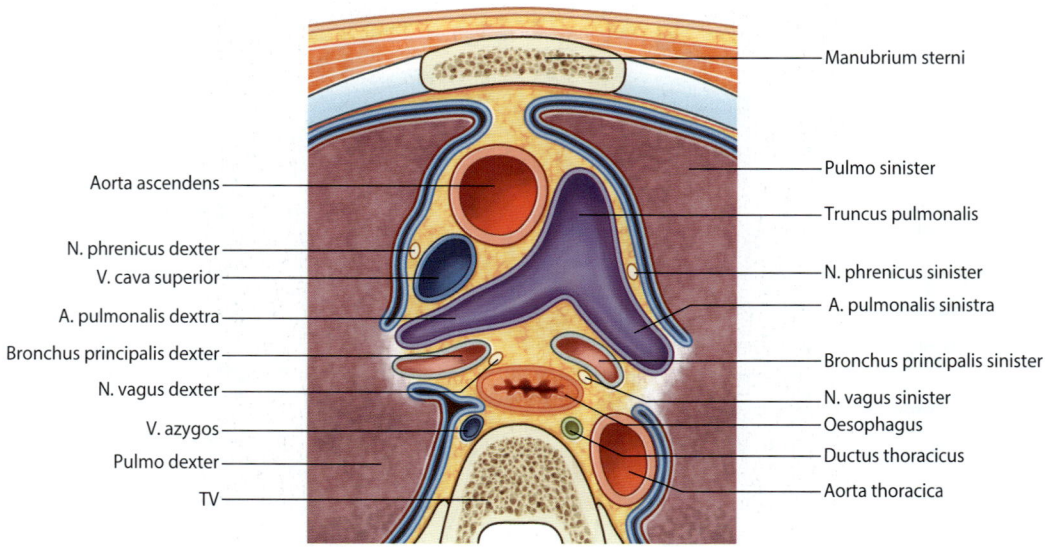

Aorta ascendens — Manubrium sterni

— Pulmo sinister

N. phrenicus dexter — — Truncus pulmonalis
V. cava superior —

A. pulmonalis dextra — N. phrenicus sinister
— A. pulmonalis sinistra

Bronchus principalis dexter — Bronchus principalis sinister

N. vagus dexter — N. vagus sinister

V. azygos — Oesophagus

Pulmo dexter — Ductus thoracicus

TV — Aorta thoracica

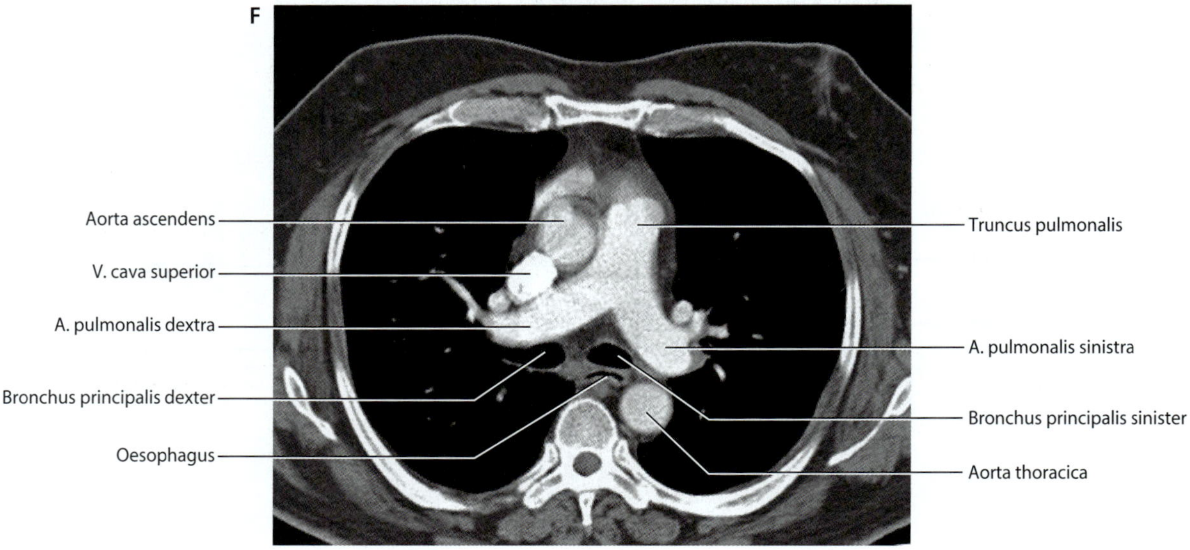

Transversalschnitt durch das obere Mediastinum in Höhe des 5. Brustwirbels
Transverse section through the superior mediastinum at the level of vertebra TV

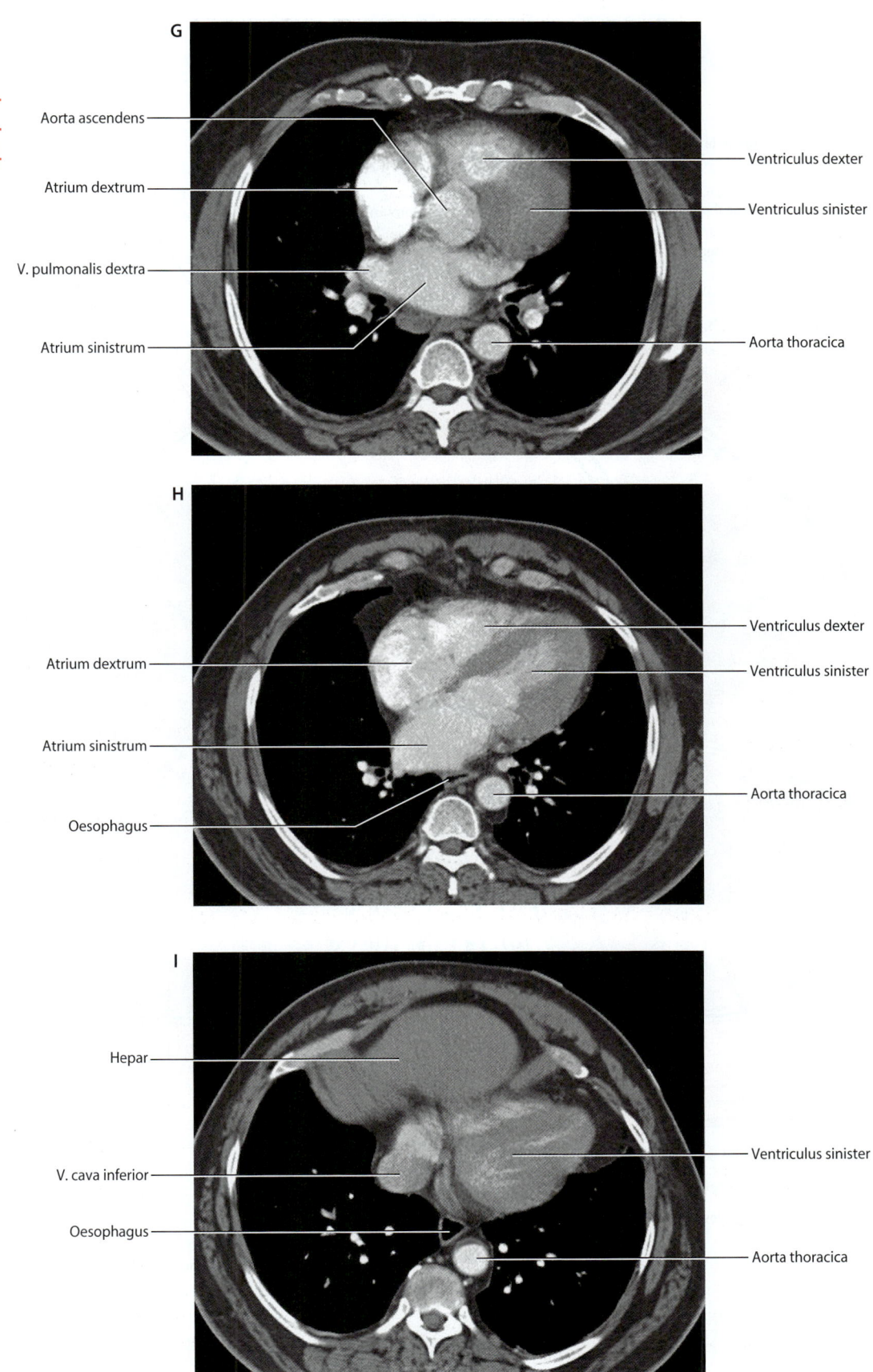

G

Aorta ascendens

Atrium dextrum

V. pulmonalis dextra

Atrium sinistrum

Ventriculus dexter

Ventriculus sinister

Aorta thoracica

H

Atrium dextrum

Atrium sinistrum

Oesophagus

Ventriculus dexter

Ventriculus sinister

Aorta thoracica

I

Hepar

V. cava inferior

Oesophagus

Ventriculus sinister

Aorta thoracica

**A bis I – Mediastinale Strukturen und deren Beziehung zueinander,
Kontrastmittel-CTs in Axialebene, Schnittserie durch den Thorax von kranial nach kaudal**
A through I – This is a series of images that pass through the thorax from superior to inferior showing the various mediastinal structures and their relationships with each other. CT images, with contrast, in axial plane

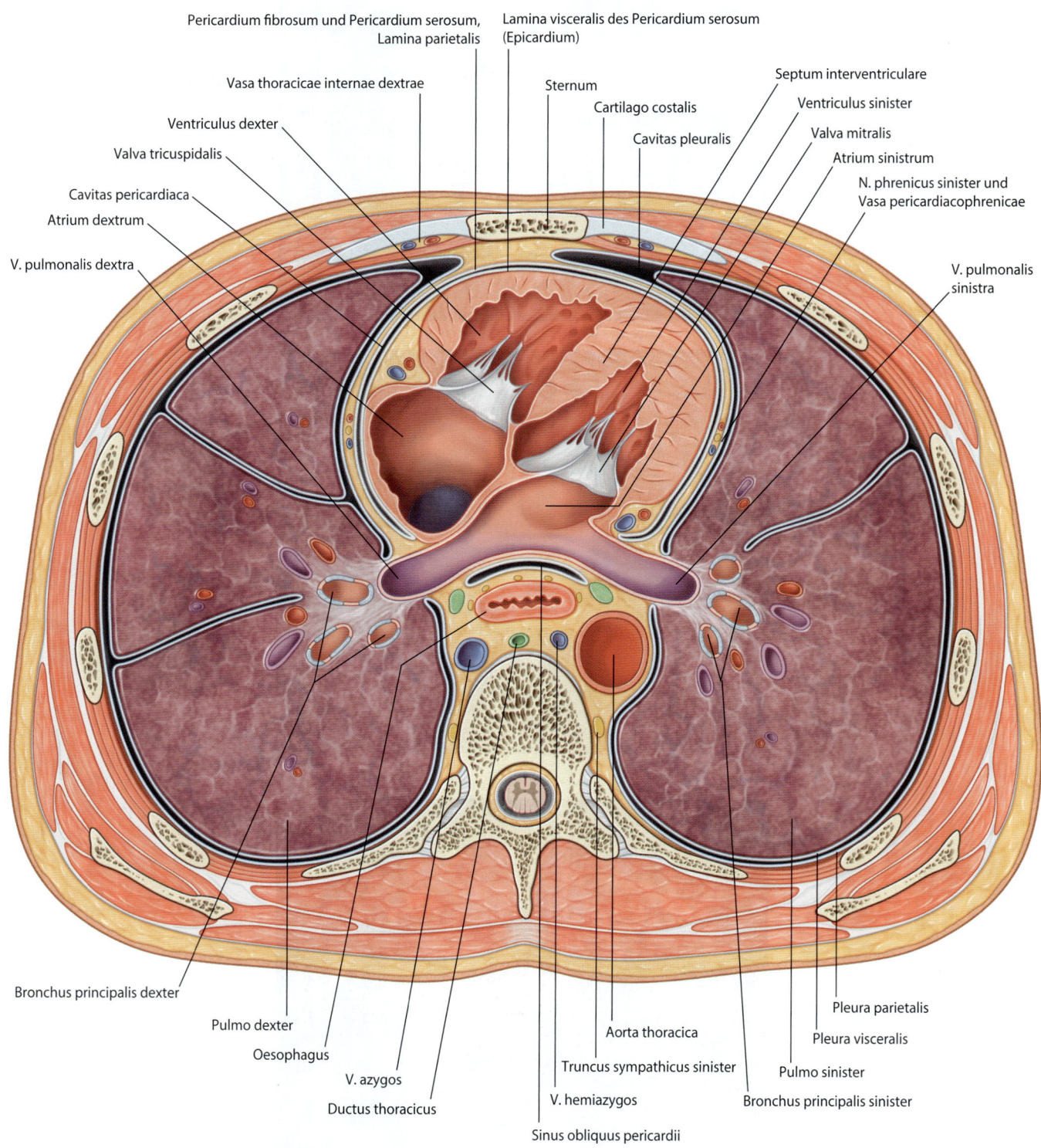

Pericardium fibrosum und Pericardium serosum, Lamina parietalis

Lamina visceralis des Pericardium serosum (Epicardium)

Vasa thoracicae internae dextrae

Sternum

Septum interventriculare

Cartilago costalis

Ventriculus sinister

Ventriculus dexter

Cavitas pleuralis

Valva mitralis

Valva tricuspidalis

Atrium sinistrum

Cavitas pericardiaca

N. phrenicus sinister und Vasa pericardiacophrenicae

Atrium dextrum

V. pulmonalis dextra

V. pulmonalis sinistra

Bronchus principalis dexter

Pleura parietalis

Pulmo dexter

Pleura visceralis

Oesophagus

Aorta thoracica

V. azygos

Truncus sympathicus sinister

Pulmo sinister

Ductus thoracicus

V. hemiazygos

Bronchus principalis sinister

Sinus obliquus pericardii

Transversalschnitt durch den Thorax etwa in Höhe des 8. Brustwirbels
Transverse section through thorax (approximately TVIII)

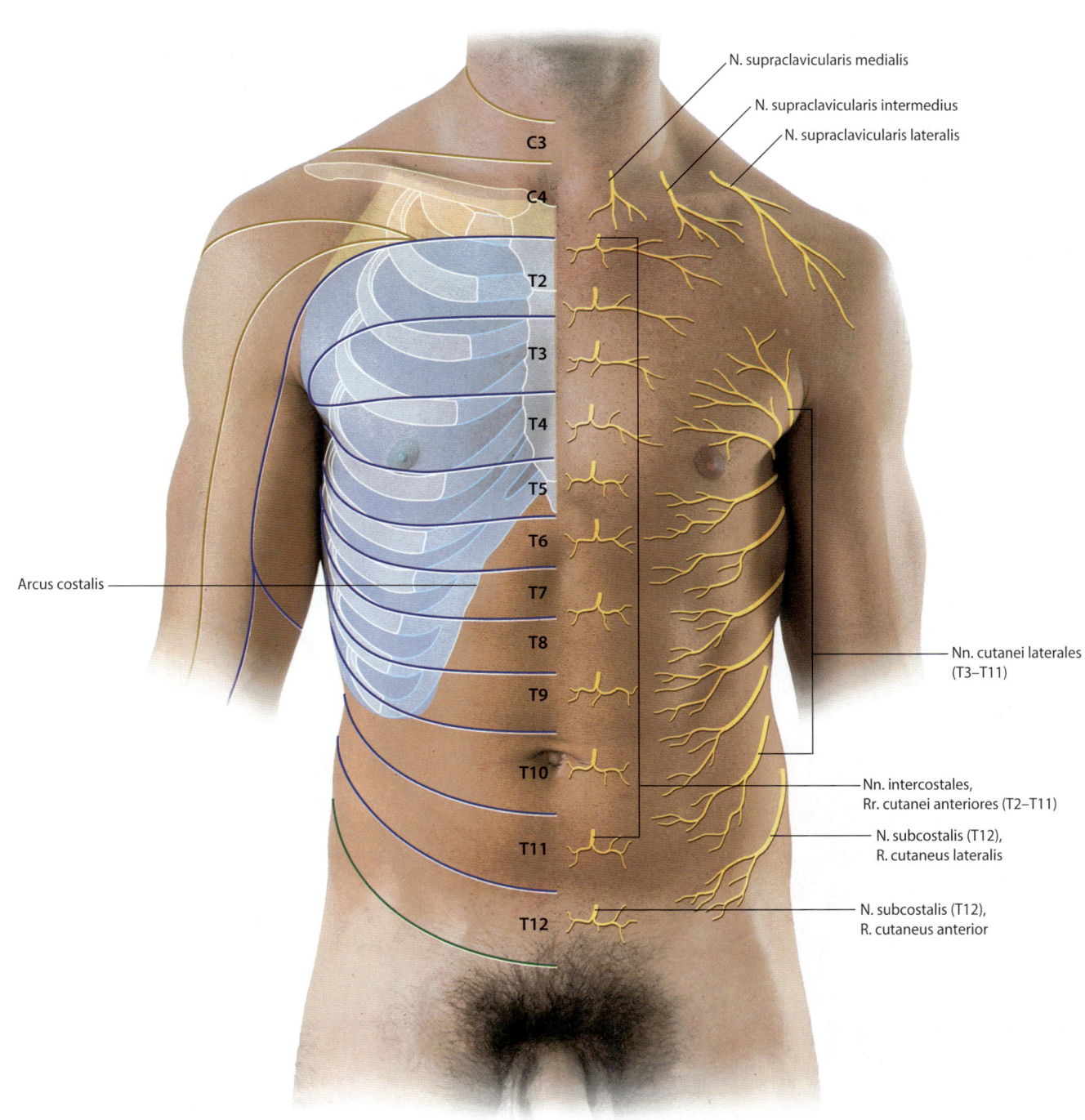

N. supraclavicularis medialis

N. supraclavicularis intermedius

N. supraclavicularis lateralis

C3

C4

T2

T3

T4

T5

T6

T7

T8

T9

T10

T11

T12

Arcus costalis

Nn. cutanei laterales
(T3–T11)

Nn. intercostales,
Rr. cutanei anteriores (T2–T11)

N. subcostalis (T12),
R. cutaneus lateralis

N. subcostalis (T12),
R. cutaneus anterior

Dermatome und Hautnerven der Thoraxregion
Dermatomes and cutaneous nerves of the thoracic region

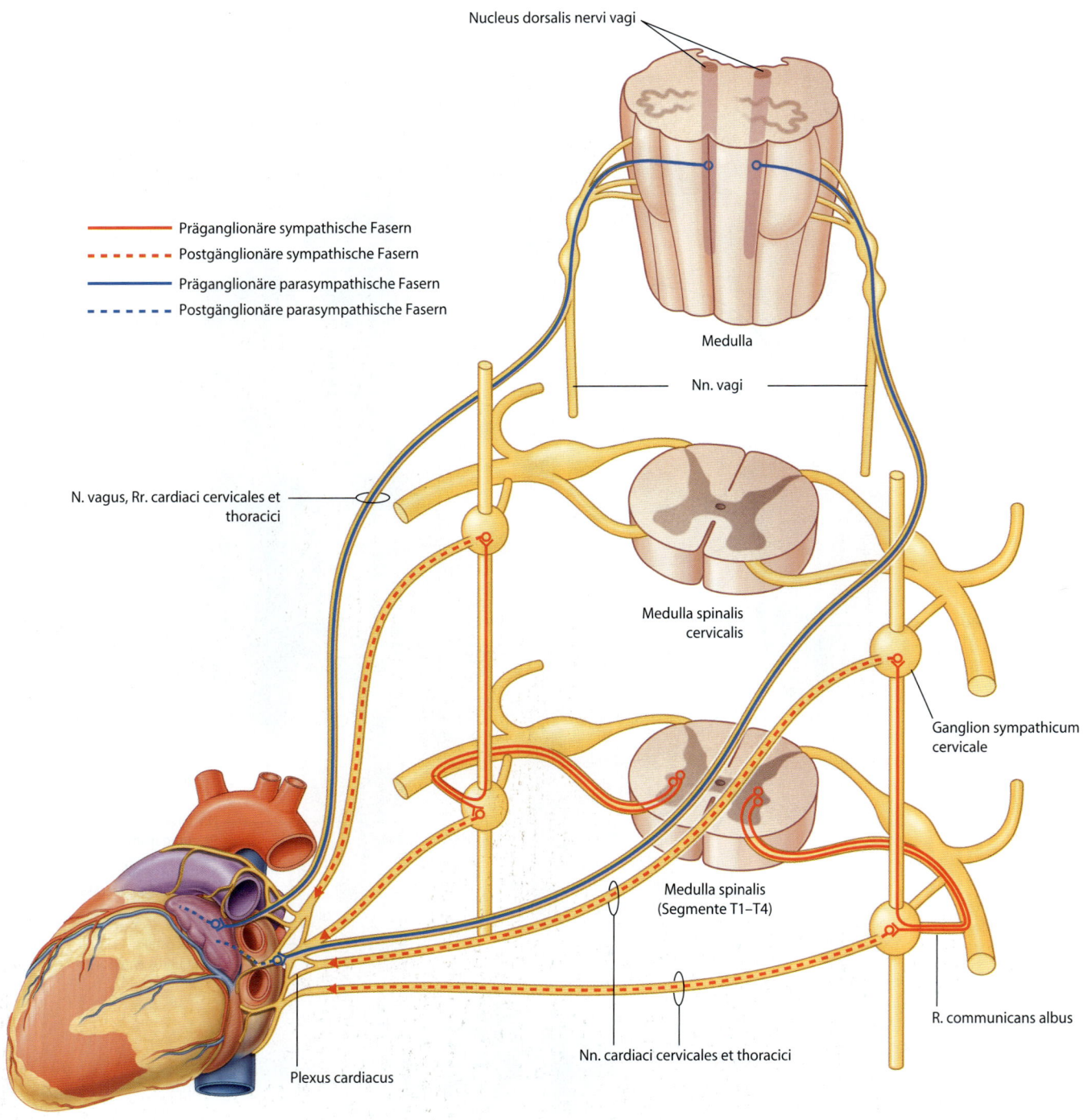

Nucleus dorsalis nervi vagi

Medulla

Nn. vagi

Präganglionäre sympathische Fasern
Postgänglionäre sympathische Fasern
Präganglionäre parasympathische Fasern
Postgänglionäre parasympathische Fasern

N. vagus, Rr. cardiaci cervicales et thoracici

Medulla spinalis cervicalis

Ganglion sympathicum cervicale

Medulla spinalis (Segmente T1–T4)

R. communicans albus

Nn. cardiaci cervicales et thoracici

Plexus cardiacus

Viszeral efferente (motorische) Innervation des Herzens (sympathisch und parasympathisch)
Visceral efferent (motor) innervation of the heart (sympathetic and parasympathetic)

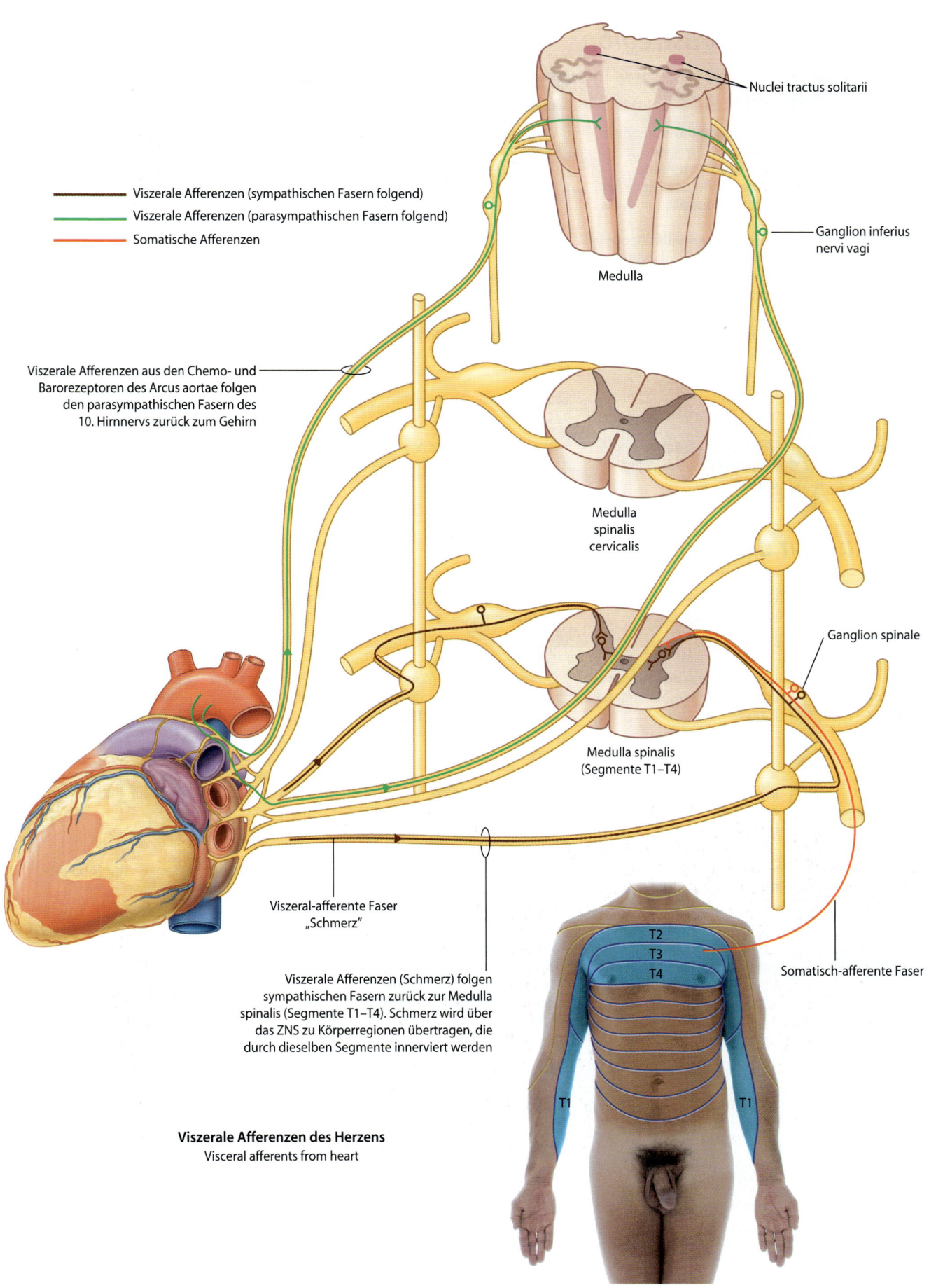

Nuclei tractus solitarii

Medulla

Ganglion inferius
nervi vagi

Viszerale Afferenzen (sympathischen Fasern folgend)
Viszerale Afferenzen (parasympathischen Fasern folgend)
Somatische Afferenzen

Viszerale Afferenzen aus den Chemo- und
Barorezeptoren des Arcus aortae folgen
den parasympathischen Fasern des
10. Hirnnervs zurück zum Gehirn

Medulla
spinalis
cervicalis

Ganglion spinale

Medulla spinalis
(Segmente T1–T4)

Viszeral-afferente Faser
„Schmerz"

Viszerale Afferenzen (Schmerz) folgen
sympathischen Fasern zurück zur Medulla
spinalis (Segmente T1–T4). Schmerz wird über
das ZNS zu Körperregionen übertragen, die
durch dieselben Segmente innerviert werden

T2
T3
T4
T1
T1

Somatisch-afferente Faser

Viszerale Afferenzen des Herzens
Visceral afferents from heart

Muskulatur der Brustregion

Muskel		Ursprung	Ansatz	Innervation	Funktion
M. pectoralis major	1	**Pars clavicularis:** mediale Hälfte der Clavicula, **Pars sternocostalis:** Vorderfläche des Sternums, Cartilago costalis der II. bis VII. Rippe, **Pars abdominalis:** Aponeurose des M. obliquus externus abdominis (vorderes Blatt der Rektusscheide)	Crista tuberculi majoris des Humerus	Nn. pectorales mediales und laterales	Adduktion, Innenrotation und Flexion des Humerus im Schultergelenk, Inspiration bei fixiertem Schultergürtel
M. subclavius	2	I. Rippe im Bereich der Knochen-Knorpel-Grenze	Vertiefung auf Unterfläche des mittleren Claviculadrittels	N. subclavius	Ziehen der Clavicula nach medial um das Sternoklavikulargelenk zu stabilisieren; Senken des Schulterdachs
M. pectoralis minor	3	Vorderflächen der III. bis V. Rippe, Fascia thoracica externa	Proc. coracoideus der Scapula	Nn. pectorales mediales	Senken des Schulterdachs; Protraktion der Scapula, Inspiration

Muskulatur des Thorax

Muskel		Ursprung	Ansatz	Innervation	Funktion
Mm. intercostales externi	4	Unterrand der darüber liegenden Rippe	Oberrand der darunter liegenden Rippe	Nn. intercostales; T1–T11	Inspiration; Verschluss des Interkostalraums; Heben der Rippen (Inspiration)
Mm. intercostales interni	5	lateraler Rand des Sulcus costalis der darüber liegenden Rippe	Oberrand der darunter liegenden Rippe, innerhalb des Ansatzes des entsprechenden M. intercostalis externus	Nn. intercostales; T1–T11	Exspiration; Verschluss des Interkostalraums; Senken der Rippen (Expiration)
Mm. intercostales intimi	6	medialer Rand des Sulcus costalis der darüber liegenden Rippe	Innenseite des Oberrands der darunter liegenden Rippe	Nn. intercostales; T1–T11	wie Mm. intercostales interni
Mm. subcostales	7	innere Oberfläche der unteren Rippen (nahe des Angulus)	innere Oberfläche der zwei oder drei Segmente tiefer liegenden Rippe	Nn. intercostales	Senken der Rippen
M. transversus thoracis	8	Unterrand und Innenfläche der Cartilagines costae II bis VI	unterer Bereich der Innenfläche des Corpus sterni, Proc. xiphoideus und Cartilagines costae IV bis VII	Nn. intercostales	Senken der Cartilagines costae

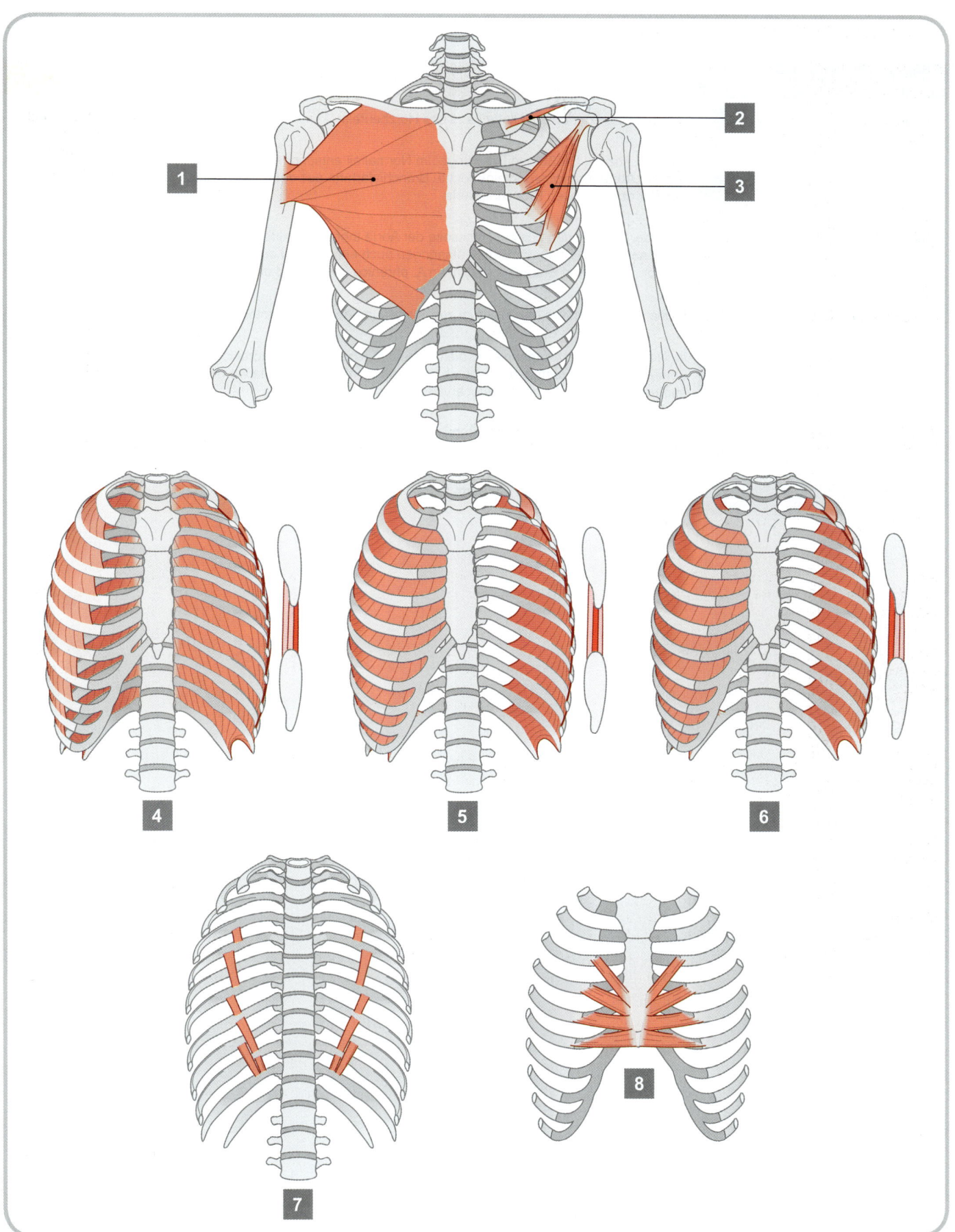

Äste der Aorta thoracica

Äste		Ursprung und Verlauf
Rami pericardiaci	1	einige kleine Arterien zur Hinterwand des Herzbeutels
Rami bronchiales	2	variable Anzahl, Größe und Ursprünge: im Normalfall entspringen zwei linke Bronchialarterien direkt aus der Aorta thoracica und eine rechte Bronchialarterie aus der dritten A. intercostalis posterior oder aus der oberen linken Bronchalarterie
Rami oesophageales	3	vier oder fünf Arterien aus der Rückseite der Aorta thoracica; bilden eine durchgängige Anastomosenkette: am oberen Ende der Kette entspringen auch einige Rami oesophageales aus der A. thyroidea inferior, am unteren Ende aus der linken A. phrenica inferior und der linken A. gastrica
Rami mediastinales	4	kleine Äste ins hintere Mediastinum zur Versorgung der Lymphknoten, Gefäße und Nerven
Aa. intercostales posteriores	5	im Normalfall neun Arterienpaare, die der Hinterfläche der Aorta thoracica entspringen: Versorgung der unteren neun Interkostalräume; die oberen beiden Interkostalräume werden durch die A. intercostalis suprema (aus dem Truncus costocervicalis) versorgt
Aa. phrenici superiores	6	kleine Arterien aus dem unteren Bereich der Aorta thoracica; Versorgung des hinteren Anteils der Zwerchfelloberseite: Anastomosen mit der A. musculophrenica und A. pericardiacophrenica
Aa. subcostales	7	unterstes Arterienpaar aus der Aorta thoracica; verlaufen unterhalb der XII. Rippe

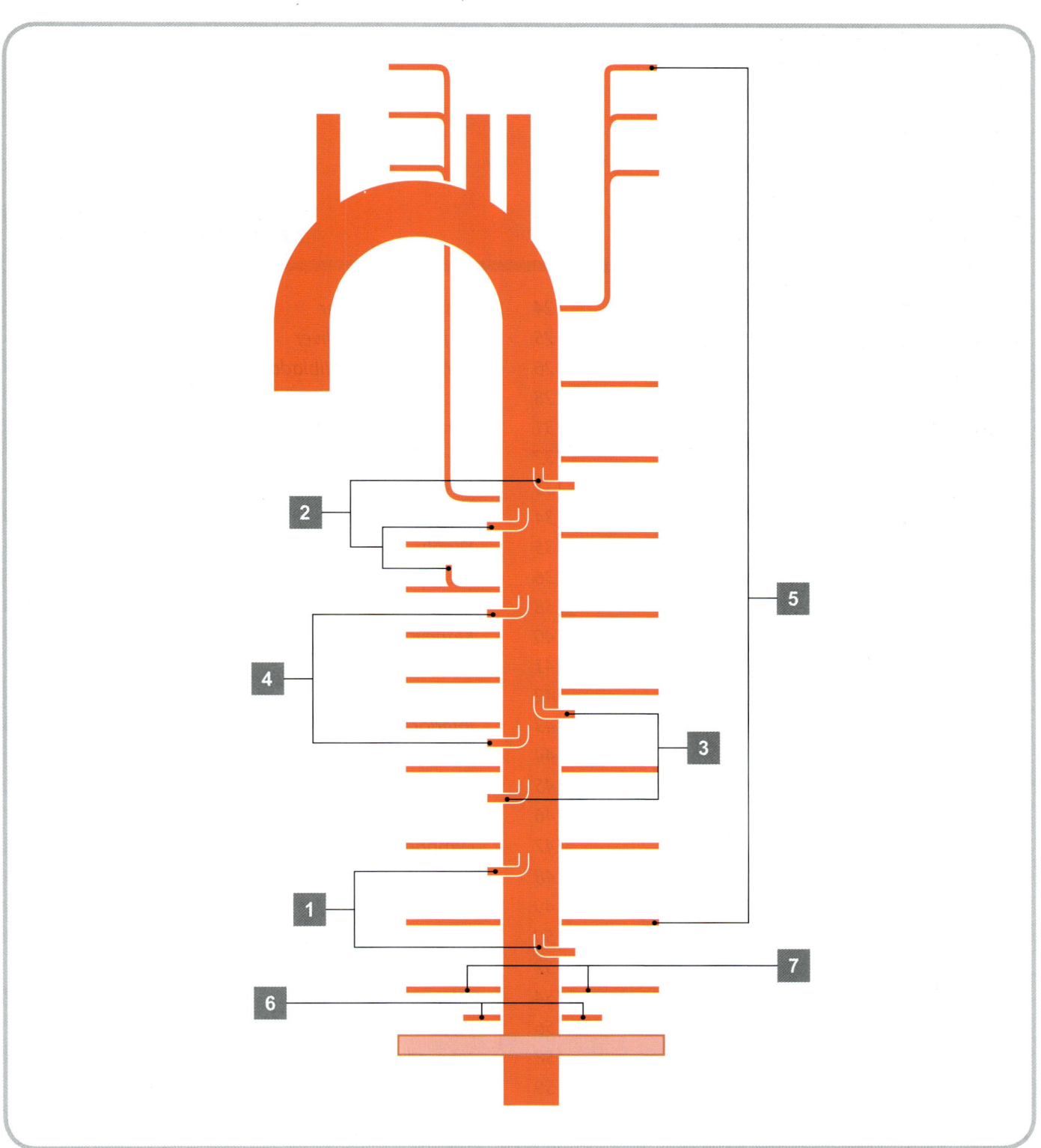

CONTENTS

Abdomen

INHALT

4
ABDOMEN

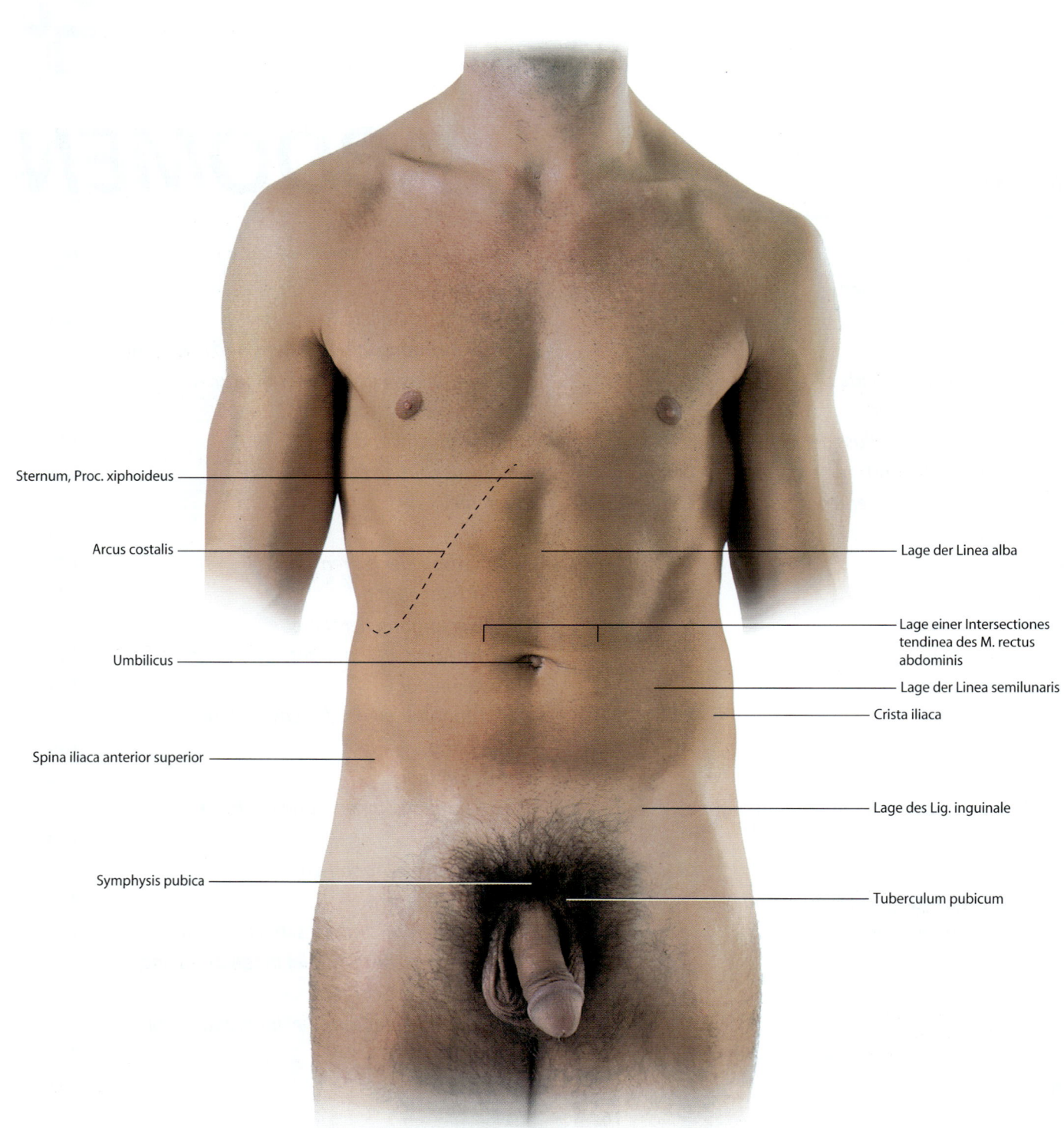

Sternum, Proc. xiphoideus

Arcus costalis

Umbilicus

Spina iliaca anterior superior

Symphysis pubica

Lage der Linea alba

Lage einer Intersectiones tendinea des M. rectus abdominis

Lage der Linea semilunaris

Crista iliaca

Lage des Lig. inguinale

Tuberculum pubicum

Oberflächenanatomie der ventralen Bauchwand
Anterior abdominal wall surface anatomy

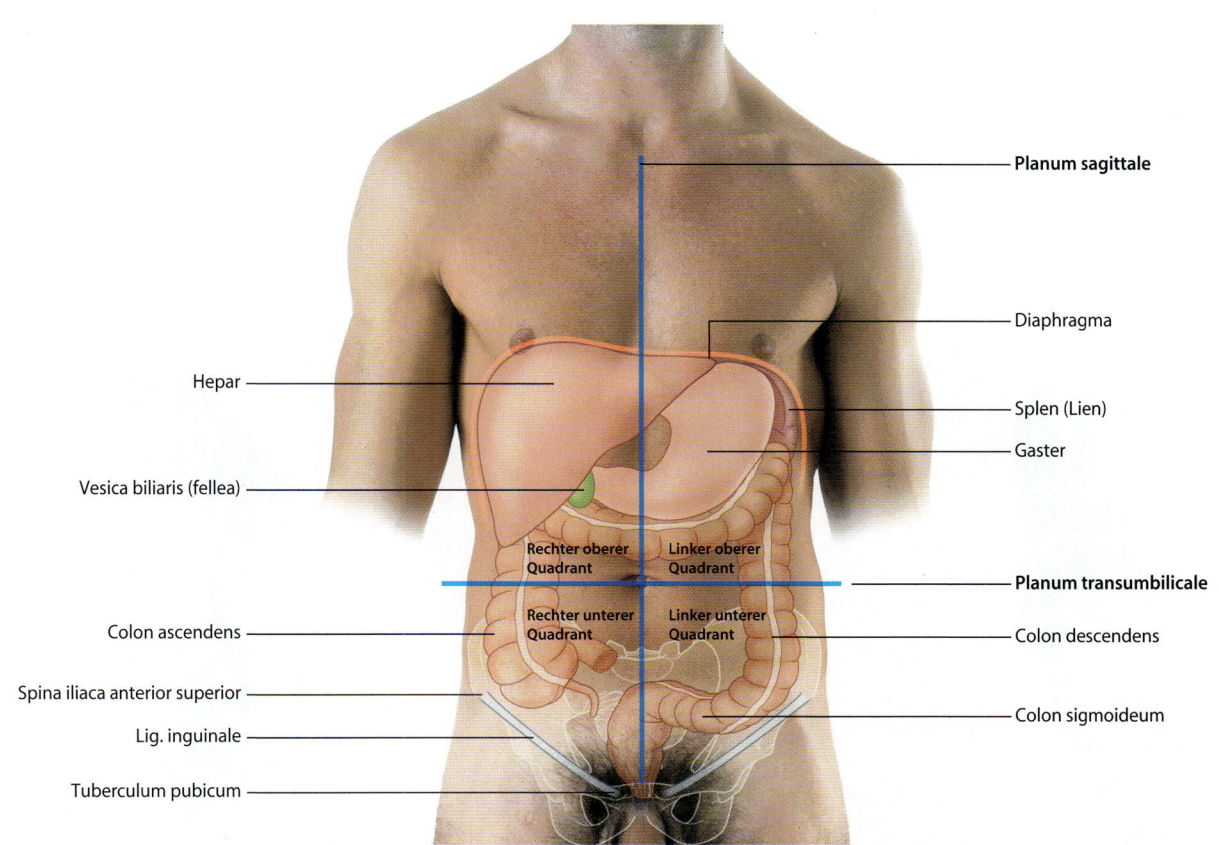

Planum sagittale

Diaphragma

Splen (Lien)

Gaster

Hepar

Vesica biliaris (fellea)

Rechter oberer
Quadrant

Linker oberer
Quadrant

Planum transumbilicale

Colon ascendens

Rechter unterer
Quadrant

Linker unterer
Quadrant

Colon descendens

Spina iliaca anterior superior

Lig. inguinale

Tuberculum pubicum

Colon sigmoideum

Einteilung des Abdomens in Quadranten und Lage der wichtigsten Organe
Abdominal quadrants and the positions of major viscera

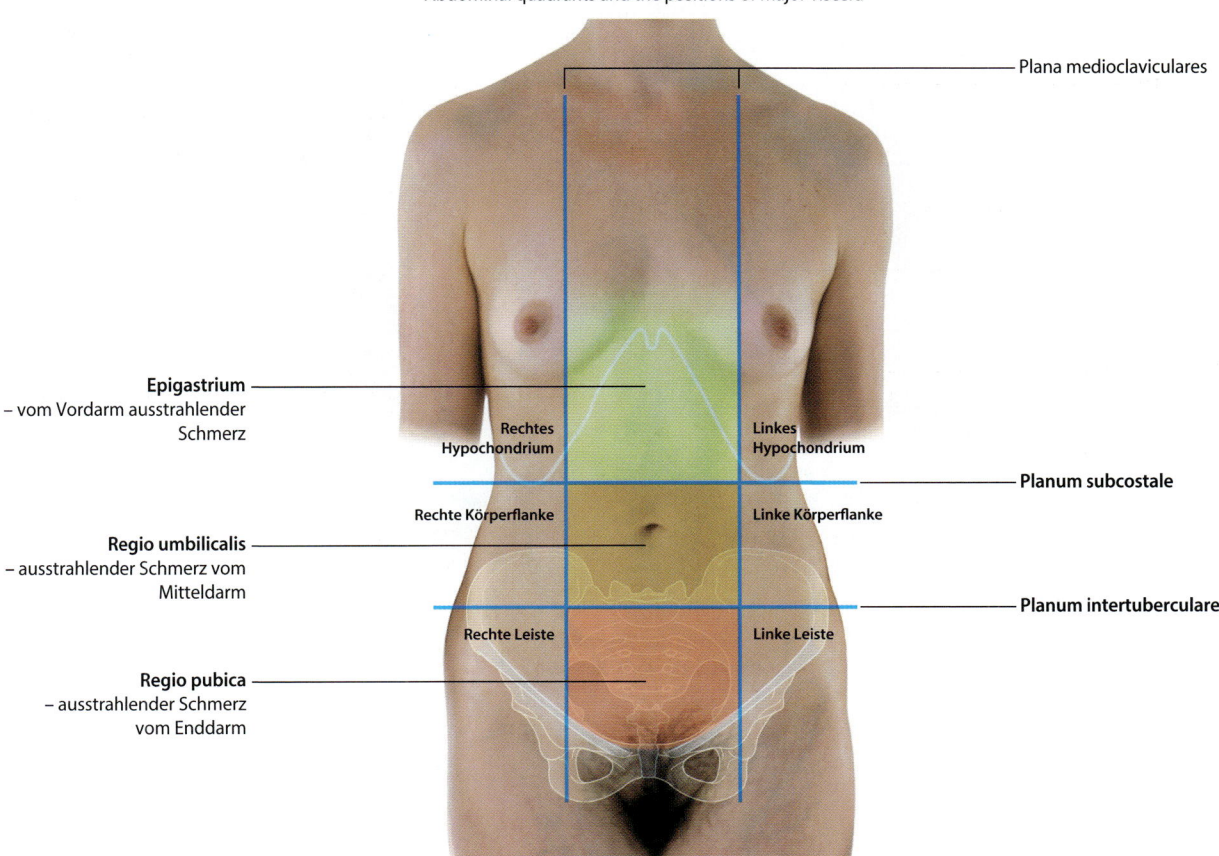

Plana medioclaviculares

Epigastrium
– vom Vordarm ausstrahlender
Schmerz

Rechtes
Hypochondrium

Linkes
Hypochondrium

Planum subcostale

Rechte Körperflanke

Linke Körperflanke

Regio umbilicalis
– ausstrahlender Schmerz vom
Mitteldarm

Planum intertuberculare

Rechte Leiste

Linke Leiste

Regio pubica
– ausstrahlender Schmerz
vom Enddarm

Die neun Regionen des Abdomens
The nine regions of the abdomen

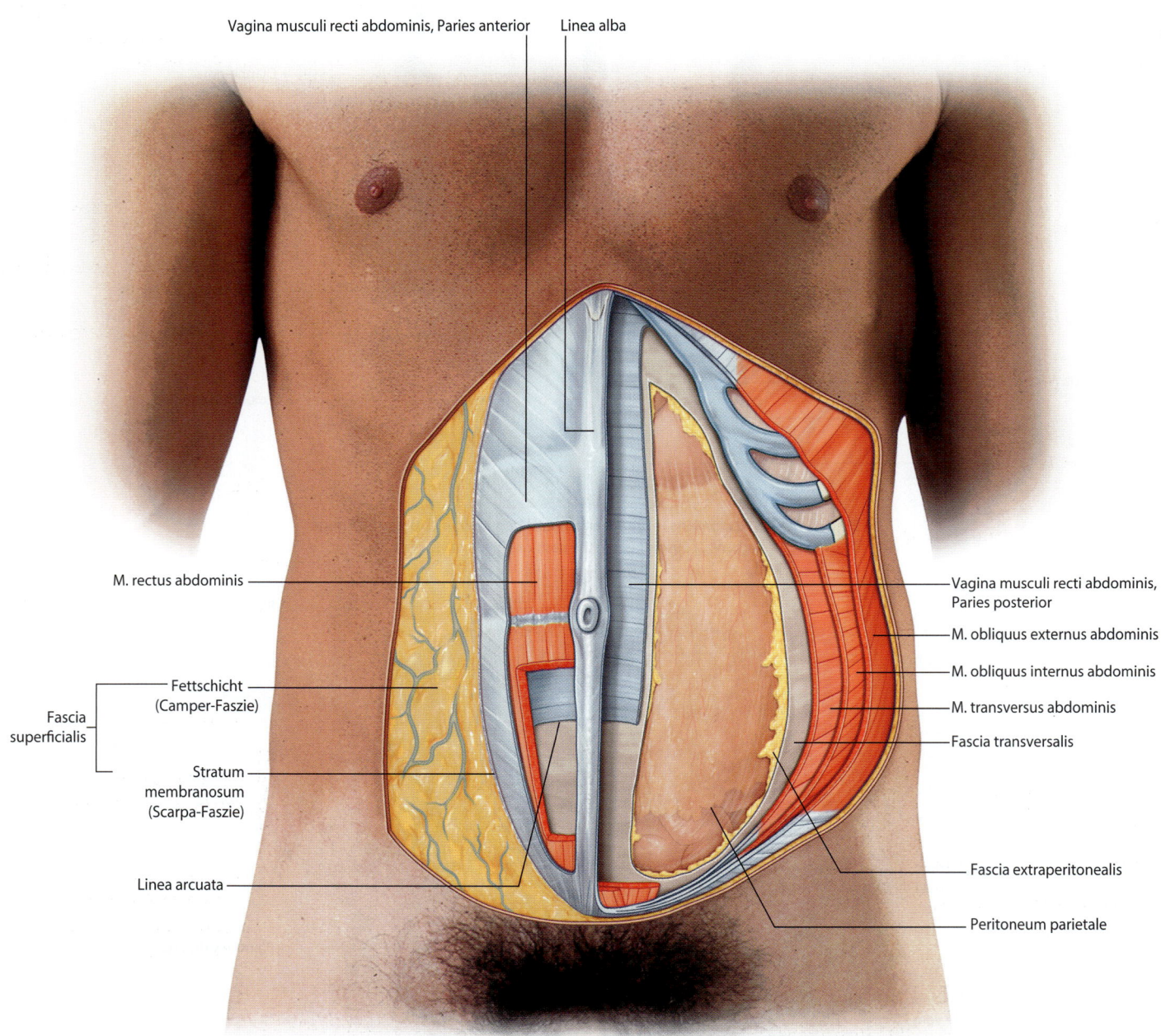

Vagina musculi recti abdominis, Paries anterior

Linea alba

M. rectus abdominis

Fettschicht
(Camper-Faszie)

Fascia
superficialis

Stratum
membranosum
(Scarpa-Faszie)

Linea arcuata

Vagina musculi recti abdominis,
Paries posterior

M. obliquus externus abdominis

M. obliquus internus abdominis

M. transversus abdominis

Fascia transversalis

Fascia extraperitonealis

Peritoneum parietale

Schichten der Bauchwand
Layers of the abdominal wall

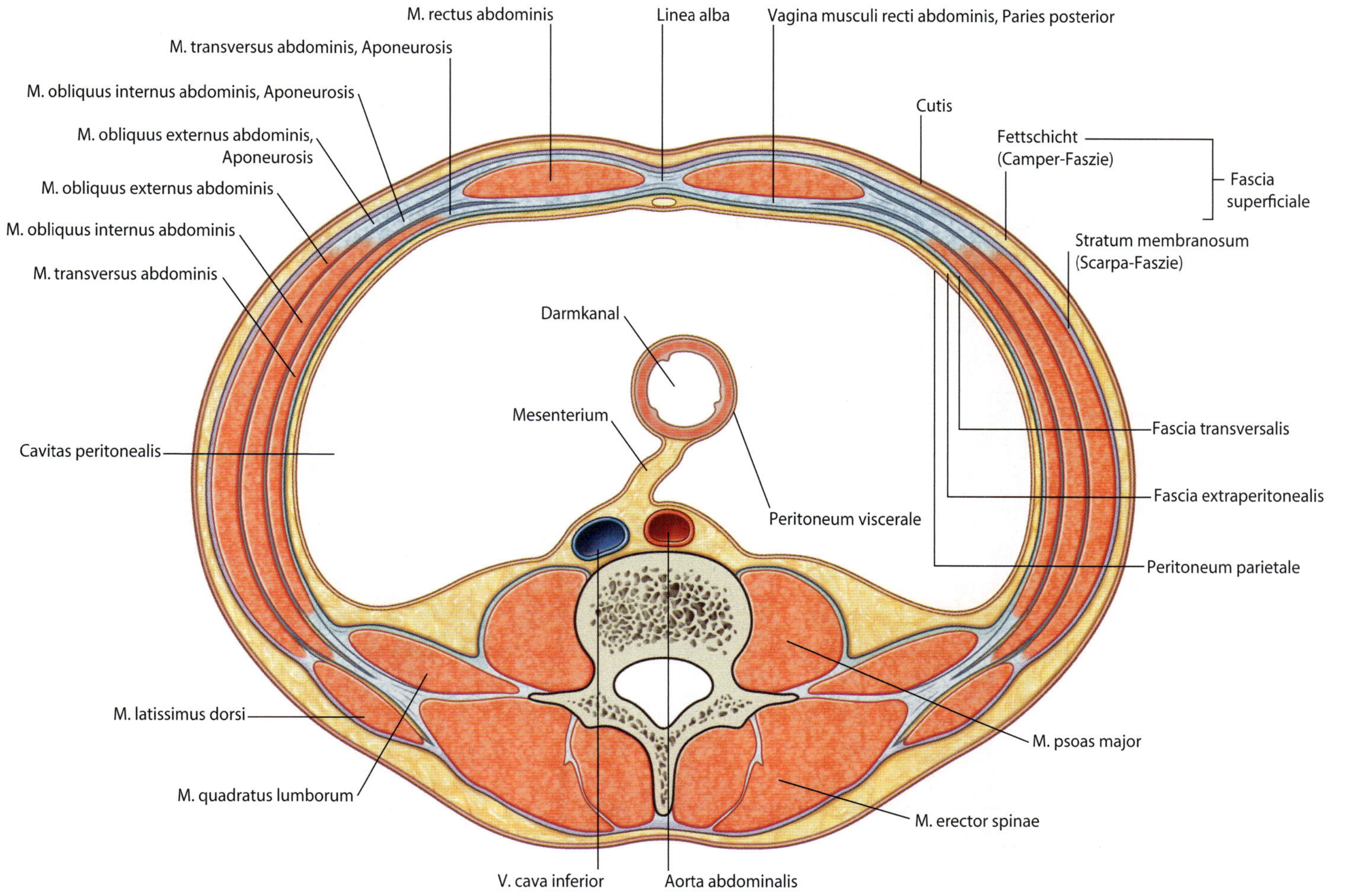

M. rectus abdominis

Linea alba

Vagina musculi recti abdominis, Paries posterior

M. transversus abdominis, Aponeurosis

M. obliquus internus abdominis, Aponeurosis

M. obliquus externus abdominis, Aponeurosis

Cutis

Fettschicht (Camper-Faszie)

Fascia superficiale

M. obliquus externus abdominis

M. obliquus internus abdominis

Stratum membranosum (Scarpa-Faszie)

M. transversus abdominis

Darmkanal

Mesenterium

Cavitas peritonealis

Fascia transversalis

Fascia extraperitonealis

Peritoneum viscerale

Peritoneum parietale

M. latissimus dorsi

M. psoas major

M. quadratus lumborum

M. erector spinae

V. cava inferior

Aorta abdominalis

Schichten der Bauchwand im Transversalschnitt (oberhalb des Nabels)
Transverse section showing the layers of the abdominal wall (above umbilicus)

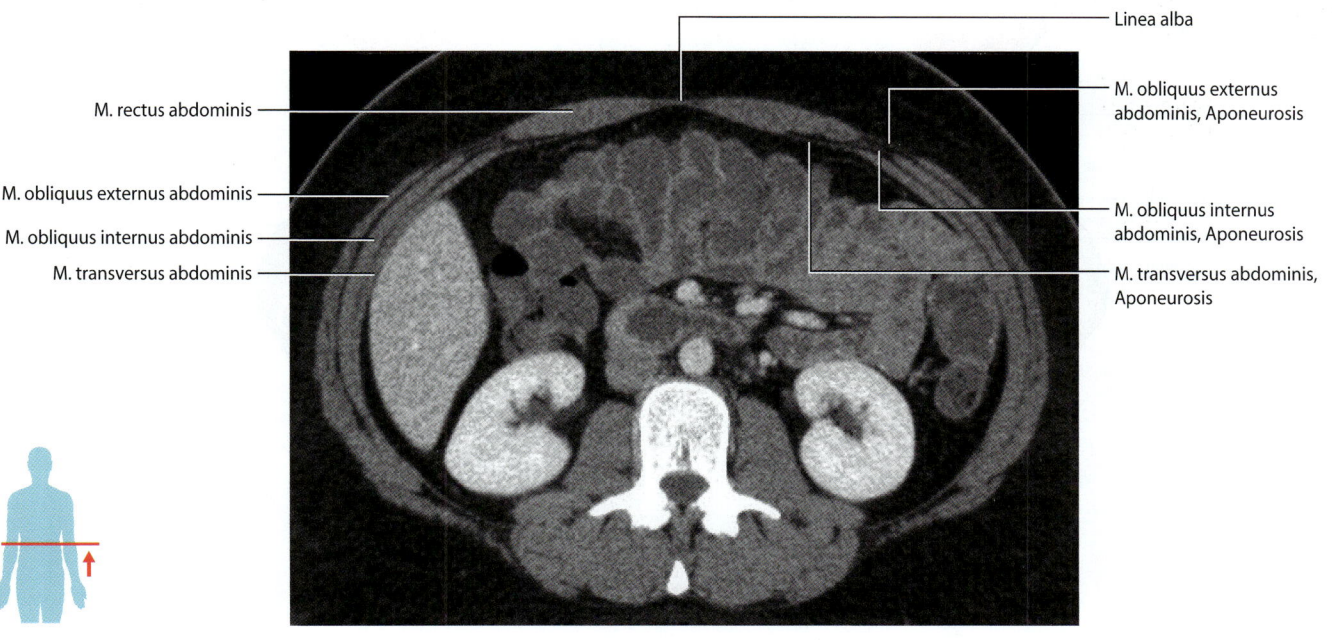

Linea alba

M. rectus abdominis

M. obliquus externus abdominis, Aponeurosis

M. obliquus externus abdominis

M. obliquus internus abdominis

M. obliquus internus abdominis, Aponeurosis

M. transversus abdominis

M. transversus abdominis, Aponeurosis

Schichten der Bauchwand; Kontrastmittel-CT in Axialebene
Layers of the abdominal wall. CT image, with contrast, in axial plane

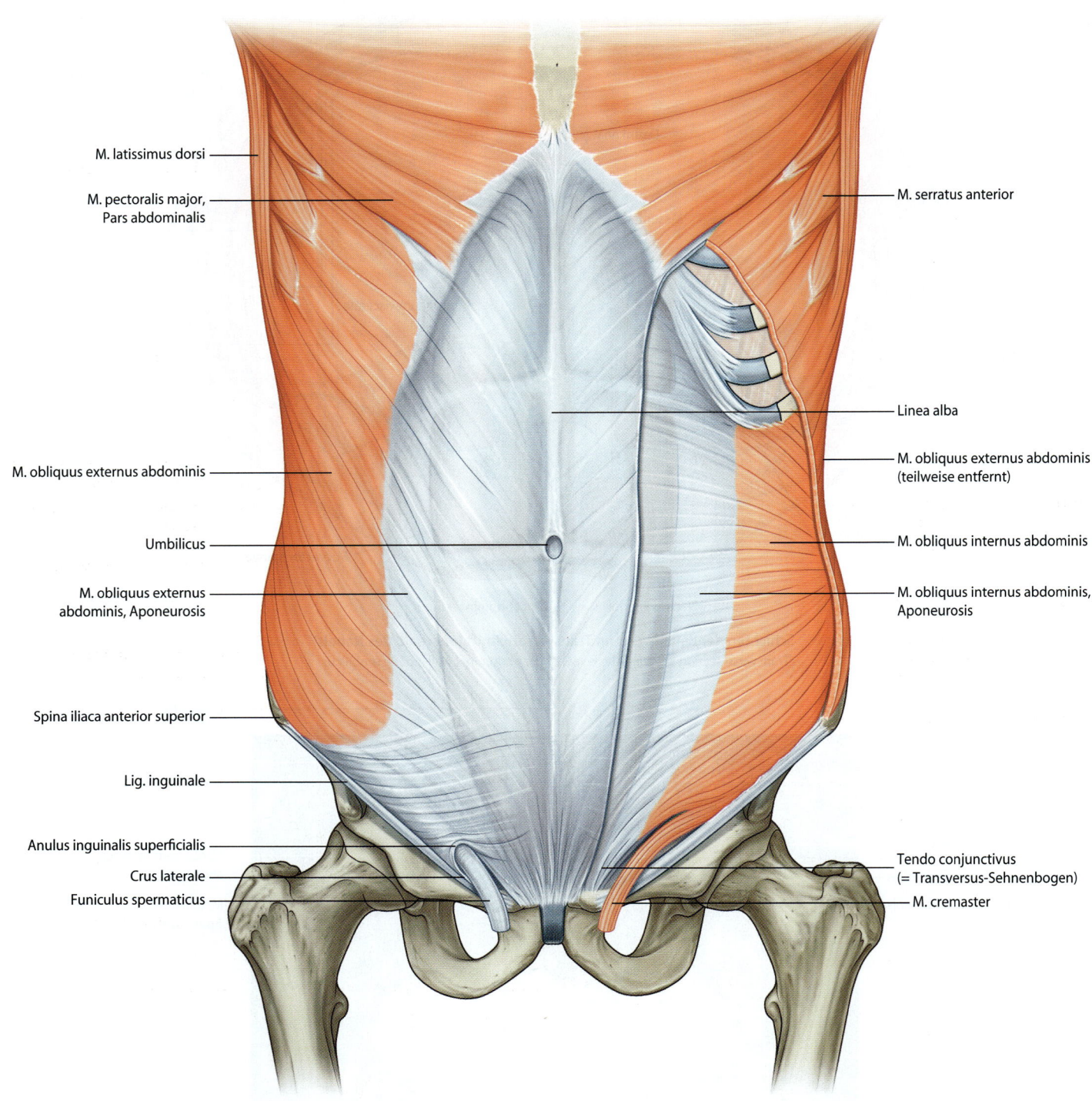

M. latissimus dorsi

M. pectoralis major,
Pars abdominalis

M. serratus anterior

Linea alba

M. obliquus externus abdominis

M. obliquus externus abdominis
(teilweise entfernt)

Umbilicus

M. obliquus internus abdominis

M. obliquus externus
abdominis, Aponeurosis

M. obliquus internus abdominis,
Aponeurosis

Spina iliaca anterior superior

Lig. inguinale

Anulus inguinalis superficialis

Crus laterale

Funiculus spermaticus

Tendo conjunctivus
(= Transversus-Sehnenbogen)

M. cremaster

Mm. obliqui externus et internus abdominis
External and internal oblique muscles

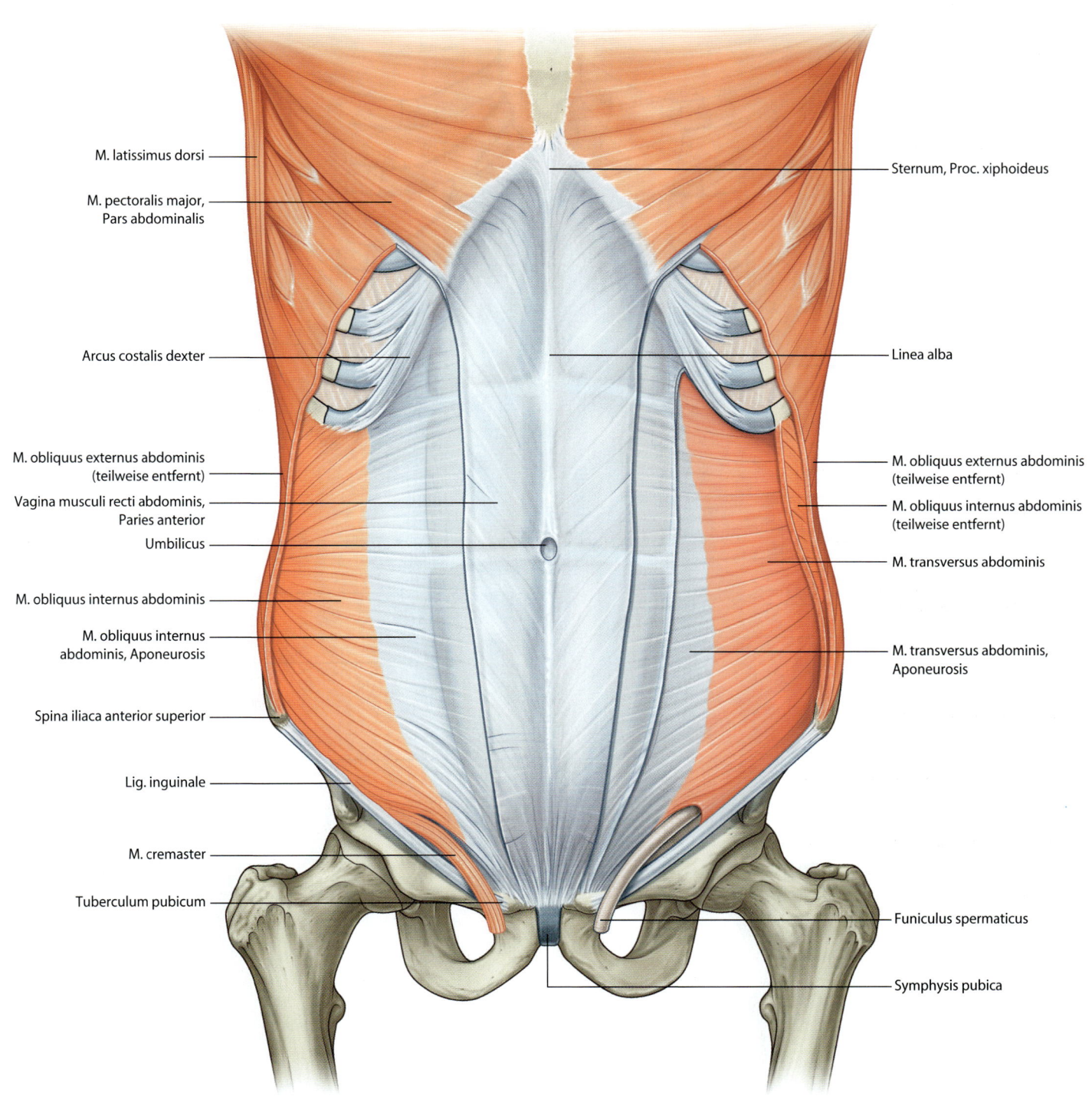

M. latissimus dorsi

M. pectoralis major,
Pars abdominalis

Arcus costalis dexter

M. obliquus externus abdominis
(teilweise entfernt)

Vagina musculi recti abdominis,
Paries anterior

Umbilicus

M. obliquus internus abdominis

M. obliquus internus
abdominis, Aponeurosis

Spina iliaca anterior superior

Lig. inguinale

M. cremaster

Tuberculum pubicum

Sternum, Proc. xiphoideus

Linea alba

M. obliquus externus abdominis
(teilweise entfernt)

M. obliquus internus abdominis
(teilweise entfernt)

M. transversus abdominis

M. transversus abdominis,
Aponeurosis

Funiculus spermaticus

Symphysis pubica

M. obliquus internus abdominis und M. transversus abdominis
Internal oblique and transversus abdominis muscles

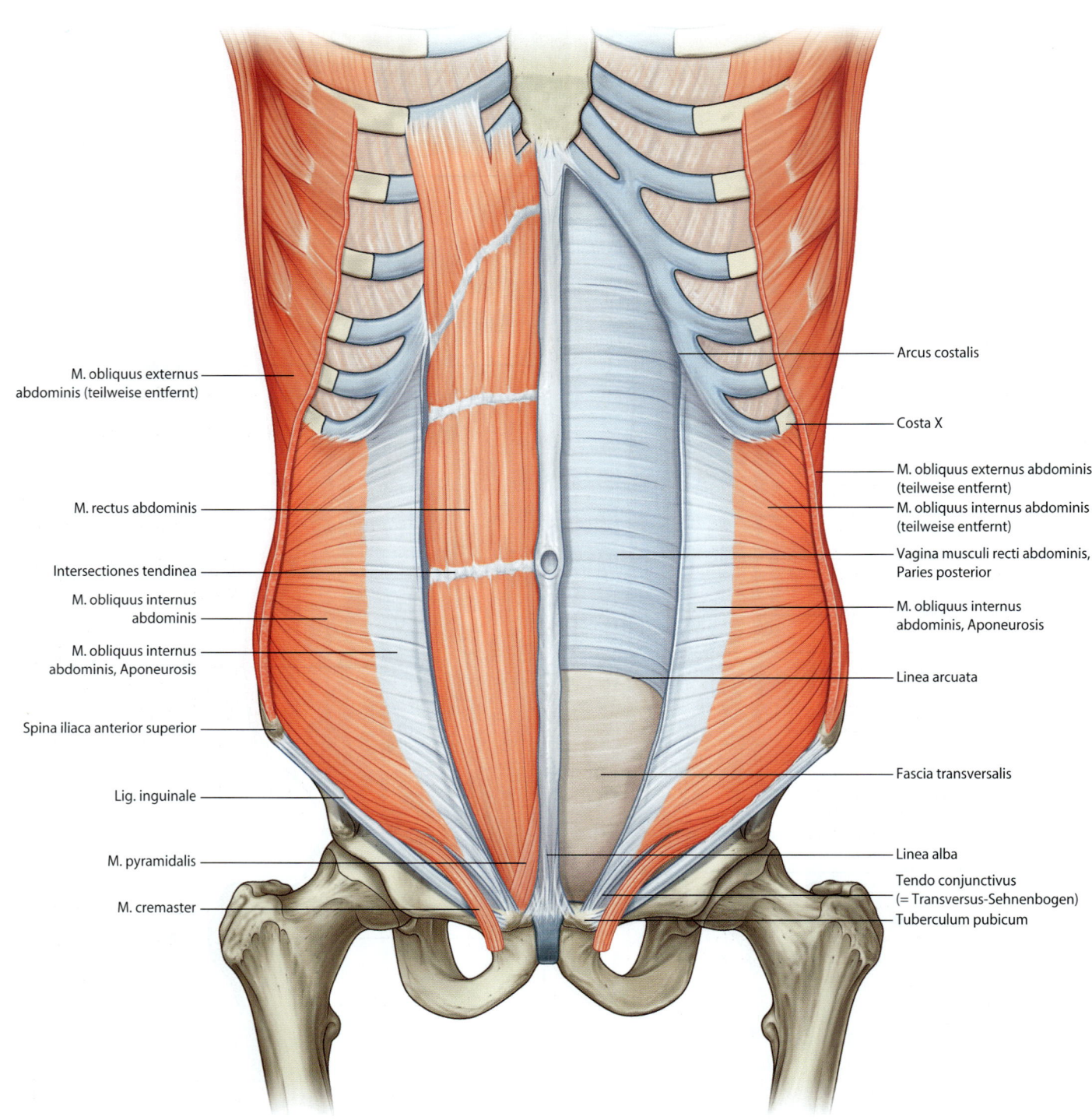

M. obliquus externus abdominis (teilweise entfernt)

M. rectus abdominis

Intersectiones tendinea

M. obliquus internus abdominis

M. obliquus internus abdominis, Aponeurosis

Spina iliaca anterior superior

Lig. inguinale

M. pyramidalis

M. cremaster

Arcus costalis

Costa X

M. obliquus externus abdominis (teilweise entfernt)

M. obliquus internus abdominis (teilweise entfernt)

Vagina musculi recti abdominis, Paries posterior

M. obliquus internus abdominis, Aponeurosis

Linea arcuata

Fascia transversalis

Linea alba

Tendo conjunctivus (= Transversus-Sehnenbogen)

Tuberculum pubicum

M. rectus abdominis und M. pyramidalis
Rectus abdominis and pyramidalis muscles

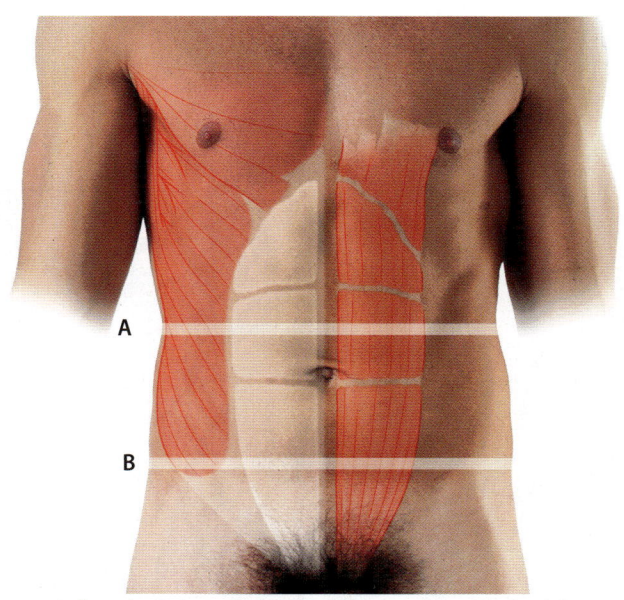

Aufbau der Rektusscheide, Vagina musculi recti abdominis
A. Transversalschnitt in Höhe des oberen Viertels der Rektusscheide, B. Transversalschnitt in Höhe des unteren Viertels der Rektusscheide
Organization of the rectus sheath.
A. Transverse section through the upper three quarters of the rectus sheath, B. Transverse section through the lower one quarter of the rectus sheath

A

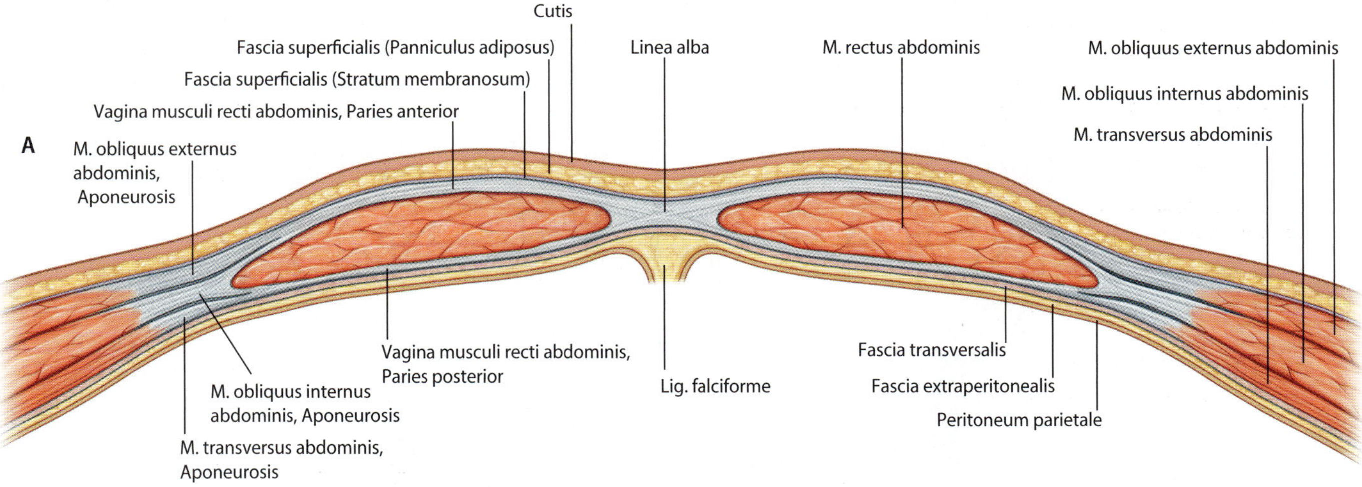

Cutis

Fascia superficialis (Panniculus adiposus)
Fascia superficialis (Stratum membranosum)
Vagina musculi recti abdominis, Paries anterior
M. obliquus externus abdominis, Aponeurosis

Linea alba

M. rectus abdominis

M. obliquus externus abdominis
M. obliquus internus abdominis
M. transversus abdominis

Vagina musculi recti abdominis, Paries posterior
M. obliquus internus abdominis, Aponeurosis
M. transversus abdominis, Aponeurosis

Lig. falciforme

Fascia transversalis
Fascia extraperitonealis
Peritoneum parietale

B

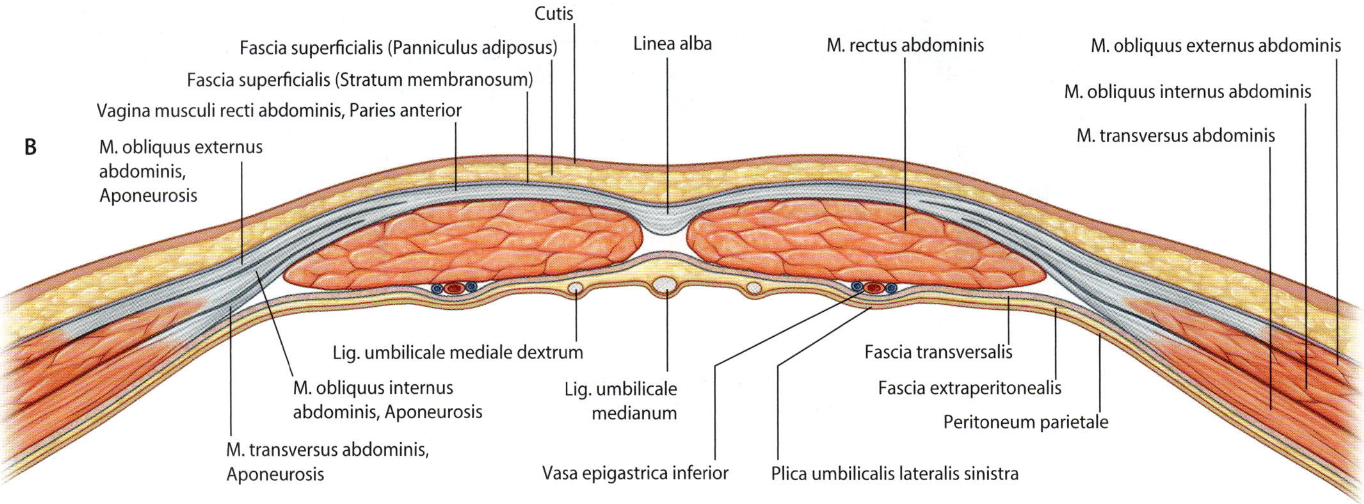

Cutis

Fascia superficialis (Panniculus adiposus)
Fascia superficialis (Stratum membranosum)
Vagina musculi recti abdominis, Paries anterior
M. obliquus externus abdominis, Aponeurosis

Linea alba

M. rectus abdominis

M. obliquus externus abdominis
M. obliquus internus abdominis
M. transversus abdominis

Lig. umbilicale mediale dextrum
M. obliquus internus abdominis, Aponeurosis
M. transversus abdominis, Aponeurosis

Lig. umbilicale medianum

Vasa epigastrica inferior

Plica umbilicalis lateralis sinistra

Fascia transversalis
Fascia extraperitonealis
Peritoneum parietale

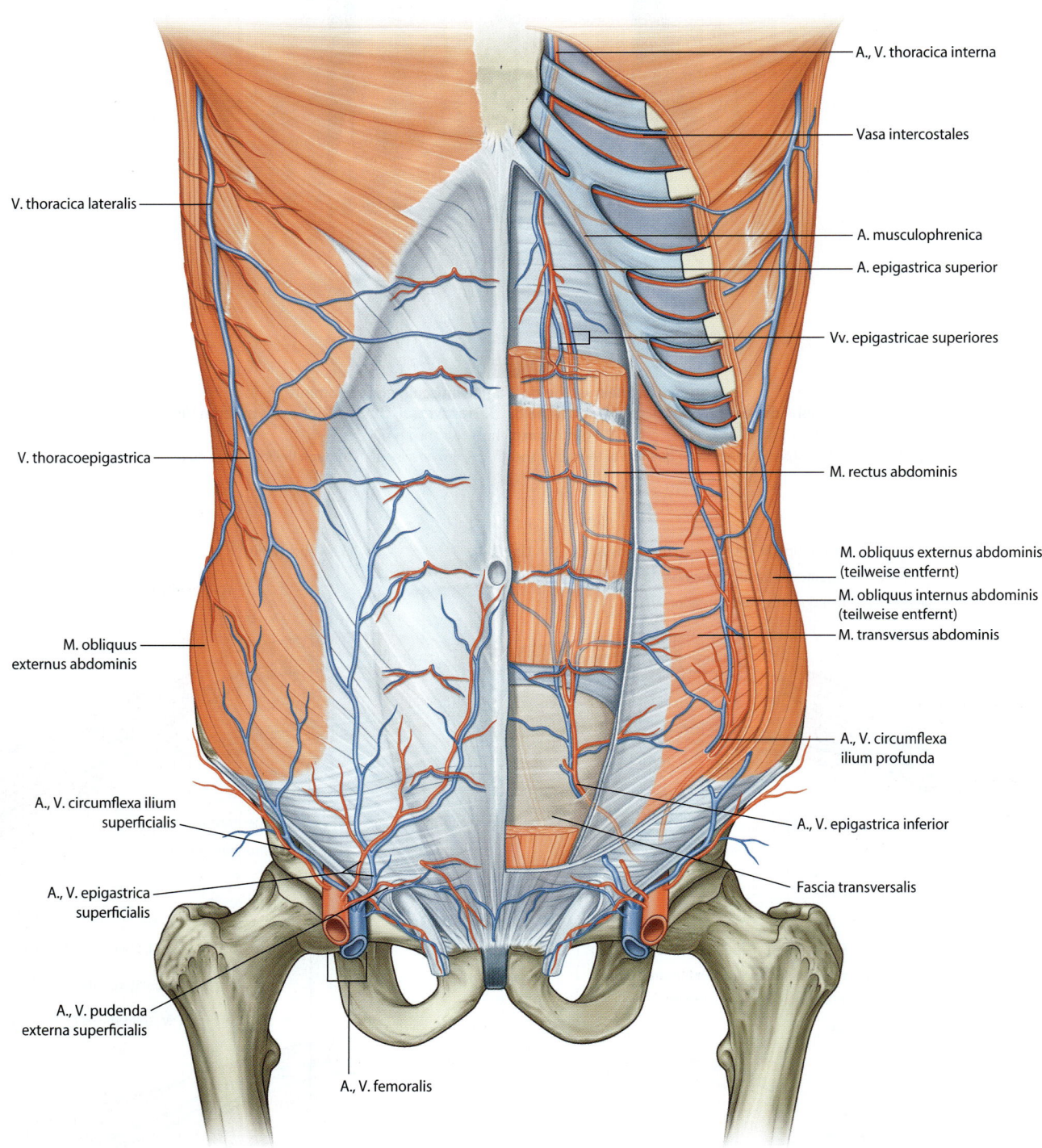

A., V. thoracica interna

Vasa intercostales

A. musculophrenica

A. epigastrica superior

Vv. epigastricae superiores

M. rectus abdominis

M. obliquus externus abdominis
(teilweise entfernt)

M. obliquus internus abdominis
(teilweise entfernt)

M. transversus abdominis

A., V. circumflexa
ilium profunda

A., V. epigastrica inferior

Fascia transversalis

V. thoracica lateralis

V. thoracoepigastrica

M. obliquus
externus abdominis

A., V. circumflexa ilium
superficialis

A., V. epigastrica
superficialis

A., V. pudenda
externa superficialis

A., V. femoralis

Gefäßversorgung der ventralen Bauchwand
Vasculature of the anterior abdominal wall

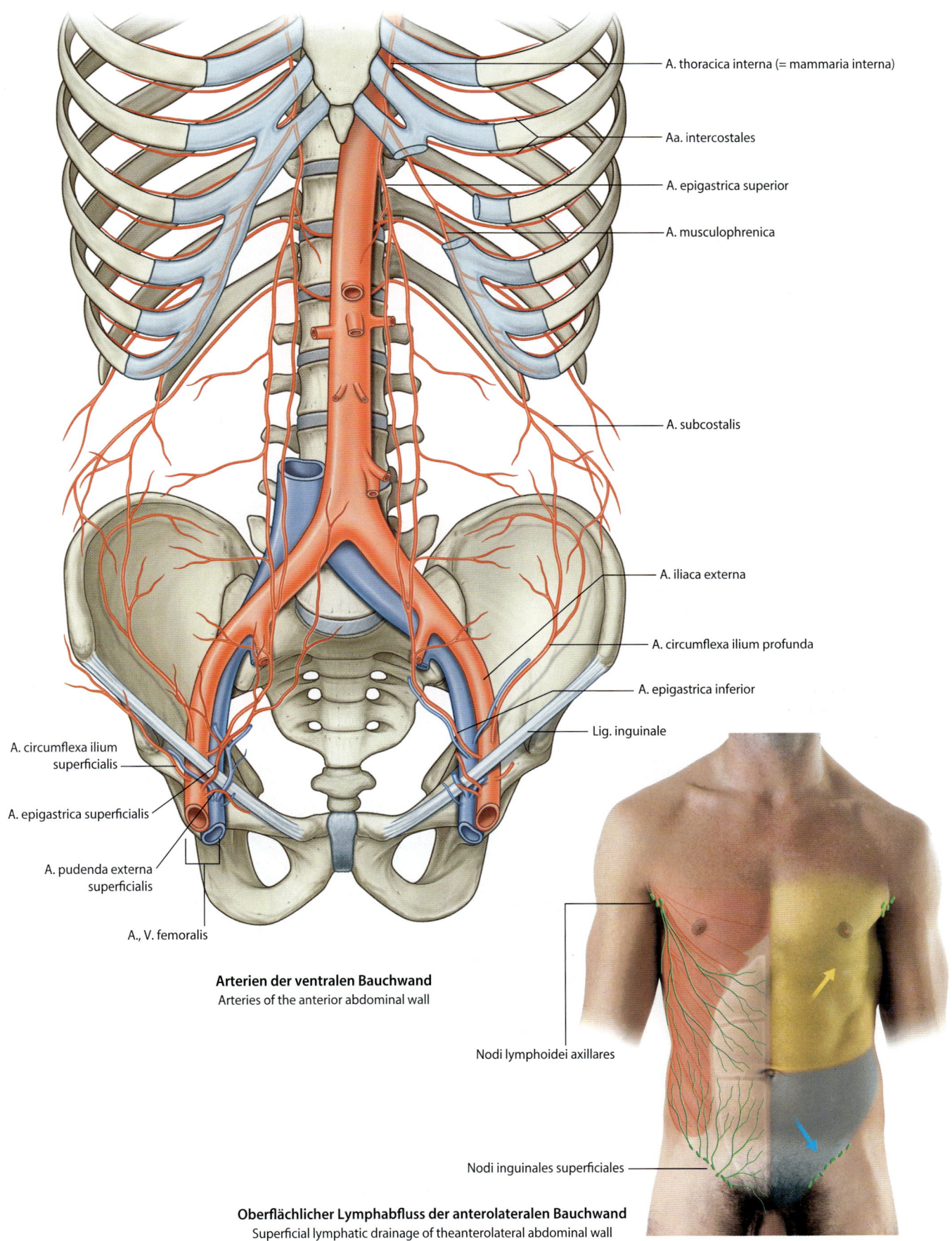

A. thoracica interna (= mammaria interna)

Aa. intercostales

A. epigastrica superior

A. musculophrenica

A. subcostalis

A. iliaca externa

A. circumflexa ilium profunda

A. epigastrica inferior

Lig. inguinale

A. circumflexa ilium superficialis

A. epigastrica superficialis

A. pudenda externa superficialis

A., V. femoralis

Arterien der ventralen Bauchwand
Arteries of the anterior abdominal wall

Nodi lymphoidei axillares

Nodi inguinales superficiales

Oberflächlicher Lymphabfluss der anterolateralen Bauchwand
Superficial lymphatic drainage of theanterolateral abdominal wall

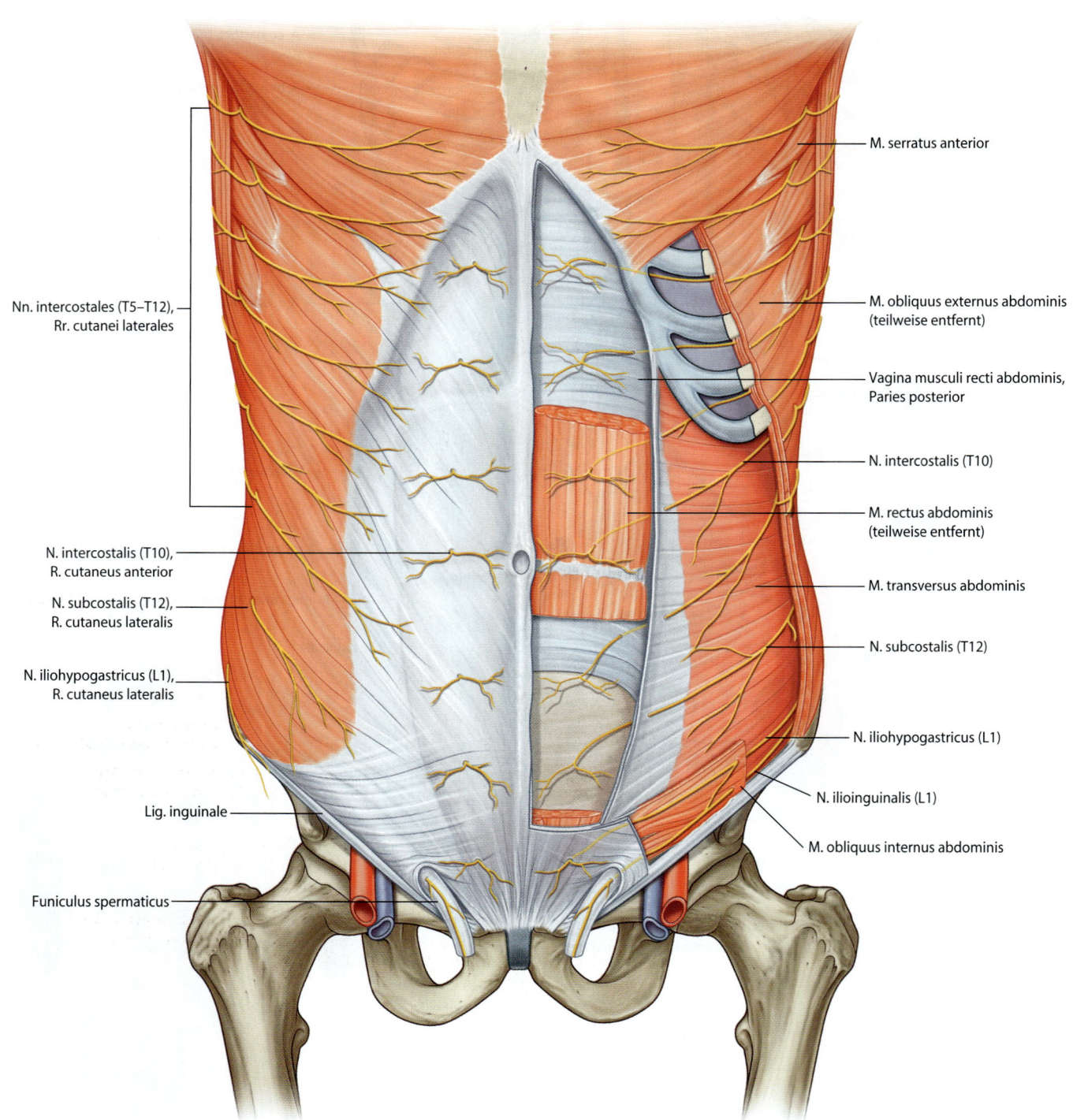

Nn. intercostales (T5–T12),
Rr. cutanei laterales

N. intercostalis (T10),
R. cutaneus anterior

N. subcostalis (T12),
R. cutaneus lateralis

N. iliohypogastricus (L1),
R. cutaneus lateralis

Lig. inguinale

Funiculus spermaticus

M. serratus anterior

M. obliquus externus abdominis
(teilweise entfernt)

Vagina musculi recti abdominis,
Paries posterior

N. intercostalis (T10)

M. rectus abdominis
(teilweise entfernt)

M. transversus abdominis

N. subcostalis (T12)

N. iliohypogastricus (L1)

N. ilioinguinalis (L1)

M. obliquus internus abdominis

Innervation der anterolateralen Bauchwand
Nerves of the anterolateral abdominal wall

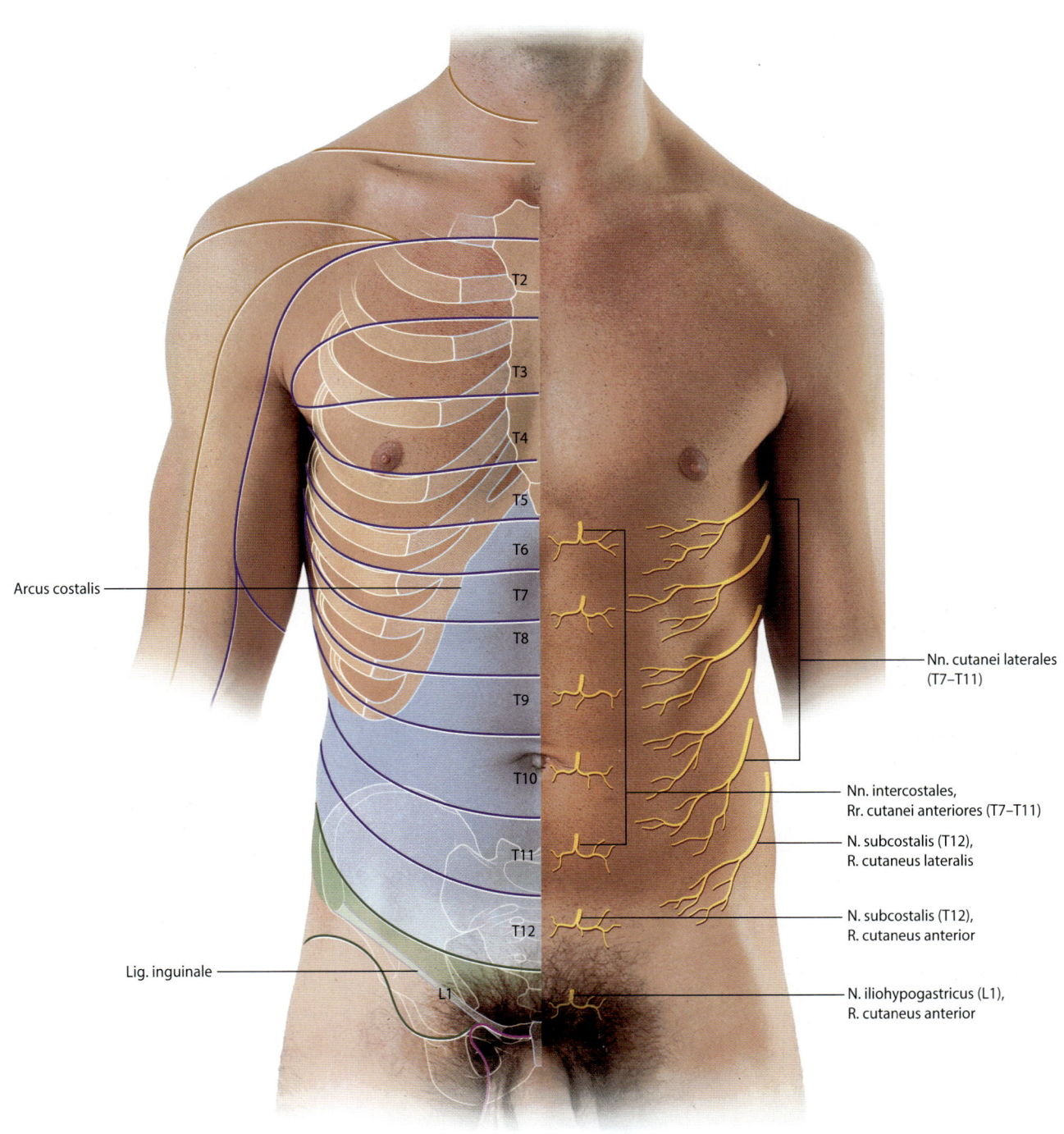

Arcus costalis

Lig. inguinale

T2
T3
T4
T5
T6
T7
T8
T9
T10
T11
T12
L1

Nn. cutanei laterales
(T7–T11)

Nn. intercostales,
Rr. cutanei anteriores (T7–T11)

N. subcostalis (T12),
R. cutaneus lateralis

N. subcostalis (T12),
R. cutaneus anterior

N. iliohypogastricus (L1),
R. cutaneus anterior

Dermatome und Hautnerven der anterolateralen Bauchwand
Dermatomes and cutaneous nerves of the anterolateral abdominal wall

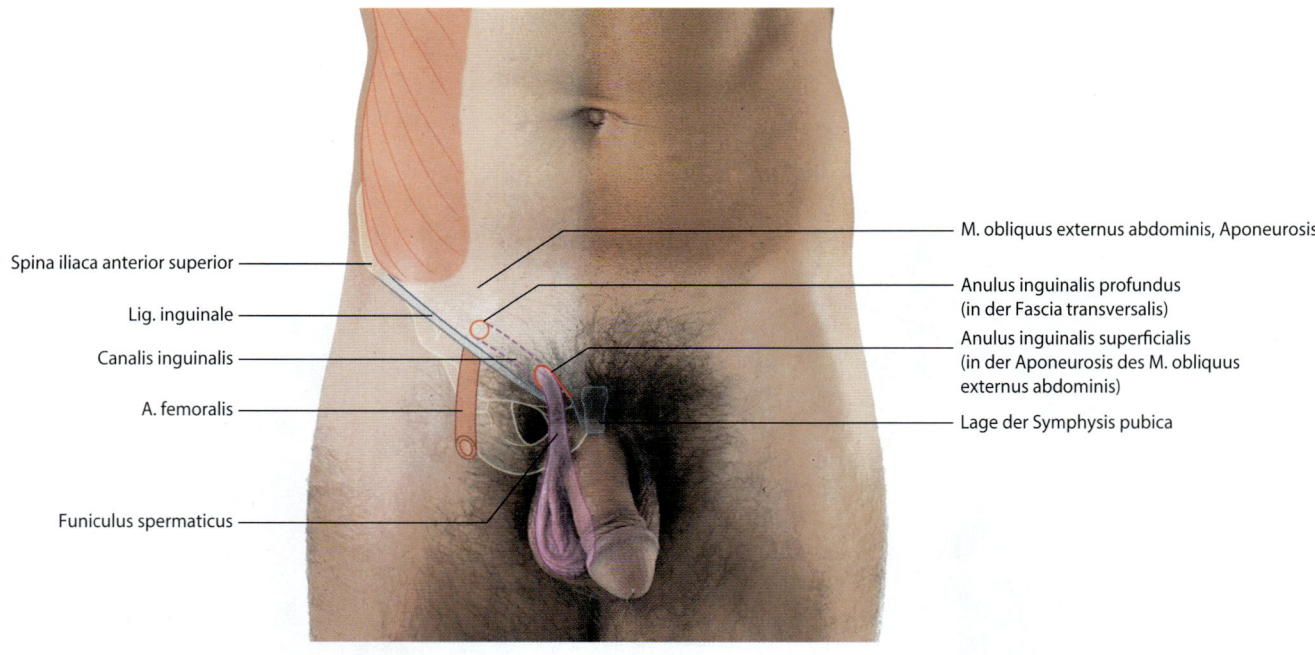

Spina iliaca anterior superior

Lig. inguinale

Canalis inguinalis

A. femoralis

Funiculus spermaticus

M. obliquus externus abdominis, Aponeurosis

Anulus inguinalis profundus
(in der Fascia transversalis)

Anulus inguinalis superficialis
(in der Aponeurosis des M. obliquus
externus abdominis)

Lage der Symphysis pubica

Leistengegend des Mannes
Inguinal region in a man

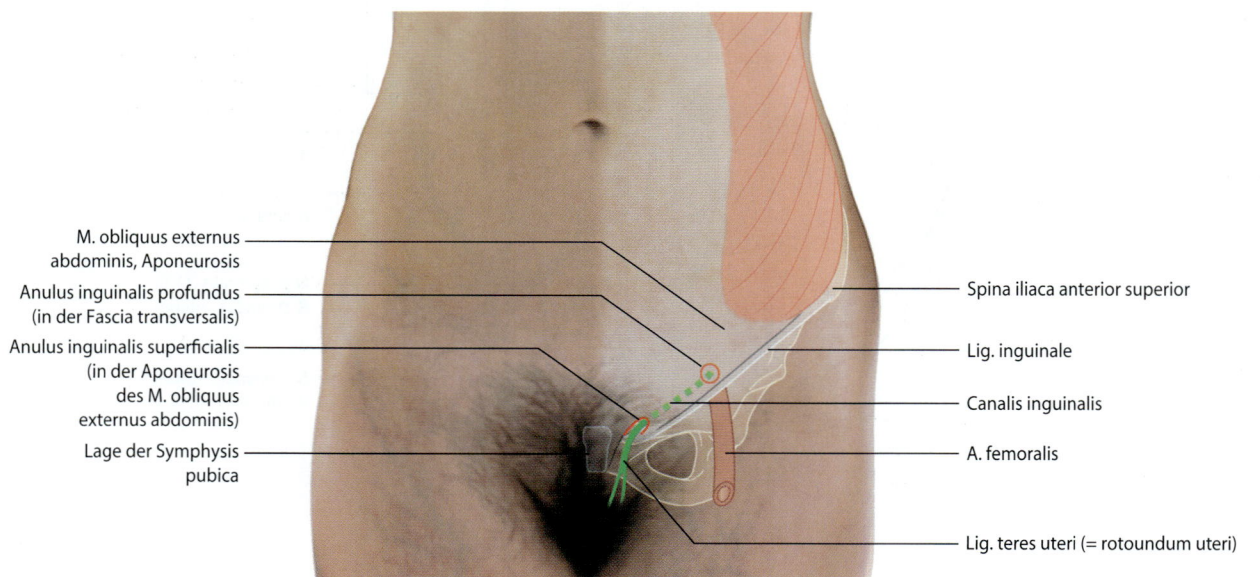

M. obliquus externus
abdominis, Aponeurosis

Anulus inguinalis profundus
(in der Fascia transversalis)

Anulus inguinalis superficialis
(in der Aponeurosis
des M. obliquus
externus abdominis)

Lage der Symphysis
pubica

Spina iliaca anterior superior

Lig. inguinale

Canalis inguinalis

A. femoralis

Lig. teres uteri (= rotoundum uteri)

Leistengegend der Frau
Inguinal region in a woman

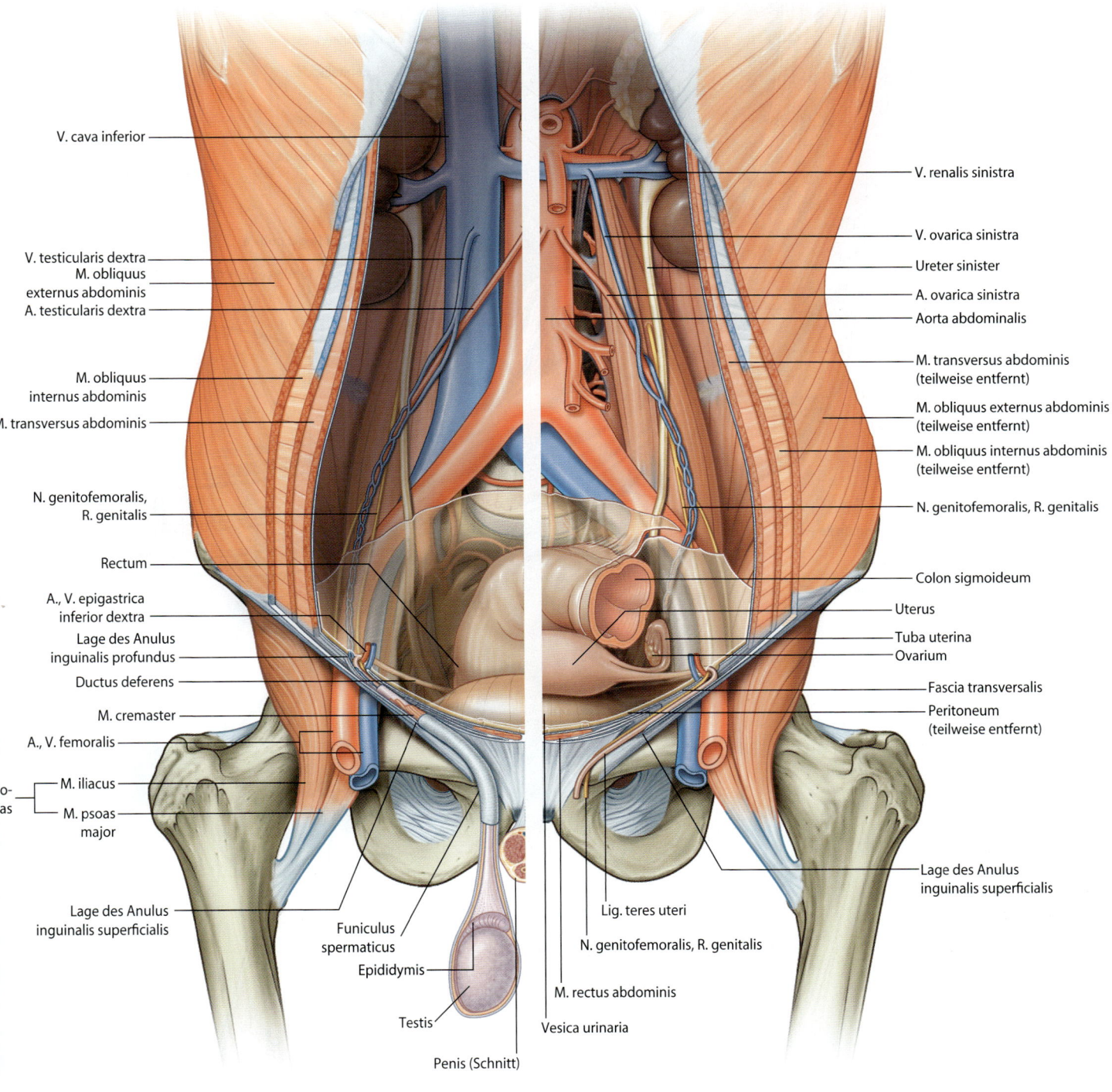

V. cava inferior

V. testicularis dextra
M. obliquus
externus abdominis
A. testicularis dextra

M. obliquus
internus abdominis

M. transversus abdominis

N. genitofemoralis,
R. genitalis

Rectum

A., V. epigastrica
inferior dextra

Lage des Anulus
inguinalis profundus

Ductus deferens

M. cremaster

A., V. femoralis

...io-
...as

M. iliacus

M. psoas
major

Lage des Anulus
inguinalis superficialis

Funiculus
spermaticus

Epididymis

Testis

Penis (Schnitt)

V. renalis sinistra

V. ovarica sinistra

Ureter sinister

A. ovarica sinistra

Aorta abdominalis

M. transversus abdominis
(teilweise entfernt)

M. obliquus externus abdominis
(teilweise entfernt)

M. obliquus internus abdominis
(teilweise entfernt)

N. genitofemoralis, R. genitalis

Colon sigmoideum

Uterus

Tuba uterina

Ovarium

Fascia transversalis

Peritoneum
(teilweise entfernt)

Lage des Anulus
inguinalis superficialis

Lig. teres uteri

N. genitofemoralis, R. genitalis

M. rectus abdominis

Vesica urinaria

Leistengegend des Mannes
Inguinal region in men

Leistengegend der Frau
Inguinal region in women

137

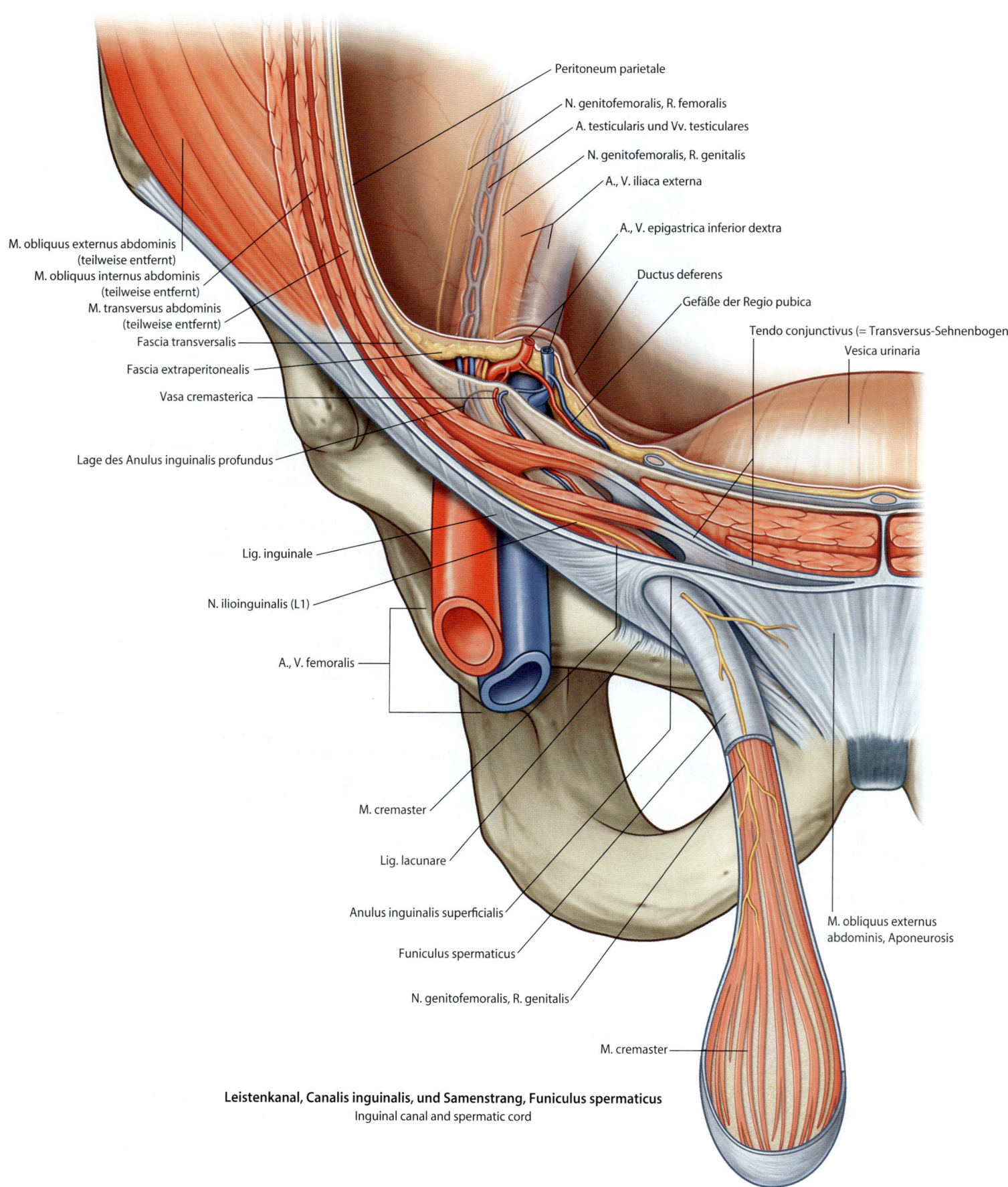

Peritoneum parietale

N. genitofemoralis, R. femoralis

A. testicularis und Vv. testiculares

N. genitofemoralis, R. genitalis

A., V. iliaca externa

A., V. epigastrica inferior dextra

Ductus deferens

Gefäße der Regio pubica

Tendo conjunctivus (= Transversus-Sehnenbogen)

Vesica urinaria

M. obliquus externus abdominis
(teilweise entfernt)

M. obliquus internus abdominis
(teilweise entfernt)

M. transversus abdominis
(teilweise entfernt)

Fascia transversalis

Fascia extraperitonealis

Vasa cremasterica

Lage des Anulus inguinalis profundus

Lig. inguinale

N. ilioinguinalis (L1)

A., V. femoralis

M. cremaster

Lig. lacunare

Anulus inguinalis superficialis

Funiculus spermaticus

N. genitofemoralis, R. genitalis

M. obliquus externus
abdominis, Aponeurosis

M. cremaster

Leistenkanal, Canalis inguinalis, und Samenstrang, Funiculus spermaticus
Inguinal canal and spermatic cord

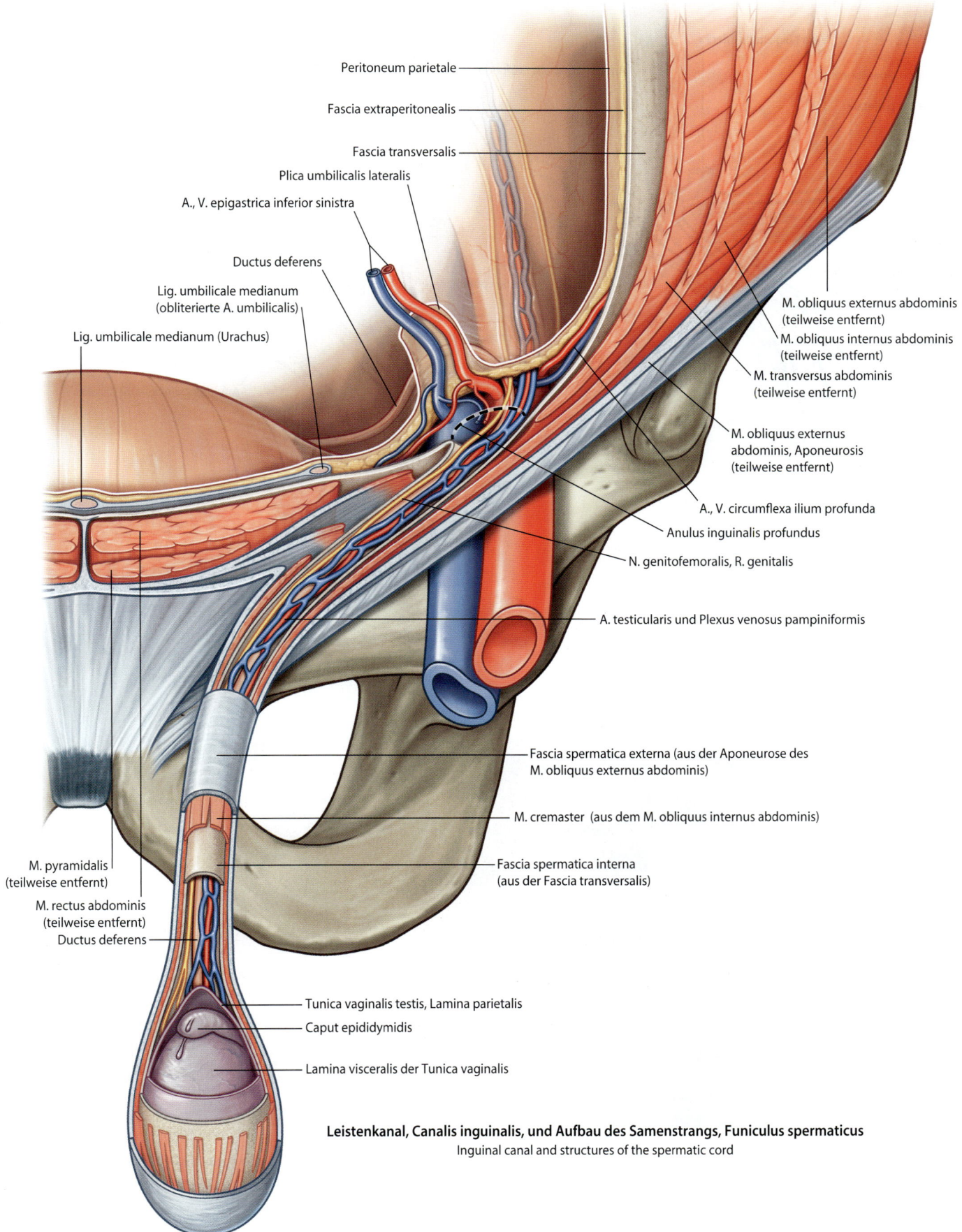

Peritoneum parietale

Fascia extraperitonealis

Fascia transversalis

Plica umbilicalis lateralis

A., V. epigastrica inferior sinistra

Ductus deferens

Lig. umbilicale medianum
(obliterierte A. umbilicalis)

Lig. umbilicale medianum (Urachus)

M. obliquus externus abdominis
(teilweise entfernt)

M. obliquus internus abdominis
(teilweise entfernt)

M. transversus abdominis
(teilweise entfernt)

M. obliquus externus
abdominis, Aponeurosis
(teilweise entfernt)

A., V. circumflexa ilium profunda

Anulus inguinalis profundus

N. genitofemoralis, R. genitalis

A. testicularis und Plexus venosus pampiniformis

Fascia spermatica externa (aus der Aponeurose des
M. obliquus externus abdominis)

M. cremaster (aus dem M. obliquus internus abdominis)

Fascia spermatica interna
(aus der Fascia transversalis)

M. pyramidalis
(teilweise entfernt)

M. rectus abdominis
(teilweise entfernt)

Ductus deferens

Tunica vaginalis testis, Lamina parietalis

Caput epididymidis

Lamina visceralis der Tunica vaginalis

Leistenkanal, Canalis inguinalis, und Aufbau des Samenstrangs, Funiculus spermaticus
Inguinal canal and structures of the spermatic cord

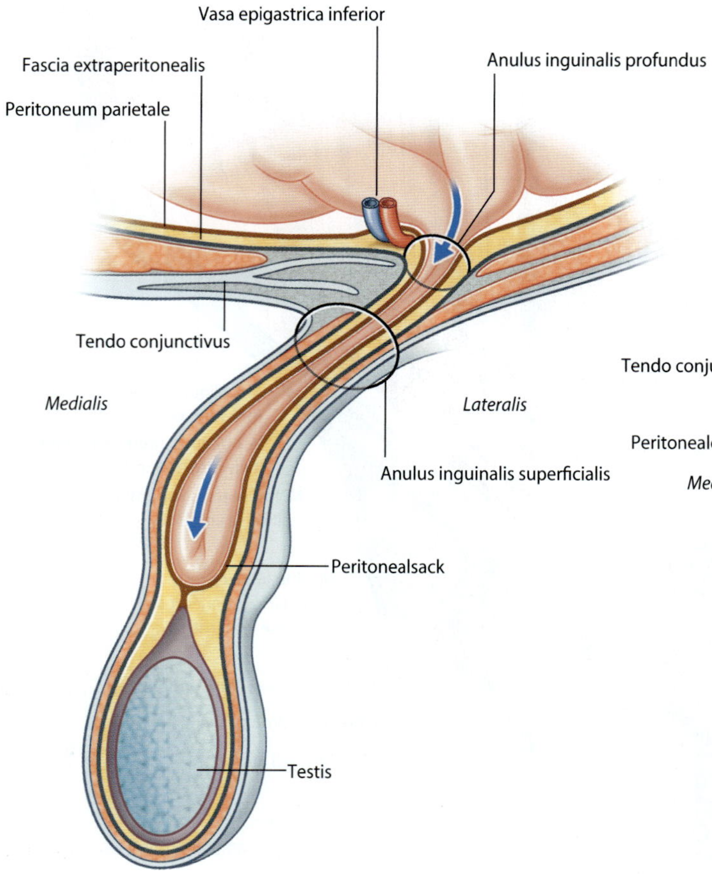

Vasa epigastrica inferior

Fascia extraperitonealis

Peritoneum parietale

Anulus inguinalis profundus

Medialis

Lateralis

Tendo conjunctivus

Anulus inguinalis superficialis

Peritonealsack

Testis

Indirekte Leistenhernie
Indirect inguinal hernia

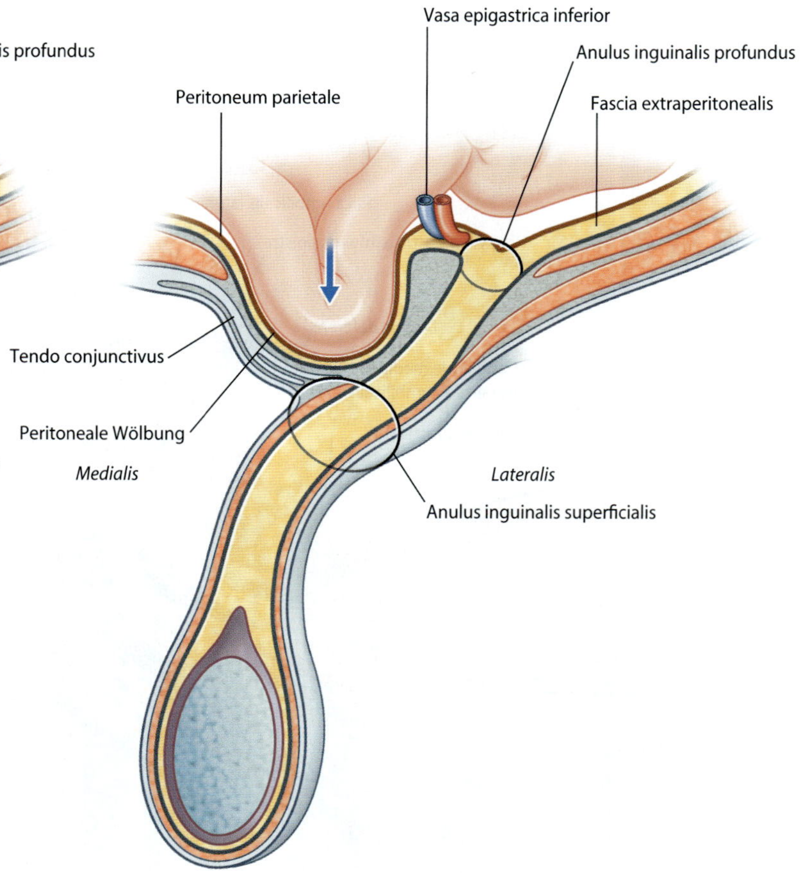

Vasa epigastrica inferior

Anulus inguinalis profundus

Fascia extraperitonealis

Peritoneum parietale

Tendo conjunctivus

Peritoneale Wölbung

Medialis

Lateralis

Anulus inguinalis superficialis

Direkte Leistenhernie
Peritoneal bulge

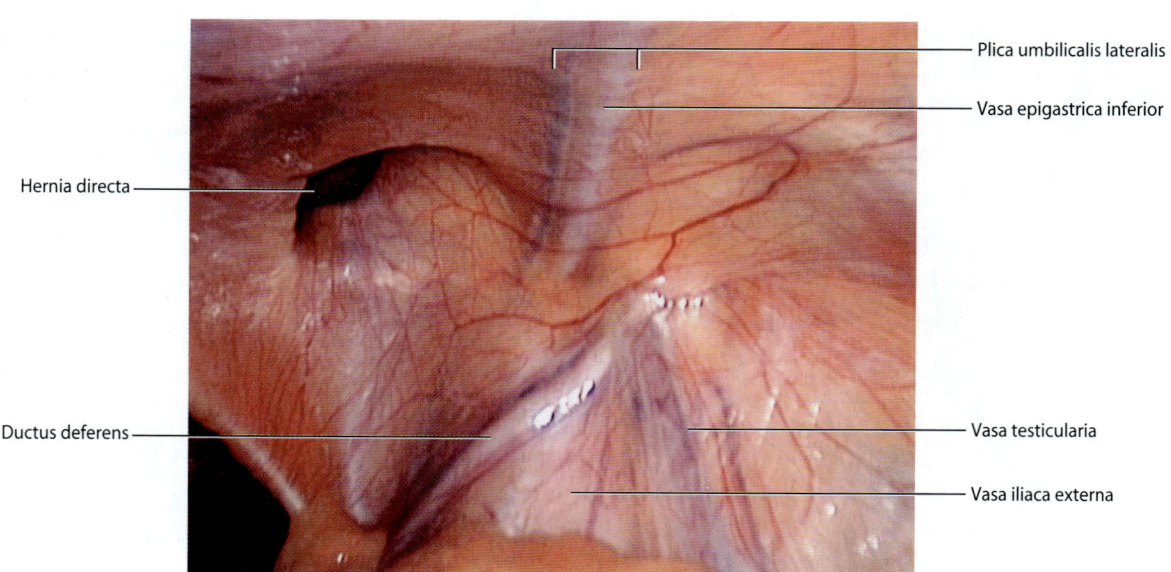

Plica umbilicalis lateralis

Vasa epigastrica inferior

Hernia directa

Ductus deferens

Vasa testicularia

Vasa iliaca externa

Rechtes Leistendreieck, Trigonum inguinale dextrum. Laparoskopische Ansicht des noch vom Peritoneum parietale bedeckten Gebiets (innerhalb der Peritonealhöhle), Ansicht von ventral inferior
Right inguinal triangle.
Laparoscopic view showing the parietal peritoneum still covering the area (inside the peritoneal cavity looking anteroinferior)

140

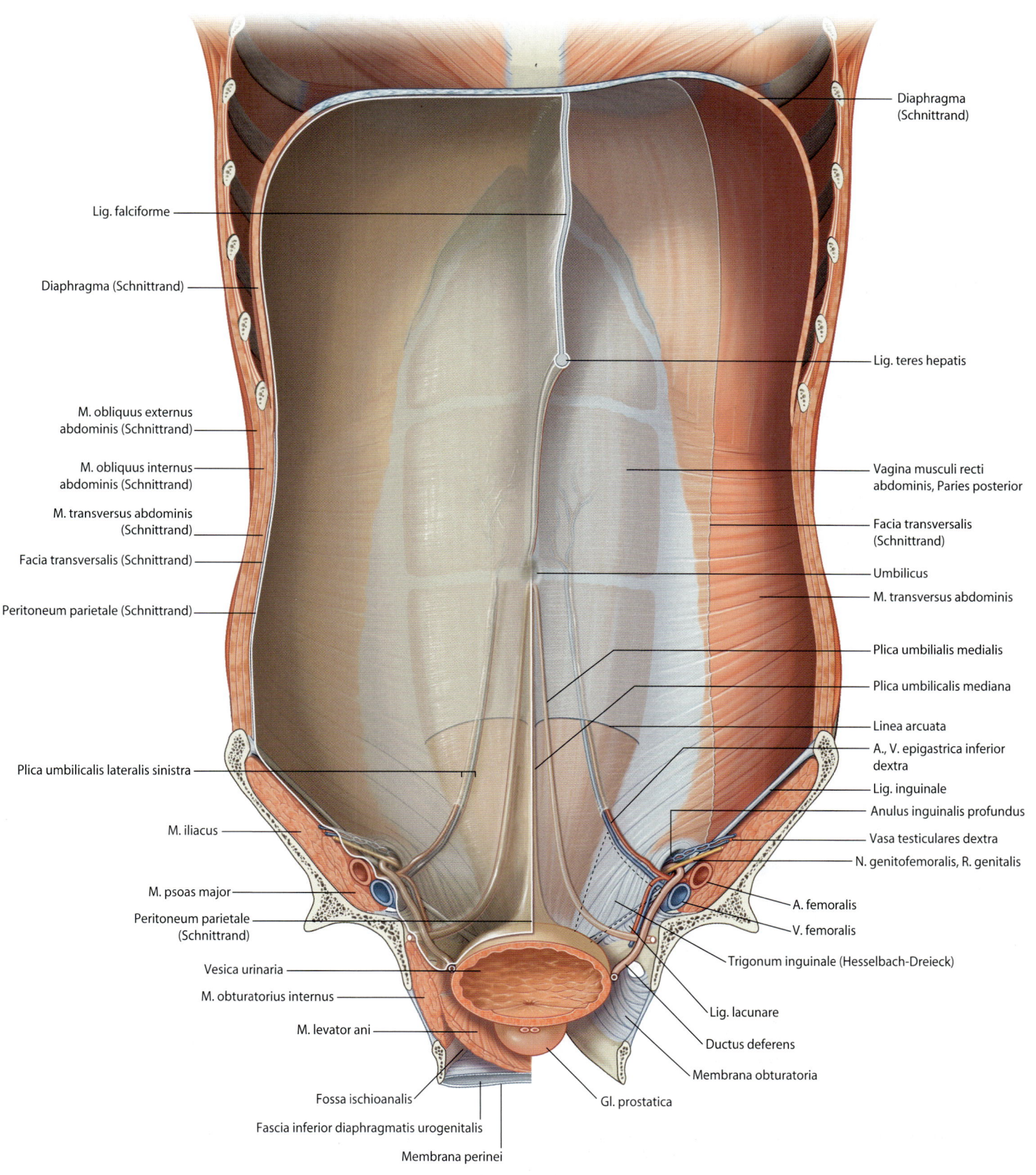

Diaphragma
(Schnittrand)

Lig. falciforme

Diaphragma (Schnittrand)

Lig. teres hepatis

M. obliquus externus
abdominis (Schnittrand)

M. obliquus internus
abdominis (Schnittrand)

Vagina musculi recti
abdominis, Paries posterior

M. transversus abdominis
(Schnittrand)

Facia transversalis
(Schnittrand)

Facia transversalis (Schnittrand)

Umbilicus

M. transversus abdominis

Peritoneum parietale (Schnittrand)

Plica umbilialis medialis

Plica umbilicalis mediana

Linea arcuata

A., V. epigastrica inferior
dextra

Plica umbilicalis lateralis sinistra

Lig. inguinale

Anulus inguinalis profundus

M. iliacus

Vasa testiculares dextra

N. genitofemoralis, R. genitalis

A. femoralis

M. psoas major

V. femoralis

Peritoneum parietale
(Schnittrand)

Trigonum inguinale (Hesselbach-Dreieck)

Vesica urinaria

M. obturatorius internus

Lig. lacunare

M. levator ani

Ductus deferens

Fossa ischioanalis

Membrana obturatoria

Fascia inferior diaphragmatis urogenitalis

Gl. prostatica

Membrana perinei

Blick von innen auf die vordere Bauchwand beim Mann
Internal view of anterior abdominal wall in men

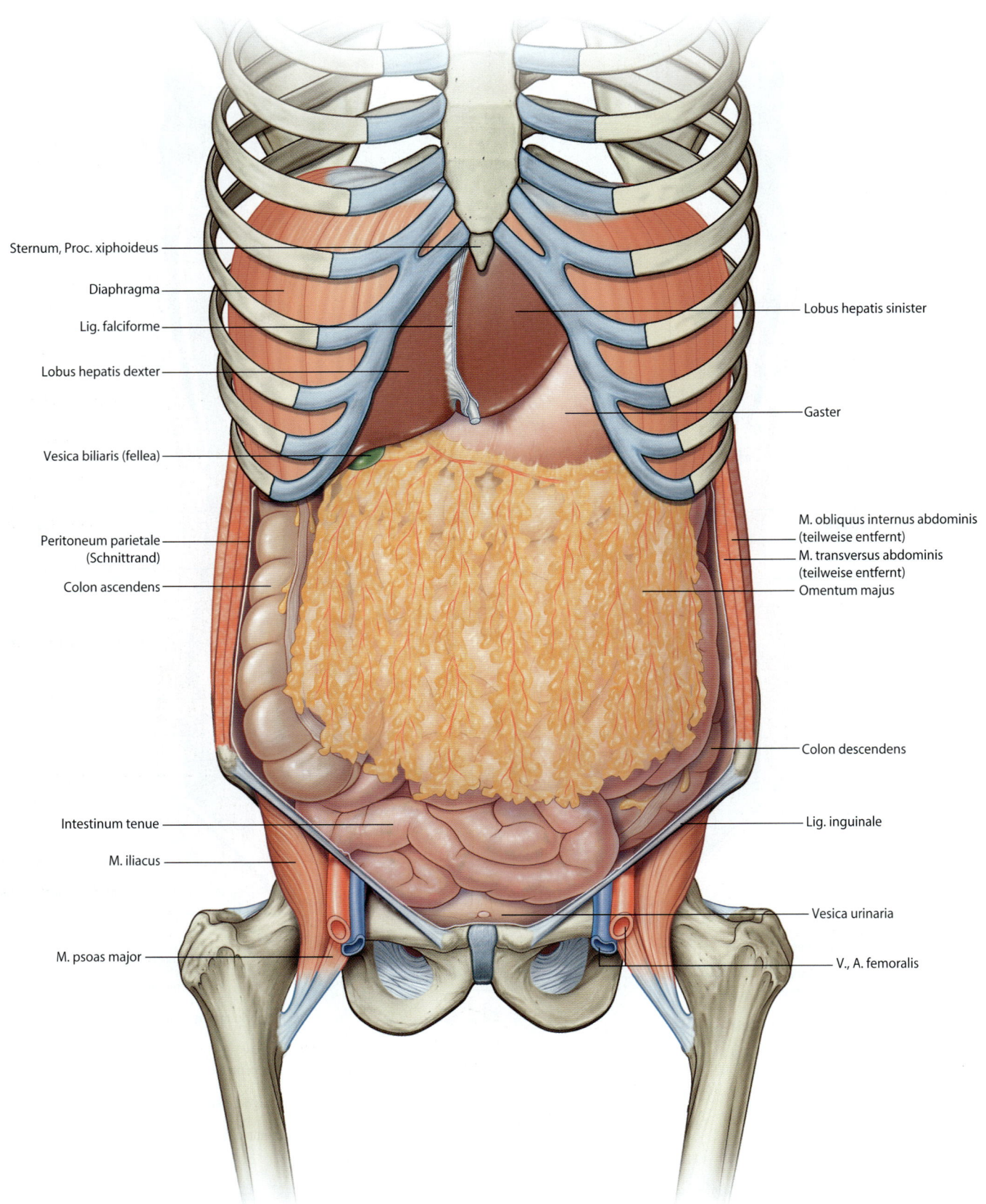

Sternum, Proc. xiphoideus

Diaphragma

Lig. falciforme

Lobus hepatis dexter

Vesica biliaris (fellea)

Peritoneum parietale
(Schnittrand)

Colon ascendens

Intestinum tenue

M. iliacus

M. psoas major

Lobus hepatis sinister

Gaster

M. obliquus internus abdominis
(teilweise entfernt)
M. transversus abdominis
(teilweise entfernt)
Omentum majus

Colon descendens

Lig. inguinale

Vesica urinaria

V., A. femoralis

Großes Netz, Omentum majus
Greater omentum

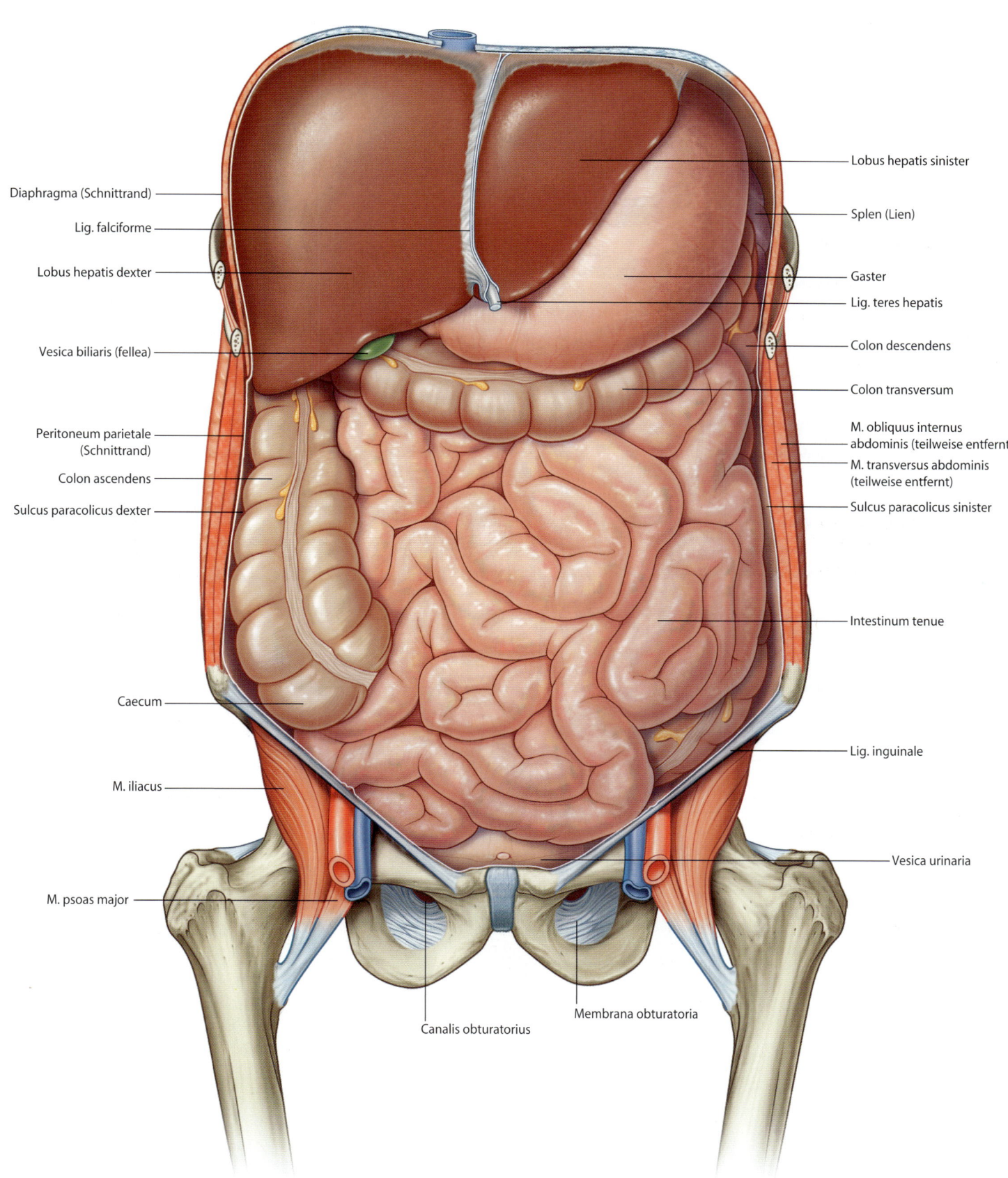

Diaphragma (Schnittrand)

Lig. falciforme

Lobus hepatis dexter

Vesica biliaris (fellea)

Peritoneum parietale (Schnittrand)

Colon ascendens

Sulcus paracolicus dexter

Caecum

M. iliacus

M. psoas major

Lobus hepatis sinister

Splen (Lien)

Gaster

Lig. teres hepatis

Colon descendens

Colon transversum

M. obliquus internus abdominis (teilweise entfernt)

M. transversus abdominis (teilweise entfernt)

Sulcus paracolicus sinister

Intestinum tenue

Lig. inguinale

Vesica urinaria

Canalis obturatorius

Membrana obturatoria

Bauchorgane (großes Netz entfernt)
Abdominal viscera (greater omentum removed)

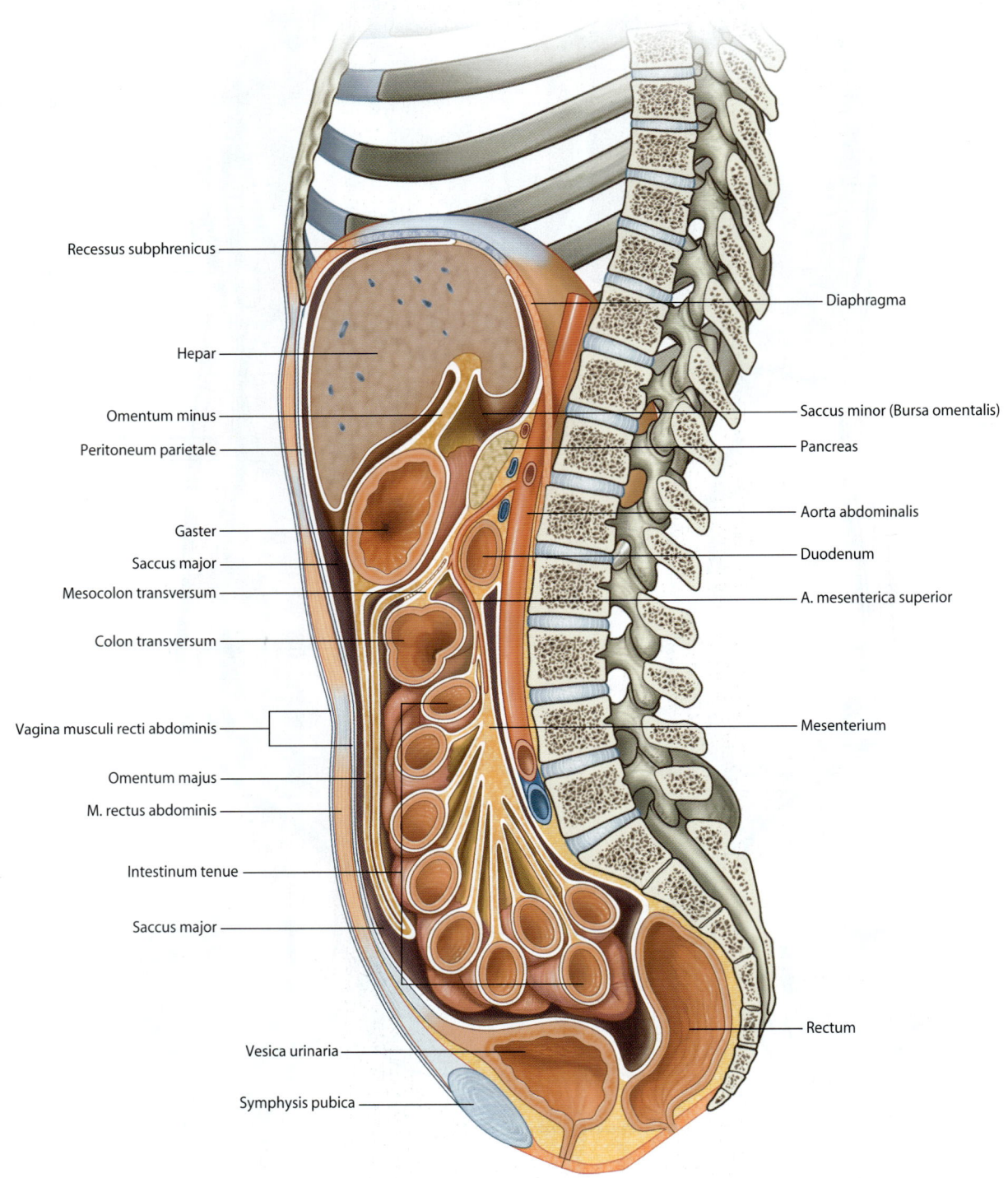

Recessus subphrenicus

Hepar

Omentum minus

Peritoneum parietale

Gaster

Saccus major

Mesocolon transversum

Colon transversum

Vagina musculi recti abdominis

Omentum majus

M. rectus abdominis

Intestinum tenue

Saccus major

Vesica urinaria

Symphysis pubica

Diaphragma

Saccus minor (Bursa omentalis)

Pancreas

Aorta abdominalis

Duodenum

A. mesenterica superior

Mesenterium

Rectum

Saccus major und Saccus minor der Peritonealhöhle, Cavitas peritonealis
Greater and lesser sacs of the peritoneal cavity

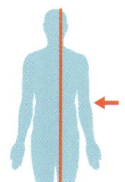

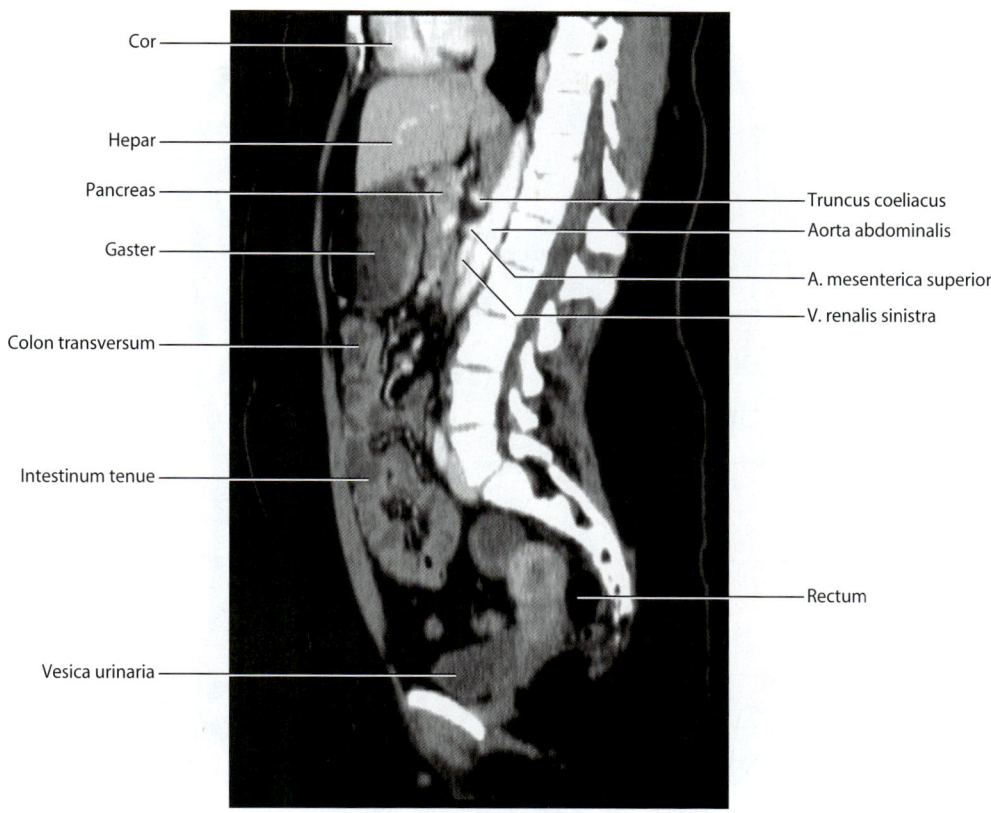

Cor

Hepar

Pancreas — Truncus coeliacus
— Aorta abdominalis

Gaster — A. mesenterica superior
— V. renalis sinistra

Colon transversum

Intestinum tenue

— Rectum

Vesica urinaria

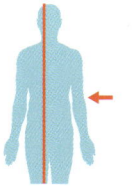

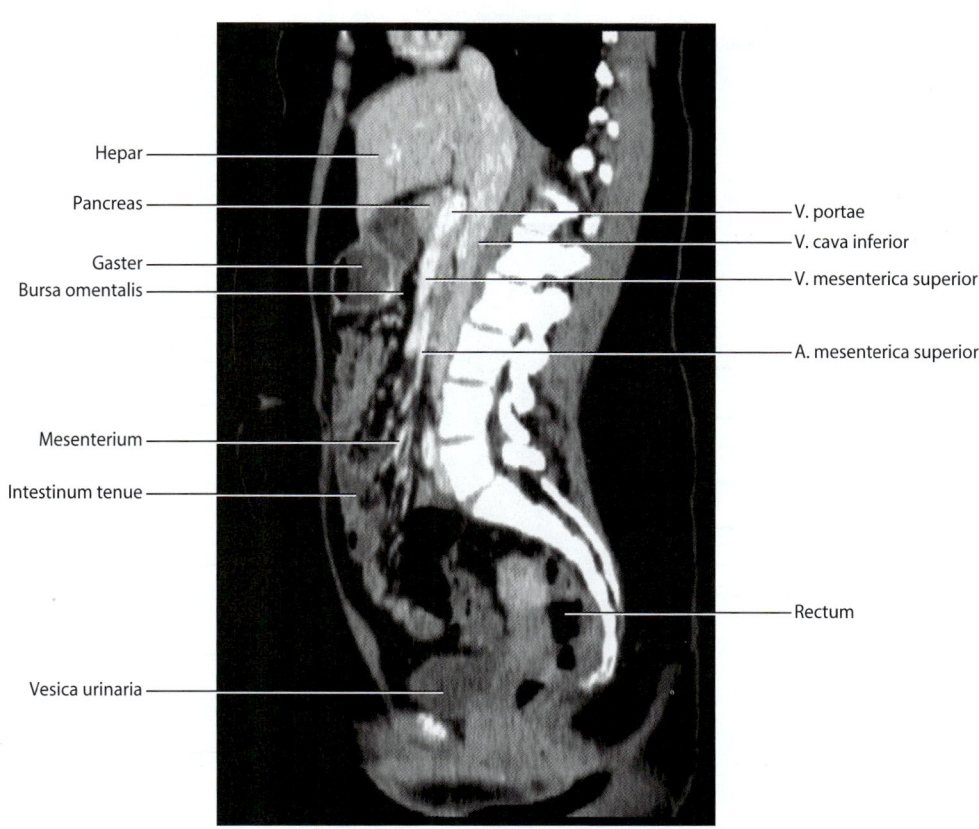

Hepar

Pancreas — V. portae
— V. cava inferior

Gaster — V. mesenterica superior
Bursa omentalis

— A. mesenterica superior

Mesenterium

Intestinum tenue

— Rectum

Vesica urinaria

Anordnung der Bauchorgane in der Peritonealhöhle, Cavitas peritonealis; Kontrastmittel-CT in Sagittalebene
Arrangement of abdominal contents in peritoneal cavity.CT images with contrast, in sagittal plane

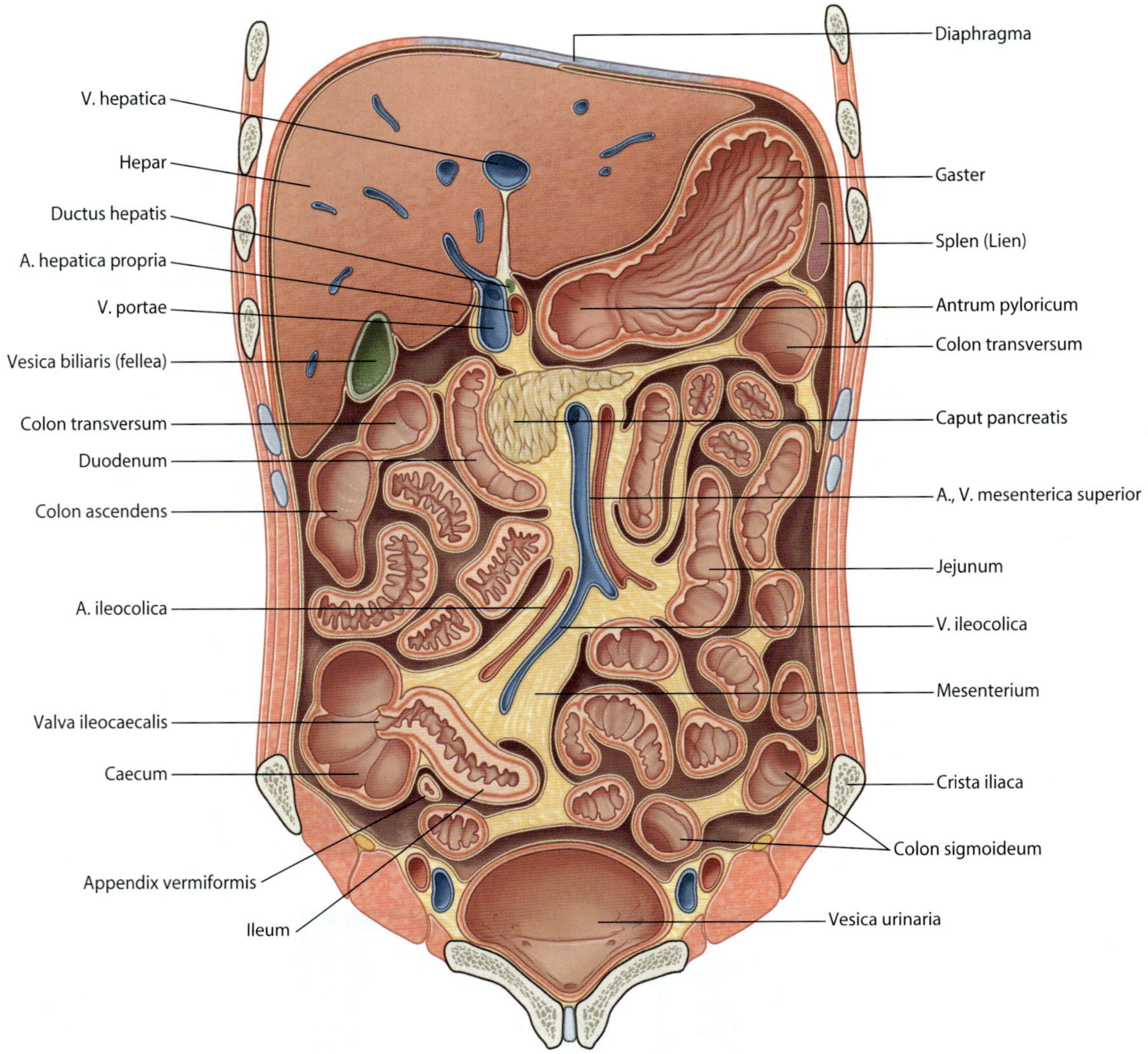

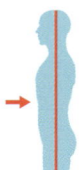

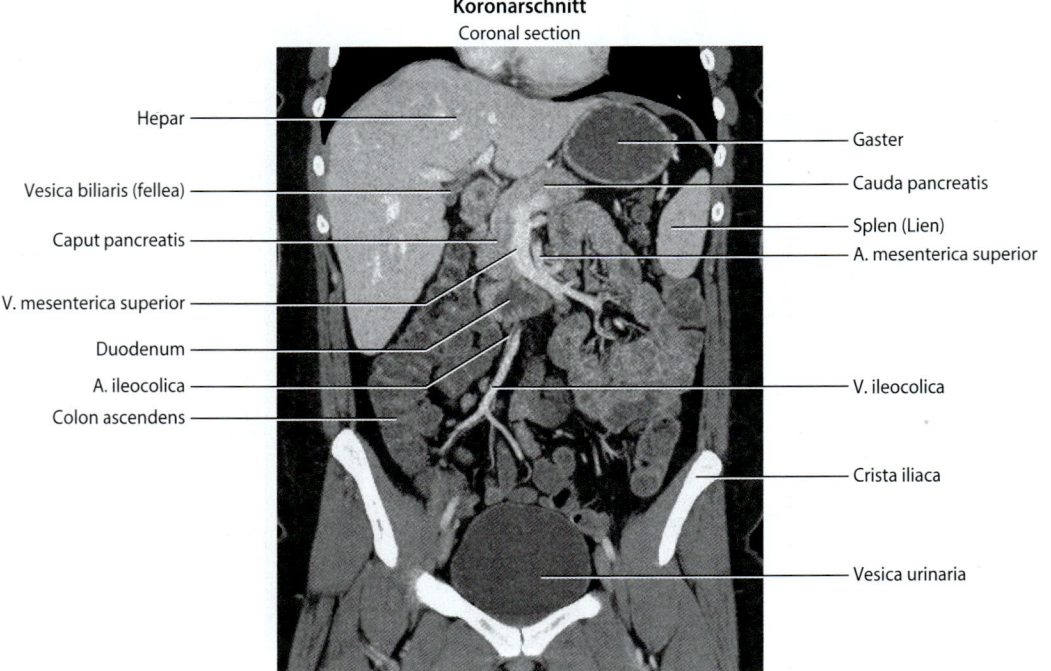

Diaphragma

V. hepatica

Hepar

Ductus hepatis

A. hepatica propria

V. portae

Vesica biliaris (fellea)

Colon transversum

Duodenum

Colon ascendens

A. ileocolica

Valva ileocaecalis

Caecum

Appendix vermiformis

Ileum

Gaster

Splen (Lien)

Antrum pyloricum

Colon transversum

Caput pancreatis

A., V. mesenterica superior

Jejunum

V. ileocolica

Mesenterium

Crista iliaca

Colon sigmoideum

Vesica urinaria

Koronarschnitt
Coronal section

Hepar

Vesica biliaris (fellea)

Caput pancreatis

V. mesenterica superior

Duodenum

A. ileocolica

Colon ascendens

Gaster

Cauda pancreatis

Splen (Lien)

A. mesenterica superior

V. ileocolica

Crista iliaca

Vesica urinaria

Koronarschnitt; Kontrastmittel-CT in Koronarebene
Coronal section. CT image with contrast, in coronal plane

146

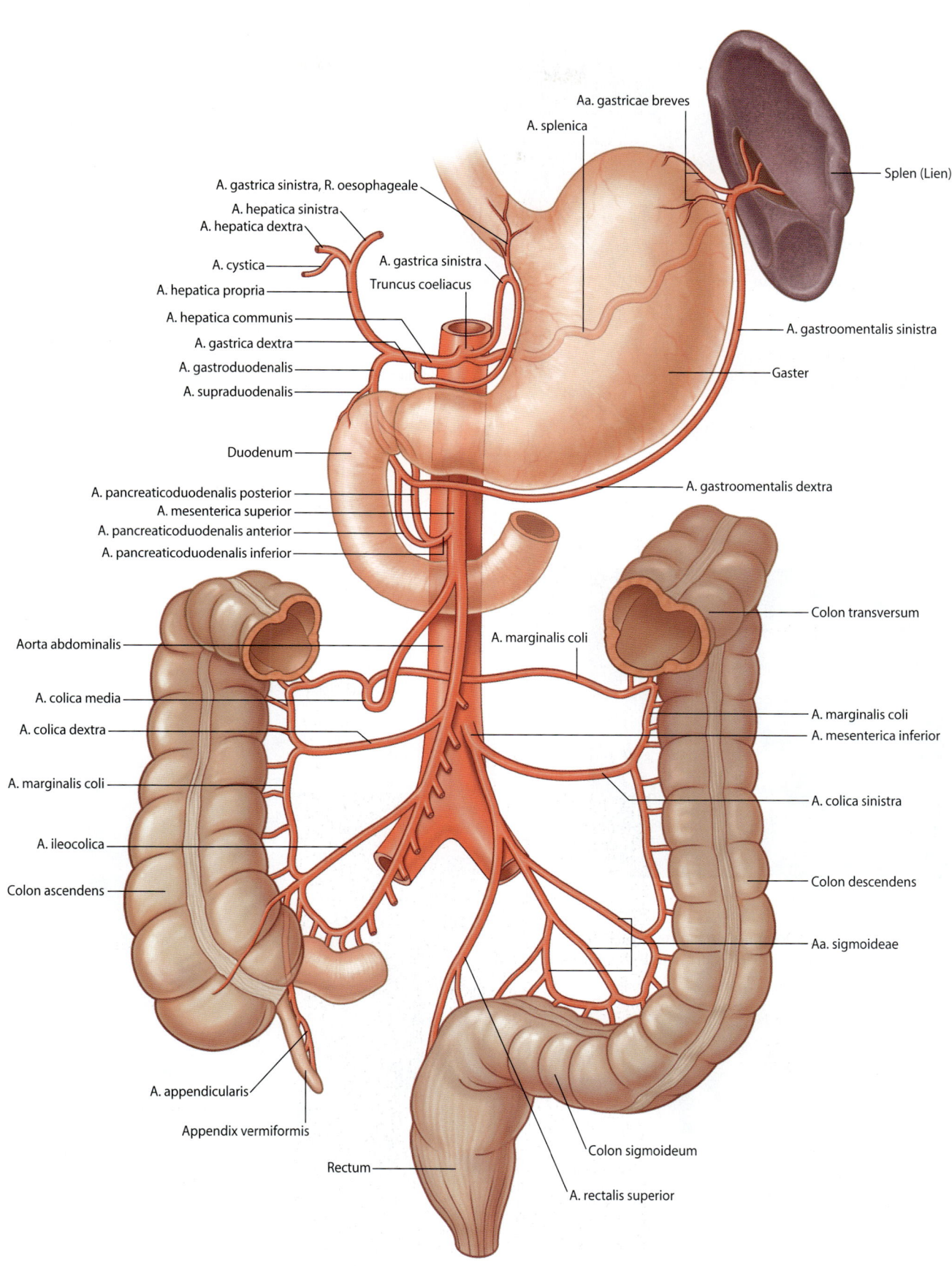

Aa. gastricae breves

A. splenica

A. gastrica sinistra, R. oesophageale

A. hepatica sinistra

A. hepatica dextra

A. cystica

A. gastrica sinistra

A. hepatica propria

Truncus coeliacus

A. hepatica communis

A. gastrica dextra

A. gastroduodenalis

A. supraduodenalis

Splen (Lien)

A. gastroomentalis sinistra

Gaster

Duodenum

A. pancreaticoduodenalis posterior

A. mesenterica superior

A. pancreaticoduodenalis anterior

A. pancreaticoduodenalis inferior

A. gastroomentalis dextra

Colon transversum

Aorta abdominalis

A. marginalis coli

A. colica media

A. marginalis coli

A. colica dextra

A. mesenterica inferior

A. marginalis coli

A. colica sinistra

A. ileocolica

Colon descendens

Colon ascendens

Aa. sigmoideae

A. appendicularis

Appendix vermiformis

Colon sigmoideum

Rectum

A. rectalis superior

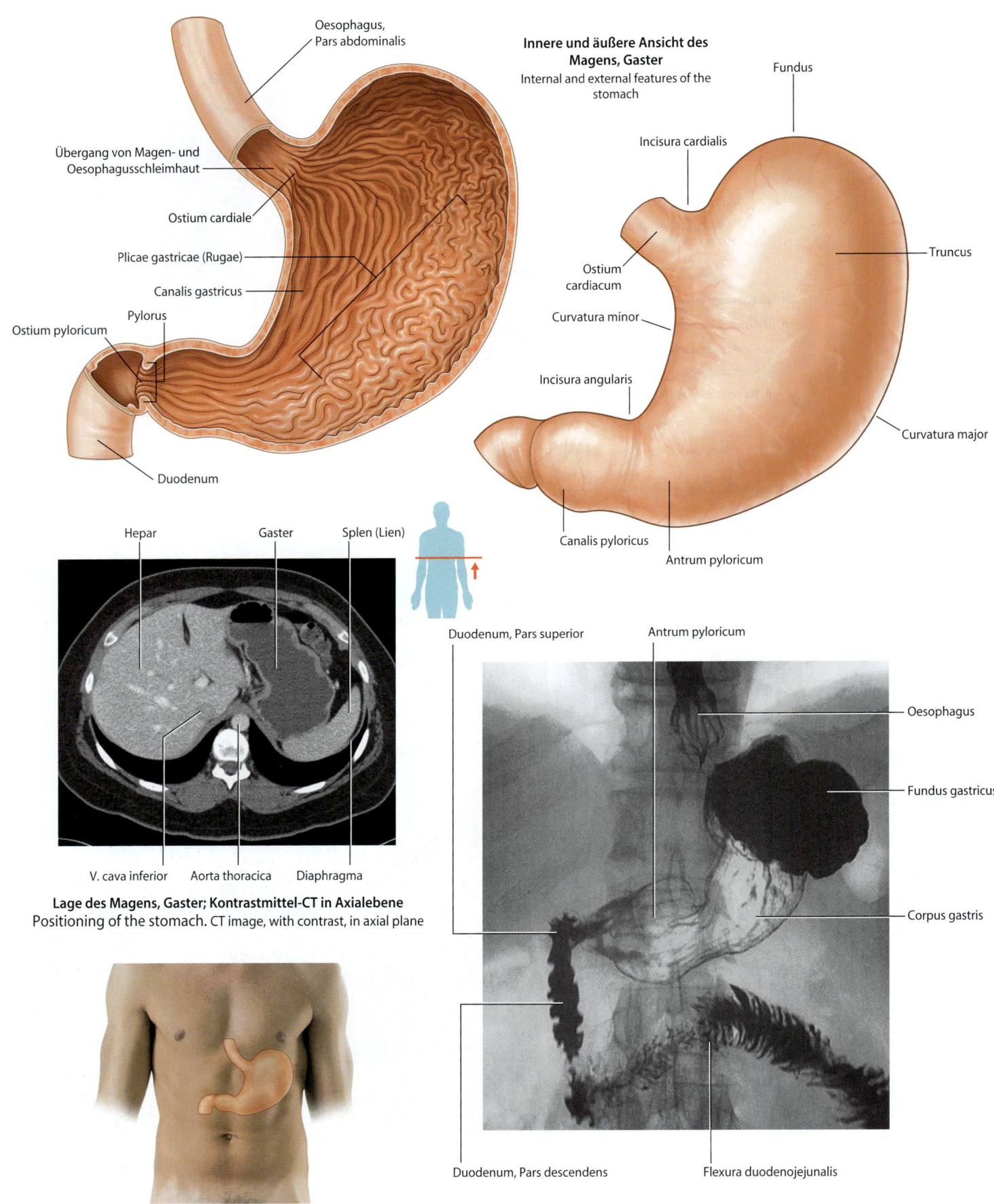

Oesophagus,
Pars abdominalis

Innere und äußere Ansicht des
Magens, Gaster
Internal and external features of the
stomach

Fundus

Incisura cardialis

Übergang von Magen- und
Oesophagusschleimhaut

Ostium cardiale

Plicae gastricae (Rugae)

Canalis gastricus

Ostium pyloricum

Pylorus

Ostium
cardiacum

Curvatura minor

Truncus

Incisura angularis

Duodenum

Curvatura major

Canalis pyloricus

Antrum pyloricum

Hepar   Gaster   Splen (Lien)

Antrum pyloricum

Duodenum, Pars superior

Oesophagus

Fundus gastricus

Corpus gastris

V. cava inferior   Aorta thoracica   Diaphragma

Lage des Magens, Gaster; Kontrastmittel-CT in Axialebene
Positioning of the stomach. CT image, with contrast, in axial plane

Duodenum, Pars descendens

Flexura duodenojejunalis

Oberflächenprojektion des Magens, Gaster
Surface projection of the stomach

Magen, Gaster; Doppelkontrast-Röntgenbild mit Barium
Stomach. Double contrast radiograph using barium

148

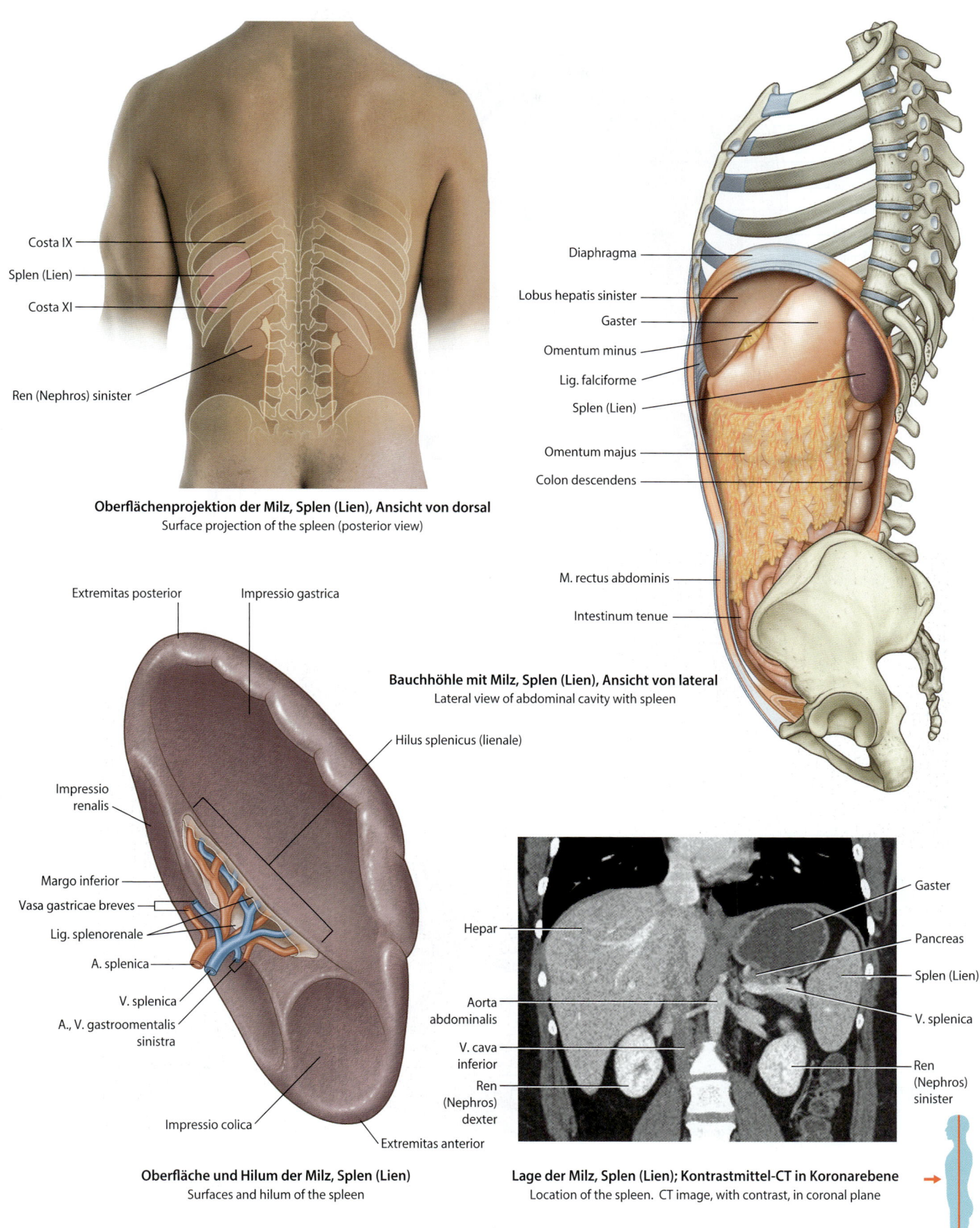

Costa IX

Splen (Lien)

Costa XI

Ren (Nephros) sinister

Oberflächenprojektion der Milz, Splen (Lien), Ansicht von dorsal
Surface projection of the spleen (posterior view)

Diaphragma

Lobus hepatis sinister

Gaster

Omentum minus

Lig. falciforme

Splen (Lien)

Omentum majus

Colon descendens

M. rectus abdominis

Intestinum tenue

Bauchhöhle mit Milz, Splen (Lien), Ansicht von lateral
Lateral view of abdominal cavity with spleen

Extremitas posterior

Impressio gastrica

Hilus splenicus (lienale)

Impressio renalis

Margo inferior

Vasa gastricae breves

Lig. splenorenale

A. splenica

V. splenica

A., V. gastroomentalis sinistra

Impressio colica

Extremitas anterior

Oberfläche und Hilum der Milz, Splen (Lien)
Surfaces and hilum of the spleen

Hepar

Aorta abdominalis

V. cava inferior

Ren (Nephros) dexter

Gaster

Pancreas

Splen (Lien)

V. splenica

Ren (Nephros) sinister

Lage der Milz, Splen (Lien); Kontrastmittel-CT in Koronarebene
Location of the spleen. CT image, with contrast, in coronal plane

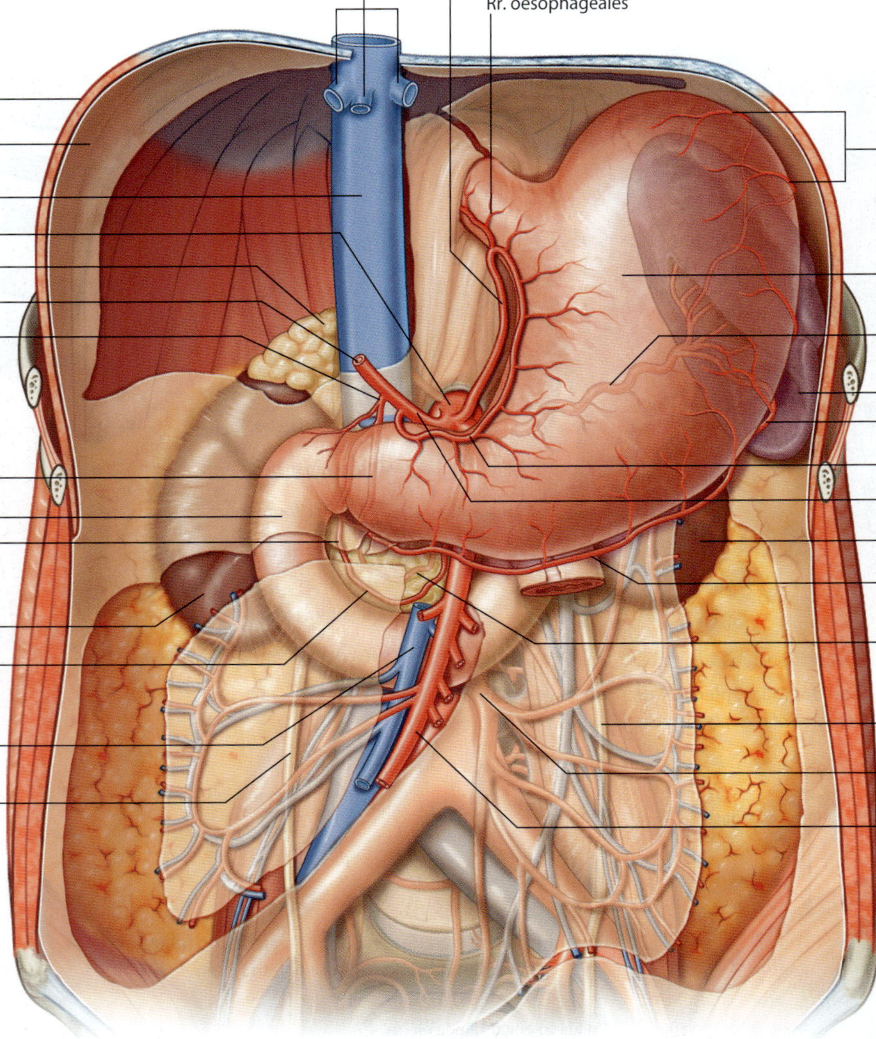

Vv. hepaticae

A. gastrica sinistra

Rr. oesophageales

Diaphragma

Peritoneum parietale

Aa. gastricae breves

V. cava inferior

Truncus coeliacus

Gl. suprarenalis dextra

Gaster

A. hepatica propria

A. splenica

A. gastroduodenalis

Splen (Lien)

A. gastroomentalis sinistra

A. pancreaticoduodenalis
superior posterior

A. gastrica dextra

A. hepatica communis

Duodenum

Ren (Nephros) sinister

A. pancreaticoduodenalis
superior anterior

A. gastroomentalis dextra

Ren (Nephros) dexter

A. pancreaticoduodenalis
inferior posterior

A. pancreaticoduodenalis
inferior anterior

Ureter sinister

V. mesenterica superior

A. mesenterica inferior

Ureter dexter

A. mesenterica superior

Aufzweigung des Truncus coeliacus
Distribution of the celiac trunk

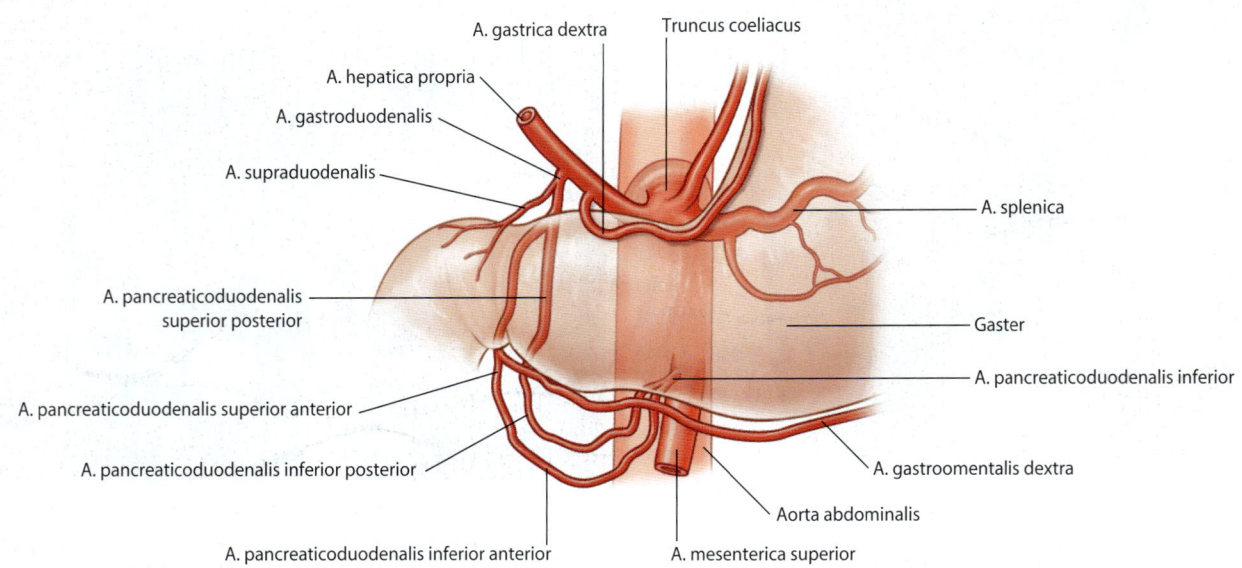

A. gastrica dextra

Truncus coeliacus

A. hepatica propria

A. gastroduodenalis

A. supraduodenalis

A. splenica

A. pancreaticoduodenalis
superior posterior

Gaster

A. pancreaticoduodenalis inferior

A. pancreaticoduodenalis superior anterior

A. pancreaticoduodenalis inferior posterior

A. gastroomentalis dextra

Aorta abdominalis

A. pancreaticoduodenalis inferior anterior

A. mesenterica superior

Äste der A. gastroduodenalis
Branches of the gastroduodenal artery

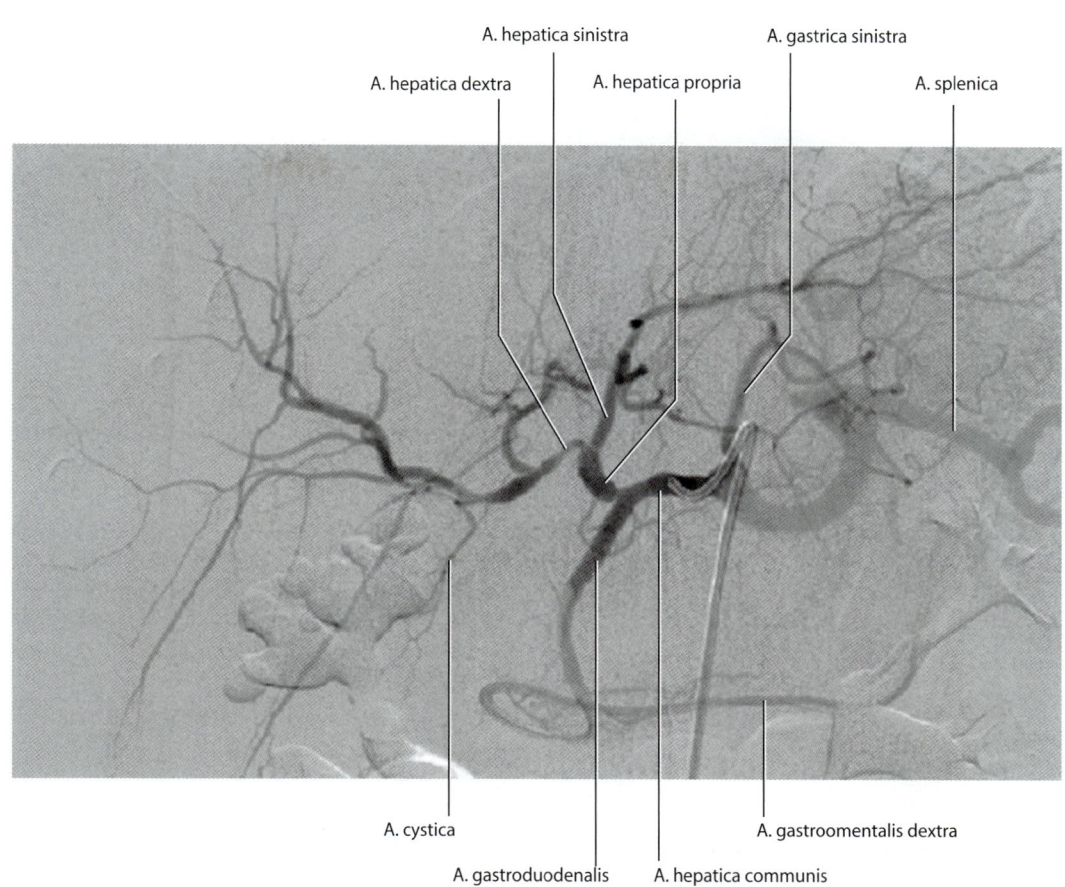

A. hepatica sinistra

A. hepatica dextra

A. hepatica propria

A. gastrica sinistra

A. splenica

A. cystica

A. gastroduodenalis

A. hepatica communis

A. gastroomentalis dextra

Digitale Subtraktionsangiographie (DSA) des Truncus coeliacus und seiner Äste
Digital subtraction angiography of the celiac trunk and its branches

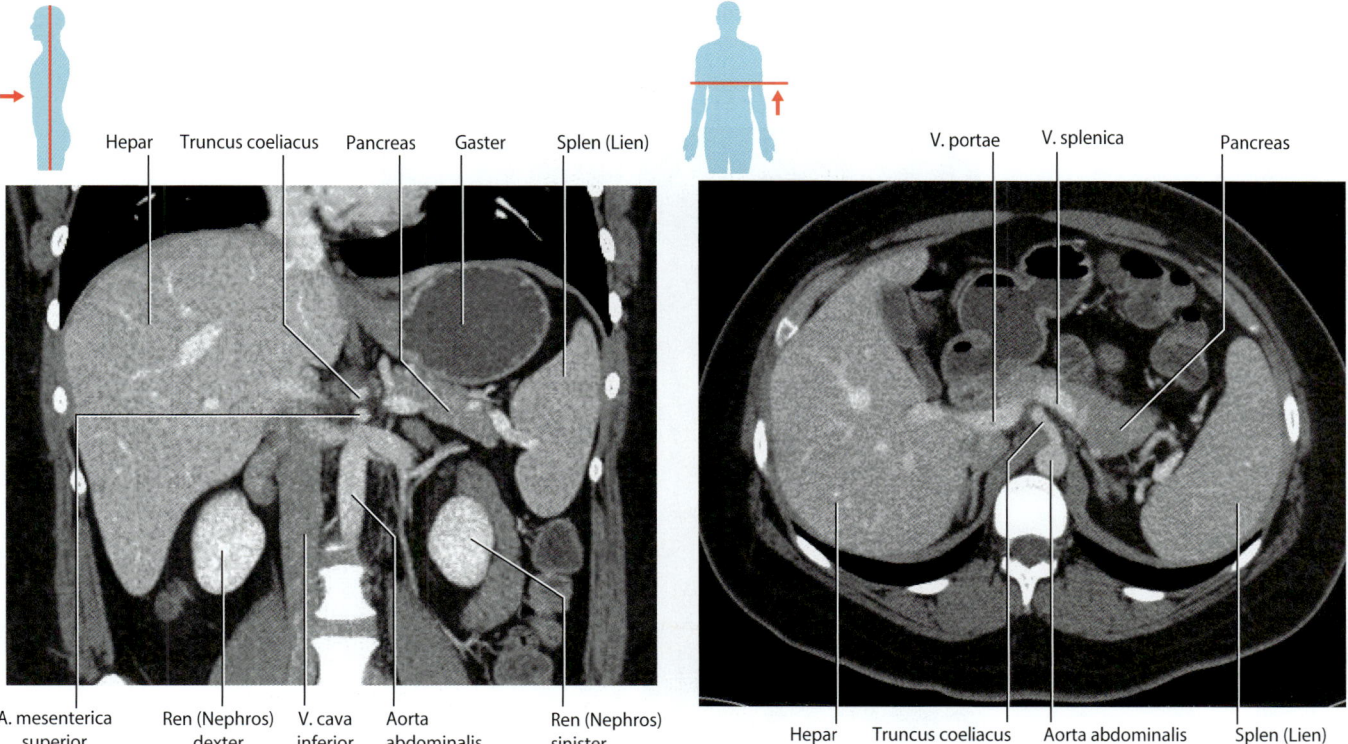

Hepar | Truncus coeliacus | Pancreas | Gaster | Splen (Lien)

A. mesenterica superior | Ren (Nephros) dexter | V. cava inferior | Aorta abdominalis | Ren (Nephros) sinister

Lage des Truncus coeliacus in Beziehung zu den übrigen anatomischen Strukturen; Kontrastmittel-CT in Koronarebene
Positioning of the celiac trunk in relation to other structures.
CT image, with contrast, in coronal plane

V. portae | V. splenica | Pancreas

Hepar | Truncus coeliacus | Aorta abdominalis | Splen (Lien)

Abzweigung des Truncus coeliacus aus der Aorta abdominalis; Kontrastmittel-CT in Axialebene
Branching of the celiac trunk from the abdominal aorta.
CT image, with contrast, in axial plane

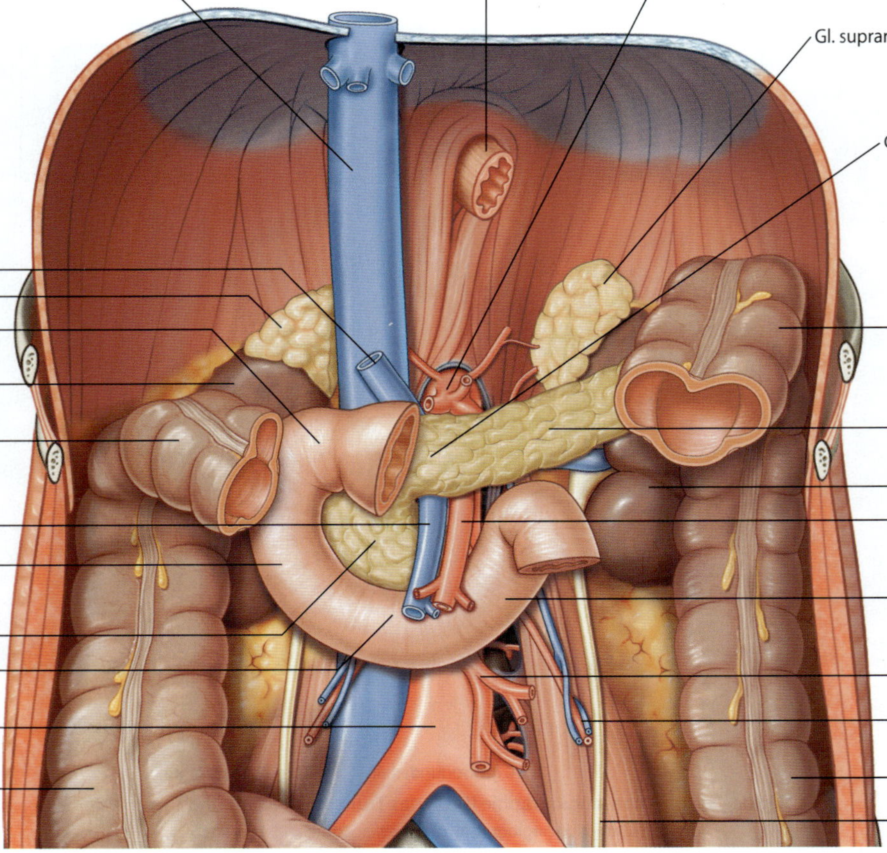

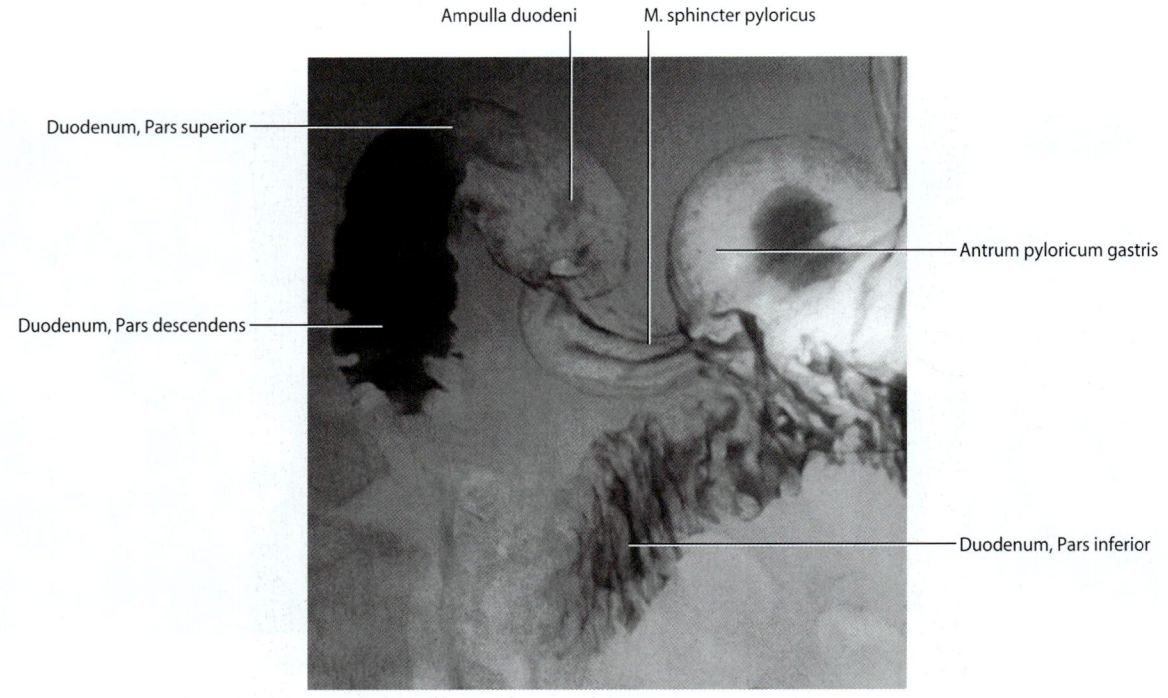

V. cava inferior

Oesophagus

Truncus coeliacus

Gl. suprarenalis sinistra

Corpus pancreatis

V. portae

Gl. suprarenalis dextra

Duodenum, Pars superior

Ren (Nephros) dexter

Colon transversum (teilweise entfernt)

V. mesenterica superior

Duodenum, Pars descendens

Caput pancreatis

Duodenum, Pars inferior

Aorta abdominalis

Colon ascendens

Colon transversum (teilweise entfernt)

Cauda pancreatis

Ren (Nephros) sinister

A. mesenterica superior

Duodenum, Pars ascendens

A. mesenterica inferior

A., V. testicularis (ovarica)

Colon descendens

Ureter sinister

Duodenum in situ
Duodenum in situ

Ampulla duodeni

M. sphincter pyloricus

Duodenum, Pars superior

Antrum pyloricum gastris

Duodenum, Pars descendens

Duodenum, Pars inferior

Doppelkontrast-Röntgendarstellung der Ampulla duodeni („Vateri")
Double contrast radiograph showing the duodenal cap

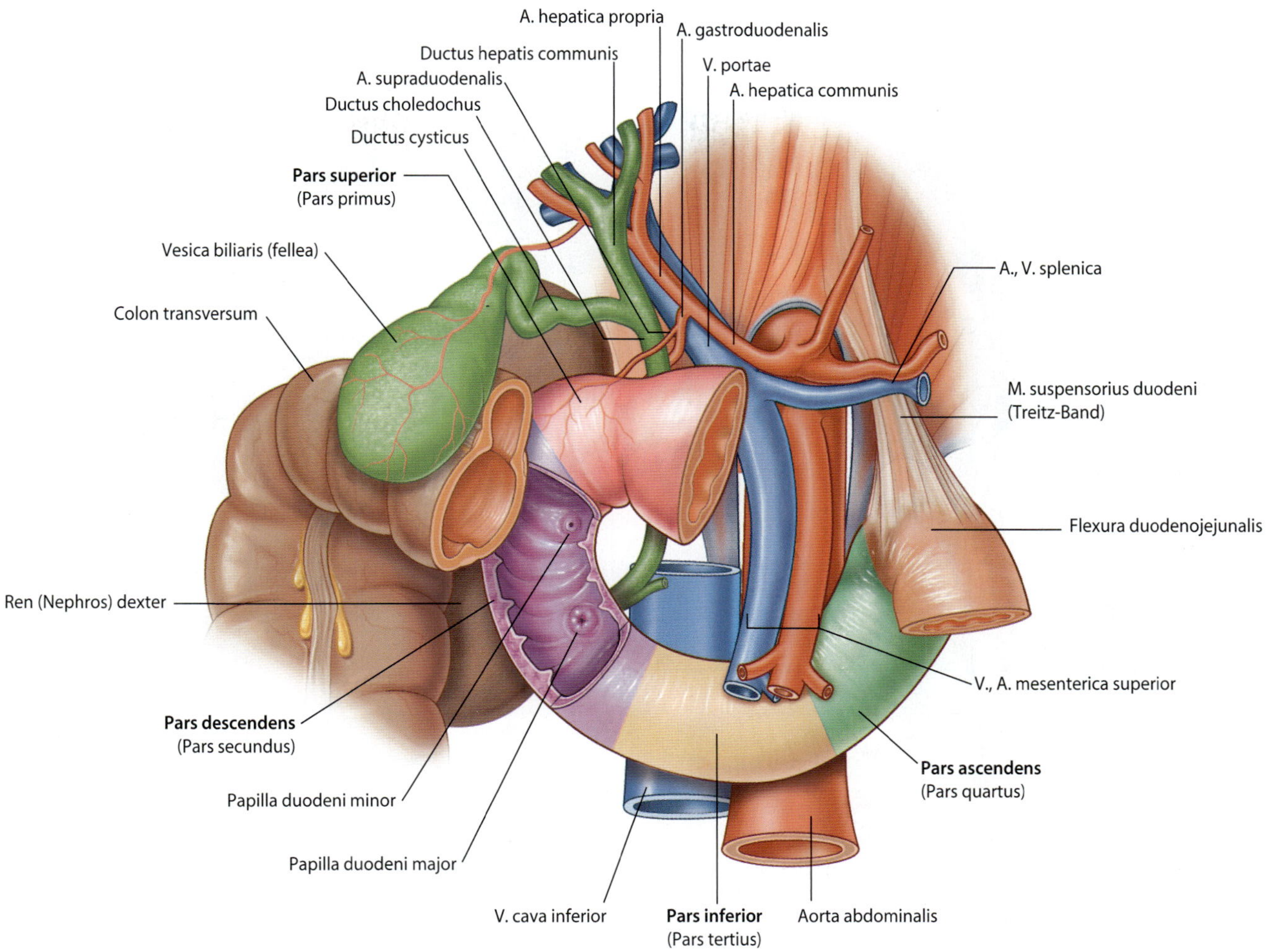

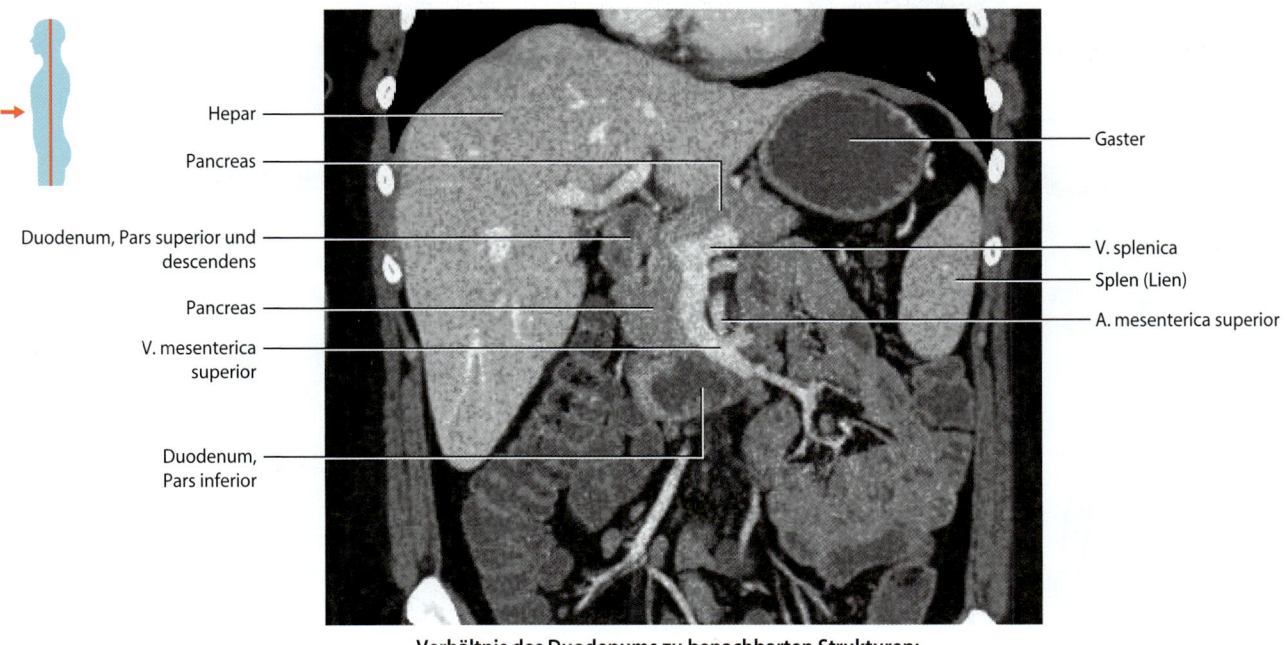

A. hepatica propria
Ductus hepatis communis
A. supraduodenalis
Ductus choledochus
Ductus cysticus
Pars superior
(Pars primus)
Vesica biliaris (fellea)
Colon transversum

A. gastroduodenalis
V. portae
A. hepatica communis

A., V. splenica
M. suspensorius duodeni
(Treitz-Band)
Flexura duodenojejunalis

Ren (Nephros) dexter

Pars descendens
(Pars secundus)
Papilla duodeni minor
Papilla duodeni major

V., A. mesenterica superior
Pars ascendens
(Pars quartus)

V. cava inferior
Pars inferior
(Pars tertius)
Aorta abdominalis

Abschnitte des Duodenums und angrenzende Strukturen
Parts of the duodenum and related structures

Hepar
Pancreas
Duodenum, Pars superior und
descendens
Pancreas
V. mesenterica
superior
Duodenum,
Pars inferior

Gaster
V. splenica
Splen (Lien)
A. mesenterica superior

Verhältnis des Duodenums zu benachbarten Strukturen;
Kontrastmittel-CT in Koronarebene
Relationship of duodenum to structures in the vicinity. CT image, with contrast, in coronal plane

153

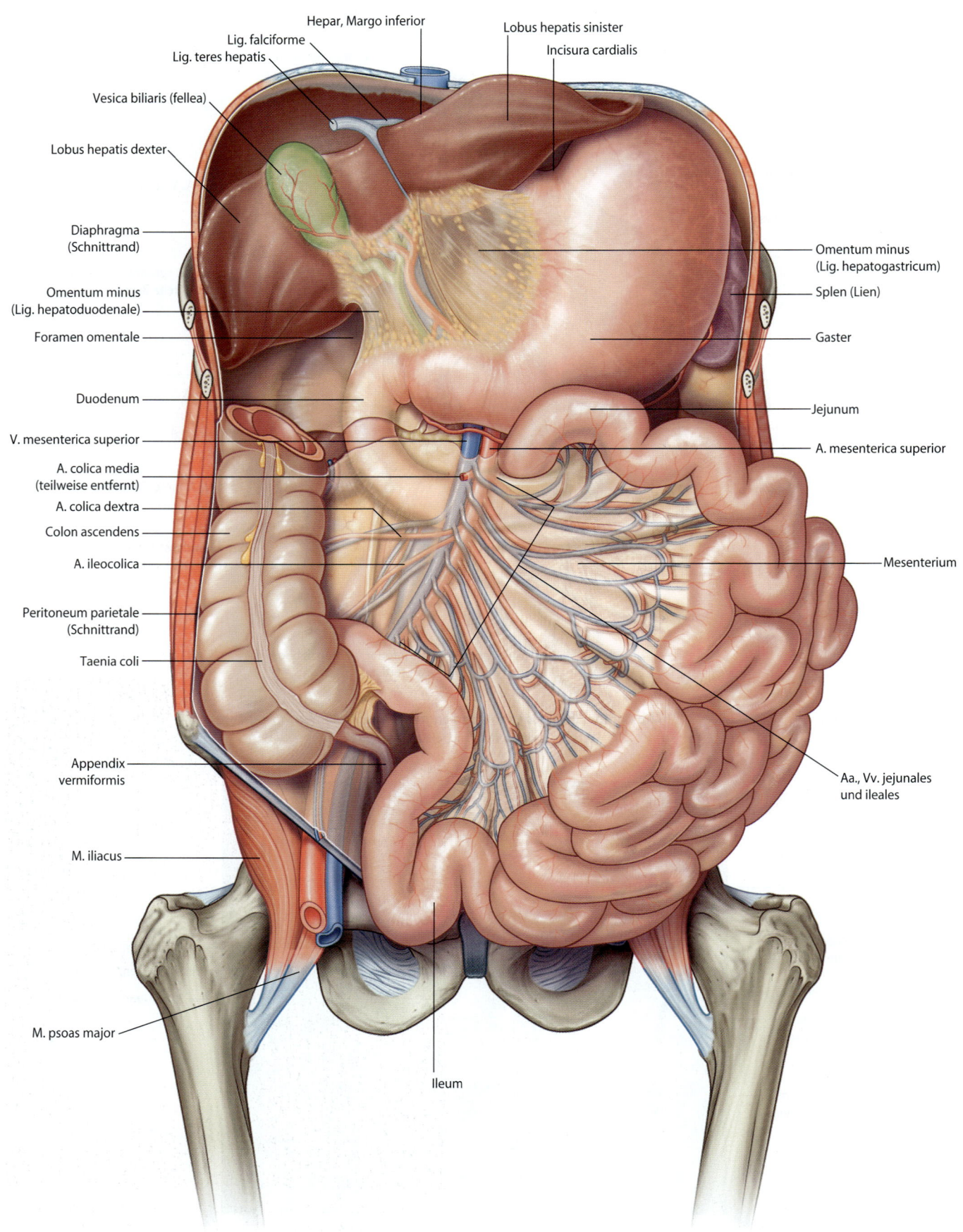

Hepar, Margo inferior

Lig. falciforme

Lig. teres hepatis

Vesica biliaris (fellea)

Lobus hepatis dexter

Diaphragma
(Schnittrand)

Omentum minus
(Lig. hepatoduodenale)

Foramen omentale

Duodenum

V. mesenterica superior

A. colica media
(teilweise entfernt)

A. colica dextra

Colon ascendens

A. ileocolica

Peritoneum parietale
(Schnittrand)

Taenia coli

Appendix
vermiformis

M. iliacus

M. psoas major

Lobus hepatis sinister

Incisura cardialis

Omentum minus
(Lig. hepatogastricum)

Splen (Lien)

Gaster

Jejunum

A. mesenterica superior

Mesenterium

Aa., Vv. jejunales
und ileales

Ileum

Darstellung der oberen Mesenterialgefäße durch Verlagerung des Dünndarms, Intestinum tenue
Small intestine displaced to show superior mesenteric vessels

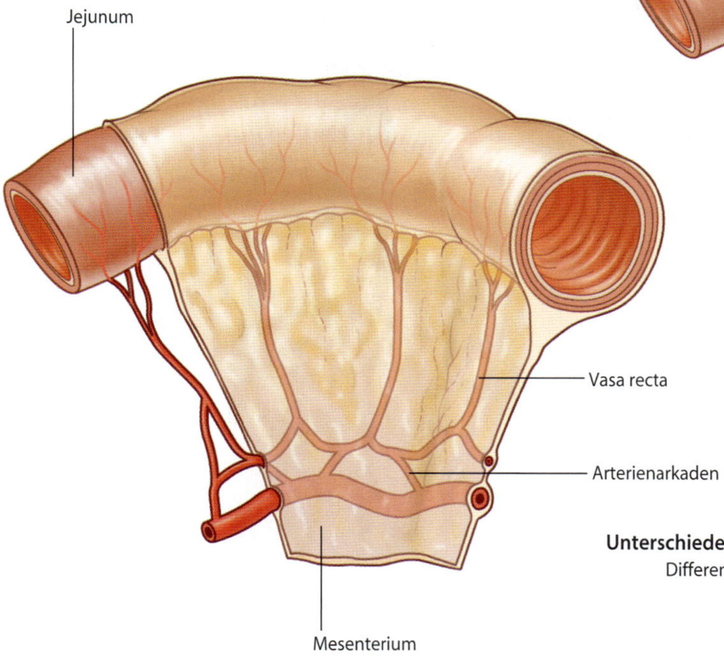

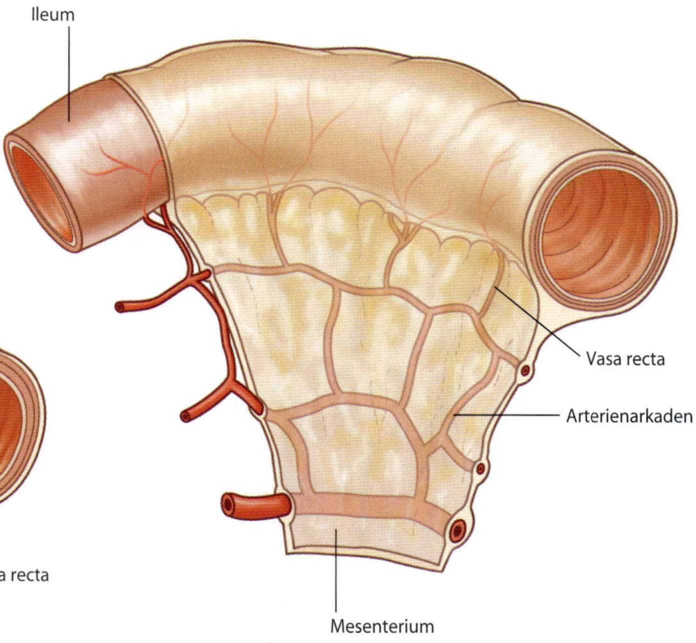

Ileum

Jejunum

Vasa recta

Arterienarkaden

Mesenterium

Vasa recta

Arterienarkaden

Mesenterium

Unterschiede der arteriellen Versorgung von Jejunum und Ileum
Differences in the arterial supply to the jejunum and ileum

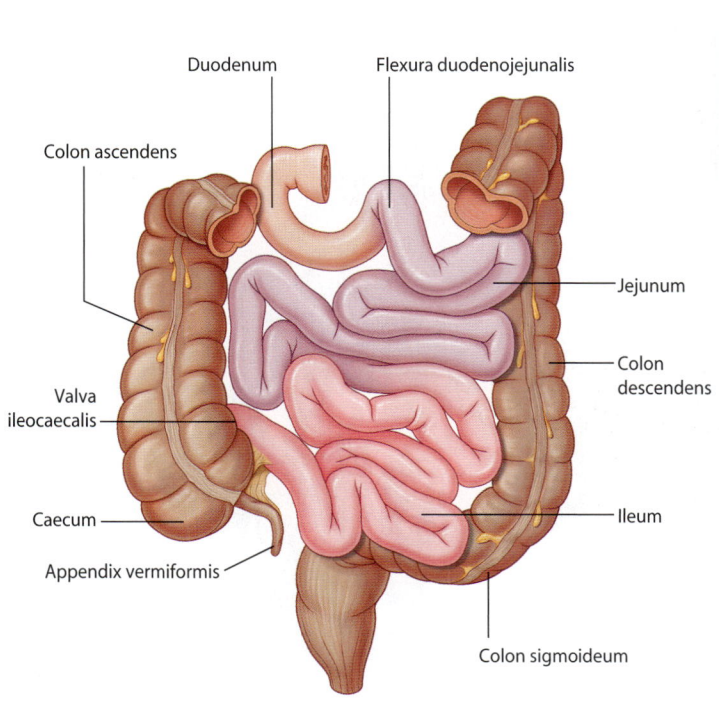

Duodenum

Flexura duodenojejunalis

Colon ascendens

Jejunum

Colon descendens

Valva ileocaecalis

Caecum

Appendix vermiformis

Ileum

Colon sigmoideum

Jejunum und Ileum
Jejunum and ileum

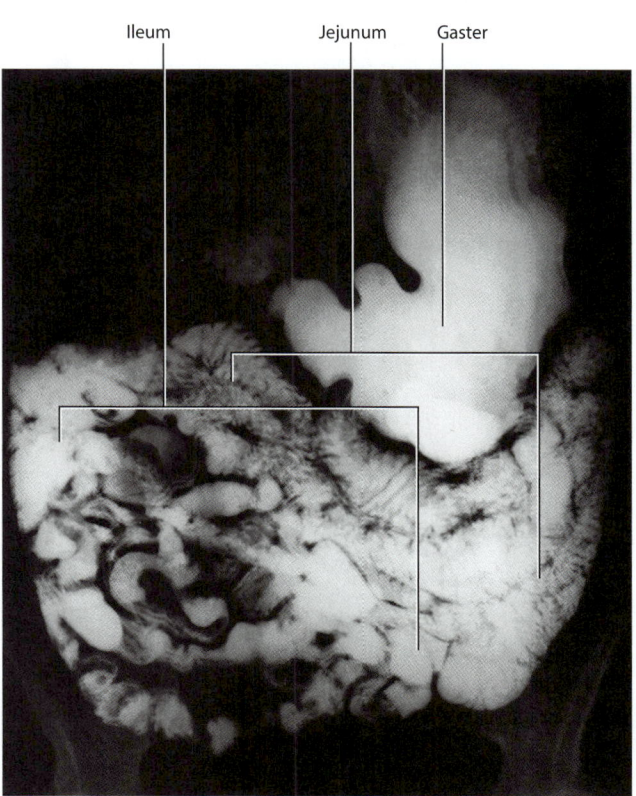

Ileum

Jejunum

Gaster

Jejunum und Ileum; Röntgenkontrastmittelaufnahme mit Barium
Radiograph using barium, showing jejunum and ileum

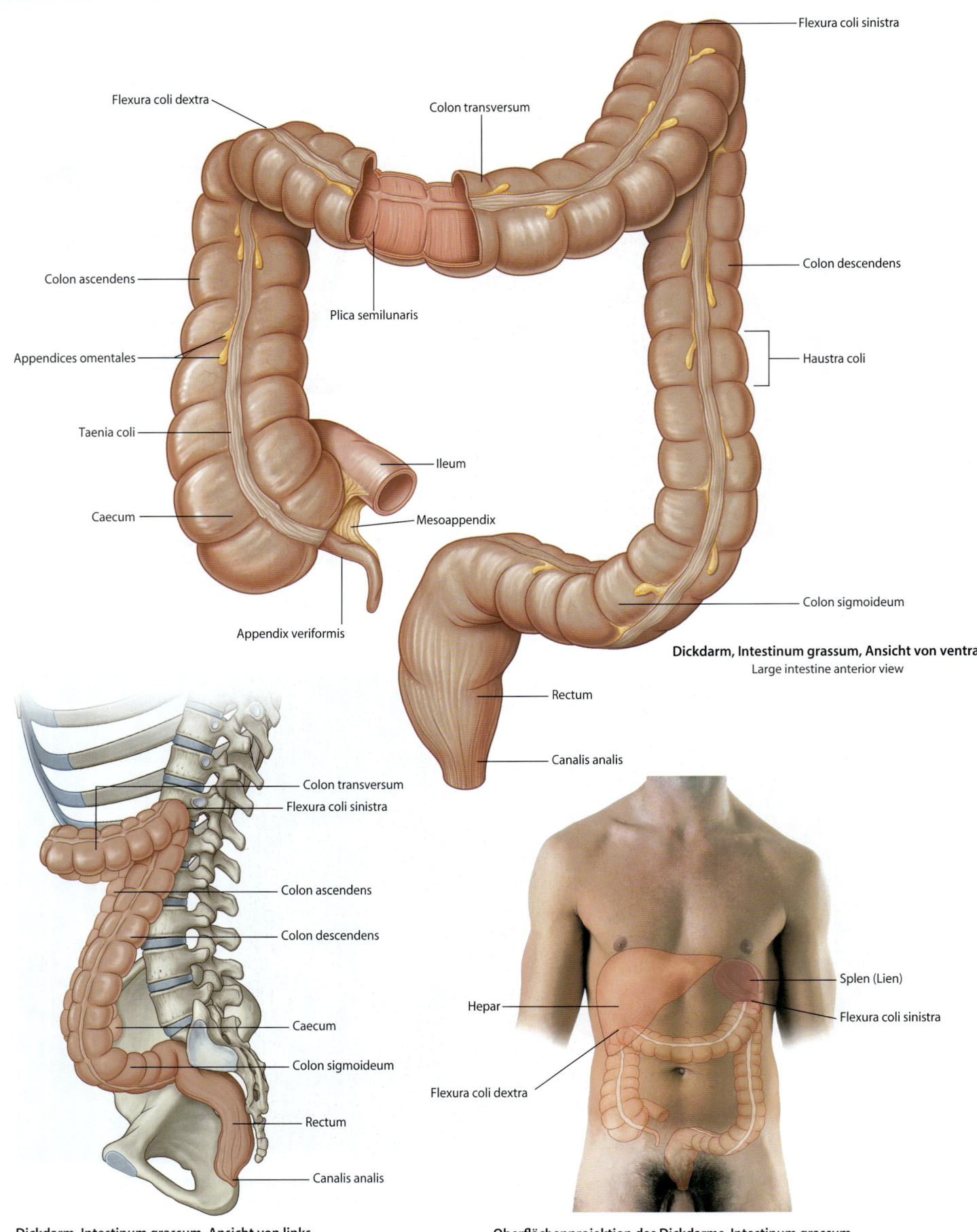

Flexura coli sinistra

Flexura coli dextra

Colon transversum

Colon descendens

Colon ascendens

Plica semilunaris

Haustra coli

Appendices omentales

Taenia coli

Ileum

Caecum

Mesoappendix

Colon sigmoideum

Appendix veriformis

Rectum

Canalis analis

Dickdarm, Intestinum grassum, Ansicht von ventral
Large intestine anterior view

Colon transversum

Flexura coli sinistra

Colon ascendens

Colon descendens

Caecum

Hepar

Splen (Lien)

Flexura coli sinistra

Colon sigmoideum

Rectum

Flexura coli dextra

Canalis analis

Dickdarm, Intestinum grassum, Ansicht von links
Large intestine left lateral view

Oberflächenprojektion des Dickdarms, Intestinum grassum
Surface projection of the large intestine

156

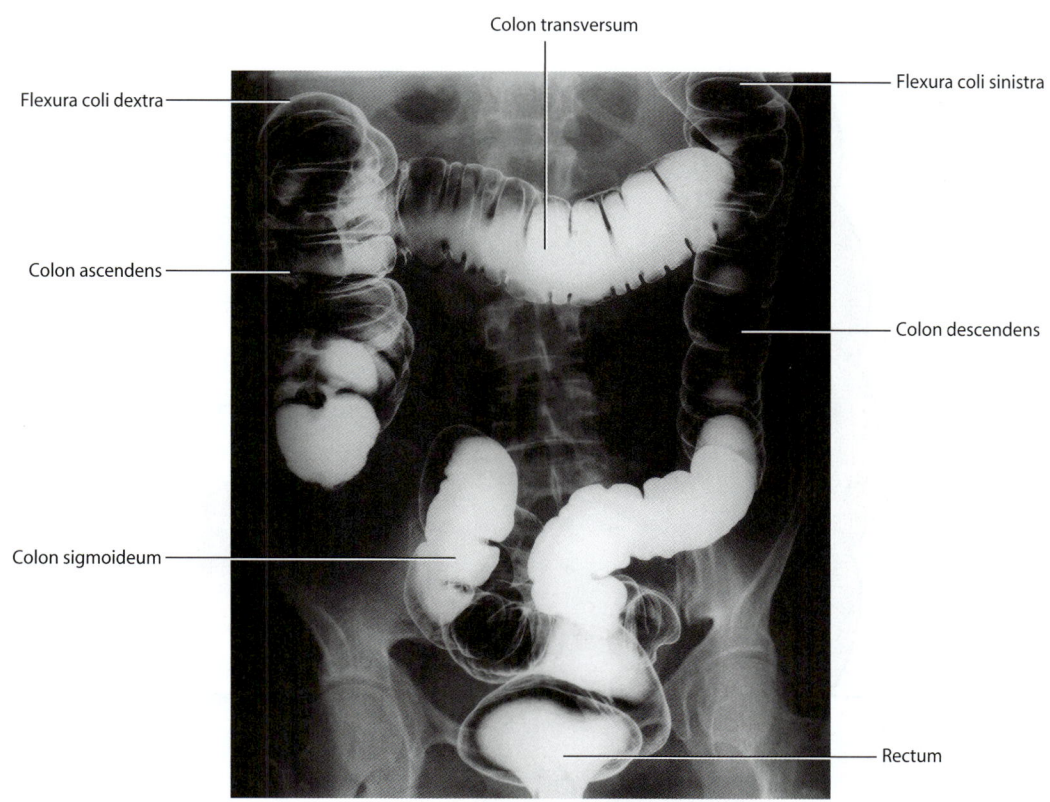

Colon transversum

Flexura coli dextra

Flexura coli sinistra

Colon ascendens

Colon descendens

Colon sigmoideum

Rectum

Dickdarm, Intestinum grassum; Röntgenkontrastmittelaufnahme mit Barium
Radiograph using barium showing the large intestine

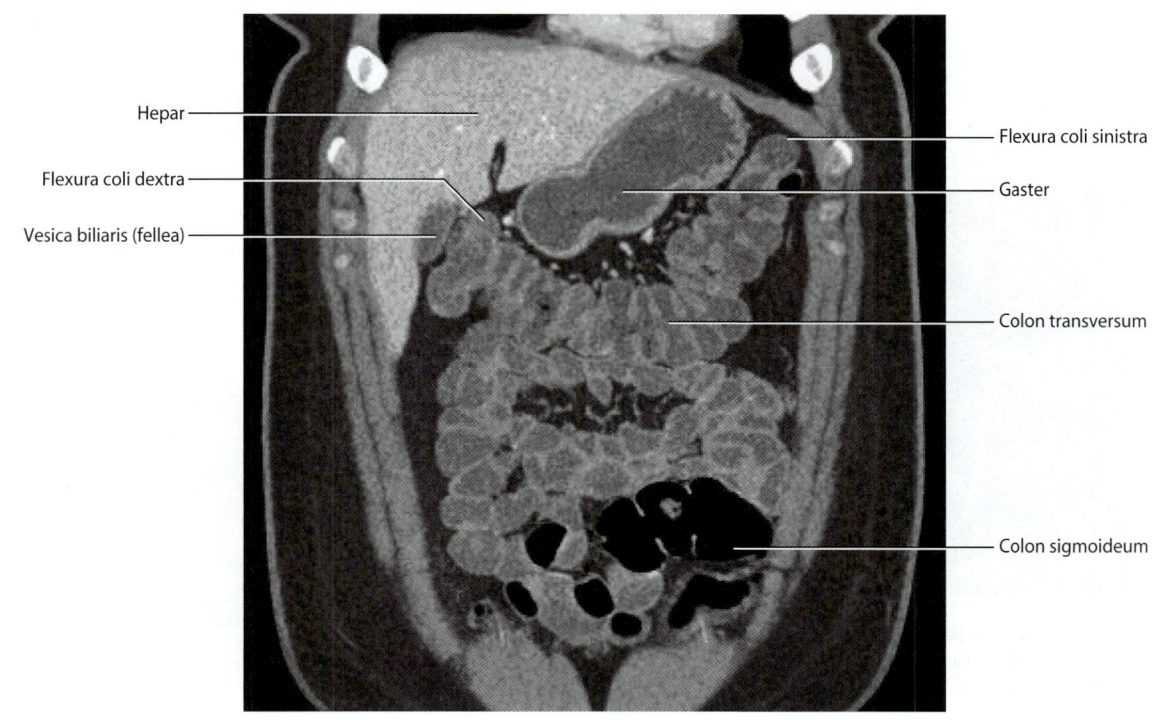

Hepar

Flexura coli sinistra

Flexura coli dextra

Gaster

Vesica biliaris (fellea)

Colon transversum

Colon sigmoideum

Colon transversum mit Flexura coli dextra und sinistra; Kontrastmittel-CT in Koronarebene
Transverse colon showing right and left colic flexures. CT image, with contrast, in coronal plane

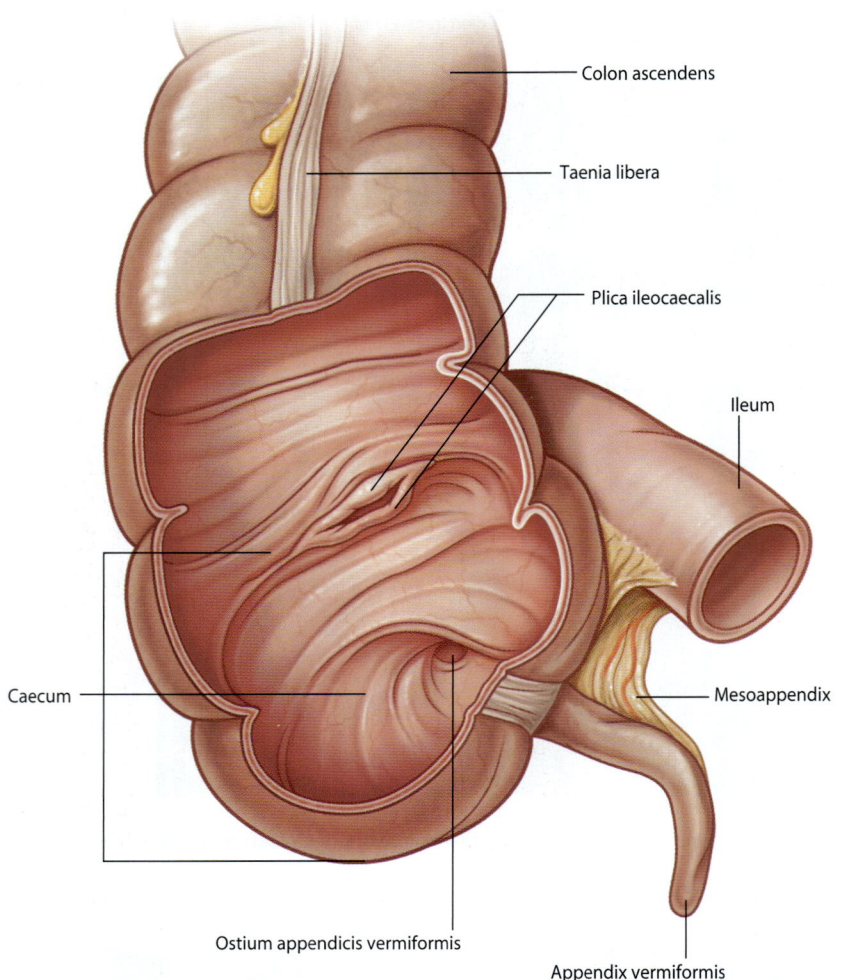

Colon ascendens

Taenia libera

Plica ileocaecalis

Ileum

Caecum

Mesoappendix

Ostium appendicis vermiformis

Appendix vermiformis

Ileozäkaler Übergang
Ileocecal junction

Plica ileocaecalis

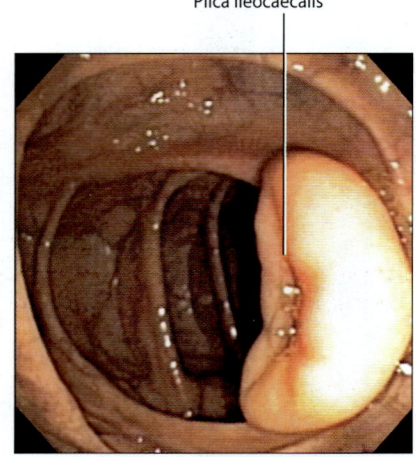

Koloskopie mit Plica ileocaecalis (Bauhin-Klappe)
Colonoscopy showing ileocecal fold

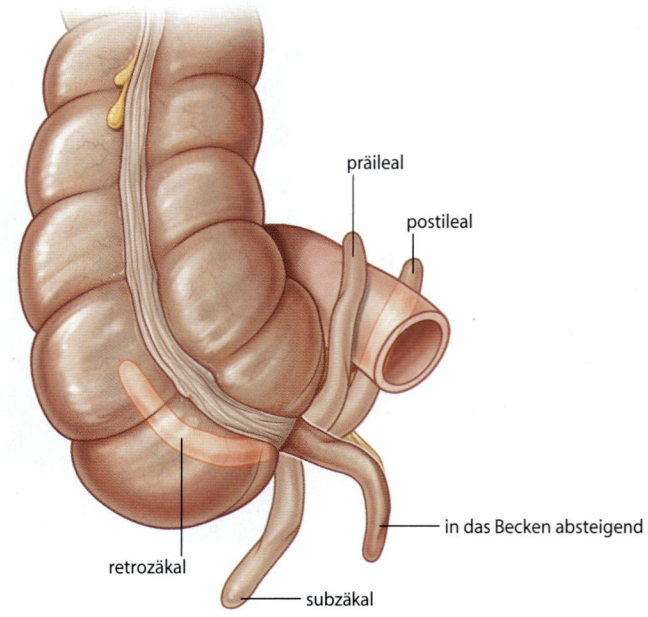

präileal

postileal

in das Becken absteigend

retrozäkal

subzäkal

Lagevarianten der Appendix vermiformis
Positions of the appendix

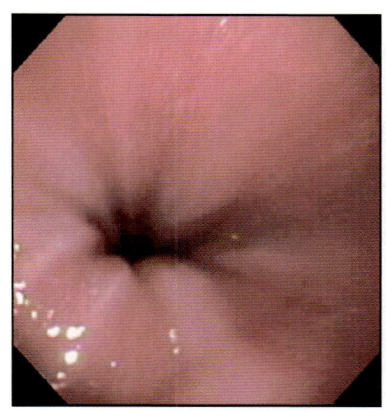

A. Gastroösophagealer Übergang

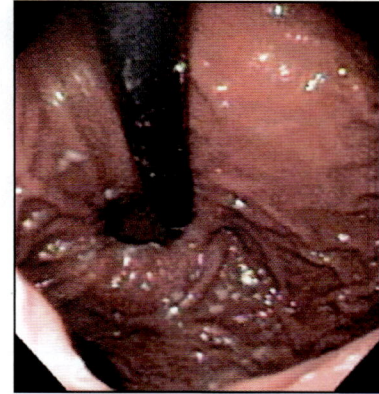

B. Ostium cardiale und Fundus gastricus – Retroflexion

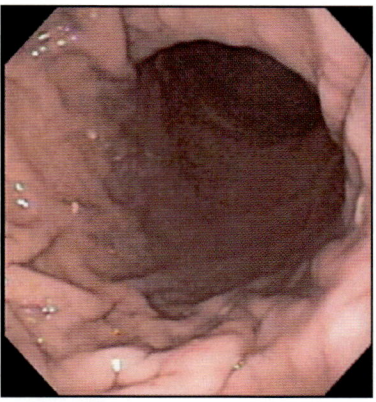

C. Corpus gastricus

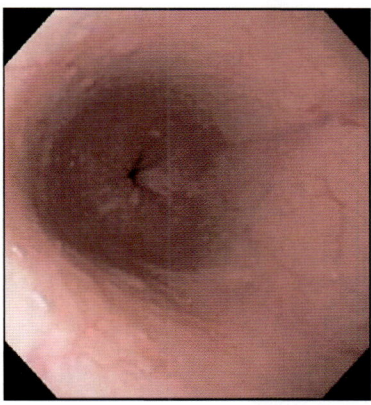

D. Pylorus und M. sphincter pyloricus

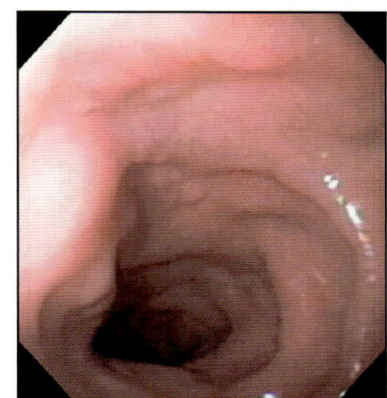

E. Duodenum

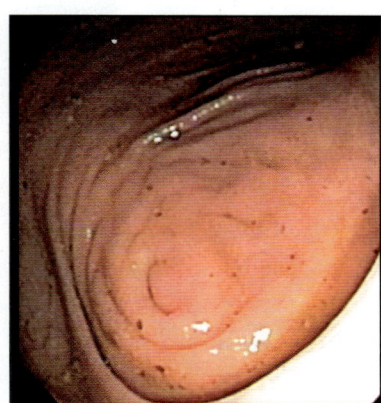

F. Caecum mit Appendixöffnung

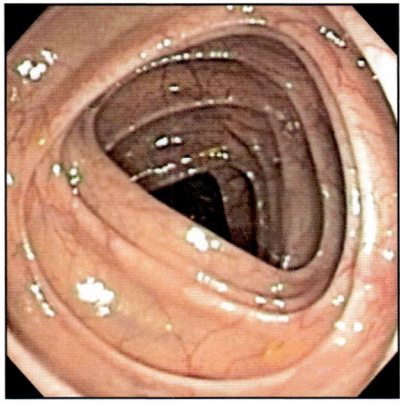

G. Querkolon, Colon transversum

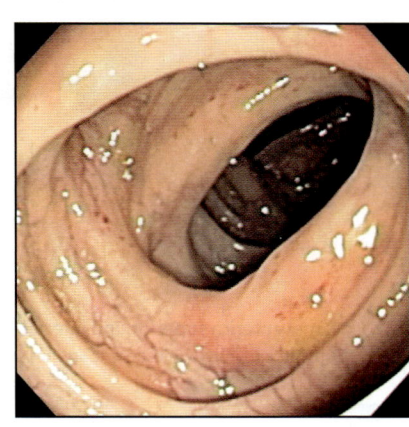

H. Colon sigmoideum

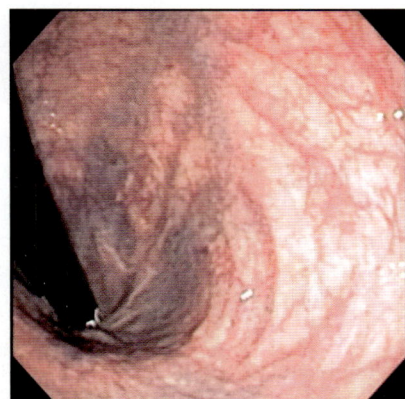

I. Rektum – Retroflexion

Endoskopische Darstellung verschiedener Abschnitte des Gastrointestinaltrakts
Endoscopy and colonoscopy showing different parts of the gastrointestinal tract.

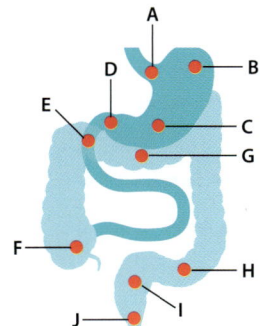

A. Gastroesophageal junction
B. Cardiac orifice and fundus of stomach-retroflexed view
C. Body of stomach
D. Pylorus of stomach and pyloric sphincter
E. Duodenum
F. Cecum showing appendiceal opening.
G. Transverse colon
H. Sigmoid colon
I. Rectum-retroflexed view
J. Pectinate line

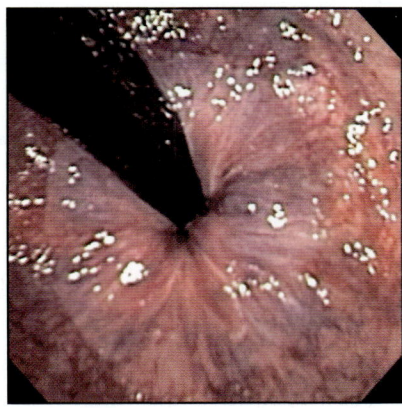

J. Linea pectinata

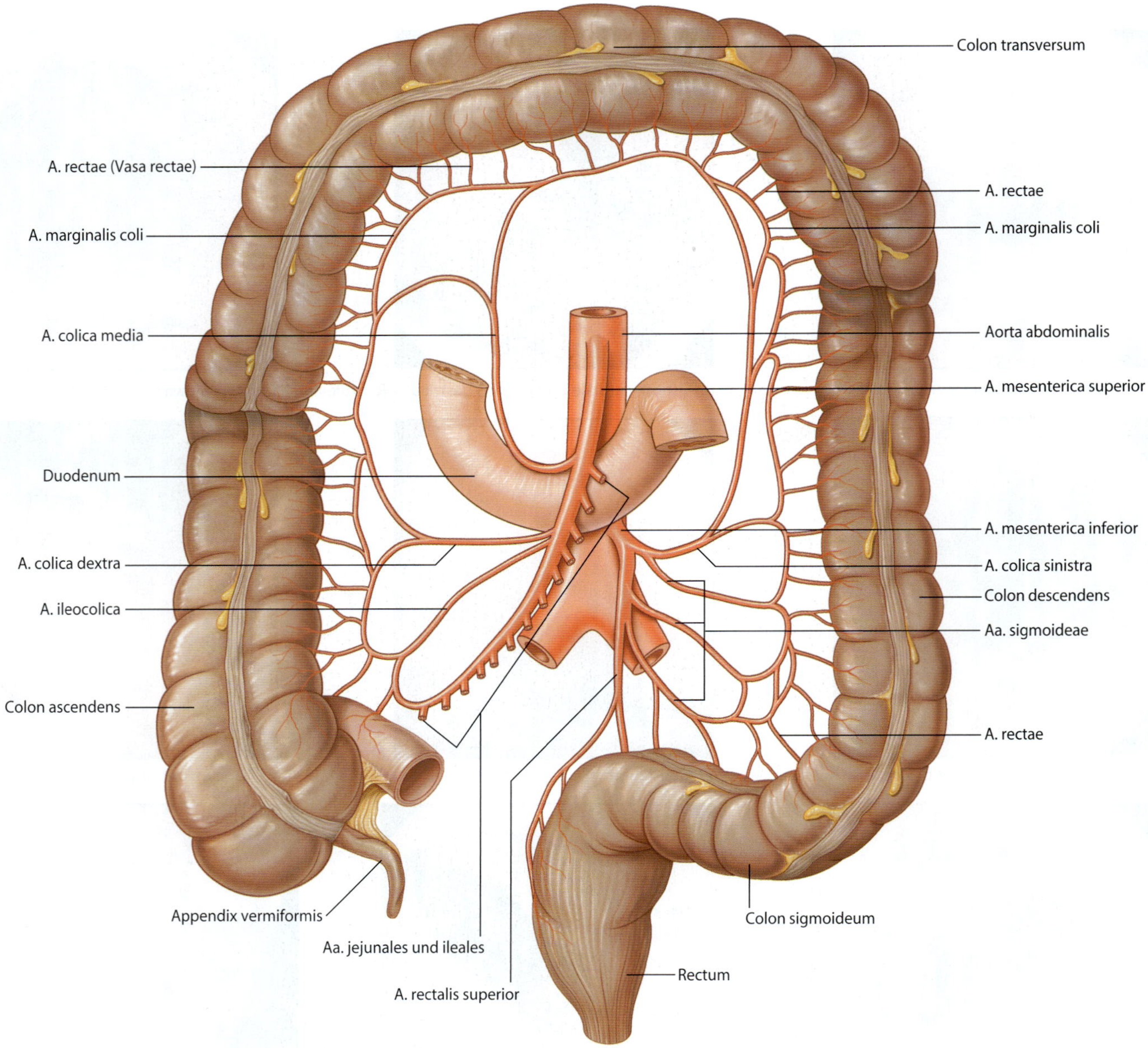

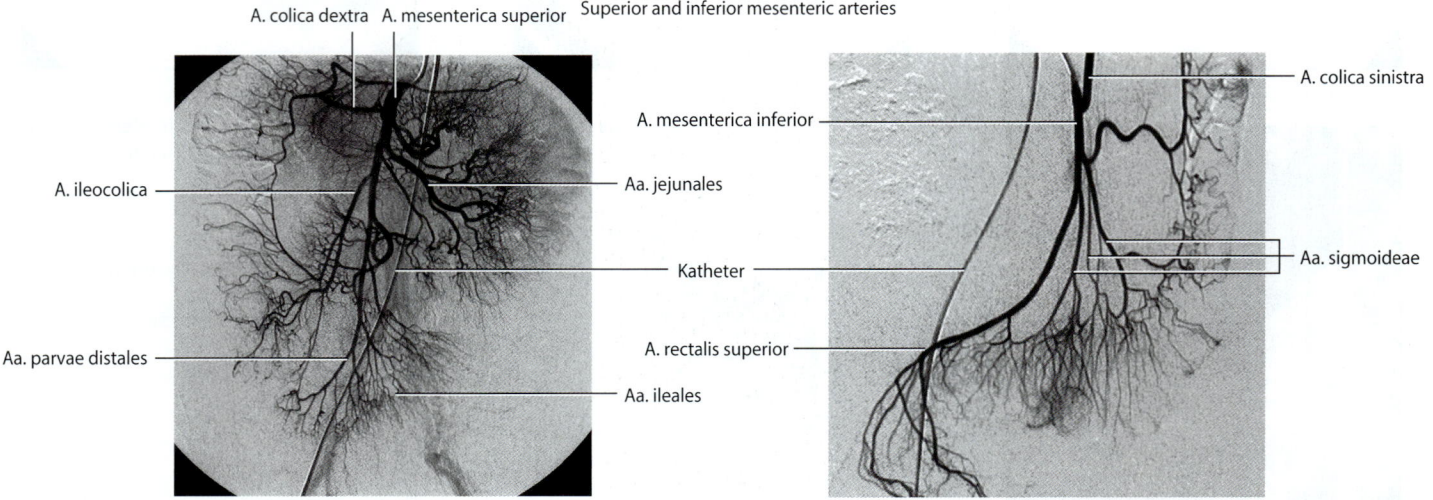

Colon transversum

A. rectae (Vasa rectae)

A. rectae

A. marginalis coli

A. marginalis coli

A. colica media

Aorta abdominalis

A. mesenterica superior

Duodenum

A. mesenterica inferior

A. colica dextra

A. colica sinistra

A. ileocolica

Colon descendens

Aa. sigmoideae

Colon ascendens

A. rectae

Appendix vermiformis

Colon sigmoideum

Aa. jejunales und ileales

Rectum

A. rectalis superior

Aa. mesenterica superior und inferior
Superior and inferior mesenteric arteries

A. colica dextra   A. mesenterica superior

A. colica sinistra

A. mesenterica inferior

A. ileocolica

Aa. jejunales

Aa. parvae distales

Katheter

Aa. sigmoideae

A. rectalis superior

Aa. ileales

Digitale Subtraktionsangiographie (DSA) der A. mesenterica superior und ihrer Äste
Digital subtraction angiography of the superior mesenteric artery and its branches

Digitale Subtraktionsangiographie (DSA) der A. mesenterica inferior und ihrer
Digital subtraction angiography of the inferior mesenteric artery and its branches

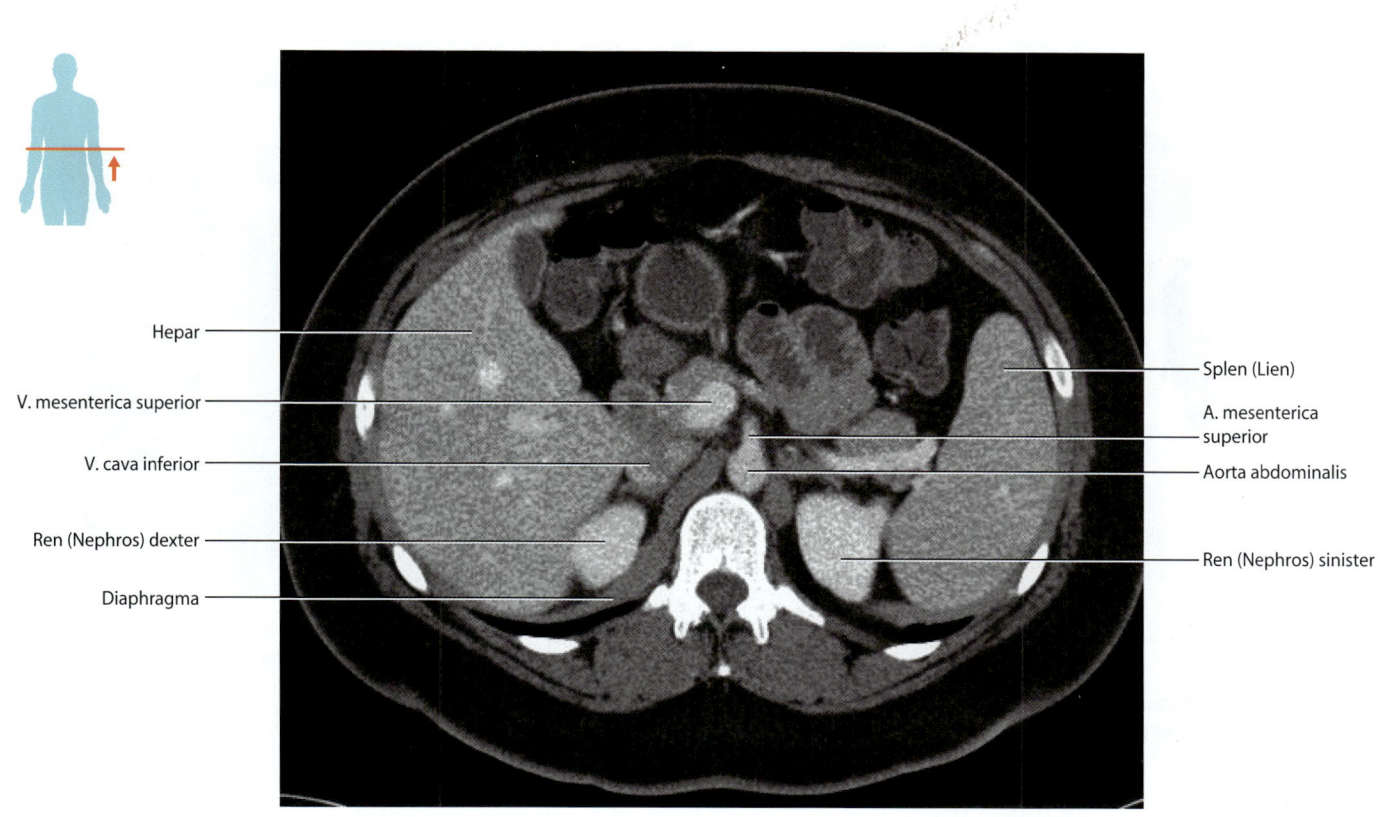

Hepar

V. mesenterica superior

V. cava inferior

Ren (Nephros) dexter

Diaphragma

Splen (Lien)

A. mesenterica superior

Aorta abdominalis

Ren (Nephros) sinister

Abzweigung der A. mesenterica superior aus der Aorta abdominalis; Kontrastmittel-CT in Axialebene
Branching of the superior mesenteric artery from the abdominal aorta.CT image, with contrast, in axial plane

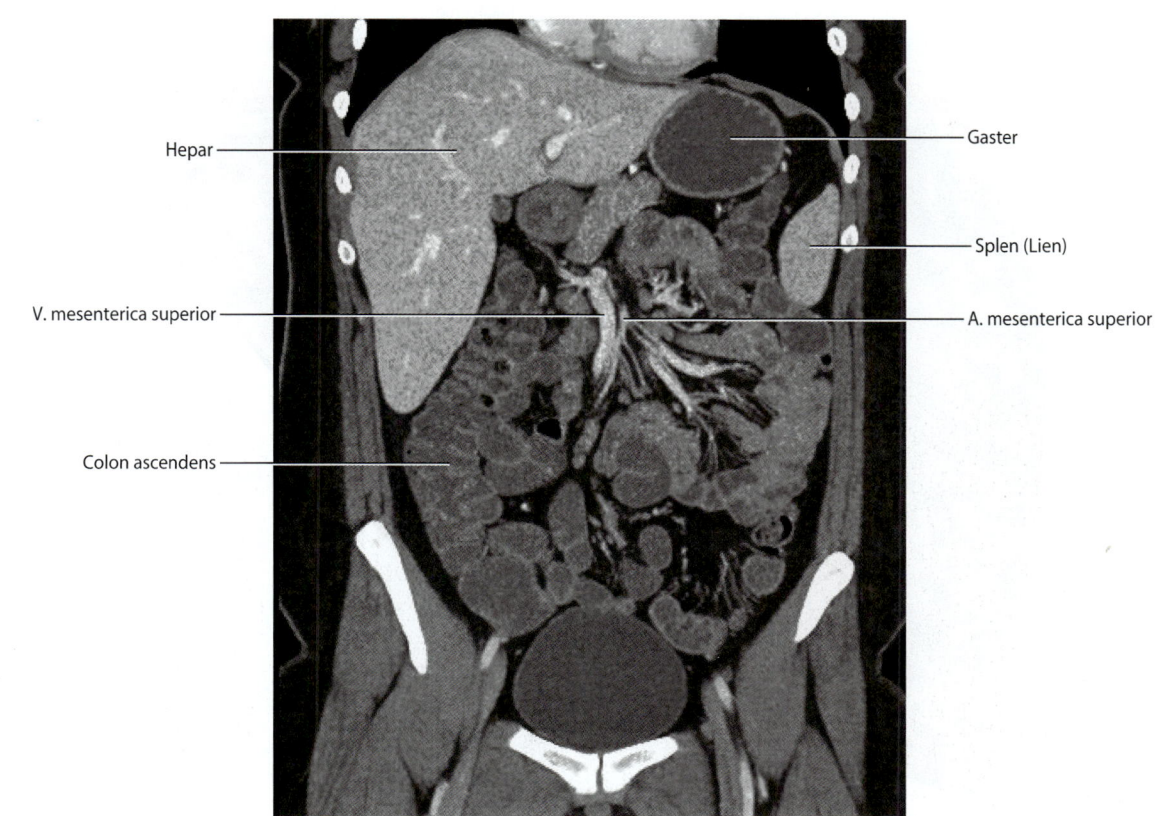

Hepar

V. mesenterica superior

Colon ascendens

Gaster

Splen (Lien)

A. mesenterica superior

Lage der A. mesenterica superior im Verhältnis zu anderen Strukturen; Kontrastmittel-CT in Koronarebene
Positioning of the superior mesenteric artery in relation to other structures. CT image, with contrast, in coronal plane

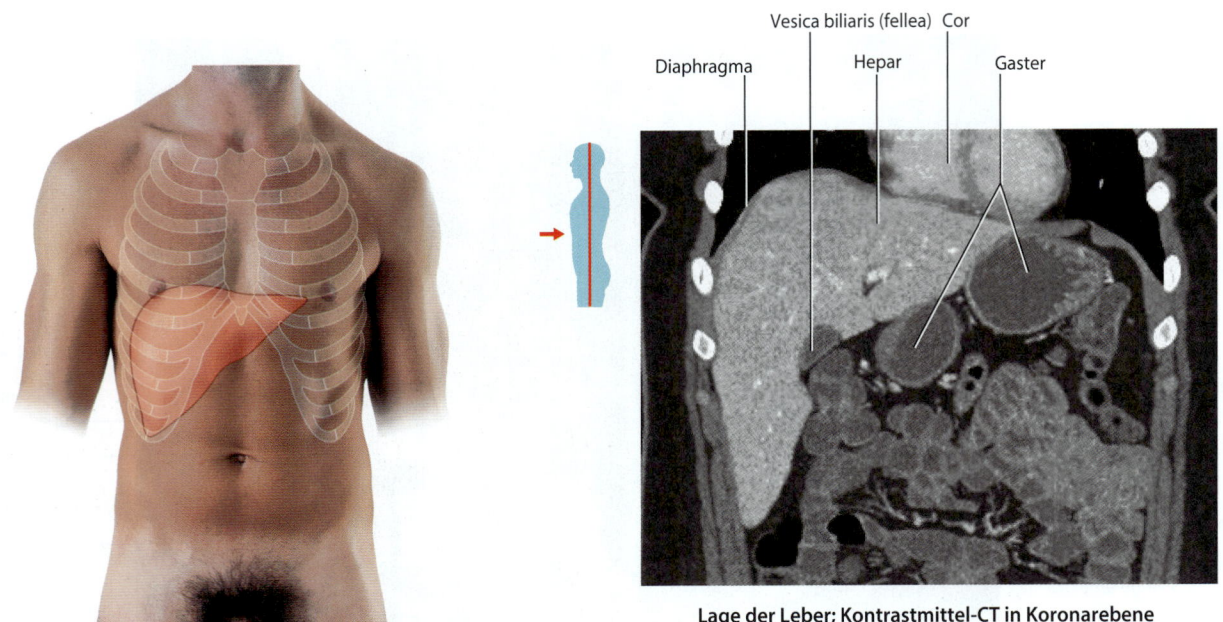

Vesica biliaris (fellea) Cor

Diaphragma Hepar Gaster

Lage der Leber; Kontrastmittel-CT in Koronarebene
Location of the liver. CT image, with contrast, in coronal plane

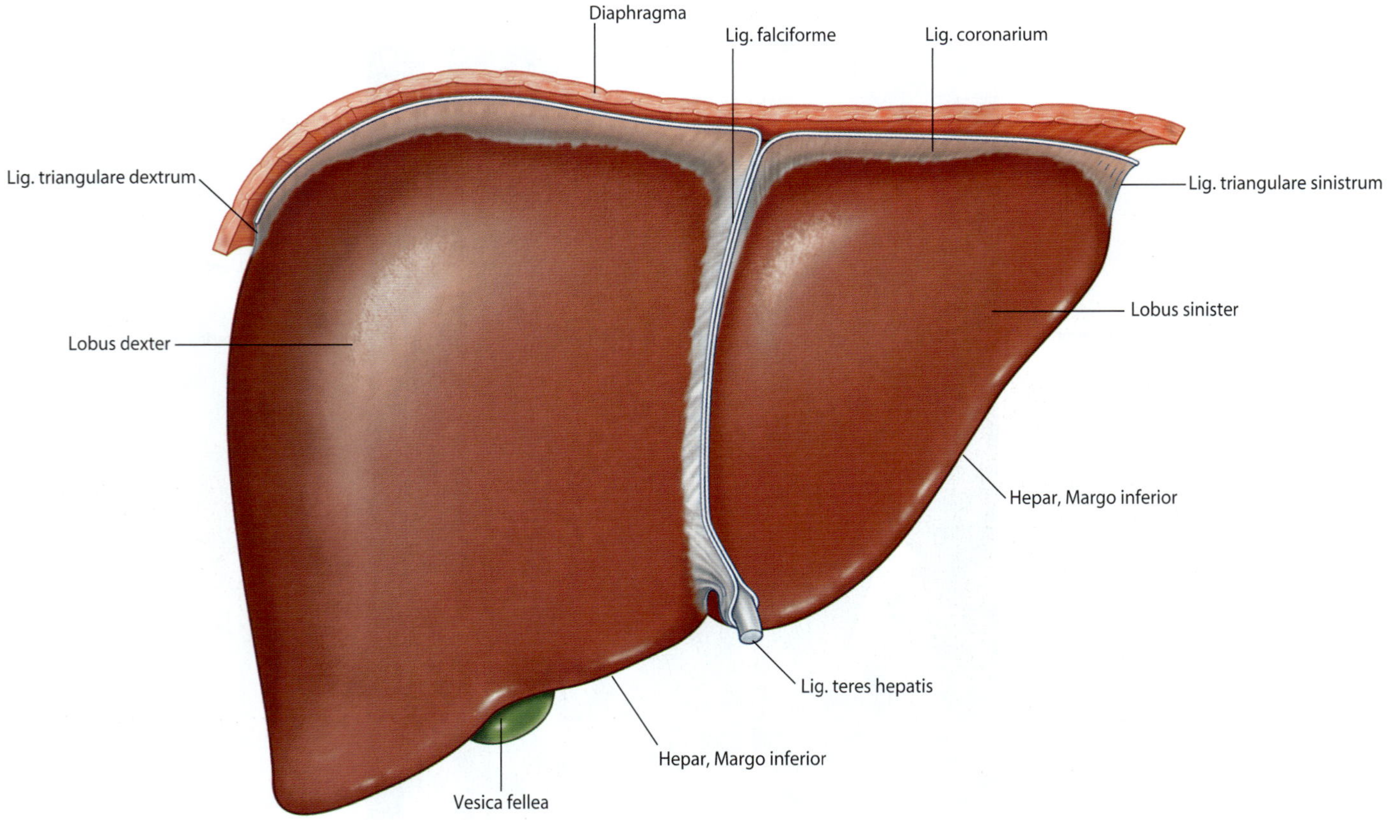

Oberflächenprojektion der Leber, Ansicht von ventral
Surface projection of the liver anterior view

Diaphragma Lig. falciforme Lig. coronarium

Lig. triangulare dextrum

Lig. triangulare sinistrum

Lobus dexter

Lobus sinister

Hepar, Margo inferior

Lig. teres hepatis

Hepar, Margo inferior

Vesica fellea

Oberfläche der Leber, Ansicht von ventral
Anterior surface of liver

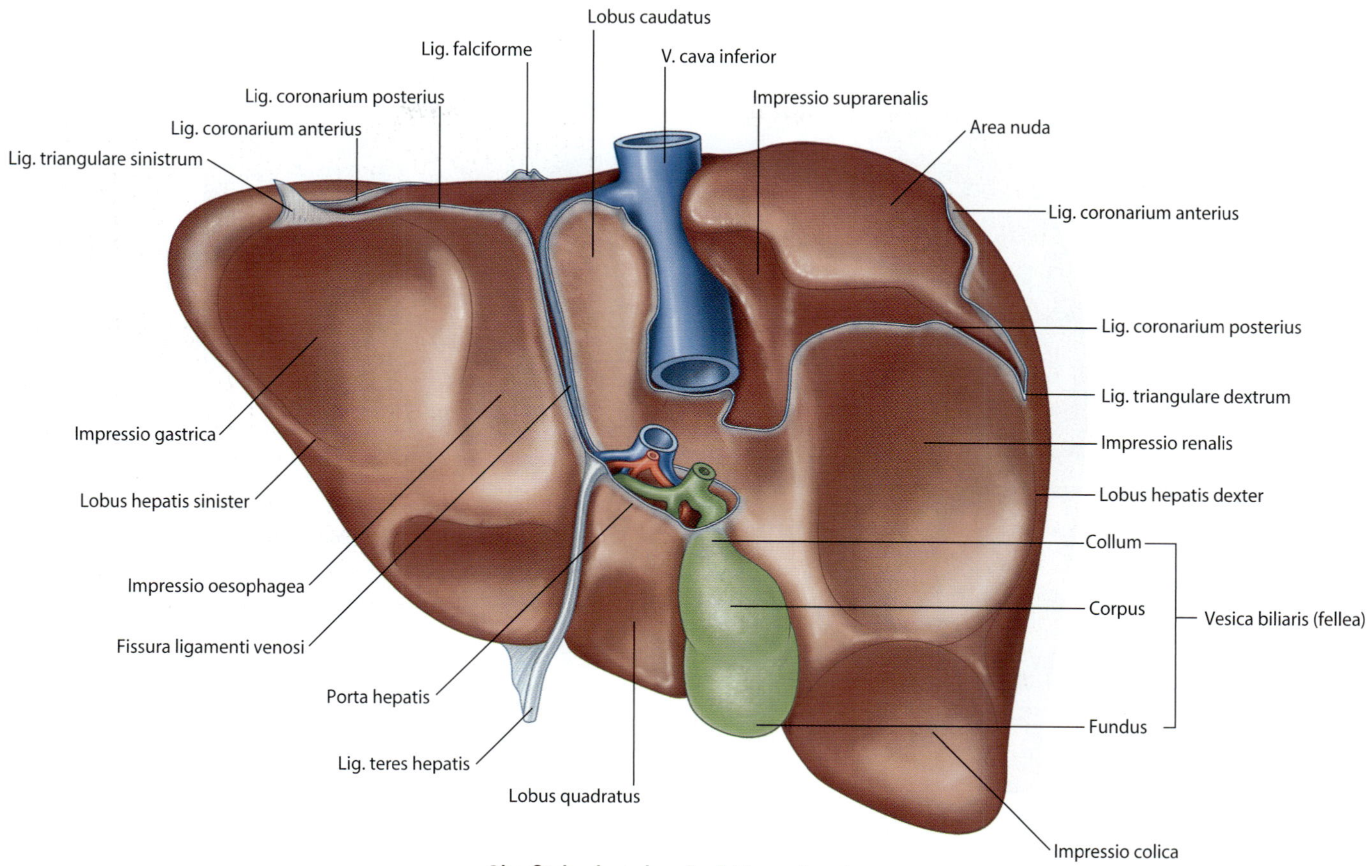

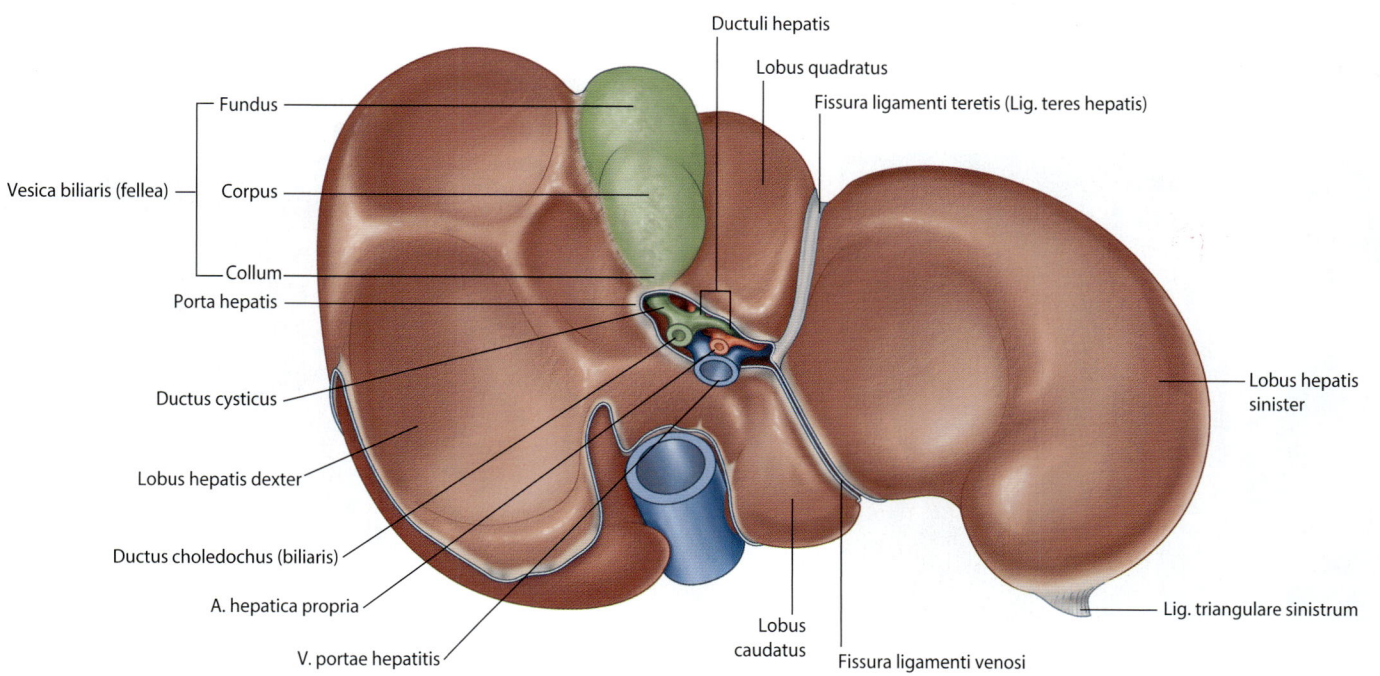

Lobus caudatus

Lig. falciforme

V. cava inferior

Lig. coronarium posterius

Lig. coronarium anterius

Lig. triangulare sinistrum

Impressio suprarenalis

Area nuda

Lig. coronarium anterius

Impressio gastrica

Lig. coronarium posterius

Lig. triangulare dextrum

Impressio renalis

Lobus hepatis sinister

Lobus hepatis dexter

Impressio oesophagea

Collum

Corpus

Vesica biliaris (fellea)

Fissura ligamenti venosi

Porta hepatis

Fundus

Lig. teres hepatis

Lobus quadratus

Impressio colica

Oberfläche der Leber, Ansicht von dorsal
Posterior surface of liver

Ductuli hepatis

Lobus quadratus

Fundus

Fissura ligamenti teretis (Lig. teres hepatis)

Vesica biliaris (fellea)

Corpus

Collum

Porta hepatis

Lobus hepatis sinister

Ductus cysticus

Lobus hepatis dexter

Ductus choledochus (biliaris)

A. hepatica propria

V. portae hepatitis

Lobus caudatus

Fissura ligamenti venosi

Lig. triangulare sinistrum

Facies visceralis der Leber
Visceral surface of liver

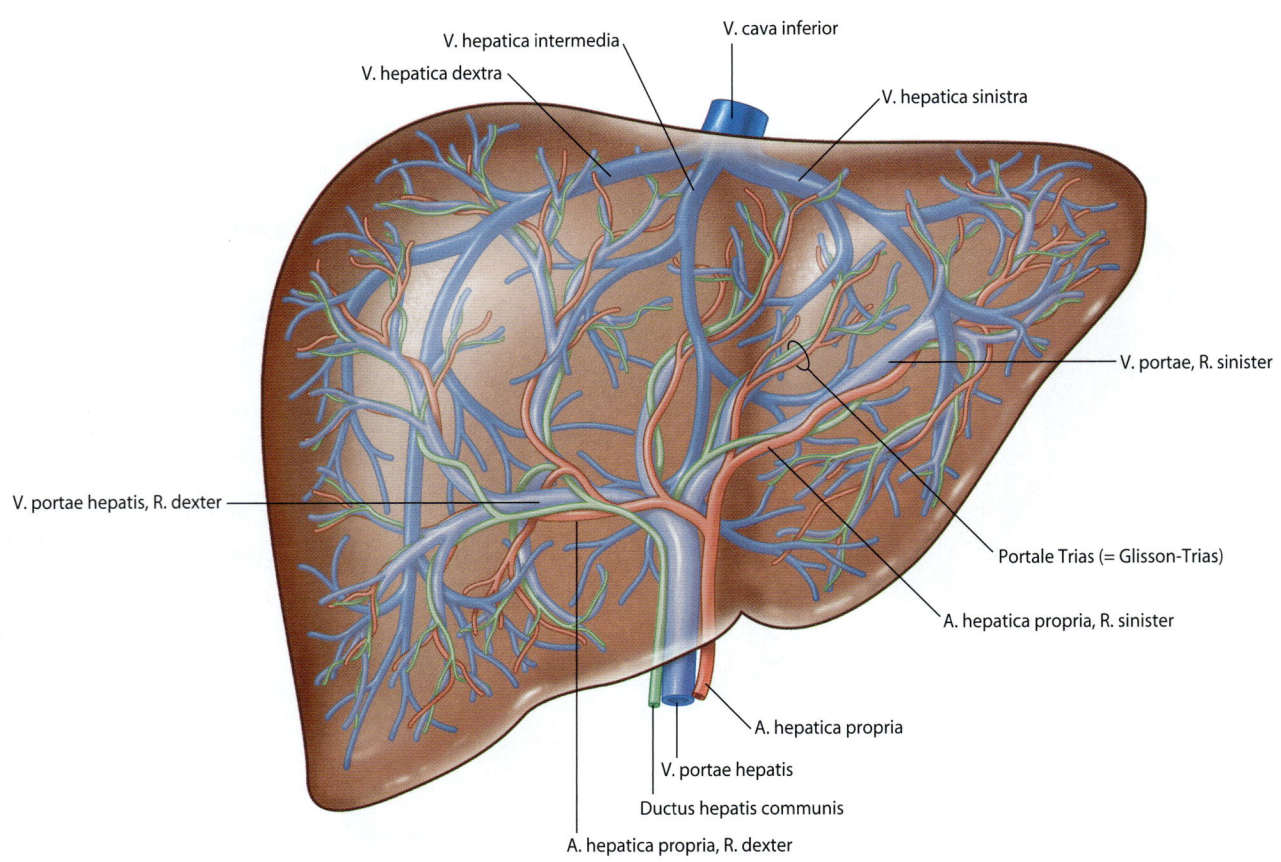

V. hepatica intermedia

V. hepatica dextra

V. cava inferior

V. hepatica sinistra

V. portae, R. sinister

V. portae hepatis, R. dexter

Portale Trias (= Glisson-Trias)

A. hepatica propria, R. sinister

A. hepatica propria

V. portae hepatis

Ductus hepatis communis

A. hepatica propria, R. dexter

Leber mit Vv. hepaticae, Vv. portales und assoziierten Gefäßen
Anterior surface of liver with hepatic veins, portal vein, and associated vessels

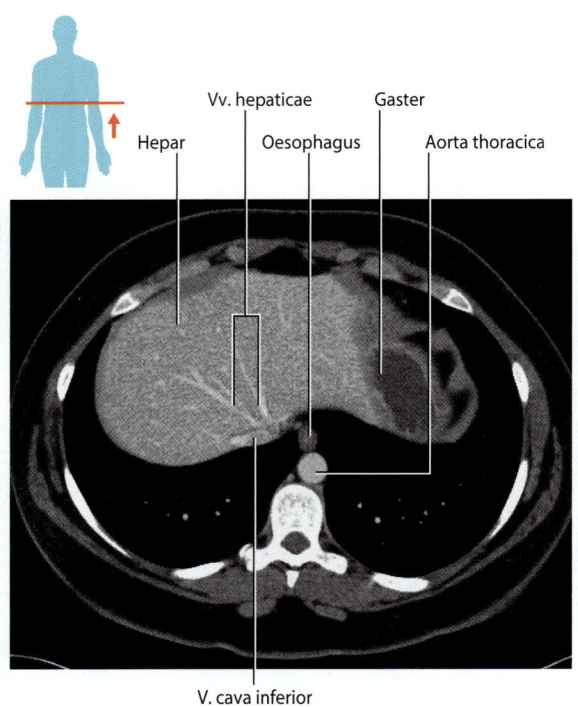

Hepar

Vv. hepaticae

Oesophagus

Gaster

Aorta thoracica

V. cava inferior

Eintritt der Vv. hepaticae in die V. cava während deren Verlauf im Leberparenchym; Kontrastmittel-CT in Axialebene
Hepatic veins entering the inferior vena cava in the substance of the liver. CT image, with contrast, in axial plane

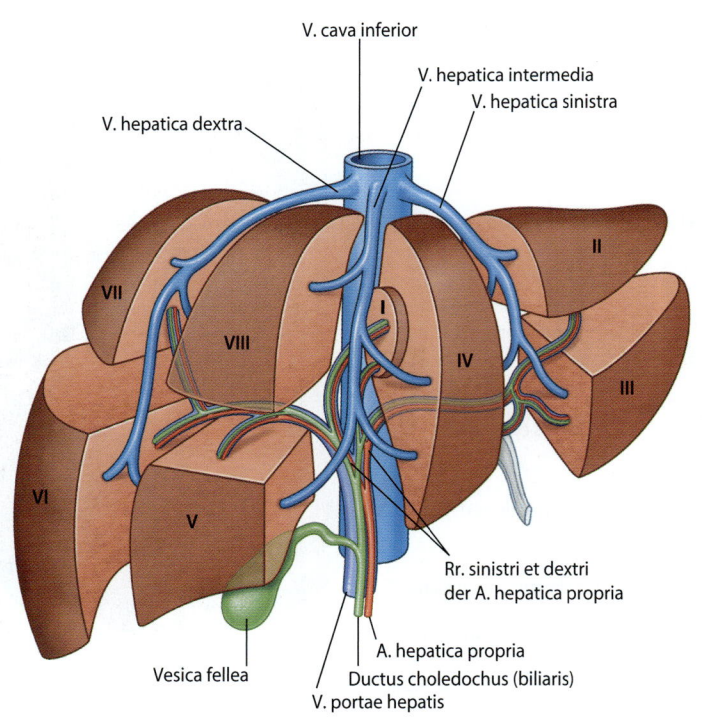

V. cava inferior

V. hepatica intermedia

V. hepatica sinistra

V. hepatica dextra

II

VII

VIII

I

IV

III

VI

V

Rr. sinistri et dextri der A. hepatica propria

A. hepatica propria

Vesica fellea

Ductus choledochus (biliaris)

V. portae hepatis

Segmentale Aufteilung der Vv. hepaticae
Arrangement of the hepatic venous segments

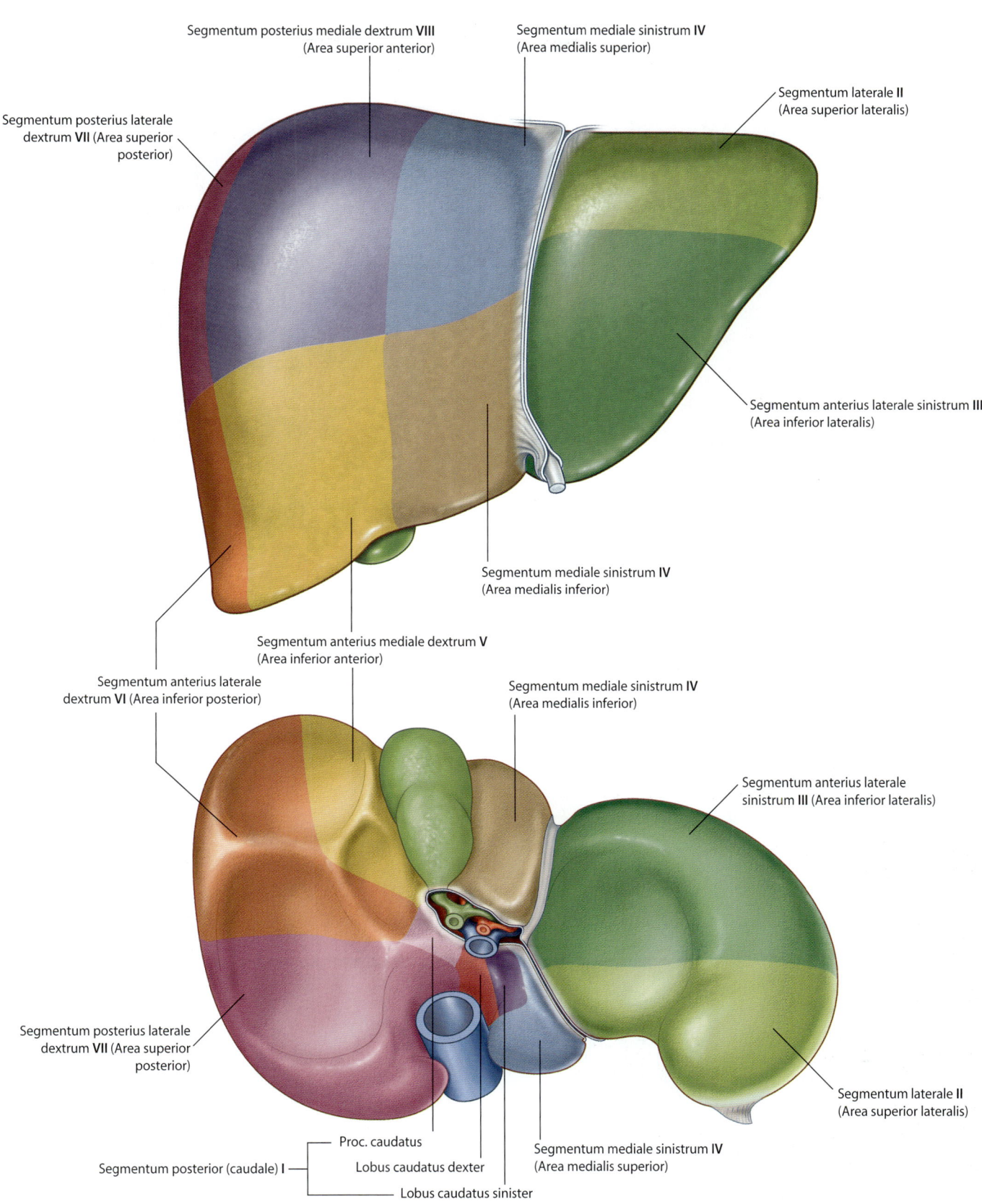

Segmentum posterius mediale dextrum **VIII**
(Area superior anterior)

Segmentum mediale sinistrum **IV**
(Area medialis superior)

Segmentum laterale **II**
(Area superior lateralis)

Segmentum posterius laterale
dextrum **VII** (Area superior
posterior)

Segmentum anterius laterale sinistrum **III**
(Area inferior lateralis)

Segmentum mediale sinistrum **IV**
(Area medialis inferior)

Segmentum anterius mediale dextrum **V**
(Area inferior anterior)

Segmentum anterius laterale
dextrum **VI** (Area inferior posterior)

Segmentum mediale sinistrum **IV**
(Area medialis inferior)

Segmentum anterius laterale
sinistrum **III** (Area inferior lateralis)

Segmentum posterius laterale
dextrum **VII** (Area superior
posterior)

Segmentum laterale **II**
(Area superior lateralis)

Segmentum posterior (caudale) **I**

Proc. caudatus

Lobus caudatus dexter

Lobus caudatus sinister

Segmentum mediale sinistrum **IV**
(Area medialis superior)

Segmente der Leber (oben: Facies anterior; unten: Facies visceralis)
Segments of the liver shown on anterior and visceral surfaces

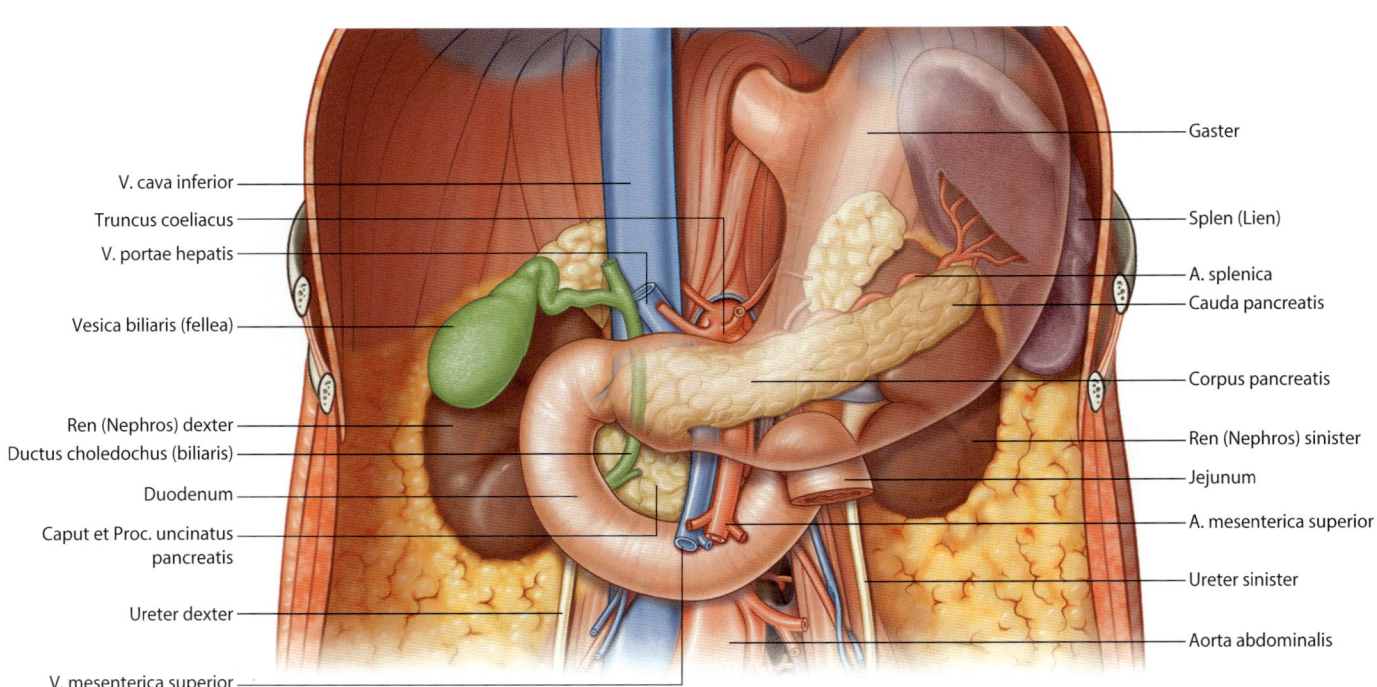

V. cava inferior

Truncus coeliacus

V. portae hepatis

Vesica biliaris (fellea)

Ren (Nephros) dexter

Ductus choledochus (biliaris)

Duodenum

Caput et Proc. uncinatus pancreatis

Ureter dexter

V. mesenterica superior

Gaster

Splen (Lien)

A. splenica

Cauda pancreatis

Corpus pancreatis

Ren (Nephros) sinister

Jejunum

A. mesenterica superior

Ureter sinister

Aorta abdominalis

Bauchspeicheldrüse, Pancreas, mit angrenzenden Strukturen
Pancreas with related structures

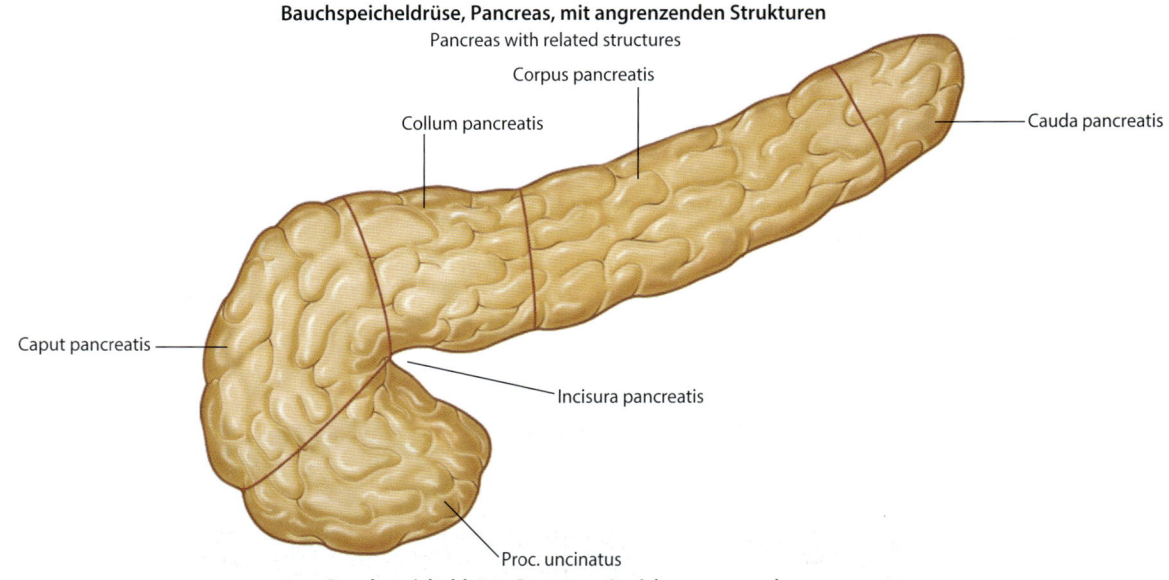

Corpus pancreatis

Collum pancreatis

Cauda pancreatis

Caput pancreatis

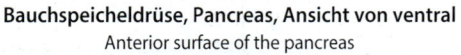
Incisura pancreatis

Proc. uncinatus

Bauchspeicheldrüse, Pancreas, Ansicht von ventral
Anterior surface of the pancreas

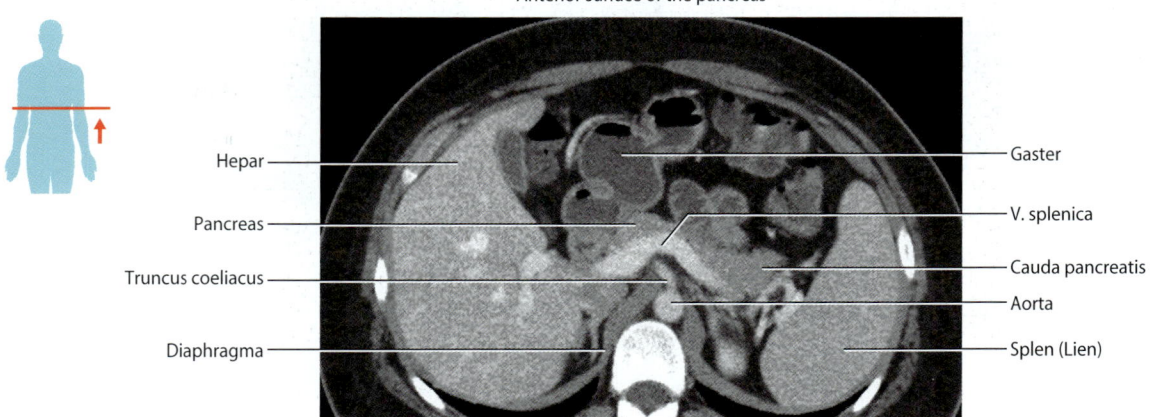

Hepar

Pancreas

Truncus coeliacus

Diaphragma

Gaster

V. splenica

Cauda pancreatis

Aorta

Splen (Lien)

Bauchspeicheldrüse, Pancreas; Kontrastmittel-CT in Axialebene
Pancreas. CT image, with contrast, in axial plane

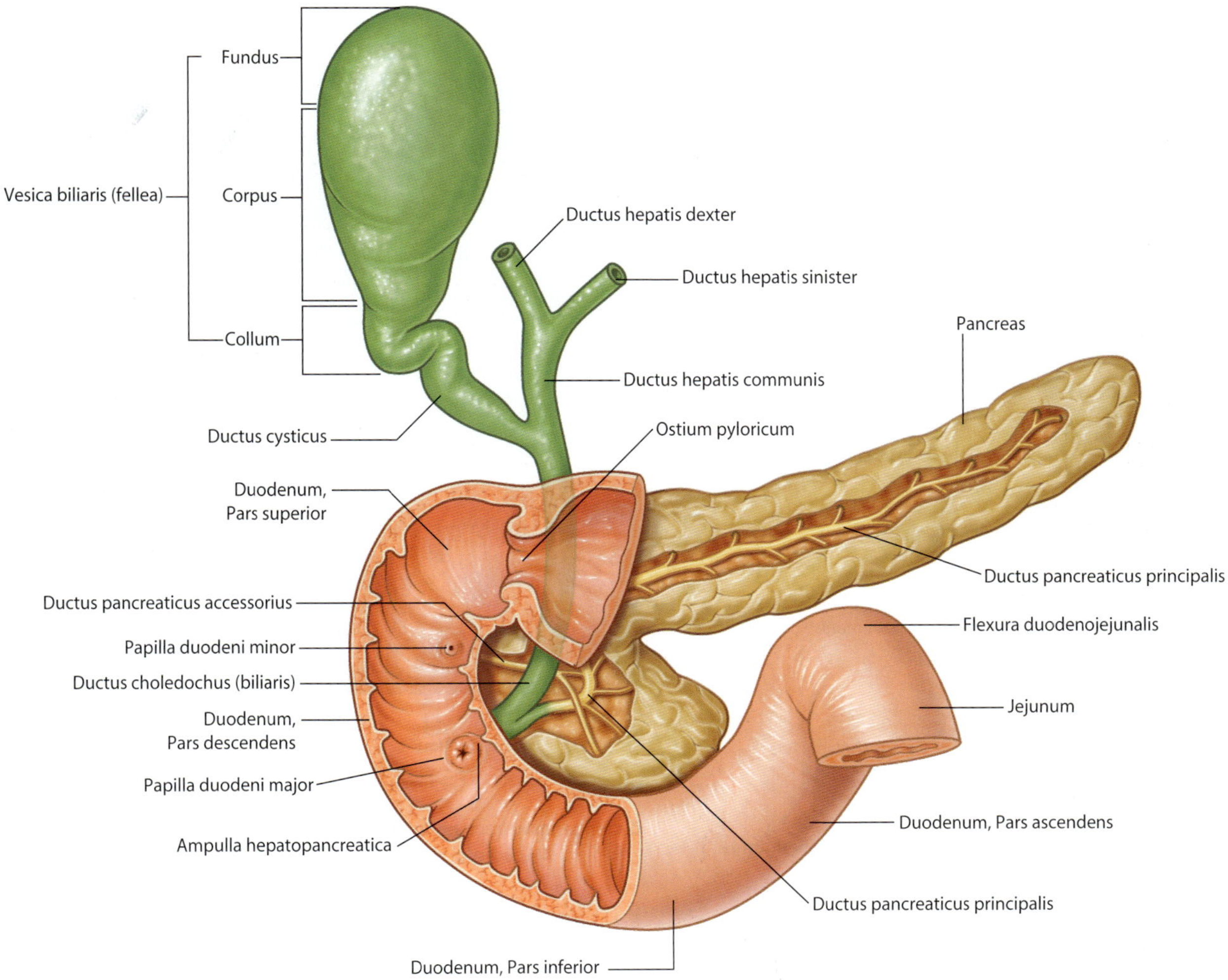

Fundus

Vesica biliaris (fellea)

Corpus

Collum

Ductus cysticus

Duodenum,
Pars superior

Ductus pancreaticus accessorius

Papilla duodeni minor

Ductus choledochus (biliaris)

Duodenum,
Pars descendens

Papilla duodeni major

Ampulla hepatopancreatica

Duodenum, Pars inferior

Ductus hepatis dexter

Ductus hepatis sinister

Ductus hepatis communis

Ostium pyloricum

Pancreas

Ductus pancreaticus principalis

Flexura duodenojejunalis

Jejunum

Duodenum, Pars ascendens

Ductus pancreaticus principalis

Gallen- und Pankreasgänge
Bile and pancreatic ducts

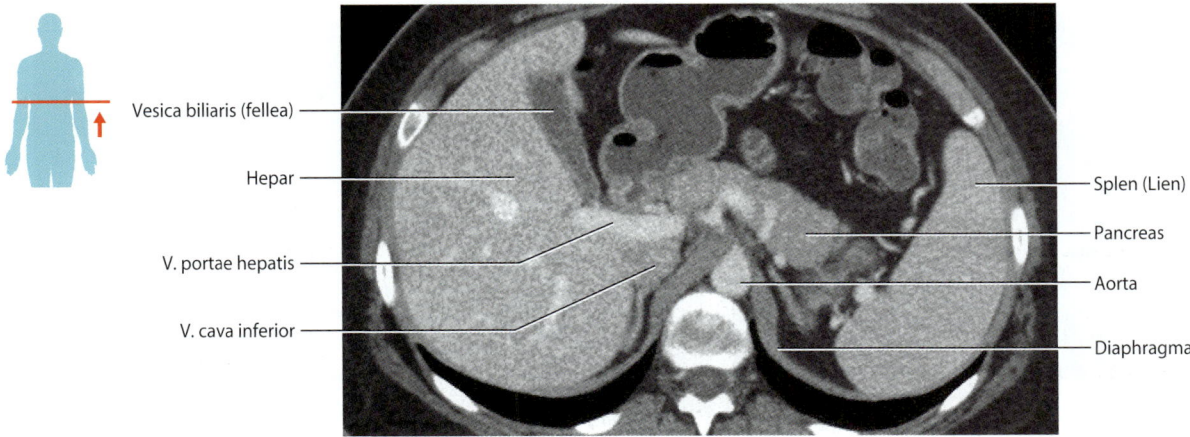

Vesica biliaris (fellea)

Hepar

V. portae hepatis

V. cava inferior

Splen (Lien)

Pancreas

Aorta

Diaphragma

**Lage der Gallenblase, Vesica biliaris (fellea), im Verhältnis zu anderen Strukturen;
Kontrastmittel-CT in Axialebene**
Positioning of the gallbladder in relation to other structures. CT image, with contrast, in axial plane

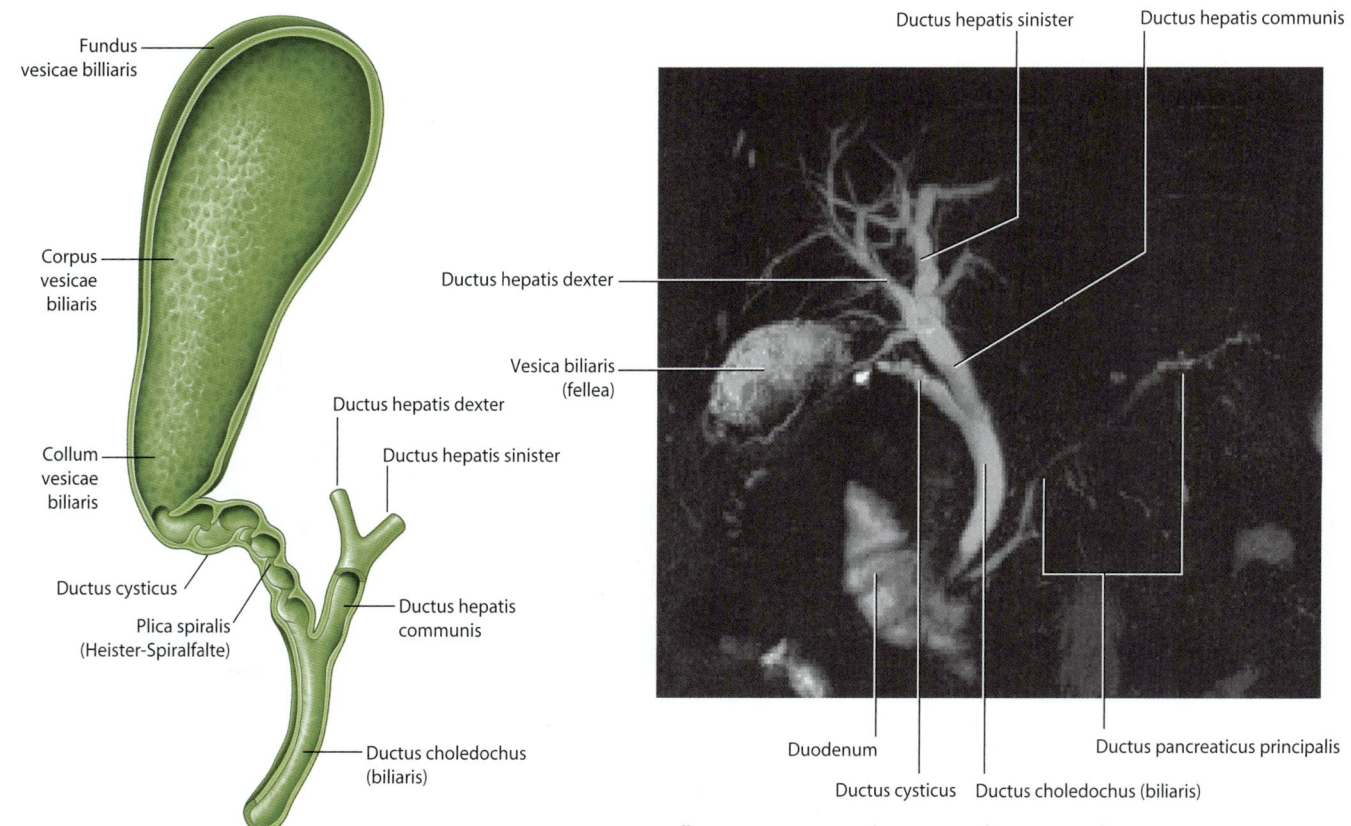

Schnitt durch die Gallenblase, Vesica biliaris (fellea), und Gallengänge
Section through gallbladder and bile ducts

Gallengangssystem; perkutane transhepatische Cholangiographie (PTC)
Bile duct system. Percutaneous transhepatic cholangiogram

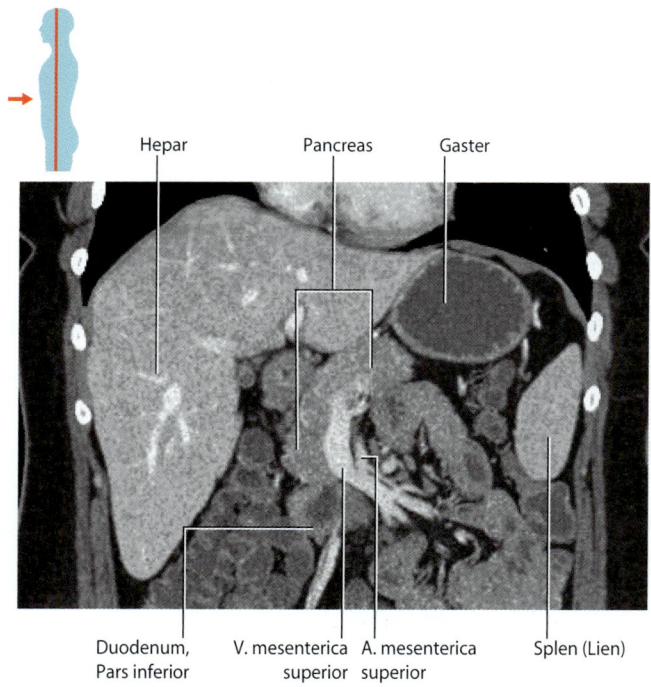

Lage der Bauchspeicheldrüse, Pancreas, im Verhältnis zu anderen Strukturen; Kontrastmittel-CT in Koronarebene
Positioning of the pancreas in relation to other structures. CT image, with contrast, in coronal plane

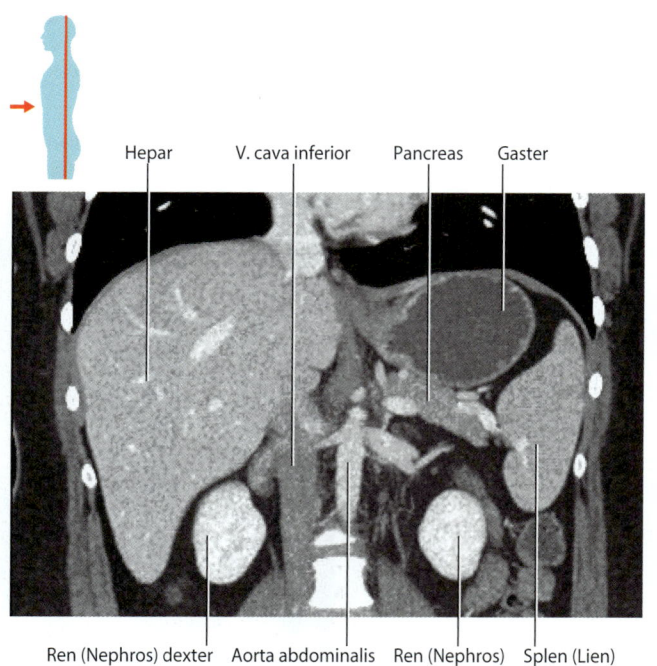

Bauchspeicheldrüse, Pancreas, im Verhältnis zu Magen, Gaster, und Milz, Splen (Lien); Kontrastmittel-CT in Koronarebene
Relationship of pancreas to the stomach and spleen. CT image, with contrast, in coronal plane

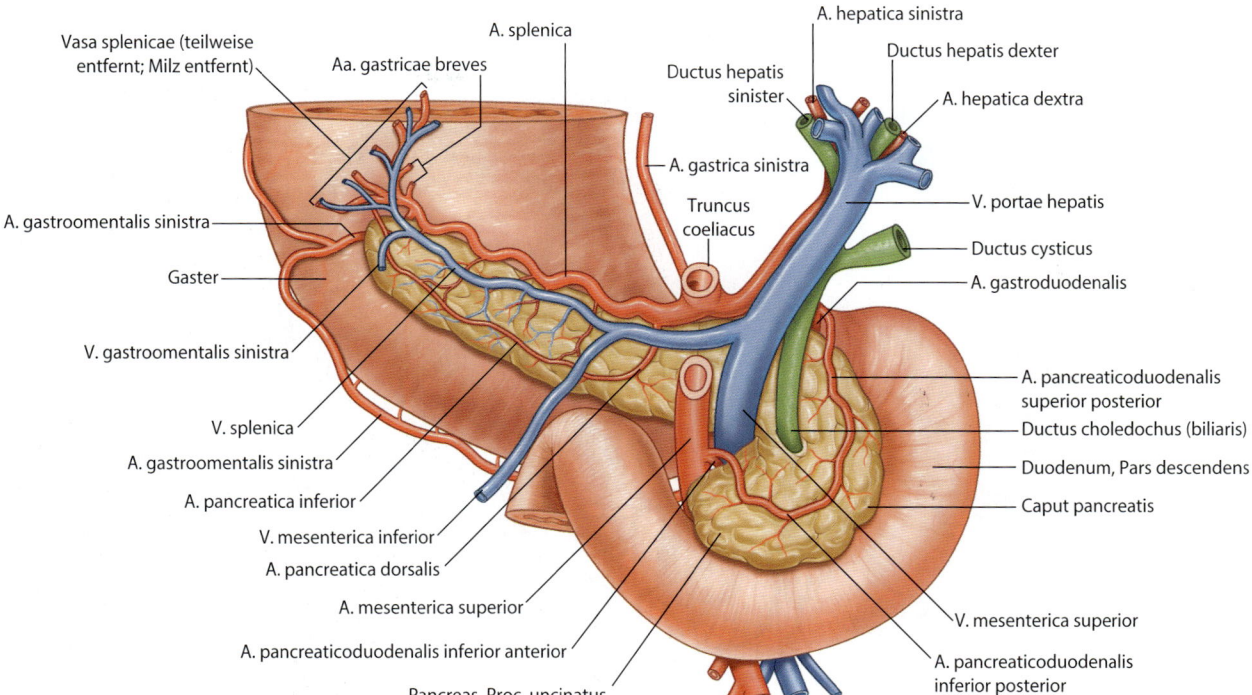

Vasa splenicae (teilweise entfernt; Milz entfernt)
Aa. gastricae breves
A. splenica
Ductus hepatis sinister
A. hepatica sinistra
Ductus hepatis dexter
A. hepatica dextra
A. gastrica sinistra
Truncus coeliacus
V. portae hepatis
A. gastroomentalis sinistra
Ductus cysticus
Gaster
A. gastroduodenalis
V. gastroomentalis sinistra
A. pancreaticoduodenalis superior posterior
Ductus choledochus (biliaris)
V. splenica
Duodenum, Pars descendens
A. gastroomentalis sinistra
Caput pancreatis
A. pancreatica inferior
V. mesenterica inferior
A. pancreatica dorsalis
A. mesenterica superior
V. mesenterica superior
A. pancreaticoduodenalis inferior anterior
A. pancreaticoduodenalis inferior posterior
Pancreas, Proc. uncinatus

Gefäßversorgung der Bauchspeicheldrüse, Pankreas, Ansicht von dorsal
Vasculature of the pancreas posterior view

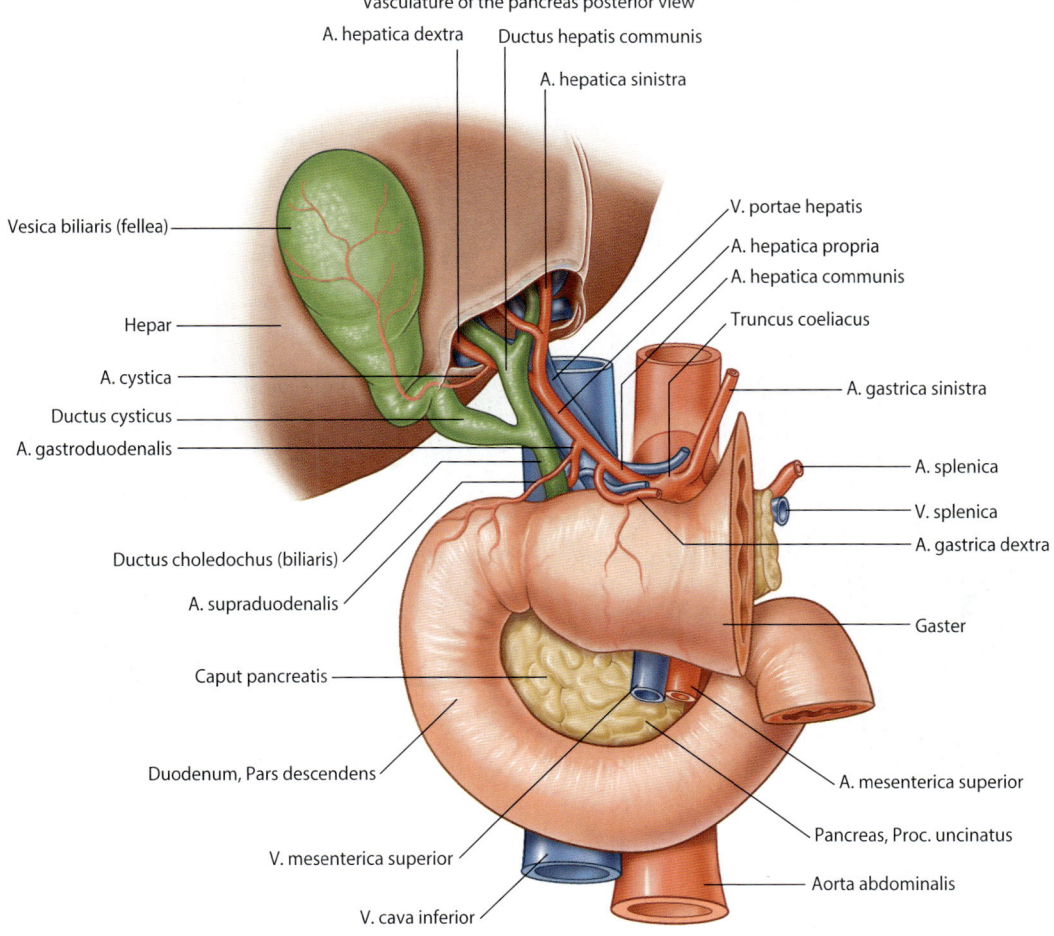

A. hepatica dextra
Ductus hepatis communis
A. hepatica sinistra
Vesica biliaris (fellea)
V. portae hepatis
A. hepatica propria
A. hepatica communis
Hepar
Truncus coeliacus
A. cystica
Ductus cysticus
A. gastrica sinistra
A. gastroduodenalis
A. splenica
V. splenica
A. gastrica dextra
Ductus choledochus (biliaris)
A. supraduodenalis
Gaster
Caput pancreatis
Duodenum, Pars descendens
A. mesenterica superior
V. mesenterica superior
Pancreas, Proc. uncinatus
Aorta abdominalis
V. cava inferior

Aufzweigung der A. hepatica communis
Distribution of the common hepatic artery

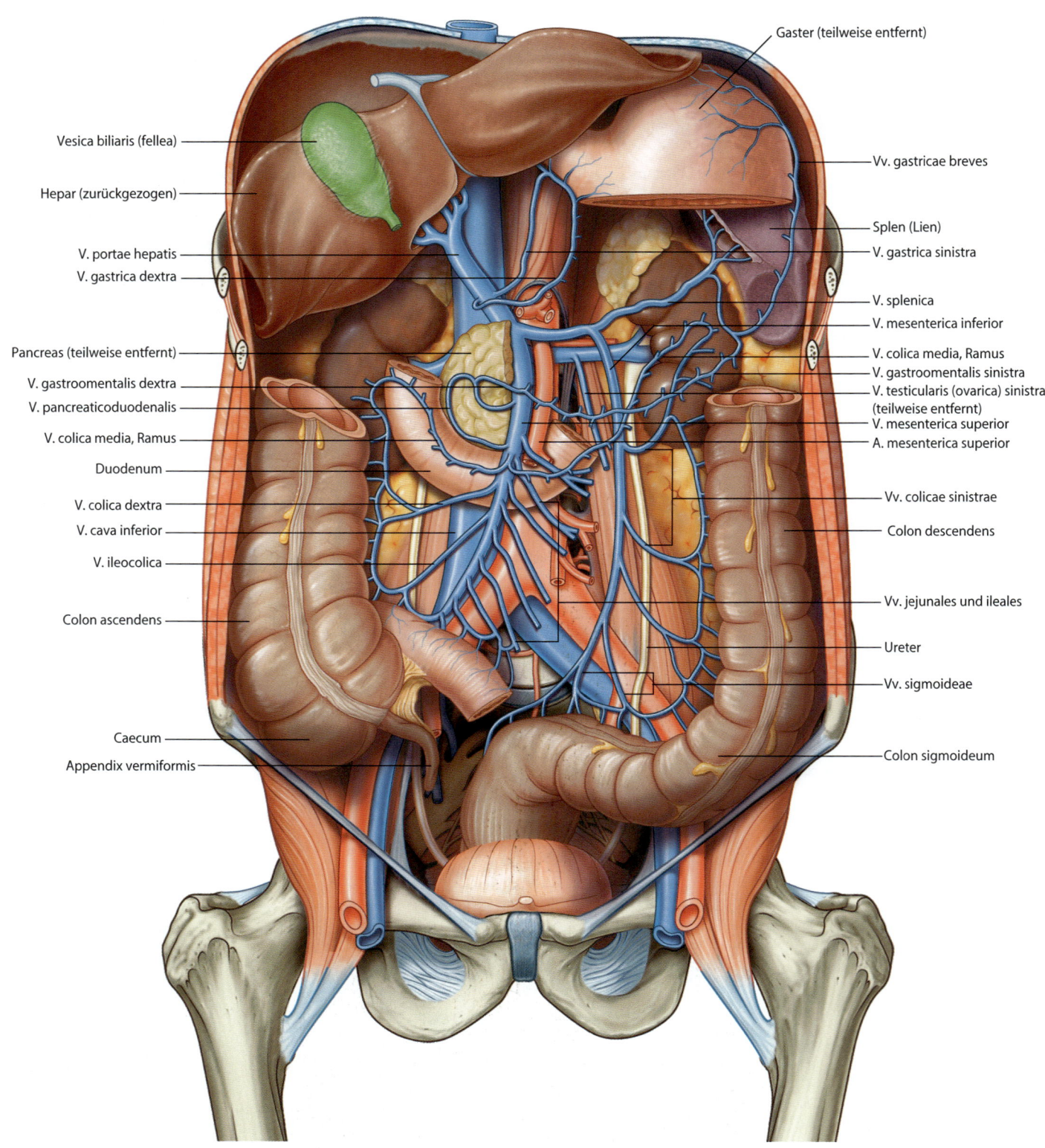

Gaster (teilweise entfernt)

Vesica biliaris (fellea)

Hepar (zurückgezogen)

V. portae hepatis

V. gastrica dextra

Pancreas (teilweise entfernt)

V. gastroomentalis dextra

V. pancreaticoduodenalis

V. colica media, Ramus

Duodenum

V. colica dextra

V. cava inferior

V. ileocolica

Colon ascendens

Caecum

Appendix vermiformis

Vv. gastricae breves

Splen (Lien)

V. gastrica sinistra

V. splenica

V. mesenterica inferior

V. colica media, Ramus

V. gastroomentalis sinistra

V. testicularis (ovarica) sinistra (teilweise entfernt)

V. mesenterica superior

A. mesenterica superior

Vv. colicae sinistrae

Colon descendens

Vv. jejunales und ileales

Ureter

Vv. sigmoideae

Colon sigmoideum

Venöser Abfluss des abdominalen Gastrointestinaltrakts in situ
Venous drainage of the abdominal portion of the gastrointestinal tract in situ

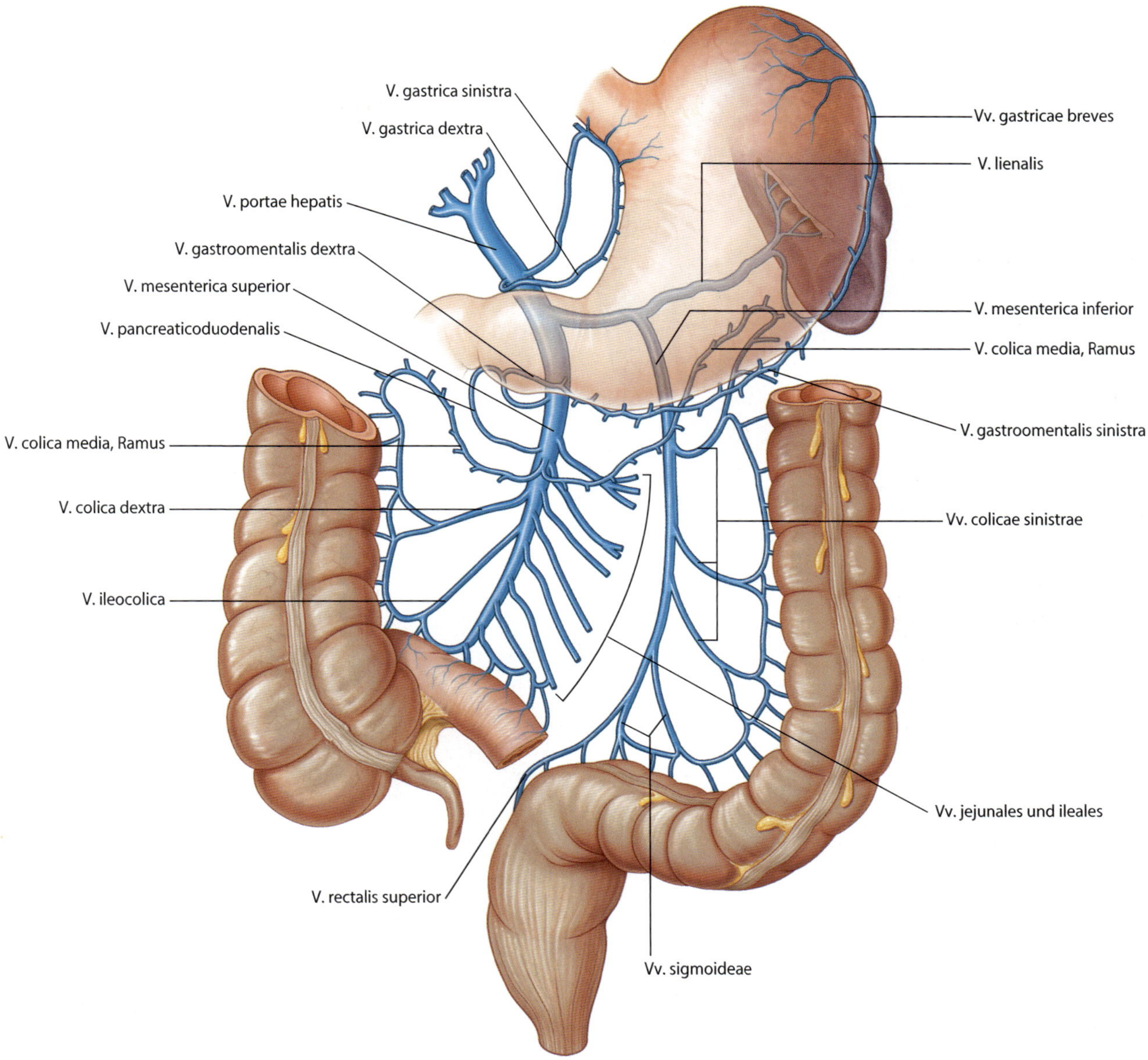

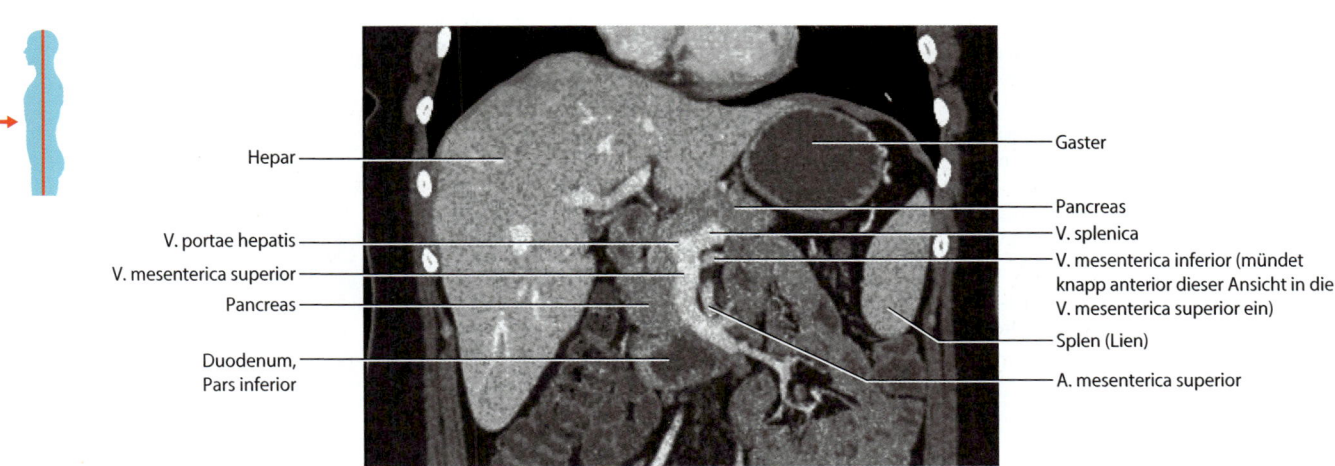

V. gastrica sinistra

V. gastrica dextra

V. portae hepatis

V. gastroomentalis dextra

V. mesenterica superior

V. pancreaticoduodenalis

V. colica media, Ramus

V. colica dextra

V. ileocolica

V. rectalis superior

Vv. gastricae breves

V. lienalis

V. mesenterica inferior

V. colica media, Ramus

V. gastroomentalis sinistra

Vv. colicae sinistrae

Vv. jejunales und ileales

Vv. sigmoideae

Venöser Abfluss des abdominalen Gastrointestinaltrakts
Venous drainage of the abdominal portion of the gastrointestinal tract

Hepar

V. portae hepatis

V. mesenterica superior

Pancreas

Duodenum,
Pars inferior

Gaster

Pancreas

V. splenica

V. mesenterica inferior (mündet
knapp anterior dieser Ansicht in die
V. mesenterica superior ein)

Splen (Lien)

A. mesenterica superior

V. portae hepatis; Kontrastmittel-CT in Koronarebene
Formation of the portal vein. CT image, with contrast, in coronal plane

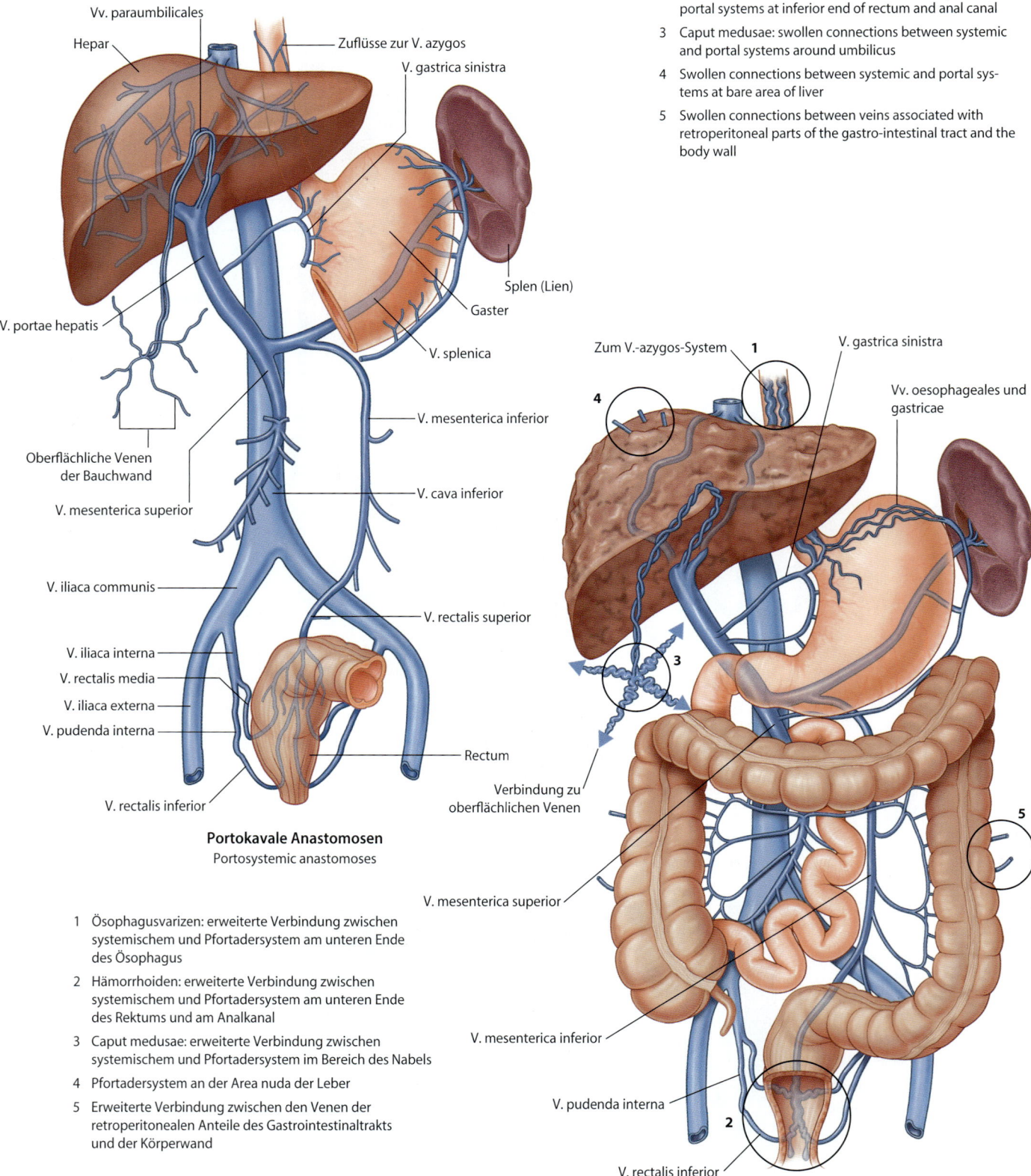

1 Esophageal varices: swollen connections between systemic and portal systems at inferior end of esophagus

2 Hemorrhoids: swollen connections between systemic and portal systems at inferior end of rectum and anal canal

3 Caput medusae: swollen connections between systemic and portal systems around umbilicus

4 Swollen connections between systemic and portal systems at bare area of liver

5 Swollen connections between veins associated with retroperitoneal parts of the gastro-intestinal tract and the body wall

Vv. paraumbilicales

Hepar

Zuflüsse zur V. azygos

V. gastrica sinistra

Splen (Lien)

Gaster

V. splenica

V. portae hepatis

V. mesenterica inferior

Oberflächliche Venen der Bauchwand

V. cava inferior

V. mesenterica superior

V. iliaca communis

V. rectalis superior

V. iliaca interna

V. rectalis media

V. iliaca externa

V. pudenda interna

Rectum

V. rectalis inferior

Portokavale Anastomosen
Portosystemic anastomoses

1 Ösophagusvarizen: erweiterte Verbindung zwischen systemischem und Pfortadersystem am unteren Ende des Ösophagus

2 Hämorrhoiden: erweiterte Verbindung zwischen systemischem und Pfortadersystem am unteren Ende des Rektums und am Analkanal

3 Caput medusae: erweiterte Verbindung zwischen systemischem und Pfortadersystem im Bereich des Nabels

4 Pfortadersystem an der Area nuda der Leber

5 Erweiterte Verbindung zwischen den Venen der retroperitonealen Anteile des Gastrointestinaltrakts und der Körperwand

Zum V.-azygos-System

V. gastrica sinistra

Vv. oesophageales und gastricae

Verbindung zu oberflächlichen Venen

V. mesenterica superior

V. mesenterica inferior

V. pudenda interna

V. rectalis inferior

Erweiterung der Venen bei Pfortaderhochdruck (Varizen)
Venous enlargement in portal hypertension (varices)

172

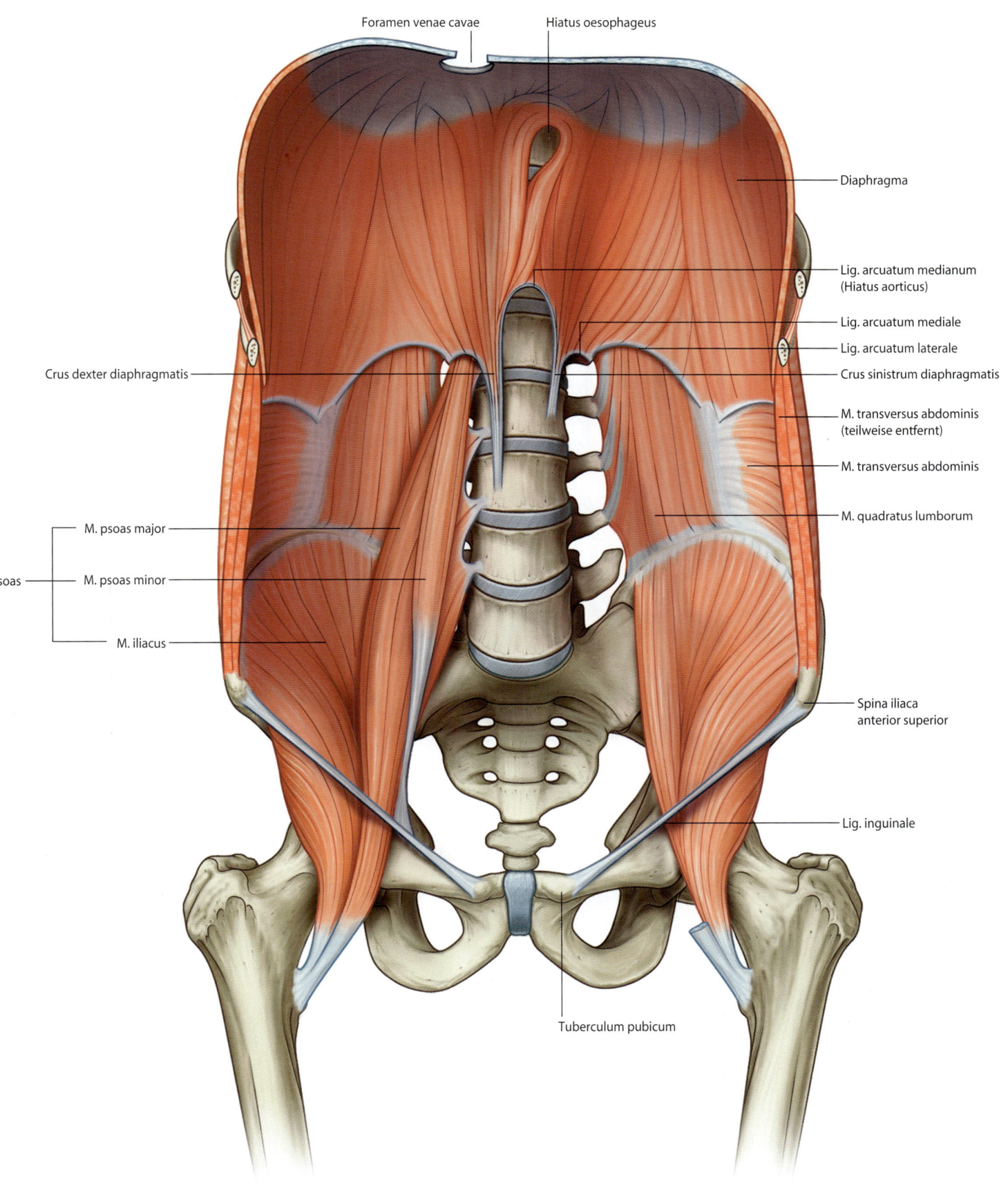

Foramen venae cavae

Hiatus oesophageus

Diaphragma

Lig. arcuatum medianum
(Hiatus aorticus)

Lig. arcuatum mediale

Lig. arcuatum laterale

Crus dexter diaphragmatis

Crus sinistrum diaphragmatis

M. transversus abdominis
(teilweise entfernt)

M. transversus abdominis

M. quadratus lumborum

M. psoas major

M. psoas minor

M. psoas

M. iliacus

Spina iliaca
anterior superior

Lig. inguinale

Tuberculum pubicum

Muskeln der hinteren Bauchwand
Muscles of the posterior abdominal wall

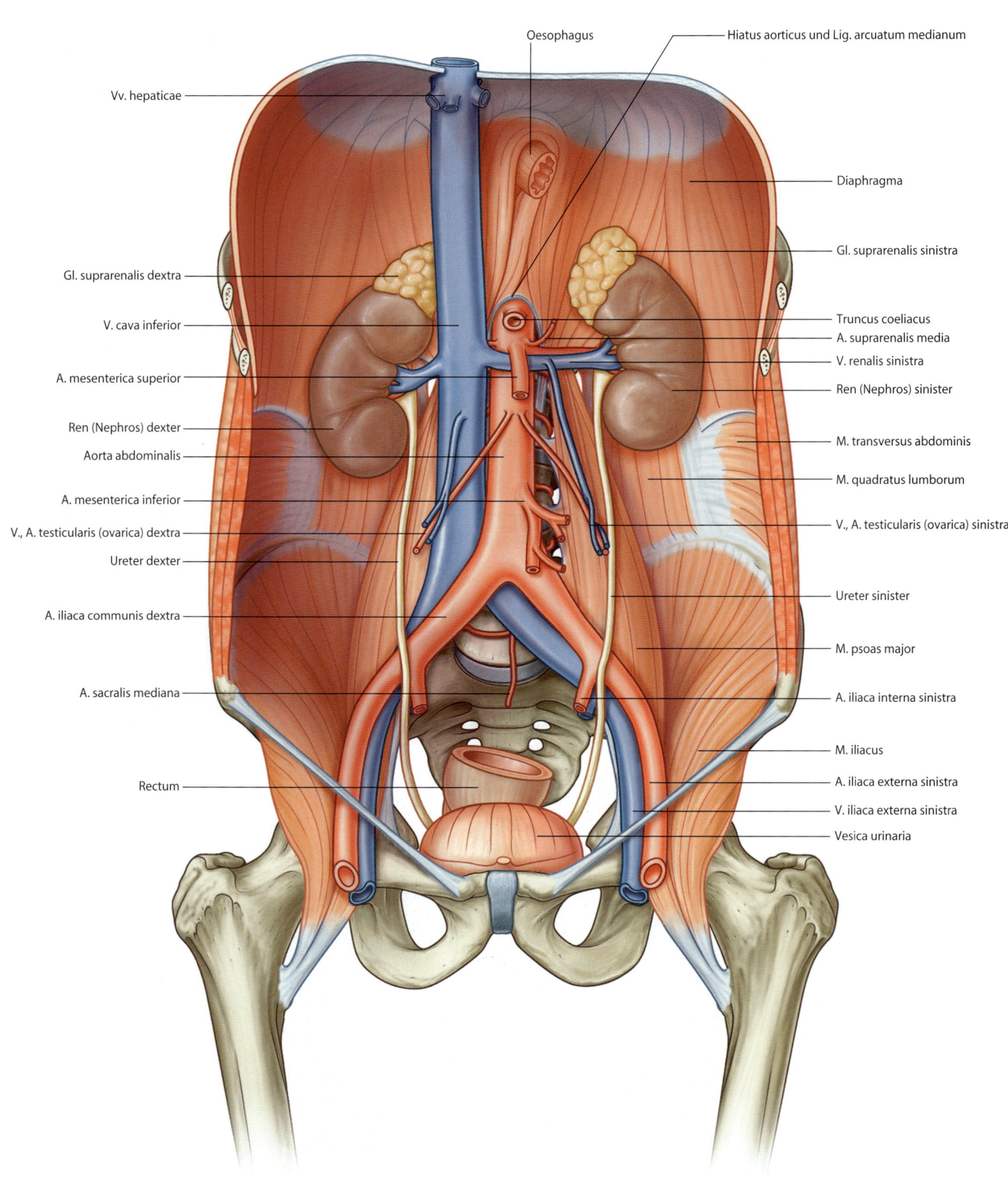

Oesophagus

Hiatus aorticus und Lig. arcuatum medianum

Vv. hepaticae

Diaphragma

Gl. suprarenalis dextra

Gl. suprarenalis sinistra

V. cava inferior

Truncus coeliacus

A. suprarenalis media

A. mesenterica superior

V. renalis sinistra

Ren (Nephros) sinister

Ren (Nephros) dexter

M. transversus abdominis

Aorta abdominalis

M. quadratus lumborum

A. mesenterica inferior

V., A. testicularis (ovarica) dextra

V., A. testicularis (ovarica) sinistra

Ureter dexter

Ureter sinister

A. iliaca communis dextra

M. psoas major

A. sacralis mediana

A. iliaca interna sinistra

M. iliacus

A. iliaca externa sinistra

Rectum

V. iliaca externa sinistra

Vesica urinaria

Blutgefäße der hinteren Bauchwand
Vessels and their relationship to the posterior abdominal wall

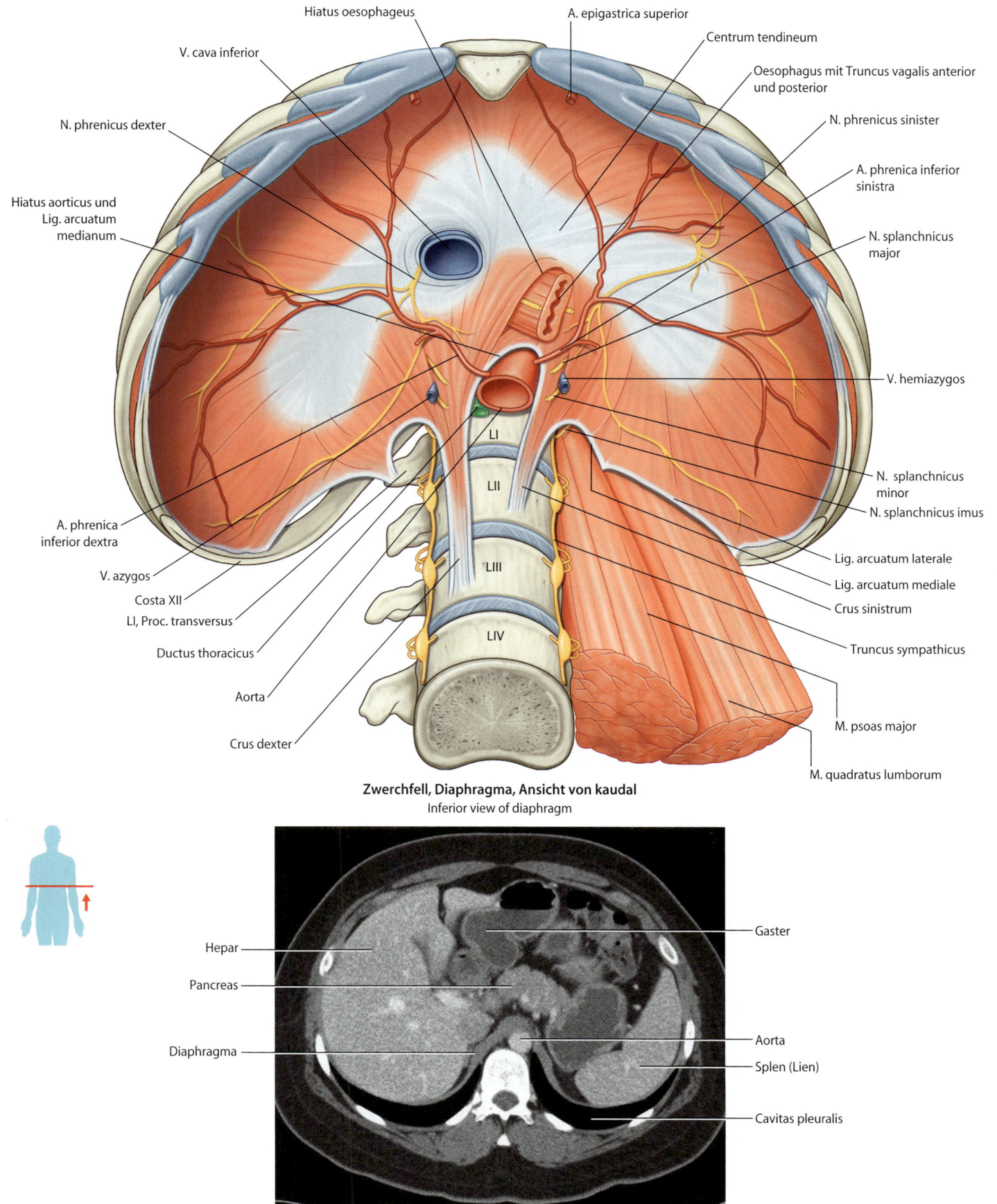

Hiatus oesophageus

A. epigastrica superior

Centrum tendineum

V. cava inferior

Oesophagus mit Truncus vagalis anterior und posterior

N. phrenicus dexter

N. phrenicus sinister

A. phrenica inferior sinistra

Hiatus aorticus und Lig. arcuatum medianum

N. splanchnicus major

V. hemiazygos

A. phrenica inferior dextra

N. splanchnicus minor

N. splanchnicus imus

V. azygos

Costa XII

Lig. arcuatum laterale

LI, Proc. transversus

Lig. arcuatum mediale

Ductus thoracicus

Crus sinistrum

Aorta

Truncus sympathicus

Crus dexter

M. psoas major

M. quadratus lumborum

LI

LII

LIII

LIV

Zwerchfell, Diaphragma, Ansicht von kaudal
Inferior view of diaphragm

Hepar

Gaster

Pancreas

Diaphragma

Aorta

Splen (Lien)

Cavitas pleuralis

Lage des Zwerchfells, Diaphragma, im Verhältnis zu anderen anatomischen Strukturen; Kontrastmittel-CT in Axialebene
Positioning of the diaphragm in relation to other structures. CT image, with contrast, in axial plane

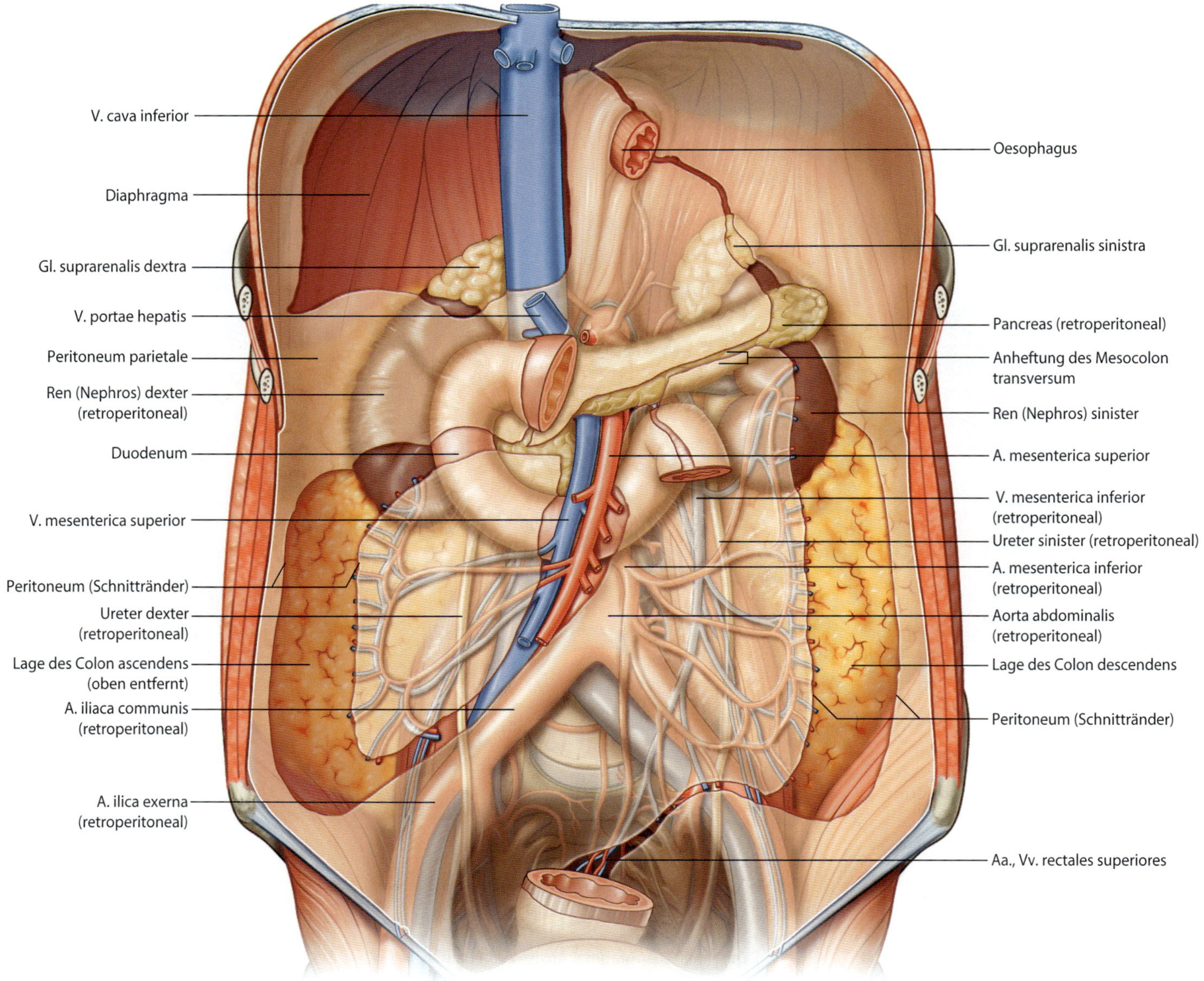

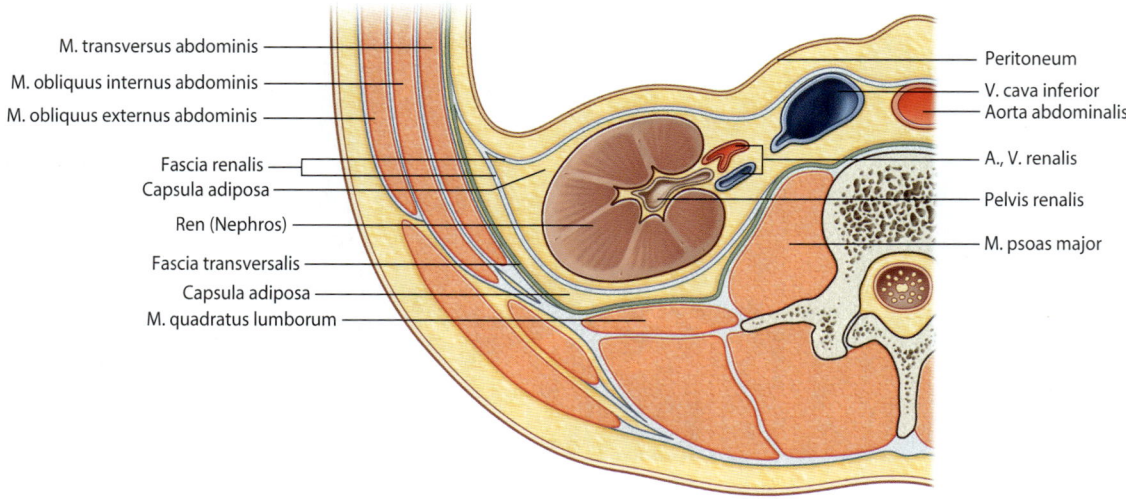

V. cava inferior

Diaphragma

Gl. suprarenalis dextra

V. portae hepatis

Peritoneum parietale

Ren (Nephros) dexter
(retroperitoneal)

Duodenum

V. mesenterica superior

Peritoneum (Schnittränder)

Ureter dexter
(retroperitoneal)

Lage des Colon ascendens
(oben entfernt)

A. iliaca communis
(retroperitoneal)

A. ilica exerna
(retroperitoneal)

Oesophagus

Gl. suprarenalis sinistra

Pancreas (retroperitoneal)

Anheftung des Mesocolon
transversum

Ren (Nephros) sinister

A. mesenterica superior

V. mesenterica inferior
(retroperitoneal)

Ureter sinister (retroperitoneal)

A. mesenterica inferior
(retroperitoneal)

Aorta abdominalis
(retroperitoneal)

Lage des Colon descendens

Peritoneum (Schnittränder)

Aa., Vv. rectales superiores

Peritoneum und retroperitoneale Lage der Nieren
Peritoneum and the retroperitoneal position of the kidneys

M. transversus abdominis

M. obliquus internus abdominis

M. obliquus externus abdominis

Fascia renalis

Capsula adiposa

Ren (Nephros)

Fascia transversalis

Capsula adiposa

M. quadratus lumborum

Peritoneum

V. cava inferior
Aorta abdominalis

A., V. renalis

Pelvis renalis

M. psoas major

Aufbau der die Nieren umgebenden Fascia renalis und Capsula adiposa
Organization of fat and fascia surrounding the kidneys

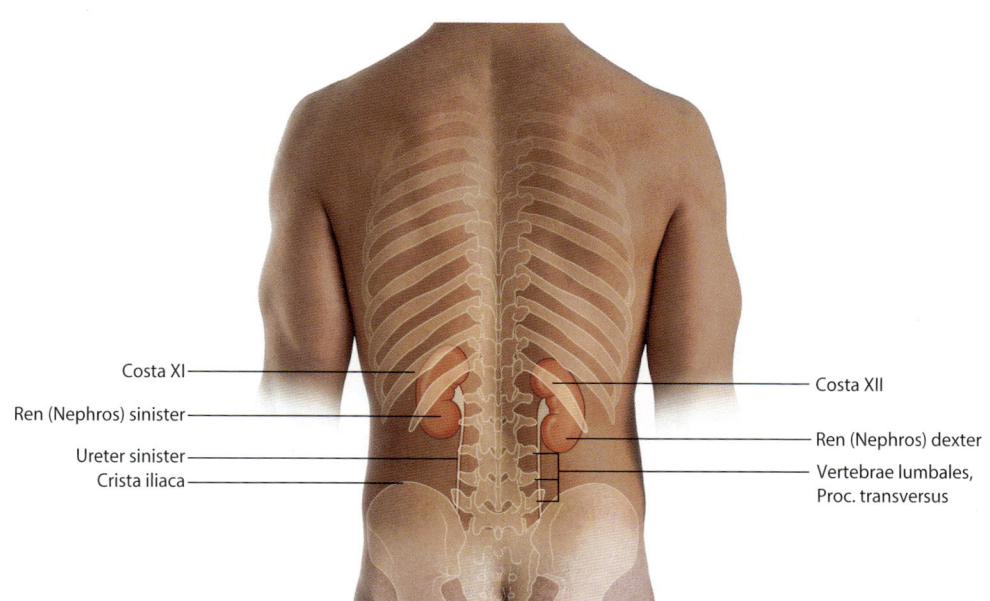

Costa XI

Ren (Nephros) sinister

Ureter sinister

Crista iliaca

Costa XII

Ren (Nephros) dexter

Vertebrae lumbales,
Proc. transversus

Oberflächenprojektion von Nieren und Ureter, Ansicht von dorsal
Surface projection of the kidneys and ureters (posterior view)

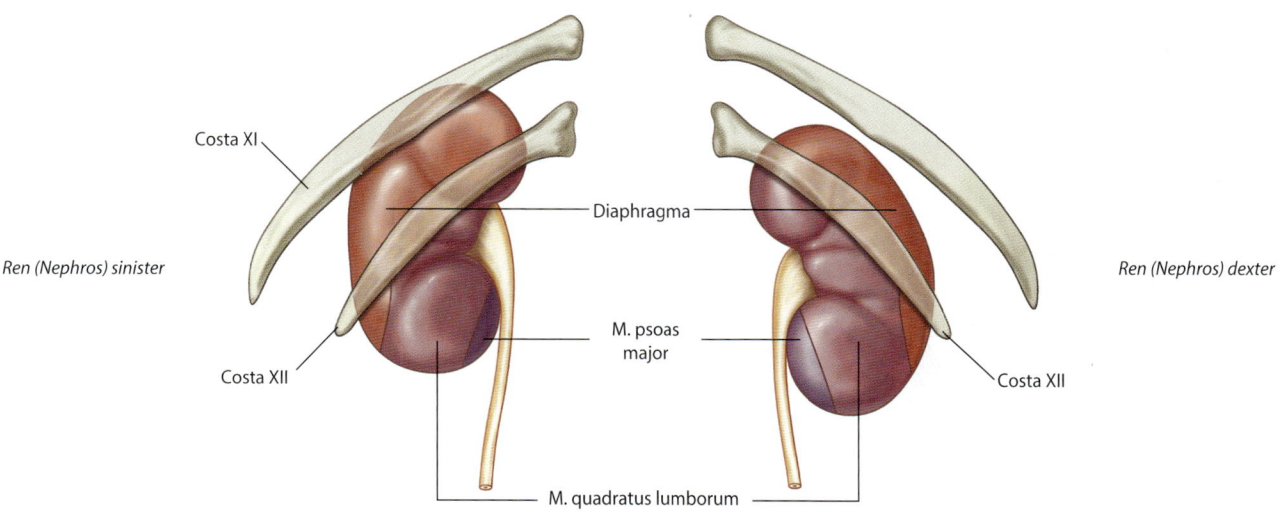

Costa XI

Ren (Nephros) sinister

Costa XII

Diaphragma

M. psoas
major

M. quadratus lumborum

Ren (Nephros) dexter

Costa XII

Strukturen, die an die hintere Oberfläche der Nieren grenzen
Structures related to the posterior surface of each kidney

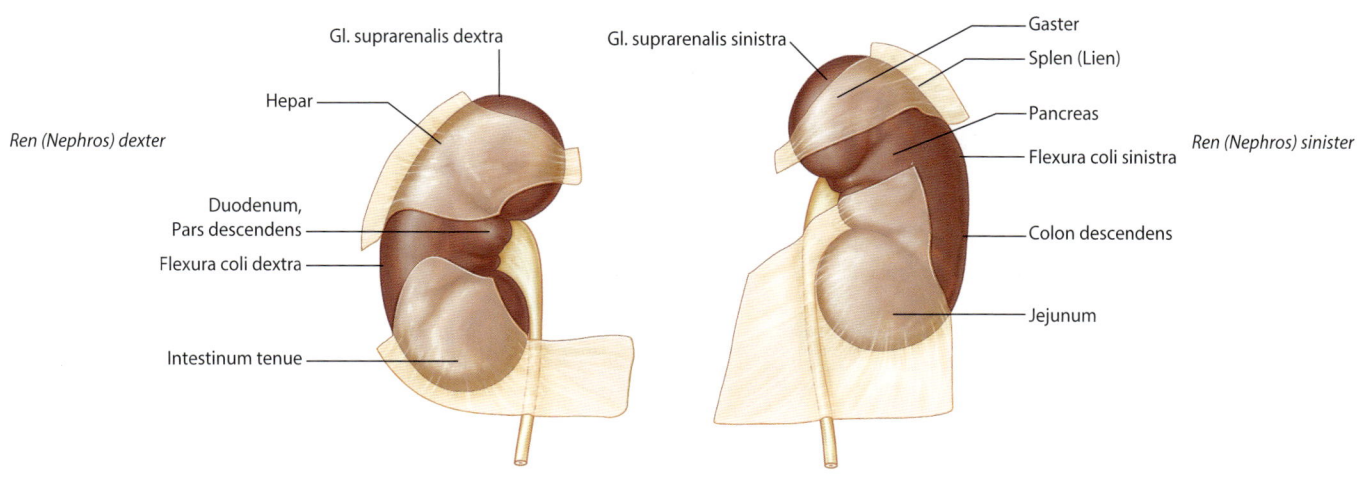

Gl. suprarenalis dextra

Hepar

Ren (Nephros) dexter

Duodenum,
Pars descendens

Flexura coli dextra

Intestinum tenue

Gl. suprarenalis sinistra

Gaster

Splen (Lien)

Pancreas

Flexura coli sinistra

Ren (Nephros) sinister

Colon descendens

Jejunum

Strukturen, die an die vordere Oberfläche der Nieren grenzen
Structures related to the anterior surface of each kidney

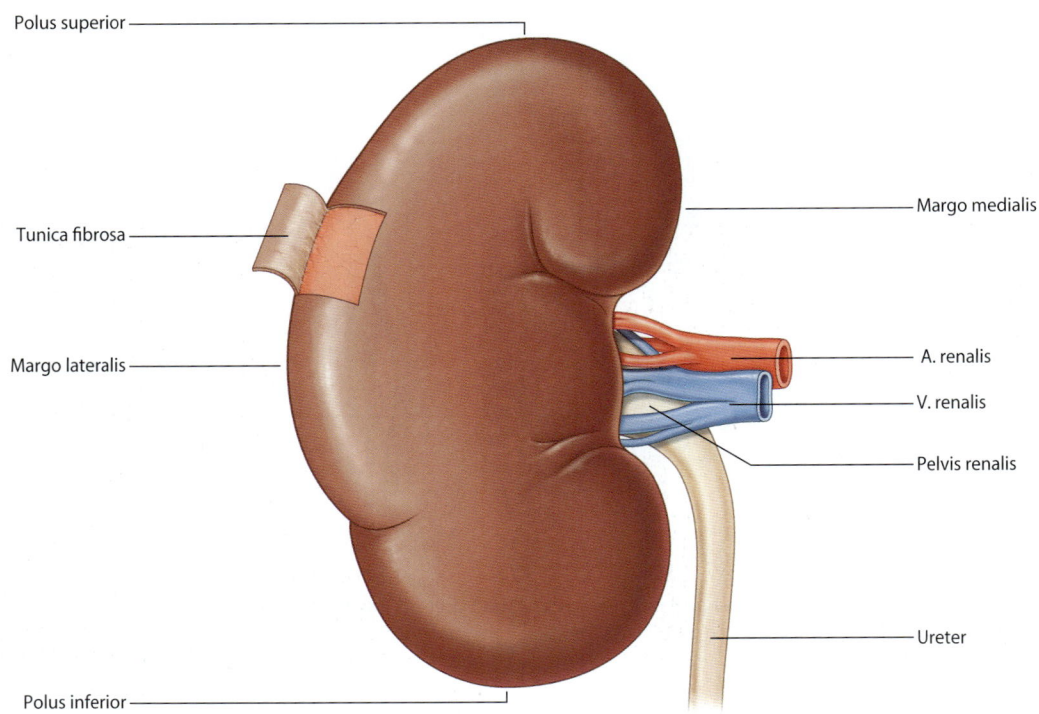

Polus superior

Tunica fibrosa

Margo lateralis

Margo medialis

A. renalis

V. renalis

Pelvis renalis

Ureter

Polus inferior

Ventrale Oberfläche der rechten Niere
Anterior surface of right kidney

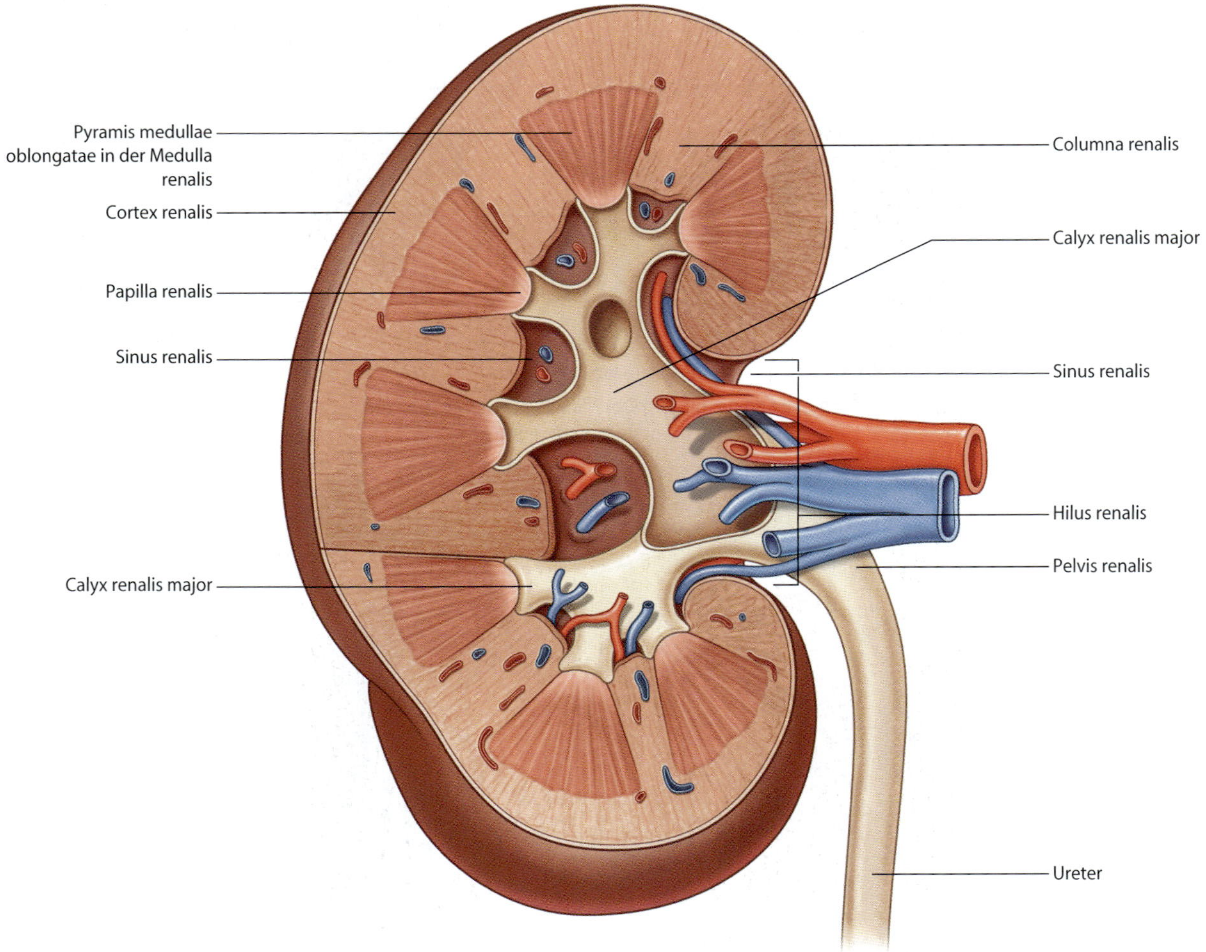

Pyramis medullae oblongatae in der Medulla renalis

Cortex renalis

Papilla renalis

Sinus renalis

Calyx renalis major

Columna renalis

Calyx renalis major

Sinus renalis

Hilus renalis

Pelvis renalis

Ureter

Aufbau der rechten Niere
Internal structure of the right kidney

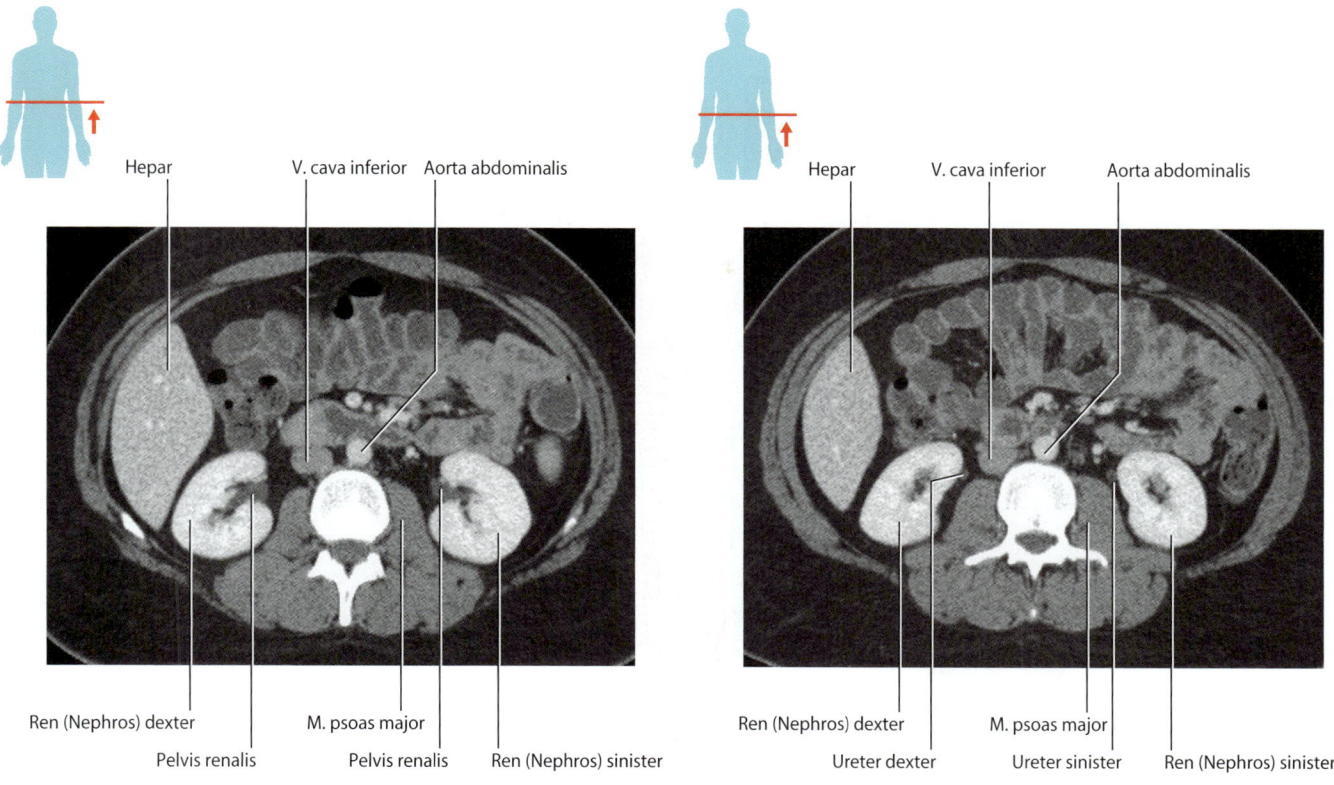

Hepar   V. cava inferior   Aorta abdominalis

Ren (Nephros) dexter   M. psoas major   Ren (Nephros) sinister
Pelvis renalis   Pelvis renalis

Nierenbecken, Pelvis renalis; Kontrastmittel-CT in Axialebene
Renal pelvis. CT image, with contrast, in axial plane

Hepar   V. cava inferior   Aorta abdominalis

Ren (Nephros) dexter   M. psoas major   Ren (Nephros) sinister
Ureter dexter   Ureter sinister

Lage der Harnleiter, Ureter; Kontrastmittel-CT in Axialebene
Location of ureters. CT image, with contrast, in axial plane

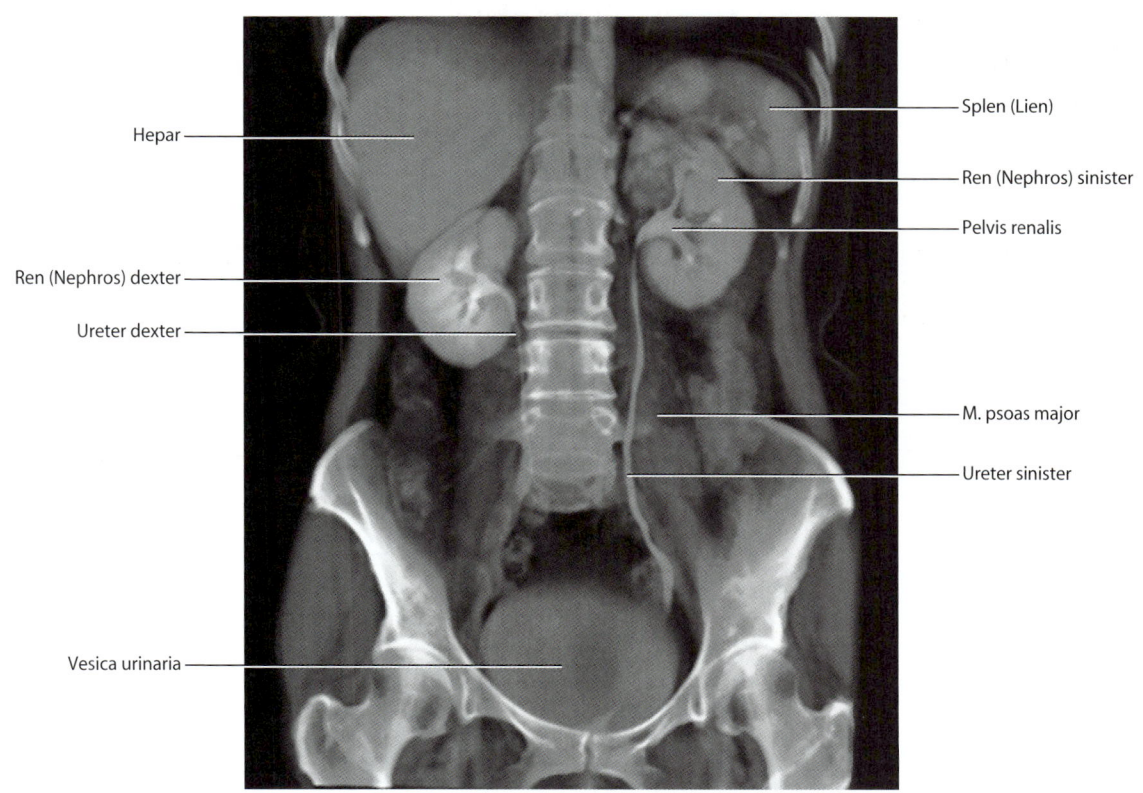

Hepar

Ren (Nephros) dexter

Ureter dexter

Vesica urinaria

Splen (Lien)

Ren (Nephros) sinister

Pelvis renalis

M. psoas major

Ureter sinister

Verlauf der Harnleiter, Ureter, in Bezug zu anderen anatomischen Strukturen; 3D-Urogramm mithilfe der Mehrschicht-Computertomographie, Ansicht von ventral
Pathway of ureter in relation to other structures. Coronal view of 3-D urogram using multidetector computed tomography

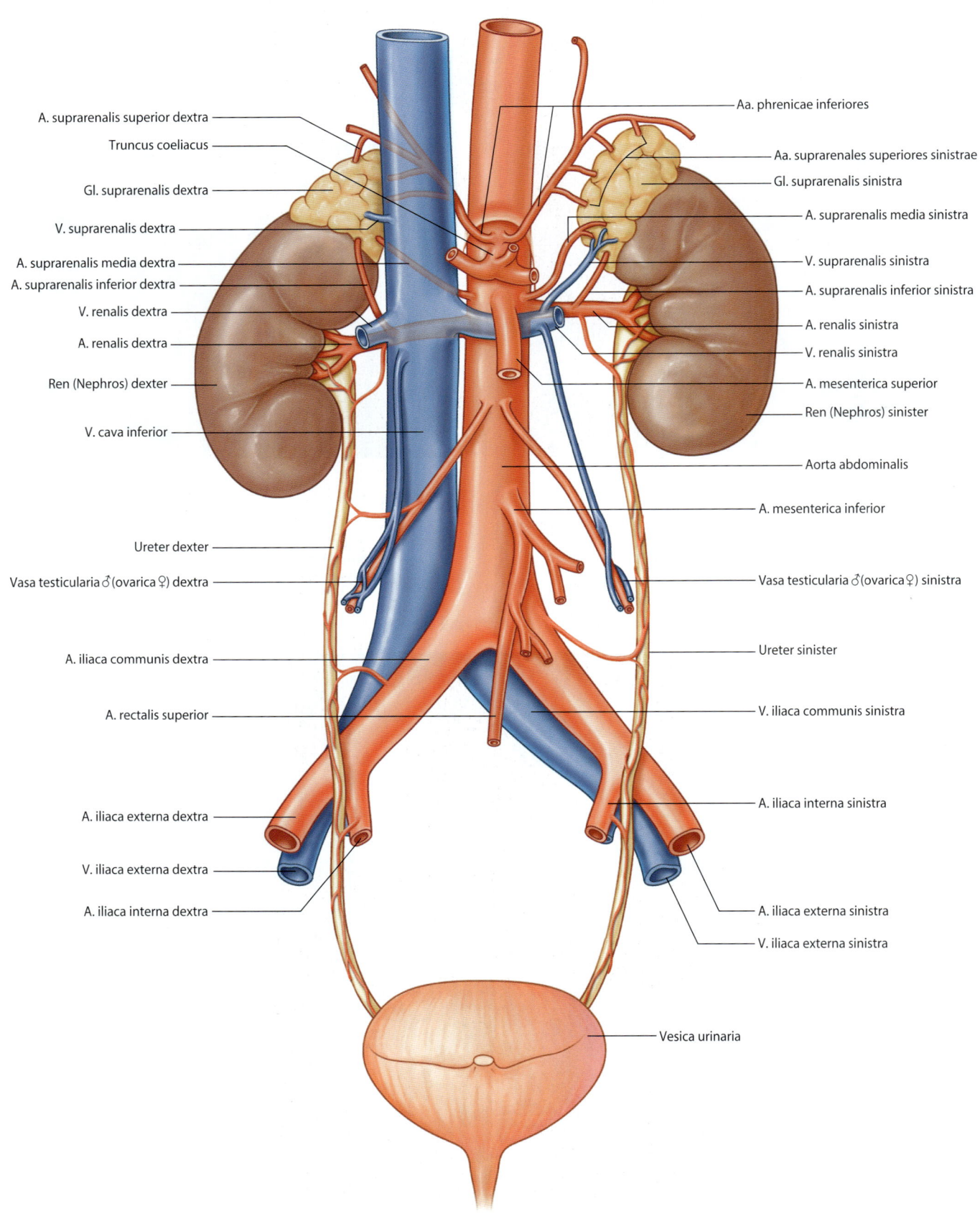

A. suprarenalis superior dextra

Truncus coeliacus

Gl. suprarenalis dextra

V. suprarenalis dextra

A. suprarenalis media dextra

A. suprarenalis inferior dextra

V. renalis dextra

A. renalis dextra

Ren (Nephros) dexter

V. cava inferior

Ureter dexter

Vasa testicularia ♂(ovarica ♀) dextra

A. iliaca communis dextra

A. rectalis superior

A. iliaca externa dextra

V. iliaca externa dextra

A. iliaca interna dextra

Aa. phrenicae inferiores

Aa. suprarenales superiores sinistrae

Gl. suprarenalis sinistra

A. suprarenalis media sinistra

V. suprarenalis sinistra

A. suprarenalis inferior sinistra

A. renalis sinistra

V. renalis sinistra

A. mesenterica superior

Ren (Nephros) sinister

Aorta abdominalis

A. mesenterica inferior

Vasa testicularia ♂(ovarica ♀) sinistra

Ureter sinister

V. iliaca communis sinistra

A. iliaca interna sinistra

A. iliaca externa sinistra

V. iliaca externa sinistra

Vesica urinaria

Gefäßversorgung der Nieren, Nebennieren, Gl. suprarenalis, und Harnleiter, Ureter
Vasculature relating to kidneys, suprarenal glands, and ureters

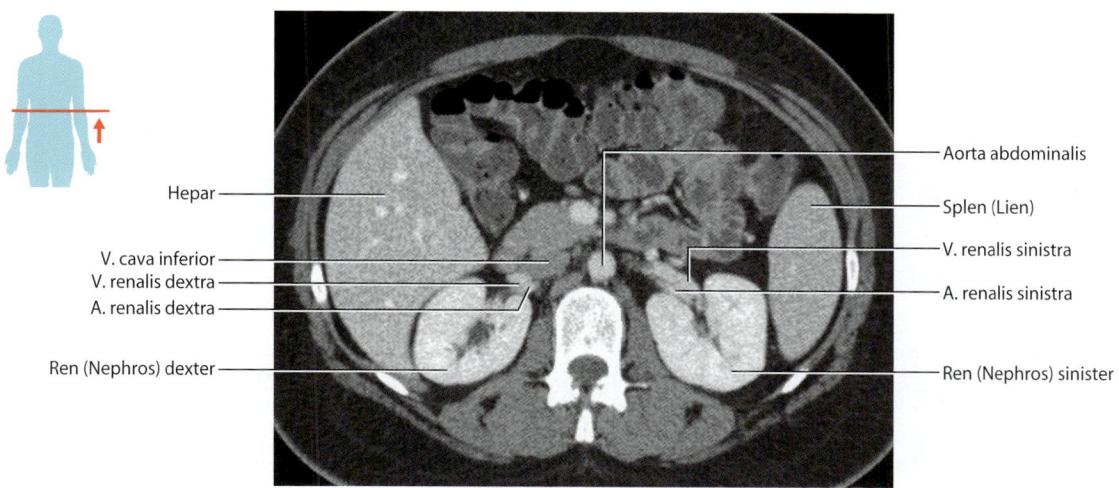

Hepar

V. cava inferior
V. renalis dextra
A. renalis dextra

Ren (Nephros) dexter

Aorta abdominalis

Splen (Lien)

V. renalis sinistra

A. renalis sinistra

Ren (Nephros) sinister

Gefäßversorgung der Nieren; Kontrastmittel-CT in Axialebene
Renal vasculature. CT image, with contrast, in axial plane

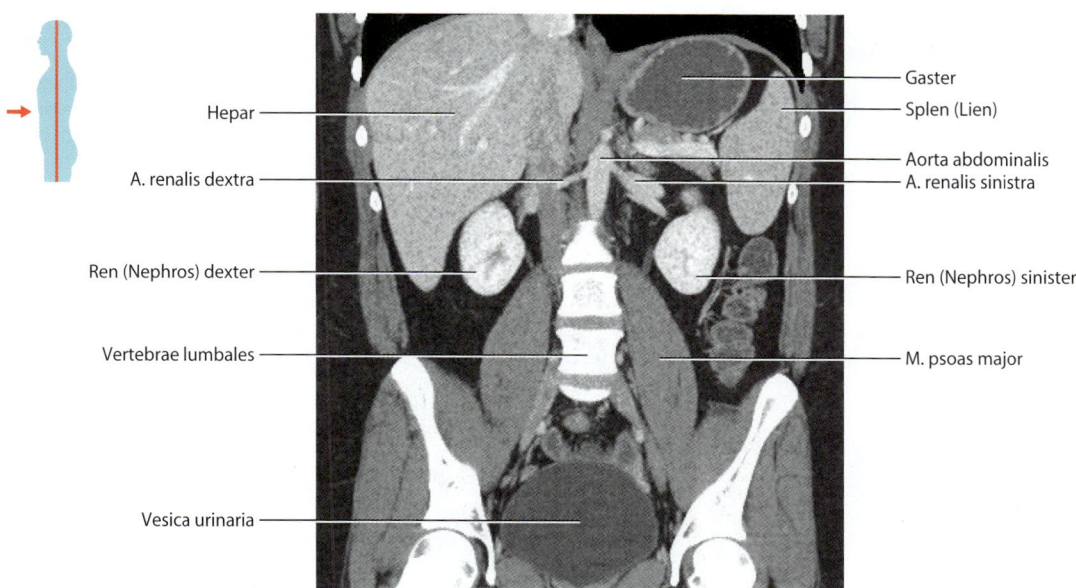

Hepar

A. renalis dextra

Ren (Nephros) dexter

Vertebrae lumbales

Vesica urinaria

Gaster

Splen (Lien)

Aorta abdominalis
A. renalis sinistra

Ren (Nephros) sinister

M. psoas major

Nierenarterien; Kontrastmittel-CT in Koronarebene
Renal arteries. CT image, with contrast, in coronal plane

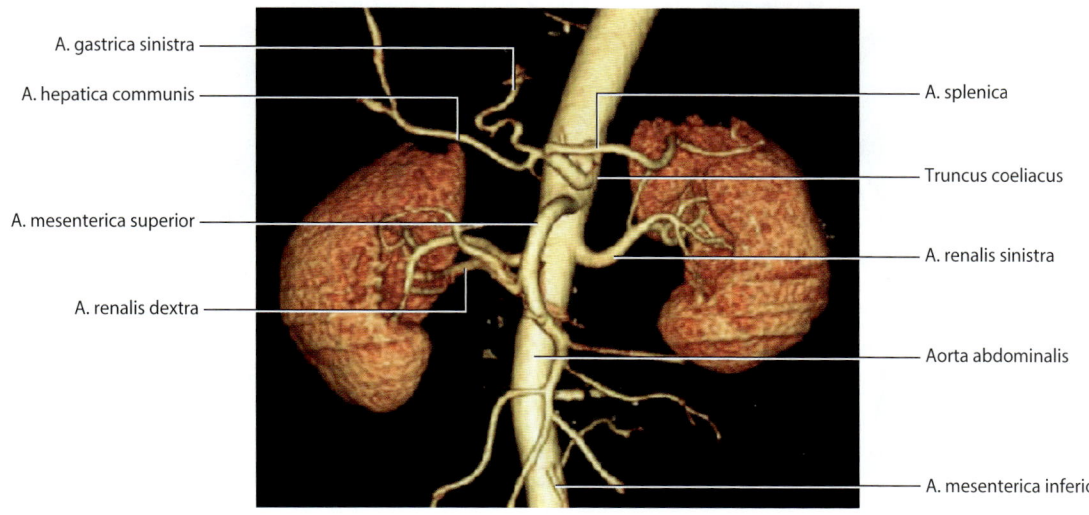

A. gastrica sinistra

A. hepatica communis

A. mesenterica superior

A. renalis dextra

A. splenica

Truncus coeliacus

A. renalis sinistra

Aorta abdominalis

A. mesenterica inferior

Nierenarterien; Volumenrekonstruktion (VRT) Mehrschicht-CT, Ansicht von ventral
Renal arteries. Volume-rendered anterior view using multidetector computer tomography

181

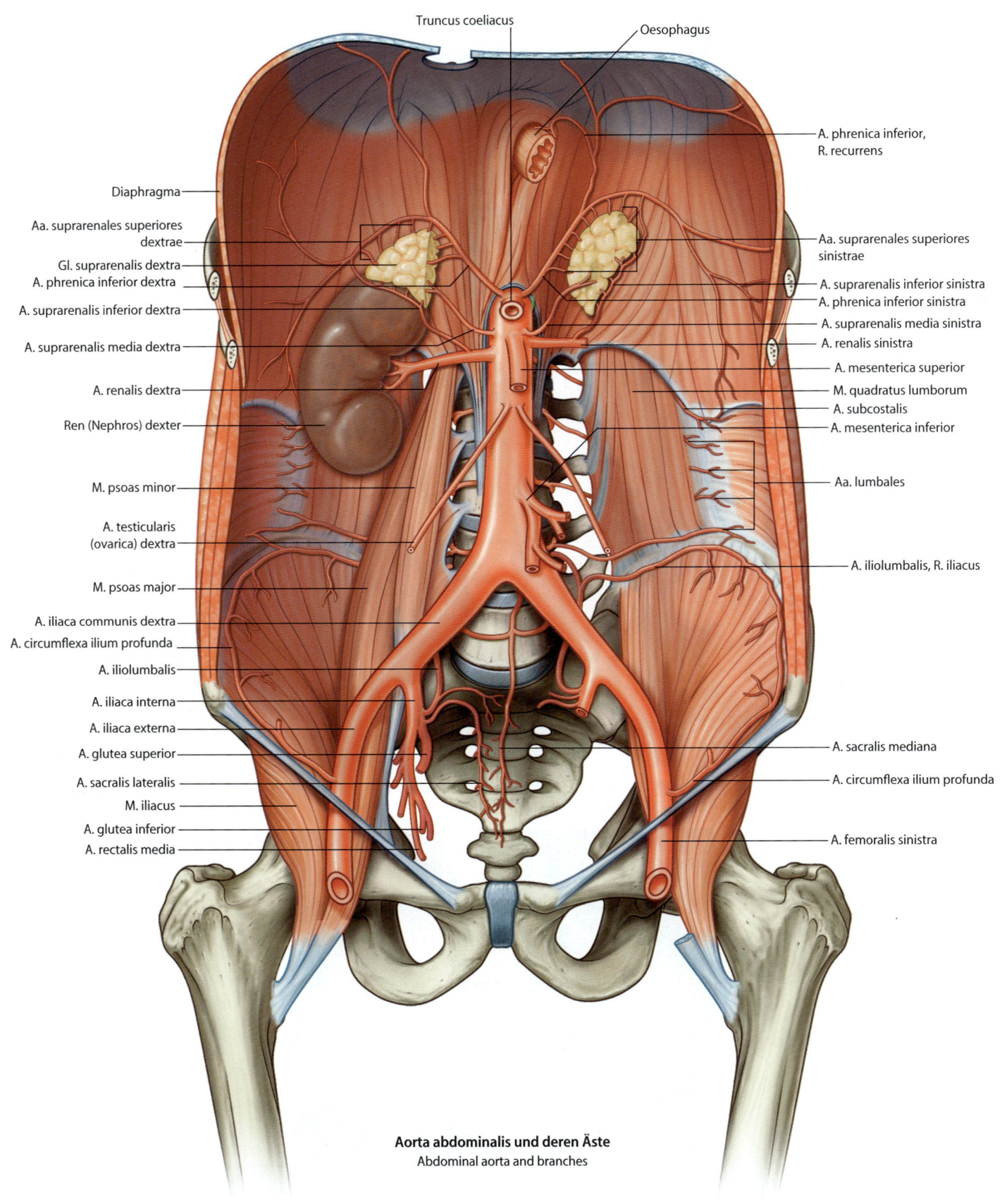

Truncus coeliacus

Oesophagus

A. phrenica inferior,
R. recurrens

Diaphragma

Aa. suprarenales superiores
dextrae

Gl. suprarenalis dextra

A. phrenica inferior dextra

A. suprarenalis inferior dextra

A. suprarenalis media dextra

A. renalis dextra

Ren (Nephros) dexter

M. psoas minor

A. testicularis
(ovarica) dextra

M. psoas major

A. iliaca communis dextra

A. circumflexa ilium profunda

A. iliolumbalis

A. iliaca interna

A. iliaca externa

A. glutea superior

A. sacralis lateralis

M. iliacus

A. glutea inferior

A. rectalis media

Aa. suprarenales superiores
sinistrae

A. suprarenalis inferior sinistra

A. phrenica inferior sinistra

A. suprarenalis media sinistra

A. renalis sinistra

A. mesenterica superior

M. quadratus lumborum

A. subcostalis

A. mesenterica inferior

Aa. lumbales

A. iliolumbalis, R. iliacus

A. sacralis mediana

A. circumflexa ilium profunda

A. femoralis sinistra

Aorta abdominalis und deren Äste
Abdominal aorta and branches

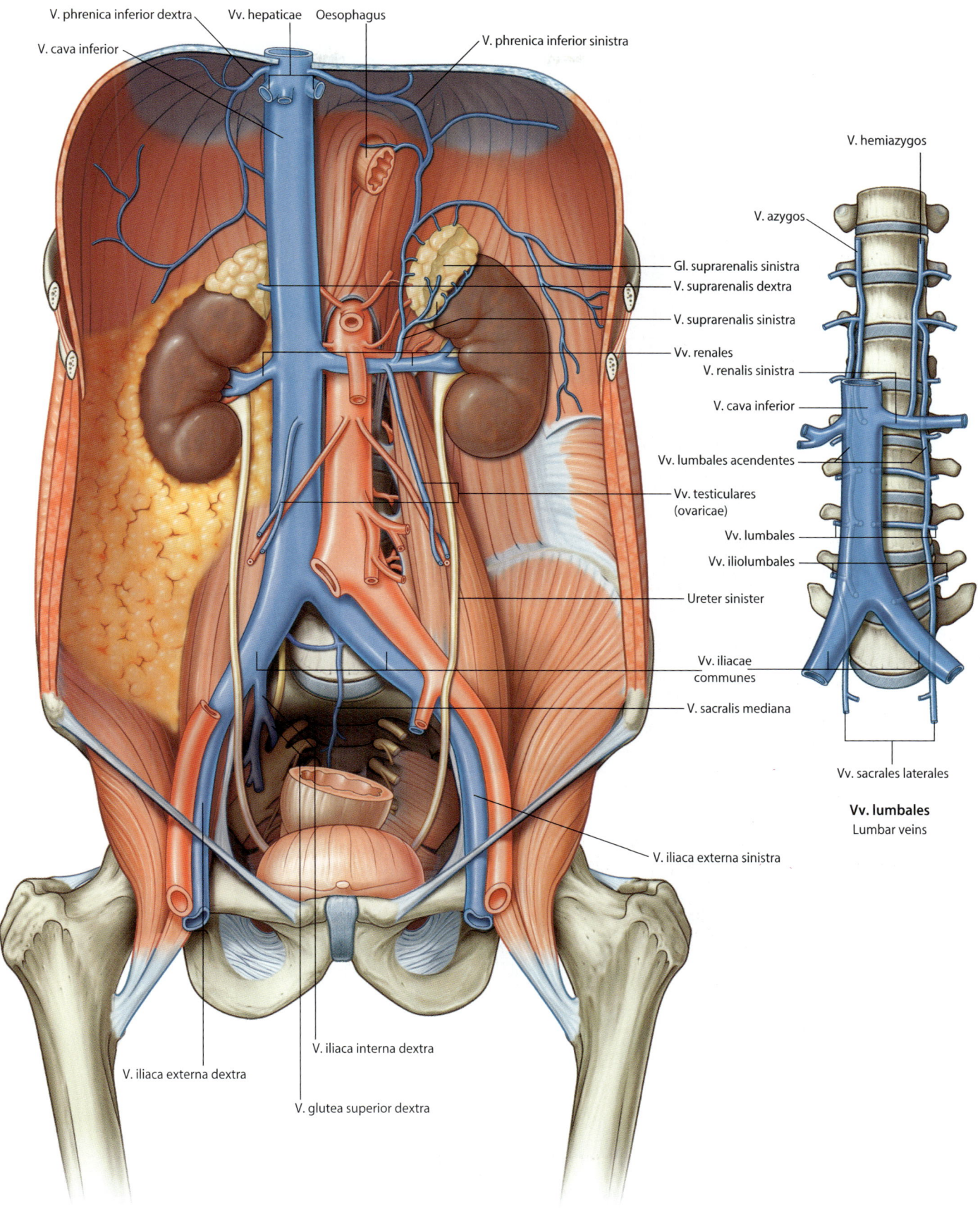

V. phrenica inferior dextra

Vv. hepaticae

Oesophagus

V. cava inferior

V. phrenica inferior sinistra

Gl. suprarenalis sinistra

V. suprarenalis dextra

V. suprarenalis sinistra

Vv. renales

V. renalis sinistra

V. cava inferior

Vv. lumbales acendentes

Vv. testiculares
(ovaricae)

Vv. lumbales

Vv. iliolumbales

Ureter sinister

Vv. iliacae
communes

V. sacralis mediana

V. iliaca externa sinistra

V. iliaca externa dextra

V. iliaca interna dextra

V. glutea superior dextra

V. hemiazygos

V. azygos

Vv. sacrales laterales

Vv. lumbales
Lumbar veins

V. cava inferior und deren Zuflüsse
Inferior vena cava and tributaries

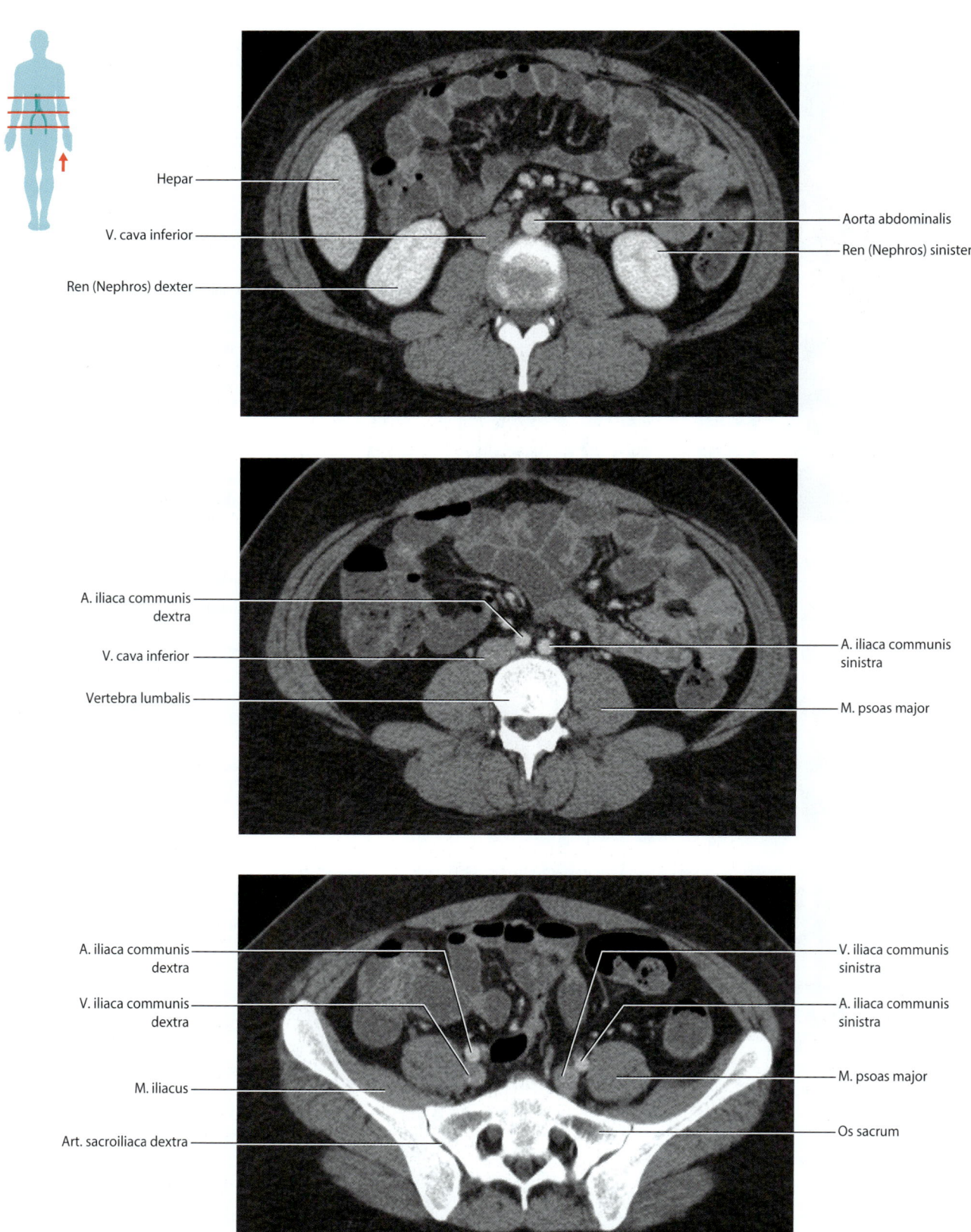

Hepar

V. cava inferior

Ren (Nephros) dexter

Aorta abdominalis

Ren (Nephros) sinister

A. iliaca communis dextra

V. cava inferior

Vertebra lumbalis

A. iliaca communis sinistra

M. psoas major

A. iliaca communis dextra

V. iliaca communis dextra

M. iliacus

Art. sacroiliaca dextra

V. iliaca communis sinistra

A. iliaca communis sinistra

M. psoas major

Os sacrum

Aorta abdominalis und V. cava inferior; Kontrastmittel-CTs in Axialebene
Abdominal aorta and inferior vena cava. CT images, with contrast, in axial plane

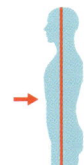

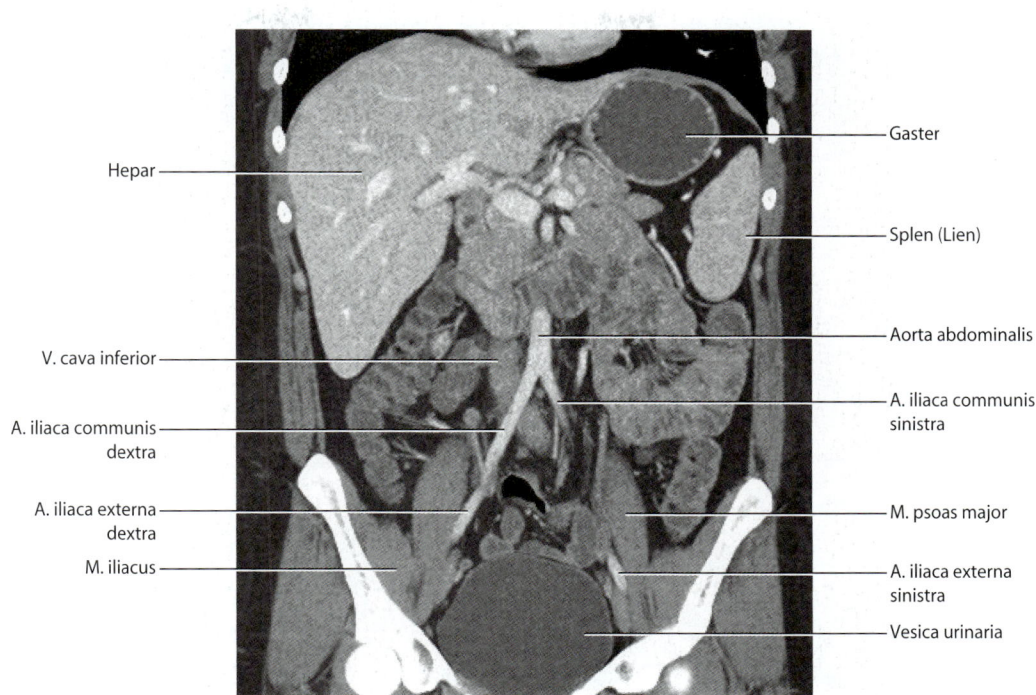

Hepar

V. cava inferior

A. iliaca communis
dextra

A. iliaca externa
dextra

M. iliacus

Gaster

Splen (Lien)

Aorta abdominalis

A. iliaca communis
sinistra

M. psoas major

A. iliaca externa
sinistra

Vesica urinaria

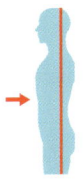

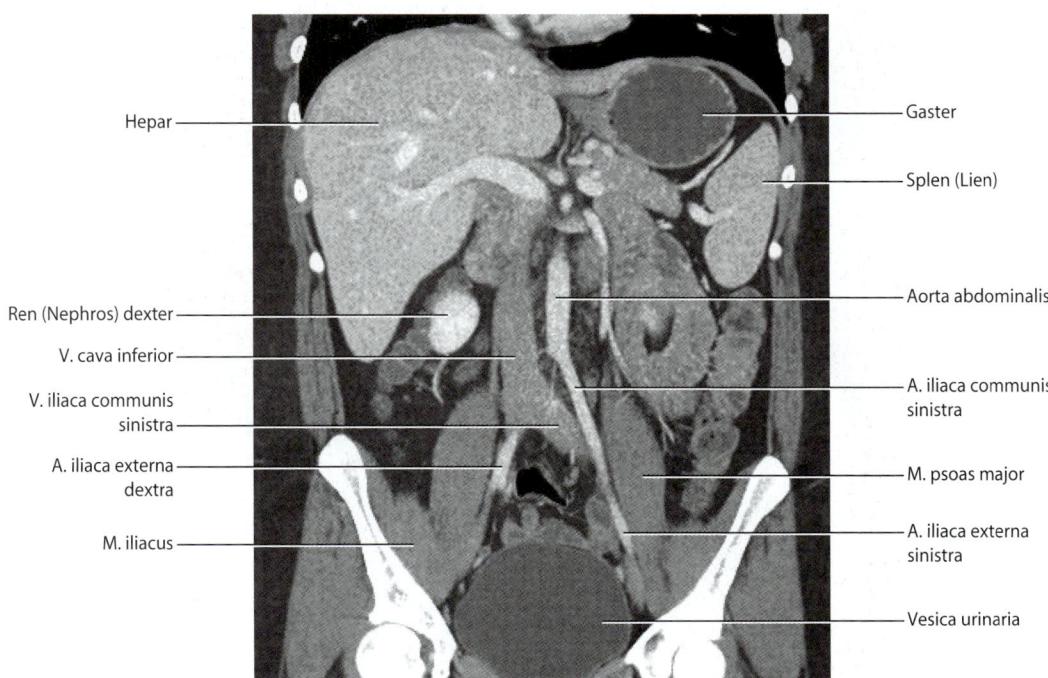

Hepar

Ren (Nephros) dexter

V. cava inferior

V. iliaca communis
sinistra

A. iliaca externa
dextra

M. iliacus

Gaster

Splen (Lien)

Aorta abdominalis

A. iliaca communis
sinistra

M. psoas major

A. iliaca externa
sinistra

Vesica urinaria

Lage der Aorta abdominalis und V. cava inferior in Bezug auf andere anatomische Strukturen; Kontrastmittel-CTs in Koronarebene
Positioning of the abdominal aorta and inferior vena cava in relation to other structures. CT images, with contrast, in coronal plane

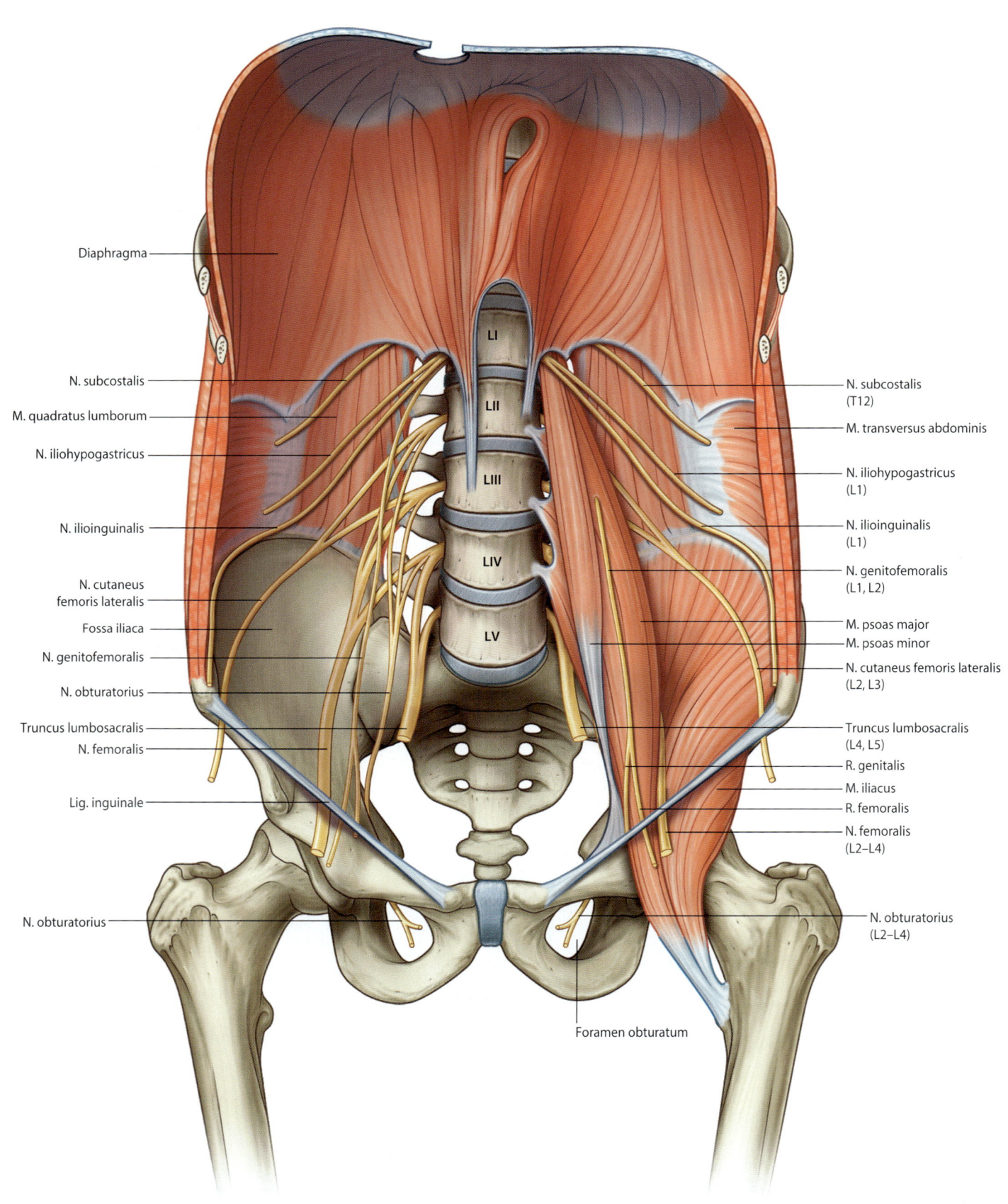

Diaphragma

N. subcostalis

M. quadratus lumborum

N. iliohypogastricus

N. ilioinguinalis

N. cutaneus femoris lateralis

Fossa iliaca

N. genitofemoralis

N. obturatorius

Truncus lumbosacralis

N. femoralis

Lig. inguinale

N. obturatorius

LI

LII

LIII

LIV

LV

N. subcostalis (T12)

M. transversus abdominis

N. iliohypogastricus (L1)

N. ilioinguinalis (L1)

N. genitofemoralis (L1, L2)

M. psoas major

M. psoas minor

N. cutaneus femoris lateralis (L2, L3)

Truncus lumbosacralis (L4, L5)

R. genitalis

M. iliacus

R. femoralis

N. femoralis (L2–L4)

N. obturatorius (L2–L4)

Foramen obturatum

Plexus lumbalis
Lumbar plexus

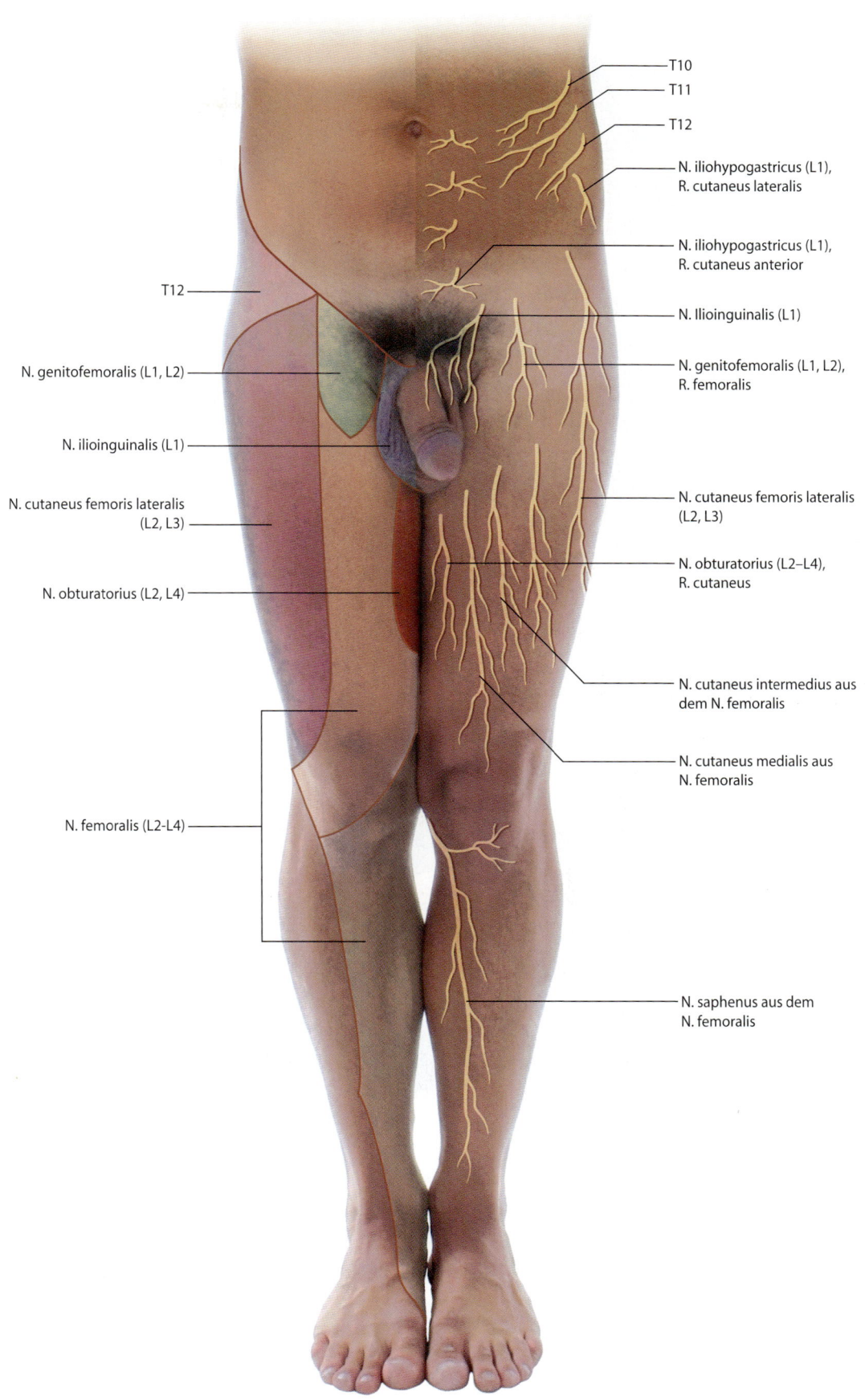

T10
T11
T12
N. iliohypogastricus (L1),
R. cutaneus lateralis

N. iliohypogastricus (L1),
R. cutaneus anterior

N. Ilioinguinalis (L1)

N. genitofemoralis (L1, L2),
R. femoralis

N. cutaneus femoris lateralis
(L2, L3)

N. obturatorius (L2–L4),
R. cutaneus

N. cutaneus intermedius aus
dem N. femoralis

N. cutaneus medialis aus
N. femoralis

N. saphenus aus dem
N. femoralis

T12

N. genitofemoralis (L1, L2)

N. ilioinguinalis (L1)

N. cutaneus femoris lateralis
(L2, L3)

N. obturatorius (L2, L4)

N. femoralis (L2-L4)

Sensible Innervation der Haut des Plexus lumbalis
Cutaneous distribution of the nerves from the lumbar plexus

187

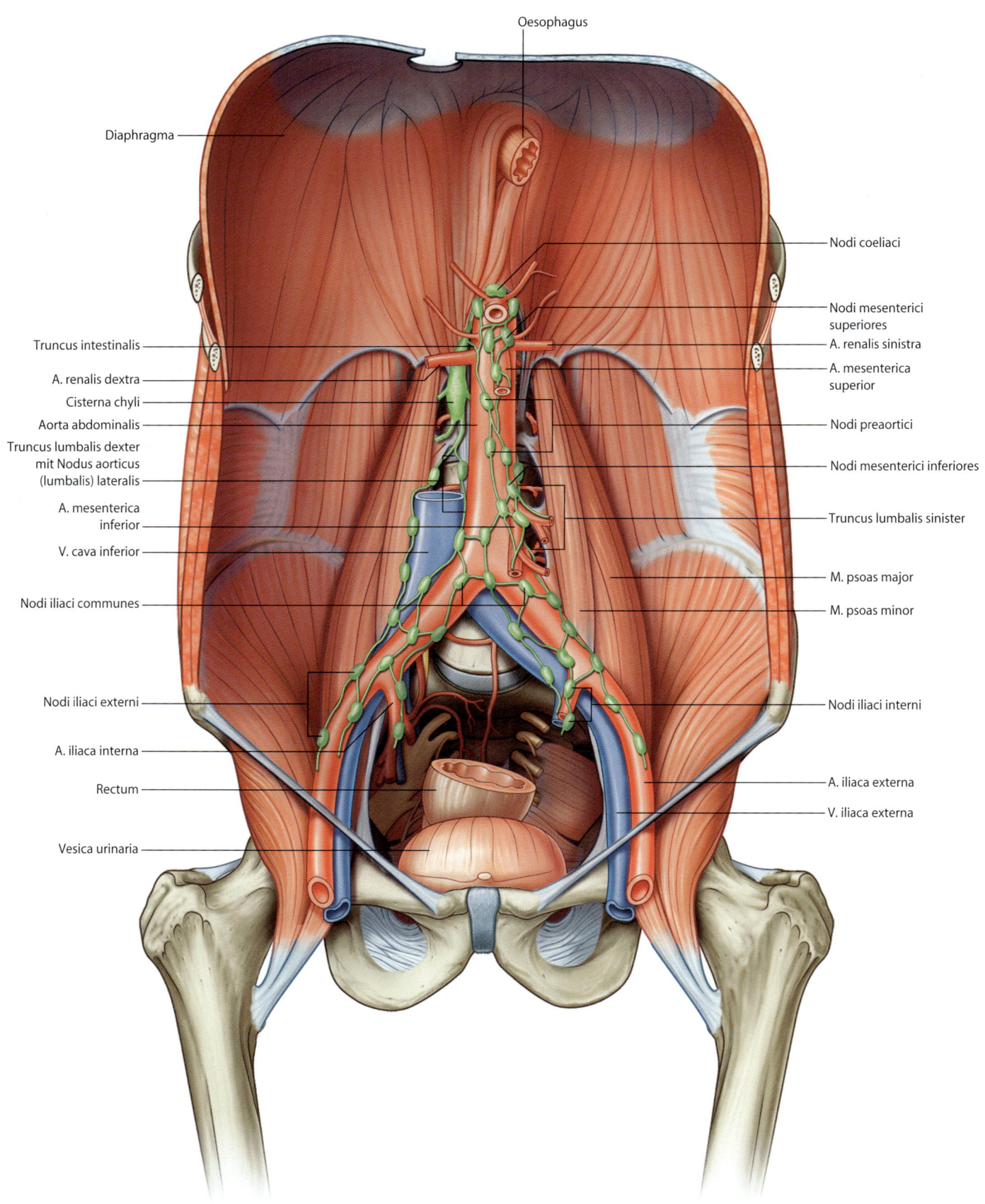

Oesophagus

Diaphragma

Nodi coeliaci

Truncus intestinalis

Nodi mesenterici superiores

A. renalis dextra

A. renalis sinistra

Cisterna chyli

A. mesenterica superior

Aorta abdominalis

Nodi preaortici

Truncus lumbalis dexter mit Nodus aorticus (lumbalis) lateralis

Nodi mesenterici inferiores

A. mesenterica inferior

Truncus lumbalis sinister

V. cava inferior

M. psoas major

Nodi iliaci communes

M. psoas minor

Nodi iliaci externi

Nodi iliaci interni

A. iliaca interna

A. iliaca externa

Rectum

V. iliaca externa

Vesica urinaria

Abdominale Lymphgefäße
Abdominal lymphatics

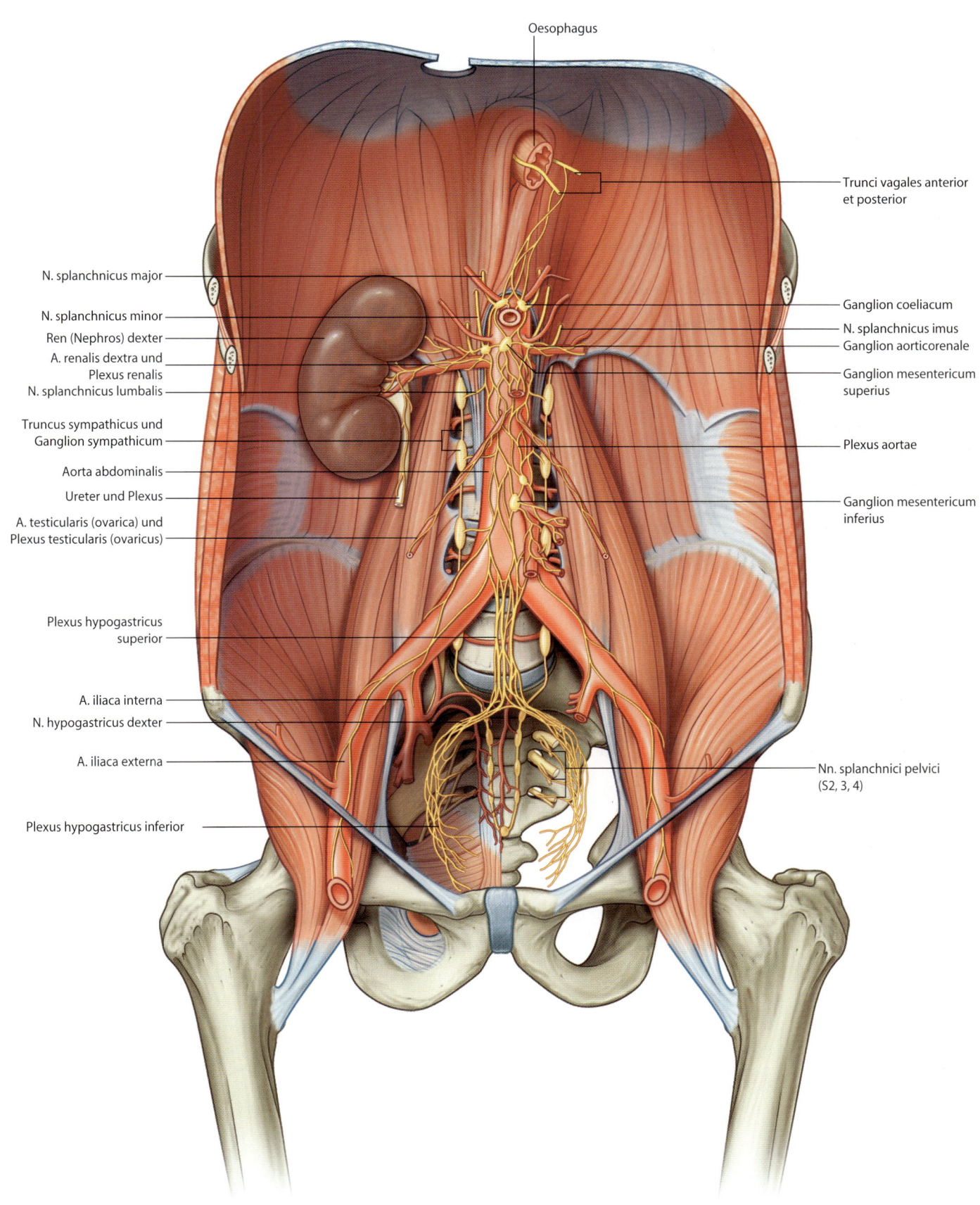

Oesophagus

Trunci vagales anterior
et posterior

N. splanchnicus major

N. splanchnicus minor

Ren (Nephros) dexter

A. renalis dextra und
Plexus renalis

N. splanchnicus lumbalis

Truncus sympathicus und
Ganglion sympathicum

Aorta abdominalis

Ureter und Plexus

A. testicularis (ovarica) und
Plexus testicularis (ovaricus)

Plexus hypogastricus
superior

A. iliaca interna

N. hypogastricus dexter

A. iliaca externa

Plexus hypogastricus inferior

Ganglion coeliacum

N. splanchnicus imus

Ganglion aorticorenale

Ganglion mesentericum
superius

Plexus aortae

Ganglion mesentericum
inferius

Nn. splanchnici pelvici
(S2, 3, 4)

Plexus und Ganglia prevertebralia mit Trunci sympathici
Prevertebral plexuses and ganglia with sympathetic trunks

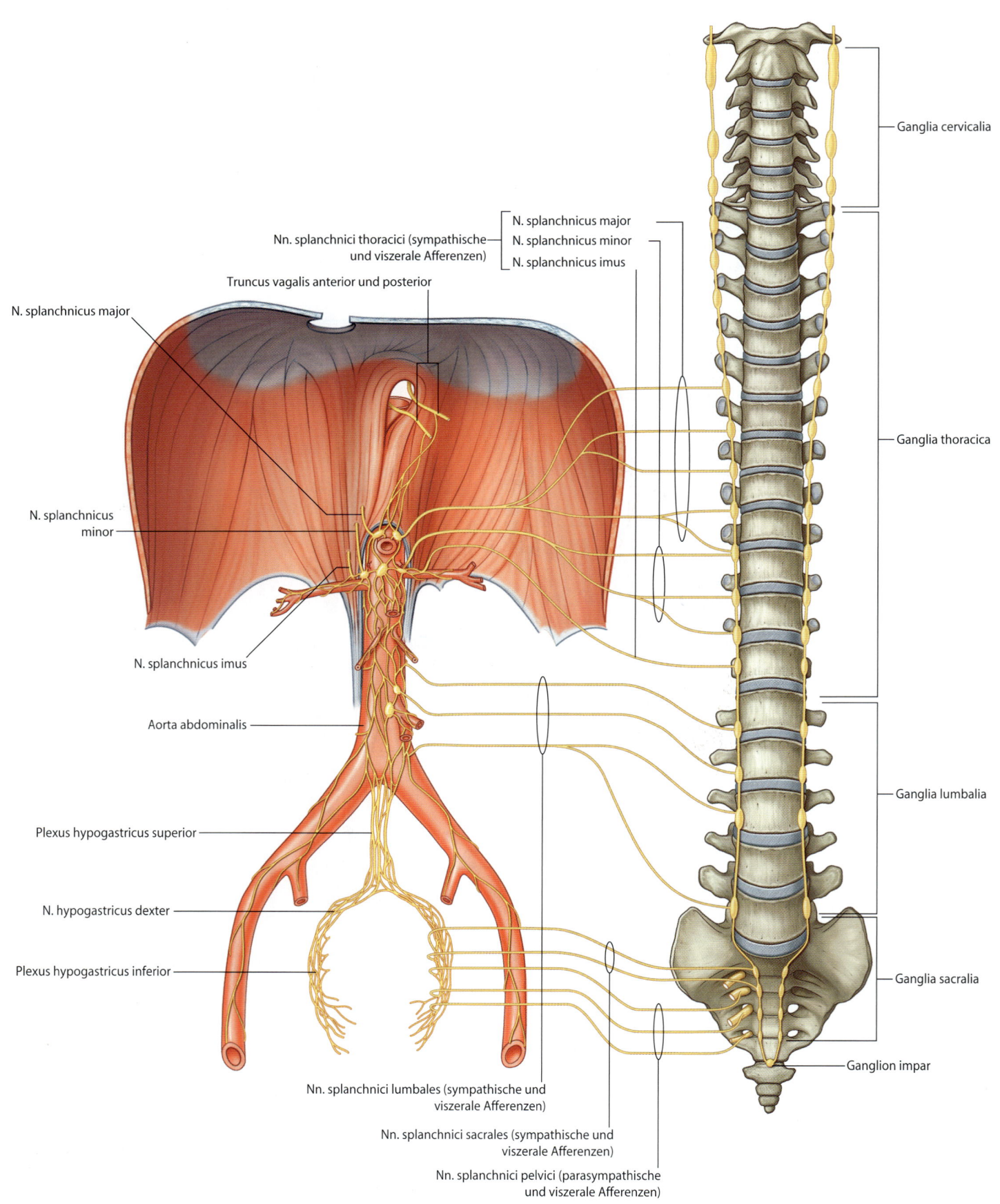

N. splanchnicus major

Nn. splanchnici thoracici (sympathische
und viszerale Afferenzen)

Truncus vagalis anterior und posterior

N. splanchnicus major

N. splanchnicus minor

N. splanchnicus minor

N. splanchnicus imus

N. splanchnicus imus

Aorta abdominalis

Plexus hypogastricus superior

N. hypogastricus dexter

Plexus hypogastricus inferior

Ganglia cervicalia

Ganglia thoracica

Ganglia lumbalia

Ganglia sacralia

Ganglion impar

Nn. splanchnici lumbales (sympathische und
viszerale Afferenzen)

Nn. splanchnici sacrales (sympathische und
viszerale Afferenzen)

Nn. splanchnici pelvici (parasympathische
und viszerale Afferenzen)

Eingeweidenerven, Nn. splanchnici
Splanchnic nerves

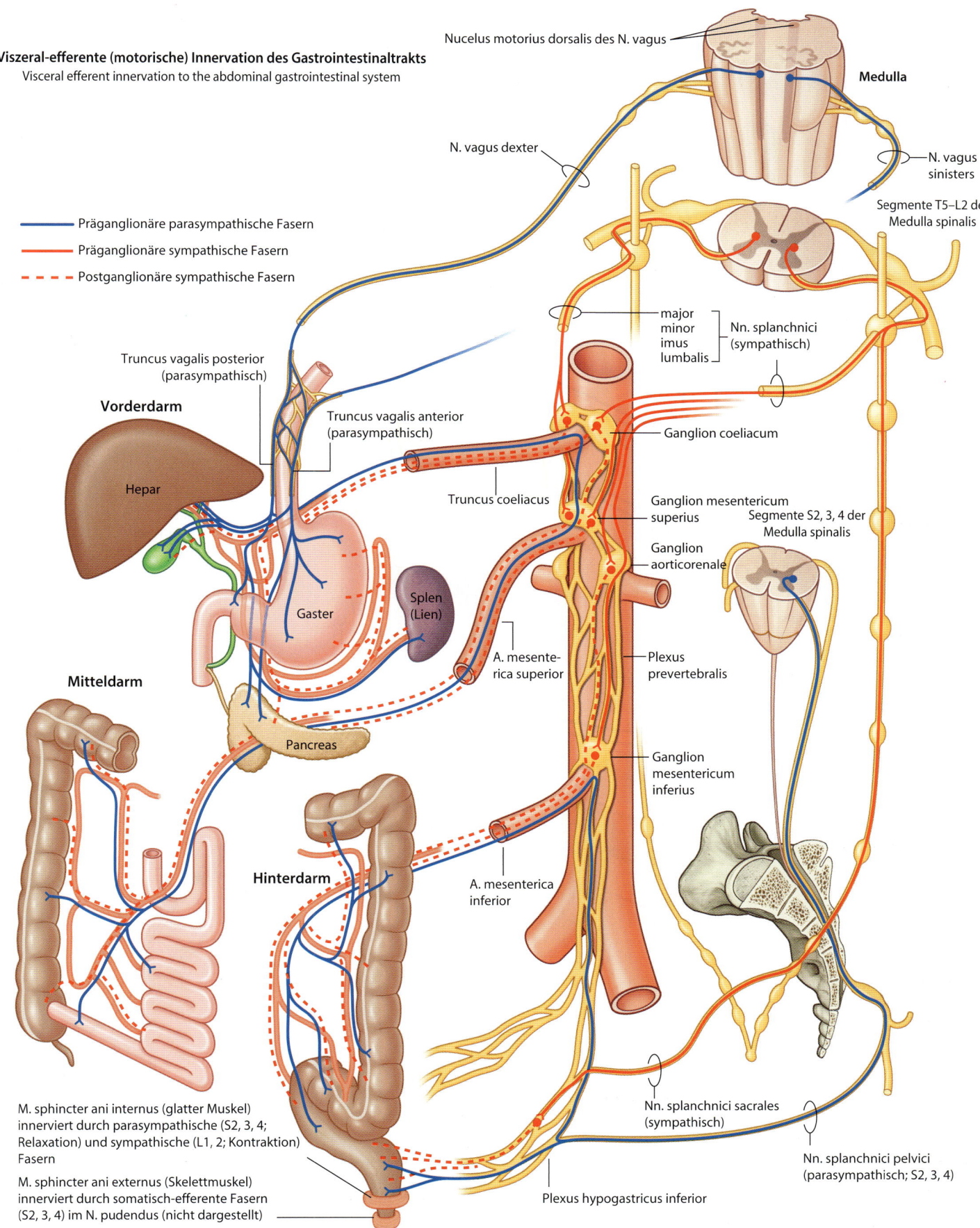

Viszeral-efferente (motorische) Innervation des Gastrointestinaltrakts
Visceral efferent innervation to the abdominal gastrointestinal system

Nucelus motorius dorsalis des N. vagus

Medulla

N. vagus dexter

N. vagus sinisters

Segmente T5–L2 der Medulla spinalis

Präganglionäre parasympathische Fasern

Präganglionäre sympathische Fasern

Postganglionäre sympathische Fasern

major
minor
imus
lumbalis

Nn. splanchnici (sympathisch)

Truncus vagalis posterior (parasympathisch)

Vorderdarm

Truncus vagalis anterior (parasympathisch)

Ganglion coeliacum

Hepar

Truncus coeliacus

Ganglion mesentericum superius

Segmente S2, 3, 4 der Medulla spinalis

Ganglion aorticorenale

Splen (Lien)

Gaster

A. mesenterica superior

Plexus prevertebralis

Mitteldarm

Pancreas

Ganglion mesentericum inferius

Hinterdarm

A. mesenterica inferior

M. sphincter ani internus (glatter Muskel) innerviert durch parasympathische (S2, 3, 4; Relaxation) und sympathische (L1, 2; Kontraktion) Fasern

Nn. splanchnici sacrales (sympathisch)

M. sphincter ani externus (Skelettmuskel) innerviert durch somatisch-efferente Fasern (S2, 3, 4) im N. pudendus (nicht dargestellt)

Nn. splanchnici pelvici (parasympathisch; S2, 3, 4)

Plexus hypogastricus inferior

Viszeral-afferente (sensible) Innervation und ausstrahlender Schmerz
Visceral afferent (sensory) innervation and referred pain diagram

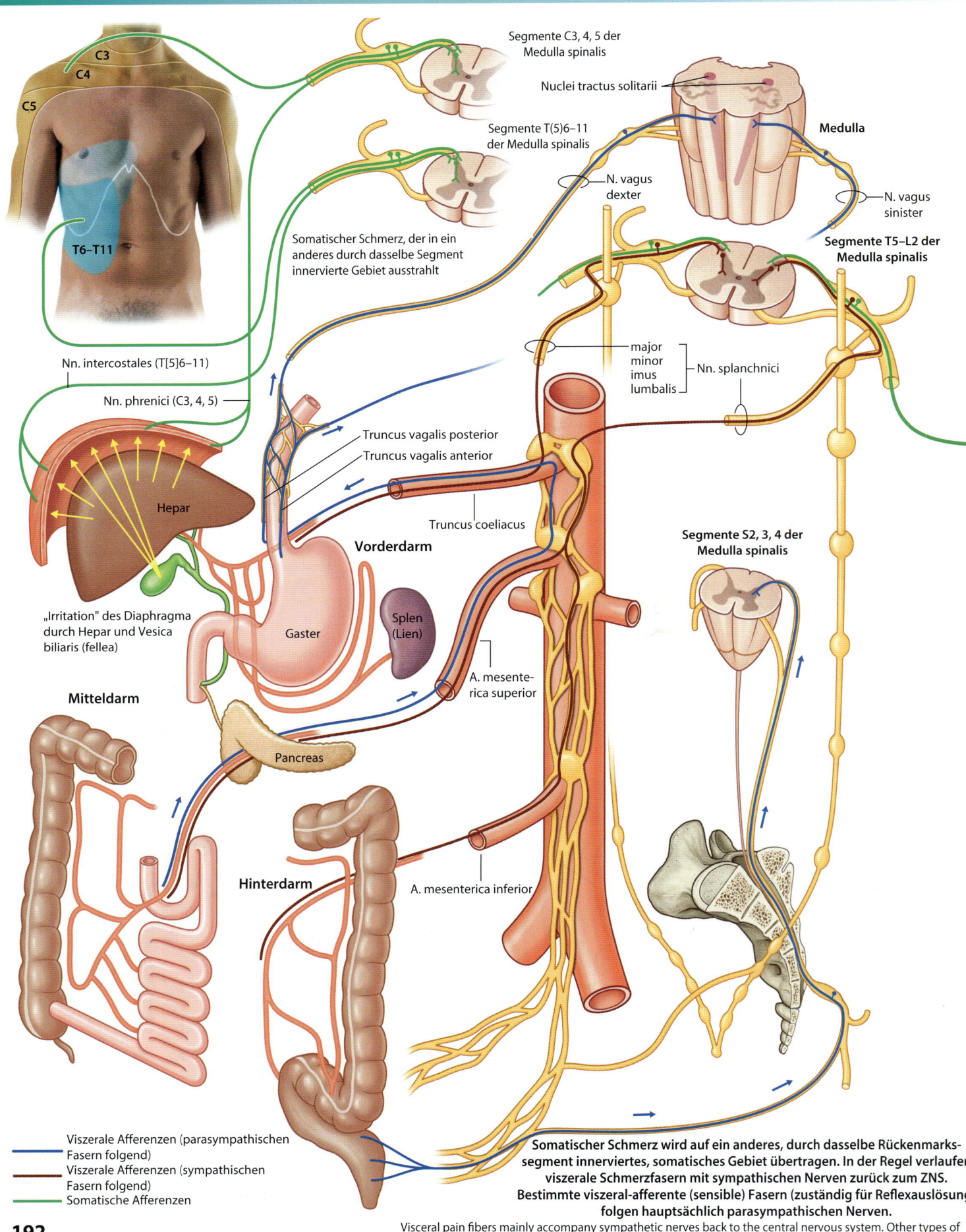

C3
C4
C5

T6–T11

Segmente C3, 4, 5 der Medulla spinalis

Nuclei tractus solitarii

Segmente T(5)6–11 der Medulla spinalis

Medulla

N. vagus dexter

N. vagus sinister

Somatischer Schmerz, der in ein anderes durch dasselbe Segment innervierte Gebiet ausstrahlt

Segmente T5–L2 der Medulla spinalis

Nn. intercostales (T[5]6–11)

Nn. phrenici (C3, 4, 5)

major
minor
imus
lumbalis — Nn. splanchnici

Truncus vagalis posterior
Truncus vagalis anterior

Truncus coeliacus

Hepar

Vorderdarm

Segmente S2, 3, 4 der Medulla spinalis

„Irritation" des Diaphragma durch Hepar und Vesica biliaris (fellea)

Gaster

Splen (Lien)

A. mesenterica superior

Mitteldarm

Pancreas

Hinterdarm

A. mesenterica inferior

Viszerale Afferenzen (parasympathischen Fasern folgend)
Viszerale Afferenzen (sympathischen Fasern folgend)
Somatische Afferenzen

Somatischer Schmerz wird auf ein anderes, durch dasselbe Rückenmarkssegment innerviertes, somatisches Gebiet übertragen. In der Regel verlaufen viszerale Schmerzfasern mit sympathischen Nerven zurück zum ZNS. Bestimmte viszeral-afferente (sensible) Fasern (zuständig für Reflexauslösung) folgen hauptsächlich parasympathischen Nerven.

Visceral pain fibers mainly accompany sympathetic nerves back to the central nervous system. Other types of visceral sensory (afferent) fibers (related to reflex activities) follow mainly parasympathetic nerves

Viszeral-afferente (sensible) Innervation und ausstrahlender Schmerz
Visceral afferent (sensory) innervation and referred pain diagrama

4

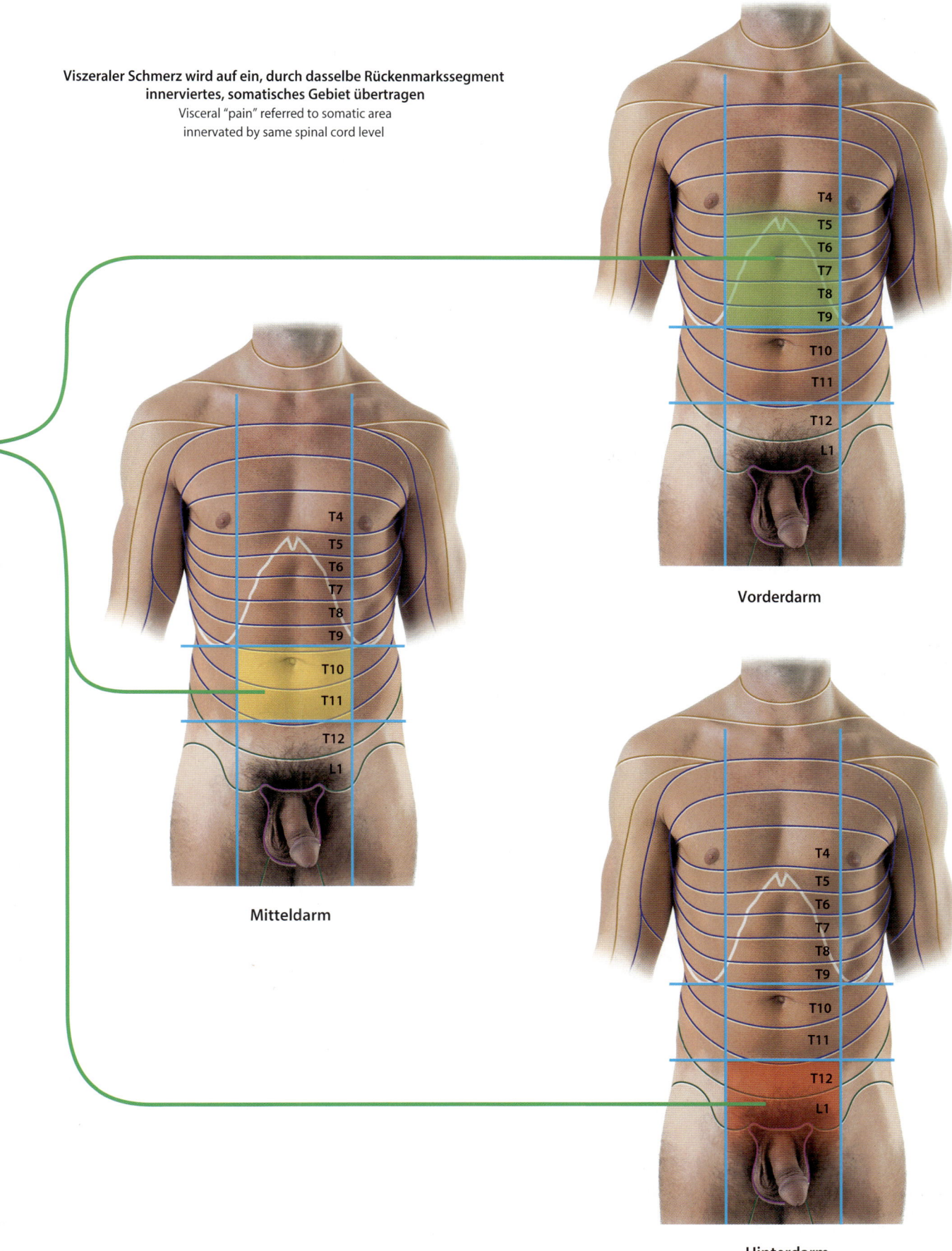

Viszeraler Schmerz wird auf ein, durch dasselbe Rückenmarkssegment innerviertes, somatisches Gebiet übertragen
Visceral "pain" referred to somatic area innervated by same spinal cord level

Vorderdarm

Mitteldarm

Hinterdarm

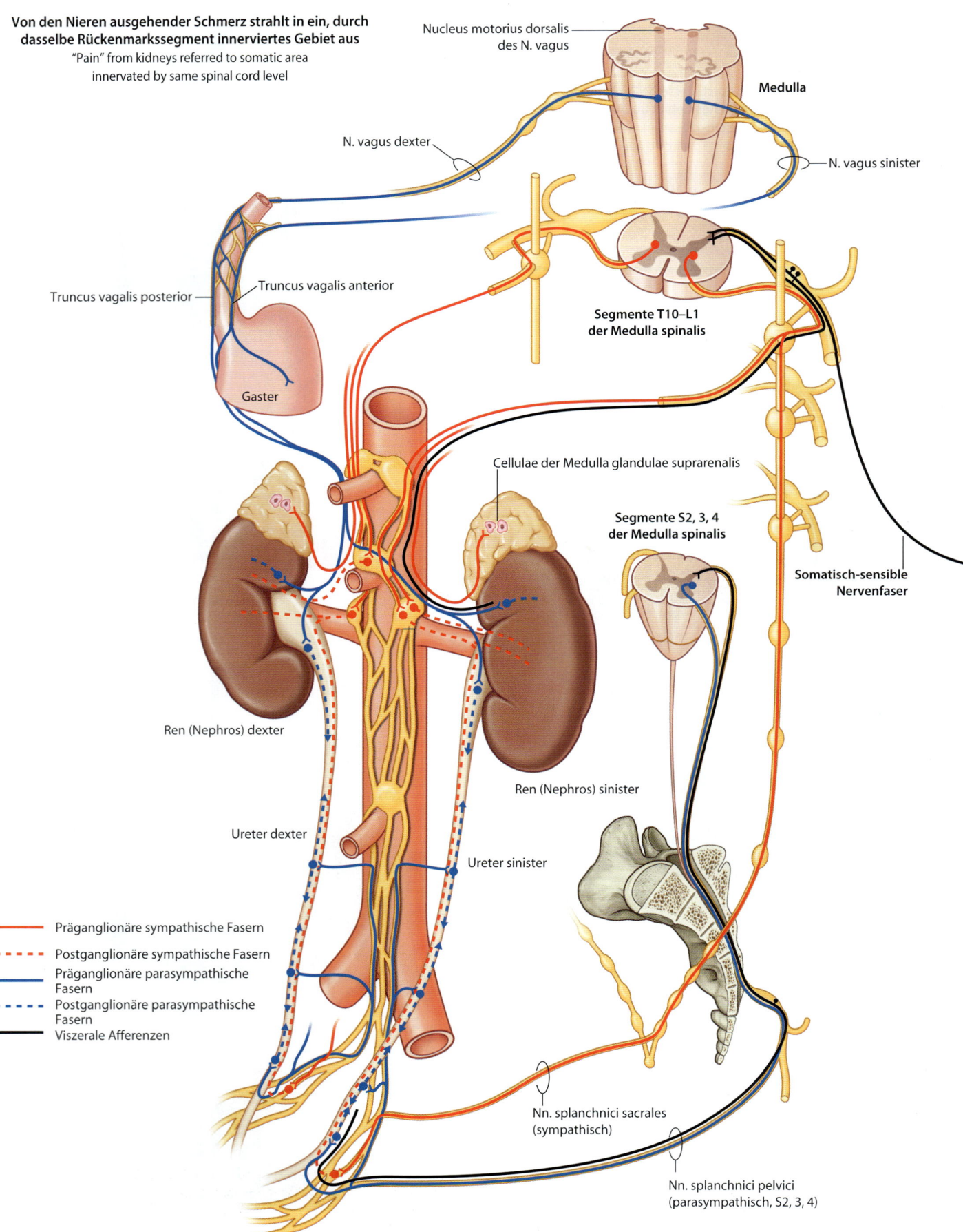

**Von den Nieren ausgehender Schmerz strahlt in ein, durch
dasselbe Rückenmarkssegment innerviertes Gebiet aus**
"Pain" from kidneys referred to somatic area
innervated by same spinal cord level

Nucleus motorius dorsalis
des N. vagus

Medulla

N. vagus dexter

N. vagus sinister

Truncus vagalis anterior

Truncus vagalis posterior

**Segmente T10–L1
der Medulla spinalis**

Gaster

Cellulae der Medulla glandulae suprarenalis

**Segmente S2, 3, 4
der Medulla spinalis**

Ren (Nephros) dexter

Ren (Nephros) sinister

**Somatisch-sensible
Nervenfaser**

Ureter dexter

Ureter sinister

Präganglionäre sympathische Fasern

Postganglionäre sympathische Fasern

Präganglionäre parasympathische
Fasern

Postganglionäre parasympathische
Fasern

Viszerale Afferenzen

Nn. splanchnici sacrales
(sympathisch)

Nn. splanchnici pelvici
(parasympathisch, S2, 3, 4)

Viszeral-afferente (sensible) Innervation von Niere und Ureter
Kidney and ureter visceral afferent (sensory) diagram

4

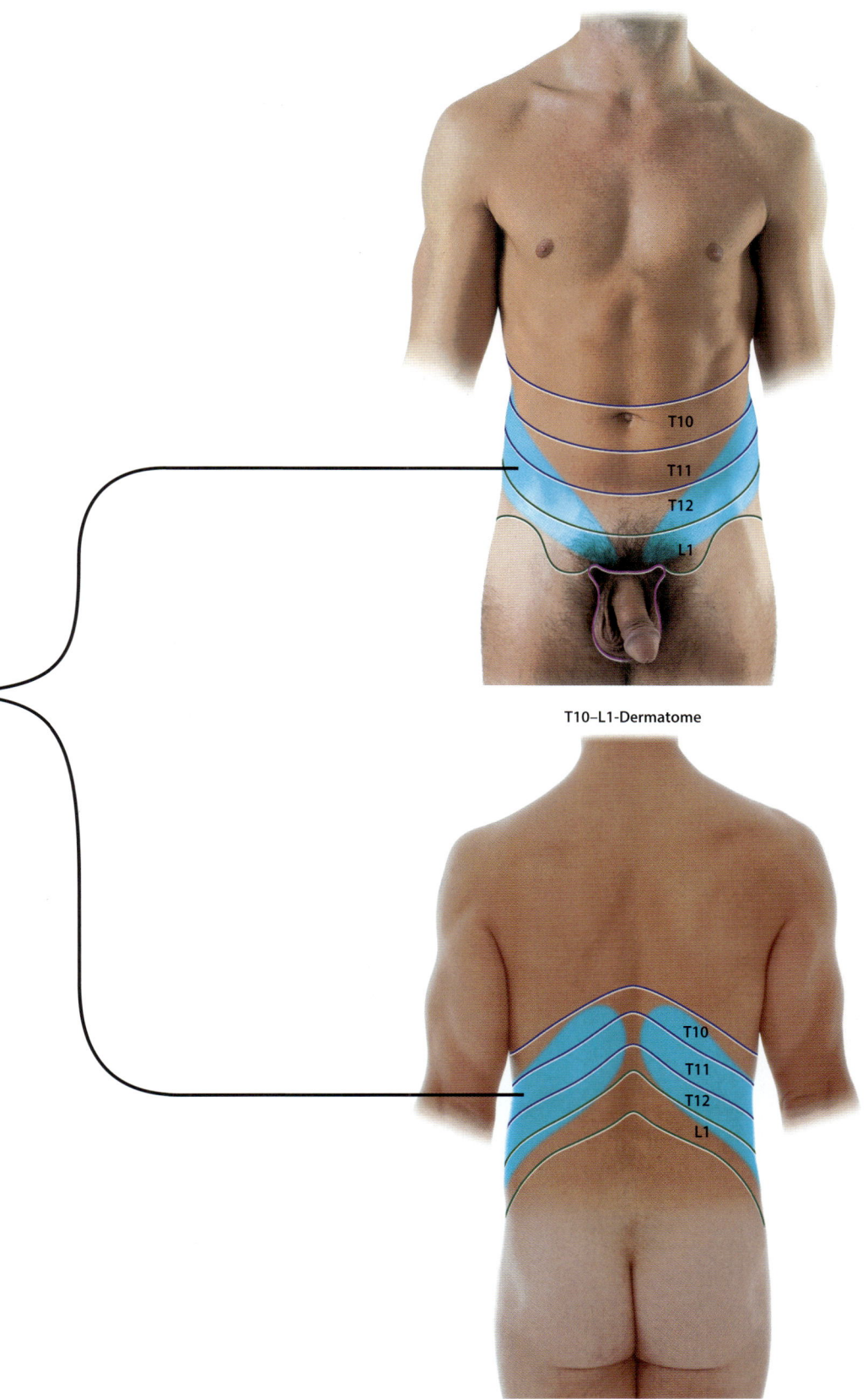

T10–L1-Dermatome

Schmerzfasern folgen in der Regel sympathischen Nerven zum ZNS. Dieser Schmerz wird durch das ZNS in die somatischen Gebiete, die durch dieselben Rückenmarkssegmente innerviert werden, übertragen. Andere Arten viszeral-afferenter (sensibler) Fasern (zuständig für Reflexauslösung) folgen hauptsächlich parasympathischen Nerven

Pain fibers mainly follow sympathetic nerves to the central nervous system (CNS). This pain is 'reerred' by the CNS to the somatic area innervated by the same spinal levels. Other types of viseral afferent (sensory) fibers (related to reflex activities) follow mainly parasympathetic nerves

Muskulatur der vorderen Bauchwand

Muskel		Ursprung	Ansatz	Innervation	Funktion
M. obliquus externus abdominis	1	Außenfläche der unteren acht Rippen (V bis XII)	Labium externum der Crista iliaca; Rektusscheide	Rami anteriores der unteren sechs Nn. thoracici (T7 bis T12)	beidseitige Kontraktion: Bauchpresse, Ventralflexion des Rumpfes; einseitige Kontraktion: ipsilaterale Lateralflexion und/oder kontralaterale Rotation des Rumpfes
M. obliquus internus abdominis	2	Fascia thoracolumbalis; Crista iliaca zwischen den Ursprüngen des M. obliquus externus abdominis und des M. transversus abdominis; laterale zwei Drittel des Lig. inguinale	Unterrand der unteren drei oder vier Rippen; Rektusscheide; Pecten ossis pubis; Crista pubica	Rami anteriores der unteren sechs Nn. thoracici (T7 bis T12) und L1	beidseitige Kontraktion: Bauchpresse, Ventralflexion des Rumpfes; einseitige Kontraktion: ipsilaterale Lateralflexion und Rotation des Rumpfes
M. transversus abdominis	3	Fascia thoracolumbalis; Labium internum der Crista iliaca; laterales Drittel des Lig. inguinale; Cartilagines costae der unteren sechs Rippen (VII bis XII)	Rektusscheide; Pecten ossis pubis; Crista pubica	Rami anteriores der unteren sechs Nn. thoracici (T7 bis T12) und L1	Bauchpresse
M. rectus abdominis	4	Os pubis im Bereich der Symphysis pubica	Cartilagines costae der Rippen V bis VII; Proc. xiphoideus	Rami anteriores der unteren sechs Nn. thoracici (T7 bis T12)	Bauchpresse; Ventralflexion der Wirbelsäule; Spannen der Bauchwand
M. pyramidalis	5	Os pubis im Bereich der Symphysis pubica	Linea alba	Ramus anterior von T12	Spannen der Linea alba

Muskulatur der hinteren Bauchwand

Muskel		Ursprung	Ansatz	Innervation	Funktion
M. psoas major	6	laterale Flächen der Wirbelkörper von TXII und LI bis LV, Procc. costales der Lendenwirbel, Disci intervertebrales zwischen den Wirbeln TXII und LI bis LV	Trochanter minor des Femur	Rami anteriores von L1 bis L3	Flexion des Oberschenkels im Hüftgelenk
M. psoas minor	7	laterale Flächen der Wirbelkörper von TXII und LI sowie dazwischen liegende Disci intervertebrales	Pecten ossis pubis und Eminentia iliopubica	Ramus anterior von L1	schwache Flexion der Lendenwirbelsäule
M. quadratus lumborum	8	Proc. transversus von Wirbel LV, Lig. iliolumbale, Crista iliaca	Procc. transversi der Wirbel LI bis LIV und Unterrand der Rippe XII	Rami anteriores von T12 und L1 bis L4	Senken und Stabilisieren der Rippe XII; ipsilaterale Lateralflexion des Rumpfes
M. iliacus	9	obere zwei Drittel der Fossa iliaca, Ligg. sacroiliaca anteriora und Ligg. iliolumbales; oberer Bereich der Pars lateralis ossis sacri	Trochanter minor des Femur	N. femoralis (L2 bis L4)	Flexion des Oberschenkels im Hüftgelenk

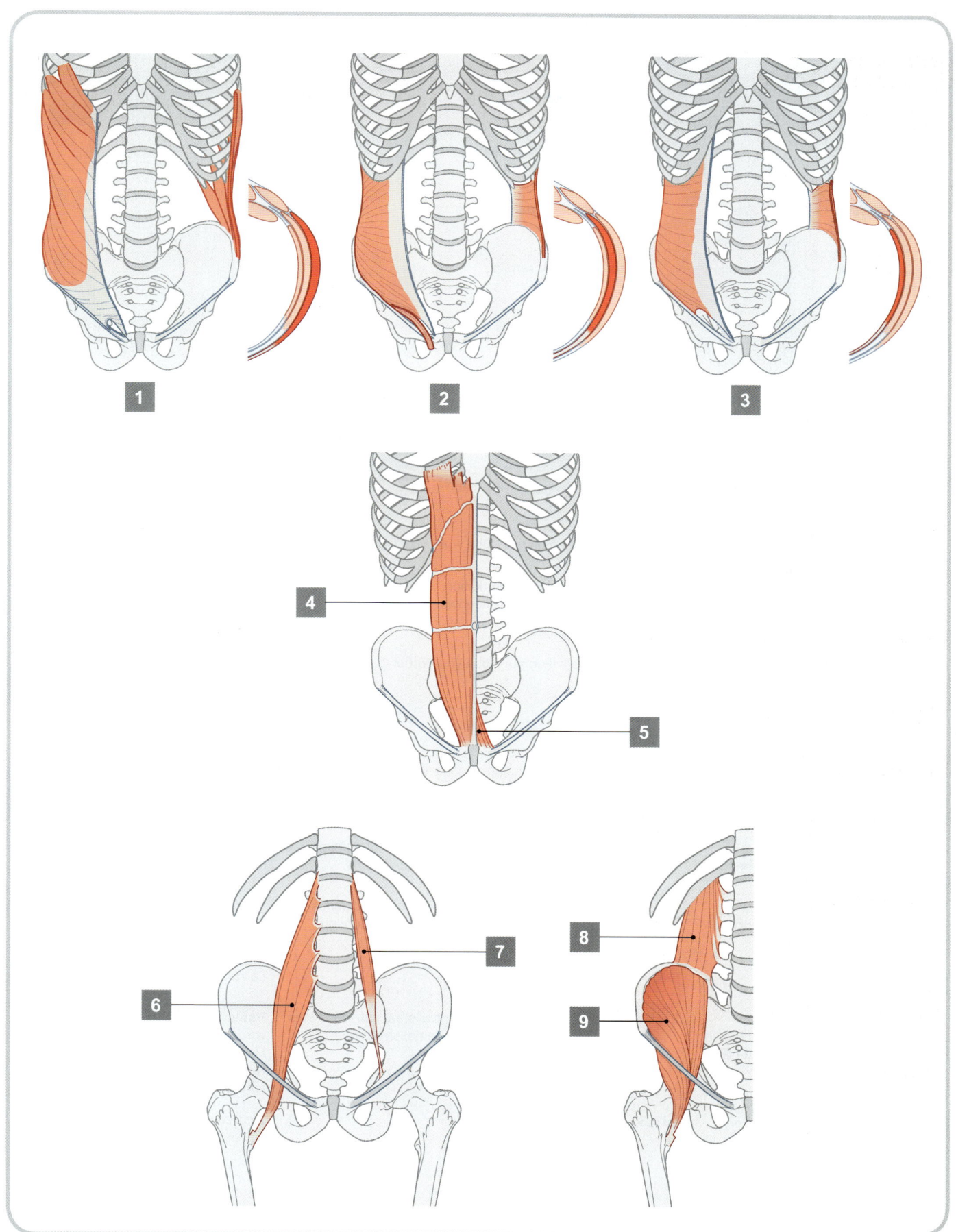

Äste der Aorta abdominalis

Arterie		Abgangs-richtung aus Aorta	Ursprung	Versorgungsgebiet
Truncus coeliacus	1	anterior	unterhalb des Hiatus aorticus des Zwerchfells	abdomineller Teil des Vorderdarms
A. mesenterica superior	2	anterior	unterhalb des Truncus coeliacus	Mitteldarm
A. mesenterica inferior	3	anterior	unterhalb der A. renalis	Hinterdarm
A. suprarenalis media	4	lateral	oberhalb der A. renalis	Nebennieren
A. renalis	5	lateral	unterhalb der A. mesenterica superior	Nieren
A. testicularis/ ovarica	6	anterior (paarig)	unterhalb der A. renalis	Mann: Hoden; Frau: Ovarien
A. phrenica inferior	7	lateral	unterhalb des Hiatus aorticus	Zwerchfell
A. lumbalis	8	posterior	vier paarige Äste auf Höhe von LI bis LIV	Hinterwand des Abdomens und Rückenmarks
A. sacralis mediana	9	posterior	oberhalb der Aortenbifurkation, zieht nach unten über die Lendenwirbel, bis zum Os sacrum	
A. iliaca communis	10	terminal	Aortenbifurkation auf Höhe von Wirbel LIV	

Äste des Plexus lumbalis

Nerv		Ursprung	Rückenmarks-segmente	Motorische Innervation	Sensible Innervation
N. iliohypo-gastricus	1	Ramus anterior von L1	L1	M. obliquus internus abdominis und M. transversus abdominis	hintere und seitliche Gesäßhaut sowie Haut der Schamregion
N. ilioinguinalis	2	Ramus anterior von L1	L1	M. obliquus internus abdominis und M. transversus abdominis	Haut der des medial-oberen Oberschenkels, **Mann**: Haut der Peniswurzel und des vorderen Skrotums, **Frau**: Haut des Mons pubis und der Labia majora
N. genito-femoralis	3	Rami anteriores von L1 und L2	L1, L2	Ramus genitalis: M. cremaster des Mannes (Cremasterreflex)	**Ramus genitalis:** Haut des vorderen Skrotums oder Haut des Mons pubis und der Labia majora; **Ramus femoralis:** Haut des vorderen oberen Oberschenkels
N. cutaneus femoris lateralis	4	Rami anteriores von L2 und L3	L2, L3		vordere und laterale Oberschenkelhaut bis zum Knie
N. obturatorius	5	Rami anteriores von L2 bis L4	L2 bis L4	M. obturatorius externus, M. pectineus und Muskeln der medialen Loge des Oberschenkels	Haut der medialen Seite des Oberschenkels
N. femoralis	6	Rami anteriores von L2 bis L4	L2 bis L4	M. iliacus, M. pectineus und Muskeln der vorderen Loge des Oberschenkels	Haut der Vorderseite des Oberschenkels und der medialen Seite des Unterschenkels

7
1
4
2
5
8
6
3
9
10

L1
L2
L3
L4
1
2
3
4
6
5

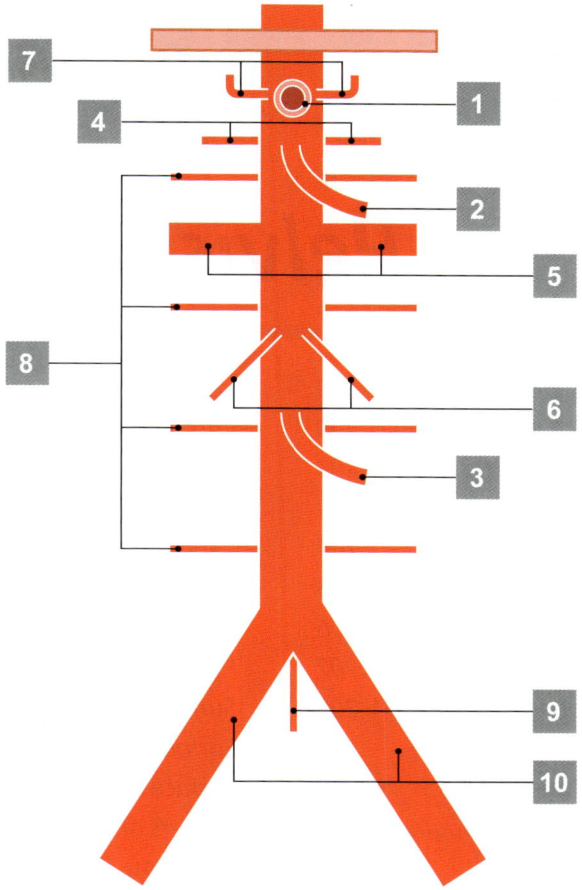

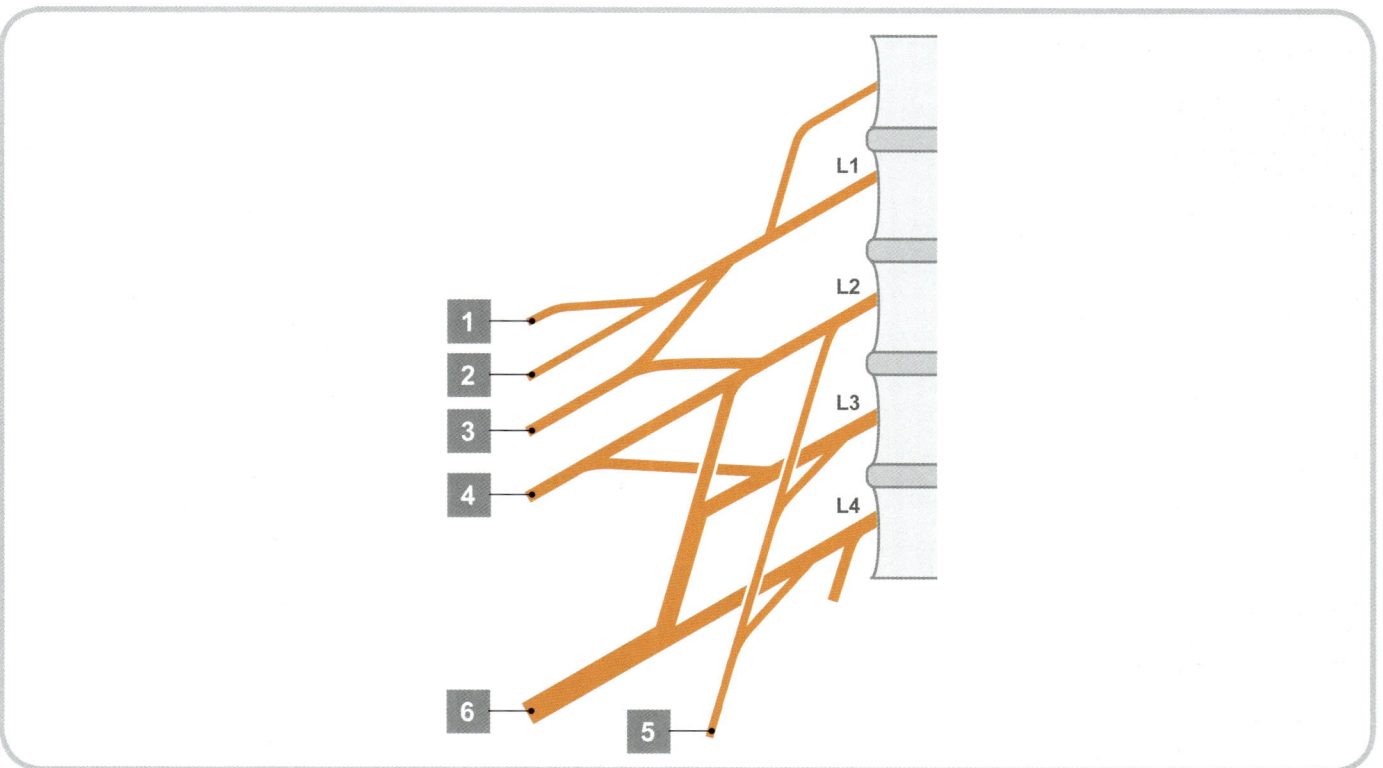

Pelvis and Perineum

CONTENTS

BECKEN UND PERINEUM

INHALT

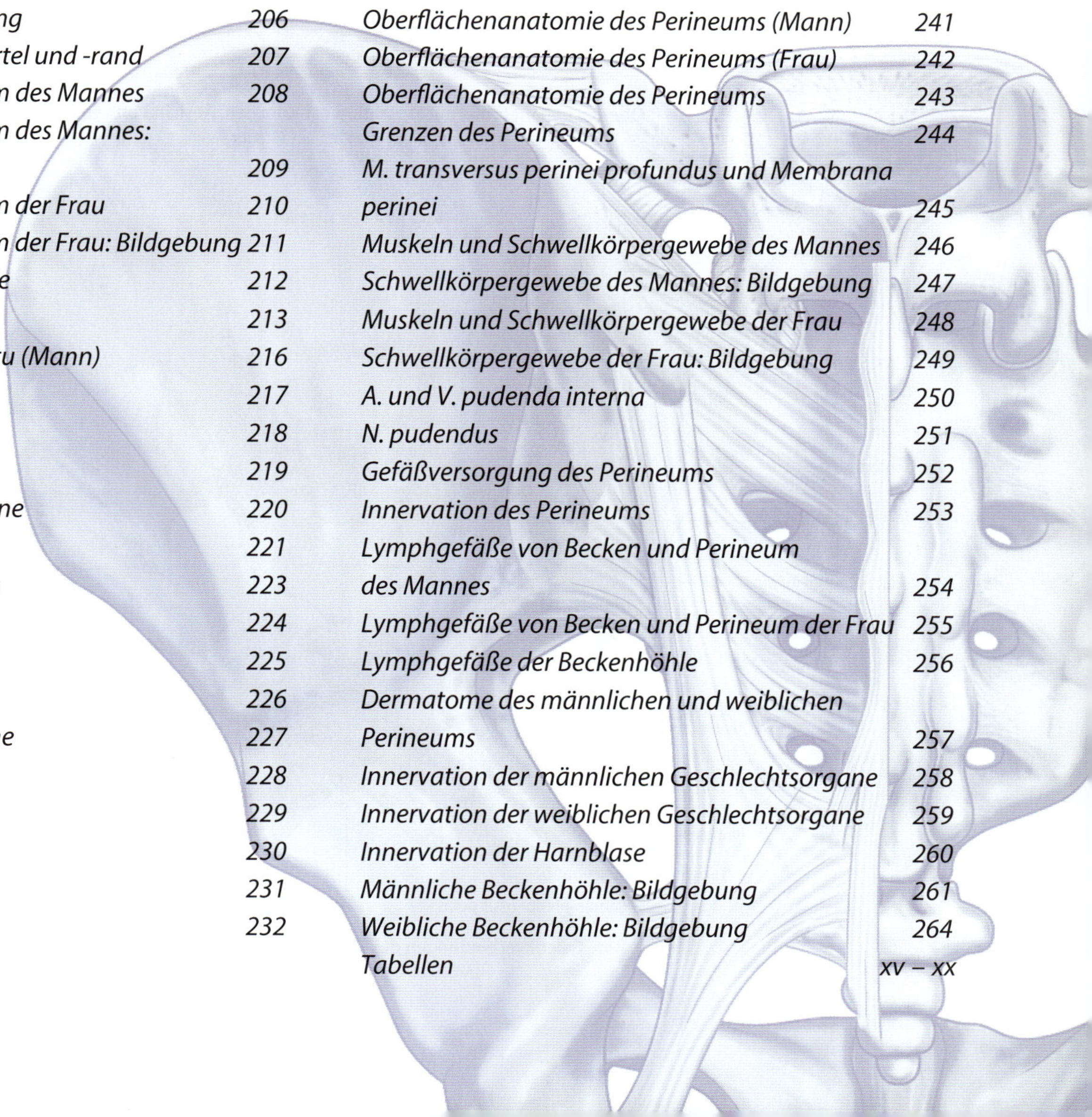

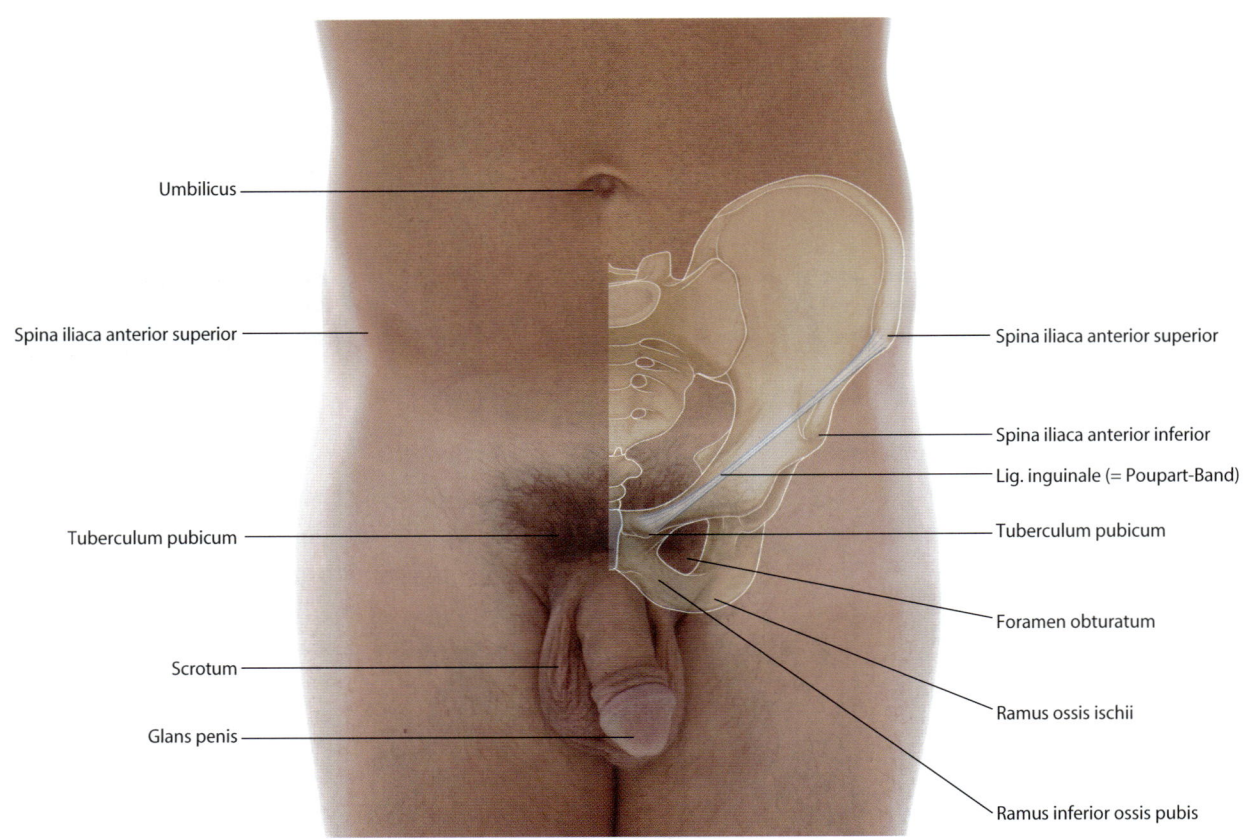

Umbilicus

Spina iliaca anterior superior

Spina iliaca anterior superior

Spina iliaca anterior inferior

Lig. inguinale (= Poupart-Band)

Tuberculum pubicum

Tuberculum pubicum

Foramen obturatum

Scrotum

Ramus ossis ischii

Glans penis

Ramus inferior ossis pubis

Oberflächenanatomie mit Projektion der Knochen, Ansicht von ventral
Surface anatomy with bones (anterior view)

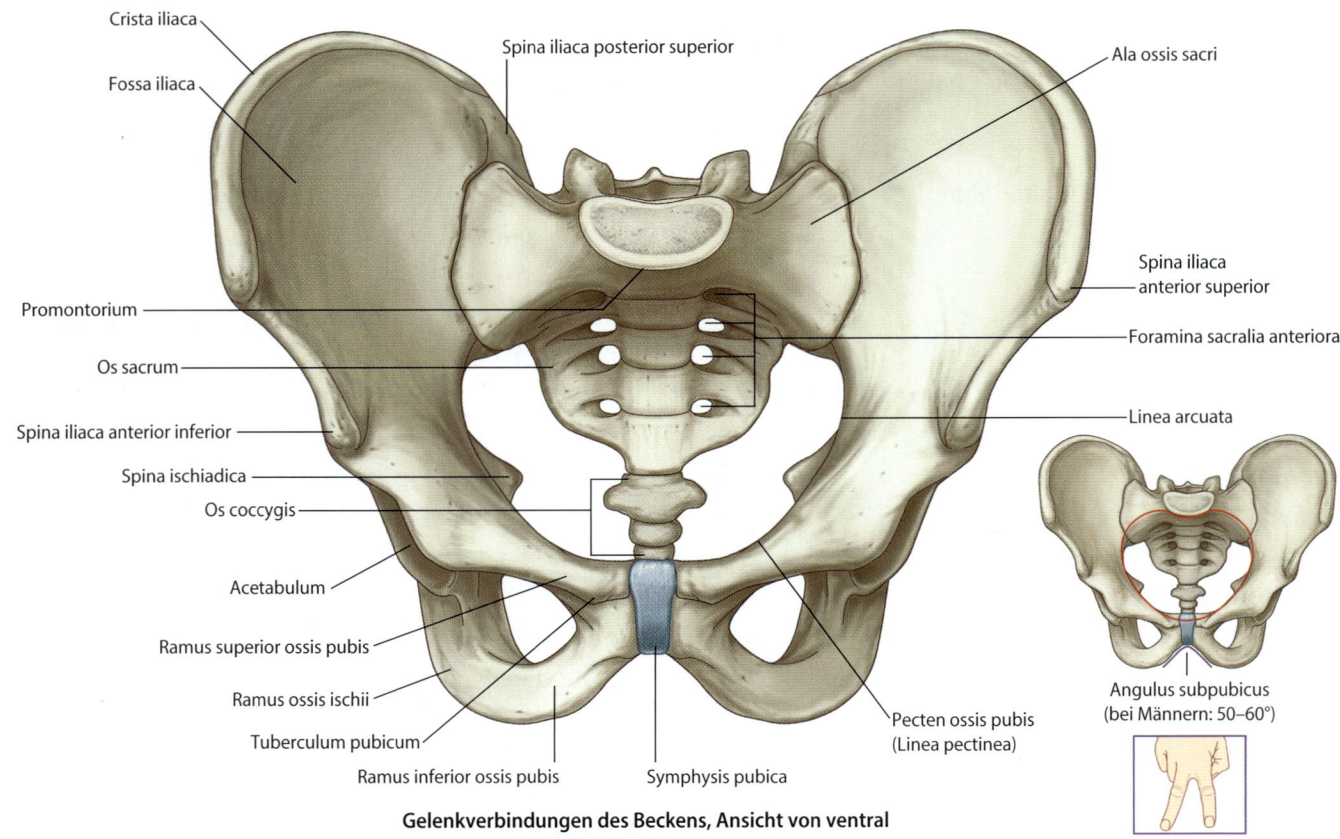

Crista iliaca

Spina iliaca posterior superior

Ala ossis sacri

Fossa iliaca

Spina iliaca anterior superior

Promontorium

Foramina sacralia anteriora

Os sacrum

Linea arcuata

Spina iliaca anterior inferior

Spina ischiadica

Os coccygis

Acetabulum

Ramus superior ossis pubis

Ramus ossis ischii

Tuberculum pubicum

Pecten ossis pubis (Linea pectinea)

Ramus inferior ossis pubis

Symphysis pubica

Angulus subpubicus (bei Männern: 50–60°)

Gelenkverbindungen des Beckens, Ansicht von ventral
Articulated pelvis (anterior view)

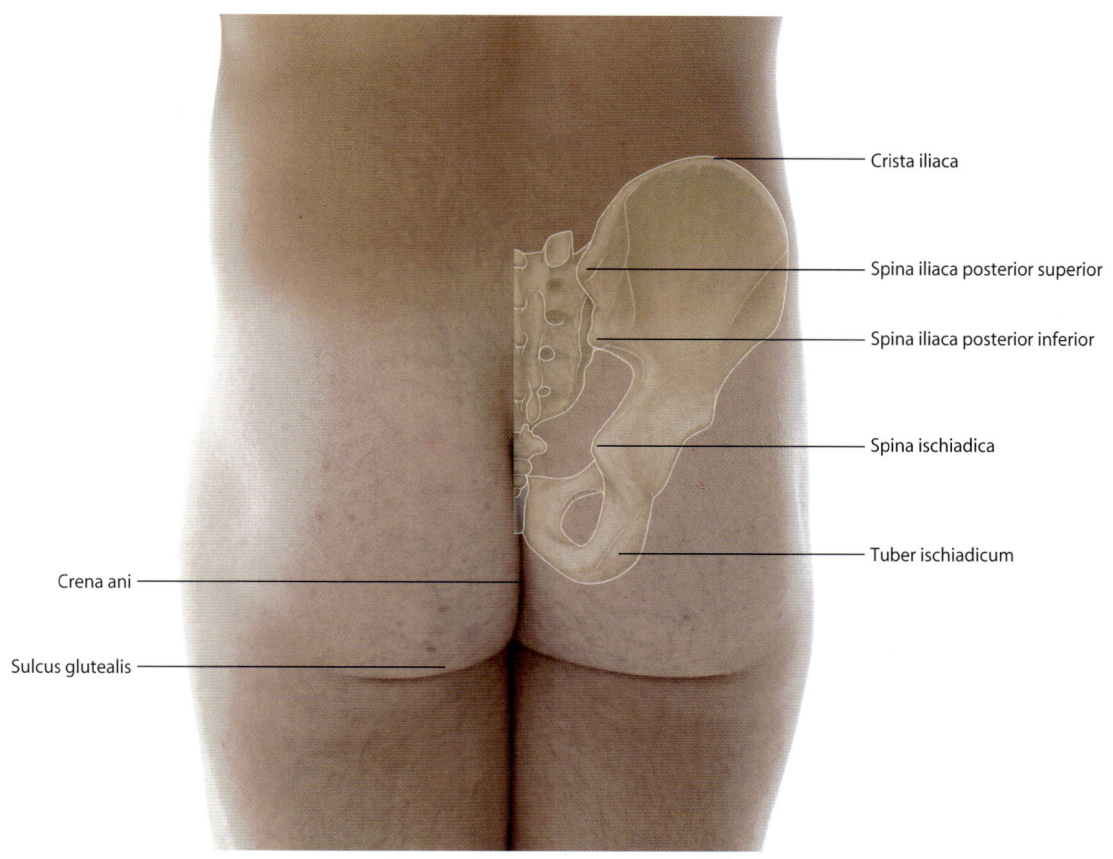

Crista iliaca

Spina iliaca posterior superior

Spina iliaca posterior inferior

Spina ischiadica

Tuber ischiadicum

Crena ani

Sulcus glutealis

Oberflächenanatomie mit Projektion der Knochen, Ansicht von dorsal
Surface anatomy with bones (posterior view)

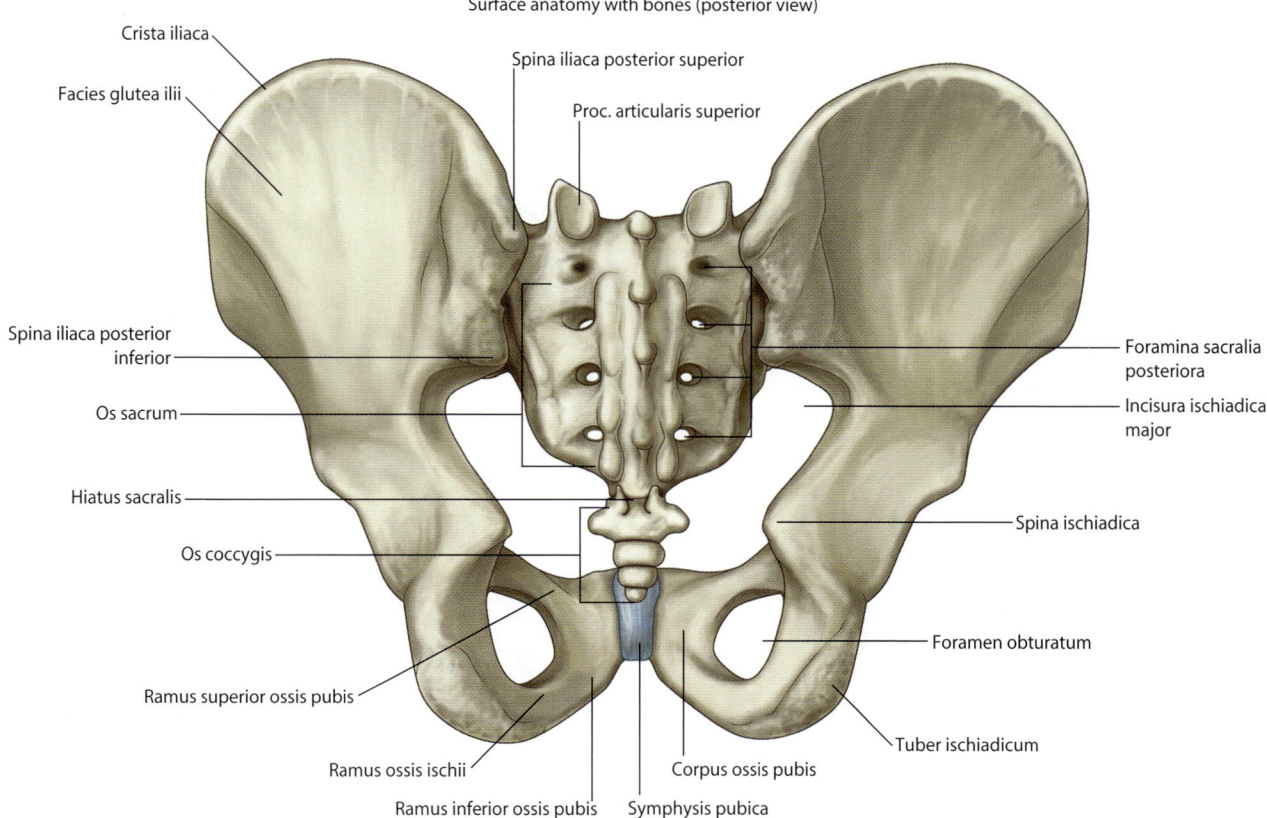

Crista iliaca

Facies glutea ilii

Spina iliaca posterior superior

Proc. articularis superior

Spina iliaca posterior inferior

Foramina sacralia posteriora

Os sacrum

Incisura ischiadica major

Hiatus sacralis

Spina ischiadica

Os coccygis

Ramus superior ossis pubis

Foramen obturatum

Ramus ossis ischii

Tuber ischiadicum

Ramus inferior ossis pubis

Symphysis pubica

Corpus ossis pubis

Gelenkverbindungen des Beckens, Ansicht von dorsal
Articulated pelvis (posterior view)

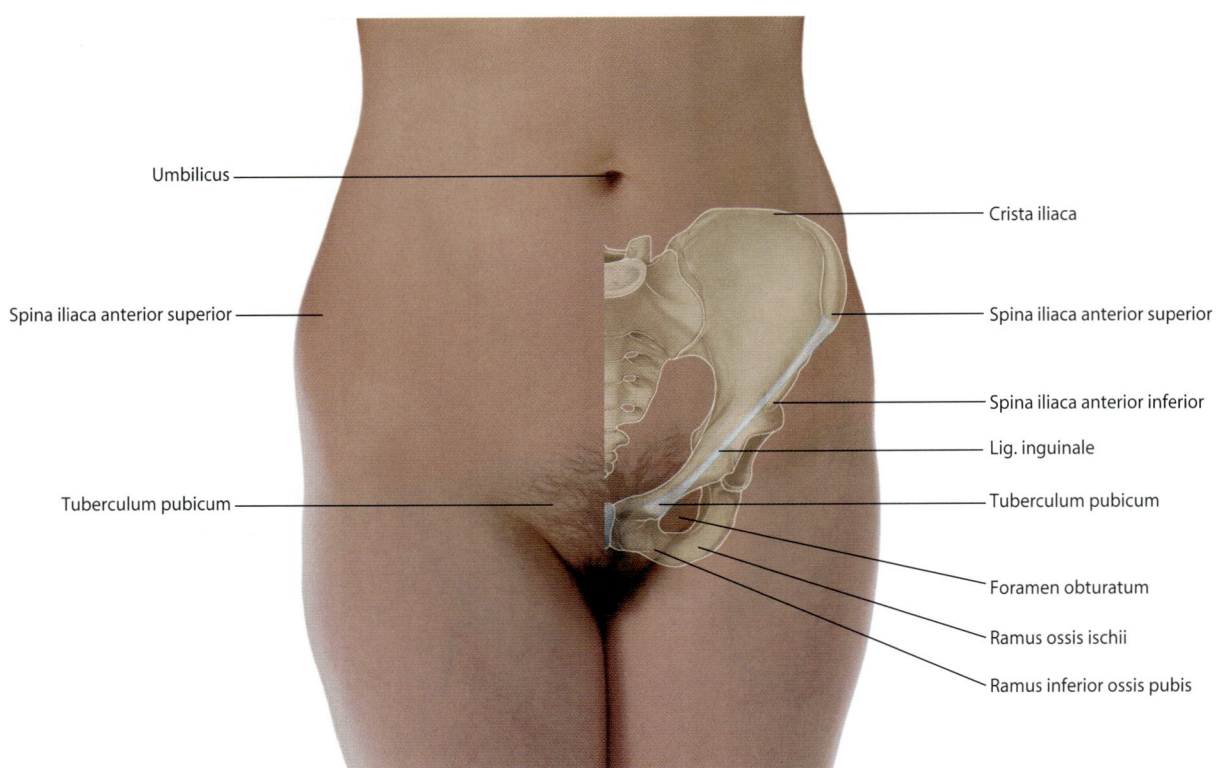

Umbilicus

Spina iliaca anterior superior

Tuberculum pubicum

Crista iliaca

Spina iliaca anterior superior

Spina iliaca anterior inferior

Lig. inguinale

Tuberculum pubicum

Foramen obturatum

Ramus ossis ischii

Ramus inferior ossis pubis

Oberflächenanatomie mit Projektion der Knochen, Ansicht von ventral
Surface anatomy with bones (anterior view)

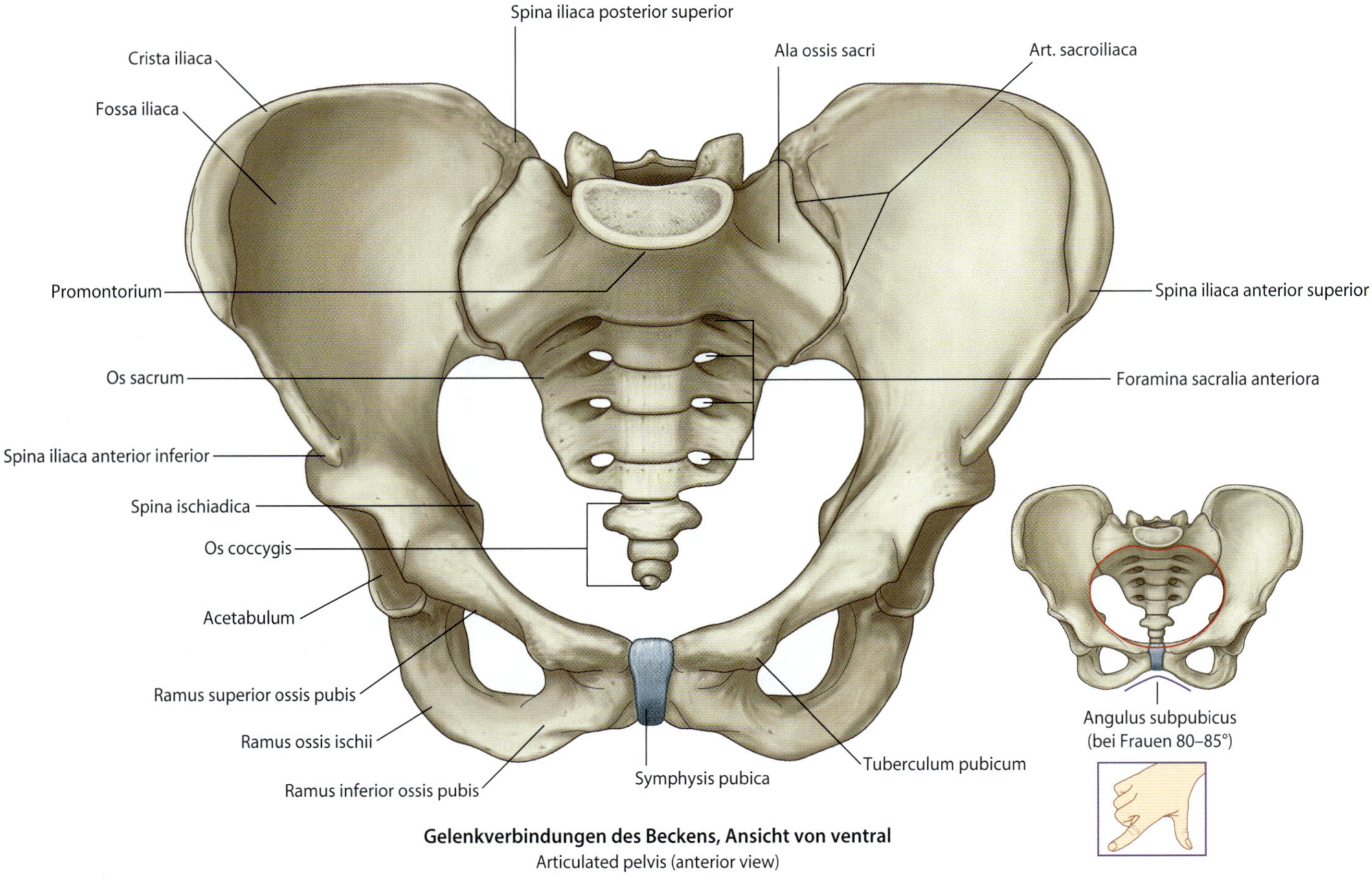

Spina iliaca posterior superior

Crista iliaca

Fossa iliaca

Ala ossis sacri

Art. sacroiliaca

Promontorium

Os sacrum

Spina iliaca anterior superior

Foramina sacralia anteriora

Spina iliaca anterior inferior

Spina ischiadica

Os coccygis

Acetabulum

Ramus superior ossis pubis

Ramus ossis ischii

Ramus inferior ossis pubis

Symphysis pubica

Tuberculum pubicum

Angulus subpubicus
(bei Frauen 80–85°)

Gelenkverbindungen des Beckens, Ansicht von ventral
Articulated pelvis (anterior view)

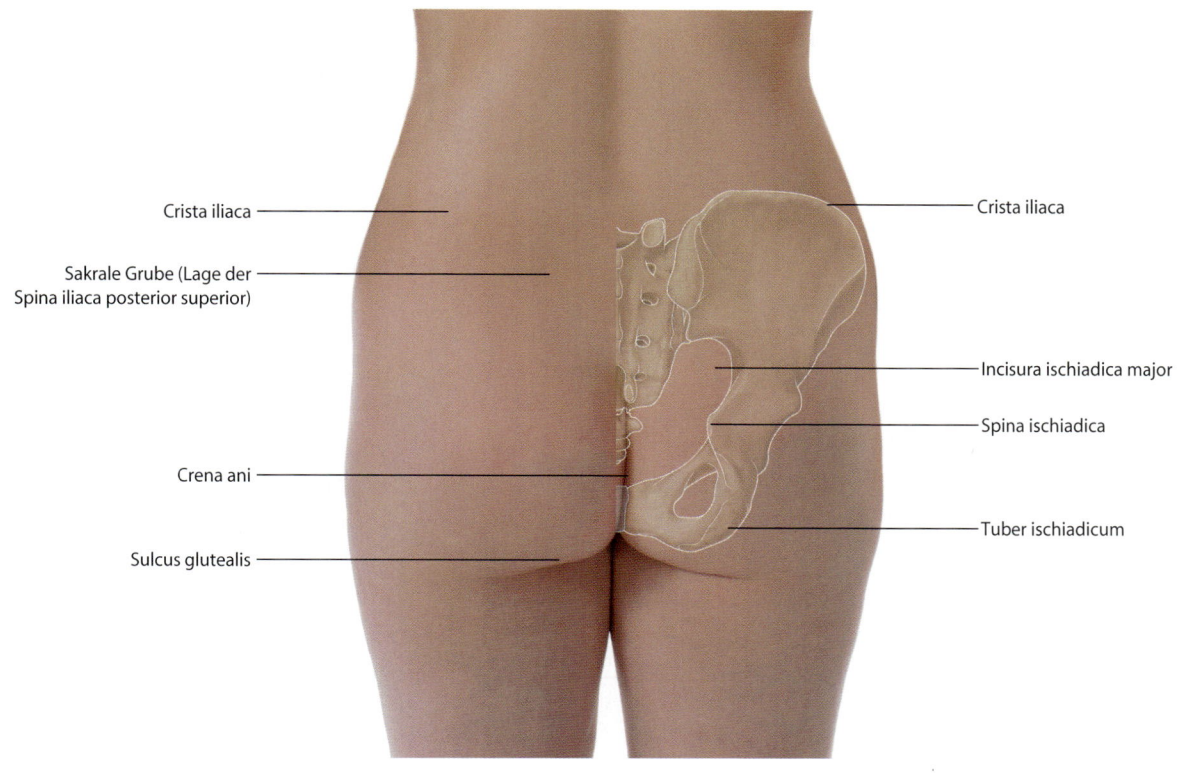

Crista iliaca

Sakrale Grube (Lage der
Spina iliaca posterior superior)

Crena ani

Sulcus glutealis

Crista iliaca

Incisura ischiadica major

Spina ischiadica

Tuber ischiadicum

Oberflächenanatomie mit Projektion der Knochen, Ansicht von dorsal
Surface anatomy with bones (posterior view)

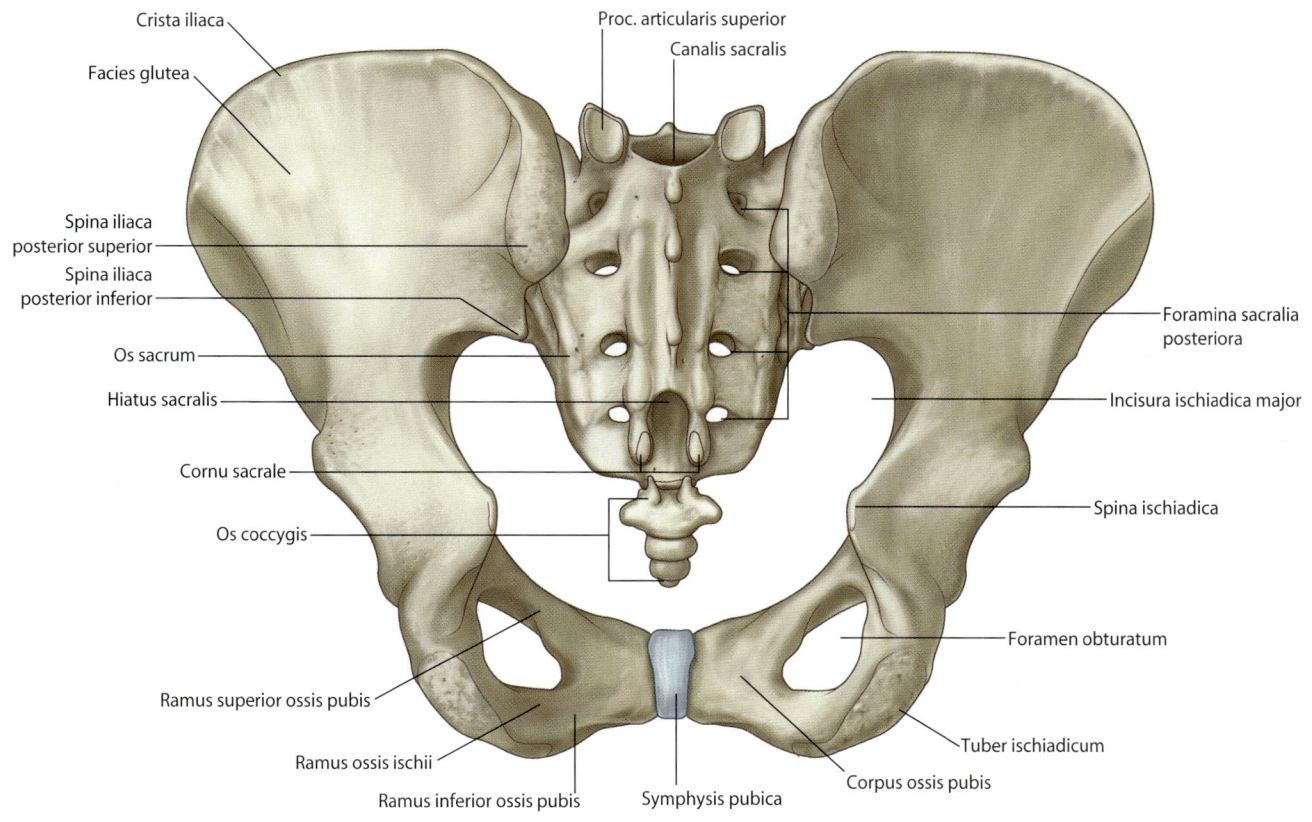

Crista iliaca

Facies glutea

Spina iliaca
posterior superior

Spina iliaca
posterior inferior

Os sacrum

Hiatus sacralis

Cornu sacrale

Os coccygis

Ramus superior ossis pubis

Ramus ossis ischii

Ramus inferior ossis pubis

Proc. articularis superior

Canalis sacralis

Foramina sacralia
posteriora

Incisura ischiadica major

Spina ischiadica

Foramen obturatum

Tuber ischiadicum

Corpus ossis pubis

Symphysis pubica

Gelenkverbindungen des Beckens, Ansicht von dorsal
Articulated pelvis (posterior view)

201

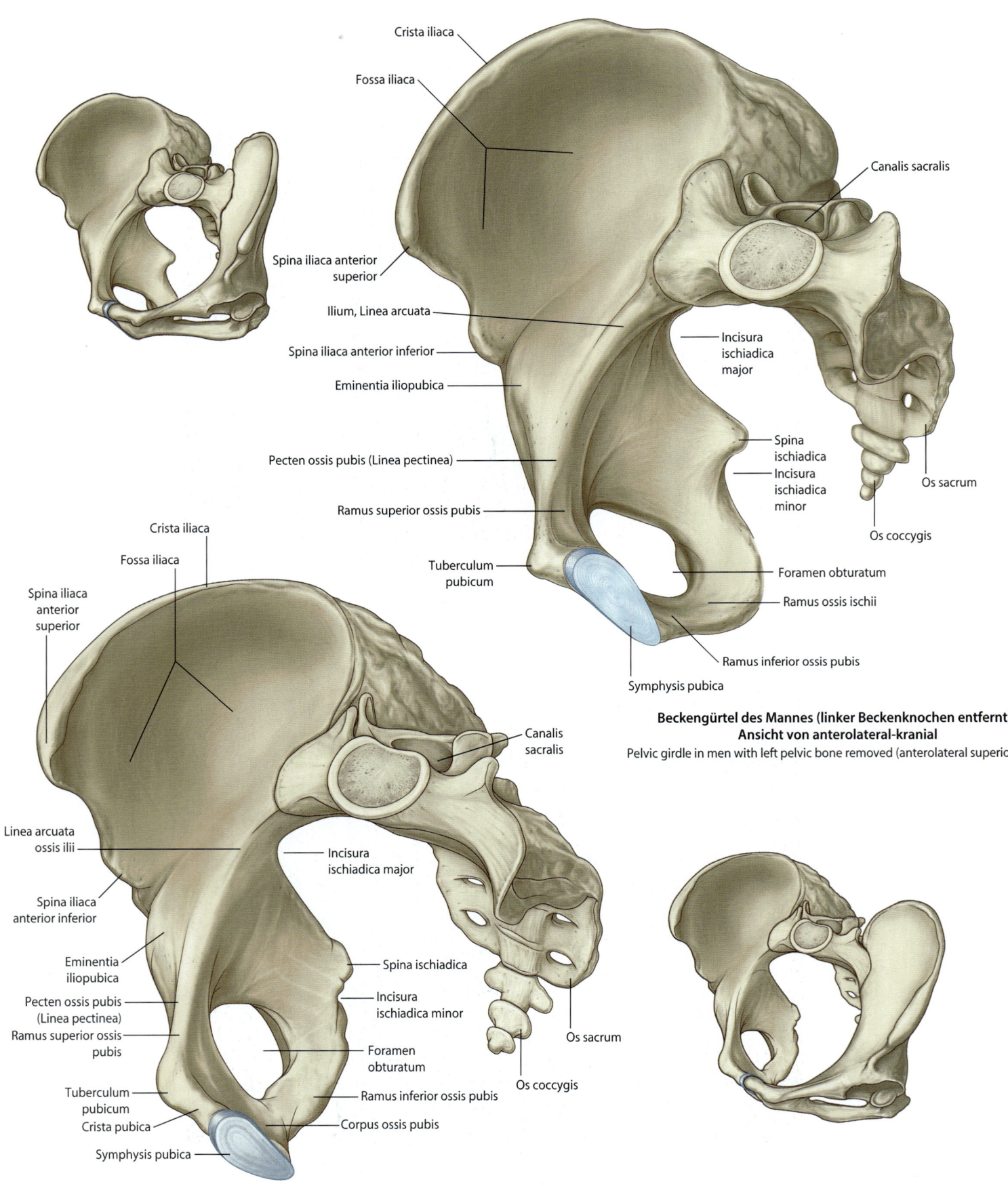

Crista iliaca

Fossa iliaca

Canalis sacralis

Spina iliaca anterior superior

Ilium, Linea arcuata

Spina iliaca anterior inferior

Eminentia iliopubica

Incisura ischiadica major

Spina ischiadica

Incisura ischiadica minor

Pecten ossis pubis (Linea pectinea)

Ramus superior ossis pubis

Os sacrum

Os coccygis

Tuberculum pubicum

Foramen obturatum

Ramus ossis ischii

Ramus inferior ossis pubis

Symphysis pubica

Beckengürtel des Mannes (linker Beckenknochen entfernt), Ansicht von anterolateral-kranial
Pelvic girdle in men with left pelvic bone removed (anterolateral superior v

Crista iliaca

Fossa iliaca

Spina iliaca anterior superior

Canalis sacralis

Linea arcuata ossis ilii

Incisura ischiadica major

Spina iliaca anterior inferior

Eminentia iliopubica

Spina ischiadica

Pecten ossis pubis (Linea pectinea)

Incisura ischiadica minor

Ramus superior ossis pubis

Foramen obturatum

Os sacrum

Os coccygis

Tuberculum pubicum

Ramus inferior ossis pubis

Crista pubica

Corpus ossis pubis

Symphysis pubica

Beckengürtel der Frau (linker Beckenknochen entfernt), Ansicht von anterolateral-kranial
Pelvic girdle in women with left pelvic bone removed (anterolateral superior view)

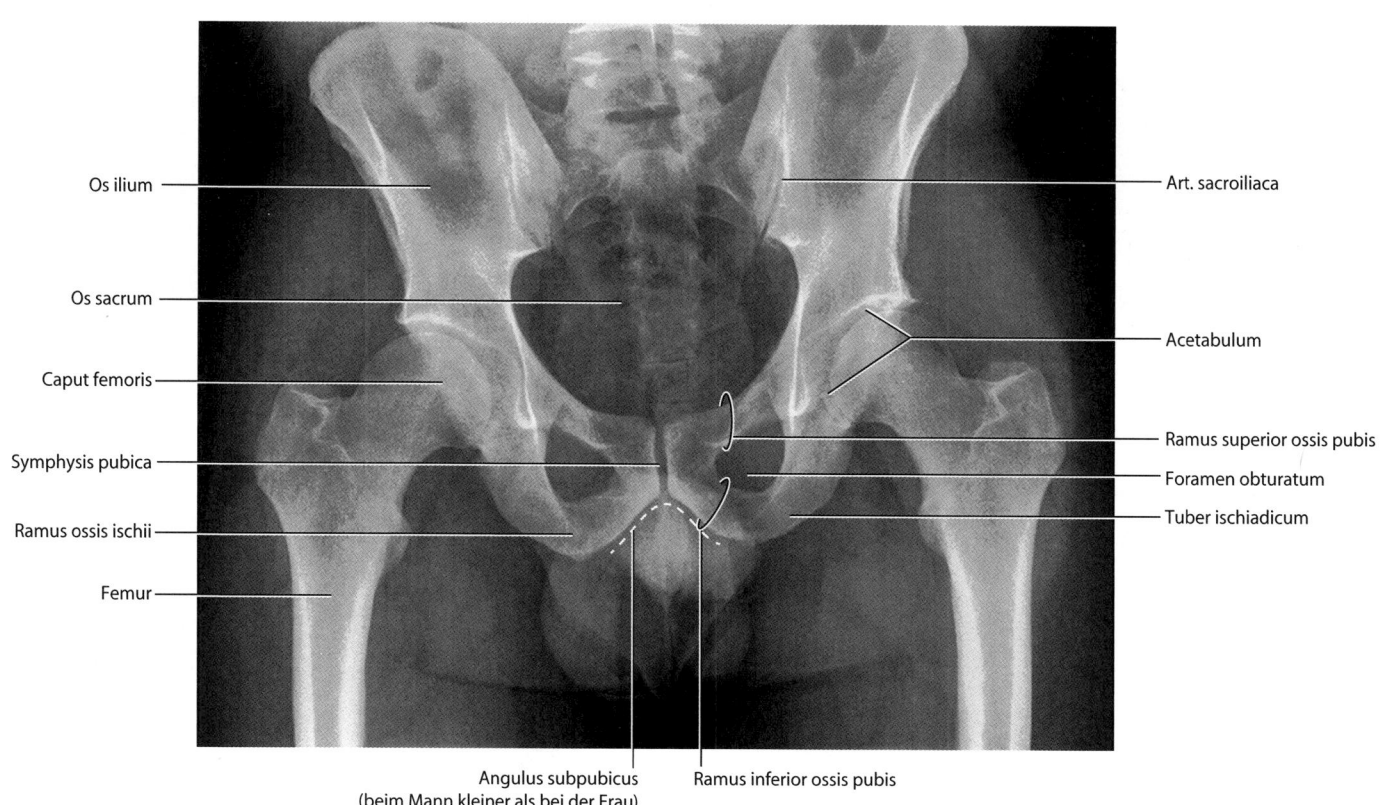

Os ilium

Os sacrum

Caput femoris

Symphysis pubica

Ramus ossis ischii

Femur

Art. sacroiliaca

Acetabulum

Ramus superior ossis pubis

Foramen obturatum

Tuber ischiadicum

Angulus subpubicus
(beim Mann kleiner als bei der Frau)

Ramus inferior ossis pubis

Knöchernes Becken des Mannes; Röntgenbild im anterior-posterioren Strahlengang
Male bony pelvis. Radiograph, anterior-posterior view

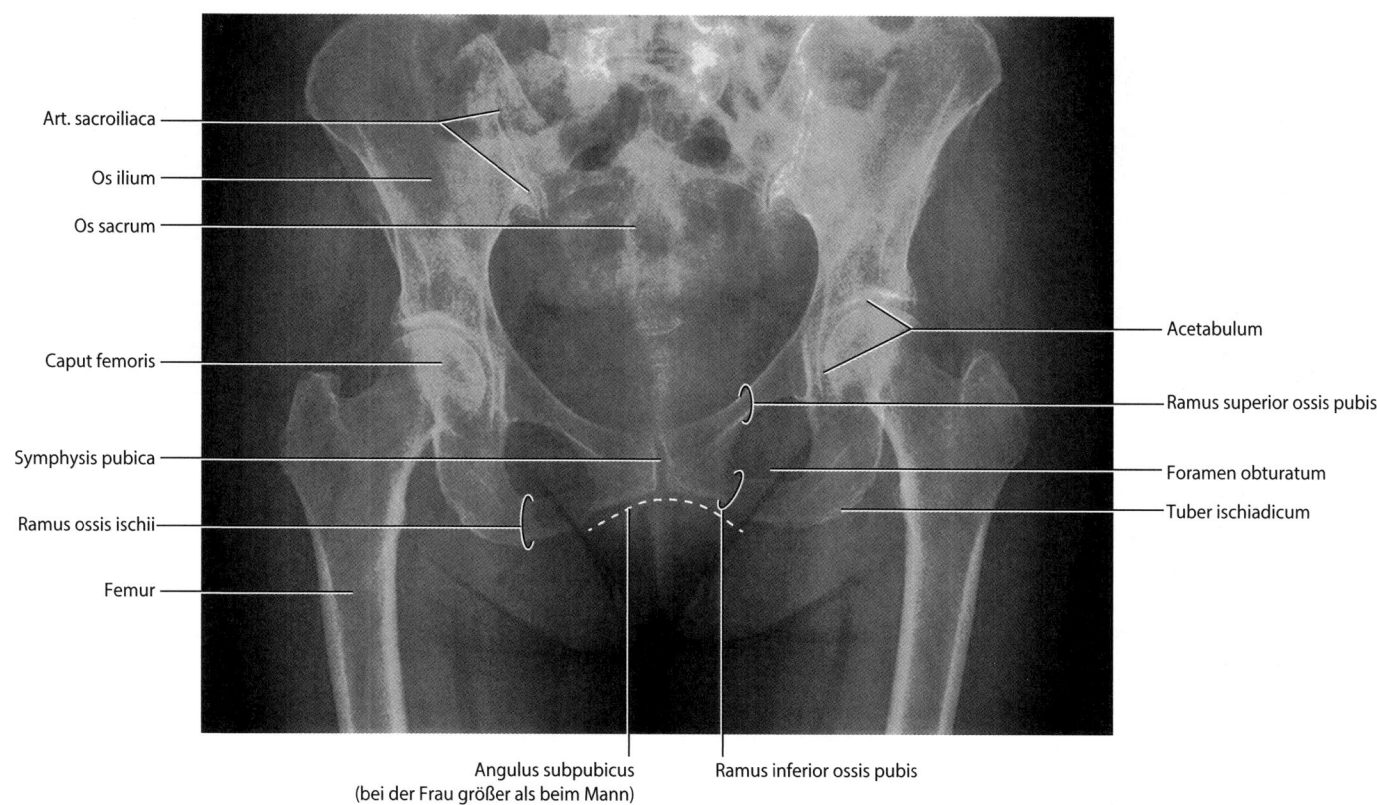

Art. sacroiliaca

Os ilium

Os sacrum

Caput femoris

Symphysis pubica

Ramus ossis ischii

Femur

Acetabulum

Ramus superior ossis pubis

Foramen obturatum

Tuber ischiadicum

Angulus subpubicus
(bei der Frau größer als beim Mann)

Ramus inferior ossis pubis

Knöchernes Becken der Frau; Röntgenbild im anterior-posterioren Strahlengang
Female bony pelvis. Radiograph, anterior-posterior view

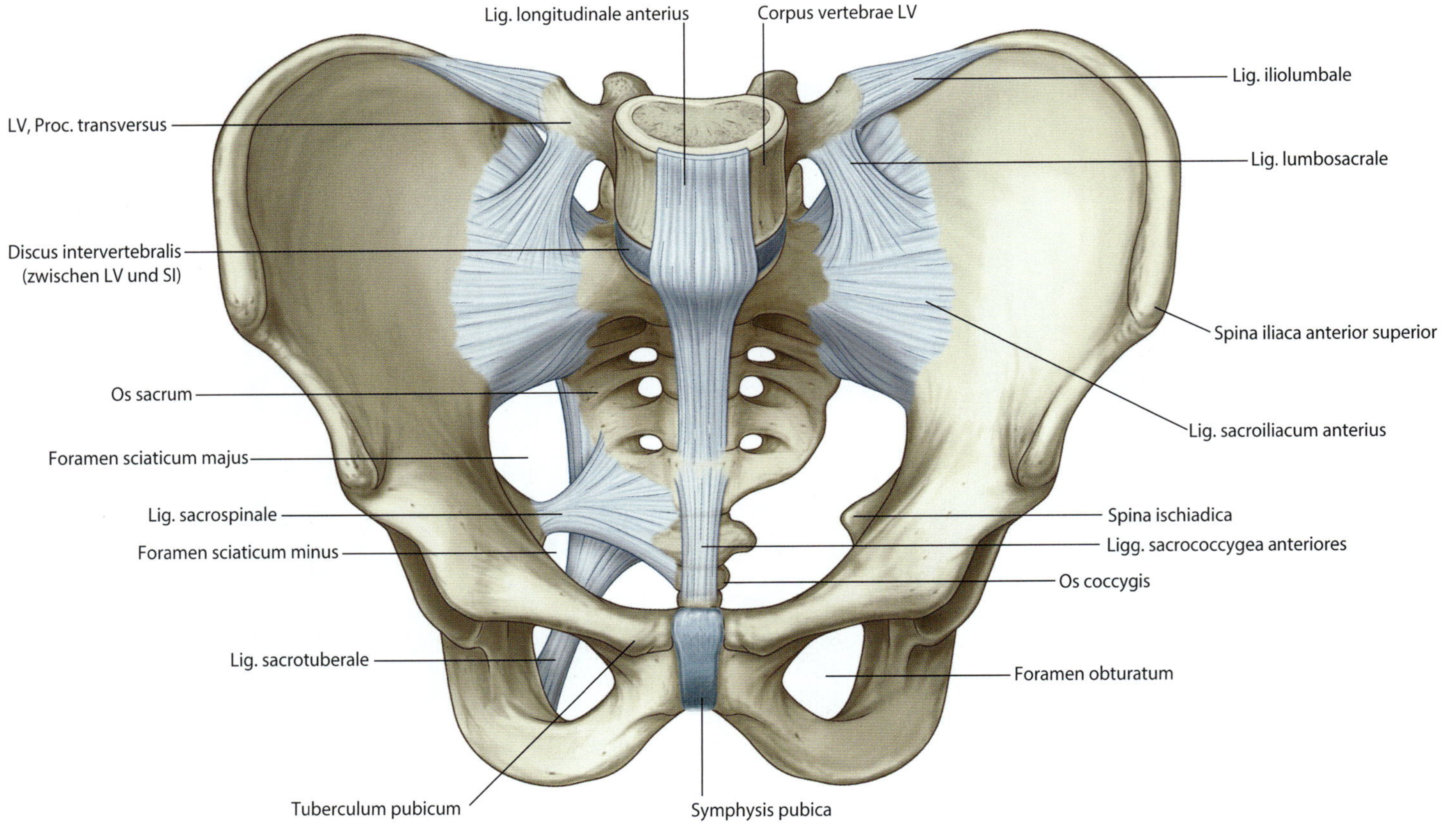

Lig. longitudinale anterius

Corpus vertebrae LV

Lig. iliolumbale

LV, Proc. transversus

Lig. lumbosacrale

Discus intervertebralis
(zwischen LV und SI)

Spina iliaca anterior superior

Os sacrum

Lig. sacroiliacum anterius

Foramen sciaticum majus

Spina ischiadica

Lig. sacrospinale

Ligg. sacrococcygea anteriores

Foramen sciaticum minus

Os coccygis

Foramen obturatum

Lig. sacrotuberale

Tuberculum pubicum

Symphysis pubica

Artt. lumbosacrales und zugehörige Bänder, Ansicht von ventral
Lumbosacral joints and associated ligaments (anterior view)

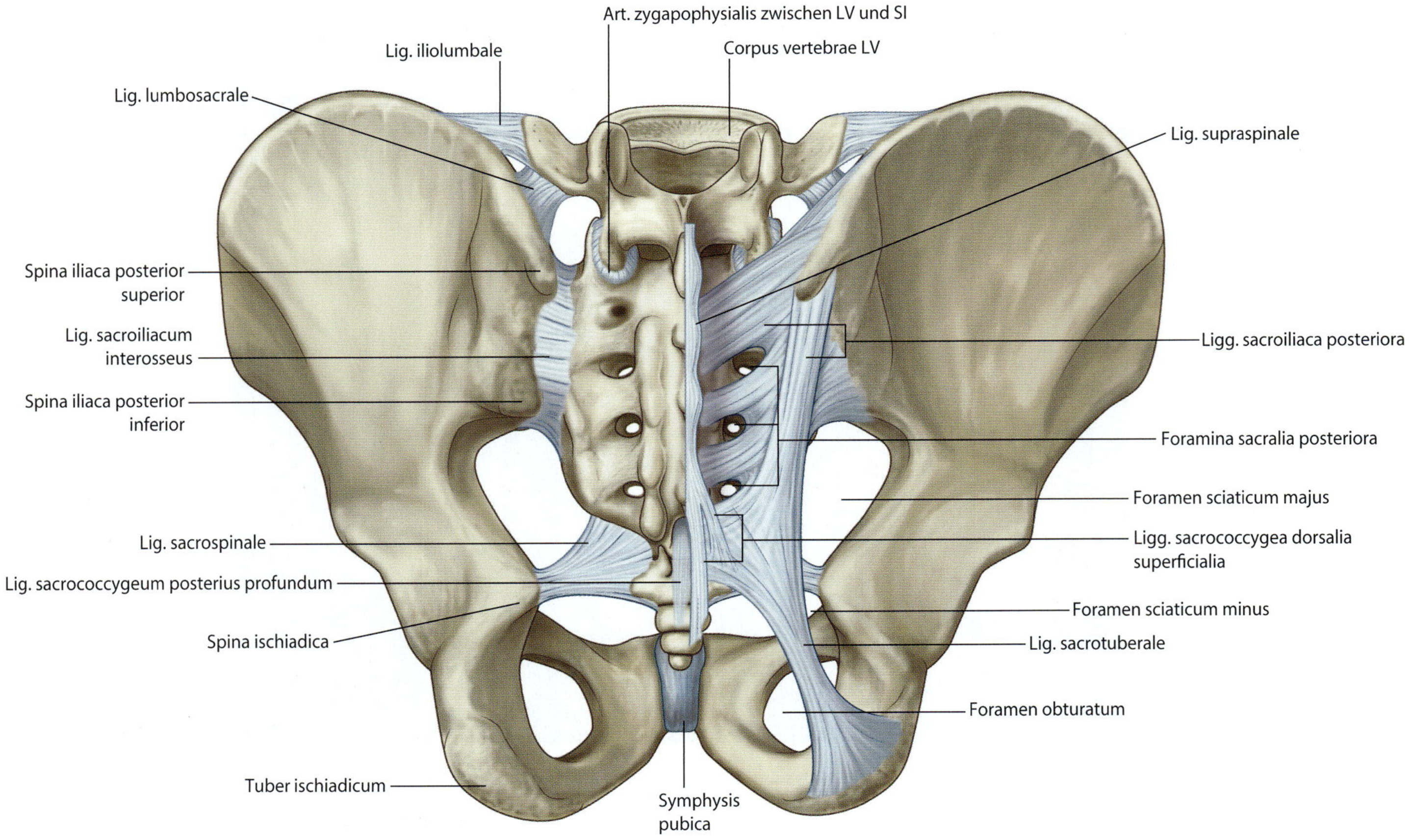

Art. zygapophysialis zwischen LV und SI

Lig. iliolumbale

Corpus vertebrae LV

Lig. lumbosacrale

Lig. supraspinale

Spina iliaca posterior
superior

Ligg. sacroiliaca posteriora

Lig. sacroiliacum
interosseus

Foramina sacralia posteriora

Spina iliaca posterior
inferior

Foramen sciaticum majus

Lig. sacrospinale

Ligg. sacrococcygea dorsalia
superficialia

Lig. sacrococcygeum posterius profundum

Foramen sciaticum minus

Spina ischiadica

Lig. sacrotuberale

Foramen obturatum

Tuber ischiadicum

Symphysis
pubica

Artt. lumbosacrales und zugehörige Bänder, Ansicht von dorsal
Lumbosacral joints and associated ligaments (posterior view)

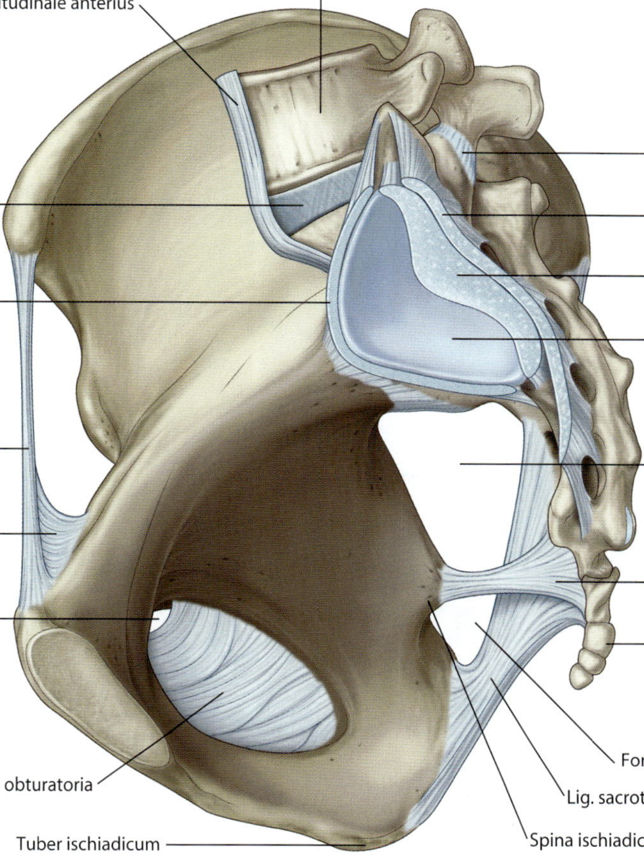

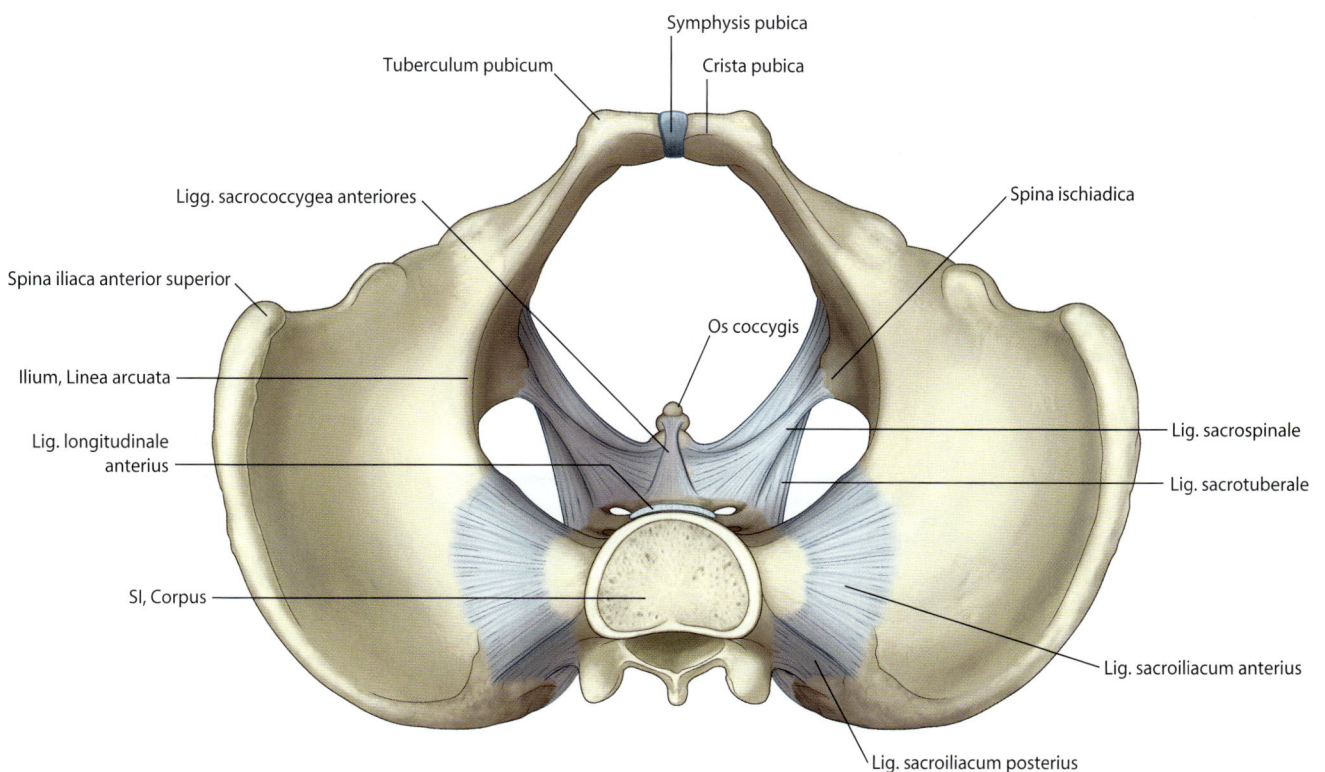

Corpus vertebrae LV

Lig. longitudinale anterius

Art. zygapophysialis zwischen LV und SI

Discus intervertebralis
(zwischen LV und SI)

Lig. sacroiliacum posterius
(teilweise entfernt)

Lig. sacroiliacum interosseus
(teilweise entfernt)

Lig. sacroiliacum anterius
(teilweise entfernt)

Facies articularis des Os sacrum

Lig. inguinale

Foramen sciaticum majus

Lig. lacunare

Lig. sacrospinale

Canalis obturatorius

Os coccygis

Membrana obturatoria

Foramen ischiadicum minus

Tuber ischiadicum

Lig. sacrotuberale

Spina ischiadica

Artt. sacroiliaca und zugehörige Bänder (linker Beckenknochen entfernt), Ansicht von lateral
Sacro-iliac joints and associated ligaments (lateral view with left pelvic bone removed)

Symphysis pubica

Tuberculum pubicum

Crista pubica

Ligg. sacrococcygea anteriores

Spina ischiadica

Spina iliaca anterior superior

Os coccygis

Ilium, Linea arcuata

Lig. longitudinale
anterius

Lig. sacrospinale

Lig. sacrotuberale

SI, Corpus

Lig. sacroiliacum anterius

Lig. sacroiliacum posterius

Artt. sacroiliaca, Ansicht von ventral-kranial
Sacro-iliac joints (anterosuperior view)

205

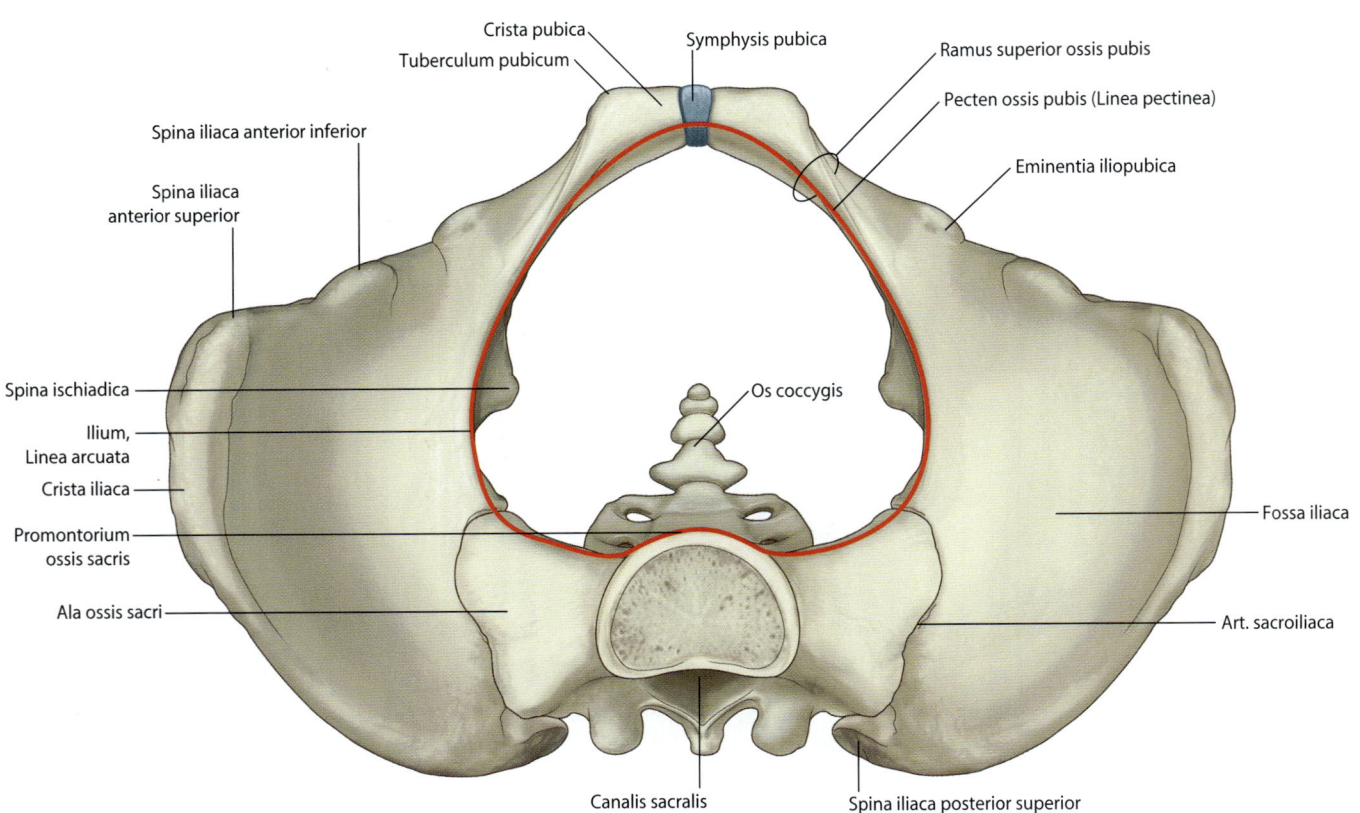

Crista pubica

Tuberculum pubicum

Symphysis pubica

Ramus superior ossis pubis

Pecten ossis pubis (Linea pectinea)

Eminentia iliopubica

Spina iliaca anterior inferior

Spina iliaca anterior superior

Spina ischiadica

Ilium, Linea arcuata

Crista iliaca

Promontorium ossis sacris

Ala ossis sacri

Os coccygis

Fossa iliaca

Art. sacroiliaca

Canalis sacralis

Spina iliaca posterior superior

Beckeneingang (rot), Ansicht von ventral-kranial
Pelvic inlet (shown in red; anterosuperior view)

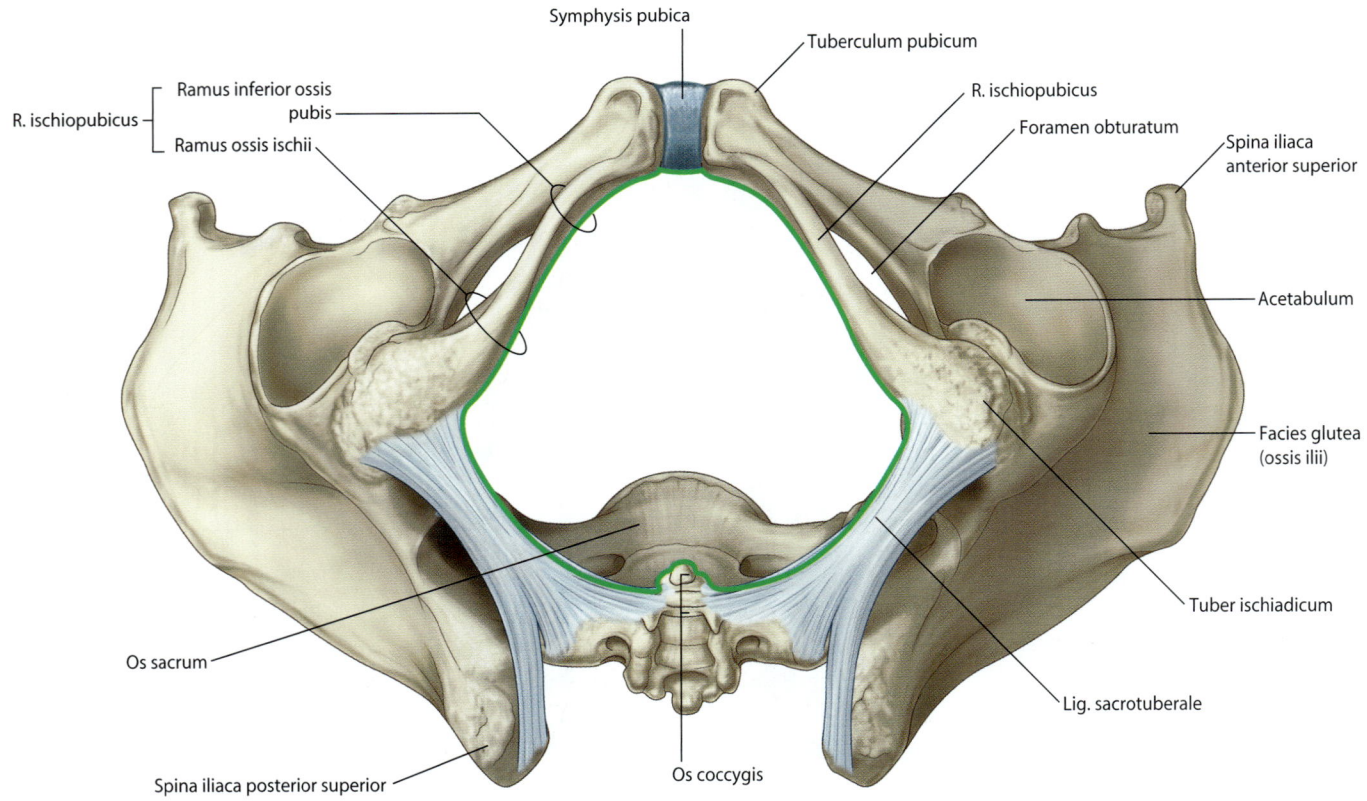

Symphysis pubica

Tuberculum pubicum

R. ischiopubicus

Ramus inferior ossis pubis

R. ischiopubicus

Foramen obturatum

Spina iliaca anterior superior

Ramus ossis ischii

Acetabulum

Facies glutea (ossis ilii)

Tuber ischiadicum

Os sacrum

Lig. sacrotuberale

Spina iliaca posterior superior

Os coccygis

Beckenausgang (grün), Ansicht von ventral-kaudal
Pelvic outlet (shown in green; anteroinferior view)

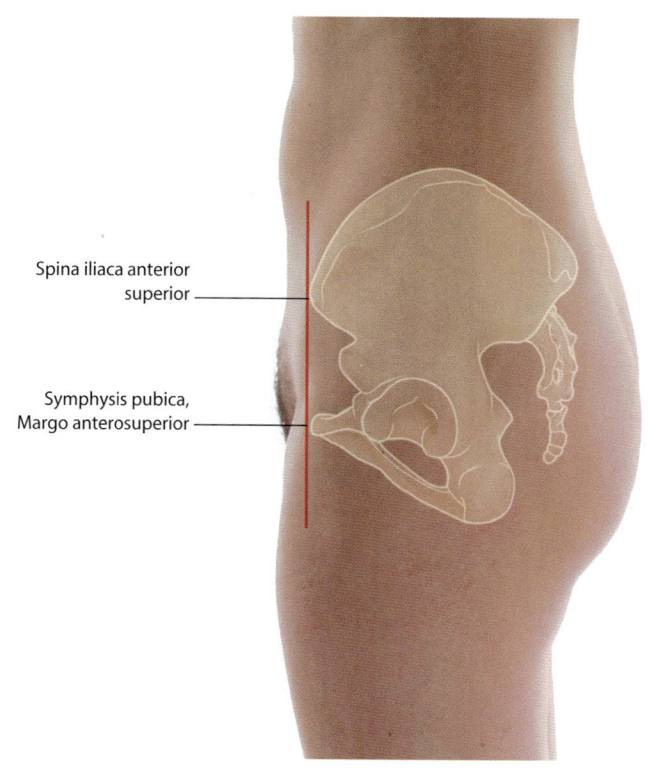

Spina iliaca anterior
superior

Symphysis pubica,
Margo anterosuperior

Ausrichtung des Beckens in anatomischer Position, Ansicht von lateral
Pelvic orientation in anatomical position (lateral view)

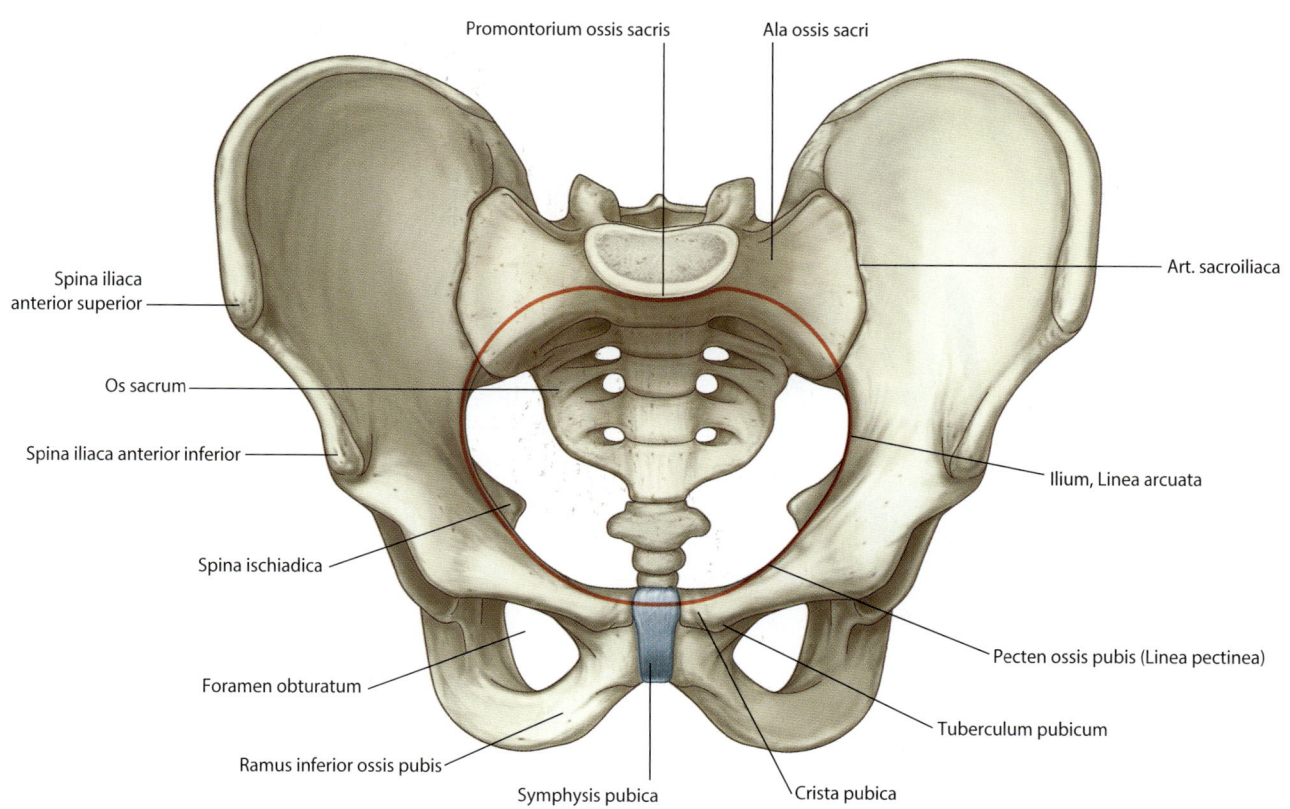

Promontorium ossis sacris

Ala ossis sacri

Spina iliaca
anterior superior

Art. sacroiliaca

Os sacrum

Spina iliaca anterior inferior

Ilium, Linea arcuata

Spina ischiadica

Foramen obturatum

Pecten ossis pubis (Linea pectinea)

Tuberculum pubicum

Ramus inferior ossis pubis

Symphysis pubica

Crista pubica

Beckenrand (rot), Ansicht von ventral
Pelvic brim (shown in red; anterior view)

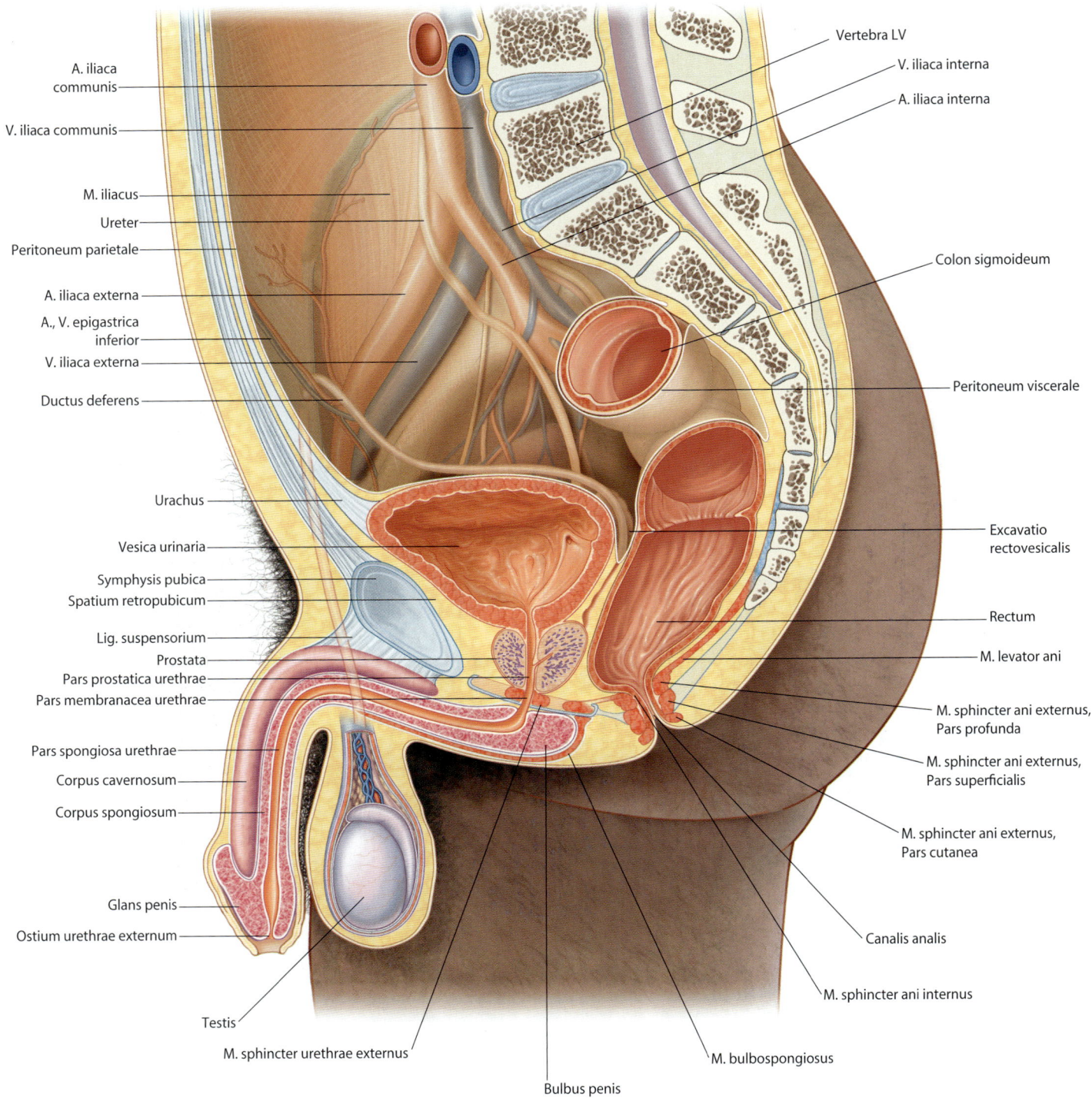

A. iliaca communis

V. iliaca communis

M. iliacus

Ureter

Peritoneum parietale

A. iliaca externa

A., V. epigastrica inferior

V. iliaca externa

Ductus deferens

Urachus

Vesica urinaria

Symphysis pubica

Spatium retropubicum

Lig. suspensorium

Prostata

Pars prostatica urethrae

Pars membranacea urethrae

Pars spongiosa urethrae

Corpus cavernosum

Corpus spongiosum

Glans penis

Ostium urethrae externum

Testis

M. sphincter urethrae externus

Bulbus penis

Vertebra LV

V. iliaca interna

A. iliaca interna

Colon sigmoideum

Peritoneum viscerale

Excavatio rectovesicalis

Rectum

M. levator ani

M. sphincter ani externus, Pars profunda

M. sphincter ani externus, Pars superficialis

M. sphincter ani externus, Pars cutanea

Canalis analis

M. sphincter ani internus

M. bulbospongiosus

Beckenorgane und Perineum (Dammregion) des Mannes in situ (Sagittalschnitt)
Pelvic viscera and perineum in men in situ (sagittal section)

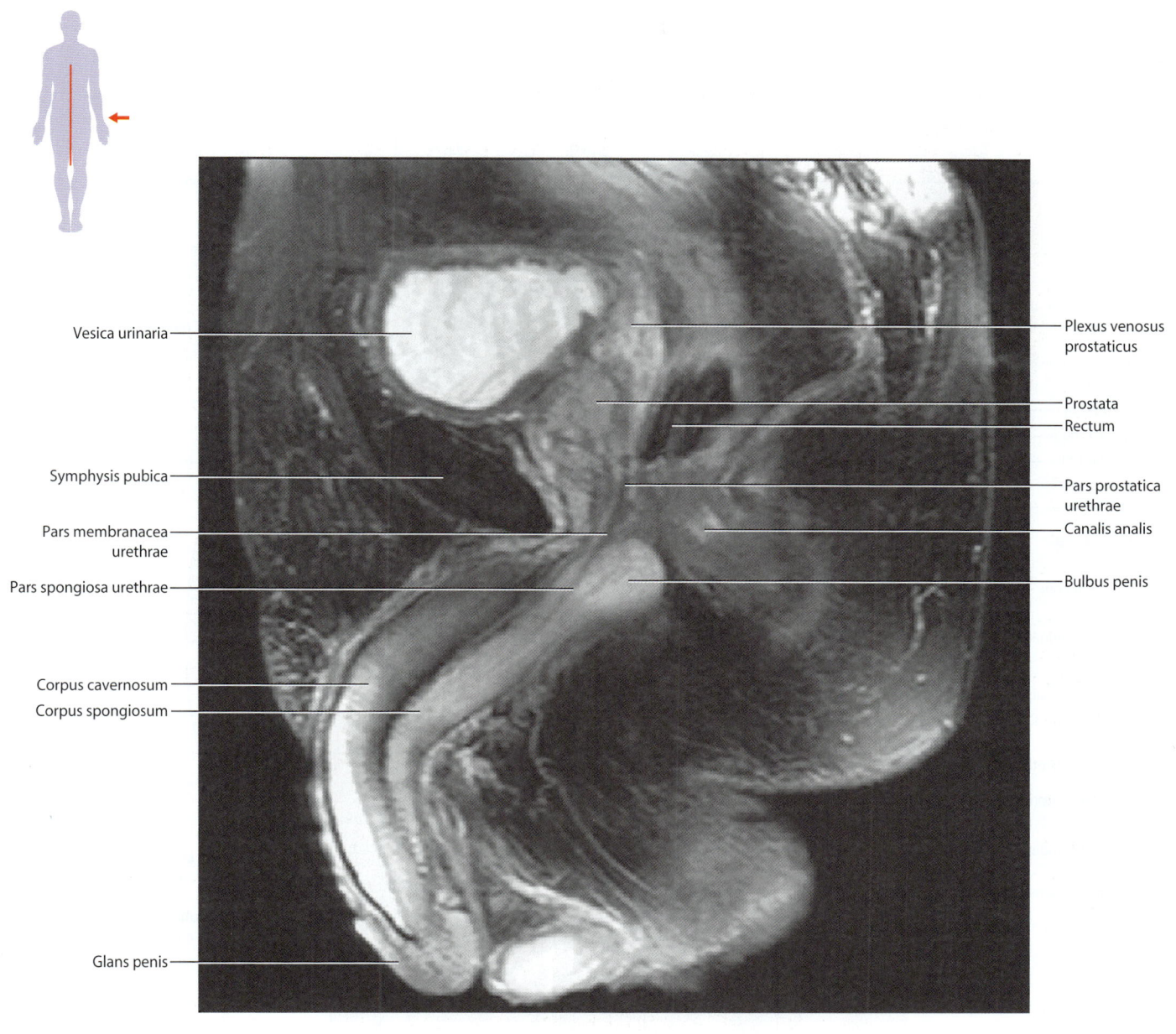

Vesica urinaria

Symphysis pubica

Pars membranacea urethrae

Pars spongiosa urethrae

Corpus cavernosum

Corpus spongiosum

Glans penis

Plexus venosus prostaticus

Prostata

Rectum

Pars prostatica urethrae

Canalis analis

Bulbus penis

Beckenorgane des Mannes; T2-gewichtetes MRT in Sagittalebene
Pelvic viscera in men. T2-weighted MR image in sagittal plane

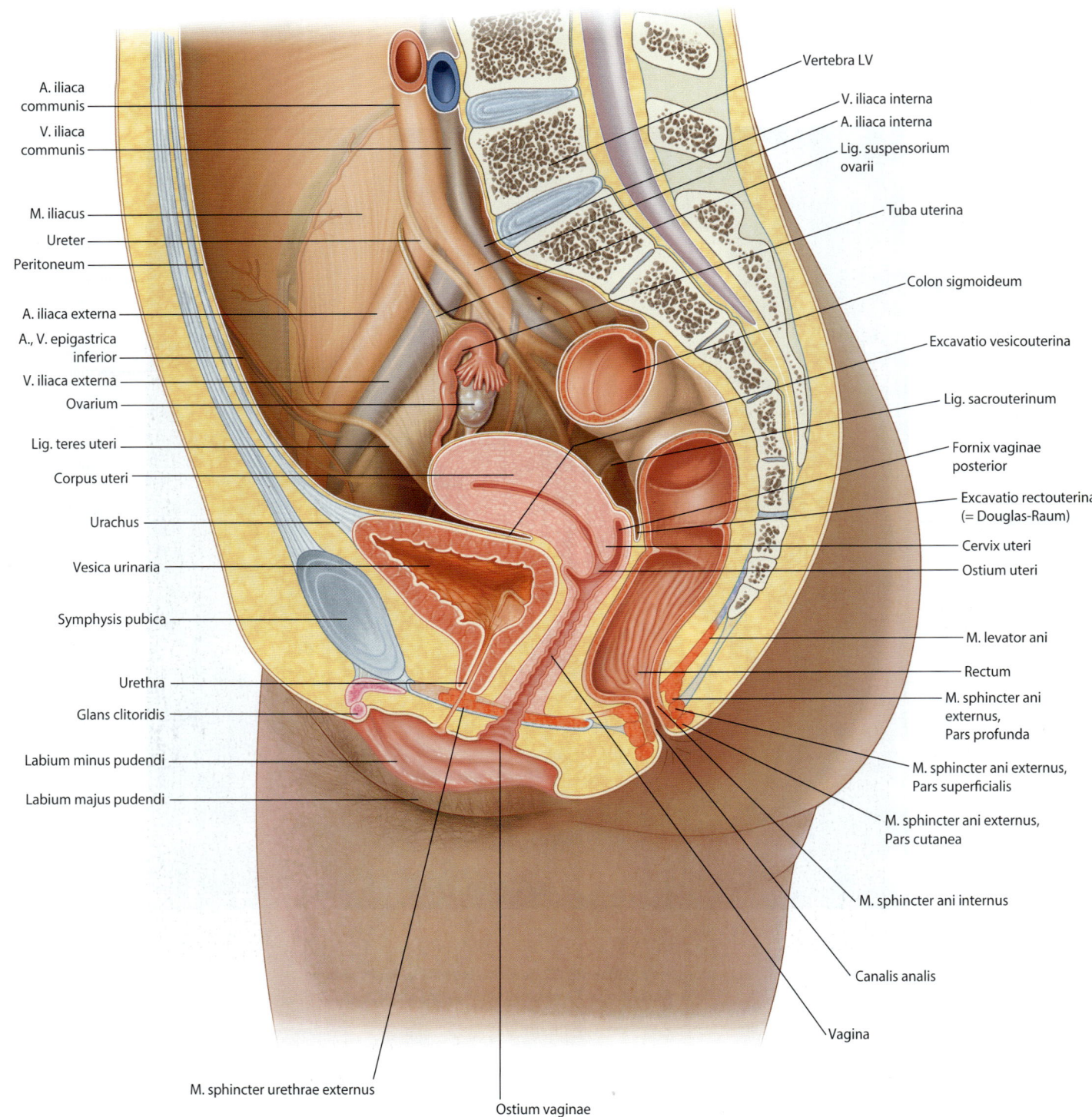

A. iliaca communis

V. iliaca communis

M. iliacus

Ureter

Peritoneum

A. iliaca externa

A., V. epigastrica inferior

V. iliaca externa

Ovarium

Lig. teres uteri

Corpus uteri

Urachus

Vesica urinaria

Symphysis pubica

Urethra

Glans clitoridis

Labium minus pudendi

Labium majus pudendi

Vertebra LV

V. iliaca interna

A. iliaca interna

Lig. suspensorium ovarii

Tuba uterina

Colon sigmoideum

Excavatio vesicouterina

Lig. sacrouterinum

Fornix vaginae posterior

Excavatio rectouterina (= Douglas-Raum)

Cervix uteri

Ostium uteri

M. levator ani

Rectum

M. sphincter ani externus, Pars profunda

M. sphincter ani externus, Pars superficialis

M. sphincter ani externus, Pars cutanea

M. sphincter ani internus

Canalis analis

Vagina

M. sphincter urethrae externus

Ostium vaginae

Beckenorgane und Perineum (Dammregion) der Frau in situ (Sagittalschnitt)
Pelvic viscera and perineum in women in situ (sagittal section)

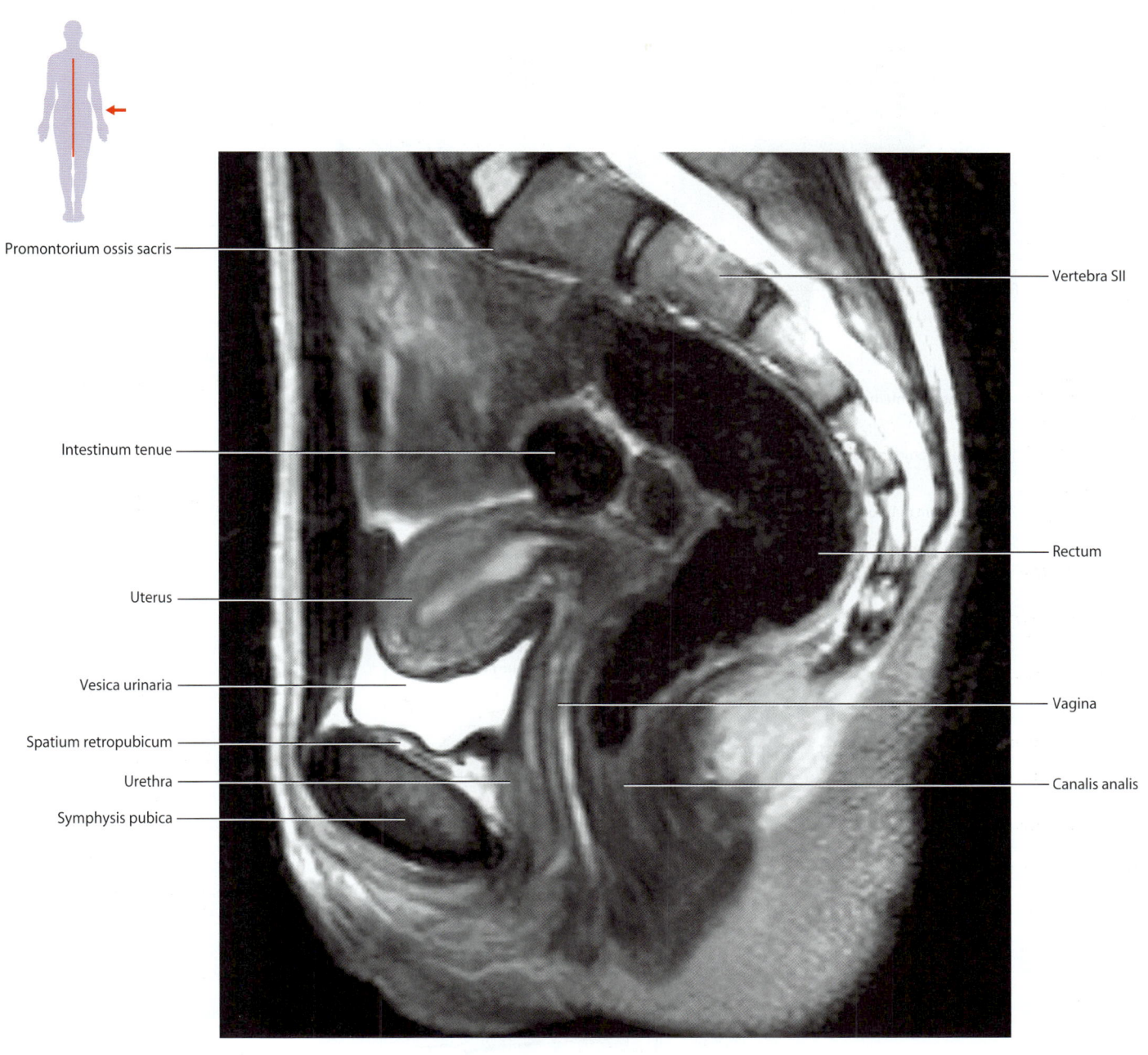

Promontorium ossis sacris

Intestinum tenue

Uterus

Vesica urinaria

Spatium retropubicum

Urethra

Symphysis pubica

Vertebra SII

Rectum

Vagina

Canalis analis

Beckenorgane der Frau; T2-gewichtetes MRT in Sagittalebene
Pelvic viscera in women. T2-weighted MR image in sagittal plane

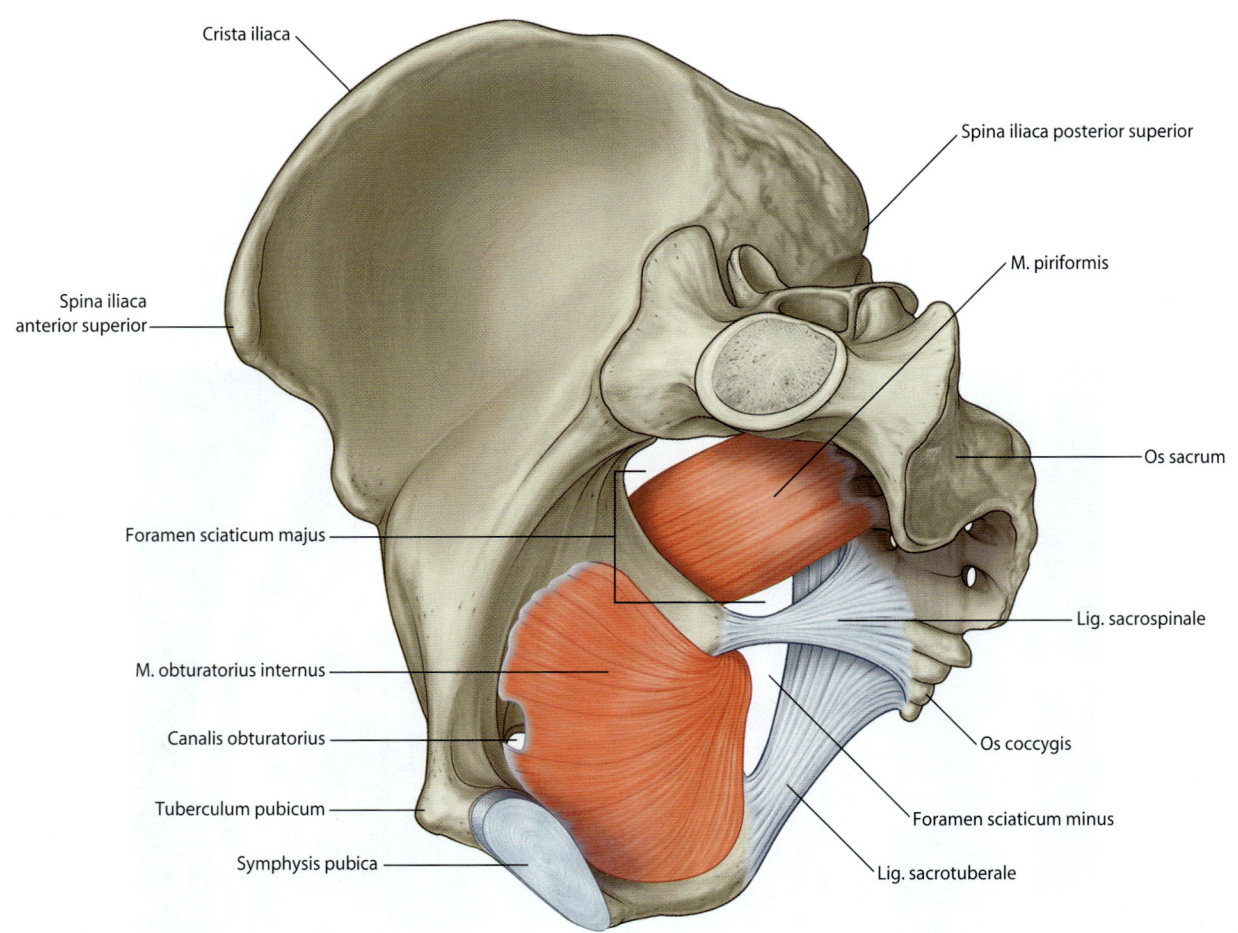

Crista iliaca

Spina iliaca posterior superior

M. piriformis

Os sacrum

Spina iliaca
anterior superior

Foramen sciaticum majus

Lig. sacrospinale

M. obturatorius internus

Canalis obturatorius

Os coccygis

Tuberculum pubicum

Foramen sciaticum minus

Symphysis pubica

Lig. sacrotuberale

Mm. obturator internus und piriformis, Ansicht von schräg medial
Obturator internus and piriformis muscles (oblique medial view)

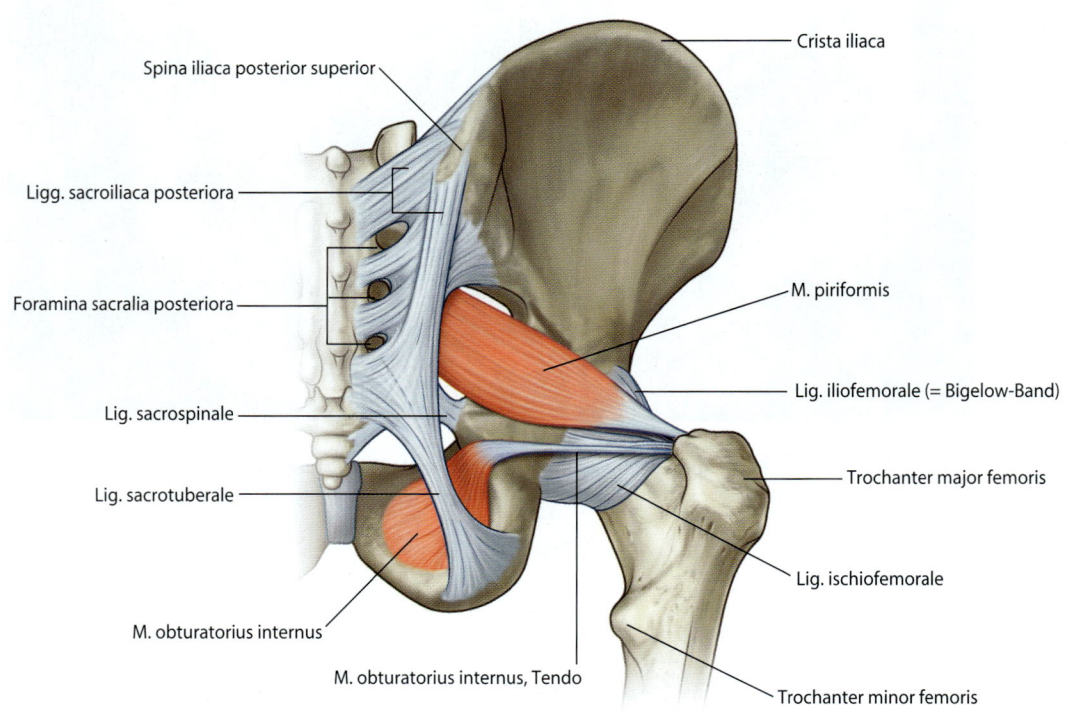

Crista iliaca

Spina iliaca posterior superior

Ligg. sacroiliaca posteriora

M. piriformis

Foramina sacralia posteriora

Lig. iliofemorale (= Bigelow-Band)

Lig. sacrospinale

Trochanter major femoris

Lig. sacrotuberale

Lig. ischiofemorale

M. obturatorius internus

M. obturatorius internus, Tendo

Trochanter minor femoris

Mm. obturator internus und piriformis, Ansicht von dorsal
Obturator internus and piriformis muscles (posterior view)

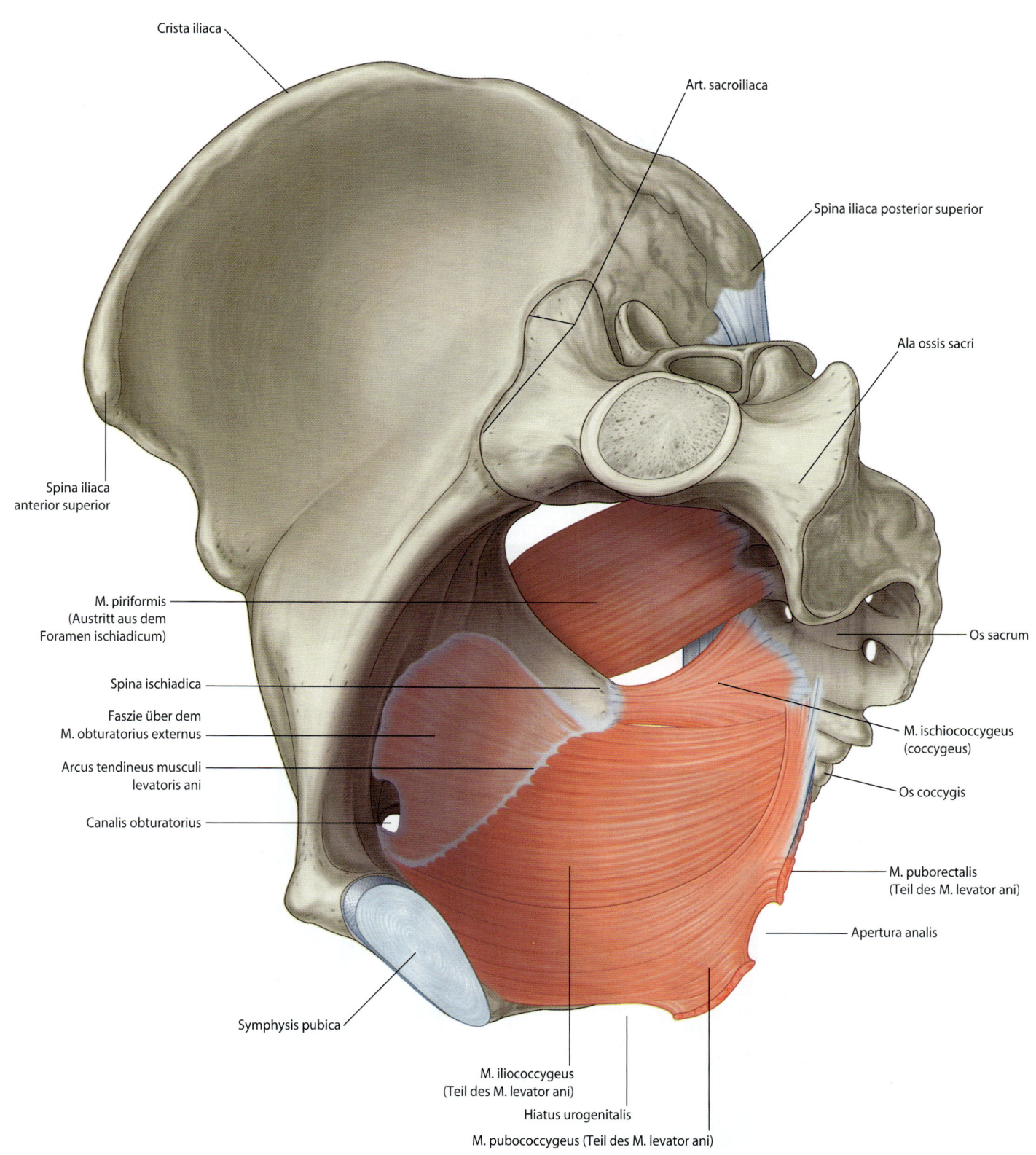

Crista iliaca

Art. sacroiliaca

Spina iliaca posterior superior

Ala ossis sacri

Spina iliaca
anterior superior

M. piriformis
(Austritt aus dem
Foramen ischiadicum)

Os sacrum

Spina ischiadica

Faszie über dem
M. obturatorius externus

M. ischiococcygeus
(coccygeus)

Arcus tendineus musculi
levatoris ani

Os coccygis

Canalis obturatorius

M. puborectalis
(Teil des M. levator ani)

Apertura analis

Symphysis pubica

M. iliococcygeus
(Teil des M. levator ani)

Hiatus urogenitalis

M. pubococcygeus (Teil des M. levator ani)

Mm. levator ani und ischiococcygeus (coccygeus), Ansicht von schräg sagittal
Levator ani and ischiococcygeus (coccygeus) muscles (oblique sagittal view)

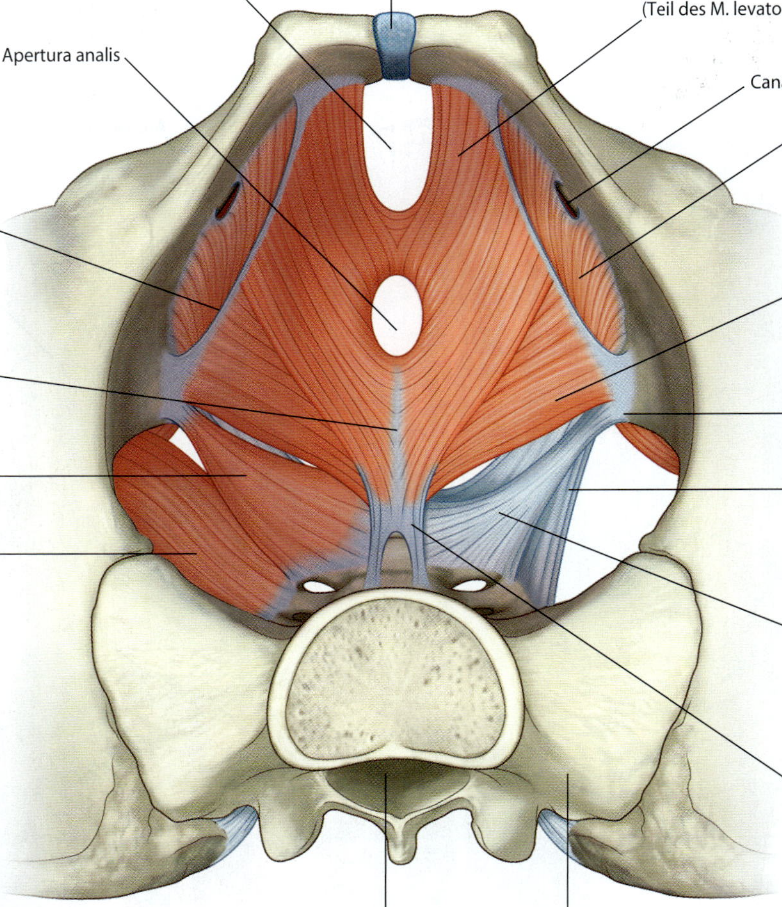

Hiatus urogenitalis

Symphysis pubica

M. pubococcygeus
(Teil des M. levator ani)

Apertura analis

Canalis obturatorius

M. obturatorius internus

Arcus tendineus
musculi levatoris ani

M. iliococcygeus
(Teil des M. levator ani)

Lig. anococcygeum

Spina ischiadica

M. ischiococcygeus
(coccygeus)

Lig. sacrotuberale

M. piriformis

Lig. sacrospinale

Lig. sacrococcygeum
anterius

Canalis sacralis

Os sacrum

Mm. levator ani und ischiococcygeus (coccygeus), Ansicht von ventral-kranial
Levator ani and ischiococcygeus (coccygeus) muscles (anterosuperior view)

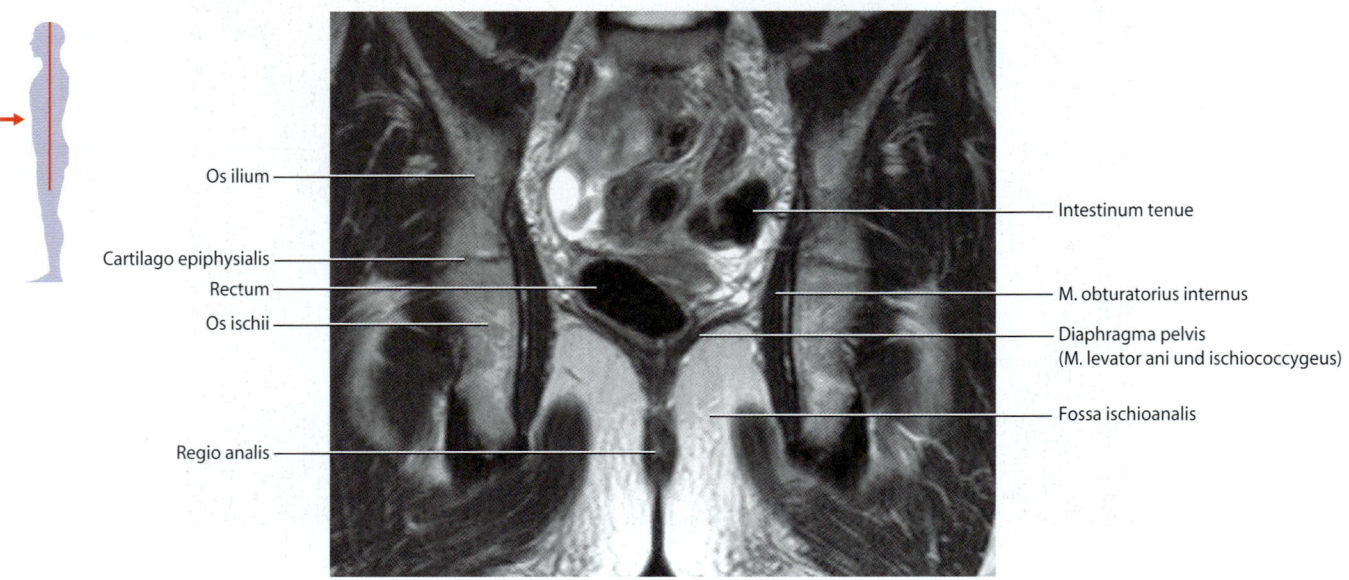

Os ilium

Intestinum tenue

Cartilago epiphysialis

Rectum

M. obturatorius internus

Os ischii

Diaphragma pelvis
(M. levator ani und ischiococcygeus)

Fossa ischioanalis

Regio analis

Diaphragma pelvis im Verhältnis zu den übrigen Strukturen in Beckenhöhle und Perineum; T2-gewichtetes MRT in Sagittalebene
Pelvic diaphragm in relation to other structures in the pelvic cavity and perineum. T2-weighted MR image in coronal plane

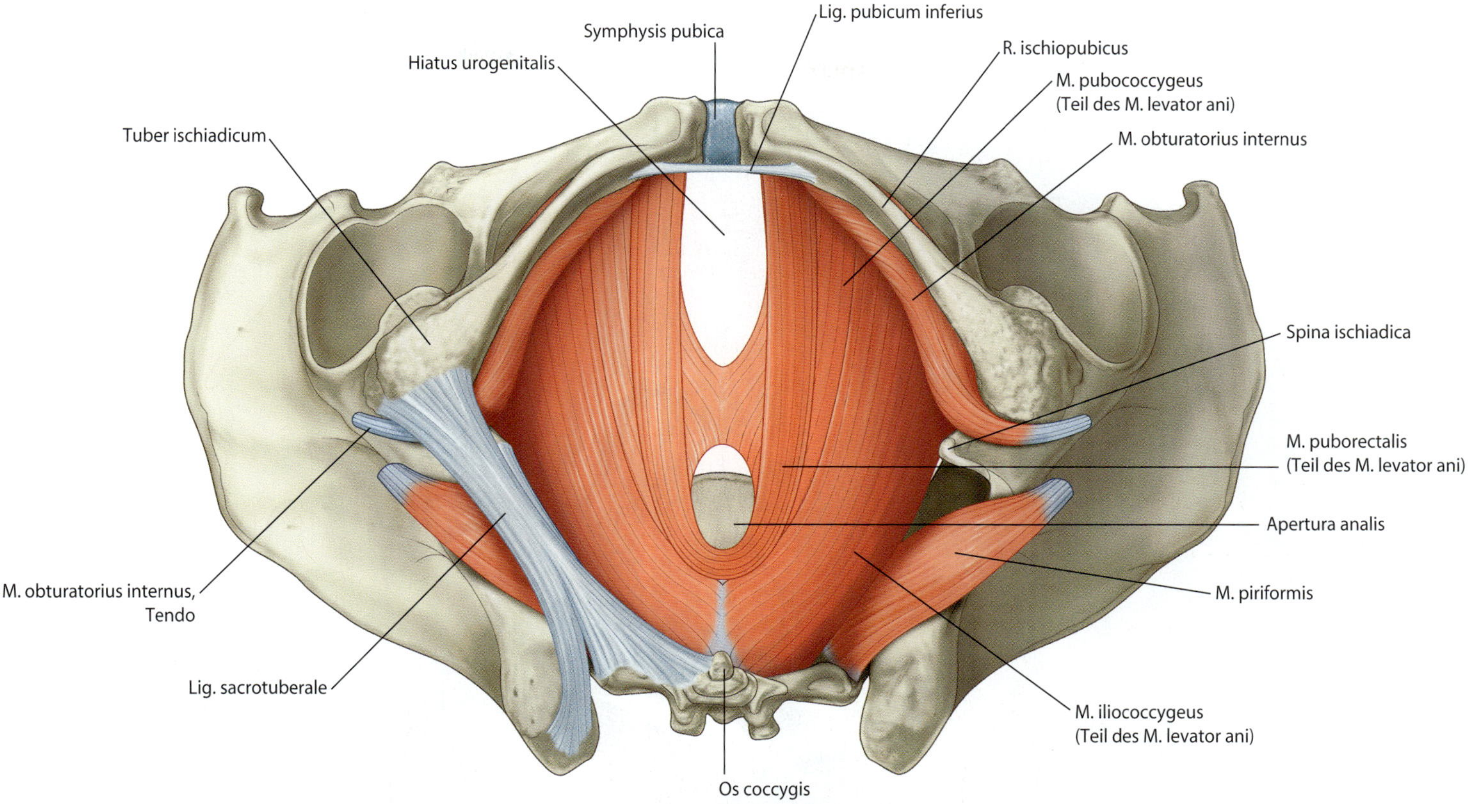

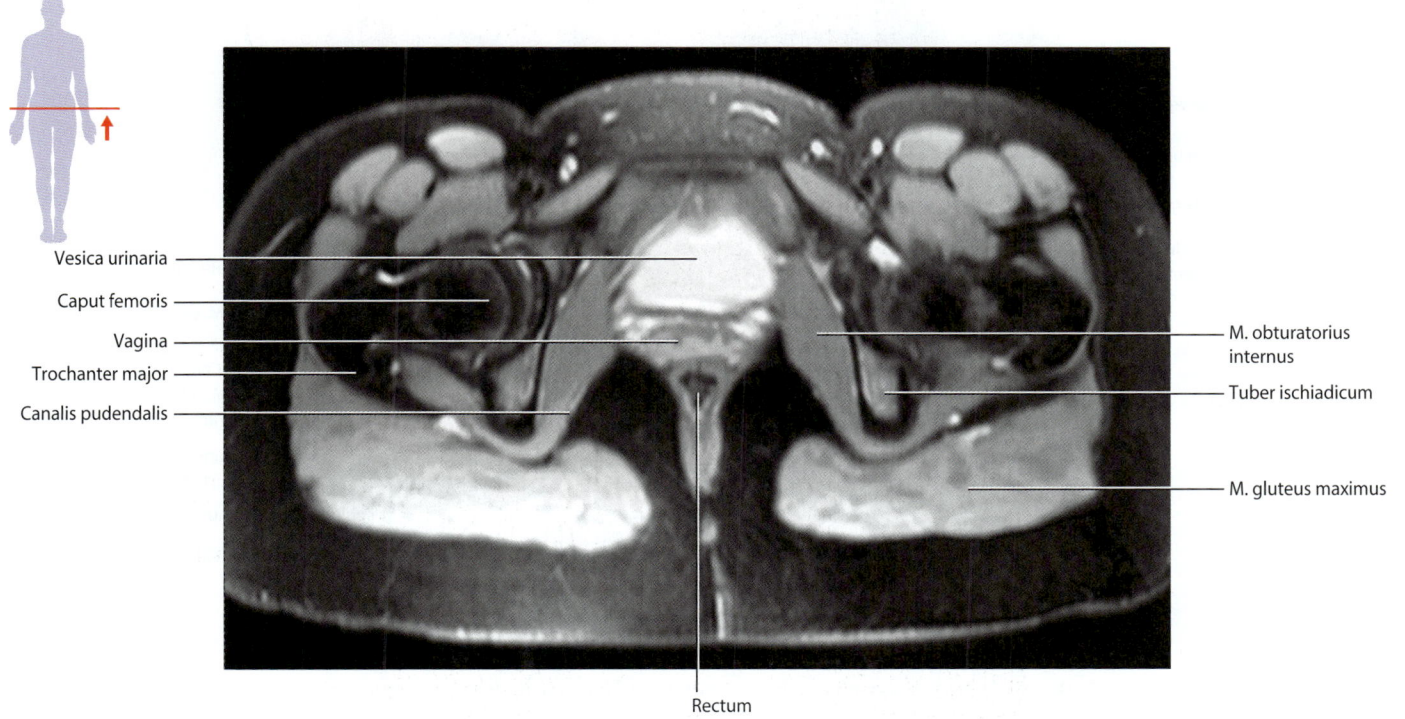

Symphysis pubica

Lig. pubicum inferius

Hiatus urogenitalis

R. ischiopubicus

M. pubococcygeus
(Teil des M. levator ani)

Tuber ischiadicum

M. obturatorius internus

Spina ischiadica

M. puborectalis
(Teil des M. levator ani)

Apertura analis

M. obturatorius internus,
Tendo

M. piriformis

Lig. sacrotuberale

M. iliococcygeus
(Teil des M. levator ani)

Os coccygis

M. levator ani, Ansicht von kaudal
Levator ani muscle (inferior view)

Vesica urinaria

Caput femoris

Vagina

Trochanter major

Canalis pudendalis

M. obturatorius
internus

Tuber ischiadicum

M. gluteus maximus

Rectum

M. obturator internus im Verhältnis zu anderen anatomischen Strukturen des Beckens; T2-gewichtetes MRT in Axialebene
Obturator internus muscle and its relationship to other pelvic structures. T2-weighted MR image in axial plane

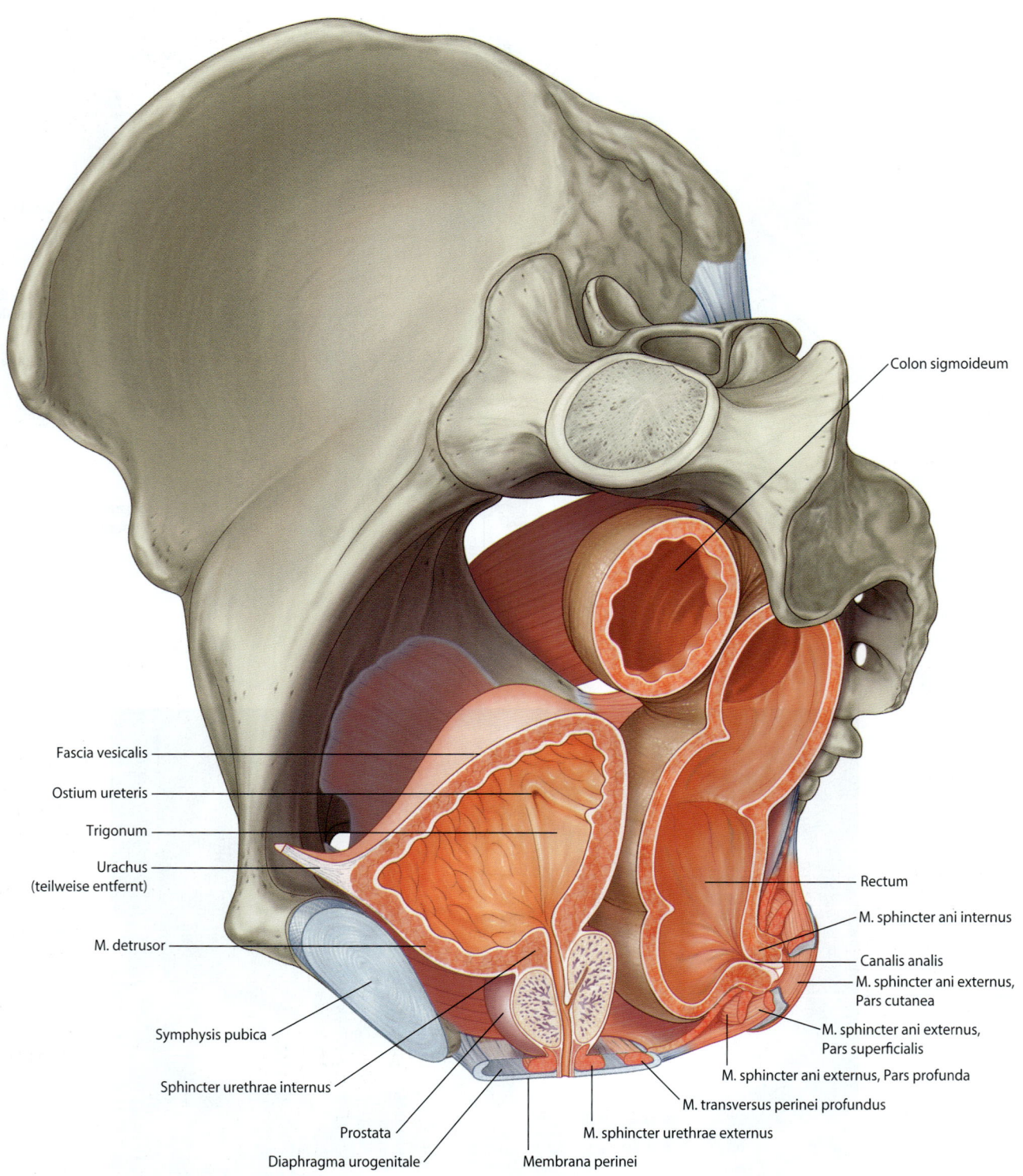

Colon sigmoideum

Fascia vesicalis

Ostium ureteris

Trigonum

Urachus
(teilweise entfernt)

M. detrusor

Symphysis pubica

Sphincter urethrae internus

Prostata

Diaphragma urogenitale

Membrana perinei

M. sphincter urethrae externus

M. transversus perinei profundus

M. sphincter ani externus, Pars profunda

M. sphincter ani externus,
Pars superficialis

M. sphincter ani externus,
Pars cutanea

Canalis analis

M. sphincter ani internus

Rectum

Beckenhöhle des Mannes mit Harnblase, Prostata und Rektum, Ansicht von schräg sagittal
Bladder, prostate, and rectum within pelvic cavity in men (oblique sagittal view)

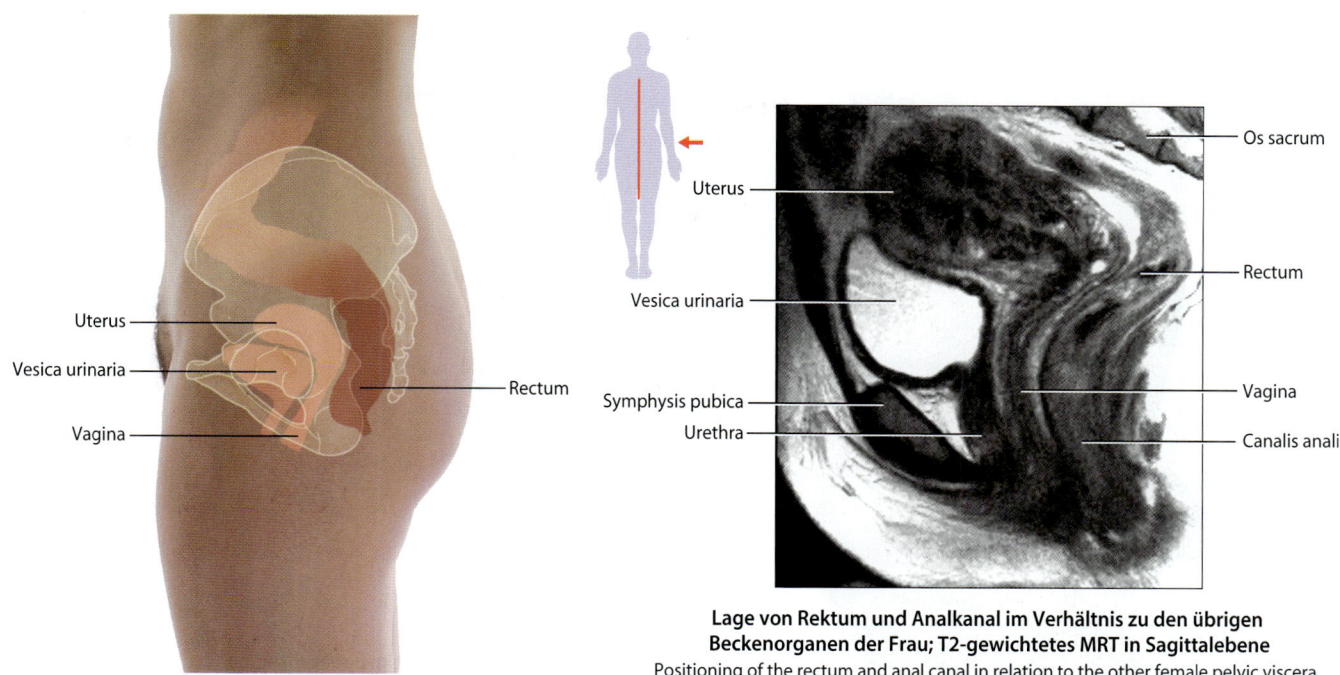

Uterus

Vesica urinaria

Vagina

Rectum

Oberflächenprojektion des Rektums bei der Frau
Surface projection of the rectum in women

Os sacrum

Uterus

Rectum

Vesica urinaria

Vagina

Symphysis pubica

Canalis analis

Urethra

**Lage von Rektum und Analkanal im Verhältnis zu den übrigen
Beckenorganen der Frau; T2-gewichtetes MRT in Sagittalebene**
Positioning of the rectum and anal canal in relation to the other female pelvic viscera.
T2-weighted MR image in sagittal plane

A. iliaca communis

V. iliaca communis

Fascia rectalis

Peritoneum (Schnittrand)

Rectum, M. longitudinalis

Ringmuskel des Rectums

Tunica mucosa des Rektums

Ductus deferens

Ureter

M. iliacus

M. obturatorius internus

Arcus tendineus
musculi levatoris ani

M. iliococcygeus
(Teil des M. levator ani)

Plica transversa
media recti
(= Kohlrausch-Falte)

M. iliococcygeus
(Teil des M. levator ani)

M. obturatorius internus

Canalis pudendalis
mit Gefäßen und Nerv

M. pubococcygeus
(Teil des M. levator ani)

Corpus adiposum fossae ischioanalis

Valvula analis

M. sphincter ani externus

Vesica urinaria

Plica transversa
inferior recti

Fossa ischioanalis

Canalis pudendalis in
der Fascia obturatoria
internus

M. puborectalis
(Teil des M. levator ani)

Plexus venosus
rectalis internus

Ramus inferior ossis pubis

Crypta
analis (mit
Mündungen der
Gl. anales)

Columnae anales

Plexus venosus rectalis externus

M. sphincter ani internus

Sulcus intersphinctericus

Sinus analis

Koronarschnitt durch Rektum und Analkanal, Ansicht von dorsal
Coronal section through rectum and anal canal (posterior view)

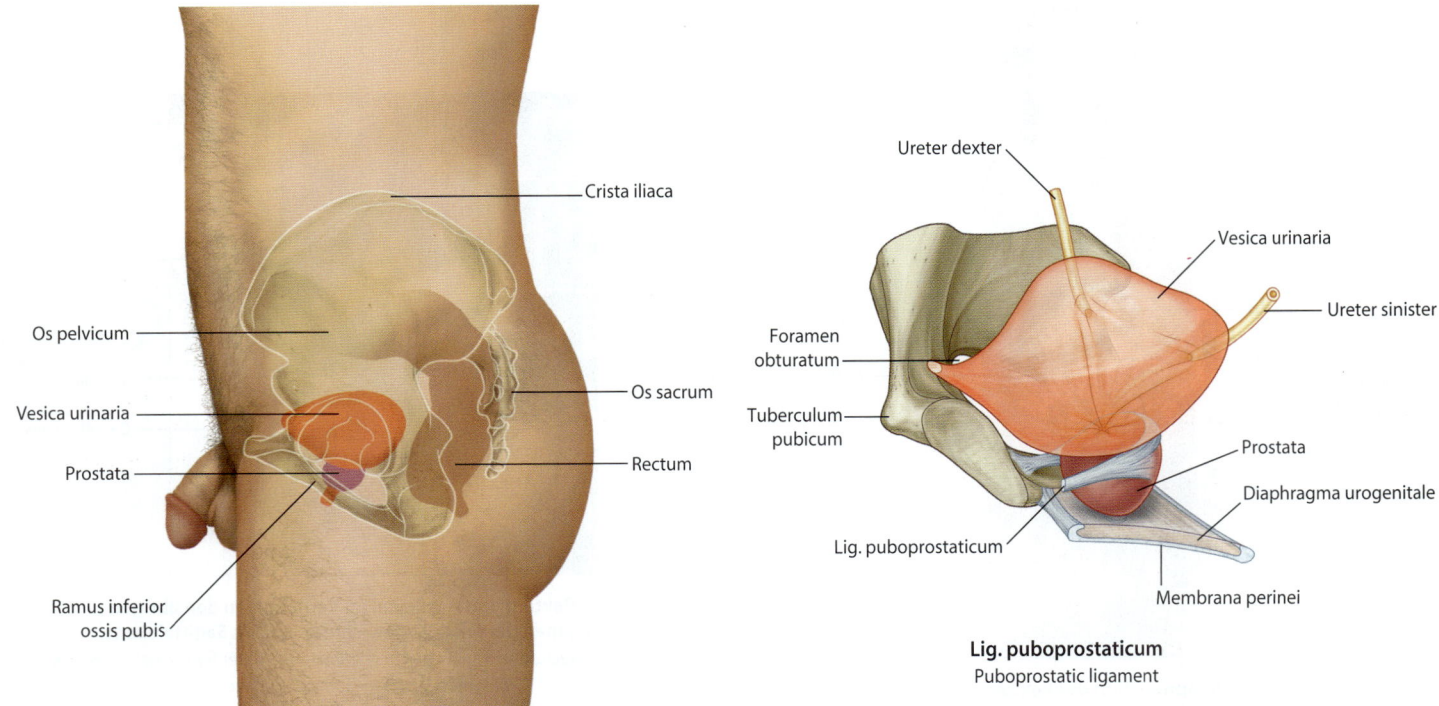

Crista iliaca

Os pelvicum

Vesica urinaria

Prostata

Ramus inferior
ossis pubis

Os sacrum

Rectum

Oberflächenprojektion der Harnblase beim Mann, Ansicht von lateral
Surface projection of the bladder in men (lateral view)

Ureter dexter

Vesica urinaria

Foramen
obturatum

Ureter sinister

Tuberculum
pubicum

Prostata

Diaphragma urogenitale

Lig. puboprostaticum

Membrana perinei

Lig. puboprostaticum
Puboprostatic ligament

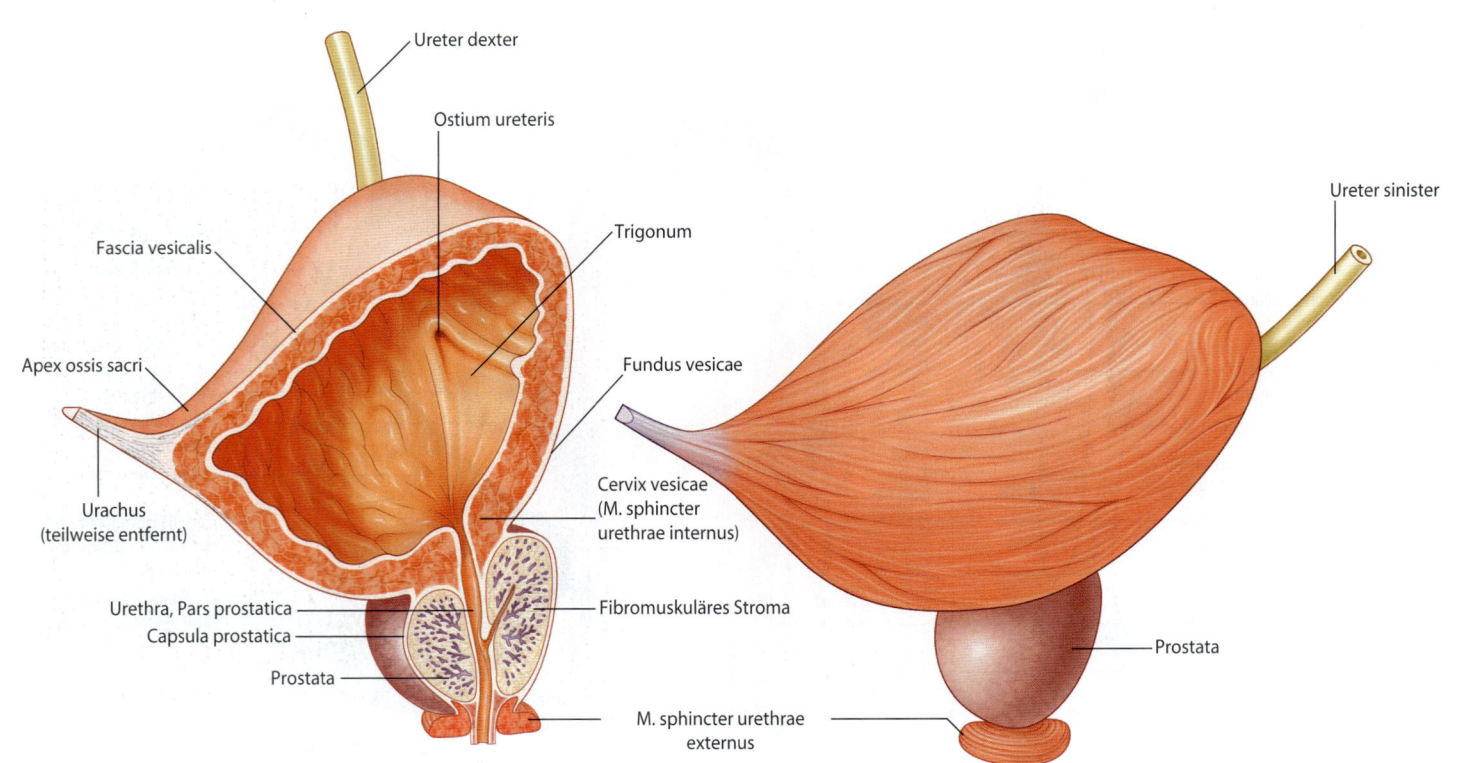

Ureter dexter

Ostium ureteris

Fascia vesicalis

Trigonum

Apex ossis sacri

Fundus vesicae

Urachus
(teilweise entfernt)

Cervix vesicae
(M. sphincter
urethrae internus)

Urethra, Pars prostatica

Fibromuskuläres Stroma

Capsula prostatica

Prostata

Ureter sinister

Prostata

M. sphincter urethrae
externus

Harnblase des Mannes
Urinary bladder in men

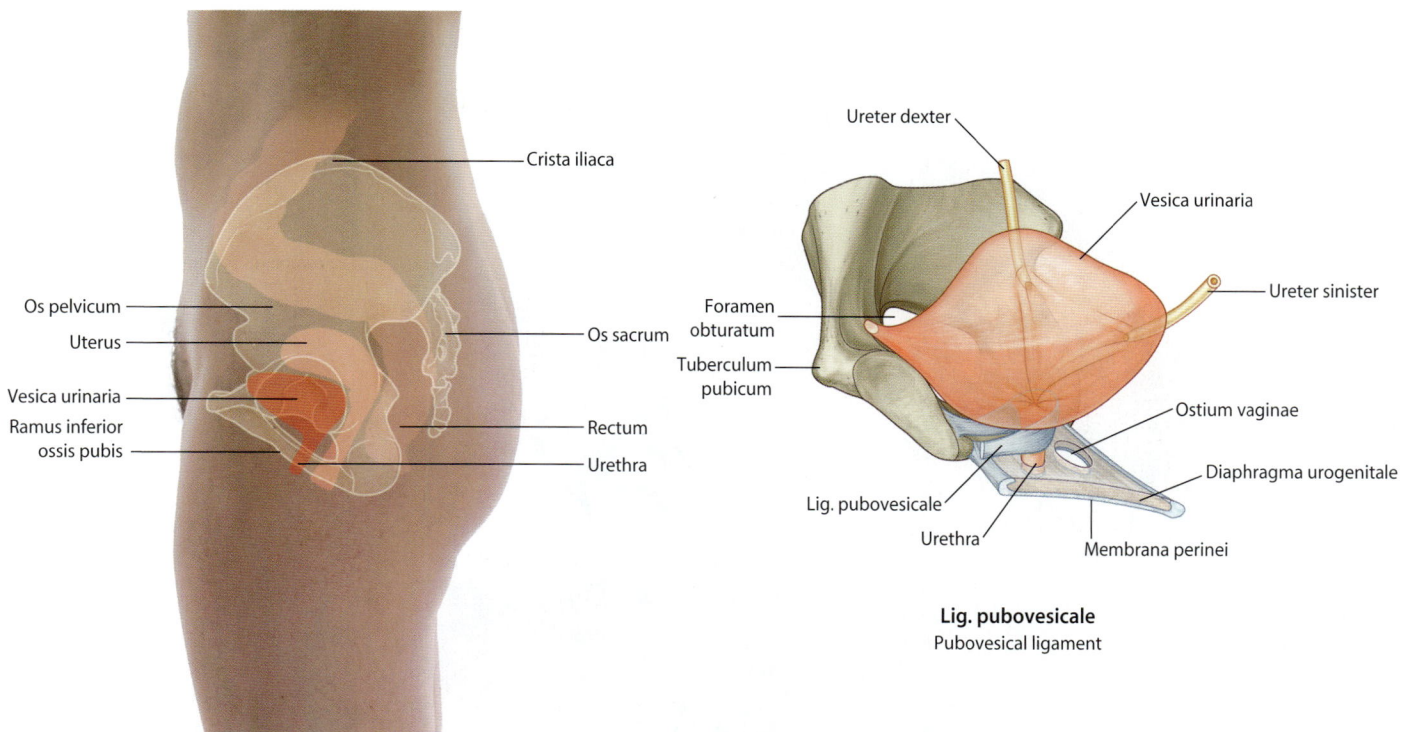

Crista iliaca

Os pelvicum

Uterus

Vesica urinaria

Ramus inferior
ossis pubis

Os sacrum

Rectum

Urethra

Ureter dexter

Vesica urinaria

Foramen
obturatum

Tuberculum
pubicum

Ureter sinister

Ostium vaginae

Diaphragma urogenitale

Lig. pubovesicale

Urethra

Membrana perinei

Lig. pubovesicale
Pubovesical ligament

Oberflächenprojektion der Harnblase der Frau, Ansicht von lateral
Surface projection of the bladder in women (lateral view)

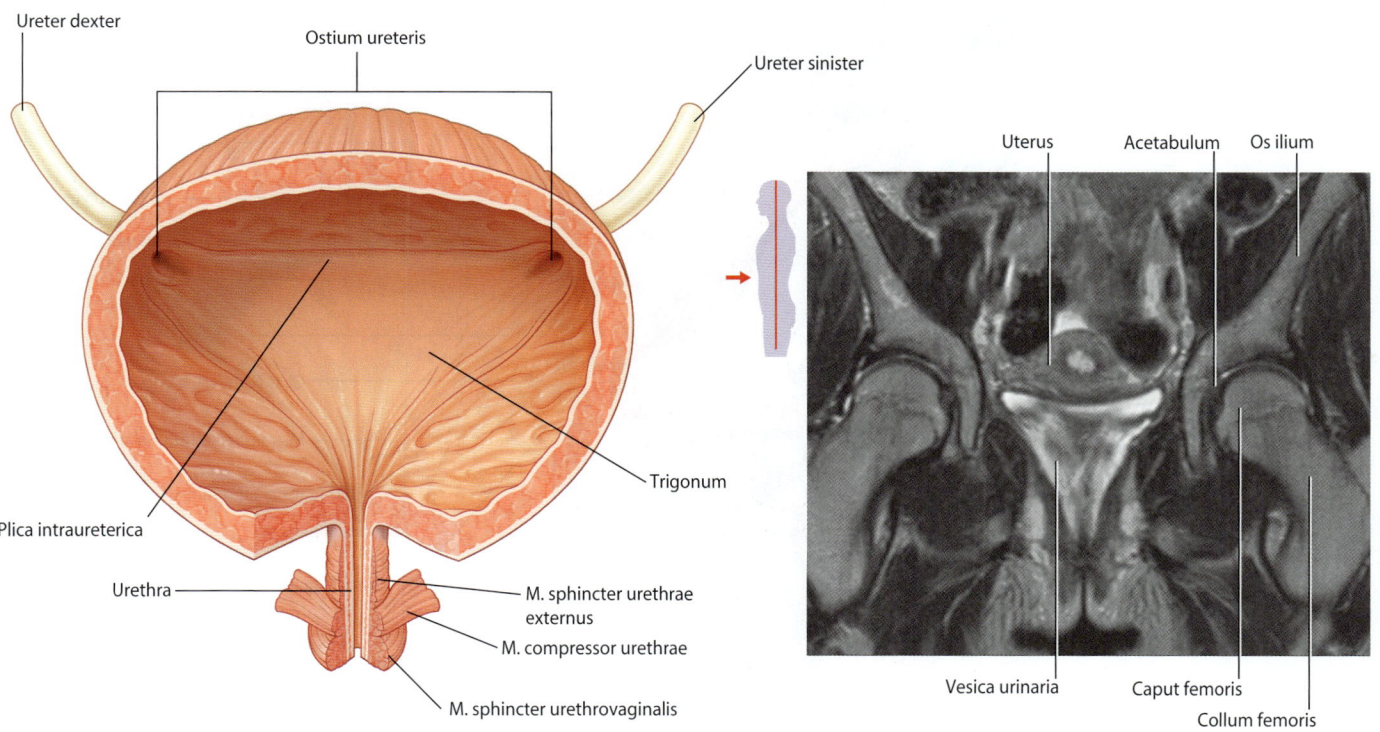

Ureter dexter

Ostium ureteris

Ureter sinister

Uterus

Acetabulum

Os ilium

Trigonum

Plica intraureterica

Urethra

M. sphincter urethrae
externus

M. compressor urethrae

M. sphincter urethrovaginalis

Vesica urinaria

Caput femoris

Collum femoris

**Harnblase und Mm. sphincter urethrae der Frau,
Hinterwand in der Ansicht von ventral**
Urinary bladder and urethral sphincter muscles in women (anterior view of posterior wall)

**Erscheinungsbild und Lage der Harnblase im Vergleich zu den übrigen
Strukturen der Beckenhöhle der Frau; T2-gewichtetes MRT in Koronarebene**
Appearance and positioning of the bladder in relation to other structures
in the female pelvic cavity. T2-weighted MR image in coronal plane

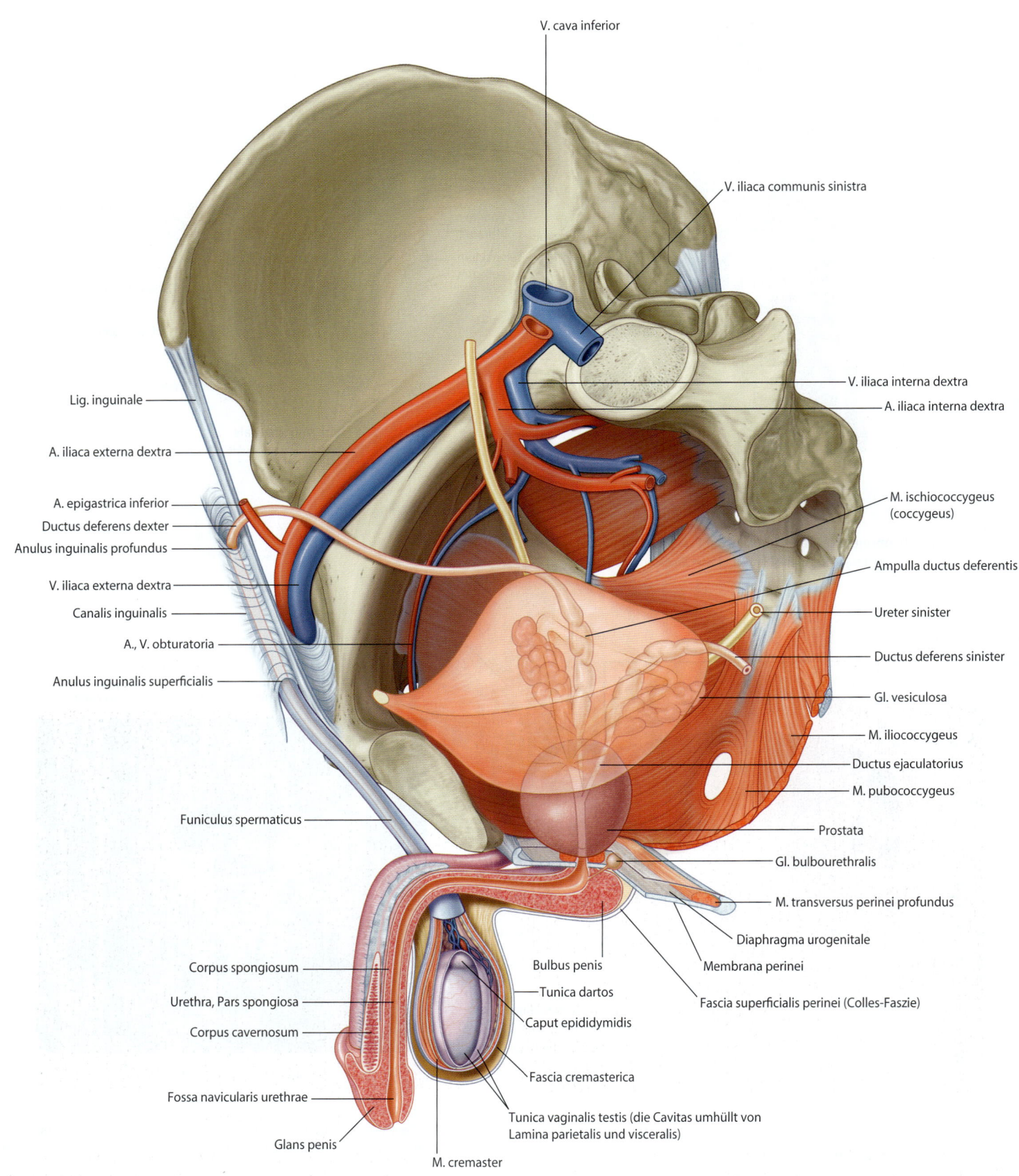

V. cava inferior

V. iliaca communis sinistra

V. iliaca interna dextra

A. iliaca interna dextra

M. ischiococcygeus (coccygeus)

Ampulla ductus deferentis

Ureter sinister

Ductus deferens sinister

Gl. vesiculosa

M. iliococcygeus

Ductus ejaculatorius

M. pubococcygeus

Prostata

Gl. bulbourethralis

M. transversus perinei profundus

Diaphragma urogenitale

Membrana perinei

Fascia superficialis perinei (Colles-Faszie)

Lig. inguinale

A. iliaca externa dextra

A. epigastrica inferior

Ductus deferens dexter

Anulus inguinalis profundus

V. iliaca externa dextra

Canalis inguinalis

A., V. obturatoria

Anulus inguinalis superficialis

Funiculus spermaticus

Corpus spongiosum

Urethra, Pars spongiosa

Corpus cavernosum

Fossa navicularis urethrae

Glans penis

M. cremaster

Bulbus penis

Tunica dartos

Caput epididymidis

Fascia cremasterica

Tunica vaginalis testis (die Cavitas umhüllt von Lamina parietalis und visceralis)

Männliche Geschlechtsorgane, Ansicht von schräg sagittal
Reproductive system in men (oblique sagittal view)

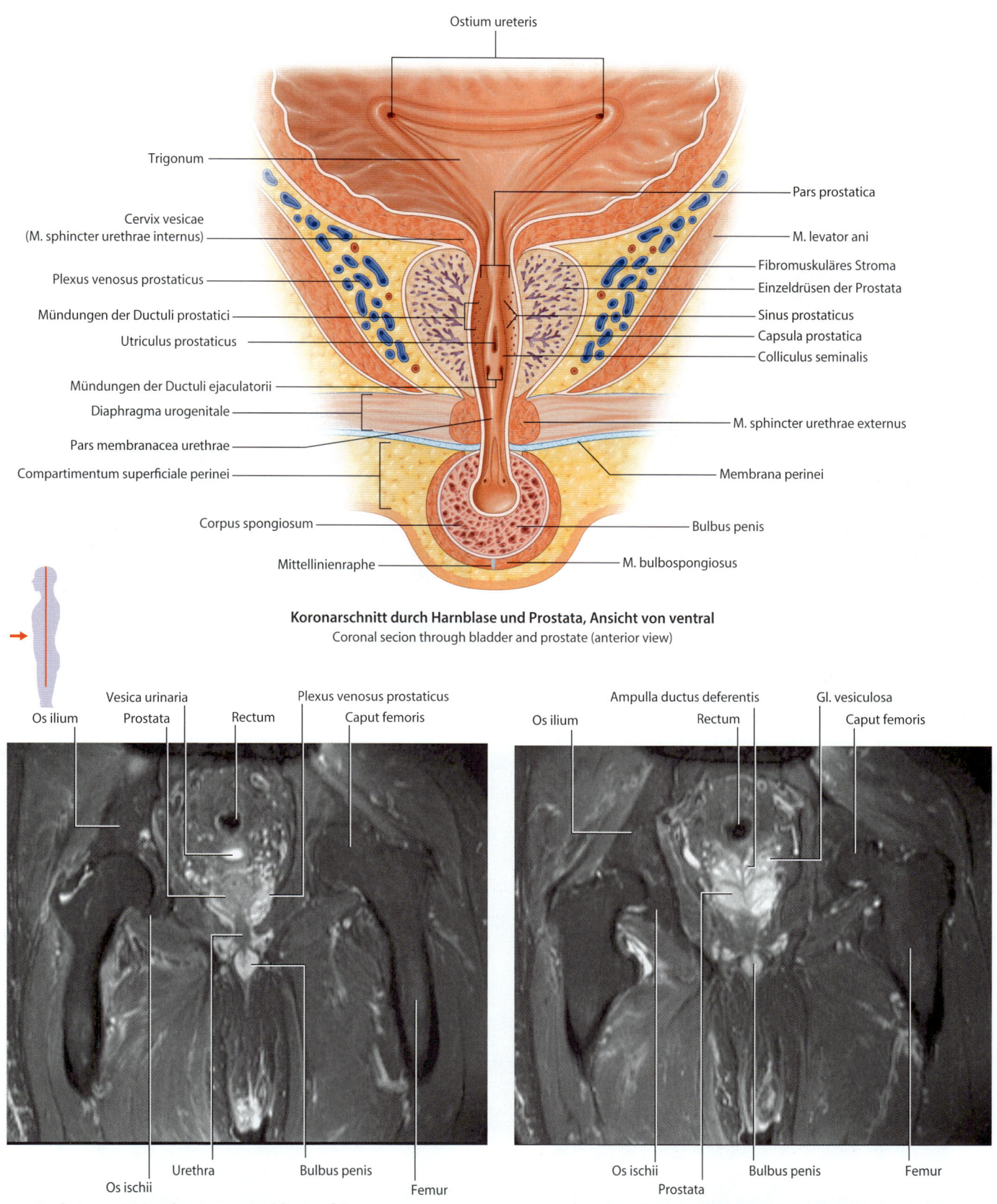

Ostium ureteris

Trigonum

Pars prostatica

Cervix vesicae
(M. sphincter urethrae internus)

M. levator ani

Plexus venosus prostaticus

Fibromuskuläres Stroma

Einzeldrüsen der Prostata

Mündungen der Ductuli prostatici

Sinus prostaticus

Utriculus prostaticus

Capsula prostatica

Colliculus seminalis

Mündungen der Ductuli ejaculatorii

Diaphragma urogenitale

M. sphincter urethrae externus

Pars membranacea urethrae

Compartimentum superficiale perinei

Membrana perinei

Corpus spongiosum

Bulbus penis

Mittellinienraphe

M. bulbospongiosus

Koronarschnitt durch Harnblase und Prostata, Ansicht von ventral
Coronal secion through bladder and prostate (anterior view)

Os ilium

Vesica urinaria

Prostata

Rectum

Plexus venosus prostaticus

Caput femoris

Ampulla ductus deferentis

Gl. vesiculosa

Os ilium

Rectum

Caput femoris

Os ischii

Urethra

Bulbus penis

Femur

Os ischii

Bulbus penis

Femur

Os ischii

Prostata

**Erscheinungsbild und Lage von Harnblase und Prostata
im Vergleich zu den übrigen Strukturen in Becken und Perineum des Mannes;
T2-gewichtetes MRT in Koronarebene**
Appearance and positioning of bladder and prostate in relation to other structures in the male
pelvis and perineum. T2-weighted MR image in coronal plane

**Erscheinungsbild und Lage von Samenleiter, Ductus deferens, und
Samenbläschen, Vesicula seminalis, im Vergleich zu übrigen Strukturen in
Becken und Perineum des Mannes; T2-gewichtetes MRT in Koronarebene**
Appearance and positioning of ductus deferens, and seminal vesicles in relation to other
structures in the male pelvis and perineum. T2-weighted MR image in coronal plane

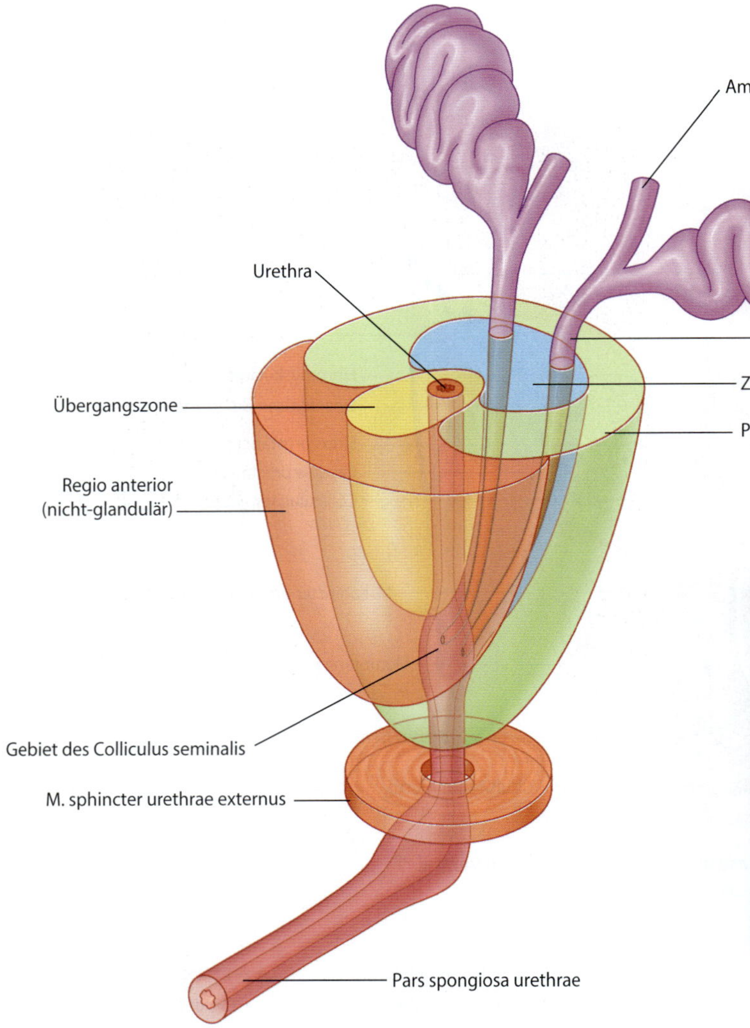

Ampulla ductus deferentis

Gl. vesiculosa

Urethra

Ductus ejaculatorius

Zentrale Zone

Übergangszone

Periphere Zone

Regio anterior
(nicht-glandulär)

Gebiet des Colliculus seminalis

M. sphincter urethrae externus

Pars spongiosa urethrae

Unterteilung der Prostata in verschiedene Zonen. Die meisten Karzinome haben ihren Ursprung in der peripheren Zone, während die benigne Prostatahypertrophie (BPH) in erster Linie die Übergangszone betrifft
Zonal anatomy of the prostate gland. Most carcinomas originate in the peripheral zone. Benign prostatic hypertrophy (BPH) affects mainly the transitional zone

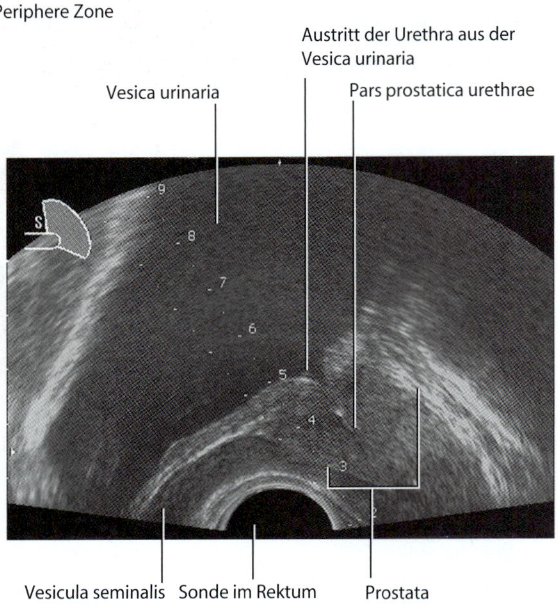

Vesica urinaria

Austritt der Urethra aus der Vesica urinaria

Pars prostatica urethrae

Vesicula seminalis   Sonde im Rektum   Prostata

Prostata, Harnblase, Vesica urinaria, und Samenbläschen, Vesicula seminalis , sowie die Harnröhre; rektaler Ultraschall, Ansicht von sagittal
Rectal ultrasound imaging of the prostate, bladder, and seminal vesicle. Sagittal view also showing the urethra

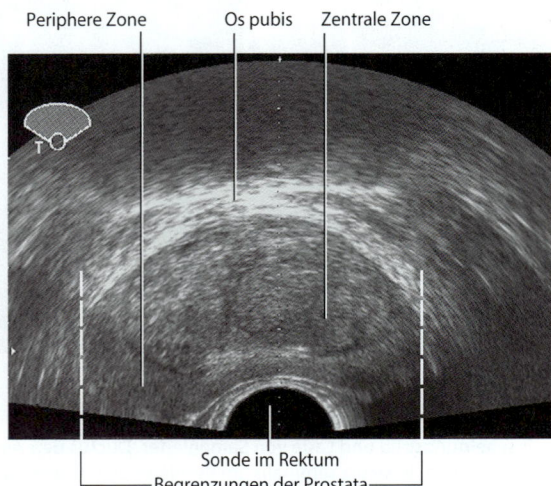

Periphere Zone   Os pubis   Zentrale Zone

Sonde im Rektum
Begrenzungen der Prostata

Prostata im rektalen Ultraschall. In der Ansicht von axial sind die zentrale und die periphere Zone sichtbar
Rectal ultrasound imaging of the prostate.
Axial view showing the central and peripheral zones

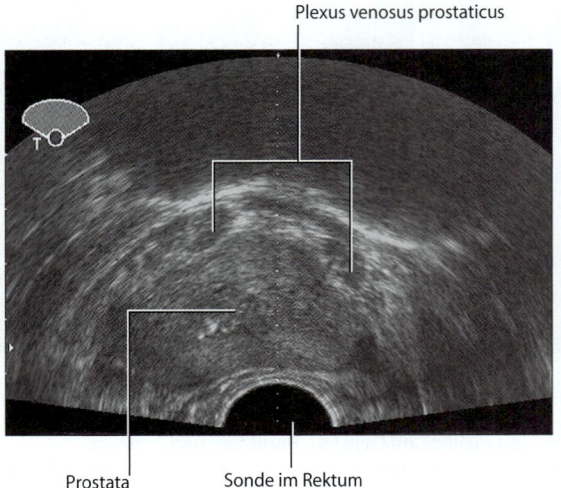

Plexus venosus prostaticus

Prostata   Sonde im Rektum

Prostata im rektalen Ultraschall. In der Ansicht von axial ist der umgebende Venenplexus erkennbar
Rectal ultrasound imaging of the prostate.
Axial view showing the surrounding plexus of veins

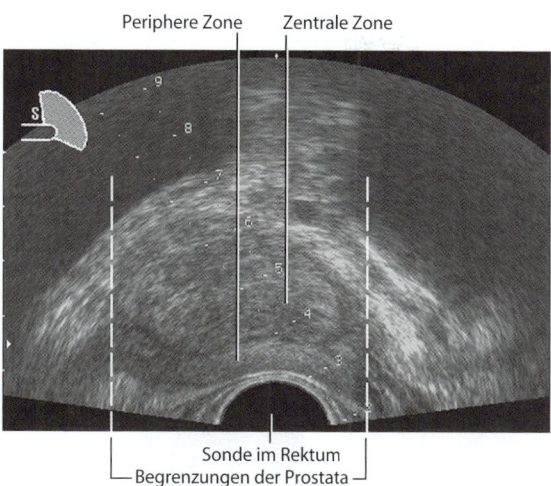

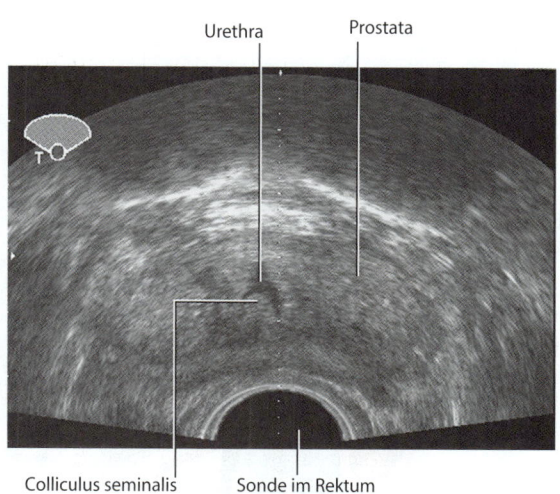

Periphere Zone | Zentrale Zone

Sonde im Rektum
Begrenzungen der Prostata

Prostata im rektalen Ultraschall. In der Ansicht von sagittal sind die zentrale und die periphere Zone sichtbar
Rectal ultrasound imaging of the prostate.
Sagittal view showing the central and peripheral zones

Urethra | Prostata

Colliculus seminalis | Sonde im Rektum

Prostata im rektalen Ultraschall. In der Ansicht von axial sind Harnröhre, Urethra, und Samenbläschen, Vesicula seminalis, erkennbar
Rectal ultrasound imaging of the prostate.
Axial view showing the urethra and seminal colliculus

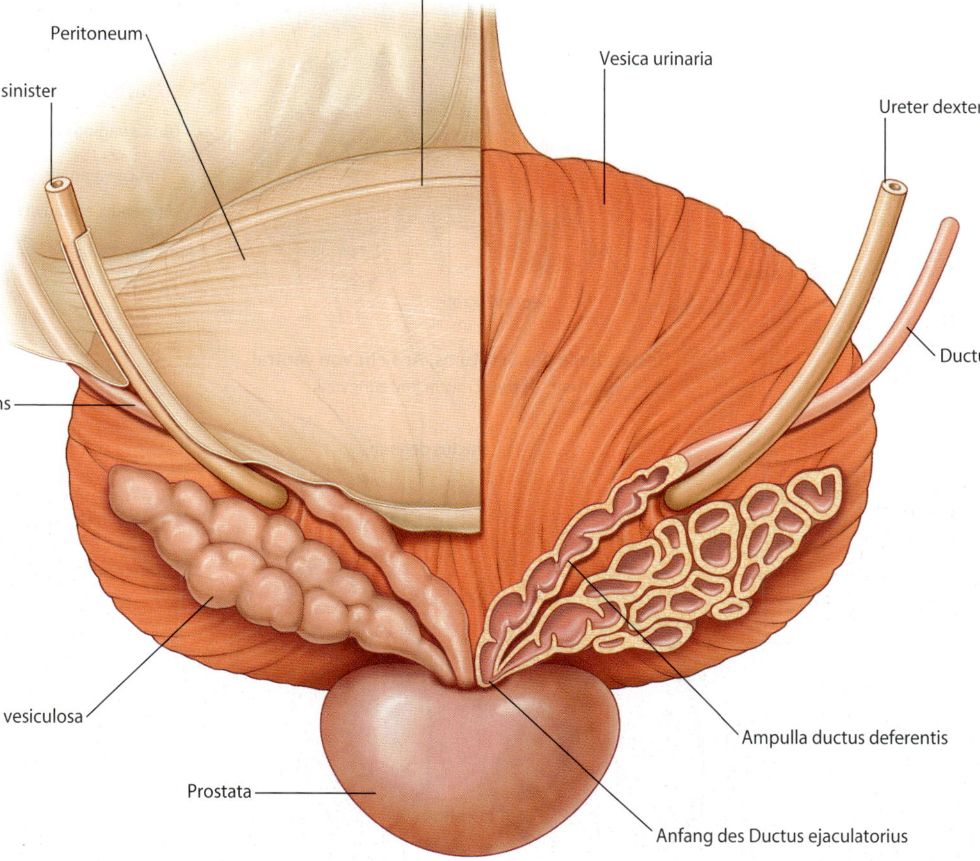

Plica vesicalis transversa

Peritoneum

Ureter sinister

Vesica urinaria

Ureter dexter

Ductus deferens

Ductus deferens

Gl. vesiculosa

Ampulla ductus deferentis

Prostata

Anfang des Ductus ejaculatorius

Harnblase und Prostata, Ansicht von dorsal
Bladder and prostate (posterior view)

223

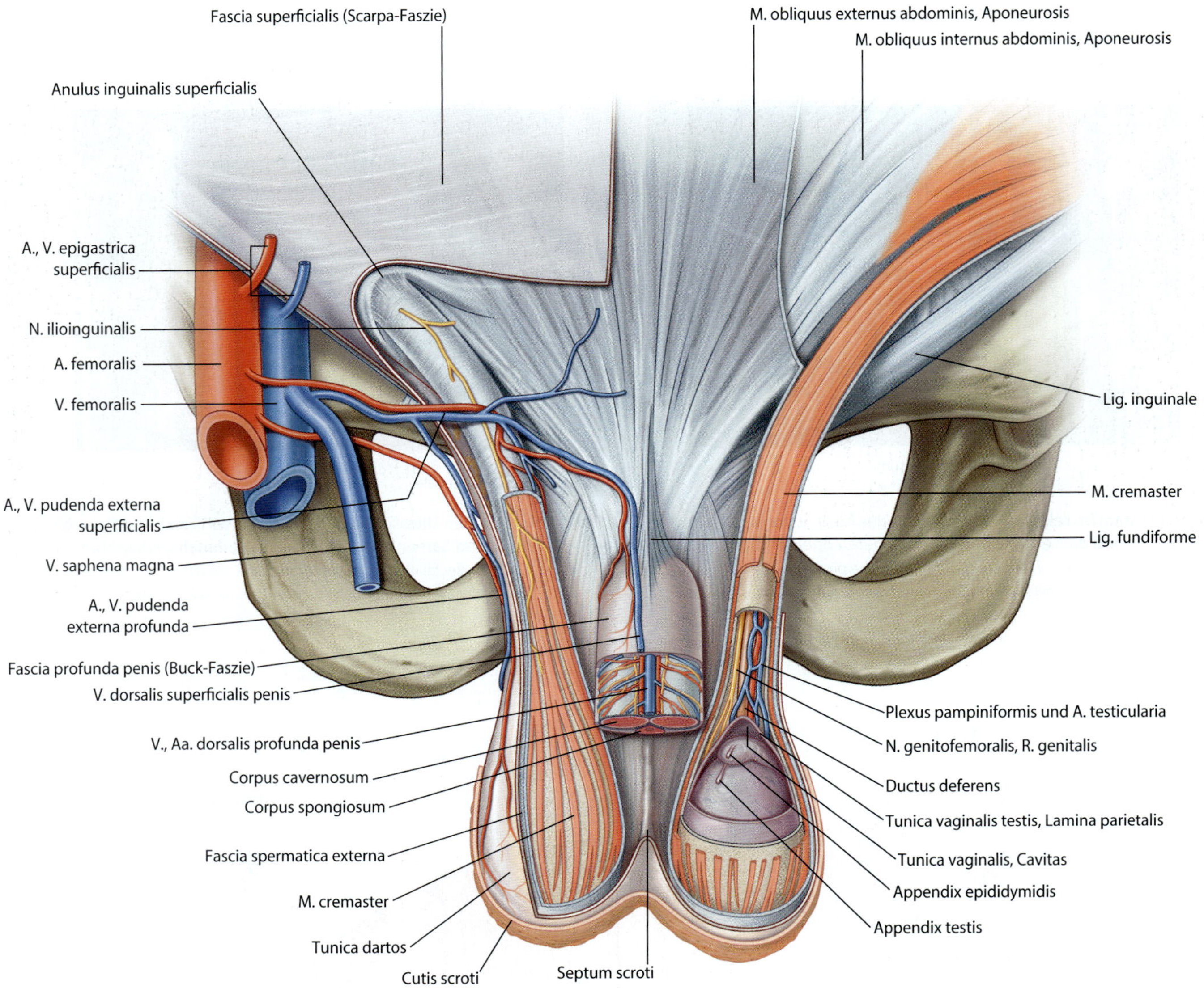

Fascia superficialis (Scarpa-Faszie)

M. obliquus externus abdominis, Aponeurosis

M. obliquus internus abdominis, Aponeurosis

Anulus inguinalis superficialis

A., V. epigastrica superficialis

N. ilioinguinalis

A. femoralis

V. femoralis

Lig. inguinale

A., V. pudenda externa superficialis

M. cremaster

Lig. fundiforme

V. saphena magna

A., V. pudenda externa profunda

Fascia profunda penis (Buck-Faszie)

V. dorsalis superficialis penis

Plexus pampiniformis und A. testicularia

N. genitofemoralis, R. genitalis

Ductus deferens

V., Aa. dorsalis profunda penis

Corpus cavernosum

Corpus spongiosum

Fascia spermatica externa

Tunica vaginalis testis, Lamina parietalis

Tunica vaginalis, Cavitas

Appendix epididymidis

Appendix testis

M. cremaster

Tunica dartos

Cutis scroti

Septum scroti

Bestandteile des Scrotums, Ansicht von ventral
Contents of the scrotum (anterior view)

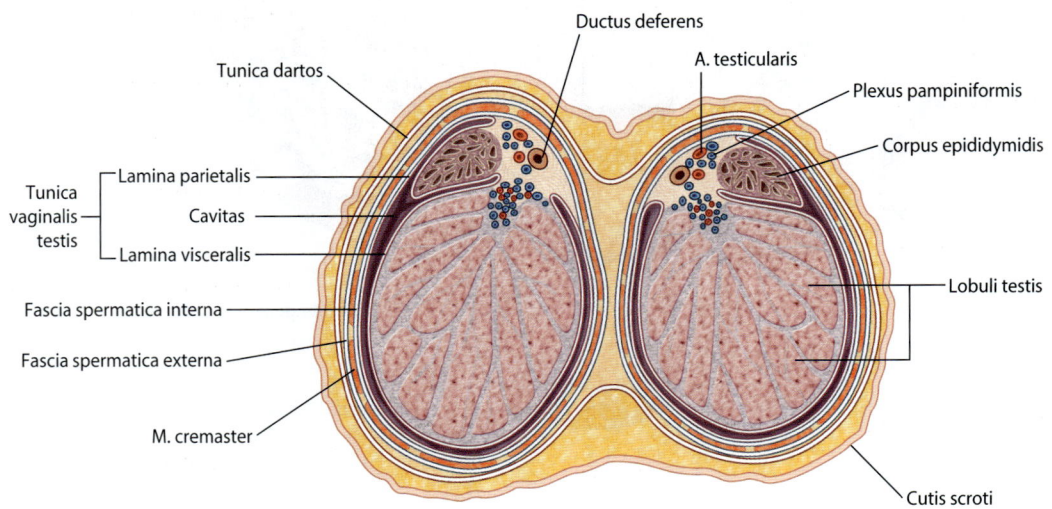

Ductus deferens

Tunica dartos

A. testicularis

Plexus pampiniformis

Corpus epididymidis

Tunica vaginalis testis

Lamina parietalis

Cavitas

Lamina visceralis

Fascia spermatica interna

Fascia spermatica externa

Lobuli testis

M. cremaster

Cutis scroti

Transversalschnitt durch Scrotum und Testes
Transverse section through the scrotum and testes

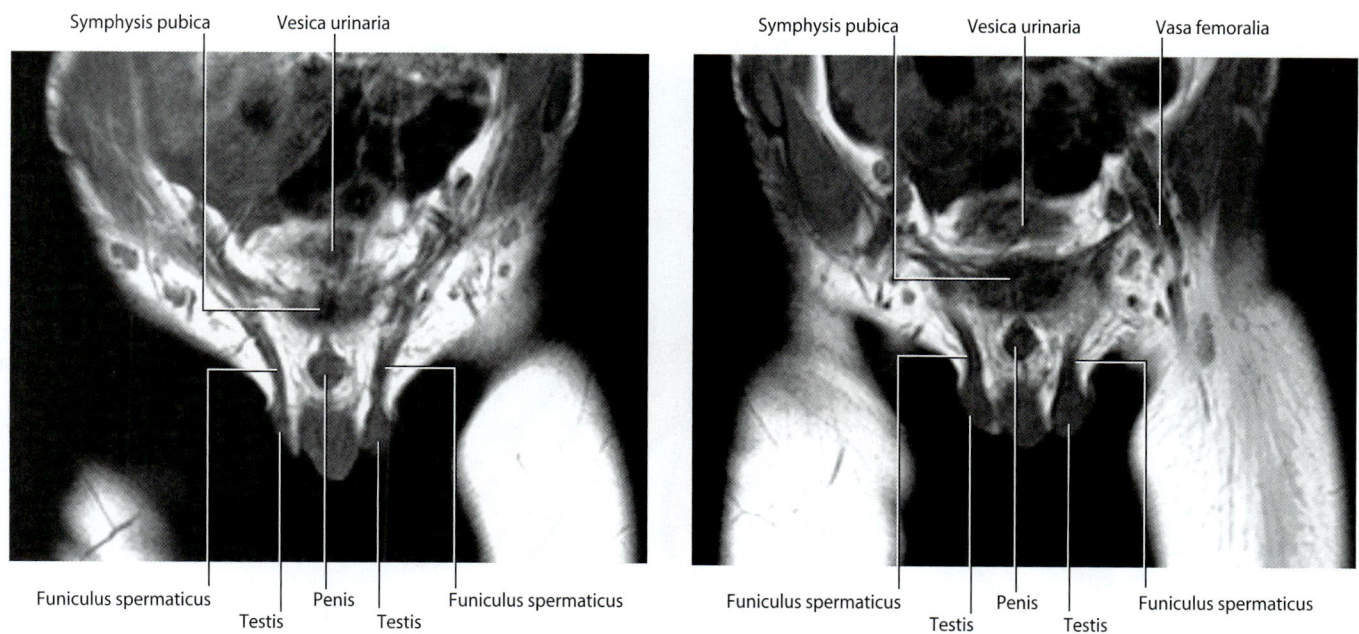

Symphysis pubica   Vesica urinaria

Symphysis pubica   Vesica urinaria   Vasa femoralia

Funiculus spermaticus   Penis   Funiculus spermaticus
Testis   Testis

Funiculus spermaticus   Penis   Funiculus spermaticus
Testis   Testis

Äußeres Erscheinungsbild und Lage der Samenstränge, bei einem jungen Mann; T1-gewichtetes MRT in Koronarebene
Spermatic cord appearance and positioning in a young male. T1-weighted MR images in coronal plane

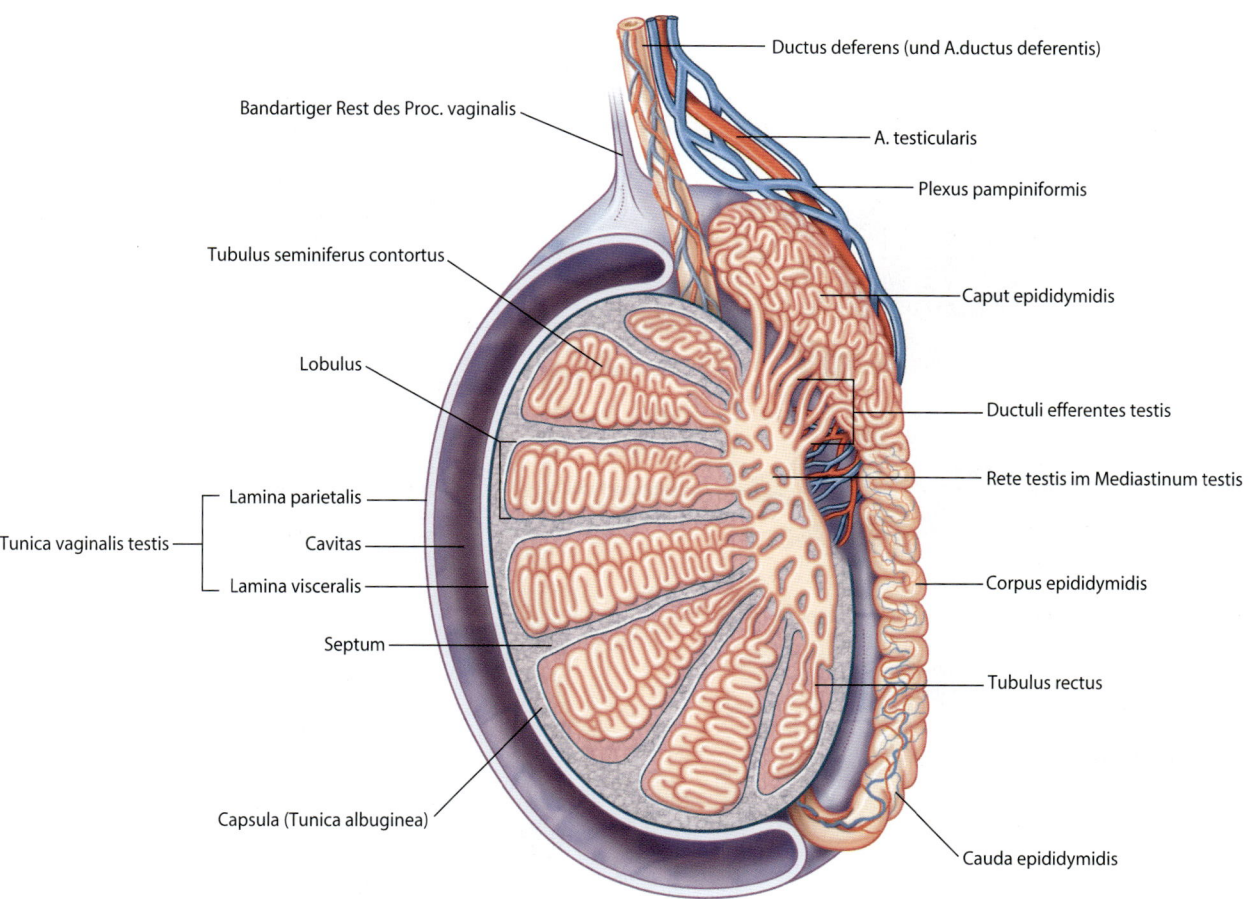

Ductus deferens (und A.ductus deferentis)

Bandartiger Rest des Proc. vaginalis

A. testicularis

Plexus pampiniformis

Tubulus seminiferus contortus

Caput epididymidis

Lobulus

Ductuli efferentes testis

Rete testis im Mediastinum testis

Tunica vaginalis testis
Lamina parietalis
Cavitas
Lamina visceralis

Corpus epididymidis

Septum

Tubulus rectus

Capsula (Tunica albuginea)

Cauda epididymidis

Hoden, Testis, und benachbarte Strukturen
Testis and surrounding structures

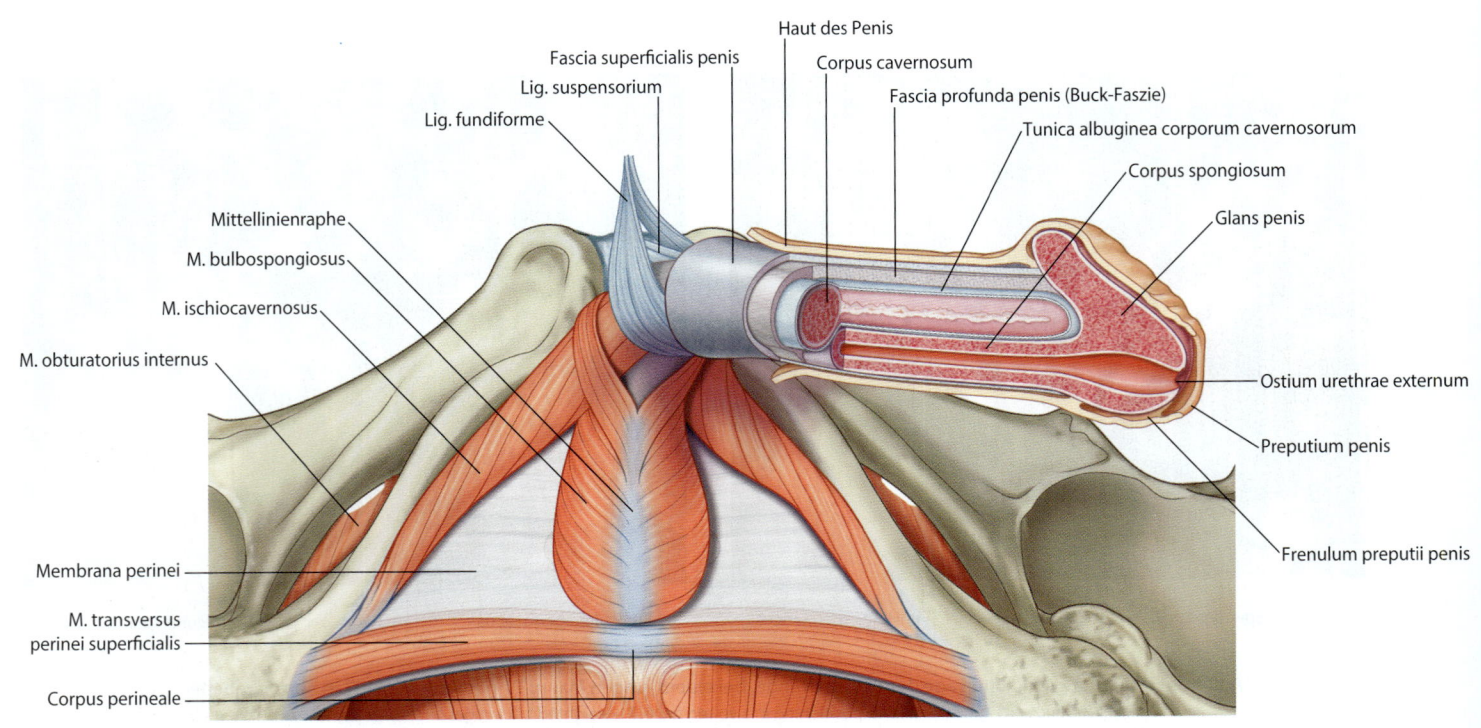

Haut des Penis
Fascia superficialis penis
Lig. suspensorium
Lig. fundiforme
Corpus cavernosum
Fascia profunda penis (Buck-Faszie)
Tunica albuginea corporum cavernosorum
Corpus spongiosum
Glans penis
Mittellinienraphe
M. bulbospongiosus
M. ischiocavernosus
M. obturatorius internus
Ostium urethrae externum
Preputium penis
Membrana perinei
Frenulum preputii penis
M. transversus perinei superficialis
Corpus perineale

Aufbau des Penis
Structure of the penis

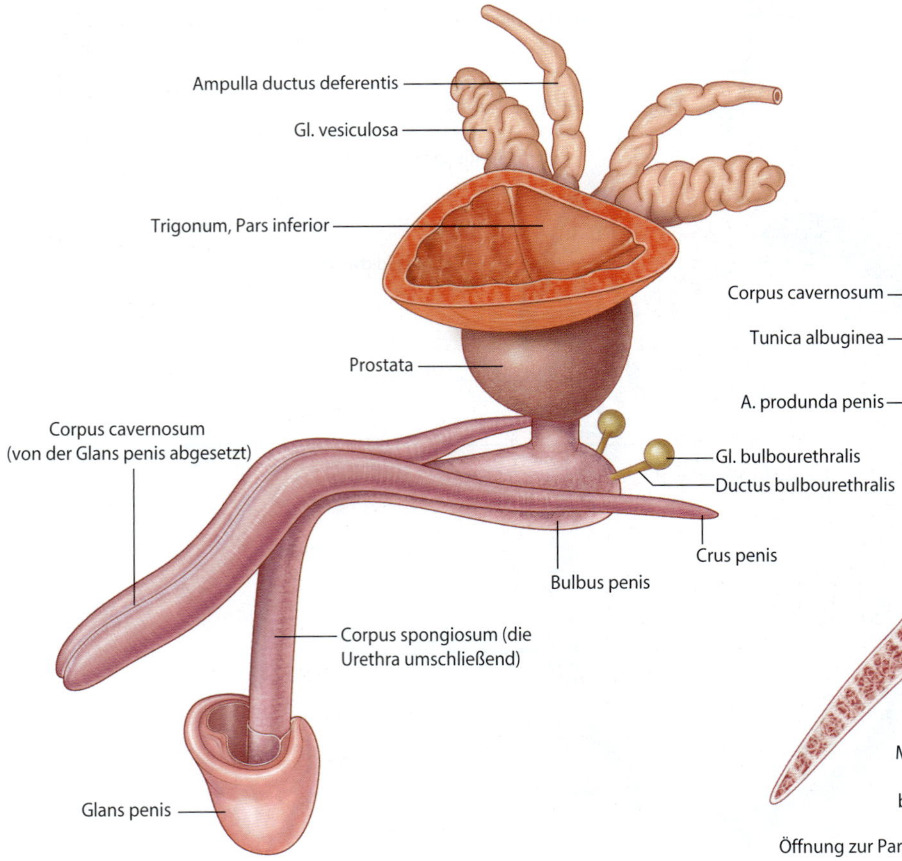

Ampulla ductus deferentis
Gl. vesiculosa
Trigonum, Pars inferior
Ostium urethrae externum
Fossa navicularis urethrae
Glans penis
Corpus cavernosum
Tunica albuginea
A. produnda penis
Corpus spongiosum
Tunica albuginea
Prostata
Corpus cavernosum
(von der Glans penis abgesetzt)
Gl. bulbourethralis
Ductus bulbourethralis
Crus penis
Bulbus penis
Corpus spongiosum (die Urethra umschließend)
Crus penis
Glans penis
Mündungen der Ductuli bulbourethrales
Öffnung zur Pars membranacea der Urethra
Bulbus penis

Aufbau des Penis
Structure of the penis

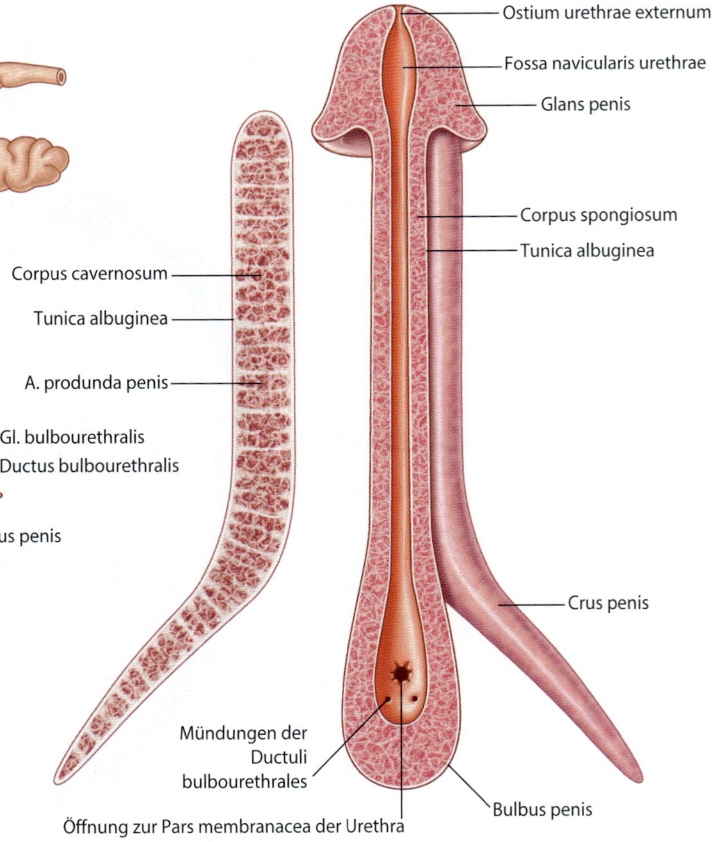

Pars spongiosa der Urethra, Ansicht von kaudal
Roof of spongy urethra (inferior view)

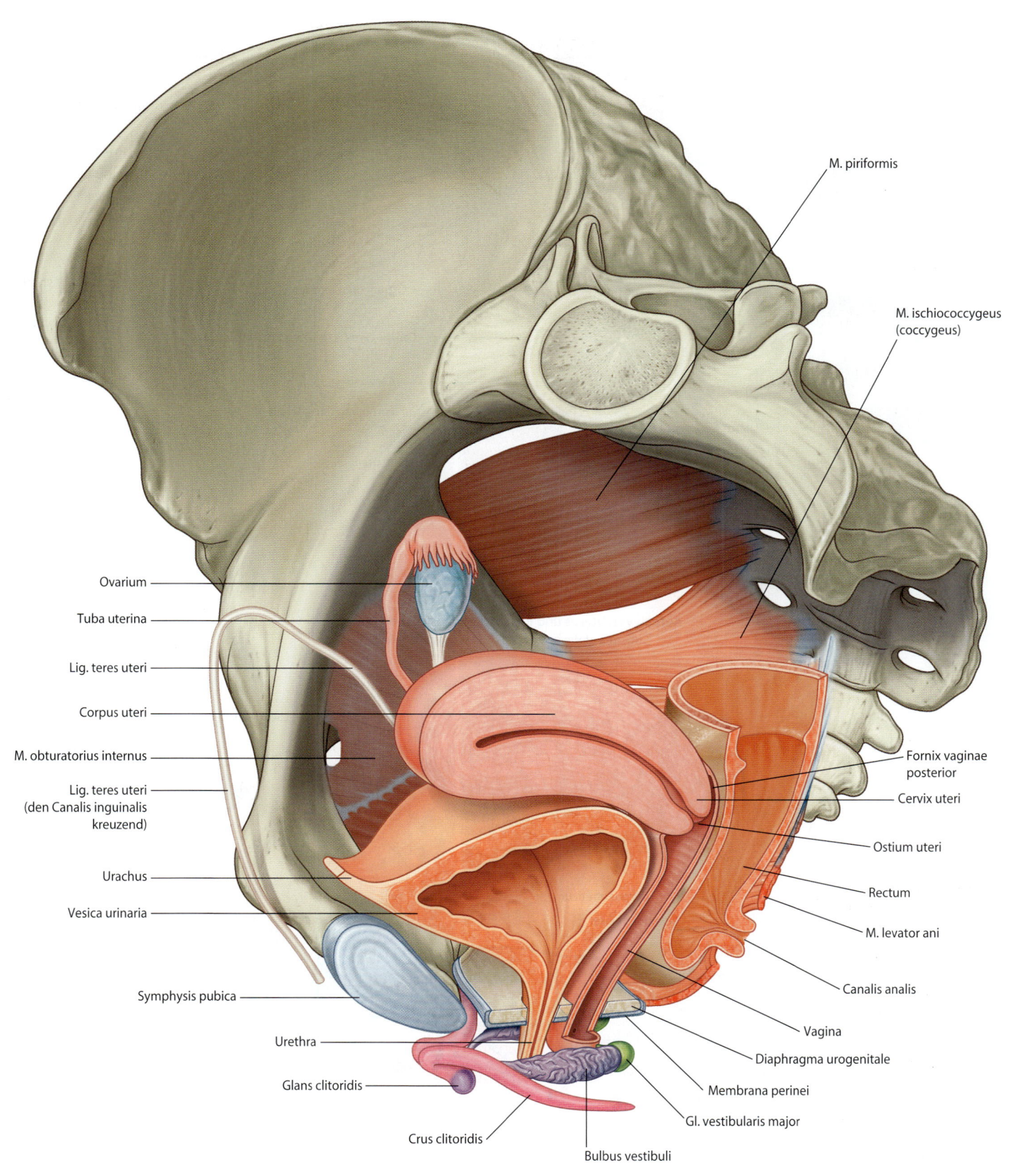

M. piriformis

M. ischiococcygeus (coccygeus)

Ovarium

Tuba uterina

Lig. teres uteri

Corpus uteri

M. obturatorius internus

Lig. teres uteri (den Canalis inguinalis kreuzend)

Urachus

Vesica urinaria

Symphysis pubica

Urethra

Glans clitoridis

Crus clitoridis

Bulbus vestibuli

Gl. vestibularis major

Membrana perinei

Diaphragma urogenitale

Vagina

Canalis analis

M. levator ani

Rectum

Ostium uteri

Cervix uteri

Fornix vaginae posterior

Weibliche Geschlechtsorgane, Ansicht von schräg sagittal
Reproductive system in women (oblique sagittal view)

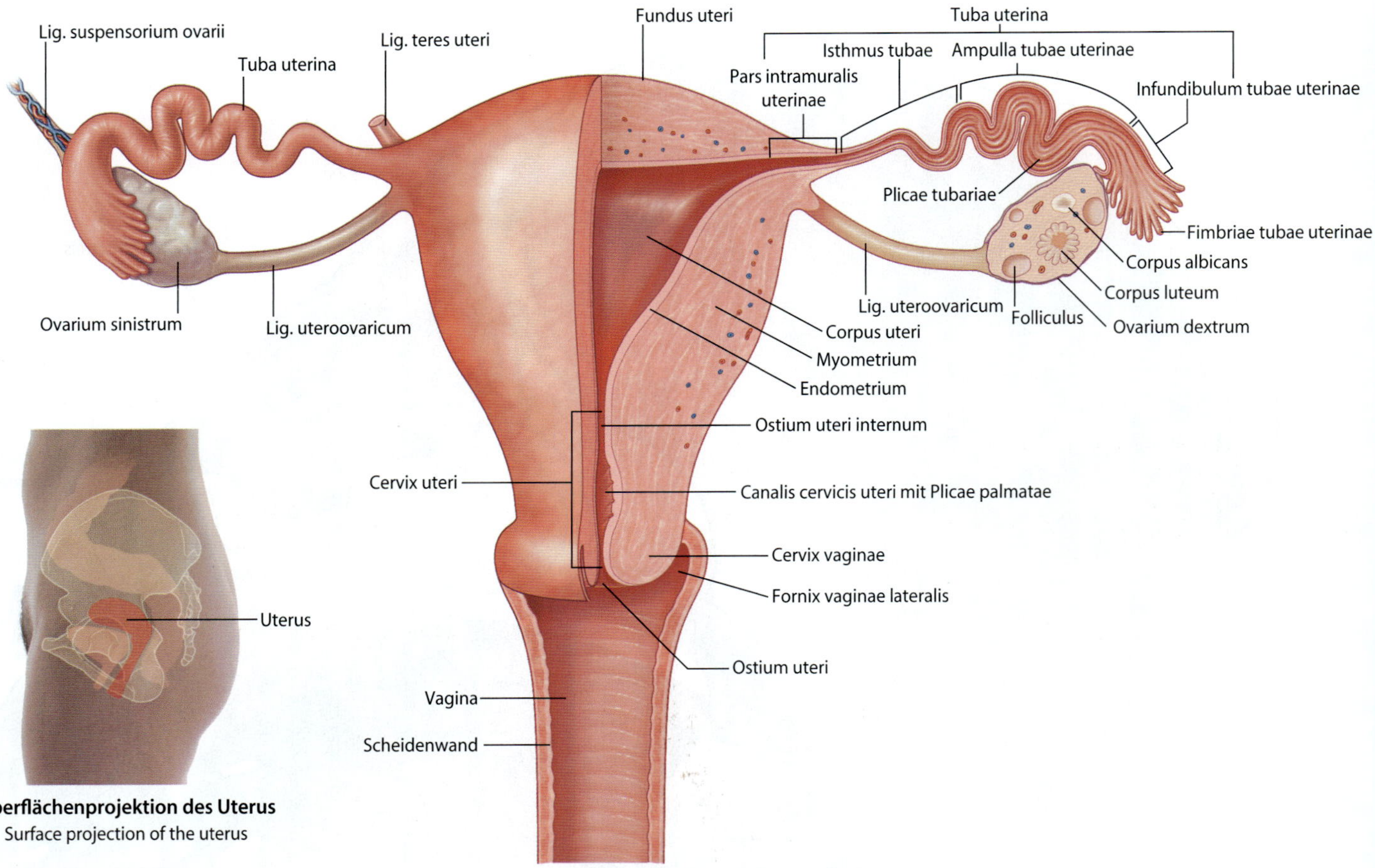

Lig. suspensorium ovarii

Tuba uterina

Lig. teres uteri

Fundus uteri

Tuba uterina

Isthmus tubae

Ampulla tubae uterinae

Pars intramuralis uterinae

Infundibulum tubae uterinae

Plicae tubariae

Fimbriae tubae uterinae

Corpus albicans

Corpus luteum

Lig. uteroovaricum

Folliculus

Ovarium dextrum

Corpus uteri

Myometrium

Endometrium

Ovarium sinistrum

Lig. uteroovaricum

Ostium uteri internum

Canalis cervicis uteri mit Plicae palmatae

Cervix uteri

Cervix vaginae

Fornix vaginae lateralis

Ostium uteri

Vagina

Scheidenwand

Uterus

Oberflächenprojektion des Uterus
Surface projection of the uterus

Aufbau von Uterus und Eierstöcken, Ansicht von dorsal
Structure of the uterus and ovaries (posterior view)

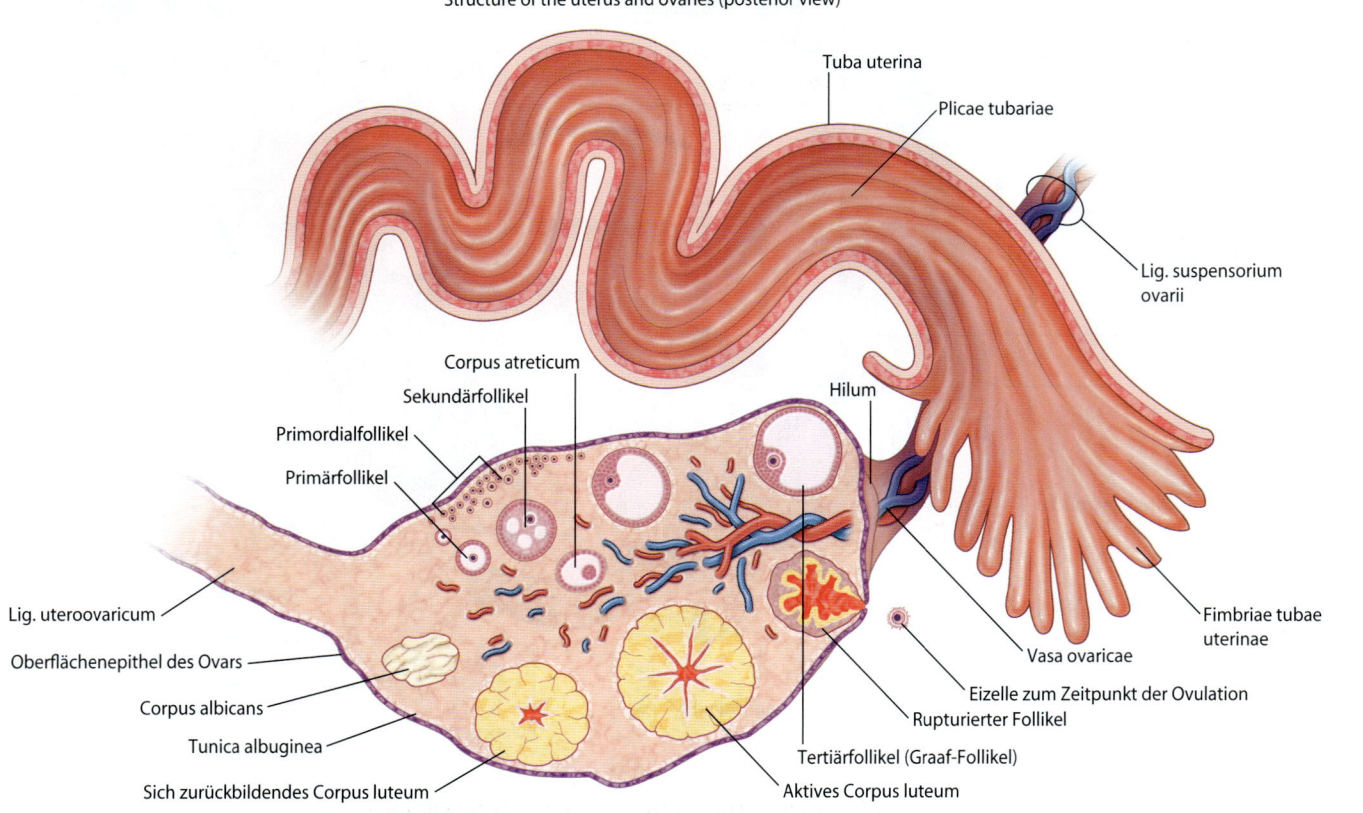

Tuba uterina

Plicae tubariae

Lig. suspensorium ovarii

Corpus atreticum

Sekundärfollikel

Hilum

Primordialfollikel

Primärfollikel

Lig. uteroovaricum

Oberflächenepithel des Ovars

Corpus albicans

Tunica albuginea

Sich zurückbildendes Corpus luteum

Aktives Corpus luteum

Tertiärfollikel (Graaf-Follikel)

Rupturierter Follikel

Eizelle zum Zeitpunkt der Ovulation

Vasa ovaricae

Fimbriae tubae uterinae

Aufbau von Eileiter, Tuba uterina, und Eierstock, Ovarium, Ansicht von dorsal
Structure of the uterine tube and ovary (posterior view)

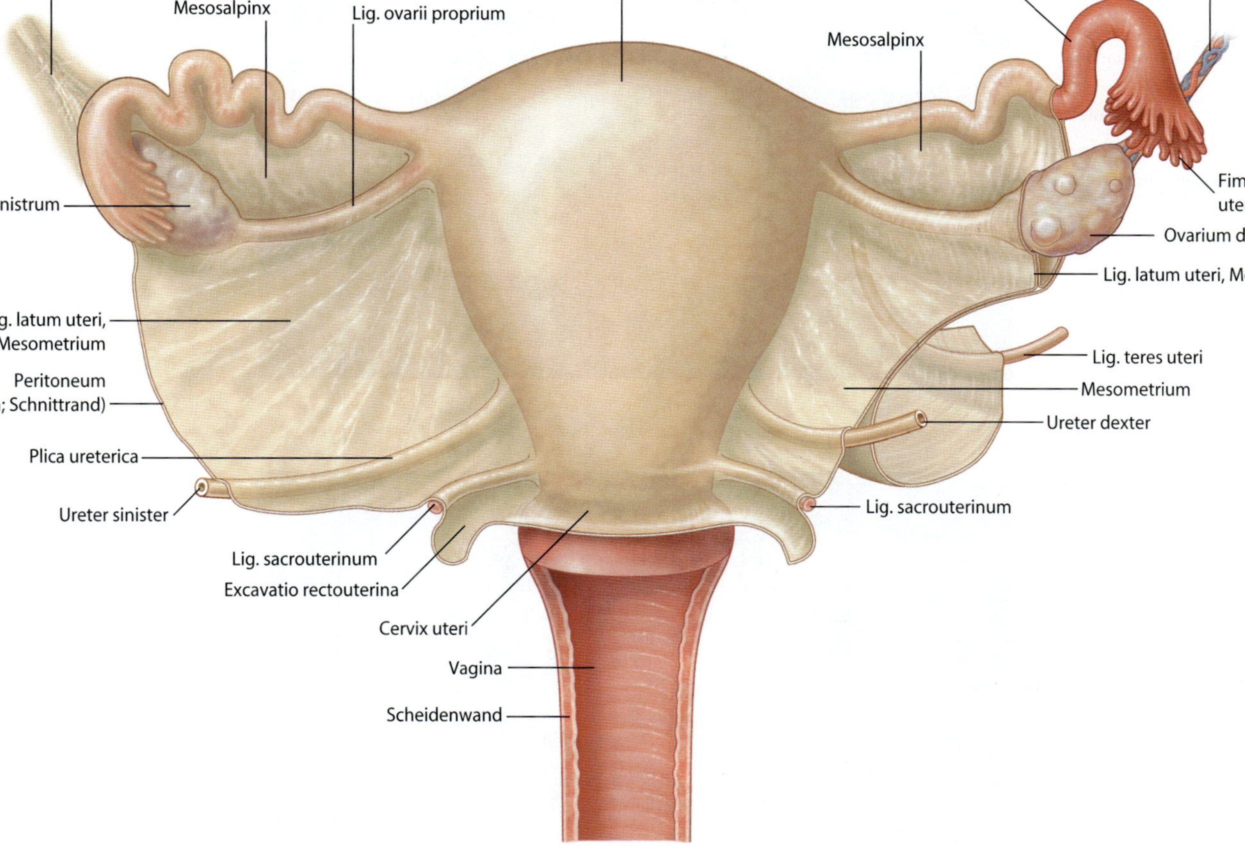

Lig. suspensorium ovarii

Lig. latum uteri,
Mesosalpinx

Lig. ovarii proprium

Fundus uteri

Lig. suspensorium ovarii

Tuba uterina

Mesosalpinx

Ovarium sinistrum

Fimbriae tubae
uterinae

Ovarium dextrum

Lig. latum uteri, Mesovarium

Lig. latum uteri,
Mesometrium

Peritoneum
(Mesometrium; Schnittrand)

Plica ureterica

Ureter sinister

Lig. teres uteri

Mesometrium

Ureter dexter

Lig. sacrouterinum

Lig. sacrouterinum

Excavatio rectouterina

Cervix uteri

Vagina

Scheidenwand

Uterus und Lig. latum uteri, Ansicht von dorsal
Uterus and broad ligament (posterior view)

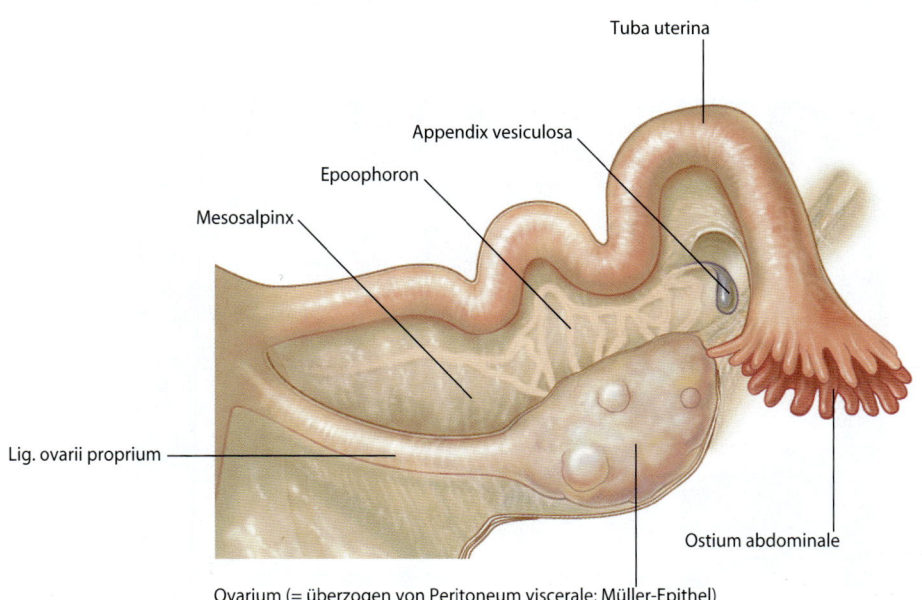

Tuba uterina

Appendix vesiculosa

Epoophoron

Mesosalpinx

Lig. ovarii proprium

Ostium abdominale

Ovarium (= überzogen von Peritoneum viscerale; Müller-Epithel)

Eileiter, Tuba uterina, und Eierstock, Ovarium, Ansicht von dorsal
Uterine tube and ovary (posterior view)

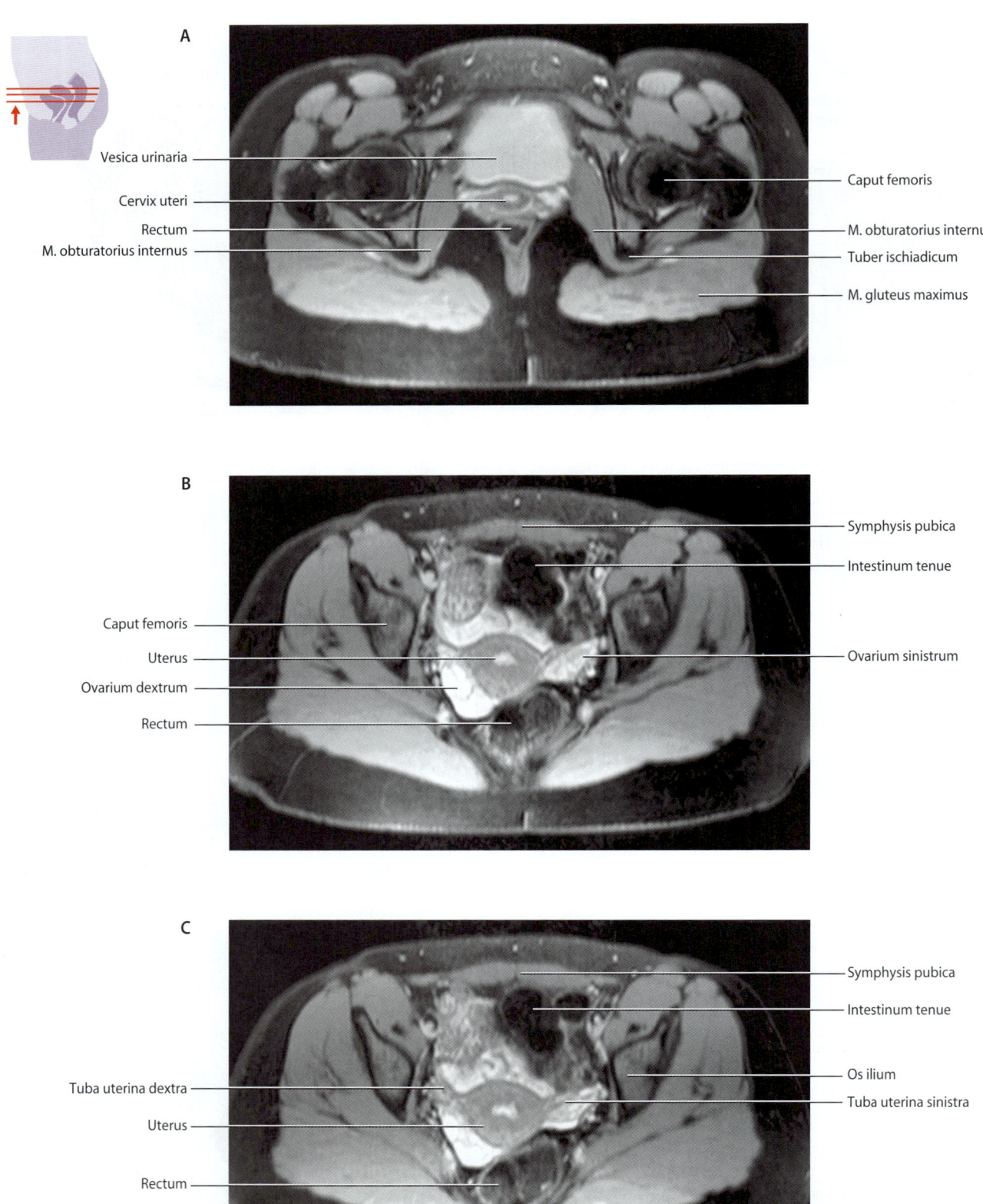

A

Vesica urinaria
Cervix uteri
Rectum
M. obturatorius internus

Caput femoris
M. obturatorius internus
Tuber ischiadicum
M. gluteus maximus

B

Symphysis pubica
Intestinum tenue

Caput femoris
Uterus
Ovarium dextrum
Rectum

Ovarium sinistrum

C

Symphysis pubica
Intestinum tenue

Os ilium
Tuba uterina sinistra

Tuba uterina dextra
Uterus
Rectum

**Erscheinungsbild von Gebärmutterhals, Gebärmutter, Uterus, Eierstöcken und Eileiter im Vergleich zu anderen Strukturen des Beckens;
T2-gewichtetes MRT in Axialebene**
Appearance of cervix of uterus, uterus, ovaries, and uterine tubes in relation to other pelvic structures. T2-weighted MR images in axial plane

230

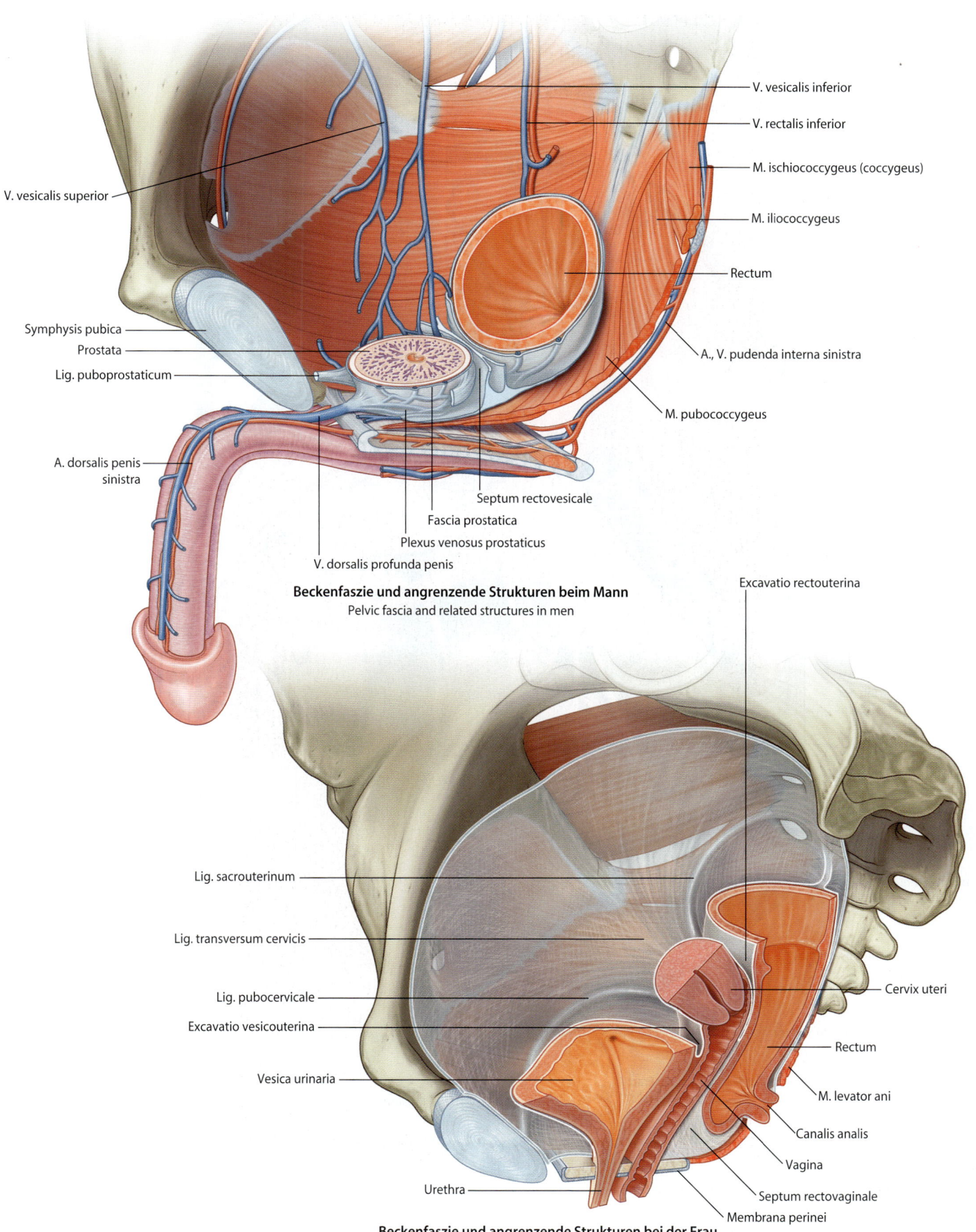

V. vesicalis inferior

V. rectalis inferior

M. ischiococcygeus (coccygeus)

M. iliococcygeus

Rectum

A., V. pudenda interna sinistra

M. pubococcygeus

V. vesicalis superior

Symphysis pubica

Prostata

Lig. puboprostaticum

A. dorsalis penis sinistra

Septum rectovesicale

Fascia prostatica

Plexus venosus prostaticus

V. dorsalis profunda penis

Beckenfaszie und angrenzende Strukturen beim Mann
Pelvic fascia and related structures in men

Excavatio rectouterina

Lig. sacrouterinum

Lig. transversum cervicis

Lig. pubocervicale

Excavatio vesicouterina

Vesica urinaria

Cervix uteri

Rectum

M. levator ani

Canalis analis

Vagina

Septum rectovaginale

Urethra

Membrana perinei

Beckenfaszie und angrenzende Strukturen bei der Frau
Pelvic fascia and related structures in women

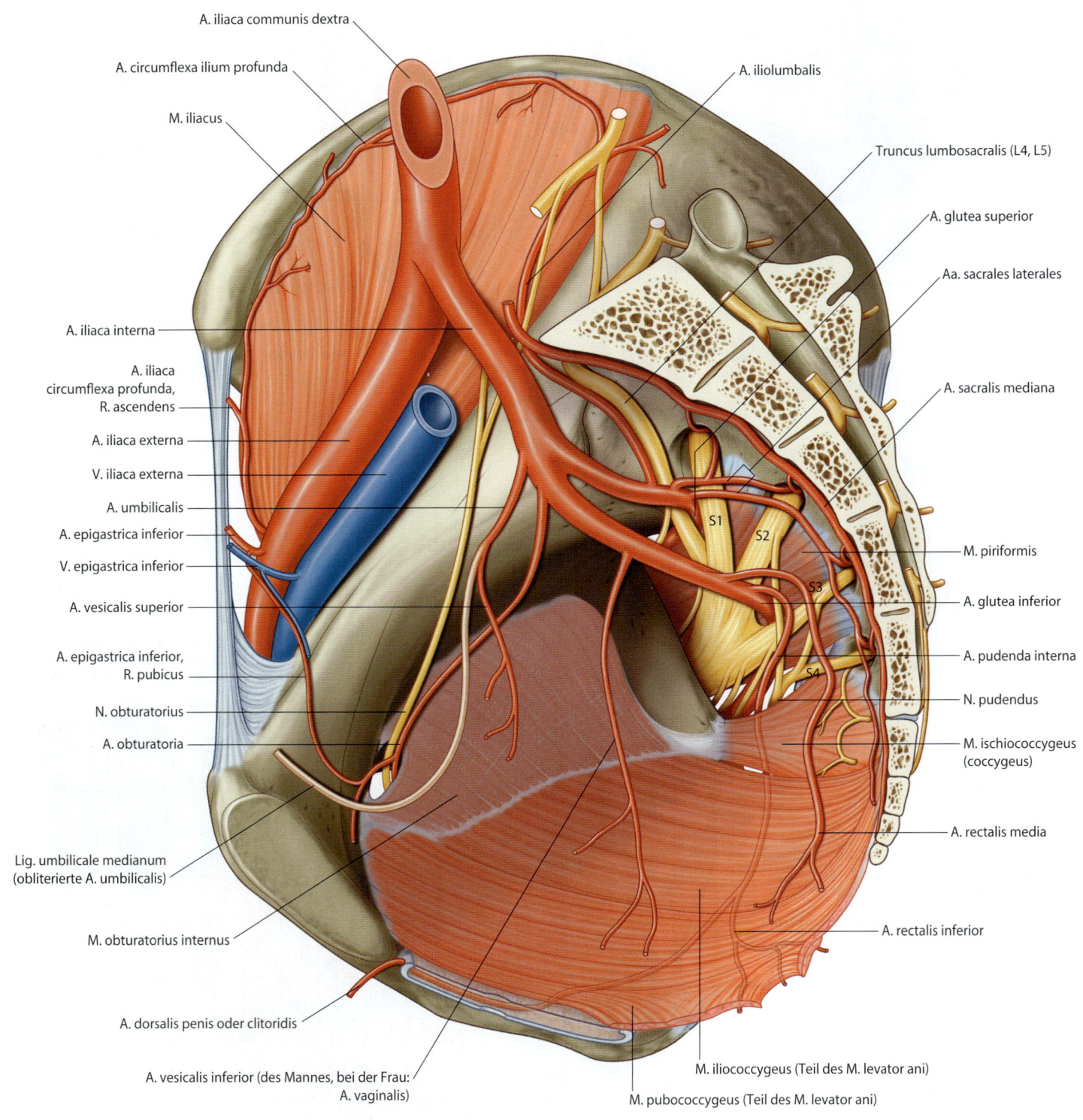

A. iliaca communis dextra

A. circumflexa ilium profunda

M. iliacus

A. iliolumbalis

Truncus lumbosacralis (L4, L5)

A. glutea superior

Aa. sacrales laterales

A. iliaca interna

A. iliaca circumflexa profunda, R. ascendens

A. iliaca externa

V. iliaca externa

A. umbilicalis

A. epigastrica inferior

V. epigastrica inferior

A. vesicalis superior

A. epigastrica inferior, R. pubicus

N. obturatorius

A. obturatoria

Lig. umbilicale medianum (obliterierte A. umbilicalis)

M. obturatorius internus

A. dorsalis penis oder clitoridis

A. vesicalis inferior (des Mannes, bei der Frau: A. vaginalis)

A. sacralis mediana

S1

S2

M. piriformis

S3

A. glutea inferior

A. pudenda interna

S4

N. pudendus

M. ischiococcygeus (coccygeus)

A. rectalis media

A. rectalis inferior

M. iliococcygeus (Teil des M. levator ani)

M. pubococcygeus (Teil des M. levator ani)

Arterielle Versorgung des Beckens, Ansicht von rechts sagittal
Arterial supply to the pelvis (right side sagittal view)

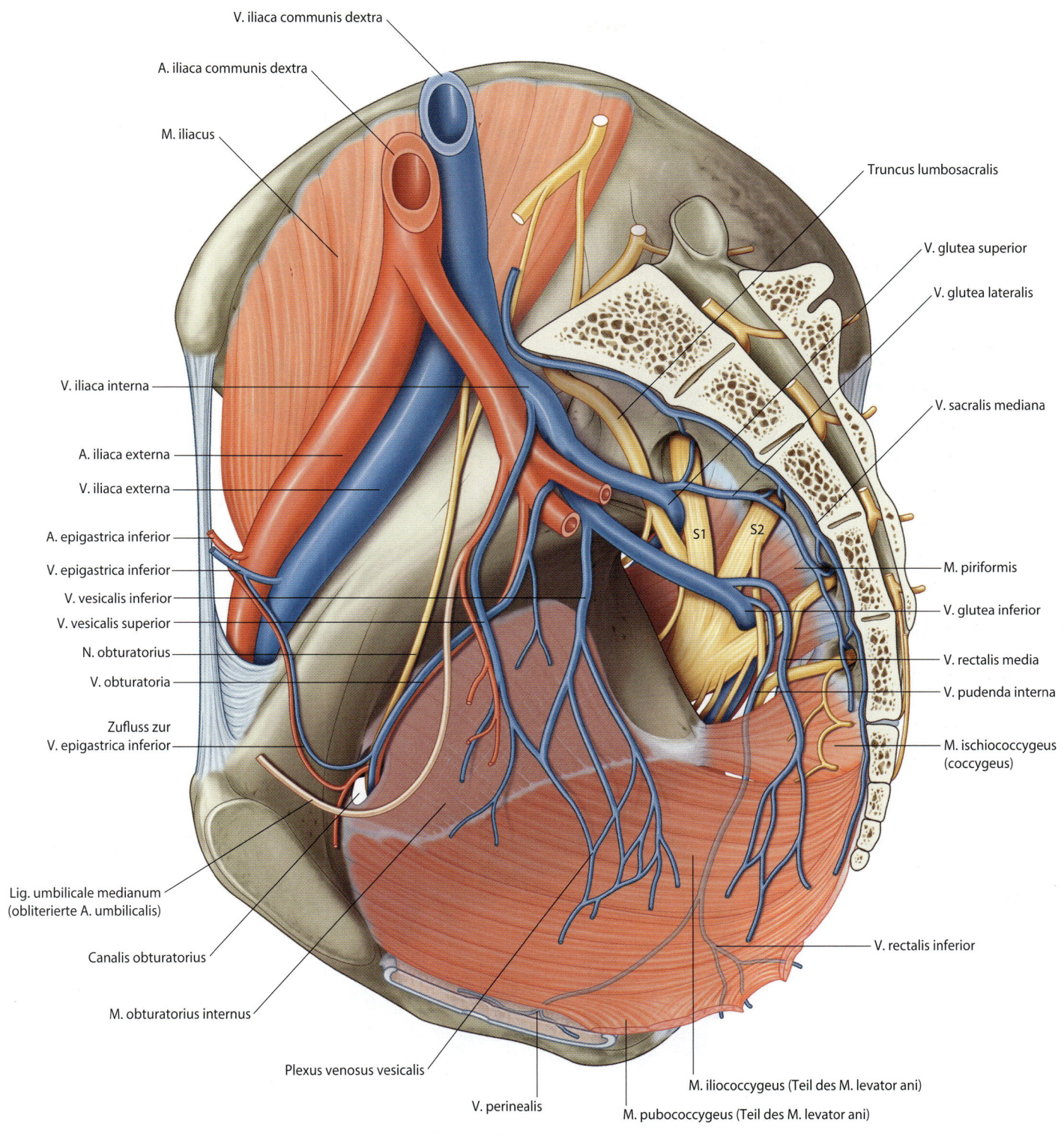

V. iliaca communis dextra

A. iliaca communis dextra

M. iliacus

Truncus lumbosacralis

V. glutea superior

V. glutea lateralis

V. iliaca interna

V. sacralis mediana

A. iliaca externa

V. iliaca externa

A. epigastrica inferior

V. epigastrica inferior

V. vesicalis inferior

V. vesicalis superior

N. obturatorius

V. obturatoria

Zufluss zur
V. epigastrica inferior

S1

S2

M. piriformis

V. glutea inferior

V. rectalis media

V. pudenda interna

M. ischiococcygeus
(coccygeus)

Lig. umbilicale medianum
(obliterierte A. umbilicalis)

Canalis obturatorius

M. obturatorius internus

Plexus venosus vesicalis

V. perinealis

V. rectalis inferior

M. iliococcygeus (Teil des M. levator ani)

M. pubococcygeus (Teil des M. levator ani)

Venöser Abfluss des Beckens, Ansicht von rechts sagittal
Veins of the pelvis (right side sagittal view)

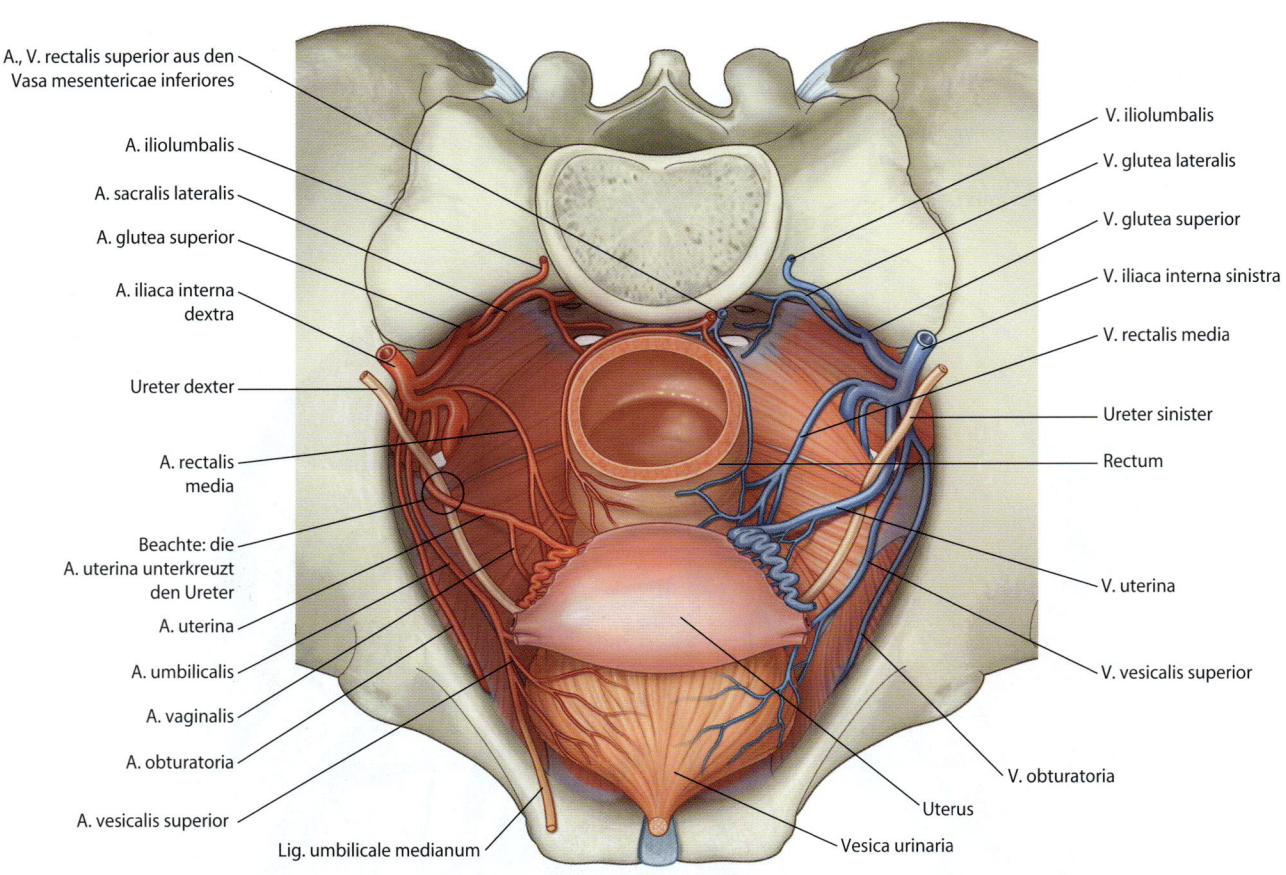

A., V. rectalis superior aus den Vasa mesentericae inferiores

A. iliolumbalis

A. sacralis lateralis

A. glutea superior

A. iliaca interna dextra

Ureter dexter

A. rectalis media

Beachte: die A. uterina unterkreuzt den Ureter

A. uterina

A. umbilicalis

A. vaginalis

A. obturatoria

A. vesicalis superior

Lig. umbilicale medianum

V. iliolumbalis

V. glutea lateralis

V. glutea superior

V. iliaca interna sinistra

V. rectalis media

Ureter sinister

Rectum

V. uterina

V. vesicalis superior

V. obturatoria

Uterus

Vesica urinaria

Gefäßversorgung der weiblichen Beckenorgane, Ansicht von kranial
Vasculature of the pelvic viscera in women (superior view)

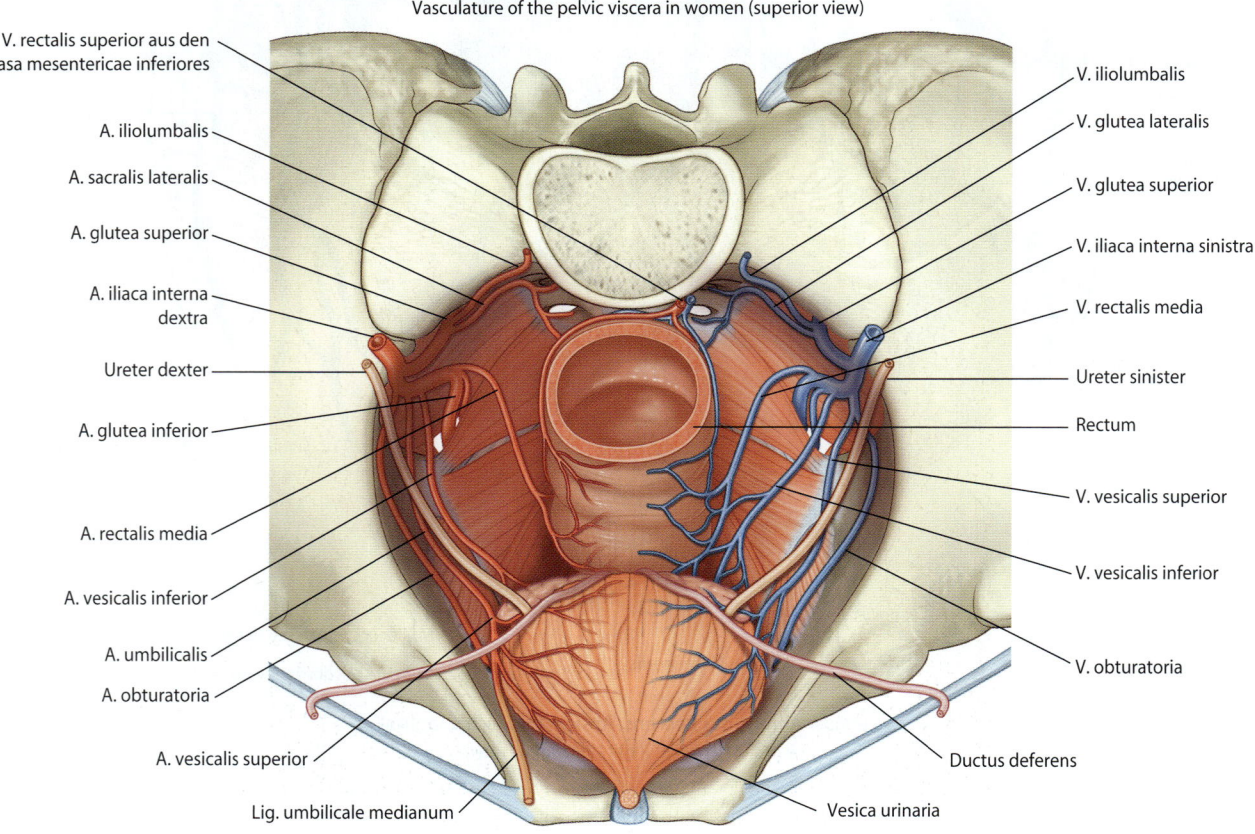

A., V. rectalis superior aus den Vasa mesentericae inferiores

A. iliolumbalis

A. sacralis lateralis

A. glutea superior

A. iliaca interna dextra

Ureter dexter

A. glutea inferior

A. rectalis media

A. vesicalis inferior

A. umbilicalis

A. obturatoria

A. vesicalis superior

Lig. umbilicale medianum

V. iliolumbalis

V. glutea lateralis

V. glutea superior

V. iliaca interna sinistra

V. rectalis media

Ureter sinister

Rectum

V. vesicalis superior

V. vesicalis inferior

V. obturatoria

Ductus deferens

Vesica urinaria

Gefäßversorgung der männlichen Beckenorgane, Ansicht von kranial
Vasculature of the pelvic viscera in men (superior view)

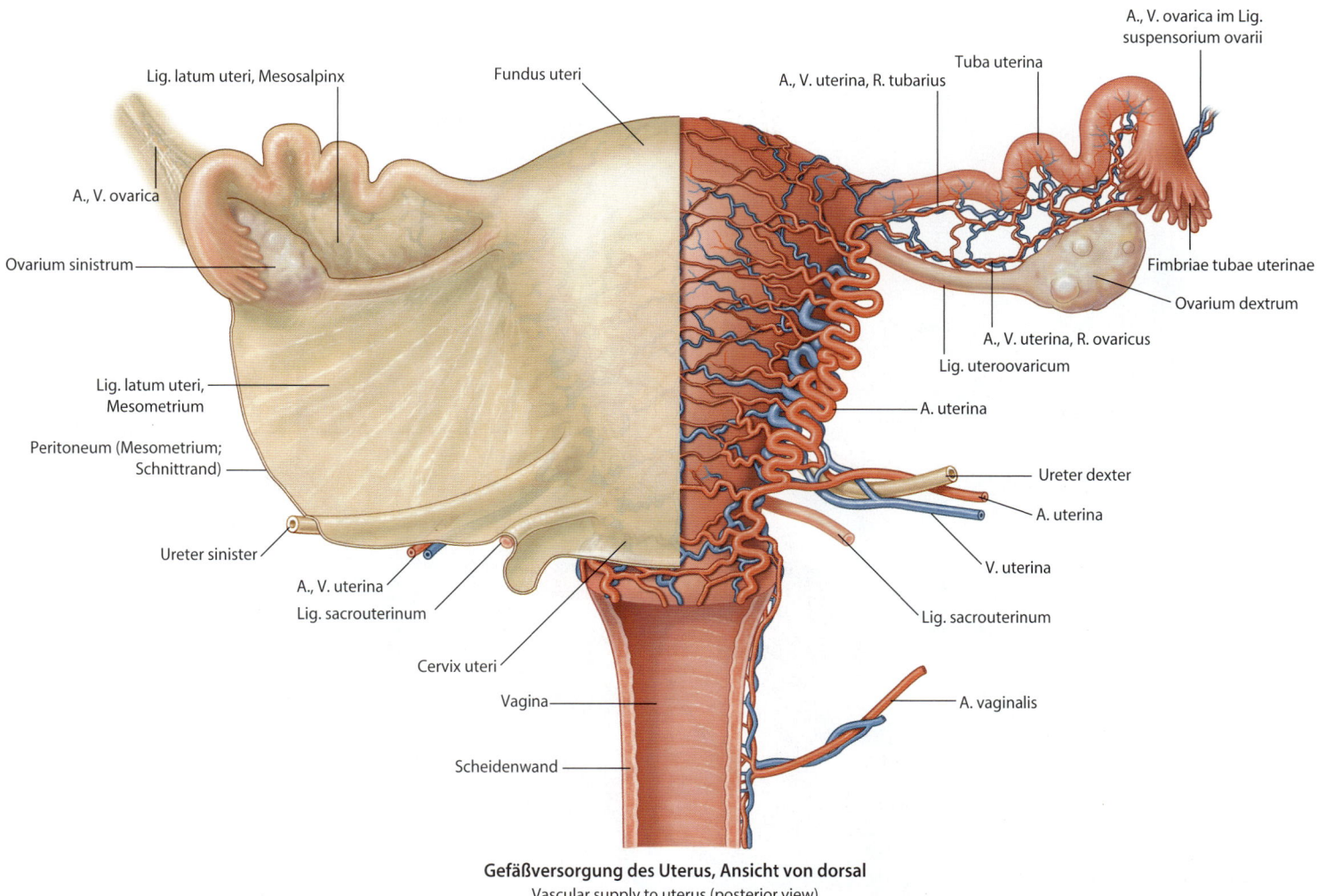

Lig. latum uteri, Mesosalpinx

Fundus uteri

A., V. ovarica im Lig. suspensorium ovarii

Tuba uterina

A., V. uterina, R. tubarius

A., V. ovarica

Ovarium sinistrum

Fimbriae tubae uterinae

Ovarium dextrum

Lig. latum uteri, Mesometrium

A., V. uterina, R. ovaricus

Lig. uteroovaricum

Peritoneum (Mesometrium; Schnittrand)

A. uterina

Ureter dexter

A. uterina

Ureter sinister

V. uterina

A., V. uterina

Lig. sacrouterinum

Lig. sacrouterinum

Cervix uteri

Vagina

A. vaginalis

Scheidenwand

Gefäßversorgung des Uterus, Ansicht von dorsal
Vascular supply to uterus (posterior view)

Columna vertebralis

A. iliaca communis

Katheter

A. iliaca externa

A. iliaca interna

A. glutea superior (traumatisiert)

A. uterina

A. uterina

A. glutea inferior

Gefäßversorgung des Uterus; Angiogramm
Vascular supply to uterus. Angiogram

235

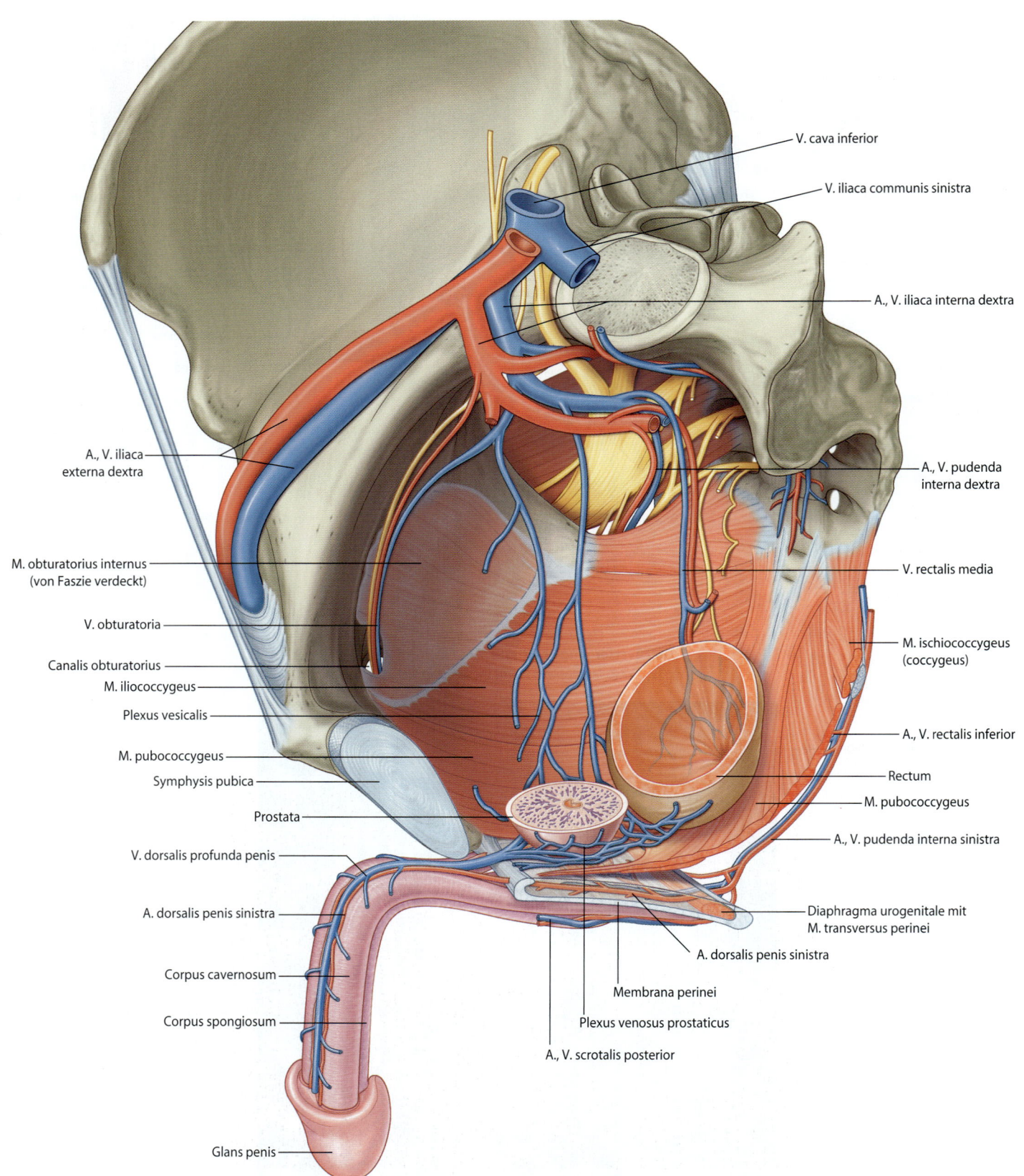

V. cava inferior

V. iliaca communis sinistra

A., V. iliaca interna dextra

A., V. pudenda interna dextra

V. rectalis media

M. ischiococcygeus (coccygeus)

A., V. rectalis inferior

Rectum

M. pubococcygeus

A., V. pudenda interna sinistra

Diaphragma urogenitale mit M. transversus perinei

A. dorsalis penis sinistra

Membrana perinei

Plexus venosus prostaticus

A., V. scrotalis posterior

A., V. iliaca externa dextra

M. obturatorius internus (von Faszie verdeckt)

V. obturatoria

Canalis obturatorius

M. iliococcygeus

Plexus vesicalis

M. pubococcygeus

Symphysis pubica

Prostata

V. dorsalis profunda penis

A. dorsalis penis sinistra

Corpus cavernosum

Corpus spongiosum

Glans penis

Venöser Abfluss der Beckenorgane des Mannes, Ansicht von schräg sagittal
Venous drainage of pelvic viscera in men (oblique sagittal view)

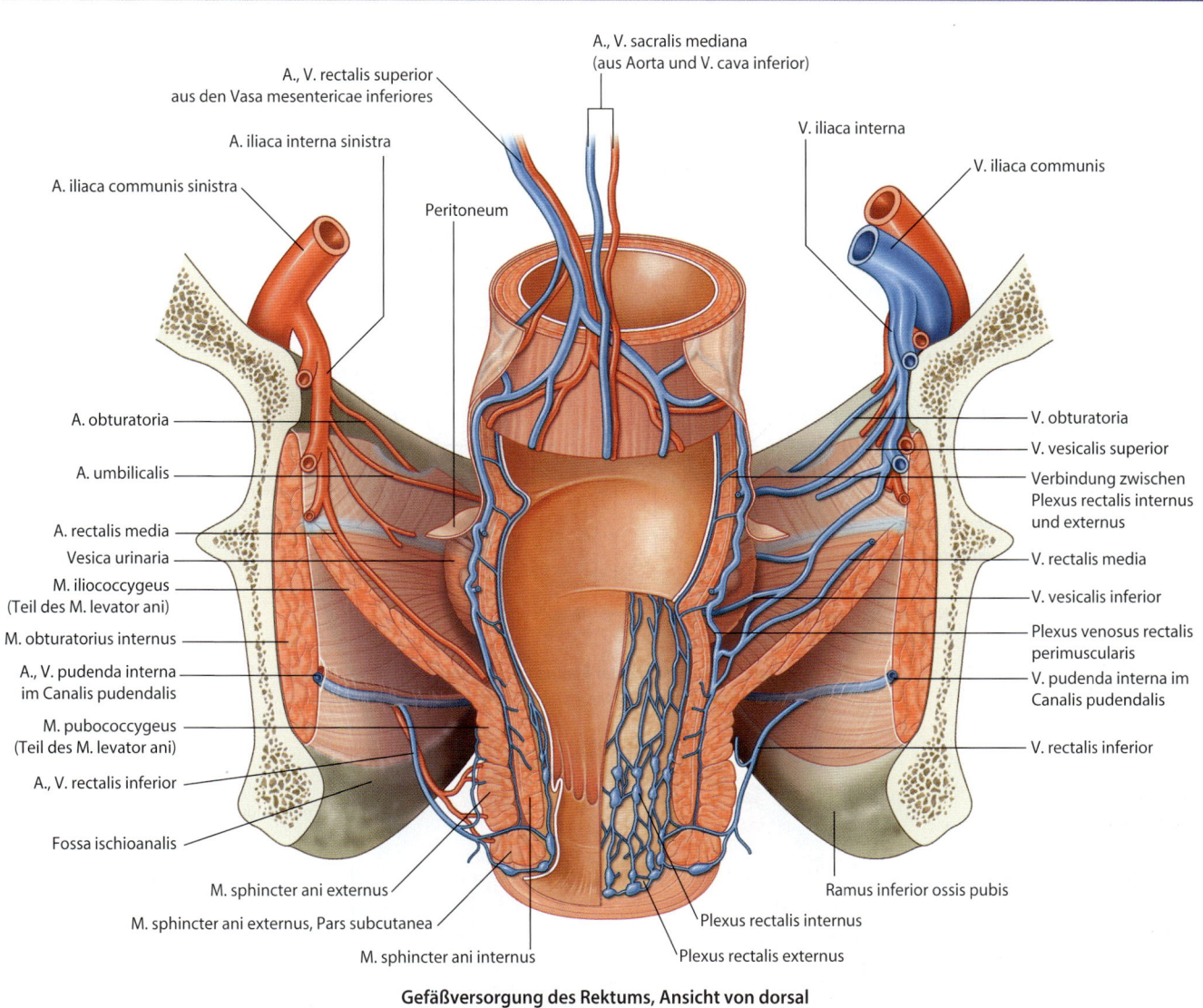

A., V. sacralis mediana
(aus Aorta und V. cava inferior)

A., V. rectalis superior
aus den Vasa mesentericae inferiores

A. iliaca interna sinistra

A. iliaca communis sinistra

Peritoneum

V. iliaca interna

V. iliaca communis

A. obturatoria

A. umbilicalis

A. rectalis media

Vesica urinaria

M. iliococcygeus
(Teil des M. levator ani)

M. obturatorius internus

A., V. pudenda interna
im Canalis pudendalis

M. pubococcygeus
(Teil des M. levator ani)

A., V. rectalis inferior

Fossa ischioanalis

M. sphincter ani externus

M. sphincter ani externus, Pars subcutanea

M. sphincter ani internus

V. obturatoria

V. vesicalis superior

Verbindung zwischen
Plexus rectalis internus
und externus

V. rectalis media

V. vesicalis inferior

Plexus venosus rectalis
perimuscularis

V. pudenda interna im
Canalis pudendalis

V. rectalis inferior

Ramus inferior ossis pubis

Plexus rectalis internus

Plexus rectalis externus

Gefäßversorgung des Rektums, Ansicht von dorsal
Vasculature of the rectum (posterior view)

Symphysis pubica

Urethra

Vagina

Canalis pudendalis

Regio analis

Femur

M. obturatorius internus

Tuber ischiadicum

M. gluteus maximus

R. rectalis inferior ad Regio analis

Das untere neurovaskuläre Bündel kreuzt die Fossa ischioanalis; T2-gewichtetes MRT in Axialebene
Inferior rectal neurovascular bundle crossing the ischio-anal fossa. T2-weighted MR image in axial plane

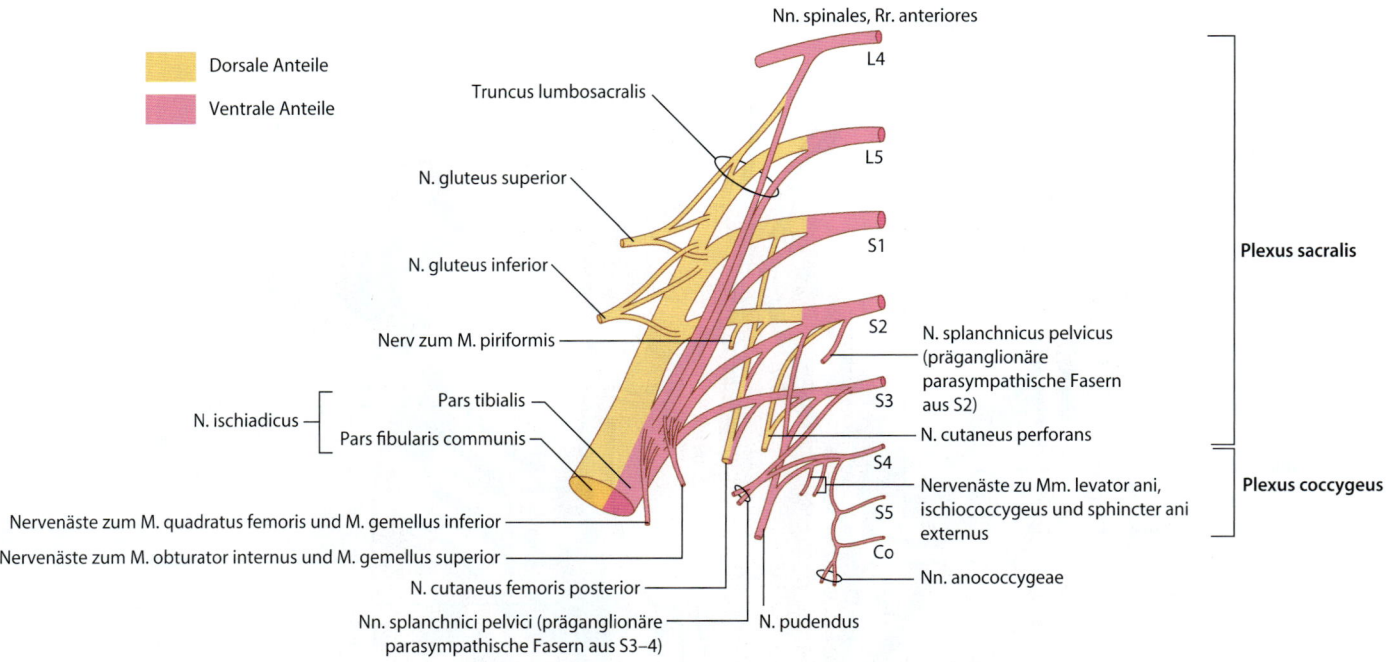

Nn. spinales, Rr. anteriores

Dorsale Anteile
Ventrale Anteile

L4

Truncus lumbosacralis

L5

N. gluteus superior

S1

N. gluteus inferior

S2

Nerv zum M. piriformis

N. splanchnicus pelvicus (präganglionäre parasympathische Fasern aus S2)

N. ischiadicus
Pars tibialis
Pars fibularis communis

S3

N. cutaneus perforans

S4

Nervenäste zu Mm. levator ani, ischiococcygeus und sphincter ani externus

S5
Co

Nn. anococcygeae

Nervenäste zum M. quadratus femoris und M. gemellus inferior
Nervenäste zum M. obturator internus und M. gemellus superior
N. cutaneus femoris posterior
Nn. splanchnici pelvici (präganglionäre parasympathische Fasern aus S3–4)
N. pudendus

Plexus sacralis

Plexus coccygeus

Bestandteile und Äste der Plexus sacralis und coccygeus
Components and branches of the sacral and coccygeal nerve plexuses

L4

Truncus lumbosacralis

L5

N. musculi piriformis

S1

N. gluteus superior

S2

N. gluteus inferior
N. cutaneus perforans
N. ischiadicus

S3

Nn. splanchnici pelvici (präganglionäre parasympathische Fasern aus S2–4)

Nn. musculi obturatorii interni und gemellus superior

S4

N. pudendus

N. obturatorius (aus dem Plexus lumbalis)

Plexus coccygeus

Nn. anococcygeae

N. musculi quadrati femoris und inferior gemellus

Nervenäste zu Mm. ischiococcygeus, levator ani und sphincter ani externus

N. cutaneus femoris posterior

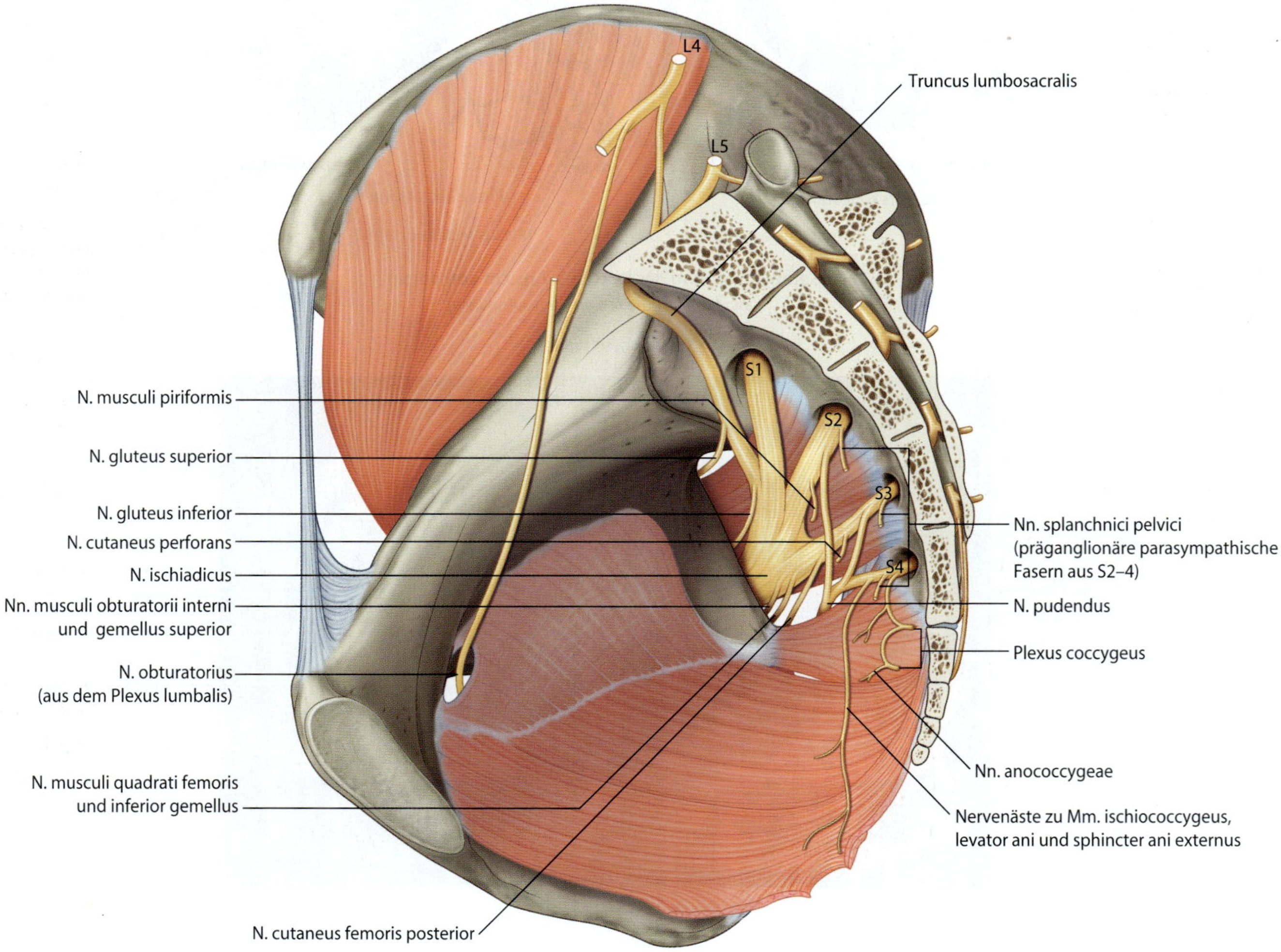

Plexus sacralis und Plexus coccygeus in der Beckenhöhle, Ansicht von sagittal
Sacral and coccygeal nerve plexuses within the pelvic cavity (sagittal view)

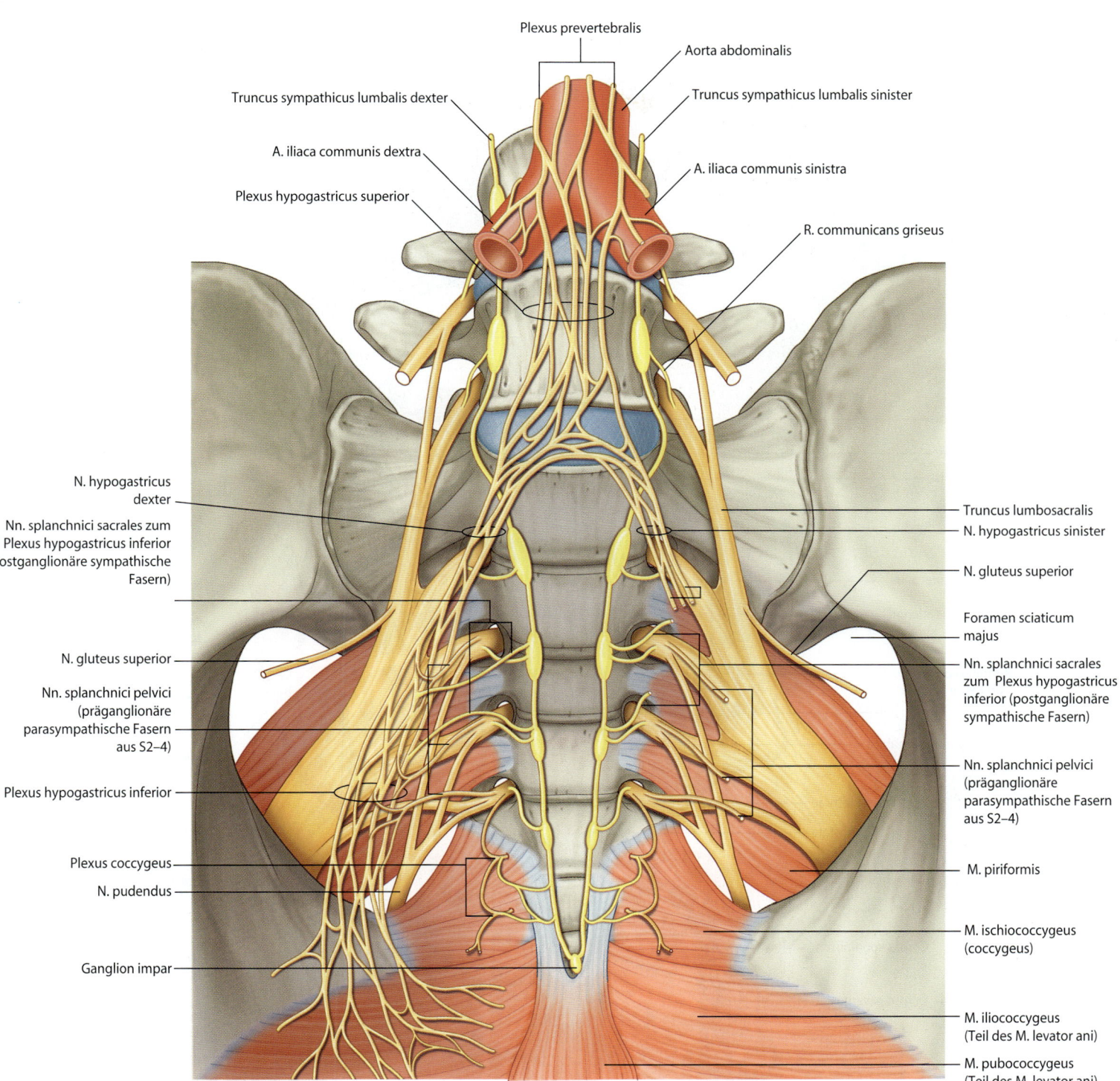

Plexus prevertebralis

Aorta abdominalis

Truncus sympathicus lumbalis dexter

Truncus sympathicus lumbalis sinister

A. iliaca communis dextra

A. iliaca communis sinistra

Plexus hypogastricus superior

R. communicans griseus

N. hypogastricus dexter

Truncus lumbosacralis

Nn. splanchnici sacrales zum Plexus hypogastricus inferior postganglionäre sympathische Fasern)

N. hypogastricus sinister

N. gluteus superior

Foramen sciaticum majus

N. gluteus superior

Nn. splanchnici sacrales zum Plexus hypogastricus inferior (postganglionäre sympathische Fasern)

Nn. splanchnici pelvici (präganglionäre parasympathische Fasern aus S2–4)

Nn. splanchnici pelvici (präganglionäre parasympathische Fasern aus S2–4)

Plexus hypogastricus inferior

M. piriformis

Plexus coccygeus

N. pudendus

M. ischiococcygeus (coccygeus)

Ganglion impar

M. iliococcygeus (Teil des M. levator ani)

M. pubococcygeus (Teil des M. levator ani)

Ausdehnung des Plexus prevertebralis ins Becken, Ansicht von ventral
Pelvic extensions of the prevertebral nerve plexus (anterior view)

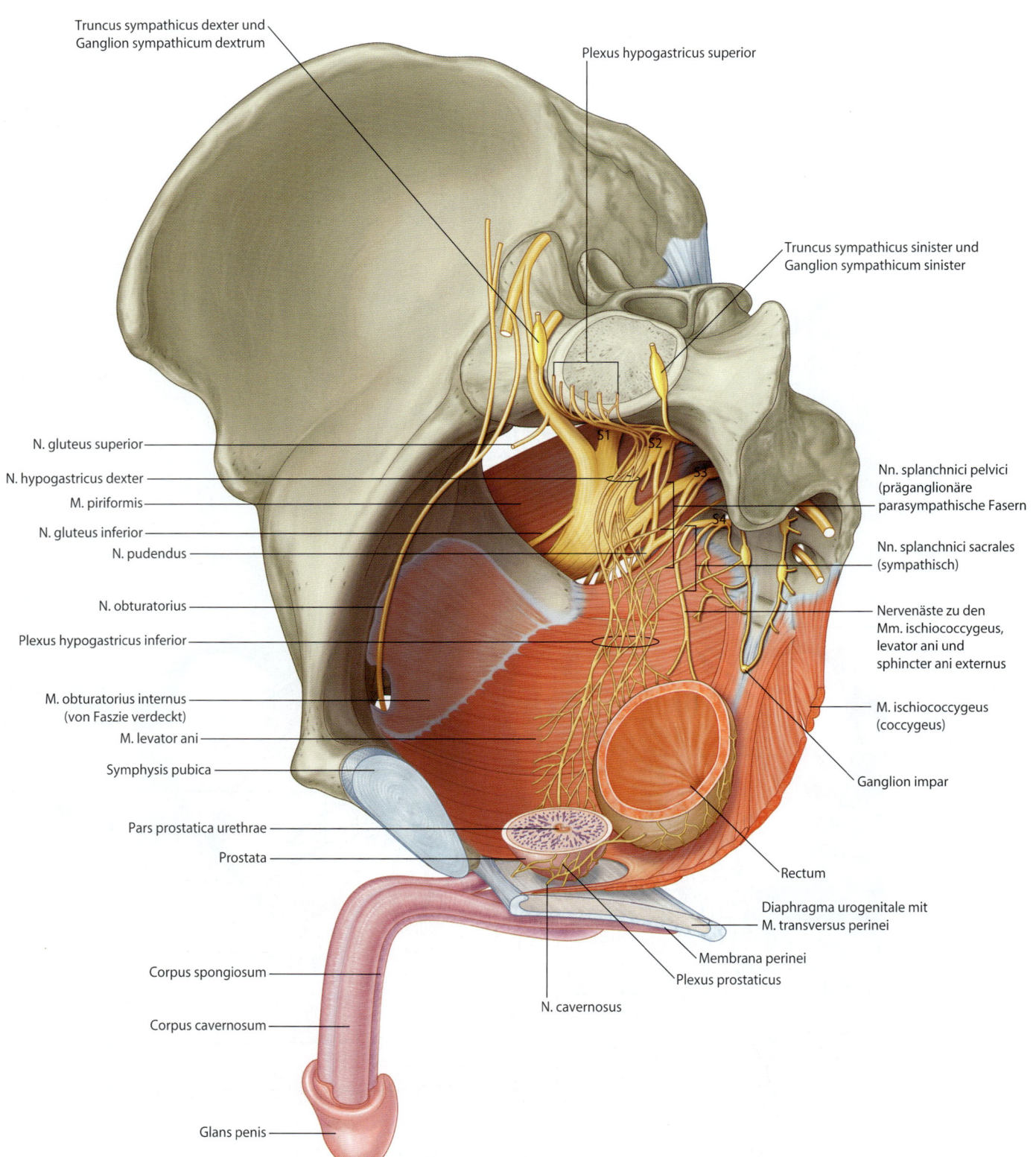

Truncus sympathicus dexter und Ganglion sympathicum dextrum

Plexus hypogastricus superior

Truncus sympathicus sinister und Ganglion sympathicum sinister

N. gluteus superior

N. hypogastricus dexter

M. piriformis

N. gluteus inferior

N. pudendus

N. obturatorius

Plexus hypogastricus inferior

M. obturatorius internus (von Faszie verdeckt)

M. levator ani

Symphysis pubica

Pars prostatica urethrae

Prostata

Corpus spongiosum

Corpus cavernosum

Glans penis

Nn. splanchnici pelvici (präganglionäre parasympathische Fasern

Nn. splanchnici sacrales (sympathisch)

Nervenäste zu den Mm. ischiococcygeus, levator ani und sphincter ani externus

M. ischiococcygeus (coccygeus)

Ganglion impar

Rectum

Diaphragma urogenitale mit M. transversus perinei

Membrana perinei

Plexus prostaticus

N. cavernosus

S1 S2 S3 S4

Plexus hypogastricus, Ansicht von schräg sagittal
Hypogastric nerve plexuses (oblique sagittal view)

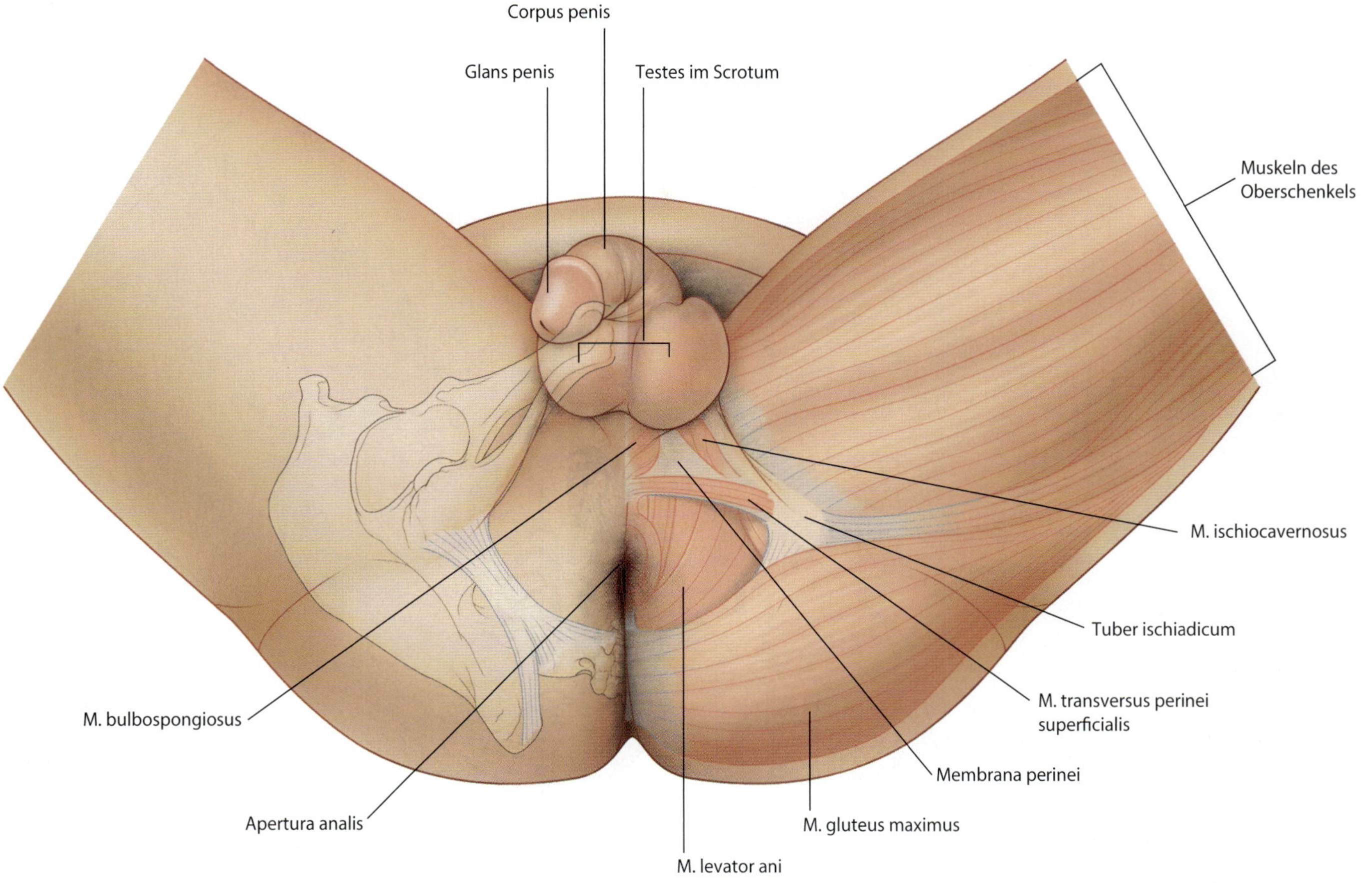

Corpus penis

Glans penis

Testes im Scrotum

Muskeln des
Oberschenkels

M. ischiocavernosus

Tuber ischiadicum

M. transversus perinei
superficialis

Membrana perinei

M. gluteus maximus

M. levator ani

Apertura analis

M. bulbospongiosus

Oberflächenprojektion des Perineums beim Mann
Structures of the perineum in men

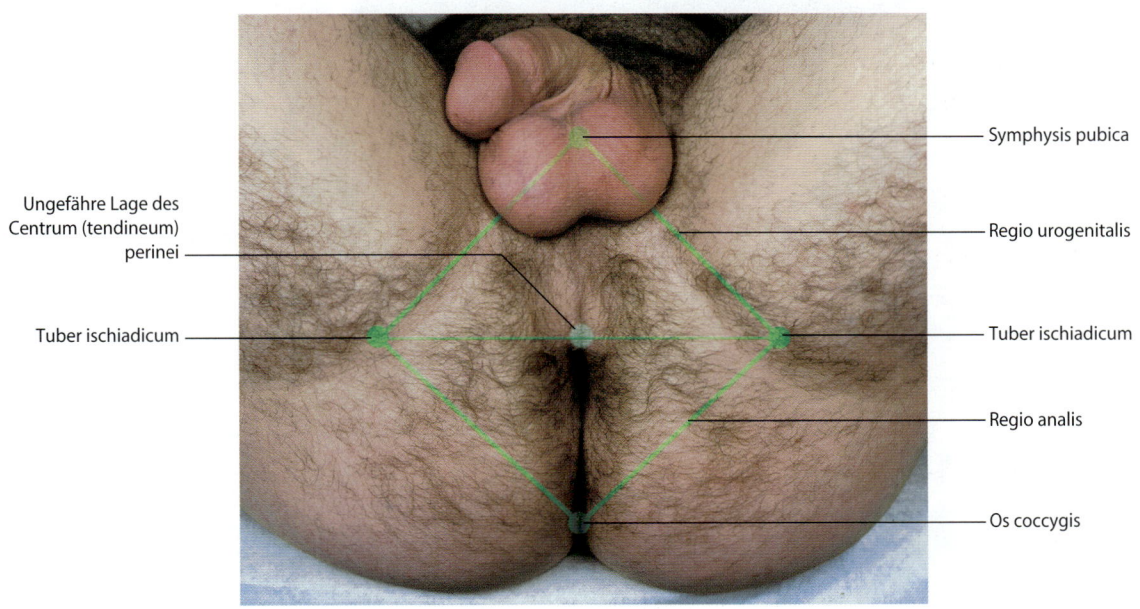

Symphysis pubica

Regio urogenitalis

Tuber ischiadicum

Regio analis

Os coccygis

Ungefähre Lage des
Centrum (tendineum)
perinei

Tuber ischiadicum

Oberflächenanatomie der Regio perinealis (Dammregion) beim Mann
Surface anatomy of the perineum in men

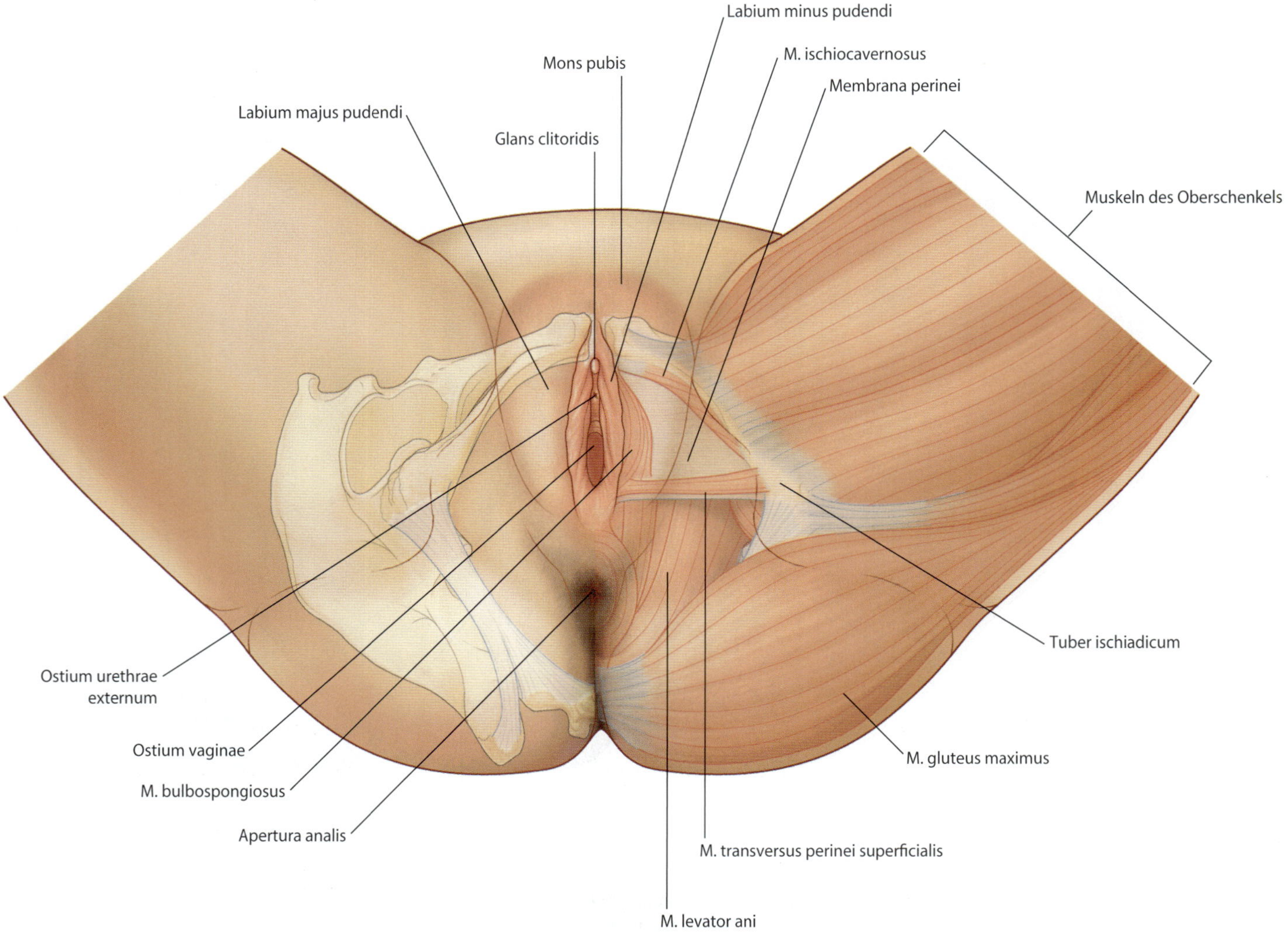

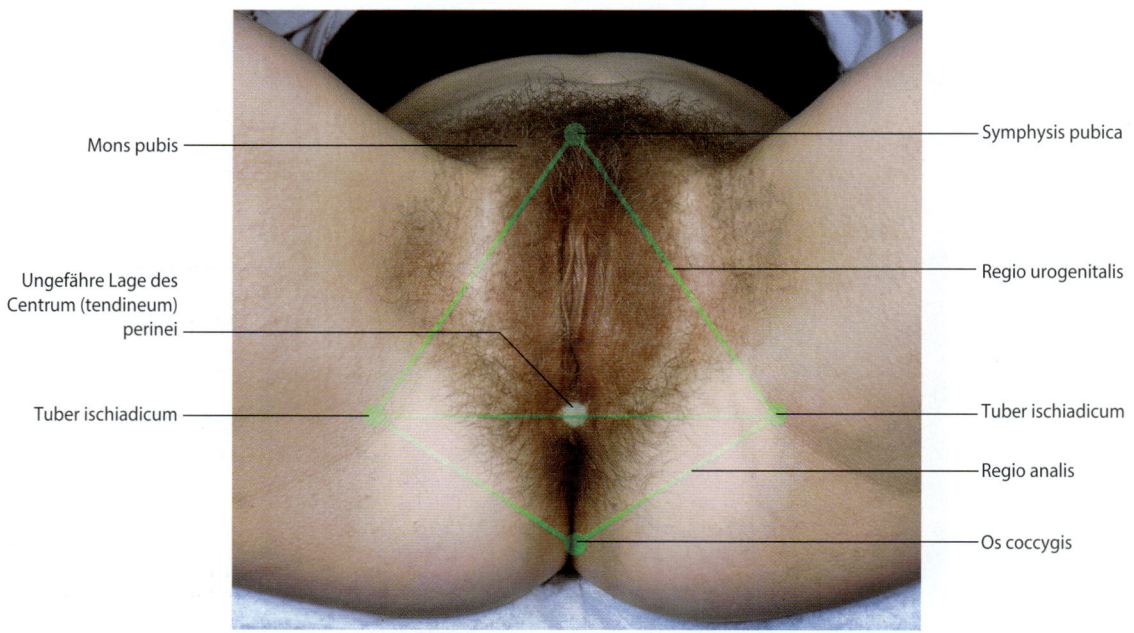

Labium minus pudendi

Mons pubis

M. ischiocavernosus

Membrana perinei

Labium majus pudendi

Glans clitoridis

Muskeln des Oberschenkels

Ostium urethrae externum

Ostium vaginae

M. bulbospongiosus

Apertura analis

M. transversus perinei superficialis

M. levator ani

Tuber ischiadicum

M. gluteus maximus

Oberflächenprojektion des Perineums bei der Frau
Structures of the perineum in women

Mons pubis

Symphysis pubica

Ungefähre Lage des Centrum (tendineum) perinei

Regio urogenitalis

Tuber ischiadicum

Tuber ischiadicum

Regio analis

Os coccygis

Oberflächenanatomie der Regio perinealis (Dammregion) bei der Frau
Surface anatomy of the perineum in women

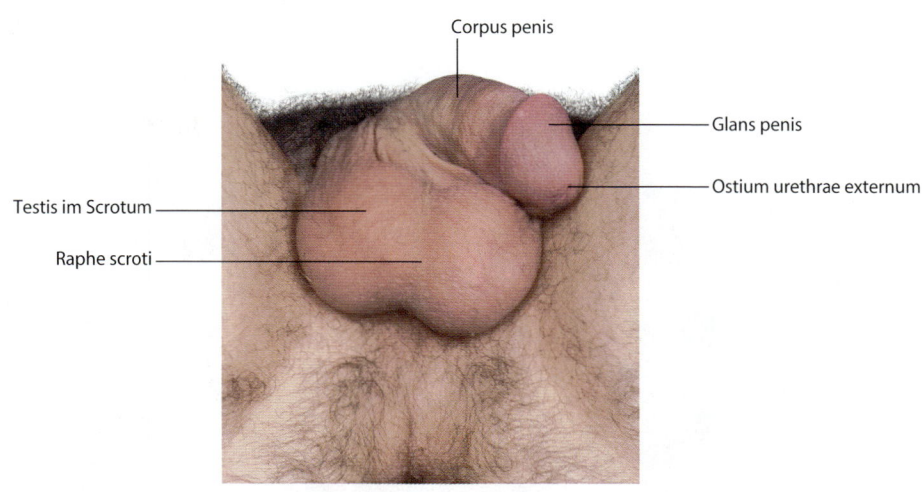

Corpus penis

Glans penis

Ostium urethrae externum

Testis im Scrotum

Raphe scroti

Äußeres Erscheinungsbild des Perineums des Mannes
Superficial features of the perineum in men

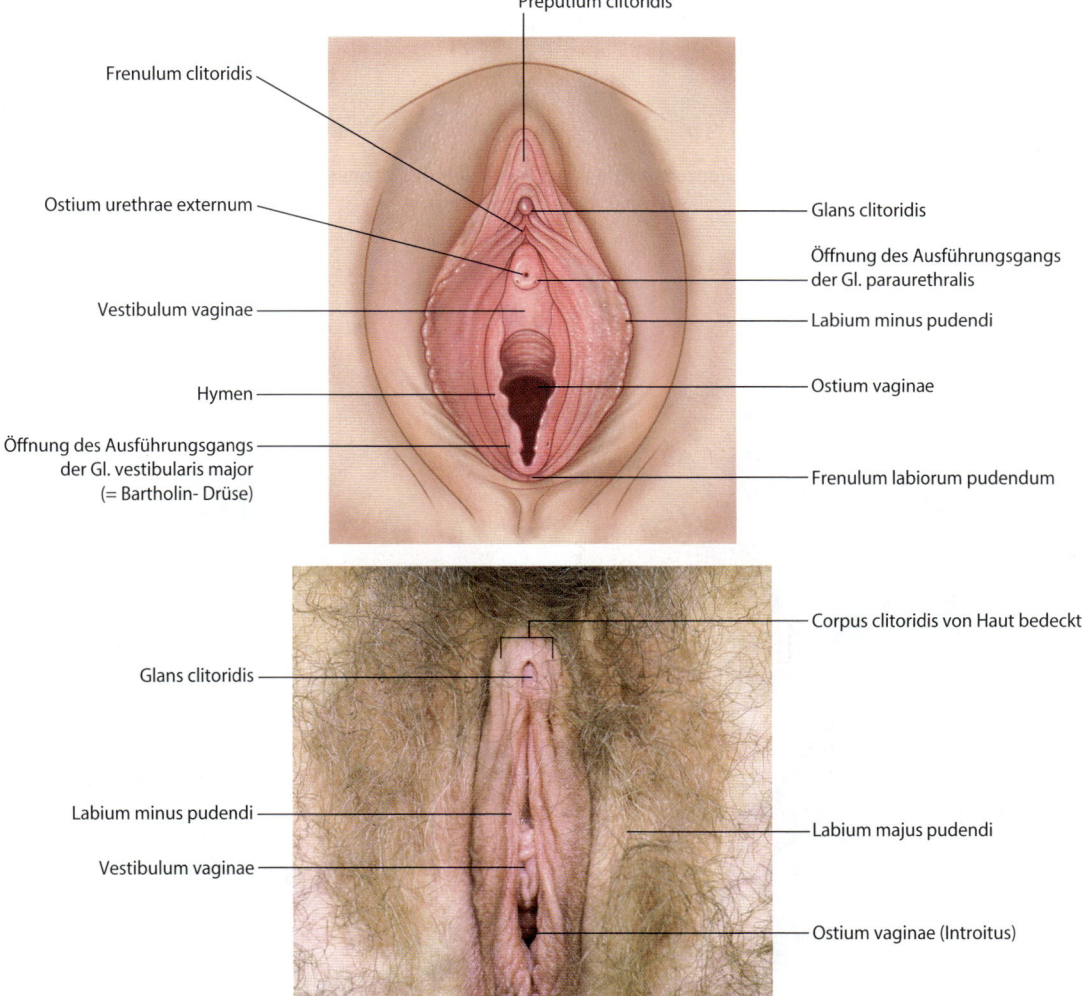

Preputium clitoridis

Frenulum clitoridis

Ostium urethrae externum

Vestibulum vaginae

Hymen

Öffnung des Ausführungsgangs
der Gl. vestibularis major
(= Bartholin- Drüse)

Glans clitoridis

Öffnung des Ausführungsgangs
der Gl. paraurethralis

Labium minus pudendi

Ostium vaginae

Frenulum labiorum pudendum

Corpus clitoridis von Haut bedeckt

Glans clitoridis

Labium minus pudendi

Vestibulum vaginae

Labium majus pudendi

Ostium vaginae (Introitus)

Commissura posterior
(überlagert das Centrum perinei)

Äußeres Erscheinungsbild des Perineums der Frau
Superficial features of the perineum in women

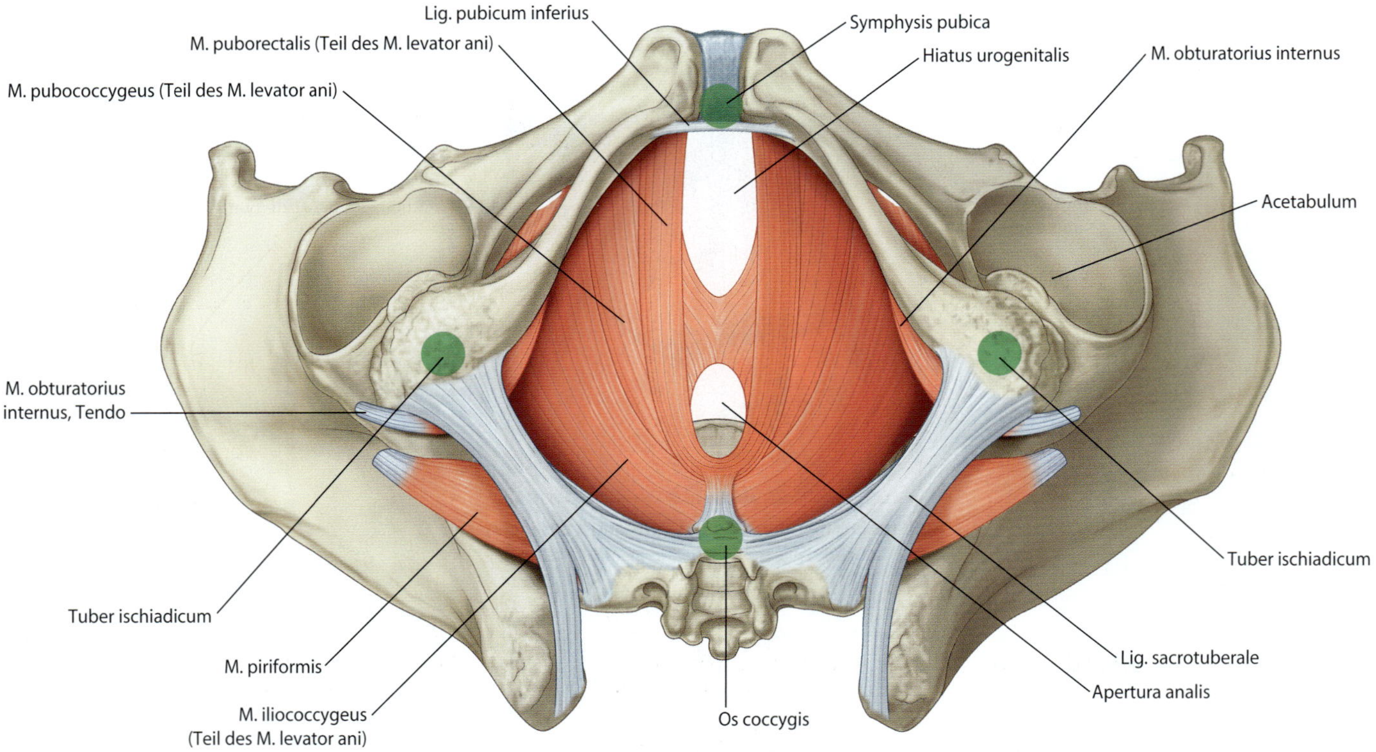

Lig. pubicum inferius

M. puborectalis (Teil des M. levator ani)

M. pubococcygeus (Teil des M. levator ani)

Symphysis pubica

Hiatus urogenitalis

M. obturatorius internus

Acetabulum

M. obturatorius internus, Tendo

Tuber ischiadicum

M. piriformis

M. iliococcygeus (Teil des M. levator ani)

Os coccygis

Lig. sacrotuberale

Apertura analis

Tuber ischiadicum

Grenzen und Dach des Perineums des Mannes
Borders and ceiling of the perineum in men

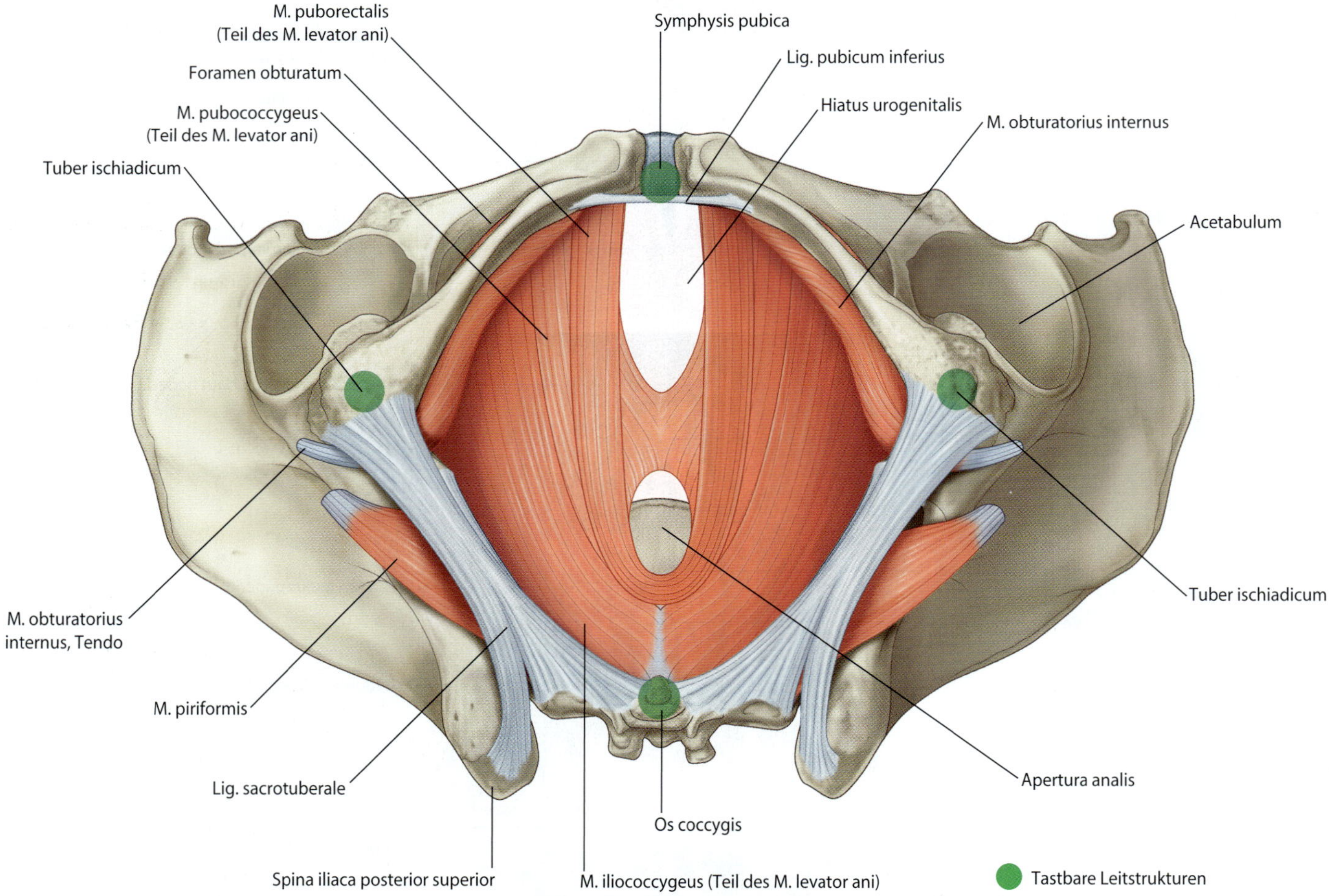

M. puborectalis (Teil des M. levator ani)

Foramen obturatum

M. pubococcygeus (Teil des M. levator ani)

Tuber ischiadicum

Symphysis pubica

Lig. pubicum inferius

Hiatus urogenitalis

M. obturatorius internus

Acetabulum

M. obturatorius internus, Tendo

M. piriformis

Lig. sacrotuberale

Spina iliaca posterior superior

Os coccygis

M. iliococcygeus (Teil des M. levator ani)

Apertura analis

Tuber ischiadicum

● Tastbare Leitstrukturen

Grenzen und Dach des Perineums der Frau
Borders and ceiling of the perineum in women

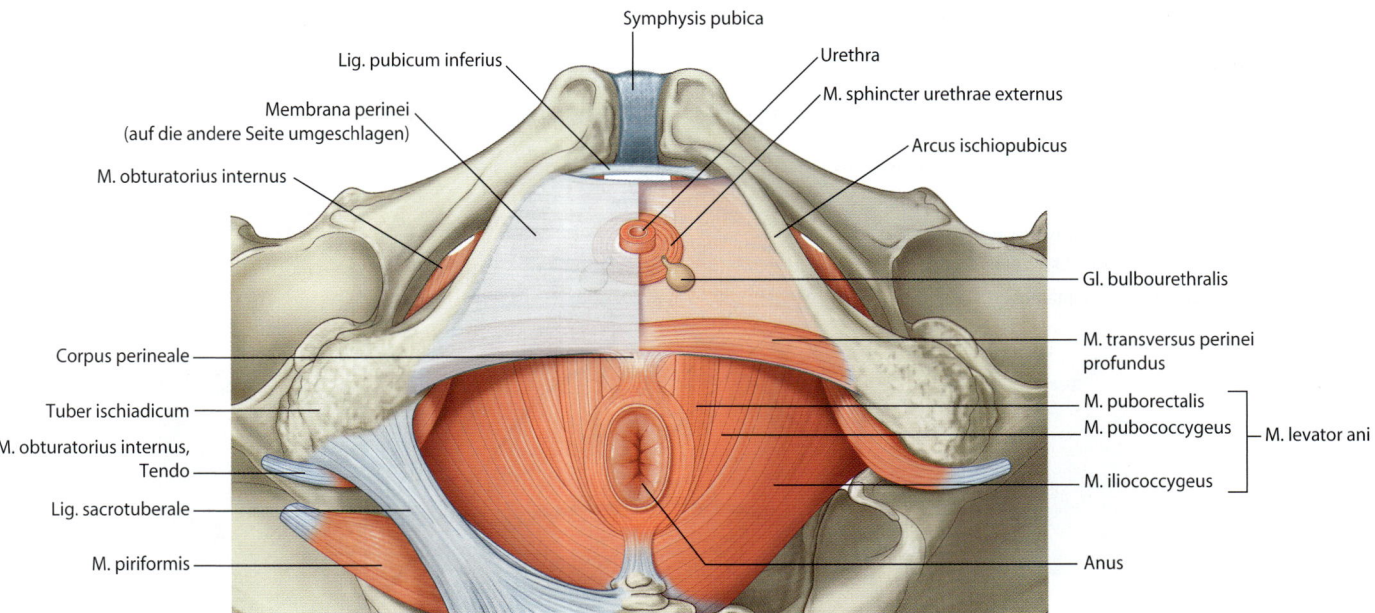

Mm. perinei beim Mann (Membrana perinei links entfernt zur Darstellung des Spatium perinei profundum)
Muscles of deep perineal pouch in men (perineal membrane removed on left side to expose deep perineal pouch)

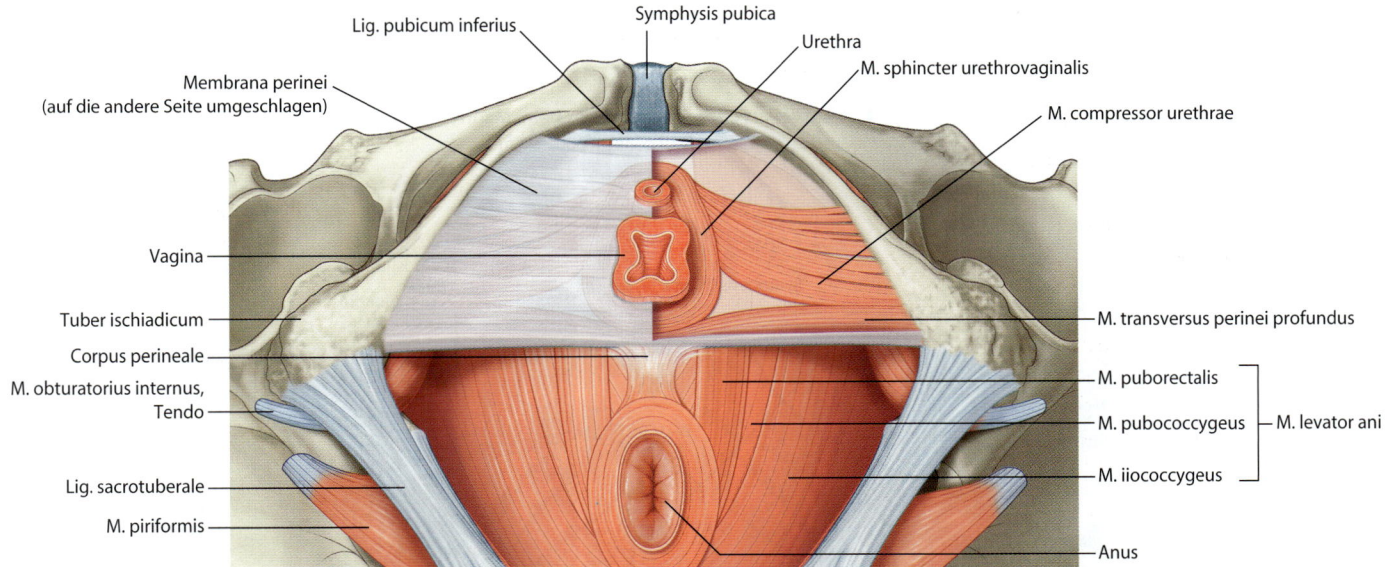

Mm. perinei bei der Frau (Membrana perinei links entfernt zur Darstellung des Spatium perinei profundum)
Muscles of deep perineal pouch in women (perineal membrane removed on left side to expose deep perineal pouch)

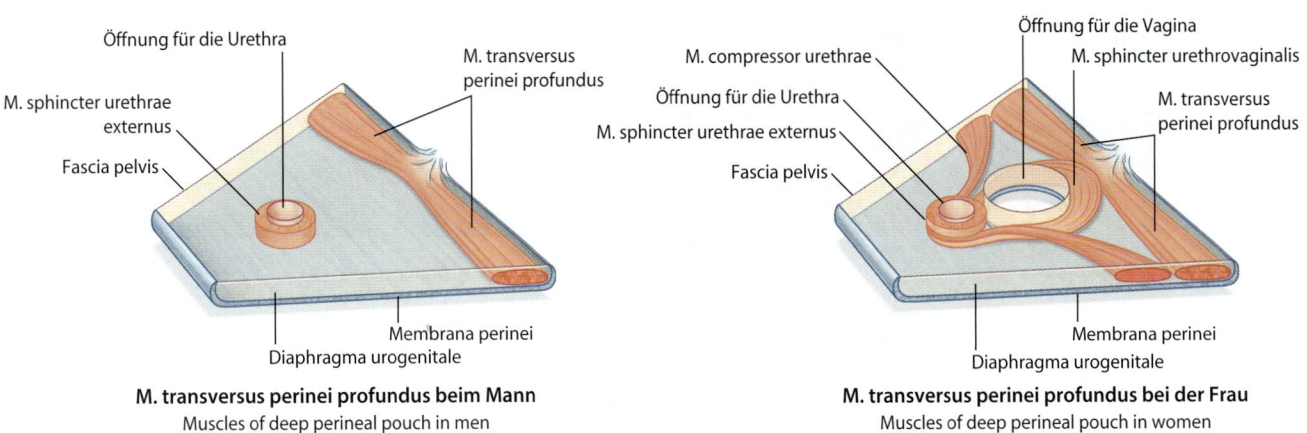

M. transversus perinei profundus beim Mann
Muscles of deep perineal pouch in men

M. transversus perinei profundus bei der Frau
Muscles of deep perineal pouch in women

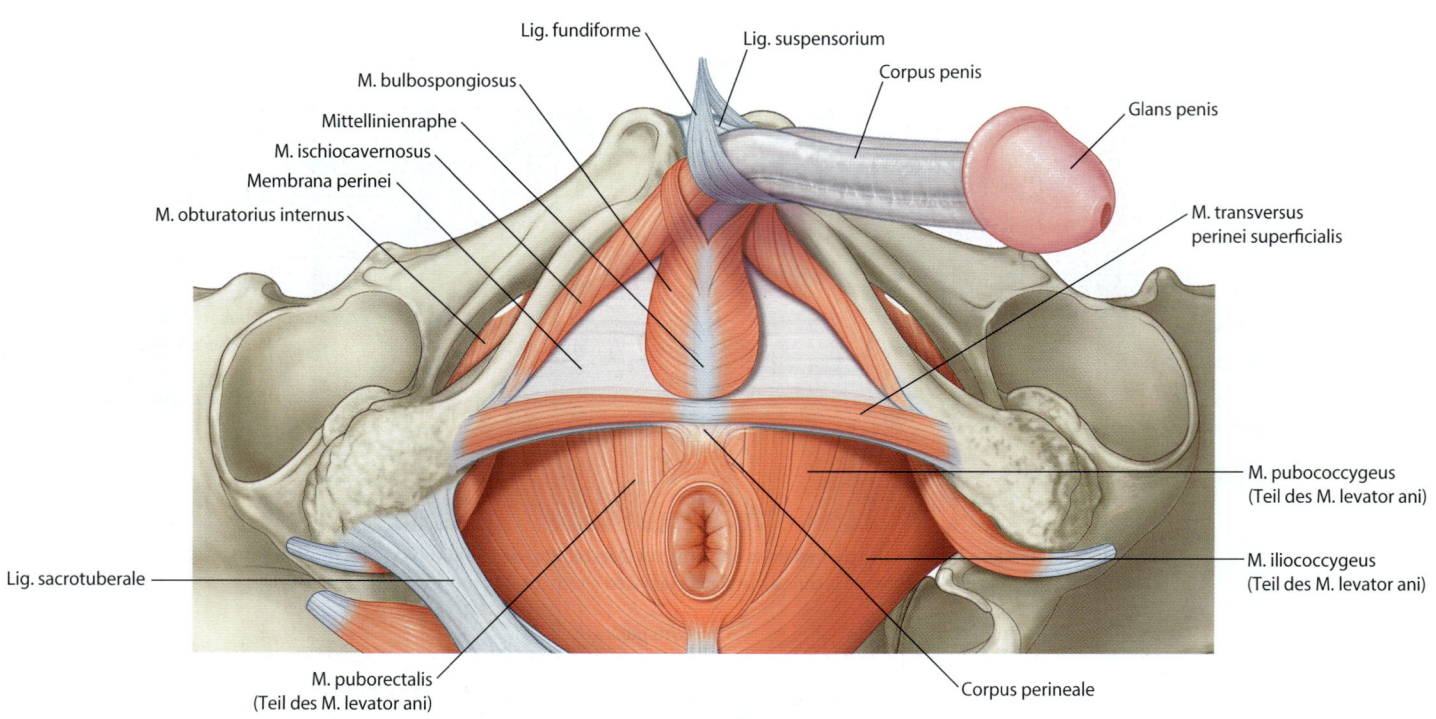

Lig. fundiforme
Lig. suspensorium
Corpus penis
Glans penis
M. bulbospongiosus
Mittellinienraphe
M. ischiocavernosus
Membrana perinei
M. obturatorius internus
M. transversus perinei superficialis
M. pubococcygeus (Teil des M. levator ani)
M. iliococcygeus (Teil des M. levator ani)
Lig. sacrotuberale
M. puborectalis (Teil des M. levator ani)
Corpus perineale

M. transversus perinei superficialis beim Mann
Muscles of the superficial perineal pouch in men

Symphysis pubica
Corpus cavernosum
Corpus spongiosum
Glans penis
Bulbus penis
Crus penis
Membrana perinei
M. obturatorius internus
M. iliococcygeus (Teil des M. levator ani)
M. obturatorius internus, Tendo
M. pubococcygeus (Teil des M. levator ani)
Lig. sacrotuberale
Corpus perineale
M. puborectalis (Teil des M. levator ani)

Schwellkörpergewebe des Compartimentum superficiale perinei des Mannes
Erectile tissues of the superficial perineal pouch in men

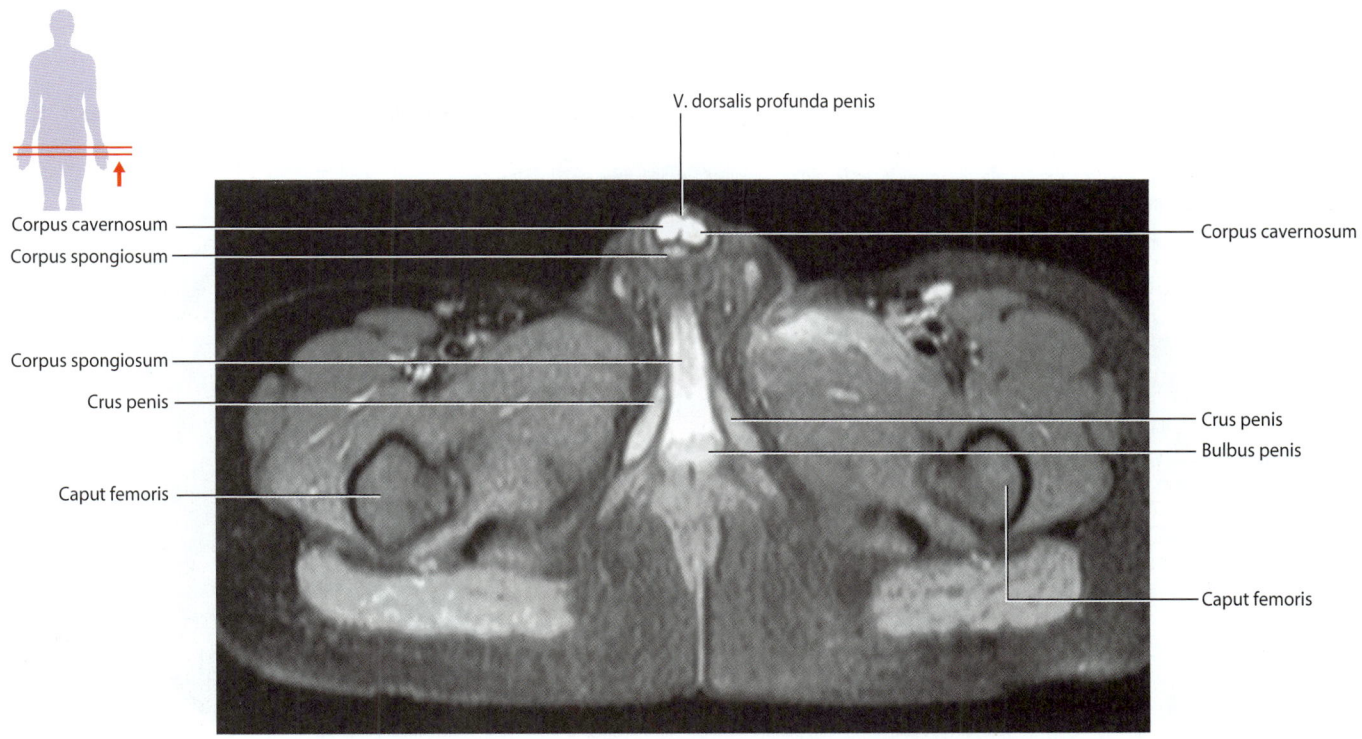

V. dorsalis profunda penis

Corpus cavernosum

Corpus spongiosum

Corpus spongiosum

Crus penis

Caput femoris

Corpus cavernosum

Crus penis

Bulbus penis

Caput femoris

Schwellkörpergewebe im Vergleich zu anderen Strukturen im männlichen Perineum; T2-gewichtetes MRT in Axialebene
Erectile tissues in relation to other structures in the male perineum. T2-weighted MR image in axial plane

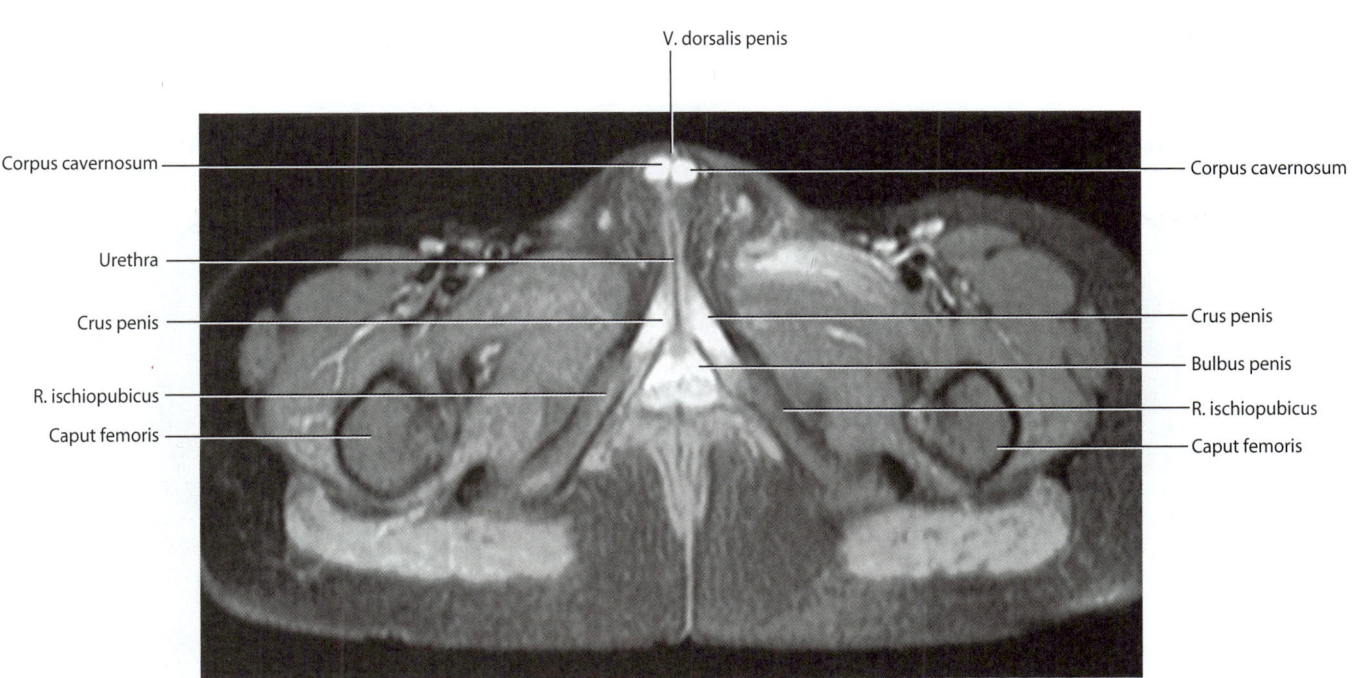

V. dorsalis penis

Corpus cavernosum

Urethra

Crus penis

R. ischiopubicus

Caput femoris

Corpus cavernosum

Crus penis

Bulbus penis

R. ischiopubicus

Caput femoris

Schwellkörpergewebe im Vergleich zu anderen Strukturen im männlichen Perineum; T2-gewichtetes MRT in Axialebene
Erectile tissues in relation to other structures in the male perineum. T2-weighted MR image in axial plane

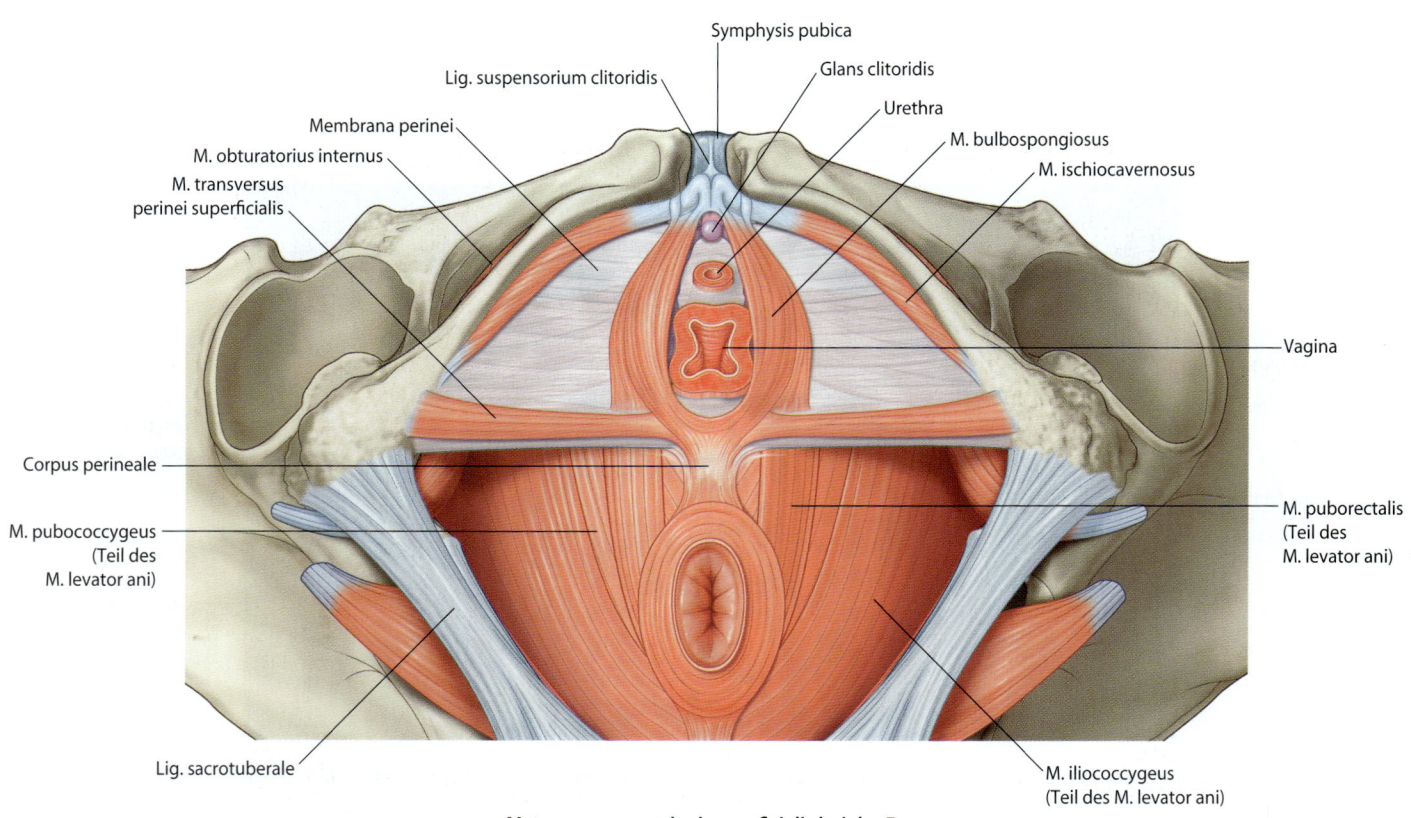

Symphysis pubica

Lig. suspensorium clitoridis

Glans clitoridis

Urethra

Membrana perinei

M. obturatorius internus

M. transversus perinei superficialis

M. bulbospongiosus

M. ischiocavernosus

Vagina

Corpus perineale

M. puborectalis (Teil des M. levator ani)

M. pubococcygeus (Teil des M. levator ani)

Lig. sacrotuberale

M. iliococcygeus (Teil des M. levator ani)

M. transversus perinei superficialis bei der Frau
Muscles of the superficial perineal pouch in women

Symphysis pubica

Corpus clitoridis

Urethra

Crus clitoridis

Glans clitoridis

Bulbus vestibuli

Membrana perinei

Vagina

M. obturatorius internus, Tendo

Corpus perineale

M. iliococcygeus (Teil des M. levator ani)

M. piriformis

Gl. vestibularis major

M. puborectalis (Teil des M. levator ani)

M. pubococcygeus (Teil des M. levator ani)

Lig. sacrotuberale

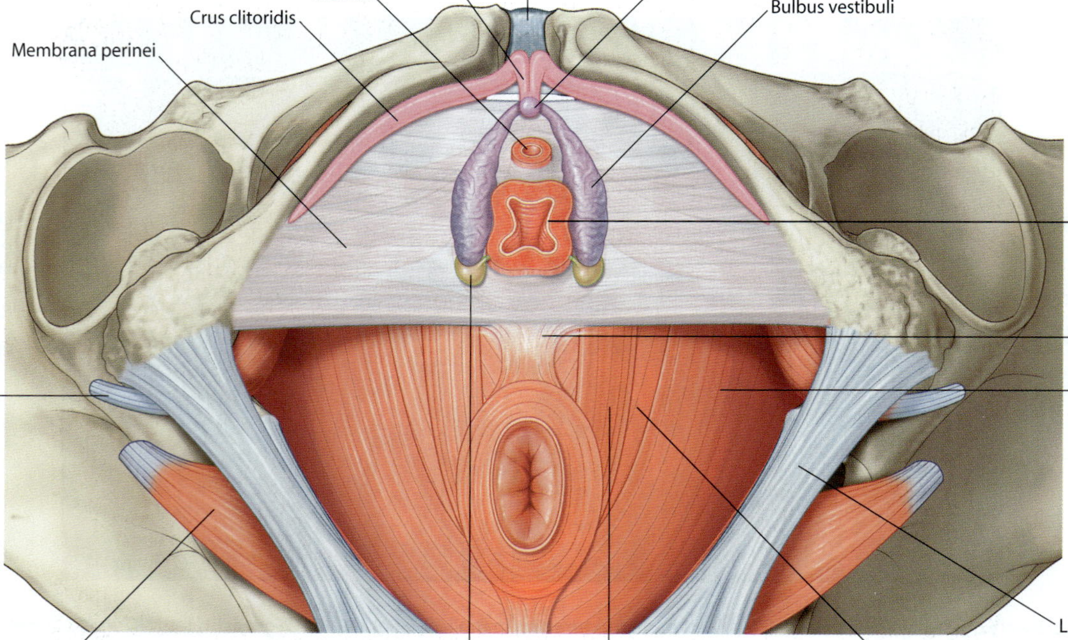

Schwellkörpergewebe des Compartimentum superficiale perinei der Frau
Erectile tissues of the superficial perineal pouch in women

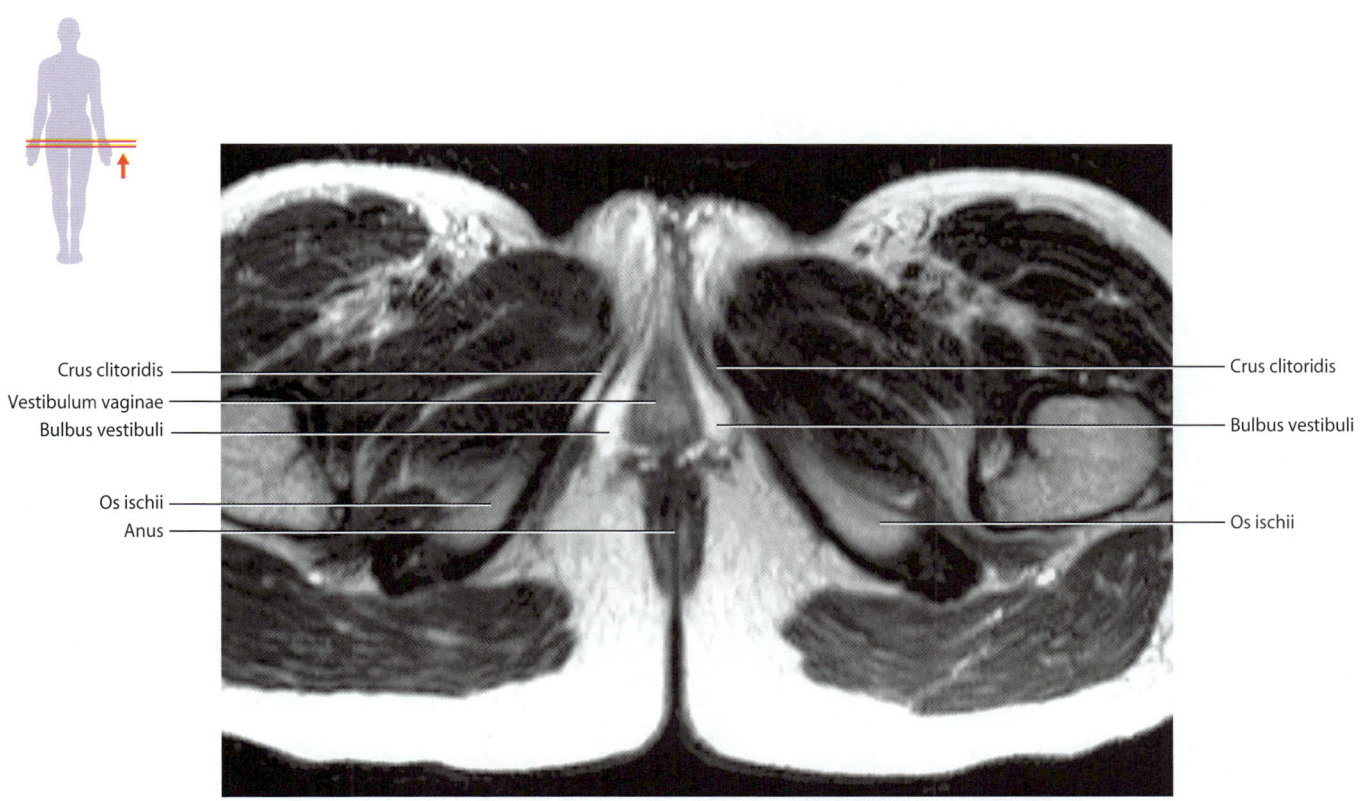

Crus clitoridis

Vestibulum vaginae

Bulbus vestibuli

Os ischii

Anus

Crus clitoridis

Bulbus vestibuli

Os ischii

Schwellkörpergewebe im Vergleich zu anderen Strukturen im weiblichen Perineum; axiales T2-gewichtetes MRT
Erectile tissues in relation to other structures in the female perineum. T2-weighted MR image in axial plane

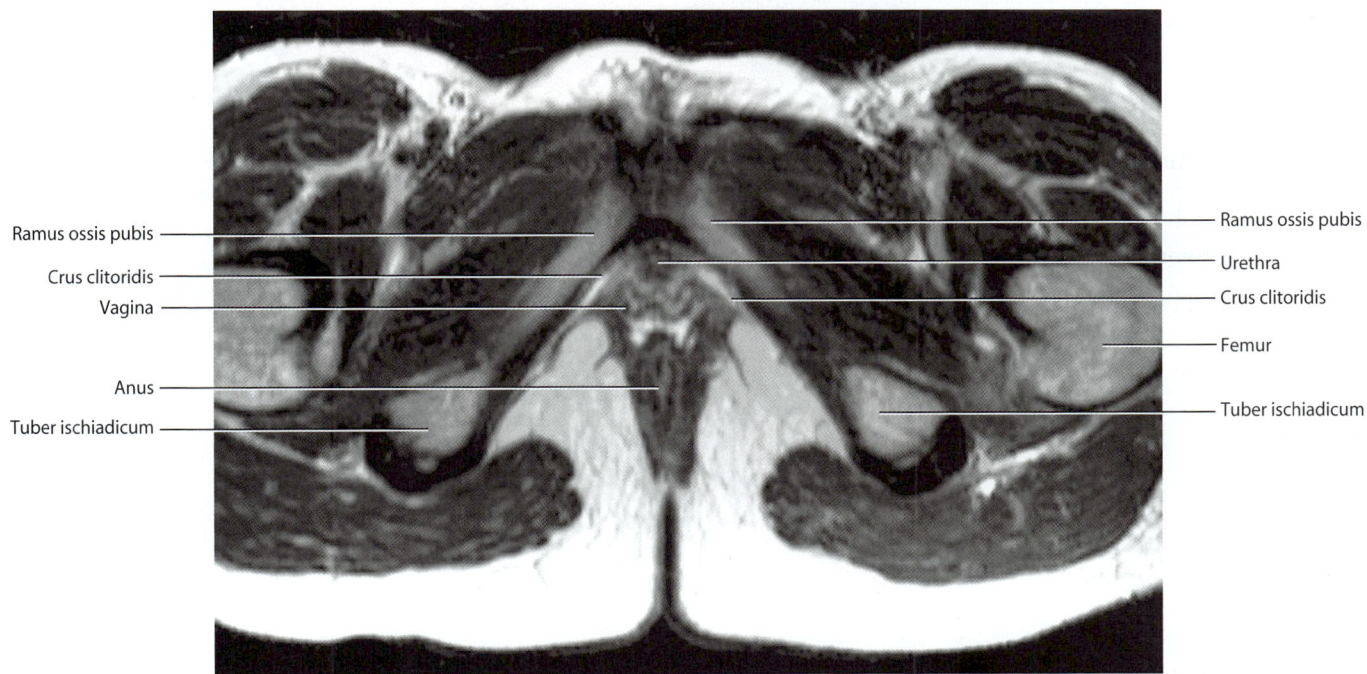

Ramus ossis pubis

Crus clitoridis

Vagina

Anus

Tuber ischiadicum

Ramus ossis pubis

Urethra

Crus clitoridis

Femur

Tuber ischiadicum

Schwellkörpergewebe im Vergleich zu anderen Strukturen im weiblichen Perineum; axiales T2-gewichtetes MRT
Erectile tissues in relation to other structures in the female perineum. T2-weighted MR image in axial plane

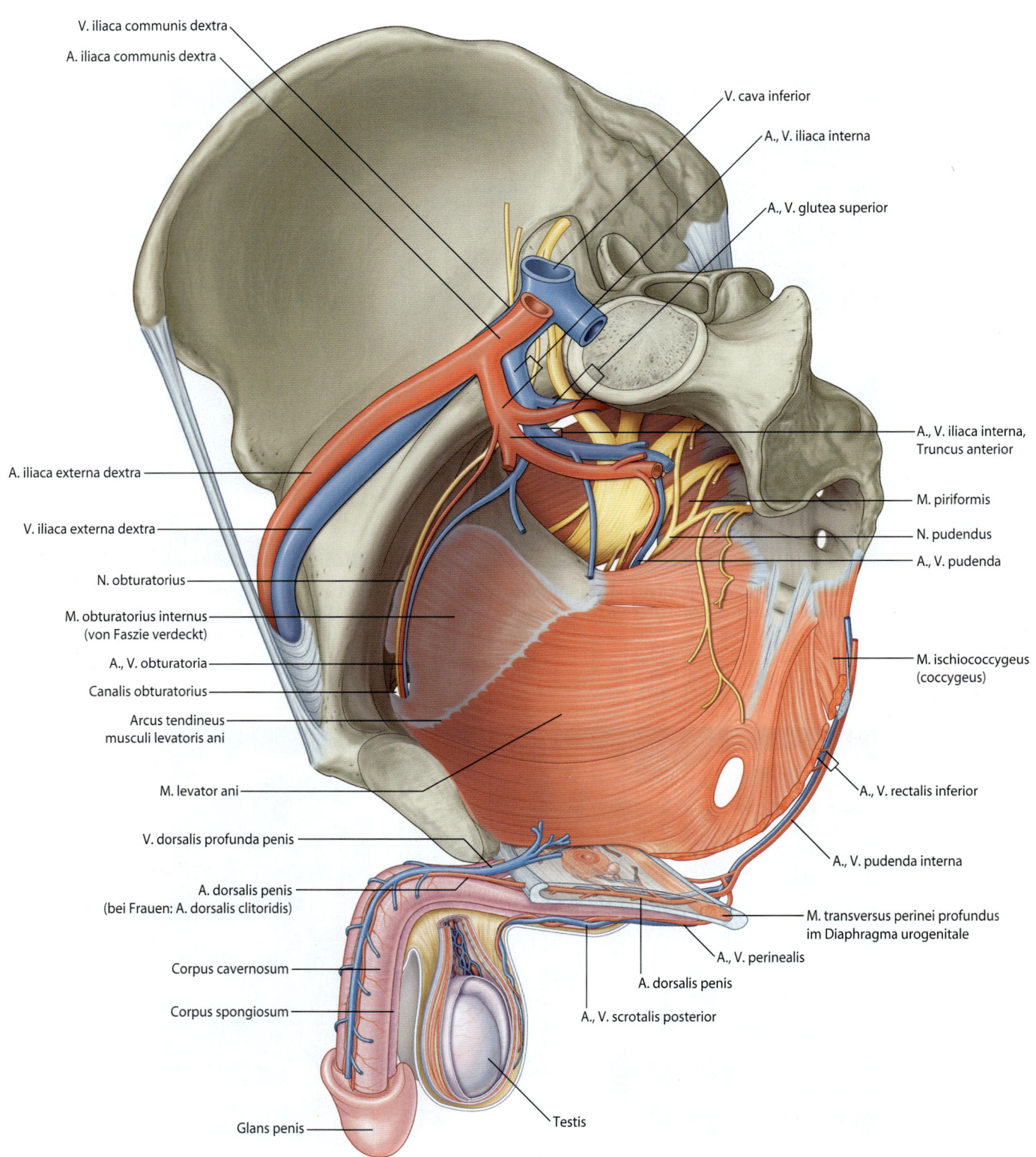

V. iliaca communis dextra

A. iliaca communis dextra

V. cava inferior

A., V. iliaca interna

A., V. glutea superior

A., V. iliaca interna, Truncus anterior

A. iliaca externa dextra

V. iliaca externa dextra

N. obturatorius

M. obturatorius internus (von Faszie verdeckt)

A., V. obturatoria

Canalis obturatorius

Arcus tendineus musculi levatoris ani

M. levator ani

V. dorsalis profunda penis

A. dorsalis penis (bei Frauen: A. dorsalis clitoridis)

Corpus cavernosum

Corpus spongiosum

Glans penis

M. piriformis

N. pudendus

A., V. pudenda

M. ischiococcygeus (coccygeus)

A., V. rectalis inferior

A., V. pudenda interna

M. transversus perinei profundus im Diaphragma urogenitale

A., V. perinealis

A. dorsalis penis

A., V. scrotalis posterior

Testis

Verlauf der A. und V. pudenda interna beim Mann, Ansicht von schräg sagittal
Course of internal pudendal artery and vein in men (oblique sagittal view)

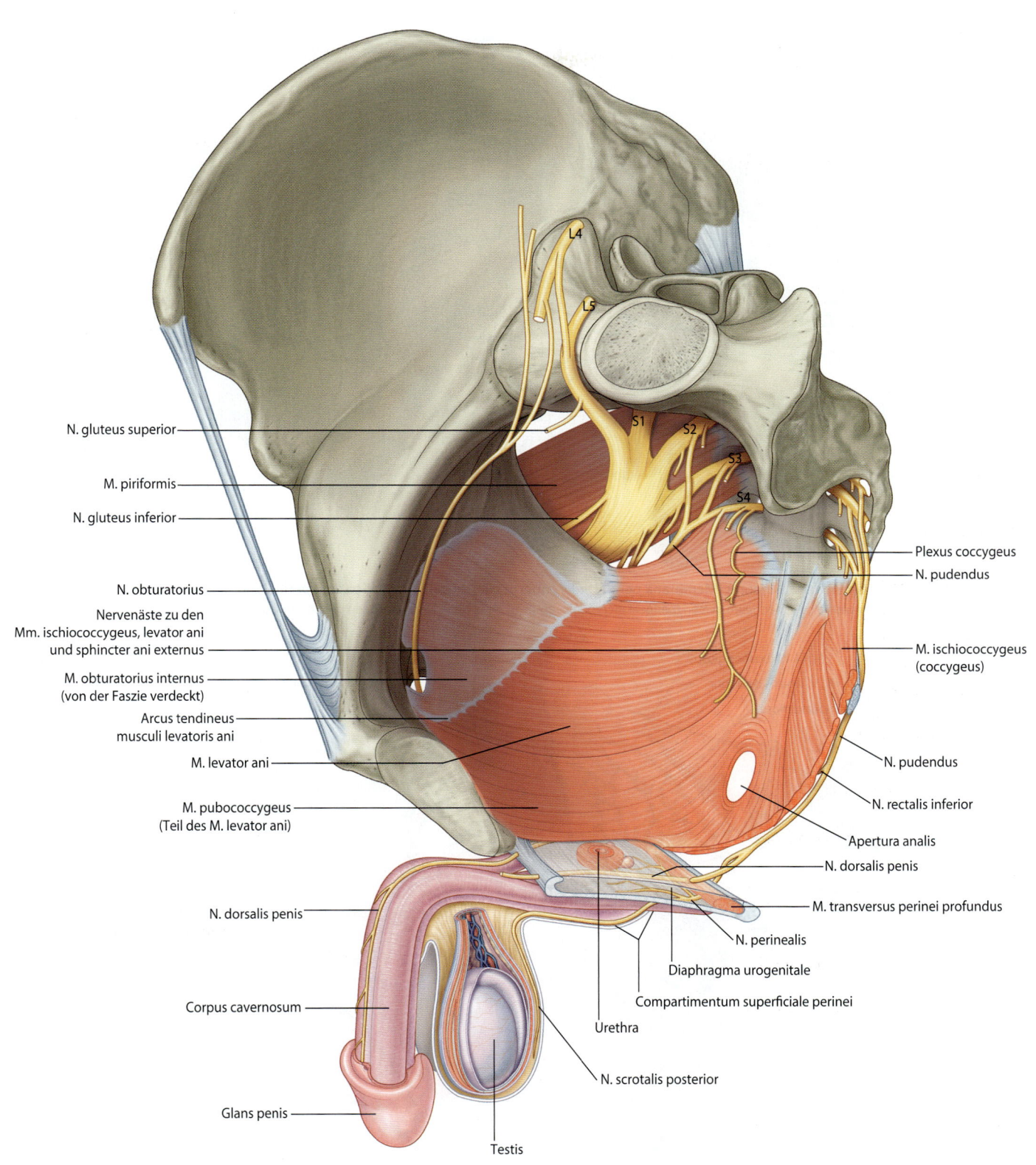

N. gluteus superior

M. piriformis

N. gluteus inferior

N. obturatorius

Nervenäste zu den
Mm. ischiococcygeus, levator ani
und sphincter ani externus

M. obturatorius internus
(von der Faszie verdeckt)

Arcus tendineus
musculi levatoris ani

M. levator ani

M. pubococcygeus
(Teil des M. levator ani)

N. dorsalis penis

Corpus cavernosum

Glans penis

L4

L5

S1

S2

S3

S4

Plexus coccygeus

N. pudendus

M. ischiococcygeus
(coccygeus)

N. pudendus

N. rectalis inferior

Apertura analis

N. dorsalis penis

M. transversus perinei profundus

N. perinealis

Diaphragma urogenitale

Compartimentum superficiale perinei

Urethra

N. scrotalis posterior

Testis

Verlauf des N. pudendus beim Mann, Ansicht von schräg sagittal
Course of pudendal nerve in men (oblique sagittal view)

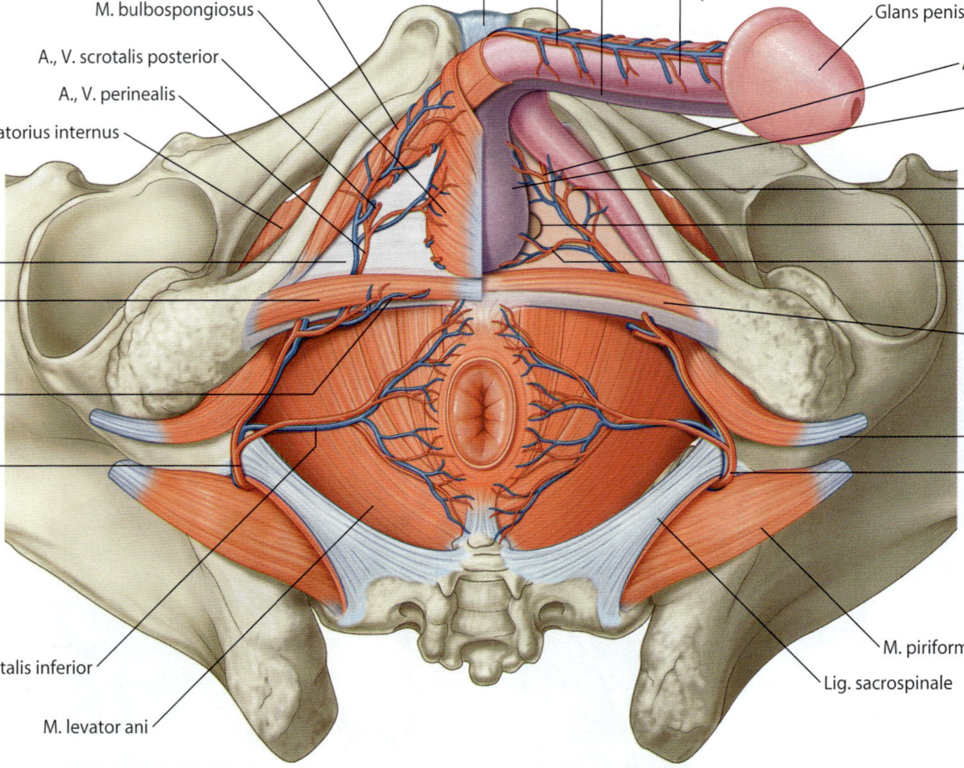

Symphysis pubica
A. dorsalis penis
Corpus spongiosum
Corpus cavernosum
Glans penis
A. dorsalis penis
Bulbus penis
A. profunda penis (Eintritt in das Crus penis)
Gl. bulbourethralis
A., V. bulbi penis
M. transversus perinei profundus
M. obturatorius internus
A., V. pudenda interna
M. piriformis
Lig. sacrospinale

M. ischiocavernosus
M. bulbospongiosus
A., V. scrotalis posterior
A., V. perinealis
M. obturatorius internus
Membrana perinei
M. transversus perinei superficialis
A., V. perinealis, Rr. transversi
A., V. pudenda interna
A., V. rectalis inferior
M. levator ani

Arterien und Venen des männlichen Perineums (Membrana perinei links entfernt zur Darstellung des Spatium perinei profundum), Ansicht von inferior
Arteries and veins of perineum in men (perineal membrane removed on left side to expose deep perineal pouch, inferior view)

A., V. dorsalis clitoridis
Glans clitoridis
Bulbus vestibuli
Crus clitoridis
A., V. dorsalis clitoridis
M. compressor urethrae
Gl. vestibularis major (= Bartholin-Drüse)
M. transversus perinei profundus
A., V. rectalis inferior
M. levator ani

M. bulbospongiosus
A., V. labialis posterior
M. ischiocavernosus
A., V. perinealis
Membrana perinei
M. transversus perinei superficialis
A., V. perinealis
A., V. pudenda interna
M. piriformis
Lig. sacrospinale

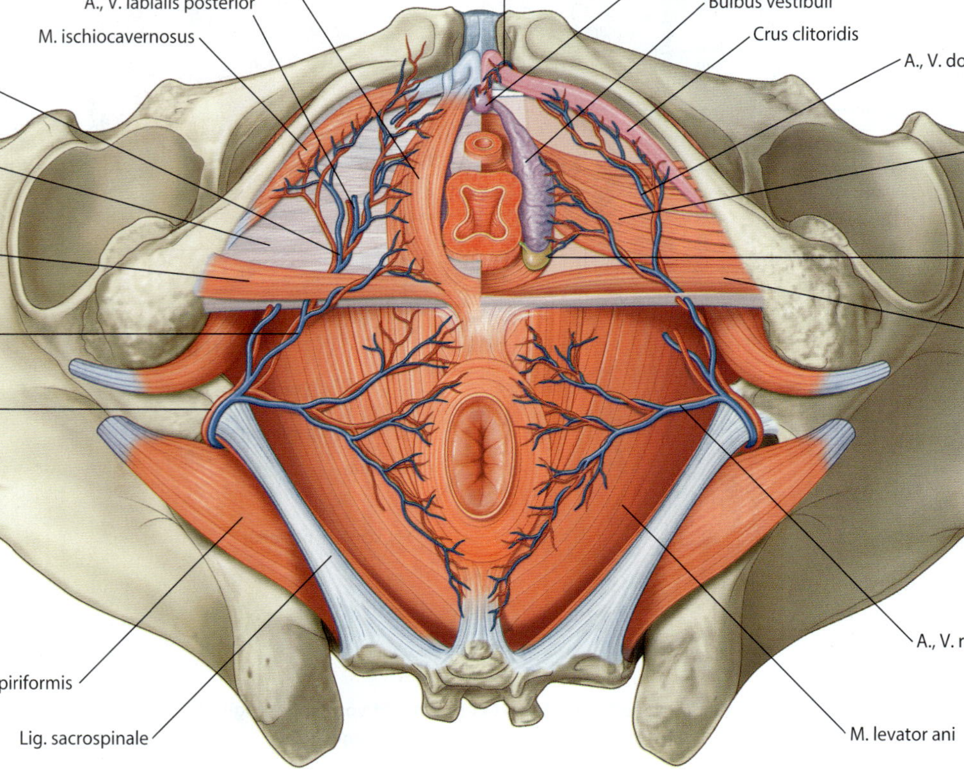

Arterien und Venen des weiblichen Perineums (Membrana perinei links entfernt zur Darstellung des Spatium perinei profundum), Ansicht von inferior
Arteries and veins of perineum in women (perineal membrane removed on left side to expose deep perineal pouch, inferior view)

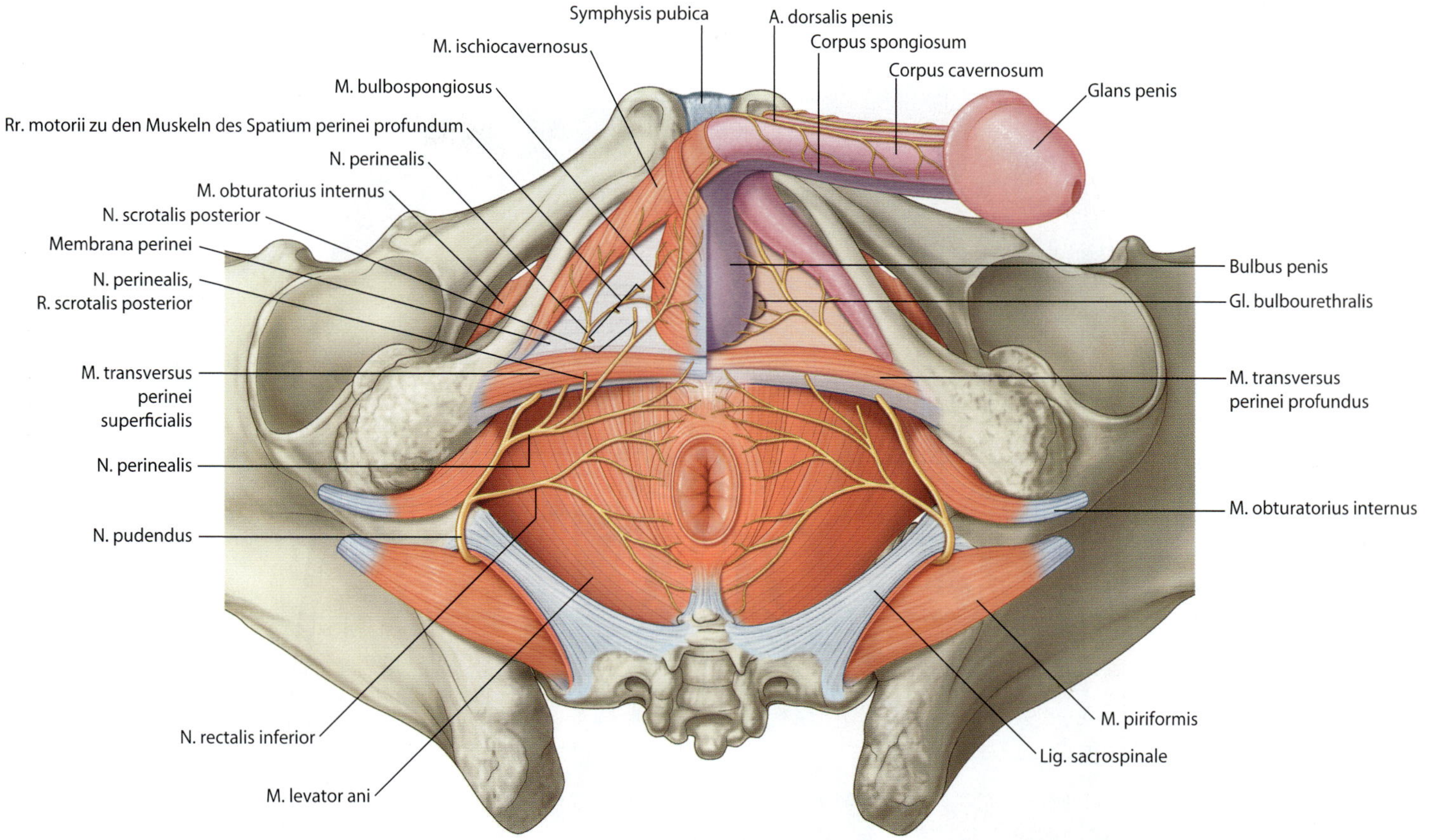

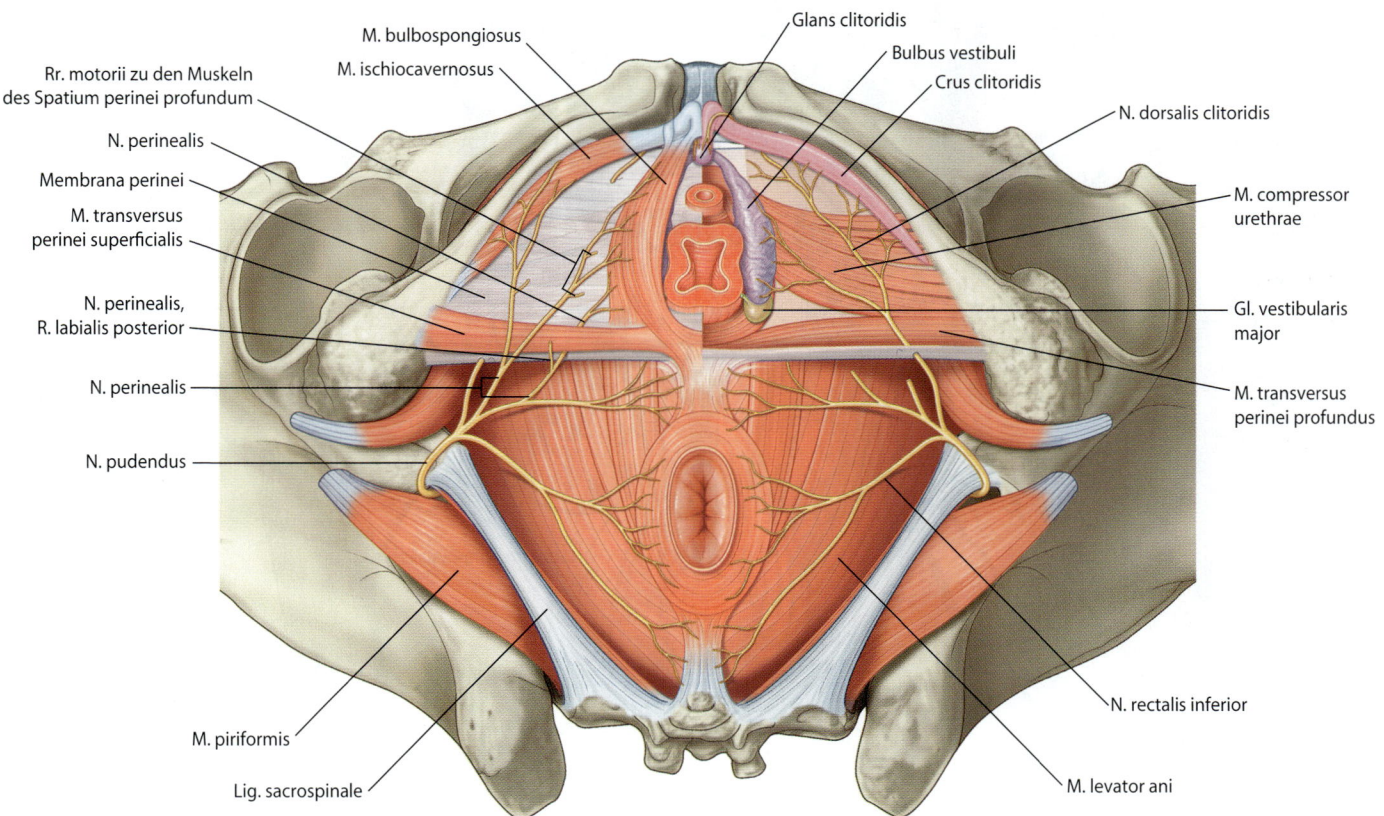

Symphysis pubica
M. ischiocavernosus
M. bulbospongiosus
Rr. motorii zu den Muskeln des Spatium perinei profundum
N. perinealis
M. obturatorius internus
N. scrotalis posterior
Membrana perinei
N. perinealis, R. scrotalis posterior
M. transversus perinei superficialis
N. perinealis
N. pudendus
N. rectalis inferior
M. levator ani

A. dorsalis penis
Corpus spongiosum
Corpus cavernosum
Glans penis
Bulbus penis
Gl. bulbourethralis
M. transversus perinei profundus
M. obturatorius internus
M. piriformis
Lig. sacrospinale

Nerven des männlichen Perineums (Membrana perinei links entfernt zur Darstellung des Spatium perinei profundum), Ansicht von inferior
Nerves of the perineum in men (perineal membrane removed on left side to expose deep perineal pouch, inferior view)

M. bulbospongiosus
M. ischiocavernosus
Rr. motorii zu den Muskeln des Spatium perinei profundum
N. perinealis
Membrana perinei
M. transversus perinei superficialis
N. perinealis, R. labialis posterior
N. perinealis
N. pudendus
M. piriformis
Lig. sacrospinale

Glans clitoridis
Bulbus vestibuli
Crus clitoridis
N. dorsalis clitoridis
M. compressor urethrae
Gl. vestibularis major
M. transversus perinei profundus
N. rectalis inferior
M. levator ani

Nerven des weiblichen Perineums (Membrana perinei links entfernt zur Darstellung des Spatium perinei profundum), Ansicht von inferior
Nerves of the perineum in women (perineal membrane removed on left side to expose deep perineal pouch, inferior view)

253

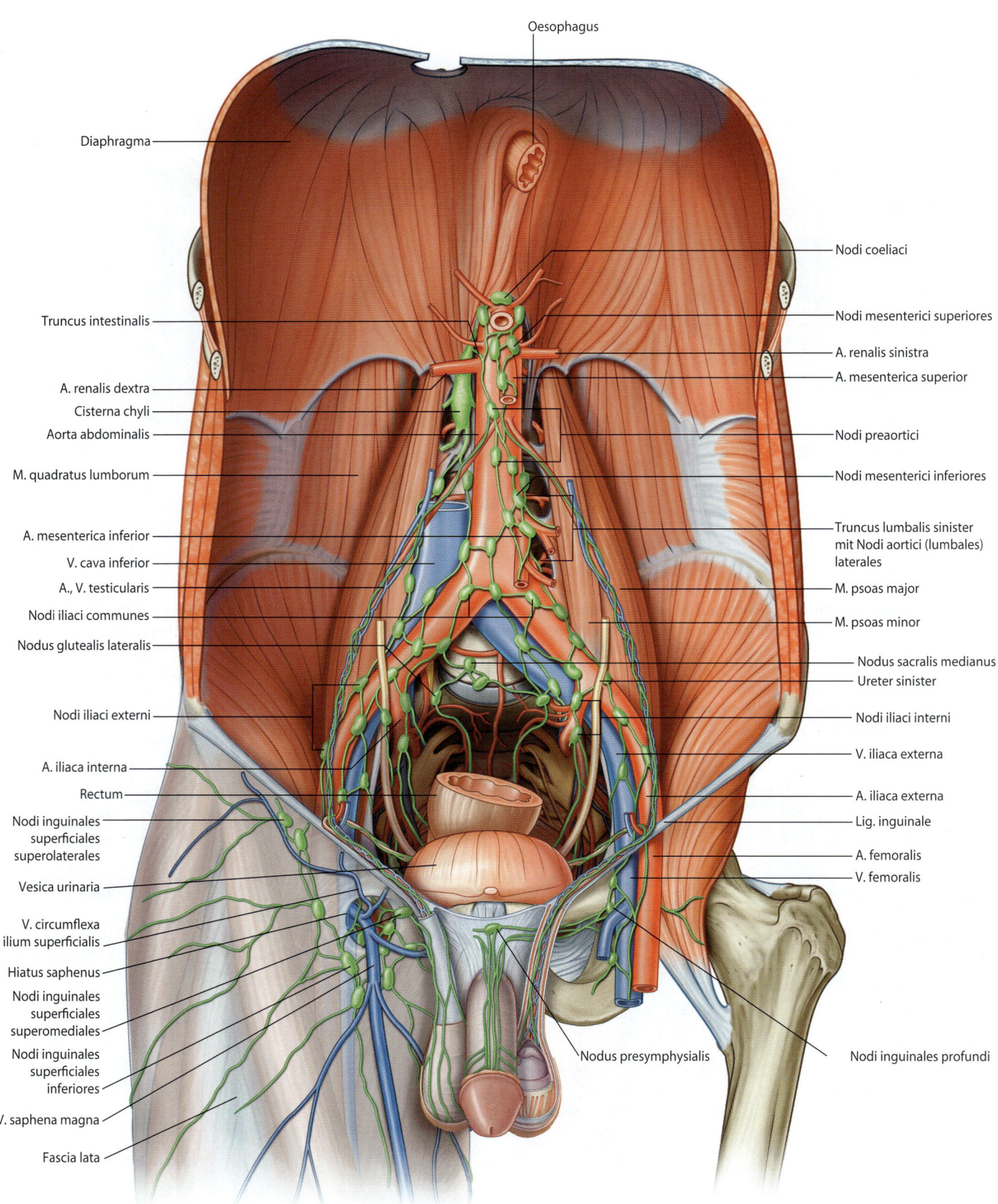

Oesophagus

Diaphragma

Truncus intestinalis

A. renalis dextra

Cisterna chyli

Aorta abdominalis

M. quadratus lumborum

A. mesenterica inferior

V. cava inferior

A., V. testicularis

Nodi iliaci communes

Nodus glutealis lateralis

Nodi iliaci externi

A. iliaca interna

Rectum

Nodi inguinales superficiales superolaterales

Vesica urinaria

V. circumflexa ilium superficialis

Hiatus saphenus

Nodi inguinales superficiales superomediales

Nodi inguinales superficiales inferiores

V. saphena magna

Fascia lata

Nodi coeliaci

Nodi mesenterici superiores

A. renalis sinistra

A. mesenterica superior

Nodi preaortici

Nodi mesenterici inferiores

Truncus lumbalis sinister mit Nodi aortici (lumbales) laterales

M. psoas major

M. psoas minor

Nodus sacralis medianus

Ureter sinister

Nodi iliaci interni

V. iliaca externa

A. iliaca externa

Lig. inguinale

A. femoralis

V. femoralis

Nodus presymphysialis

Nodi inguinales profundi

Lymphabfluss von Becken und Perineum des Mannes
Lymphatics of pelvis and perineum in men

254

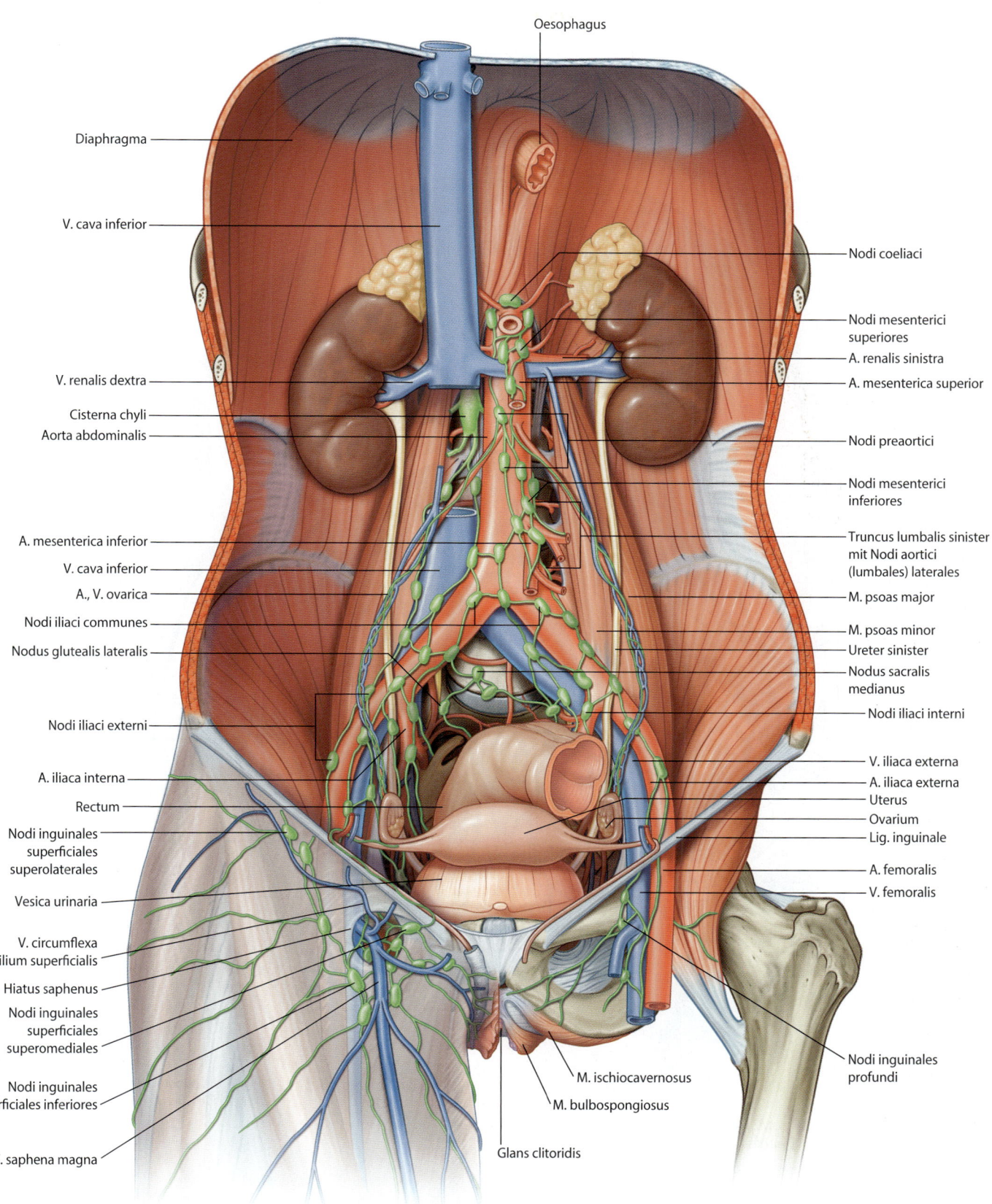

Oesophagus

Diaphragma

V. cava inferior

V. renalis dextra

Cisterna chyli

Aorta abdominalis

A. mesenterica inferior

V. cava inferior

A., V. ovarica

Nodi iliaci communes

Nodus glutealis lateralis

Nodi iliaci externi

A. iliaca interna

Rectum

Nodi inguinales
superficiales
superolaterales

Vesica urinaria

V. circumflexa
ilium superficialis

Hiatus saphenus

Nodi inguinales
superficiales
superomediales

Nodi inguinales
superficiales inferiores

V. saphena magna

Nodi coeliaci

Nodi mesenterici
superiores

A. renalis sinistra

A. mesenterica superior

Nodi preaortici

Nodi mesenterici
inferiores

Truncus lumbalis sinister
mit Nodi aortici
(lumbales) laterales

M. psoas major

M. psoas minor

Ureter sinister

Nodus sacralis
medianus

Nodi iliaci interni

V. iliaca externa

A. iliaca externa

Uterus

Ovarium

Lig. inguinale

A. femoralis

V. femoralis

Nodi inguinales
profundi

M. ischiocavernosus

M. bulbospongiosus

Glans clitoridis

Lymphabfluss von Becken und Perineum der Frau
Lymphatics of pelvis and perineum in women

255

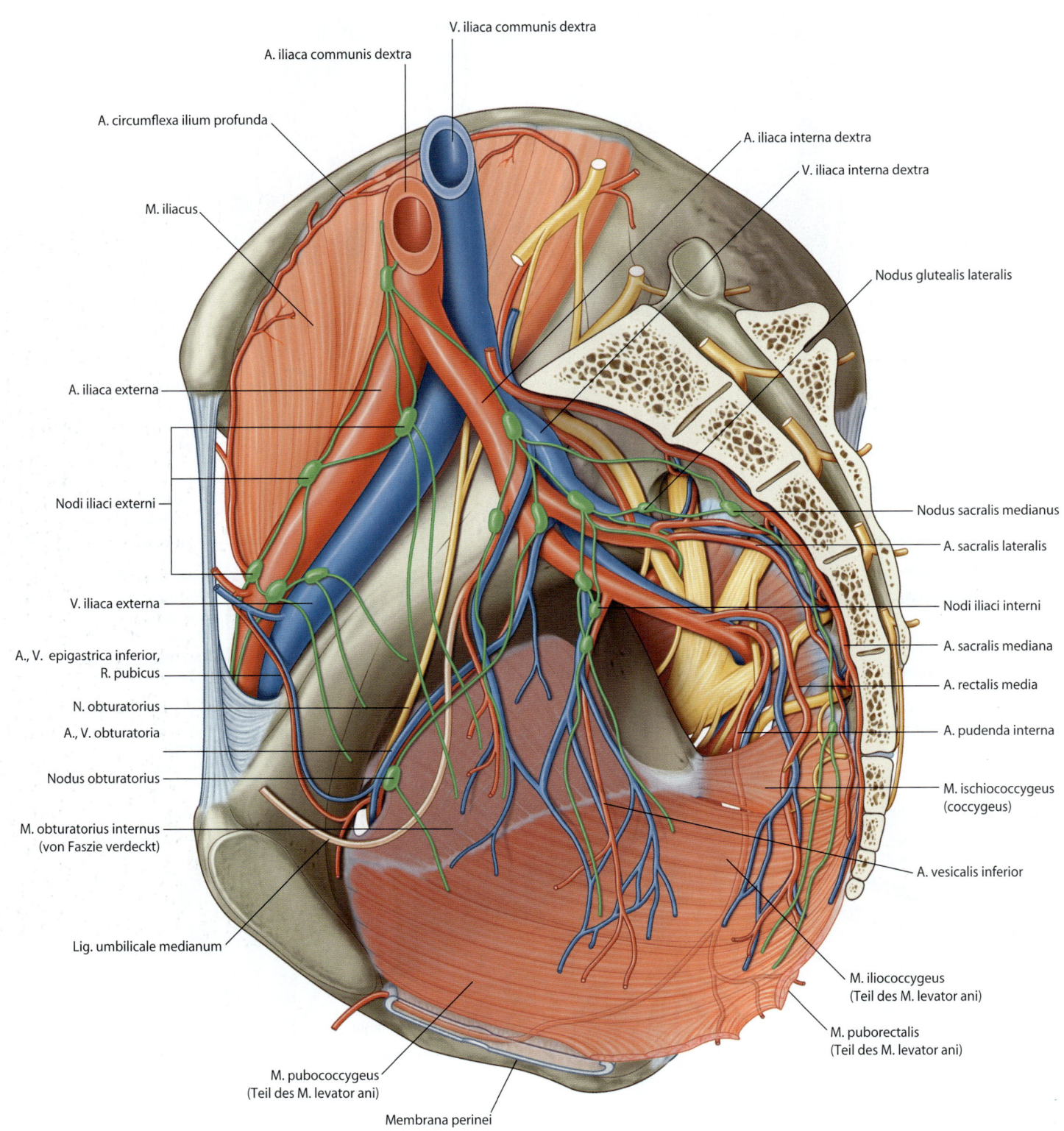

A. iliaca communis dextra

V. iliaca communis dextra

A. circumflexa ilium profunda

A. iliaca interna dextra

V. iliaca interna dextra

M. iliacus

Nodus glutealis lateralis

A. iliaca externa

Nodi iliaci externi

Nodus sacralis medianus

A. sacralis lateralis

V. iliaca externa

Nodi iliaci interni

A. sacralis mediana

A., V. epigastrica inferior,
R. pubicus

A. rectalis media

N. obturatorius

A. pudenda interna

A., V. obturatoria

Nodus obturatorius

M. ischiococcygeus
(coccygeus)

M. obturatorius internus
(von Faszie verdeckt)

A. vesicalis inferior

Lig. umbilicale medianum

M. iliococcygeus
(Teil des M. levator ani)

M. puborectalis
(Teil des M. levator ani)

M. pubococcygeus
(Teil des M. levator ani)

Membrana perinei

Lymphabfluss der Beckenhöhle, Ansicht von sagittal
Lymphatics of pelvic cavity (sagittal view)

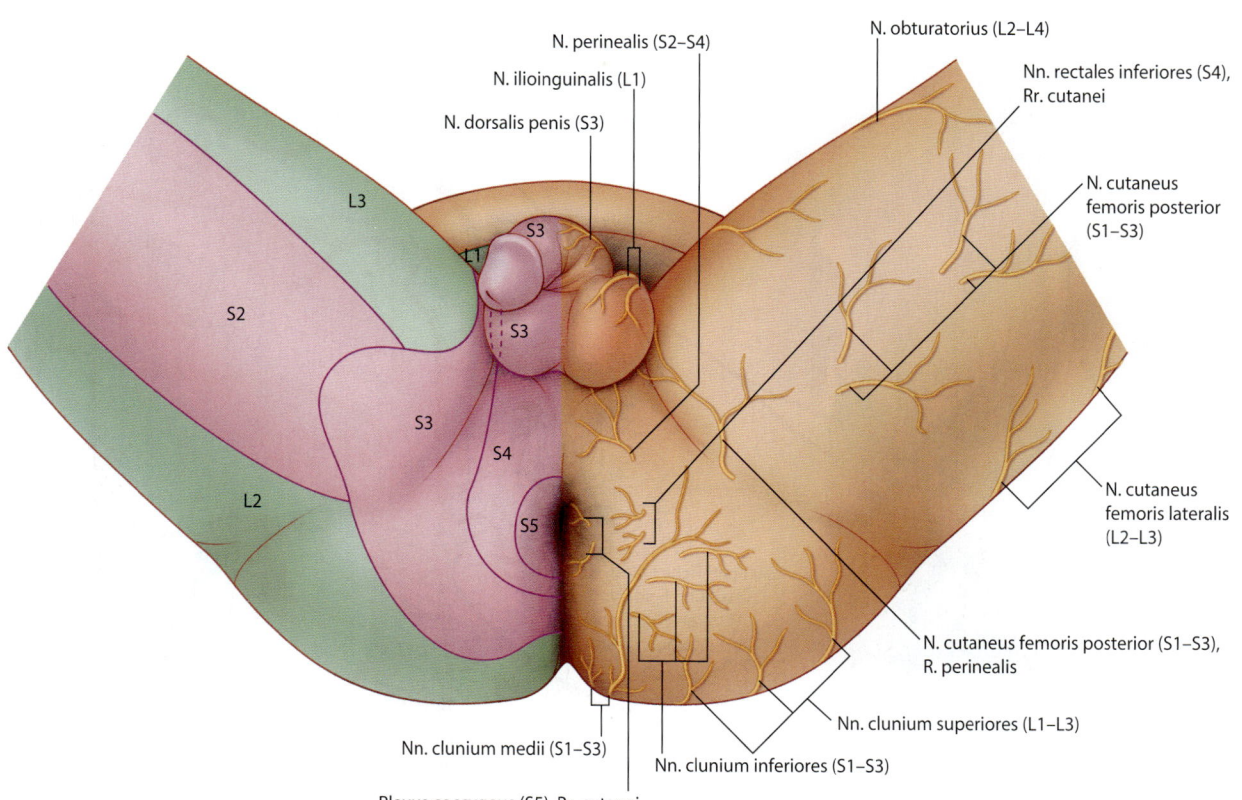

N. perinealis (S2–S4)

N. ilioinguinalis (L1)

N. dorsalis penis (S3)

N. obturatorius (L2–L4)

Nn. rectales inferiores (S4), Rr. cutanei

N. cutaneus femoris posterior (S1–S3)

L3

S3

S2

S3

S4

S5

L2

N. cutaneus femoris lateralis (L2–L3)

N. cutaneus femoris posterior (S1–S3), R. perinealis

Nn. clunium medii (S1–S3)

Nn. clunium inferiores (S1–S3)

Nn. clunium superiores (L1–L3)

Plexus coccygeus (S5), Rr. cutanei

Dermatome und Hautnerven des männlichen Perineums
Dermatomes and cutaneous nerves of perineum in men

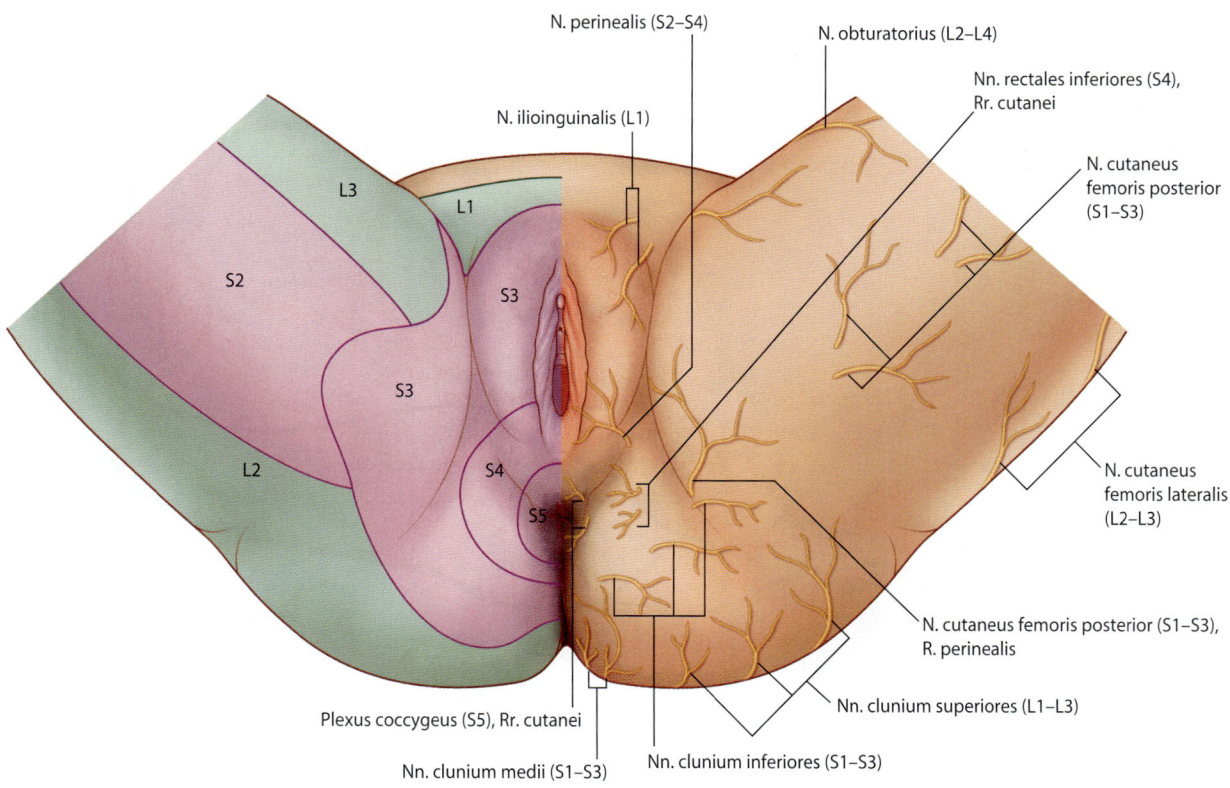

N. perinealis (S2–S4)

N. ilioinguinalis (L1)

N. obturatorius (L2–L4)

Nn. rectales inferiores (S4), Rr. cutanei

N. cutaneus femoris posterior (S1–S3)

L3

L1

S2

S3

S3

L2

S4

S5

N. cutaneus femoris lateralis (L2–L3)

N. cutaneus femoris posterior (S1–S3), R. perinealis

Plexus coccygeus (S5), Rr. cutanei

Nn. clunium medii (S1–S3)

Nn. clunium inferiores (S1–S3)

Nn. clunium superiores (L1–L3)

Dermatome und Hautnerven des weiblichen Perineums
Dermatomes and cutaneous nerves of perineum in women

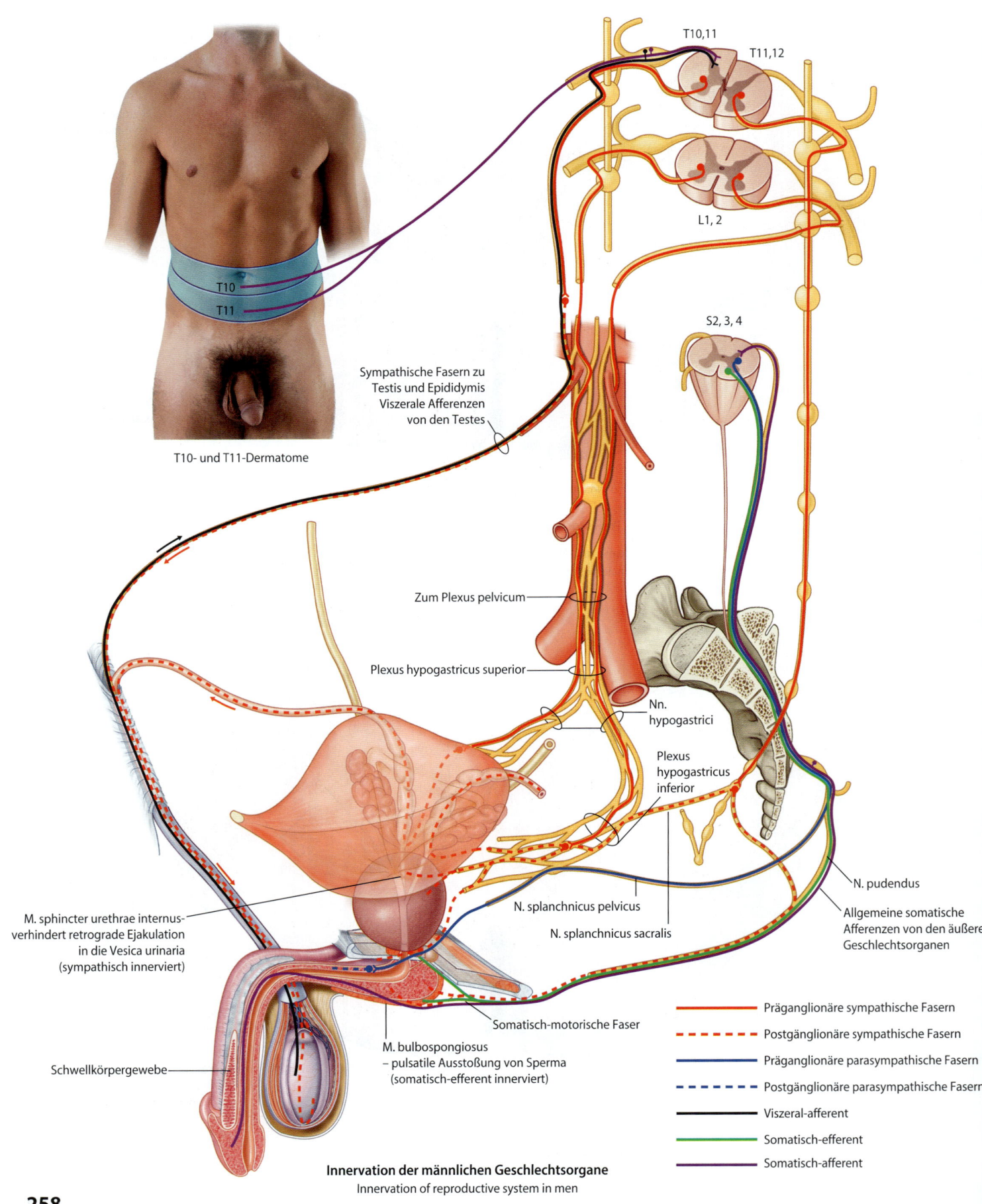

T10,11

T11,12

L1, 2

S2, 3, 4

Sympathische Fasern zu
Testis und Epididymis
Viszerale Afferenzen
von den Testes

T10- und T11-Dermatome

Zum Plexus pelvicum

Plexus hypogastricus superior

Nn. hypogastrici

Plexus hypogastricus inferior

N. pudendus

N. splanchnicus pelvicus

N. splanchnicus sacralis

Allgemeine somatische Afferenzen von den äußeren Geschlechtsorganen

M. sphincter urethrae internus-
verhindert retrograde Ejakulation
in die Vesica urinaria
(sympathisch innerviert)

Somatisch-motorische Faser

M. bulbospongiosus
– pulsatile Ausstoßung von Sperma
(somatisch-efferent innerviert)

Schwellkörpergewebe

▬▬▬	Präganglionäre sympathische Fasern
▬ ▬ ▬	Postganglionäre sympathische Fasern
▬▬▬	Präganglionäre parasympathische Fasern
▬ ▬ ▬	Postganglionäre parasympathische Fasern
▬▬▬	Viszeral-afferent
▬▬▬	Somatisch-efferent
▬▬▬	Somatisch-afferent

Innervation der männlichen Geschlechtsorgane
Innervation of reproductive system in men

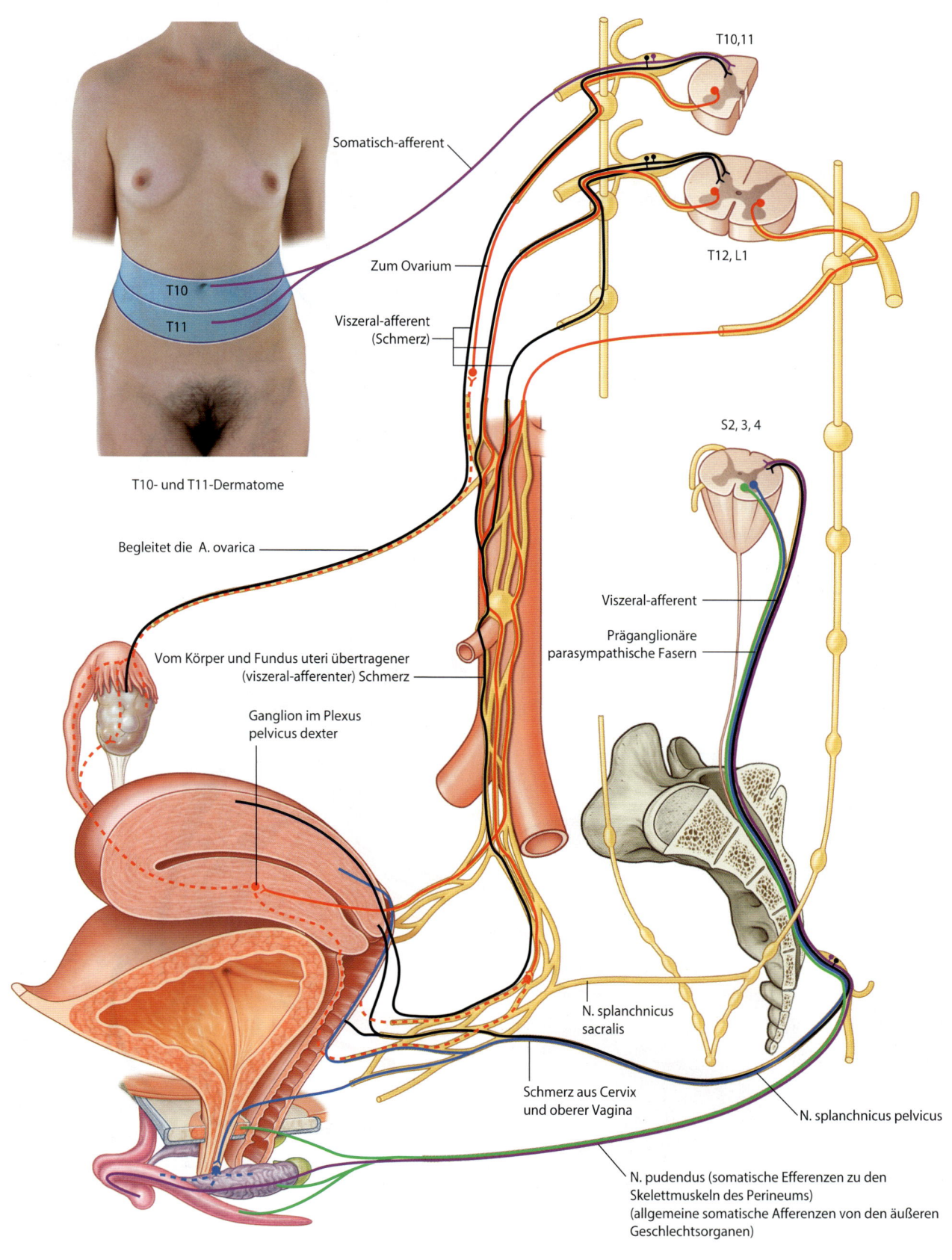

Somatisch-afferent

T10,11

Zum Ovarium

Viszeral-afferent (Schmerz)

T12, L1

T10 und T11-Dermatome

T10

T11

S2, 3, 4

Begleitet die A. ovarica

Viszeral-afferent

Präganglionäre parasympathische Fasern

Vom Körper und Fundus uteri übertragener (viszeral-afferenter) Schmerz

Ganglion im Plexus pelvicus dexter

N. splanchnicus sacralis

Schmerz aus Cervix und oberer Vagina

N. splanchnicus pelvicus

N. pudendus (somatische Efferenzen zu den Skelettmuskeln des Perineums) (allgemeine somatische Afferenzen von den äußeren Geschlechtsorganen)

Innervation der weiblichen Geschlechtsorgane
Innervation of reproductive system in women

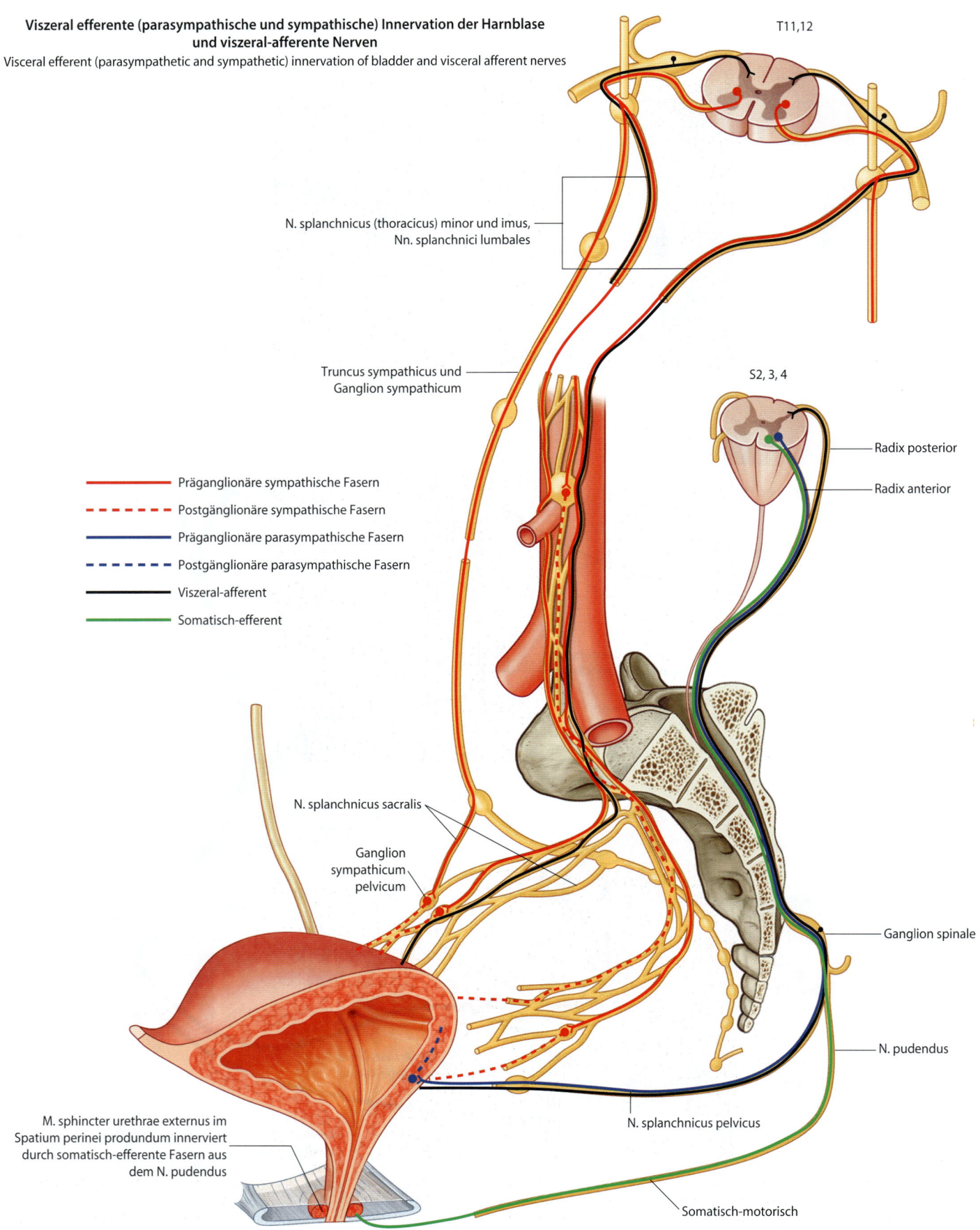

Viszeral efferente (parasympathische und sympathische) Innervation der Harnblase und viszeral-afferente Nerven
Visceral efferent (parasympathetic and sympathetic) innervation of bladder and visceral afferent nerves

T11,12

N. splanchnicus (thoracicus) minor und imus, Nn. splanchnici lumbales

Truncus sympathicus und Ganglion sympathicum

S2, 3, 4

Radix posterior

Radix anterior

Präganglionäre sympathische Fasern

Postganglionäre sympathische Fasern

Präganglionäre parasympathische Fasern

Postganglionäre parasympathische Fasern

Viszeral-afferent

Somatisch-efferent

N. splanchnicus sacralis

Ganglion sympathicum pelvicum

Ganglion spinale

N. pudendus

M. sphincter urethrae externus im Spatium perinei produndum innerviert durch somatisch-efferente Fasern aus dem N. pudendus

N. splanchnicus pelvicus

Somatisch-motorisch

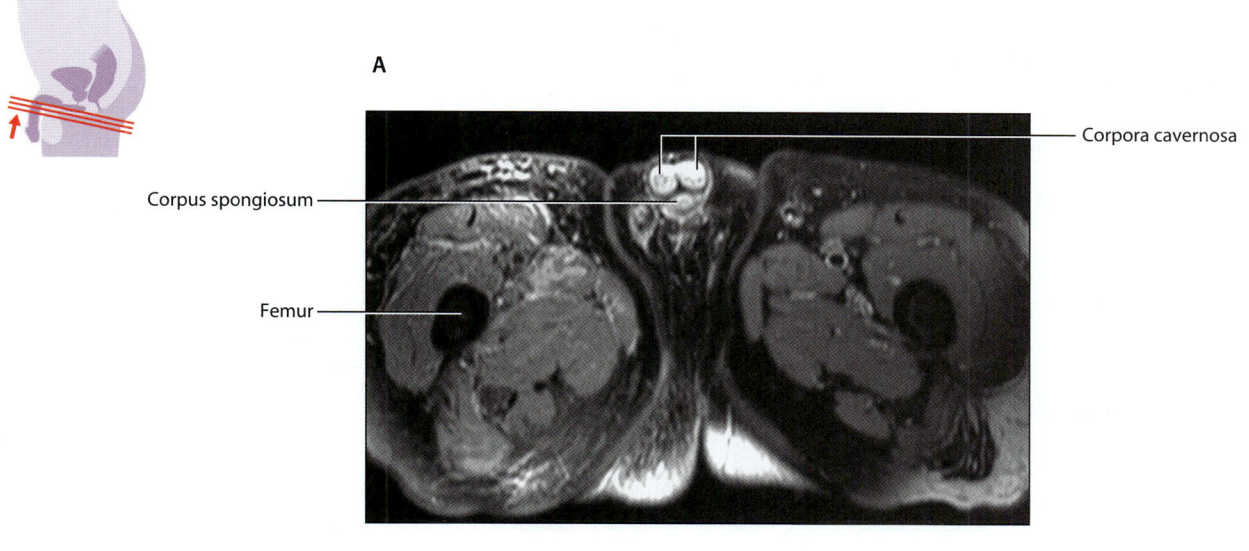

A

Corpus spongiosum

Femur

Corpora cavernosa

B

Corpus spongiosum

Femur

Corpora cavernosa

C

Femur

Anus

Corpora cavernosa und
Crura penis

Corpus spongiosum und
Bulbus penis

A bis C – Axiale Schnittbilder der männlichen Beckenhöhle und des Perineums im Verlauf von kaudal nach kranial, die die verschiedenen anatomischen Strukturen und ihr Verhältnis zueinander verdeutlichen; T2-gewichtete MRTs in Axialebene

A through C – Series of axial images that pass through the pelvic cavity and perineum from inferior to superior showing the various structures and their relationships with each other. T2-weighted MR images in axial plane

D

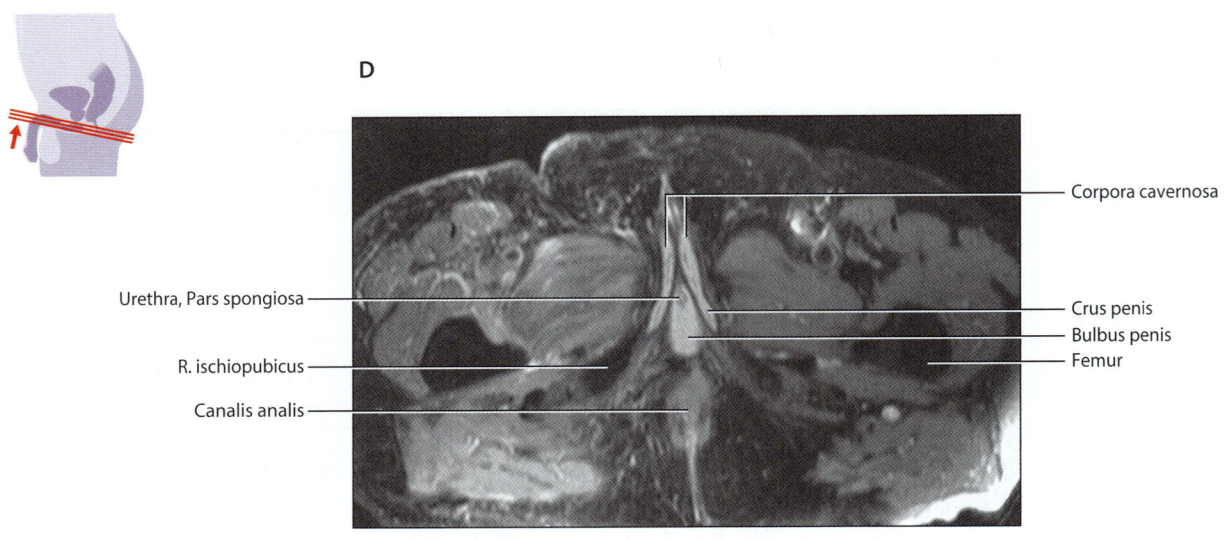

- Corpora cavernosa
- Urethra, Pars spongiosa
- Crus penis
- Bulbus penis
- R. ischiopubicus
- Femur
- Canalis analis

E

- R. ischiopubicus
- Urethra
- Femur
- Bulbus penis
- Canalis analis

F

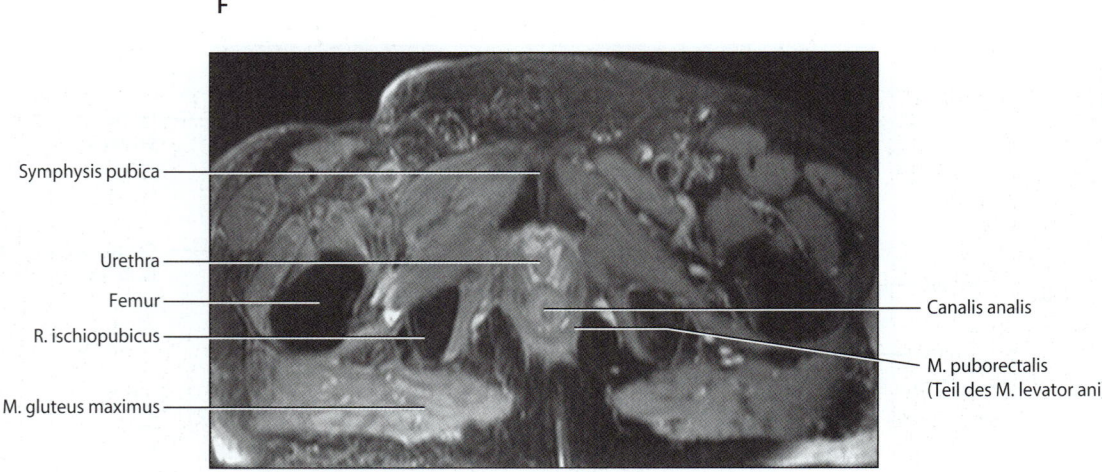

- Symphysis pubica
- Urethra
- Femur
- Canalis analis
- R. ischiopubicus
- M. puborectalis (Teil des M. levator ani)
- M. gluteus maximus

D bis J – Axiale Schnittbilder der Beckenhöhle und des Perineums im Verlauf von inferior nach superior, die die verschiedenen anatomischen Strukturen und ihr Verhältnis zueinander verdeutlichen; T2-gewichtete MRTs in Axialebene

D through J – Series of axial images that pass through the pelvic cavity and perineum from inferior to superior showing the various structures and their relationships with each other. T2-weighted MR images in axial plane

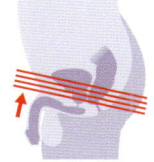

G

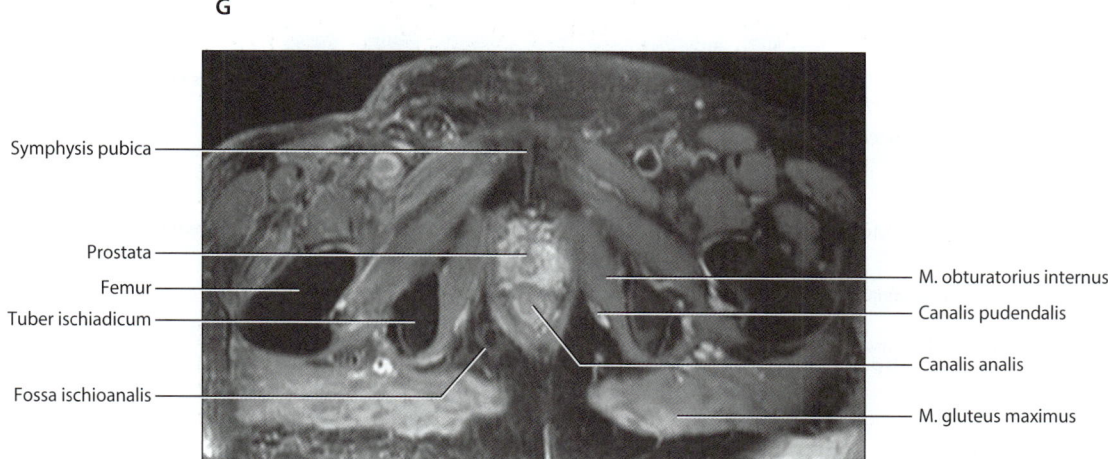

Symphysis pubica

Prostata

Femur

Tuber ischiadicum

Fossa ischioanalis

M. obturatorius internus

Canalis pudendalis

Canalis analis

M. gluteus maximus

H

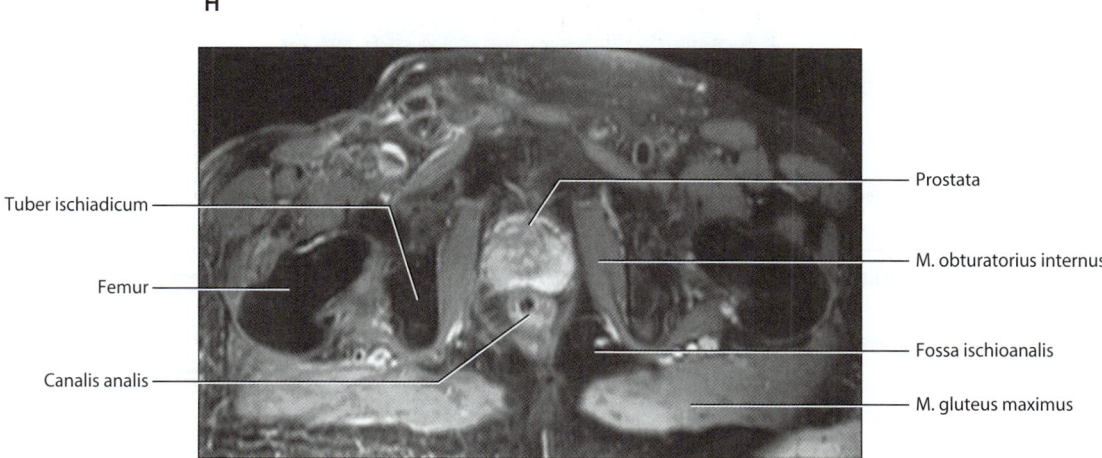

Tuber ischiadicum

Femur

Canalis analis

Prostata

M. obturatorius internus

Fossa ischioanalis

M. gluteus maximus

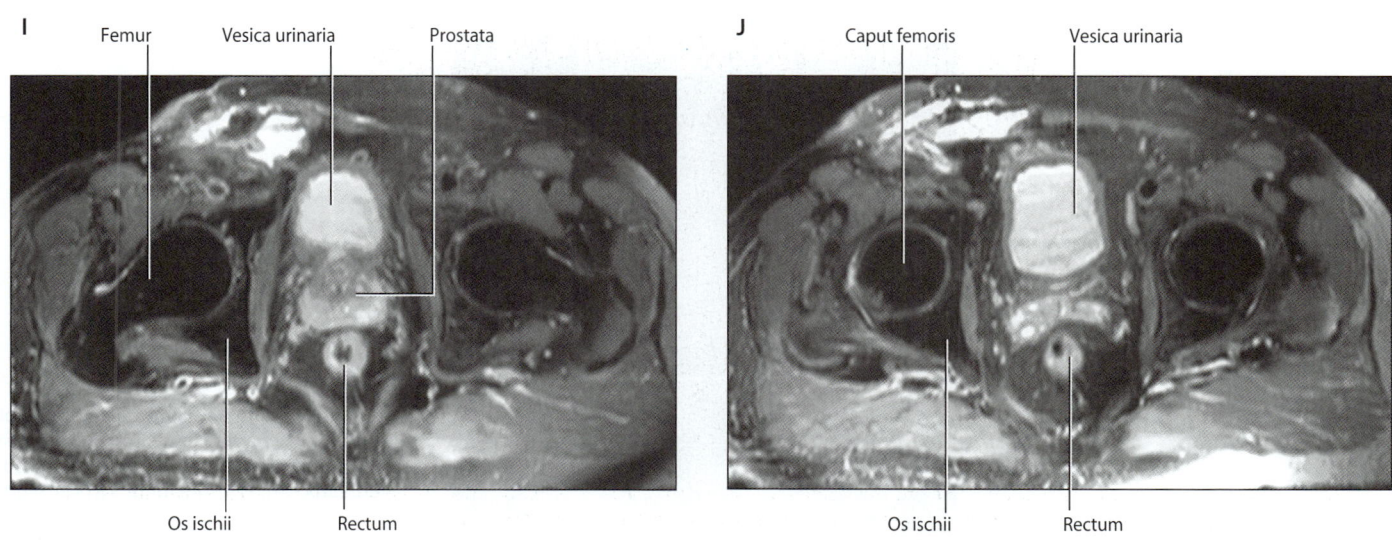

I   Femur   Vesica urinaria   Prostata

Os ischii   Rectum

J   Caput femoris   Vesica urinaria

Os ischii   Rectum

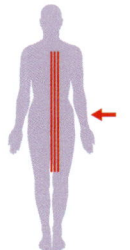

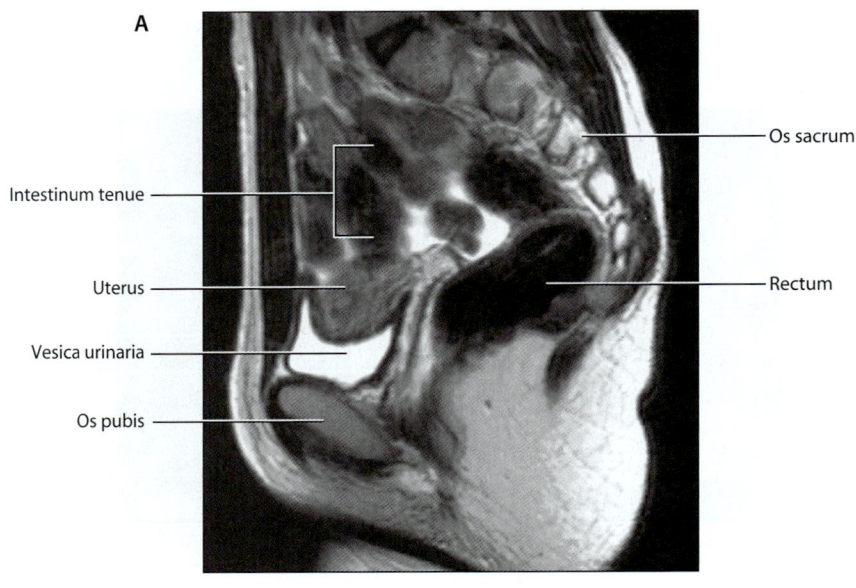

A

- Intestinum tenue
- Uterus
- Vesica urinaria
- Os pubis
- Os sacrum
- Rectum

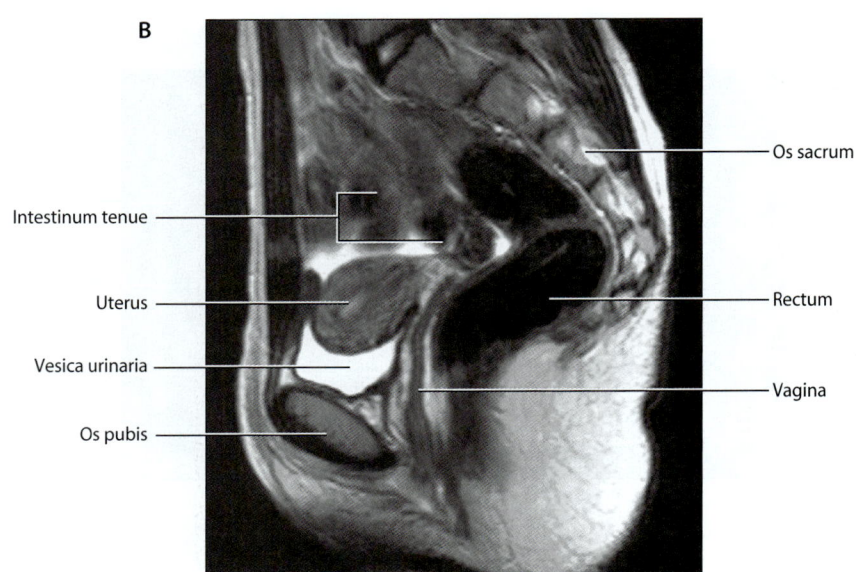

B

- Intestinum tenue
- Uterus
- Vesica urinaria
- Os pubis
- Os sacrum
- Rectum
- Vagina

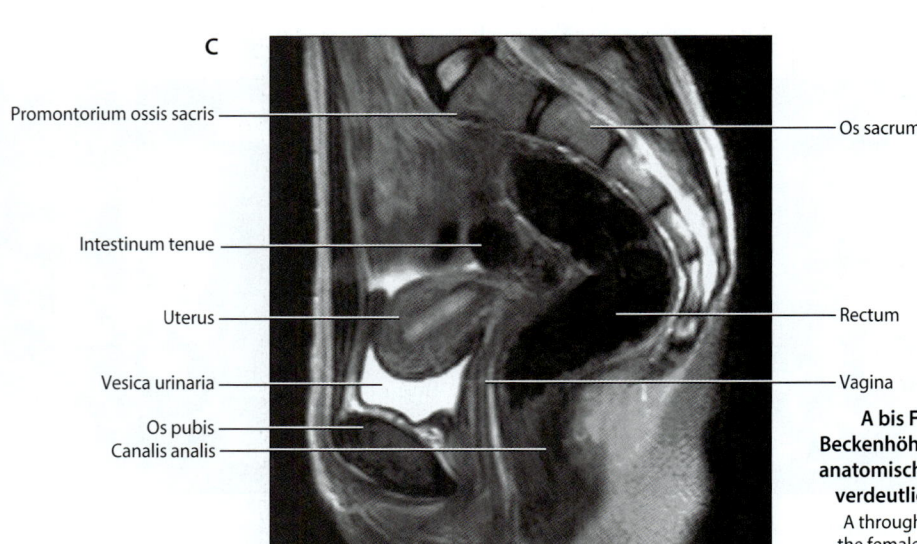

C

- Promontorium ossis sacris
- Intestinum tenue
- Uterus
- Vesica urinaria
- Os pubis
- Canalis analis
- Os sacrum
- Rectum
- Vagina

A bis F – Sagittale Schnittbilder der weiblichen Beckenhöhle und des Perineums, die die verschiede[nen] anatomischen Strukturen und ihr Verhältnis zueinan[der] verdeutlichen; T2-gewichtete MRTs in Sagittalebe[ne]

A through F – Series of sagittal images that pass throug[h] the female pelvic cavity and perineum showing the vario[us] structures and their relationships with each other. T2-weig[hted] MR images in sagittal plane

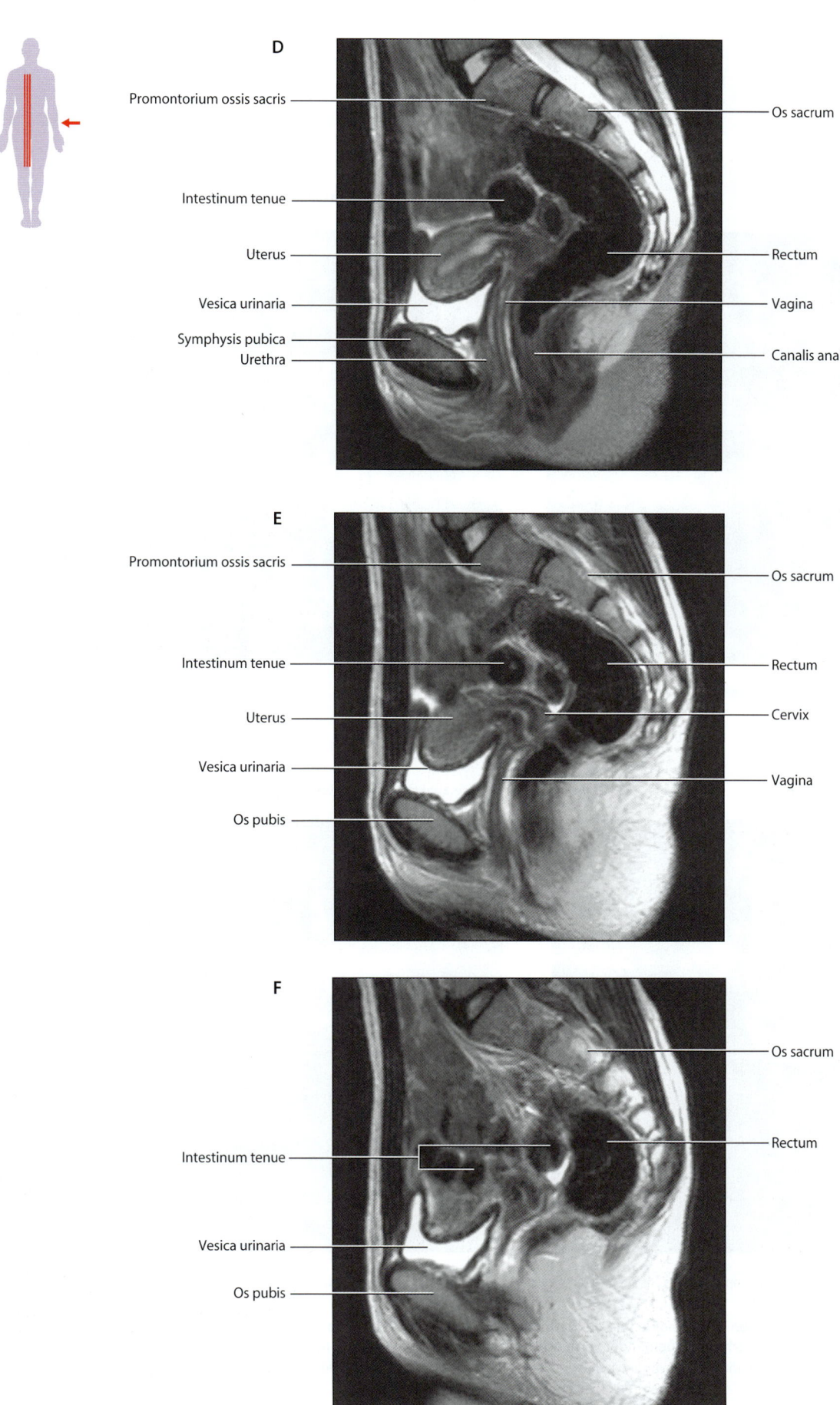

D

Promontorium ossis sacris

Intestinum tenue

Uterus

Vesica urinaria

Symphysis pubica
Urethra

Os sacrum

Rectum

Vagina

Canalis analis

E

Promontorium ossis sacris

Intestinum tenue

Uterus

Vesica urinaria

Os pubis

Os sacrum

Rectum

Cervix

Vagina

F

Intestinum tenue

Vesica urinaria

Os pubis

Os sacrum

Rectum

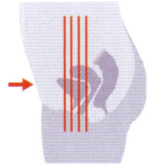

A

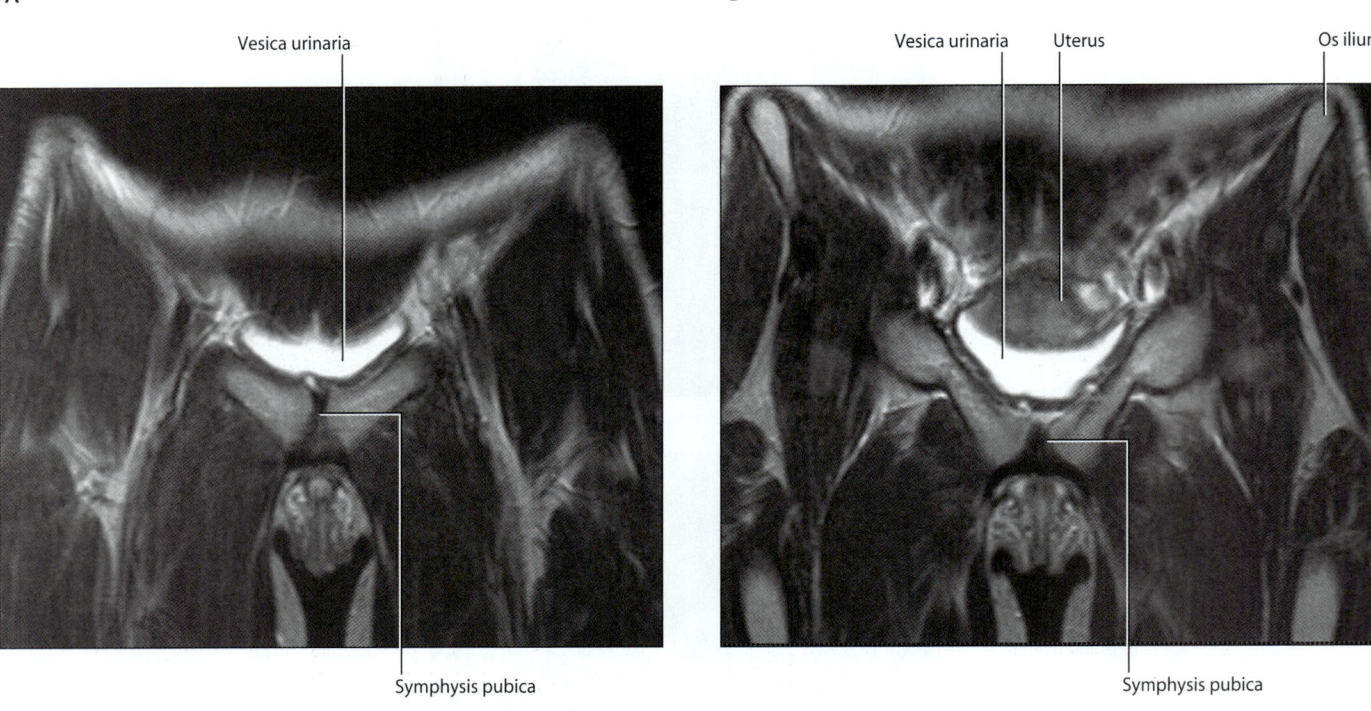

Vesica urinaria

Symphysis pubica

B

Vesica urinaria Uterus Os ilium

Symphysis pubica

C

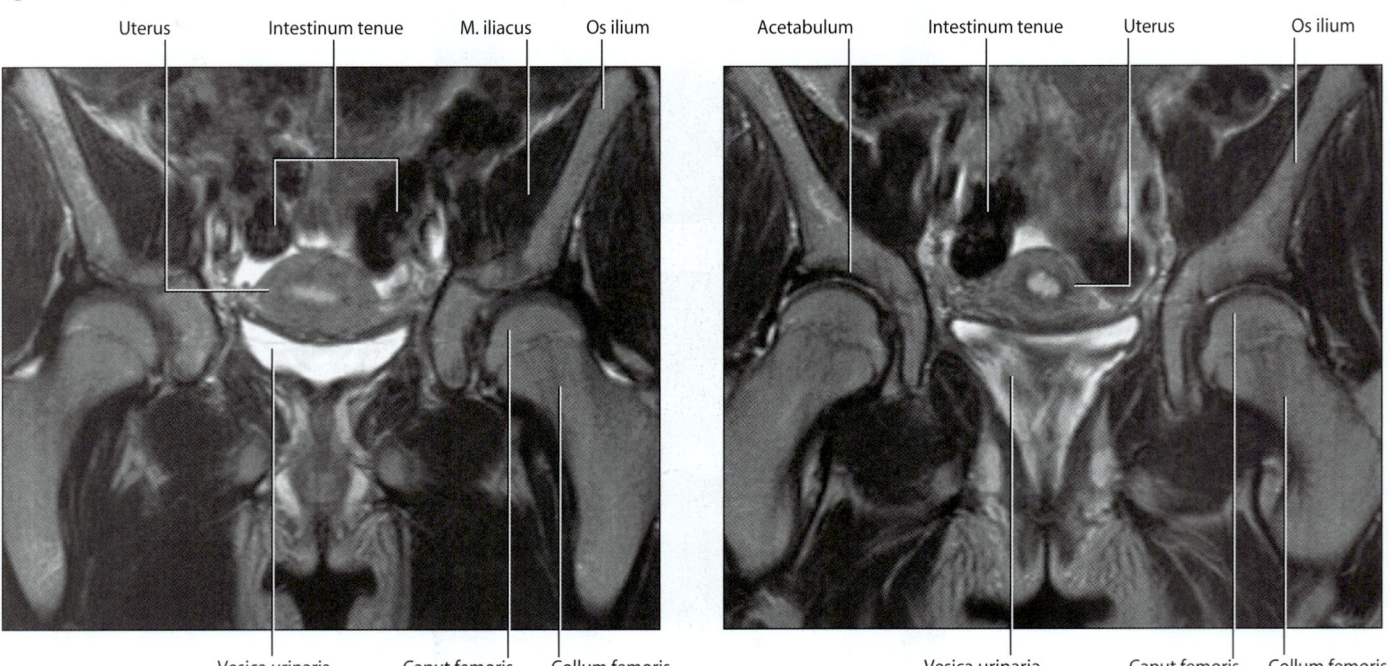

Uterus Intestinum tenue M. iliacus Os ilium

Vesica urinaria Caput femoris Collum femoris

D

Acetabulum Intestinum tenue Uterus Os ilium

Vesica urinaria Caput femoris Collum femoris

A bis G – Koronare Schnittbilder der weiblichen Beckenhöhle und des Perineums im Verlauf von ventral nach dorsal, die die verschiedenen anatomischen Strukturen und ihr Verhältnis zueinander verdeutlichen; koronare T2-gewichtete MRTs in Koronarebene
A through G – Series of coronal images that pass through the pelvic cavity and perineum from anterior to posterior showing the various structures and their relationships with each other. T2-weighted MR images in coronal plane

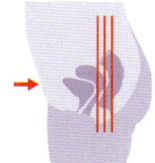

E

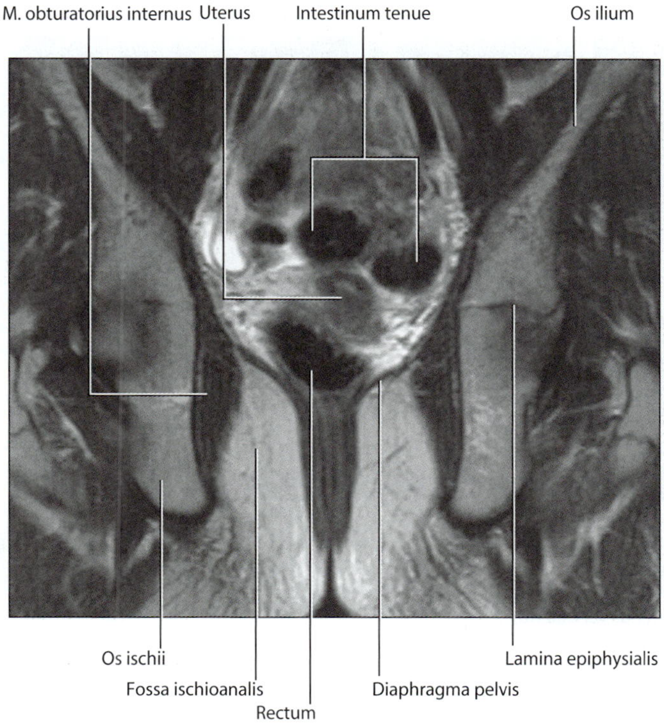

M. obturatorius internus Uterus   Intestinum tenue   Os ilium

Os ischii

Fossa ischioanalis

Rectum

Diaphragma pelvis

Lamina epiphysialis

F

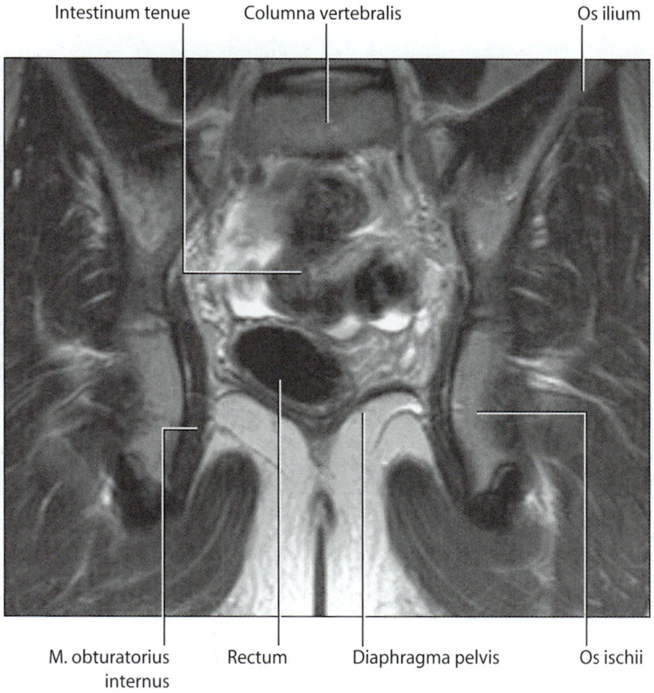

Intestinum tenue   Columna vertebralis   Os ilium

M. obturatorius
internus

Rectum

Diaphragma pelvis

Os ischii

G

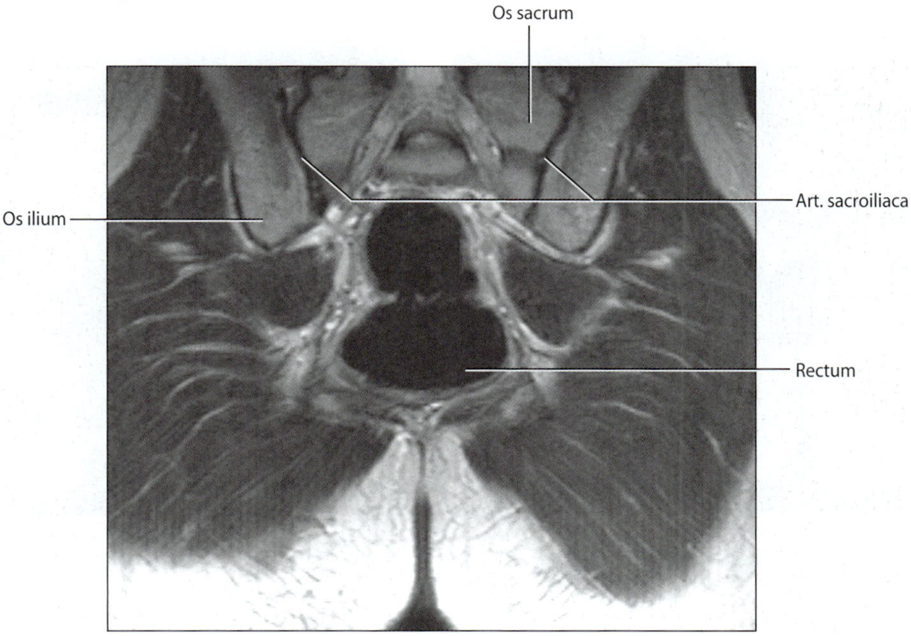

Os sacrum

Os ilium

Art. sacroiliaca

Rectum

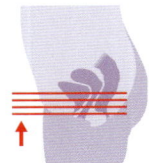

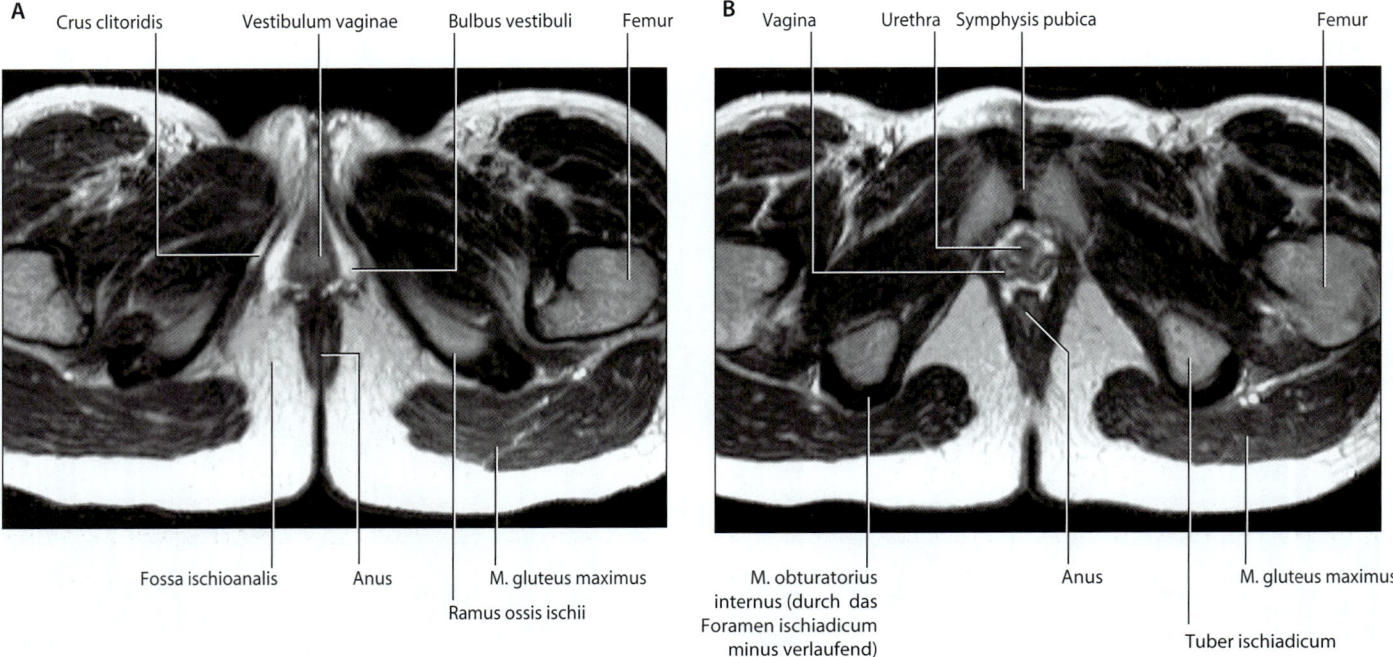

A

Crus clitoridis — Vestibulum vaginae — Bulbus vestibuli — Femur

Fossa ischioanalis — Anus — M. gluteus maximus

Ramus ossis ischii

B

Vagina — Urethra — Symphysis pubica — Femur

M. obturatorius internus (durch das Foramen ischiadicum minus verlaufend) — Anus — M. gluteus maximus

Tuber ischiadicum

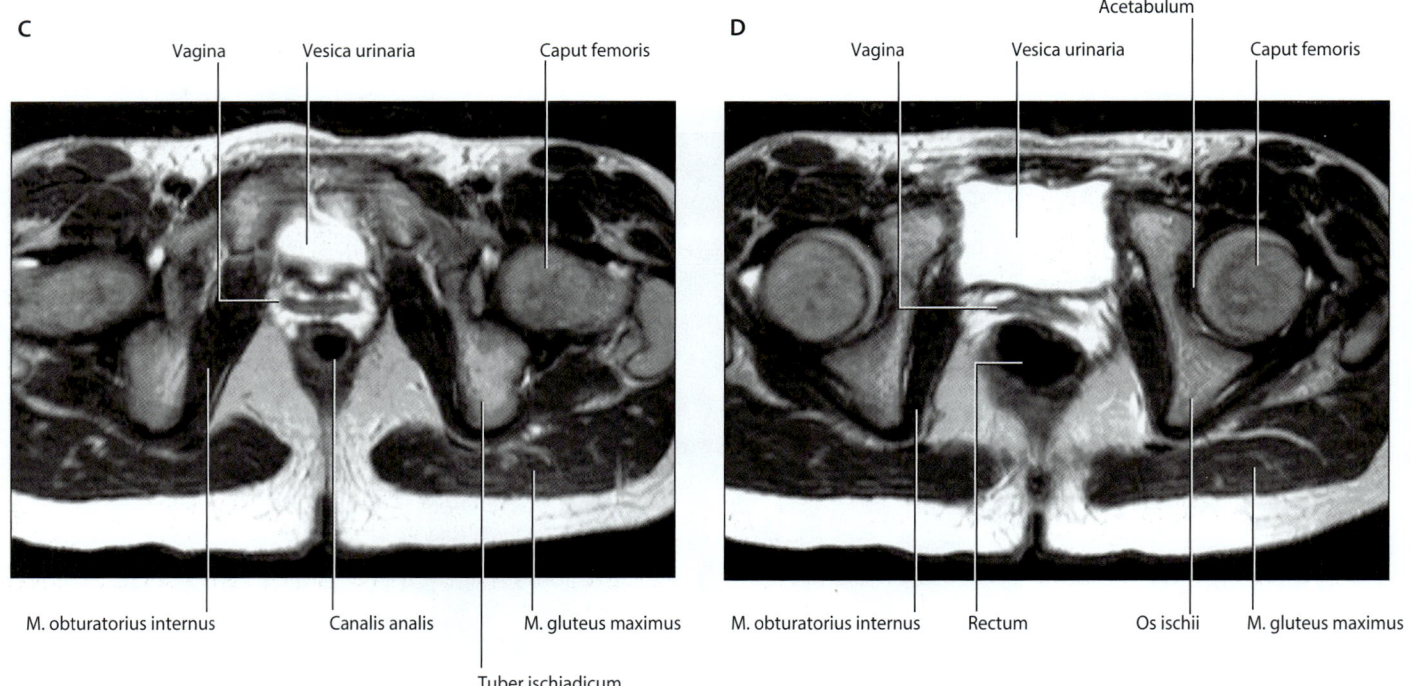

C

Vagina — Vesica urinaria — Caput femoris

M. obturatorius internus — Canalis analis — M. gluteus maximus

Tuber ischiadicum

D

Acetabulum

Vagina — Vesica urinaria — Caput femoris

M. obturatorius internus — Rectum — Os ischii — M. gluteus maximus

A bis H – Axiale Schnittbilder der männlichen Beckenhöhle und des Perineums im Verlauf von kaudal nach kranial, die die verschiedenen anatomischen Strukturen und ihr Verhältnis zueinander verdeutlichen; T2-gewichtete MRTs in Axialebene

A through H – Series of axial images that pass through the pelvic cavity and perineum from inferior to superior showing the various structures and their relationships with each other. T2-weighted MR images in axial plane

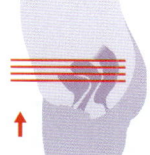

E

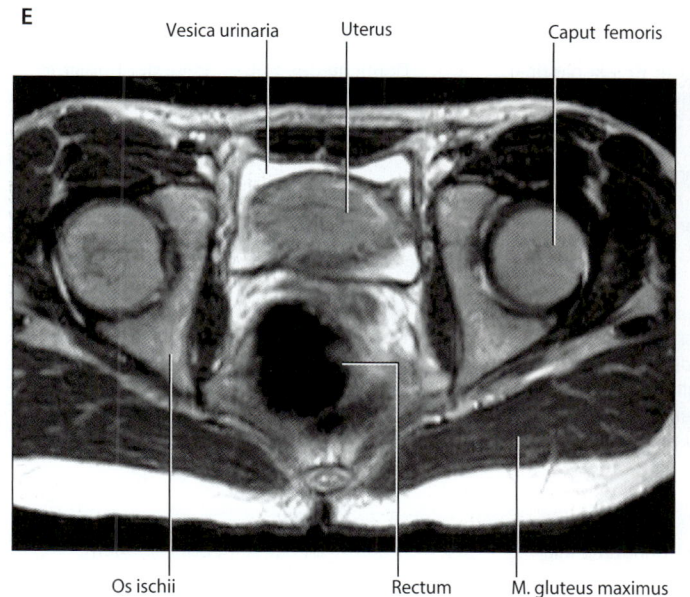

Vesica urinaria — Uterus — Caput femoris

Os ischii — Rectum — M. gluteus maximus

F

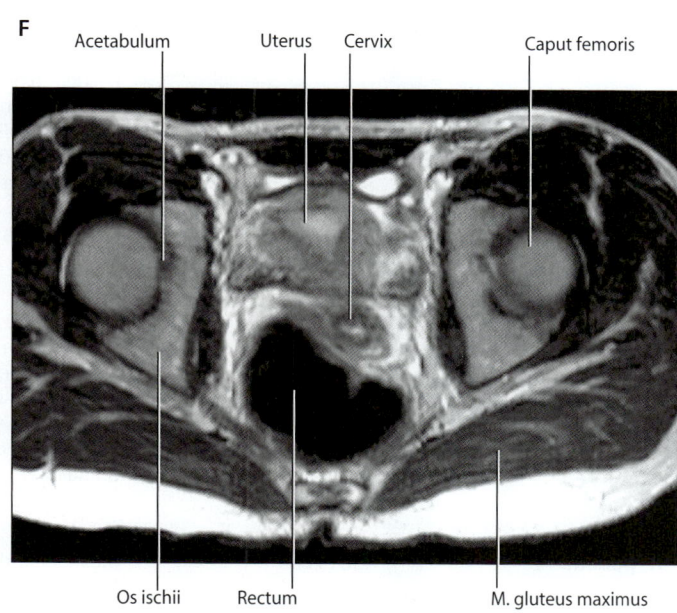

Acetabulum — Uterus — Cervix — Caput femoris

Os ischii — Rectum — M. gluteus maximus

G

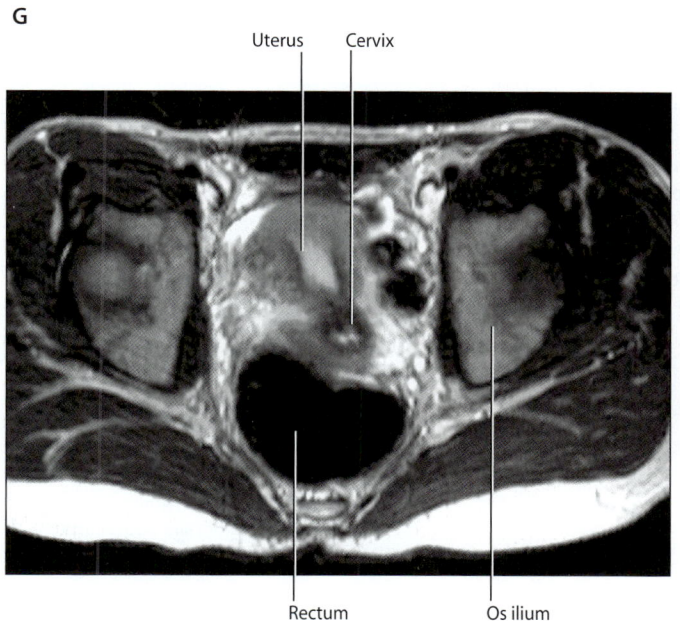

Uterus — Cervix

Rectum — Os ilium

H

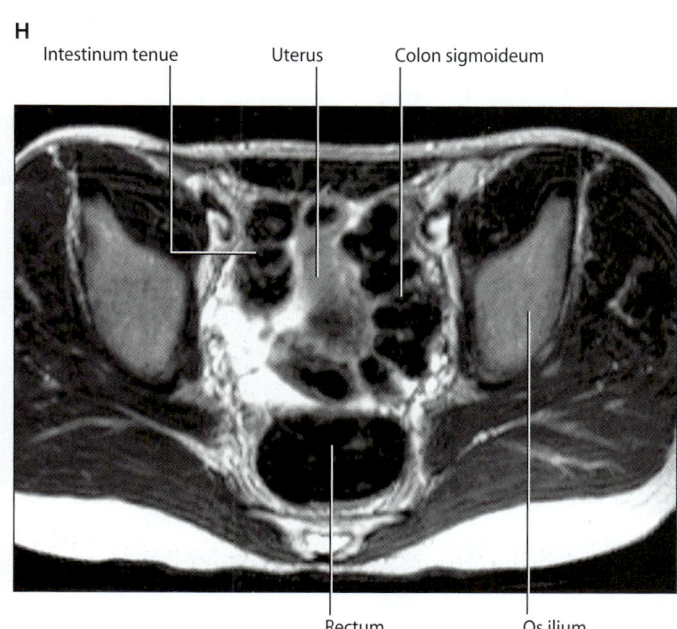

Intestinum tenue — Uterus — Colon sigmoideum

Rectum — Os ilium

Äste des Plexus sacralis

(*Rückenmarkssegmente in Klammern sind variabel*)

Nerv		Rückenmarks-segmente	Motorische Innervation	Sensible Innervation
N. tibialis	1	L4 bis S3	alle Muskeln der hinteren Oberschenkelloge, bzw. in der Kniekehle (inkl. des dorsalen Anteils des M. adductor magnus) außer Caput breve musculi bicipitis femoris; alle Muskeln der hinteren Unterschenkelloge; alle Muskeln der Fußsohle	Haut der posterolateralen und lateralen Bereiche des Fußes; Haut der Fußsohle
N. fibularis communis	2	L4 bis S2	Caput breve musculi bicipitis femoris; alle Muskeln der vorderen und lateralen Loge des Unterschenkels; M. extensor digitorum brevis des Fußes (außerdem Beteiligung an der Versorgung des ersten M. interosseus dorsalis)	Haut der anterolateralen Seite des Unterschenkels und der dorsalen Fläche des Fußes
N. pudendus	3	S2 bis S4	Muskulatur des Perineums inkl. M. sphincter urethrae externus, M. sphincter ani externus und M. levator ani (bei Versorgung des M. levator ani und des M. sphincter ani externus Überlappung von Ästen, die direkt aus der ventralen Division von S4 kommen)	größter Teil der Haut auf Perineum, Penis und Clitoris
N. gluteus superior	4	L4 bis S1	M. gluteus medius, M. gluteus minimus, M. tensor fasciae latae	
N. gluteus inferior	5	L5 bis S2	M. gluteus maximus	
Muskelast zu M. obturatorius internus und M. gemellus superior	6	L5 bis S2	M. obturatorius internus, M. gemellus superior	
Muskelast zu M. quadratus femoris und M. gemellus inferior	7	L4 bis S1	M. quadratus femoris, M. gemellus inferior	
N. cutaneus femoris posterior	8	S1, S3		Haut des hinteren Oberschenkels
N. cutaneus perforans	9	S2, S3		Haut des Sulcus glutealis (Überlappung mit N. cutaneus femoris posterior)
Muskelast zu M. piriformis	10	(L5), S1, S2	M. piriformis	
Muskeläste zu M. levator ani, M. coccygeus und M. sphincter ani externus	11	S4	M. levator ani, M. coccygeus, M. sphincter ani externus (Überlappung mit N. pudendus)	Hautareal zwischen Anus und Os coccygeum

Nerv		Rückenmarks-segmente	Motorische Innervation	Sensible Innervation
Nn. splanchnici pelvici	12	S2, S3, (S4)	Viszeromotorik: präganglionäre, parasympathische Fasern, die in den pelvinen Anteil der prävertebralen Plexus ziehen; Stimulation der Erektion, Modulation der Peristaltik des Gastrointestinaltrakts distal der Flexura coli sinistra, Hemmung des M. sphincter urethrae internum	Viszeroafferenzen aus den Becken-eingeweiden und dem distalen Colon; Schmerzweiterleitung aus Cervix uteri, Harnblase und proximaler Urethra

Äste des Plexus coccygeus

Nn. anococcygei	13	S4 bis Co	perianalen Hautbereich	

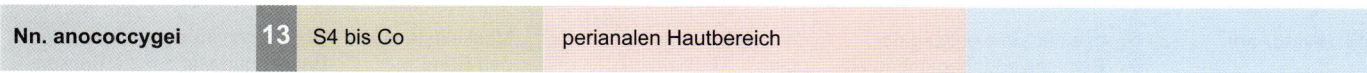

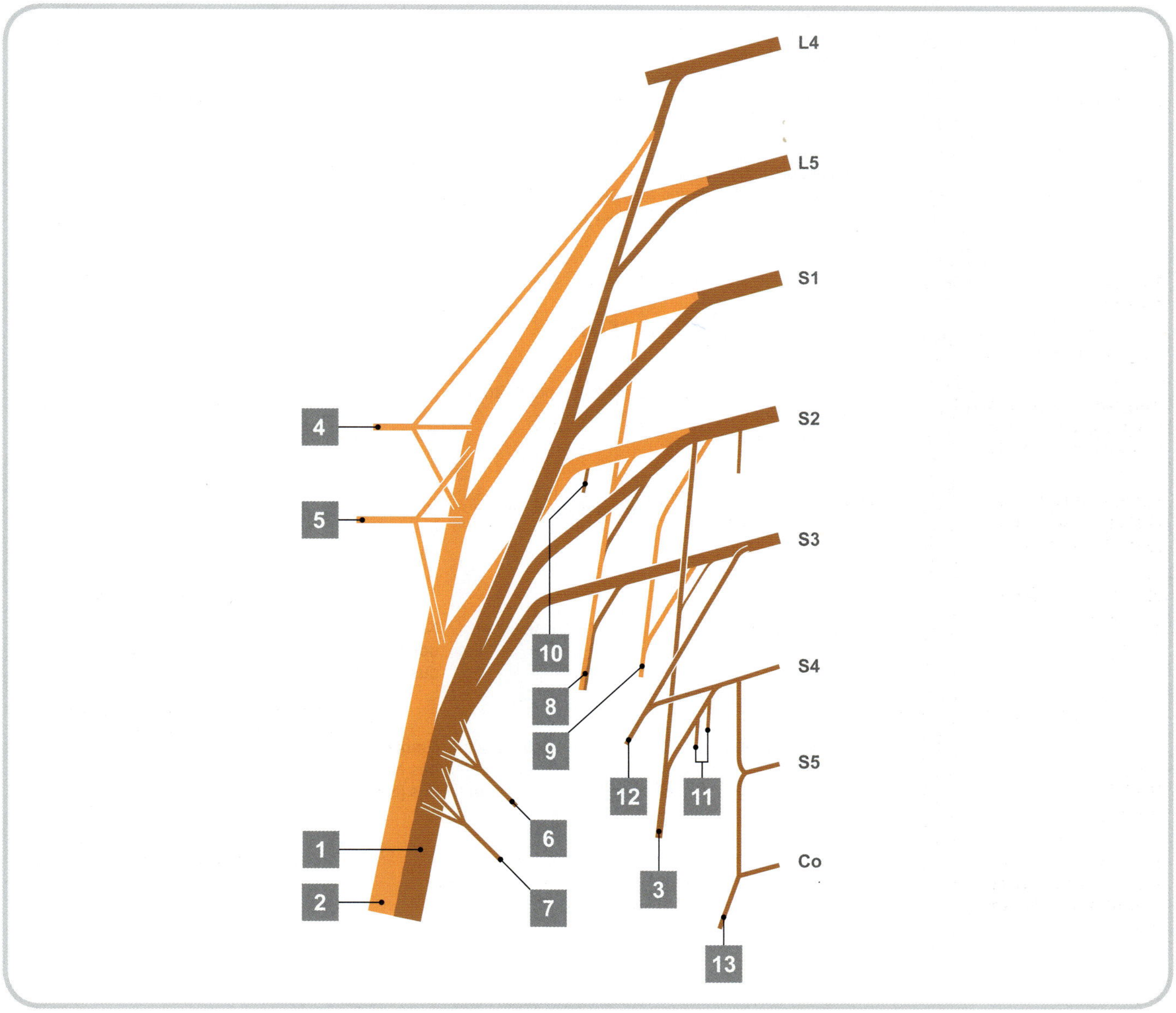

Muskeln der Beckenwände

(die für den jeweiligen Muskel wichtigsten Rückenmarkssegmente sind fettgedruckt)

Muskel		Ursprung	Ansatz	Innervation	Funktion
M. obturatorius internus	1	anterolaterale Wand des kleinen Beckens (Innenfläche der Membrana obturatoria und des umgebenden Knochens)	medialer Bereich des Trochanter major femoris	N. musculi obturatorii interni **L5**, **S1**	Außenrotation im gestreckten Hüftgelenk; Abduktion im gebeugten Hüftgelenk
M. piriformis	2	Vorderfläche des Os sacrum zwischen den Foramina sacralia anteriora	medialer Bereich des Trochanter major femoris	Muskeläste aus L5, **S1**, und **S2**	Außenrotation im gestreckten Hüftgelenk; Abduktion im gebeugten Hüftgelenk

Muskeln des Diaphragma pelvis

Muskel		Ursprung	Ansatz	Innervation	Funktion
M. levator ani	3	in einer Linie entlang der Beckenwand, beginnend auf der Rückseite des Os pubis und als Sehnenbogen über den M. obturatorius internus (Verdickung der Faszie des M. obturatorius internus) bis zur Spina ischiadica	der vordere Anteil ist an der oberen Fläche der Membrana perinei befestigt; der hintere Anteil trifft auf den Muskel der Gegenseite jenseits des Centrum tendineum perinei, des Canalis analis und entlang des Lig. anococcygeum	Muskeläste aus den Rami anteriores von S4; N. rectalis inferior aus dem N. pudendus [S2 bis S4]	Beteiligung an der Bildung des Beckenbodens, der die Beckeneingeweide stützt; Aufrechterhaltung des Winkels zwischen Rektum und Canalis analis; Verstärkung des M. sphincter ani externus; bei Frauen auch Funktion als Vaginalsphinkter
M. coccygeus	4	Spina ischiadica und Innenfläche des Lig. sacrospinale	Rand des Os coccygeum und angrenzender Bereich des Os sacrum	Muskeläste aus den Rami anteriores von S3 und S4	Beteiligung an der Bildung des Beckenbodens, der die Beckeneingeweide stützt; Ziehen des Os coccygeum nach vorne (nach Defäkation)

Muskeln des Spatium profundum perinei

Muskel		Ursprung	Ansatz	Innervation	Funktion
M. sphincter urethrae externus	5	Ramus inferior ossis pubis und angrenzende Wände des Spatium profundum perinei	umgibt die Pars membranacea urethrae	Nn. perineales des N. pudendus [S2 bis S4]	Kompression der Pars membranacea urethrae; Relaxation während Miktion
M. transversus perinei profundus	6	mediale Seite des Ramus ossis ischii	Centrum tendineum perinei	Nn. perineales des N. pudendus [S2 bis S4]	Stabilisierung der Position des Centrum tendineum perinei
M. compressor urethrae (Frau)	7	Ramus ischiopubicus	Muskel der Gegenseite vor der Urethra	Nn. perineales des N. pudendus [S2 bis S4]	akzessorischer Sphinkter der Urethra
M. sphincter urethrovaginalis (Frau)	8	Centrum tendineum perinei	zieht lateral der Vagina nach vorne um sich vor der Urethra mit dem Muskel der Gegenseite zu verbinden	Rami perineales des N. pudendus [S2 bis S4]	akzessorischer Sphinkter der Urethra (kann auch zum Verschluss der Vagina beitragen)

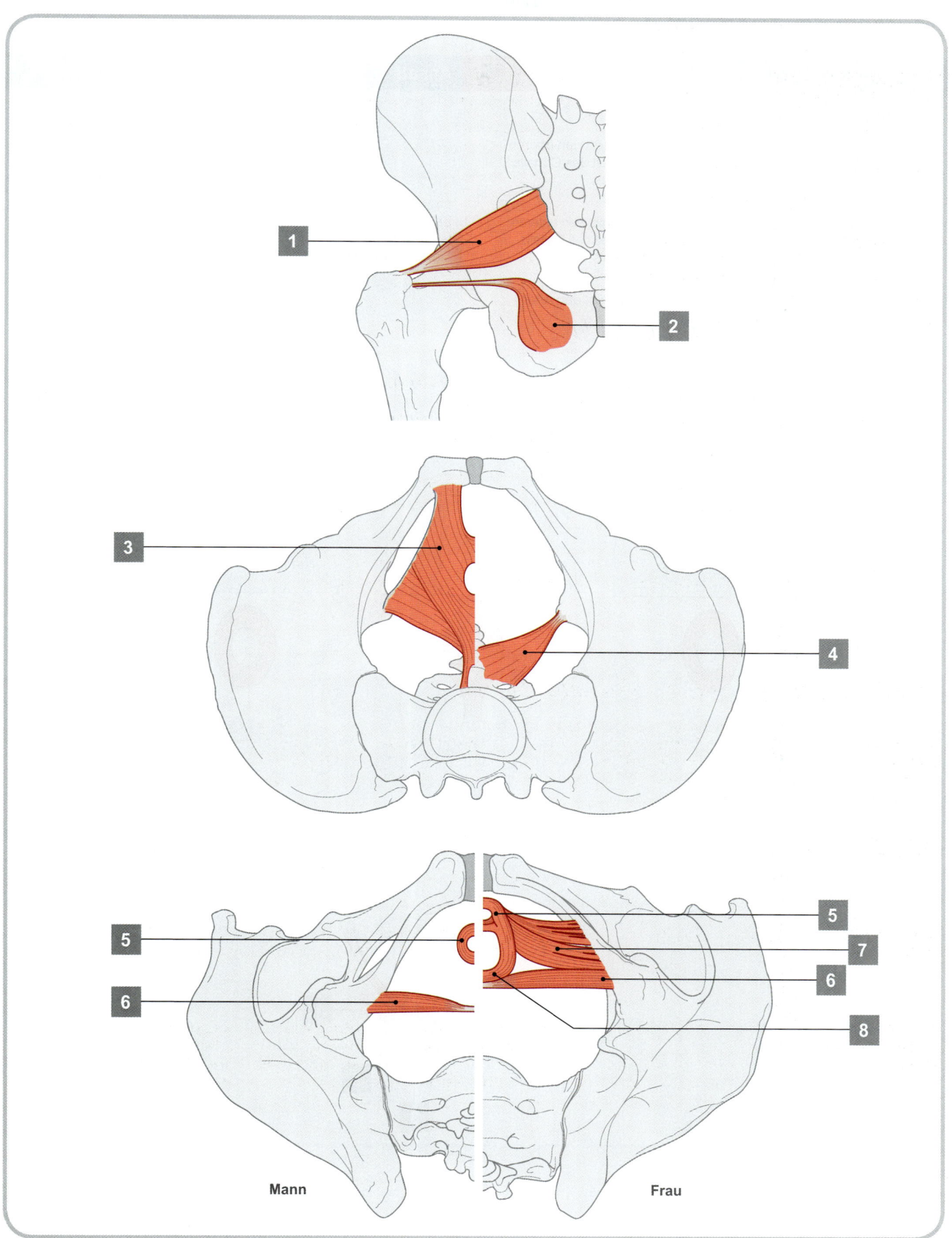

Mann

Frau

Muskeln des Trigonum anale (Regio analis)

Muskel		Ursprung	Ansatz	Innervation	Funktion
M. sphincter ani externus **Pars profunda**	1	umgibt den oberen Anteil des Canalis analis		N. pudendus [S2 und S3] und direkte Äste aus S4	Verschluss des Canalis analis
Pars superficialis	2	umgibt den unteren Anteil des Canalis analis	Befestigung am Centrum tendineum perinei und Lig. anococcygeum		
Pars subcutanea	3	umgibt den After			

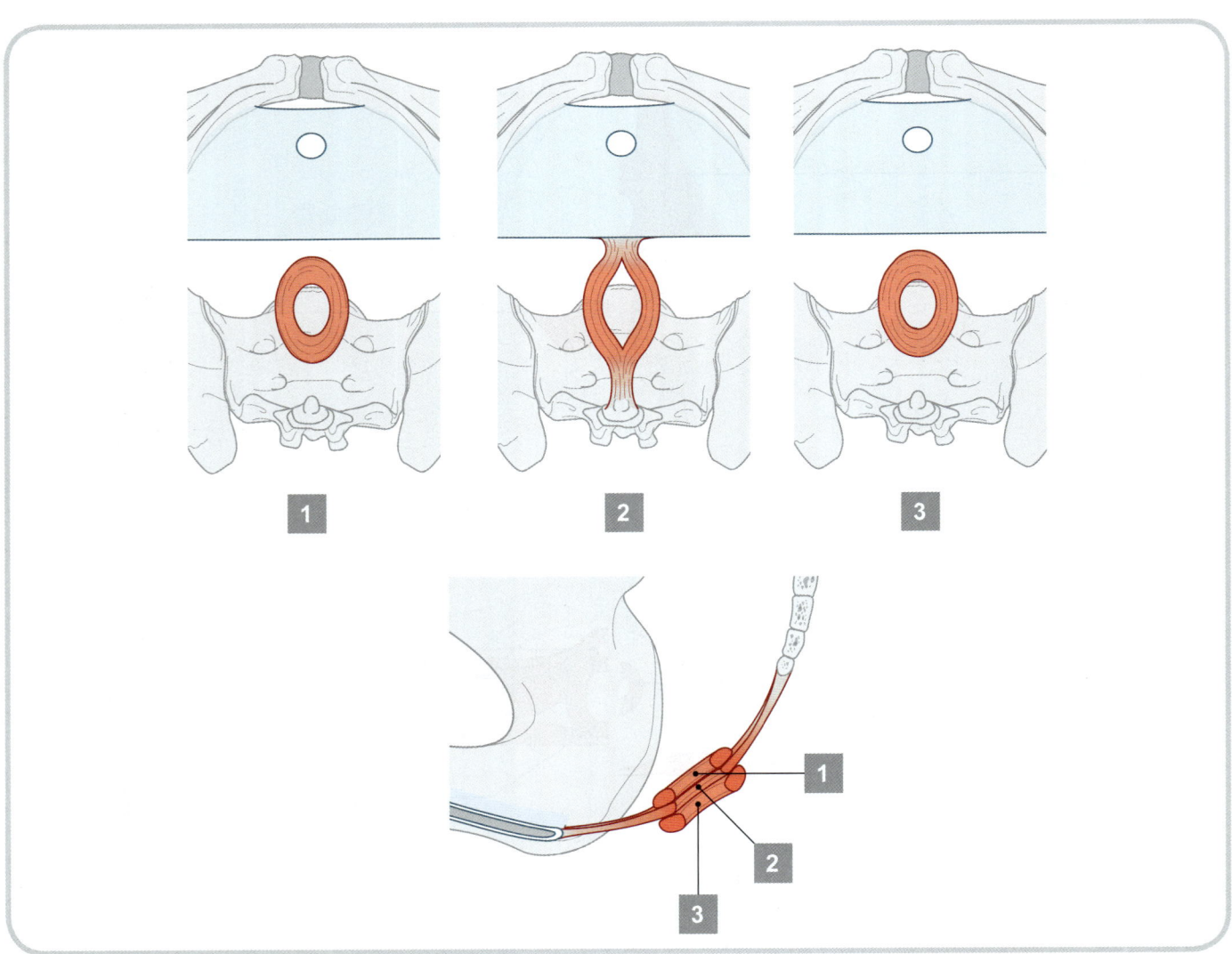

Muskeln des Spatium superficiale perinei

Muskel		Ursprung	Ansatz	Innervation	Funktion
M. ischiocavernosus	1	Tuber ischiadicum und Ramus ossis ischii	Crus penis/clitoridis	N. pudendus [S2 bis S4]	Pressen von Blut aus den Crura in den Corpus des erigierten Penis/der erigierten Clitoris
M. bulbospongiosus	2	**Frau:** Centrum tendineum perinei; **Mann:** Centrum tendineum perinei, Raphe zwischen den beidseitigen Muskeln	**Frau:** Bulbus vestibuli, Membrana perinei, Corpus clitoridis, Corpus cavernosum; **Mann:** M. bulbospongiosus, Membrana perinei, Corpus cavernosum	N. pudendus [S2 bis S4]	Pressen von Blut in die Glans penis/clitoridis; **Mann:** Entfernung von Resturin aus der Urethra nach Miktion; schubartige Emission von Sperma bei der Ejakulation
M. transversus perinei superficialis	3	Tuber ischiadicum und Ramus ossis ischii	Centrum tendineum perinei	N. pudendus [S2 bis S4]	Stabilisierung des Centrum tendineum perinei

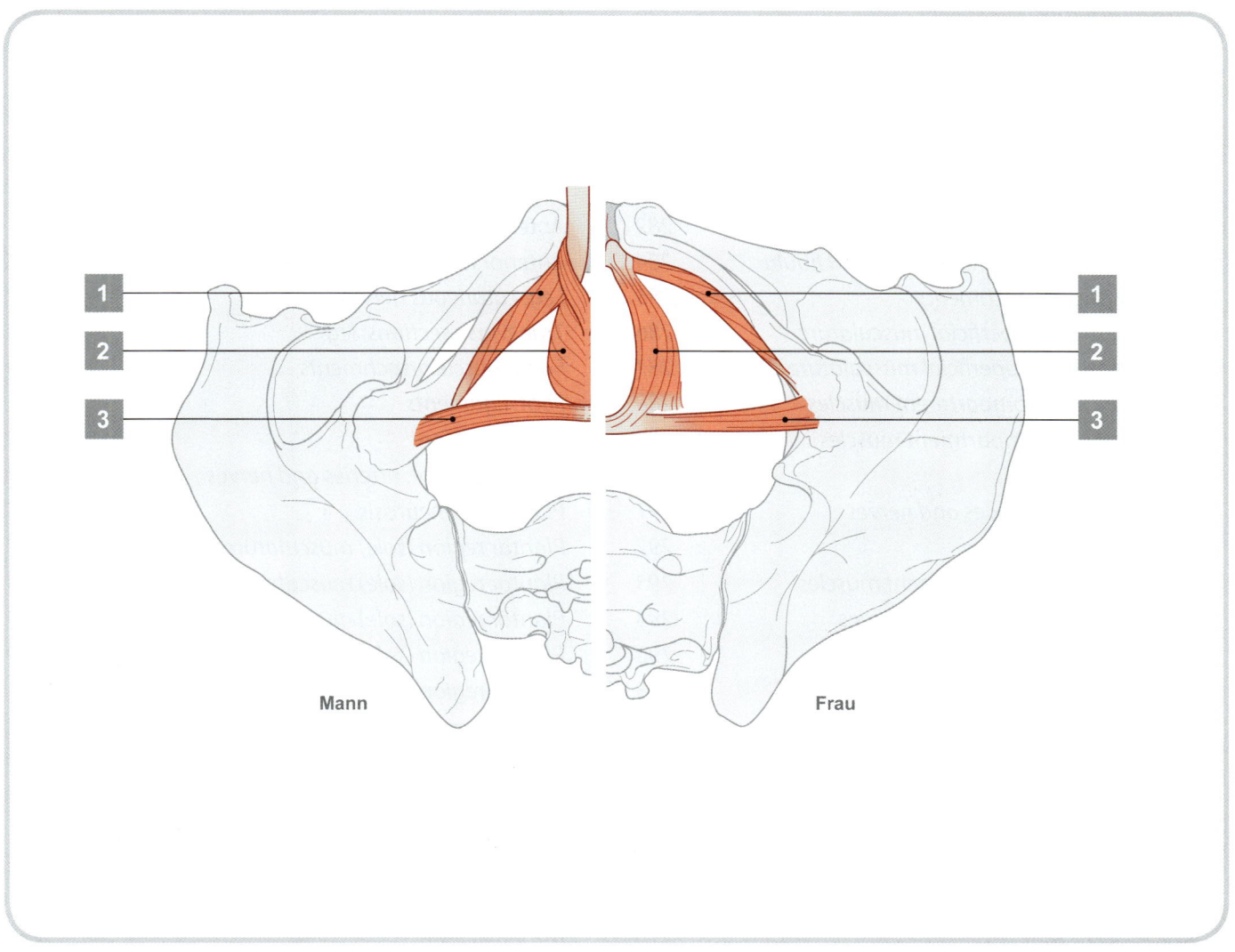

Mann   Frau

CONTENTS

Lower Limb

INHALT

6

UNTERE EXTREMITÄT

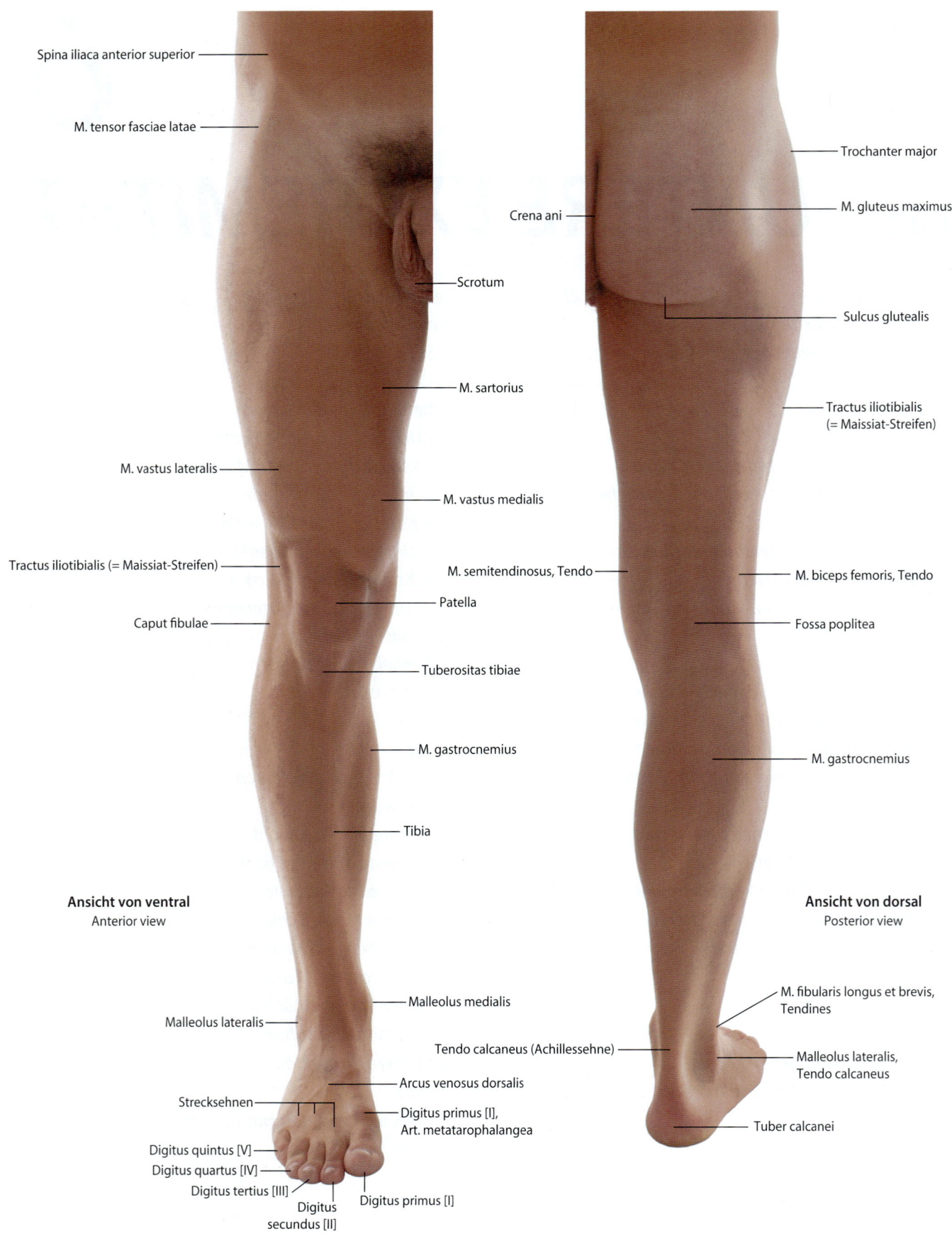

Spina iliaca anterior superior

M. tensor fasciae latae

Trochanter major

M. gluteus maximus

Crena ani

Scrotum

Sulcus glutealis

M. sartorius

Tractus iliotibialis
(= Maissiat-Streifen)

M. vastus lateralis

M. vastus medialis

Tractus iliotibialis (= Maissiat-Streifen)

M. semitendinosus, Tendo

M. biceps femoris, Tendo

Patella

Caput fibulae

Fossa poplitea

Tuberositas tibiae

M. gastrocnemius

M. gastrocnemius

Tibia

Ansicht von ventral
Anterior view

Ansicht von dorsal
Posterior view

Malleolus medialis

M. fibularis longus et brevis,
Tendines

Malleolus lateralis

Tendo calcaneus (Achillessehne)

Malleolus lateralis,
Tendo calcaneus

Arcus venosus dorsalis

Strecksehnen

Digitus primus [I],
Art. metatarophalangea

Tuber calcanei

Digitus quintus [V]

Digitus quartus [IV]

Digitus tertius [III]

Digitus primus [I]

Digitus
secundus [II]

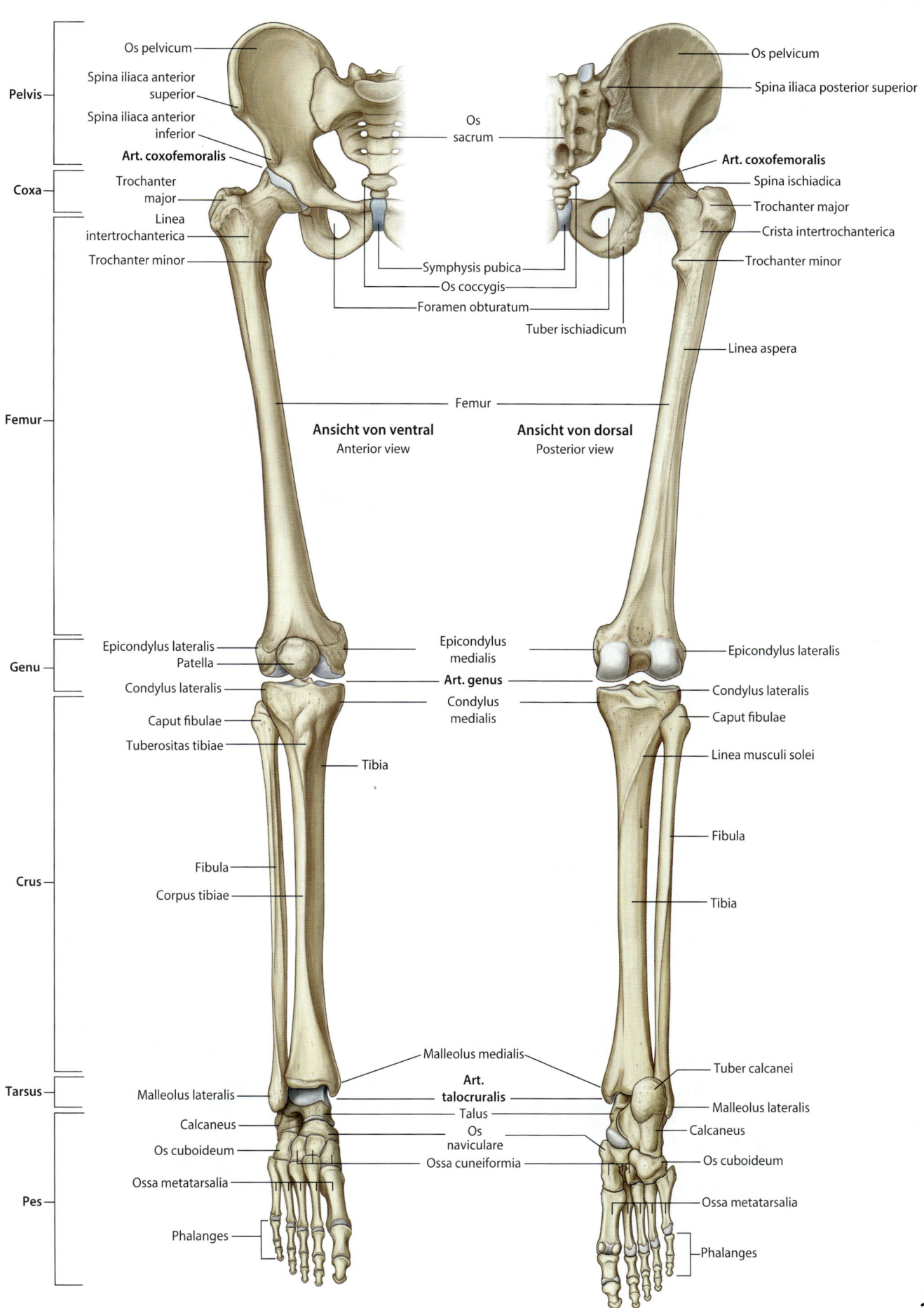

Pelvis

Os pelvicum

Spina iliaca anterior superior

Spina iliaca anterior inferior

Art. coxofemoralis

Coxa

Trochanter major

Linea intertrochanterica

Trochanter minor

Femur

Os sacrum

Symphysis pubica

Os coccygis

Foramen obturatum

Tuber ischiadicum

Os pelvicum

Spina iliaca posterior superior

Art. coxofemoralis

Spina ischiadica

Trochanter major

Crista intertrochanterica

Trochanter minor

Linea aspera

Femur

Ansicht von ventral
Anterior view

Ansicht von dorsal
Posterior view

Genu

Epicondylus lateralis

Patella

Condylus lateralis

Caput fibulae

Tuberositas tibiae

Tibia

Epicondylus medialis

Art. genus

Condylus medialis

Epicondylus lateralis

Condylus lateralis

Caput fibulae

Linea musculi solei

Crus

Fibula

Corpus tibiae

Fibula

Tibia

Malleolus medialis

Art. talocruralis

Tarsus

Malleolus lateralis

Calcaneus

Os cuboideum

Ossa metatarsalia

Phalanges

Talus

Os naviculare

Ossa cuneiformia

Tuber calcanei

Malleolus lateralis

Calcaneus

Os cuboideum

Ossa metatarsalia

Phalanges

Pes

Beckenknochen und Kreuzbein
Pelvic bones and sacrum

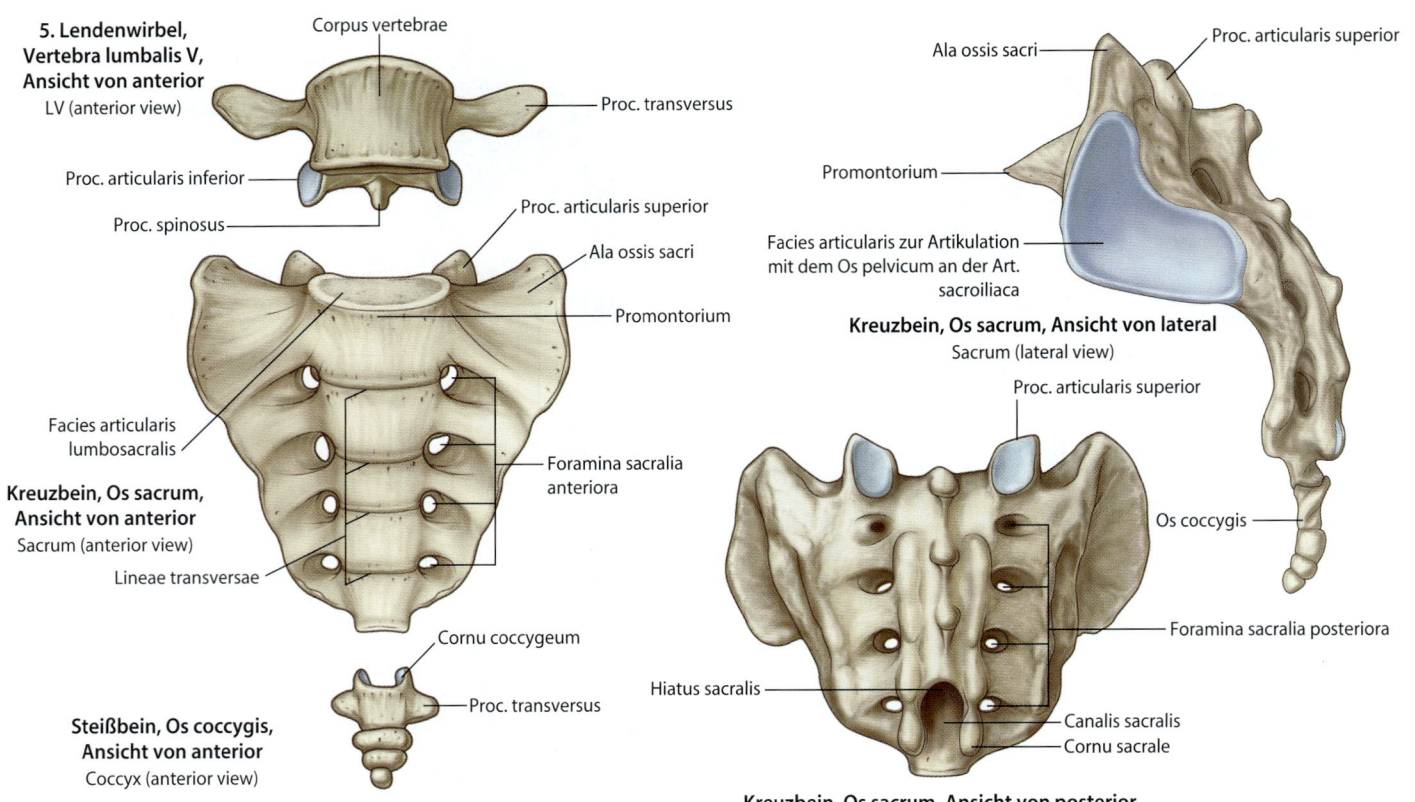

5. Lendenwirbel,
Vertebra lumbalis V,
Ansicht von anterior
LV (anterior view)

Corpus vertebrae

Proc. transversus

Proc. articularis inferior

Proc. spinosus

Proc. articularis superior

Ala ossis sacri

Promontorium

Facies articularis
lumbosacralis

Kreuzbein, Os sacrum,
Ansicht von anterior
Sacrum (anterior view)

Foramina sacralia
anteriora

Lineae transversae

Cornu coccygeum

Proc. transversus

Steißbein, Os coccygis,
Ansicht von anterior
Coccyx (anterior view)

Ala ossis sacri

Proc. articularis superior

Promontorium

Facies articularis zur Artikulation
mit dem Os pelvicum an der Art.
sacroiliaca

Kreuzbein, Os sacrum, Ansicht von lateral
Sacrum (lateral view)

Proc. articularis superior

Os coccygis

Foramina sacralia posteriora

Hiatus sacralis

Canalis sacralis

Cornu sacrale

Kreuzbein, Os sacrum, Ansicht von posterior
Sacrum (posterior view)

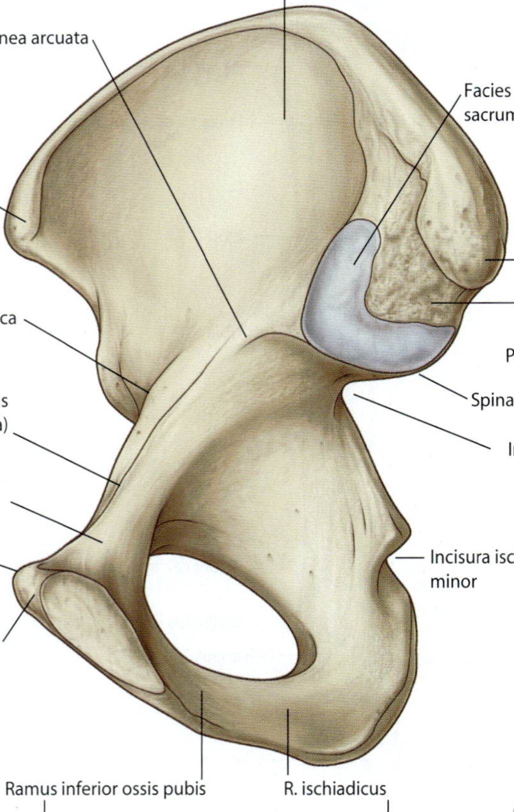

Fossa iliaca

Linea arcuata

Spina iliaca
anterior
superior

Tuberositas iliaca

Pecten ossis pubis
(Linea pectinea)

Ramus superior
ossis pubis

Tuberculum
pubicum

Crista pubica

Ramus inferior ossis pubis

R. ischiadicus

R. ischiopubicus

Facies articularis des Os
sacrum an der Art. sacroiliaca

Spina iliaca
posterior
superior

Facies
sacropelvina

Posterior gluteal line

Spina iliaca posterior inferior

Incisura ischiadica
major

Incisura ischiadica
minor

Beckenknochen, Os pelvicum, Ansicht von medial
Pelvic bone (medial view)

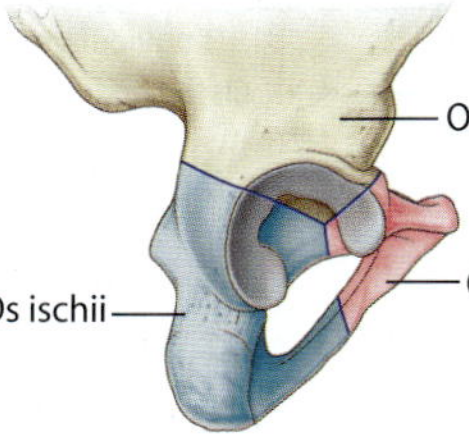

Crista iliaca

Facies glutea

Linea glutea anterior

Tuberculum iliacum

Spina iliaca
anterior
superior

Linea glutea
inferior

Spina iliaca
anterior inferior

Ramus superior
ossis pubis

Acetabulum

Spina ischiadica

Incisura ischiadica minor

Tuberculum
pubicum

Ramus
inferior
ossis pubis

Fossa acetabuli

Membrana obturatoria

Os ilium

Os pubis

Os ischii

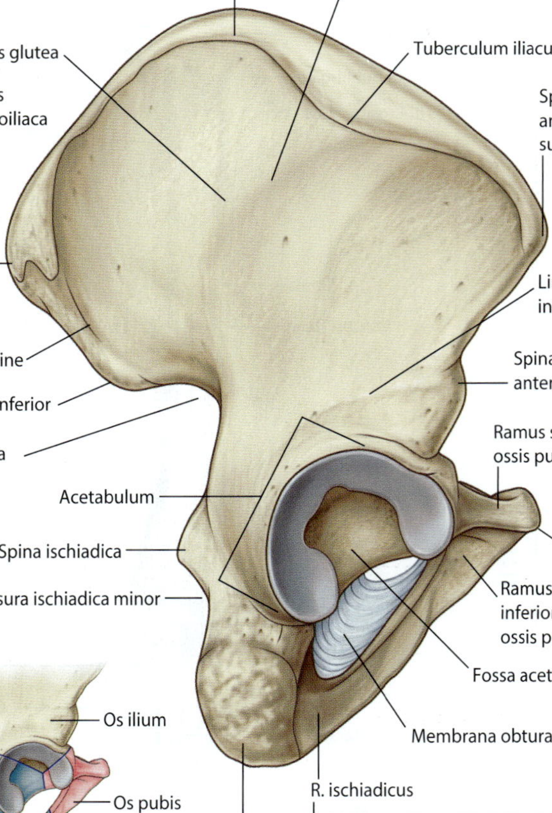

R. ischiadicus

Tuber ischiadicum

R. ischiopubicus

Beckenknochen, Os pelvicum, Ansicht von lateral
Pelvic bone (lateral view)

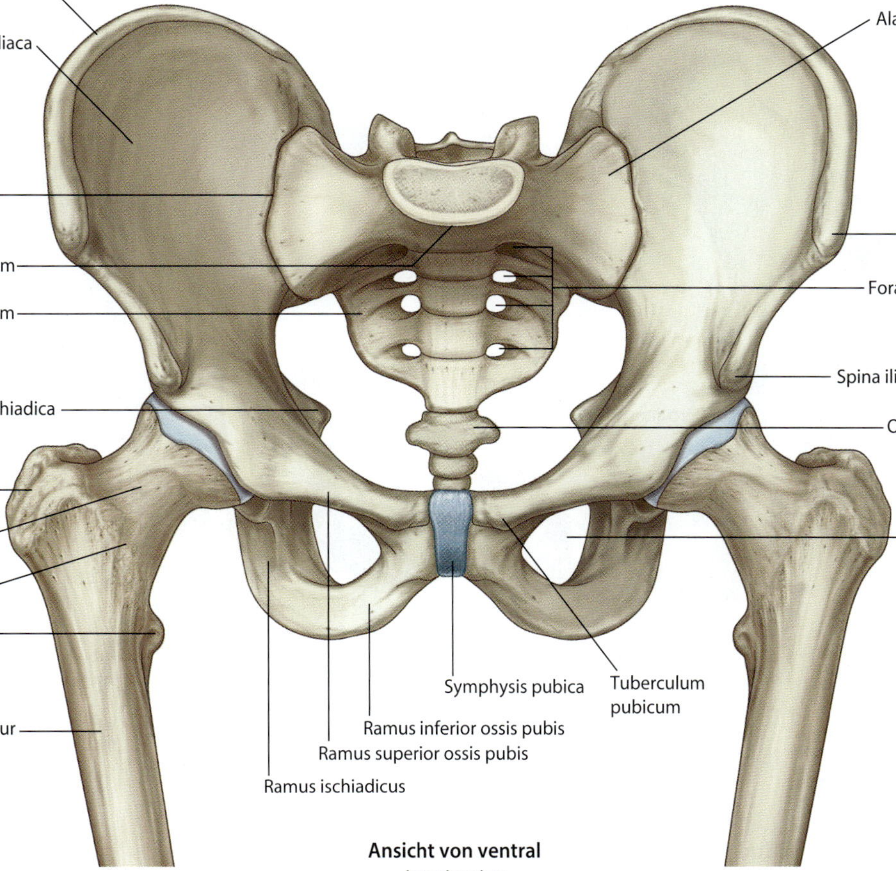

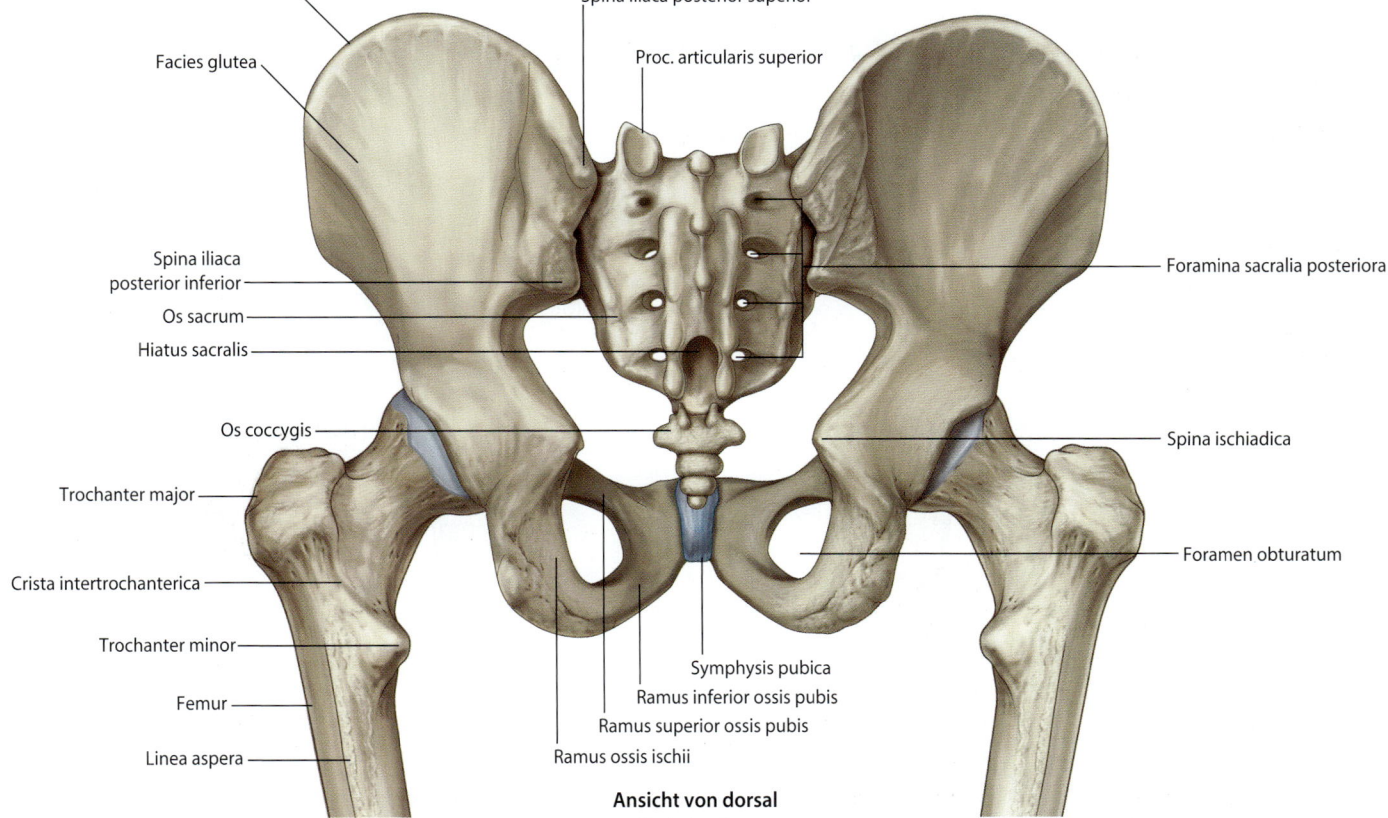

Crista iliaca

Fossa iliaca

Art. sacroiliaca

Promontorium

Os sacrum

Spina ischiadica

Trochanter major

Collum femoris

Linea intertrochanterica

Trochanter minor

Femur

Ala ossis sacri

Spina iliaca anterior superior

Foramina sacralia anteriora

Spina iliaca anterior inferior

Os coccygis

Foramen obturatum

Symphysis pubica

Tuberculum pubicum

Ramus inferior ossis pubis

Ramus superior ossis pubis

Ramus ischiadicus

Ansicht von ventral
Anterior view

Crista iliaca

Facies glutea

Spina iliaca posterior superior

Proc. articularis superior

Spina iliaca posterior inferior

Os sacrum

Hiatus sacralis

Os coccygis

Trochanter major

Crista intertrochanterica

Trochanter minor

Femur

Linea aspera

Foramina sacralia posteriora

Spina ischiadica

Foramen obturatum

Symphysis pubica

Ramus inferior ossis pubis

Ramus superior ossis pubis

Ramus ossis ischii

Ansicht von dorsal
Posterior view

275

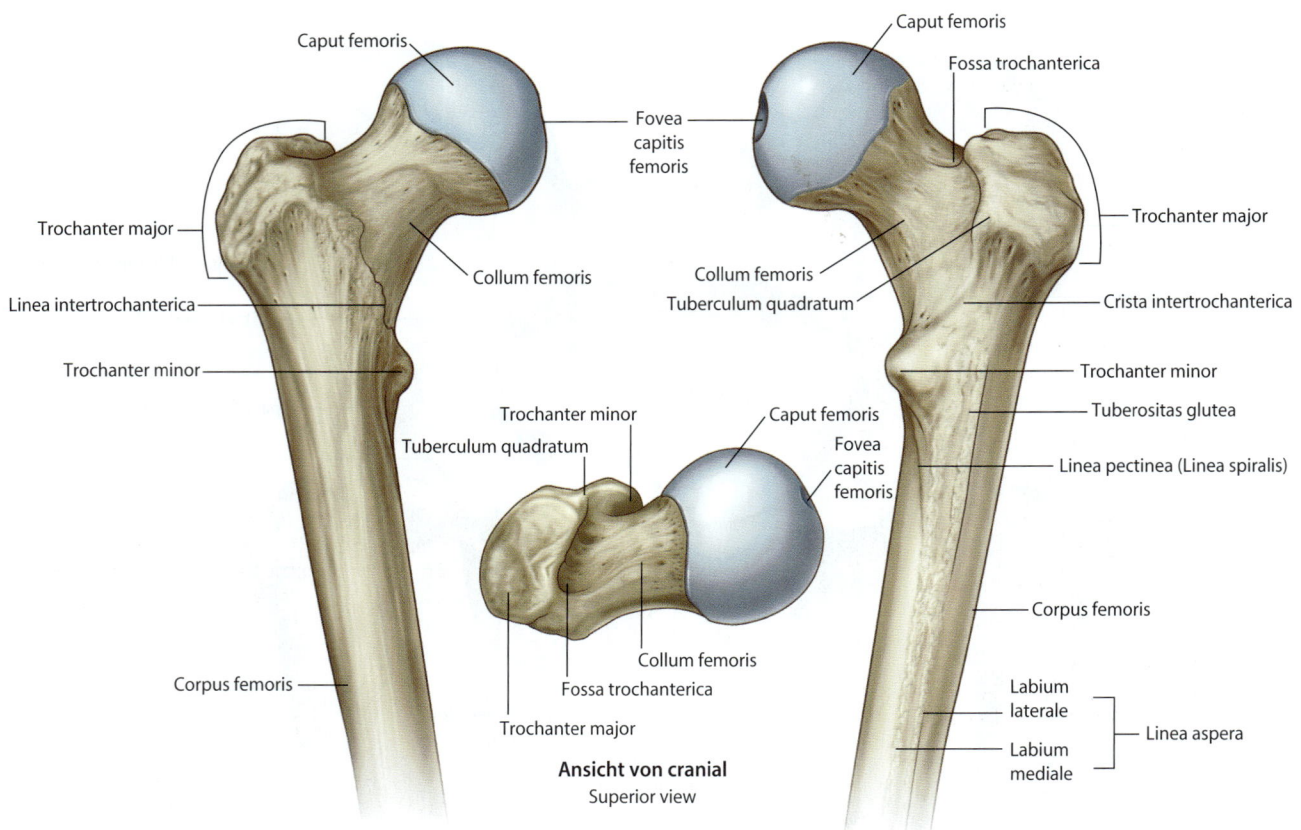

Caput femoris

Fovea capitis femoris

Trochanter major

Linea intertrochanterica

Trochanter minor

Corpus femoris

Collum femoris

Caput femoris

Fossa trochanterica

Trochanter major

Crista intertrochanterica

Collum femoris

Tuberculum quadratum

Trochanter minor

Tuberositas glutea

Linea pectinea (Linea spiralis)

Corpus femoris

Labium laterale

Labium mediale

Linea aspera

Trochanter minor

Tuberculum quadratum

Caput femoris

Fovea capitis femoris

Collum femoris

Fossa trochanterica

Trochanter major

Ansicht von cranial
Superior view

Ansicht von ventral
Anterior view

Ansicht von dorsal
Posterior view

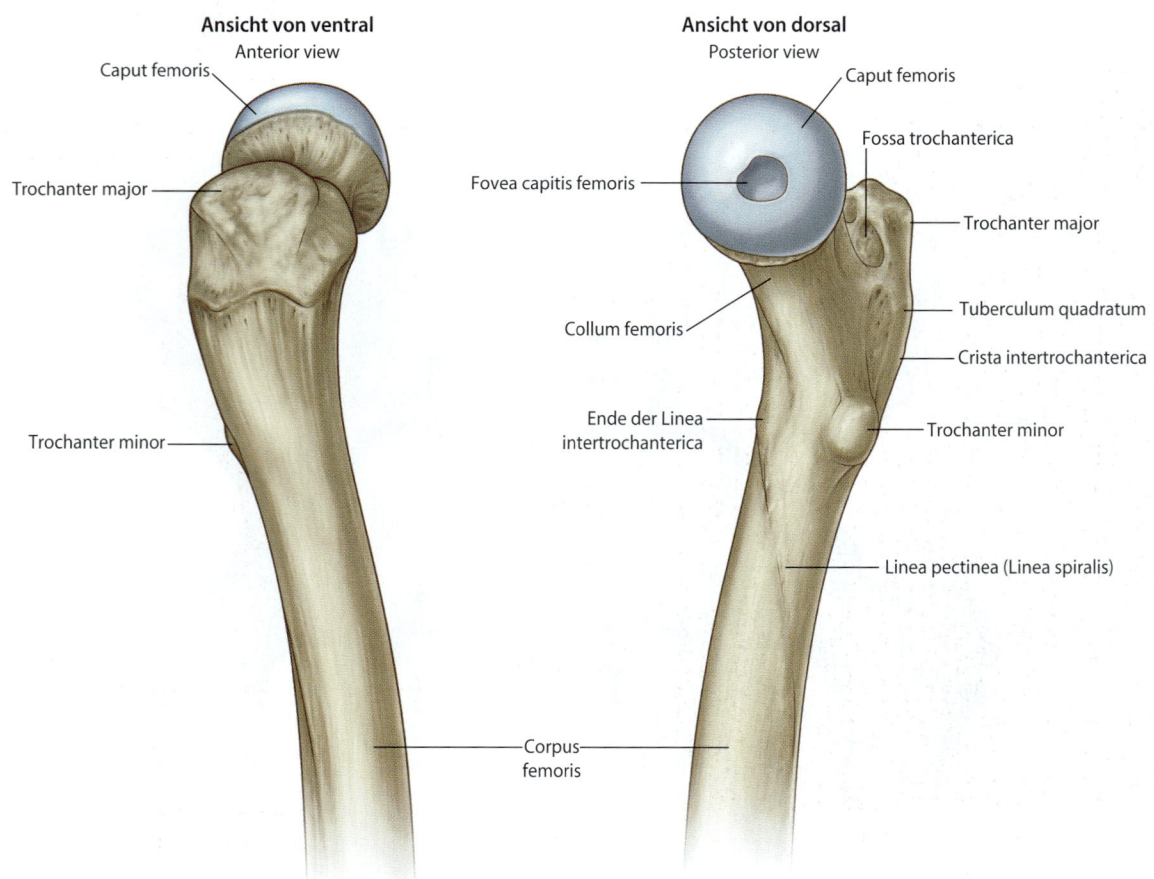

Caput femoris

Trochanter major

Trochanter minor

Caput femoris

Fovea capitis femoris

Fossa trochanterica

Trochanter major

Tuberculum quadratum

Crista intertrochanterica

Collum femoris

Ende der Linea intertrochanterica

Trochanter minor

Linea pectinea (Linea spiralis)

Corpus femoris

Corpus femoris

Ansicht von lateral
Lateral view

Ansicht von medial
Medial view

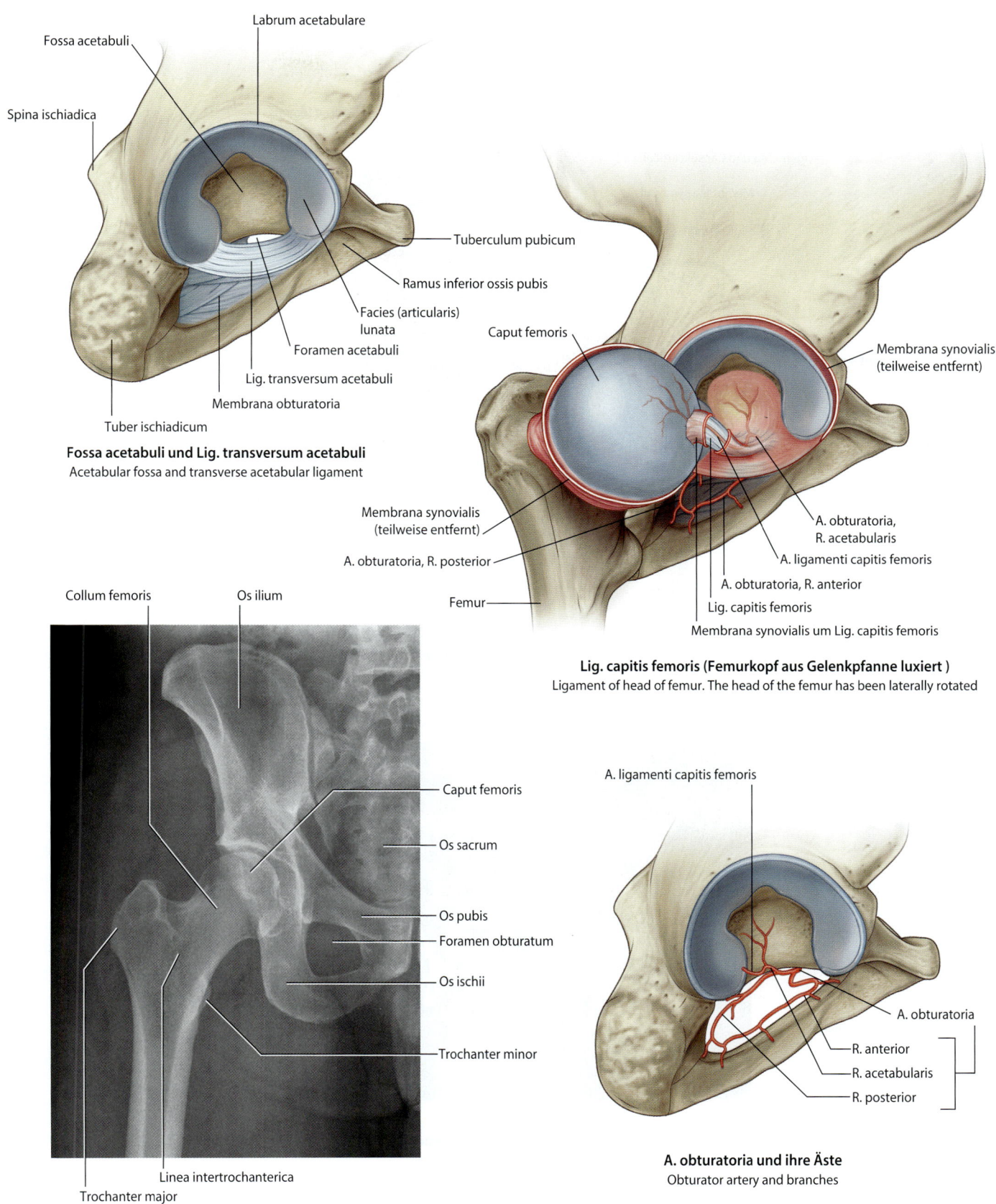

Fossa acetabuli

Labrum acetabulare

Spina ischiadica

Tuberculum pubicum

Ramus inferior ossis pubis

Caput femoris

Facies (articularis) lunata

Foramen acetabuli

Lig. transversum acetabuli

Membrana obturatoria

Tuber ischiadicum

Fossa acetabuli und Lig. transversum acetabuli
Acetabular fossa and transverse acetabular ligament

Membrana synovialis (teilweise entfernt)

A. obturatoria, R. acetabularis

A. ligamenti capitis femoris

A. obturatoria, R. anterior

Lig. capitis femoris

Membrana synovialis um Lig. capitis femoris

Membrana synovialis (teilweise entfernt)

A. obturatoria, R. posterior

Femur

Lig. capitis femoris (Femurkopf aus Gelenkpfanne luxiert)
Ligament of head of femur. The head of the femur has been laterally rotated

Collum femoris

Os ilium

Caput femoris

Os sacrum

Os pubis

Foramen obturatum

Os ischii

Trochanter minor

Linea intertrochanterica

Trochanter major

A. ligamenti capitis femoris

A. obturatoria

R. anterior

R. acetabularis

R. posterior

A. obturatoria und ihre Äste
Obturator artery and branches

Normales Hüftgelenk; Röntgenbild im anterior-posterioren Strahlengang
Normal hip joint. Radiograph, AP view

277

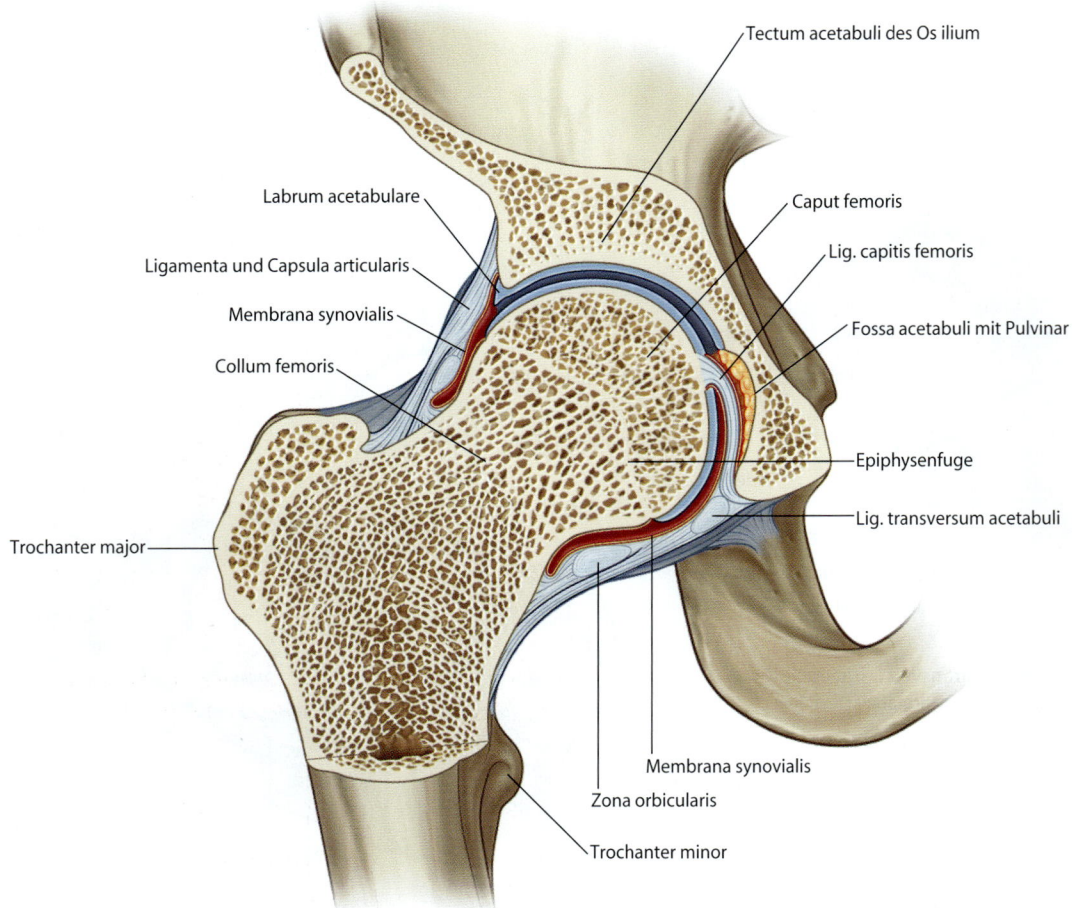

Tectum acetabuli des Os ilium

Labrum acetabulare

Ligamenta und Capsula articularis

Membrana synovialis

Collum femoris

Caput femoris

Lig. capitis femoris

Fossa acetabuli mit Pulvinar

Epiphysenfuge

Lig. transversum acetabuli

Trochanter major

Membrana synovialis

Zona orbicularis

Trochanter minor

Koronarschnitt durch das Hüftgelenk
Coronal section through hip joint

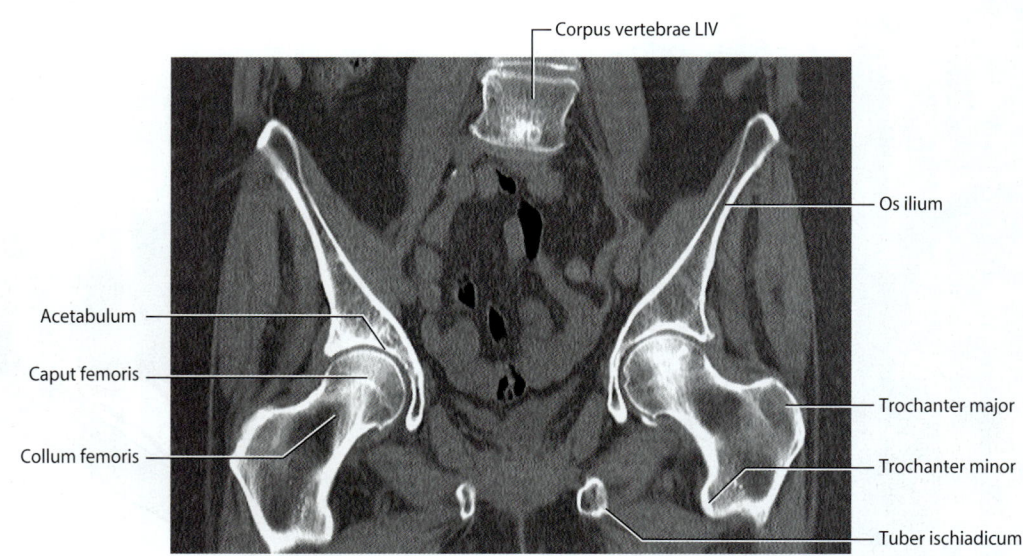

Corpus vertebrae LIV

Os ilium

Acetabulum

Caput femoris

Collum femoris

Trochanter major

Trochanter minor

Tuber ischiadicum

Hüftgelenke; CT in Koronarebene
Hip joints. CT image in coronal plane

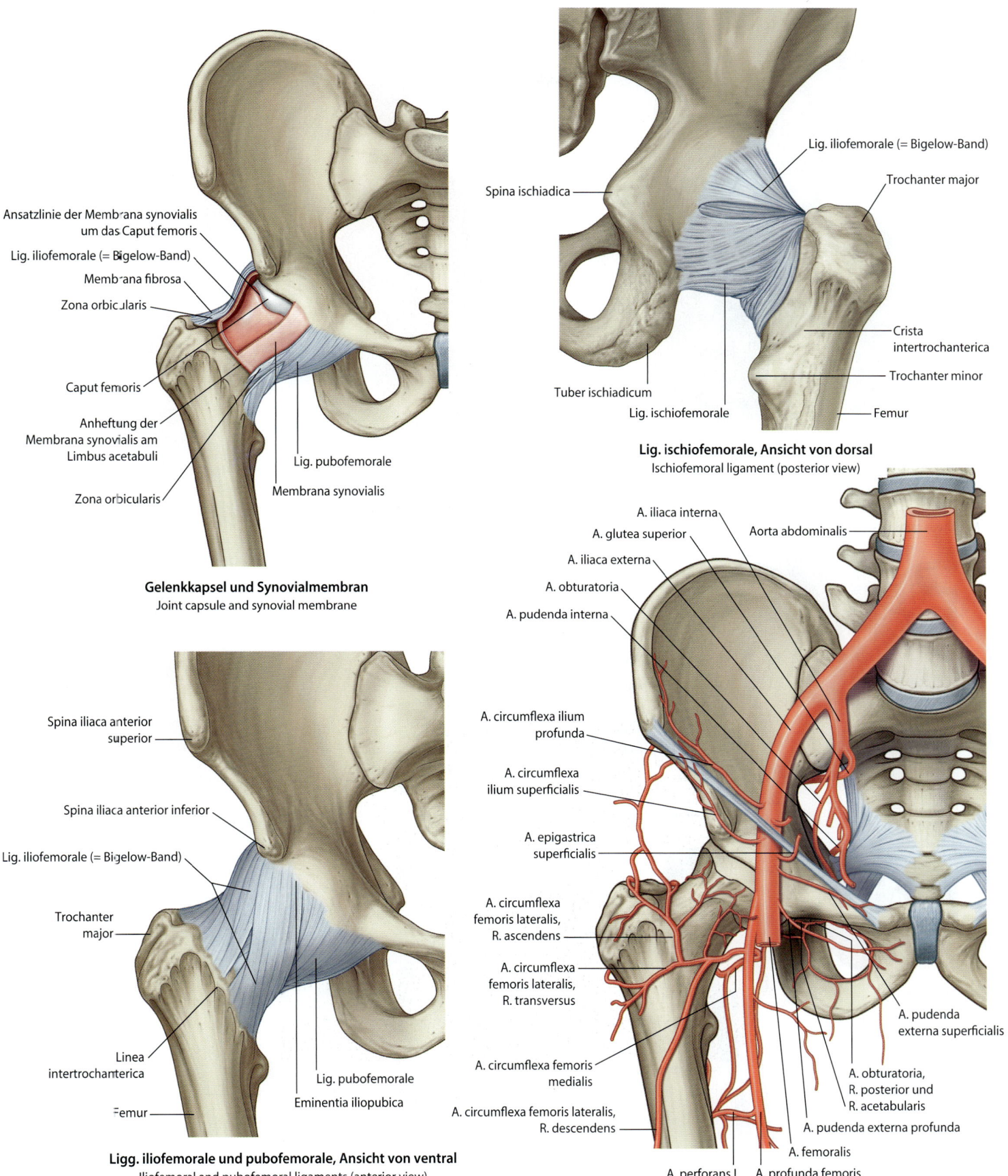

Ansatzlinie der Membrana synovialis um das Caput femoris

Lig. iliofemorale (= Bigelow-Band)

Membrana fibrosa

Zona orbicularis

Caput femoris

Anheftung der Membrana synovialis am Limbus acetabuli

Zona orbicularis

Lig. pubofemorale

Membrana synovialis

Gelenkkapsel und Synovialmembran
Joint capsule and synovial membrane

Lig. iliofemorale (= Bigelow-Band)

Trochanter major

Spina ischiadica

Crista intertrochanterica

Trochanter minor

Tuber ischiadicum

Lig. ischiofemorale

Femur

Lig. ischiofemorale, Ansicht von dorsal
Ischiofemoral ligament (posterior view)

Spina iliaca anterior superior

Spina iliaca anterior inferior

Lig. iliofemorale (= Bigelow-Band)

Trochanter major

Linea intertrochanterica

Femur

Lig. pubofemorale

Eminentia iliopubica

Ligg. iliofemorale und pubofemorale, Ansicht von ventral
Iliofemoral and pubofemoral ligaments (anterior view)

A. iliaca interna

A. glutea superior

A. iliaca externa

A. obturatoria

A. pudenda interna

Aorta abdominalis

A. circumflexa ilium profunda

A. circumflexa ilium superficialis

A. epigastrica superficialis

A. circumflexa femoris lateralis, R. ascendens

A. circumflexa femoris lateralis, R. transversus

A. circumflexa femoris medialis

A. pudenda externa superficialis

A. obturatoria, R. posterior und R. acetabularis

A. pudenda externa profunda

A. circumflexa femoris lateralis, R. descendens

A. femoralis

A. perforans I

A. profunda femoris

Arterielle Versorgung des Hüftgelenks
Arterial supply of the hip joint

279

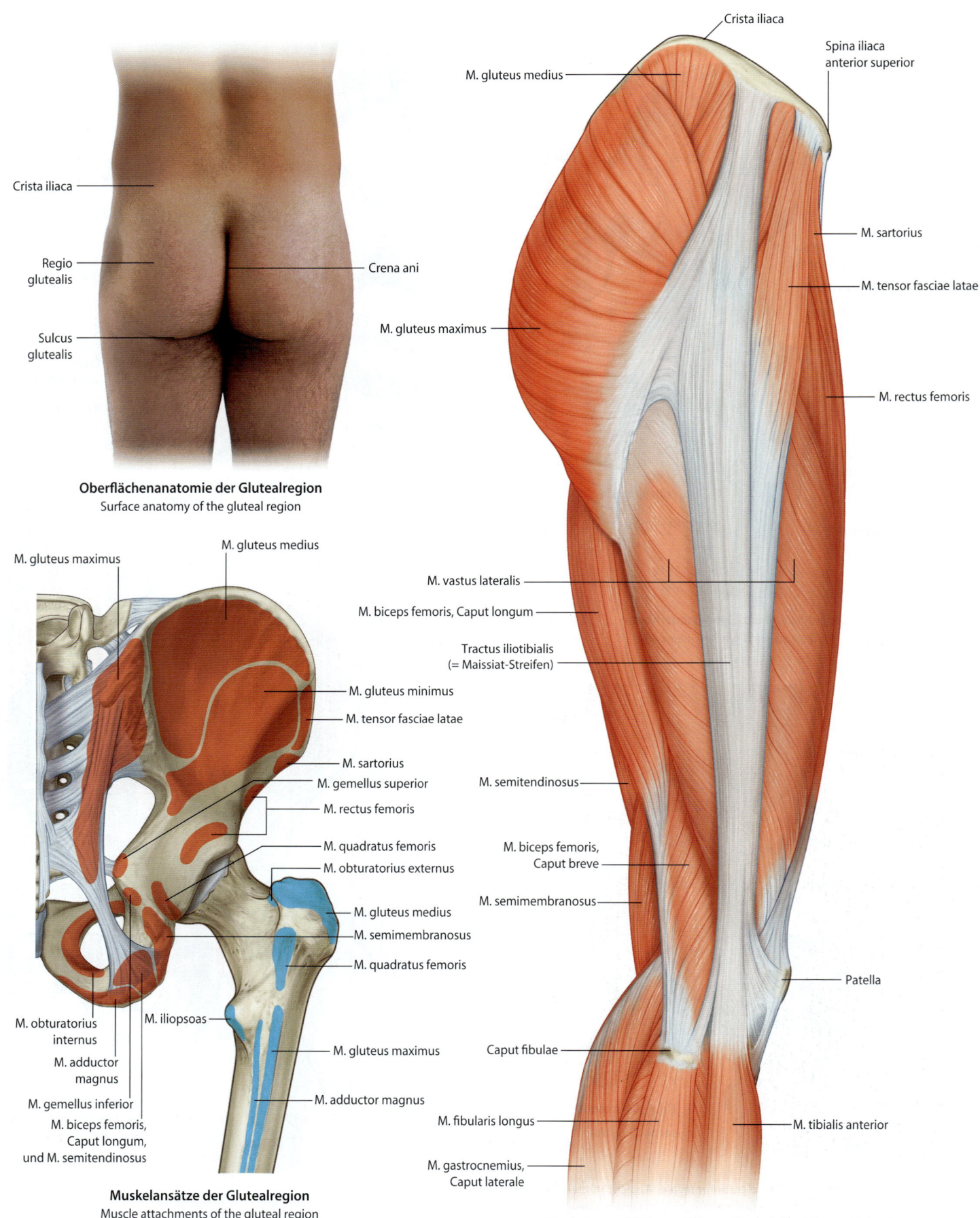

Oberflächenanatomie der Glutealregion
Surface anatomy of the gluteal region

Crista iliaca

Crena ani

Regio
glutealis

Sulcus
glutealis

M. gluteus medius

Crista iliaca

Spina iliaca
anterior superior

M. gluteus maximus

M. sartorius

M. tensor fasciae latae

M. rectus femoris

M. gluteus maximus

M. gluteus medius

M. vastus lateralis

M. biceps femoris, Caput longum

Tractus iliotibialis
(= Maissiat-Streifen)

M. gluteus minimus

M. tensor fasciae latae

M. sartorius

M. gemellus superior

M. rectus femoris

M. quadratus femoris

M. obturatorius externus

M. semitendinosus

M. gluteus medius

M. semimembranosus

M. quadratus femoris

M. biceps femoris,
Caput breve

M. semimembranosus

M. iliopsoas

M. gluteus maximus

M. obturatorius
internus

M. adductor
magnus

M. gemellus inferior

M. biceps femoris,
Caput longum,
und M. semitendinosus

M. adductor magnus

Patella

Caput fibulae

M. fibularis longus

M. tibialis anterior

M. gastrocnemius,
Caput laterale

Muskelansätze der Glutealregion
Muscle attachments of the gluteal region

Muskeln von Hüfte und Oberschenkel, Ansicht von lateral
Muscles of the hip and thigh (lateral view)

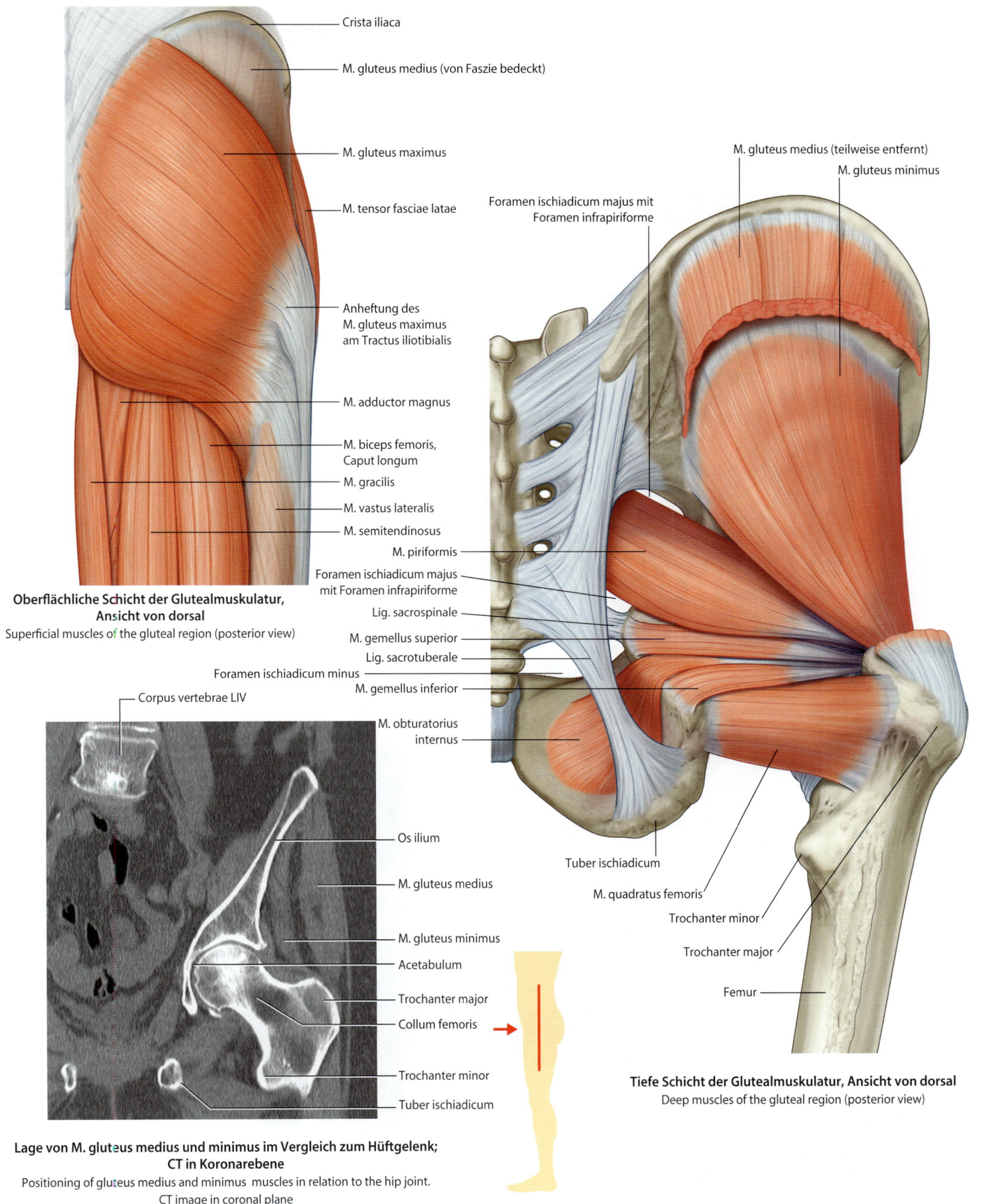

Crista iliaca

M. gluteus medius (von Faszie bedeckt)

M. gluteus maximus

M. tensor fasciae latae

Anheftung des M. gluteus maximus am Tractus iliotibialis

M. adductor magnus

M. biceps femoris, Caput longum

M. gracilis

M. vastus lateralis

M. semitendinosus

M. piriformis

Foramen ischiadicum majus mit Foramen infrapiriforme

Lig. sacrospinale

M. gemellus superior

Lig. sacrotuberale

Foramen ischiadicum minus

M. gemellus inferior

M. obturatorius internus

Oberflächliche Schicht der Glutealmuskulatur, Ansicht von dorsal
Superficial muscles of the gluteal region (posterior view)

M. gluteus medius (teilweise entfernt)

M. gluteus minimus

Foramen ischiadicum majus mit Foramen infrapiriforme

Tuber ischiadicum

M. quadratus femoris

Trochanter minor

Trochanter major

Femur

Tiefe Schicht der Glutealmuskulatur, Ansicht von dorsal
Deep muscles of the gluteal region (posterior view)

Corpus vertebrae LIV

Os ilium

M. gluteus medius

M. gluteus minimus

Acetabulum

Trochanter major

Collum femoris

Trochanter minor

Tuber ischiadicum

Lage von M. gluteus medius und minimus im Vergleich zum Hüftgelenk; CT in Koronarebene
Positioning of gluteus medius and minimus muscles in relation to the hip joint. CT image in coronal plane

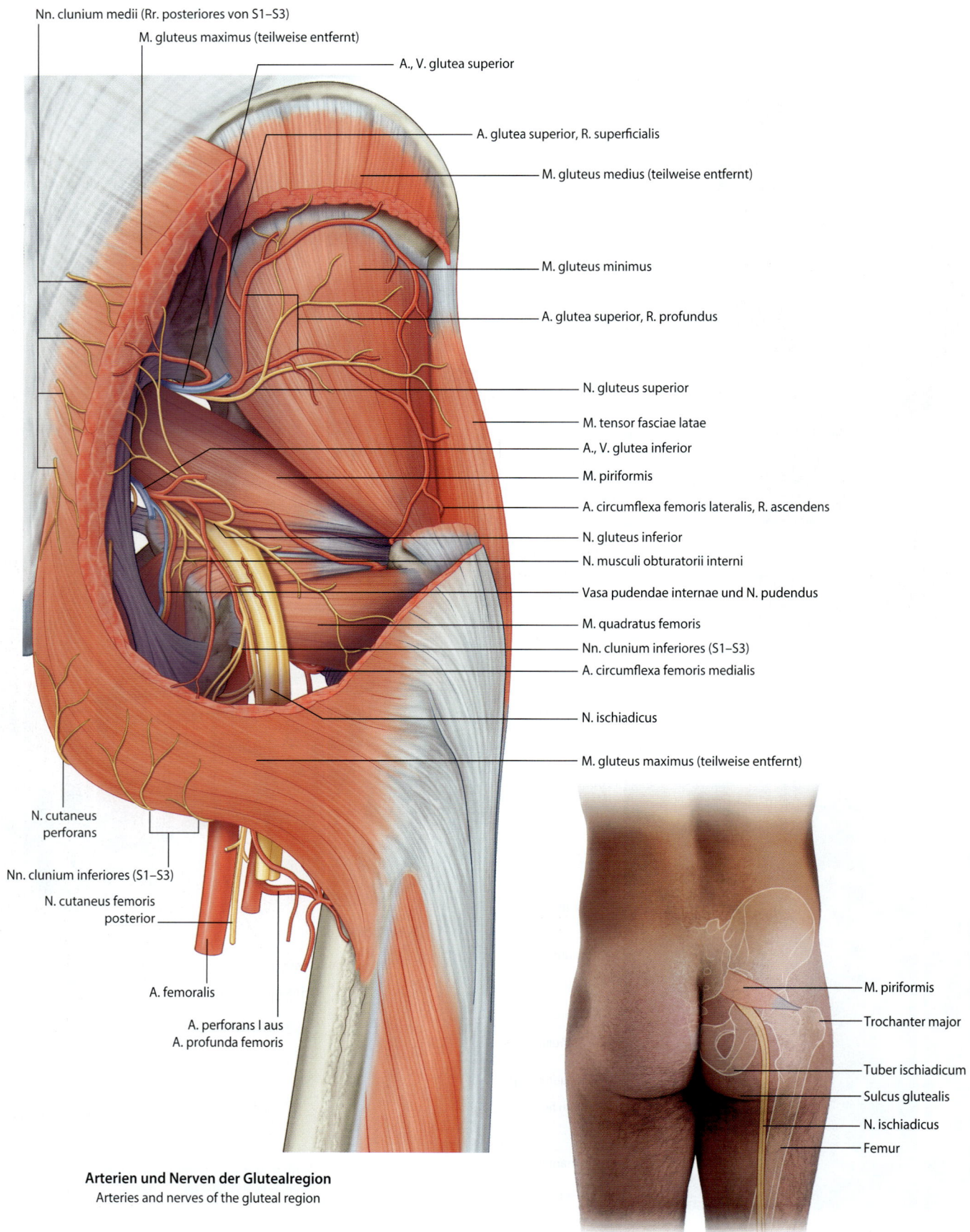

Nn. clunium medii (Rr. posteriores von S1–S3)

M. gluteus maximus (teilweise entfernt)

A., V. glutea superior

A. glutea superior, R. superficialis

M. gluteus medius (teilweise entfernt)

M. gluteus minimus

A. glutea superior, R. profundus

N. gluteus superior

M. tensor fasciae latae

A., V. glutea inferior

M. piriformis

A. circumflexa femoris lateralis, R. ascendens

N. gluteus inferior

N. musculi obturatorii interni

Vasa pudendae internae und N. pudendus

M. quadratus femoris

Nn. clunium inferiores (S1–S3)

A. circumflexa femoris medialis

N. ischiadicus

M. gluteus maximus (teilweise entfernt)

N. cutaneus perforans

Nn. clunium inferiores (S1–S3)

N. cutaneus femoris posterior

A. femoralis

A. perforans I aus A. profunda femoris

Arterien und Nerven der Glutealregion
Arteries and nerves of the gluteal region

M. piriformis

Trochanter major

Tuber ischiadicum

Sulcus glutealis

N. ischiadicus

Femur

Oberflächenprojektion des N. ischiadicus auf die Glutealregion, Ansicht von dorsal
Sciatic nerve in the gluteal region as it relates to the surface (posterior view)

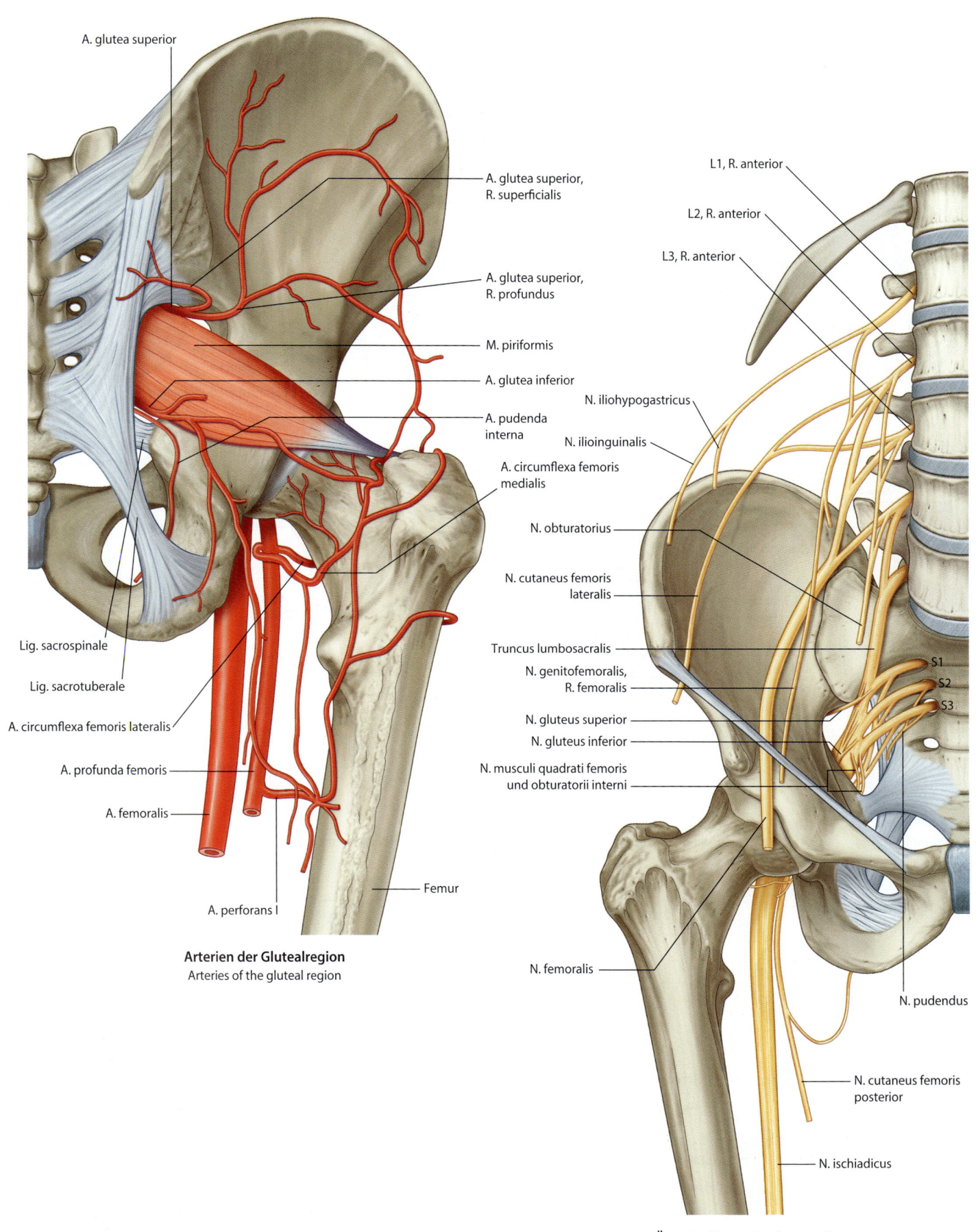

A. glutea superior

A. glutea superior,
R. superficialis

A. glutea superior,
R. profundus

M. piriformis

A. glutea inferior

A. pudenda
interna

A. circumflexa femoris
medialis

Lig. sacrospinale

Lig. sacrotuberale

A. circumflexa femoris lateralis

A. profunda femoris

A. femoralis

A. perforans I

Femur

Arterien der Glutealregion
Arteries of the gluteal region

L1, R. anterior

L2, R. anterior

L3, R. anterior

N. iliohypogastricus

N. ilioinguinalis

N. obturatorius

N. cutaneus femoris
lateralis

Truncus lumbosacralis

N. genitofemoralis,
R. femoralis

N. gluteus superior

N. gluteus inferior

N. musculi quadrati femoris
und obturatorii interni

N. femoralis

S1
S2
S3

N. pudendus

N. cutaneus femoris
posterior

N. ischiadicus

Äste des Plexus lumbosacralis
Branches of the lumbosacral plexus related to lower limb

283

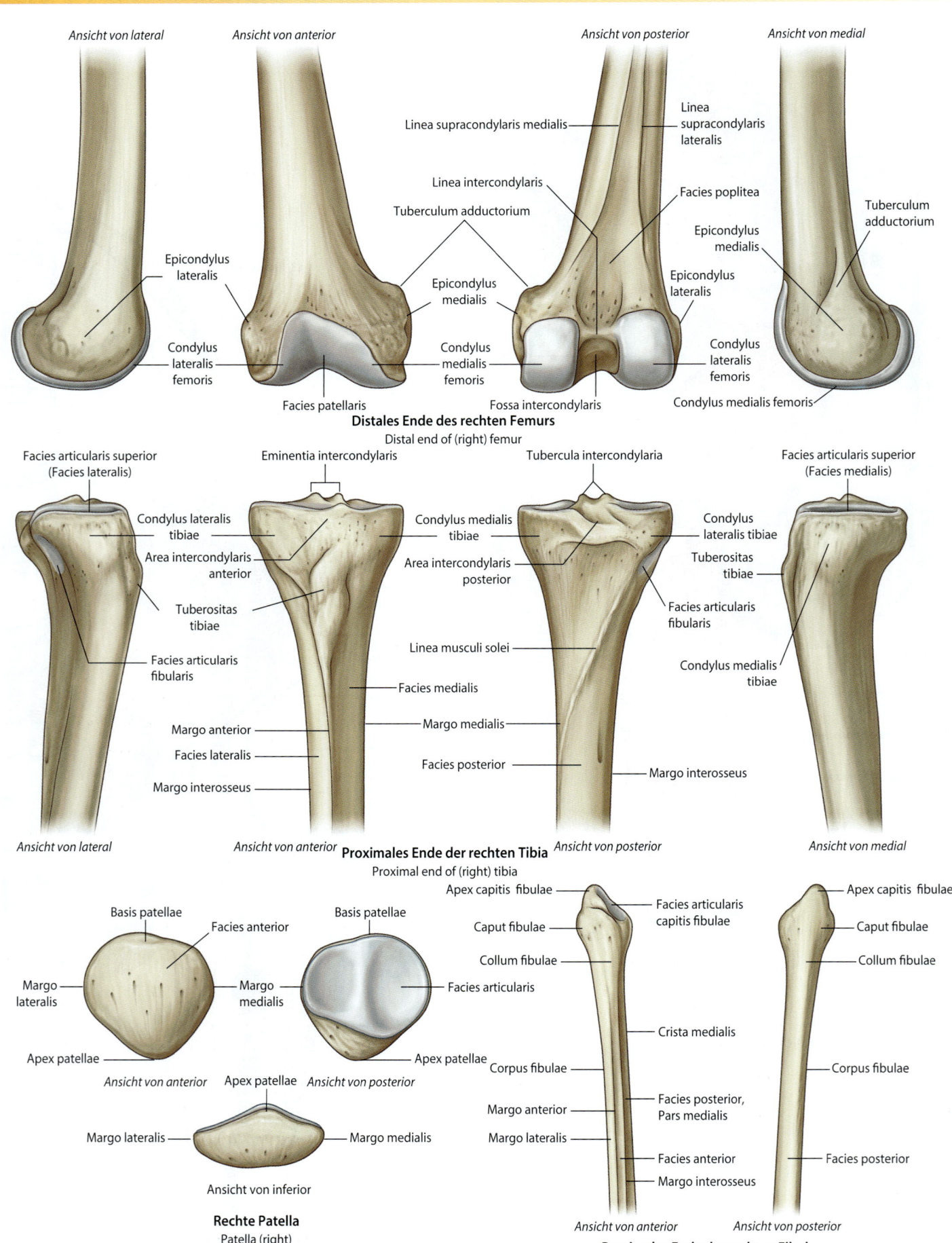

Ansicht von lateral   *Ansicht von anterior*   *Ansicht von posterior*   *Ansicht von medial*

Linea supracondylaris medialis

Linea supracondylaris lateralis

Linea intercondylaris

Facies poplitea

Tuberculum adductorium

Epicondylus lateralis

Epicondylus medialis

Epicondylus medialis

Epicondylus lateralis

Tuberculum adductorium

Condylus lateralis femoris

Facies patellaris

Condylus medialis femoris

Fossa intercondylaris

Condylus lateralis femoris

Condylus medialis femoris

Distales Ende des rechten Femurs
Distal end of (right) femur

Facies articularis superior (Facies lateralis)

Eminentia intercondylaris

Tubercula intercondylaria

Facies articularis superior (Facies medialis)

Condylus lateralis tibiae

Condylus medialis tibiae

Condylus lateralis tibiae

Area intercondylaris anterior

Area intercondylaris posterior

Tuberositas tibiae

Tuberositas tibiae

Facies articularis fibularis

Facies articularis fibularis

Condylus medialis tibiae

Linea musculi solei

Facies articularis fibularis

Facies medialis

Margo anterior

Margo medialis

Facies lateralis

Facies posterior

Margo interosseus

Margo interosseus

Ansicht von lateral   *Ansicht von anterior* **Proximales Ende der rechten Tibia** *Ansicht von posterior*   *Ansicht von medial*
Proximal end of (right) tibia

Basis patellae

Basis patellae

Apex capitis fibulae

Apex capitis fibulae

Facies anterior

Facies articularis capitis fibulae

Caput fibulae

Caput fibulae

Margo lateralis

Margo medialis

Collum fibulae

Collum fibulae

Apex patellae

Facies articularis

Apex patellae

Crista medialis

Ansicht von anterior Apex patellae *Ansicht von posterior*

Corpus fibulae

Corpus fibulae

Margo lateralis

Margo medialis

Margo anterior

Facies posterior, Pars medialis

Ansicht von inferior

Margo lateralis

Facies anterior

Facies posterior

Margo interosseus

Rechte Patella
Patella (right)

Ansicht von anterior   *Ansicht von posterior*

Proximales Ende der rechten Fibula
Proximal end of (right) fibula

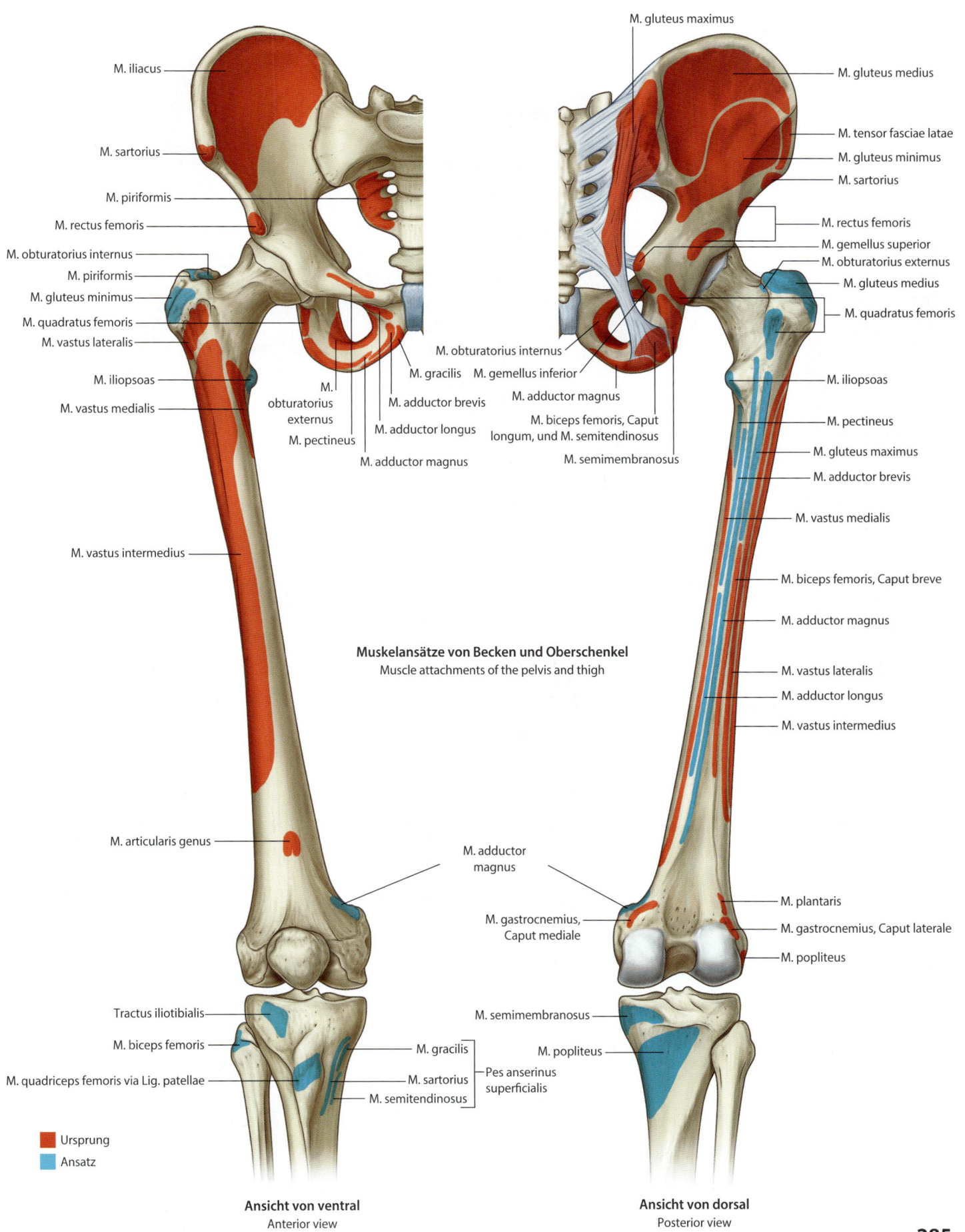

M. iliacus

M. sartorius

M. piriformis

M. rectus femoris

M. obturatorius internus

M. piriformis

M. gluteus minimus

M. quadratus femoris

M. vastus lateralis

M. iliopsoas

M. vastus medialis

M. vastus intermedius

M. articularis genus

Tractus iliotibialis

M. biceps femoris

M. quadriceps femoris via Lig. patellae

M. obturatorius externus

M. pectineus

M. gracilis

M. gemellus inferior

M. adductor brevis

M. adductor longus

M. adductor magnus

M. obturatorius internus

M. adductor magnus

M. biceps femoris, Caput longum, und M. semitendinosus

M. semimembranosus

M. gluteus maximus

M. gluteus medius

M. tensor fasciae latae

M. gluteus minimus

M. sartorius

M. rectus femoris

M. gemellus superior

M. obturatorius externus

M. gluteus medius

M. quadratus femoris

M. iliopsoas

M. pectineus

M. gluteus maximus

M. adductor brevis

M. vastus medialis

M. biceps femoris, Caput breve

M. adductor magnus

M. vastus lateralis

M. adductor longus

M. vastus intermedius

M. adductor magnus

M. gastrocnemius, Caput mediale

M. plantaris

M. gastrocnemius, Caput laterale

M. popliteus

M. semimembranosus

M. popliteus

M. gracilis

M. sartorius

M. semitendinosus

Pes anserinus superficialis

Muskelansätze von Becken und Oberschenkel
Muscle attachments of the pelvis and thigh

■ Ursprung
■ Ansatz

Ansicht von ventral
Anterior view

Ansicht von dorsal
Posterior view

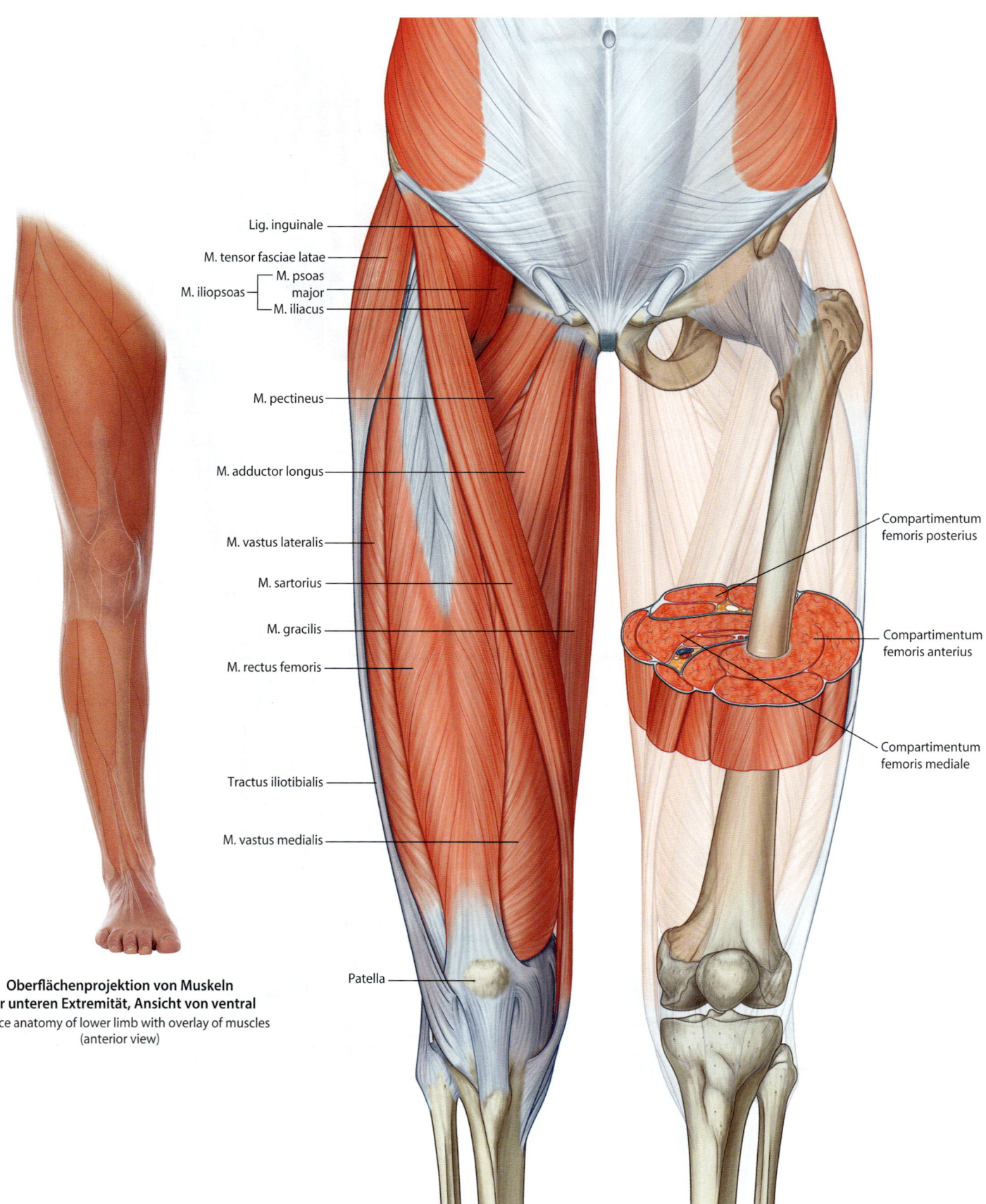

Lig. inguinale

M. tensor fasciae latae

M. iliopsoas — M. psoas major, M. iliacus

M. pectineus

M. adductor longus

M. vastus lateralis

M. sartorius

M. gracilis

M. rectus femoris

Tractus iliotibialis

M. vastus medialis

Patella

Compartimentum femoris posterius

Compartimentum femoris anterius

Compartimentum femoris mediale

**Oberflächenprojektion von Muskeln
der unteren Extremität, Ansicht von ventral**
Surface anatomy of lower limb with overlay of muscles
(anterior view)

Oberflächliche Schicht der Oberschenkelmuskeln, Ansicht von ventral
Superficial muscles of the thigh (anterior view)

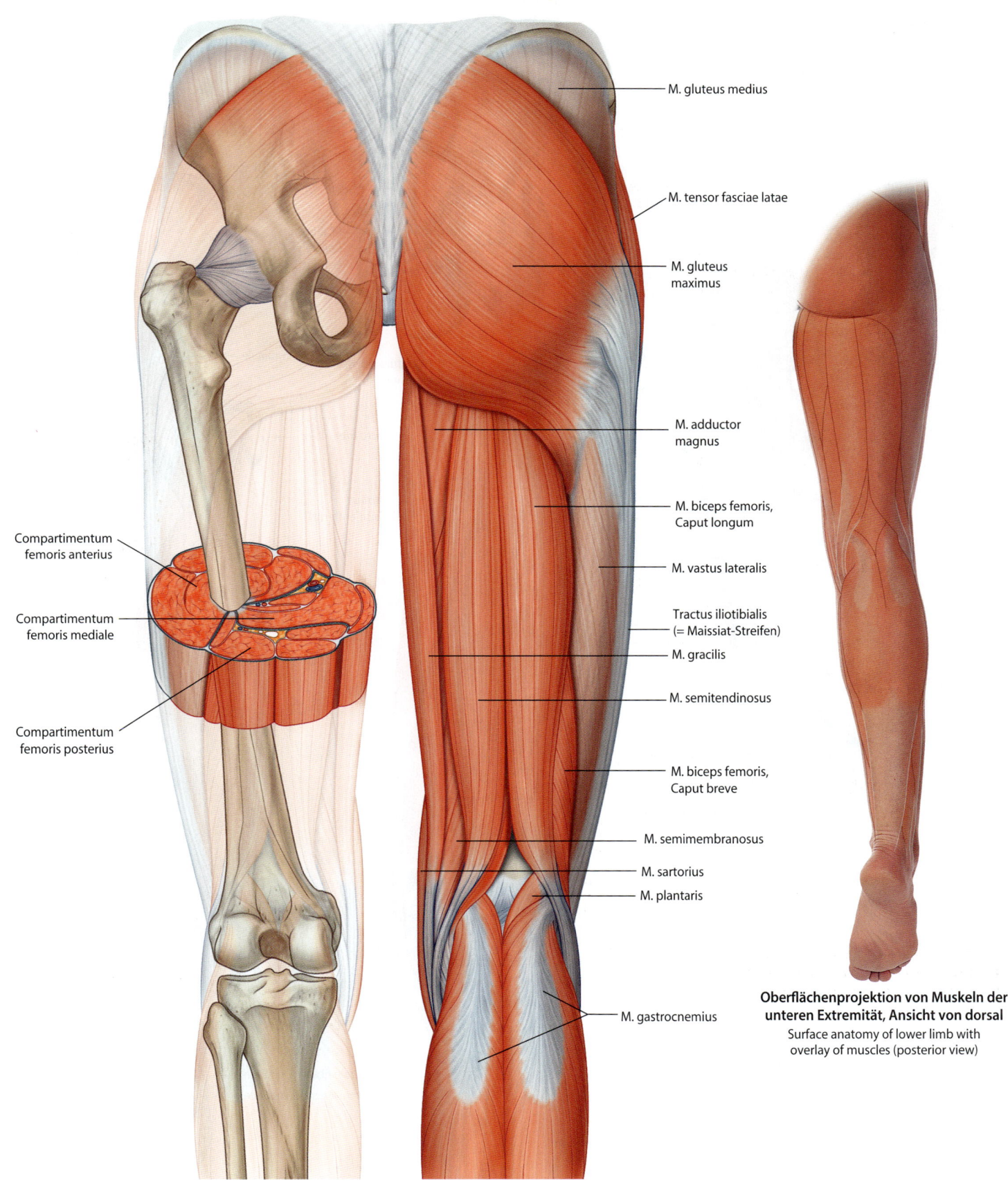

Compartimentum
femoris anterius

Compartimentum
femoris mediale

Compartimentum
femoris posterius

M. gluteus medius

M. tensor fasciae latae

M. gluteus
maximus

M. adductor
magnus

M. biceps femoris,
Caput longum

M. vastus lateralis

Tractus iliotibialis
(= Maissiat-Streifen)

M. gracilis

M. semitendinosus

M. biceps femoris,
Caput breve

M. semimembranosus

M. sartorius

M. plantaris

M. gastrocnemius

**Oberflächenprojektion von Muskeln der
unteren Extremität, Ansicht von dorsal**
Surface anatomy of lower limb with
overlay of muscles (posterior view)

Oberflächliche Schicht der Oberschenkelmuskeln, Ansicht von dorsal
Superficial muscles of the thigh (posterior view)

287

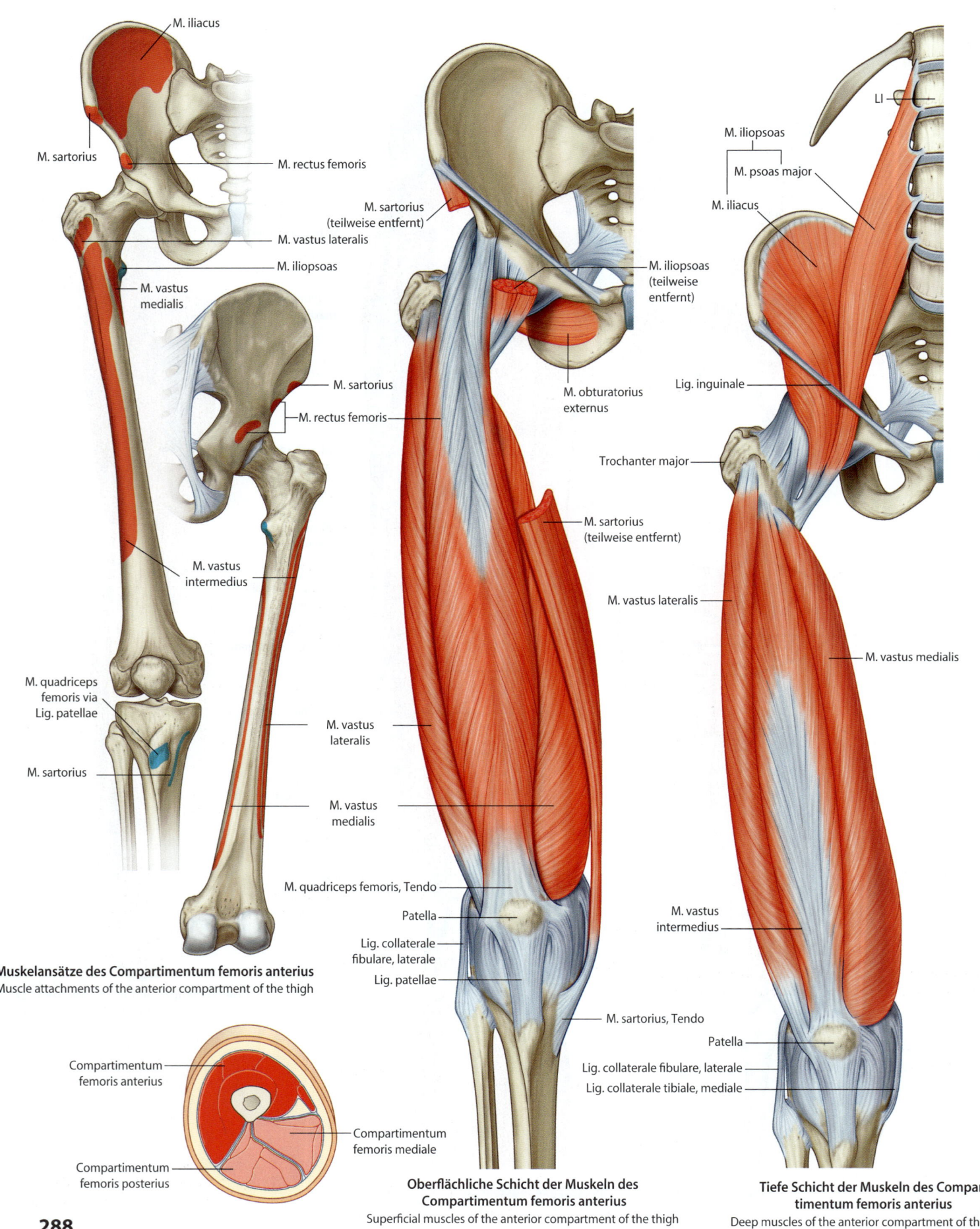

M. iliacus

M. sartorius

M. rectus femoris

M. vastus lateralis

M. iliopsoas

M. vastus medialis

M. sartorius

M. rectus femoris

M. vastus intermedius

M. quadriceps femoris via Lig. patellae

M. sartorius

Muskelansätze des Compartimentum femoris anterius
Muscle attachments of the anterior compartment of the thigh

Compartimentum femoris anterius

Compartimentum femoris posterius

Compartimentum femoris mediale

M. sartorius (teilweise entfernt)

M. iliopsoas (teilweise entfernt)

M. obturatorius externus

M. vastus lateralis

M. vastus medialis

M. quadriceps femoris, Tendo

Patella

Lig. collaterale fibulare, laterale

Lig. patellae

M. sartorius, Tendo

Oberflächliche Schicht der Muskeln des Compartimentum femoris anterius
Superficial muscles of the anterior compartment of the thigh

M. iliopsoas

M. psoas major

M. iliacus

LI

Lig. inguinale

Trochanter major

M. sartorius (teilweise entfernt)

M. vastus lateralis

M. vastus medialis

M. vastus intermedius

Patella

Lig. collaterale fibulare, laterale

Lig. collaterale tibiale, mediale

Tiefe Schicht der Muskeln des Compartimentum femoris anterius
Deep muscles of the anterior compartment of the th

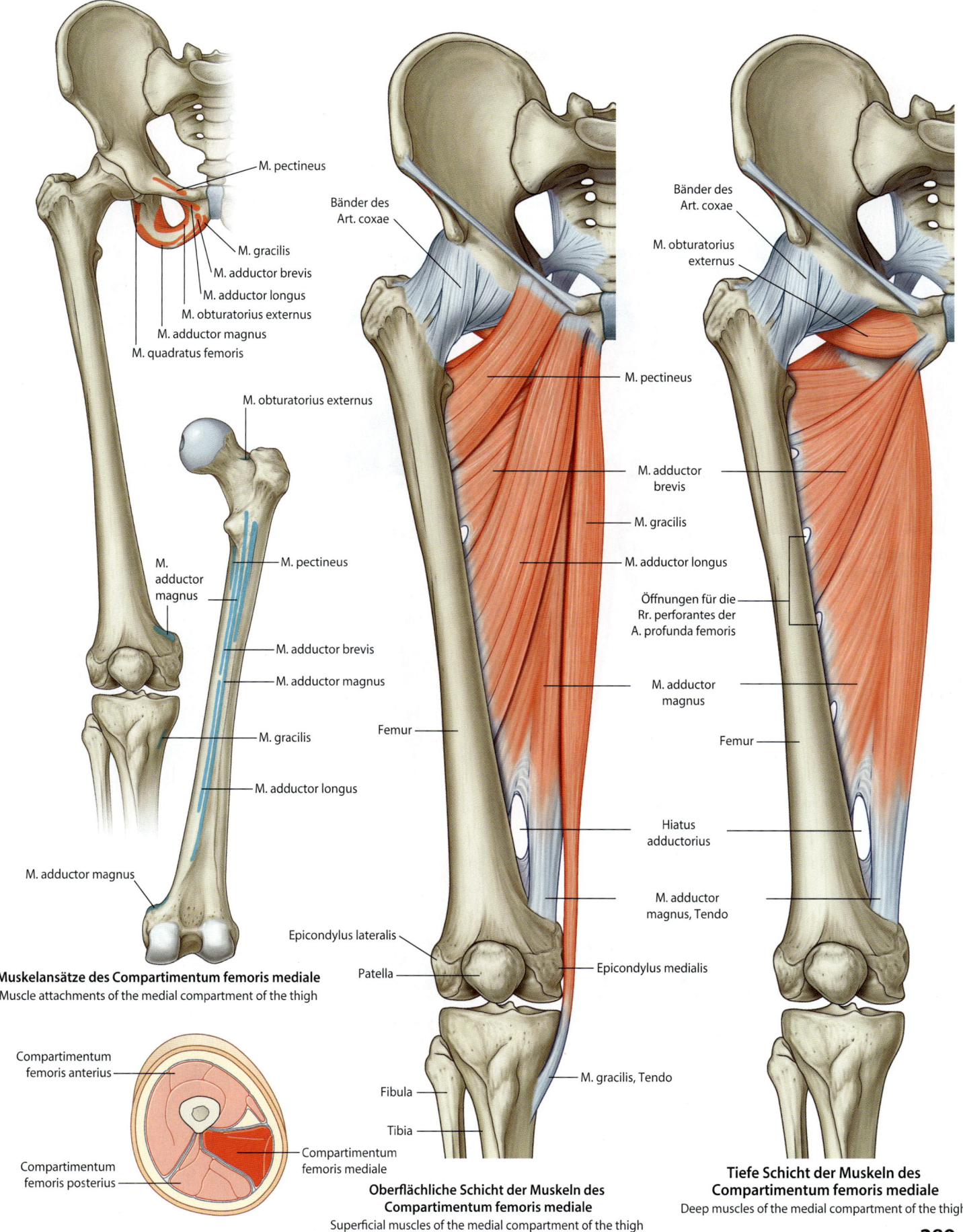

M. pectineus
M. gracilis
M. adductor brevis
M. adductor longus
M. obturatorius externus
M. adductor magnus
M. quadratus femoris

M. obturatorius externus

M.
adductor
magnus

M. pectineus

M. adductor brevis

M. adductor magnus

M. gracilis

M. adductor longus

M. adductor magnus

Muskelansätze des Compartimentum femoris mediale
Muscle attachments of the medial compartment of the thigh

Compartimentum femoris anterius

Compartimentum femoris posterius

Compartimentum femoris mediale

Bänder des Art. coxae

M. pectineus

M. adductor brevis

M. gracilis

M. adductor longus

Femur

Epicondylus lateralis

Patella

Fibula

Tibia

M. adductor magnus, Tendo

Hiatus adductorius

Epicondylus medialis

M. gracilis, Tendo

Oberflächliche Schicht der Muskeln des Compartimentum femoris mediale
Superficial muscles of the medial compartment of the thigh

Bänder des Art. coxae

M. obturatorius externus

M. pectineus

M. adductor brevis

M. gracilis

M. adductor longus

Öffnungen für die Rr. perforantes der A. profunda femoris

M. adductor magnus

Femur

Hiatus adductorius

Tiefe Schicht der Muskeln des Compartimentum femoris mediale
Deep muscles of the medial compartment of the thigh

289

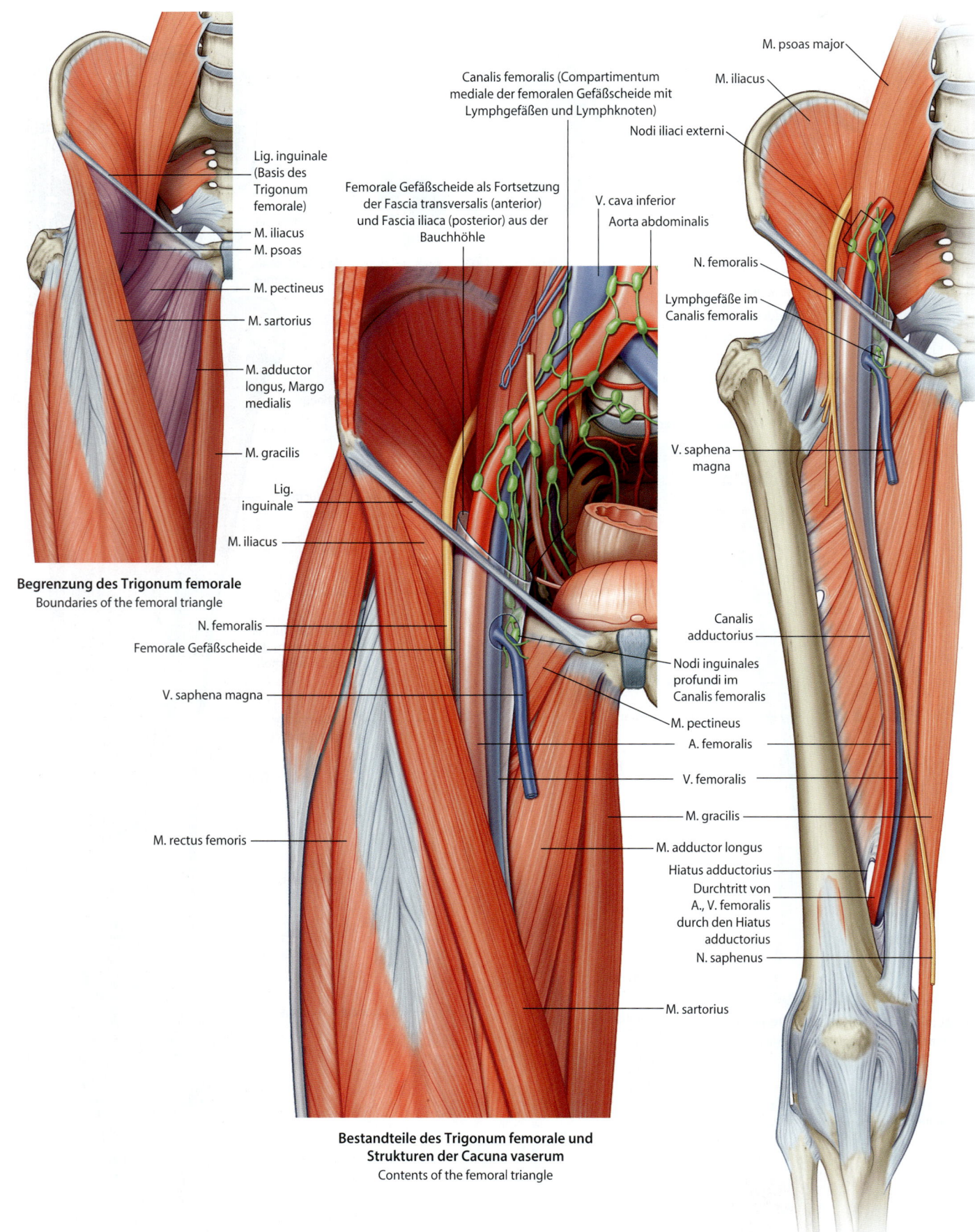

Lig. inguinale (Basis des Trigonum femorale)

M. iliacus

M. psoas

M. pectineus

M. sartorius

M. adductor longus, Margo medialis

M. gracilis

Lig. inguinale

M. iliacus

Begrenzung des Trigonum femorale
Boundaries of the femoral triangle

N. femoralis

Femorale Gefäßscheide

V. saphena magna

M. rectus femoris

Canalis femoralis (Compartimentum mediale der femoralen Gefäßscheide mit Lymphgefäßen und Lymphknoten)

Femorale Gefäßscheide als Fortsetzung der Fascia transversalis (anterior) und Fascia iliaca (posterior) aus der Bauchhöhle

V. cava inferior

Aorta abdominalis

M. psoas major

M. iliacus

Nodi iliaci externi

N. femoralis

Lymphgefäße im Canalis femoralis

V. saphena magna

Canalis adductorius

Nodi inguinales profundi im Canalis femoralis

M. pectineus

A. femoralis

V. femoralis

M. gracilis

M. adductor longus

Hiatus adductorius

Durchtritt von A., V. femoralis durch den Hiatus adductorius

N. saphenus

M. sartorius

Bestandteile des Trigonum femorale und Strukturen der Cacuna vaserum
Contents of the femoral triangle

Adduktorenkanal (= Hunter-Kanal)
Adductor canal

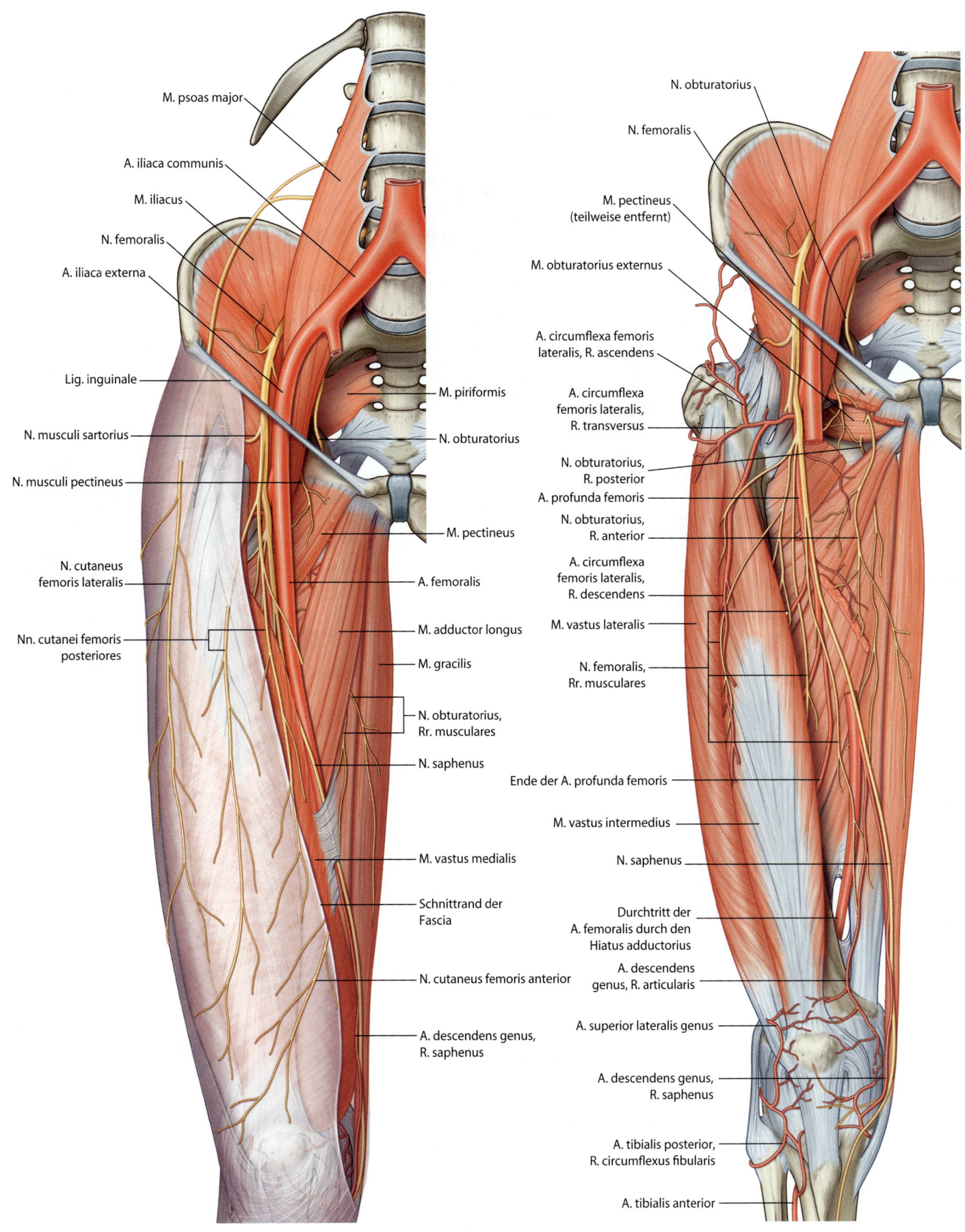

M. psoas major

A. iliaca communis

M. iliacus

N. femoralis

A. iliaca externa

Lig. inguinale

N. musculi sartorius

N. musculi pectineus

N. cutaneus femoris lateralis

Nn. cutanei femoris posteriores

M. piriformis

N. obturatorius

M. pectineus

A. femoralis

M. adductor longus

M. gracilis

N. obturatorius, Rr. musculares

N. saphenus

M. vastus medialis

Schnittrand der Fascia

N. cutaneus femoris anterior

A. descendens genus, R. saphenus

N. obturatorius

N. femoralis

M. pectineus (teilweise entfernt)

M. obturatorius externus

A. circumflexa femoris lateralis, R. ascendens

A. circumflexa femoris lateralis, R. transversus

N. obturatorius, R. posterior

A. profunda femoris

N. obturatorius, R. anterior

A. circumflexa femoris lateralis, R. descendens

M. vastus lateralis

N. femoralis, Rr. musculares

Ende der A. profunda femoris

M. vastus intermedius

N. saphenus

Durchtritt der A. femoralis durch den Hiatus adductorius

A. descendens genus, R. articularis

A. superior lateralis genus

A. descendens genus, R. saphenus

A. tibialis posterior, R. circumflexus fibularis

A. tibialis anterior

Oberflächliche Arterien und Nerven des Oberschenkels, Ansicht von ventral
Superficial arteries and nerves of the thigh (anterior view)

Tiefe Arterien und Nerven des Oberschenkels, Ansicht von ventral
Deep arteries and nerves of the thigh (anterior view)

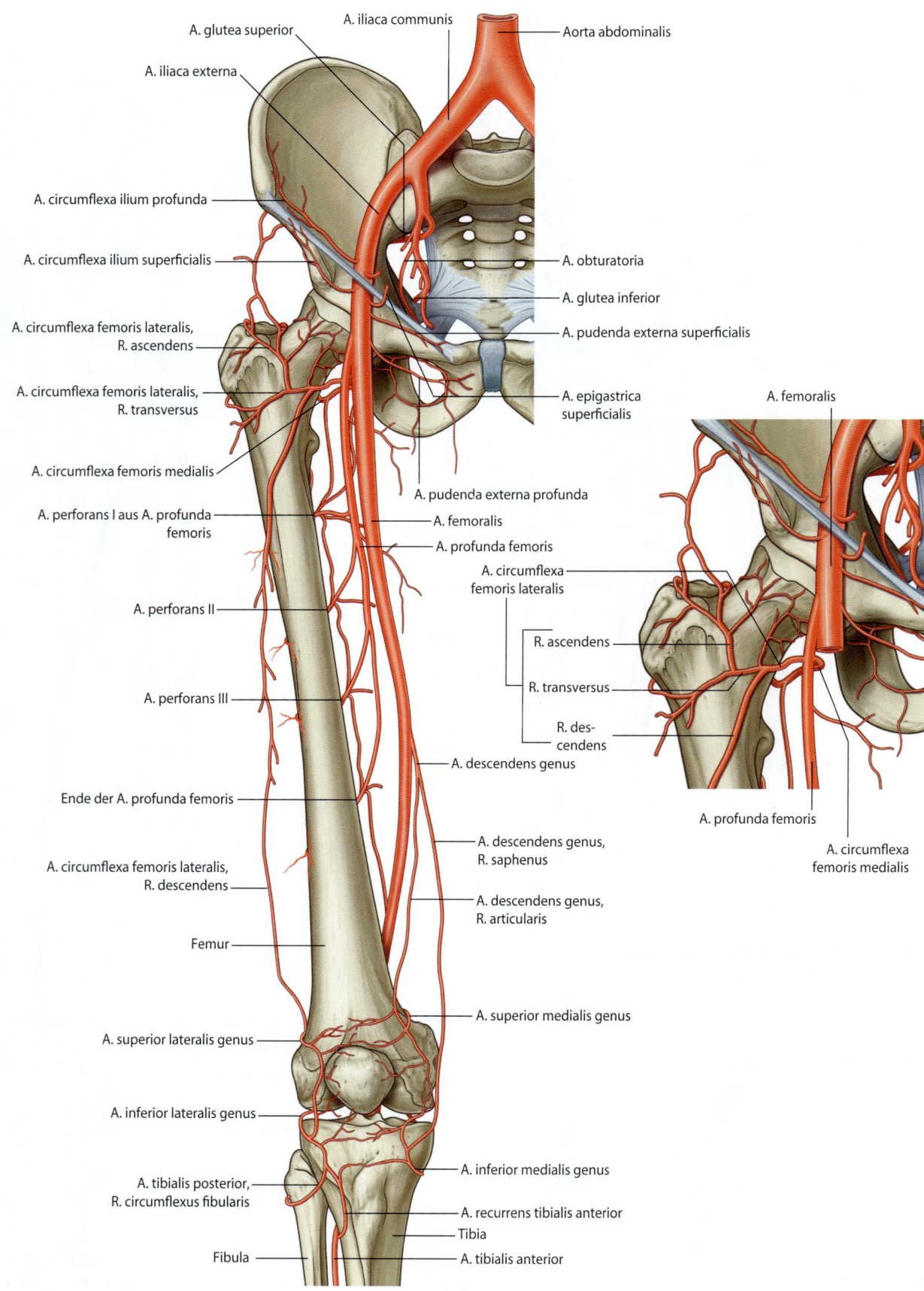

A. glutea superior

A. iliaca communis

Aorta abdominalis

A. iliaca externa

A. circumflexa ilium profunda

A. circumflexa ilium superficialis

A. circumflexa femoris lateralis, R. ascendens

A. circumflexa femoris lateralis, R. transversus

A. circumflexa femoris medialis

A. perforans I aus A. profunda femoris

A. perforans II

A. perforans III

Ende der A. profunda femoris

A. circumflexa femoris lateralis, R. descendens

Femur

A. superior lateralis genus

A. inferior lateralis genus

A. tibialis posterior, R. circumflexus fibularis

Fibula

A. obturatoria

A. glutea inferior

A. pudenda externa superficialis

A. epigastrica superficialis

A. pudenda externa profunda

A. femoralis

A. profunda femoris

A. descendens genus

A. descendens genus, R. saphenus

A. descendens genus, R. articularis

A. superior medialis genus

A. inferior medialis genus

A. recurrens tibialis anterior

Tibia

A. tibialis anterior

A. femoralis

A. circumflexa femoris lateralis

R. ascendens

R. transversus

R. descendens

A. profunda femoris

A. circumflexa femoris medialis

Arterien des Oberschenkels, Ansicht von ventral
Arteries of the thigh (anterior view)

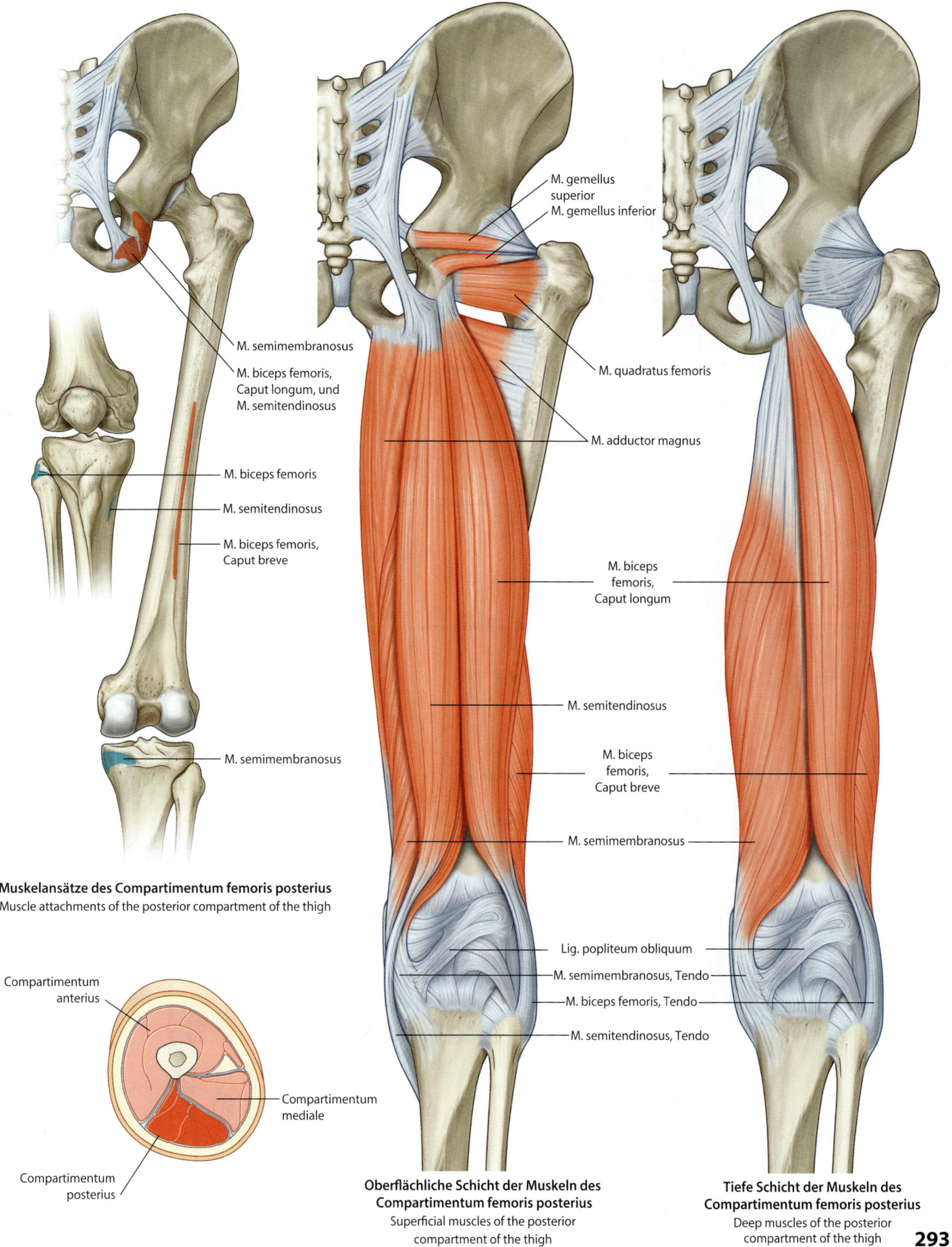

M. gemellus superior
M. gemellus inferior

M. semimembranosus

M. biceps femoris, Caput longum, und M. semitendinosus

M. quadratus femoris

M. biceps femoris

M. adductor magnus

M. semitendinosus

M. biceps femoris, Caput breve

M. biceps femoris, Caput longum

M. semimembranosus

M. semitendinosus

M. biceps femoris, Caput breve

M. semimembranosus

Muskelansätze des Compartimentum femoris posterius
Muscle attachments of the posterior compartment of the thigh

Lig. popliteum obliquum

M. semimembranosus, Tendo

M. biceps femoris, Tendo

M. semitendinosus, Tendo

Compartimentum anterius

Compartimentum mediale

Compartimentum posterius

Oberflächliche Schicht der Muskeln des Compartimentum femoris posterius
Superficial muscles of the posterior compartment of the thigh

Tiefe Schicht der Muskeln des Compartimentum femoris posterius
Deep muscles of the posterior compartment of the thigh

293

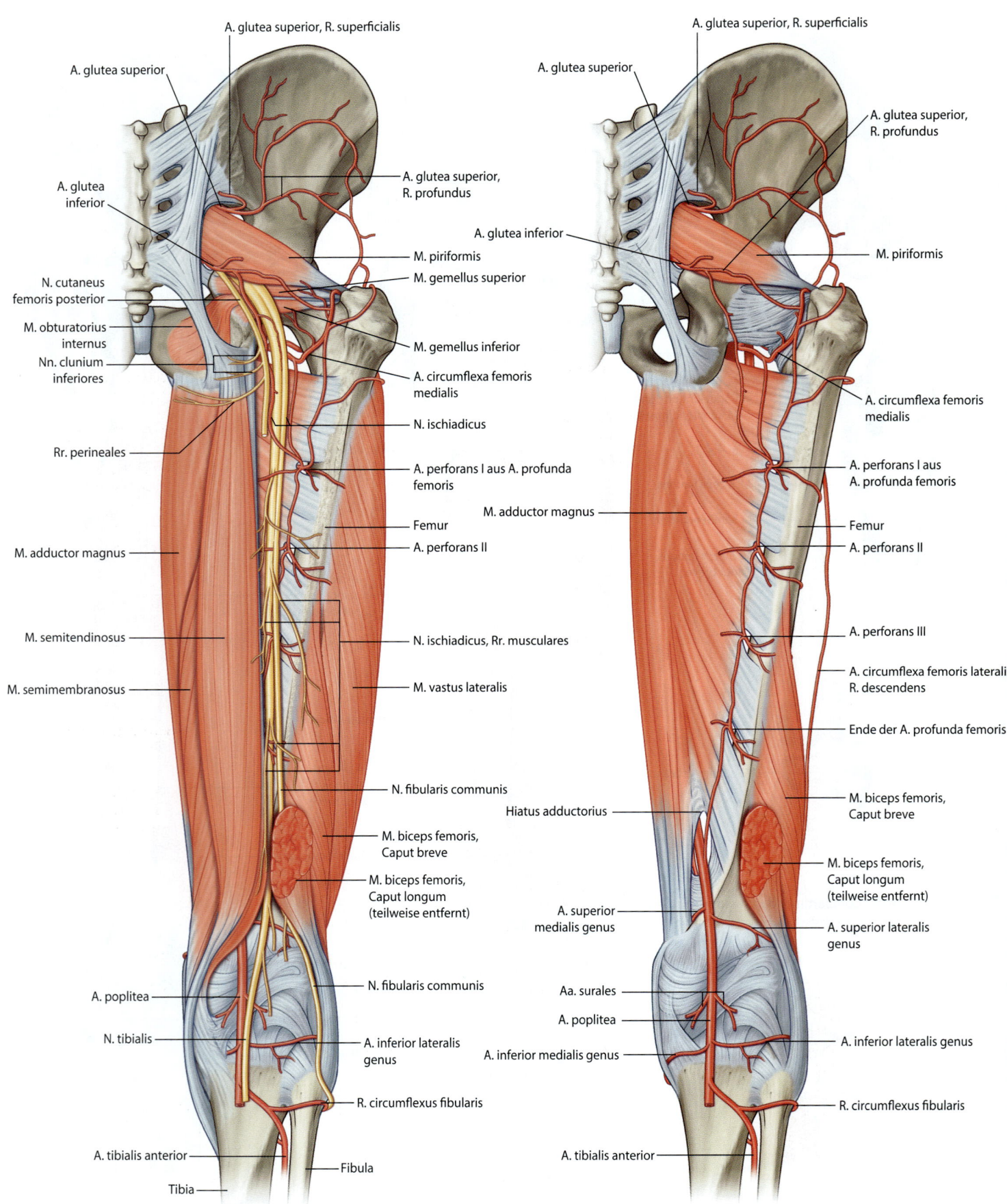

A. glutea superior, R. superficialis

A. glutea superior

A. glutea inferior

A. glutea superior, R. profundus

N. cutaneus femoris posterior

M. piriformis

M. obturatorius internus

M. gemellus superior

Nn. clunium inferiores

M. gemellus inferior

A. circumflexa femoris medialis

Rr. perineales

N. ischiadicus

A. perforans I aus A. profunda femoris

M. adductor magnus

Femur

A. perforans II

M. semitendinosus

N. ischiadicus, Rr. musculares

M. semimembranosus

M. vastus lateralis

N. fibularis communis

M. biceps femoris, Caput breve

M. biceps femoris, Caput longum (teilweise entfernt)

A. poplitea

N. fibularis communis

N. tibialis

A. inferior lateralis genus

R. circumflexus fibularis

A. tibialis anterior

Fibula

Tibia

A. glutea superior, R. superficialis

A. glutea superior

A. glutea superior, R. profundus

A. glutea inferior

M. piriformis

A. circumflexa femoris medialis

A. perforans I aus A. profunda femoris

M. adductor magnus

Femur

A. perforans II

A. perforans III

A. circumflexa femoris lateralis, R. descendens

Ende der A. profunda femoris

M. biceps femoris, Caput breve

Hiatus adductorius

M. biceps femoris, Caput longum (teilweise entfernt)

A. superior medialis genus

A. superior lateralis genus

Aa. surales

A. poplitea

A. inferior lateralis genus

A. inferior medialis genus

R. circumflexus fibularis

A. tibialis anterior

Arterien und Nerven des Oberschenkels, Ansicht von dorsal
Arteries and nerves of the thigh (posterior view)

Tiefe Arterien des Oberschenkels, Ansicht von dorsal
Deep arteries of the thigh (posterior view)

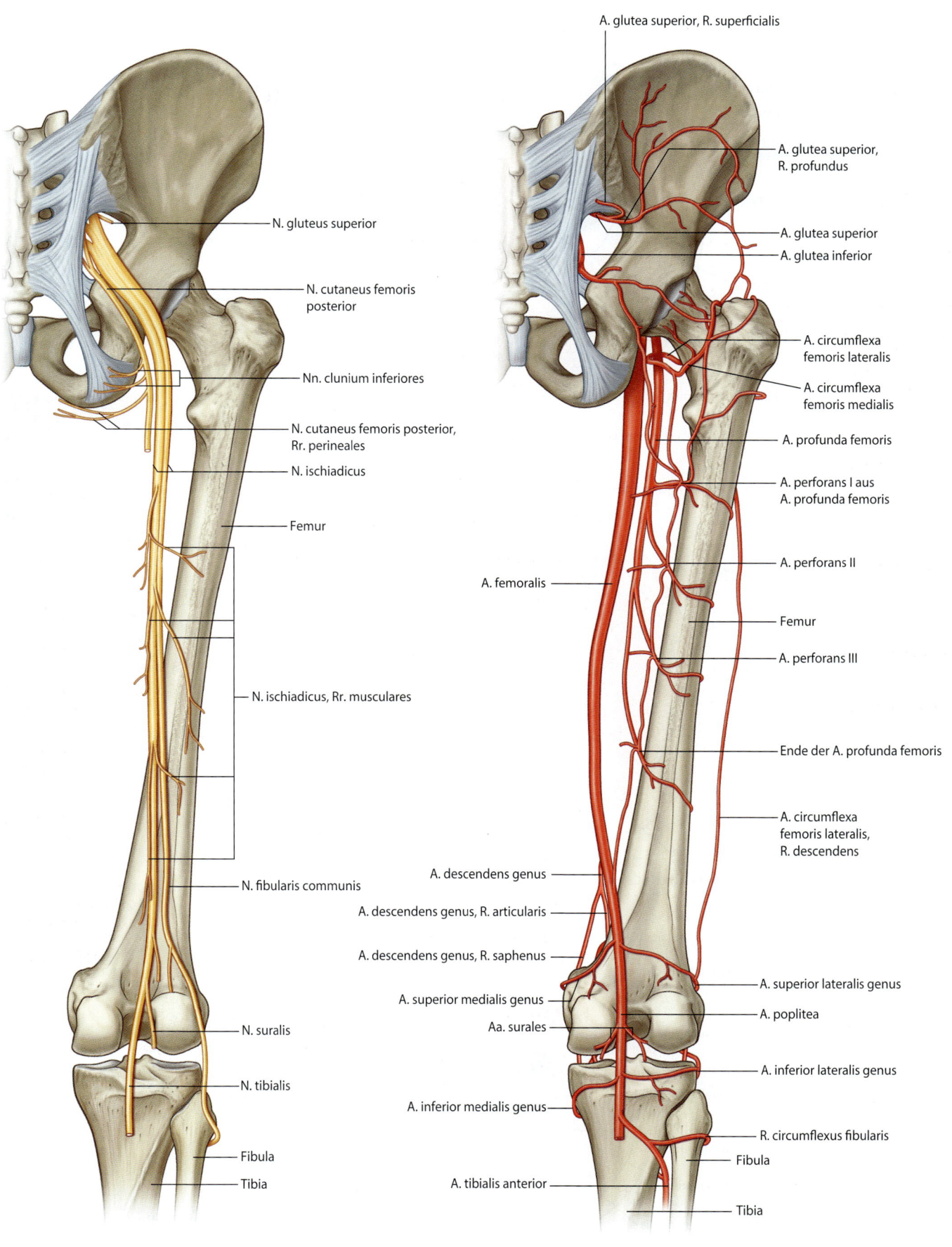

A. glutea superior, R. superficialis

A. glutea superior, R. profundus

A. glutea superior

A. glutea inferior

N. gluteus superior

N. cutaneus femoris posterior

Nn. clunium inferiores

N. cutaneus femoris posterior, Rr. perineales

N. ischiadicus

A. circumflexa femoris lateralis

A. circumflexa femoris medialis

A. profunda femoris

A. perforans I aus A. profunda femoris

A. perforans II

A. femoralis

Femur

Femur

A. perforans III

N. ischiadicus, Rr. musculares

Ende der A. profunda femoris

A. circumflexa femoris lateralis, R. descendens

A. descendens genus

A. descendens genus, R. articularis

A. descendens genus, R. saphenus

N. fibularis communis

A. superior medialis genus

A. superior lateralis genus

Aa. surales

A. poplitea

N. suralis

A. inferior lateralis genus

N. tibialis

A. inferior medialis genus

R. circumflexus fibularis

Fibula

Fibula

Tibia

A. tibialis anterior

Tibia

Nerven des Oberschenkels, Ansicht von dorsal
Nerves of the thigh (posterior view)

Arterien des Oberschenkels, Ansicht von dorsal
Arteries of the thigh (posterior view)

295

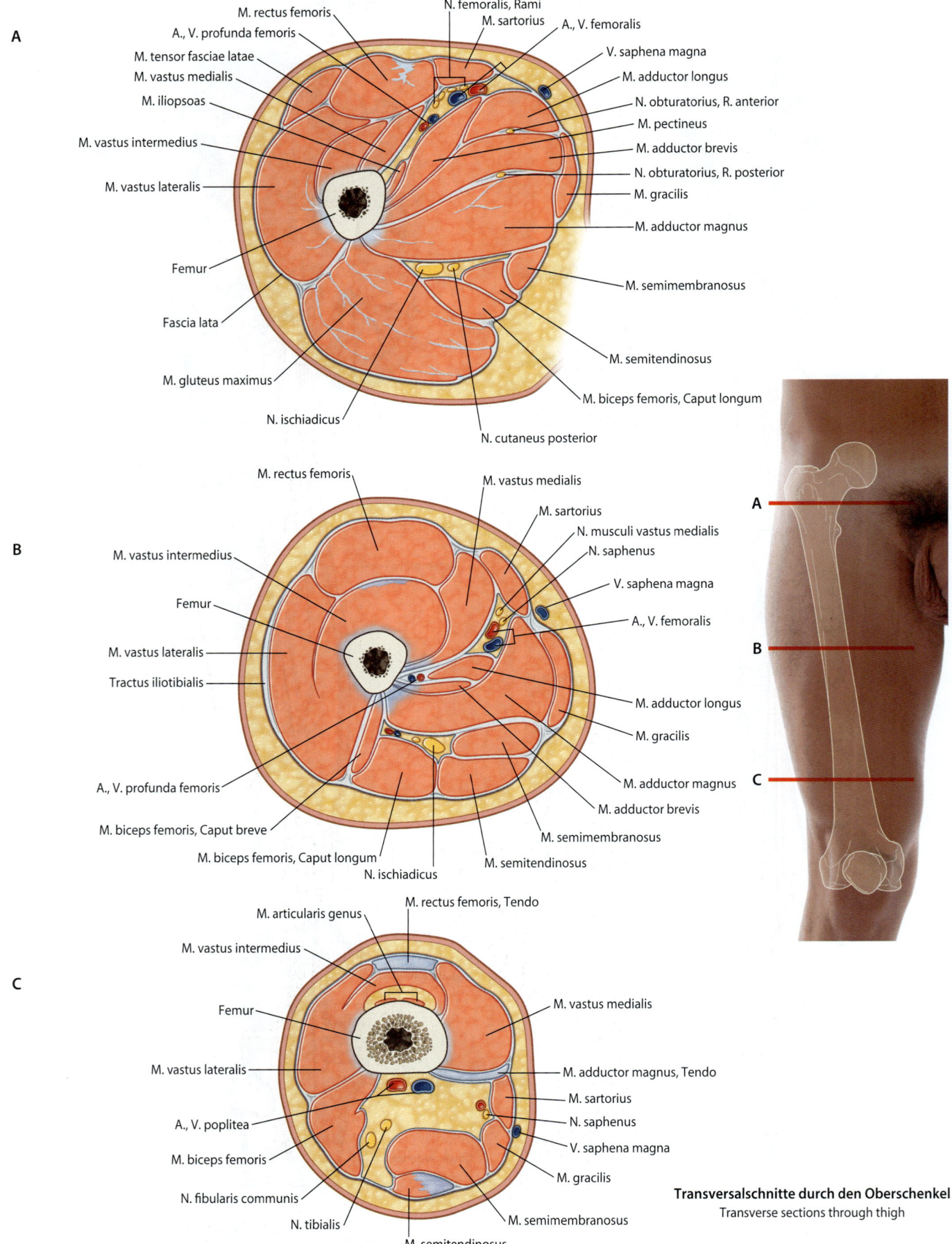

A

M. rectus femoris
A., V. profunda femoris
M. tensor fasciae latae
M. vastus medialis
M. iliopsoas
M. vastus intermedius
M. vastus lateralis
Femur
Fascia lata
M. gluteus maximus
N. ischiadicus

N. femoralis, Rami
M. sartorius
A., V. femoralis
V. saphena magna
M. adductor longus
N. obturatorius, R. anterior
M. pectineus
M. adductor brevis
N. obturatorius, R. posterior
M. gracilis
M. adductor magnus
M. semimembranosus
M. semitendinosus
M. biceps femoris, Caput longum
N. cutaneus posterior

B

M. rectus femoris
M. vastus intermedius
Femur
M. vastus lateralis
Tractus iliotibialis
A., V. profunda femoris
M. biceps femoris, Caput breve
M. biceps femoris, Caput longum
N. ischiadicus

M. vastus medialis
M. sartorius
N. musculi vastus medialis
N. saphenus
V. saphena magna
A., V. femoralis
M. adductor longus
M. gracilis
M. adductor magnus
M. adductor brevis
M. semimembranosus
M. semitendinosus

A

B

C

C

M. articularis genus
M. vastus intermedius
Femur
M. vastus lateralis
A., V. poplitea
M. biceps femoris
N. fibularis communis
N. tibialis
M. semitendinosus

M. rectus femoris, Tendo
M. vastus medialis
M. adductor magnus, Tendo
M. sartorius
N. saphenus
V. saphena magna
M. gracilis
M. semimembranosus

Transversalschnitte durch den Oberschenkel
Transverse sections through thigh

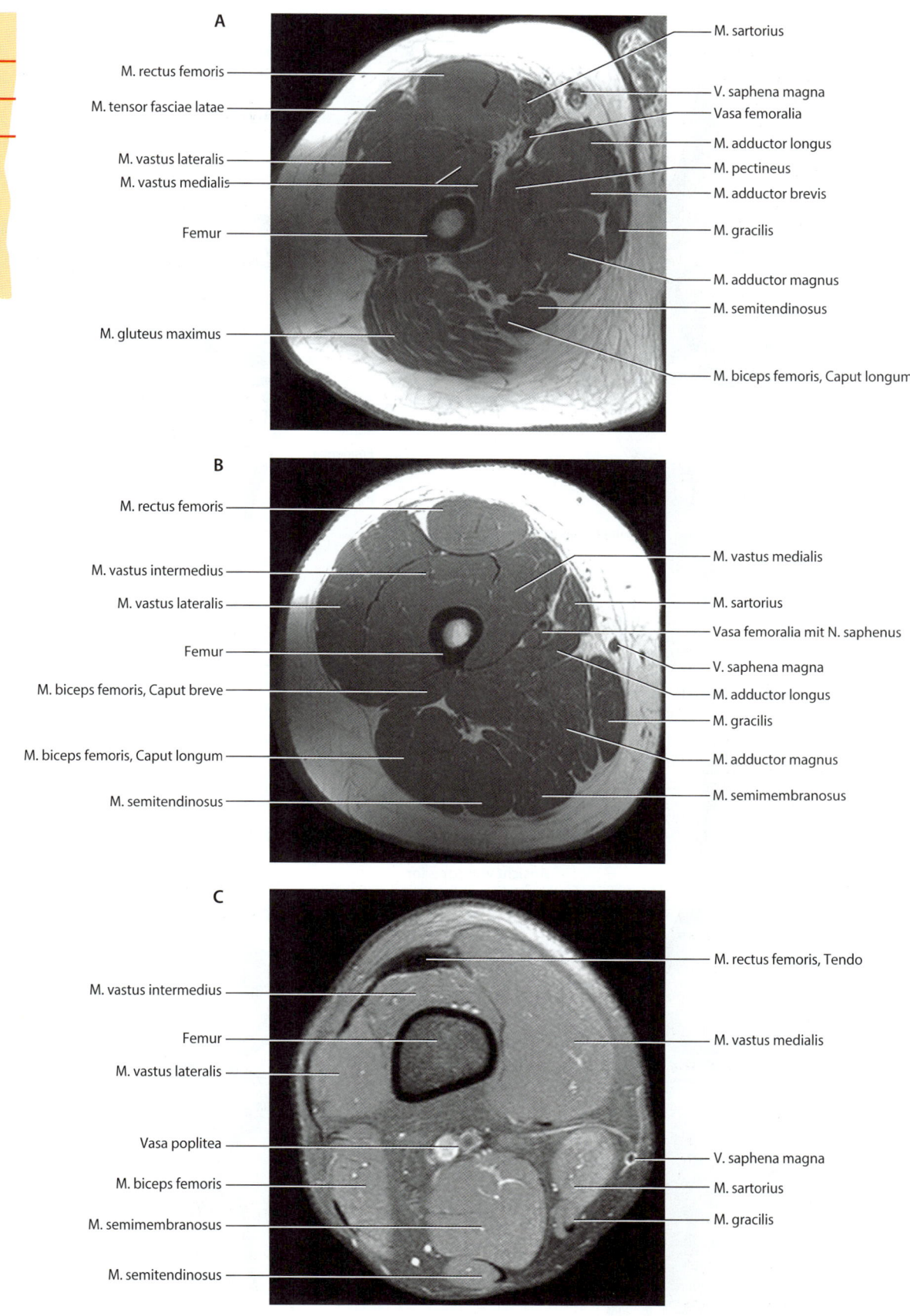

A

M. rectus femoris

M. tensor fasciae latae

M. vastus lateralis

M. vastus medialis

Femur

M. gluteus maximus

M. sartorius

V. saphena magna

Vasa femoralia

M. adductor longus

M. pectineus

M. adductor brevis

M. gracilis

M. adductor magnus

M. semitendinosus

M. biceps femoris, Caput longum

B

M. rectus femoris

M. vastus intermedius

M. vastus lateralis

Femur

M. biceps femoris, Caput breve

M. biceps femoris, Caput longum

M. semitendinosus

M. vastus medialis

M. sartorius

Vasa femoralia mit N. saphenus

V. saphena magna

M. adductor longus

M. gracilis

M. adductor magnus

M. semimembranosus

C

M. vastus intermedius

Femur

M. vastus lateralis

Vasa poplitea

M. biceps femoris

M. semimembranosus

M. semitendinosus

M. rectus femoris, Tendo

M. vastus medialis

V. saphena magna

M. sartorius

M. gracilis

Transversal-/Axialschnitte durch den Oberschenkel.
Transverse/axial sections through the thigh.

A. Proximal/upper thigh. T1-weighted MR image in axial plane
B. Middle thigh. T1-weighted MR image in axial plane
C. Distal/lower thigh. T2-weighted MR image in axial plane

A. Proximaler/oberer Abschnitt des Oberschenkels (T1-gewichtetes MRT in Axialebene).
B. Mittlerer Oberschenkel (T1-gewichtetes MRT in Axialebene).
C. Distaler/unterer Abschnitt des Oberschenkels (T2-gewichtetes MRT in Axialebene).

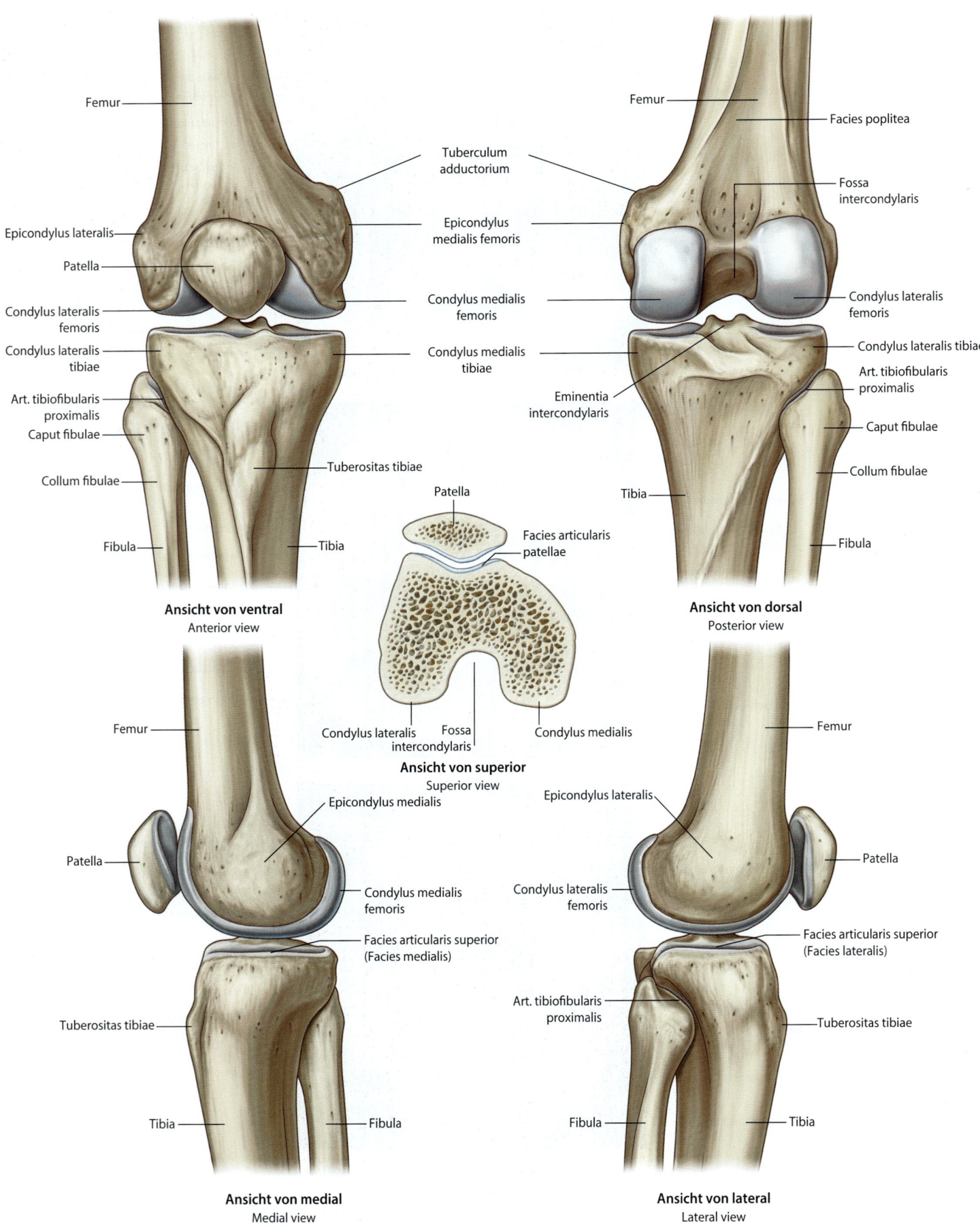

Femur

Tuberculum adductorium

Epicondylus lateralis

Patella

Condylus lateralis femoris

Condylus lateralis tibiae

Art. tibiofibularis proximalis

Caput fibulae

Collum fibulae

Fibula

Tibia

Epicondylus medialis femoris

Condylus medialis femoris

Condylus medialis tibiae

Tuberositas tibiae

Ansicht von ventral
Anterior view

Femur

Facies poplitea

Fossa intercondylaris

Condylus lateralis femoris

Condylus lateralis tibiae

Art. tibiofibularis proximalis

Caput fibulae

Collum fibulae

Fibula

Eminentia intercondylaris

Tibia

Ansicht von dorsal
Posterior view

Patella

Facies articularis patellae

Condylus lateralis

Fossa intercondylaris

Condylus medialis

Ansicht von superior
Superior view

Femur

Patella

Epicondylus medialis

Condylus medialis femoris

Facies articularis superior (Facies medialis)

Tuberositas tibiae

Tibia

Fibula

Ansicht von medial
Medial view

Femur

Epicondylus lateralis

Condylus lateralis femoris

Art. tibiofibularis proximalis

Fibula

Patella

Facies articularis superior (Facies lateralis)

Tuberositas tibiae

Tibia

Ansicht von lateral
Lateral view

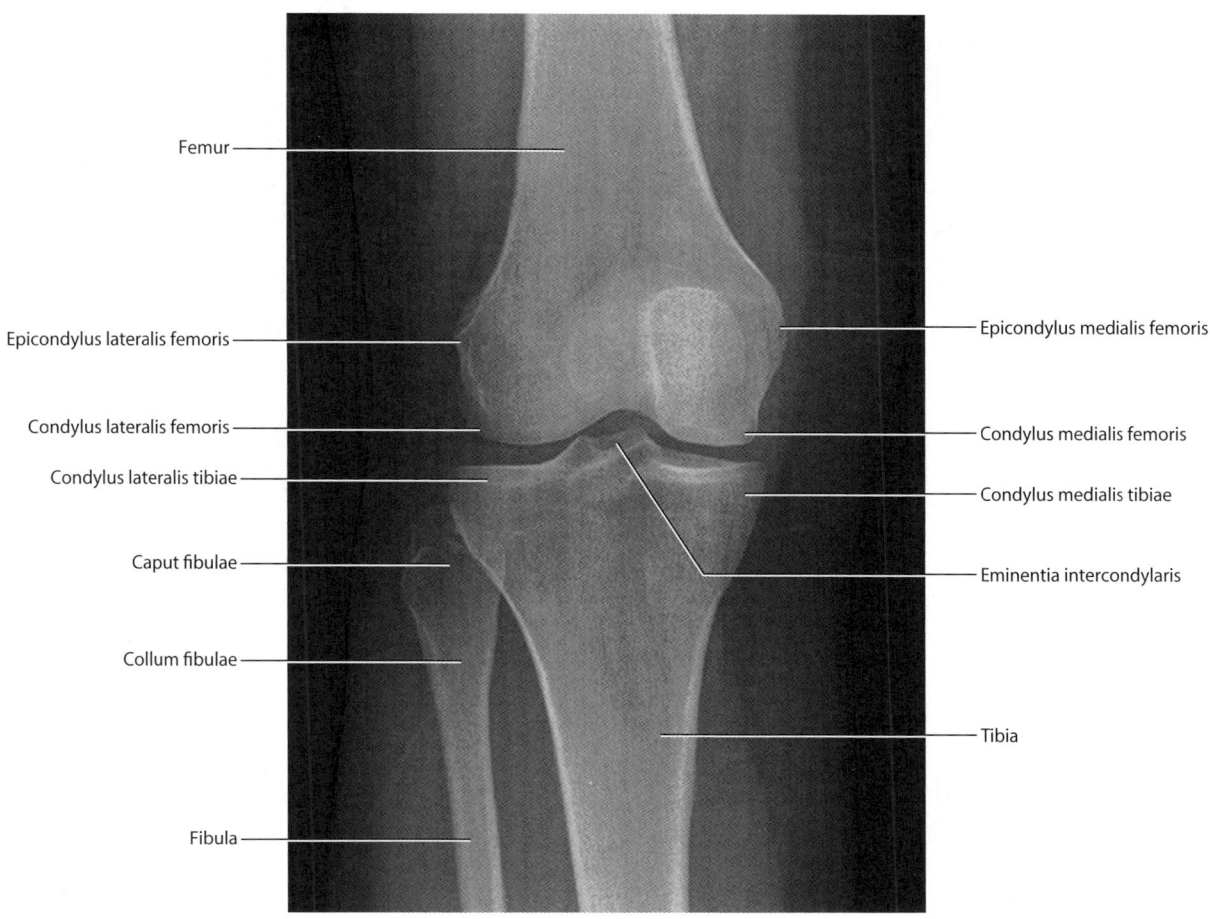

Femur

Epicondylus lateralis femoris

Condylus lateralis femoris

Condylus lateralis tibiae

Caput fibulae

Collum fibulae

Fibula

Epicondylus medialis femoris

Condylus medialis femoris

Condylus medialis tibiae

Eminentia intercondylaris

Tibia

Normales Kniegelenk; Röntgenbild im anterior-posterioren Strahlengang
Normal knee joint. Radiograph, AP view

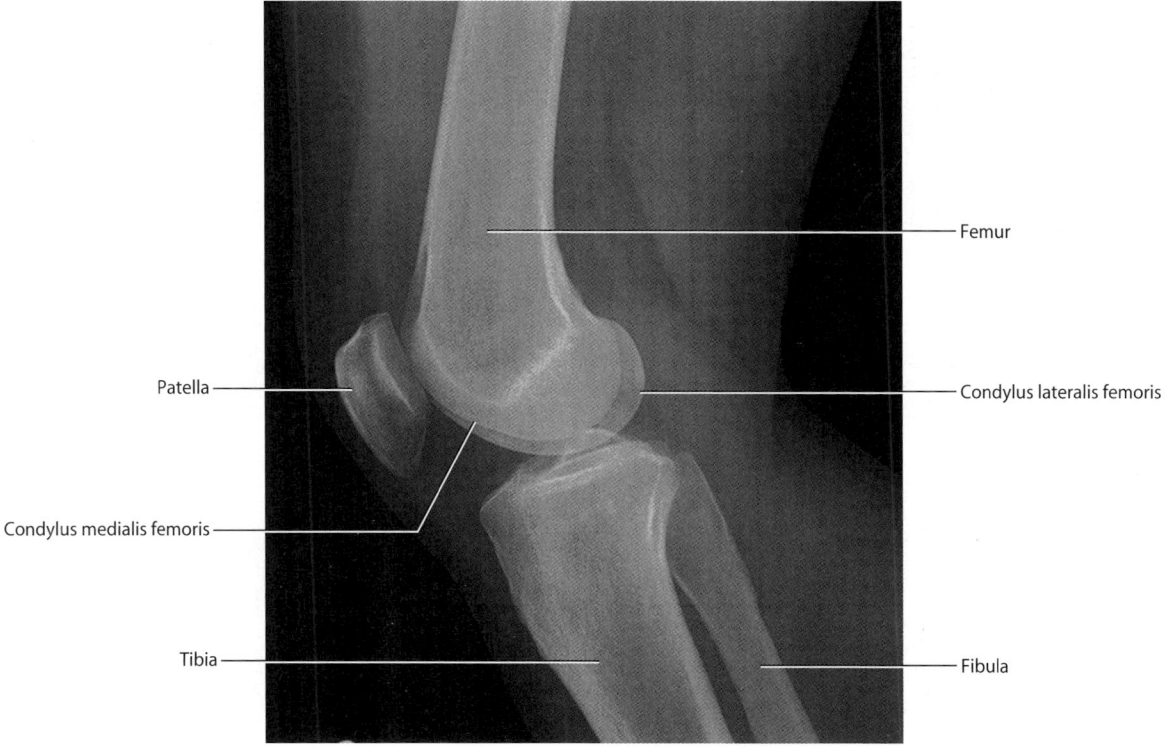

Patella

Condylus medialis femoris

Tibia

Femur

Condylus lateralis femoris

Fibula

Normales Kniegelenk; Röntgenbild von lateral
Normal knee joint. Radiograph, lateral view

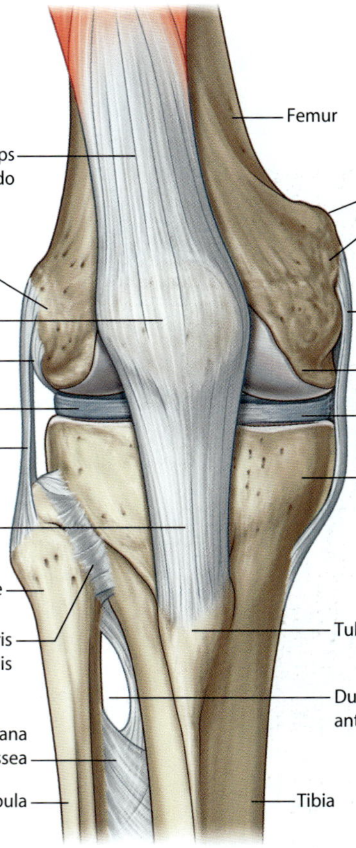

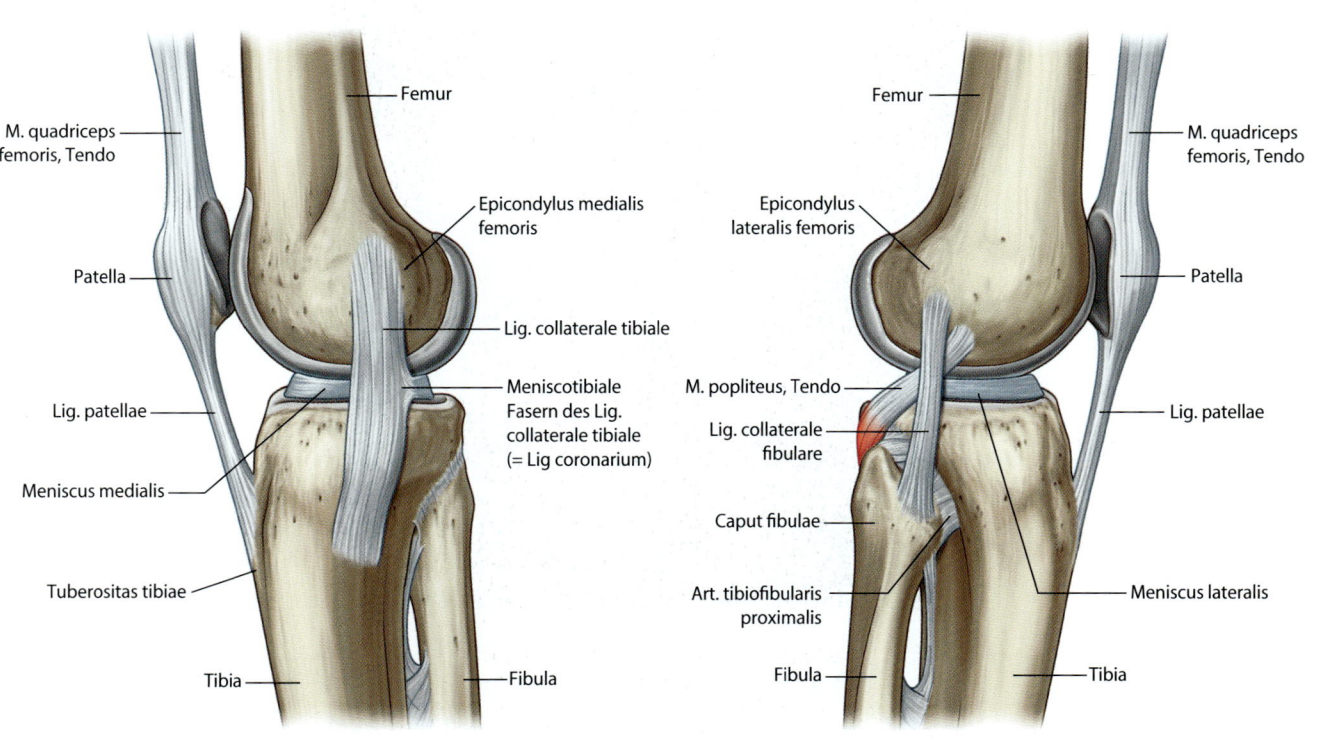

M. quadriceps
femoris, Tendo

Epicondylus lateralis
femoris

Patella

M. popliteus, Tendo

Meniscus lateralis

Lig. collaterale
fibulare

Lig. patellae

Caput fibulae

Art. tibiofibularis
proximalis

Membrana
interossea

Fibula

Femur

Tuberculum
adductorium

Epicondylus medialis
femoris

Lig. collaterale tibiale

Condylus medialis femoris

Meniscus medialis

Condylus medialis tibiae

Tuberositas tibiae

Durchtritt der Vasa tibiales
anteriores

Tibia

Ansicht von ventral
Anterior view

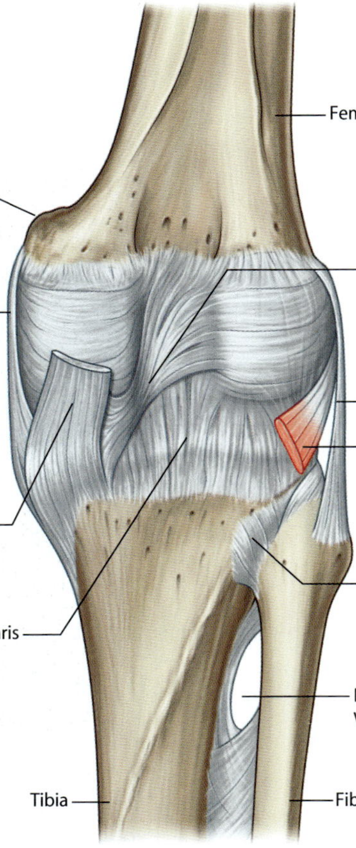

Femur

Lig. popliteum obliquum

Lig. collaterale
fibulare

M. popliteus
(teilweise entfernt)

Art. tibiofibularis
proximalis

Durchtritt der
Vasa tibiales anteriores

Fibula

M. semimembranosus,
Tendo

Capsula articularis

Tibia

Ansicht von dorsal
Posterior view

M. quadriceps
femoris, Tendo

Patella

Lig. patellae

Meniscus medialis

Tuberositas tibiae

Tibia

Femur

Epicondylus medialis
femoris

Lig. collaterale tibiale

Meniscotibiale
Fasern des Lig.
collaterale tibiale
(= Lig coronarium)

Fibula

Ansicht von medial
Medial view

Femur

Epicondylus
lateralis femoris

M. popliteus, Tendo

Lig. collaterale
fibulare

Caput fibulae

Art. tibiofibularis
proximalis

Fibula

M. quadriceps
femoris, Tendo

Patella

Lig. patellae

Meniscus lateralis

Tibia

Ansicht von lateral
Lateral view

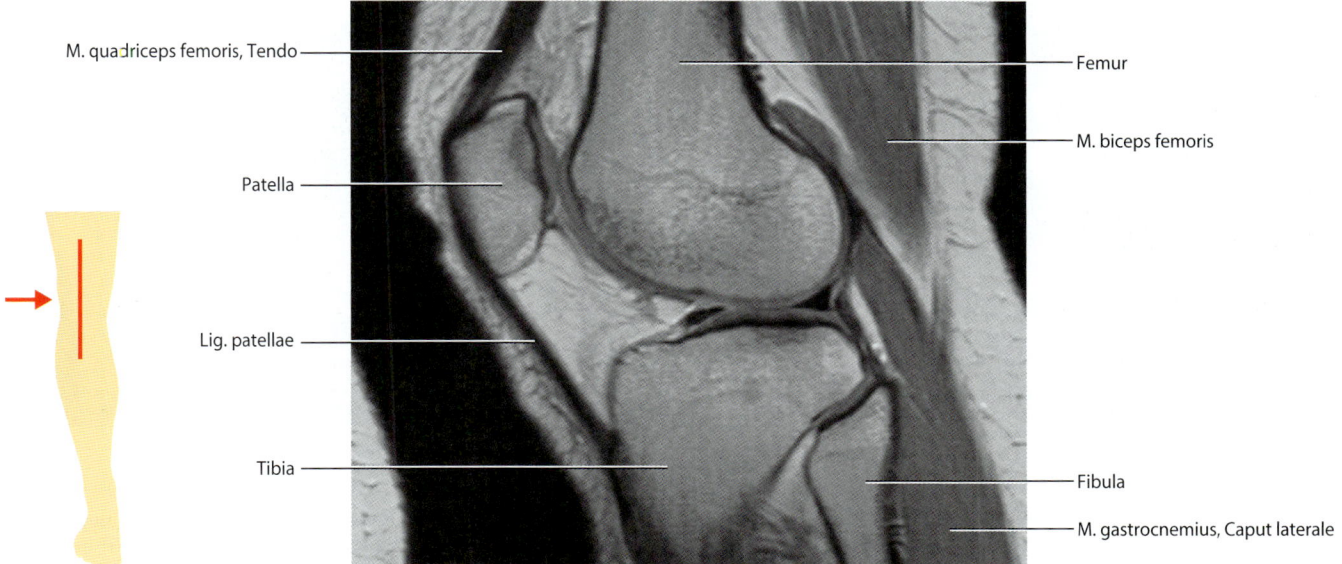

M. quadriceps femoris, Tendo

Patella

Lig. patellae

Tibia

Femur

M. biceps femoris

Fibula

M. gastrocnemius, Caput laterale

Normales Kniegelenk; T2-gewichtetes MRT in Sagittalebene
Normal knee joint. T2-weighted MR image in sagittal plane

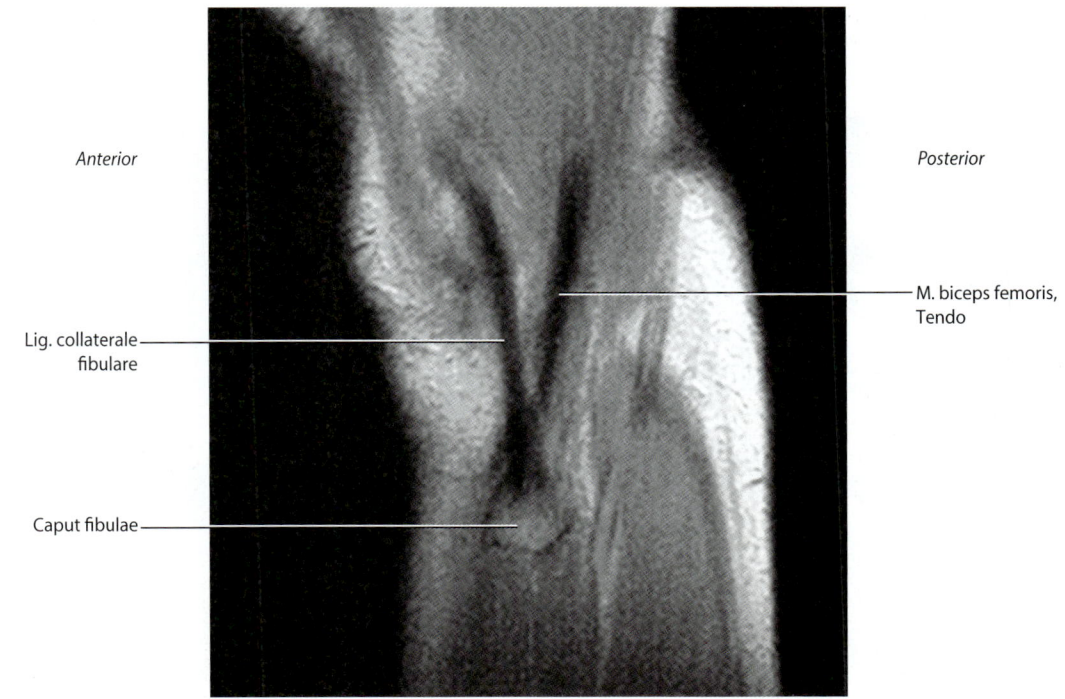

Anterior

Posterior

Lig. collaterale fibulare

Caput fibulae

M. biceps femoris, Tendo

Ansatz des Lig. collaterale fibulare und der Sehne des M. biceps femoris am Fibulakopf; T2-gewichtetes MRT in Sagittalebene
Unique view showing the fibular collateral ligament and the tendon of the biceps femoris muscle attaching to the head of the fibula. T2-weighted MR image in sagittal plane

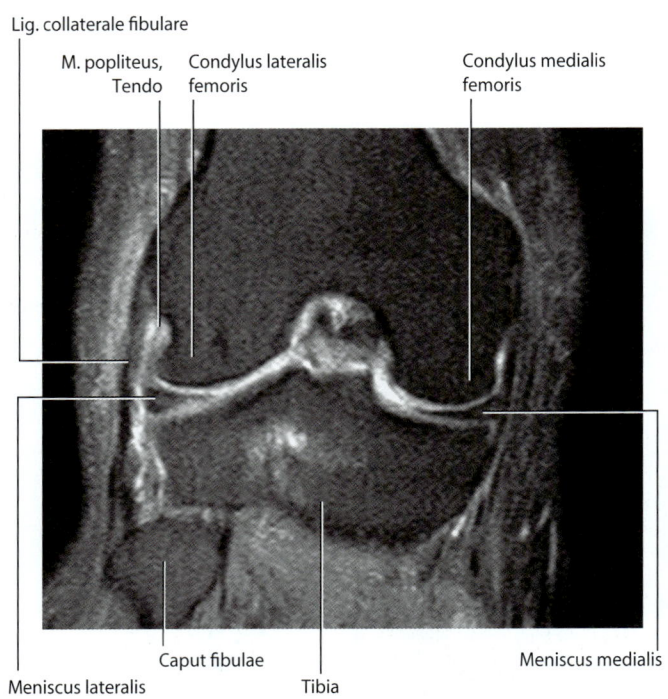

Lig. collaterale fibulare

M. popliteus, Tendo

Condylus lateralis femoris

Condylus medialis femoris

Caput fibulae

Tibia

Meniscus lateralis

Meniscus medialis

Kniegelenk mit Lig. collaterale fibulare und umgebende Strukturen; T2-gewichtetes MRT in Koronarebene
Coronal view of knee joint showing the fibular collateral ligament and its relationship to surrounding structures. T2-weighted MR image in coronal plane

Lig. cruciatum posterius

Condylus medialis femoris

M. popliteus, Tendo

Condylus lateralis femoris

Lig. collaterale tibiale

Lig. cruciatum anterius

Meniscus medialis

Meniscus lateralis

Tibia

Kniegelenk, das Verhältnis von Lig. collaterale tibiale zu medialem Meniskus verdeutlichend, Ansicht von ventral; T1-gewichtetes MRT in Koronarebene
Anterior view of knee joint showing the relationship between the tibial collateral ligament and the medial meniscus. T1-weighted MR image in coronal plane

Lig. cruciatum anterius

Lig. cruciatum posterius

Condylus lateralis femoris

Condylus medialis femoris

Meniscus lateralis

Meniscus medialis

Condylus lateralis tibiae

Condylus medialis tibiae

Lig. transversa

Ansicht von ventral in Flexion
Anterior view (flexed)

Femur

Fossa intercondylaris

Lig. cruciatum anterius

Condylus lateralis femoris

Meniscus lateralis

Lig. meniscofemorale posterius

Lig. cruciatum posterius

Fibula

Tibia

Tibia

Fibula

Ansicht von dorsal
Posterior view

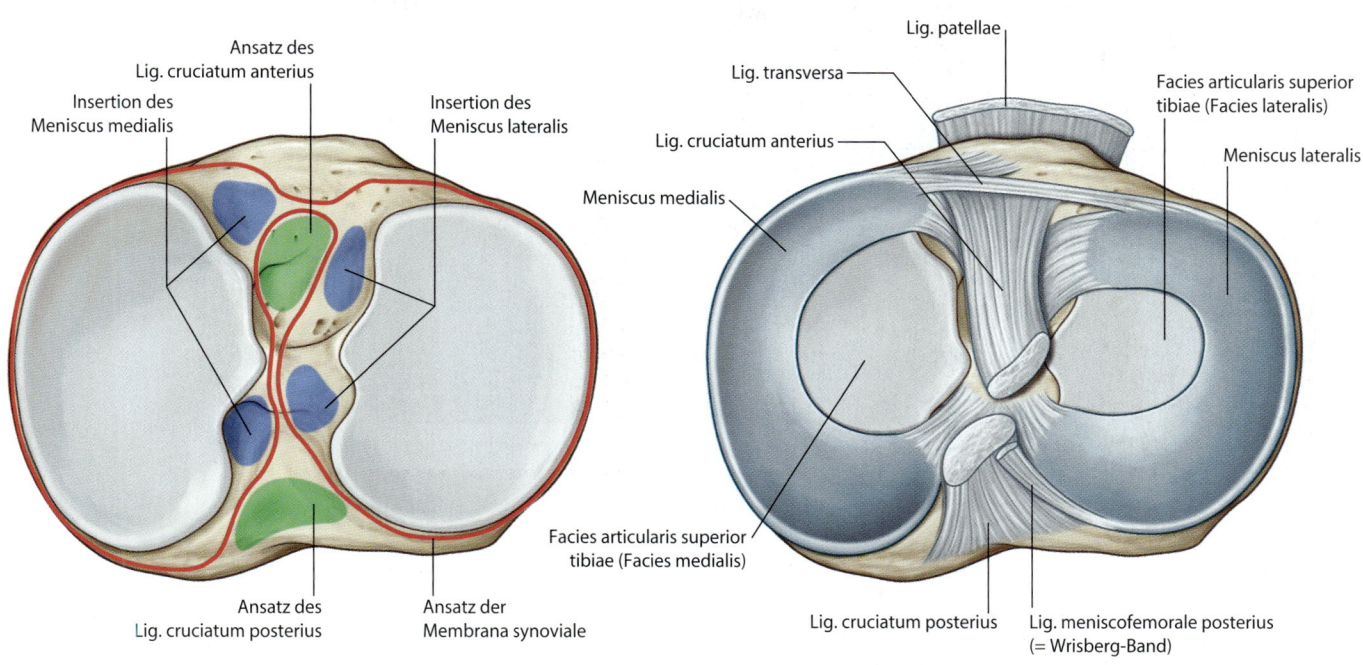

Ansatz des
Lig. cruciatum anterius

Insertion des
Meniscus medialis

Insertion des
Meniscus lateralis

Ansatz des
Lig. cruciatum posterius

Ansatz der
Membrana synoviale

**Ansätze von Menisken, Kreuzbändern und Synovialmembran
in der rechten Tibia, Ansicht von kranial**
Attachments of menisci, cruciate ligaments, and ynovial membrane of the right tibia (superior view)

Lig. patellae

Lig. transversa

Lig. cruciatum anterius

Meniscus medialis

Facies articularis superior
tibiae (Facies lateralis)

Meniscus lateralis

Facies articularis superior
tibiae (Facies medialis)

Lig. cruciatum posterius

Lig. meniscofemorale posterius
(= Wrisberg-Band)

Menisken des rechten Kniegelenks, Ansicht von dorsal
Menisci of the right knee joint (superior view)

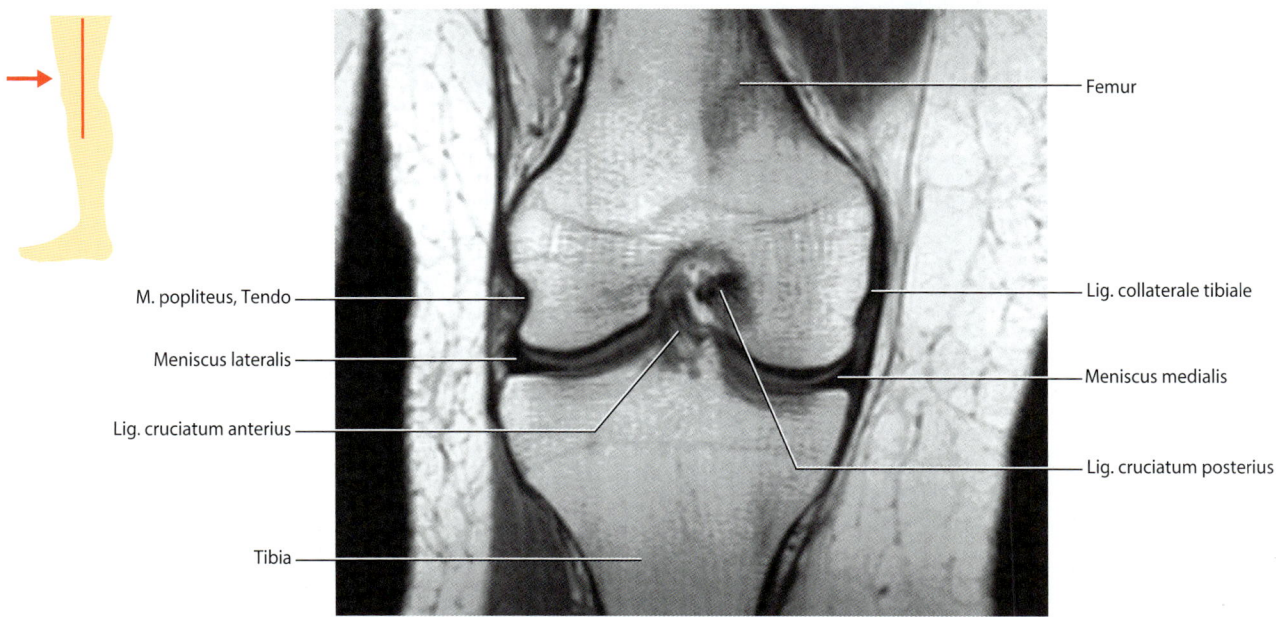

Femur

M. popliteus, Tendo

Meniscus lateralis

Lig. cruciatum anterius

Tibia

Lig. collaterale tibiale

Meniscus medialis

Lig. cruciatum posterius

Kniegelenk mit vorderen und hinteren Kreuzbändern, Ansicht von ventral; T2-gewichtetes MRT in Koronarebene
Anterior view of knee joint showing the anterior and posterior cruciate ligaments. T2-weighted MR image in coronal plane

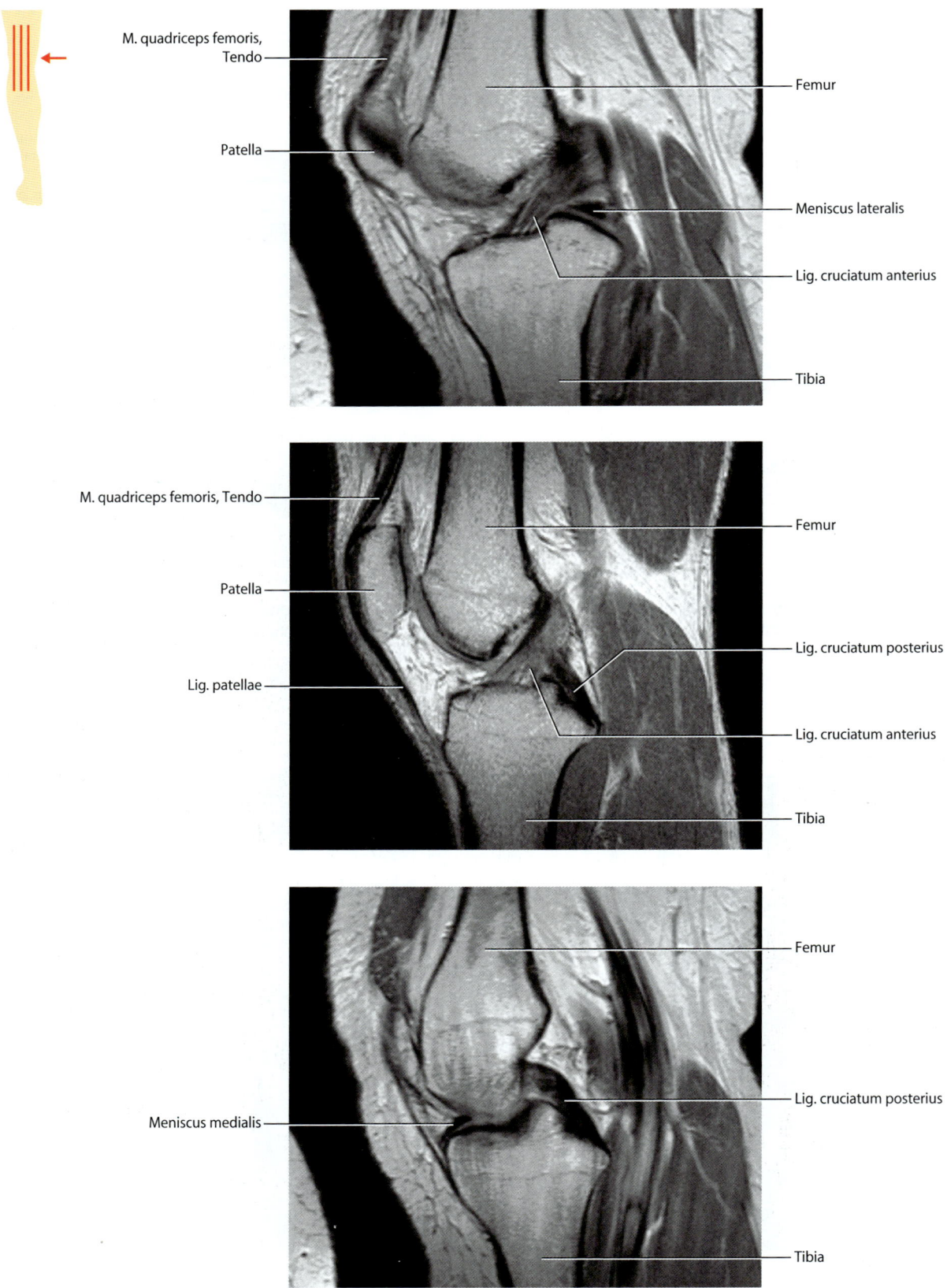

M. quadriceps femoris, Tendo

Patella

Femur

Meniscus lateralis

Lig. cruciatum anterius

Tibia

M. quadriceps femoris, Tendo

Patella

Lig. patellae

Femur

Lig. cruciatum posterius

Lig. cruciatum anterius

Tibia

Femur

Lig. cruciatum posterius

Meniscus medialis

Tibia

Serienaufnahme von lateral nach medial zur Darstellung des Verhältnisses zwischen vorderen und hinteren Kreuzbändern; T2-gewichtete MRTs in Sagittalebene
A series of images moving from lateral to medial showing the relationship between anterior and posterior cruciate ligaments. T2-weighted MR images in sagittal plane

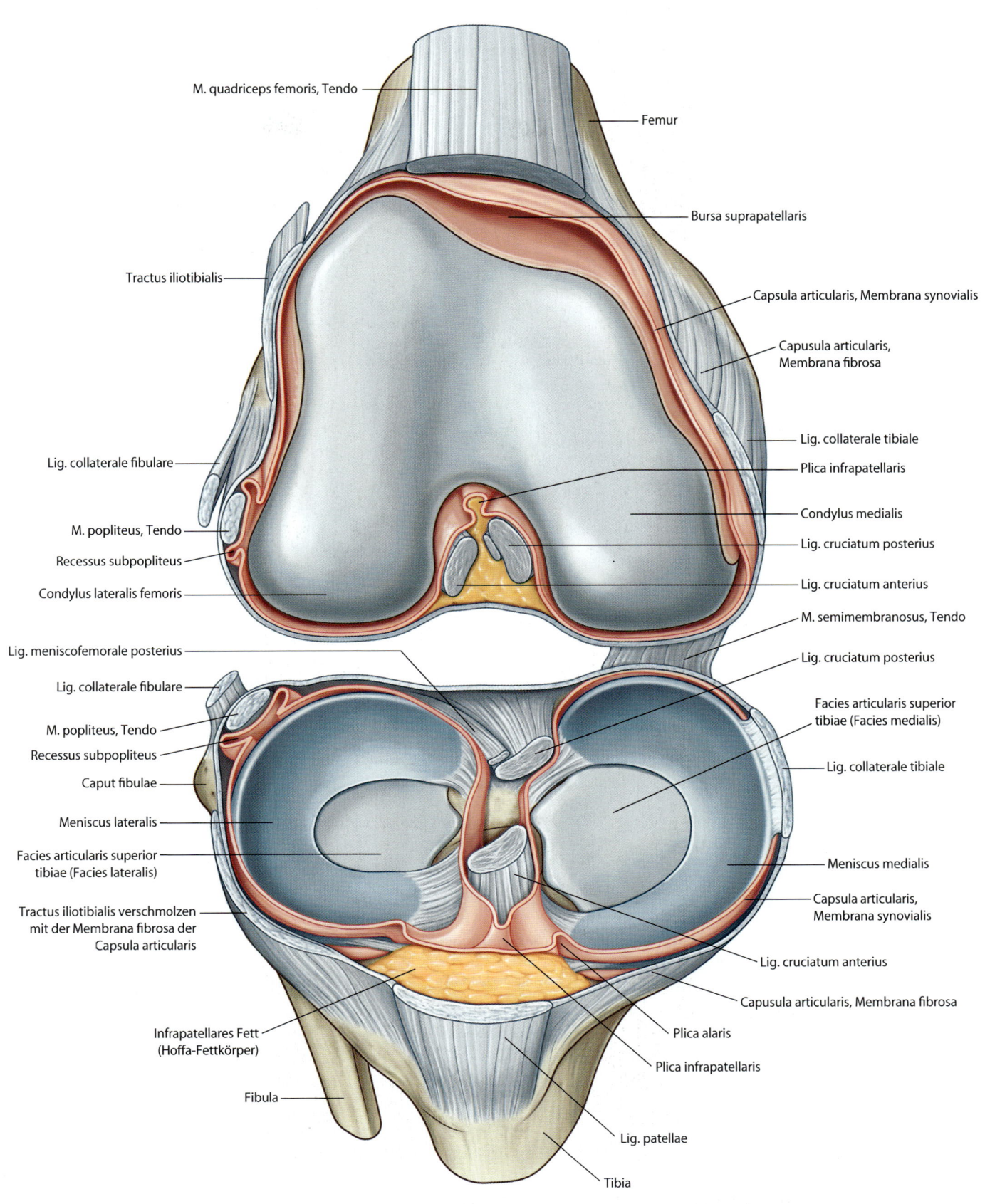

M. quadriceps femoris, Tendo

Femur

Bursa suprapatellaris

Tractus iliotibialis

Capsula articularis, Membrana synovialis

Capusula articularis, Membrana fibrosa

Lig. collaterale tibiale

Plica infrapatellaris

Lig. collaterale fibulare

Condylus medialis

M. popliteus, Tendo

Lig. cruciatum posterius

Recessus subpopliteus

Lig. cruciatum anterius

Condylus lateralis femoris

M. semimembranosus, Tendo

Lig. meniscofemorale posterius

Lig. cruciatum posterius

Lig. collaterale fibulare

Facies articularis superior tibiae (Facies medialis)

M. popliteus, Tendo

Recessus subpopliteus

Lig. collaterale tibiale

Caput fibulae

Meniscus lateralis

Facies articularis superior tibiae (Facies lateralis)

Meniscus medialis

Capsula articularis, Membrana synovialis

Tractus iliotibialis verschmolzen mit der Membrana fibrosa der Capsula articularis

Lig. cruciatum anterius

Capusula articularis, Membrana fibrosa

Infrapatellares Fett (Hoffa-Fettkörper)

Plica alaris

Plica infrapatellaris

Fibula

Lig. patellae

Tibia

Kniegelenk, Ansicht von ventral-kranial
Knee joint (anterosuperior view)

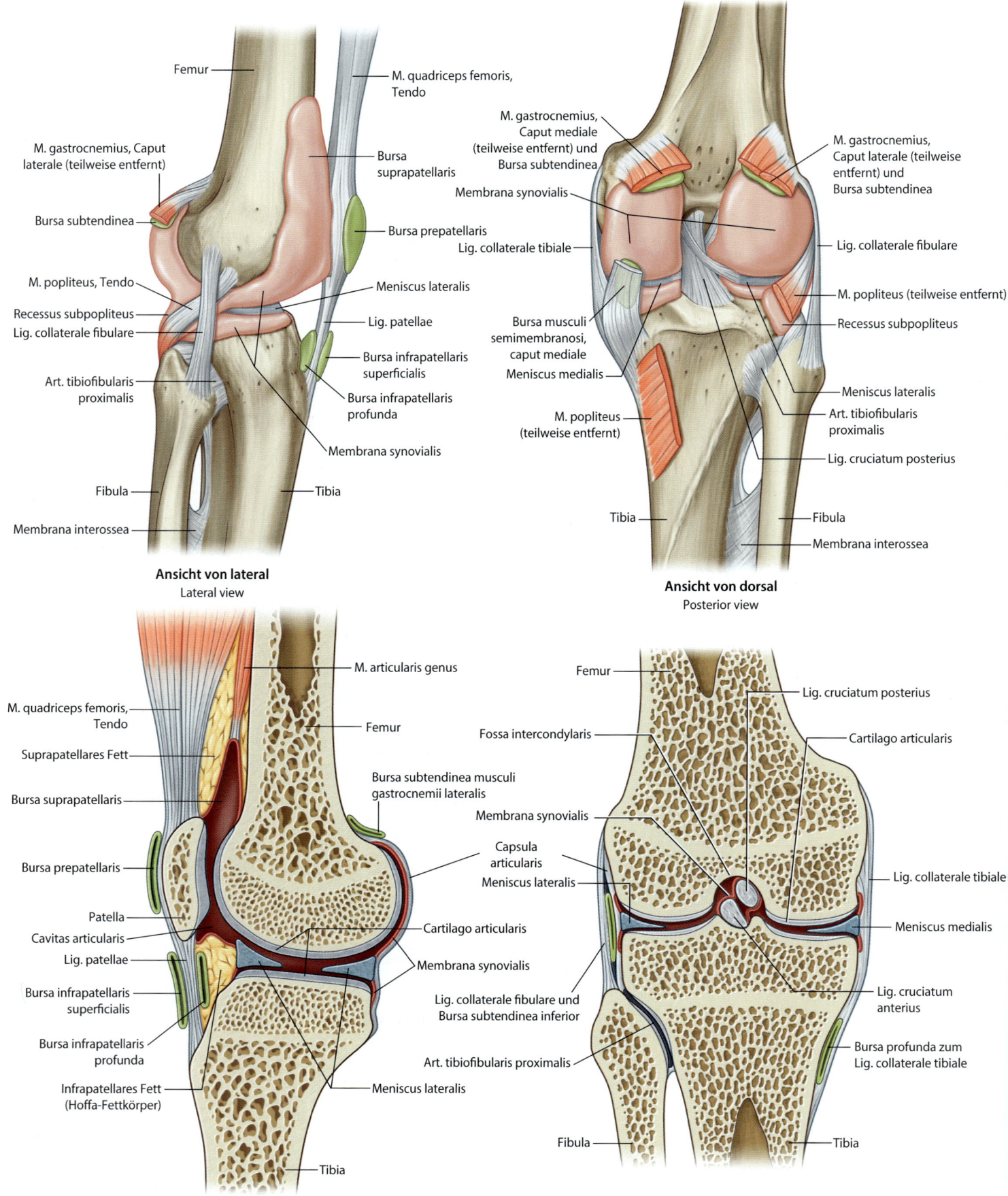

Femur

M. quadriceps femoris, Tendo

M. gastrocnemius, Caput laterale (teilweise entfernt)

Bursa subtendinea

Bursa suprapatellaris

Bursa prepatellaris

M. popliteus, Tendo

Recessus subpopliteus

Lig. collaterale fibulare

Meniscus lateralis

Lig. patellae

Art. tibiofibularis proximalis

Bursa infrapatellaris superficialis

Bursa infrapatellaris profunda

Membrana synovialis

Fibula

Tibia

Membrana interossea

Ansicht von lateral
Lateral view

M. gastrocnemius, Caput mediale (teilweise entfernt) und Bursa subtendinea

Membrana synovialis

Lig. collaterale tibiale

M. gastrocnemius, Caput laterale (teilweise entfernt) und Bursa subtendinea

Lig. collaterale fibulare

M. popliteus (teilweise entfernt)

Recessus subpopliteus

Bursa musculi semimembranosi, caput mediale

Meniscus medialis

M. popliteus (teilweise entfernt)

Meniscus lateralis

Art. tibiofibularis proximalis

Lig. cruciatum posterius

Tibia

Fibula

Membrana interossea

Ansicht von dorsal
Posterior view

M. quadriceps femoris, Tendo

Suprapatellares Fett

Bursa suprapatellaris

Bursa prepatellaris

Patella

Cavitas articularis

Lig. patellae

Bursa infrapatellaris superficialis

Bursa infrapatellaris profunda

Infrapatellares Fett (Hoffa-Fettkörper)

Tibia

M. articularis genus

Femur

Bursa subtendinea musculi gastrocnemii lateralis

Cartilago articularis

Membrana synovialis

Meniscus lateralis

Paramedianer Schnitt durch das Kniegelenk
Paramedian section through knee joint

Femur

Fossa intercondylaris

Membrana synovialis

Capsula articularis

Meniscus lateralis

Lig. collaterale fibulare und Bursa subtendinea inferior

Art. tibiofibularis proximalis

Fibula

Lig. cruciatum posterius

Cartilago articularis

Lig. collaterale tibiale

Meniscus medialis

Lig. cruciatum anterius

Bursa profunda zum Lig. collaterale tibiale

Tibia

Koronarer Schnitt durch das Kniegelenk, Ansicht von ventral
Coronal section through knee joint (anterior view)

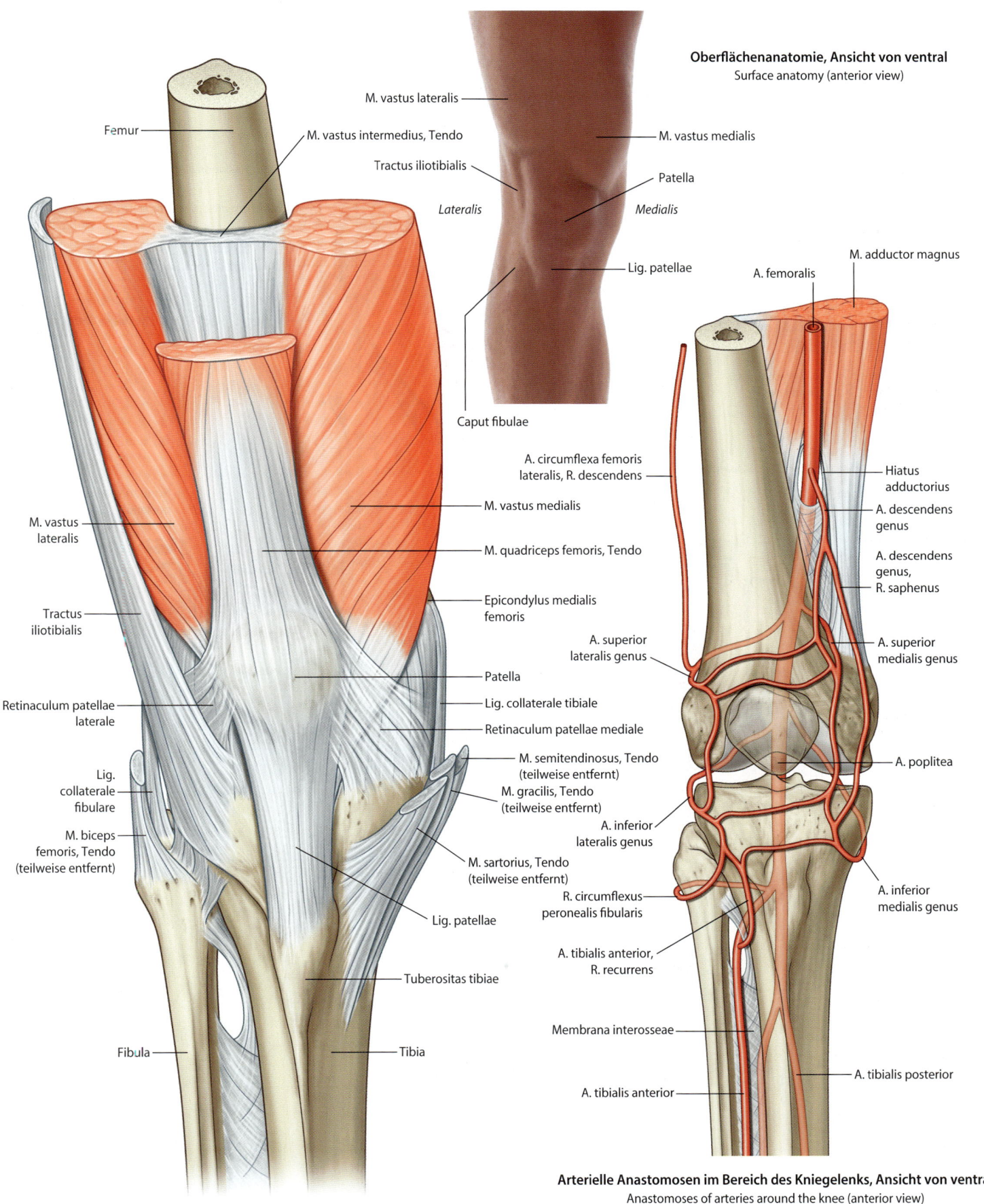

Oberflächenanatomie, Ansicht von ventral
Surface anatomy (anterior view)

Femur

M. vastus lateralis

M. vastus intermedius, Tendo

Tractus iliotibialis

Lateralis

M. vastus medialis

Patella

Medialis

Lig. patellae

Caput fibulae

M. vastus lateralis

Tractus iliotibialis

Retinaculum patellae laterale

Lig. collaterale fibulare

M. biceps femoris, Tendo (teilweise entfernt)

Fibula

A. circumflexa femoris lateralis, R. descendens

M. vastus medialis

M. quadriceps femoris, Tendo

Epicondylus medialis femoris

Patella

Lig. collaterale tibiale

Retinaculum patellae mediale

M. semitendinosus, Tendo (teilweise entfernt)

M. gracilis, Tendo (teilweise entfernt)

M. sartorius, Tendo (teilweise entfernt)

Lig. patellae

Tuberositas tibiae

Tibia

A. femoralis

M. adductor magnus

Hiatus adductorius

A. descendens genus

A. descendens genus, R. saphenus

A. superior lateralis genus

A. superior medialis genus

A. poplitea

A. inferior lateralis genus

A. inferior medialis genus

R. circumflexus peronealis fibularis

A. tibialis anterior, R. recurrens

Membrana interosseae

A. tibialis posterior

A. tibialis anterior

Arterielle Anastomosen im Bereich des Kniegelenks, Ansicht von ventral
Anastomoses of arteries around the knee (anterior view)

Kniegelenkskapsel und benachbarte Strukturen, Ansicht von ventral
Knee joint capsule and related structures (anterior view)

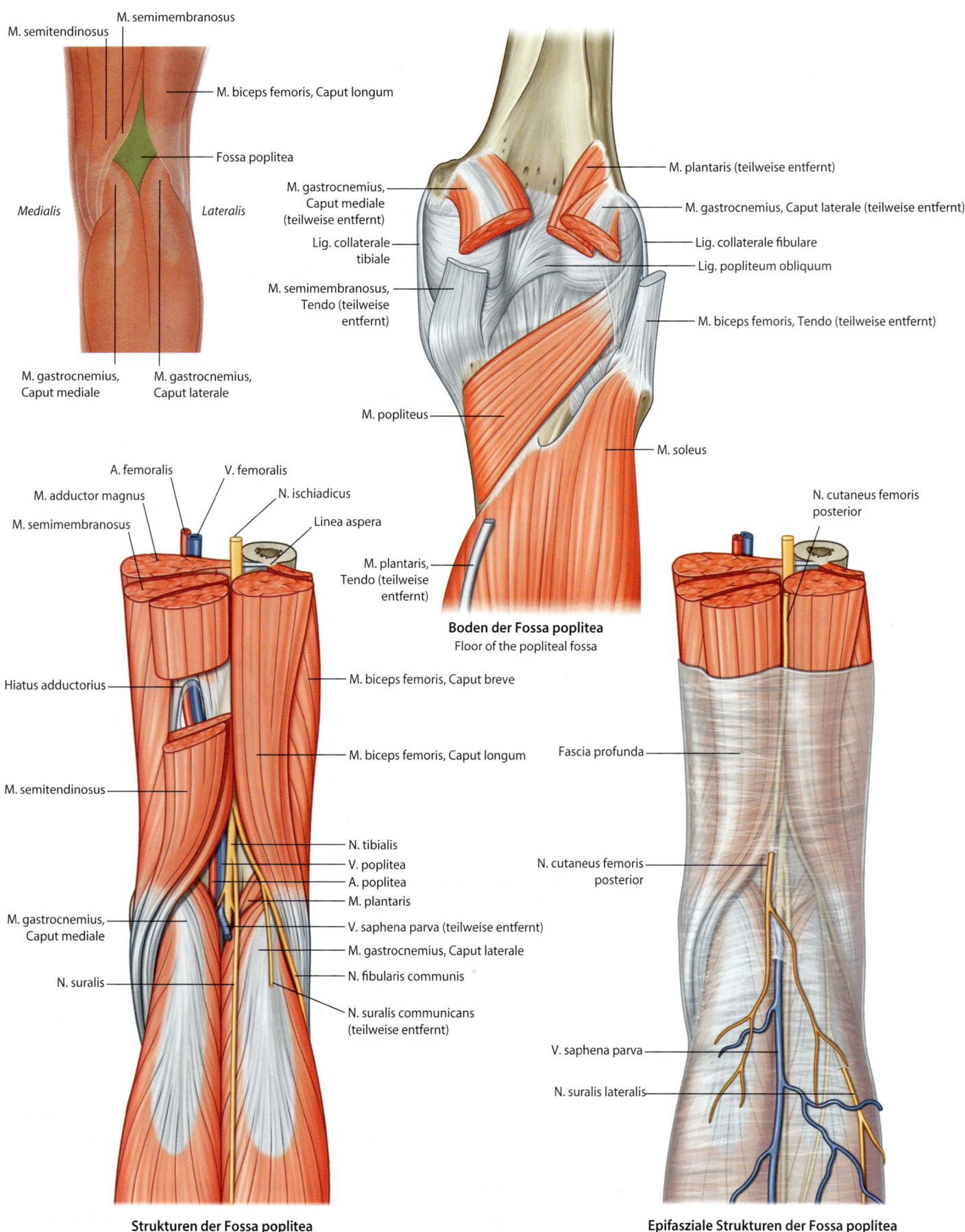

M. semitendinosus

M. semimembranosus

M. biceps femoris, Caput longum

Fossa poplitea

Medialis

Lateralis

M. gastrocnemius, Caput mediale

M. gastrocnemius, Caput laterale

M. plantaris (teilweise entfernt)

M. gastrocnemius, Caput mediale (teilweise entfernt)

M. gastrocnemius, Caput laterale (teilweise entfernt)

Lig. collaterale tibiale

Lig. collaterale fibulare

Lig. popliteum obliquum

M. semimembranosus, Tendo (teilweise entfernt)

M. biceps femoris, Tendo (teilweise entfernt)

M. popliteus

M. soleus

M. plantaris, Tendo (teilweise entfernt)

Boden der Fossa poplitea
Floor of the popliteal fossa

A. femoralis

V. femoralis

M. adductor magnus

N. ischiadicus

M. semimembranosus

Linea aspera

Hiatus adductorius

M. biceps femoris, Caput breve

M. semitendinosus

M. biceps femoris, Caput longum

N. cutaneus femoris posterior

M. gastrocnemius, Caput mediale

N. tibialis

V. poplitea

A. poplitea

M. plantaris

V. saphena parva (teilweise entfernt)

M. gastrocnemius, Caput laterale

N. fibularis communis

N. suralis communicans (teilweise entfernt)

N. suralis

Fascia profunda

N. cutaneus femoris posterior

V. saphena parva

N. suralis lateralis

Strukturen der Fossa poplitea
Structures in the popliteal fossa

Epifasziale Strukturen der Fossa poplitea
Superficial structures

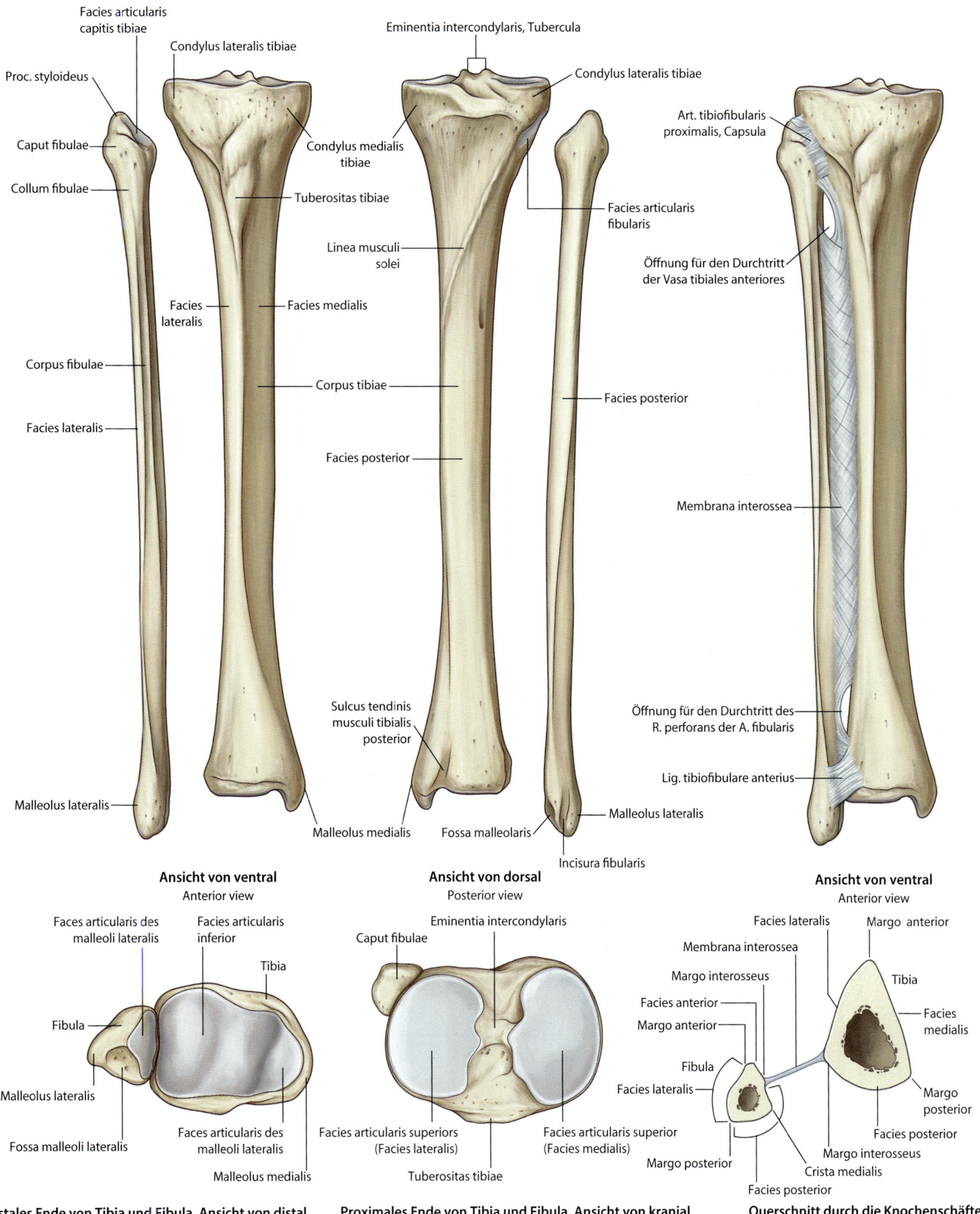

Facies articularis
capitis tibiae

Proc. styloideus

Caput fibulae

Collum fibulae

Corpus fibulae

Facies lateralis

Malleolus lateralis

Condylus lateralis tibiae

Condylus medialis
tibiae

Tuberositas tibiae

Facies
lateralis

Facies medialis

Corpus tibiae

Facies posterior

Sulcus tendinis
musculi tibialis
posterior

Malleolus medialis

Eminentia intercondylaris, Tubercula

Condylus lateralis tibiae

Facies articularis
fibularis

Linea musculi
solei

Facies posterior

Malleolus lateralis

Fossa malleolaris

Incisura fibularis

Art. tibiofibularis
proximalis, Capsula

Öffnung für den Durchtritt
der Vasa tibiales anteriores

Membrana interossea

Öffnung für den Durchtritt des
R. perforans der A. fibularis

Lig. tibiofibulare anterius

Ansicht von ventral
Anterior view

Ansicht von dorsal
Posterior view

Ansicht von ventral
Anterior view

Faces articularis des
malleoli lateralis

Facies articularis
inferior

Tibia

Fibula

Malleolus lateralis

Fossa malleoli lateralis

Faces articularis des
malleoli lateralis

Malleolus medialis

Caput fibulae

Eminentia intercondylaris

Facies articularis superiors
(Facies lateralis)

Tuberositas tibiae

Facies articularis superior
(Facies medialis)

Facies lateralis

Membrana interossea

Margo interosseus

Facies anterior

Margo anterior

Fibula

Facies lateralis

Margo posterior

Facies posterior

Margo anterior

Tibia

Facies
medialis

Margo
posterior

Facies posterior

Margo interosseus

Crista medialis

Distales Ende von Tibia und Fibula, Ansicht von distal
Distal tibia and fibula (inferior view)

Proximales Ende von Tibia und Fibula, Ansicht von kranial
Proximal tibia and fibula (superior view)

Querschnitt durch die Knochenschäfte
Cross section through shafts

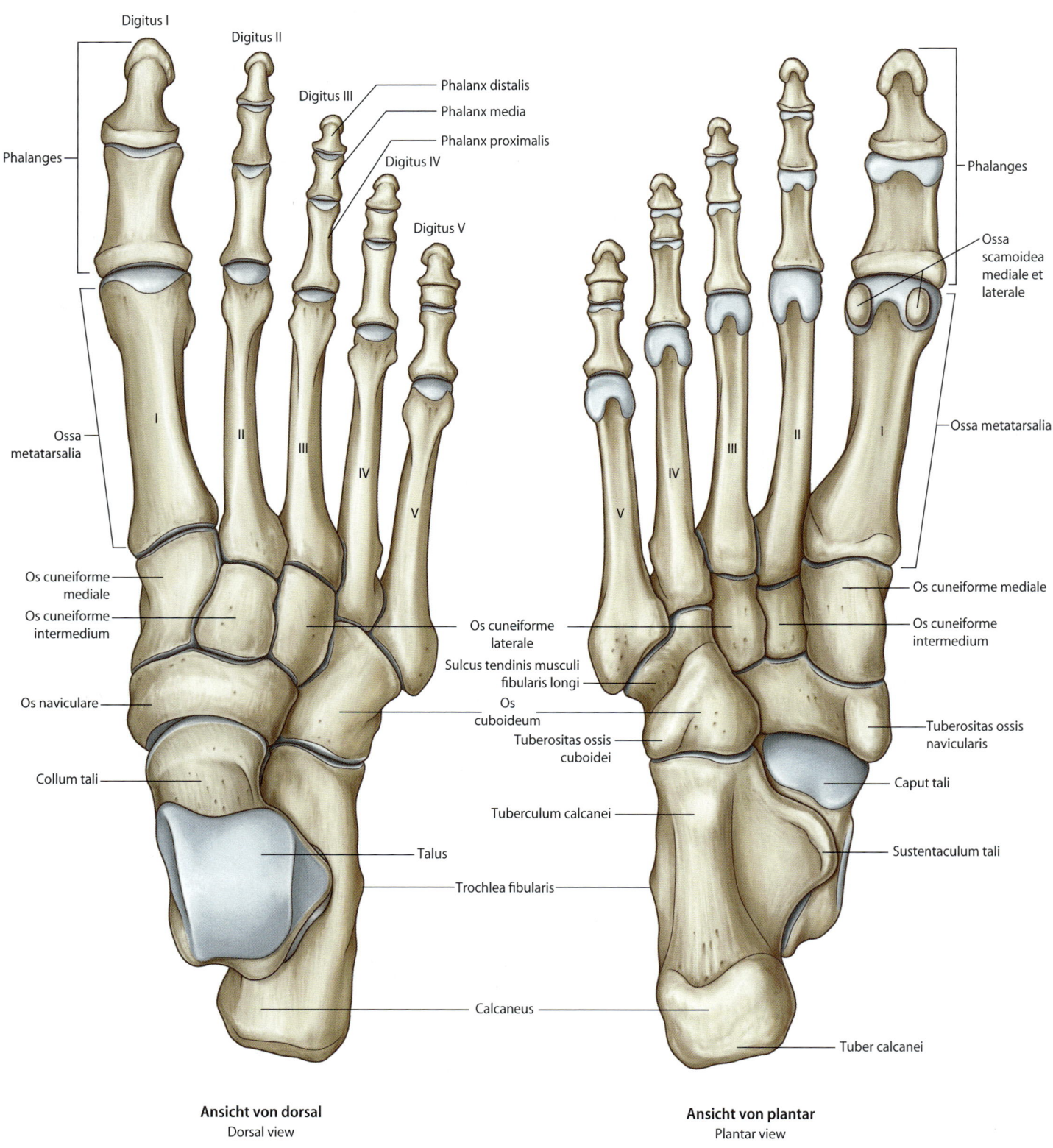

Digitus I

Digitus II

Digitus III — Phalanx distalis

Phalanx media

Phalanx proximalis

Digitus IV

Digitus V

Phalanges

Phalanges

Ossa scamoidea mediale et laterale

Ossa metatarsalia

Ossa metatarsalia

Os cuneiforme mediale

Os cuneiforme mediale

Os cuneiforme intermedium

Os cuneiforme laterale

Os cuneiforme intermedium

Sulcus tendinis musculi fibularis longi

Os naviculare

Os cuboideum

Tuberositas ossis navicularis

Collum tali

Tuberositas ossis cuboidei

Caput tali

Tuberculum calcanei

Sustentaculum tali

Talus

Trochlea fibularis

Calcaneus

Tuber calcanei

Ansicht von dorsal
Dorsal view

Ansicht von plantar
Plantar view

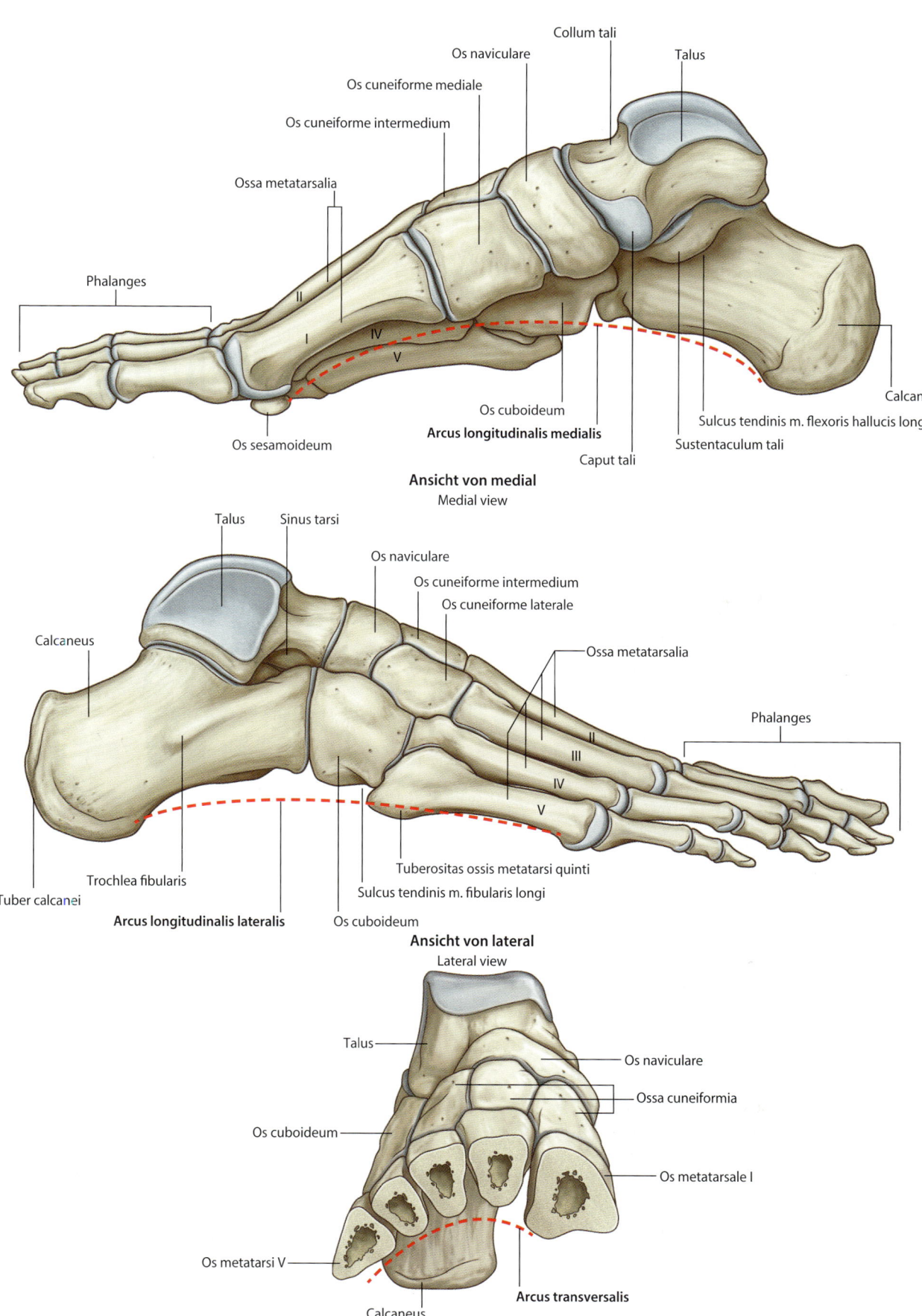

Collum tali

Os naviculare

Talus

Os cuneiforme mediale

Os cuneiforme intermedium

Ossa metatarsalia

Phalanges

II

I

IV

V

Os cuboideum

Arcus longitudinalis medialis

Calcaneus

Sulcus tendinis m. flexoris hallucis longi

Sustentaculum tali

Os sesamoideum

Caput tali

Ansicht von medial
Medial view

Talus

Sinus tarsi

Os naviculare

Os cuneiforme intermedium

Os cuneiforme laterale

Calcaneus

Ossa metatarsalia

Phalanges

III

IV

V

Trochlea fibularis

Tuberositas ossis metatarsi quinti

Sulcus tendinis m. fibularis longi

Tuber calcanei

Arcus longitudinalis lateralis

Os cuboideum

Ansicht von lateral
Lateral view

Talus

Os naviculare

Ossa cuneiformia

Os cuboideum

Os metatarsale I

Os metatarsi V

Arcus transversalis

Calcaneus

Querschnitt durch die Fußknochen (Querwölbung)
Cross section through the foot bones

311

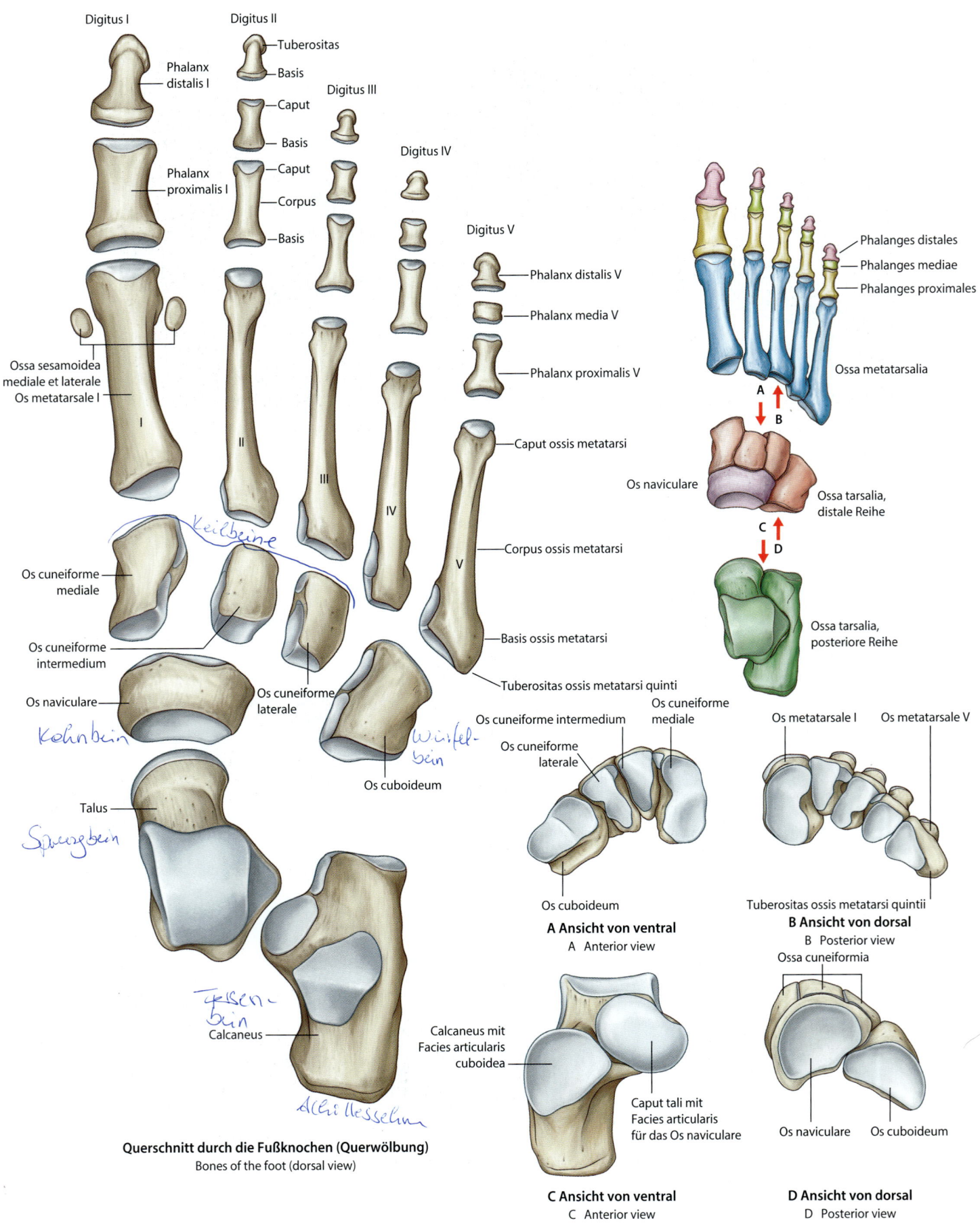

Digitus I

Phalanx
distalis I

Phalanx
proximalis I

Ossa sesamoidea
mediale et laterale
Os metatarsale I

Os cuneiforme
mediale

Os cuneiforme
intermedium

Os naviculare

Talus

Calcaneus

Digitus II
— Tuberositas
— Basis
— Caput
Basis
— Caput
— Corpus
— Basis

Digitus III

Digitus IV

Digitus V

Phalanx distalis V

Phalanx media V

Phalanx proximalis V

Caput ossis metatarsi

Corpus ossis metatarsi

Basis ossis metatarsi

Tuberositas ossis metatarsi quinti

Os cuneiforme
laterale

Os cuboideum

Keilbeine

Kahnbein

Sprungbein

Würfel-bein

Fersen-bein

Achillessehne

Querschnitt durch die Fußknochen (Querwölbung)
Bones of the foot (dorsal view)

Phalanges distales
Phalanges mediae
Phalanges proximales

Ossa metatarsalia

A
B

Os naviculare

Ossa tarsalia,
distale Reihe

C
D

Ossa tarsalia,
posteriore Reihe

Os cuneiforme intermedium
Os cuneiforme
mediale

Os cuneiforme
laterale

Os cuboideum

A Ansicht von ventral
A Anterior view

Calcaneus mit
Facies articularis
cuboidea

Caput tali mit
Facies articularis
für das Os naviculare

C Ansicht von ventral
C Anterior view

Os metatarsale I
Os metatarsale V

Tuberositas ossis metatarsi quintii

B Ansicht von dorsal
B Posterior view
Ossa cuneiformia

Os naviculare
Os cuboideum

D Ansicht von dorsal
D Posterior view

312

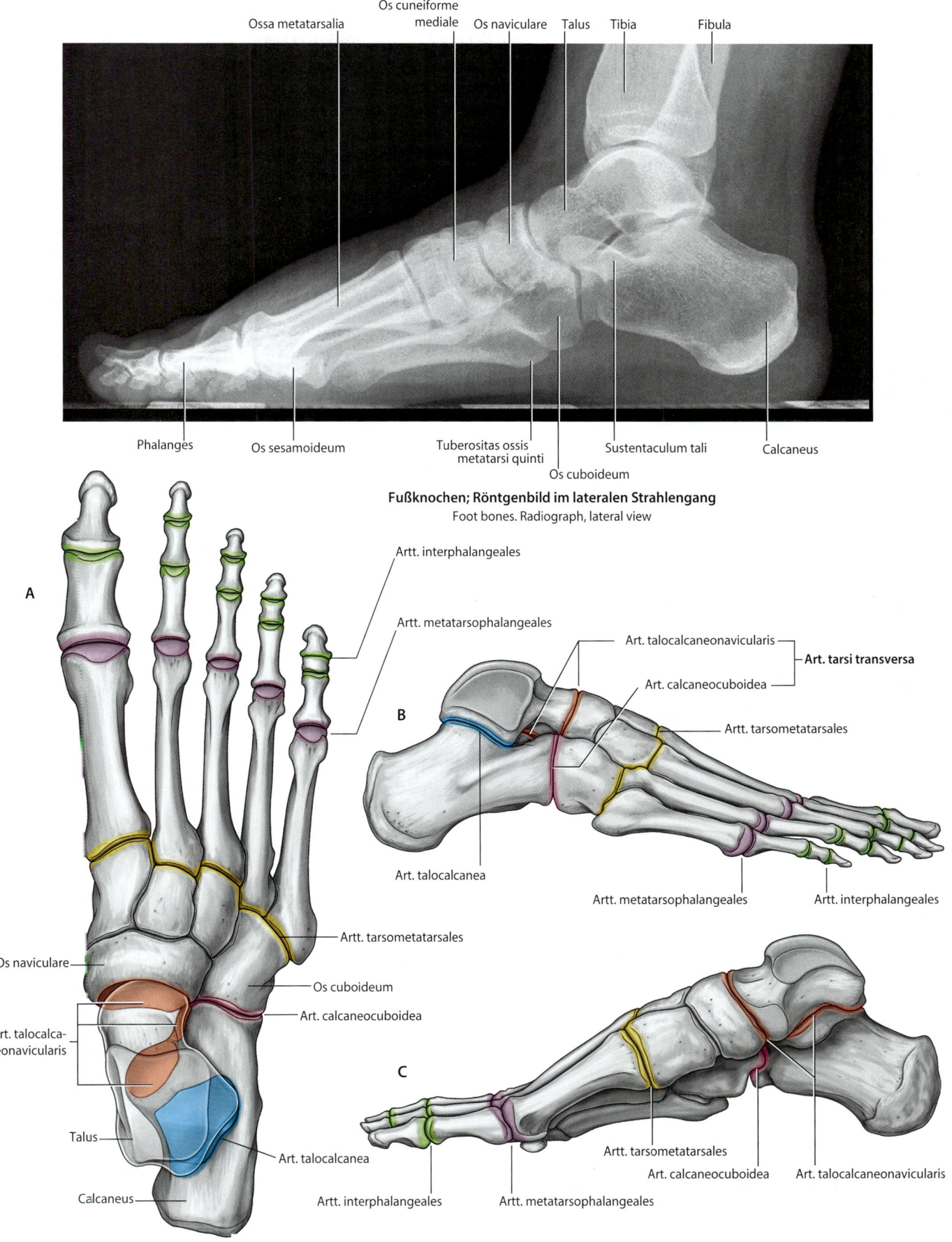

Ossa metatarsalia

Os cuneiforme
mediale

Os naviculare

Talus

Tibia

Fibula

Phalanges

Os sesamoideum

Tuberositas ossis
metatarsi quinti

Sustentaculum tali

Calcaneus

Os cuboideum

Fußknochen; Röntgenbild im lateralen Strahlengang
Foot bones. Radiograph, lateral view

Artt. interphalangeales

Artt. metatarsophalangeales

A

Art. talocalcaneonavicularis

Art. calcaneocuboidea

Art. tarsi transversa

Artt. tarsometatarsales

B

Art. talocalcanea

Artt. metatarsophalangeales

Artt. interphalangeales

Artt. tarsometatarsales

Os naviculare

Os cuboideum

Art. calcaneocuboidea

Art. talocalca-
neonavicularis

C

Talus

Art. talocalcanea

Calcaneus

Artt. interphalangeales

Artt. metatarsophalangeales

Artt. tarsometatarsales

Art. calcaneocuboidea

Art. talocalcaneonavicularis

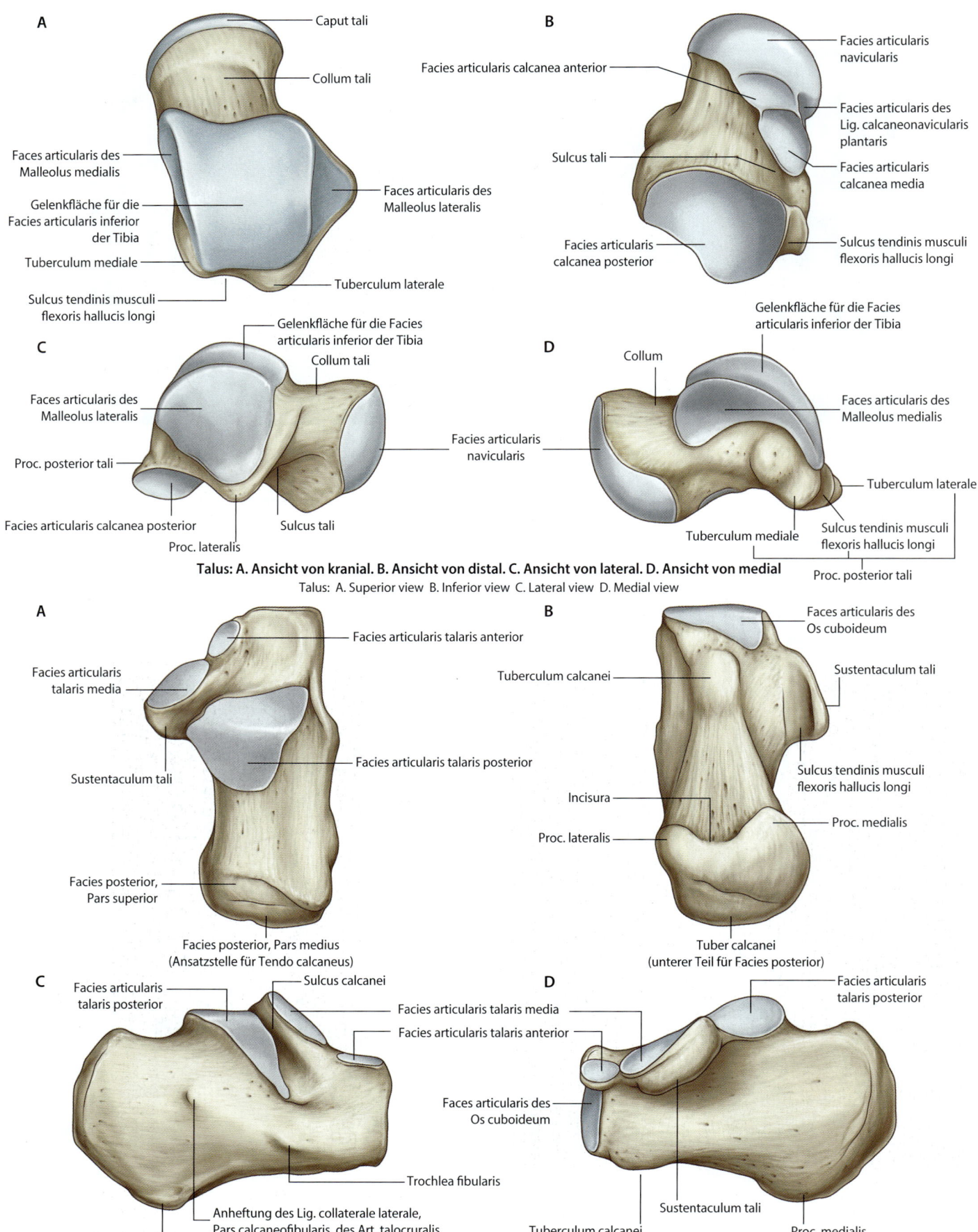

A

Caput tali

Collum tali

Faces articularis des
Malleolus medialis

Gelenkfläche für die
Facies articularis inferior
der Tibia

Tuberculum mediale

Sulcus tendinis musculi
flexoris hallucis longi

Faces articularis des
Malleolus lateralis

Tuberculum laterale

B

Facies articularis calcanea anterior

Facies articularis
navicularis

Sulcus tali

Facies articularis des
Lig. calcaneonavicularis
plantaris

Facies articularis
calcanea media

Facies articularis
calcanea posterior

Sulcus tendinis musculi
flexoris hallucis longi

C

Gelenkfläche für die Facies
articularis inferior der Tibia

Collum tali

Faces articularis des
Malleolus lateralis

Proc. posterior tali

Facies articularis calcanea posterior

Proc. lateralis

Sulcus tali

D

Gelenkfläche für die Facies
articularis inferior der Tibia

Collum

Facies articularis
navicularis

Faces articularis des
Malleolus medialis

Tuberculum laterale

Tuberculum mediale

Sulcus tendinis musculi
flexoris hallucis longi

Proc. posterior tali

Talus: A. Ansicht von kranial. B. Ansicht von distal. C. Ansicht von lateral. D. Ansicht von medial
Talus: A. Superior view B. Inferior view C. Lateral view D. Medial view

A

Facies articularis talaris anterior

Facies articularis
talaris media

Facies articularis talaris posterior

Sustentaculum tali

Facies posterior,
Pars superior

Facies posterior, Pars medius
(Ansatzstelle für Tendo calcaneus)

B

Faces articularis des
Os cuboideum

Tuberculum calcanei

Sustentaculum tali

Sulcus tendinis musculi
flexoris hallucis longi

Incisura

Proc. lateralis

Proc. medialis

Tuber calcanei
(unterer Teil für Facies posterior)

C

Facies articularis
talaris posterior

Sulcus calcanei

Facies articularis talaris media

Facies articularis talaris anterior

Trochlea fibularis

Anheftung des Lig. collaterale laterale,
Pars calcaneofibularis, des Art. talocruralis

Proc. lateralis

D

Facies articularis
talaris posterior

Faces articularis des
Os cuboideum

Sustentaculum tali

Tuberculum calcanei

Proc. medialis

Calcaneus: A. Ansicht von kranial. B. Ansicht von distal. C. Ansicht von lateral. D. Ansicht von medial
Calcaneus: A. Superior view B. Inferior view C. Lateral view D. Medial view

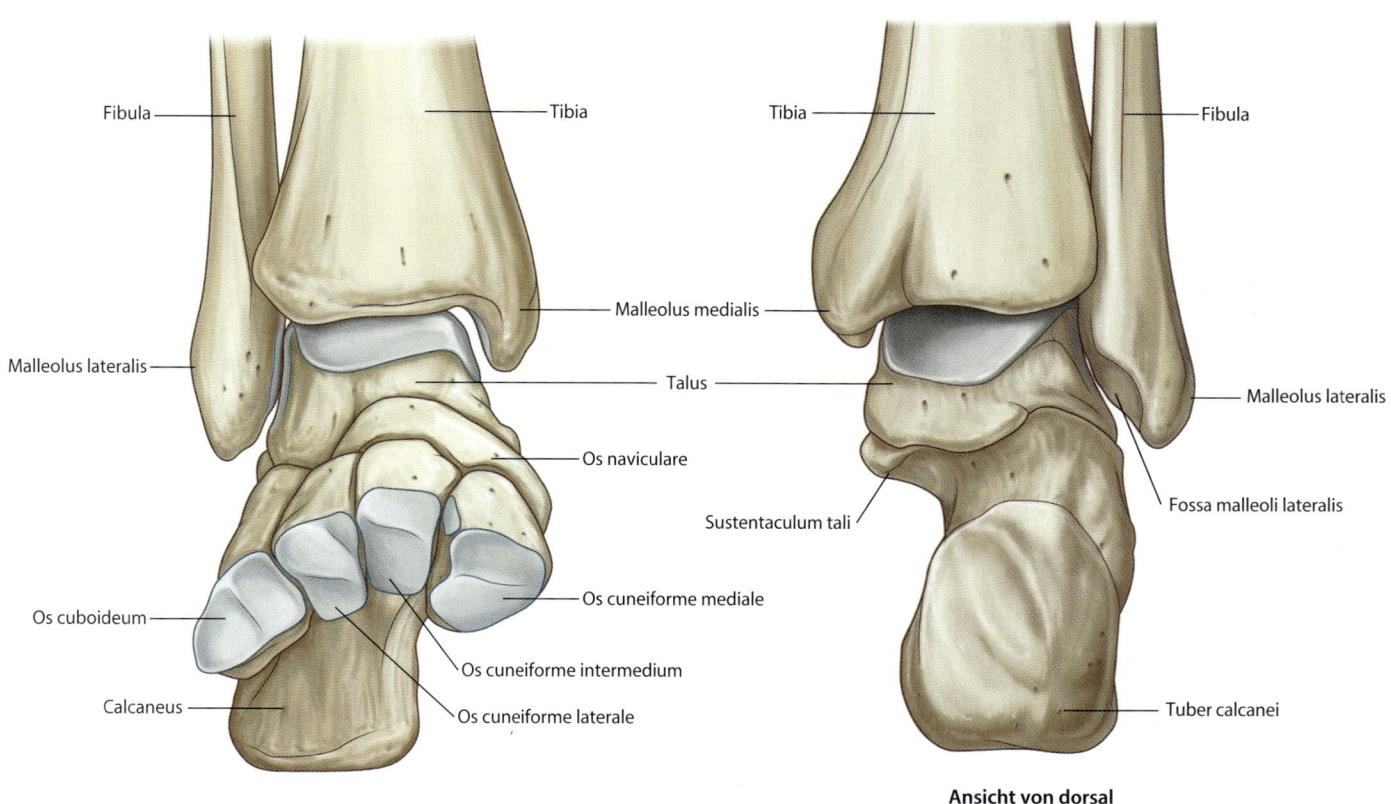

Fibula

Tibia

Malleolus medialis

Malleolus lateralis

Talus

Os naviculare

Os cuboideum

Os cuneiforme mediale

Calcaneus

Os cuneiforme intermedium

Os cuneiforme laterale

Ansicht von ventral (Ossa metatarsalia und Phalanges entfernt)
Anterior view (metatarsals and phalanges removed)

Tibia

Fibula

Malleolus medialis

Talus

Malleolus lateralis

Fossa malleoli lateralis

Sustentaculum tali

Tuber calcanei

Ansicht von dorsal
Posterior view

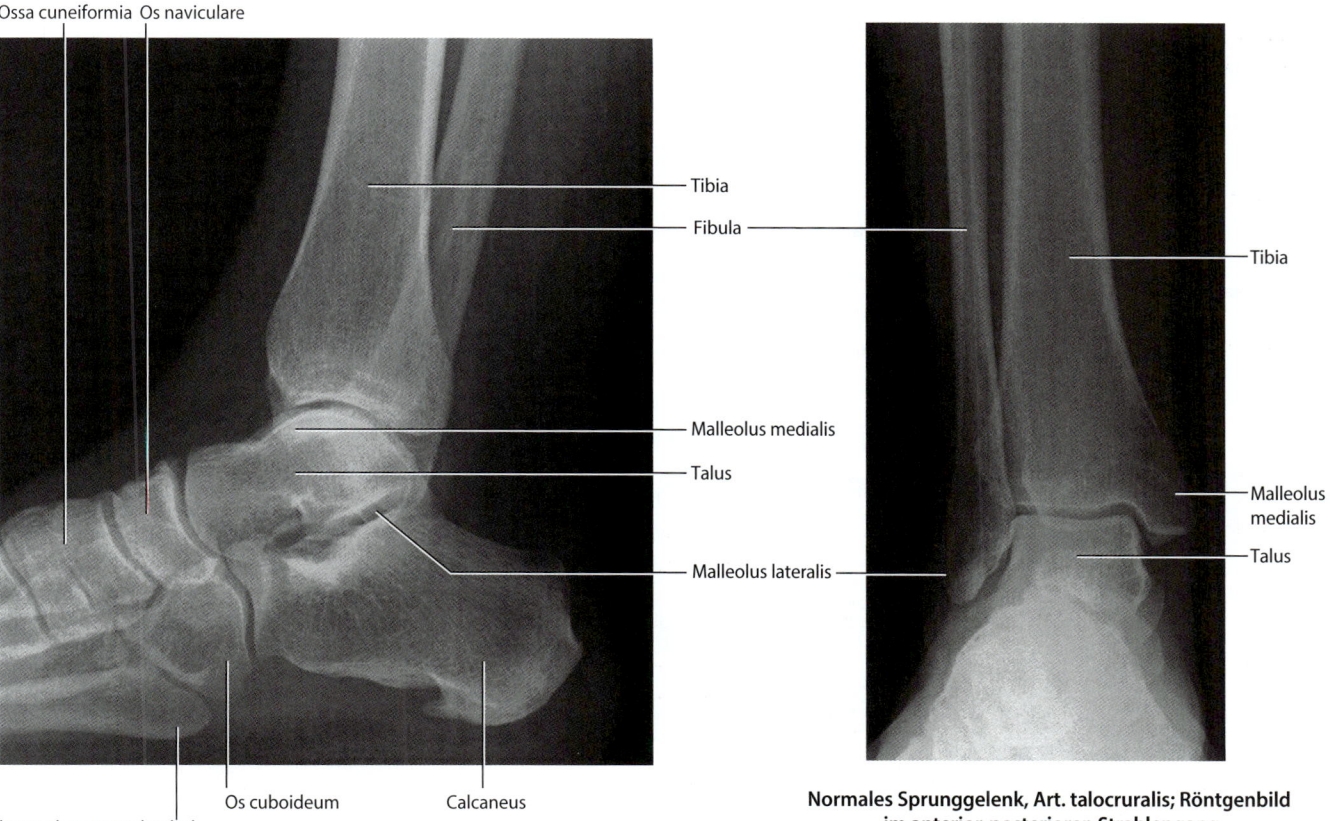

Ossa cuneiformia Os naviculare

Tibia

Fibula

Malleolus medialis

Talus

Malleolus lateralis

Tibia

Malleolus medialis

Talus

Tuberositas ossis metatarsi quinti

Os cuboideum

Calcaneus

Normales Sprunggelenk, Art. talocruralis; Röntgenbild im lateralen Strahlengang
Normal ankle joint. Radiograph, lateral view

Normales Sprunggelenk, Art. talocruralis; Röntgenbild im anterior-posterioren Strahlengang
Normal ankle joint. Radiograph, AP view

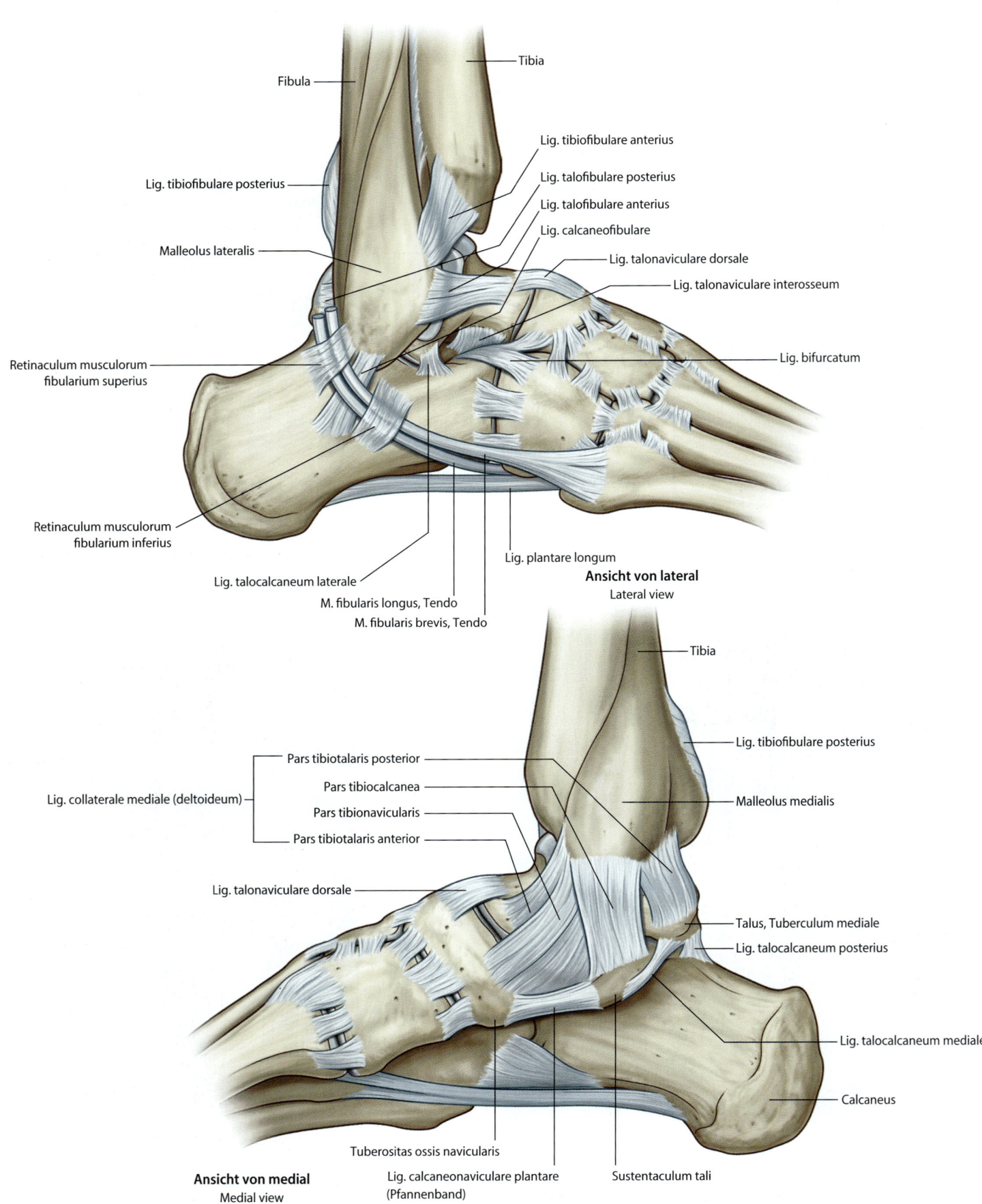

Tibia

Fibula

Lig. tibiofibulare anterius

Lig. tibiofibulare posterius

Lig. talofibulare posterius

Lig. talofibulare anterius

Lig. calcaneofibulare

Malleolus lateralis

Lig. talonaviculare dorsale

Lig. talonaviculare interosseum

Lig. bifurcatum

Retinaculum musculorum
fibularium superius

Retinaculum musculorum
fibularium inferius

Lig. talocalcaneum laterale

M. fibularis longus, Tendo

M. fibularis brevis, Tendo

Lig. plantare longum

Ansicht von lateral
Lateral view

Tibia

Pars tibiotalaris posterior

Lig. tibiofibulare posterius

Pars tibiocalcanea

Malleolus medialis

Lig. collaterale mediale (deltoideum)

Pars tibionavicularis

Pars tibiotalaris anterior

Lig. talonaviculare dorsale

Talus, Tuberculum mediale

Lig. talocalcaneum posterius

Lig. talocalcaneum mediale

Calcaneus

Tuberositas ossis navicularis

Ansicht von medial
Medial view

Lig. calcaneonaviculare plantare
(Pfannenband)

Sustentaculum tali

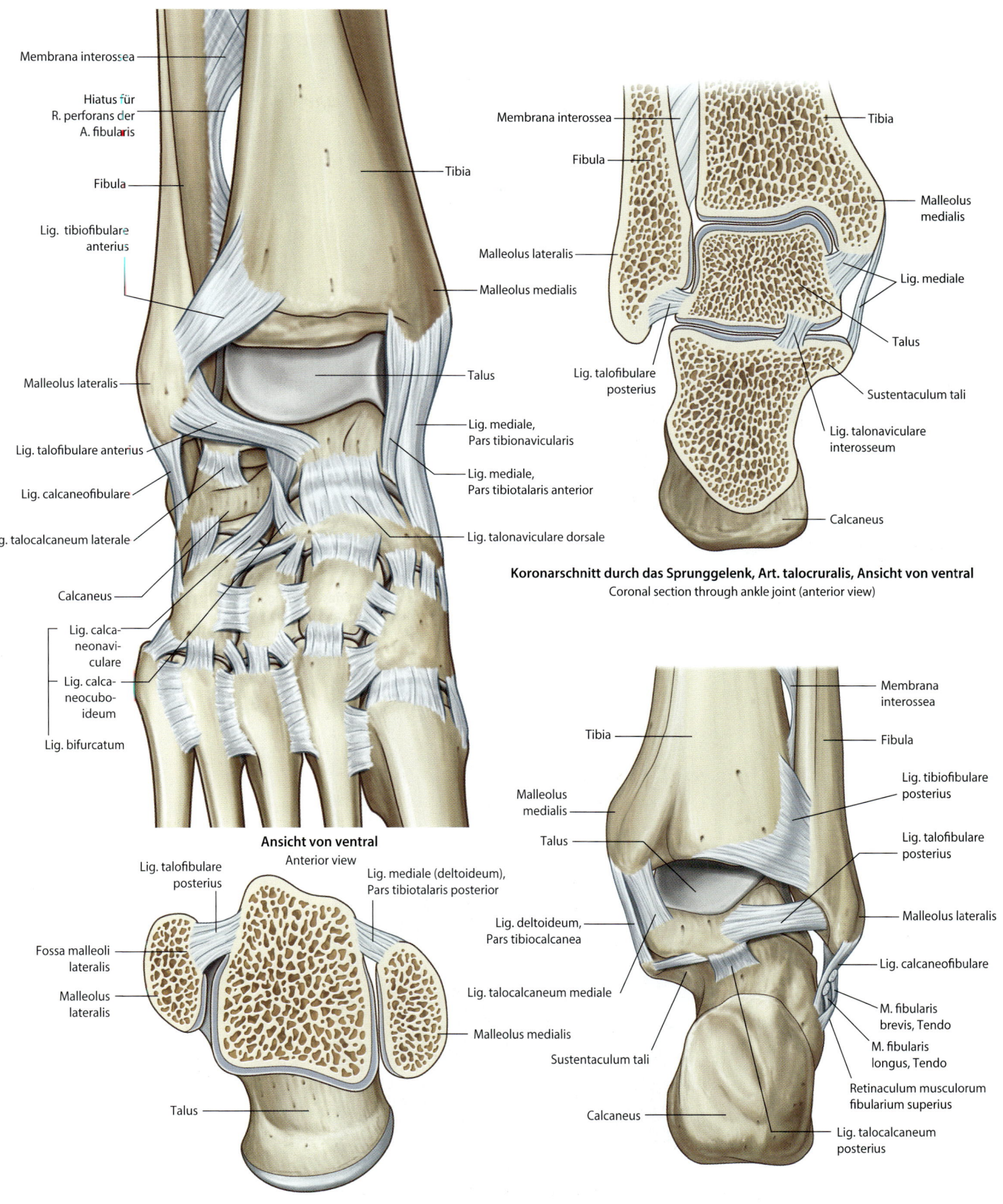

Membrana interossea

Hiatus für
R. perforans der
A. fibularis

Fibula

Lig. tibiofibulare
anterius

Malleolus lateralis

Lig. talofibulare anterius

Lig. calcaneofibulare

Lig. talocalcaneum laterale

Calcaneus

Lig. calca-
neonavi-
culare

Lig. calca-
neocubo-
ideum

Lig. bifurcatum

Tibia

Talus

Lig. mediale,
Pars tibionavicularis

Lig. mediale,
Pars tibiotalaris anterior

Lig. talonaviculare dorsale

Ansicht von ventral
Anterior view

Membrana interossea

Fibula

Malleolus lateralis

Lig. talofibulare
posterius

Tibia

Malleolus
medialis

Lig. mediale

Talus

Sustentaculum tali

Lig. talonaviculare
interosseum

Calcaneus

Koronarschnitt durch das Sprunggelenk, Art. talocruralis, Ansicht von ventral
Coronal section through ankle joint (anterior view)

Lig. talofibulare
posterius

Lig. mediale (deltoideum),
Pars tibiotalaris posterior

Fossa malleoli
lateralis

Malleolus
lateralis

Talus

Lig. deltoideum,
Pars tibiocalcanea

Lig. talocalcaneum mediale

Malleolus medialis

Sustentaculum tali

Transversalschnitt durch das Sprunggelenk, Art. talocruralis, Ansicht von kranial
Transverse section through ankle joint (superior view)

Tibia

Malleolus
medialis

Talus

Calcaneus

Membrana
interossea

Fibula

Lig. tibiofibulare
posterius

Lig. talofibulare
posterius

Malleolus lateralis

Lig. calcaneofibulare

M. fibularis
brevis, Tendo

M. fibularis
longus, Tendo

Retinaculum musculorum
fibularium superius

Lig. talocalcaneum
posterius

Ansicht von dorsal
Posterior view

317

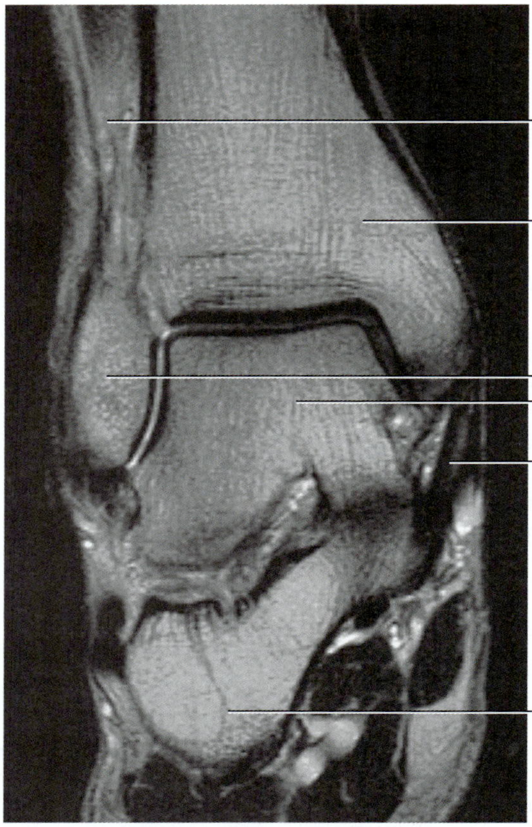

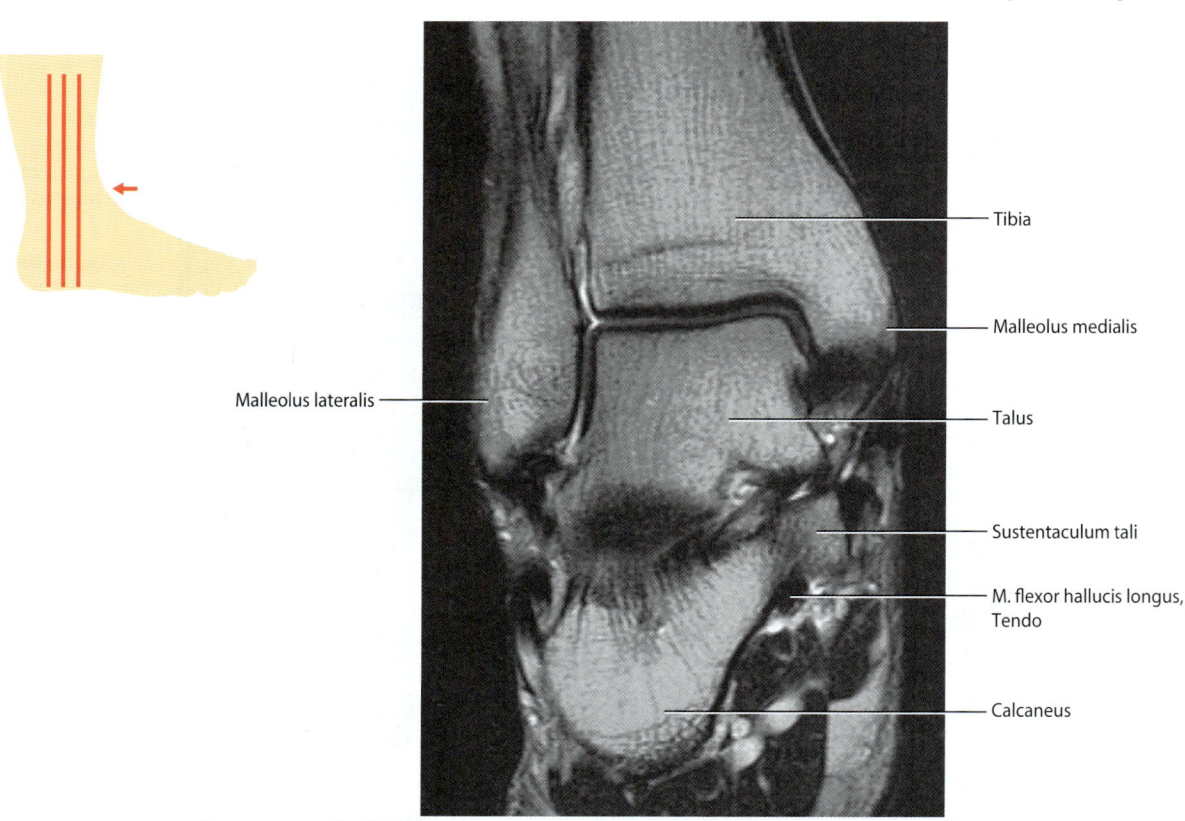

Fibula

Tibia

Malleolus lateralis
Talus

Lig. mediale
(deltoideum)

Calcaneus

Koronare Ansicht des Sprunggelenks, Art. talocruralis, mit Lig. deltoideum; T2-gewichtetes MRT in Koronarebene
Coronal view of the ankle joint showing the medial ligament of the ankle joint (deltoid ligament). T2-weighted MR image in coronal plane

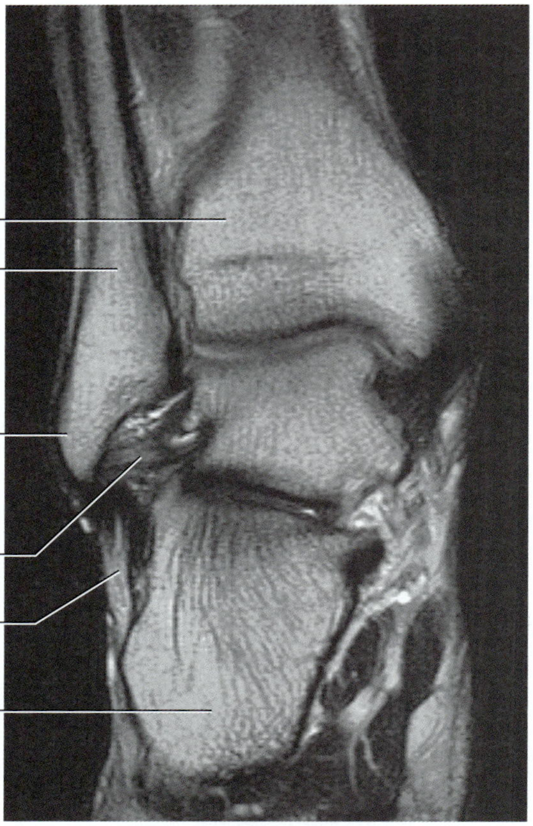

Tibia
Fibula

Malleolus lateralis

Lig. talofibulare posterius

Lig. calcaneofibulare

Calcaneus

Koronare Ansicht des Sprunggelenks, Art. talocruralis, mit Ligg. talofibulare posterius und calcaneofibulare; T2-gewichtetes MRT in Koronarebene
Coronal view of the ankle joint showing the posterior talofibular and calcaneofibular ligamen T2-weighted MR image in coronal plane

Malleolus lateralis

Tibia

Malleolus medialis

Talus

Sustentaculum tali

M. flexor hallucis longus, Tendo

Calcaneus

Koronare Ansicht des Sprunggelenks, Art. talocruralis, mit M. flexor hallucis longus, der unterhalb des Sustentaculum tali verläuft; T2-gewichtetes MRT in Koronarebene
Coronal view of the ankle joint showing the flexor hallucis longus passing inferior to the sustentaculum tali. T2-weighted MR image in coronal plane

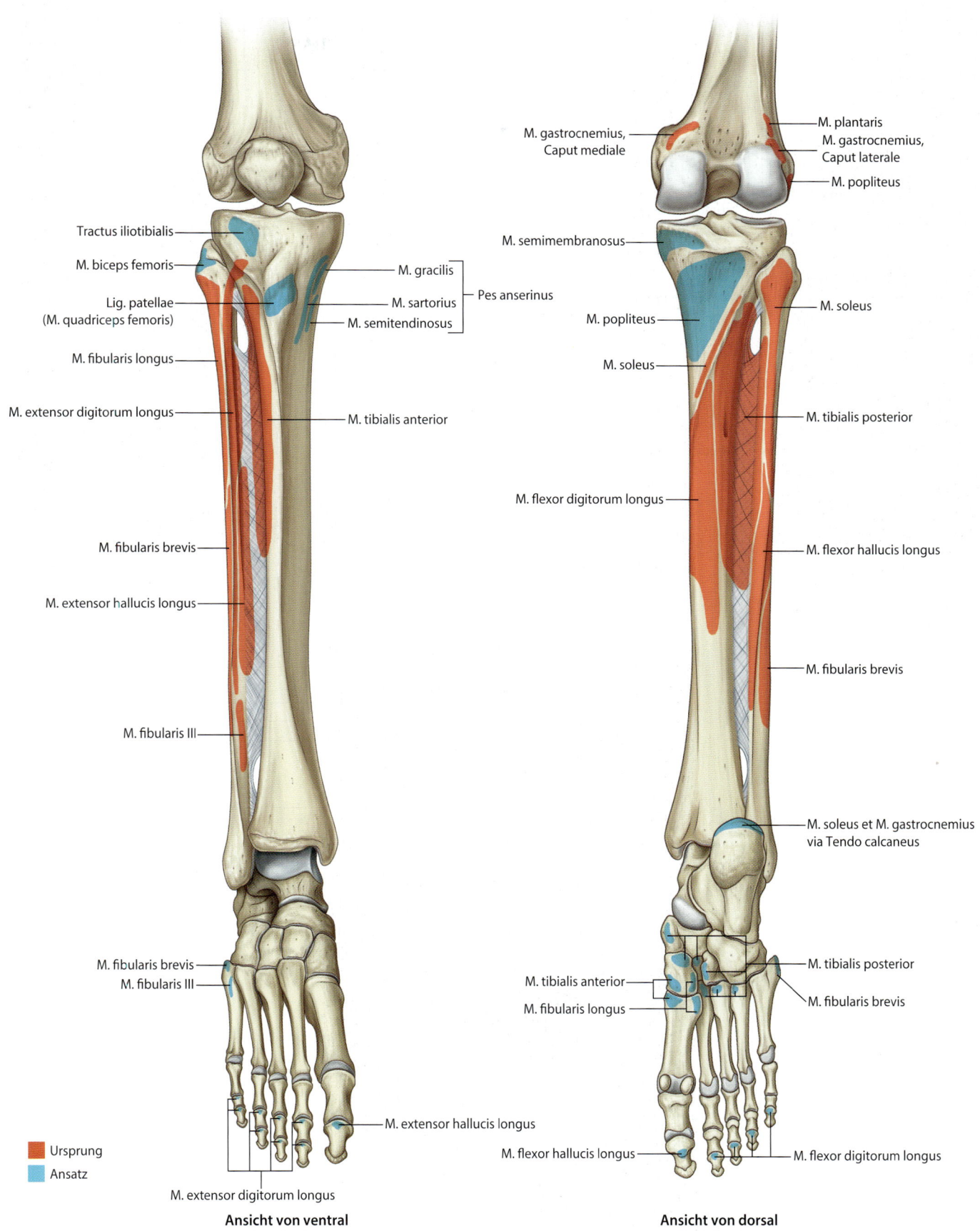

Tractus iliotibialis

M. biceps femoris

Lig. patellae
(M. quadriceps femoris)

M. fibularis longus

M. extensor digitorum longus

M. fibularis brevis

M. extensor hallucis longus

M. fibularis III

M. fibularis brevis
M. fibularis III

M. extensor digitorum longus

M. gracilis
M. sartorius — Pes anserinus
M. semitendinosus

M. tibialis anterior

M. extensor hallucis longus

M. gastrocnemius, Caput mediale

M. plantaris
M. gastrocnemius, Caput laterale
M. popliteus

M. semimembranosus

M. popliteus

M. soleus

M. soleus

M. tibialis posterior

M. flexor digitorum longus

M. flexor hallucis longus

M. fibularis brevis

M. soleus et M. gastrocnemius
via Tendo calcaneus

M. tibialis anterior
M. fibularis longus

M. tibialis posterior
M. fibularis brevis

M. flexor hallucis longus

M. flexor digitorum longus

Ursprung
Ansatz

Ansicht von ventral
Anterior view

Ansicht von dorsal
Posterior view

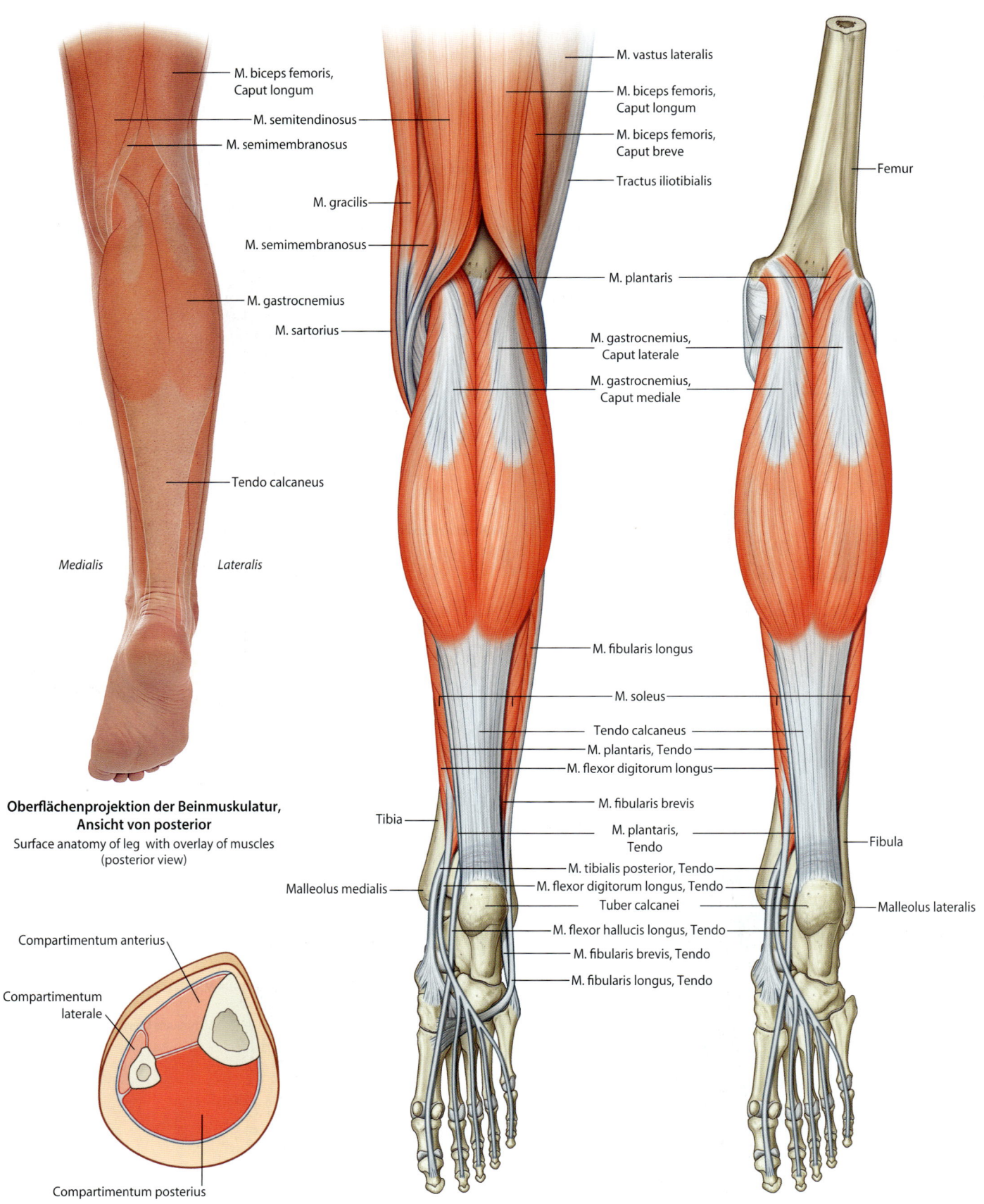

M. biceps femoris, Caput longum

M. semitendinosus

M. semimembranosus

M. gastrocnemius

Tendo calcaneus

Medialis

Lateralis

Oberflächenprojektion der Beinmuskulatur, Ansicht von posterior
Surface anatomy of leg with overlay of muscles (posterior view)

Compartimentum anterius

Compartimentum laterale

Compartimentum posterius

M. vastus lateralis

M. biceps femoris, Caput longum

M. biceps femoris, Caput breve

Tractus iliotibialis

Femur

M. gracilis

M. semimembranosus

M. plantaris

M. sartorius

M. gastrocnemius, Caput laterale

M. gastrocnemius, Caput mediale

M. fibularis longus

M. soleus

Tendo calcaneus

M. plantaris, Tendo

M. flexor digitorum longus

M. fibularis brevis

Tibia

M. plantaris, Tendo

M. tibialis posterior, Tendo

Malleolus medialis

M. flexor digitorum longus, Tendo

Tuber calcanei

M. flexor hallucis longus, Tendo

M. fibularis brevis, Tendo

M. fibularis longus, Tendo

Fibula

Malleolus lateralis

Oberflächliche Schicht der Beinmuskulatur, Ansicht von dorsal
Superficial muscles of leg (posterior view)

Oberflächliche Schicht der Muskeln des Compartimentum cruris poster
Superficial muscles of the posterior compartment of leg

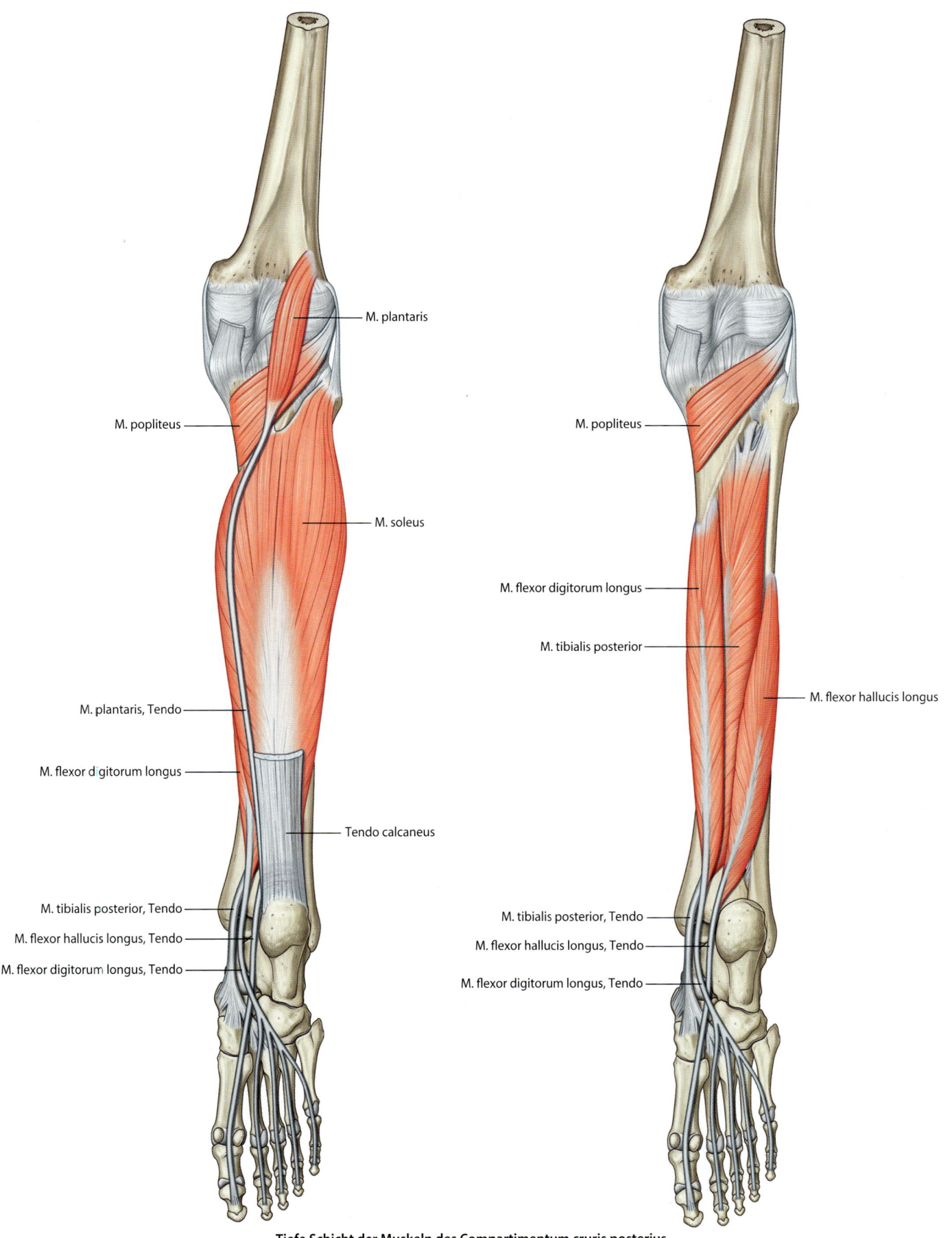

M. plantaris

M. popliteus

M. soleus

M. plantaris, Tendo

M. flexor digitorum longus

Tendo calcaneus

M. tibialis posterior, Tendo

M. flexor hallucis longus, Tendo

M. flexor digitorum longus, Tendo

M. popliteus

M. flexor digitorum longus

M. tibialis posterior

M. flexor hallucis longus

M. tibialis posterior, Tendo

M. flexor hallucis longus, Tendo

M. flexor digitorum longus, Tendo

Tiefe Schicht der Muskeln des Compartimentum cruris posterius
Deep muscles of the posterior compartment of leg

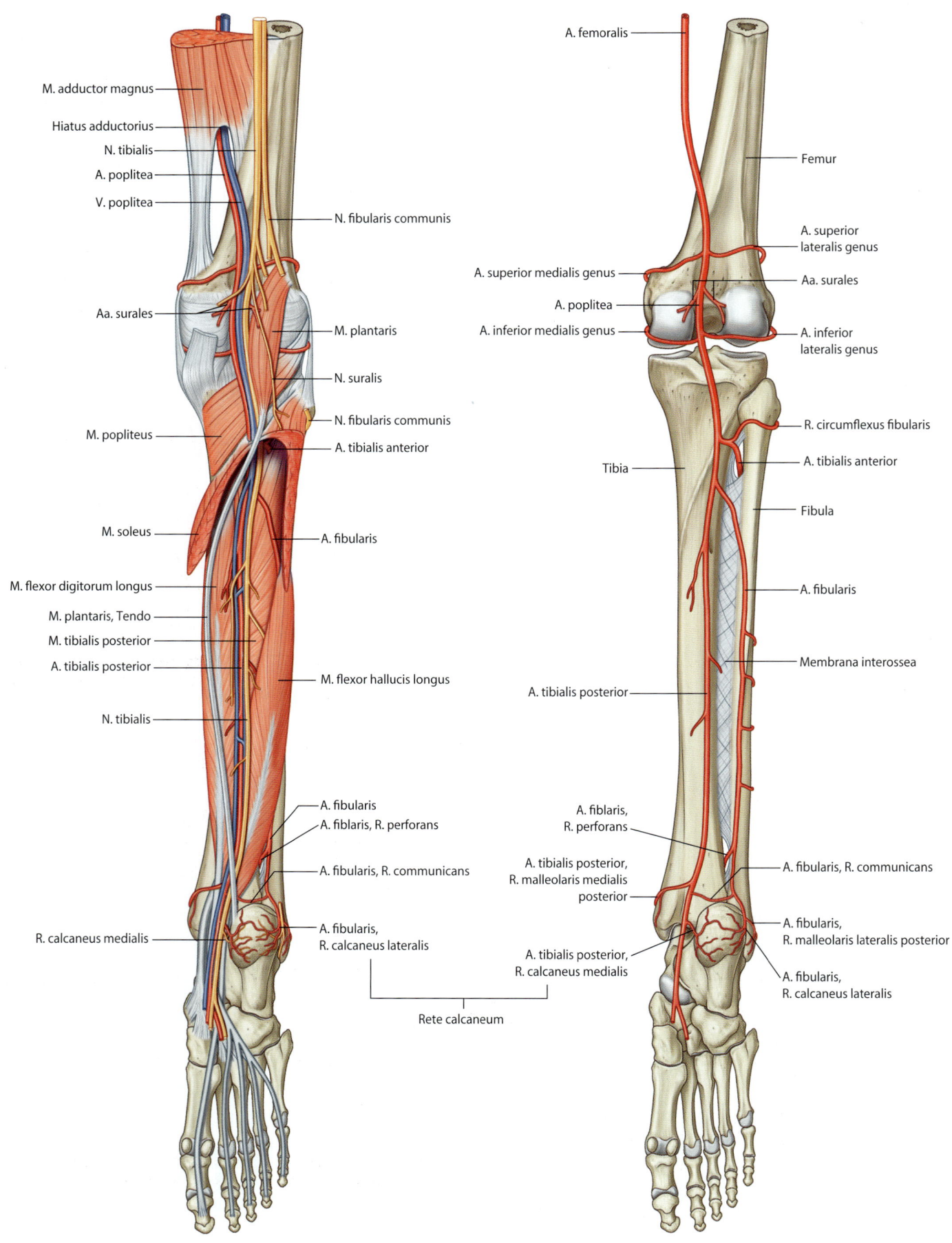

M. adductor magnus

Hiatus adductorius

N. tibialis

A. poplitea

V. poplitea

N. fibularis communis

Aa. surales

M. plantaris

N. suralis

N. fibularis communis

A. tibialis anterior

M. popliteus

M. soleus

A. fibularis

M. flexor digitorum longus

M. plantaris, Tendo

M. tibialis posterior

A. tibialis posterior

M. flexor hallucis longus

N. tibialis

A. fibularis

A. fiblaris, R. perforans

A. fibularis, R. communicans

R. calcaneus medialis

A. fibularis, R. calcaneus lateralis

A. tibialis posterior, R. calcaneus medialis

Rete calcaneum

A. femoralis

Femur

A. superior lateralis genus

A. superior medialis genus

Aa. surales

A. poplitea

A. inferior medialis genus

A. inferior lateralis genus

R. circumflexus fibularis

Tibia

A. tibialis anterior

Fibula

A. fibularis

Membrana interossea

A. tibialis posterior

A. fiblaris, R. perforans

A. tibialis posterior, R. malleolaris medialis posterior

A. fibularis, R. communicans

A. fibularis, R. malleolaris lateralis posterior

A. fibularis, R. calcaneus lateralis

Arterien und Nerven des Beines, Ansicht von dorsal
Arteries and nerves of leg (posterior view)

Arterien des Beines, Ansicht von dorsal
Arteries of leg (posterior view)

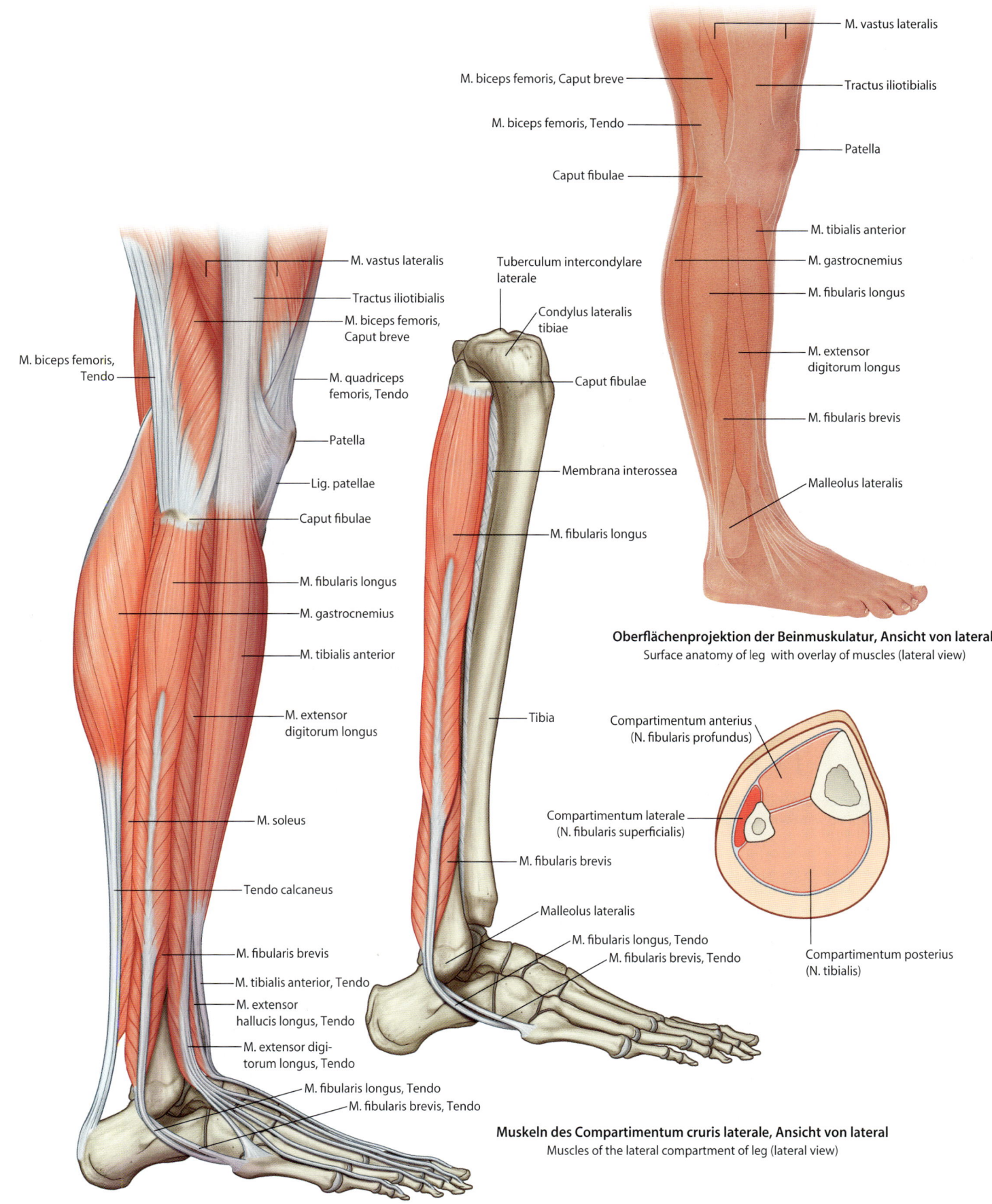

M. vastus lateralis

M. biceps femoris, Caput breve

Tractus iliotibialis

M. biceps femoris, Tendo

Caput fibulae

Patella

M. tibialis anterior

M. gastrocnemius

M. fibularis longus

M. extensor digitorum longus

M. fibularis brevis

Malleolus lateralis

M. vastus lateralis

Tractus iliotibialis

M. biceps femoris, Caput breve

M. quadriceps femoris, Tendo

Patella

Lig. patellae

Caput fibulae

M. fibularis longus

M. gastrocnemius

M. tibialis anterior

M. extensor digitorum longus

M. soleus

Tendo calcaneus

M. fibularis brevis

M. tibialis anterior, Tendo

M. extensor hallucis longus, Tendo

M. extensor digitorum longus, Tendo

M. fibularis longus, Tendo

M. fibularis brevis, Tendo

M. biceps femoris, Tendo

Tuberculum intercondylare laterale

Condylus lateralis tibiae

Caput fibulae

Membrana interossea

M. fibularis longus

Tibia

M. fibularis brevis

Malleolus lateralis

M. fibularis longus, Tendo

M. fibularis brevis, Tendo

Oberflächenprojektion der Beinmuskulatur, Ansicht von lateral
Surface anatomy of leg with overlay of muscles (lateral view)

Compartimentum anterius
(N. fibularis profundus)

Compartimentum laterale
(N. fibularis superficialis)

Compartimentum posterius
(N. tibialis)

Muskeln des Compartimentum cruris laterale, Ansicht von lateral
Muscles of the lateral compartment of leg (lateral view)

323

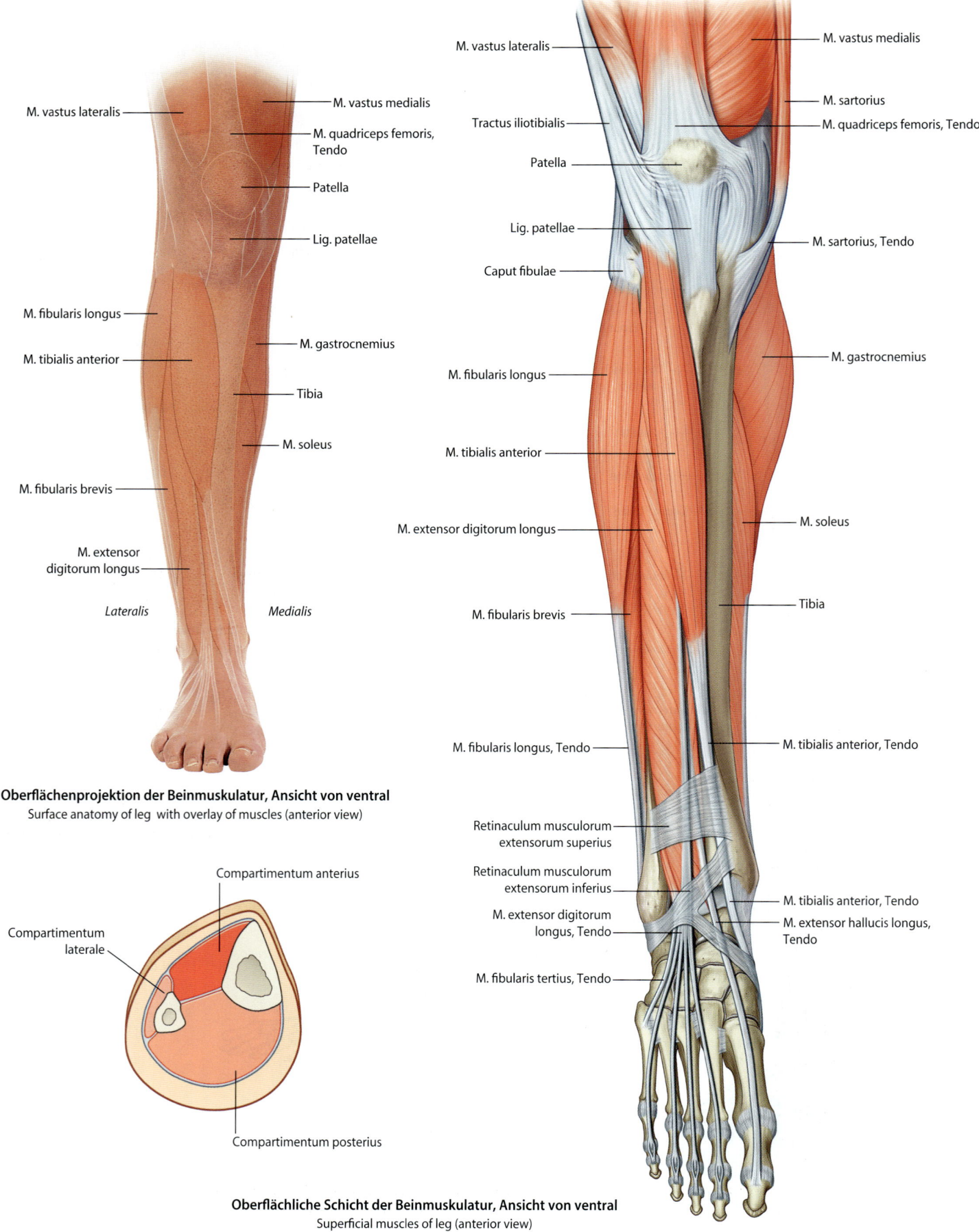

M. vastus lateralis

M. vastus medialis

M. quadriceps femoris, Tendo

Patella

Lig. patellae

M. fibularis longus

M. tibialis anterior

M. gastrocnemius

Tibia

M. soleus

M. fibularis brevis

M. extensor digitorum longus

Lateralis   *Medialis*

Oberflächenprojektion der Beinmuskulatur, Ansicht von ventral
Surface anatomy of leg with overlay of muscles (anterior view)

Compartimentum anterius

Compartimentum laterale

Compartimentum posterius

M. vastus lateralis

Tractus iliotibialis

Patella

Lig. patellae

Caput fibulae

M. fibularis longus

M. tibialis anterior

M. extensor digitorum longus

M. fibularis brevis

M. fibularis longus, Tendo

Retinaculum musculorum extensorum superius

Retinaculum musculorum extensorum inferius

M. extensor digitorum longus, Tendo

M. fibularis tertius, Tendo

M. vastus medialis

M. sartorius

M. quadriceps femoris, Tendo

M. sartorius, Tendo

M. gastrocnemius

M. soleus

Tibia

M. tibialis anterior, Tendo

M. tibialis anterior, Tendo

M. extensor hallucis longus, Tendo

Oberflächliche Schicht der Beinmuskulatur, Ansicht von ventral
Superficial muscles of leg (anterior view)

324

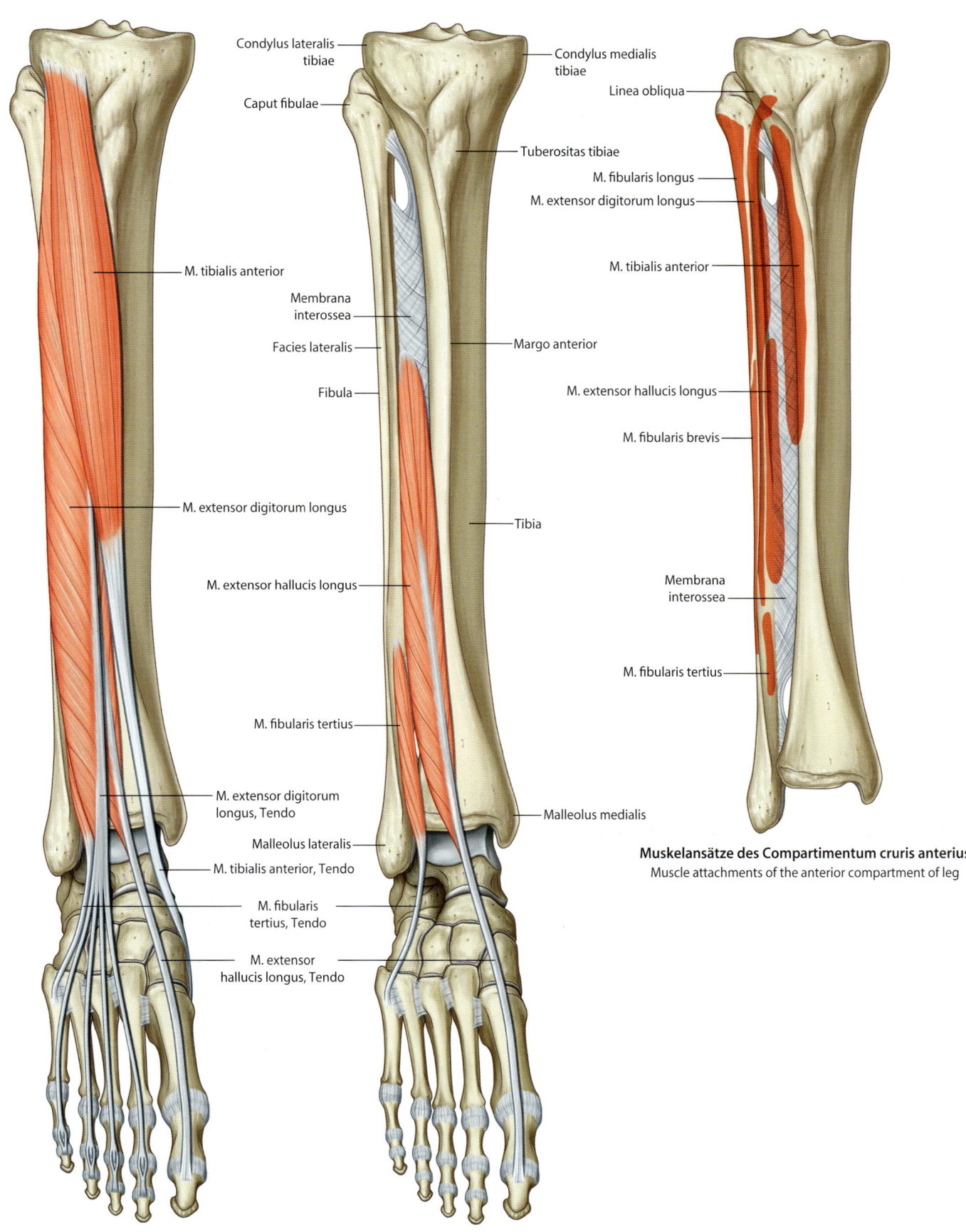

Condylus lateralis tibiae

Caput fibulae

Condylus medialis tibiae

Linea obliqua

Tuberositas tibiae

M. fibularis longus

M. extensor digitorum longus

M. tibialis anterior

M. tibialis anterior

Membrana interossea

Facies lateralis

Fibula

Margo anterior

M. extensor hallucis longus

M. fibularis brevis

M. extensor digitorum longus

M. extensor hallucis longus

Tibia

M. fibularis tertius

Membrana interossea

M. fibularis tertius

M. extensor digitorum longus, Tendo

Malleolus lateralis

M. tibialis anterior, Tendo

M. fibularis tertius, Tendo

M. extensor hallucis longus, Tendo

Malleolus medialis

Muskelansätze des Compartimentum cruris anterius
Muscle attachments of the anterior compartment of leg

Oberflächliche Schicht der Muskeln des Compartimentum cruris anterius
Superficial muscles of the anterior compartment of leg

Tiefe Schicht der Muskeln des Compartimentum cruris anterius
Deep muscles of the anterior compartment of leg

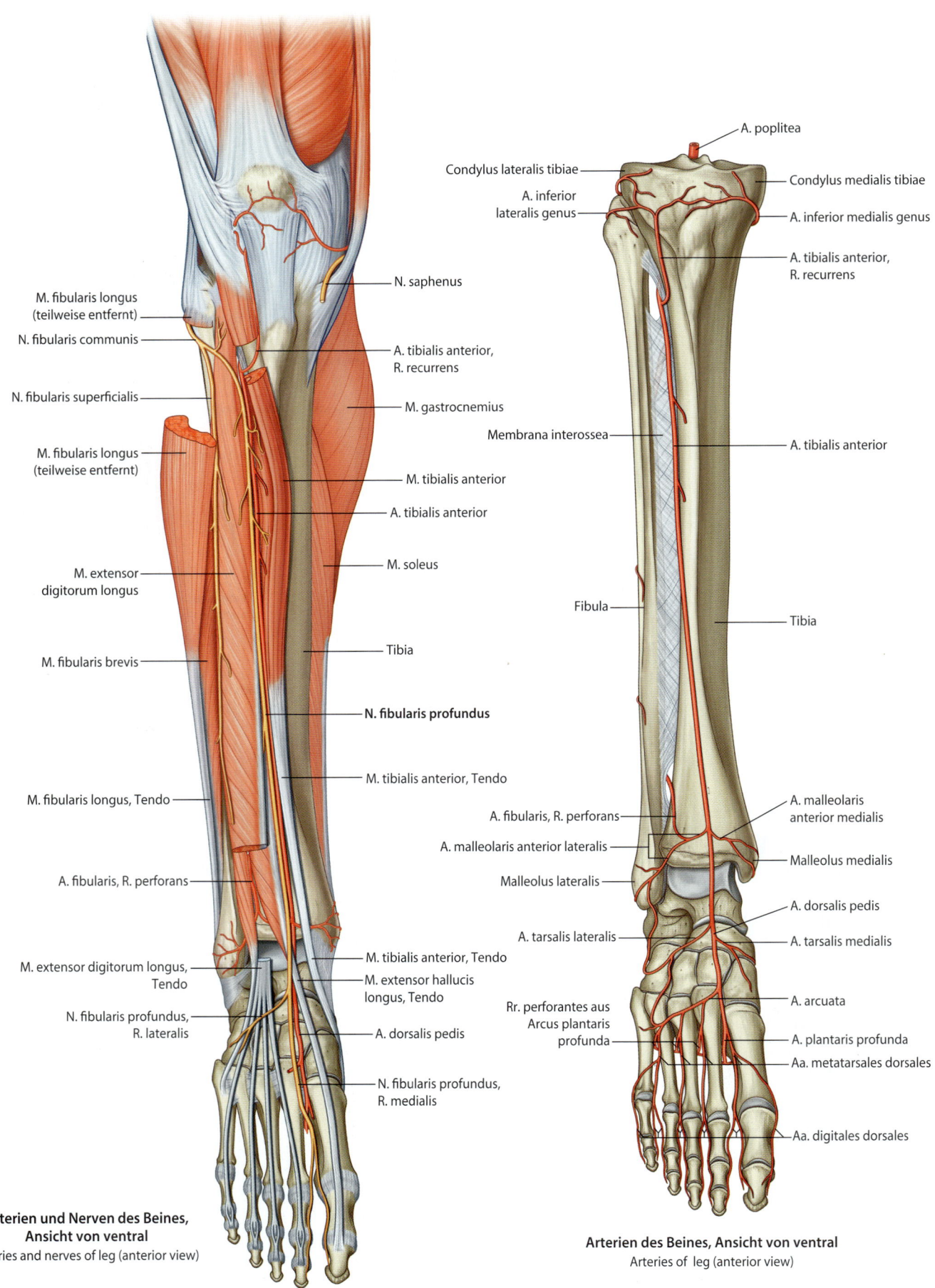

M. fibularis longus
(teilweise entfernt)

N. fibularis communis

N. fibularis superficialis

M. fibularis longus
(teilweise entfernt)

M. extensor
digitorum longus

M. fibularis brevis

M. fibularis longus, Tendo

A. fibularis, R. perforans

M. extensor digitorum longus,
Tendo

N. fibularis profundus,
R. lateralis

N. saphenus

A. tibialis anterior,
R. recurrens

M. gastrocnemius

M. tibialis anterior

A. tibialis anterior

M. soleus

Tibia

N. fibularis profundus

M. tibialis anterior, Tendo

M. tibialis anterior, Tendo

M. extensor hallucis
longus, Tendo

A. dorsalis pedis

N. fibularis profundus,
R. medialis

**Arterien und Nerven des Beines,
Ansicht von ventral**
Arteries and nerves of leg (anterior view)

A. poplitea

Condylus lateralis tibiae

A. inferior
lateralis genus

Condylus medialis tibiae

A. inferior medialis genus

A. tibialis anterior,
R. recurrens

Membrana interossea

A. tibialis anterior

Fibula

Tibia

A. fibularis, R. perforans

A. malleolaris anterior lateralis

Malleolus lateralis

A. tarsalis lateralis

Rr. perforantes aus
Arcus plantaris
profunda

A. malleolaris
anterior medialis

Malleolus medialis

A. dorsalis pedis

A. tarsalis medialis

A. arcuata

A. plantaris profunda

Aa. metatarsales dorsales

Aa. digitales dorsales

Arterien des Beines, Ansicht von ventral
Arteries of leg (anterior view)

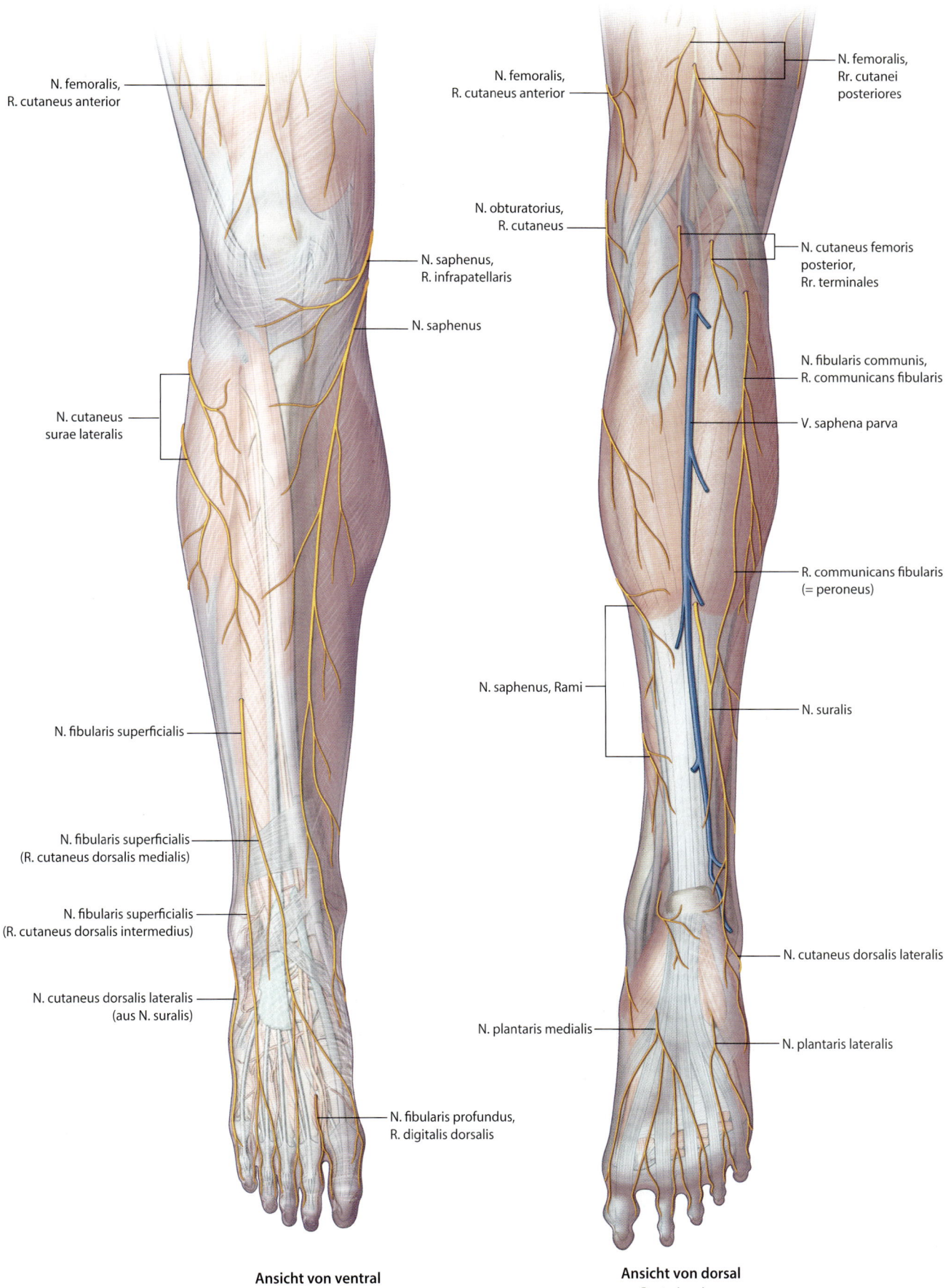

N. femoralis,
R. cutaneus anterior

N. saphenus,
R. infrapatellaris

N. saphenus

N. cutaneus
surae lateralis

N. fibularis superficialis

N. fibularis superficialis
(R. cutaneus dorsalis medialis)

N. fibularis superficialis
(R. cutaneus dorsalis intermedius)

N. cutaneus dorsalis lateralis
(aus N. suralis)

N. fibularis profundus,
R. digitalis dorsalis

N. femoralis,
R. cutaneus anterior

N. obturatorius,
R. cutaneus

N. saphenus, Rami

N. plantaris medialis

N. femoralis,
Rr. cutanei
posteriores

N. cutaneus femoris
posterior,
Rr. terminales

N. fibularis communis,
R. communicans fibularis

V. saphena parva

R. communicans fibularis
(= peroneus)

N. suralis

N. cutaneus dorsalis lateralis

N. plantaris lateralis

Ansicht von ventral
Anterior view

Ansicht von dorsal
Posterior view

327

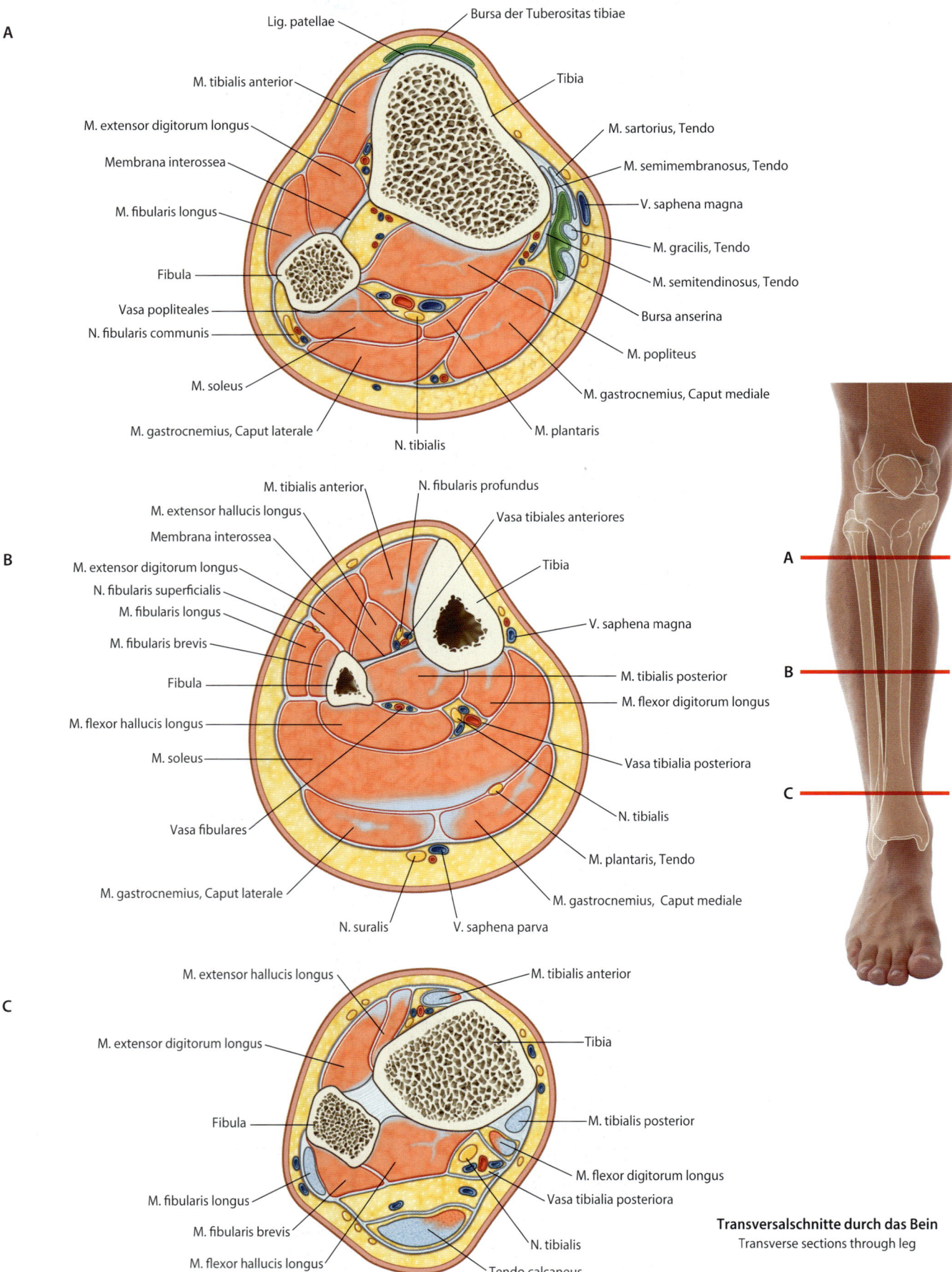

A

Lig. patellae

Bursa der Tuberositas tibiae

M. tibialis anterior

Tibia

M. extensor digitorum longus

M. sartorius, Tendo

Membrana interossea

M. semimembranosus, Tendo

V. saphena magna

M. fibularis longus

M. gracilis, Tendo

Fibula

M. semitendinosus, Tendo

Vasa popliteales

Bursa anserina

N. fibularis communis

M. popliteus

M. soleus

M. gastrocnemius, Caput mediale

M. gastrocnemius, Caput laterale

M. plantaris

N. tibialis

B

M. tibialis anterior

N. fibularis profundus

M. extensor hallucis longus

Vasa tibiales anteriores

Membrana interossea

M. extensor digitorum longus

Tibia

N. fibularis superficialis

V. saphena magna

M. fibularis longus

M. fibularis brevis

M. tibialis posterior

Fibula

M. flexor digitorum longus

M. flexor hallucis longus

M. soleus

Vasa tibialia posteriora

Vasa fibulares

N. tibialis

M. gastrocnemius, Caput laterale

M. plantaris, Tendo

M. gastrocnemius, Caput mediale

N. suralis

V. saphena parva

C

M. extensor hallucis longus

M. tibialis anterior

M. extensor digitorum longus

Tibia

Fibula

M. tibialis posterior

M. flexor digitorum longus

Vasa tibialia posteriora

M. fibularis longus

N. tibialis

M. fibularis brevis

M. flexor hallucis longus

Tendo calcaneus

Transversalschnitte durch das Bein
Transverse sections through leg

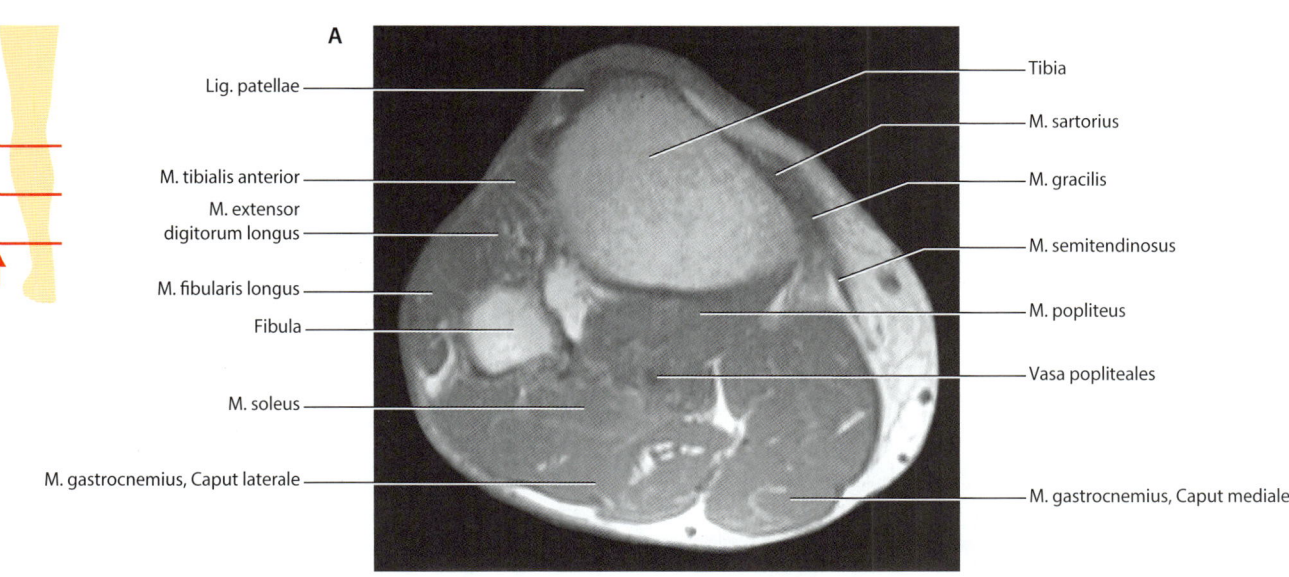

A

Lig. patellae

M. tibialis anterior

M. extensor digitorum longus

M. fibularis longus

Fibula

M. soleus

M. gastrocnemius, Caput laterale

Tibia

M. sartorius

M. gracilis

M. semitendinosus

M. popliteus

Vasa popliteales

M. gastrocnemius, Caput mediale

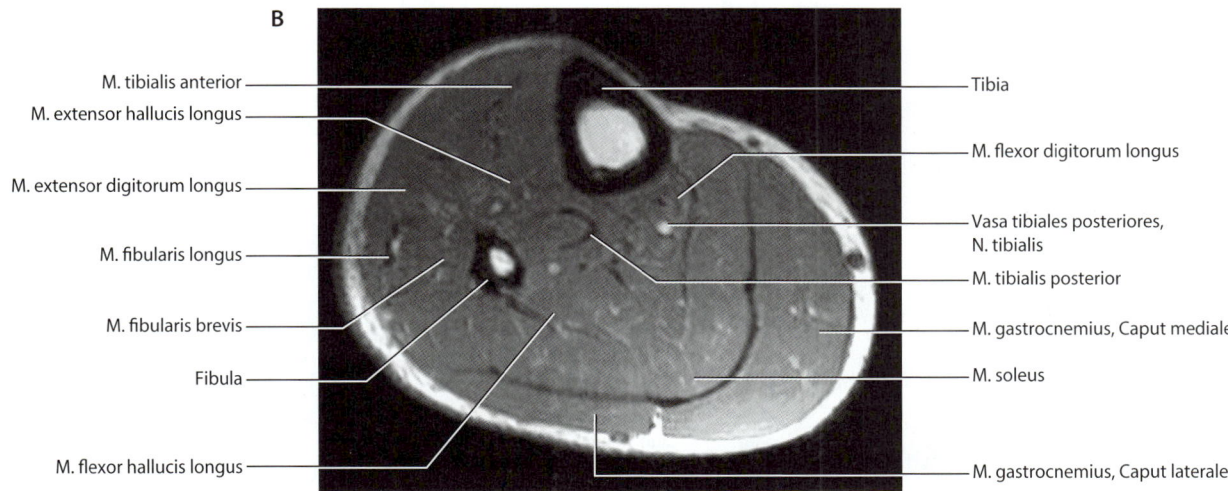

B

M. tibialis anterior

M. extensor hallucis longus

M. extensor digitorum longus

M. fibularis longus

M. fibularis brevis

Fibula

M. flexor hallucis longus

Tibia

M. flexor digitorum longus

Vasa tibiales posteriores, N. tibialis

M. tibialis posterior

M. gastrocnemius, Caput mediale

M. soleus

M. gastrocnemius, Caput laterale

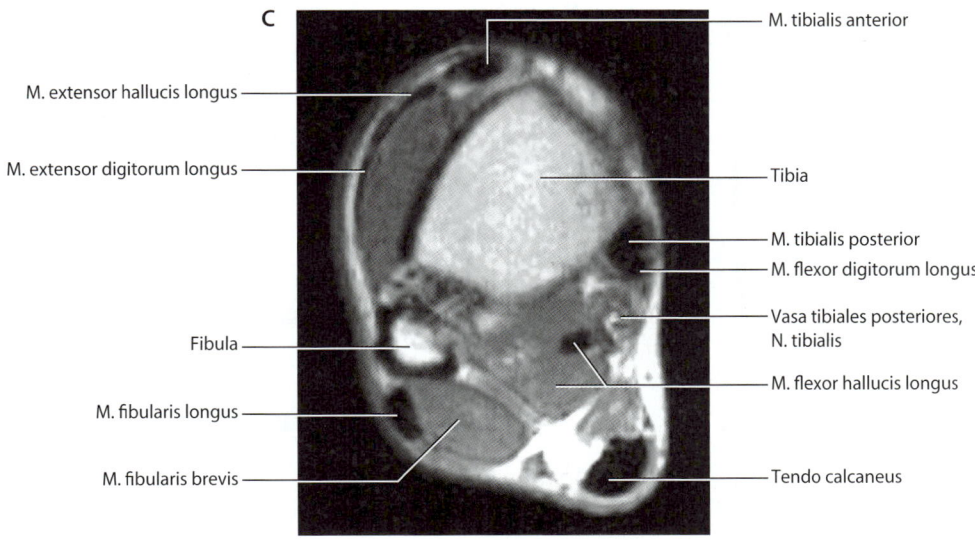

C

M. extensor hallucis longus

M. extensor digitorum longus

Fibula

M. fibularis longus

M. fibularis brevis

M. tibialis anterior

Tibia

M. tibialis posterior

M. flexor digitorum longus

Vasa tibiales posteriores, N. tibialis

M. flexor hallucis longus

Tendo calcaneus

Transversal-/Axialschnitte durch das Bein:
A. Proximales/oberes Bein; T1-gewichtetes MRT in Axialebene.
B. Mittlerer Beinabschnitt; T1-gewichtetes MRT in Axialebene.
C. Distales/unteres Bein; T1-gewichtetes MRT in Axialebene

Transverse/axial sections through the leg.
A. Proximal/upper leg. T1-weighted MR image in axial plane
B. Middle leg. T1-weighted MR image in axial plane
C. Distal/lower leg. T1-weighted MR image in axial plane

329

Muskelansätze des Fußes
Muscle attachments of the foot

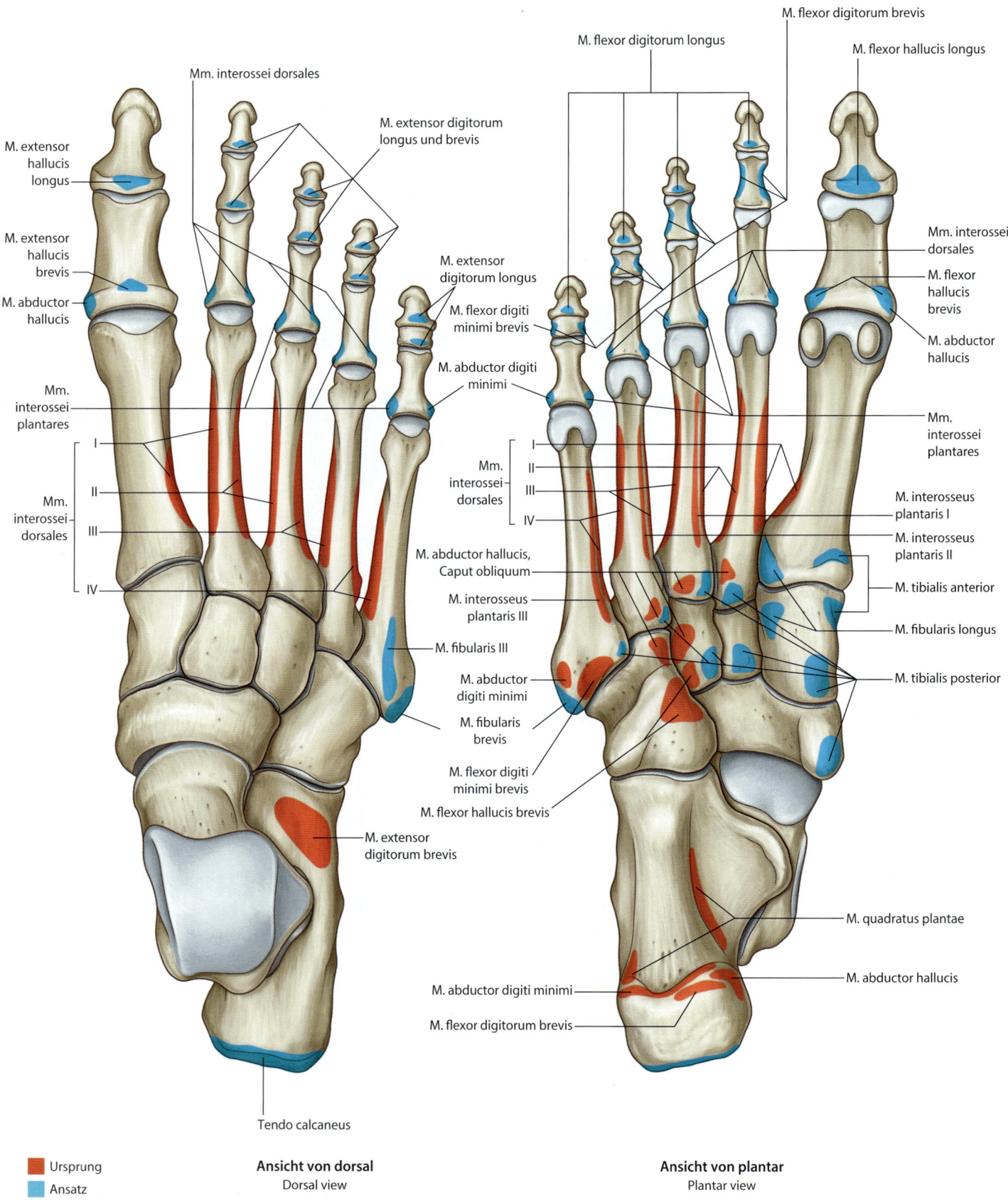

M. extensor hallucis longus

Mm. interossei dorsales

M. extensor digitorum longus und brevis

M. extensor hallucis longus

M. extensor hallucis brevis

M. abductor hallucis

M. extensor digitorum longus

M. flexor digiti minimi brevis

M. abductor digiti minimi

Mm. interossei plantares

Mm. interossei dorsales

I
II
III
IV

M. abductor hallucis, Caput obliquum

M. interosseus plantaris III

M. fibularis III

M. abductor digiti minimi

M. fibularis brevis

M. flexor digiti minimi brevis

M. flexor hallucis brevis

M. extensor digitorum brevis

M. flexor digitorum longus

M. flexor digitorum brevis

M. flexor hallucis longus

Mm. interossei dorsales

M. flexor hallucis brevis

M. abductor hallucis

Mm. interossei plantares

M. interosseus plantaris I

M. interosseus plantaris II

M. tibialis anterior

M. fibularis longus

M. tibialis posterior

Mm. interossei dorsales

I
II
III
IV

Mm. interossei dorsales

M. quadratus plantae

M. abductor hallucis

M. abductor digiti minimi

M. flexor digitorum brevis

Tendo calcaneus

Ursprung
Ansatz

Ansicht von dorsal
Dorsal view

Ansicht von plantar
Plantar view

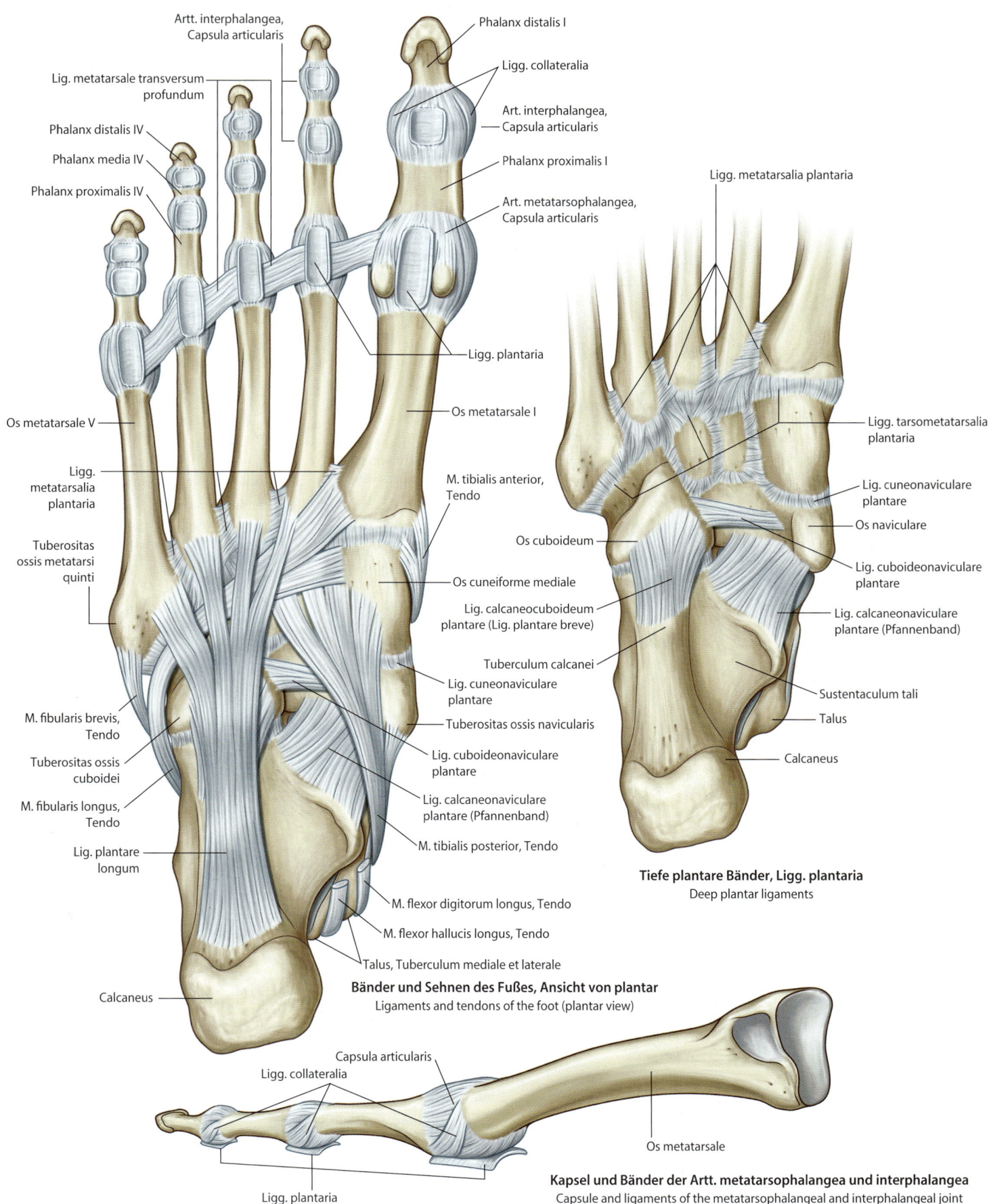

Artt. interphalangea,
Capsula articularis

Phalanx distalis I

Lig. metatarsale transversum
profundum

Ligg. collateralia

Phalanx distalis IV

Art. interphalangea,
Capsula articularis

Phalanx media IV

Phalanx proximalis I

Phalanx proximalis IV

Art. metatarsophalangea,
Capsula articularis

Ligg. plantaria

Ligg. metatarsalia plantaria

Os metatarsale V

Os metatarsale I

Ligg.
metatarsalia
plantaria

M. tibialis anterior,
Tendo

Ligg. tarsometatarsalia
plantaria

Tuberositas
ossis metatarsi
quinti

Os cuboideum

Lig. cuneonaviculare
plantare

Os cuneiforme mediale

Os naviculare

Lig. calcaneocuboideum
plantare (Lig. plantare breve)

Lig. cuboideonaviculare
plantare

M. fibularis brevis,
Tendo

Tuberculum calcanei

Lig. calcaneonaviculare
plantare (Pfannenband)

Lig. cuneonaviculare
plantare

Tuberositas ossis
cuboidei

Sustentaculum tali

Tuberositas ossis navicularis

M. fibularis longus,
Tendo

Talus

Lig. cuboideonaviculare
plantare

Lig. plantare
longum

Calcaneus

Lig. calcaneonaviculare
plantare (Pfannenband)

M. tibialis posterior, Tendo

M. flexor digitorum longus, Tendo

Tiefe plantare Bänder, Ligg. plantaria
Deep plantar ligaments

M. flexor hallucis longus, Tendo

Calcaneus

Talus, Tuberculum mediale et laterale

Bänder und Sehnen des Fußes, Ansicht von plantar
Ligaments and tendons of the foot (plantar view)

Capsula articularis

Ligg. collateralia

Os metatarsale

Ligg. plantaria

Kapsel und Bänder der Artt. metatarsophalangea und interphalangea
Capsule and ligaments of the metatarsophalangeal and interphalangeal joint

331

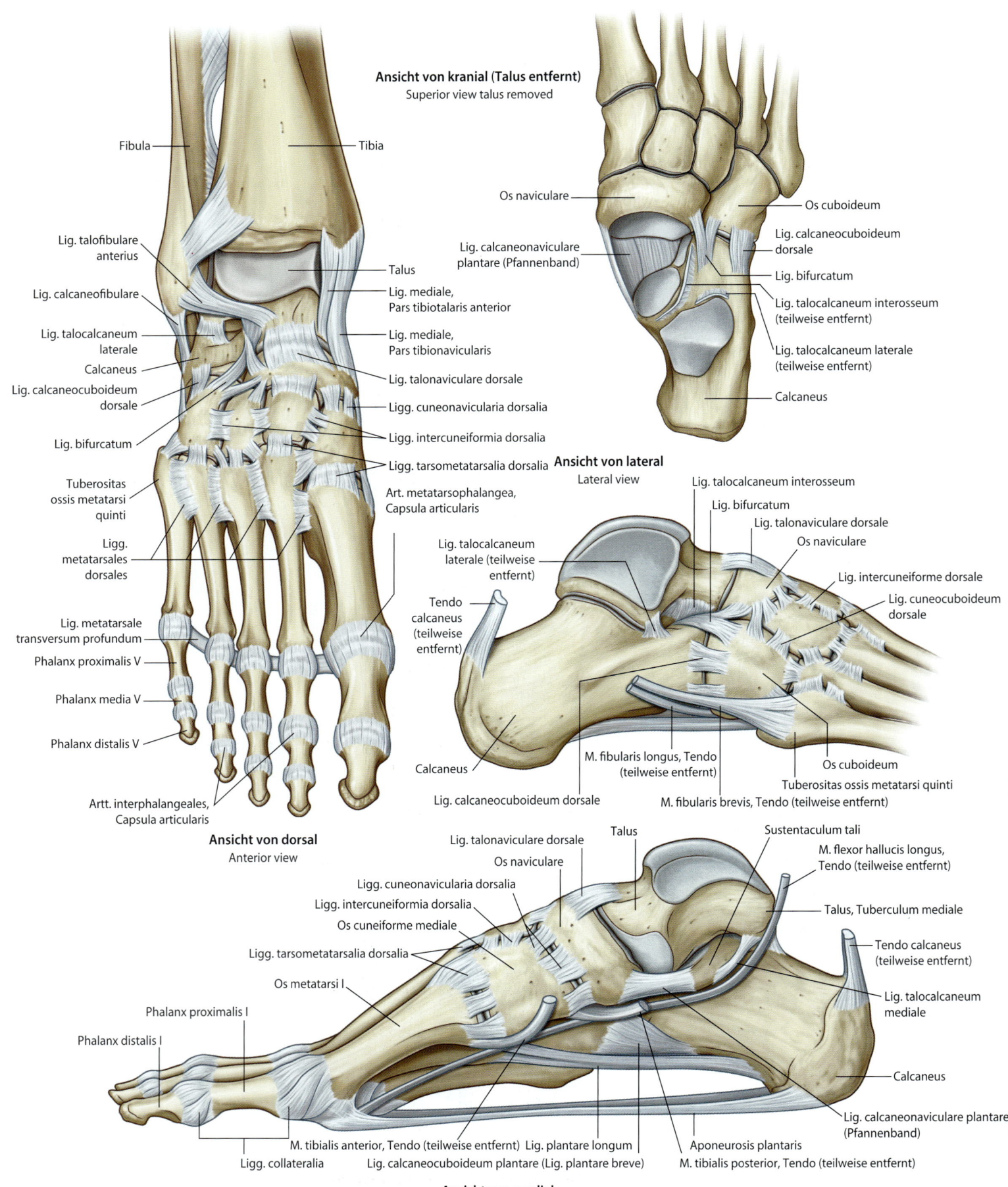

Ansicht von kranial (Talus entfernt)
Superior view talus removed

Fibula

Tibia

Os naviculare

Os cuboideum

Lig. talofibulare anterius

Lig. calcaneonaviculare plantare (Pfannenband)

Lig. calcaneocuboideum dorsale

Lig. calcaneofibulare

Talus

Lig. bifurcatum

Lig. talocalcaneum laterale

Lig. mediale, Pars tibiotalaris anterior

Lig. talocalcaneum interosseum (teilweise entfernt)

Calcaneus

Lig. mediale, Pars tibionavicularis

Lig. talocalcaneum laterale (teilweise entfernt)

Lig. calcaneocuboideum dorsale

Lig. talonaviculare dorsale

Calcaneus

Lig. bifurcatum

Ligg. cuneonavicularia dorsalia

Tuberositas ossis metatarsi quinti

Ligg. intercuneiformia dorsalia

Ansicht von lateral
Lateral view

Ligg. metatarsales dorsales

Ligg. tarsometatarsalia dorsalia

Lig. talocalcaneum interosseum

Art. metatarsophalangea, Capsula articularis

Lig. bifurcatum

Lig. talonaviculare dorsale

Lig. talocalcaneum laterale (teilweise entfernt)

Os naviculare

Lig. metatarsale transversum profundum

Lig. intercuneiforme dorsale

Tendo calcaneus (teilweise entfernt)

Lig. cuneocuboideum dorsale

Phalanx proximalis V

Phalanx media V

Phalanx distalis V

Calcaneus

M. fibularis longus, Tendo (teilweise entfernt)

Os cuboideum

Artt. interphalangeales, Capsula articularis

Lig. calcaneocuboideum dorsale

Tuberositas ossis metatarsi quinti

M. fibularis brevis, Tendo (teilweise entfernt)

Ansicht von dorsal
Anterior view

Talus

Sustentaculum tali

Lig. talonaviculare dorsale

M. flexor hallucis longus, Tendo (teilweise entfernt)

Os naviculare

Ligg. cuneonavicularia dorsalia

Talus, Tuberculum mediale

Ligg. intercuneiformia dorsalia

Os cuneiforme mediale

Tendo calcaneus (teilweise entfernt)

Ligg. tarsometatarsalia dorsalia

Os metatarsi I

Lig. talocalcaneum mediale

Phalanx proximalis I

Calcaneus

Phalanx distalis I

Lig. calcaneonaviculare plantare (Pfannenband)

M. tibialis anterior, Tendo (teilweise entfernt)

Lig. plantare longum

Aponeurosis plantaris

Ligg. collateralia

Lig. calcaneocuboideum plantare (Lig. plantare breve)

M. tibialis posterior, Tendo (teilweise entfernt)

Ansicht von medial
Medial view

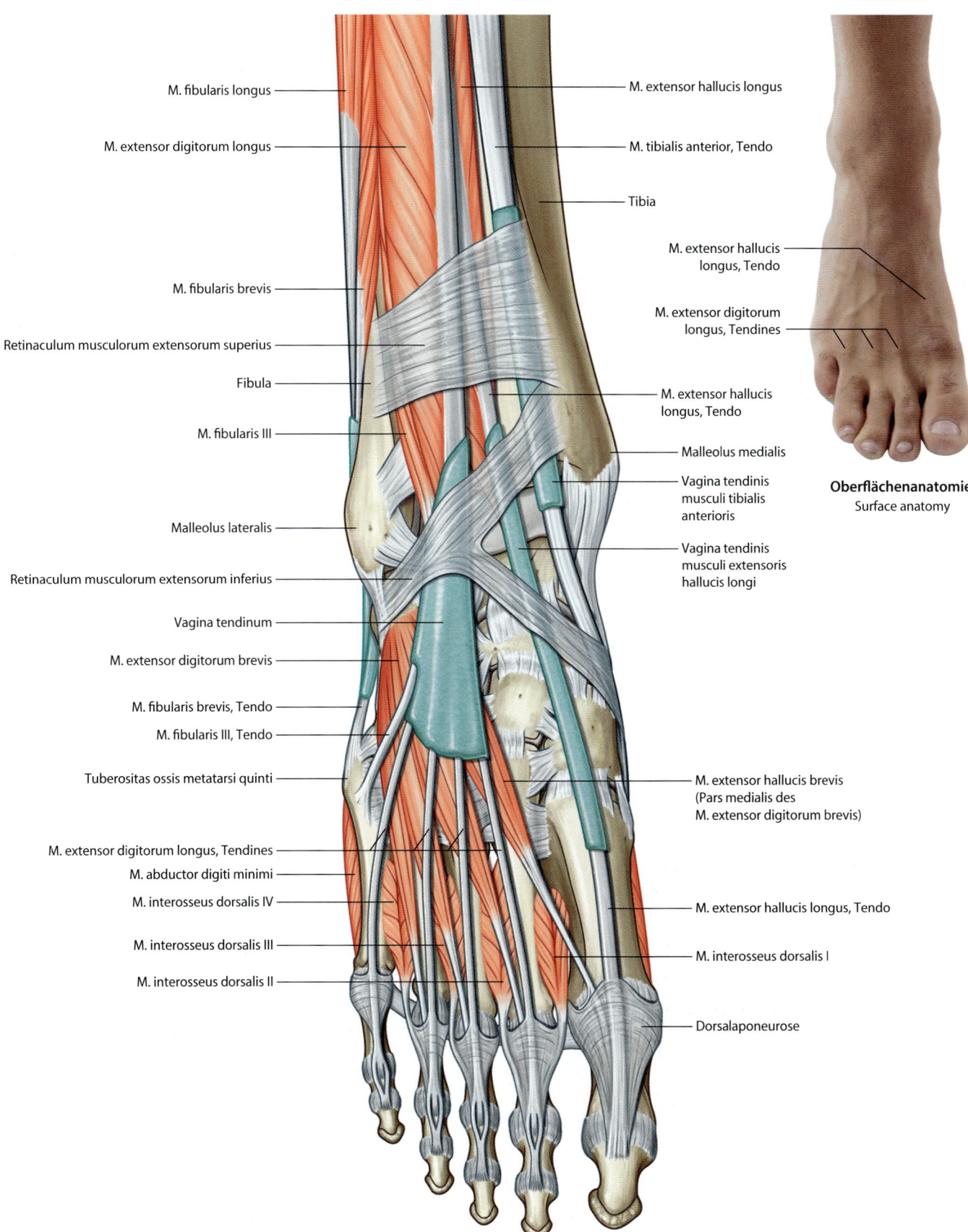

M. fibularis longus

M. extensor digitorum longus

M. fibularis brevis

Retinaculum musculorum extensorum superius

Fibula

M. fibularis III

Malleolus lateralis

Retinaculum musculorum extensorum inferius

Vagina tendinum

M. extensor digitorum brevis

M. fibularis brevis, Tendo

M. fibularis III, Tendo

Tuberositas ossis metatarsi quinti

M. extensor digitorum longus, Tendines

M. abductor digiti minimi

M. interosseus dorsalis IV

M. interosseus dorsalis III

M. interosseus dorsalis II

M. extensor hallucis longus

M. tibialis anterior, Tendo

Tibia

M. extensor hallucis longus, Tendo

M. extensor digitorum longus, Tendines

M. extensor hallucis longus, Tendo

Malleolus medialis

Vagina tendinis musculi tibialis anterioris

Vagina tendinis musculi extensoris hallucis longi

M. extensor hallucis brevis (Pars medialis des M. extensor digitorum brevis)

M. extensor hallucis longus, Tendo

M. interosseus dorsalis I

Dorsalaponeurose

Oberflächenanatomie
Surface anatomy

Oberflächliche Strukturen des Fußes, Ansicht von dorsal
Superficial structures of the foot (dorsal view)

333

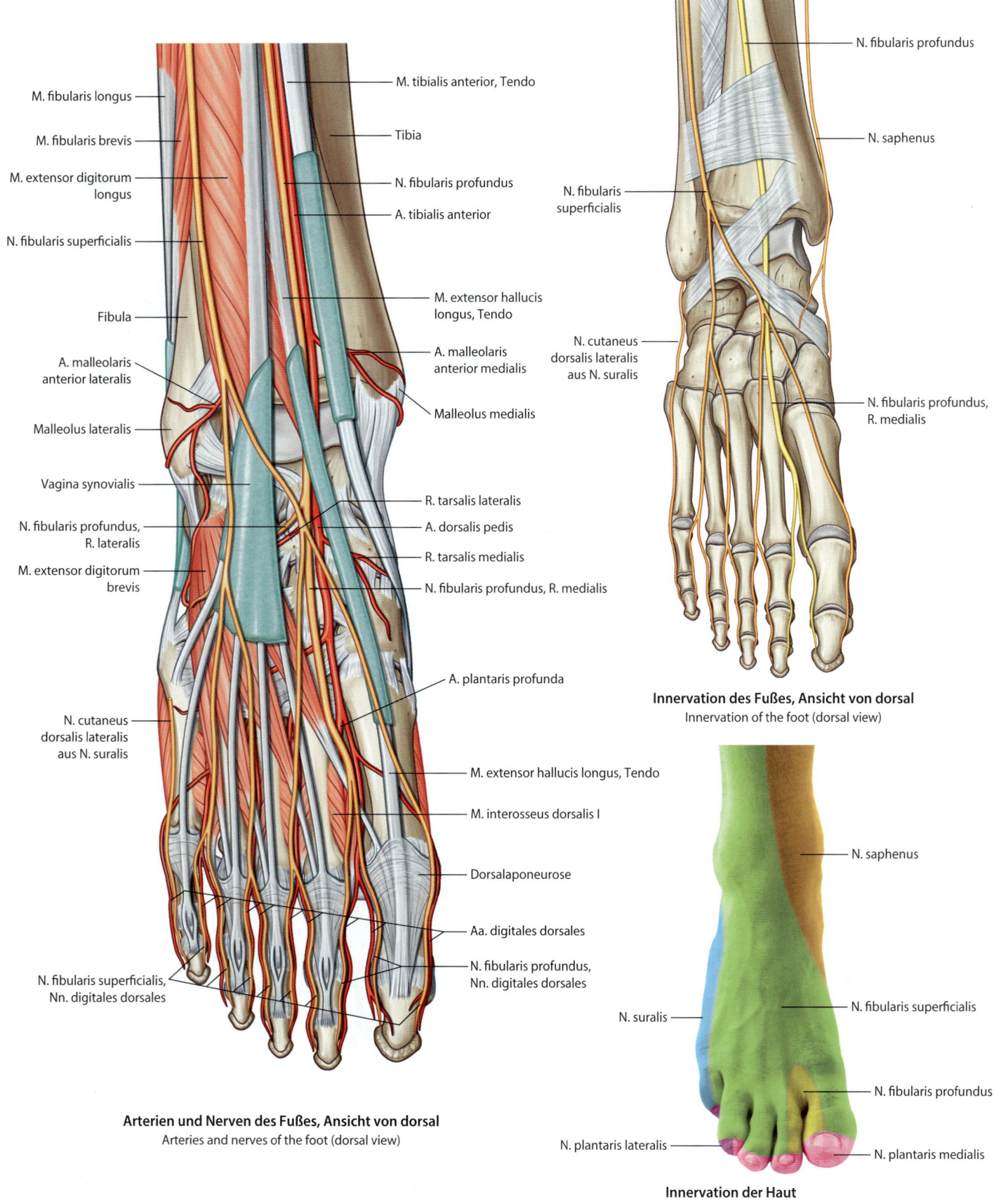

M. fibularis longus

M. fibularis brevis

M. extensor digitorum longus

N. fibularis superficialis

Fibula

A. malleolaris anterior lateralis

Malleolus lateralis

Vagina synovialis

N. fibularis profundus, R. lateralis

M. extensor digitorum brevis

N. cutaneus dorsalis lateralis aus N. suralis

N. fibularis superficialis, Nn. digitales dorsales

M. tibialis anterior, Tendo

Tibia

N. fibularis profundus

A. tibialis anterior

M. extensor hallucis longus, Tendo

A. malleolaris anterior medialis

Malleolus medialis

R. tarsalis lateralis

A. dorsalis pedis

R. tarsalis medialis

N. fibularis profundus, R. medialis

A. plantaris profunda

M. extensor hallucis longus, Tendo

M. interosseus dorsalis I

Dorsalaponeurose

Aa. digitales dorsales

N. fibularis profundus, Nn. digitales dorsales

Arterien und Nerven des Fußes, Ansicht von dorsal
Arteries and nerves of the foot (dorsal view)

N. fibularis profundus

N. saphenus

N. fibularis superficialis

N. cutaneus dorsalis lateralis aus N. suralis

N. fibularis profundus, R. medialis

Innervation des Fußes, Ansicht von dorsal
Innervation of the foot (dorsal view)

N. saphenus

N. suralis

N. fibularis superficialis

N. fibularis profundus

N. plantaris lateralis

N. plantaris medialis

Innervation der Haut
Cutaneous distribution

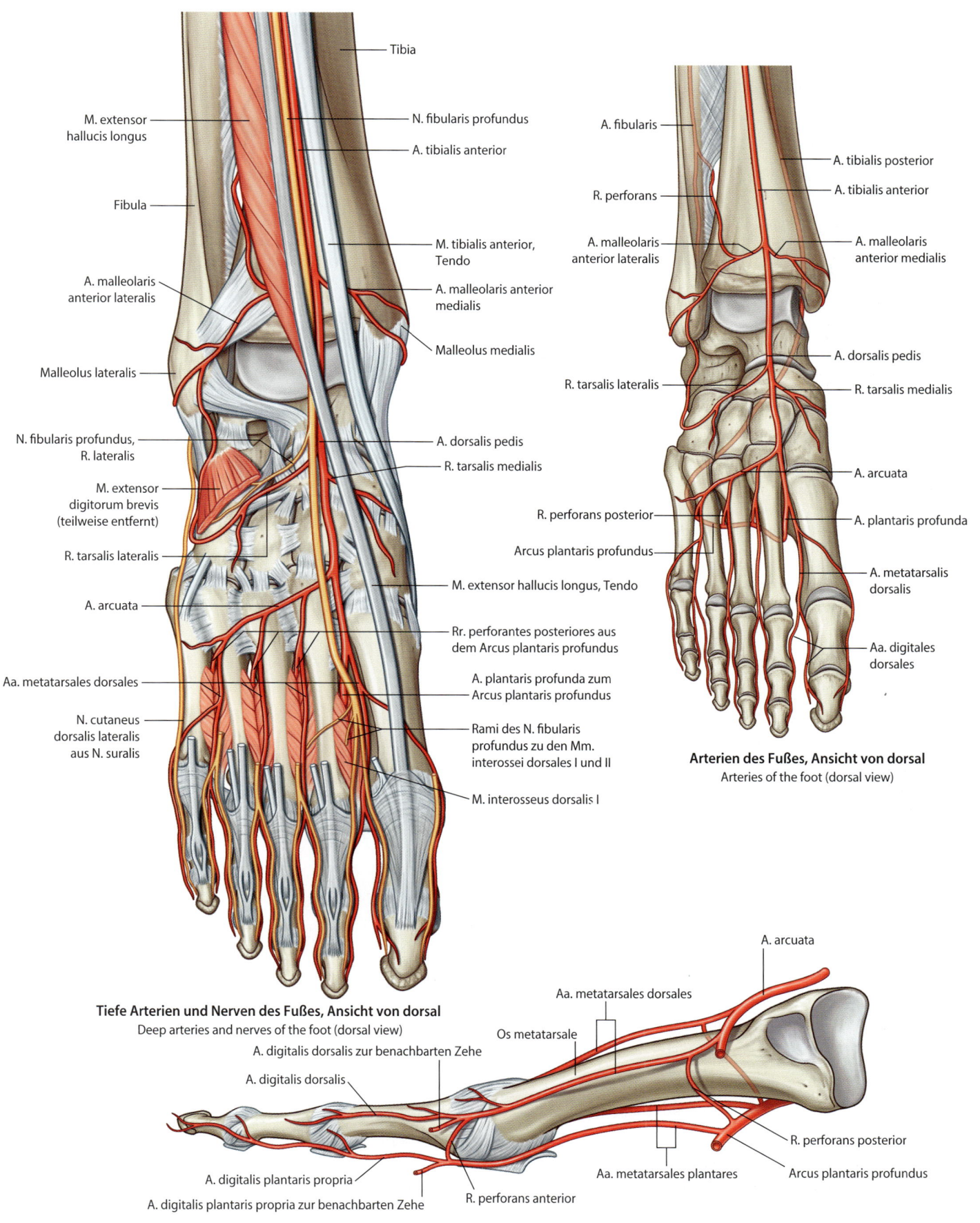

Tibia

M. extensor hallucis longus

N. fibularis profundus

A. tibialis anterior

Fibula

M. tibialis anterior, Tendo

A. malleolaris anterior lateralis

A. malleolaris anterior medialis

Malleolus medialis

Malleolus lateralis

N. fibularis profundus, R. lateralis

A. dorsalis pedis

R. tarsalis medialis

M. extensor digitorum brevis (teilweise entfernt)

R. tarsalis lateralis

A. arcuata

M. extensor hallucis longus, Tendo

Rr. perforantes posteriores aus dem Arcus plantaris profundus

Aa. metatarsales dorsales

A. plantaris profunda zum Arcus plantaris profundus

N. cutaneus dorsalis lateralis aus N. suralis

Rami des N. fibularis profundus zu den Mm. interossei dorsales I und II

M. interosseus dorsalis I

Tiefe Arterien und Nerven des Fußes, Ansicht von dorsal
Deep arteries and nerves of the foot (dorsal view)

A. fibularis

A. tibialis posterior

R. perforans

A. tibialis anterior

A. malleolaris anterior lateralis

A. malleolaris anterior medialis

R. tarsalis lateralis

A. dorsalis pedis

R. tarsalis medialis

A. arcuata

R. perforans posterior

A. plantaris profunda

Arcus plantaris profundus

A. metatarsalis dorsalis

Aa. digitales dorsales

Arterien des Fußes, Ansicht von dorsal
Arteries of the foot (dorsal view)

A. arcuata

Aa. metatarsales dorsales

Os metatarsale

A. digitalis dorsalis zur benachbarten Zehe

A. digitalis dorsalis

R. perforans posterior

R. perforans anterior

A. digitalis plantaris propria

Aa. metatarsales plantares

Arcus plantaris profundus

A. digitalis plantaris propria zur benachbarten Zehe

Arterien der mittleren Zehe, Digitus tertius [III]
Arteries of digit III (middle toe)

335

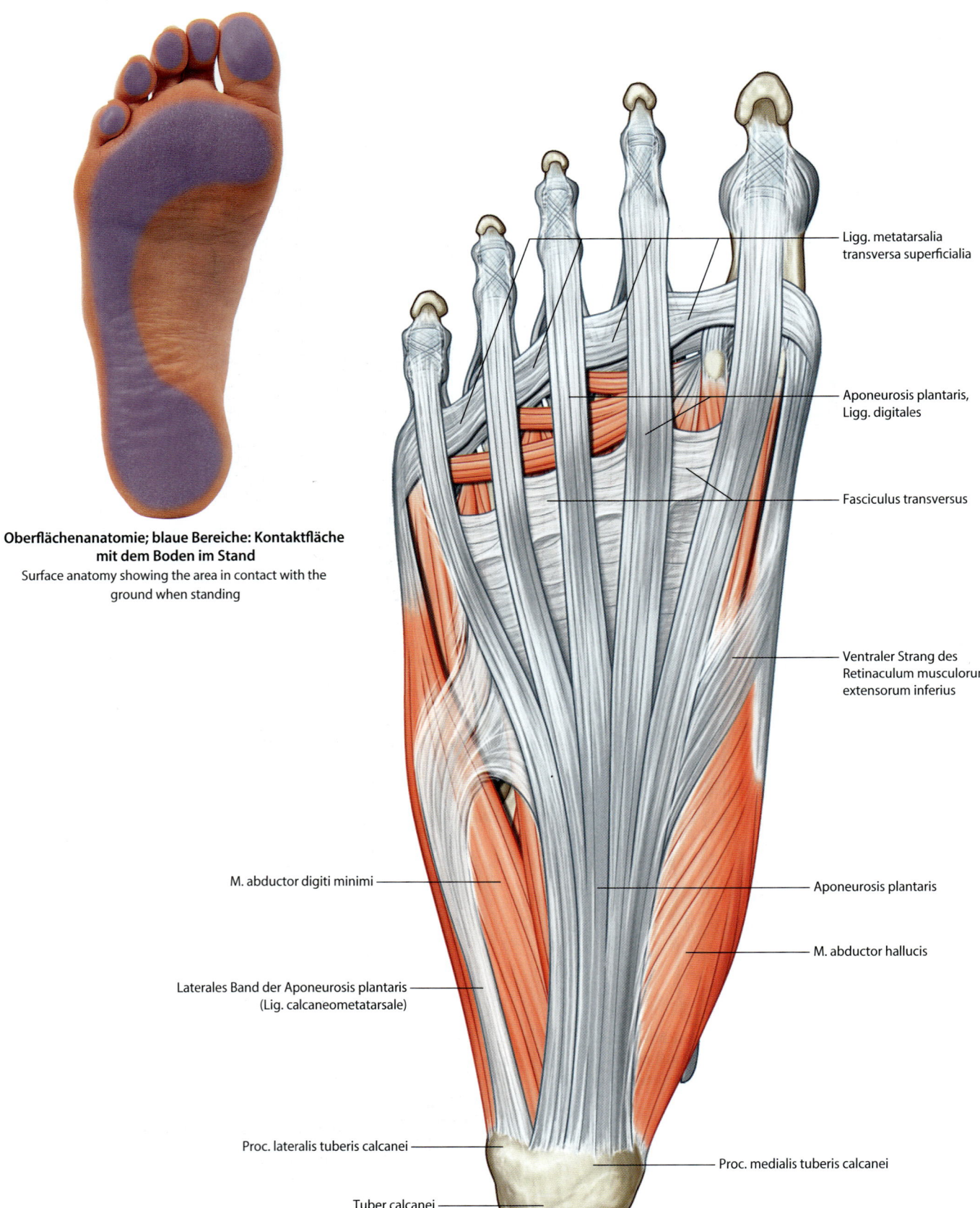

Oberflächenanatomie; blaue Bereiche: Kontaktfläche mit dem Boden im Stand
Surface anatomy showing the area in contact with the ground when standing

Ligg. metatarsalia transversa superficialia

Aponeurosis plantaris, Ligg. digitales

Fasciculus transversus

Ventraler Strang des Retinaculum musculorum extensorum inferius

M. abductor digiti minimi

Aponeurosis plantaris

M. abductor hallucis

Laterales Band der Aponeurosis plantaris (Lig. calcaneometatarsale)

Proc. lateralis tuberis calcanei

Proc. medialis tuberis calcanei

Tuber calcanei

Oberflächliche Strukturen der Fußsohle, Planta pedis
Superficial structures of the foot (plantar view)

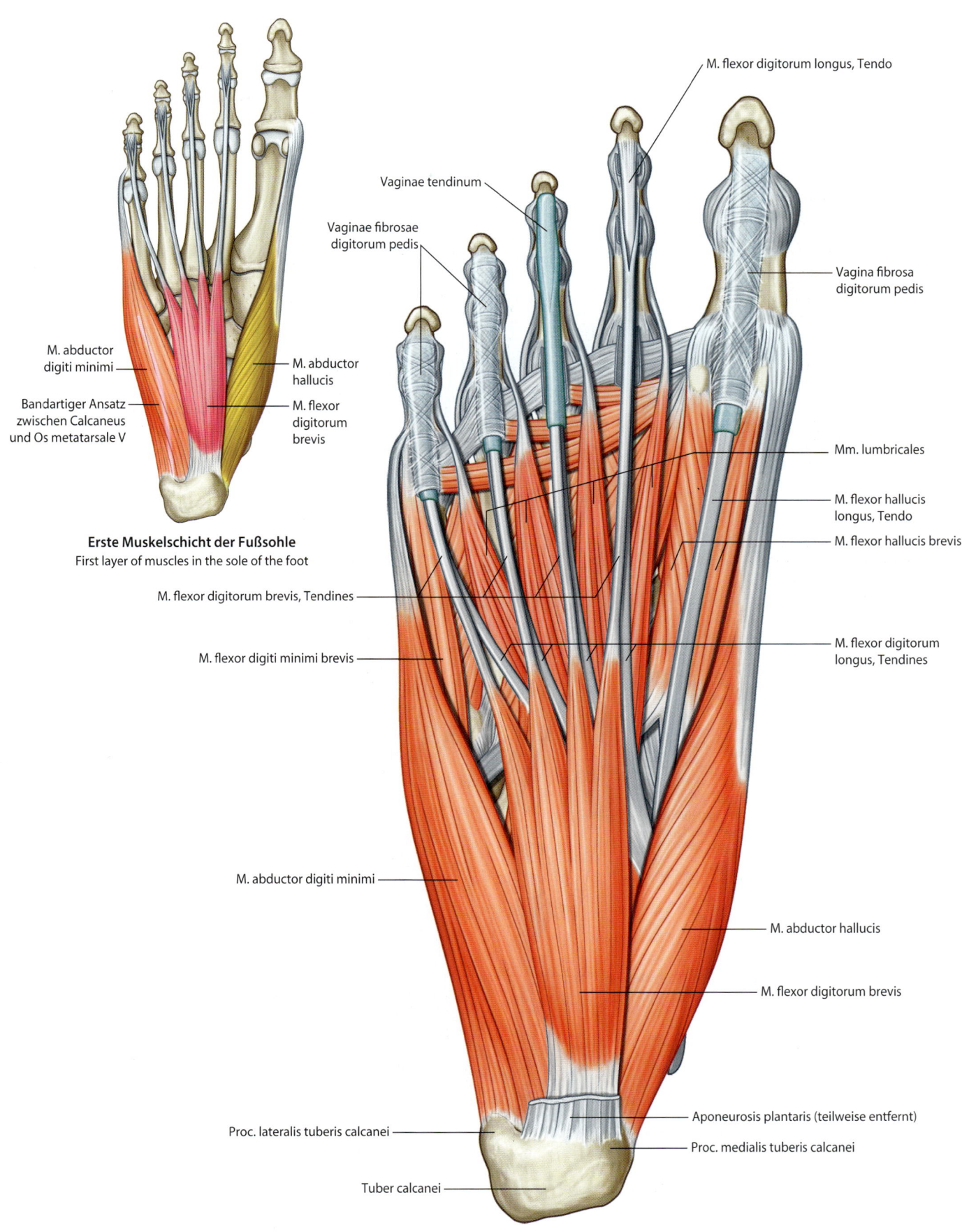

M. flexor digitorum longus, Tendo

Vaginae tendinum

Vaginae fibrosae
digitorum pedis

Vagina fibrosa
digitorum pedis

M. abductor
digiti minimi

M. abductor
hallucis

Bandartiger Ansatz
zwischen Calcaneus
und Os metatarsale V

M. flexor
digitorum
brevis

Erste Muskelschicht der Fußsohle
First layer of muscles in the sole of the foot

Mm. lumbricales

M. flexor hallucis
longus, Tendo

M. flexor hallucis brevis

M. flexor digitorum brevis, Tendines

M. flexor digitorum
longus, Tendines

M. flexor digiti minimi brevis

M. abductor digiti minimi

M. abductor hallucis

M. flexor digitorum brevis

Aponeurosis plantaris (teilweise entfernt)

Proc. lateralis tuberis calcanei

Proc. medialis tuberis calcanei

Tuber calcanei

Muskeln der Fußsohle (erste Schicht)
Muscles of sole of foot (first layer)

337

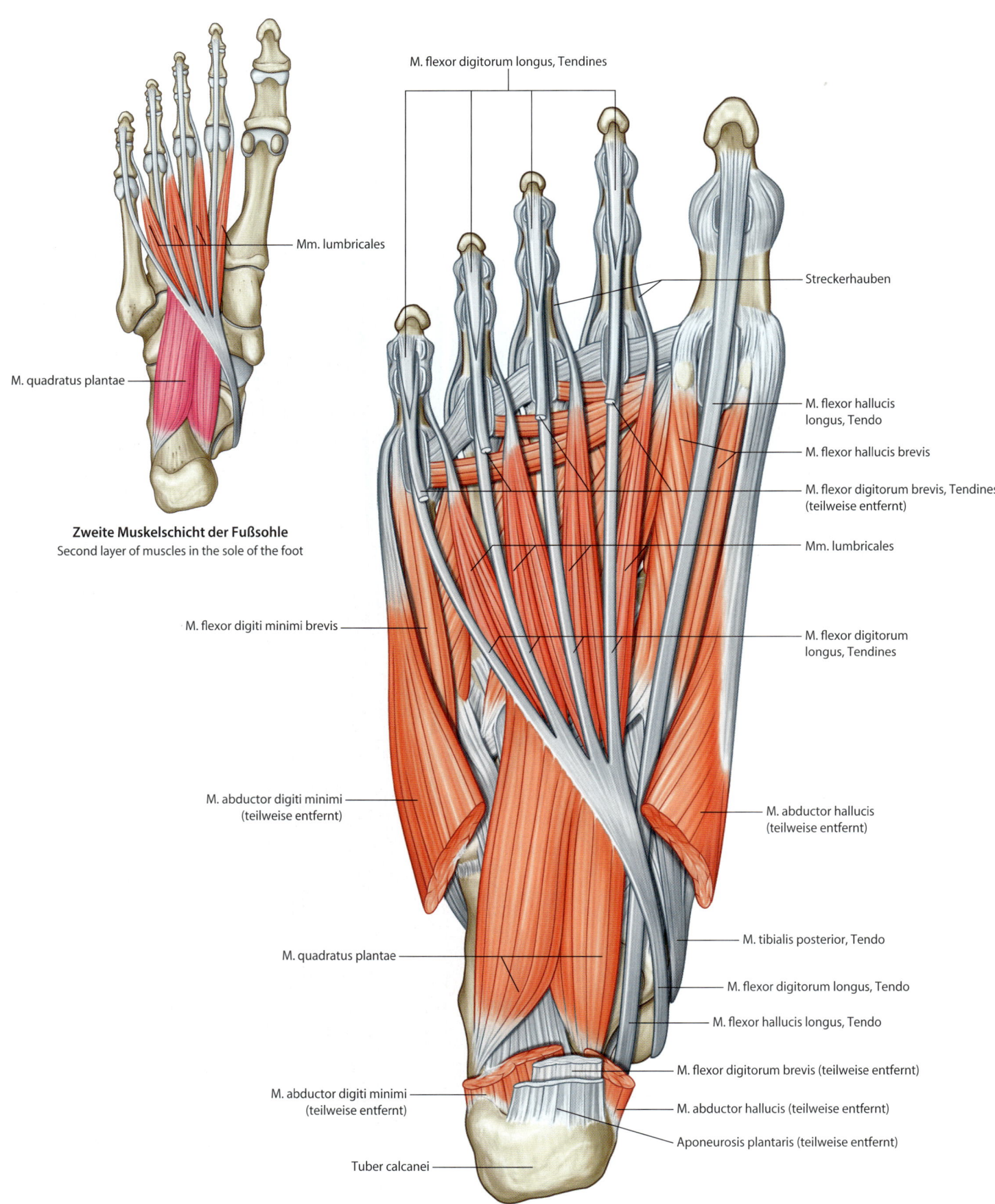

M. flexor digitorum longus, Tendines

Mm. lumbricales

M. quadratus plantae

Zweite Muskelschicht der Fußsohle
Second layer of muscles in the sole of the foot

M. flexor digiti minimi brevis

M. abductor digiti minimi
(teilweise entfernt)

M. quadratus plantae

M. abductor digiti minimi
(teilweise entfernt)

Tuber calcanei

Streckerhauben

M. flexor hallucis longus, Tendo

M. flexor hallucis brevis

M. flexor digitorum brevis, Tendines
(teilweise entfernt)

Mm. lumbricales

M. flexor digitorum longus, Tendines

M. abductor hallucis
(teilweise entfernt)

M. tibialis posterior, Tendo

M. flexor digitorum longus, Tendo

M. flexor hallucis longus, Tendo

M. flexor digitorum brevis (teilweise entfernt)

M. abductor hallucis (teilweise entfernt)

Aponeurosis plantaris (teilweise entfernt)

Muskeln der Fußsohle (zweite Schicht)
Muscles of sole of foot (second layer)

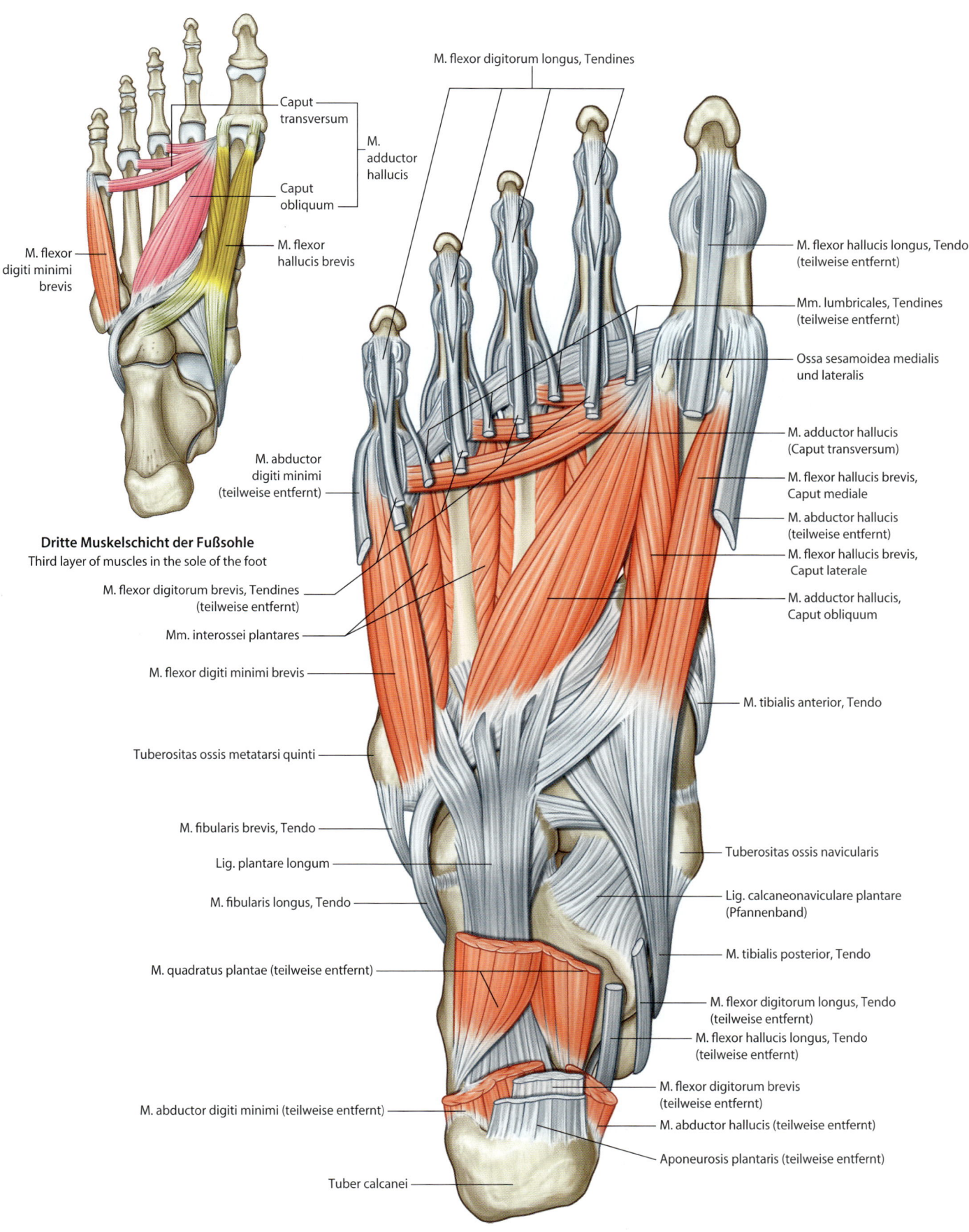

Caput transversum

M. adductor hallucis

Caput obliquum

M. flexor hallucis brevis

M. flexor digiti minimi brevis

M. abductor digiti minimi (teilweise entfernt)

Dritte Muskelschicht der Fußsohle
Third layer of muscles in the sole of the foot

M. flexor digitorum longus, Tendines

M. flexor hallucis longus, Tendo (teilweise entfernt)

Mm. lumbricales, Tendines (teilweise entfernt)

Ossa sesamoidea medialis und lateralis

M. adductor hallucis (Caput transversum)

M. flexor hallucis brevis, Caput mediale

M. abductor hallucis (teilweise entfernt)

M. flexor hallucis brevis, Caput laterale

M. adductor hallucis, Caput obliquum

M. flexor digitorum brevis, Tendines (teilweise entfernt)

Mm. interossei plantares

M. flexor digiti minimi brevis

M. tibialis anterior, Tendo

Tuberositas ossis metatarsi quinti

M. fibularis brevis, Tendo

Lig. plantare longum

M. fibularis longus, Tendo

M. quadratus plantae (teilweise entfernt)

Tuberositas ossis navicularis

Lig. calcaneonaviculare plantare (Pfannenband)

M. tibialis posterior, Tendo

M. flexor digitorum longus, Tendo (teilweise entfernt)

M. flexor hallucis longus, Tendo (teilweise entfernt)

M. flexor digitorum brevis (teilweise entfernt)

M. abductor digiti minimi (teilweise entfernt)

M. abductor hallucis (teilweise entfernt)

Aponeurosis plantaris (teilweise entfernt)

Tuber calcanei

Muskeln der Fußsohle (dritte Schicht)
Muscles of sole of foot (third layer)

339

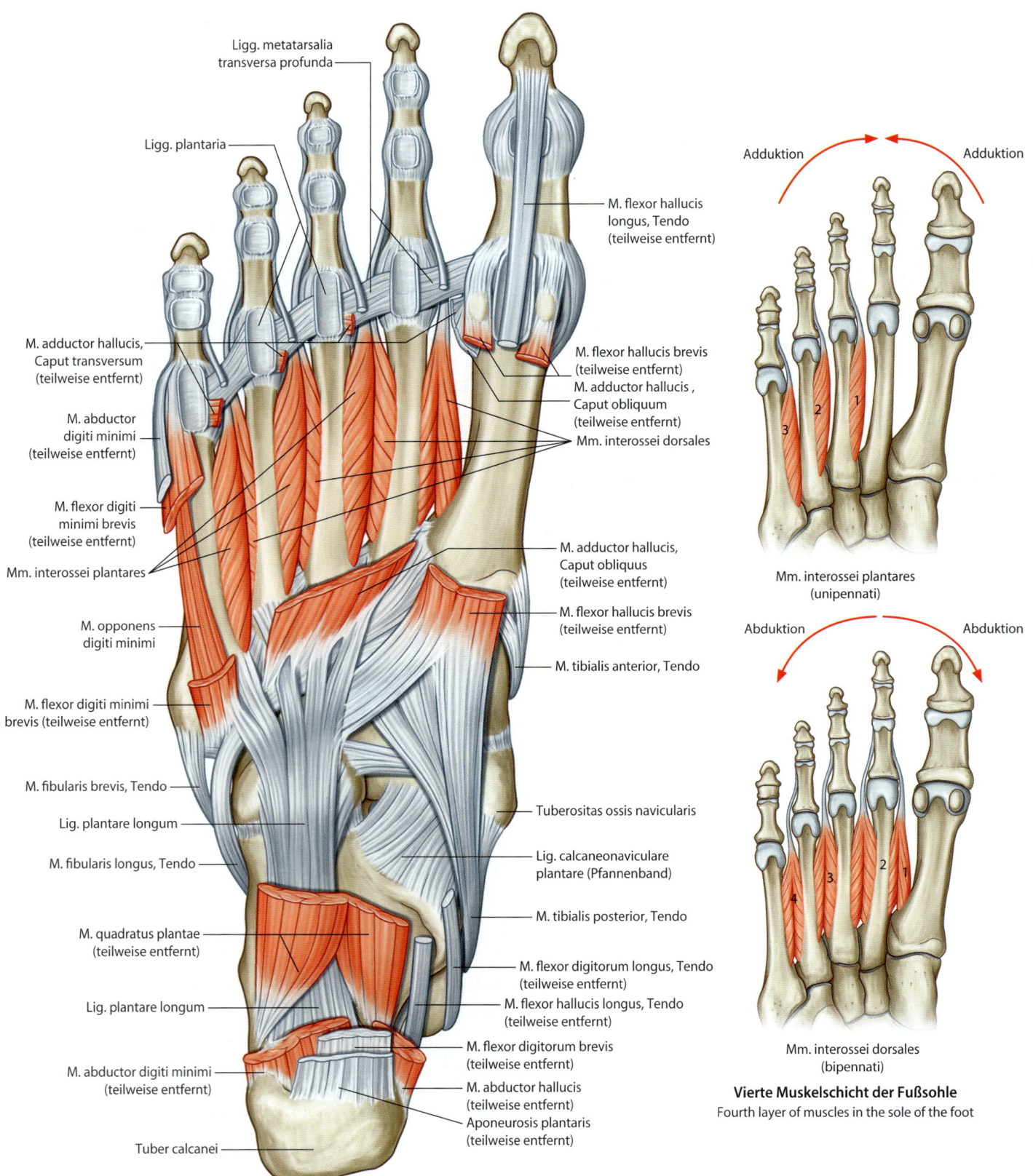

Ligg. metatarsalia transversa profunda

Ligg. plantaria

M. flexor hallucis longus, Tendo (teilweise entfernt)

M. adductor hallucis, Caput transversum (teilweise entfernt)

M. abductor digiti minimi (teilweise entfernt)

M. flexor digiti minimi brevis (teilweise entfernt)

Mm. interossei plantares

M. opponens digiti minimi

M. flexor digiti minimi brevis (teilweise entfernt)

M. fibularis brevis, Tendo

Lig. plantare longum

M. fibularis longus, Tendo

M. quadratus plantae (teilweise entfernt)

Lig. plantare longum

M. abductor digiti minimi (teilweise entfernt)

Tuber calcanei

M. flexor hallucis brevis (teilweise entfernt)
M. adductor hallucis, Caput obliquum (teilweise entfernt)
Mm. interossei dorsales

M. adductor hallucis, Caput obliquus (teilweise entfernt)

M. flexor hallucis brevis (teilweise entfernt)

M. tibialis anterior, Tendo

Tuberositas ossis navicularis

Lig. calcaneonaviculare plantare (Pfannenband)

M. tibialis posterior, Tendo

M. flexor digitorum longus, Tendo (teilweise entfernt)

M. flexor hallucis longus, Tendo (teilweise entfernt)

M. flexor digitorum brevis (teilweise entfernt)

M. abductor hallucis (teilweise entfernt)
Aponeurosis plantaris (teilweise entfernt)

Adduktion — Adduktion

Mm. interossei plantares (unipennati)

Abduktion — Abduktion

Mm. interossei dorsales (bipennati)

Vierte Muskelschicht der Fußsohle
Fourth layer of muscles in the sole of the foot

Muskeln der Fußsohle (vierte Schicht)
Muscles of sole of foot (fourth layer)

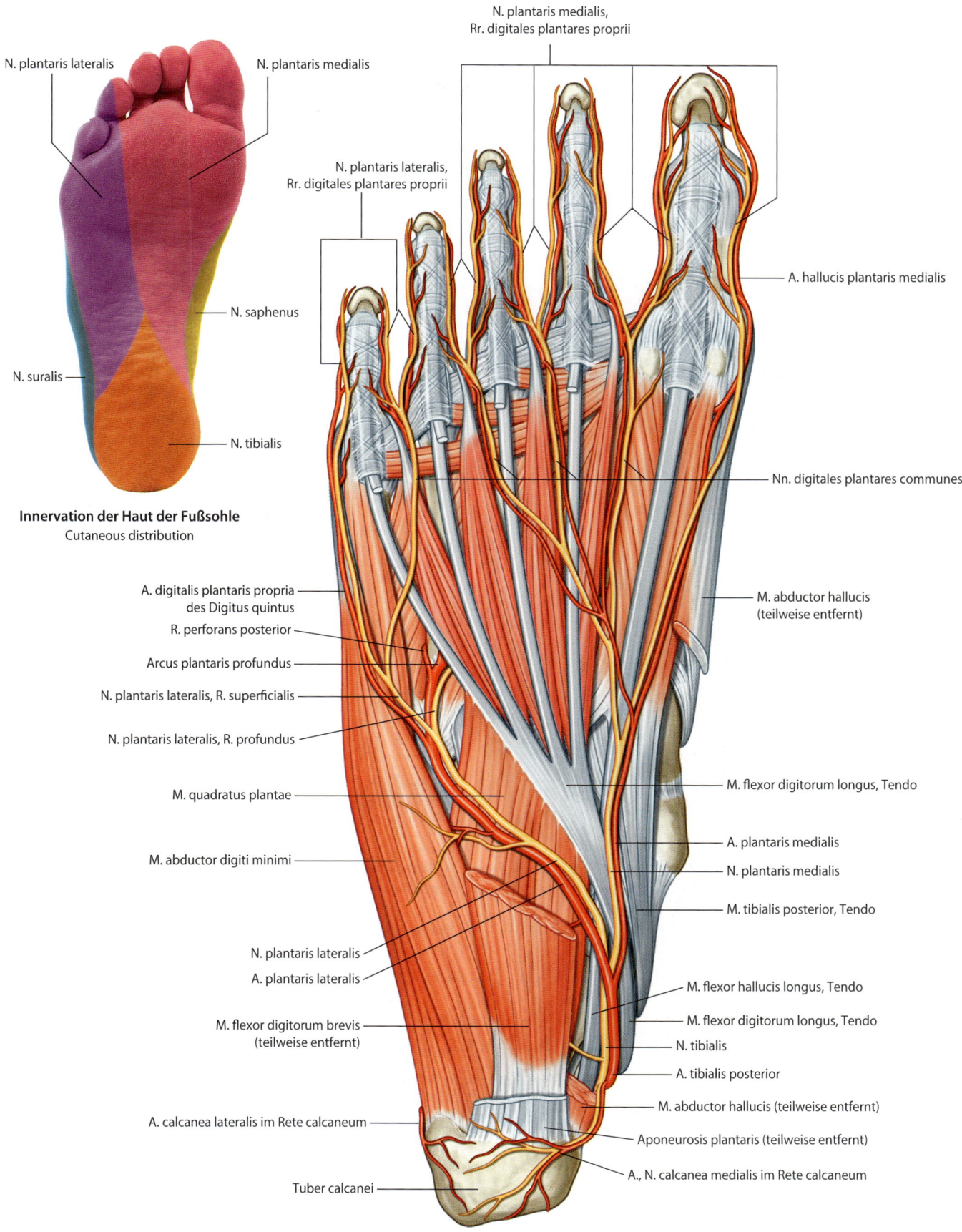

N. plantaris lateralis

N. plantaris medialis

N. plantaris medialis,
Rr. digitales plantares proprii

N. plantaris lateralis,
Rr. digitales plantares proprii

N. saphenus

N. suralis

N. tibialis

A. hallucis plantaris medialis

Nn. digitales plantares communes

Innervation der Haut der Fußsohle
Cutaneous distribution

A. digitalis plantaris propria
des Digitus quintus

R. perforans posterior

Arcus plantaris profundus

N. plantaris lateralis, R. superficialis

N. plantaris lateralis, R. profundus

M. quadratus plantae

M. abductor digiti minimi

N. plantaris lateralis

A. plantaris lateralis

M. flexor digitorum brevis
(teilweise entfernt)

A. calcanea lateralis im Rete calcaneum

Tuber calcanei

M. abductor hallucis
(teilweise entfernt)

M. flexor digitorum longus, Tendo

A. plantaris medialis

N. plantaris medialis

M. tibialis posterior, Tendo

M. flexor hallucis longus, Tendo

M. flexor digitorum longus, Tendo

N. tibialis

A. tibialis posterior

M. abductor hallucis (teilweise entfernt)

Aponeurosis plantaris (teilweise entfernt)

A., N. calcanea medialis im Rete calcaneum

Arterien und Nerven der Fußsohle, Ansicht von plantar
Arteries and nerves of sole of foot (plantar view)

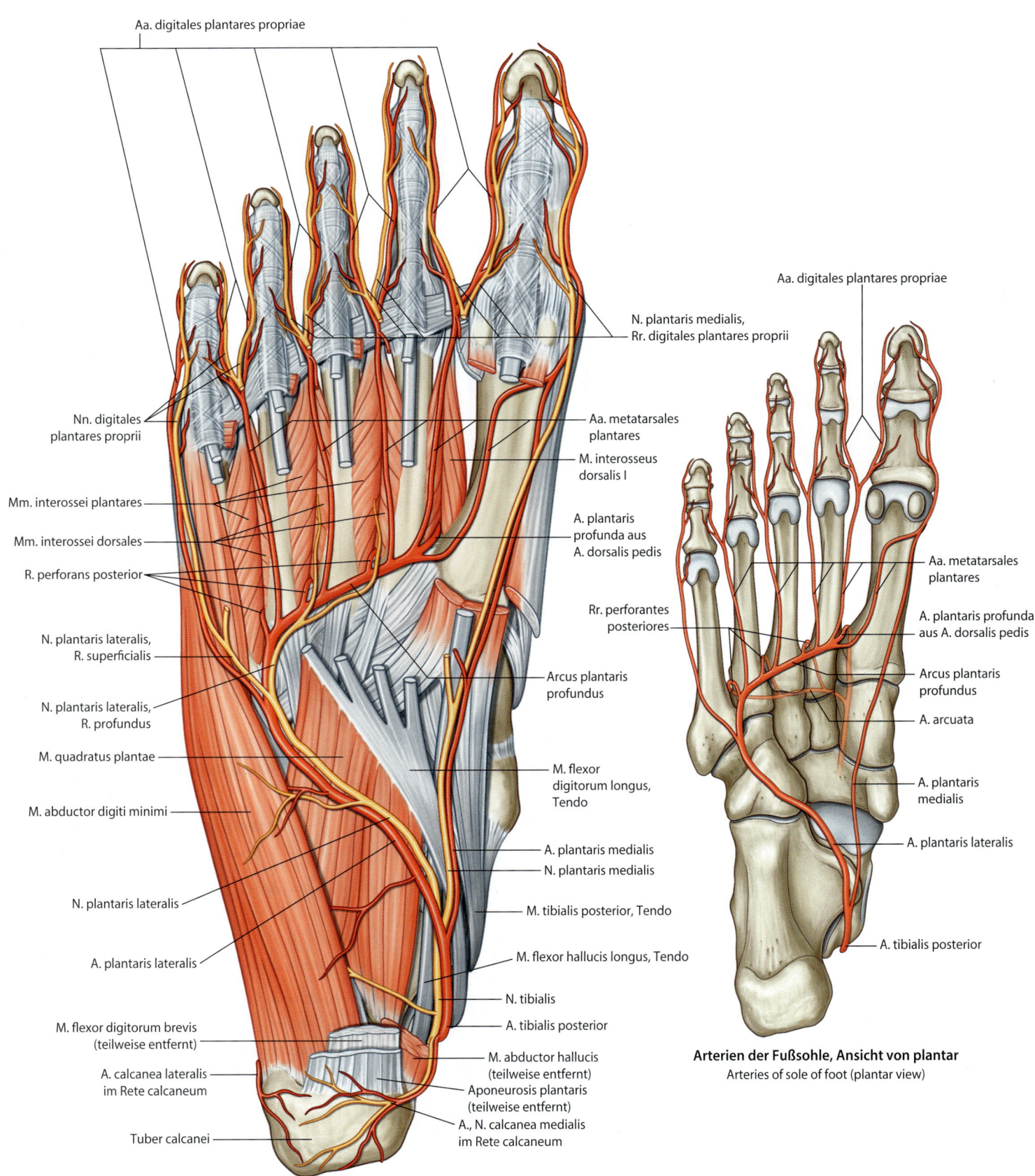

Aa. digitales plantares propriae

N. plantaris medialis,
Rr. digitales plantares proprii

Nn. digitales
plantares proprii

Aa. metatarsales
plantares

M. interosseus
dorsalis I

Mm. interossei plantares

A. plantaris
profunda aus
A. dorsalis pedis

Mm. interossei dorsales

R. perforans posterior

N. plantaris lateralis,
R. superficialis

Arcus plantaris
profundus

N. plantaris lateralis,
R. profundus

M. quadratus plantae

M. flexor
digitorum longus,
Tendo

M. abductor digiti minimi

A. plantaris medialis

N. plantaris medialis

N. plantaris lateralis

M. tibialis posterior, Tendo

A. plantaris lateralis

M. flexor hallucis longus, Tendo

N. tibialis

M. flexor digitorum brevis
(teilweise entfernt)

A. tibialis posterior

M. abductor hallucis
(teilweise entfernt)

A. calcanea lateralis
im Rete calcaneum

Aponeurosis plantaris
(teilweise entfernt)

Tuber calcanei

A., N. calcanea medialis
im Rete calcaneum

Arterien und Nerven der Fußsohle, Ansicht von plantar
Arteries and nerves of sole of foot (plantar view)

Aa. digitales plantares propriae

Aa. metatarsales
plantares

Rr. perforantes
posteriores

A. plantaris profunda
aus A. dorsalis pedis

Arcus plantaris
profundus

A. arcuata

A. plantaris
medialis

A. plantaris lateralis

A. tibialis posterior

Arterien der Fußsohle, Ansicht von plantar
Arteries of sole of foot (plantar view)

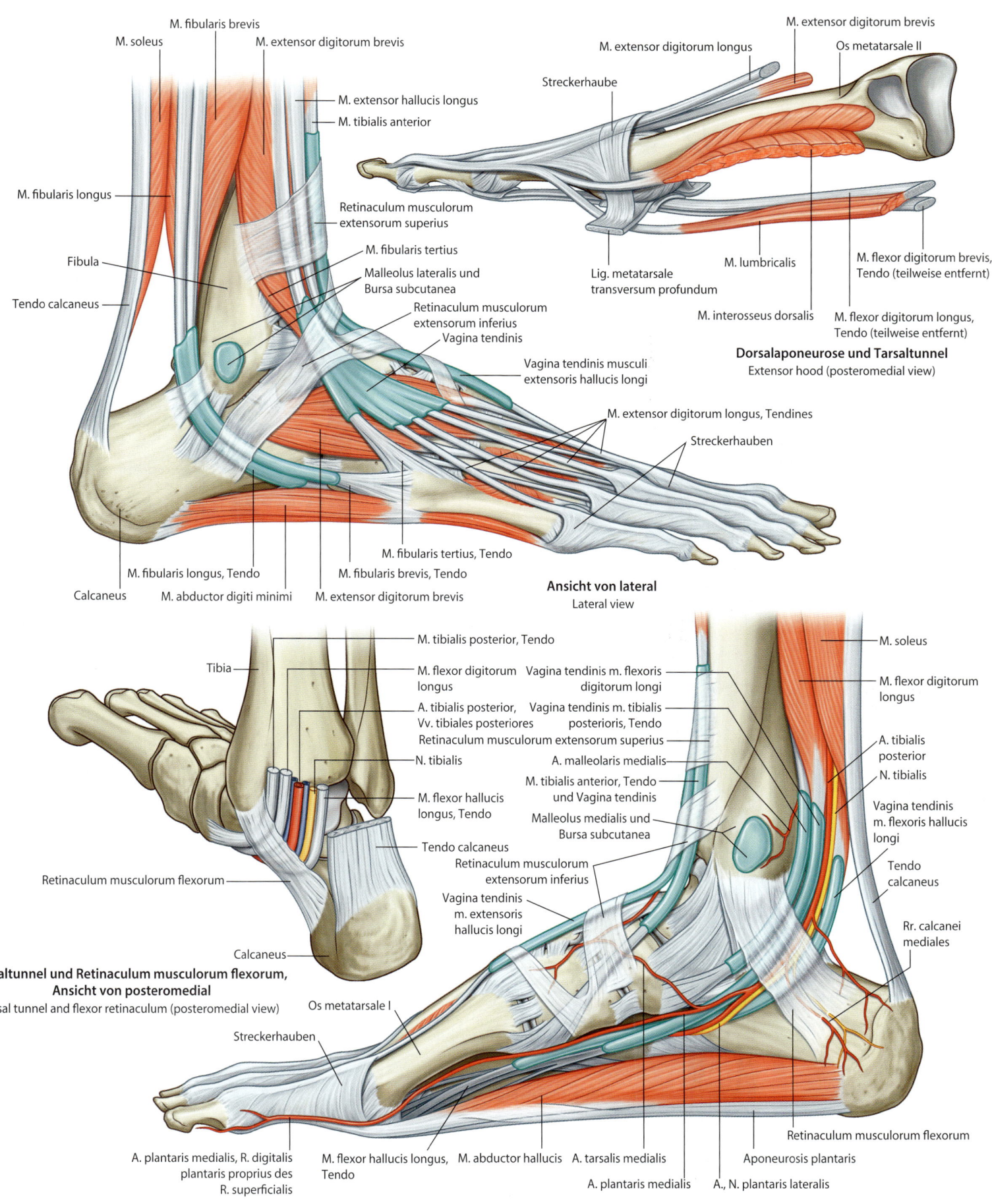

M. soleus

M. fibularis brevis

M. extensor digitorum brevis

M. extensor hallucis longus

M. tibialis anterior

M. fibularis longus

Fibula

Tendo calcaneus

Retinaculum musculorum
extensorum superius

M. fibularis tertius

Malleolus lateralis und
Bursa subcutanea

Retinaculum musculorum
extensorum inferius
Vagina tendinis

Vagina tendinis musculi
extensoris hallucis longi

M. fibularis longus, Tendo

M. abductor digiti minimi

Calcaneus

M. fibularis tertius, Tendo

M. fibularis brevis, Tendo

M. extensor digitorum brevis

M. extensor digitorum longus, Tendines

Streckerhauben

Ansicht von lateral
Lateral view

M. extensor digitorum longus

Streckerhaube

M. extensor digitorum brevis

Os metatarsale II

Lig. metatarsale
transversum profundum

M. lumbricalis

M. interosseus dorsalis

M. flexor digitorum brevis,
Tendo (teilweise entfernt)

M. flexor digitorum longus,
Tendo (teilweise entfernt)

Dorsalaponeurose und Tarsaltunnel
Extensor hood (posteromedial view)

Tibia

M. tibialis posterior, Tendo

M. flexor digitorum
longus

A. tibialis posterior,
Vv. tibiales posteriores

N. tibialis

M. flexor hallucis
longus, Tendo

Retinaculum musculorum flexorum

Calcaneus

Tendo calcaneus

Vagina tendinis m. flexoris
digitorum longi

Vagina tendinis m. tibialis
posterioris, Tendo

Retinaculum musculorum extensorum superius

A. malleolaris medialis

M. tibialis anterior, Tendo
und Vagina tendinis

Malleolus medialis und
Bursa subcutanea

Retinaculum musculorum
extensorum inferius

Vagina tendinis
m. extensoris
hallucis longi

M. soleus

M. flexor digitorum
longus

A. tibialis
posterior

N. tibialis

Vagina tendinis
m. flexoris hallucis
longi

Tendo
calcaneus

Rr. calcanei
mediales

Tarsaltunnel und Retinaculum musculorum flexorum,
Ansicht von posteromedial
Tarsal tunnel and flexor retinaculum (posteromedial view)

Os metatarsale I

Streckerhauben

A. plantaris medialis, R. digitalis
plantaris proprius des
R. superficialis

M. flexor hallucis longus,
Tendo

M. abductor hallucis

A. tarsalis medialis

A. plantaris medialis

A., N. plantaris lateralis

Aponeurosis plantaris

Retinaculum musculorum flexorum

Ansicht von medial
Medial view

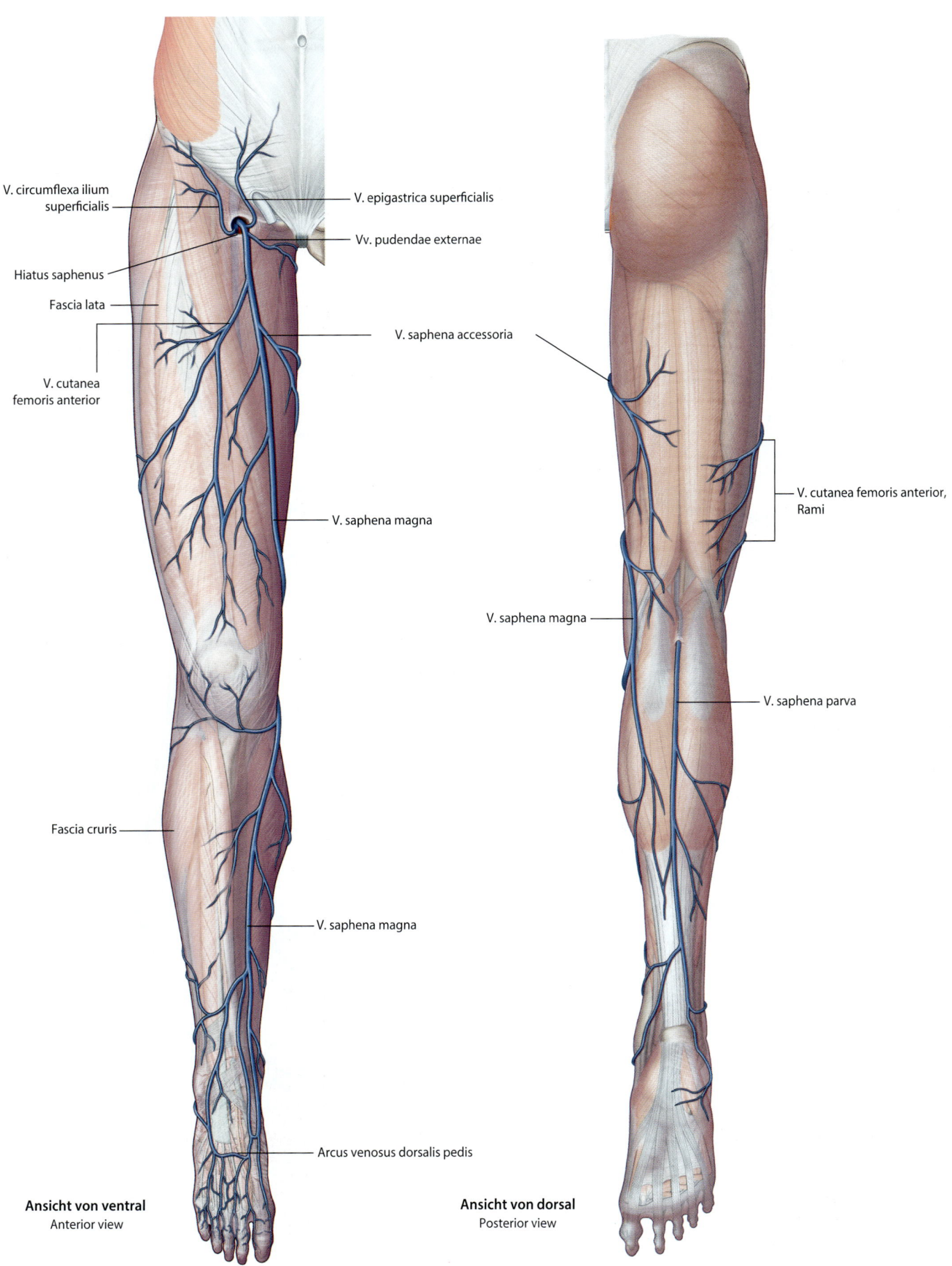

V. circumflexa ilium superficialis

V. epigastrica superficialis

Vv. pudendae externae

Hiatus saphenus

Fascia lata

V. saphena accessoria

V. cutanea femoris anterior

V. cutanea femoris anterior, Rami

V. saphena magna

V. saphena magna

V. saphena parva

Fascia cruris

V. saphena magna

Arcus venosus dorsalis pedis

Ansicht von ventral
Anterior view

Ansicht von dorsal
Posterior view

344

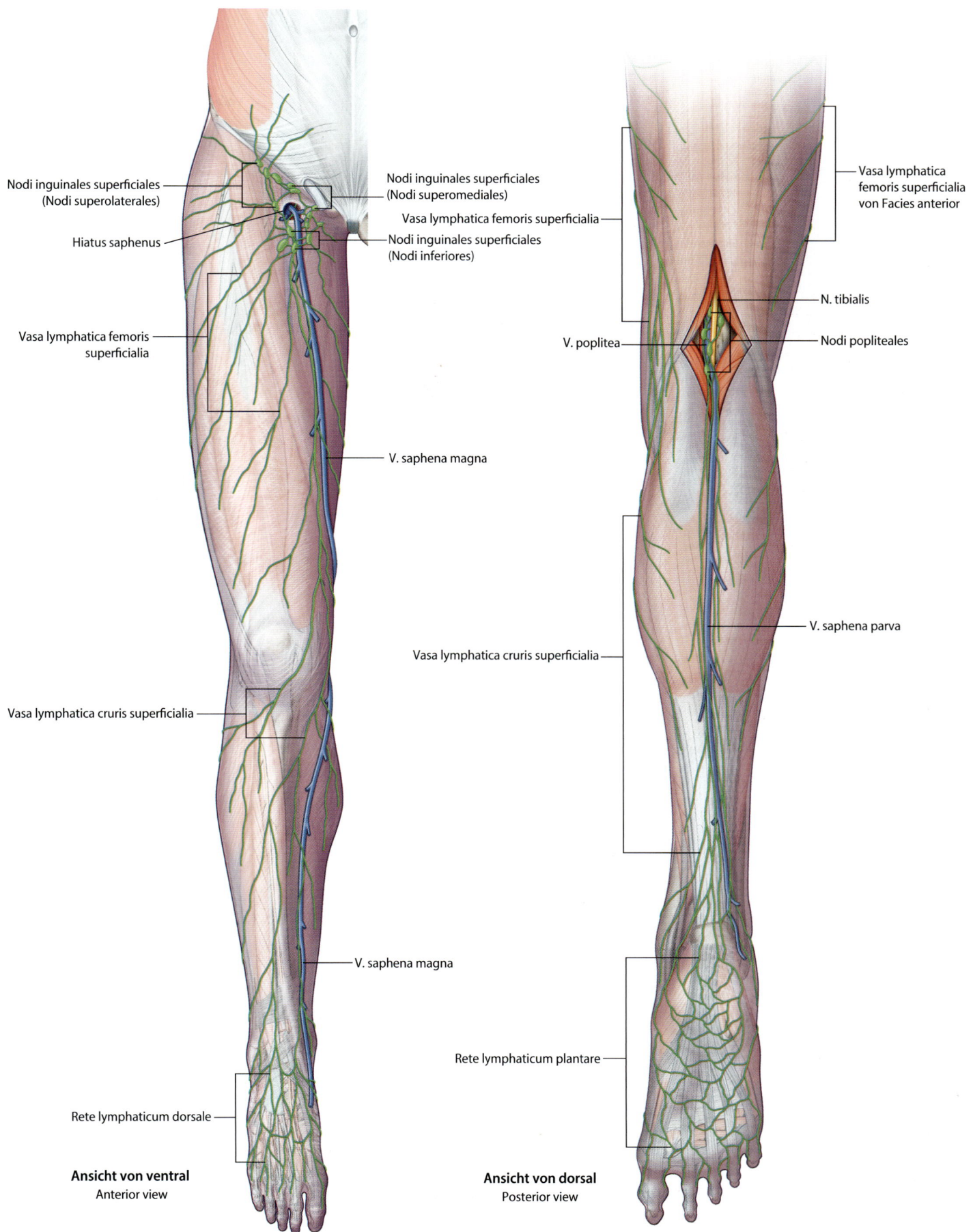

Nodi inguinales superficiales
(Nodi superolaterales)

Hiatus saphenus

Vasa lymphatica femoris
superficialia

Vasa lymphatica cruris superficialia

Rete lymphaticum dorsale

Nodi inguinales superficiales
(Nodi superomediales)

Vasa lymphatica femoris superficialia

Nodi inguinales superficiales
(Nodi inferiores)

V. saphena magna

V. saphena magna

Vasa lymphatica
femoris superficialia
von Facies anterior

N. tibialis

V. poplitea

Nodi popliteales

Vasa lymphatica cruris superficialia

V. saphena parva

Rete lymphaticum plantare

Ansicht von ventral
Anterior view

Ansicht von dorsal
Posterior view

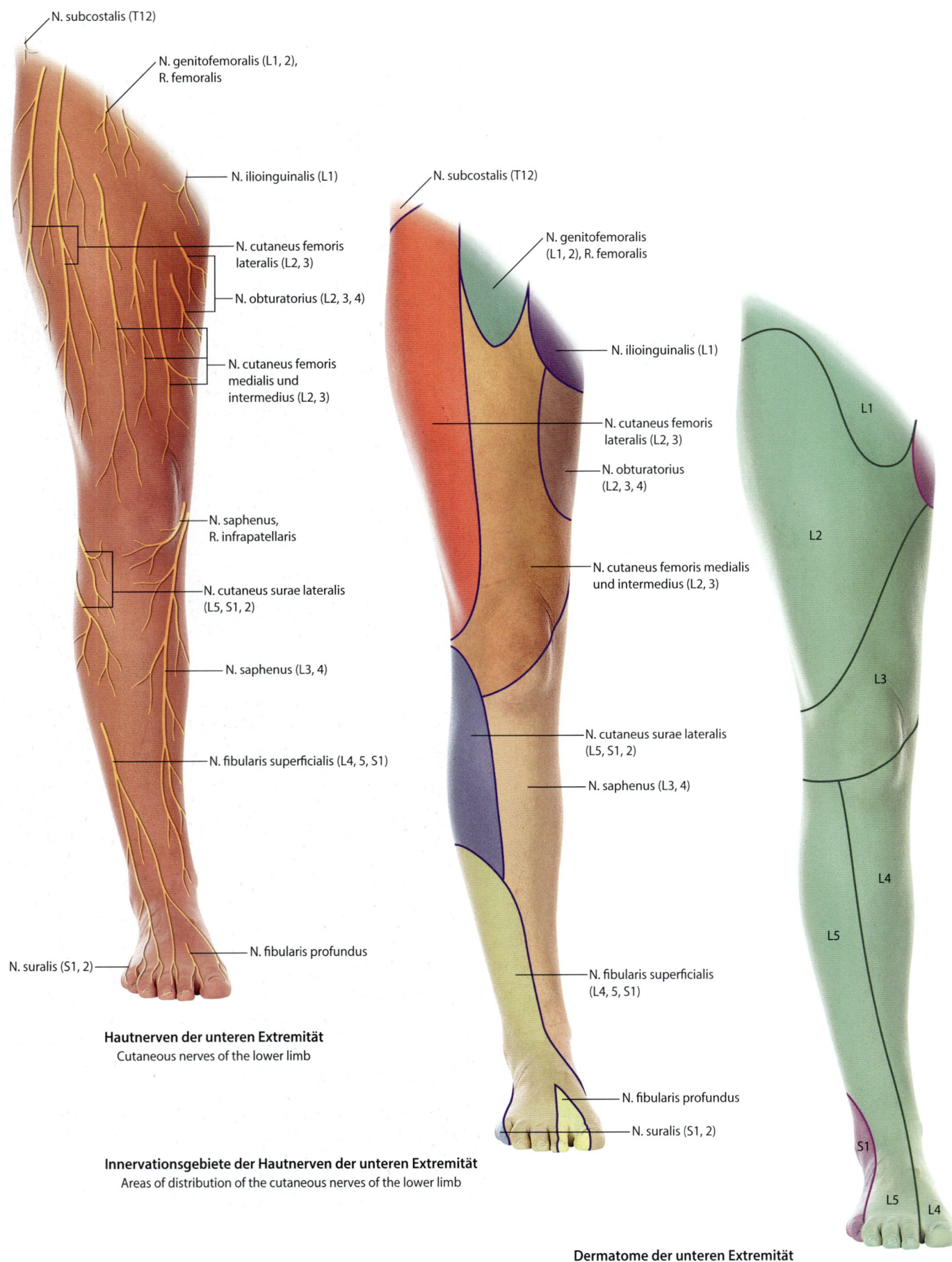

N. subcostalis (T12)

N. genitofemoralis (L1, 2),
R. femoralis

N. ilioinguinalis (L1)

N. cutaneus femoris
lateralis (L2, 3)

N. obturatorius (L2, 3, 4)

N. cutaneus femoris
medialis und
intermedius (L2, 3)

N. saphenus,
R. infrapatellaris

N. cutaneus surae lateralis
(L5, S1, 2)

N. saphenus (L3, 4)

N. fibularis superficialis (L4, 5, S1)

N. suralis (S1, 2)

N. fibularis profundus

Hautnerven der unteren Extremität
Cutaneous nerves of the lower limb

N. subcostalis (T12)

N. genitofemoralis
(L1, 2), R. femoralis

N. ilioinguinalis (L1)

N. cutaneus femoris
lateralis (L2, 3)

N. obturatorius
(L2, 3, 4)

N. cutaneus femoris medialis
und intermedius (L2, 3)

N. cutaneus surae lateralis
(L5, S1, 2)

N. saphenus (L3, 4)

N. fibularis superficialis
(L4, 5, S1)

N. fibularis profundus

N. suralis (S1, 2)

Innervationsgebiete der Hautnerven der unteren Extremität
Areas of distribution of the cutaneous nerves of the lower limb

L1

L2

L3

L4

L5

S1

L5

L4

Dermatome der unteren Extremität
Dermatomes of the lower limb

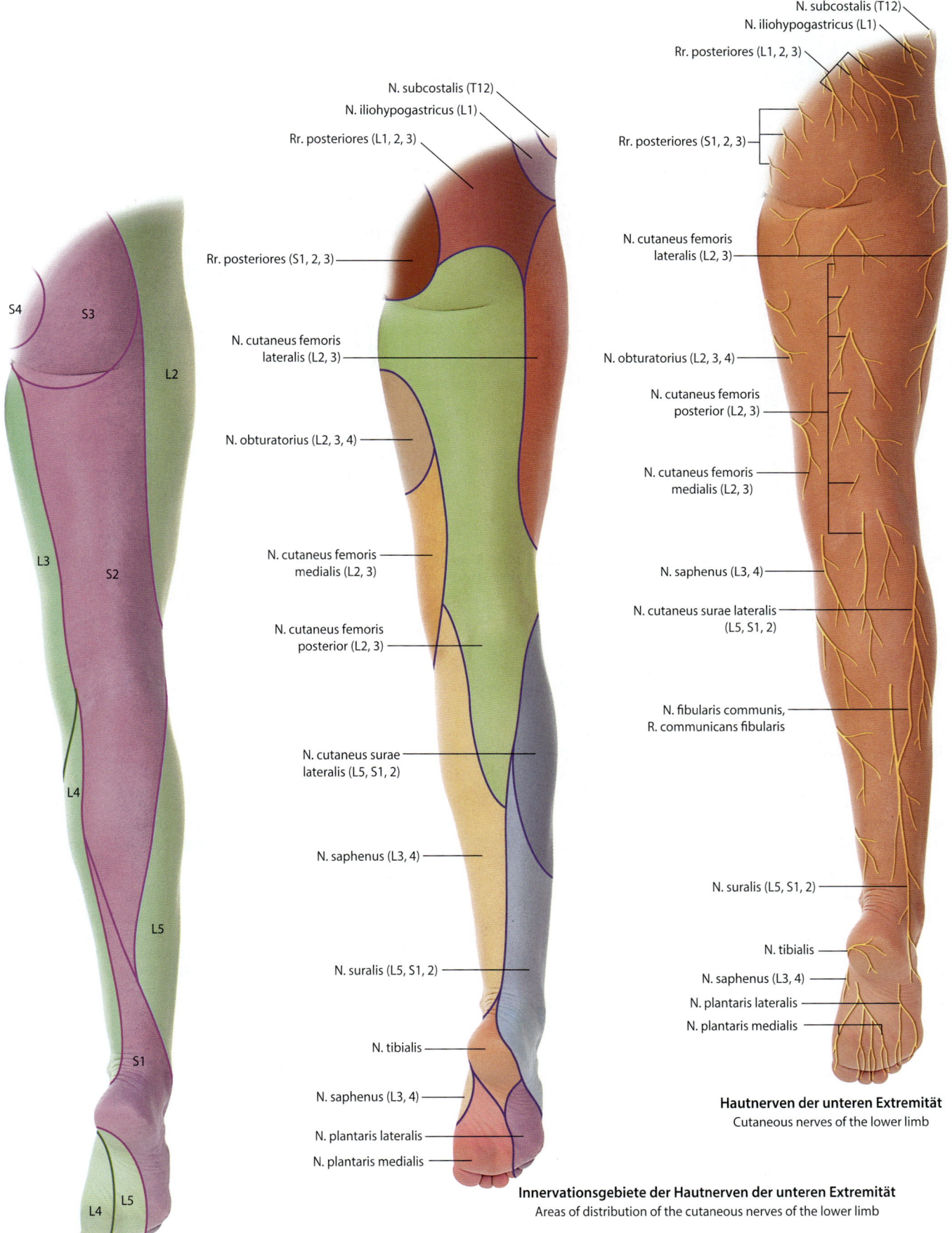

N. subcostalis (T12)

N. iliohypogastricus (L1)

Rr. posteriores (L1, 2, 3)

Rr. posteriores (S1, 2, 3)

N. cutaneus femoris
lateralis (L2, 3)

N. obturatorius (L2, 3, 4)

N. cutaneus femoris
posterior (L2, 3)

N. cutaneus femoris
medialis (L2, 3)

N. saphenus (L3, 4)

N. cutaneus surae lateralis
(L5, S1, 2)

N. fibularis communis,
R. communicans fibularis

N. suralis (L5, S1, 2)

N. tibialis

N. saphenus (L3, 4)

N. plantaris lateralis

N. plantaris medialis

Hautnerven der unteren Extremität
Cutaneous nerves of the lower limb

N. subcostalis (T12)

N. iliohypogastricus (L1)

Rr. posteriores (L1, 2, 3)

Rr. posteriores (S1, 2, 3)

N. cutaneus femoris
lateralis (L2, 3)

N. obturatorius (L2, 3, 4)

N. cutaneus femoris
medialis (L2, 3)

N. cutaneus femoris
posterior (L2, 3)

N. cutaneus surae
lateralis (L5, S1, 2)

N. saphenus (L3, 4)

N. suralis (L5, S1, 2)

N. tibialis

N. saphenus (L3, 4)

N. plantaris lateralis

N. plantaris medialis

Innervationsgebiete der Hautnerven der unteren Extremität
Areas of distribution of the cutaneous nerves of the lower limb

S4

S3

L2

L3

S2

L4

L5

S1

L4   L5

Dermatome der unteren Extremität
Dermatomes of the lower limb

Äste des Plexus lumbosacralis

Nerv		Rückenmarks-segmente	Motorische Innervation	Sensible Innervation
N. ilioinguinalis	1	L1	keine motorische Innervation der unteren Extremität, aber motorische Innervation der Bauchmuskulatur	Haut des anteromedialen Oberschenkels, der Leistenregion und fon Teilen des Perineums
N. genitofemoralis	2	L1, L2	keine motorische Innervation der unteren Extremität (Ausnahme beim Mann: M. cremaster wird durch R. genitalis innerviert)	**R. femoralis:** Haut der mittleren Vorderseite des Oberschenkels; **R. genitalis:** Haut des vorderen Perineums (**Mann:** vorderes Scrotum, **Frau:** Mons pubis und vorderer Bereich der Labia majora)
N. femoralis	3	L2 bis L4	alle Muskeln der vorderen Loge des Oberschenkels; im Abdomen gehen außerdem auch Äste für die Versorgung des M. iliacus und des M. pectineus ab	Haut des vorderen Oberschenkels, der anteromedialen Seite des Knies, des medialen Unterschenkels und der medialen Seite des Fußes (N. saphenus)
N. obturatorius	4	L2 bis L4	alle Muskeln der medialen Loge des Oberschenkels (inkl. M. pectineus und M. adductor magnus); M. obturatorius externus	Haut des oberen medialen Oberschenkels, Kapsel des Hüftgelenks
N. ischiadicus	5	L4 bis S3	ischiokrurale Muskeln sowie alle Muskeln des Unterschenkels und des Fußes	Haut der lateralen Seite des Unterschenkels und des Fußes, Haut der Fußsohle und des Fußrückens
N. gluteus superior	6	L4 bis S1	M. gluteus medius und M. gluteus minimus, M. tensor fasciae latae	
N. gluteus inferior	7	L5 bis S2	M. gluteus maximus	
N. cutaneus femoris lateralis	8	L2, L3		Peritoneum parietale der Fossa iliaca; Haut des anterolateralen Oberschenkels
N. cutaneus femoris posterior	9	S1 bis S3		Haut des Sulcus glutealis und des medialen Oberschenkels mit angrenzendem Perineum, des hinteren Oberschenkels und des oberen Bereichs des hinteren Unterschenkels
N. musculi quadrati femoris	10	L4 bis S1	M. quadratus femoris und M. gemellus inferior	
N. musculi obturatorii interni	11	L5 bis S2	M. obturatorius internus und M. gemellus superior	
N. cutaneus perforans	12	S2, S3		medialer Bereich des Sulcus glutealis

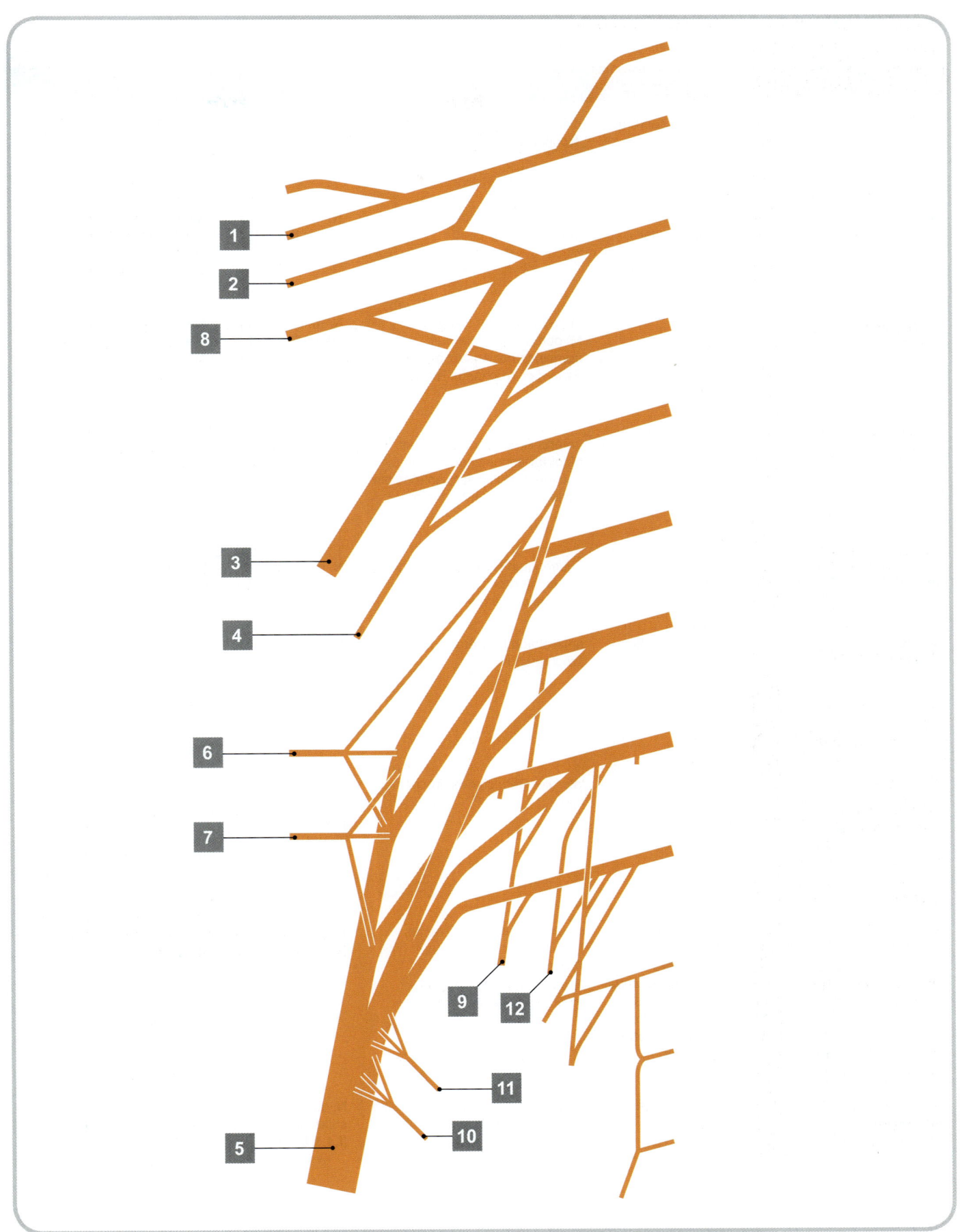

Muskulatur der Glutealregion
(die für den jeweiligen Muskel wichtigsten Rückenmarkssegmente sind fettgedruckt)

Muskel		Ursprung	Ansatz	Innervation	Funktion
M. piriformis	1	Vorderfläche des Os sacrum (Facies pelvica)	mediale Seite der Oberfläche des Trochanter major	Nervenäste aus **L5, S1, S2**	Außenrotation des Femurs im gestreckten Hüftgelenk; Abduktion des Femurs im gebeugten Hüftgelenk
M. obturatorius internus	2	anterolaterale Wand des kleinen Beckens; Innenfläche der Membrana obturatoria inkl. der umgebenden Knochen	medialer Bereich des Trochanter major	N. m. obturatorii interni [L5, **S1**]	Außenrotation des Femurs im gestreckten Hüftgelenk; Abduktion des Femurs im gebeugten Hüftgelenk
M. gemellus superior	3	Spina ischiadica	oberer Anteil der Sehne des M. obturatorius internus; gemeinsamer Ansatz an medialer Seite des Trochanter major	N. m. obturatorii interni [L5, **S1**]	Außenrotation des Femurs im gestreckten Hüftgelenk; Abduktion des Femurs im gebeugten Hüftgelenk
M. gemellus inferior	4	Tuber ischiadicum	unterer Anteil der Sehne des M. obturatorius internus; gemeinsamer Ansatz an medialer Seite des Trochanter major	N. m. quadratii femoris [**L5**, **S1**]	Außenrotation des Femurs im gestreckten Hüftgelenk; Abduktion des Femurs im gebeugten Hüftgelenk
M. quadratus femoris	5	lateraler Bereich des Os ischii, unmittelbar vor dem Tuber ischiadicum	Tuberculum quadratum auf der Crista intertrochanterica des proximalen Femurs	N. m. quadratii femoris [**L5**, **S1**]	Außenrotation im Hüftgelenk, Adduktion
M. gluteus minimus	6	äußere Oberfläche des Os ilium (Ala ossis ilium) zwischen Linea glutea inferior und anterior	anterolateraler Bereich des Trochanter major	N. gluteus superior [**L4**, **L5**, S1]	Abduktion des Femurs im Hüftgelenk; stabilisiert Becken beim Gehen über dem Standbein und verhindert ein Absacken des Beckens zur Schwungbeinseite; Innenrotation des Oberschenkels
M. gluteus medius	7	äußere Oberfläche des Os ilium zwischen Linea glutea anterior und posterior	lateraler Bereich des Trochanter major	N. gluteus superior [**L4**, **L5**, S1]	Abduktion des Femurs im Hüftgelenk; stabilisiert Becken beim Gehen über dem Standbein und verhindert ein Absacken des Beckens zur Schwungbeinseite; Innenrotation des Oberschenkels
M. gluteus maximus	8	Faszie des M. gluteus medius, äußere Oberfläche des Os ilium hinter Linea glutea posterior, Fascia thoracolumbalis, dorsale Oberfläche des Os sacrum, lateraler Rand des Os coccygis, äußere Oberfläche des Lig. sacrotuberale	hinterer Bereich des Tractus iliotibialis der Fascia lata; Tuberositas glutea des proximalen Femur	N. gluteus inferior [**L5, S1**, S2]	kraftvolle Extension im Hüftgelenk; Stabilisierung des Hüft- und Kniegelenks (über Tractus iliotibialis); Außenrotation und Abduktion des Oberschenkels
M. tensor fasciae latae	9	Spina iliaca anterior superior	über Tractus iliotibialis der Fascia lata am Condylus lateralis tibiae	N. gluteus superior [**L4**, **L5**, S1]	Stabilisierung des Kniegelenks in Extensionsstellung

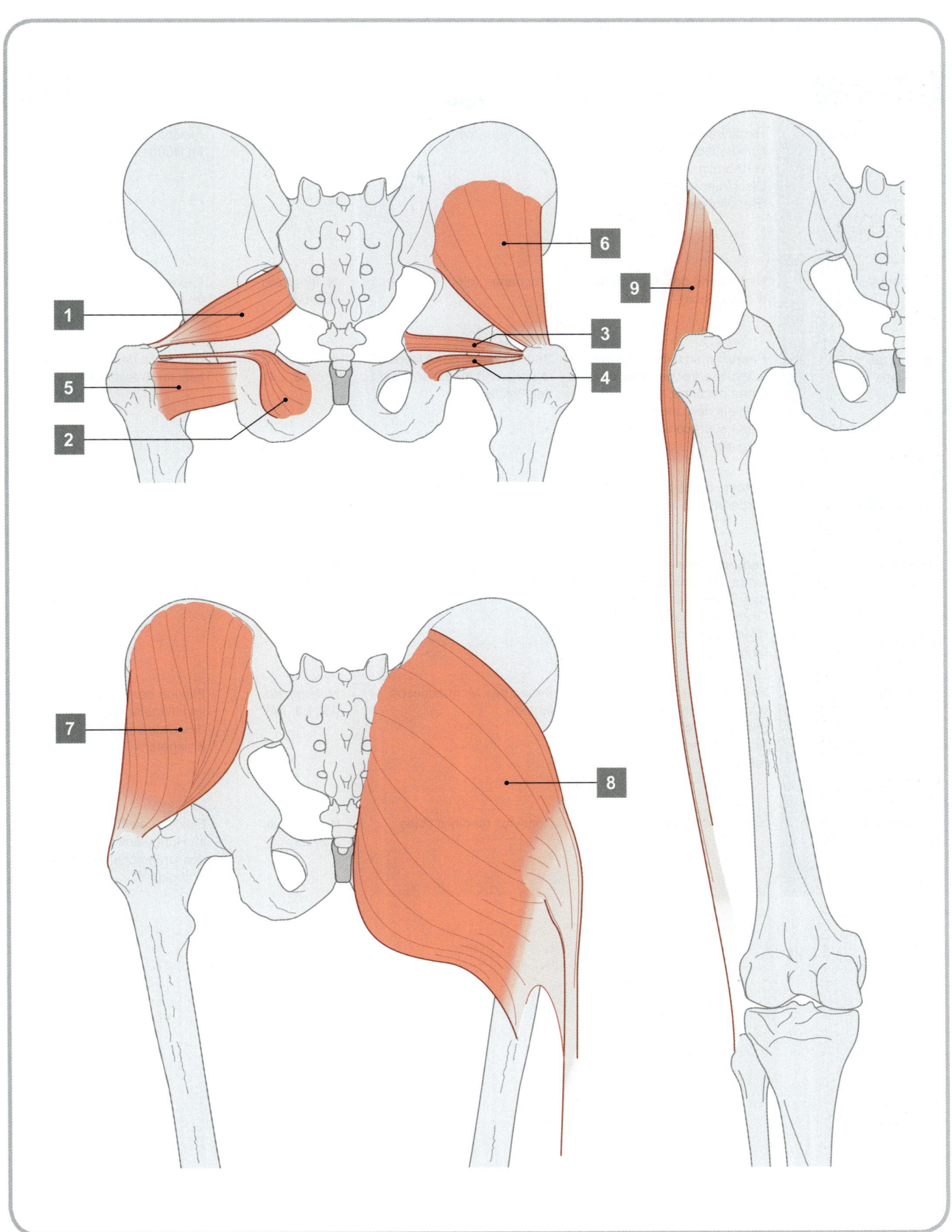

Muskulatur der vorderen Loge des Oberschenkels

(die für den jeweiligen Muskel wichtigsten Rückenmarkssegmente sind fettgedruckt)

Muskel		Ursprung	Ansatz	Innervation	Funktion
M. psoas major	1	Hinterwand des Abdomens (Seitenflächen der Corpora vertebralia von TXII bis LIV), Disci intervertebrales (Bandscheiben)	Trochanter minor des Femurs	Rami anteriores [**L1**, **L2**, L3]	Flexion des Oberschenkels im Hüftgelenk
M. iliacus	2	Hinterwand des Abdomens (Fossa iliaca)	Trochanter minor des Femurs	N. femoralis [**L2**, L3]	Flexion des Oberschenkels im Hüftgelenk, Lateralflexion der LWS
M. vastus medialis	3	**Femur:** medialer Anteil der Linea intertrochanterica, Linea pectinea, Labium mediale der Linea aspera, Linea supracondylaris medialis	Sehne des M. quadriceps femoris und medialer Rand der Patella	N. femoralis [L2, **L3**, **L4**]	Extension des Unterschenkels im Kniegelenk
M. vastus intermedius	4	**Femur:** obere zwei Drittel der vorderen und lateralen Fläche	Sehne des M. quadriceps femoris und lateraler Rand der Patella	N. femoralis [L2, **L3**, **L4**]	Extension des Unterschenkels im Kniegelenk
M. vastus lateralis	5	**Femur:** lateraler Anteil der Linea intertrochanterica, Rand des Trochanter major, laterale Grenze der Tuberositas glutea, Labium laterale der Linea aspera	Sehne des M. quadriceps femoris	N. femoralis [L2, **L3**, **L4**]	Extension des Unterschenkels im Kniegelenk
M. rectus femoris	6	Spina iliaca anterior inferior (Caput rectum); Os ilium unmittelbar oberhalb des Acetabulums (Caput reflexum)	Sehne des M. quadriceps femoris	N. femoralis [L2, **L3**, **L4**]	Flexion des Oberschenkels im Hüftgelenk und Extension des Unterschenkels im Kniegelenk
M. sartorius	7	Spina iliaca anterior superior	Condylus medialis tibiae	N. femoralis [**L2**, **L3**]	Flexion des Oberschenkels im Hüftgelenk und Flexion des Unterschenkels im Kniegelenk

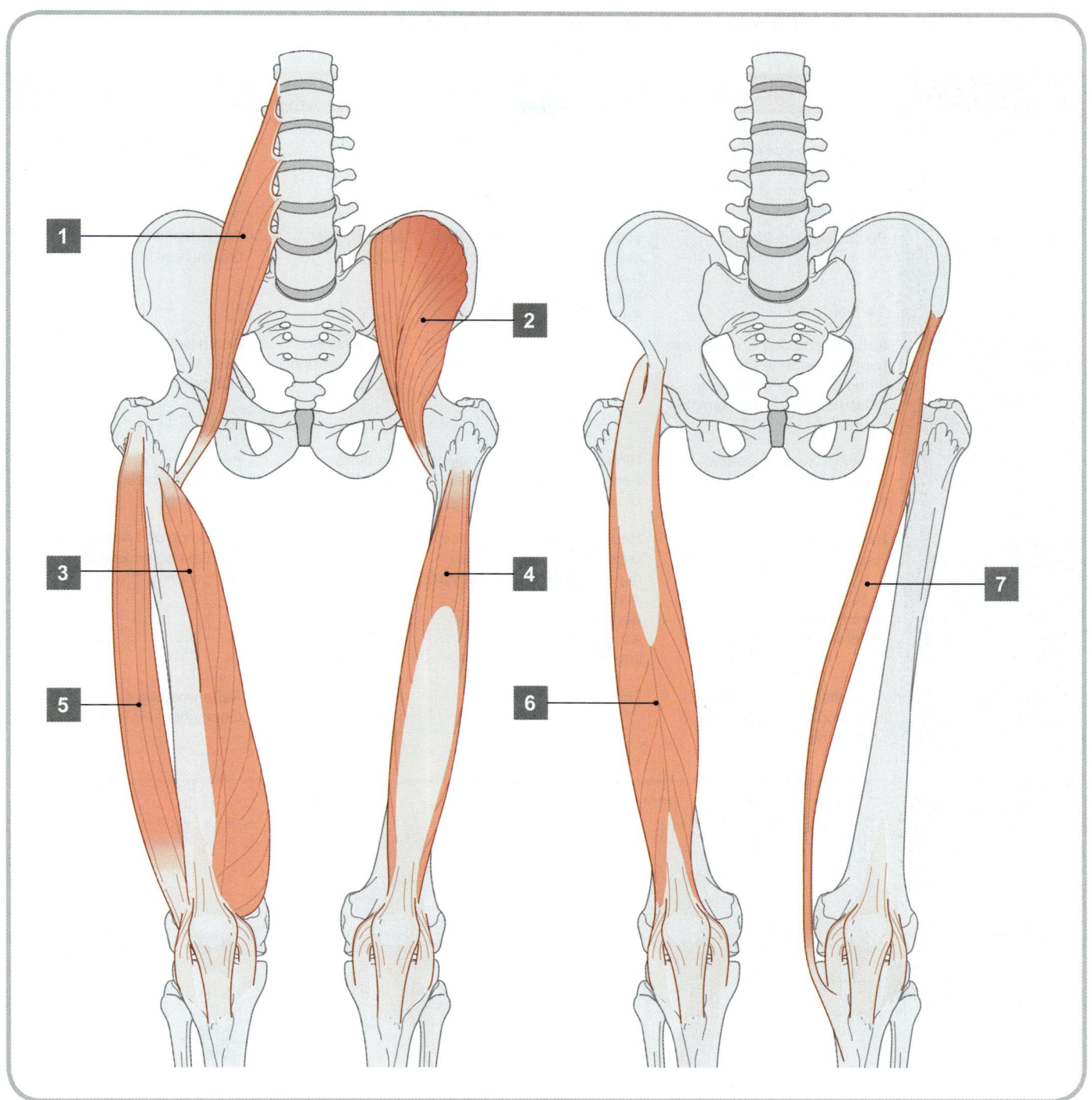

Muskulatur der medialen Loge des Oberschenkels

(die für den jeweiligen Muskel wichtigsten Rückenmarkssegmente sind fettgedruckt)

Muskel		Ursprung	Ansatz	Innervation	Funktion
M. gracilis	1	Linie auf den äußeren Oberflächen des Corpus ossis pubis, des Ramus inferior ossis pubis und des Ramus ossis ischii	mediale Fläche des proximalen Tibiaschaftes	N. obturatorius [**L2**, L3]	Adduktion des Oberschenkels im Hüftgelenk und Flexion des Unterschenkels im Kniegelenk
M. pectineus	2	Pecten ossis pubis	schräge Linie von der Basis des Trochanter minor zur Linea aspera auf der hinteren Fläche des proximalen Femurs	N. femoralis [**L2**, L3]	Adduktion und Flexion des Oberschenkels im Hüftgelenk
M. adductor longus	3	Außenfläche des Corpus ossis pubis (dreieckige Fläche unterhalb des Pecten ossis pubis und lateral der Symphysis pubica)	Linea aspera im mittleren Drittel des Femurschaftes	N. obturatorius (Ramus anterior) [**L2**, **L3**, L4]	Adduktion und Außenrotation des Oberschenkels im Hüftgelenk
M. adductor brevis	4	Außenfläche des Corpus ossis pubis und des Ramus inferior ossis pubis	Hinterfläche des proximalen Femurs und oberes Drittel der Linea aspera	N. obturatorius [**L2**, **L3**]	Adduktion und Außenrotation des Oberschenkels im Hüftgelenk
M. adductor magnus	5	**Hauptteil:** Ramus ischiopubicus **dorsaler Teil:** Tuber ischiadicum	**Hauptteil:** Hinterfläche des proximalen Femurs, Linea aspera, Linea supracondylaris medialis; **dorsaler Teil:** Tuberculum adductorium und Linea supracondylaris medialis	Hauptteil: N. obturatorius [**L2**, **L3**, L4]; dorsaler Teil: N. ischiadicus (tibialer Anteil) [**L2**, **L3**, L4]	Adduktion und Außenrotation des Oberschenkels im Hüftgelenk
M. obturatorius externus	6	Außenfläche der Membrana obturatoria inklusive des umgebenden Knochens	Fossa trochanterica	N. obturatorius (Ramus posterior) [L3, **L4**]	Außenrotation des Oberschenkels im Hüftgelenk

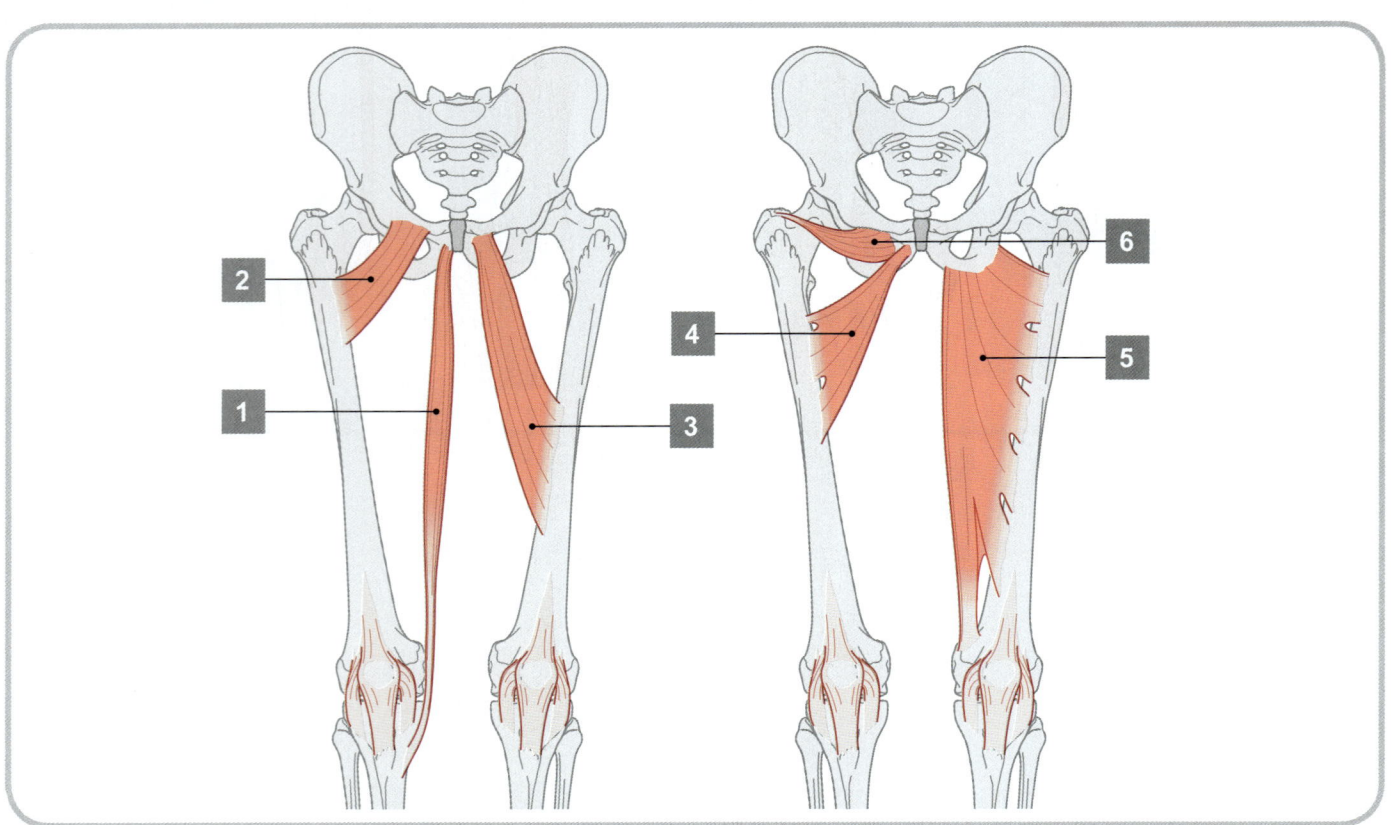

Muskulatur der hinteren Loge des Oberschenkels

(die für den jeweiligen Muskel wichtigsten Rückenmarkssegmente sind fettgedruckt)

Muskel		Ursprung	Ansatz	Innervation	Funktion
M. biceps femoris	1	**Caput longum:** Tuber ischiadicum; **Caput breve:** Labium laterale der Linea aspera	Caput fibulae	N. ischiadicus [L5, **S1**, S2]	Flexion und Außenrotation des Unterschenkels im Kniegelenk; Extension und Außenrotation des Oberschenkels im Hüftgelenk
M. semitendinosus	2	Tuber ischiadicum	medialer Anteil der proximalen Tibia	N. ischiadicus [L5, **S1**, S2]	Flexion des Unterschenkels im Kniegelenk und Extension des Oberschenkels im Hüftgelenk; Innenrotation des Oberschenkels im Hüftgelenk und des Unterschenkels im Kniegelenk
M. semimembranosus	3	Tuber ischiadicum	mediale und hintere Fläche des Condylus medialis tibiae	N. ischiadicus [L5, **S1**, S2]	Flexion des Unterschenkels im Kniegelenk und Extension des Oberschenkels im Hüftgelenk; Innenrotation des Oberschenkels im Hüftgelenk und des Unterschenkels im Kniegelenk

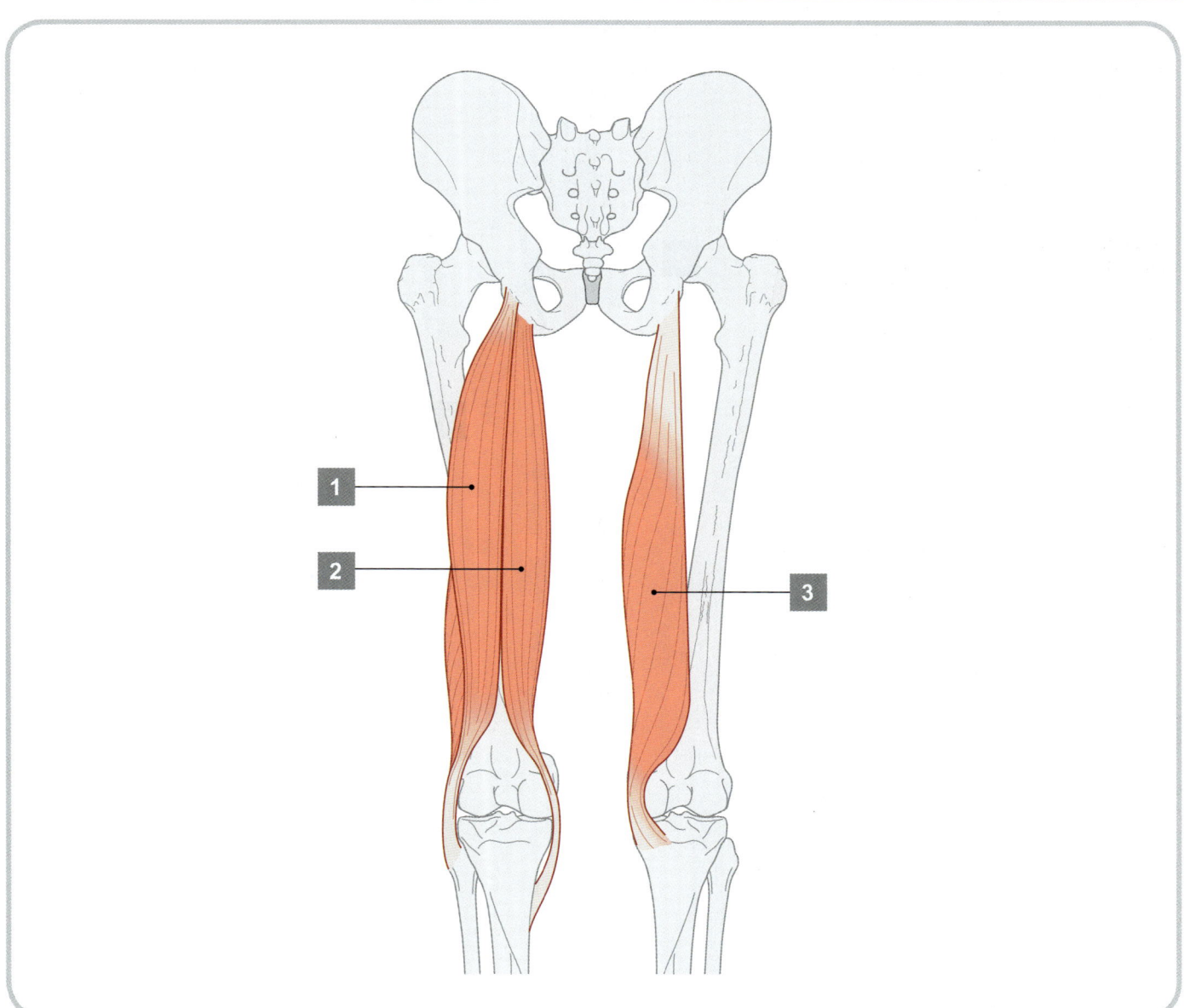

Oberflächliche Muskulatur der hinteren Loge des Unterschenkels
(die für den jeweiligen Muskel wichtigsten Rückenmarkssegmente sind fettgedruckt)

Muskel		Ursprung	Ansatz	Innervation	Funktion
M. gastrocnemius	1	**Caput mediale:** Condylus medialis femoris; **Caput laterale:** Condylus lateralis femoris	über Achillessehne an der Rückseite des Calcaneus	N. tibialis [**S1, S2**]	Plantarflexion des Fußes und Flexion im Knie
M. plantaris	2	Linea supracondylaris lateralis femoris und Lig. popliteum obliquum	über Achillessehne an der Rückseite des Calcaneus	N. tibialis [**S1, S2**]	Plantarflexion des Fußes und Flexion im Knie
M. soleus	3	Linea musculi solei und medialer Tibiarand; Hinterfläche des Caput fibulae und angrenzende Bereiche des Fibulahalses und des proximalen Schafts; Arcus tendineus musculi solei	über Achillessehne an der Rückseite des Calcaneus	N. tibialis [**S1, S2**]	Plantarflexion des Fußes

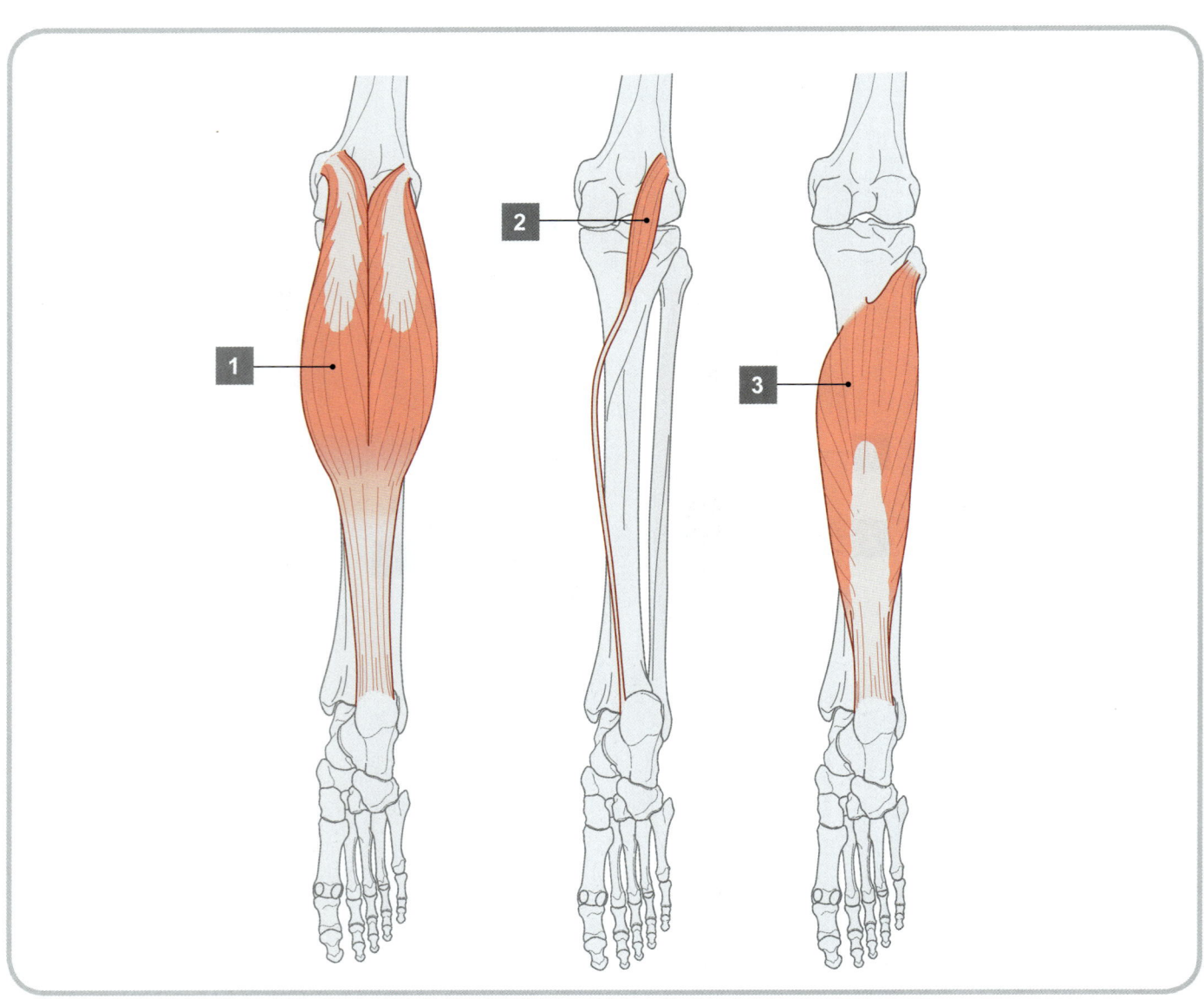

Tiefe Muskulatur der hinteren Loge des Unterschenkels

(die für den jeweiligen Muskel wichtigsten Rückenmarkssegmente sind fettgedruckt)

Muskeln		Ursprung	Ansatz	Innervation	Funktion
M. popliteus	1	Condylus lateralis femoris, Cornu posterius menisci lateralis	proximaler Bereich der Facies posterior tibiae	N. tibialis [L4 bis S1]	Stabilisation des Kniegelenks (wirkt Außenrotation der Tibia auf fixiertem Femur entgegen); „entsperrt" das Kniegelenk (Außenrotation des Femurs auf fixierter Tibia)
M. flexor hallucis longus	2	Facies posterior fibulae und angrenzende Membrana interossea	Plantarseite der Phalanx distalis hallucis	N. tibialis [**S2**, S3]	Flexion der Großzehe
M. flexor digitorum longus	3	Facies posterior tibiae	Plantarseiten der Basen der Phalanges distales der lateralen vier Zehen	N. tibialis [**S2**, S3]	Flexion der lateralen vier Zehen
M. tibialis posterior	4	Rückseite der Membrana interossea und der angrenzenden Bereiche von Tibia und Fibula	hauptsächlich an der Tuberositas ossis navicularis und an angrenzenden Bereichen des Os cuneiforme mediale	N. tibialis [L4, L5]	Inversion und Plantarflexion des Fußes; Stabilisierung der Fußwölbung

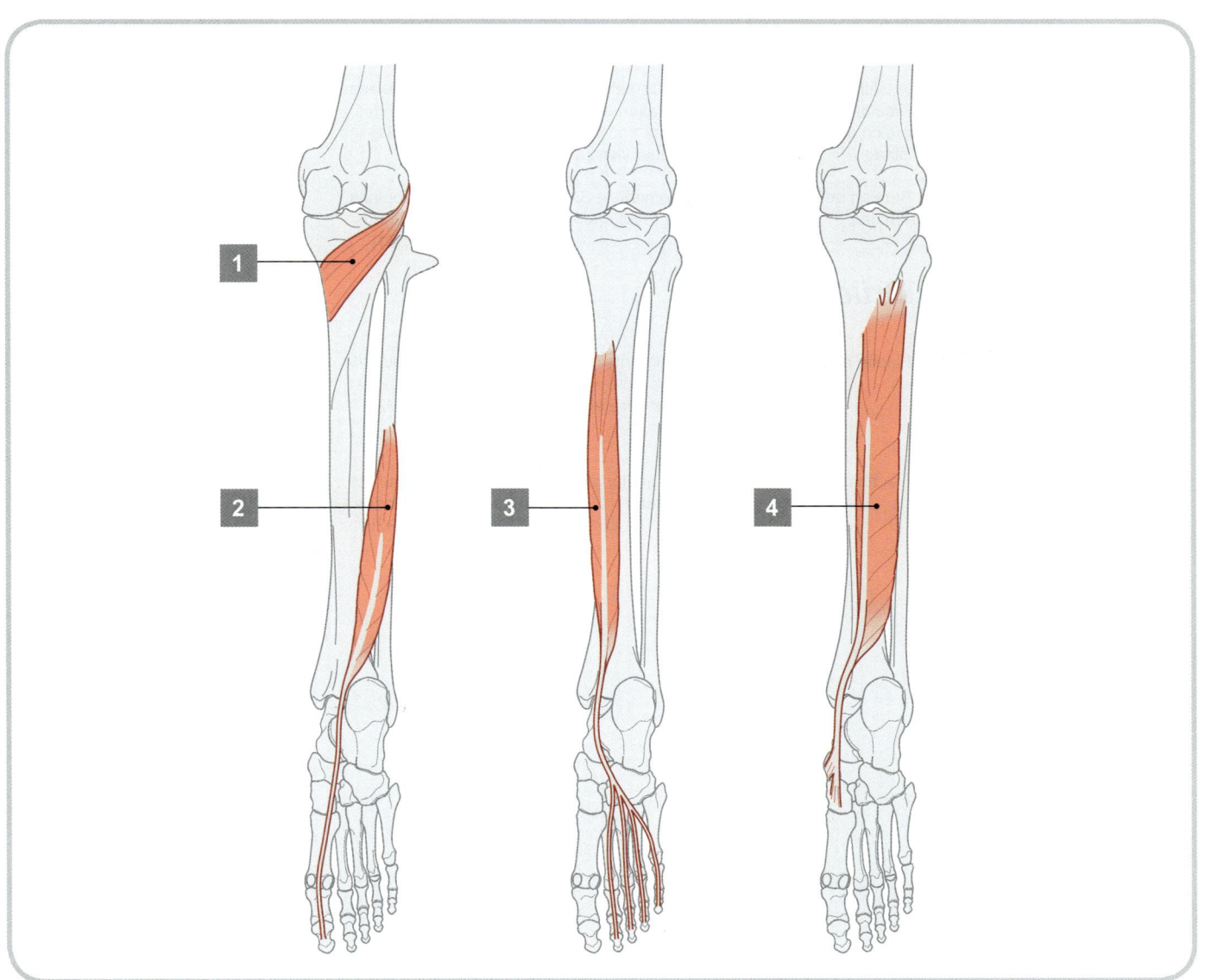

Muskulatur der lateralen Loge des Unterschenkels

(die für den jeweiligen Muskel wichtigsten Rückenmarkssegmente sind fettgedruckt)

Muskel		Ursprung	Ansatz	Innervation	Funktion
M. fibularis longus	1	oberer Bereich der Facies lateralis fibulae, Caput fibulae, gelegentlich auch Condylus lateralis tibiae	Unterseite des lateralen Bereichs des distalen Os cuneiforme mediale; Basis ossis metatarsi I	N. fibularis superficialis [L5, **S1**, S2]	Eversion und Plantarflexion des Fußes; Stabilisierung der Fußwölbung
M. fibularis brevis	2	untere zwei Drittel der lateralen Fibula	Tuberositas ossis metatarsi V	N. fibularis superficialis [L5, **S1**, S2]	Eversion des Fußes

Muskulatur der vorderen Loge des Unterschenkels

Muskel		Ursprung	Ansatz	Innervation	Funktion
M. tibialis anterior	3	Facies lateralis tibiae und angrenzende Bereiche der Membrana interossea	mediale und untere Seite des Os cuneiforme mediale und angrenzende Bereiche des Os metatarsi I	N. fibularis profundus [**L4**, L5]	Dorsalflexion des Fußes im oberen Sprunggelenk; Inversion des Fußes; Stabilisierung der Fußwölbung
M. extensor hallucis longus	4	mittlere Hälfte der Facies medialis fibulae und angrenzende Bereiche der Membrana interossea	Dorsalseite der Basis phalangis distalis der Großzehe	N. fibularis profundus [**L5**, S1]	Extension der Großzehe und Dorsalflexion des Fußes
M. extensor digitorum longus	5	proximale Hälfte der Facies medialis fibulae und benachbarter Bereich des Condylus lateralis tibiae	über Dorsalaponeurose an den Basen der Phalanges distales und mediales der lateralen vier Zehen	N. fibularis profundus [**L5**, S1]	Extension der lateralen vier Zehen und Dorsalflexion des Fußes
M. fibularis tertius	6	distaler Bereich der Facies medialis fibulae	dorsomediale Seite der Basis ossis metatarsi V	N. fibularis profundus [**L5**, S1]	Dorsalflexion und Eversion des Fußes

Muskulatur des Fußrückens

Muskel		Ursprung	Ansatz	Innervation	Funktion
M. extensor digitorum brevis	7	dorsale Fläche des Calcaneus	laterale Anteile der Sehnen des M. extensor digitorum longus der Zehen II bis IV	N. fibularis profundus [**S1**, **S2**]	Extension in den Metatarsophalangealgelenken der Zehen II bis IV
M. extensor hallucis brevis	8	dorsale Fläche des Calcaneus	Basis phalangis proximalis der Großzehe	N. fibularis profundus [S1, S2]	Extension im Metatarsophalangealgelenk der Großzehe

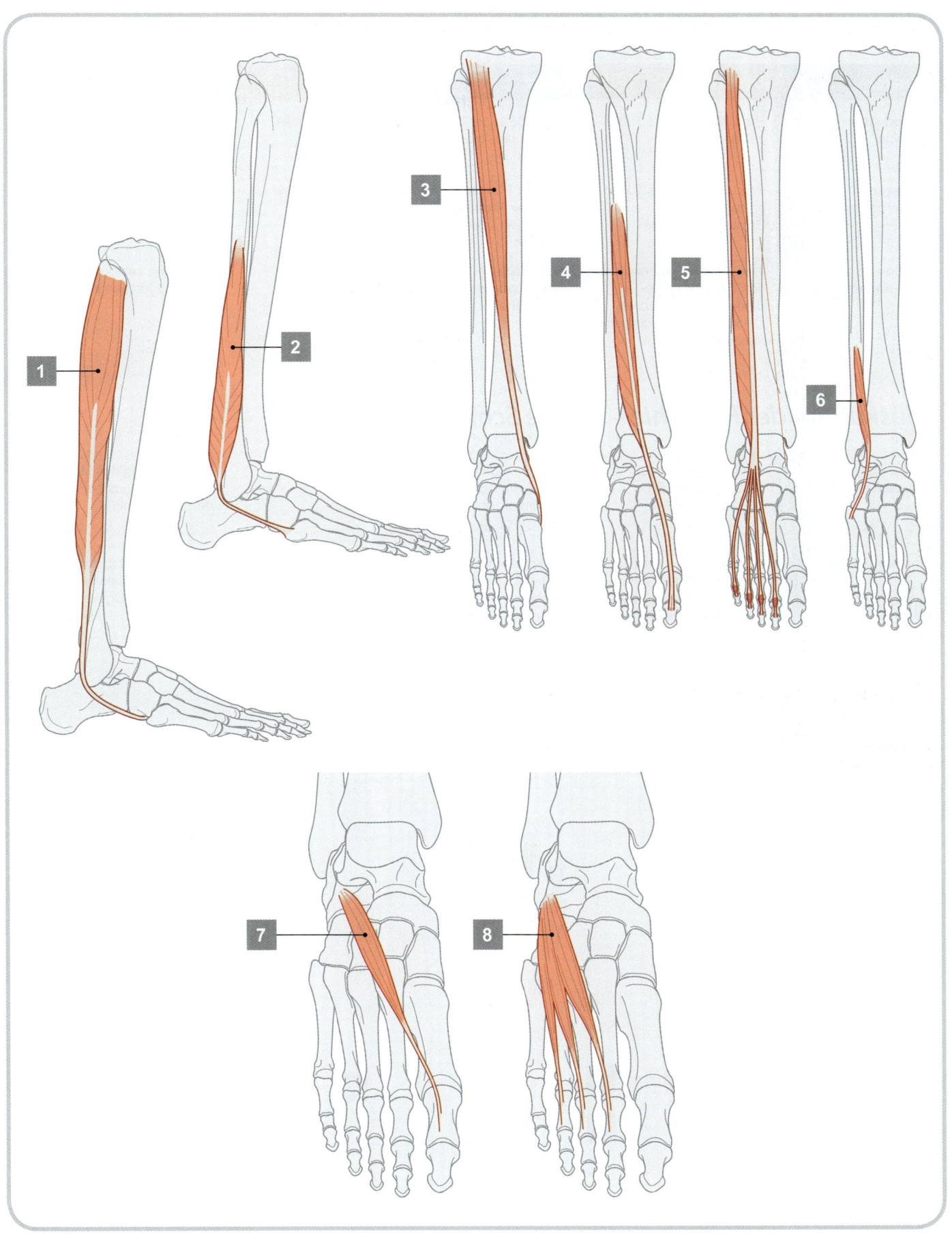

Muskulatur der Fußsohle – Erste Schicht

(die für den jeweiligen Muskel wichtigsten Rückenmarkssegmente sind fettgedruckt)

Muskel		Ursprung	Ansatz		Funktion
M. abductor hallucis	1	Proc. medialis des Tuber calcanei	mediale Seite der Basis phalangis proximalis der Großzehe	N. plantaris medialis (N. tibialis) **[S1, S2, S3]**	Abduktion und Flexion der Großzehe im Metatarsophalangealgelenk
M. flexor digitorum brevis	2	Proc. medialis des Tuber calcanei und der Plantaraponeurose	Seiten der Plantarflächen der Phalanges mediales der lateralen vier Zehen	N. plantaris medialis (N. tibialis) **[S1, S2, S3]**	Flexion der lateralen vier Zehen im proximalen Interphalangealgelenk
M. abductor digiti minimi	3	Proc. lateralis und medialis des Tuber calcanei, Bindegewebe zwischen Calcaneus und Basis ossis metatarsalis V	laterale Seite der Basis phalangis proximalis der kleinen Zehe	N. plantaris lateralis (N. tibialis) **[S1, S2, S3]**	Abduktion der kleinen Zehe im Metatarsophalangealgelenk

Muskulatur der Fußsohle – Zweite Schicht

Muskel		Ursprung	Ansatz		Funktion
M. quadratus plantae	4	mediale Fläche des Calcaneus und Proc. lateralis des Tuber calcanei	laterale Seite der Sehne des M. flexor digitorum longus im proximalen Bereich der Fußsohle	N. plantaris lateralis (N. tibialis) **[S1, S2, S3]**	Unterstützung des M. flexor digitorum longus bei Flexion der Zehen II bis V
Mm. lumbricales	5	M. lumbricalis I: mediale Seite der Sehne des M. flexor digitorum longus (Verbindung mit Zehe II); Mm. lumbricales II bis IV: Seiten der eng benachbarten Sehnen des M. flexor digitorum longus	mediale Seite der Phalanges proximales der Zehen II bis V	M. lumbricalis I: N. plantaris medialis (N. tibialis); Mm. lumbricales II bis IV: N. plantaris lateralis (N. tibialis) **[S2, S3]**	Flexion im Metatarsophalangealgelenk und Extension in den Interphalangealgelenken

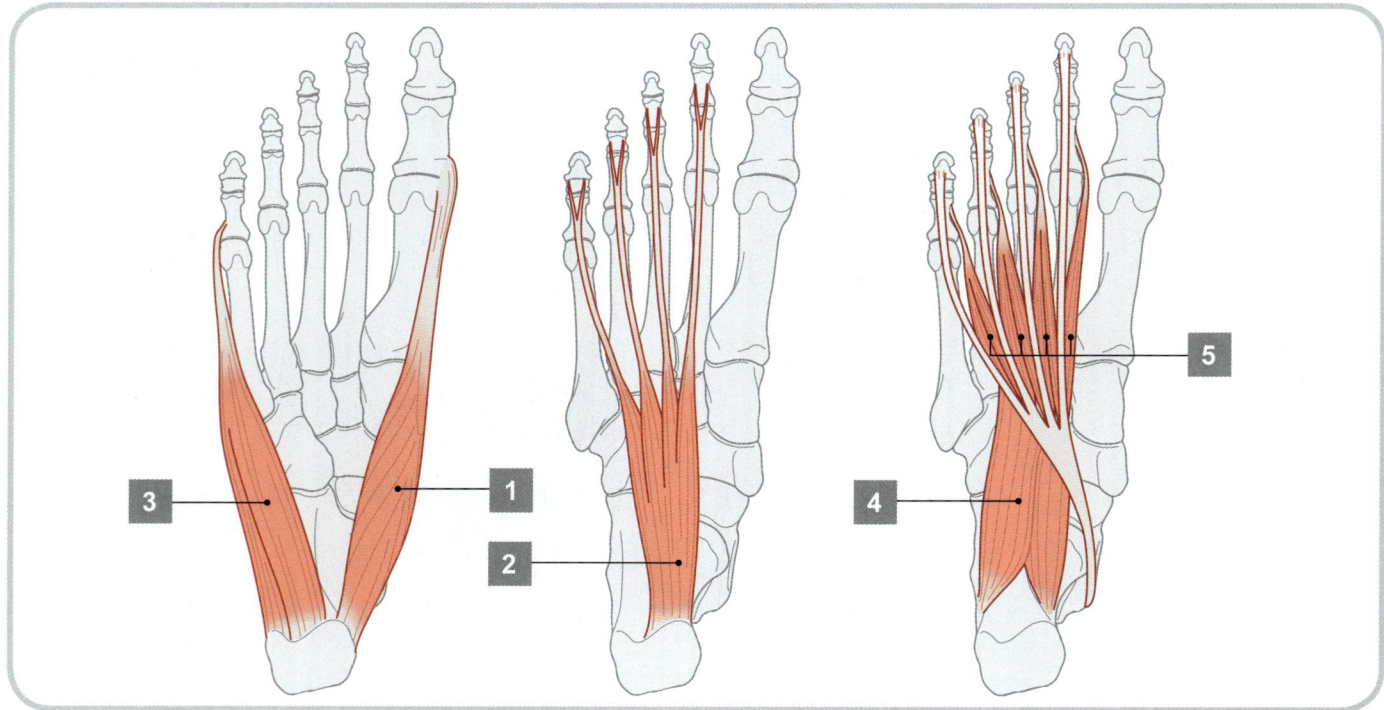

Muskulatur der Fußsohle – Dritte Schicht

(die für den jeweiligen Muskel wichtigsten Rückenmarkssegmente sind fettgedruckt)

Muskel		Ursprung	Ansatz	Innervation	Funktion
M. flexor digiti minimi brevis	1	Basis ossis metatarsalis V und zugehörige Sehenscheide des M. fibularis longus	laterale Seite der Basis phalangis proximalis der kleinen Zehe	N. plantaris lateralis (N. tibialis) [**S2**, **S3**]	Flexion der kleinen Zehe im Metatarsophalangealgelenk
M. flexor hallucis brevis	2	Plantarfläche des Os cuboideum und des Os cuneiforme laterale; Sehne des M. tibialis posterior	laterale und mediale Seite der Basis phalangis proximalis der Großzehe	N. plantaris medialis (N. tibialis) [**S1**, S2]	Flexion im Metatarsophalangealgelenk der Großzehe
M. adductor hallucis	3	**Caput transversum:** Ligamente der Metatarsophalangealgelenke der lateralen drei Zehen; **Caput obliquum:** Basen der Ossa metatarsalia II bis IV und Sehenscheide des M. fibularis longus	laterale Anteile der Basis phalangis proximalis der Großzehe	N. plantaris lateralis (N. tibialis) [**S2**, **S3**]	Adduktion der Großzehe im Metatarsophalangealgelenk

Muskulatur der Fußsohle – Vierte Schicht

Mm. interossei dorsales	4	Seitenflächen der benachbarten Ossa metatarsalia	Dorsalaponeurose und Basen der Phalanges proximales der Zehen II bis IV	N. plantaris lateralis (N. tibialis); erster und zweiter M. interosseus dorsalis auch durch N. fibularis profundus [**S2**, **S3**]	Abduktion der Zehen II bis IV im Metatarsophalangealgelenk; wirken einer Extension in den Metatarsophalangealgelenken und einer Flexion in den Interphalangealgelenken entgegen
Mm. interossei plantares	5	mediale Seitenflächen der Ossa metatarsalia der Zehen III bis V	Dorsalaponeurose und Basen der Phalanges proximales der Zehen III bis V	N. plantaris lateralis (N. tibialis) [**S2**, **S3**]	Adduktion der Zehen III bis V im Metatarsophalangealgelenk; wirken einer Extension in den Metatarsophalangealgelenken und einer Flexion in den Interphalangealgelenken entgegen

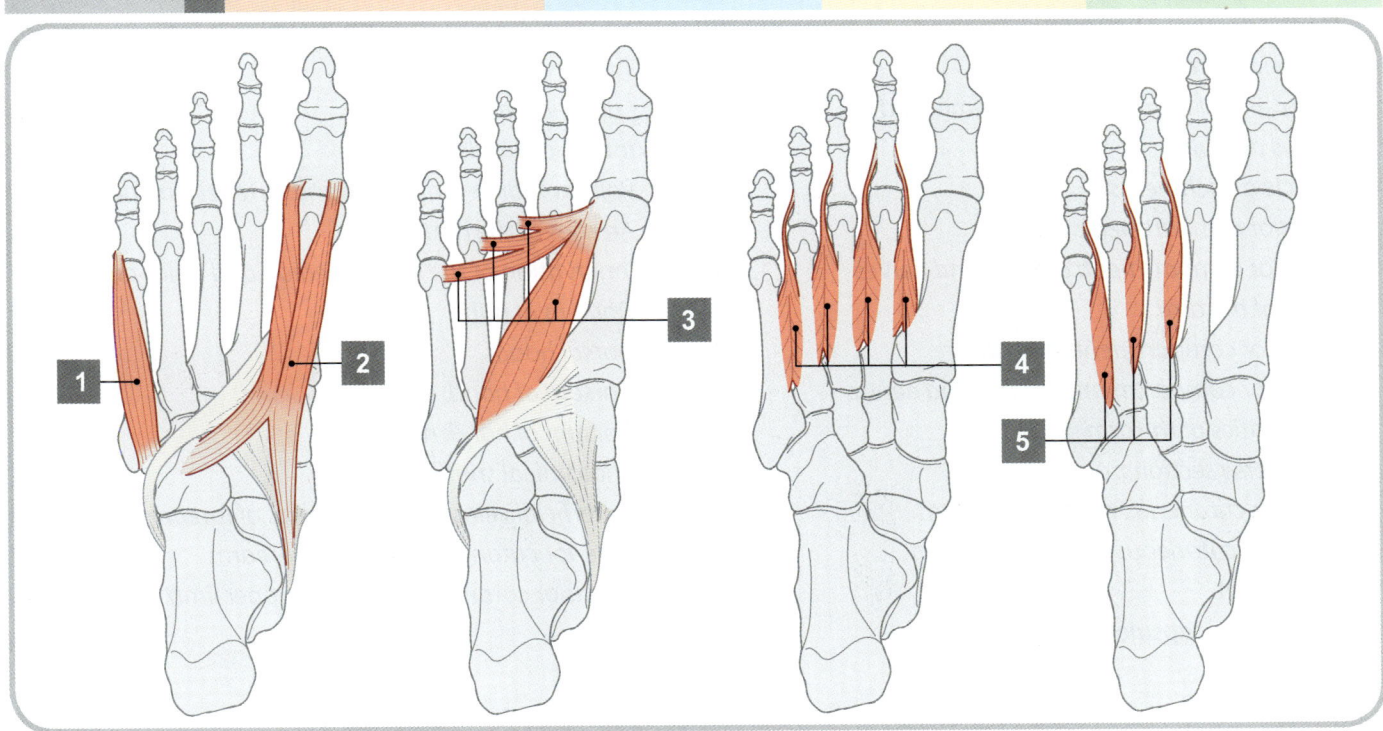

CONTENTS

Upper Limb

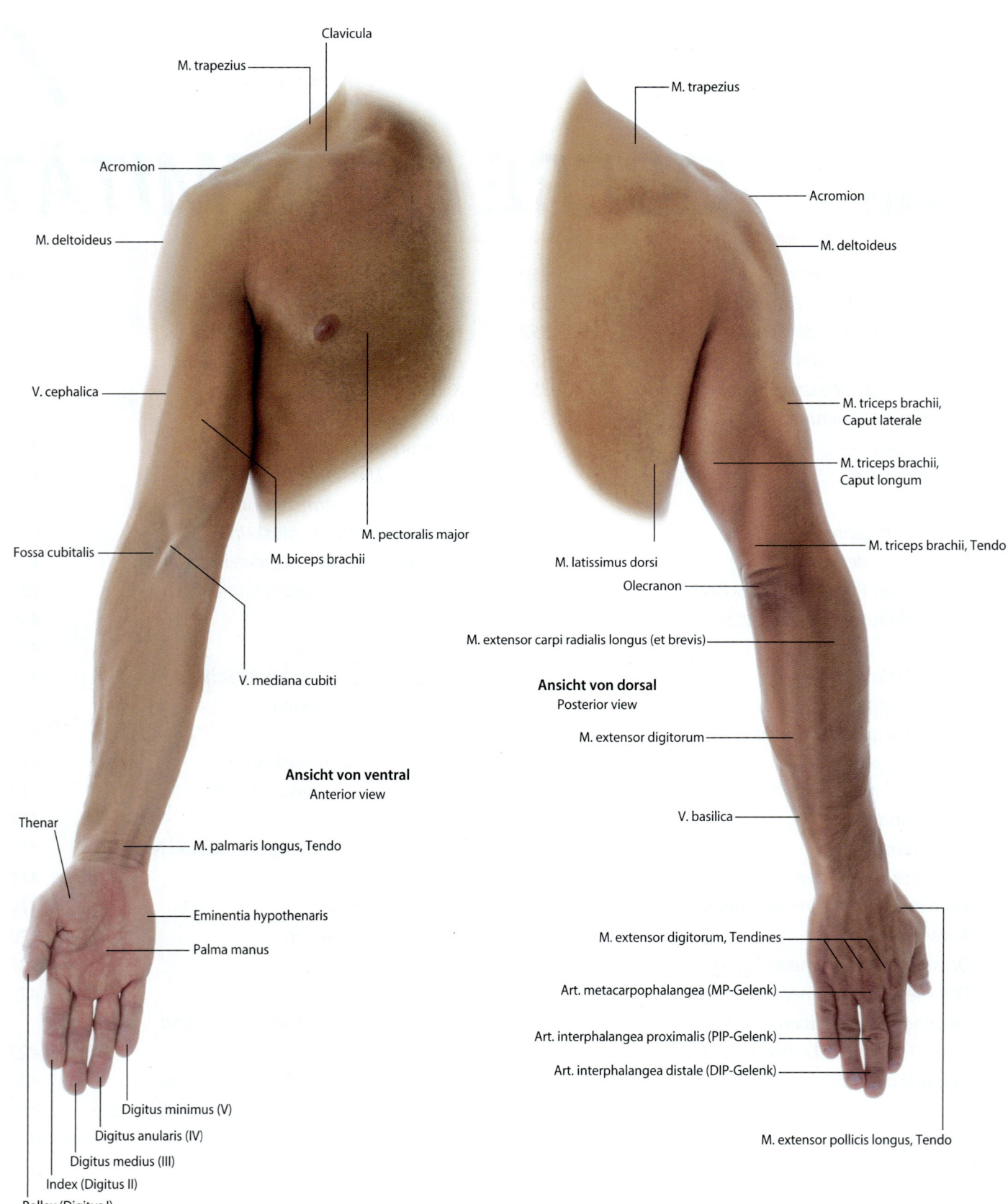

Clavicula

M. trapezius

Acromion

M. deltoideus

V. cephalica

Fossa cubitalis

M. biceps brachii

M. pectoralis major

V. mediana cubiti

Ansicht von ventral
Anterior view

Thenar

M. palmaris longus, Tendo

Eminentia hypothenaris

Palma manus

Digitus minimus (V)

Digitus anularis (IV)

Digitus medius (III)

Index (Digitus II)

Pollex (Digitus I)

M. trapezius

Acromion

M. deltoideus

M. triceps brachii, Caput laterale

M. triceps brachii, Caput longum

M. triceps brachii, Tendo

M. latissimus dorsi

Olecranon

M. extensor carpi radialis longus (et brevis)

Ansicht von dorsal
Posterior view

M. extensor digitorum

V. basilica

M. extensor digitorum, Tendines

Art. metacarpophalangea (MP-Gelenk)

Art. interphalangea proximalis (PIP-Gelenk)

Art. interphalangea distale (DIP-Gelenk)

M. extensor pollicis longus, Tendo

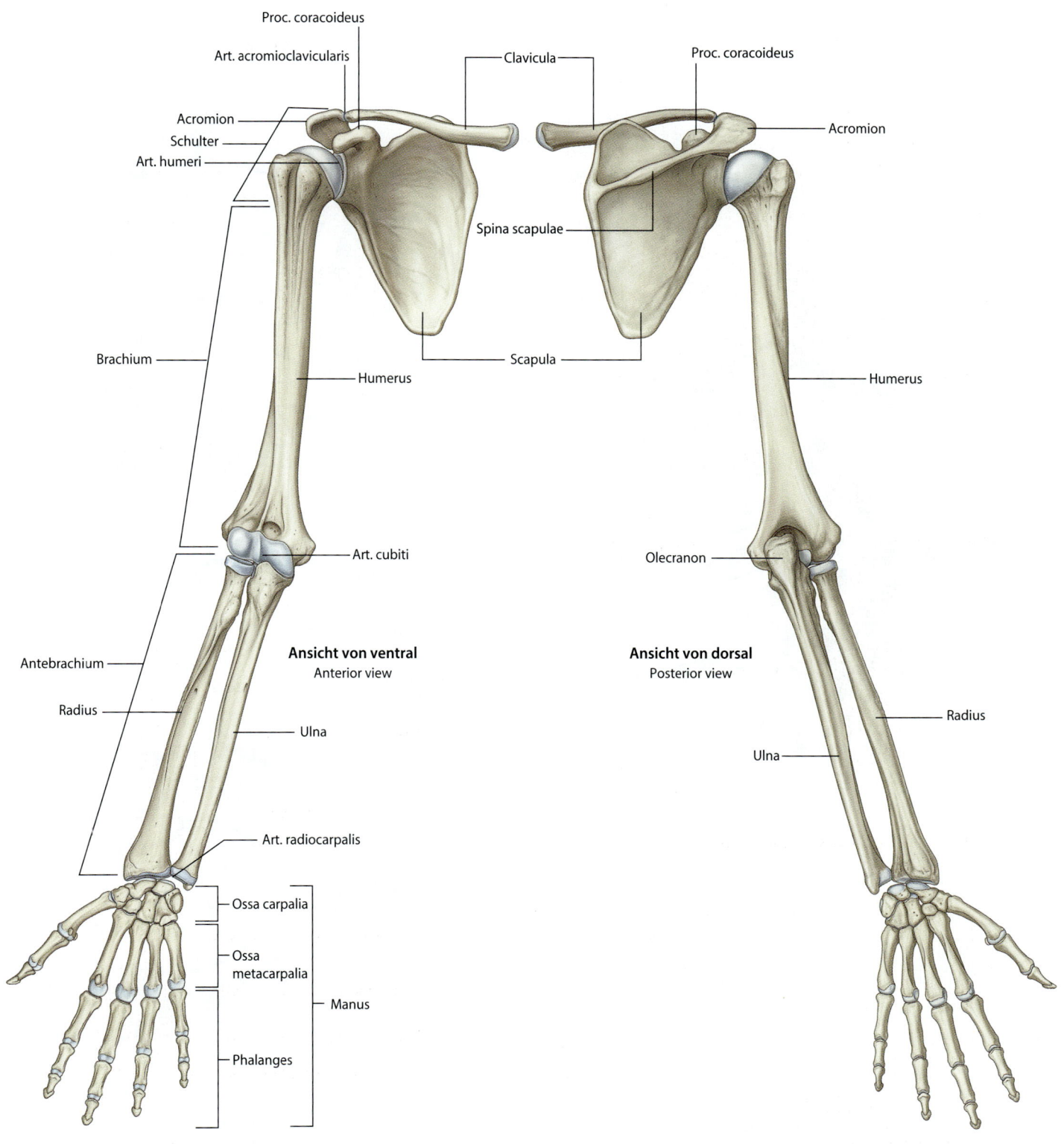

Proc. coracoideus

Art. acromioclavicularis

Clavicula

Proc. coracoideus

Acromion

Schulter

Art. humeri

Acromion

Spina scapulae

Brachium

Humerus

Scapula

Humerus

Art. cubiti

Olecranon

Ansicht von ventral
Anterior view

Ansicht von dorsal
Posterior view

Antebrachium

Radius

Ulna

Radius

Ulna

Art. radiocarpalis

Ossa carpalia

Ossa
metacarpalia

Manus

Phalanges

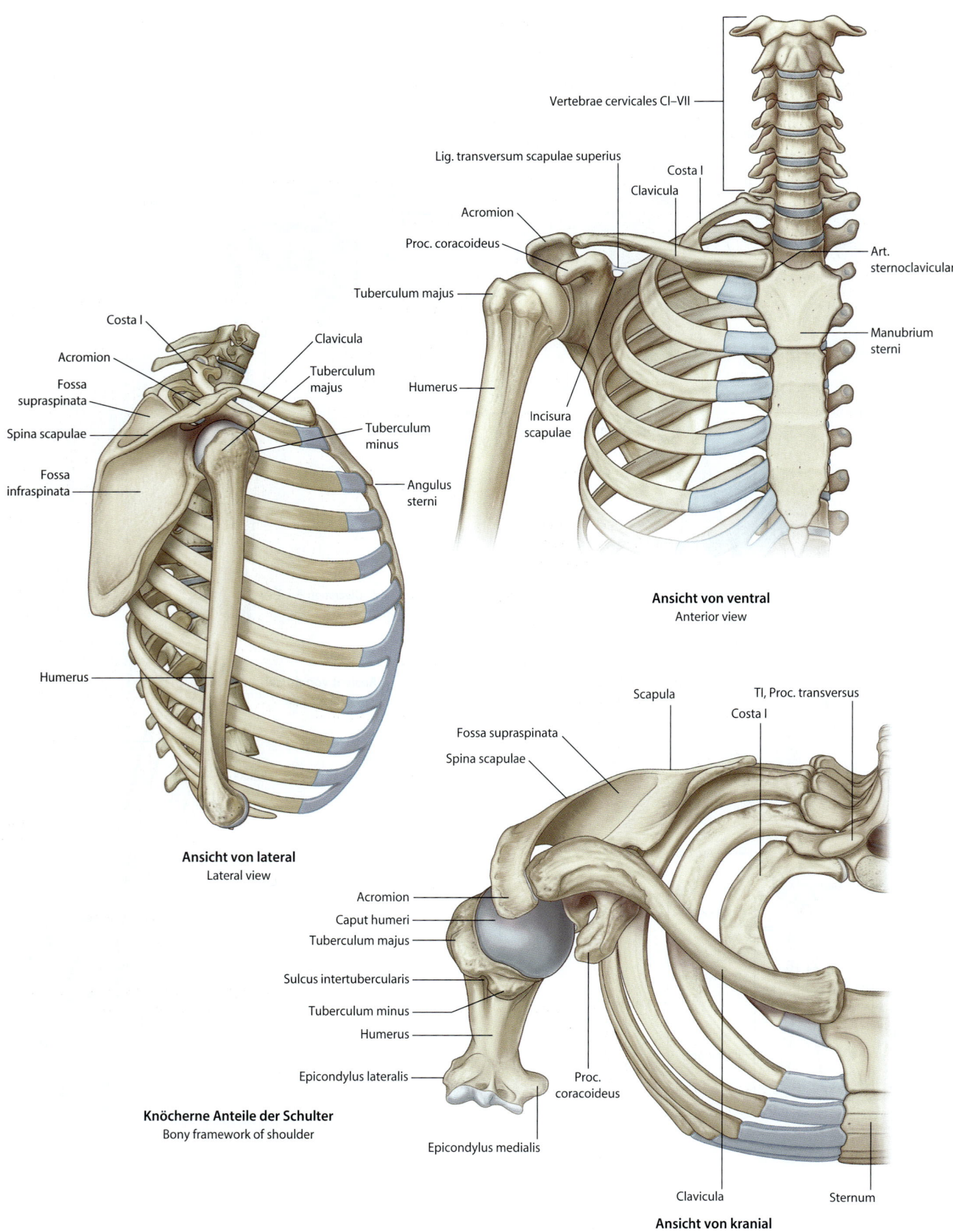

Vertebrae cervicales CI–VII

Lig. transversum scapulae superius

Costa I

Clavicula

Acromion

Proc. coracoideus

Art. sternoclavicularis

Tuberculum majus

Humerus

Manubrium sterni

Incisura scapulae

Ansicht von ventral
Anterior view

Costa I

Acromion

Clavicula

Fossa supraspinata

Tuberculum majus

Spina scapulae

Tuberculum minus

Fossa infraspinata

Angulus sterni

Humerus

Ansicht von lateral
Lateral view

Scapula

TI, Proc. transversus

Costa I

Fossa supraspinata

Spina scapulae

Acromion

Caput humeri

Tuberculum majus

Sulcus intertubercularis

Tuberculum minus

Humerus

Epicondylus lateralis

Proc. coracoideus

Knöcherne Anteile der Schulter
Bony framework of shoulder

Epicondylus medialis

Clavicula

Sternum

Ansicht von kranial
Superior view

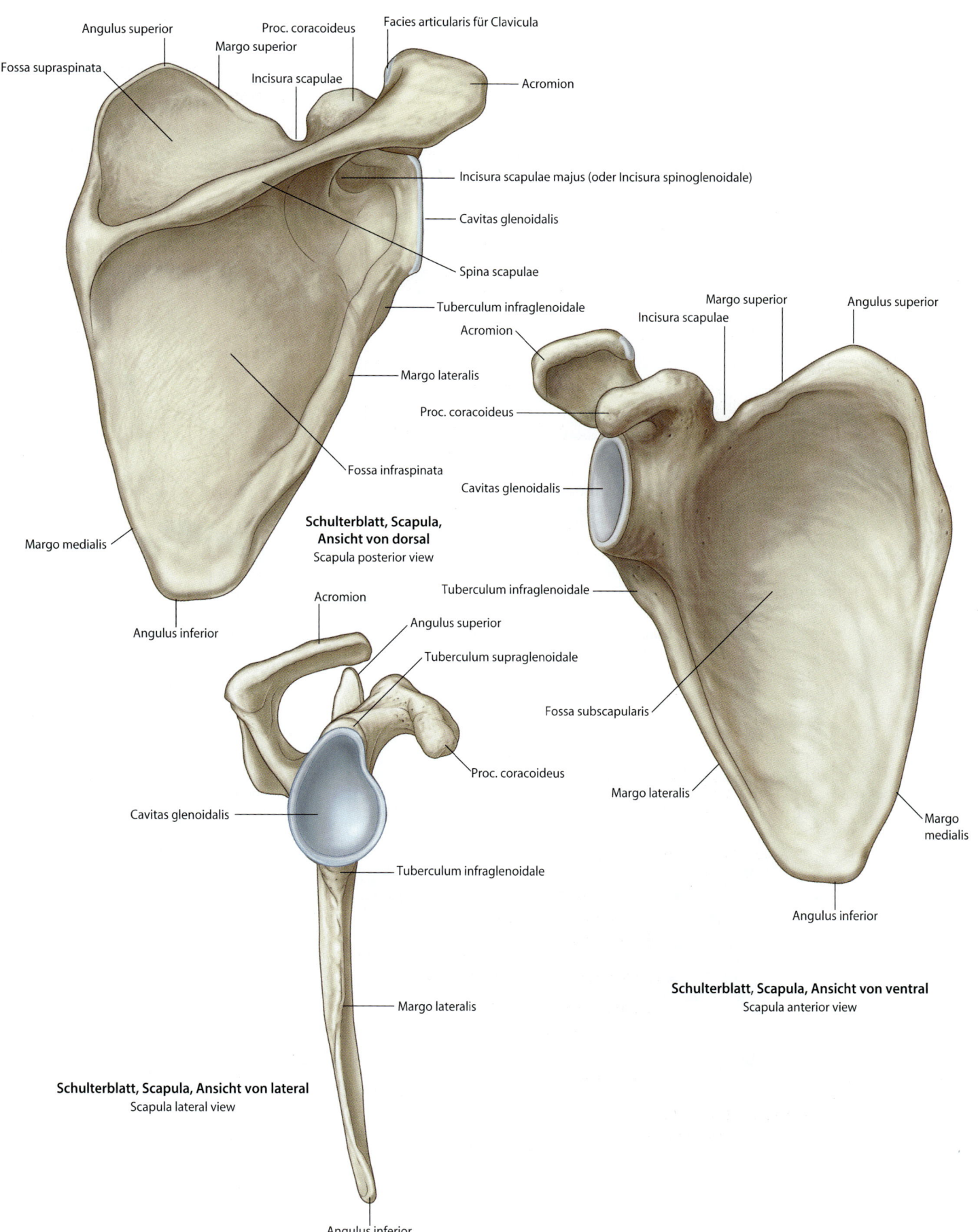

Fossa supraspinata

Angulus superior

Margo superior

Proc. coracoideus

Incisura scapulae

Facies articularis für Clavicula

Acromion

Incisura scapulae majus (oder Incisura spinoglenoidale)

Cavitas glenoidalis

Spina scapulae

Tuberculum infraglenoidale

Margo lateralis

Fossa infraspinata

Margo medialis

Angulus inferior

**Schulterblatt, Scapula,
Ansicht von dorsal**
Scapula posterior view

Acromion

Margo superior

Incisura scapulae

Angulus superior

Proc. coracoideus

Cavitas glenoidalis

Tuberculum infraglenoidale

Fossa subscapularis

Margo lateralis

Margo medialis

Angulus inferior

Schulterblatt, Scapula, Ansicht von ventral
Scapula anterior view

Acromion

Angulus superior

Tuberculum supraglenoidale

Proc. coracoideus

Cavitas glenoidalis

Tuberculum infraglenoidale

Margo lateralis

Angulus inferior

Schulterblatt, Scapula, Ansicht von lateral
Scapula lateral view

353

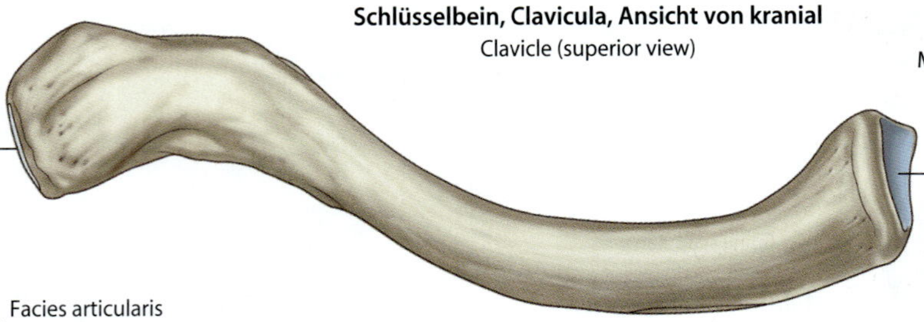

Schlüsselbein, Clavicula, Ansicht von kranial
Clavicle (superior view)

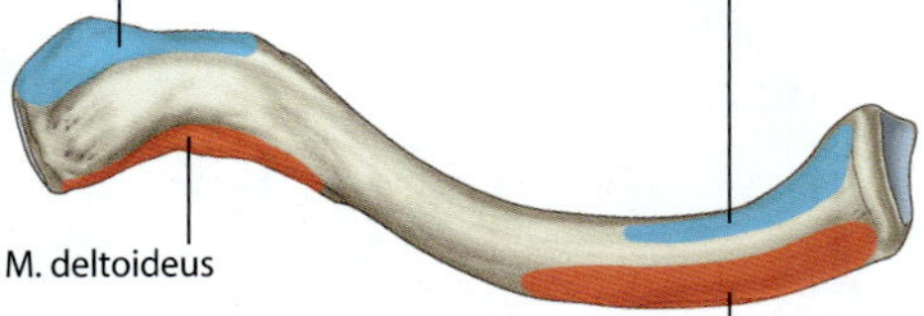

M. trapezius

M. sternocleidomastoideus

M. deltoideus

M. pectoralis major

Muskelansätze des Schlüsselbeins, Clavicula, Ansicht von kra
Muscle attachments (superior view)

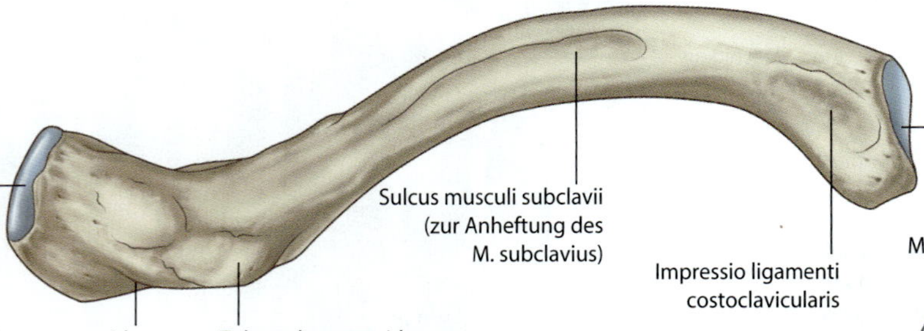

Facies articularis
acrominalis

Lateral

Medialis

Facies articularis sternalis
und Cartilago costalis prima

Ursprung

Ansatz

Sulcus musculi subclavii
(zur Anheftung des
M. subclavius)

Impressio ligamenti
costoclavicularis

Linea trapezoidea
(für Pars trapezoidea und conoidea des
Lig. coracoclaviculare)

Tuberculum conoideum

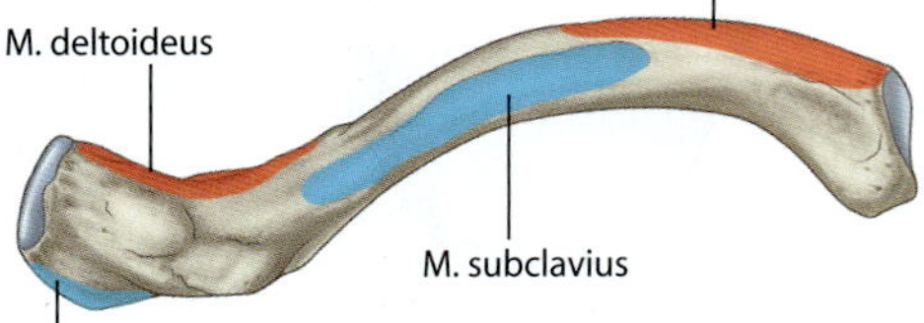

M. pectoralis major

M. deltoideus

M. subclavius

M. trapezius

Muskelansätze des Schlüsselbeins, Clavicula, Ansicht von ka
Muscle attachments (inferior view)

Schlüsselbein, Clavicula, Ansicht von kaudal
Clavicle (inferior view)

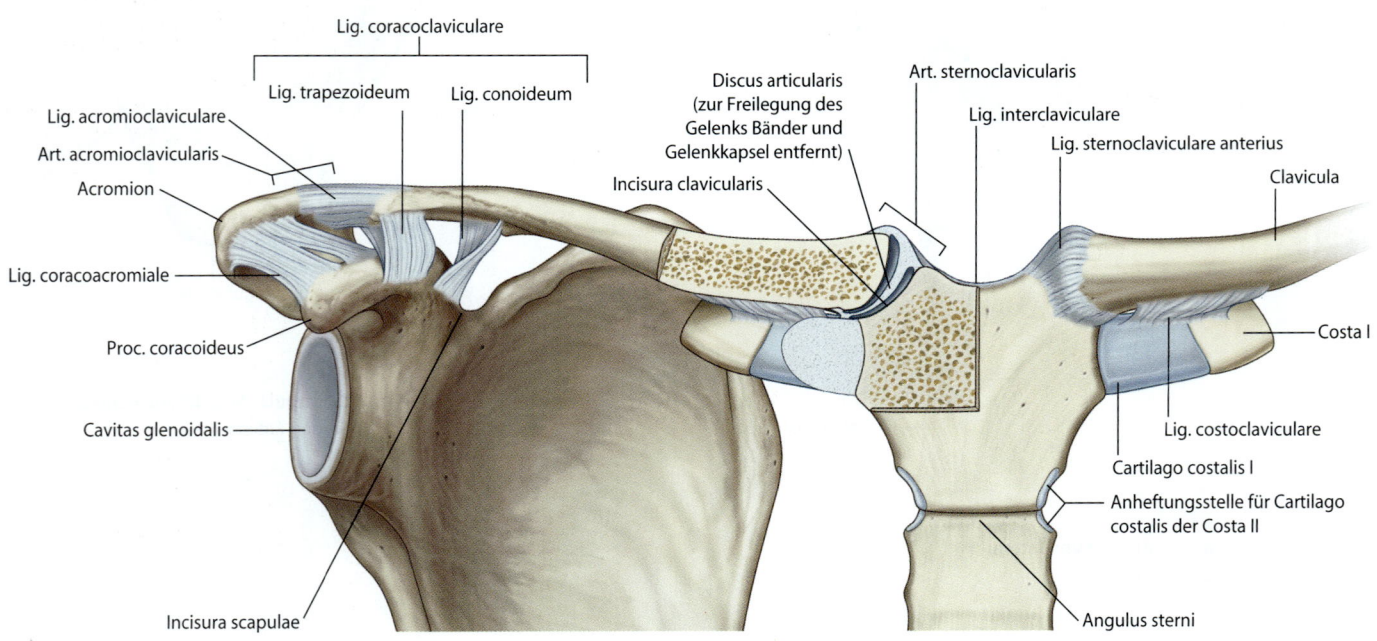

Lig. coracoclaviculare

Lig. trapezoideum

Lig. conoideum

Discus articularis
(zur Freilegung des
Gelenks Bänder und
Gelenkkapsel entfernt)

Incisura clavicularis

Art. sternoclavicularis

Lig. interclaviculare

Lig. sternoclaviculare anterius

Clavicula

Lig. acromioclaviculare

Art. acromioclavicularis

Acromion

Lig. coracoacromiale

Proc. coracoideus

Cavitas glenoidalis

Costa I

Lig. costoclaviculare

Cartilago costalis I

Anheftungsstelle für Cartilago
costalis der Costa II

Incisura scapulae

Angulus sterni

Gelenke und Bänder des Schlüsselbeins, Clavicula, Ansicht von ventral
Joints and ligaments of the clavicle (anterior view)

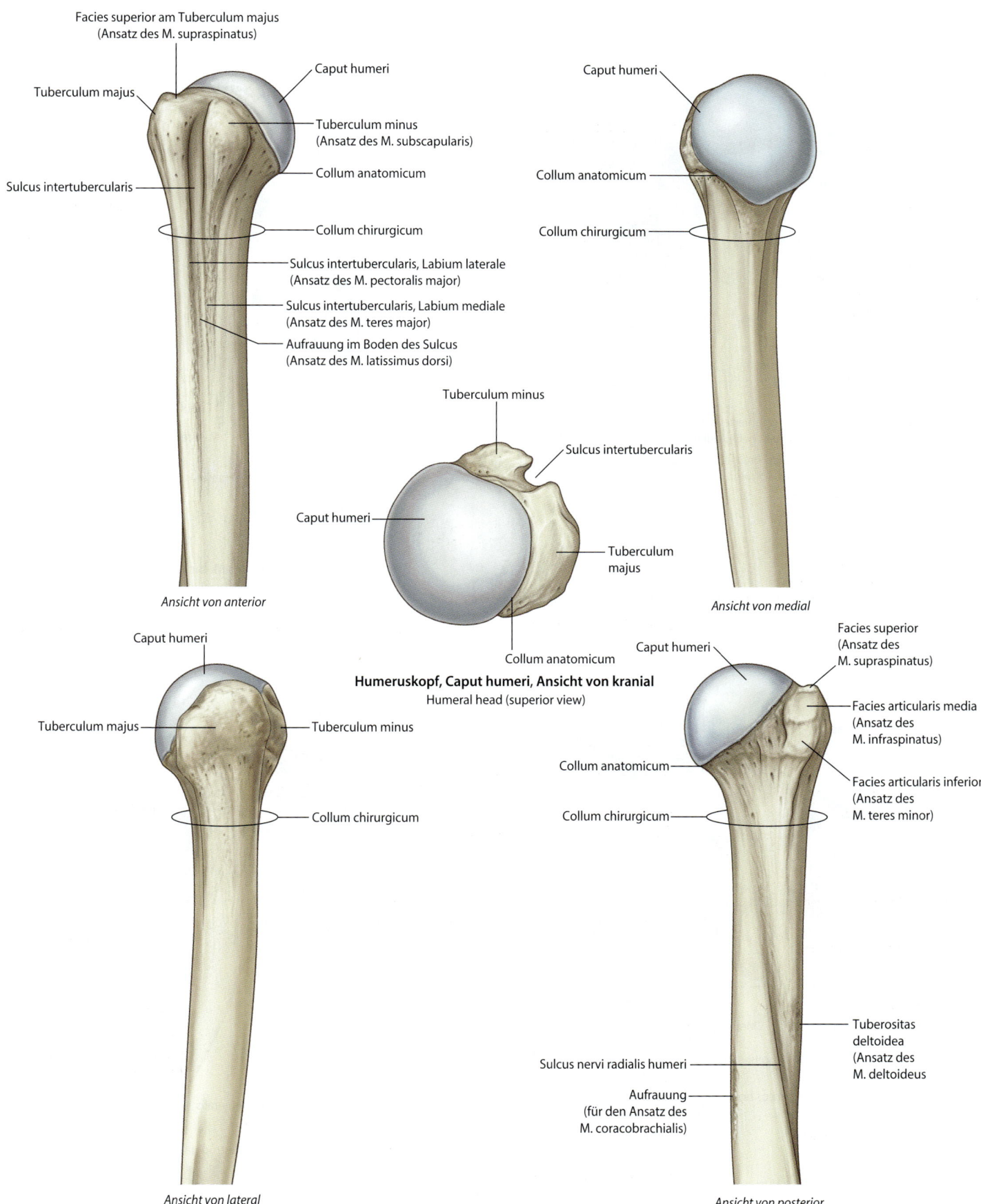

Facies superior am Tuberculum majus
(Ansatz des M. supraspinatus)

Tuberculum majus

Caput humeri

Tuberculum minus
(Ansatz des M. subscapularis)

Collum anatomicum

Sulcus intertubercularis

Collum chirurgicum

Sulcus intertubercularis, Labium laterale
(Ansatz des M. pectoralis major)

Sulcus intertubercularis, Labium mediale
(Ansatz des M. teres major)

Aufrauung im Boden des Sulcus
(Ansatz des M. latissimus dorsi)

Ansicht von anterior

Caput humeri

Collum anatomicum

Collum chirurgicum

Ansicht von medial

Tuberculum minus

Sulcus intertubercularis

Caput humeri

Tuberculum majus

Collum anatomicum

Humeruskopf, Caput humeri, Ansicht von kranial
Humeral head (superior view)

Caput humeri

Tuberculum majus

Tuberculum minus

Collum chirurgicum

Ansicht von lateral

Caput humeri

Collum anatomicum

Collum chirurgicum

Facies superior
(Ansatz des
M. supraspinatus)

Facies articularis media
(Ansatz des
M. infraspinatus)

Facies articularis inferior
(Ansatz des
M. teres minor)

Tuberositas
deltoidea
(Ansatz des
M. deltoideus)

Sulcus nervi radialis humeri

Aufrauung
(für den Ansatz des
M. coracobrachialis)

Ansicht von posterior

Proximales Ende des Humerus
Proximal end of humerus

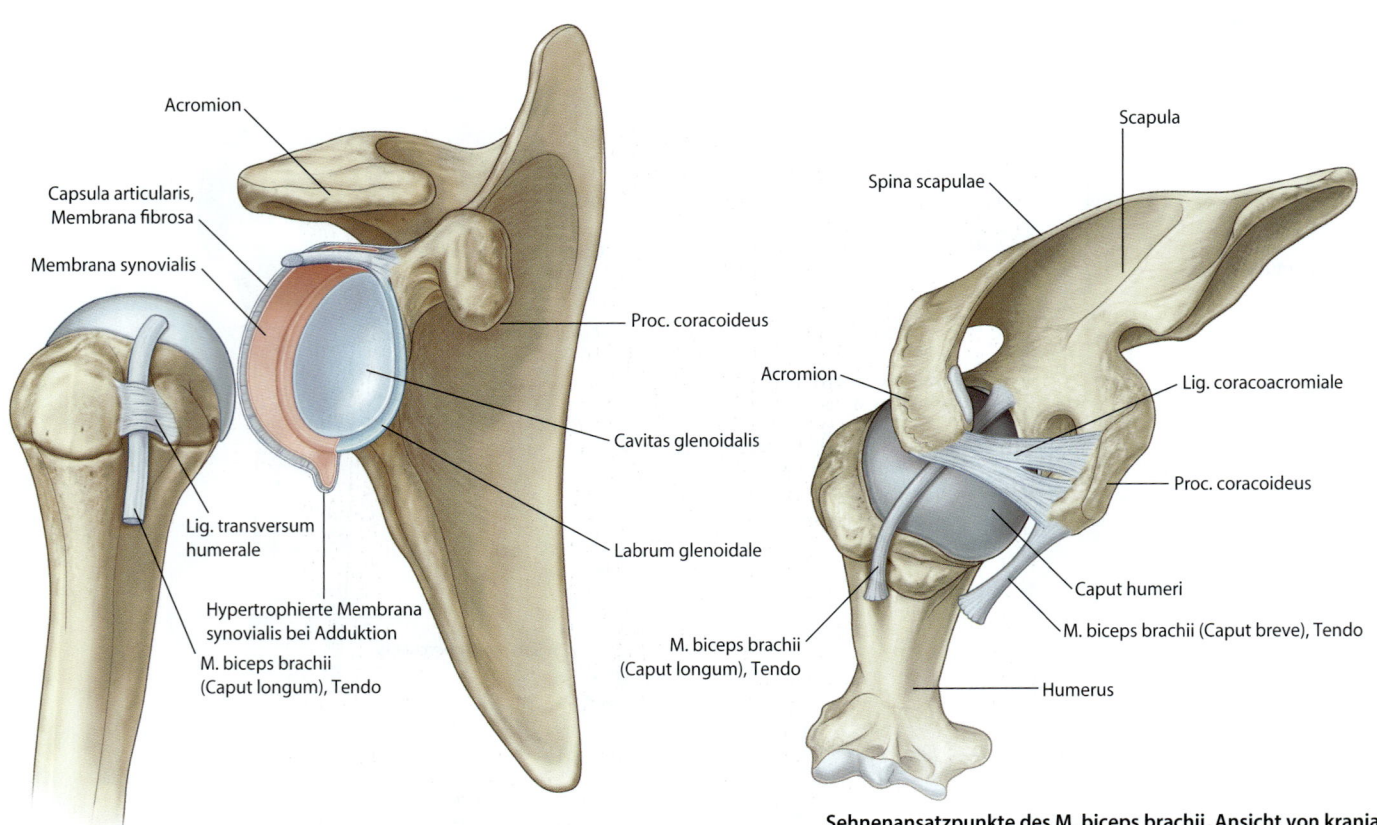

Acromion

Capsula articularis,
Membrana fibrosa

Membrana synovialis

Lig. transversum
humerale

Hypertrophierte Membrana
synovialis bei Adduktion

M. biceps brachii
(Caput longum), Tendo

Proc. coracoideus

Cavitas glenoidalis

Labrum glenoidale

Gelenkflächen des Schultergelenks, Art. glenohumeralis, Ansicht von schräg anterolateral
Articular surfaces of glenohumeral joint (anterolateral oblique view)

Scapula

Spina scapulae

Acromion

Lig. coracoacromiale

Proc. coracoideus

Caput humeri

M. biceps brachii (Caput breve), Tendo

M. biceps brachii
(Caput longum), Tendo

Humerus

Sehnenansatzpunkte des M. biceps brachii, Ansicht von kranial
Origins of biceps brachii tendons (superior view)

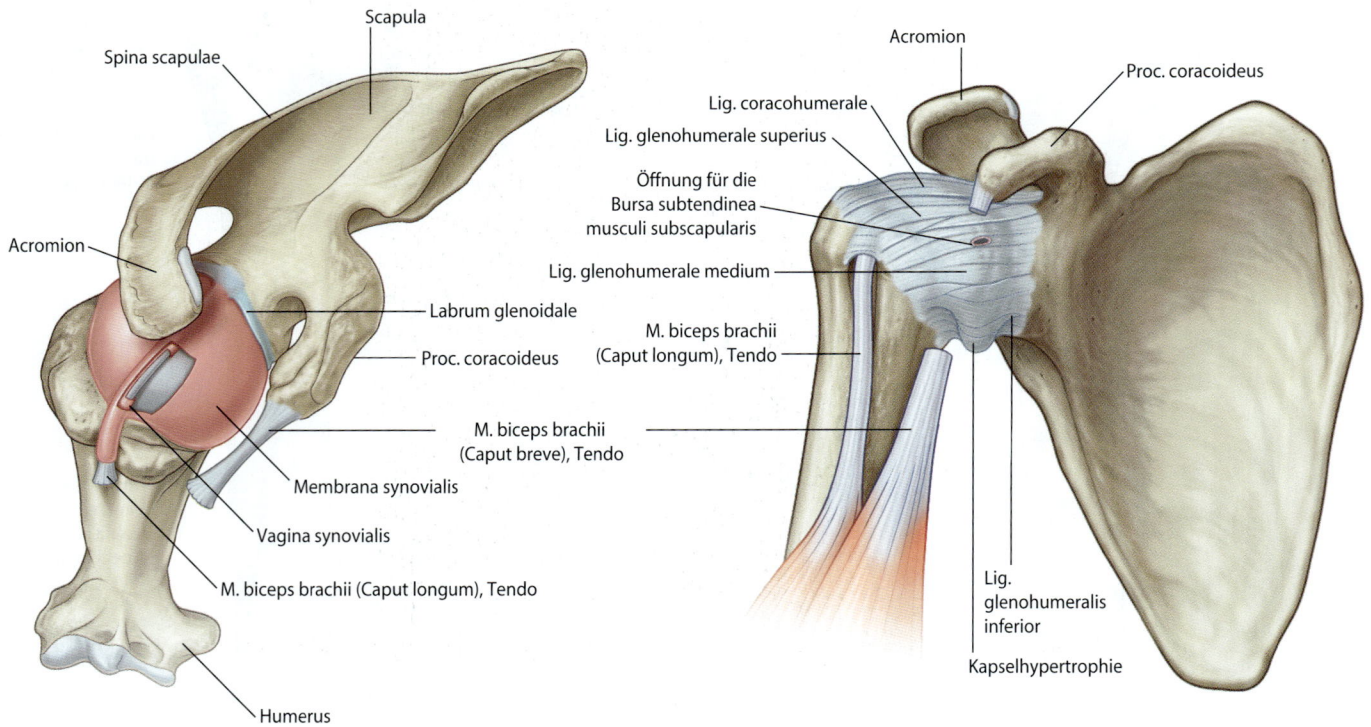

Scapula

Spina scapulae

Acromion

Labrum glenoidale

Proc. coracoideus

M. biceps brachii
(Caput breve), Tendo

Membrana synovialis

Vagina synovialis

M. biceps brachii (Caput longum), Tendo

Humerus

Synovialmembran, Ansicht von kranial
Synovial membrane (superior view)

Acromion

Proc. coracoideus

Lig. coracohumerale

Lig. glenohumerale superius

Öffnung für die
Bursa subtendinea
musculi subscapularis

Lig. glenohumerale medium

M. biceps brachii
(Caput longum), Tendo

Lig.
glenohumeralis
inferior

Kapselhypertrophie

Membrana fibrosa der Gelenkkapsel, Ansicht von ventral
Fibrous membrane of joint capsule (anterior view)

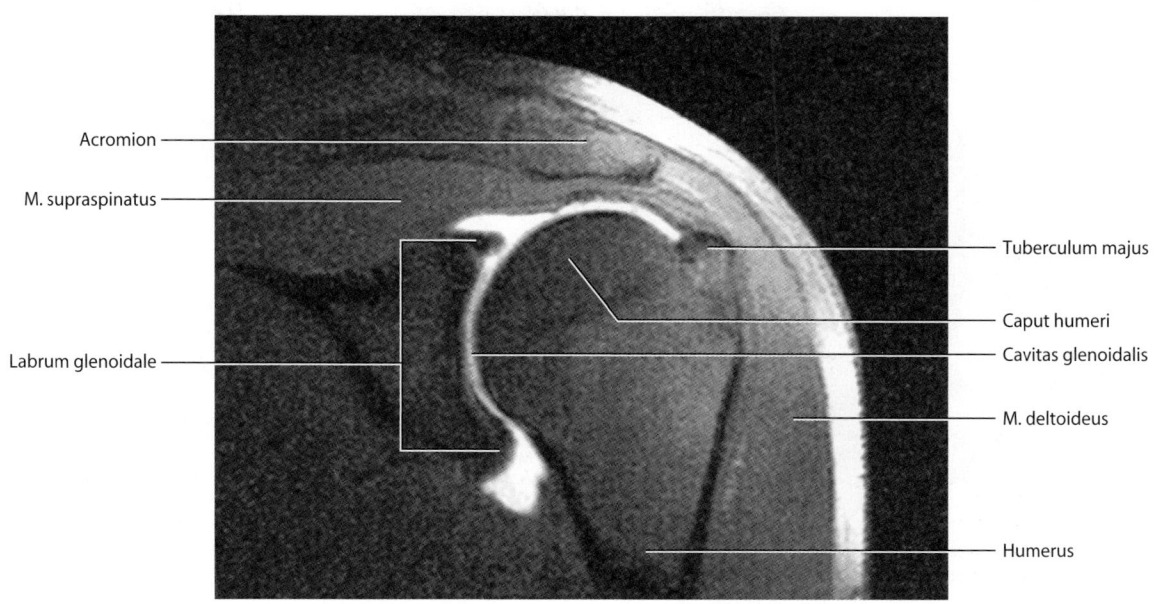

Acromion

M. supraspinatus

Labrum glenoidale

Tuberculum majus

Caput humeri

Cavitas glenoidalis

M. deltoideus

Humerus

Schultergelenk, Art. glenohumeralis, Ansicht von ventral; T1-gewichtetes MRT in Koronarebene
Anterior view of the glenohumeral joint. T1-weighted MR image in coronal plane

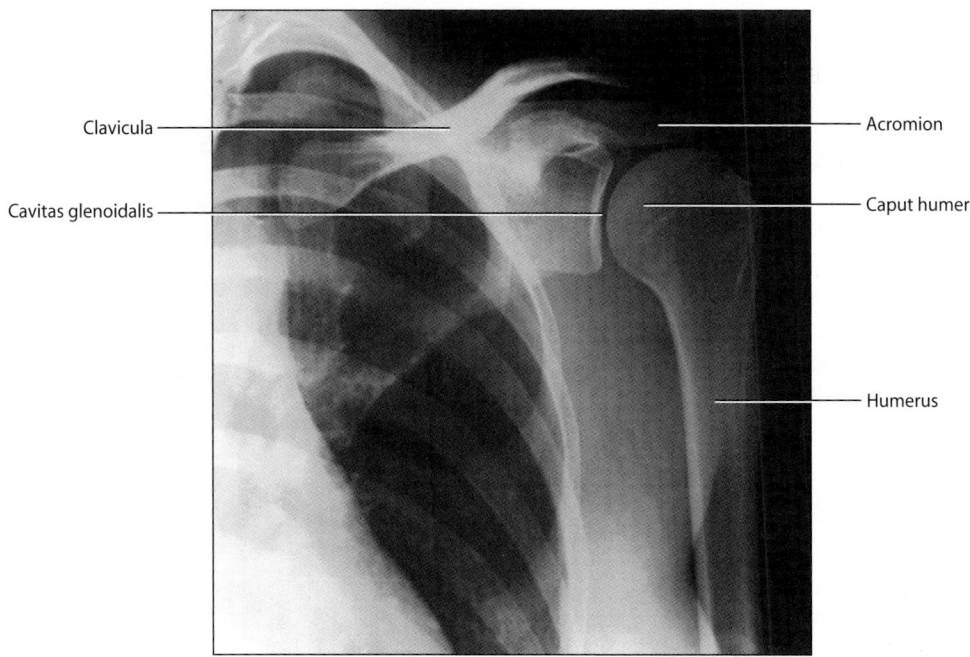

Clavicula

Cavitas glenoidalis

Acromion

Caput humeri

Humerus

Normales Schultergelenk, Art. glenohumeralis; Röntgenbild im anterior-posterioren Strahlengang
Normal glenohumeral joint. Radiograph, AP view

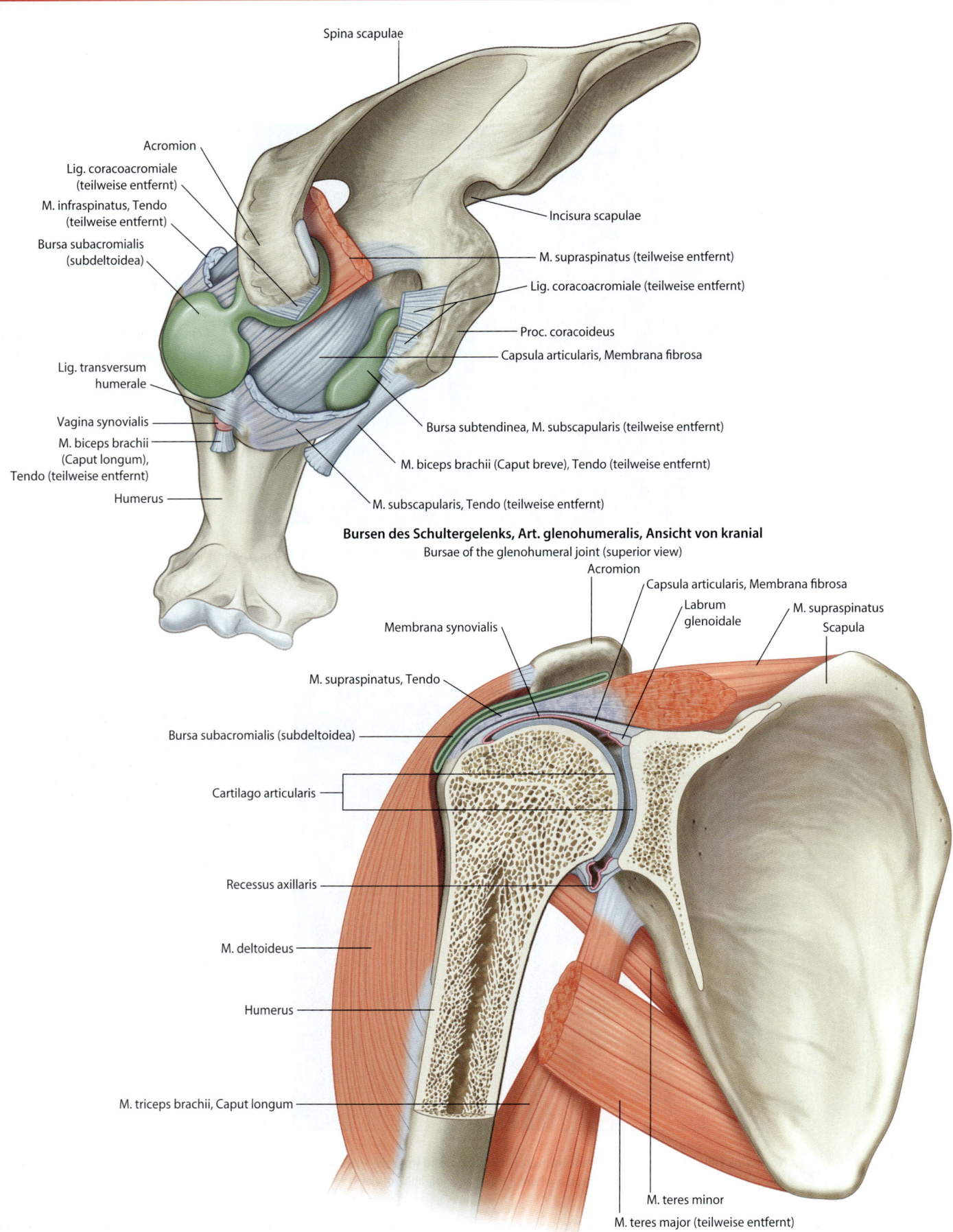

Spina scapulae

Acromion

Lig. coracoacromiale
(teilweise entfernt)

M. infraspinatus, Tendo
(teilweise entfernt)

Bursa subacromialis
(subdeltoidea)

Incisura scapulae

M. supraspinatus (teilweise entfernt)

Lig. coracoacromiale (teilweise entfernt)

Proc. coracoideus

Capsula articularis, Membrana fibrosa

Lig. transversum
humerale

Vagina synovialis

M. biceps brachii
(Caput longum),
Tendo (teilweise entfernt)

Humerus

Bursa subtendinea, M. subscapularis (teilweise entfernt)

M. biceps brachii (Caput breve), Tendo (teilweise entfernt)

M. subscapularis, Tendo (teilweise entfernt)

Bursen des Schultergelenks, Art. glenohumeralis, Ansicht von kranial
Bursae of the glenohumeral joint (superior view)

Acromion

Capsula articularis, Membrana fibrosa

Labrum
glenoidale

M. supraspinatus

Scapula

Membrana synovialis

M. supraspinatus, Tendo

Bursa subacromialis (subdeltoidea)

Cartilago articularis

Recessus axillaris

M. deltoideus

Humerus

M. triceps brachii, Caput longum

M. teres minor

M. teres major (teilweise entfernt)

Schultergelenk, Art. glenohumeralis, Ansicht von ventral
Glenohumeral joint (anterior view)

358

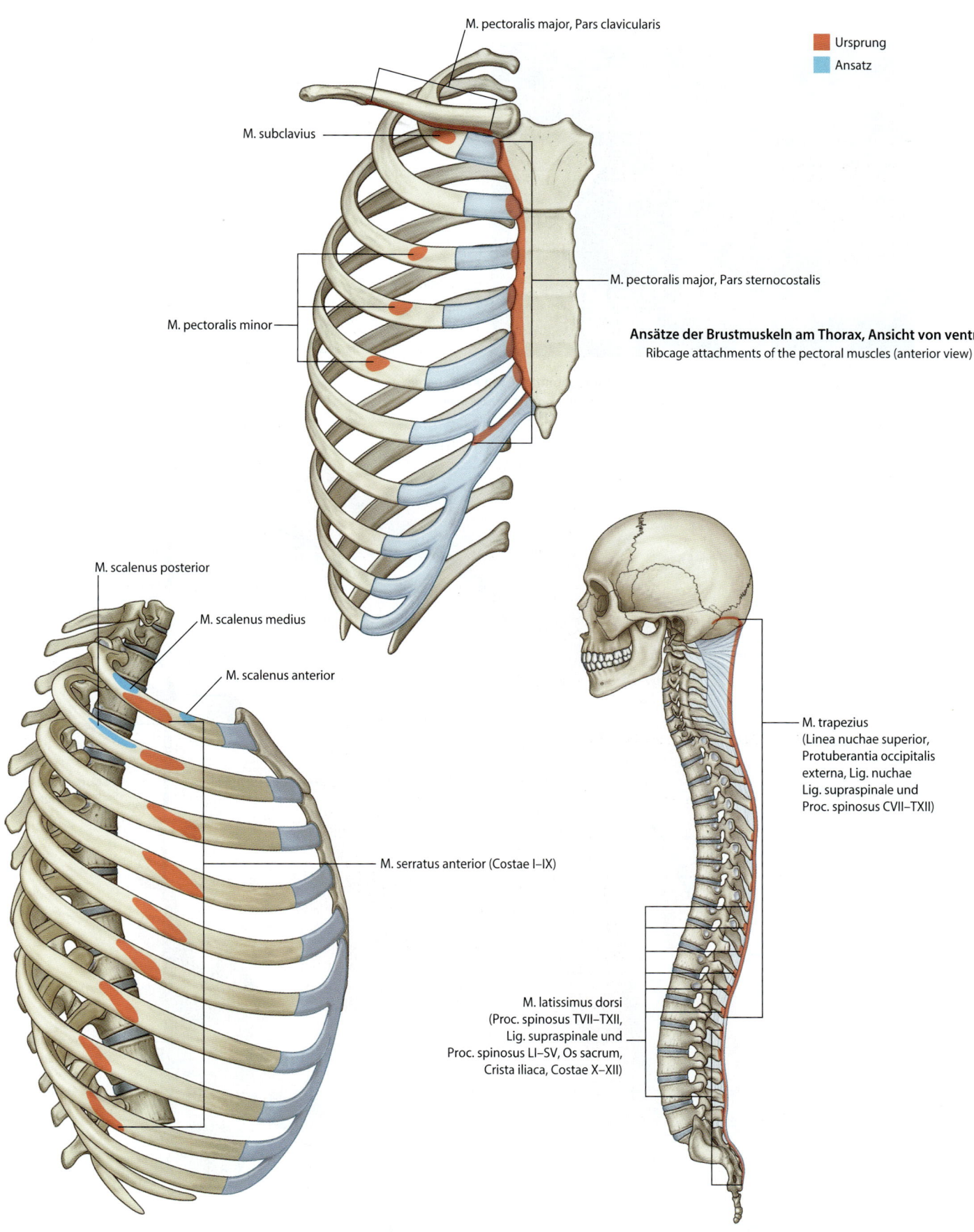

M. pectoralis major, Pars clavicularis

Ursprung
Ansatz

M. subclavius

M. pectoralis major, Pars sternocostalis

M. pectoralis minor

Ansätze der Brustmuskeln am Thorax, Ansicht von ventral
Ribcage attachments of the pectoral muscles (anterior view)

M. scalenus posterior

M. scalenus medius

M. scalenus anterior

M. trapezius
(Linea nuchae superior,
Protuberantia occipitalis
externa, Lig. nuchae
Lig. supraspinale und
Proc. spinosus CVII–TXII)

M. serratus anterior (Costae I–IX)

M. latissimus dorsi
(Proc. spinosus TVII–TXII,
Lig. supraspinale und
Proc. spinosus LI–SV, Os sacrum,
Crista iliaca, Costae X–XII)

nsätze des M. serratus anterior und der Skalenusmuskeln am Thorax, Ansicht von lateral
Ribcage attachments of serratus anterior and scalene muscles (lateral view)

Ansätze der Mm. trapezius und latissimus dorsi, Ansicht von lateral
Attachments of trapezius and latissimus dorsi muscles (lateral view)

359

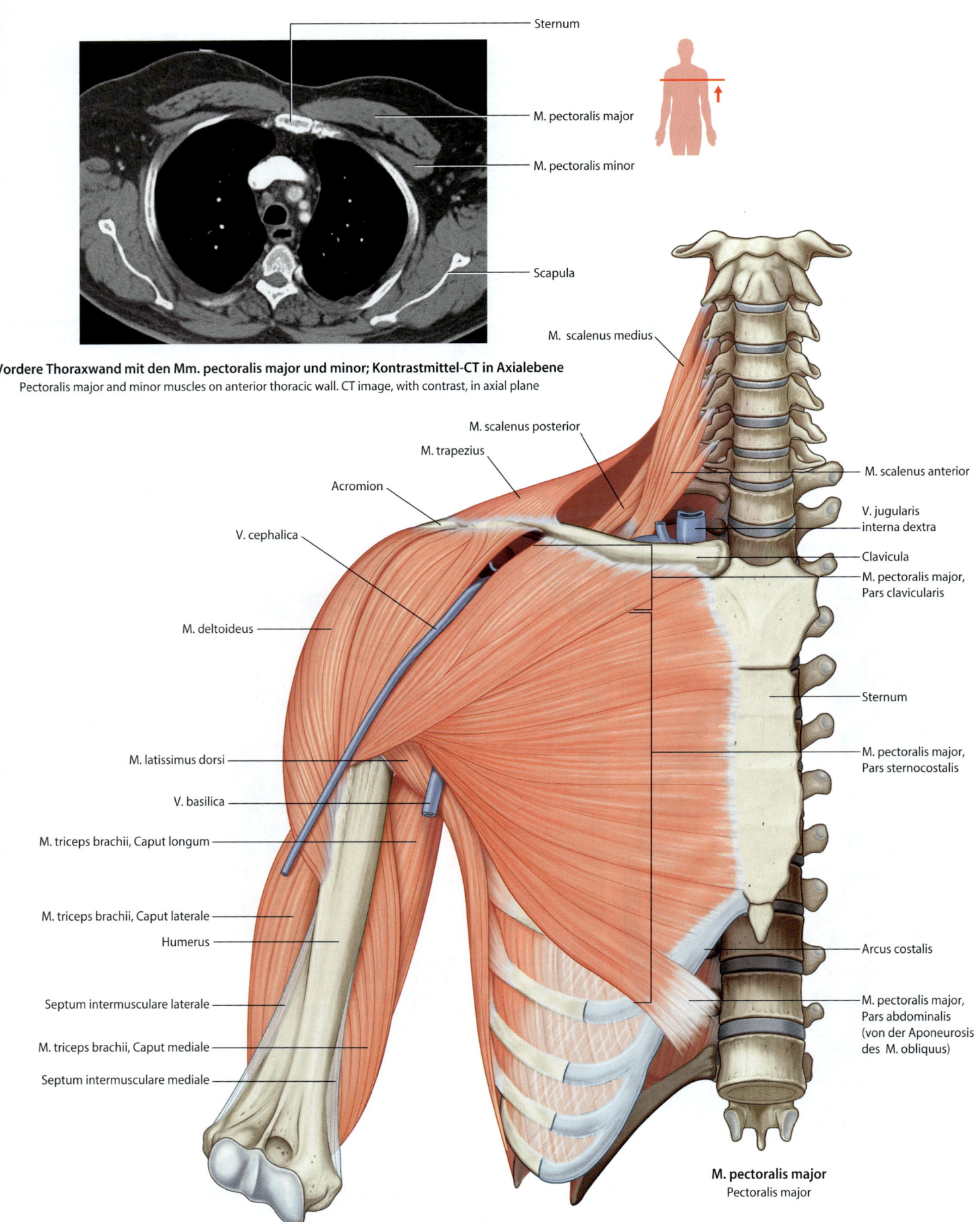

Sternum

M. pectoralis major

M. pectoralis minor

Scapula

Vordere Thoraxwand mit den Mm. pectoralis major und minor; Kontrastmittel-CT in Axialebene
Pectoralis major and minor muscles on anterior thoracic wall. CT image, with contrast, in axial plane

M. scalenus medius

M. scalenus posterior

M. trapezius

Acromion

V. cephalica

M. deltoideus

M. latissimus dorsi

V. basilica

M. triceps brachii, Caput longum

M. triceps brachii, Caput laterale

Humerus

Septum intermusculare laterale

M. triceps brachii, Caput mediale

Septum intermusculare mediale

M. scalenus anterior

V. jugularis interna dextra

Clavicula

M. pectoralis major, Pars clavicularis

Sternum

M. pectoralis major, Pars sternocostalis

Arcus costalis

M. pectoralis major, Pars abdominalis (von der Aponeurosis des M. obliquus)

M. pectoralis major
Pectoralis major

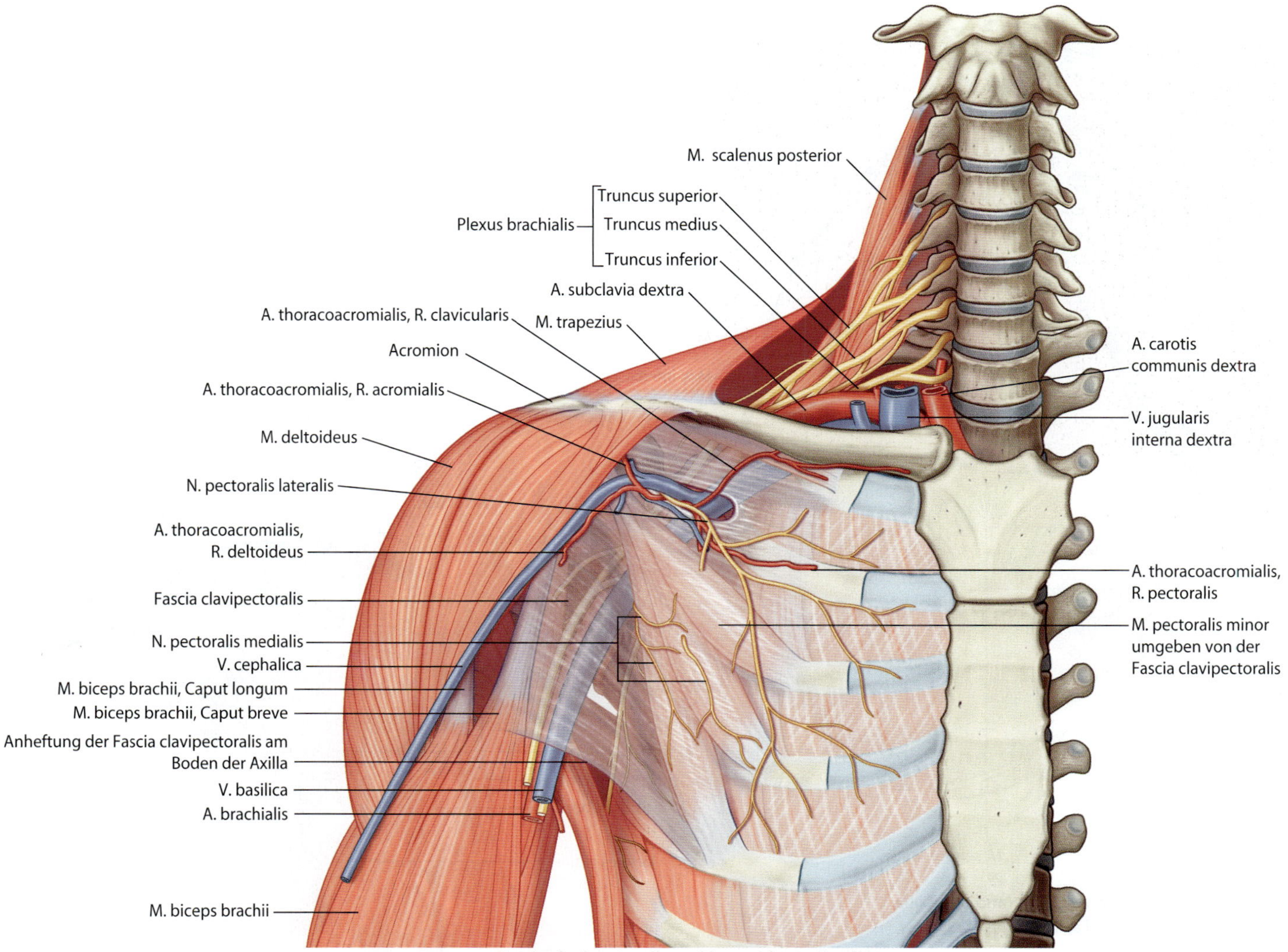

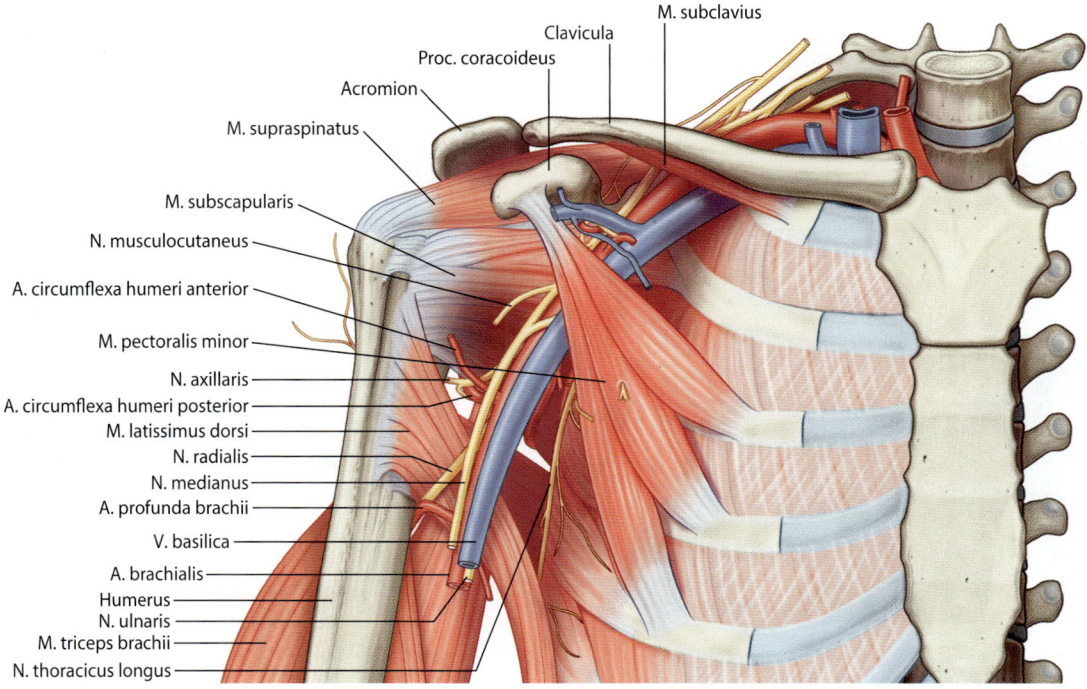

M. scalenus posterior

Plexus brachialis
Truncus superior
Truncus medius
Truncus inferior

A. subclavia dextra

A. thoracoacromialis, R. clavicularis
M. trapezius

Acromion

A. thoracoacromialis, R. acromialis

M. deltoideus

N. pectoralis lateralis

A. thoracoacromialis, R. deltoideus

Fascia clavipectoralis

N. pectoralis medialis
V. cephalica
M. biceps brachii, Caput longum
M. biceps brachii, Caput breve
Anheftung der Fascia clavipectoralis am Boden der Axilla
V. basilica
A. brachialis

M. biceps brachii

A. carotis communis dextra

V. jugularis interna dextra

A. thoracoacromialis, R. pectoralis

M. pectoralis minor umgeben von der Fascia clavipectoralis

Fascia clavipectoralis und benachbarte Strukturen
Clavipectoral fascia and related structures

M. subclavius
Clavicula
Proc. coracoideus
Acromion
M. supraspinatus

M. subscapularis

N. musculocutaneus

A. circumflexa humeri anterior

M. pectoralis minor

N. axillaris
A. circumflexa humeri posterior
M. latissimus dorsi
N. radialis
N. medianus
A. profunda brachii
V. basilica
A. brachialis
Humerus
N. ulnaris
M. triceps brachii
N. thoracicus longus

M. pectoralis minor
Pectoralis minor

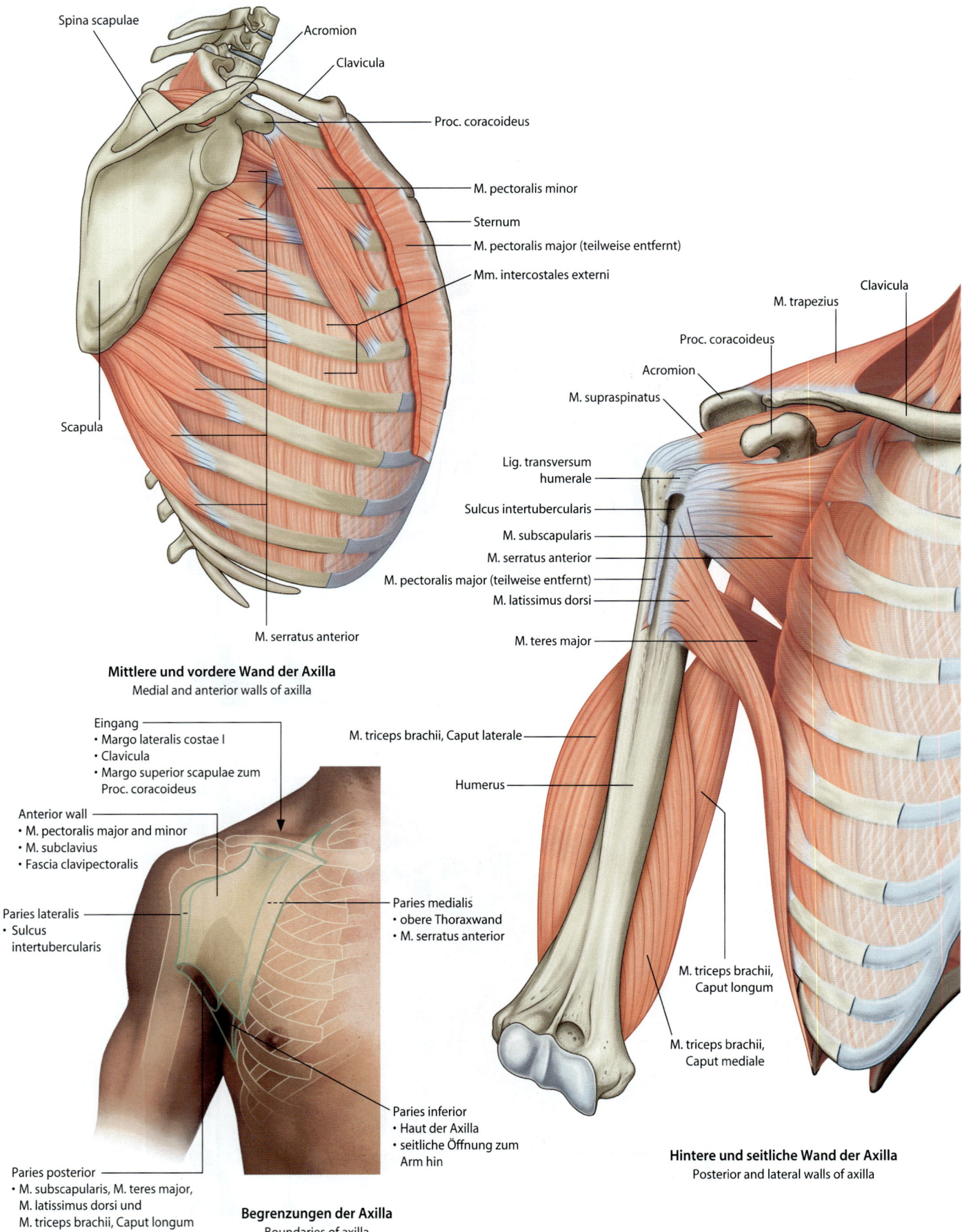

Spina scapulae

Acromion

Clavicula

Proc. coracoideus

M. pectoralis minor

Sternum

M. pectoralis major (teilweise entfernt)

Mm. intercostales externi

Scapula

M. serratus anterior

Mittlere und vordere Wand der Axilla
Medial and anterior walls of axilla

M. trapezius

Clavicula

Proc. coracoideus

Acromion

M. supraspinatus

Lig. transversum humerale

Sulcus intertubercularis

M. subscapularis

M. serratus anterior

M. pectoralis major (teilweise entfernt)

M. latissimus dorsi

M. teres major

M. triceps brachii, Caput laterale

Humerus

M. triceps brachii, Caput longum

M. triceps brachii, Caput mediale

Hintere und seitliche Wand der Axilla
Posterior and lateral walls of axilla

Eingang
• Margo lateralis costae I
• Clavicula
• Margo superior scapulae zum Proc. coracoideus

Anterior wall
• M. pectoralis major and minor
• M. subclavius
• Fascia clavipectoralis

Paries lateralis
• Sulcus intertubercularis

Paries medialis
• obere Thoraxwand
• M. serratus anterior

Paries inferior
• Haut der Axilla
• seitliche Öffnung zum Arm hin

Paries posterior
• M. subscapularis, M. teres major, M. latissimus dorsi und M. triceps brachii, Caput longum

Begrenzungen der Axilla
Boundaries of axilla

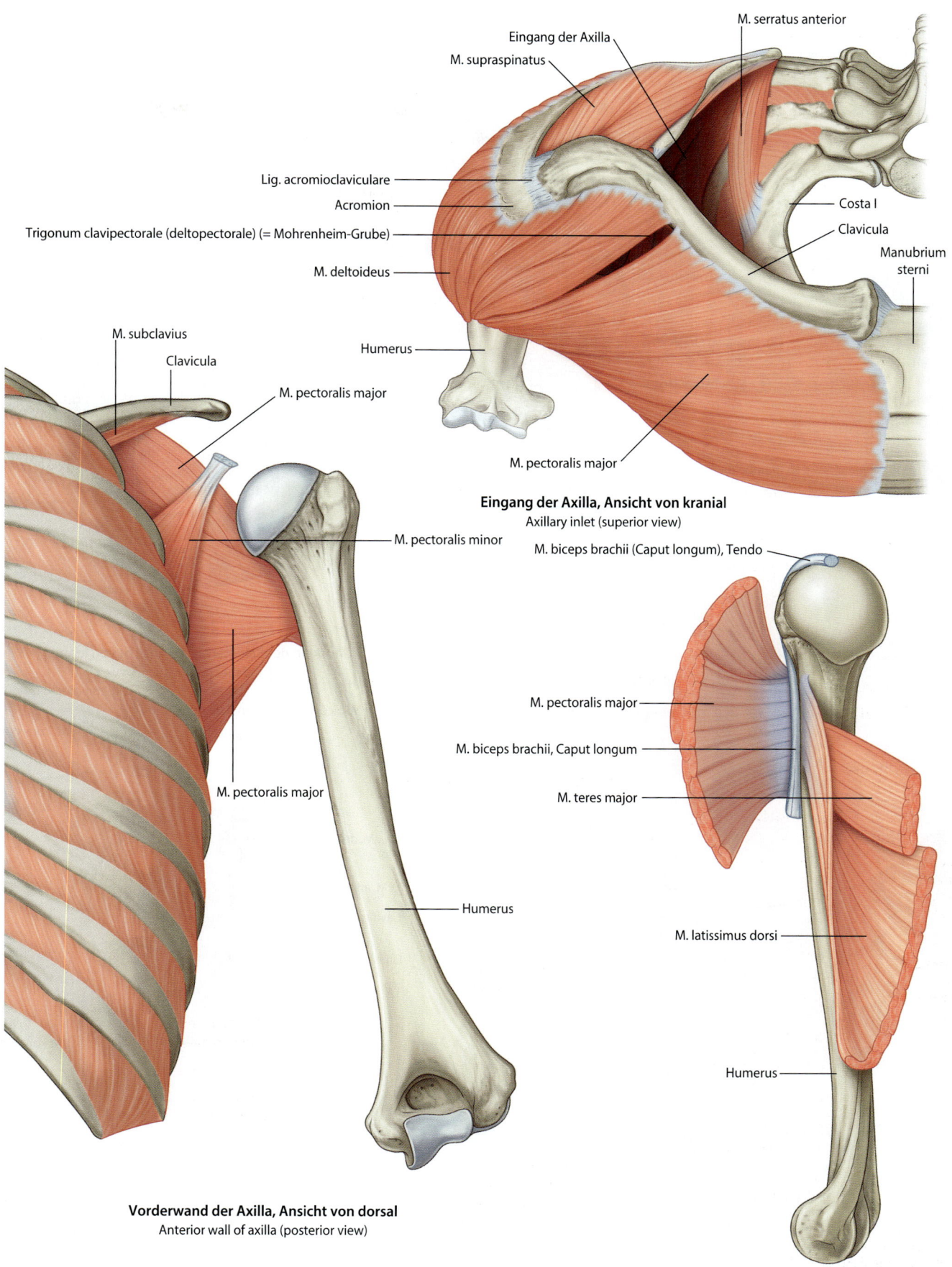

M. serratus anterior

Eingang der Axilla

M. supraspinatus

Lig. acromioclaviculare

Acromion

Trigonum clavipectorale (deltopectorale) (= Mohrenheim-Grube)

M. deltoideus

Costa I

Clavicula

Manubrium sterni

Humerus

M. pectoralis major

Eingang der Axilla, Ansicht von kranial
Axillary inlet (superior view)

M. subclavius

Clavicula

M. pectoralis major

M. pectoralis minor

M. biceps brachii (Caput longum), Tendo

M. pectoralis major

M. biceps brachii, Caput longum

M. teres major

M. pectoralis major

Humerus

M. latissimus dorsi

Humerus

Vorderwand der Axilla, Ansicht von dorsal
Anterior wall of axilla (posterior view)

Seitenwand der Axilla, Ansicht von medial
Lateral wall of axilla (medial view)

363

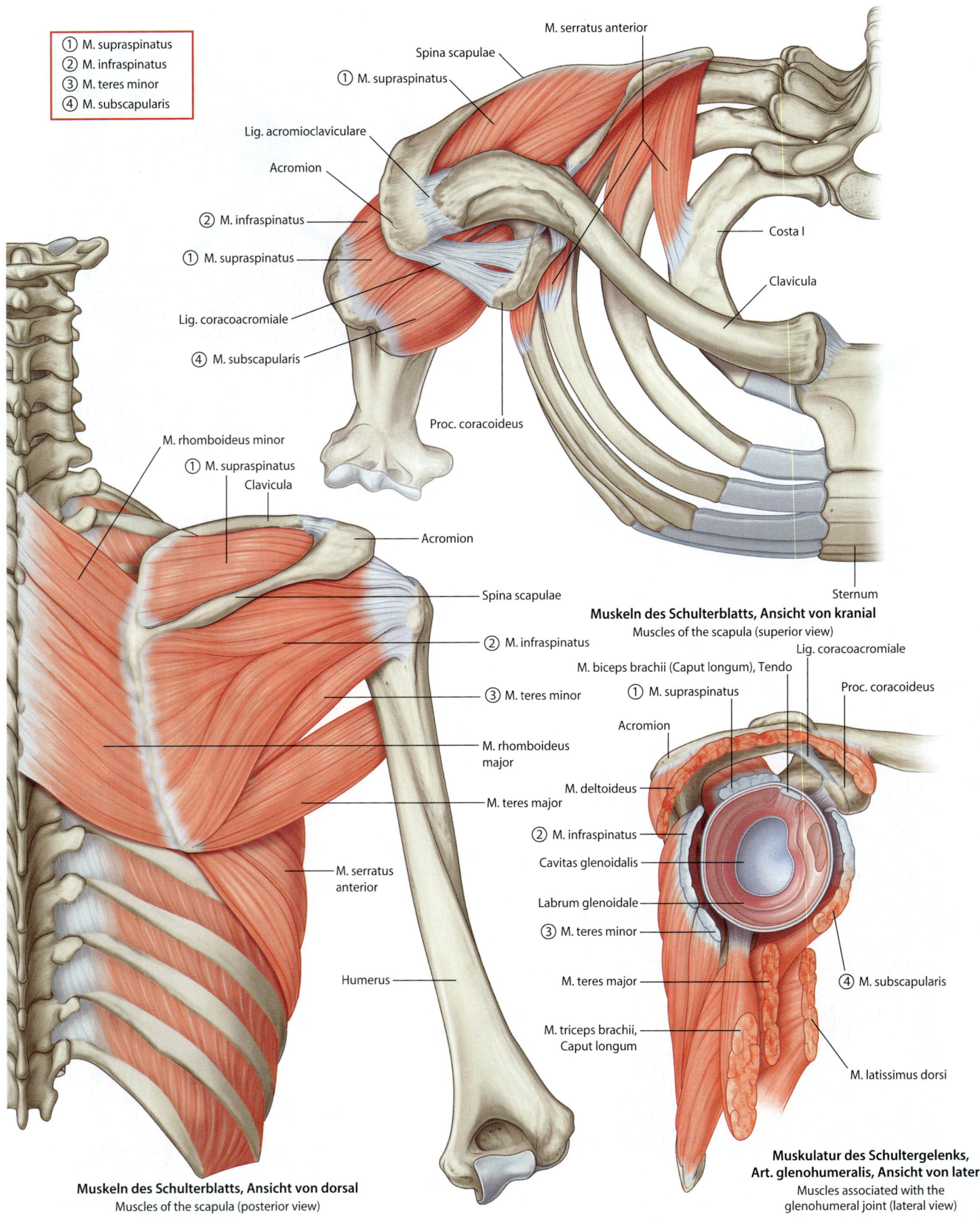

① M. supraspinatus
② M. infraspinatus
③ M. teres minor
④ M. subscapularis

M. serratus anterior
Spina scapulae
① M. supraspinatus
Lig. acromioclaviculare
Acromion
② M. infraspinatus
① M. supraspinatus
Lig. coracoacromiale
④ M. subscapularis
Proc. coracoideus

Costa I
Clavicula
Sternum

Muskeln des Schulterblatts, Ansicht von kranial
Muscles of the scapula (superior view)

M. rhomboideus minor
① M. supraspinatus
Clavicula
Acromion
Spina scapulae
② M. infraspinatus
③ M. teres minor
M. rhomboideus major
M. teres major
M. serratus anterior
Humerus

M. biceps brachii (Caput longum), Tendo
① M. supraspinatus
Lig. coracoacromiale
Proc. coracoideus
Acromion
M. deltoideus
② M. infraspinatus
Cavitas glenoidalis
Labrum glenoidale
③ M. teres minor
M. teres major
M. triceps brachii, Caput longum
④ M. subscapularis
M. latissimus dorsi

Muskeln des Schulterblatts, Ansicht von dorsal
Muscles of the scapula (posterior view)

Muskulatur des Schultergelenks, Art. glenohumeralis, Ansicht von lateral
Muscles associated with the glenohumeral joint (lateral view)

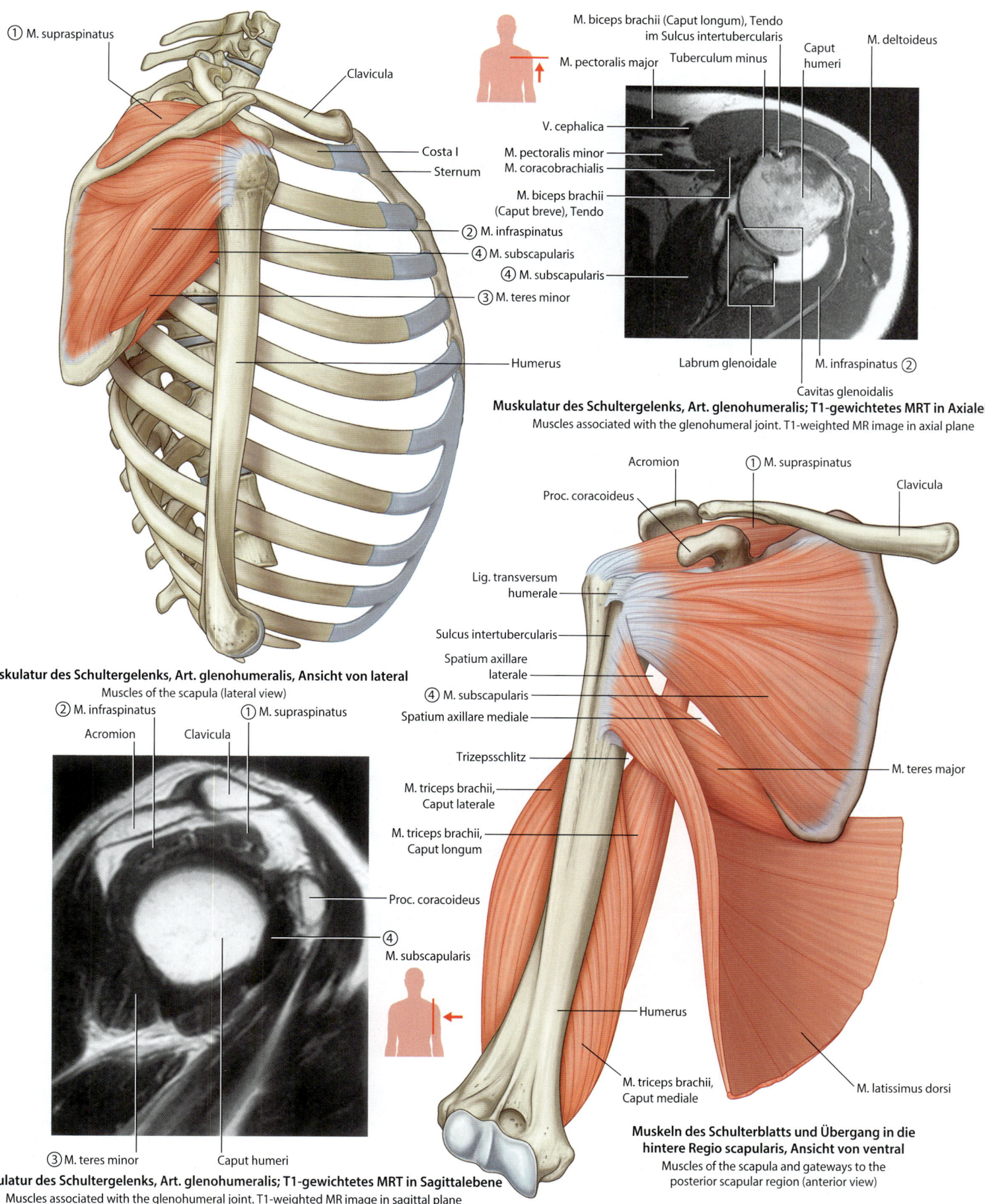

① M. supraspinatus

Clavicula

Costa I

Sternum

② M. infraspinatus

④ M. subscapularis

④ M. subscapularis

③ M. teres minor

Humerus

Muskulatur des Schultergelenks, Art. glenohumeralis, Ansicht von lateral
Muscles of the scapula (lateral view)

② M. infraspinatus ① M. supraspinatus

Acromion Clavicula

④
M. subscapularis

③ M. teres minor Caput humeri

Muskulatur des Schultergelenks, Art. glenohumeralis; T1-gewichtetes MRT in Sagittalebene
Muscles associated with the glenohumeral joint. T1-weighted MR image in sagittal plane

M. biceps brachii (Caput longum), Tendo im Sulcus intertubercularis

M. pectoralis major   Tuberculum minus   Caput humeri   M. deltoideus

V. cephalica

M. pectoralis minor
M. coracobrachialis

M. biceps brachii (Caput breve), Tendo

Labrum glenoidale   M. infraspinatus ②

Cavitas glenoidalis

Muskulatur des Schultergelenks, Art. glenohumeralis; T1-gewichtetes MRT in Axialebene
Muscles associated with the glenohumeral joint. T1-weighted MR image in axial plane

Acromion   ① M. supraspinatus   Clavicula

Proc. coracoideus

Lig. transversum humerale

Sulcus intertubercularis

Spatium axillare laterale

④ M. subscapularis

Spatium axillare mediale

Trizepsschlitz

M. teres major

M. triceps brachii, Caput laterale

M. triceps brachii, Caput longum

Proc. coracoideus

④ M. subscapularis

Humerus

M. triceps brachii, Caput mediale

M. latissimus dorsi

Muskeln des Schulterblatts und Übergang in die hintere Regio scapularis, Ansicht von ventral
Muscles of the scapula and gateways to the posterior scapular region (anterior view)

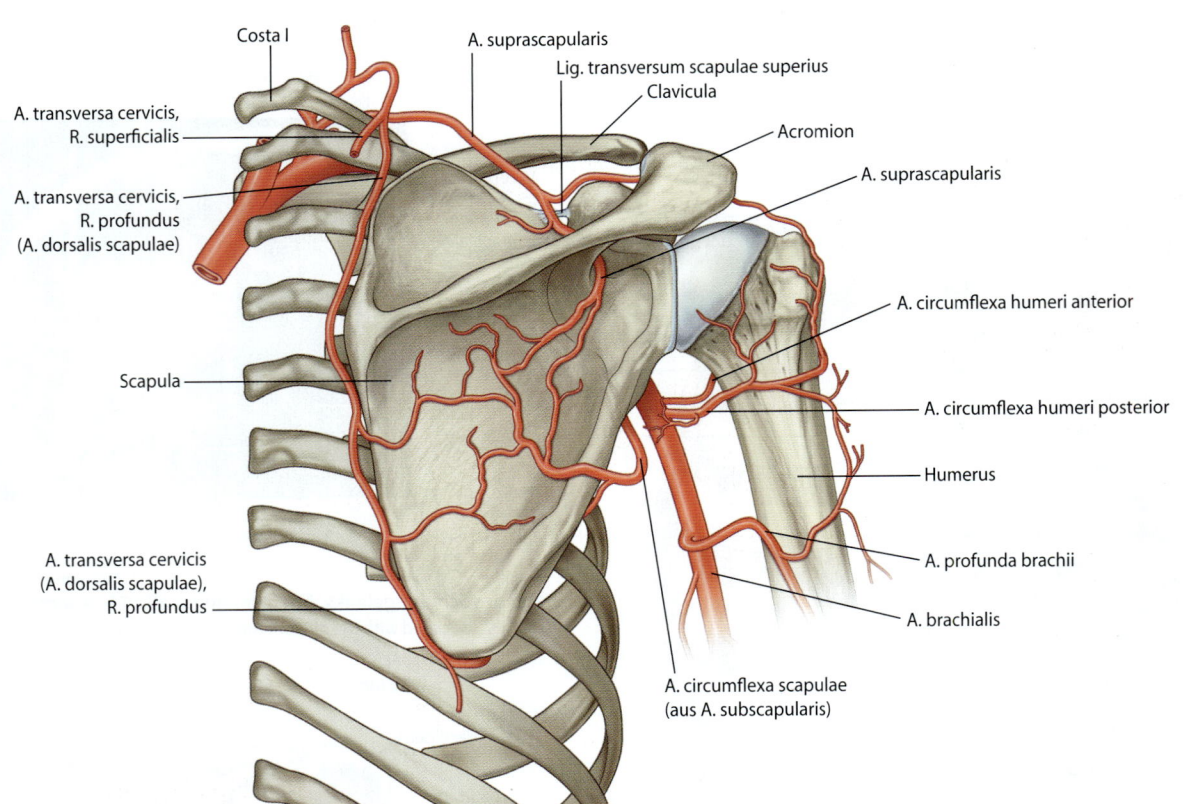

Costa I

A. suprascapularis

Lig. transversum scapulae superius
Clavicula

A. transversa cervicis,
R. superficialis

Acromion

A. suprascapularis

A. transversa cervicis,
R. profundus
(A. dorsalis scapulae)

A. circumflexa humeri anterior

A. circumflexa humeri posterior

Scapula

Humerus

A. profunda brachii

A. transversa cervicis
(A. dorsalis scapulae),
R. profundus

A. brachialis

A. circumflexa scapulae
(aus A. subscapularis)

Arterien der Schulter, Ansicht von dorsal
Arteries of the shoulder (posterior view)

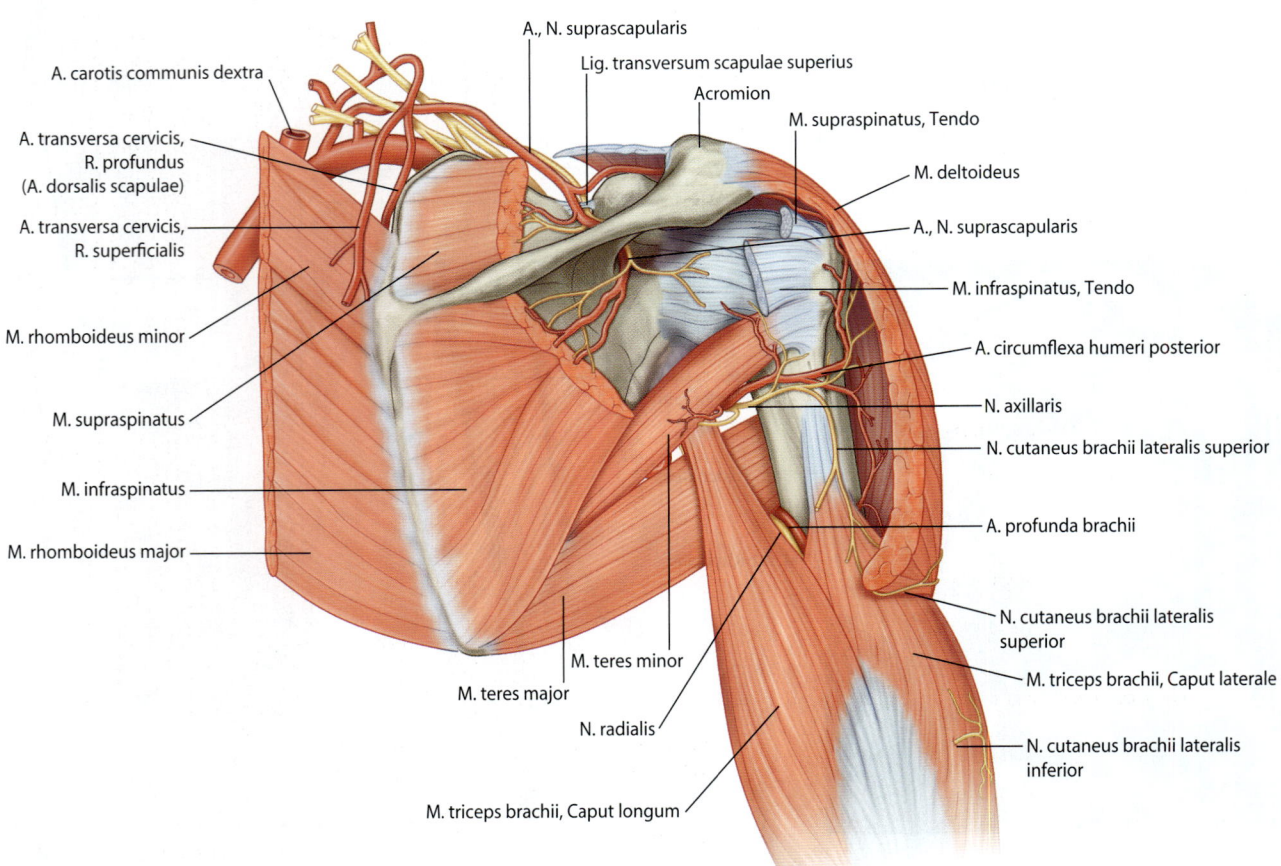

A. carotis communis dextra

A., N. suprascapularis

Lig. transversum scapulae superius
Acromion

A. transversa cervicis,
R. profundus
(A. dorsalis scapulae)

M. supraspinatus, Tendo

M. deltoideus

A. transversa cervicis,
R. superficialis

A., N. suprascapularis

M. rhomboideus minor

M. infraspinatus, Tendo

A. circumflexa humeri posterior

M. supraspinatus

N. axillaris

N. cutaneus brachii lateralis superior

M. infraspinatus

M. rhomboideus major

A. profunda brachii

N. cutaneus brachii lateralis
superior

M. teres minor

M. triceps brachii, Caput laterale

M. teres major

N. radialis

N. cutaneus brachii lateralis
inferior

M. triceps brachii, Caput longum

Tiefe Arterien und Nerven der Schulter, Ansicht von dorsal
Deep arteries and nerves of the shoulder (posterior view)

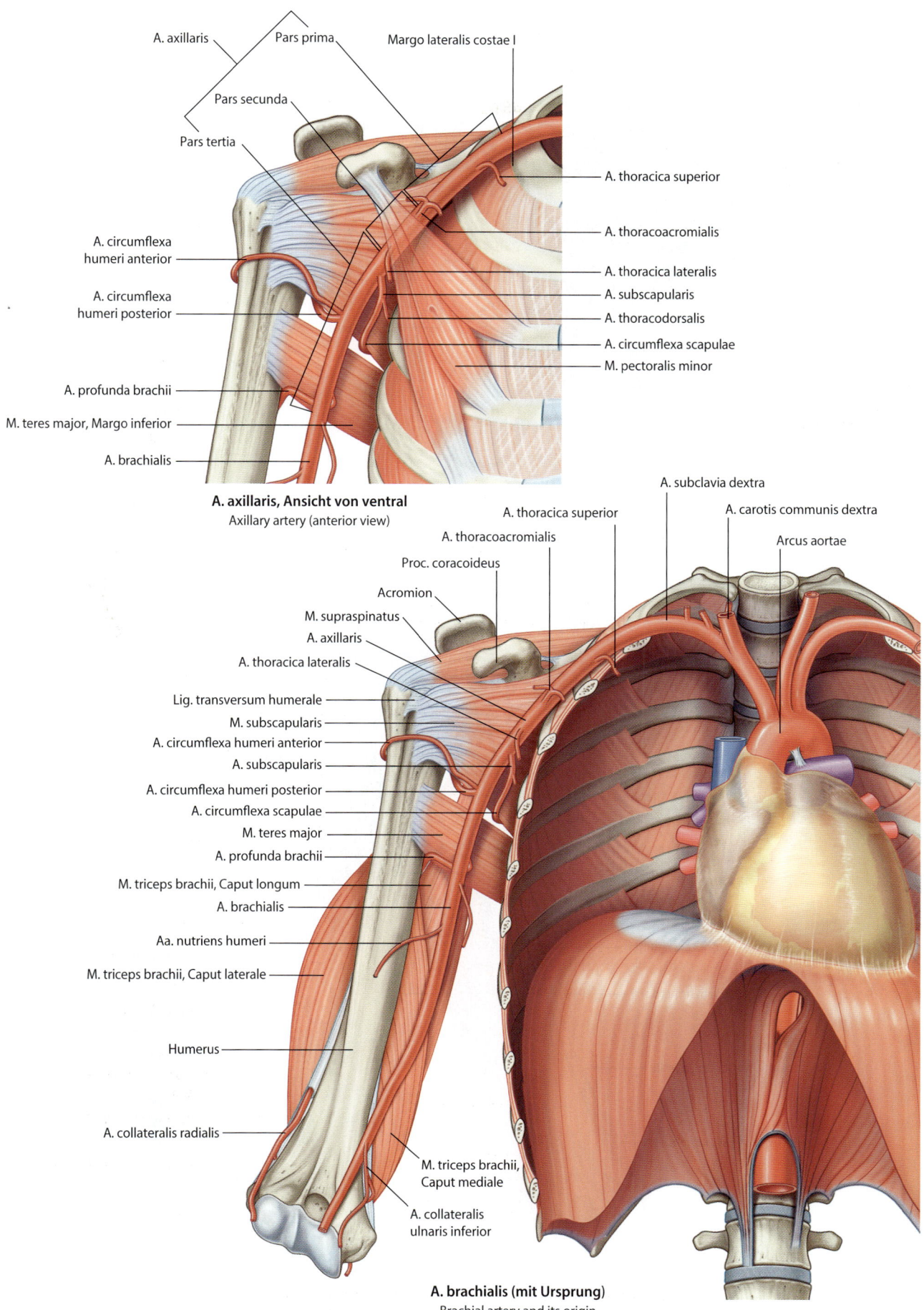

A. axillaris — Pars prima — Margo lateralis costae I

Pars secunda

Pars tertia

A. thoracica superior

A. circumflexa humeri anterior

A. thoracoacromialis

A. circumflexa humeri posterior

A. thoracica lateralis

A. subscapularis

A. thoracodorsalis

A. circumflexa scapulae

M. pectoralis minor

A. profunda brachii

M. teres major, Margo inferior

A. brachialis

A. axillaris, Ansicht von ventral
Axillary artery (anterior view)

A. thoracica superior

A. subclavia dextra

A. thoracoacromialis

A. carotis communis dextra

Proc. coracoideus

Arcus aortae

Acromion

M. supraspinatus

A. axillaris

A. thoracica lateralis

Lig. transversum humerale

M. subscapularis

A. circumflexa humeri anterior

A. subscapularis

A. circumflexa humeri posterior

A. circumflexa scapulae

M. teres major

A. profunda brachii

M. triceps brachii, Caput longum

A. brachialis

Aa. nutriens humeri

M. triceps brachii, Caput laterale

Humerus

A. collateralis radialis

M. triceps brachii, Caput mediale

A. collateralis ulnaris inferior

A. brachialis (mit Ursprung)
Brachial artery and its origin

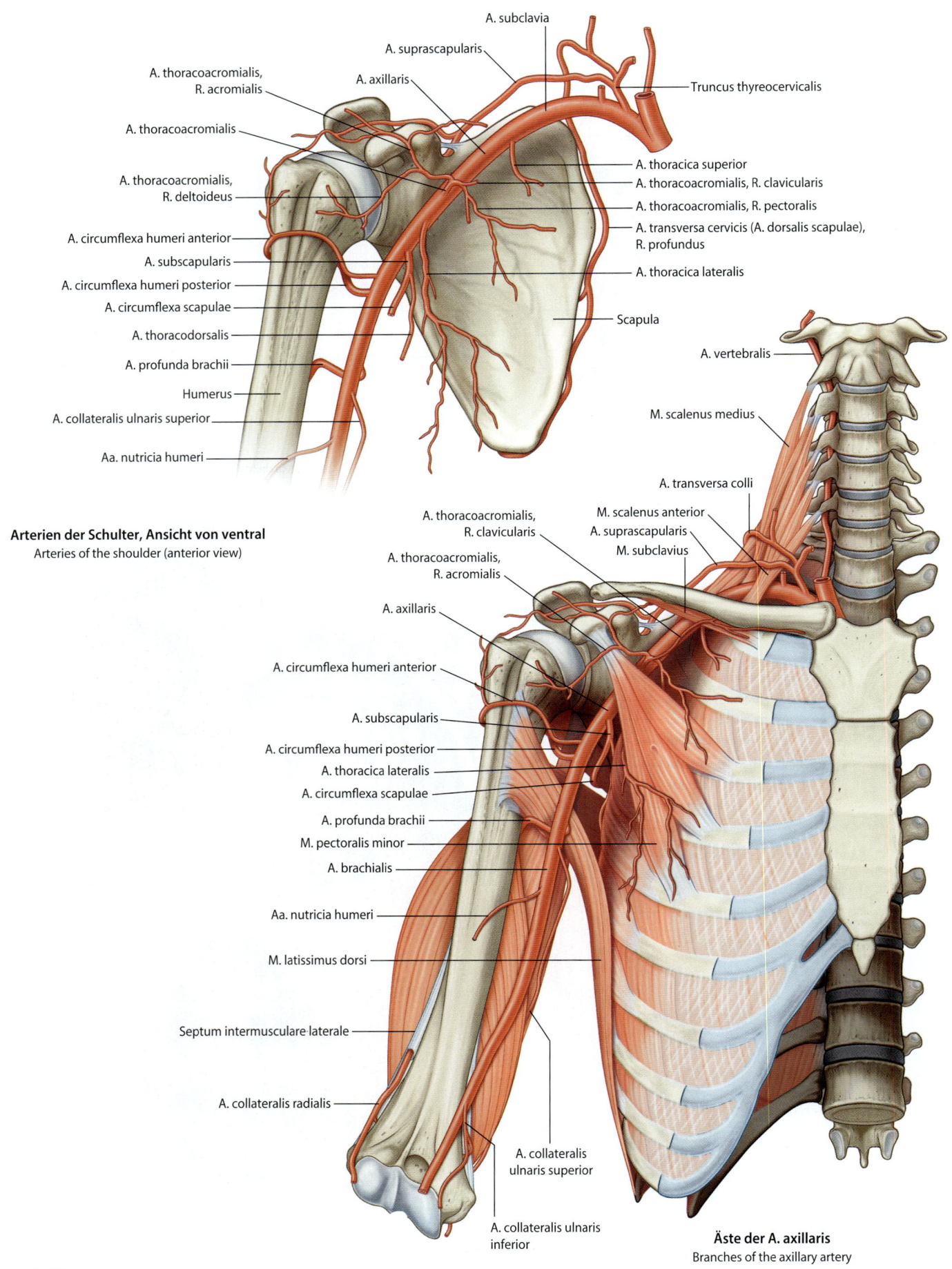

A. subclavia
A. suprascapularis
A. axillaris
A. thoracoacromialis, R. acromialis
A. thoracoacromialis
Truncus thyreocervicalis
A. thoracoacromialis, R. deltoideus
A. circumflexa humeri anterior
A. subscapularis
A. circumflexa humeri posterior
A. circumflexa scapulae
A. thoracodorsalis
A. profunda brachii
Humerus
A. collateralis ulnaris superior
Aa. nutricia humeri

A. thoracica superior
A. thoracoacromialis, R. clavicularis
A. thoracoacromialis, R. pectoralis
A. transversa cervicis (A. dorsalis scapulae), R. profundus
A. thoracica lateralis
Scapula

Arterien der Schulter, Ansicht von ventral
Arteries of the shoulder (anterior view)

A. thoracoacromialis, R. clavicularis
A. thoracoacromialis, R. acromialis
A. axillaris
A. circumflexa humeri anterior
A. subscapularis
A. circumflexa humeri posterior
A. thoracica lateralis
A. circumflexa scapulae
A. profunda brachii
M. pectoralis minor
A. brachialis
Aa. nutricia humeri
M. latissimus dorsi
Septum intermusculare laterale
A. collateralis radialis
A. collateralis ulnaris superior
A. collateralis ulnaris inferior

A. vertebralis
M. scalenus medius
A. transversa colli
M. scalenus anterior
A. suprascapularis
M. subclavius

Äste der A. axillaris
Branches of the axillary artery

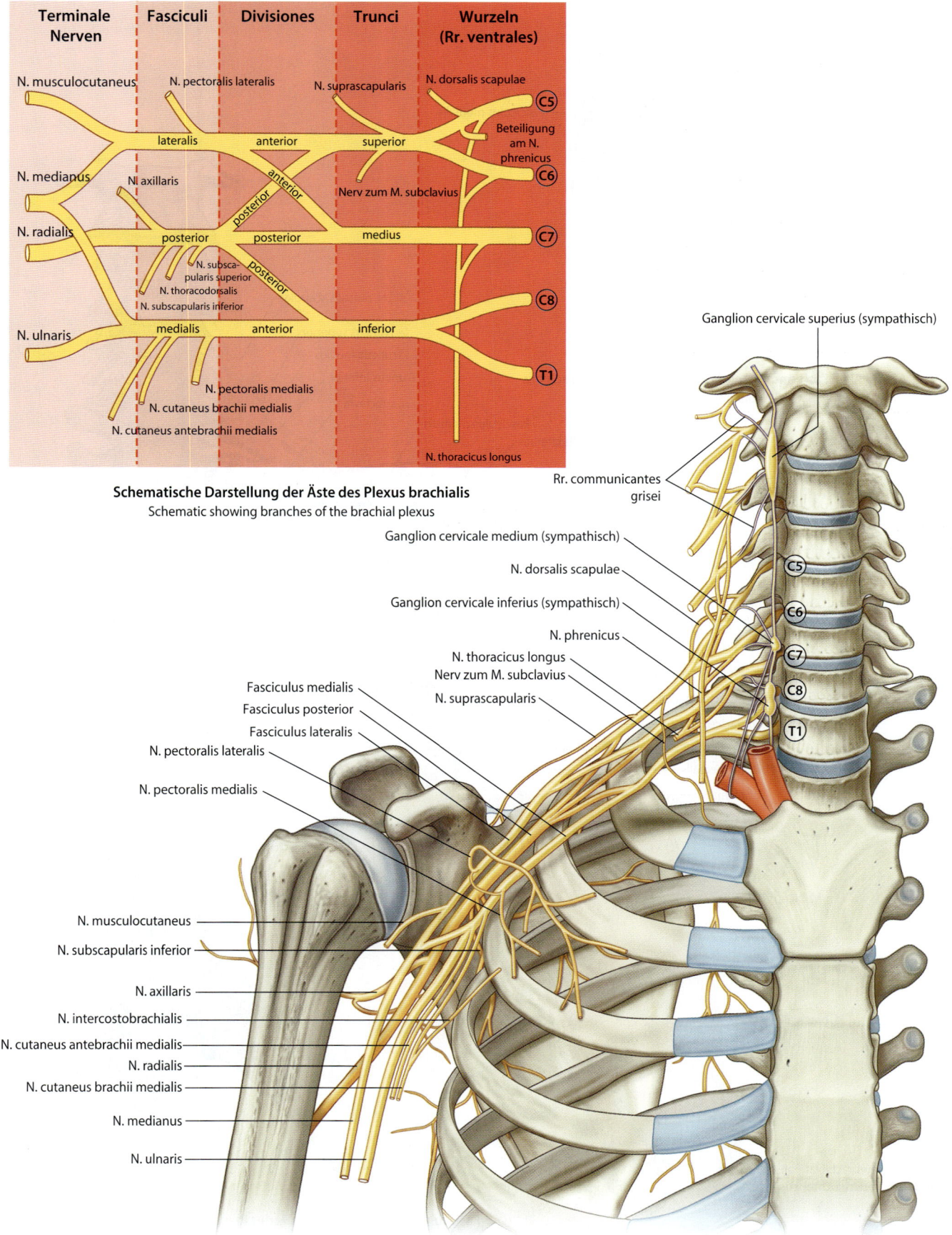

Terminale Nerven	Fasciculi	Divisiones	Trunci	Wurzeln (Rr. ventrales)

N. musculocutaneus

N. pectoralis lateralis

N. suprascapularis

N. dorsalis scapulae

C5

Beteiligung am N. phrenicus

lateralis — anterior — superior

C6

N. medianus

N. axillaris

anterior

Nerv zum M. subclavius

N. radialis

posterior — posterior — medius

C7

N. subscapularis superior
N. thoracodorsalis
N. subscapularis inferior

posterior

C8

N. ulnaris

medialis — anterior — inferior

T1

N. pectoralis medialis
N. cutaneus brachii medialis
N. cutaneus antebrachii medialis

N. thoracicus longus

Schematische Darstellung der Äste des Plexus brachialis
Schematic showing branches of the brachial plexus

Ganglion cervicale superius (sympathisch)

Rr. communicantes grisei

Ganglion cervicale medium (sympathisch)

N. dorsalis scapulae

Ganglion cervicale inferius (sympathisch)

N. phrenicus

N. thoracicus longus
Nerv zum M. subclavius

N. suprascapularis

C5

C6

C7

C8

T1

Fasciculus medialis
Fasciculus posterior
Fasciculus lateralis
N. pectoralis lateralis

N. pectoralis medialis

N. musculocutaneus

N. subscapularis inferior

N. axillaris

N. intercostobrachialis

N. cutaneus antebrachii medialis

N. radialis

N. cutaneus brachii medialis

N. medianus

N. ulnaris

Plexus brachialis
Brachial plexus

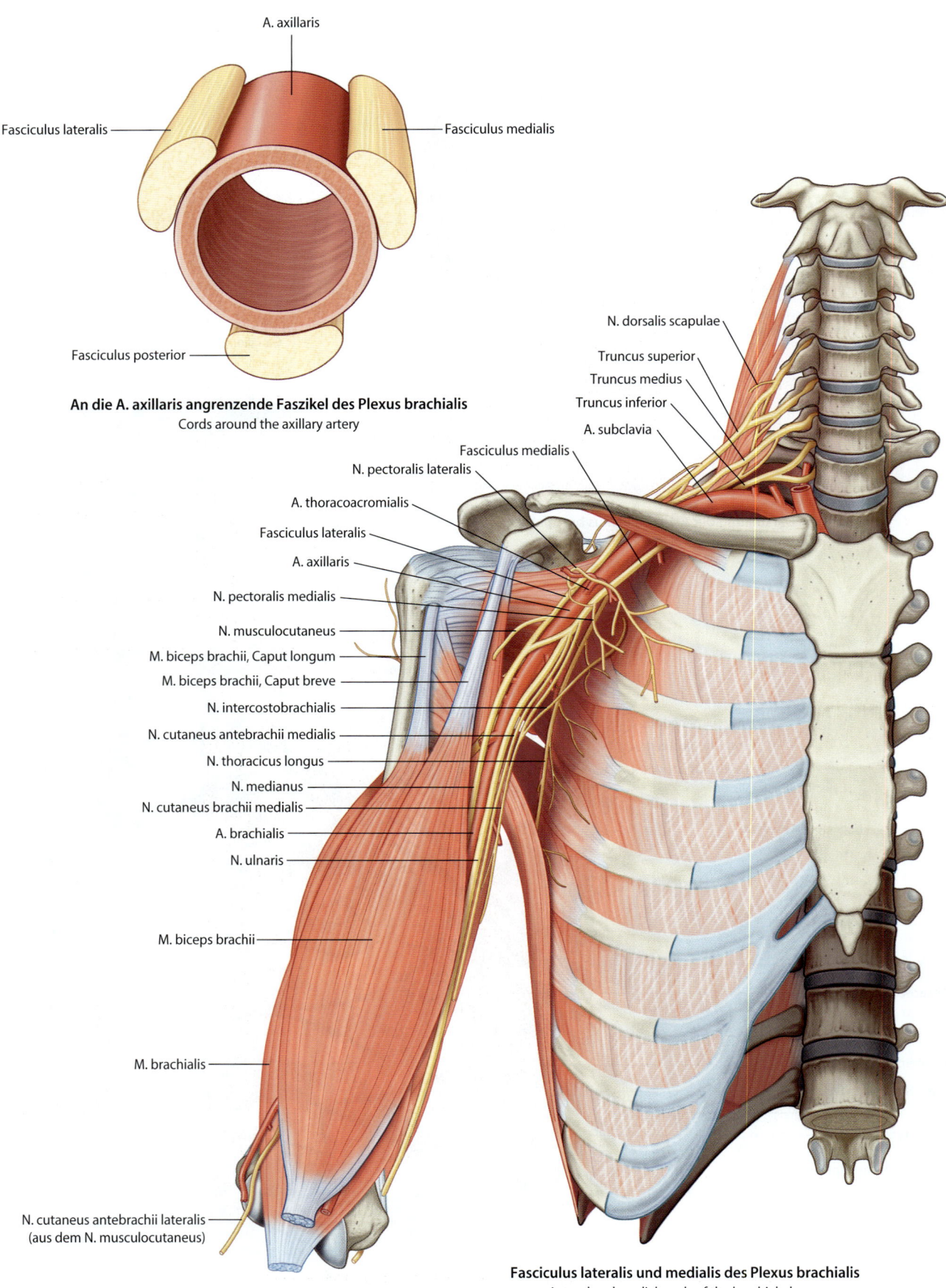

A. axillaris

Fasciculus lateralis

Fasciculus medialis

Fasciculus posterior

An die A. axillaris angrenzende Faszikel des Plexus brachialis
Cords around the axillary artery

N. dorsalis scapulae

Truncus superior
Truncus medius
Truncus inferior
A. subclavia

Fasciculus medialis
N. pectoralis lateralis
A. thoracoacromialis
Fasciculus lateralis
A. axillaris
N. pectoralis medialis
N. musculocutaneus
M. biceps brachii, Caput longum
M. biceps brachii, Caput breve
N. intercostobrachialis
N. cutaneus antebrachii medialis
N. thoracicus longus
N. medianus
N. cutaneus brachii medialis
A. brachialis
N. ulnaris

M. biceps brachii

M. brachialis

N. cutaneus antebrachii lateralis
(aus dem N. musculocutaneus)

Fasciculus lateralis und medialis des Plexus brachialis
Lateral and medial cords of the brachial plexus

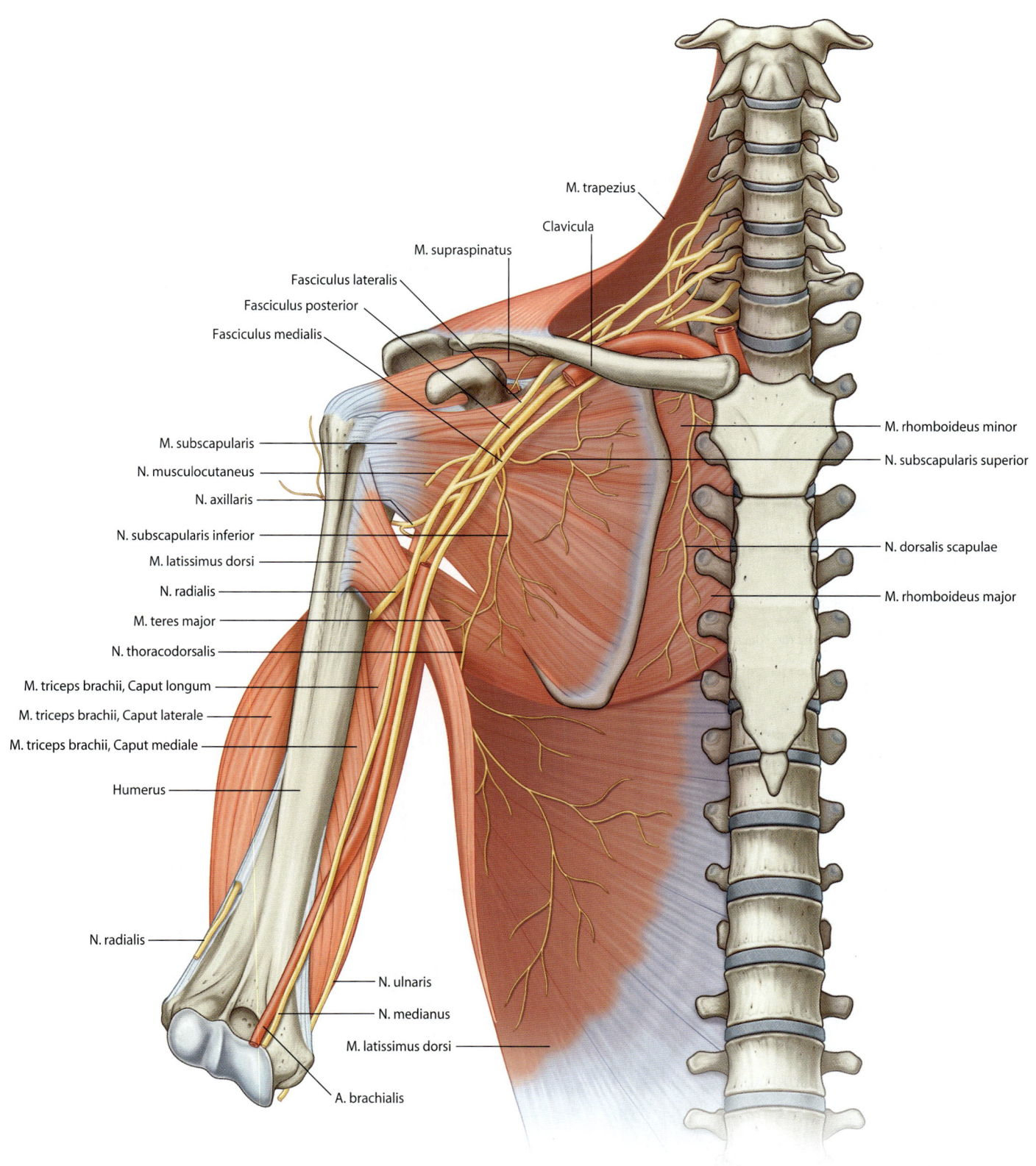

M. trapezius

Clavicula

M. supraspinatus

Fasciculus lateralis

Fasciculus posterior

Fasciculus medialis

M. subscapularis

N. musculocutaneus

N. axillaris

N. subscapularis inferior

M. latissimus dorsi

N. radialis

M. teres major

N. thoracodorsalis

M. triceps brachii, Caput longum

M. triceps brachii, Caput laterale

M. triceps brachii, Caput mediale

Humerus

N. radialis

N. ulnaris

N. medianus

M. latissimus dorsi

A. brachialis

M. rhomboideus minor

N. subscapularis superior

N. dorsalis scapulae

M. rhomboideus major

Fasciculus posterior des Plexus brachialis (Rippen und umgebende Muskeln entfernt)
Posterior cord of the brachial plexus (ribs and associated muscles removed)

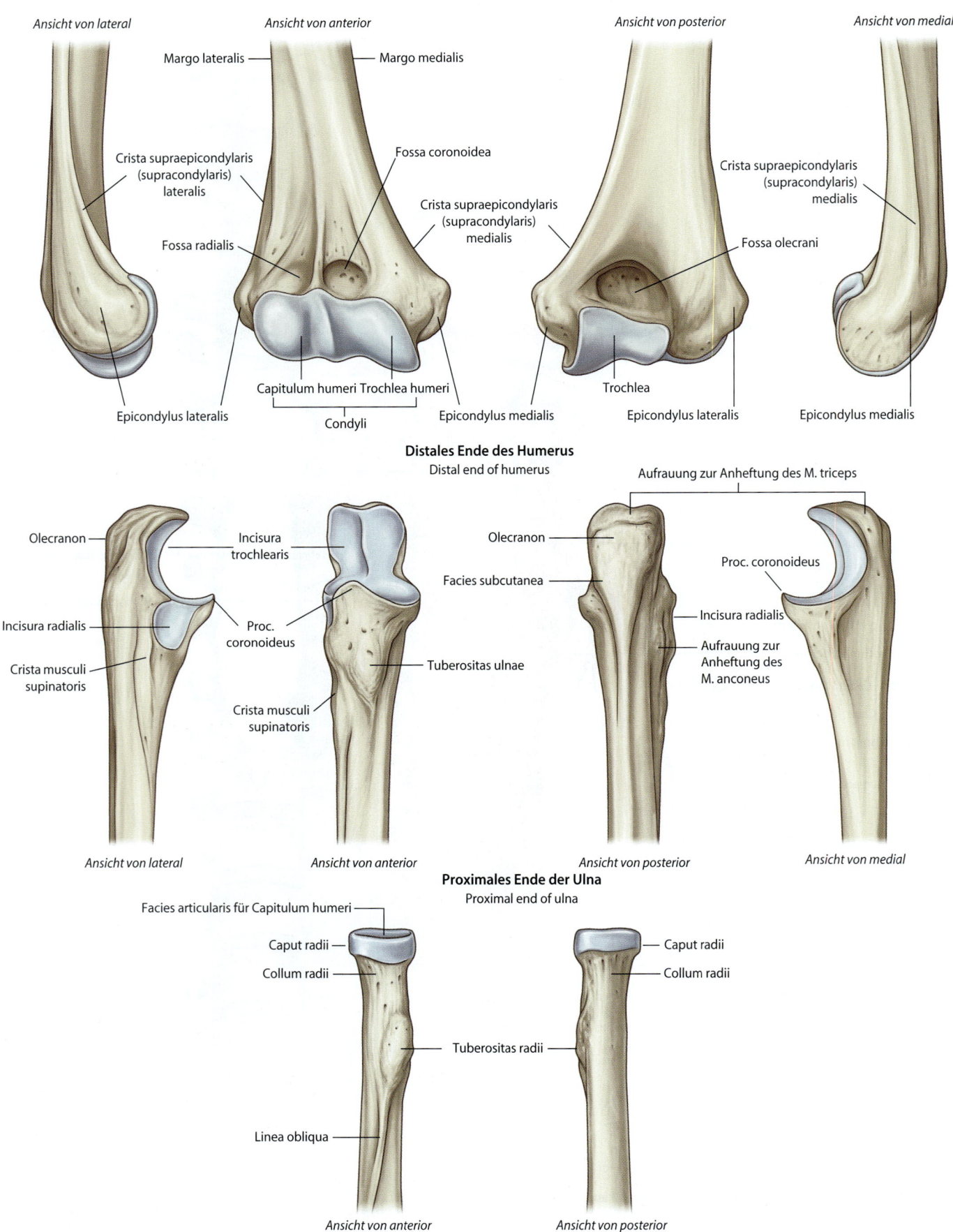

Ansicht von lateral

Ansicht von anterior

Ansicht von posterior

Ansicht von medial

Margo lateralis

Margo medialis

Crista supraepicondylaris (supracondylaris) lateralis

Fossa coronoidea

Crista supraepicondylaris (supracondylaris) medialis

Crista supraepicondylaris (supracondylaris) medialis

Fossa radialis

Fossa olecrani

Capitulum humeri Trochlea humeri

Trochlea

Epicondylus lateralis

Condyli

Epicondylus medialis

Epicondylus lateralis

Epicondylus medialis

Distales Ende des Humerus
Distal end of humerus

Aufrauung zur Anheftung des M. triceps

Olecranon

Incisura trochlearis

Olecranon

Incisura radialis

Proc. coronoideus

Facies subcutanea

Proc. coronoideus

Crista musculi supinatoris

Tuberositas ulnae

Incisura radialis

Crista musculi supinatoris

Aufrauung zur Anheftung des M. anconeus

Ansicht von lateral

Ansicht von anterior

Ansicht von posterior

Ansicht von medial

Proximales Ende der Ulna
Proximal end of ulna

Facies articularis für Capitulum humeri

Caput radii

Caput radii

Collum radii

Collum radii

Tuberositas radii

Linea obliqua

Ansicht von anterior

Ansicht von posterior

Proximales Ende des Radius
Proximal end of radius

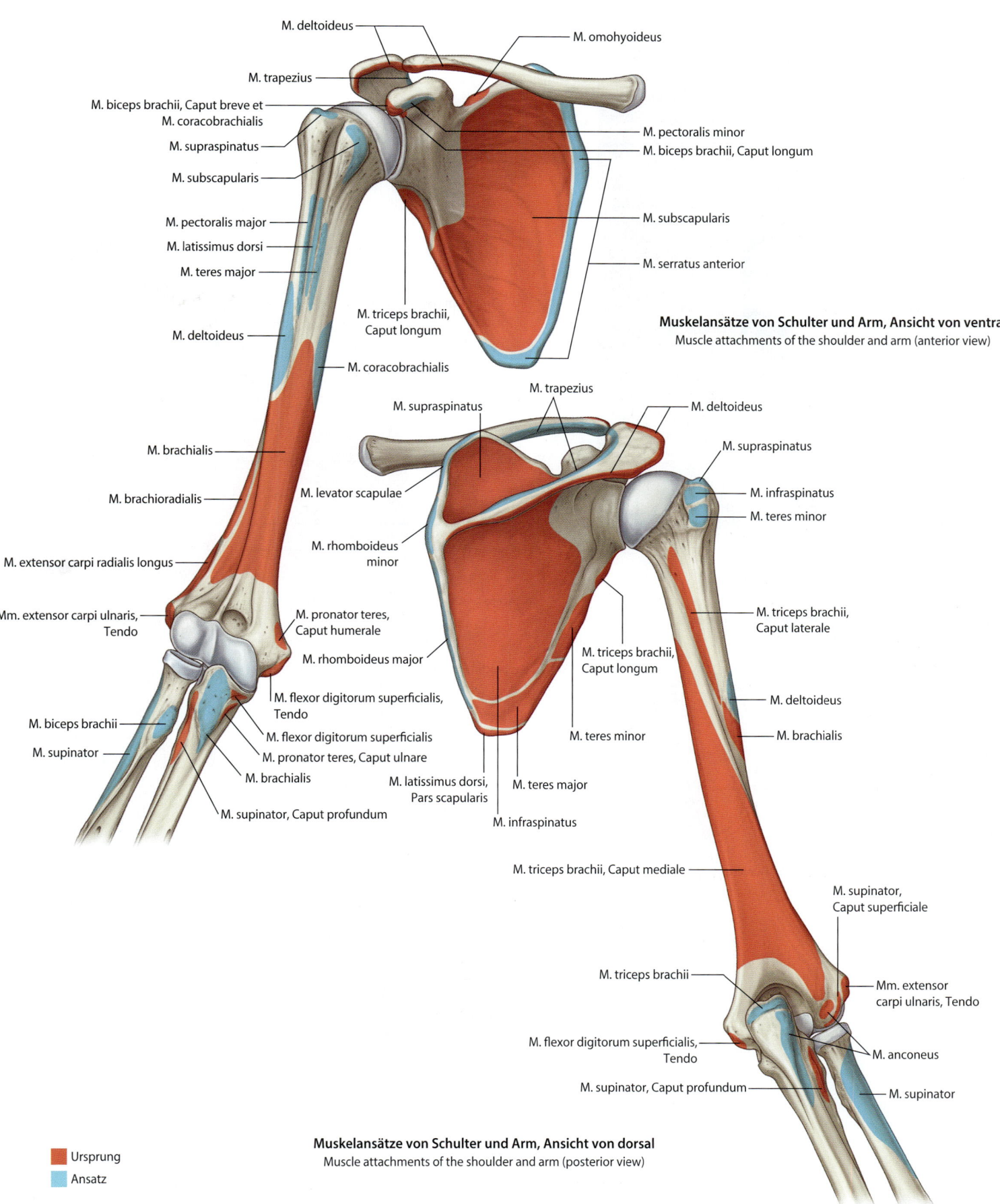

M. deltoideus

M. omohyoideus

M. trapezius

M. biceps brachii, Caput breve et
M. coracobrachialis

M. supraspinatus

M. subscapularis

M. pectoralis minor

M. biceps brachii, Caput longum

M. pectoralis major

M. latissimus dorsi

M. teres major

M. subscapularis

M. serratus anterior

M. deltoideus

M. triceps brachii,
Caput longum

M. coracobrachialis

Muskelansätze von Schulter und Arm, Ansicht von ventral
Muscle attachments of the shoulder and arm (anterior view)

M. supraspinatus

M. trapezius

M. deltoideus

M. supraspinatus

M. brachialis

M. levator scapulae

M. infraspinatus

M. teres minor

M. brachioradialis

M. rhomboideus
minor

M. extensor carpi radialis longus

Mm. extensor carpi ulnaris,
Tendo

M. pronator teres,
Caput humerale

M. rhomboideus major

M. triceps brachii,
Caput laterale

M. triceps brachii,
Caput longum

M. biceps brachii

M. flexor digitorum superficialis,
Tendo

M. flexor digitorum superficialis

M. deltoideus

M. supinator

M. pronator teres, Caput ulnare

M. brachialis

M. brachialis

M. teres minor

M. supinator, Caput profundum

M. latissimus dorsi,
Pars scapularis

M. teres major

M. triceps brachii, Caput mediale

M. infraspinatus

M. supinator,
Caput superficiale

M. triceps brachii

Mm. extensor
carpi ulnaris, Tendo

M. flexor digitorum superficialis,
Tendo

M. anconeus

M. supinator, Caput profundum

M. supinator

Muskelansätze von Schulter und Arm, Ansicht von dorsal
Muscle attachments of the shoulder and arm (posterior view)

Ursprung

Ansatz

373

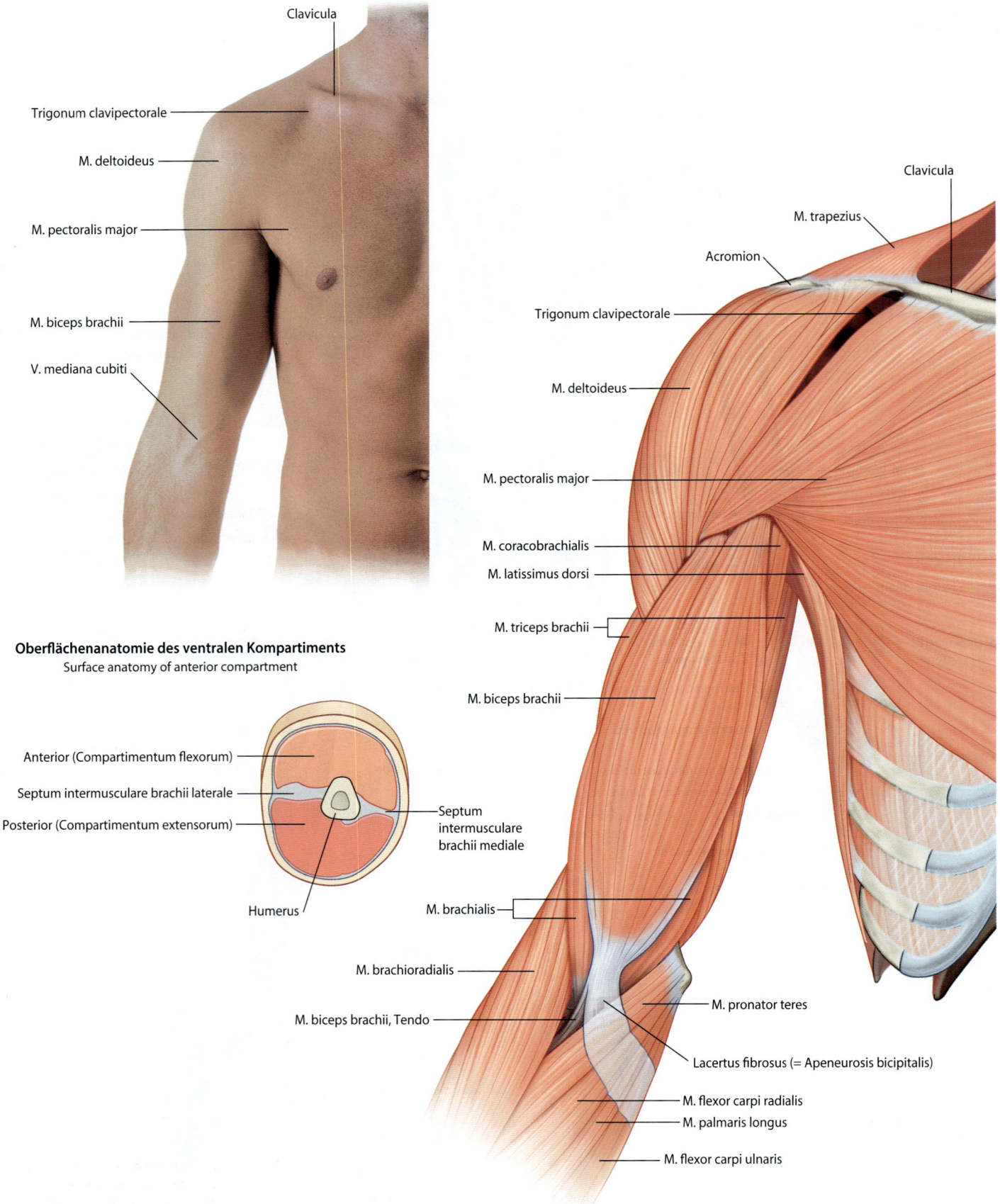

Clavicula

Trigonum clavipectorale

M. deltoideus

M. pectoralis major

M. biceps brachii

V. mediana cubiti

Oberflächenanatomie des ventralen Kompartiments
Surface anatomy of anterior compartment

Anterior (Compartimentum flexorum)

Septum intermusculare brachii laterale

Posterior (Compartimentum extensorum)

Septum intermusculare brachii mediale

Humerus

M. brachialis

M. brachioradialis

M. biceps brachii, Tendo

Clavicula

M. trapezius

Acromion

Trigonum clavipectorale

M. deltoideus

M. pectoralis major

M. coracobrachialis

M. latissimus dorsi

M. triceps brachii

M. biceps brachii

M. pronator teres

Lacertus fibrosus (= Apeneurosis bicipitalis)

M. flexor carpi radialis

M. palmaris longus

M. flexor carpi ulnaris

Muskeln des ventralen Kompartiments des Armes
Muscles of anterior compartment of arm

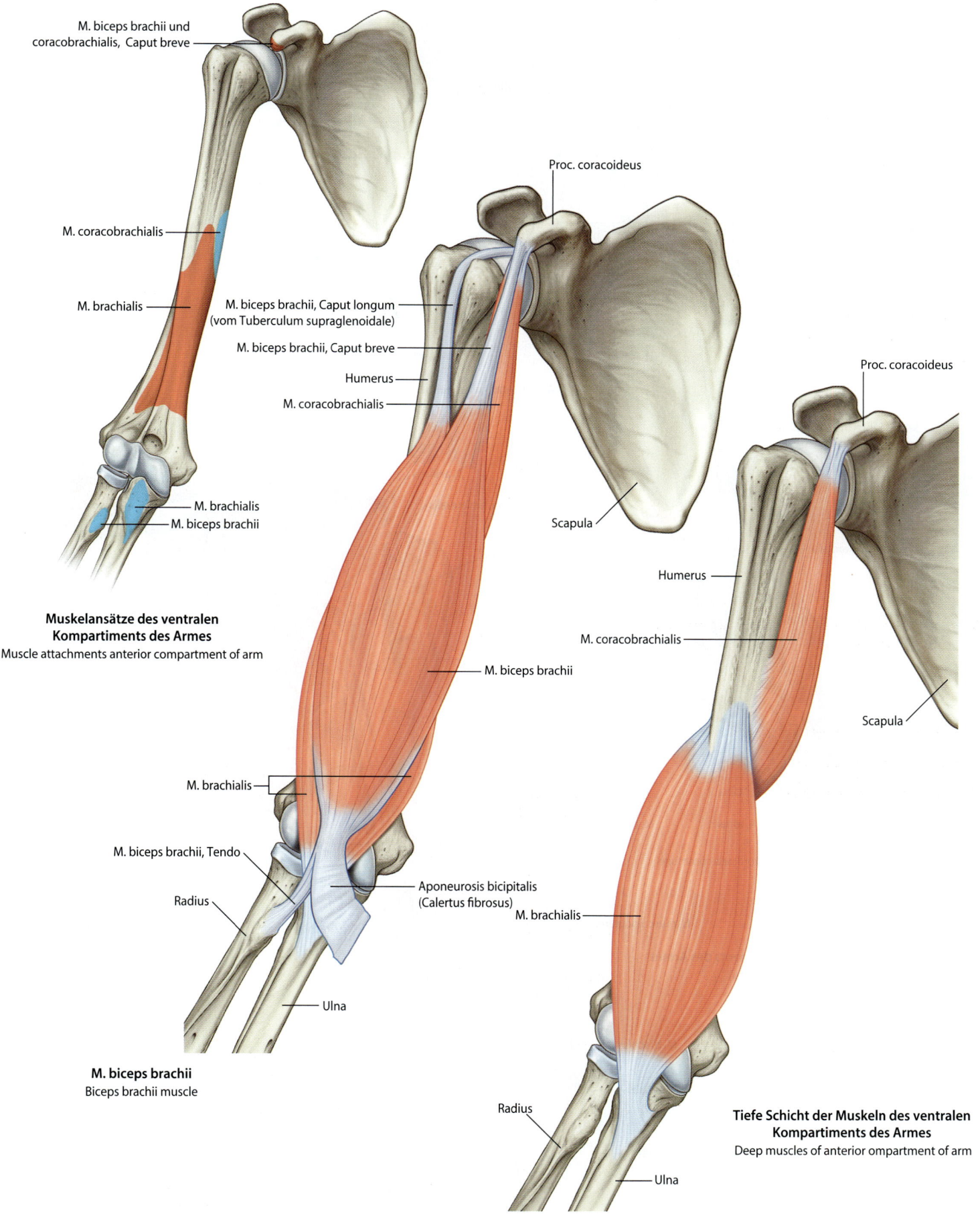

M. biceps brachii und
coracobrachialis, Caput breve

M. coracobrachialis

M. brachialis

M. biceps brachii, Caput longum
(vom Tuberculum supraglenoidale)

M. biceps brachii, Caput breve

Humerus

M. coracobrachialis

M. brachialis
M. biceps brachii

Proc. coracoideus

Scapula

Proc. coracoideus

Humerus

M. coracobrachialis

Scapula

**Muskelansätze des ventralen
Kompartiments des Armes**
Muscle attachments anterior compartment of arm

M. biceps brachii

M. brachialis

M. biceps brachii, Tendo

Radius

Ulna

Aponeurosis bicipitalis
(Calertus fibrosus)

M. brachialis

M. biceps brachii
Biceps brachii muscle

Radius

Ulna

**Tiefe Schicht der Muskeln des ventralen
Kompartiments des Armes**
Deep muscles of anterior ompartment of arm

375

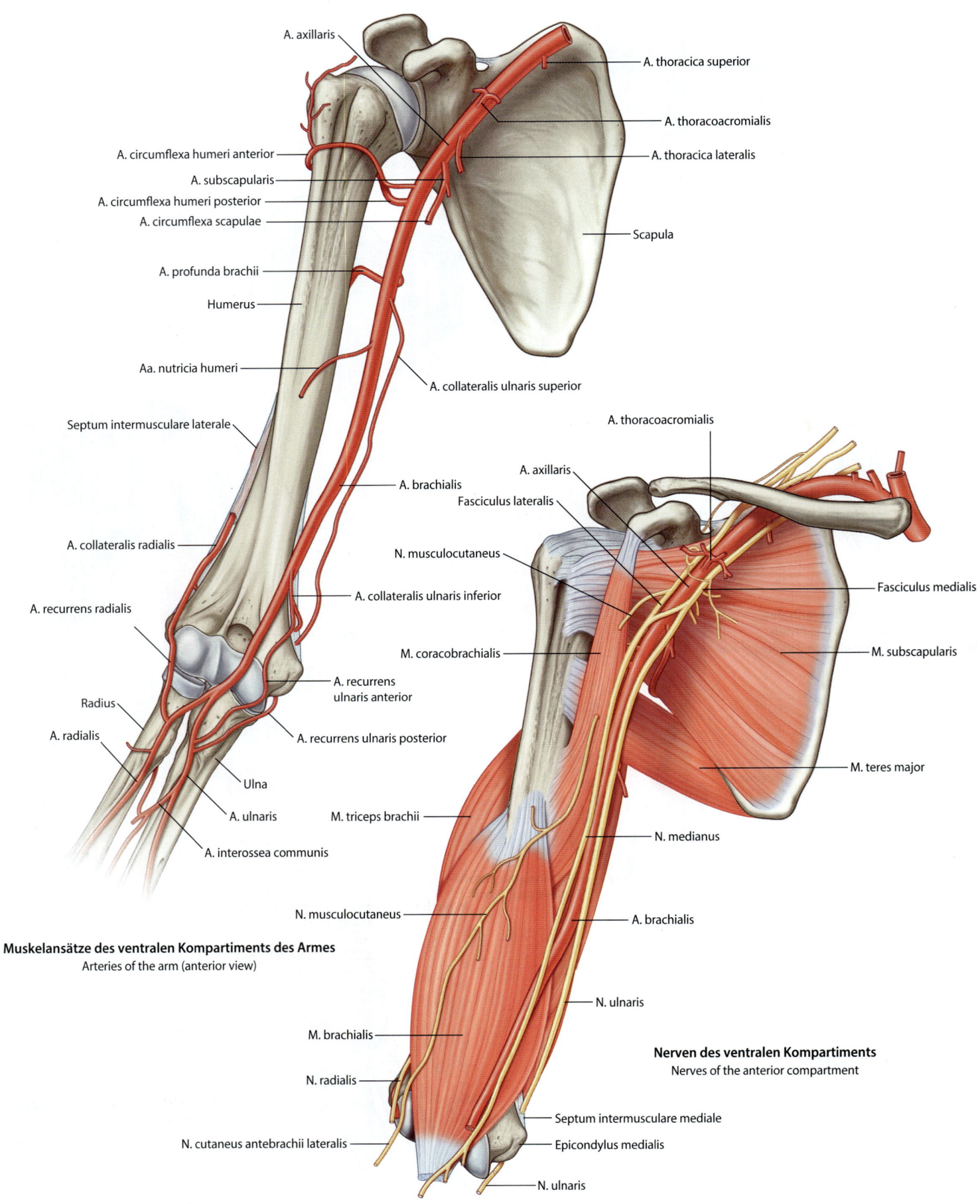

A. axillaris

A. circumflexa humeri anterior

A. subscapularis

A. circumflexa humeri posterior

A. circumflexa scapulae

A. profunda brachii

Humerus

Aa. nutricia humeri

Septum intermusculare laterale

A. brachialis

A. collateralis radialis

A. recurrens radialis

A. collateralis ulnaris inferior

Radius

A. radialis

A. recurrens ulnaris anterior

A. recurrens ulnaris posterior

Ulna

A. ulnaris

A. interossea communis

A. thoracica superior

A. thoracoacromialis

A. thoracica lateralis

Scapula

A. collateralis ulnaris superior

Muskelansätze des ventralen Kompartiments des Armes
Arteries of the arm (anterior view)

A. thoracoacromialis

A. axillaris

Fasciculus lateralis

N. musculocutaneus

M. coracobrachialis

Fasciculus medialis

M. subscapularis

M. teres major

M. triceps brachii

N. medianus

N. musculocutaneus

A. brachialis

N. ulnaris

M. brachialis

N. radialis

Septum intermusculare mediale

Epicondylus medialis

N. cutaneus antebrachii lateralis

N. ulnaris

Nerven des ventralen Kompartiments
Nerves of the anterior compartment

376

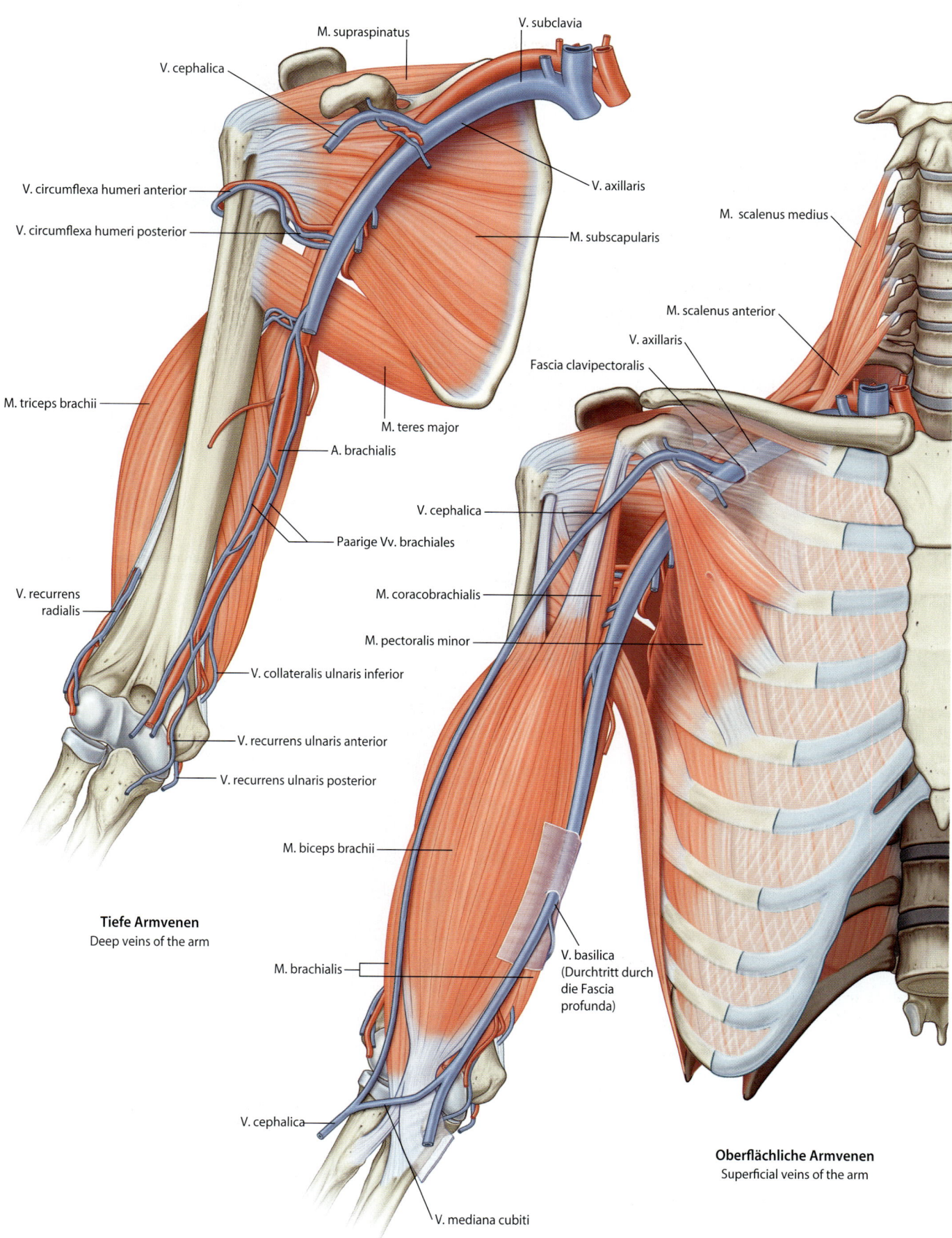

M. supraspinatus

V. subclavia

V. cephalica

V. circumflexa humeri anterior

V. circumflexa humeri posterior

V. axillaris

M. scalenus medius

M. subscapularis

M. triceps brachii

M. scalenus anterior

V. axillaris

Fascia clavipectoralis

M. teres major

A. brachialis

V. cephalica

Paarige Vv. brachiales

M. coracobrachialis

V. recurrens radialis

M. pectoralis minor

V. collateralis ulnaris inferior

V. recurrens ulnaris anterior

V. recurrens ulnaris posterior

M. biceps brachii

Tiefe Armvenen
Deep veins of the arm

M. brachialis

V. basilica
(Durchtritt durch
die Fascia
profunda)

V. cephalica

Oberflächliche Armvenen
Superficial veins of the arm

V. mediana cubiti

377

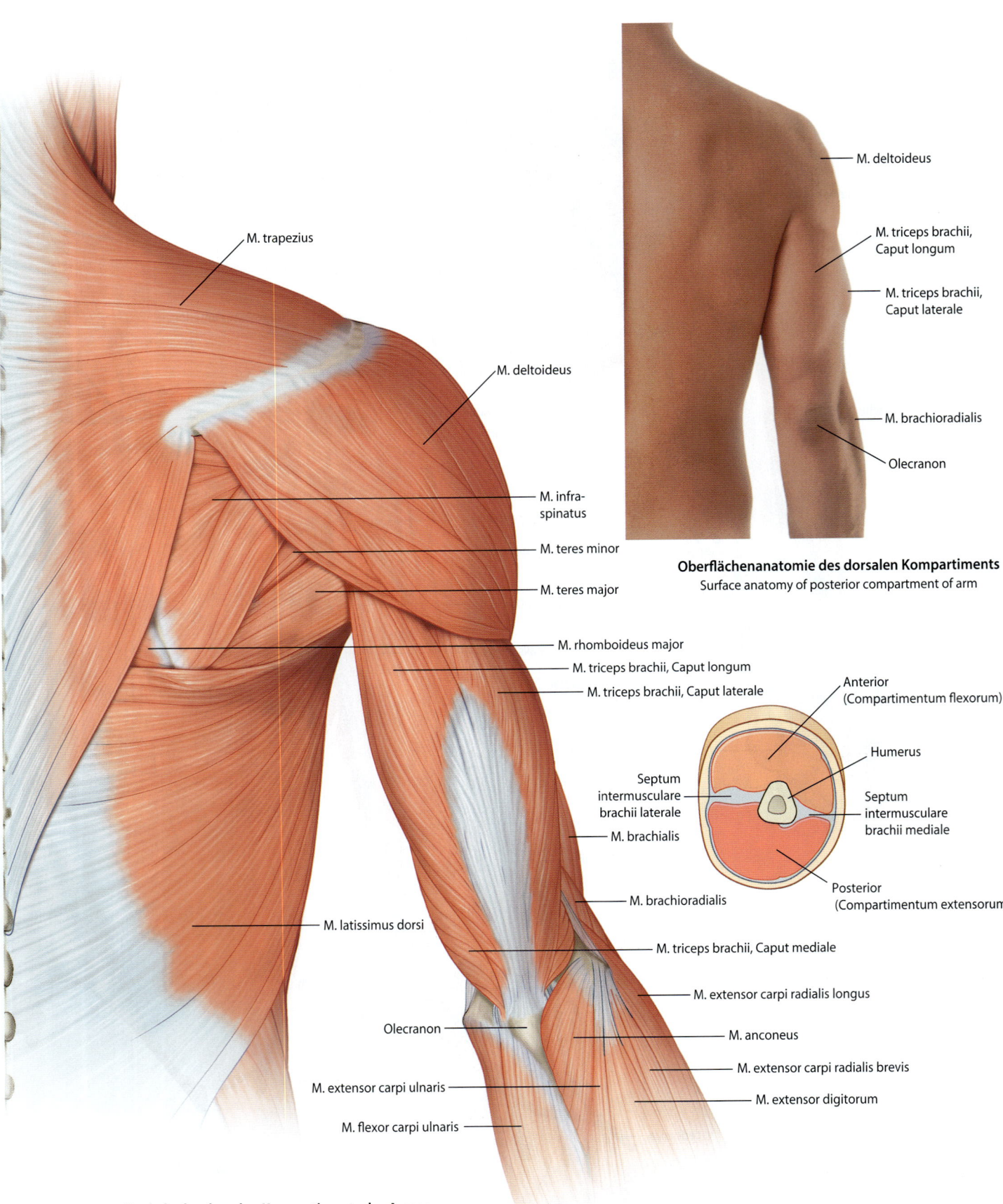

M. trapezius

M. deltoideus

M. deltoideus

M. triceps brachii,
Caput longum

M. triceps brachii,
Caput laterale

M. brachioradialis

Olecranon

M. infra-
spinatus

M. teres minor

M. teres major

M. rhomboideus major

M. triceps brachii, Caput longum

M. triceps brachii, Caput laterale

Oberflächenanatomie des dorsalen Kompartiments
Surface anatomy of posterior compartment of arm

Anterior
(Compartimentum flexorum)

Humerus

Septum
intermusculare
brachii laterale

Septum
intermusculare
brachii mediale

M. brachialis

M. brachioradialis

Posterior
(Compartimentum extensorum)

M. latissimus dorsi

M. triceps brachii, Caput mediale

M. extensor carpi radialis longus

Olecranon

M. anconeus

M. extensor carpi radialis brevis

M. extensor carpi ulnaris

M. extensor digitorum

M. flexor carpi ulnaris

Muskeln des dorsalen Kompartiments des Armes
Muscles of posterior compartment of arm

378

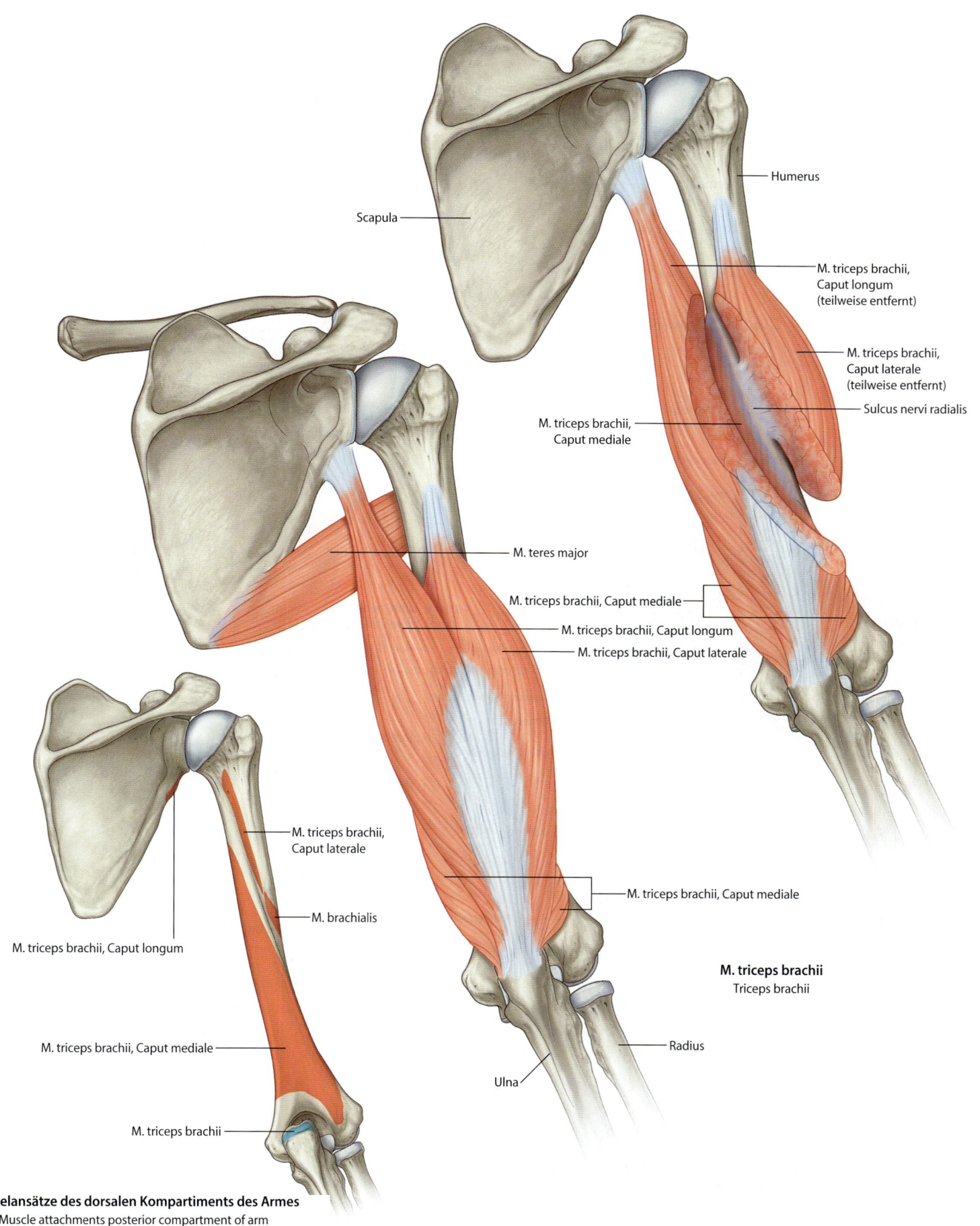

Humerus

Scapula

M. triceps brachii,
Caput longum
(teilweise entfernt)

M. triceps brachii,
Caput laterale
(teilweise entfernt)

Sulcus nervi radialis

M. triceps brachii,
Caput mediale

M. teres major

M. triceps brachii, Caput mediale

M. triceps brachii, Caput longum

M. triceps brachii, Caput laterale

M. triceps brachii,
Caput laterale

M. brachialis

M. triceps brachii, Caput longum

M. triceps brachii, Caput mediale

M. triceps brachii, Caput mediale

M. triceps brachii
Triceps brachii

Radius

M. triceps brachii

Ulna

uskelansätze des dorsalen Kompartiments des Armes
Muscle attachments posterior compartment of arm

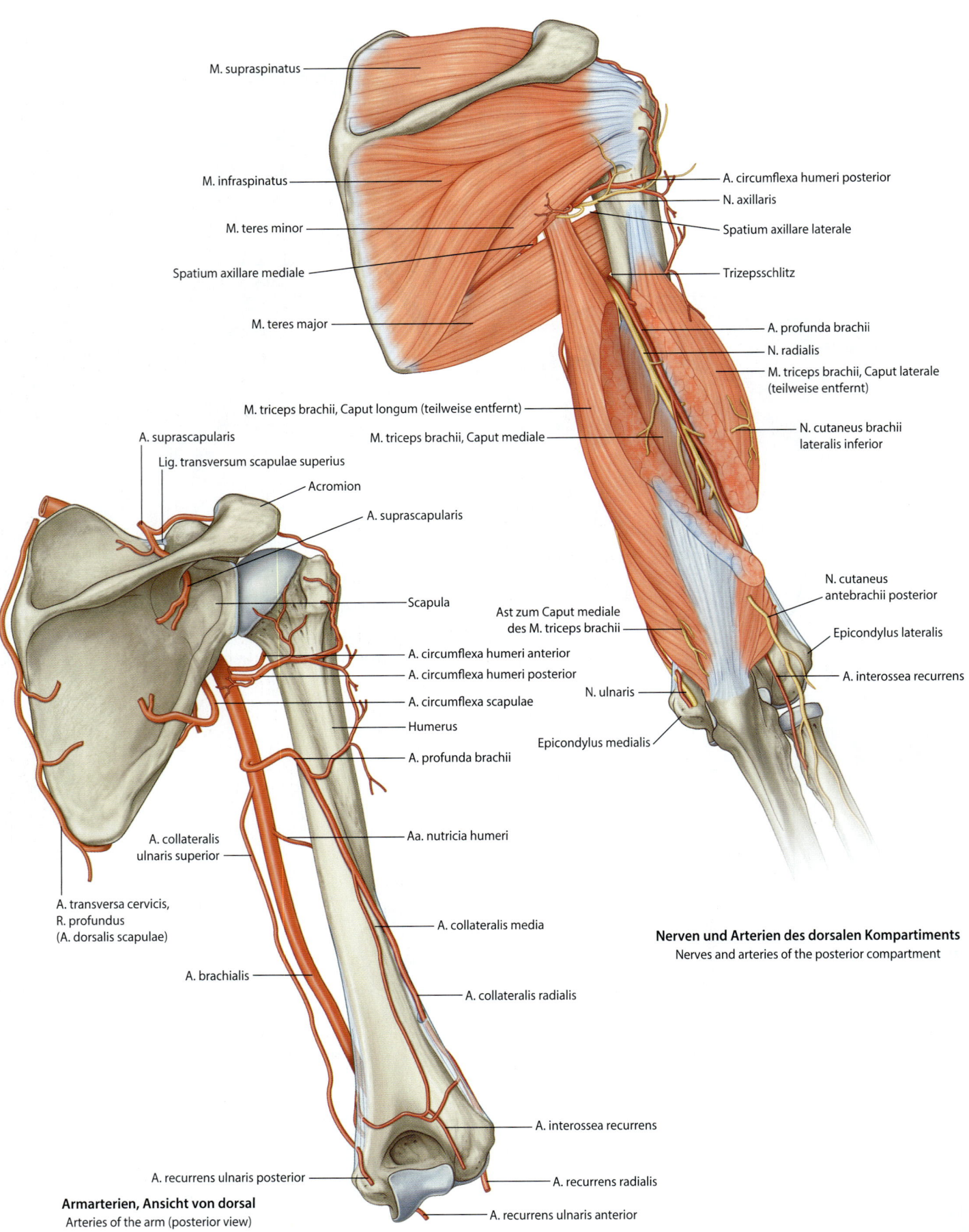

M. supraspinatus

M. infraspinatus

M. teres minor

Spatium axillare mediale

M. teres major

A. circumflexa humeri posterior

N. axillaris

Spatium axillare laterale

Trizepsschlitz

A. profunda brachii

N. radialis

M. triceps brachii, Caput laterale (teilweise entfernt)

M. triceps brachii, Caput longum (teilweise entfernt)

M. triceps brachii, Caput mediale

N. cutaneus brachii lateralis inferior

A. suprascapularis

Lig. transversum scapulae superius

Acromion

A. suprascapularis

Scapula

A. circumflexa humeri anterior

A. circumflexa humeri posterior

A. circumflexa scapulae

Humerus

A. profunda brachii

Ast zum Caput mediale des M. triceps brachii

N. cutaneus antebrachii posterior

Epicondylus lateralis

A. interossea recurrens

N. ulnaris

Epicondylus medialis

Nerven und Arterien des dorsalen Kompartiments
Nerves and arteries of the posterior compartment

A. collateralis ulnaris superior

Aa. nutricia humeri

A. transversa cervicis, R. profundus (A. dorsalis scapulae)

A. collateralis media

A. brachialis

A. collateralis radialis

A. interossea recurrens

A. recurrens ulnaris posterior

A. recurrens radialis

Armarterien, Ansicht von dorsal
Arteries of the arm (posterior view)

A. recurrens ulnaris anterior

380

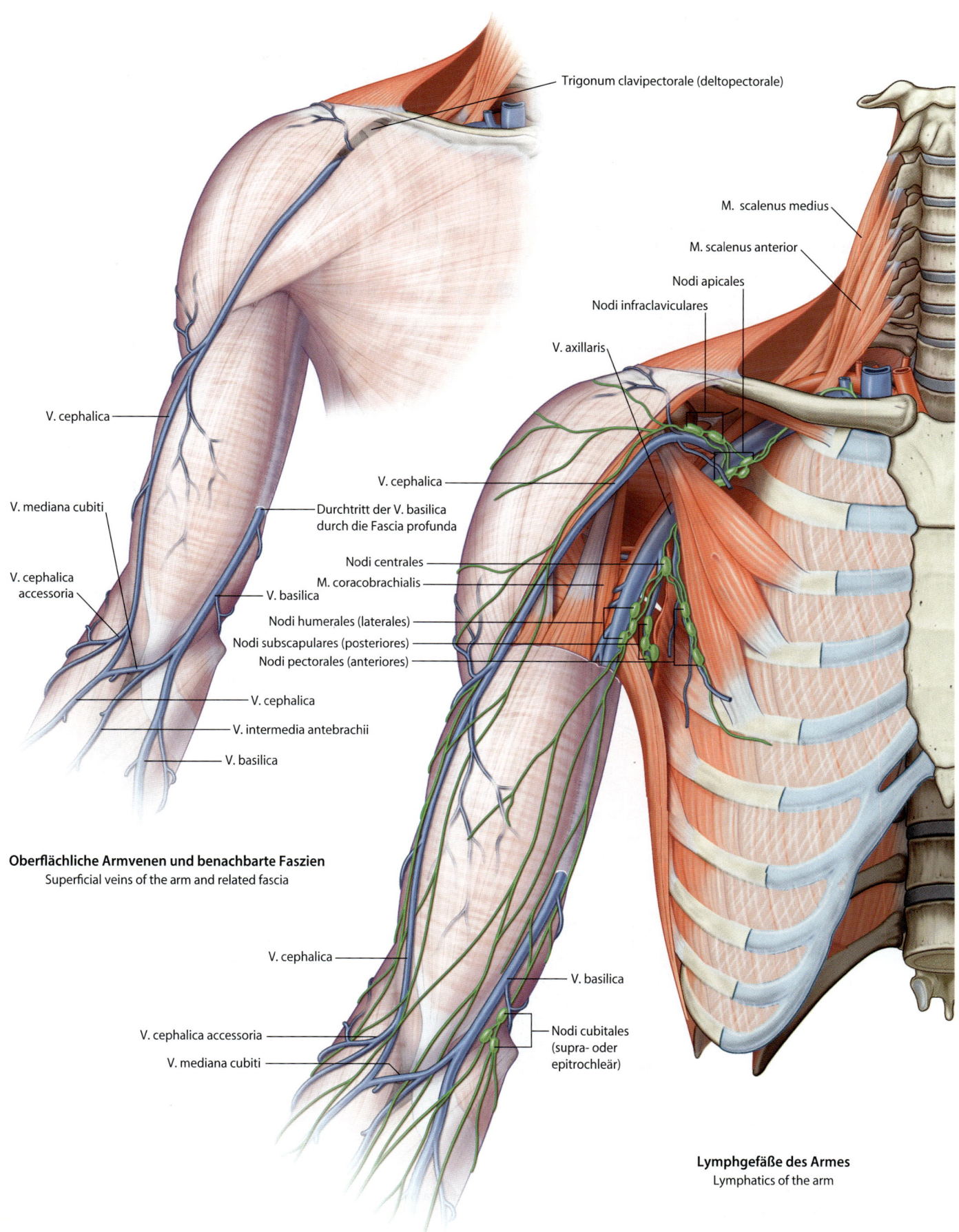

Trigonum clavipectorale (deltopectorale)

M. scalenus medius

M. scalenus anterior

Nodi apicales

Nodi infraclaviculares

V. axillaris

V. cephalica

V. cephalica

V. mediana cubiti

Durchtritt der V. basilica
durch die Fascia profunda

V. cephalica
accessoria

Nodi centrales

M. coracobrachialis

V. basilica

Nodi humerales (laterales)

Nodi subscapulares (posteriores)

Nodi pectorales (anteriores)

V. cephalica

V. intermedia antebrachii

V. basilica

Oberflächliche Armvenen und benachbarte Faszien
Superficial veins of the arm and related fascia

V. cephalica

V. basilica

V. cephalica accessoria

Nodi cubitales
(supra- oder
epitrochleär)

V. mediana cubiti

Lymphgefäße des Armes
Lymphatics of the arm

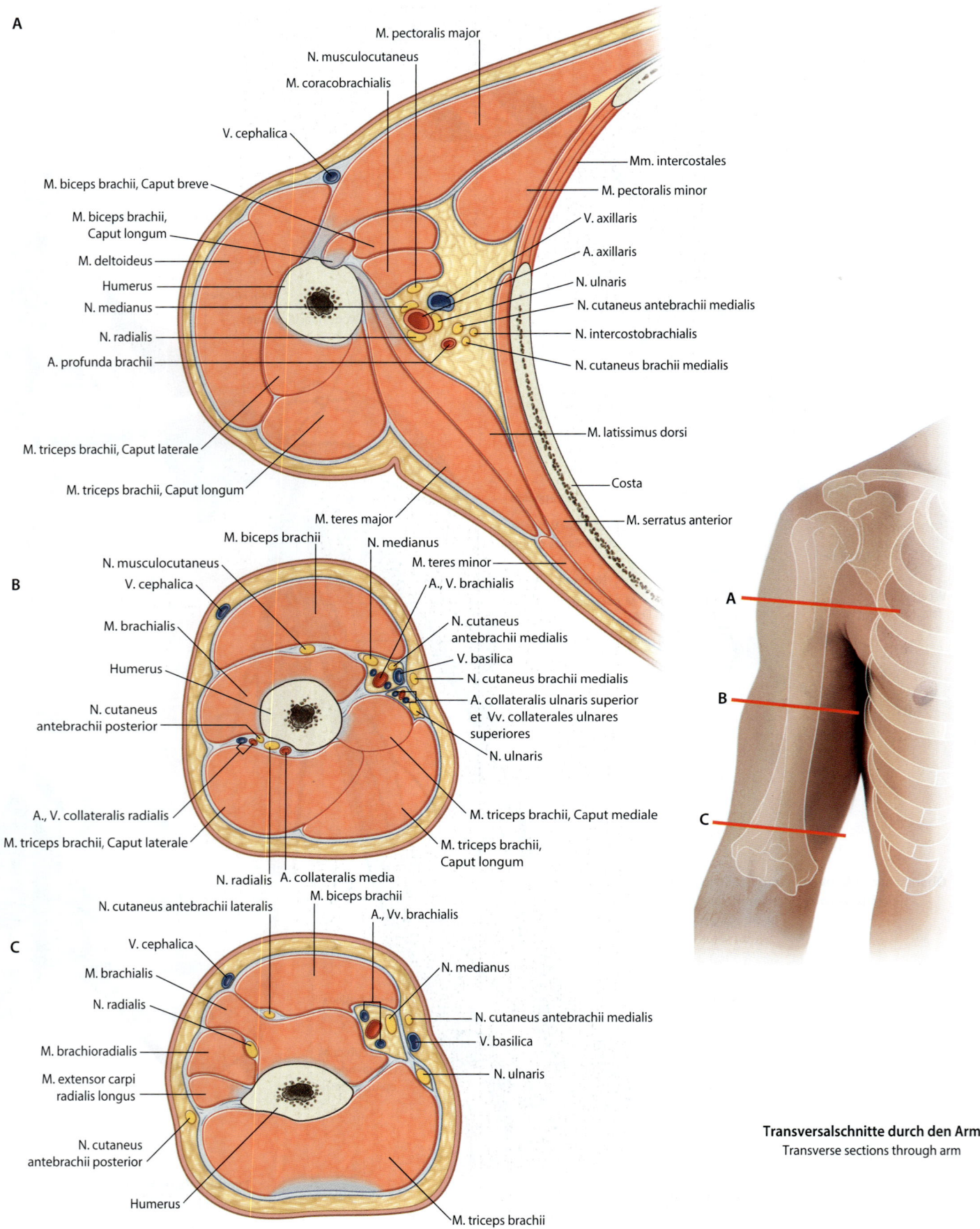

A

M. pectoralis major
N. musculocutaneus
M. coracobrachialis

V. cephalica

M. biceps brachii, Caput breve

M. biceps brachii, Caput longum

M. deltoideus

Humerus

N. medianus

N. radialis

A. profunda brachii

M. triceps brachii, Caput laterale

M. triceps brachii, Caput longum

Mm. intercostales

M. pectoralis minor

V. axillaris

A. axillaris

N. ulnaris

N. cutaneus antebrachii medialis

N. intercostobrachialis

N. cutaneus brachii medialis

M. latissimus dorsi

Costa

M. serratus anterior

B

M. teres major

M. biceps brachii

N. medianus

N. musculocutaneus

V. cephalica

M. brachialis

Humerus

N. cutaneus antebrachii posterior

A., V. collateralis radialis

M. triceps brachii, Caput laterale

N. radialis

A. collateralis media

M. teres minor

A., V. brachialis

N. cutaneus antebrachii medialis

V. basilica

N. cutaneus brachii medialis

A. collateralis ulnaris superior et Vv. collaterales ulnares superiores

N. ulnaris

M. triceps brachii, Caput mediale

M. triceps brachii, Caput longum

C

N. cutaneus antebrachii lateralis

M. biceps brachii

A., Vv. brachialis

V. cephalica

M. brachialis

N. radialis

M. brachioradialis

M. extensor carpi radialis longus

N. cutaneus antebrachii posterior

Humerus

N. medianus

N. cutaneus antebrachii medialis

V. basilica

N. ulnaris

M. triceps brachii

Transversalschnitte durch den Arm
Transverse sections through arm

A

B

C

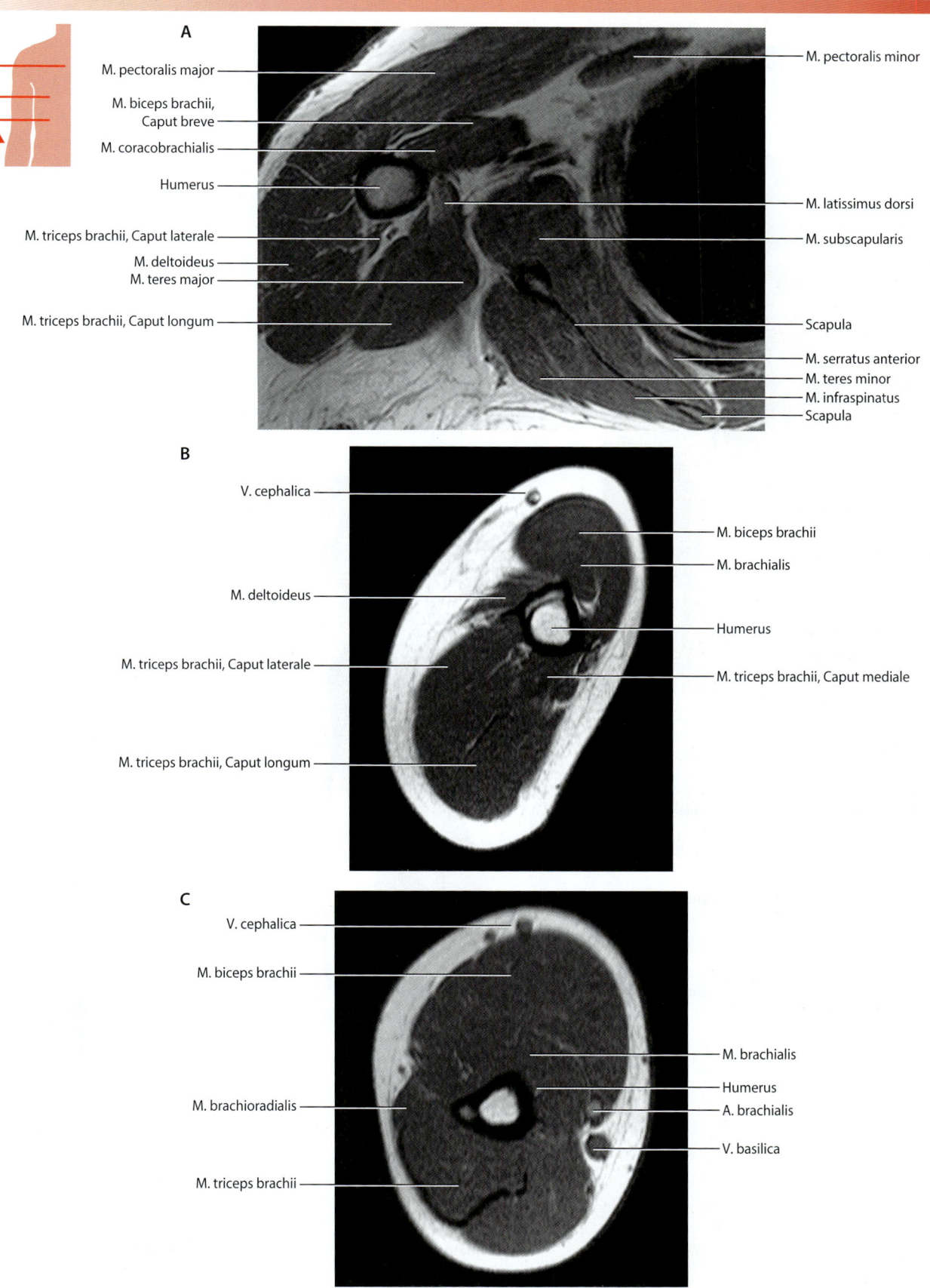

A

M. pectoralis major

M. biceps brachii, Caput breve

M. coracobrachialis

Humerus

M. triceps brachii, Caput laterale

M. deltoideus

M. teres major

M. triceps brachii, Caput longum

M. pectoralis minor

M. latissimus dorsi

M. subscapularis

Scapula

M. serratus anterior

M. teres minor

M. infraspinatus

Scapula

B

V. cephalica

M. deltoideus

M. triceps brachii, Caput laterale

M. triceps brachii, Caput longum

M. biceps brachii

M. brachialis

Humerus

M. triceps brachii, Caput mediale

C

V. cephalica

M. biceps brachii

M. brachioradialis

M. triceps brachii

M. brachialis

Humerus

A. brachialis

V. basilica

**Transversal-/Axialschnitte durch den Arm. A. Proximaler/oberer Arm; B. Mittlerer Arm; C. Distaler/unterer Arm.
T1-gewichtetes MRT in Axialebene**
Transverse/axial sections through the arm. A. Proximal/upper arm.   B. Middle arm.   C. Distal/lower arm. T1-weighted MR image in axial plane

383

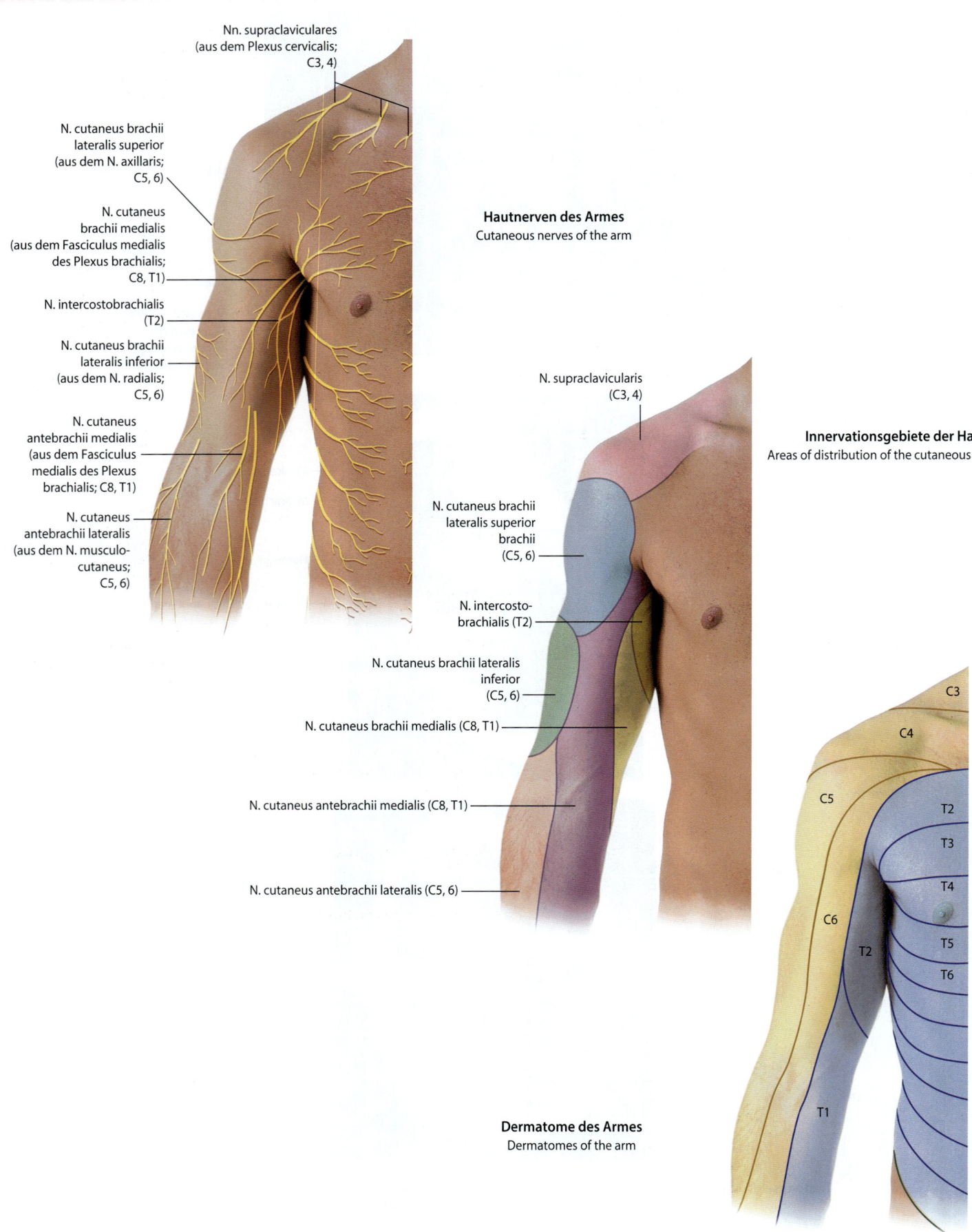

Nn. supraclaviculares
(aus dem Plexus cervicalis;
C3, 4)

N. cutaneus brachii
lateralis superior
(aus dem N. axillaris;
C5, 6)

N. cutaneus
brachii medialis
(aus dem Fasciculus medialis
des Plexus brachialis;
C8, T1)

N. intercostobrachialis
(T2)

N. cutaneus brachii
lateralis inferior
(aus dem N. radialis;
C5, 6)

N. cutaneus
antebrachii medialis
(aus dem Fasciculus
medialis des Plexus
brachialis; C8, T1)

N. cutaneus
antebrachii lateralis
(aus dem N. musculo-
cutaneus;
C5, 6)

Hautnerven des Armes
Cutaneous nerves of the arm

N. supraclavicularis
(C3, 4)

N. cutaneus brachii
lateralis superior
brachii
(C5, 6)

N. intercosto-
brachialis (T2)

N. cutaneus brachii lateralis
inferior
(C5, 6)

N. cutaneus brachii medialis (C8, T1)

N. cutaneus antebrachii medialis (C8, T1)

N. cutaneus antebrachii lateralis (C5, 6)

Innervationsgebiete der Hautnerven
Areas of distribution of the cutaneous nerves of t

C3
C4
C5
C6
T1
T2
T2
T3
T4
T5
T6

Dermatome des Armes
Dermatomes of the arm

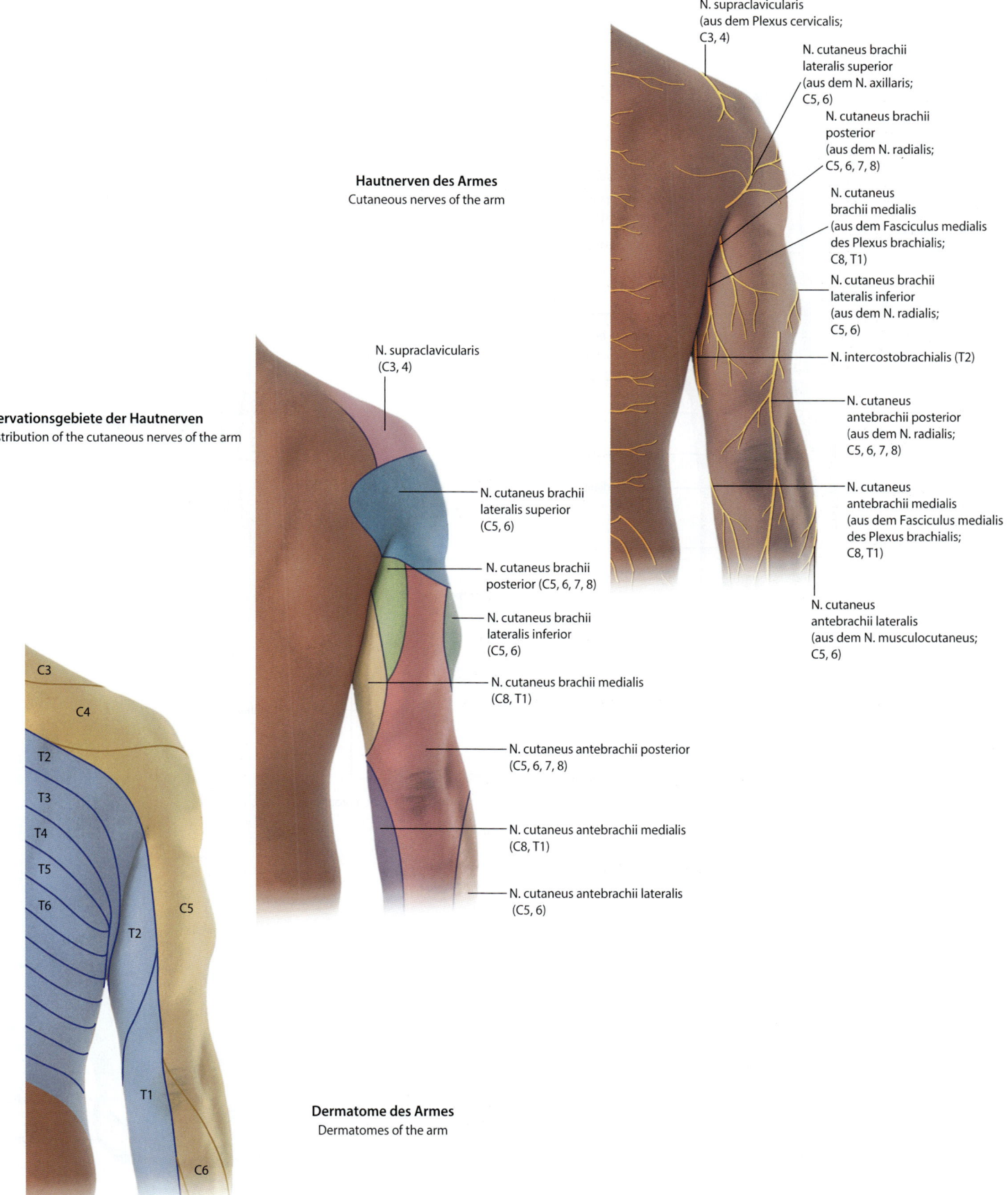

N. supraclavicularis
(aus dem Plexus cervicalis;
C3, 4)

N. cutaneus brachii
lateralis superior
(aus dem N. axillaris;
C5, 6)

N. cutaneus brachii
posterior
(aus dem N. radialis;
C5, 6, 7, 8)

N. cutaneus
brachii medialis
(aus dem Fasciculus medialis
des Plexus brachialis;
C8, T1)

N. cutaneus brachii
lateralis inferior
(aus dem N. radialis;
C5, 6)

N. intercostobrachialis (T2)

N. cutaneus
antebrachii posterior
(aus dem N. radialis;
C5, 6, 7, 8)

N. cutaneus
antebrachii medialis
(aus dem Fasciculus medialis
des Plexus brachialis;
C8, T1)

N. cutaneus
antebrachii lateralis
(aus dem N. musculocutaneus;
C5, 6)

Hautnerven des Armes
Cutaneous nerves of the arm

N. supraclavicularis
(C3, 4)

Innervationsgebiete der Hautnerven
as of distribution of the cutaneous nerves of the arm

N. cutaneus brachii
lateralis superior
(C5, 6)

N. cutaneus brachii
posterior (C5, 6, 7, 8)

N. cutaneus brachii
lateralis inferior
(C5, 6)

N. cutaneus brachii medialis
(C8, T1)

N. cutaneus antebrachii posterior
(C5, 6, 7, 8)

N. cutaneus antebrachii medialis
(C8, T1)

N. cutaneus antebrachii lateralis
(C5, 6)

C3
C4
T2
T3
T4
T5
T6
T2
C5
T1
C6

Dermatome des Armes
Dermatomes of the arm

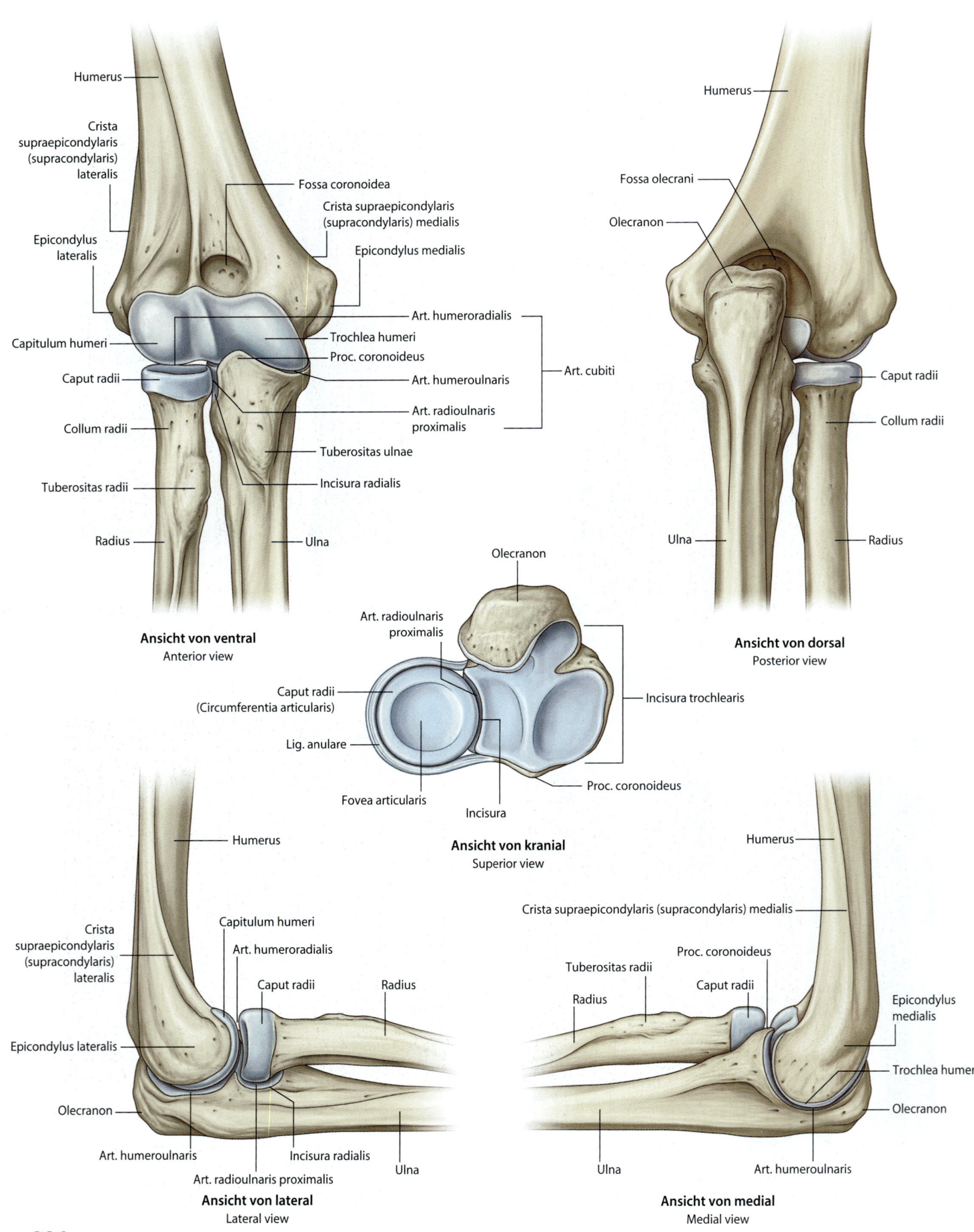

Humerus

Crista supraepicondylaris (supracondylaris) lateralis

Epicondylus lateralis

Capitulum humeri

Caput radii

Collum radii

Tuberositas radii

Radius

Fossa coronoidea

Crista supraepicondylaris (supracondylaris) medialis

Epicondylus medialis

Art. humeroradialis

Trochlea humeri

Proc. coronoideus

Art. humeroulnaris

Art. radioulnaris proximalis

Tuberositas ulnae

Incisura radialis

Ulna

Art. cubiti

Ansicht von ventral
Anterior view

Humerus

Fossa olecrani

Olecranon

Caput radii

Collum radii

Ulna

Radius

Ansicht von dorsal
Posterior view

Olecranon

Art. radioulnaris proximalis

Caput radii (Circumferentia articularis)

Lig. anulare

Fovea articularis

Incisura

Incisura trochlearis

Proc. coronoideus

Ansicht von kranial
Superior view

Crista supraepicondylaris (supracondylaris) lateralis

Epicondylus lateralis

Olecranon

Art. humeroulnaris

Art. radioulnaris proximalis

Humerus

Capitulum humeri

Art. humeroradialis

Caput radii

Radius

Incisura radialis

Ulna

Ansicht von lateral
Lateral view

Humerus

Crista supraepicondylaris (supracondylaris) medialis

Tuberositas radii

Radius

Proc. coronoideus

Caput radii

Epicondylus medialis

Trochlea humeri

Olecranon

Ulna

Art. humeroulnaris

Ansicht von medial
Medial view

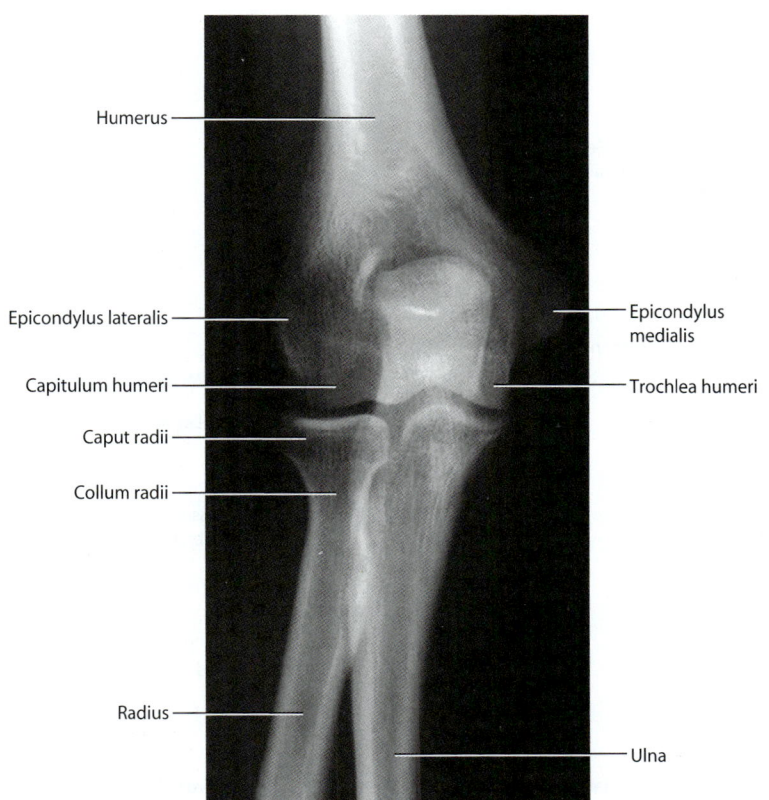

Humerus

Epicondylus lateralis

Capitulum humeri

Caput radii

Collum radii

Radius

Epicondylus medialis

Trochlea humeri

Ulna

rmales Ellenbogengelenk; Röntgenbild im anterior-posterioren Strahlengang
Normal elbow joint. Radiograph, AP view

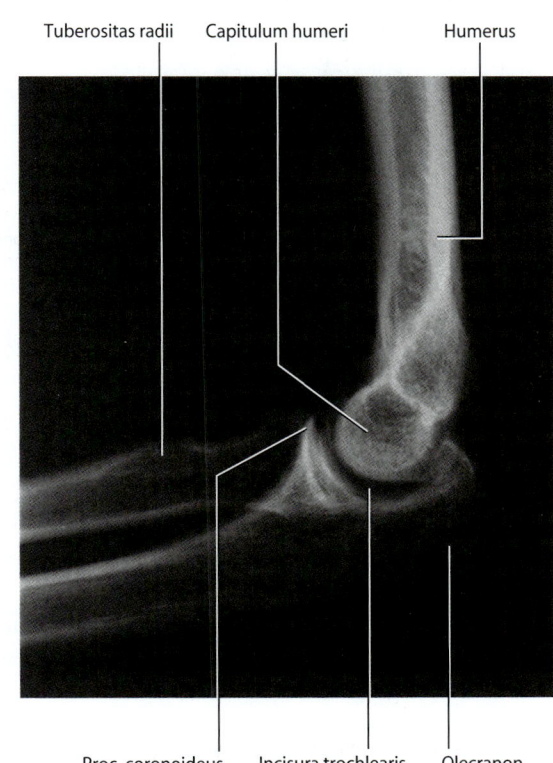

Tuberositas radii   Capitulum humeri   Humerus

Proc. coronoideus   Incisura trochlearis   Olecranon

Normales Ellenbogengelenk; Röntgenbild im anterior-posterioren Strahlengang
Normal elbow joint. Radiograph, lateral view

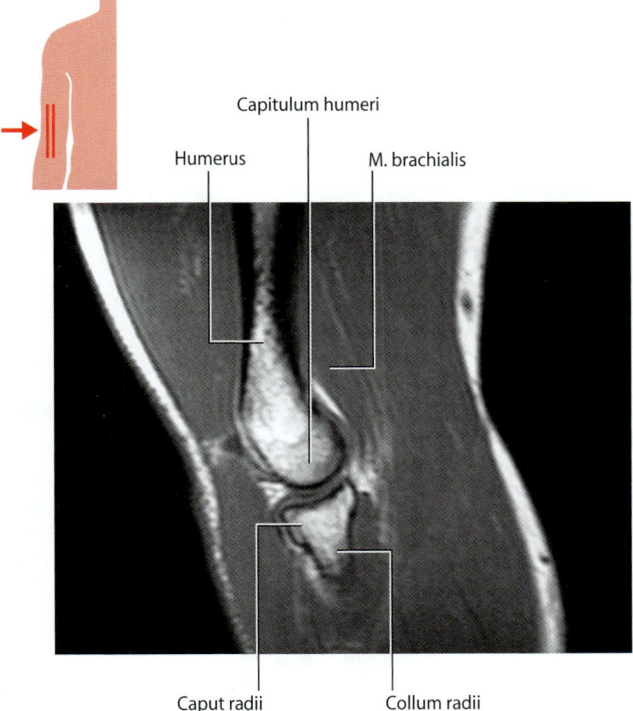

Capitulum humeri

Humerus   M. brachialis

Caput radii   Collum radii

**Artikulation von Capitulum humeri und Caput radii im Ellenbogengelenk;
T2-gewichtetes MRT in Sagittalebene**
Articulation of the capitulum of the humerus and the head of the radius at the elbow
joint. T2-weighted MR image in sagittal plane

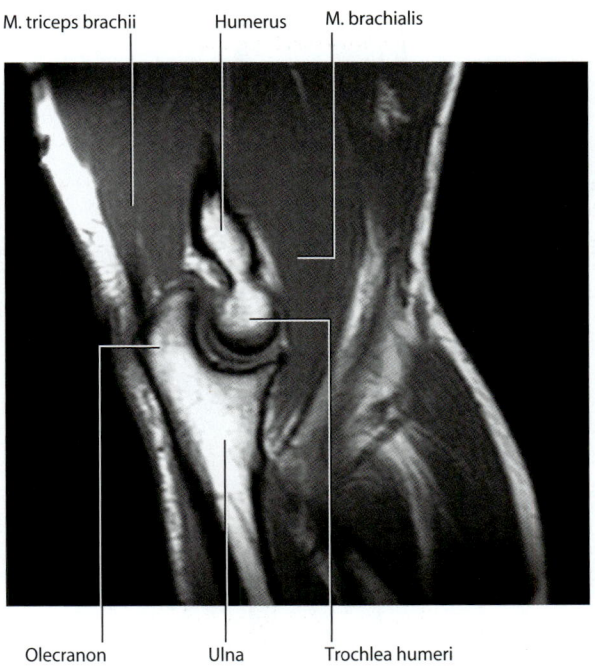

M. triceps brachii   Humerus   M. brachialis

Olecranon   Ulna   Trochlea humeri

**Artikulation von Trochlea humeri und Incisura trochlearis der Ulna;
T2-gewichtetes MRT in Sagittalebene**
Articulation of the trochlea of the humerus and the trochlear notch of the ulna.
T2-weighted MR image in sagittal plane

387

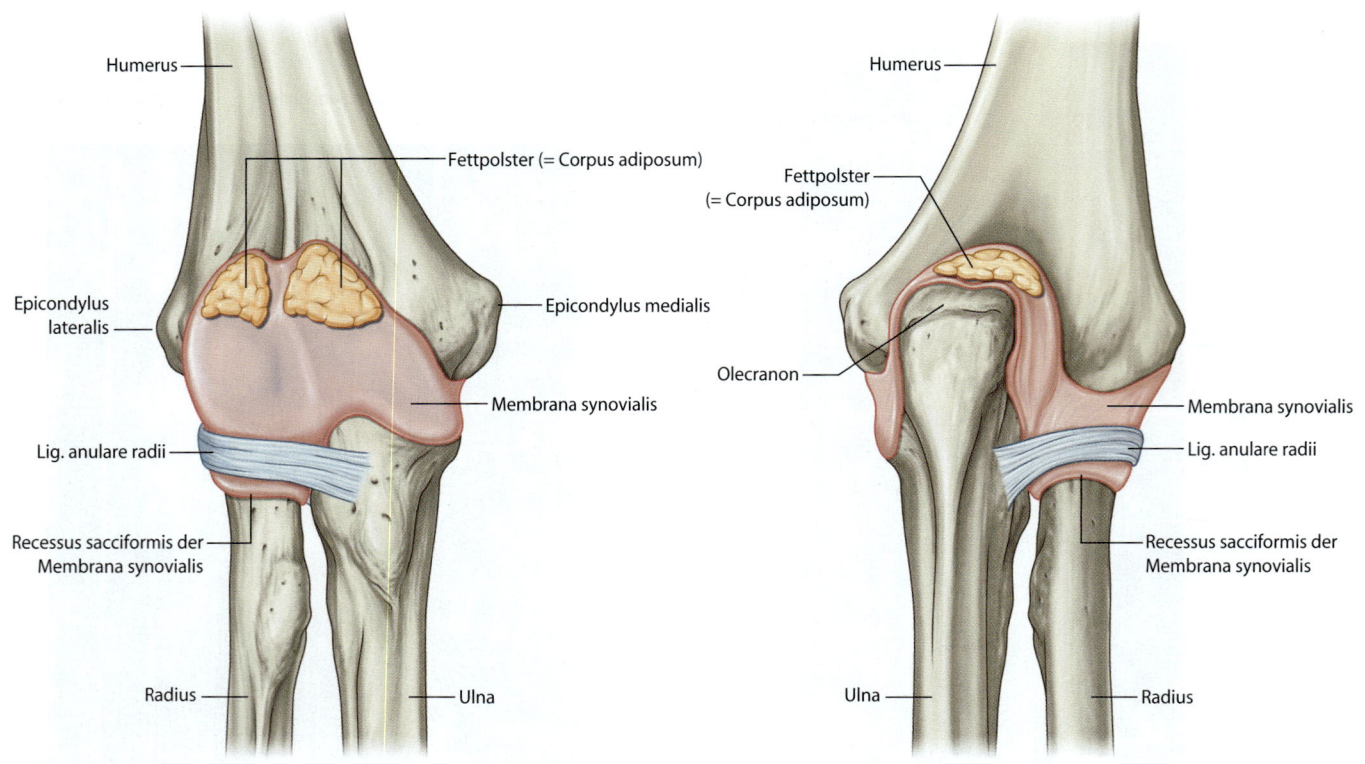

Humerus

Fettpolster (= Corpus adiposum)

Epicondylus lateralis

Epicondylus medialis

Membrana synovialis

Lig. anulare radii

Recessus sacciformis der Membrana synovialis

Radius

Ulna

Synovialmembran des Ellenbogengelenks, Ansicht von ventral
Synovial membrane of the elbow joint anterior view)

Humerus

Fettpolster (= Corpus adiposum)

Olecranon

Membrana synovialis

Lig. anulare radii

Recessus sacciformis der Membrana synovialis

Ulna

Radius

Synovialmembran des Ellenbogengelenks, Ansicht von dorsal
Synovial membrane of the elbow joint (posterior view)

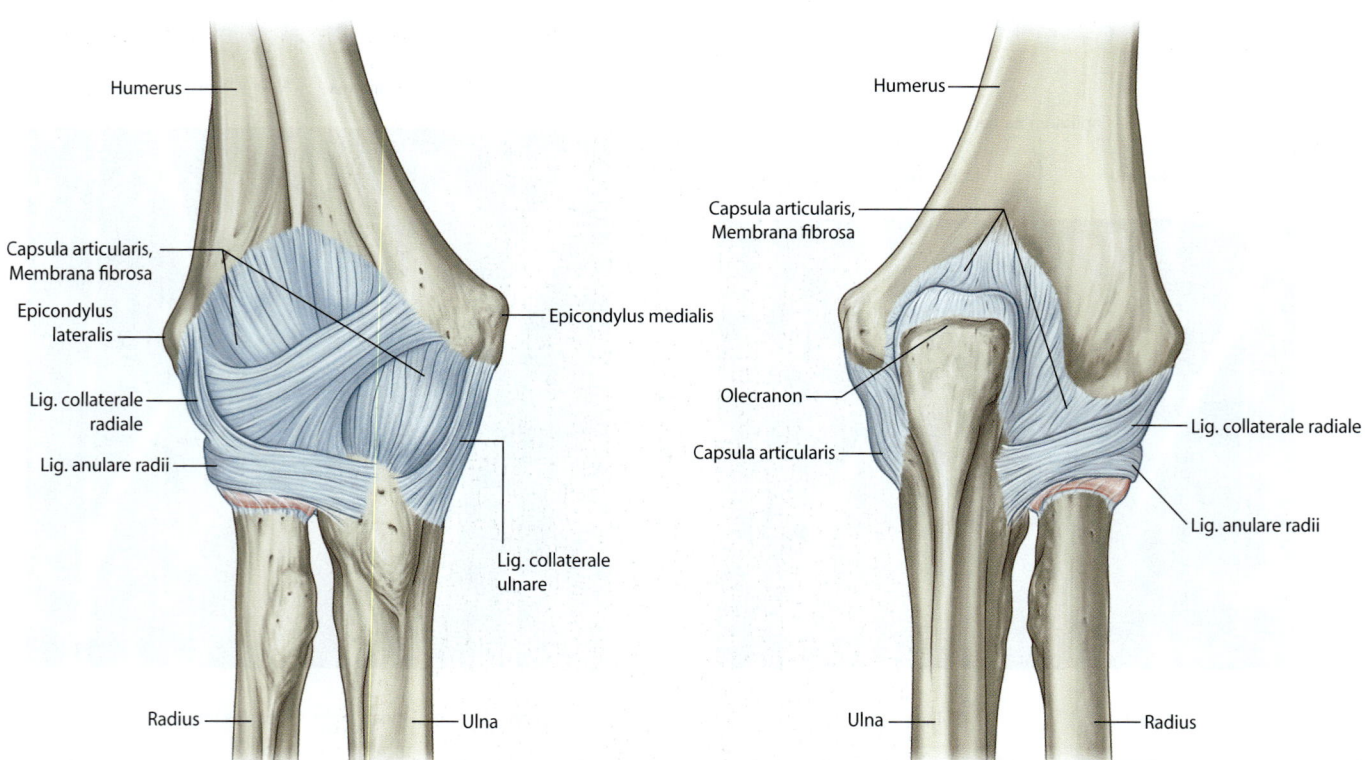

Humerus

Capsula articularis, Membrana fibrosa

Epicondylus lateralis

Epicondylus medialis

Lig. collaterale radiale

Lig. anulare radii

Lig. collaterale ulnare

Radius

Ulna

Fibröse Membran der Gelenkkapsel und Bänder des Ellenbogengelenks, Ansicht von ventral
Fibrous membrane of joint capsule and ligaments of the elbow joint (anterior view)

Humerus

Capsula articularis, Membrana fibrosa

Olecranon

Capsula articularis

Lig. collaterale radiale

Lig. anulare radii

Ulna

Radius

Fibröse Membran der Gelenkkapsel und Bänder des Ellenbogengelenks, Ansicht von dorsal
Fibrous membrane of joint capsule and ligaments of the elbow joint (posterior view)

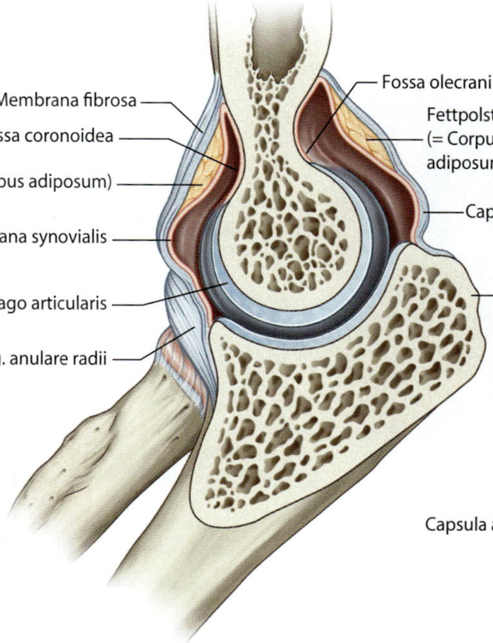

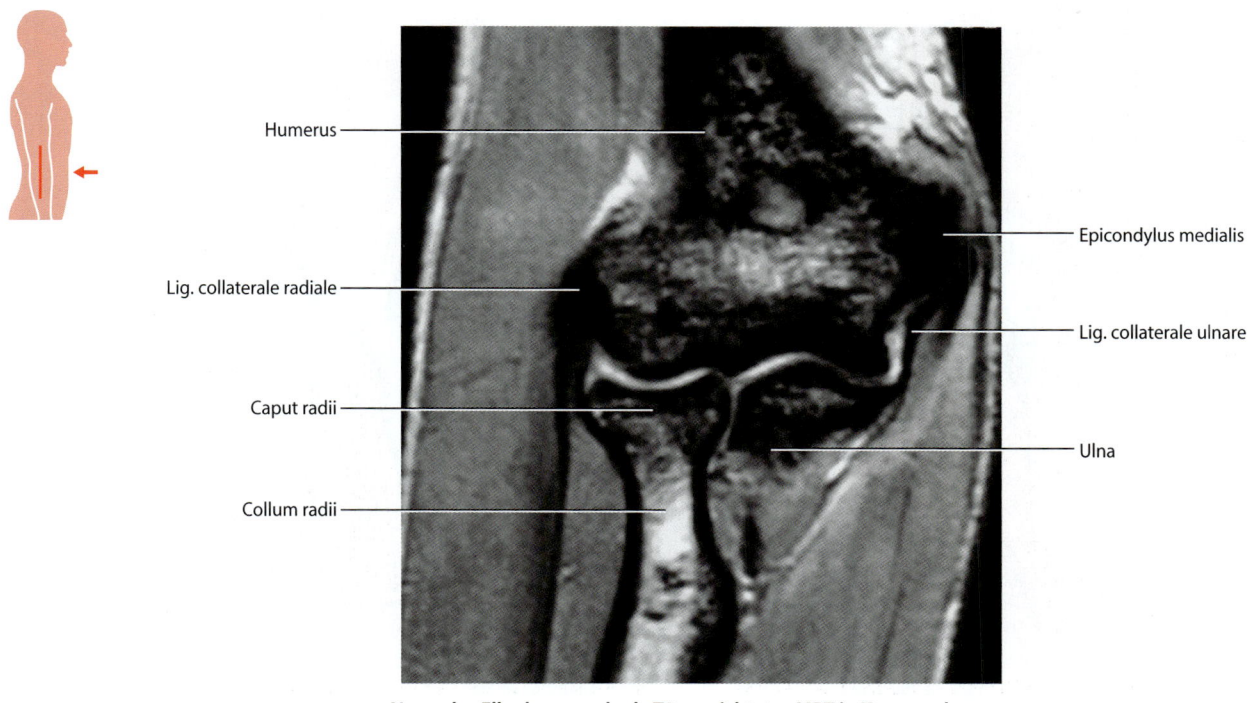

Capsula articularis, Membrana fibrosa

Fossa coronoidea

Fettpolster (= Corpus adiposum)

Membrana synovialis

Cartilago articularis

Lig. anulare radii

Fossa olecrani

Fettpolster (= Corpus adiposum)

Capsula articularis, Membrana fibrosa

Olecranon

Sagittalschnitt durch das Ellenbogengelenk, Ansicht von medial
Sagittal section through the elbow joint (medial view)

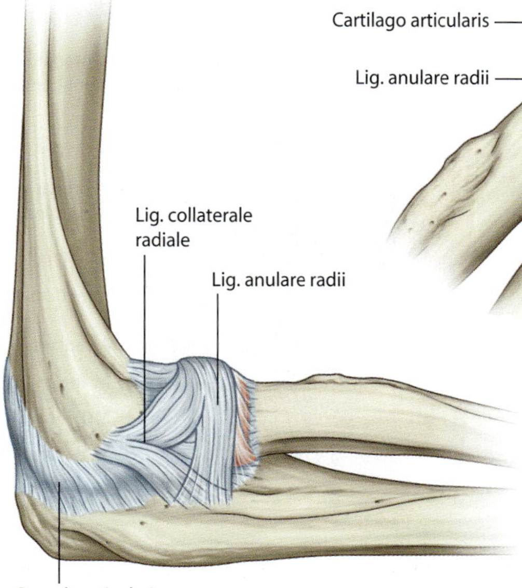

Lig. collaterale radiale

Lig. anulare radii

Capsula articularis, Membrana fibrosa

Fibröse Membran der Gelenkkapsel und Bänder des Ellenbogengelenks, Ansicht von lateral
Fibrous membrane of joint capsule and ligaments of the elbow joint (lateral view)

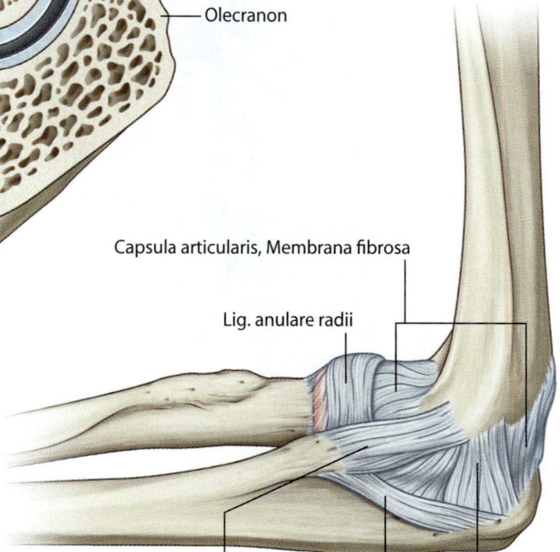

Capsula articularis, Membrana fibrosa

Lig. anulare radii

Lig. collaterale ulnare, Pars anterior

Lig. collaterale ulnare, Pars obliqua

Lig. collaterale ulnare, Pars posterior

Fibröse Membran der Gelenkkapsel und Bänder des Ellenbogengelenks, Ansicht von medial
Fibrous membrane of joint capsule and ligaments of the elbow joint (medial view)

Humerus

Lig. collaterale radiale

Caput radii

Collum radii

Epicondylus medialis

Lig. collaterale ulnare

Ulna

Normales Ellenbogengelenk; T2-gewichtetes MRT in Koronarebene
Normal elbow joint. T2-weighted MR image in coronal plane

389

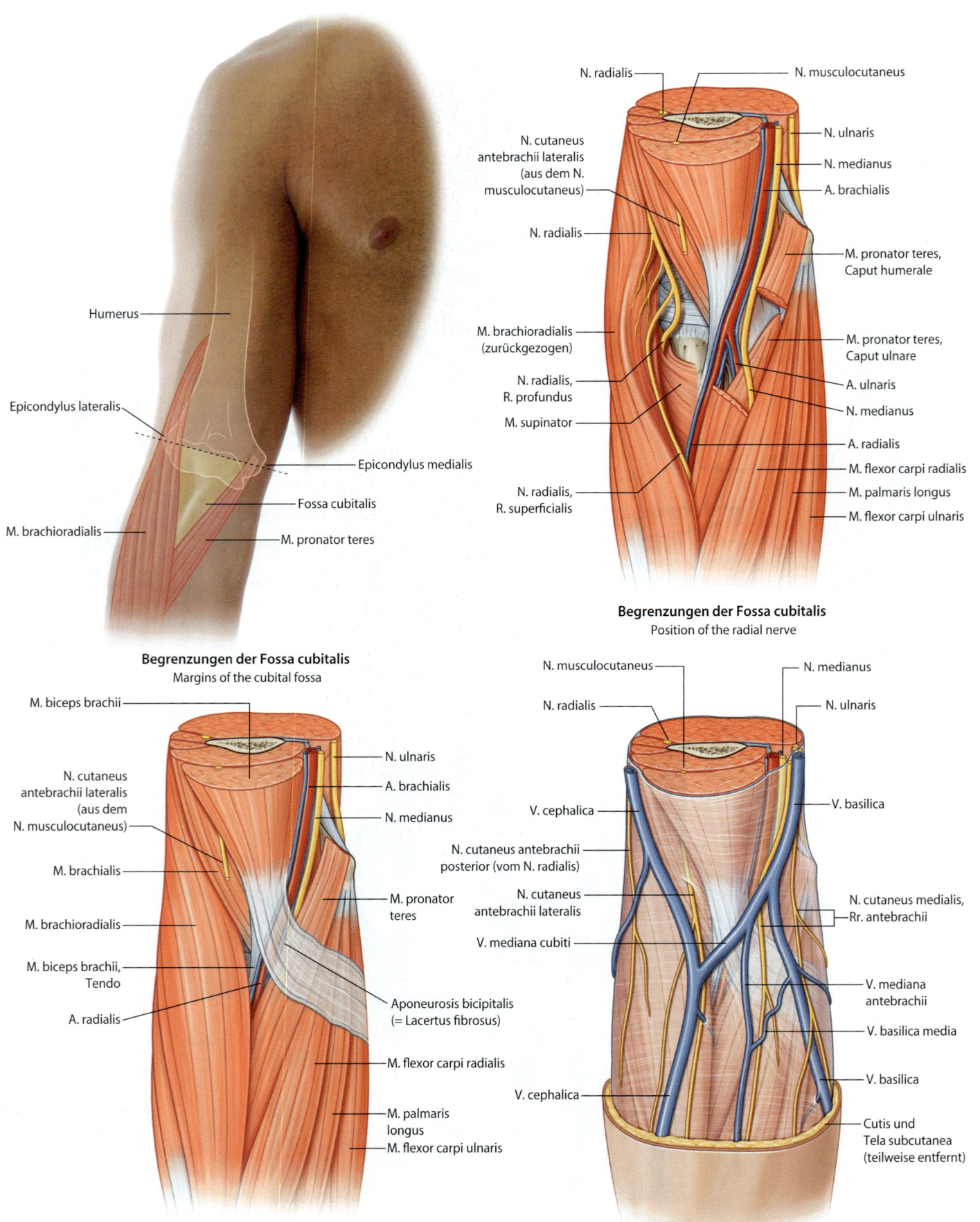

Humerus

Epicondylus lateralis

M. brachioradialis

Epicondylus medialis

Fossa cubitalis

M. pronator teres

Begrenzungen der Fossa cubitalis
Margins of the cubital fossa

N. radialis

N. cutaneus antebrachii lateralis (aus dem N. musculocutaneus)

N. radialis

M. brachioradialis (zurückgezogen)

N. radialis, R. profundus

M. supinator

N. radialis, R. superficialis

N. musculocutaneus

N. ulnaris

N. medianus

A. brachialis

M. pronator teres, Caput humerale

M. pronator teres, Caput ulnare

A. ulnaris

N. medianus

A. radialis

M. flexor carpi radialis

M. palmaris longus

M. flexor carpi ulnaris

Begrenzungen der Fossa cubitalis
Position of the radial nerve

M. biceps brachii

N. cutaneus antebrachii lateralis (aus dem N. musculocutaneus)

M. brachialis

M. brachioradialis

M. biceps brachii, Tendo

A. radialis

N. ulnaris

A. brachialis

N. medianus

M. pronator teres

Aponeurosis bicipitalis (= Lacertus fibrosus)

M. flexor carpi radialis

M. palmaris longus

M. flexor carpi ulnaris

Inhalt der Fossa cubitalis
Contents of the cubital fossa

N. musculocutaneus

N. radialis

V. cephalica

N. cutaneus antebrachii posterior (vom N. radialis)

N. cutaneus antebrachii lateralis

V. mediana cubiti

V. cephalica

N. medianus

N. ulnaris

V. basilica

N. cutaneus medialis, Rr. antebrachii

V. mediana antebrachii

V. basilica media

V. basilica

Cutis und Tela subcutanea (teilweise entfernt)

Oberflächliche Strukturen
Superficial structures

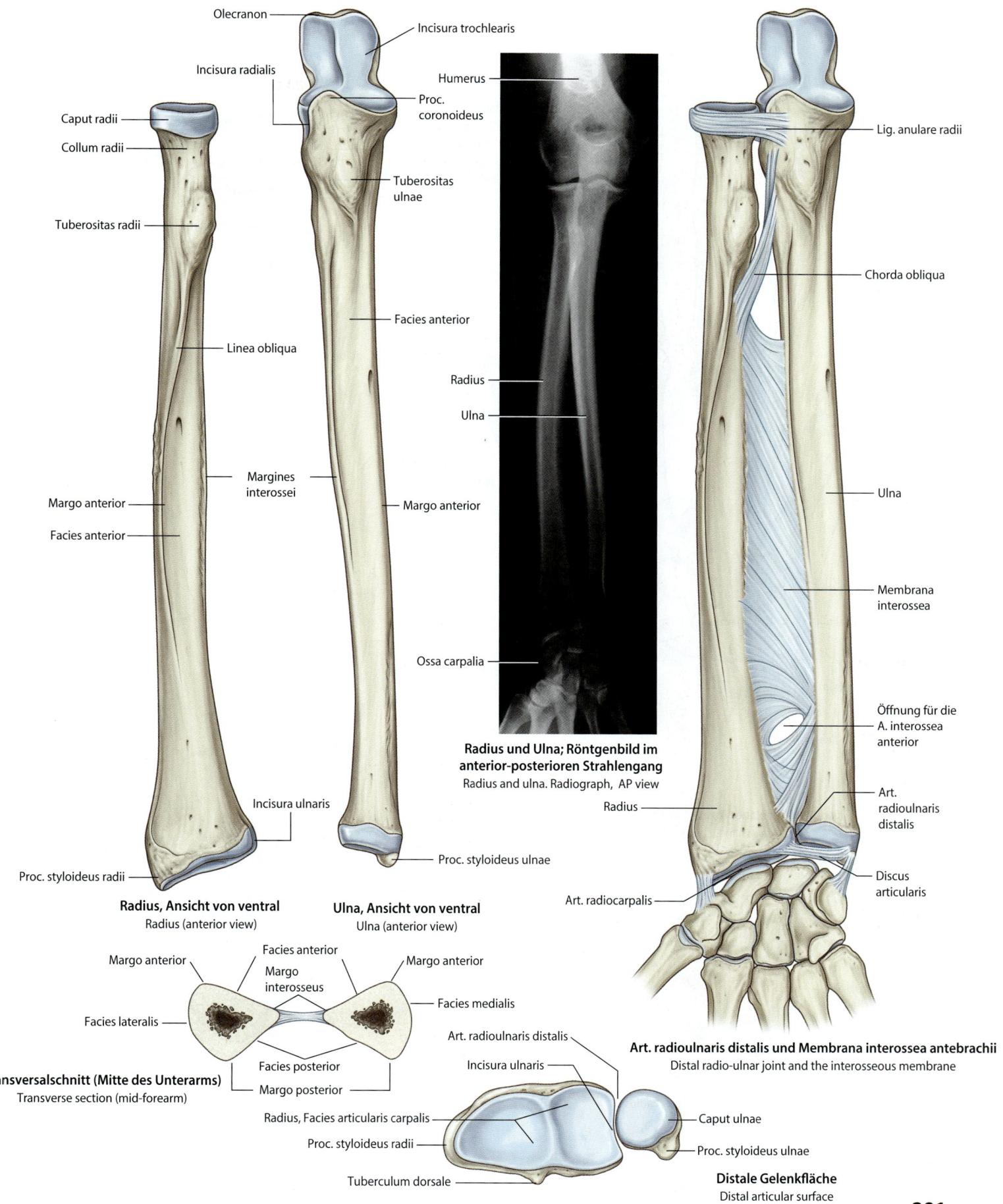

Olecranon

Incisura radialis

Incisura trochlearis

Caput radii

Humerus

Collum radii

Proc. coronoideus

Tuberositas radii

Tuberositas ulnae

Lig. anulare radii

Linea obliqua

Facies anterior

Chorda obliqua

Margo anterior

Radius

Margines interossei

Ulna

Facies anterior

Margo anterior

Ulna

Incisura ulnaris

Membrana interossea

Proc. styloideus radii

Ossa carpalia

Öffnung für die A. interossea anterior

Proc. styloideus ulnae

Art. radioulnaris distalis

Radius und Ulna; Röntgenbild im anterior-posterioren Strahlengang
Radius and ulna. Radiograph, AP view

Radius

Art. radiocarpalis

Discus articularis

Radius, Ansicht von ventral
Radius (anterior view)

Ulna, Ansicht von ventral
Ulna (anterior view)

Margo anterior

Facies anterior

Margo anterior

Margo interosseus

Facies lateralis

Facies medialis

Art. radioulnaris distalis

Art. radioulnaris distalis und Membrana interossea antebrachii
Distal radio-ulnar joint and the interosseous membrane

Facies posterior

Incisura ulnaris

Margo posterior

Transversalschnitt (Mitte des Unterarms)
Transverse section (mid-forearm)

Radius, Facies articularis carpalis

Caput ulnae

Proc. styloideus radii

Proc. styloideus ulnae

Tuberculum dorsale

Distale Gelenkfläche
Distal articular surface

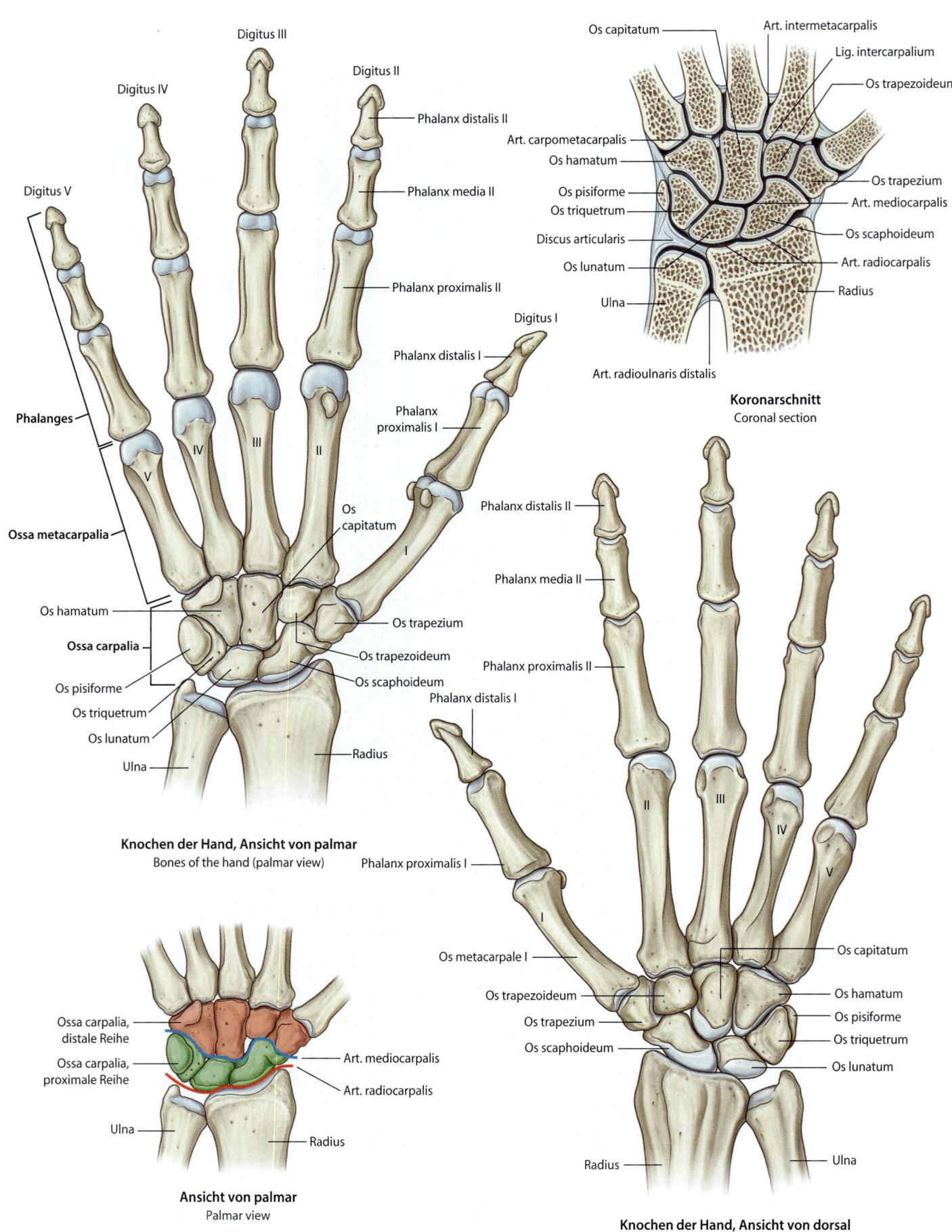

Digitus III

Digitus IV

Digitus II

Phalanx distalis II

Phalanx media II

Digitus V

Phalanx proximalis II

Phalanges

Digitus I

Phalanx distalis I

Phalanx proximalis I

Ossa metacarpalia

Os capitatum

Os trapezium

Ossa carpalia

Os trapezoideum

Os hamatum

Os scaphoideum

Os pisiforme

Os triquetrum

Os lunatum

Ulna

Radius

Knochen der Hand, Ansicht von palmar
Bones of the hand (palmar view)

Os capitatum

Art. intermetacarpalis

Lig. intercarpalium

Os trapezoideum

Art. carpometacarpalis

Os hamatum

Os trapezium

Os pisiforme

Art. mediocarpalis

Os triquetrum

Os scaphoideum

Discus articularis

Art. radiocarpalis

Os lunatum

Radius

Ulna

Art. radioulnaris distalis

Koronarschnitt
Coronal section

Phalanx distalis II

Phalanx media II

Phalanx proximalis II

Phalanx distalis I

Phalanx proximalis I

Os metacarpale I

Os trapezoideum

Os trapezium

Os scaphoideum

Radius

Os capitatum

Os hamatum

Os pisiforme

Os triquetrum

Os lunatum

Ulna

Ossa carpalia,
distale Reihe

Ossa carpalia,
proximale Reihe

Art. mediocarpalis

Art. radiocarpalis

Ulna

Radius

Ansicht von palmar
Palmar view

Knochen der Hand, Ansicht von dorsal
Bones of the hand (dorsal view)

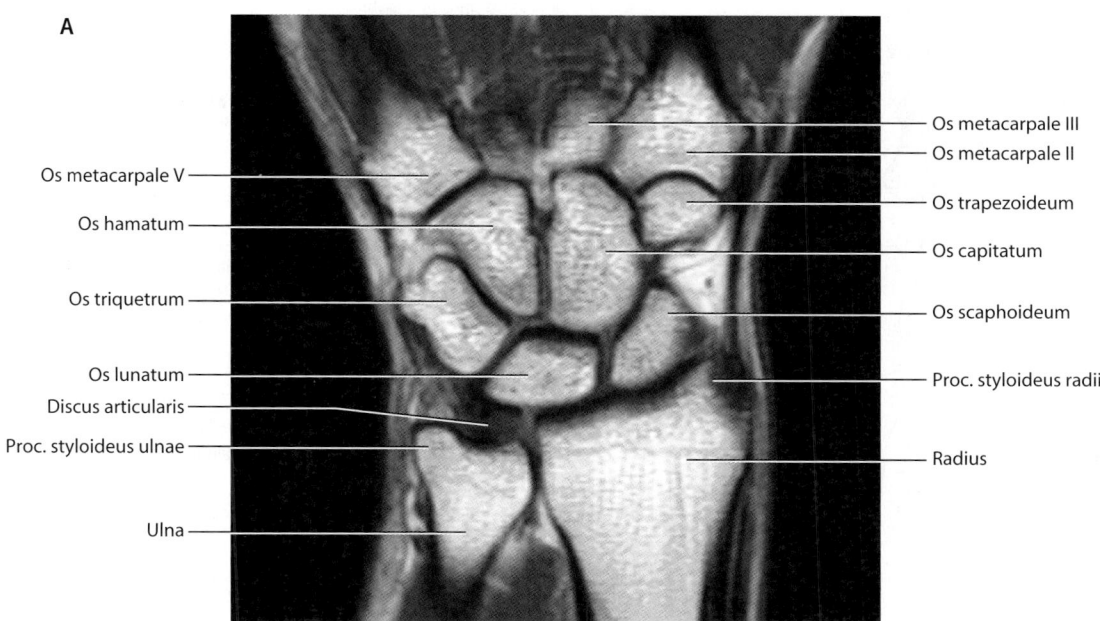

A

Os metacarpale V

Os hamatum

Os triquetrum

Os lunatum

Discus articularis

Proc. styloideus ulnae

Ulna

Os metacarpale III

Os metacarpale II

Os trapezoideum

Os capitatum

Os scaphoideum

Proc. styloideus radii

Radius

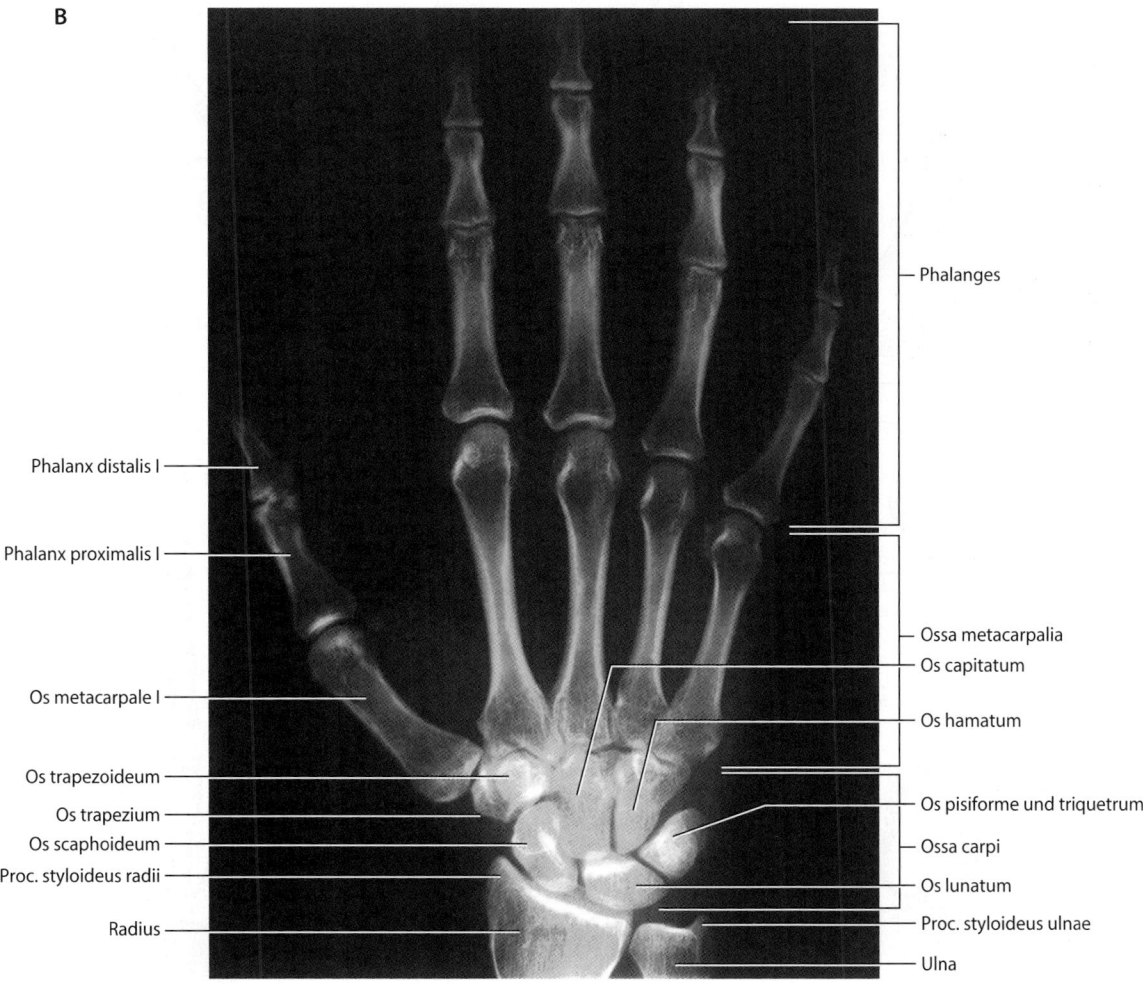

B

Phalanges

Phalanx distalis I

Phalanx proximalis I

Os metacarpale I

Os trapezoideum

Os trapezium

Os scaphoideum

Proc. styloideus radii

Radius

Ossa metacarpalia

Os capitatum

Os hamatum

Os pisiforme und triquetrum

Ossa carpi

Os lunatum

Proc. styloideus ulnae

Ulna

Bildgebung von Handgelenk, Handwurzelknochen und Hand. A. T1-gewichtetes MRT in Koronarebene.
B. Röntgenbild im anterior-posterioren Strahlengang
Imaging of the wrist joint, the carpal bones, and the hand. A. T1-weighted MR image in coronal plane B. Radiograph, AP view

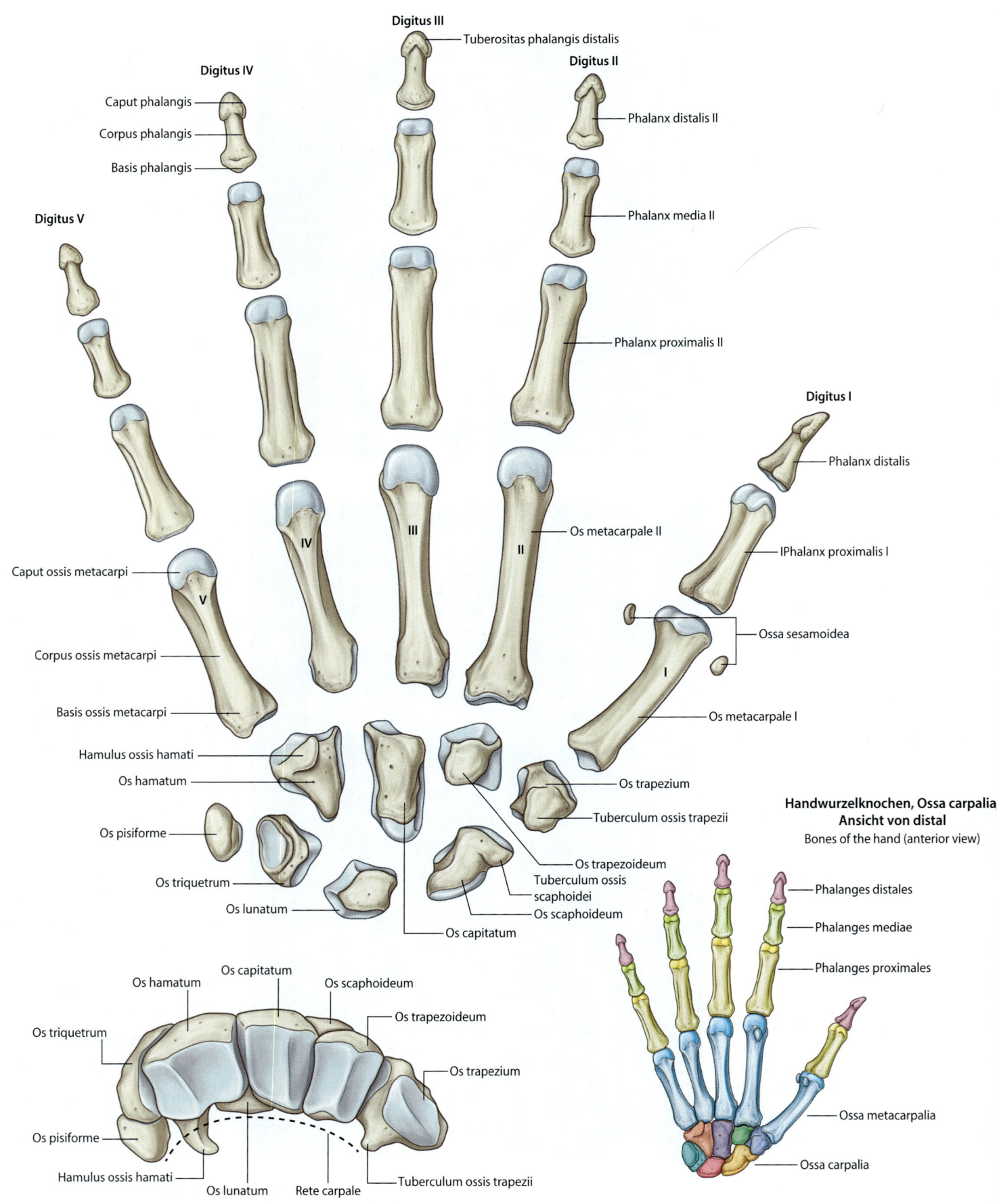

Digitus III
Tuberositas phalangis distalis

Digitus IV

Digitus II

Caput phalangis
Corpus phalangis
Basis phalangis

Phalanx distalis II

Phalanx media II

Digitus V

Phalanx proximalis II

Digitus I

Phalanx distalis

Os metacarpale II

IPhalanx proximalis I

Caput ossis metacarpi

Ossa sesamoidea

Corpus ossis metacarpi

Basis ossis metacarpi

Os metacarpale I

Hamulus ossis hamati

Os hamatum

Os trapezium

Tuberculum ossis trapezii

Os pisiforme

Os trapezoideum

Os triquetrum

Tuberculum ossis scaphoidei

Os lunatum

Os scaphoideum

Os capitatum

Handwurzelknochen, Ossa carpalia, Ansicht von distal
Bones of the hand (anterior view)

Os hamatum
Os capitatum
Os scaphoideum

Os triquetrum

Os trapezoideum

Phalanges distales

Phalanges mediae

Phalanges proximales

Os trapezium

Os pisiforme

Hamulus ossis hamati

Os lunatum

Rete carpale

Tuberculum ossis trapezii

Ossa metacarpalia

Ossa carpalia

Knochen der Hand, Ansicht von palmar
Carpal bones (distal view)

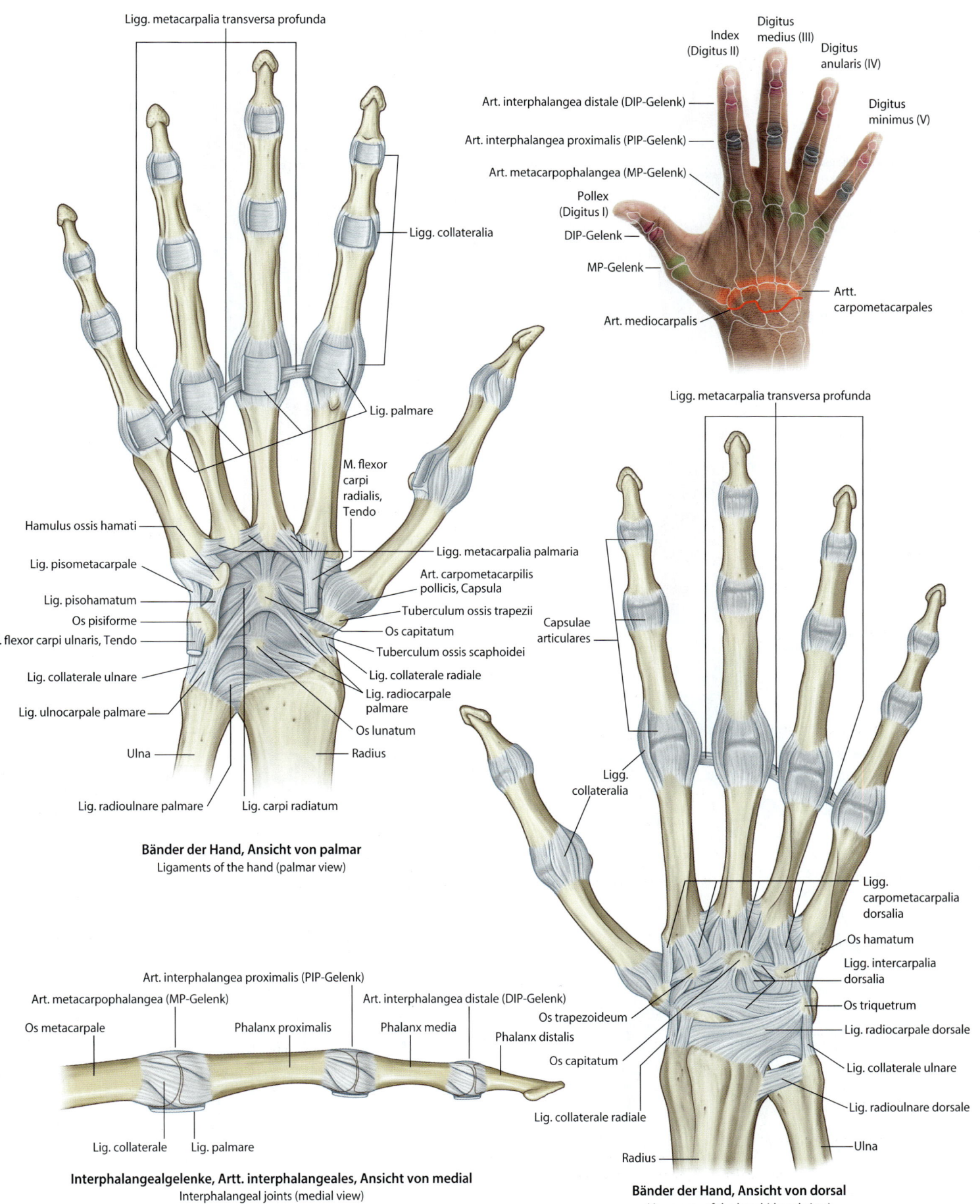

Ligg. metacarpalia transversa profunda

Ligg. collateralia

Index (Digitus II)

Digitus medius (III)

Digitus anularis (IV)

Digitus minimus (V)

Art. interphalangea distale (DIP-Gelenk)

Art. interphalangea proximalis (PIP-Gelenk)

Art. metacarpophalangea (MP-Gelenk)

Pollex (Digitus I)

DIP-Gelenk

MP-Gelenk

Art. mediocarpalis

Artt. carpometacarpales

Lig. palmare

M. flexor carpi radialis, Tendo

Hamulus ossis hamati

Lig. pisometacarpale

Lig. pisohamatum

Os pisiforme

M. flexor carpi ulnaris, Tendo

Lig. collaterale ulnare

Lig. ulnocarpale palmare

Ulna

Lig. radioulnare palmare

Ligg. metacarpalia palmaria

Art. carpometacarpilis pollicis, Capsula

Tuberculum ossis trapezii

Os capitatum

Tuberculum ossis scaphoidei

Lig. collaterale radiale

Lig. radiocarpale palmare

Os lunatum

Radius

Lig. carpi radiatum

Bänder der Hand, Ansicht von palmar
Ligaments of the hand (palmar view)

Ligg. metacarpalia transversa profunda

Capsulae articulares

Ligg. collateralia

Ligg. carpometacarpalia dorsalia

Os hamatum

Ligg. intercarpalia dorsalia

Os triquetrum

Lig. radiocarpale dorsale

Lig. collaterale ulnare

Lig. radioulnare dorsale

Ulna

Art. metacarpophalangea (MP-Gelenk)

Art. interphalangea proximalis (PIP-Gelenk)

Art. interphalangea distale (DIP-Gelenk)

Os metacarpale

Phalanx proximalis

Phalanx media

Phalanx distalis

Lig. collaterale

Lig. palmare

Os trapezoideum

Os capitatum

Lig. collaterale radiale

Radius

Interphalangealgelenke, Artt. interphalangeales, Ansicht von medial
Interphalangeal joints (medial view)

Bänder der Hand, Ansicht von dorsal
Ligaments of the hand (dorsal view)

395

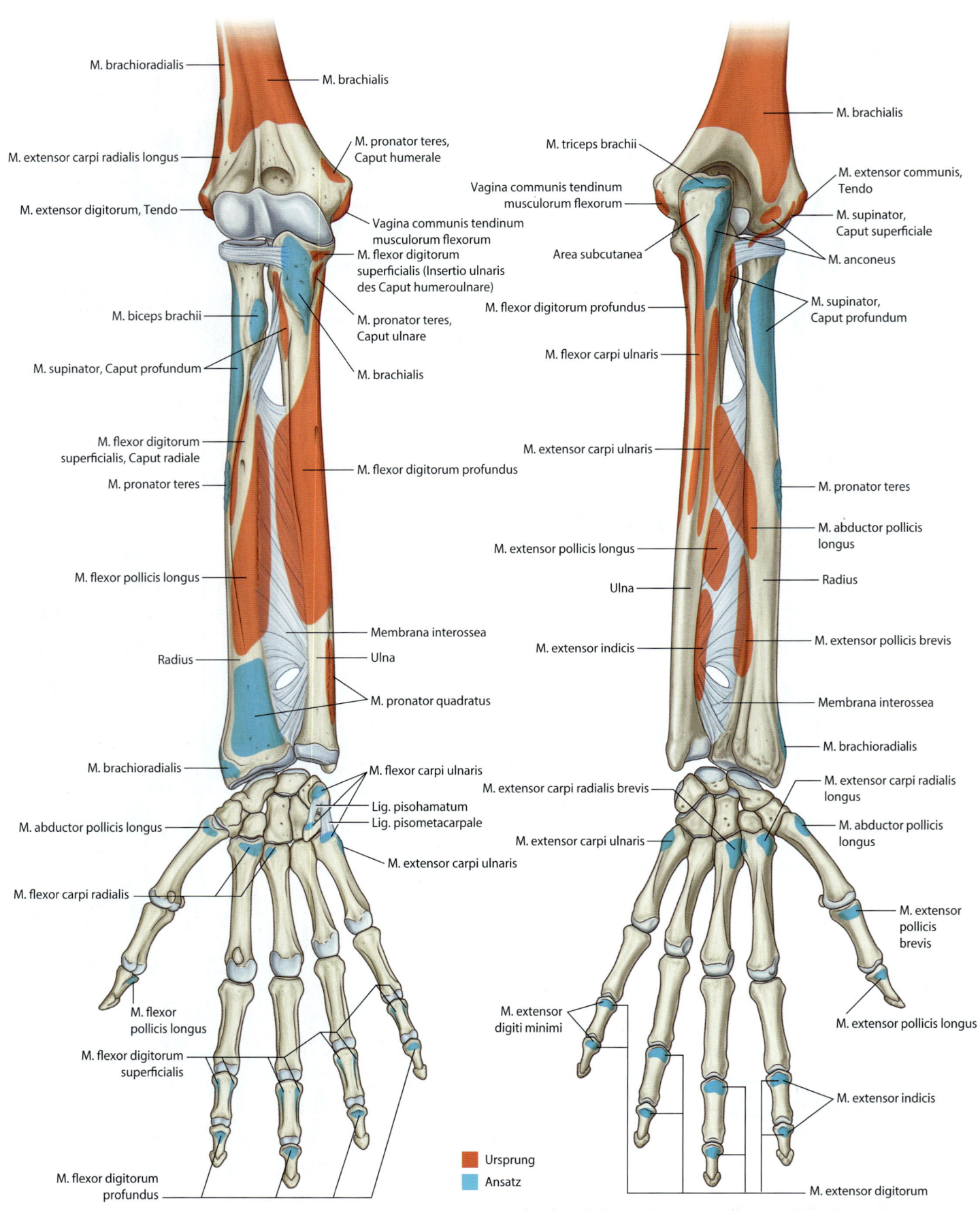

M. brachioradialis

M. brachialis

M. extensor carpi radialis longus

M. pronator teres, Caput humerale

M. extensor digitorum, Tendo

Vagina communis tendinum musculorum flexorum

M. flexor digitorum superficialis (Insertio ulnaris des Caput humeroulnare)

M. biceps brachii

M. pronator teres, Caput ulnare

M. supinator, Caput profundum

M. brachialis

M. flexor digitorum superficialis, Caput radiale

M. pronator teres

M. flexor digitorum profundus

M. flexor pollicis longus

Membrana interossea

Radius

Ulna

M. pronator quadratus

M. brachioradialis

M. flexor carpi ulnaris

M. abductor pollicis longus

Lig. pisohamatum

Lig. pisometacarpale

M. flexor carpi radialis

M. extensor carpi ulnaris

M. flexor pollicis longus

M. flexor digitorum superficialis

M. flexor digitorum profundus

M. triceps brachii

M. brachialis

Vagina communis tendinum musculorum flexorum

M. extensor communis, Tendo

M. supinator, Caput superficiale

Area subcutanea

M. anconeus

M. flexor digitorum profundus

M. supinator, Caput profundum

M. flexor carpi ulnaris

M. extensor carpi ulnaris

M. pronator teres

M. abductor pollicis longus

M. extensor pollicis longus

Radius

Ulna

M. extensor indicis

M. extensor pollicis brevis

Membrana interossea

M. brachioradialis

M. extensor carpi radialis brevis

M. extensor carpi radialis longus

M. extensor carpi ulnaris

M. abductor pollicis longus

M. extensor pollicis brevis

M. extensor digiti minimi

M. extensor indicis

M. extensor pollicis longus

M. extensor digitorum

■ Ursprung
■ Ansatz

Muskelansätze des Unterarmes, Ansicht von ventral
Muscle attachments of forearm (anterior view)

Muskelansätze des Unterarmes, Ansicht von dorsal
Muscle attachments of forearm (posterior view)

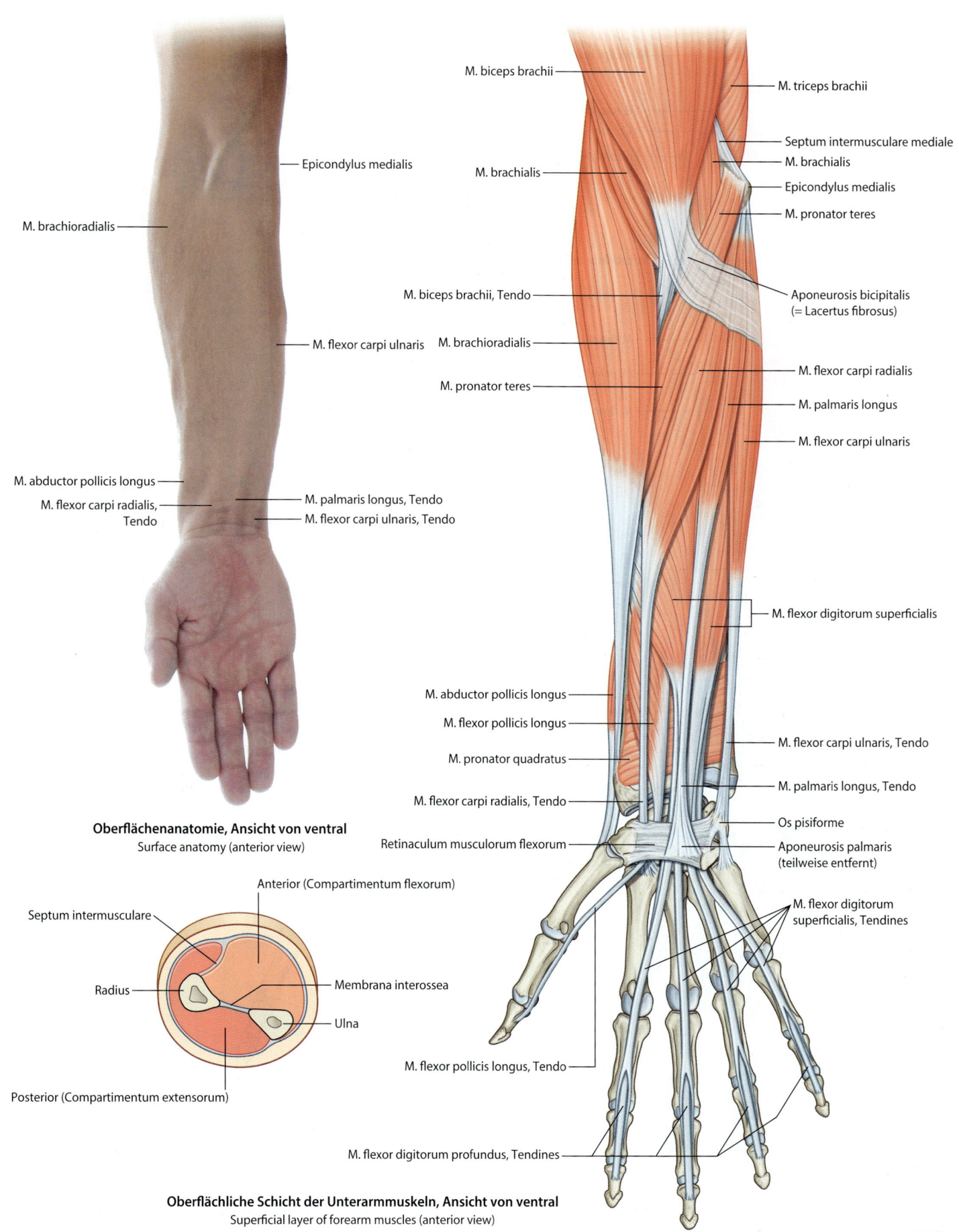

M. biceps brachii

M. triceps brachii

Septum intermusculare mediale

M. brachialis

Epicondylus medialis

M. brachialis

M. pronator teres

Epicondylus medialis

M. brachioradialis

Aponeurosis bicipitalis
(= Lacertus fibrosus)

M. biceps brachii, Tendo

M. flexor carpi radialis

M. flexor carpi ulnaris

M. brachioradialis

M. palmaris longus

M. pronator teres

M. flexor carpi ulnaris

M. abductor pollicis longus

M. flexor carpi radialis,
Tendo

M. palmaris longus, Tendo

M. flexor carpi ulnaris, Tendo

M. flexor digitorum superficialis

M. abductor pollicis longus

M. flexor pollicis longus

M. flexor carpi ulnaris, Tendo

M. pronator quadratus

M. palmaris longus, Tendo

M. flexor carpi radialis, Tendo

Os pisiforme

Retinaculum musculorum flexorum

Aponeurosis palmaris
(teilweise entfernt)

M. flexor digitorum
superficialis, Tendines

Oberflächenanatomie, Ansicht von ventral
Surface anatomy (anterior view)

Anterior (Compartimentum flexorum)

Septum intermusculare

Membrana interossea

Radius

Ulna

Posterior (Compartimentum extensorum)

M. flexor pollicis longus, Tendo

M. flexor digitorum profundus, Tendines

Oberflächliche Schicht der Unterarmmuskeln, Ansicht von ventral
Superficial layer of forearm muscles (anterior view)

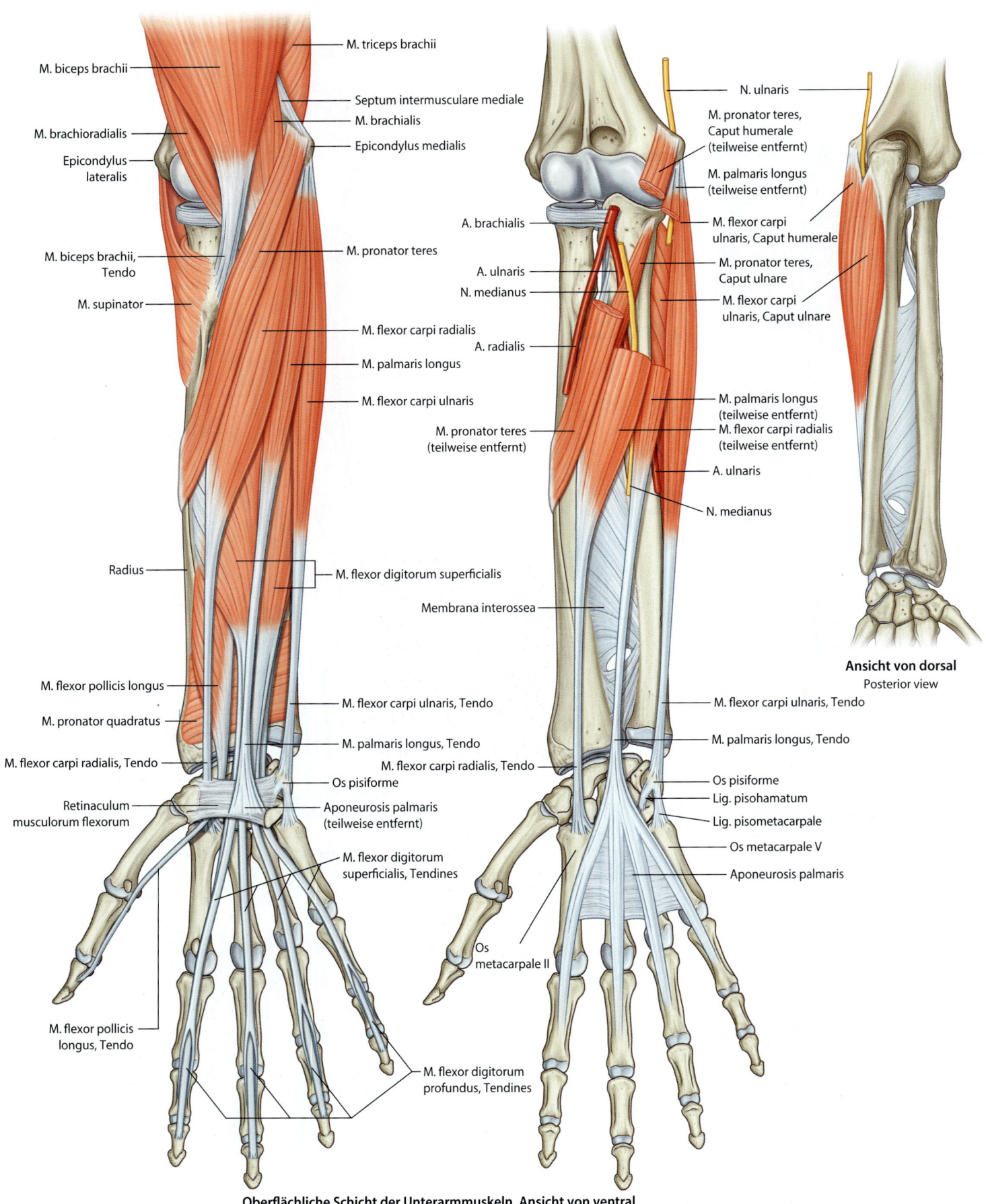

M. triceps brachii

M. biceps brachii

Septum intermusculare mediale

M. brachialis

M. brachioradialis

Epicondylus medialis

Epicondylus lateralis

M. biceps brachii, Tendo

M. pronator teres

M. supinator

M. flexor carpi radialis

M. palmaris longus

M. flexor carpi ulnaris

Radius

M. flexor digitorum superficialis

M. pronator teres (teilweise entfernt)

M. flexor pollicis longus

M. flexor carpi ulnaris, Tendo

M. pronator quadratus

M. palmaris longus, Tendo

M. flexor carpi radialis, Tendo

M. flexor carpi radialis, Tendo

Os pisiforme

Retinaculum musculorum flexorum

Aponeurosis palmaris (teilweise entfernt)

M. flexor digitorum superficialis, Tendines

M. flexor pollicis longus, Tendo

M. flexor digitorum profundus, Tendines

N. ulnaris

M. pronator teres, Caput humerale (teilweise entfernt)

M. palmaris longus (teilweise entfernt)

M. flexor carpi ulnaris, Caput humerale

A. brachialis

M. pronator teres, Caput ulnare

A. ulnaris

M. flexor carpi ulnaris, Caput ulnare

N. medianus

A. radialis

M. palmaris longus (teilweise entfernt)

M. flexor carpi radialis (teilweise entfernt)

A. ulnaris

N. medianus

Membrana interossea

M. flexor carpi ulnaris, Tendo

M. palmaris longus, Tendo

Os pisiforme

Lig. pisohamatum

Lig. pisometacarpale

Os metacarpale V

Aponeurosis palmaris

Os metacarpale II

Ansicht von dorsal
Posterior view

Oberflächliche Schicht der Unterarmmuskeln, Ansicht von ventral
Superficial layer of forearm muscles (anterior view)

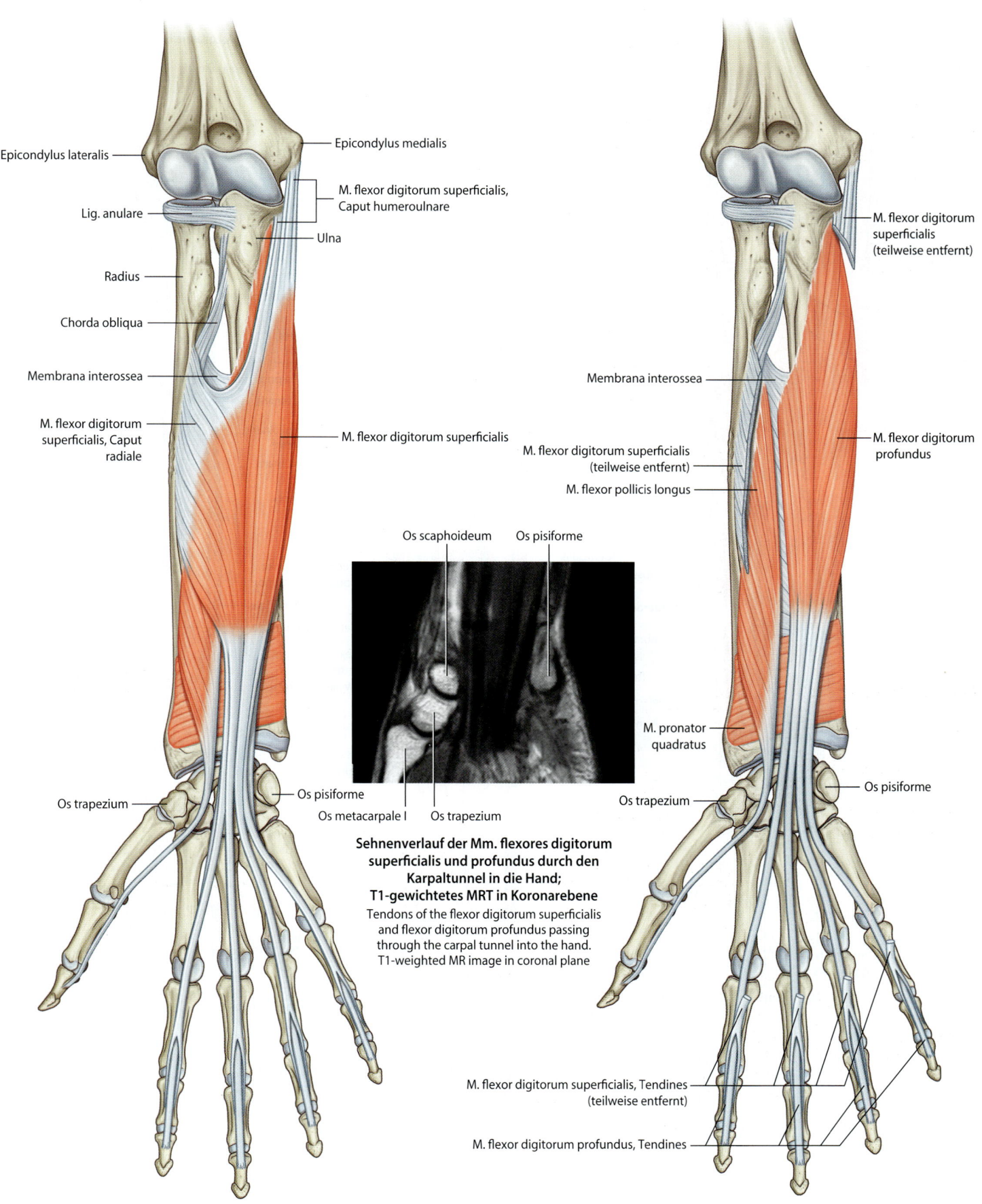

Epicondylus lateralis

Epicondylus medialis

M. flexor digitorum superficialis, Caput humeroulnare

Lig. anulare

Ulna

Radius

Chorda obliqua

Membrana interossea

M. flexor digitorum superficialis, Caput radiale

M. flexor digitorum superficialis

Os trapezium

Os pisiforme

M. flexor digitorum superficialis (teilweise entfernt)

Membrana interossea

M. flexor digitorum profundus

M. flexor digitorum superficialis (teilweise entfernt)

M. flexor pollicis longus

M. pronator quadratus

Os trapezium

Os pisiforme

Os scaphoideum

Os pisiforme

Os metacarpale I

Os trapezium

Sehnenverlauf der Mm. flexores digitorum superficialis und profundus durch den Karpaltunnel in die Hand; T1-gewichtetes MRT in Koronarebene
Tendons of the flexor digitorum superficialis and flexor digitorum profundus passing through the carpal tunnel into the hand. T1-weighted MR image in coronal plane

M. flexor digitorum superficialis, Tendines (teilweise entfernt)

M. flexor digitorum profundus, Tendines

Mittlere Schicht der Unterarmmuskeln, Ansicht von ventral
Intermediate layer of forearm muscles (anterior view)

Tiefe Schicht der Unterarmmuskeln, Ansicht von ventral
Deep layer of forearm muscles (anterior view)

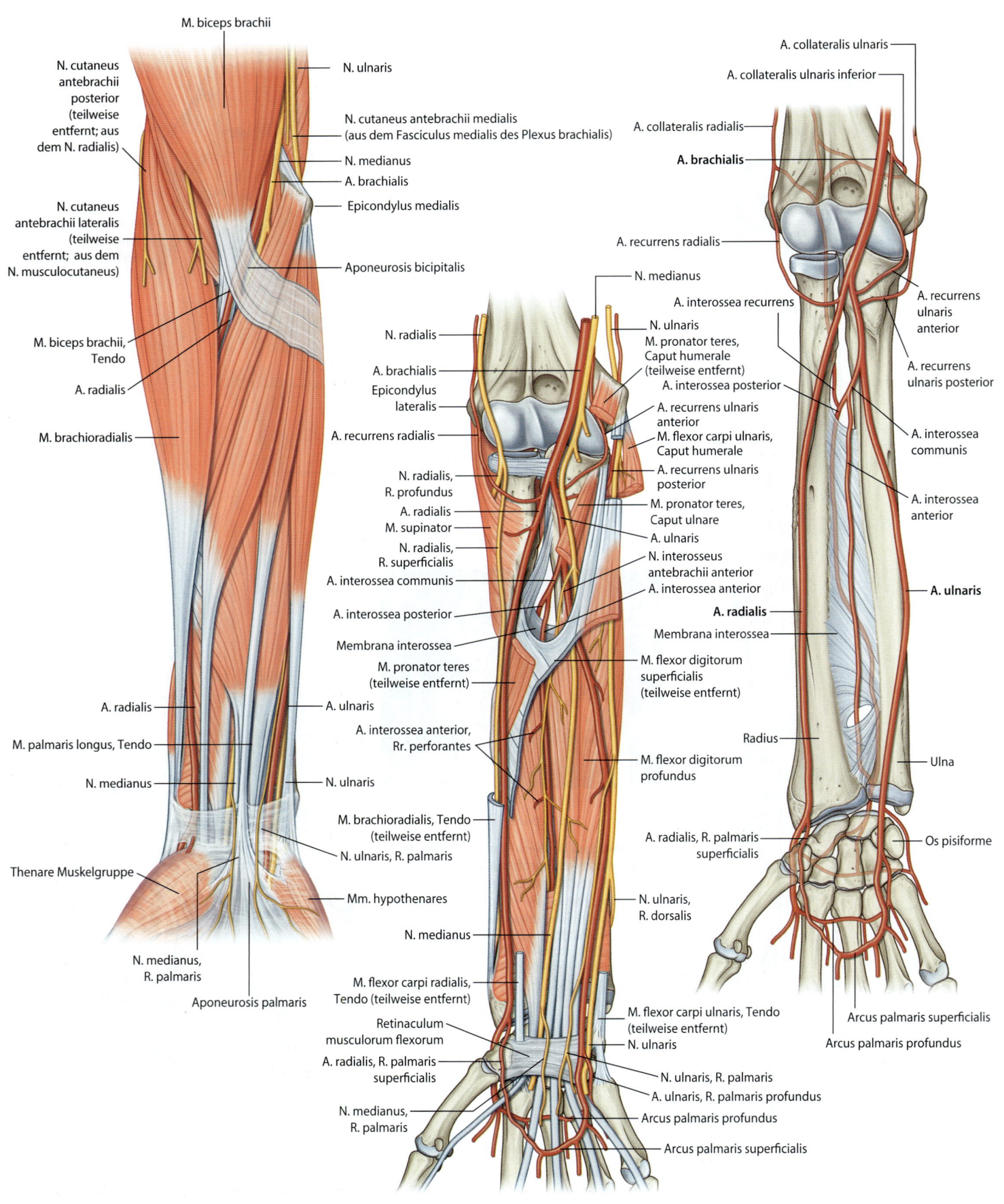

M. biceps brachii

N. cutaneus antebrachii posterior (teilweise entfernt; aus dem N. radialis)

N. cutaneus antebrachii lateralis (teilweise entfernt; aus dem N. musculocutaneus)

M. biceps brachii, Tendo

A. radialis

M. brachioradialis

N. ulnaris

N. cutaneus antebrachii medialis (aus dem Fasciculus medialis des Plexus brachialis)

N. medianus

A. brachialis

Epicondylus medialis

Aponeurosis bicipitalis

A. radialis

M. palmaris longus, Tendo

N. medianus

A. ulnaris

N. ulnaris

Thenare Muskelgruppe

Mm. hypothenares

N. medianus, R. palmaris

Aponeurosis palmaris

N. radialis

A. brachialis

Epicondylus lateralis

A. recurrens radialis

N. radialis, R. profundus

A. radialis

M. supinator

N. radialis, R. superficialis

A. interossea communis

A. interossea posterior

Membrana interossea

M. pronator teres (teilweise entfernt)

A. interossea anterior, Rr. perforantes

M. brachioradialis, Tendo (teilweise entfernt)

N. ulnaris, R. palmaris

M. flexor carpi radialis, Tendo (teilweise entfernt)

Retinaculum musculorum flexorum

A. radialis, R. palmaris superficialis

N. medianus, R. palmaris

N. medianus

A. interossea recurrens

N. ulnaris

M. pronator teres, Caput humerale (teilweise entfernt)

A. interossea posterior

A. recurrens ulnaris anterior

M. flexor carpi ulnaris, Caput humerale

A. recurrens ulnaris posterior

M. pronator teres, Caput ulnare

A. ulnaris

N. interosseus antebrachii anterior

A. interossea anterior

M. flexor digitorum superficialis (teilweise entfernt)

M. flexor digitorum profundus

A. radialis, R. palmaris superficialis

N. ulnaris, R. dorsalis

N. medianus

M. flexor carpi ulnaris, Tendo (teilweise entfernt)

N. ulnaris

N. ulnaris, R. palmaris

A. ulnaris, R. palmaris profundus

Arcus palmaris profundus

Arcus palmaris superficialis

A. collateralis ulnaris

A. collateralis ulnaris inferior

A. collateralis radialis

A. brachialis

A. recurrens radialis

A. recurrens ulnaris anterior

A. recurrens ulnaris posterior

A. interossea communis

A. interossea anterior

A. ulnaris

A. radialis

Membrana interossea

Radius

Ulna

Os pisiforme

A. radialis, R. palmaris superficialis

Arcus palmaris superficialis

Arcus palmaris profundus

Arterien und Nerven des Unterarms, Ansicht von ventral
Deep palmar branch of ulnar artery

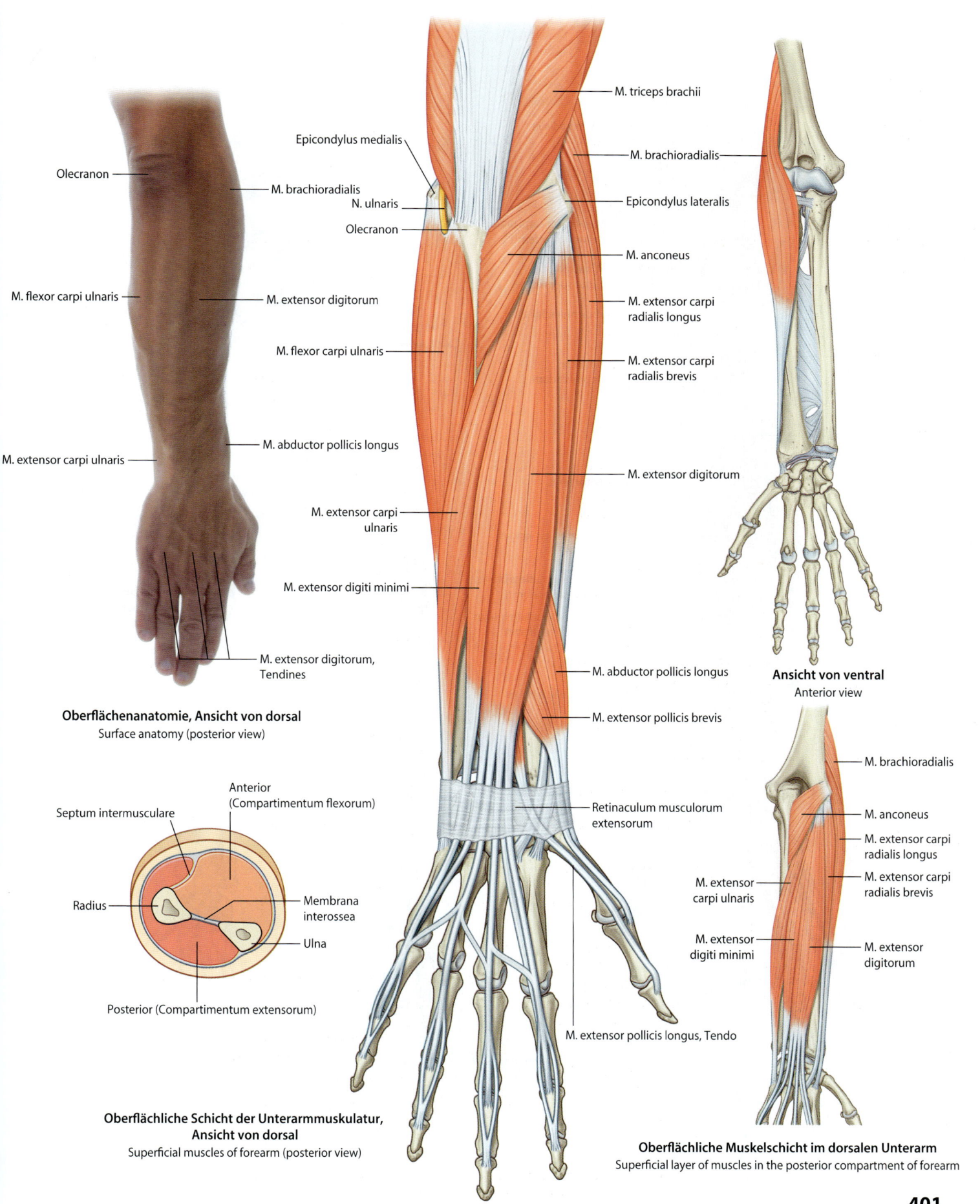

Olecranon

M. flexor carpi ulnaris

M. extensor carpi ulnaris

Epicondylus medialis

M. brachioradialis

N. ulnaris

Olecranon

M. extensor digitorum

M. flexor carpi ulnaris

M. abductor pollicis longus

M. extensor carpi
ulnaris

M. extensor digiti minimi

M. extensor digitorum,
Tendines

Oberflächenanatomie, Ansicht von dorsal
Surface anatomy (posterior view)

M. triceps brachii

M. brachioradialis

Epicondylus lateralis

M. anconeus

M. extensor carpi
radialis longus

M. extensor carpi
radialis brevis

M. extensor digitorum

M. abductor pollicis longus

M. extensor pollicis brevis

Retinaculum musculorum
extensorum

M. extensor pollicis longus, Tendo

Ansicht von ventral
Anterior view

Anterior
(Compartimentum flexorum)

Septum intermusculare

Radius

Membrana
interossea

Ulna

Posterior (Compartimentum extensorum)

**Oberflächliche Schicht der Unterarmmuskulatur,
Ansicht von dorsal**
Superficial muscles of forearm (posterior view)

M. brachioradialis

M. anconeus

M. extensor carpi
radialis longus

M. extensor carpi
radialis brevis

M. extensor
carpi ulnaris

M. extensor
digiti minimi

M. extensor
digitorum

Oberflächliche Muskelschicht im dorsalen Unterarm
Superficial layer of muscles in the posterior compartment of forearm

401

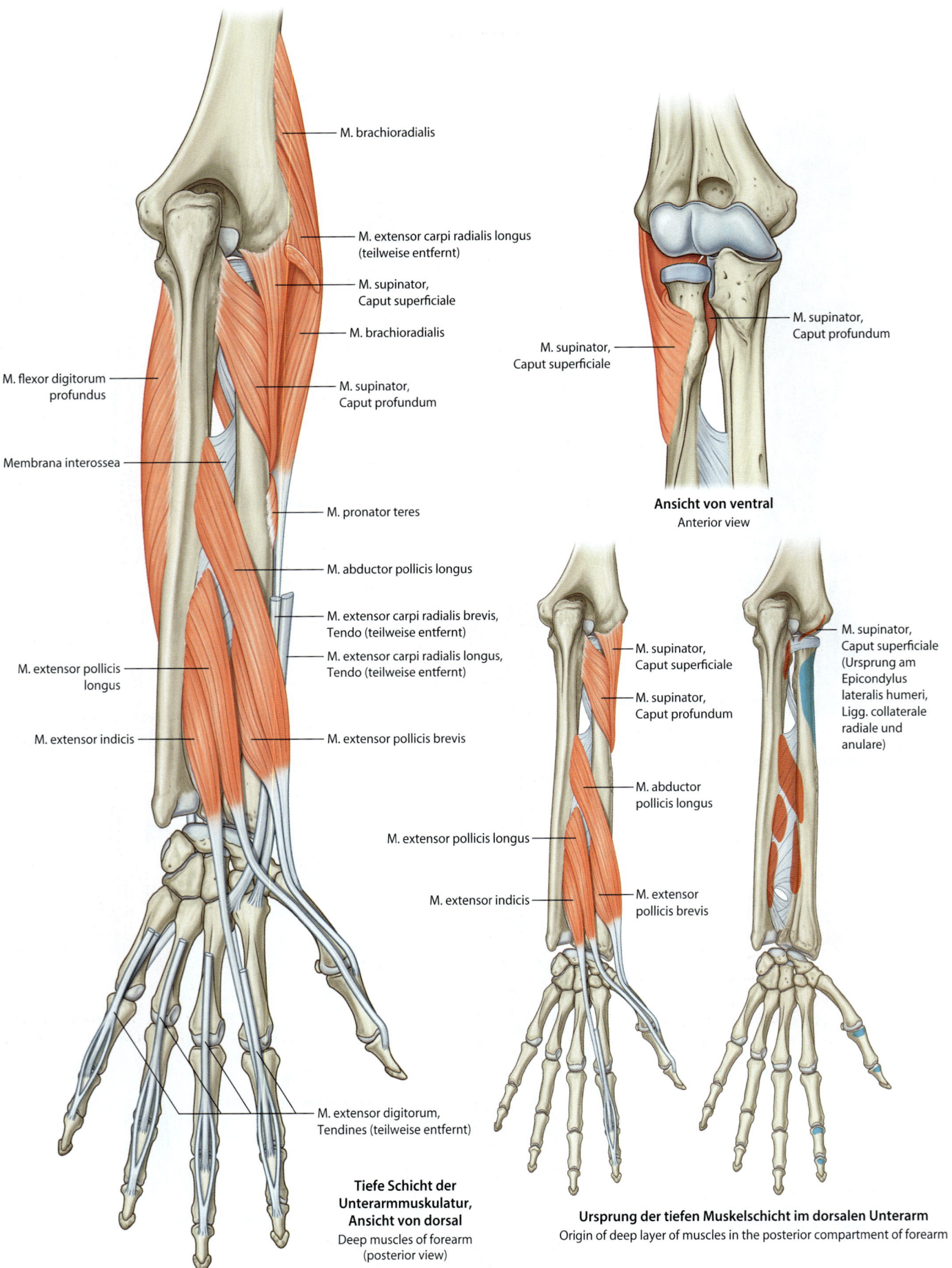

M. brachioradialis

M. extensor carpi radialis longus
(teilweise entfernt)

M. supinator,
Caput superficiale

M. brachioradialis

M. flexor digitorum
profundus

M. supinator,
Caput profundum

Membrana interossea

M. pronator teres

M. abductor pollicis longus

M. extensor carpi radialis brevis,
Tendo (teilweise entfernt)

M. extensor carpi radialis longus,
Tendo (teilweise entfernt)

M. extensor pollicis
longus

M. extensor indicis

M. extensor pollicis brevis

M. extensor digitorum,
Tendines (teilweise entfernt)

**Tiefe Schicht der
Unterarmmuskulatur,
Ansicht von dorsal**
Deep muscles of forearm
(posterior view)

M. supinator,
Caput profundum

M. supinator,
Caput superficiale

Ansicht von ventral
Anterior view

M. supinator,
Caput superficiale

M. supinator,
Caput profundum

M. abductor
pollicis longus

M. extensor pollicis longus

M. extensor indicis

M. extensor
pollicis brevis

M. supinator,
Caput superficiale
(Ursprung am
Epicondylus
lateralis humeri,
Ligg. collaterale
radiale und
anulare)

Ursprung der tiefen Muskelschicht im dorsalen Unterarm
Origin of deep layer of muscles in the posterior compartment of forearm

402

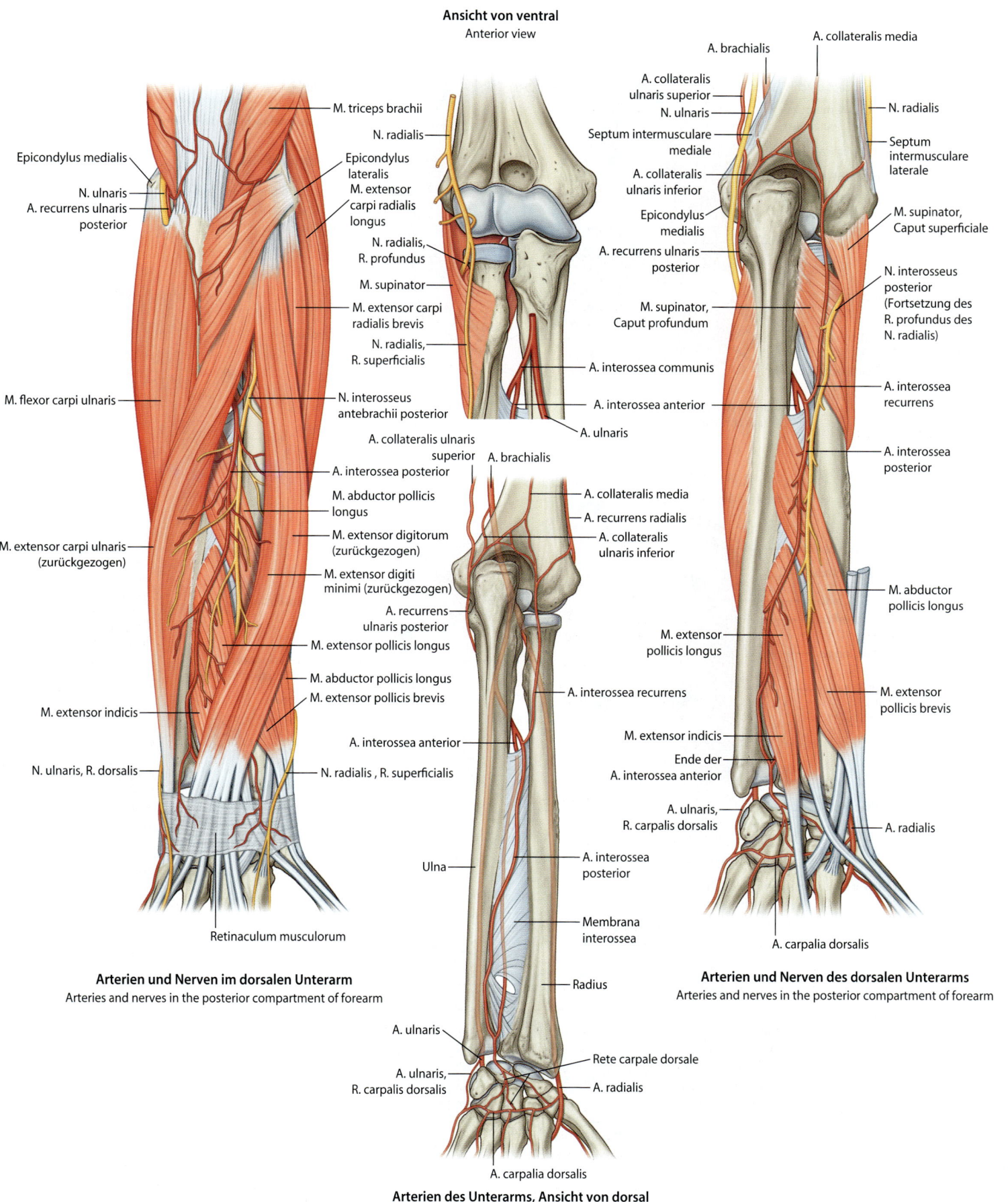

Ansicht von ventral
Anterior view

M. triceps brachii

N. radialis

Epicondylus medialis

N. ulnaris

A. recurrens ulnaris posterior

Epicondylus lateralis
M. extensor carpi radialis longus

N. radialis, R. profundus

M. supinator

M. extensor carpi radialis brevis

N. radialis, R. superficialis

M. flexor carpi ulnaris

N. interosseus antebrachii posterior

A. collateralis ulnaris superior

A. interossea posterior

M. abductor pollicis longus

M. extensor digitorum (zurückgezogen)

M. extensor carpi ulnaris (zurückgezogen)

M. extensor digiti minimi (zurückgezogen)

A. recurrens ulnaris posterior

M. extensor pollicis longus

M. abductor pollicis longus

M. extensor pollicis brevis

M. extensor indicis

N. ulnaris, R. dorsalis

N. radialis , R. superficialis

Retinaculum musculorum

Arterien und Nerven im dorsalen Unterarm
Arteries and nerves in the posterior compartment of forearm

A. brachialis

A. collateralis ulnaris superior
N. ulnaris
Septum intermusculare mediale

A. collateralis ulnaris inferior
Epicondylus medialis
A. recurrens ulnaris posterior

M. supinator, Caput profundum

A. interossea communis

A. interossea anterior

A. ulnaris

A. brachialis

A. collateralis media
A. recurrens radialis
A. collateralis ulnaris inferior

A. recurrens ulnaris posterior

A. interossea recurrens

A. interossea anterior

Ulna

A. interossea posterior

Membrana interossea

Radius

A. ulnaris

A. ulnaris, R. carpalis dorsalis

Rete carpale dorsale

A. radialis

A. carpalia dorsalis

Arterien des Unterarms, Ansicht von dorsal
Arteries of the forearm (posterior view)

A. collateralis media

A. brachialis

A. collateralis ulnaris superior

N. ulnaris

Septum intermusculare mediale

A. collateralis ulnaris inferior

Epicondylus medialis

A. recurrens ulnaris posterior

N. radialis

Septum intermusculare laterale

M. supinator, Caput superficiale

N. interosseus posterior (Fortsetzung des R. profundus des N. radialis)

A. interossea recurrens

A. interossea posterior

M. abductor pollicis longus

M. extensor pollicis longus

M. extensor pollicis brevis

M. extensor indicis

Ende der A. interossea anterior

A. ulnaris, R. carpalis dorsalis

A. radialis

A. carpalia dorsalis

Arterien und Nerven des dorsalen Unterarms
Arteries and nerves in the posterior compartment of forearm

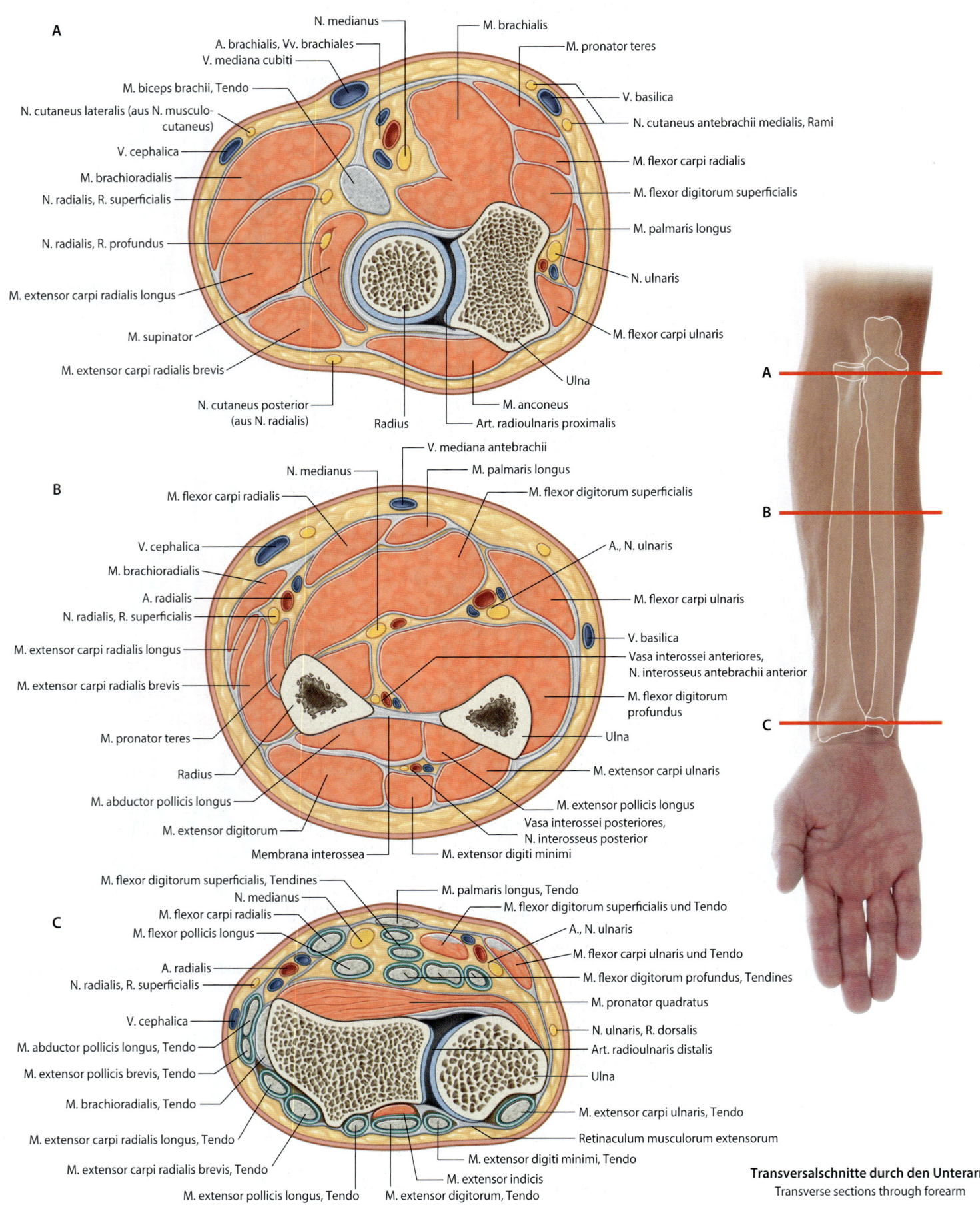

A

N. medianus

A. brachialis, Vv. brachiales

V. mediana cubiti

M. biceps brachii, Tendo

N. cutaneus lateralis (aus N. musculo-cutaneus)

V. cephalica

M. brachioradialis

N. radialis, R. superficialis

N. radialis, R. profundus

M. extensor carpi radialis longus

M. supinator

M. extensor carpi radialis brevis

N. cutaneus posterior (aus N. radialis)

Radius

M. brachialis

M. pronator teres

V. basilica

N. cutaneus antebrachii medialis, Rami

M. flexor carpi radialis

M. flexor digitorum superficialis

M. palmaris longus

N. ulnaris

M. flexor carpi ulnaris

Ulna

M. anconeus

Art. radioulnaris proximalis

B

V. mediana antebrachii

N. medianus

M. palmaris longus

M. flexor carpi radialis

M. flexor digitorum superficialis

V. cephalica

M. brachioradialis

A. radialis

N. radialis, R. superficialis

M. extensor carpi radialis longus

M. extensor carpi radialis brevis

M. pronator teres

Radius

M. abductor pollicis longus

M. extensor digitorum

Membrana interossea

A., N. ulnaris

M. flexor carpi ulnaris

V. basilica

Vasa interossei anteriores, N. interosseus antebrachii anterior

M. flexor digitorum profundus

Ulna

M. extensor carpi ulnaris

M. extensor pollicis longus

Vasa interossei posteriores, N. interosseus posterior

M. extensor digiti minimi

C

M. flexor digitorum superficialis, Tendines

N. medianus

M. flexor carpi radialis

M. flexor pollicis longus

A. radialis

N. radialis, R. superficialis

V. cephalica

M. abductor pollicis longus, Tendo

M. extensor pollicis brevis, Tendo

M. brachioradialis, Tendo

M. extensor carpi radialis longus, Tendo

M. extensor carpi radialis brevis, Tendo

M. extensor pollicis longus, Tendo

M. extensor digitorum, Tendo

M. extensor indicis

M. palmaris longus, Tendo

M. flexor digitorum superficialis und Tendo

A., N. ulnaris

M. flexor carpi ulnaris und Tendo

M. flexor digitorum profundus, Tendines

M. pronator quadratus

N. ulnaris, R. dorsalis

Art. radioulnaris distalis

Ulna

M. extensor carpi ulnaris, Tendo

Retinaculum musculorum extensorum

M. extensor digiti minimi, Tendo

A

B

C

Transversalschnitte durch den Unterarm
Transverse sections through forearm

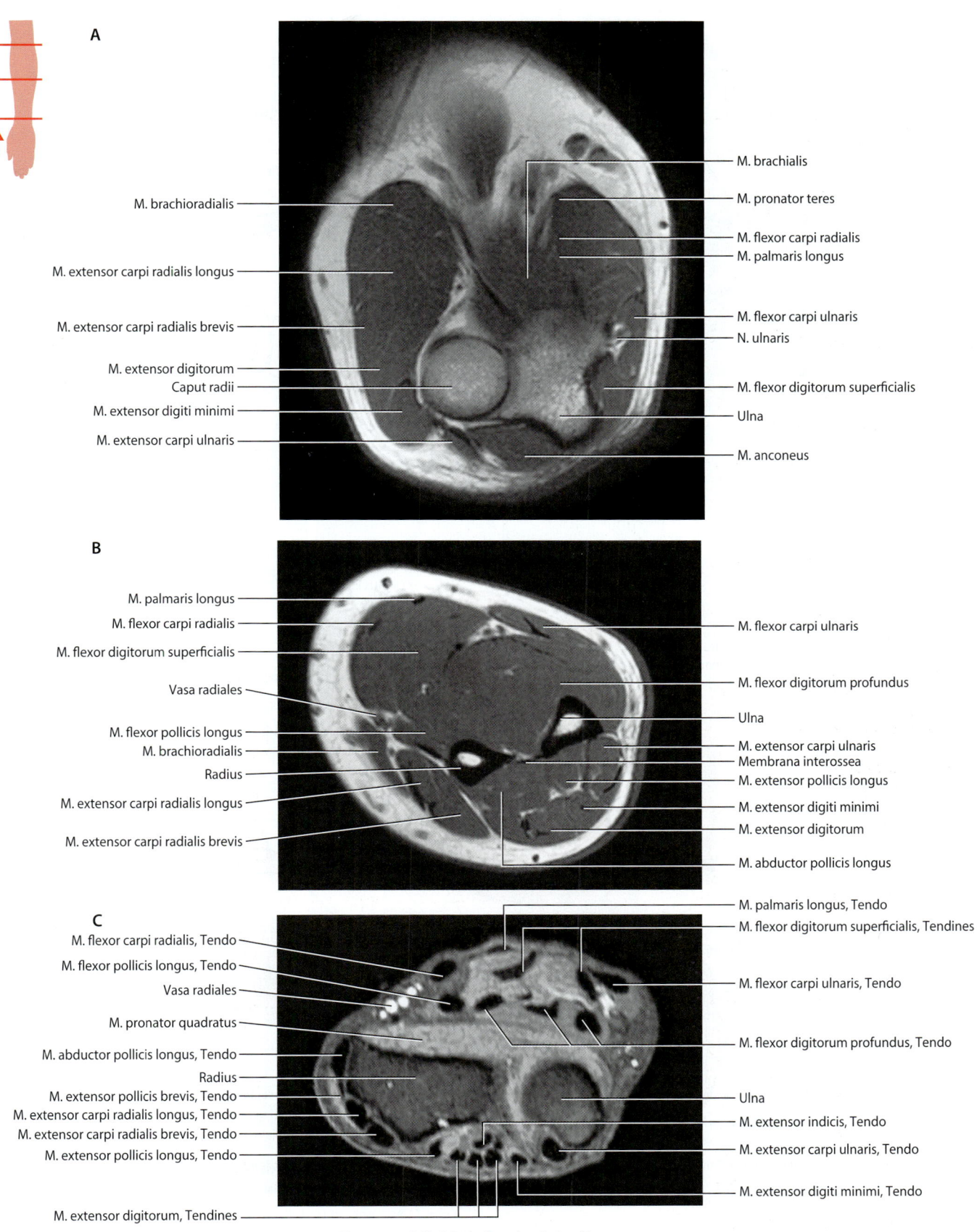

A

M. brachioradialis

M. extensor carpi radialis longus

M. extensor carpi radialis brevis

M. extensor digitorum

Caput radii

M. extensor digiti minimi

M. extensor carpi ulnaris

M. brachialis

M. pronator teres

M. flexor carpi radialis

M. palmaris longus

M. flexor carpi ulnaris

N. ulnaris

M. flexor digitorum superficialis

Ulna

M. anconeus

B

M. palmaris longus

M. flexor carpi radialis

M. flexor digitorum superficialis

Vasa radiales

M. flexor pollicis longus

M. brachioradialis

Radius

M. extensor carpi radialis longus

M. extensor carpi radialis brevis

M. flexor carpi ulnaris

M. flexor digitorum profundus

Ulna

M. extensor carpi ulnaris

Membrana interossea

M. extensor pollicis longus

M. extensor digiti minimi

M. extensor digitorum

M. abductor pollicis longus

C

M. flexor carpi radialis, Tendo

M. flexor pollicis longus, Tendo

Vasa radiales

M. pronator quadratus

M. abductor pollicis longus, Tendo

Radius

M. extensor pollicis brevis, Tendo

M. extensor carpi radialis longus, Tendo

M. extensor carpi radialis brevis, Tendo

M. extensor pollicis longus, Tendo

M. extensor digitorum, Tendines

M. palmaris longus, Tendo

M. flexor digitorum superficialis, Tendines

M. flexor carpi ulnaris, Tendo

M. flexor digitorum profundus, Tendo

Ulna

M. extensor indicis, Tendo

M. extensor carpi ulnaris, Tendo

M. extensor digiti minimi, Tendo

Transversal-/Axialschnitte durch den Unterarm.
A. Proximaler/oberer Unterarm; B. Mittlerer Unterarm; C. Distaler/unterer Unterarm;
T1-gewichtetes MRT in Axialebene
Transverse/axial sections through the forearm. A. Proximal/upper forearm.
B. Middle forearm. C. Distal/lower forearm. T1-weighted MR image in axial plane

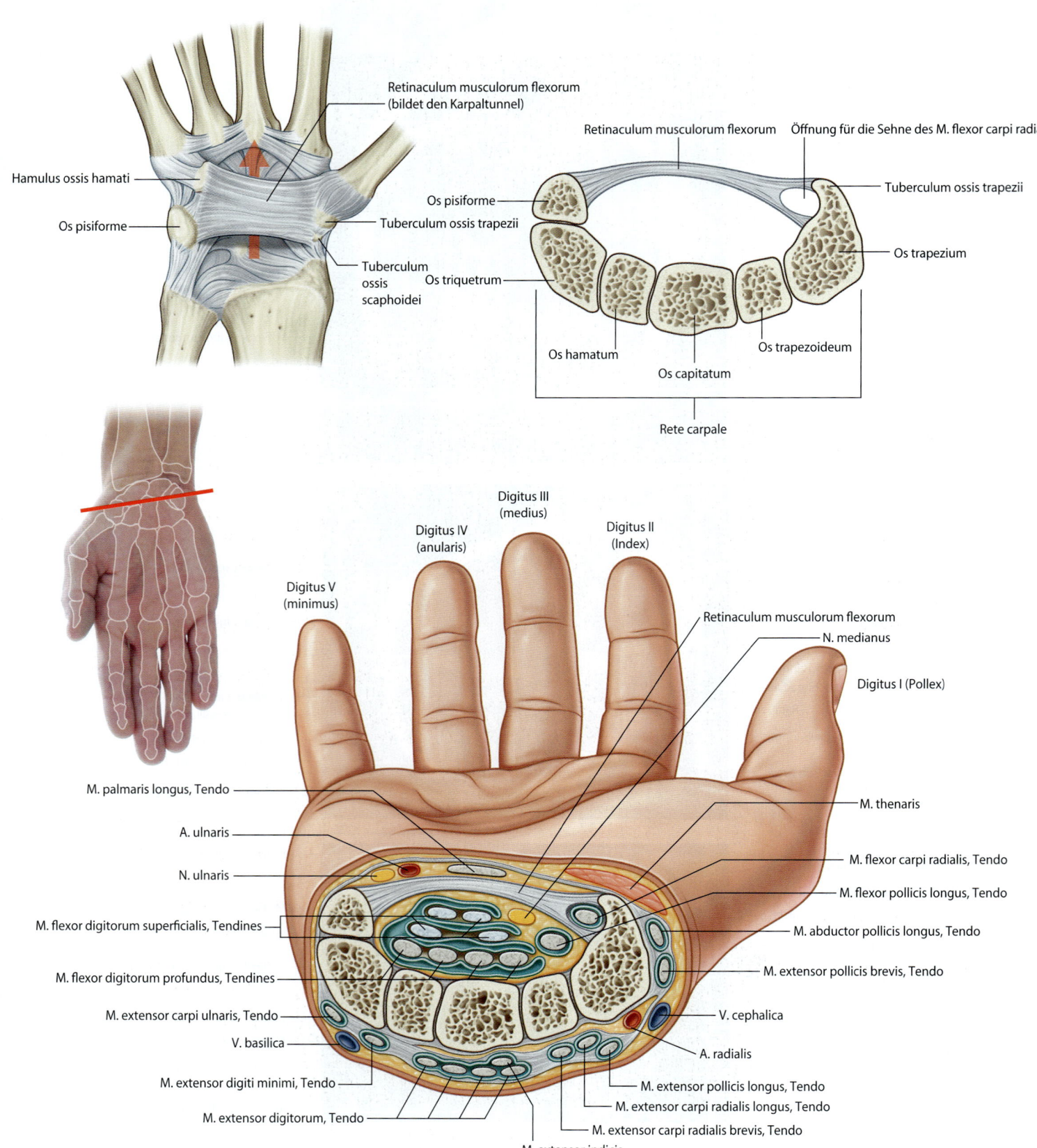

Retinaculum musculorum flexorum
(bildet den Karpaltunnel)

Retinaculum musculorum flexorum

Öffnung für die Sehne des M. flexor carpi radialis

Hamulus ossis hamati

Os pisiforme

Os pisiforme

Tuberculum ossis trapezii

Tuberculum ossis trapezii

Tuberculum
ossis
scaphoidei

Os triquetrum

Os trapezium

Os hamatum

Os capitatum

Os trapezoideum

Rete carpale

Digitus III
(medius)

Digitus IV
(anularis)

Digitus II
(Index)

Digitus V
(minimus)

Retinaculum musculorum flexorum

N. medianus

Digitus I (Pollex)

M. palmaris longus, Tendo

A. ulnaris

N. ulnaris

M. flexor digitorum superficialis, Tendines

M. flexor digitorum profundus, Tendines

M. extensor carpi ulnaris, Tendo

V. basilica

M. extensor digiti minimi, Tendo

M. extensor digitorum, Tendo

M. extensor indicis

M. thenaris

M. flexor carpi radialis, Tendo

M. flexor pollicis longus, Tendo

M. abductor pollicis longus, Tendo

M. extensor pollicis brevis, Tendo

V. cephalica

A. radialis

M. extensor pollicis longus, Tendo

M. extensor carpi radialis longus, Tendo

M. extensor carpi radialis brevis, Tendo

Karpaltunnel: Struktur und Beziehungen
Carpal tunnel, structures and relations

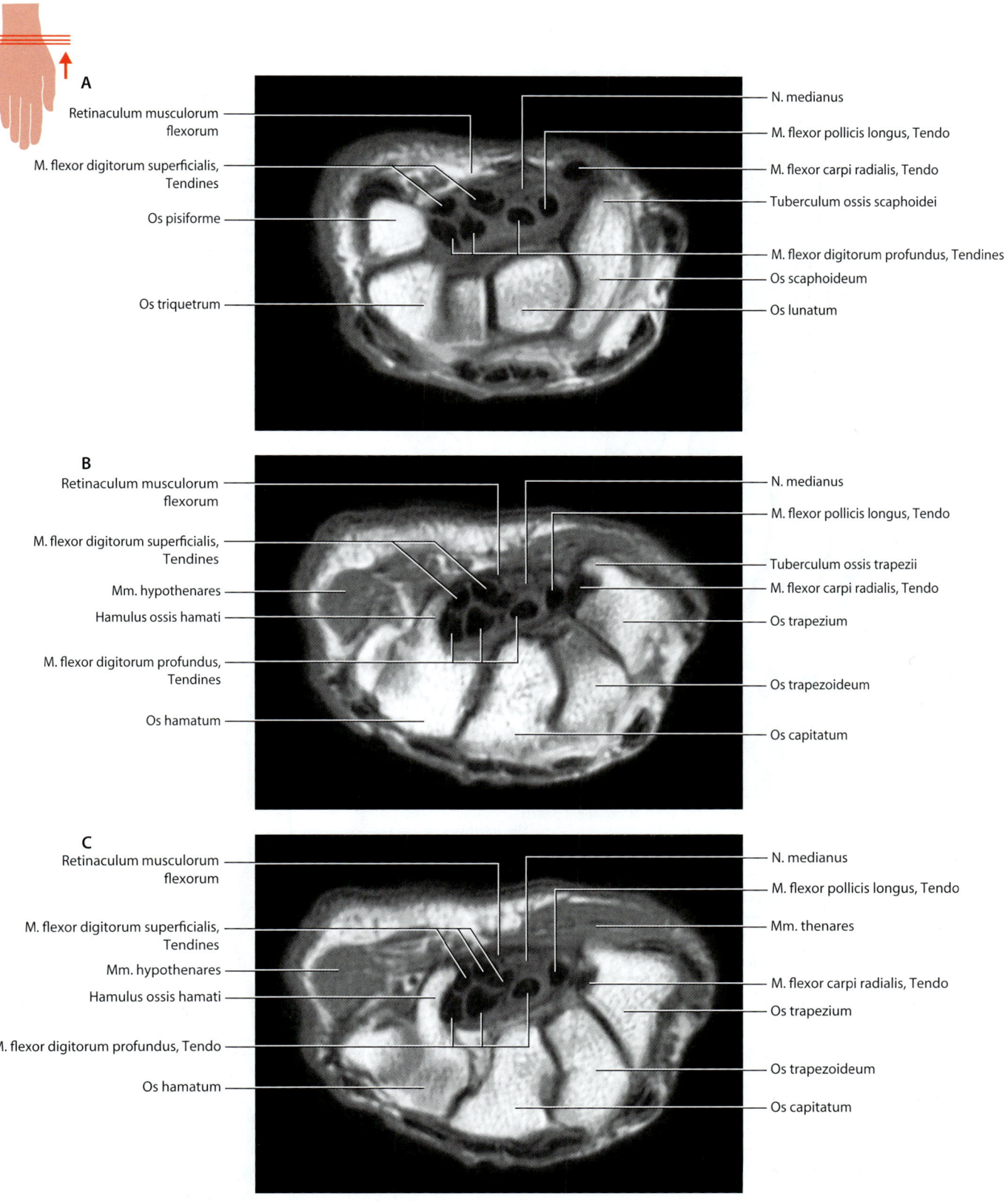

A

Retinaculum musculorum flexorum

M. flexor digitorum superficialis, Tendines

Os pisiforme

Os triquetrum

N. medianus

M. flexor pollicis longus, Tendo

M. flexor carpi radialis, Tendo

Tuberculum ossis scaphoidei

M. flexor digitorum profundus, Tendines

Os scaphoideum

Os lunatum

B

Retinaculum musculorum flexorum

M. flexor digitorum superficialis, Tendines

Mm. hypothenares

Hamulus ossis hamati

M. flexor digitorum profundus, Tendines

Os hamatum

N. medianus

M. flexor pollicis longus, Tendo

Tuberculum ossis trapezii

M. flexor carpi radialis, Tendo

Os trapezium

Os trapezoideum

Os capitatum

C

Retinaculum musculorum flexorum

M. flexor digitorum superficialis, Tendines

Mm. hypothenares

Hamulus ossis hamati

M. flexor digitorum profundus, Tendo

Os hamatum

N. medianus

M. flexor pollicis longus, Tendo

Mm. thenares

M. flexor carpi radialis, Tendo

Os trapezium

Os trapezoideum

Os capitatum

Transversal-/Axialschnitte durch den Karpaltunnel.
A. Proximaler Karpaltunnel; B. Mittlerer Abschnitt des Karpaltunnels;
C. Distaler Abschnitt des Karpaltunnels; T1-gewichtetes MRT in Axialebene
Transverse/axial sections through the carpal tunnel.
A. Proximal end of carpal tunnel. B. Middle portion of carpal tunnel.
C. Distal portion of carpal tunnel. T1-weighted MR images in axial plane

407

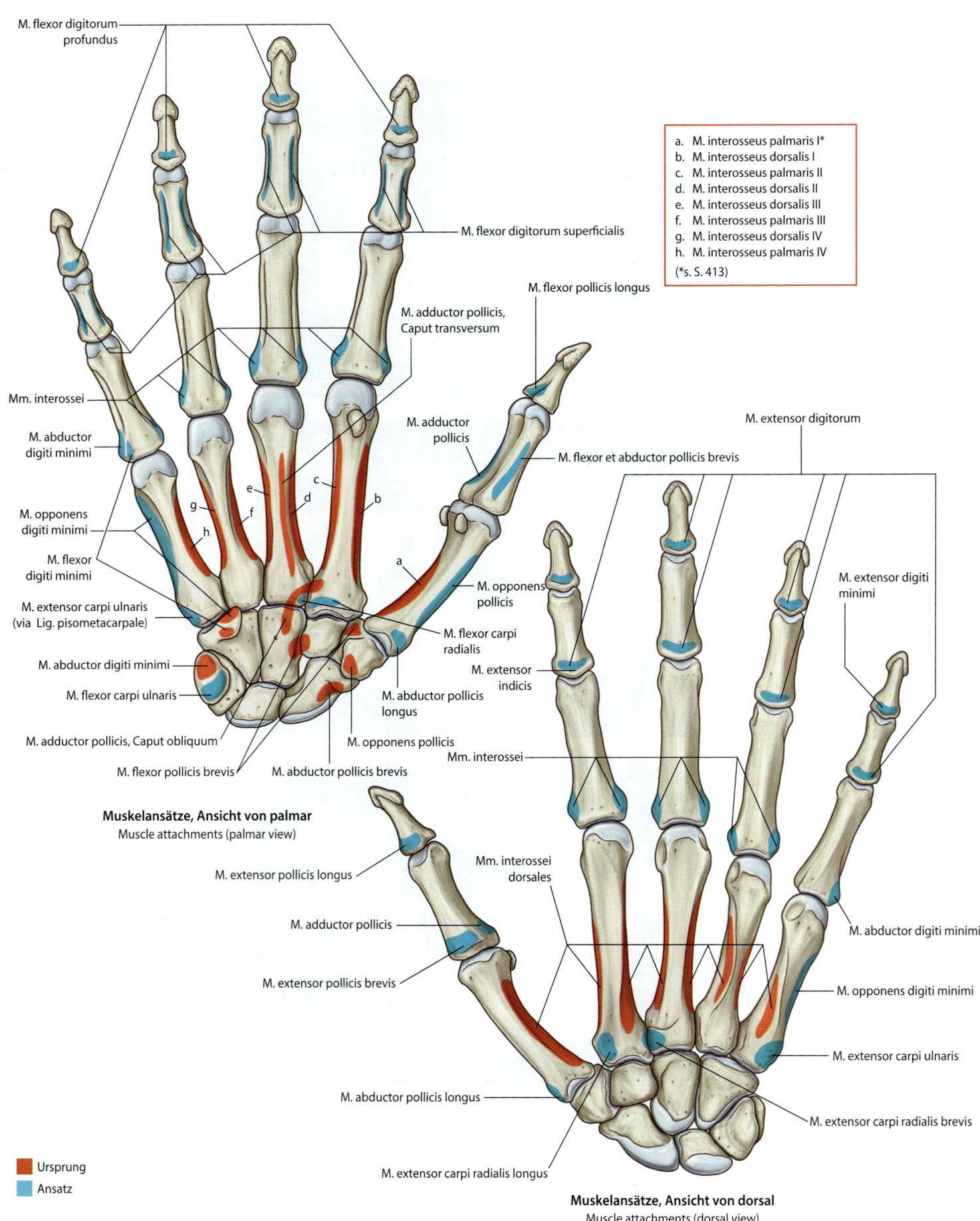

M. flexor digitorum profundus

M. flexor digitorum superficialis

M. adductor pollicis, Caput transversum

M. flexor pollicis longus

M. adductor pollicis

a. M. interosseus palmaris I*
b. M. interosseus dorsalis I
c. M. interosseus palmaris II
d. M. interosseus dorsalis II
e. M. interosseus dorsalis III
f. M. interosseus palmaris III
g. M. interosseus dorsalis IV
h. M. interosseus palmaris IV
(*s. S. 413)

Mm. interossei

M. abductor digiti minimi

M. extensor digitorum

M. flexor et abductor pollicis brevis

M. opponens digiti minimi

M. flexor digiti minimi

M. opponens pollicis

M. extensor digiti minimi

M. extensor carpi ulnaris (via Lig. pisometacarpale)

M. flexor carpi radialis

M. abductor digiti minimi

M. flexor carpi ulnaris

M. extensor indicis

M. abductor pollicis longus

M. adductor pollicis, Caput obliquum

M. opponens pollicis

M. flexor pollicis brevis

M. abductor pollicis brevis

Mm. interossei

Muskelansätze, Ansicht von palmar
Muscle attachments (palmar view)

M. extensor pollicis longus

Mm. interossei dorsales

M. adductor pollicis

M. abductor digiti minimi

M. extensor pollicis brevis

M. opponens digiti minimi

M. extensor carpi ulnaris

M. abductor pollicis longus

M. extensor carpi radialis brevis

M. extensor carpi radialis longus

Ursprung
Ansatz

Muskelansätze, Ansicht von dorsal
Muscle attachments (dorsal view)

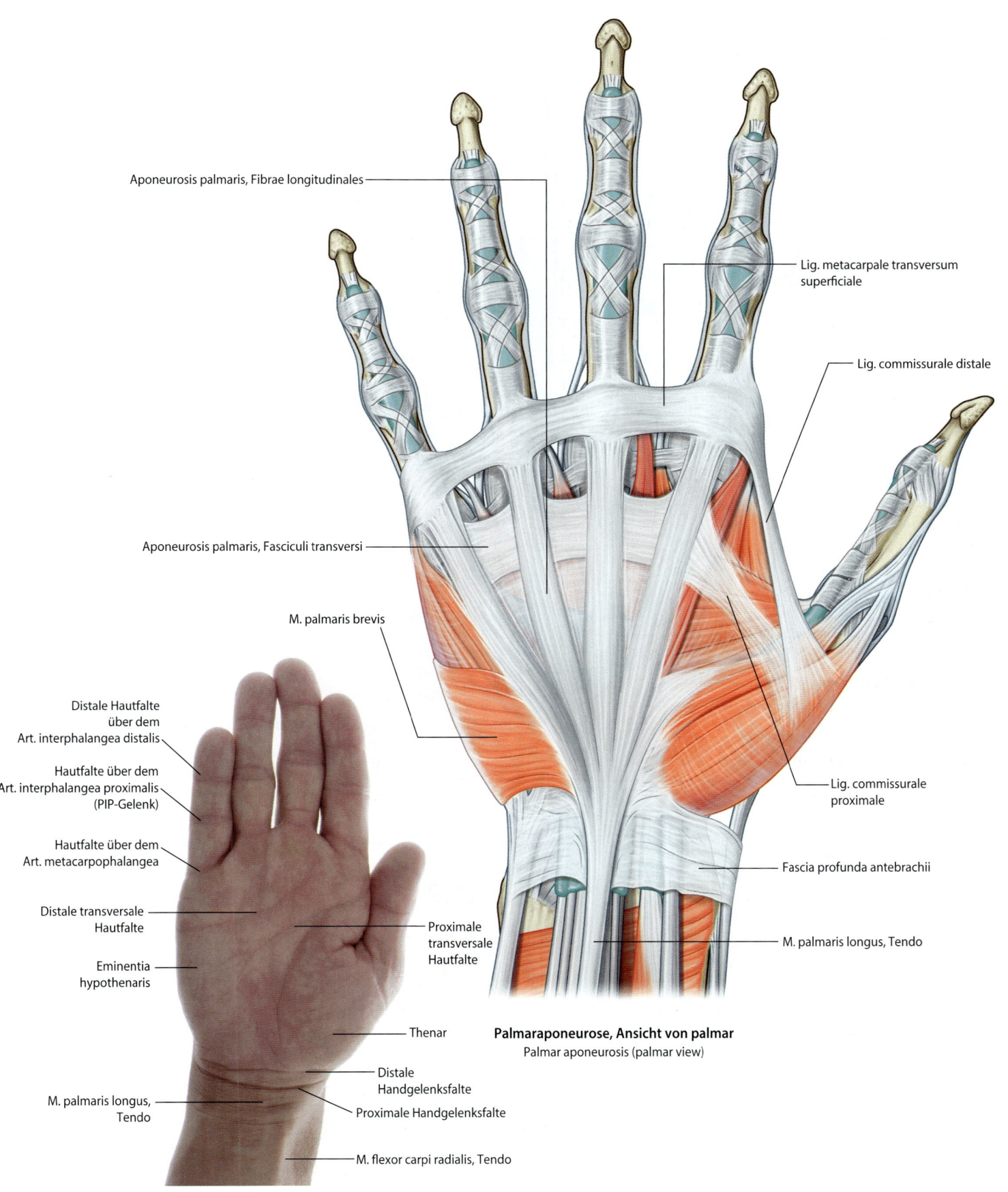

Aponeurosis palmaris, Fibrae longitudinales

Lig. metacarpale transversum superficiale

Lig. commissurale distale

Aponeurosis palmaris, Fasciculi transversi

M. palmaris brevis

Lig. commissurale proximale

Fascia profunda antebrachii

M. palmaris longus, Tendo

Palmaraponeurose, Ansicht von palmar
Palmar aponeurosis (palmar view)

Distale Hautfalte über dem Art. interphalangea distalis

Hautfalte über dem Art. interphalangea proximalis (PIP-Gelenk)

Hautfalte über dem Art. metacarpophalangea

Distale transversale Hautfalte

Eminentia hypothenaris

Thenar

M. palmaris longus, Tendo

M. flexor carpi radialis, Tendo

Proximale transversale Hautfalte

Distale Handgelenksfalte

Proximale Handgelenksfalte

Oberflächenanatomie, Ansicht von palmar
Surface anatomy (palmar view)

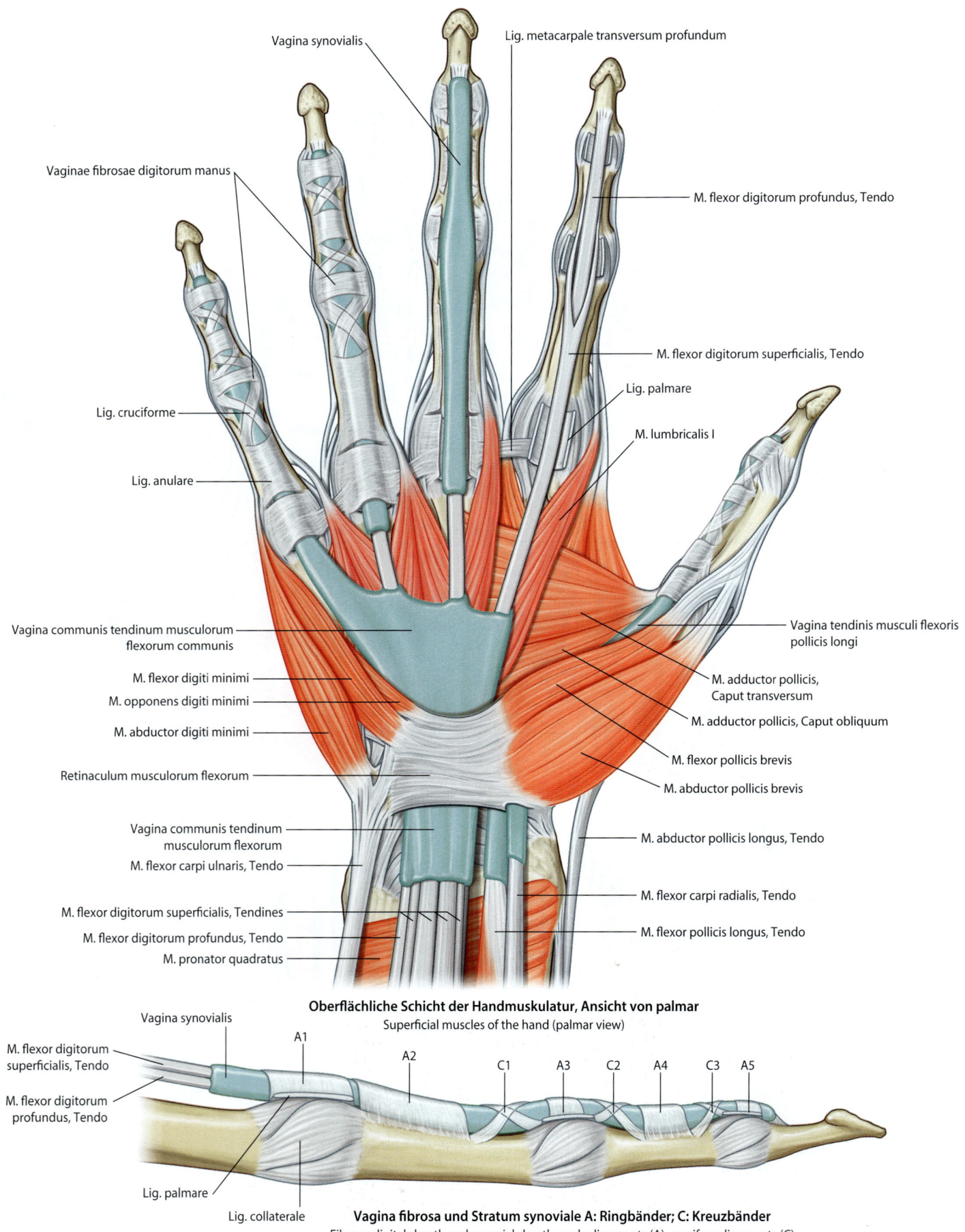

Vagina synovialis

Lig. metacarpale transversum profundum

Vaginae fibrosae digitorum manus

M. flexor digitorum profundus, Tendo

Lig. cruciforme

M. flexor digitorum superficialis, Tendo

Lig. anulare

Lig. palmare

M. lumbricalis I

Vagina communis tendinum musculorum flexorum communis

Vagina tendinis musculi flexoris pollicis longi

M. flexor digiti minimi

M. adductor pollicis, Caput transversum

M. opponens digiti minimi

M. adductor pollicis, Caput obliquum

M. abductor digiti minimi

M. flexor pollicis brevis

Retinaculum musculorum flexorum

M. abductor pollicis brevis

Vagina communis tendinum musculorum flexorum

M. abductor pollicis longus, Tendo

M. flexor carpi ulnaris, Tendo

M. flexor carpi radialis, Tendo

M. flexor digitorum superficialis, Tendines

M. flexor pollicis longus, Tendo

M. flexor digitorum profundus, Tendo

M. pronator quadratus

Oberflächliche Schicht der Handmuskulatur, Ansicht von palmar
Superficial muscles of the hand (palmar view)

Vagina synovialis

A1

A2   C1   A3   C2   A4   C3   A5

M. flexor digitorum superficialis, Tendo

M. flexor digitorum profundus, Tendo

Lig. palmare

Lig. collaterale

Vagina fibrosa und Stratum synoviale A: Ringbänder; C: Kreuzbänder
Fibrous digital sheath and synovial sheath nnular ligaments (A), cruciform ligaments (C)

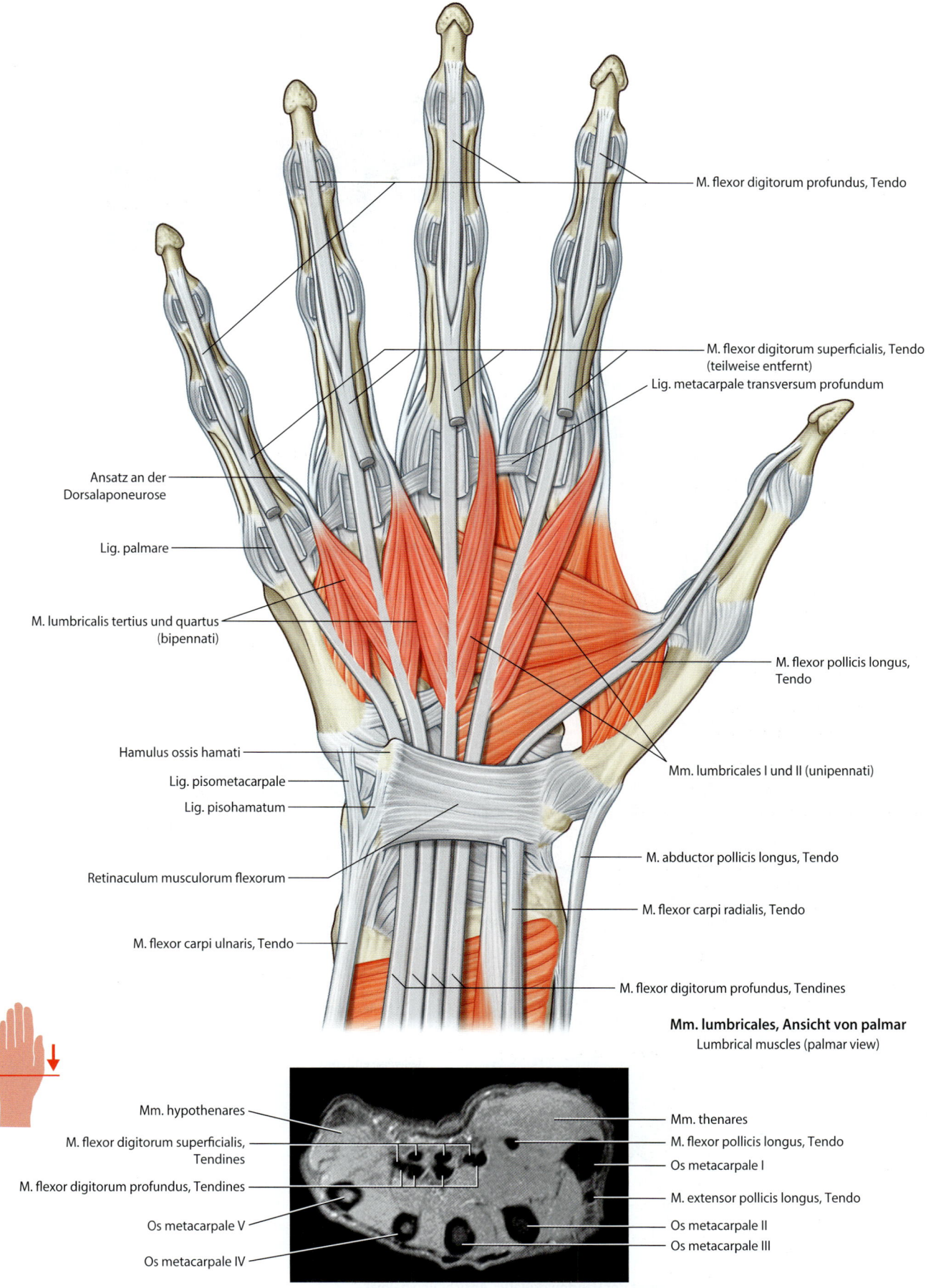

M. flexor digitorum profundus, Tendo

M. flexor digitorum superficialis, Tendo
(teilweise entfernt)

Lig. metacarpale transversum profundum

Ansatz an der
Dorsalaponeurose

Lig. palmare

M. lumbricalis tertius und quartus
(bipennati)

M. flexor pollicis longus,
Tendo

Hamulus ossis hamati

Lig. pisometacarpale

Lig. pisohamatum

Mm. lumbricales I und II (unipennati)

Retinaculum musculorum flexorum

M. abductor pollicis longus, Tendo

M. flexor carpi radialis, Tendo

M. flexor carpi ulnaris, Tendo

M. flexor digitorum profundus, Tendines

Mm. lumbricales, Ansicht von palmar
Lumbrical muscles (palmar view)

Mm. hypothenares

M. flexor digitorum superficialis,
Tendines

M. flexor digitorum profundus, Tendines

Os metacarpale V

Os metacarpale IV

Mm. thenares

M. flexor pollicis longus, Tendo

Os metacarpale I

M. extensor pollicis longus, Tendo

Os metacarpale II

Os metacarpale III

Bildgebung der proximalen Hand; T1-gewichtetes MRT in Axialebene
Imaging of the proximal portion of the hand. T1-weighted MR image in axial plane

411

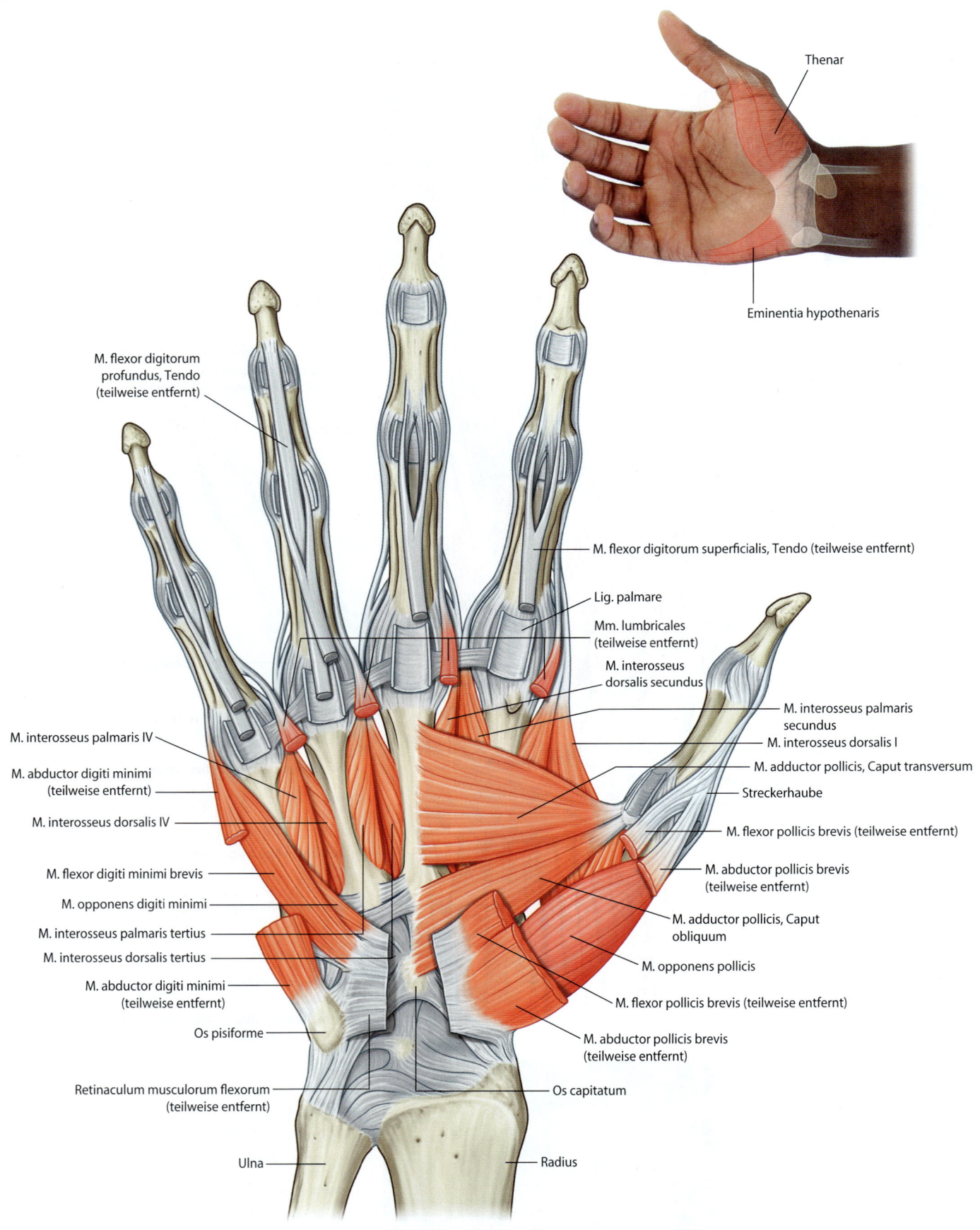

Thenar

Eminentia hypothenaris

M. flexor digitorum profundus, Tendo (teilweise entfernt)

M. flexor digitorum superficialis, Tendo (teilweise entfernt)

Lig. palmare

Mm. lumbricales (teilweise entfernt)

M. interosseus dorsalis secundus

M. interosseus palmaris secundus

M. interosseus dorsalis I

M. adductor pollicis, Caput transversum

Streckerhaube

M. flexor pollicis brevis (teilweise entfernt)

M. abductor pollicis brevis (teilweise entfernt)

M. adductor pollicis, Caput obliquum

M. opponens pollicis

M. flexor pollicis brevis (teilweise entfernt)

M. abductor pollicis brevis (teilweise entfernt)

Os capitatum

Radius

M. interosseus palmaris IV

M. abductor digiti minimi (teilweise entfernt)

M. interosseus dorsalis IV

M. flexor digiti minimi brevis

M. opponens digiti minimi

M. interosseus palmaris tertius

M. interosseus dorsalis tertius

M. abductor digiti minimi (teilweise entfernt)

Os pisiforme

Retinaculum musculorum flexorum (teilweise entfernt)

Ulna

Tiefe Schicht der Handmuskulatur, Ansicht von palmar
Deep muscles of the hand (palmar view)

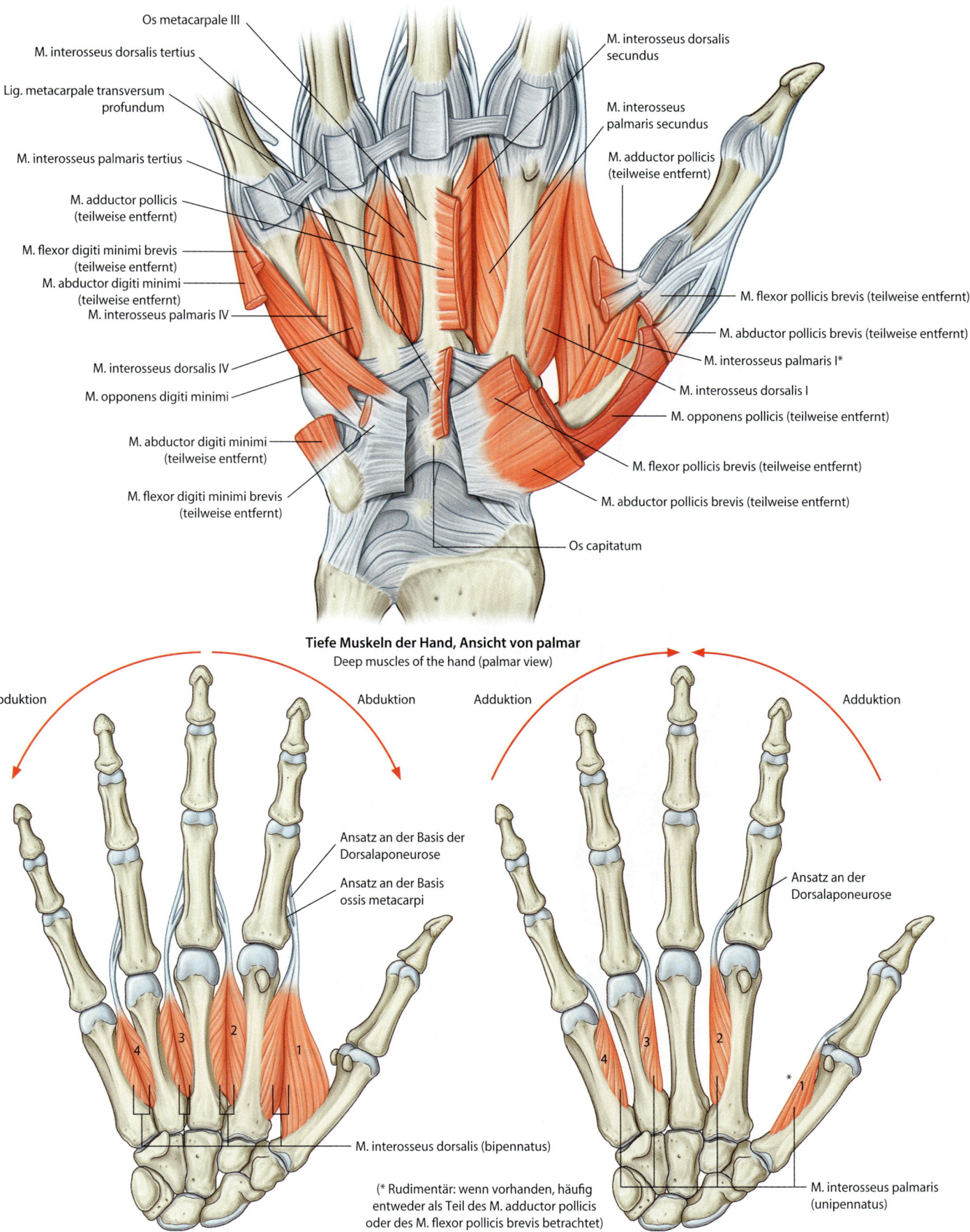

Os metacarpale III

M. interosseus dorsalis tertius

Lig. metacarpale transversum profundum

M. interosseus palmaris tertius

M. adductor pollicis (teilweise entfernt)

M. flexor digiti minimi brevis (teilweise entfernt)

M. abductor digiti minimi (teilweise entfernt)

M. interosseus palmaris IV

M. interosseus dorsalis IV

M. opponens digiti minimi

M. abductor digiti minimi (teilweise entfernt)

M. flexor digiti minimi brevis (teilweise entfernt)

M. interosseus dorsalis secundus

M. interosseus palmaris secundus

M. adductor pollicis (teilweise entfernt)

M. flexor pollicis brevis (teilweise entfernt)

M. abductor pollicis brevis (teilweise entfernt)

M. interosseus palmaris I*

M. interosseus dorsalis I

M. opponens pollicis (teilweise entfernt)

M. flexor pollicis brevis (teilweise entfernt)

M. abductor pollicis brevis (teilweise entfernt)

Os capitatum

Tiefe Muskeln der Hand, Ansicht von palmar
Deep muscles of the hand (palmar view)

Abduktion

Abduktion

Adduktion

Adduktion

Ansatz an der Basis der Dorsalaponeurose

Ansatz an der Basis ossis metacarpi

Ansatz an der Dorsalaponeurose

4 3 2 1

4 3 2 *1

M. interosseus dorsalis (bipennatus)

(* Rudimentär: wenn vorhanden, häufig entweder als Teil des M. adductor pollicis oder des M. flexor pollicis brevis betrachtet)

M. interosseus palmaris (unipennatus)

Mm. interossei dorsales, Ansicht von palmar
Dorsal interossei (palmar view)

Mm. interossei palmares, Ansicht von palmar
Palmar interossei (palmar view)

413

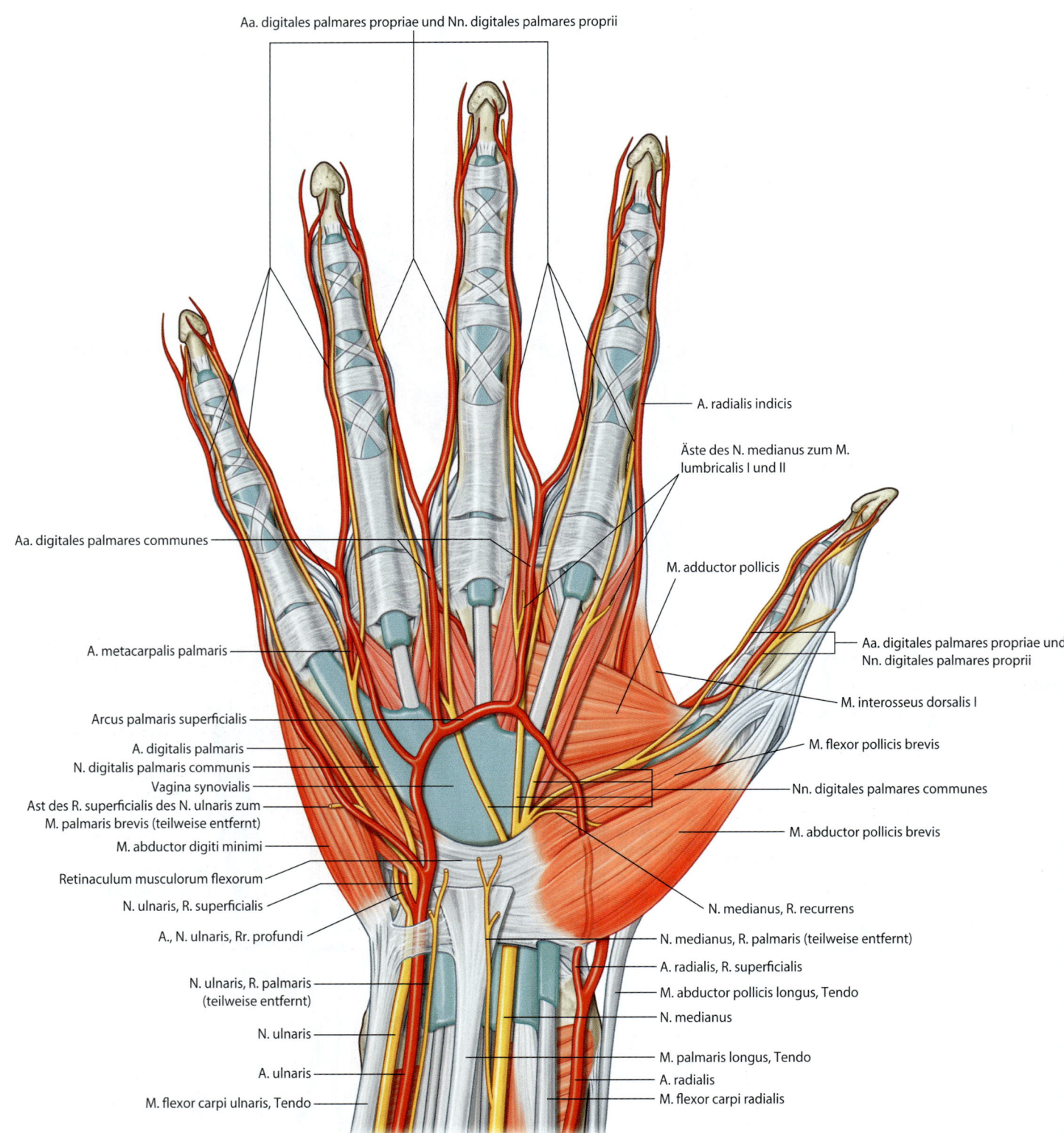

Aa. digitales palmares propriae und Nn. digitales palmares proprii

A. radialis indicis

Äste des N. medianus zum M. lumbricalis I und II

Aa. digitales palmares communes

M. adductor pollicis

Aa. digitales palmares propriae und Nn. digitales palmares proprii

A. metacarpalis palmaris

M. interosseus dorsalis I

Arcus palmaris superficialis

M. flexor pollicis brevis

A. digitalis palmaris

N. digitalis palmaris communis

Vagina synovialis

Nn. digitales palmares communes

Ast des R. superficialis des N. ulnaris zum
M. palmaris brevis (teilweise entfernt)

M. abductor pollicis brevis

M. abductor digiti minimi

Retinaculum musculorum flexorum

N. medianus, R. recurrens

N. ulnaris, R. superficialis

A., N. ulnaris, Rr. profundi

N. medianus, R. palmaris (teilweise entfernt)

A. radialis, R. superficialis

N. ulnaris, R. palmaris
(teilweise entfernt)

M. abductor pollicis longus, Tendo

N. medianus

N. ulnaris

M. palmaris longus, Tendo

A. ulnaris

A. radialis

M. flexor carpi ulnaris, Tendo

M. flexor carpi radialis

Oberflächliche Arterien und Nerven der Hand, Ansicht von palmar
Superficial arteries and nerves of the hand (palmar view)

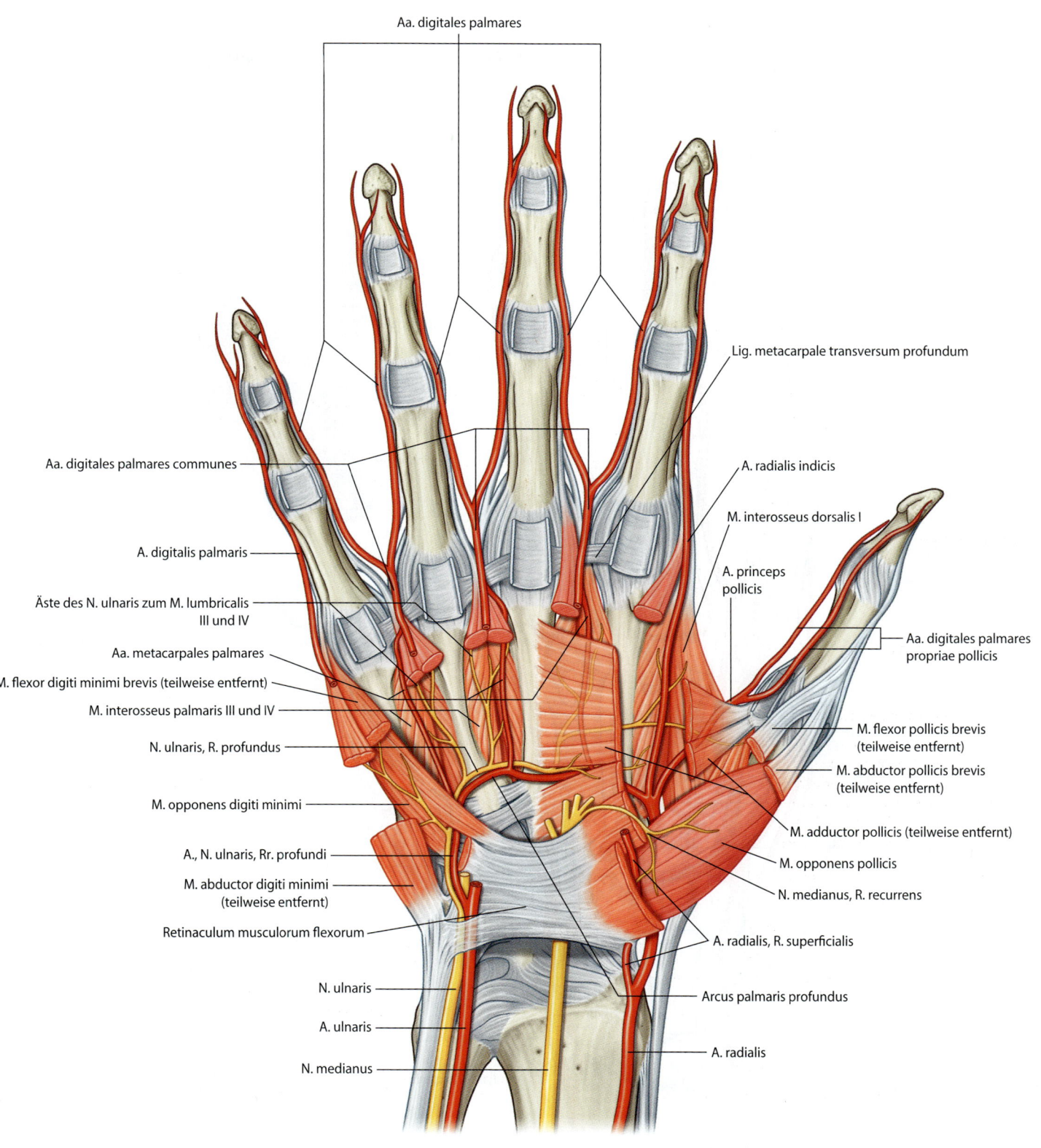

Aa. digitales palmares

Lig. metacarpale transversum profundum

Aa. digitales palmares communes

A. radialis indicis

M. interosseus dorsalis I

A. digitalis palmaris

A. princeps pollicis

Äste des N. ulnaris zum M. lumbricalis III und IV

Aa. digitales palmares propriae pollicis

Aa. metacarpales palmares

M. flexor digiti minimi brevis (teilweise entfernt)

M. interosseus palmaris III und IV

M. flexor pollicis brevis (teilweise entfernt)

N. ulnaris, R. profundus

M. abductor pollicis brevis (teilweise entfernt)

M. opponens digiti minimi

M. adductor pollicis (teilweise entfernt)

A., N. ulnaris, Rr. profundi

M. opponens pollicis

M. abductor digiti minimi (teilweise entfernt)

N. medianus, R. recurrens

Retinaculum musculorum flexorum

A. radialis, R. superficialis

N. ulnaris

Arcus palmaris profundus

A. ulnaris

A. radialis

N. medianus

Tiefe Arterien und Nerven der Hand, Ansicht von palmar
Deep arteries and nerves of the hand (palmar view)

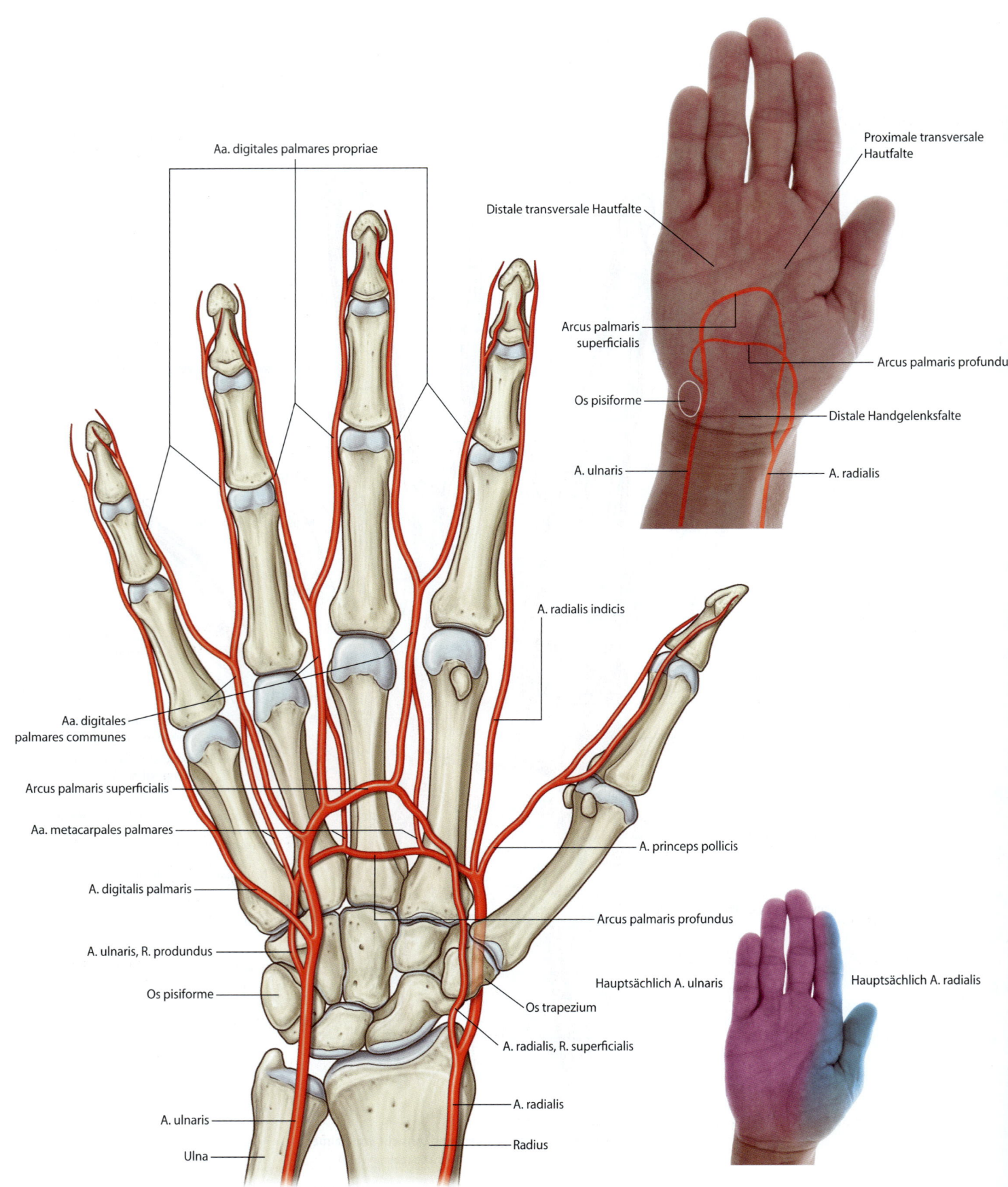

Aa. digitales palmares propriae

Proximale transversale Hautfalte

Distale transversale Hautfalte

Arcus palmaris superficialis

Arcus palmaris profundus

Os pisiforme

Distale Handgelenksfalte

A. ulnaris

A. radialis

A. radialis indicis

Aa. digitales palmares communes

Arcus palmaris superficialis

Aa. metacarpales palmares

A. princeps pollicis

A. digitalis palmaris

Arcus palmaris profundus

A. ulnaris, R. produndus

Hauptsächlich A. ulnaris

Hauptsächlich A. radialis

Os pisiforme

Os trapezium

A. radialis, R. superficialis

A. ulnaris

A. radialis

Ulna

Radius

Arterien der Hand, Ansicht von palmar
Arteries of the hand (palmar view)

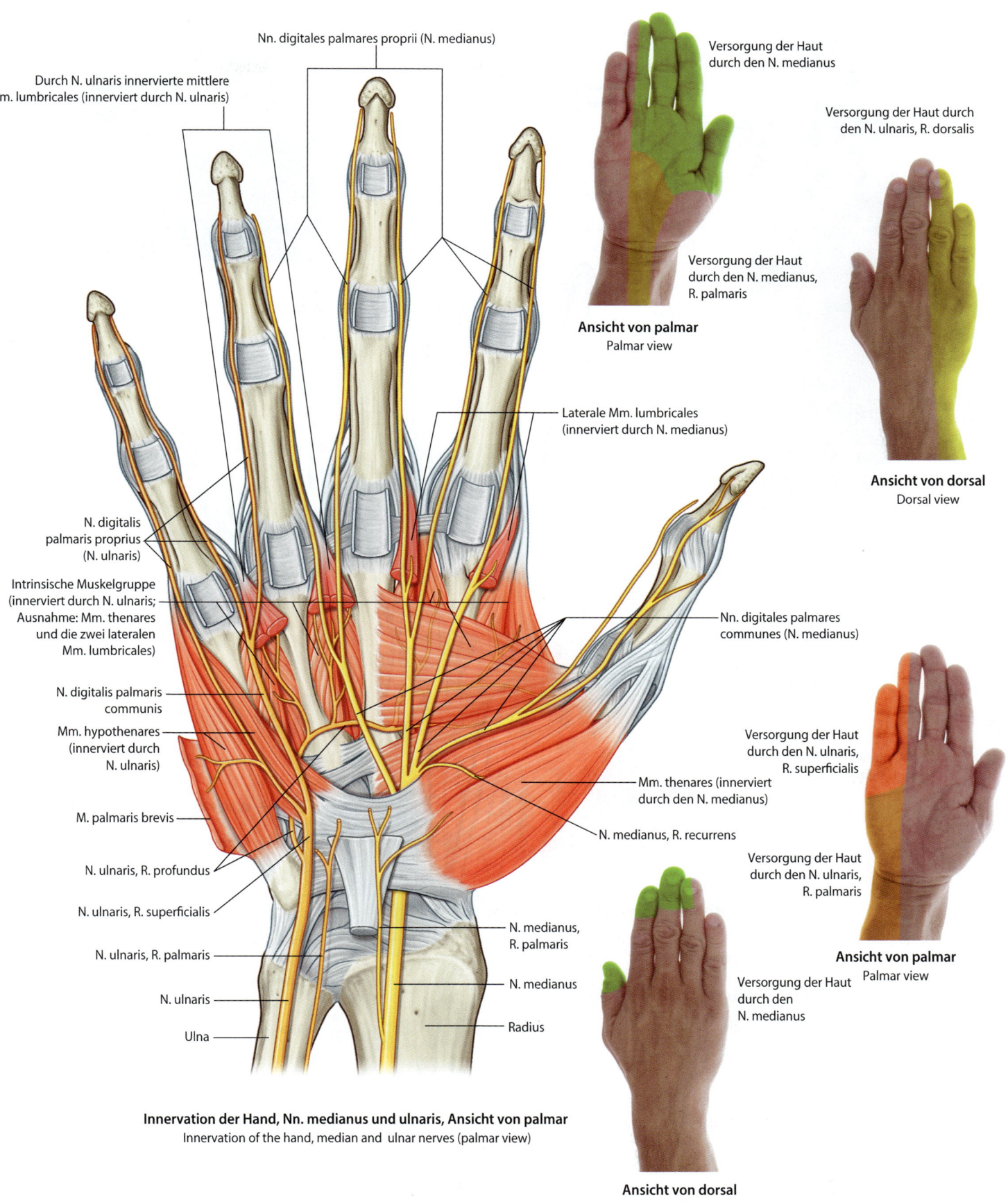

Nn. digitales palmares proprii (N. medianus)

Durch N. ulnaris innervierte mittlere Mm. lumbricales (innerviert durch N. ulnaris)

Laterale Mm. lumbricales (innerviert durch N. medianus)

N. digitalis palmaris proprius (N. ulnaris)

Intrinsische Muskelgruppe (innerviert durch N. ulnaris; Ausnahme: Mm. thenares und die zwei lateralen Mm. lumbricales)

N. digitalis palmaris communis

Mm. hypothenares (innerviert durch N. ulnaris)

M. palmaris brevis

N. ulnaris, R. profundus

N. ulnaris, R. superficialis

N. ulnaris, R. palmaris

N. ulnaris

Ulna

Nn. digitales palmares communes (N. medianus)

Mm. thenares (innerviert durch den N. medianus)

N. medianus, R. recurrens

N. medianus, R. palmaris

N. medianus

Radius

Innervation der Hand, Nn. medianus und ulnaris, Ansicht von palmar
Innervation of the hand, median and ulnar nerves (palmar view)

Versorgung der Haut durch den N. medianus

Versorgung der Haut durch den N. medianus, R. palmaris

Ansicht von palmar
Palmar view

Versorgung der Haut durch den N. ulnaris, R. dorsalis

Ansicht von dorsal
Dorsal view

Versorgung der Haut durch den N. ulnaris, R. superficialis

Versorgung der Haut durch den N. ulnaris, R. palmaris

Ansicht von palmar
Palmar view

Versorgung der Haut durch den N. medianus

Ansicht von dorsal
Dorsal view

417

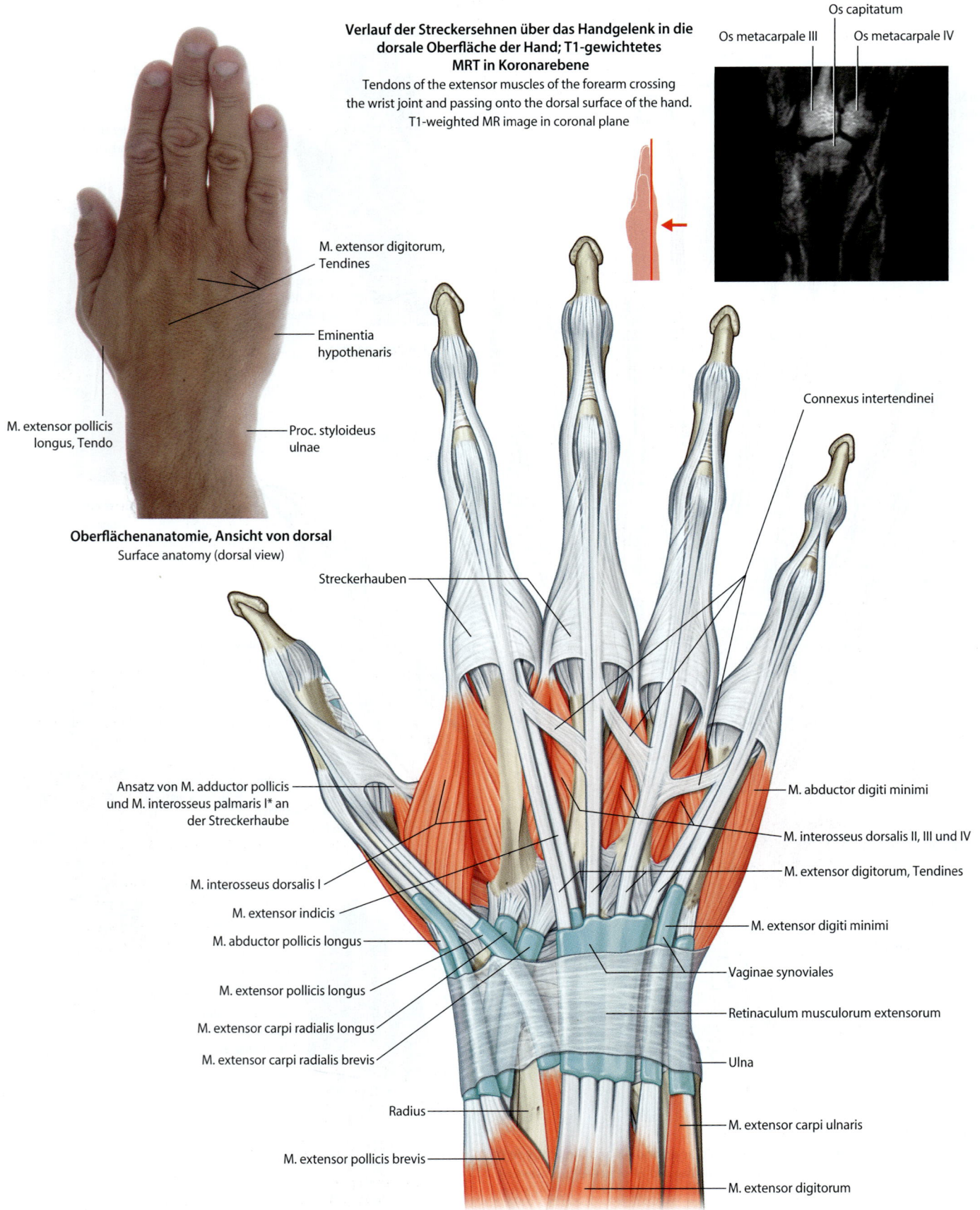

Verlauf der Streckersehnen über das Handgelenk in die dorsale Oberfläche der Hand; T1-gewichtetes MRT in Koronarebene
Tendons of the extensor muscles of the forearm crossing the wrist joint and passing onto the dorsal surface of the hand. T1-weighted MR image in coronal plane

Os capitatum

Os metacarpale III

Os metacarpale IV

M. extensor digitorum, Tendines

Eminentia hypothenaris

M. extensor pollicis longus, Tendo

Proc. styloideus ulnae

Oberflächenanatomie, Ansicht von dorsal
Surface anatomy (dorsal view)

Streckerhauben

Connexus intertendinei

Ansatz von M. adductor pollicis und M. interosseus palmaris I* an der Streckerhaube

M. abductor digiti minimi

M. interosseus dorsalis II, III und IV

M. interosseus dorsalis I

M. extensor indicis

M. abductor pollicis longus

M. extensor pollicis longus

M. extensor carpi radialis longus

M. extensor carpi radialis brevis

M. extensor digitorum, Tendines

M. extensor digiti minimi

Vaginae synoviales

Retinaculum musculorum extensorum

Ulna

M. extensor carpi ulnaris

Radius

M. extensor pollicis brevis

M. extensor digitorum

Oberflächliche Strukturen der Hand, Ansicht von dorsal (s. S. 413)
Superficial structures of the hand (dorsal view) (* see page 413)

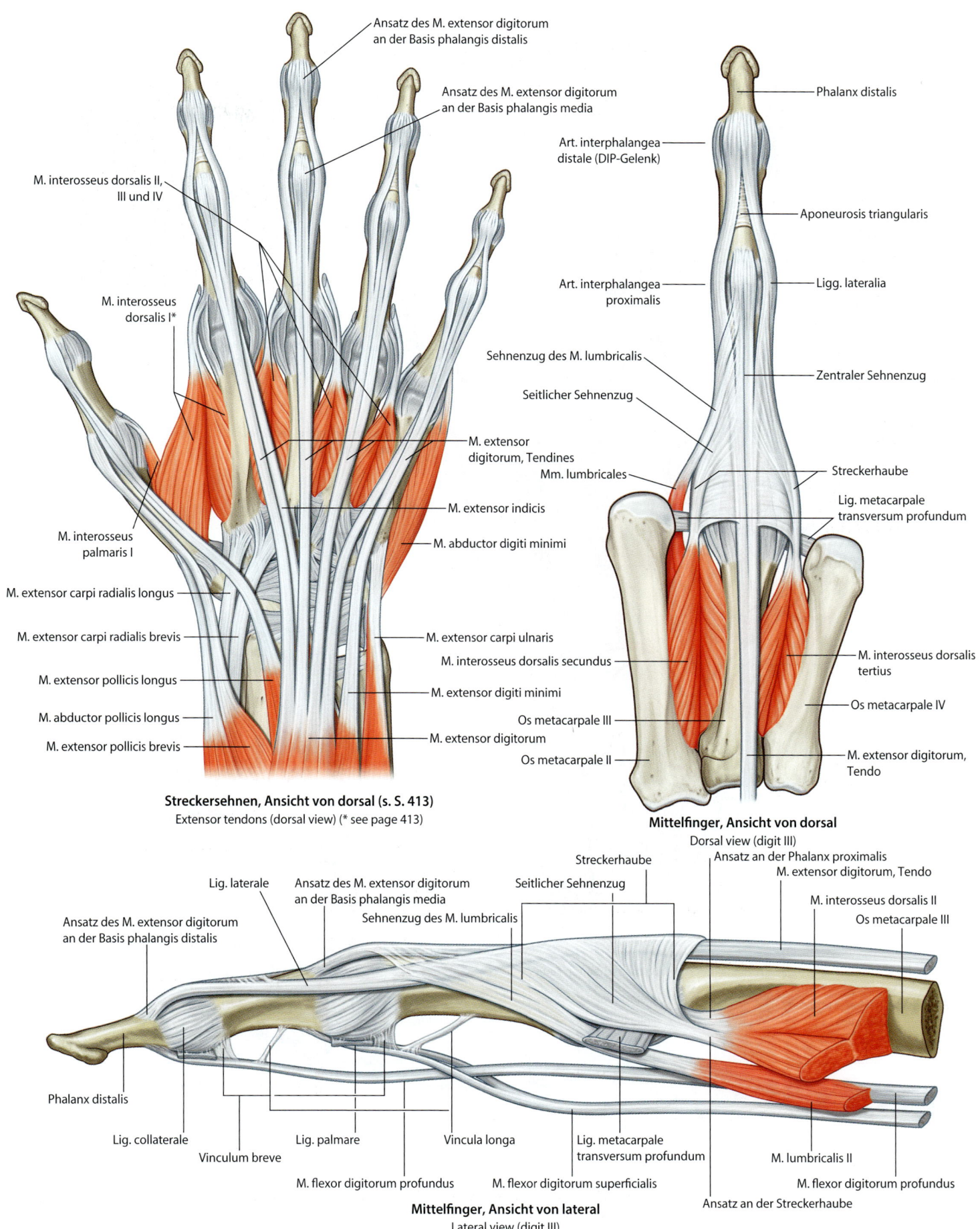

Ansatz des M. extensor digitorum an der Basis phalangis distalis

Ansatz des M. extensor digitorum an der Basis phalangis media

M. interosseus dorsalis II, III und IV

M. interosseus dorsalis I*

M. interosseus palmaris I

M. extensor carpi radialis longus

M. extensor carpi radialis brevis

M. extensor pollicis longus

M. abductor pollicis longus

M. extensor pollicis brevis

M. extensor digitorum, Tendines

M. extensor indicis

M. abductor digiti minimi

M. extensor carpi ulnaris

M. interosseus dorsalis secundus

M. extensor digiti minimi

M. extensor digitorum

Streckersehnen, Ansicht von dorsal (s. S. 413)
Extensor tendons (dorsal view) (* see page 413)

Phalanx distalis

Art. interphalangea distale (DIP-Gelenk)

Aponeurosis triangularis

Art. interphalangea proximalis

Ligg. lateralia

Sehnenzug des M. lumbricalis

Seitlicher Sehnenzug

Zentraler Sehnenzug

Mm. lumbricales

Streckerhaube

Lig. metacarpale transversum profundum

M. interosseus dorsalis tertius

Os metacarpale IV

M. extensor digitorum, Tendo

Os metacarpale III

Os metacarpale II

Mittelfinger, Ansicht von dorsal
Dorsal view (digit III)

Ansatz an der Phalanx proximalis
M. extensor digitorum, Tendo
M. interosseus dorsalis II
Os metacarpale III

Streckerhaube

Seitlicher Sehnenzug

Lig. laterale

Ansatz des M. extensor digitorum an der Basis phalangis media

Sehnenzug des M. lumbricalis

Ansatz des M. extensor digitorum an der Basis phalangis distalis

Phalanx distalis

Lig. collaterale

Vinculum breve

Lig. palmare

Vincula longa

M. flexor digitorum profundus

M. flexor digitorum superficialis

Lig. metacarpale transversum profundum

M. lumbricalis II

M. flexor digitorum profundus

Ansatz an der Streckerhaube

Mittelfinger, Ansicht von lateral
Lateral view (digit III)

419

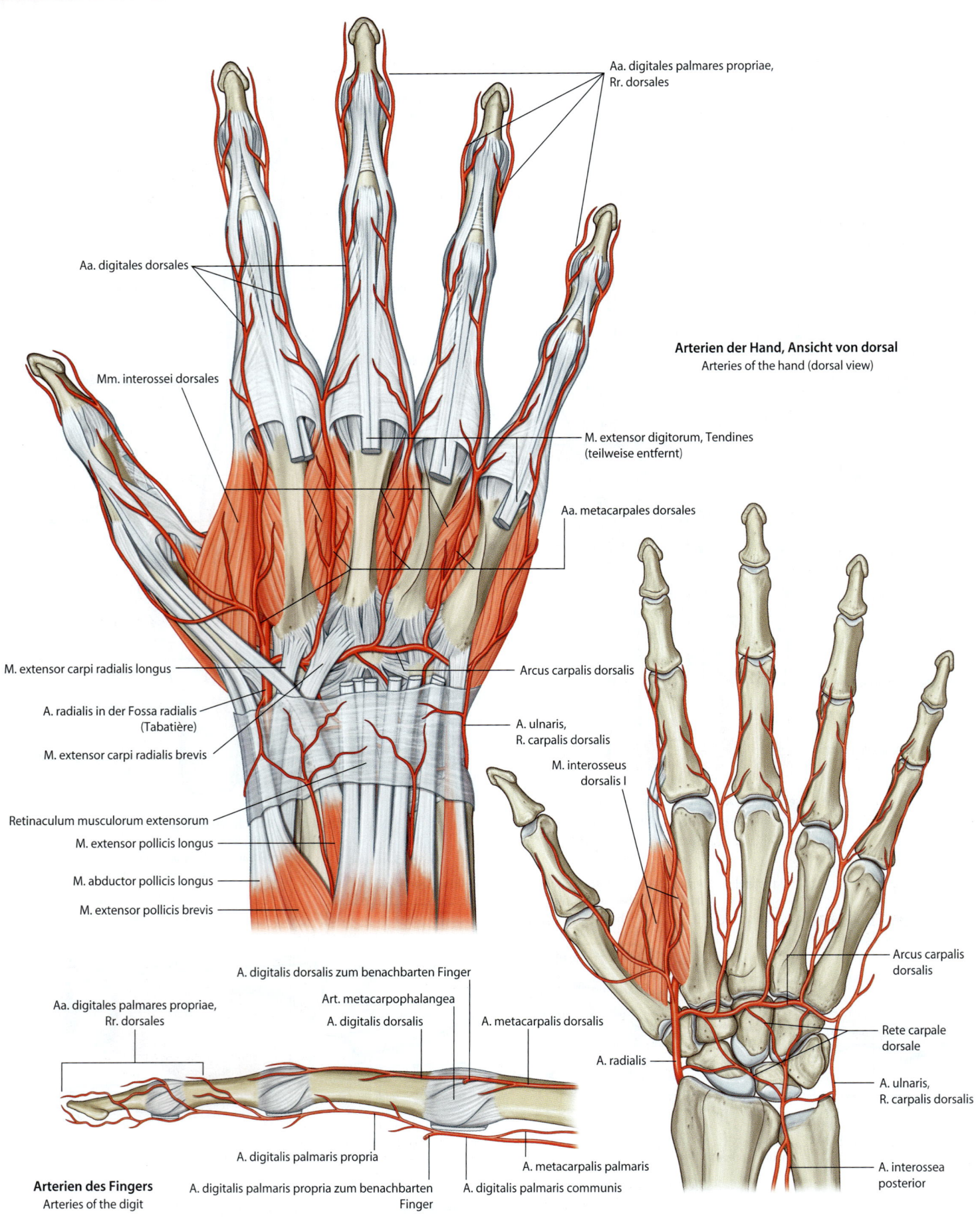

Aa. digitales palmares propriae, Rr. dorsales

Aa. digitales dorsales

Mm. interossei dorsales

Arterien der Hand, Ansicht von dorsal
Arteries of the hand (dorsal view)

M. extensor digitorum, Tendines (teilweise entfernt)

Aa. metacarpales dorsales

M. extensor carpi radialis longus

A. radialis in der Fossa radialis (Tabatière)

M. extensor carpi radialis brevis

Retinaculum musculorum extensorum

M. extensor pollicis longus

M. abductor pollicis longus

M. extensor pollicis brevis

Arcus carpalis dorsalis

A. ulnaris, R. carpalis dorsalis

M. interosseus dorsalis I

Arcus carpalis dorsalis

Rete carpale dorsale

A. radialis

A. ulnaris, R. carpalis dorsalis

A. interossea posterior

A. digitalis dorsalis zum benachbarten Finger

Art. metacarpophalangea

A. digitalis dorsalis

A. metacarpalis dorsalis

Aa. digitales palmares propriae, Rr. dorsales

A. digitalis palmaris propria

A. digitalis palmaris propria zum benachbarten Finger

A. digitalis palmaris communis

A. metacarpalis palmaris

Arterien des Fingers
Arteries of the digit

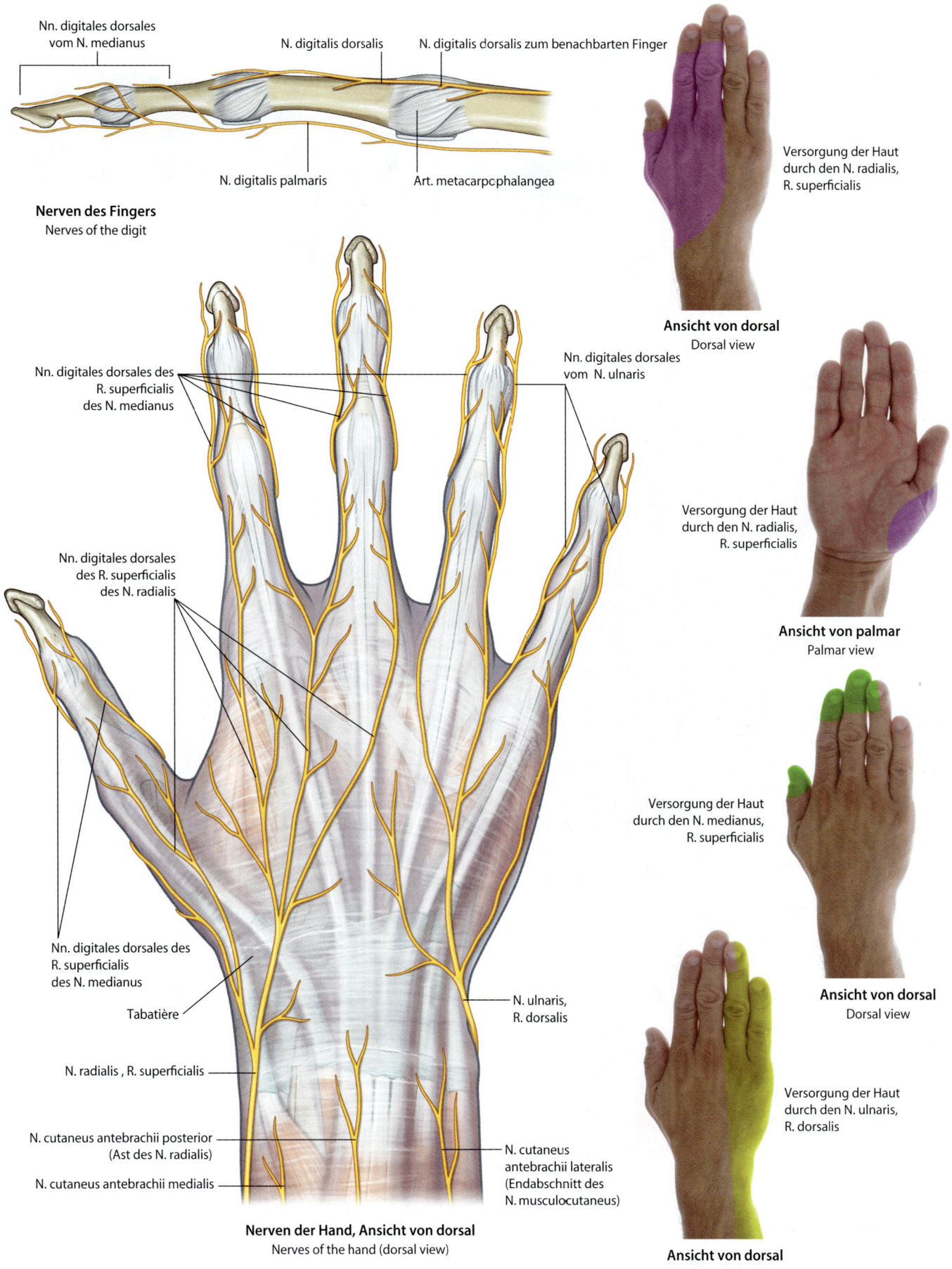

Nn. digitales dorsales vom N. medianus

N. digitalis dorsalis

N. digitalis dorsalis zum benachbarten Finger

N. digitalis palmaris

Art. metacarpophalangea

Nerven des Fingers
Nerves of the digit

Versorgung der Haut durch den N. radialis, R. superficialis

Ansicht von dorsal
Dorsal view

Nn. digitales dorsales des R. superficialis des N. medianus

Nn. digitales dorsales vom N. ulnaris

Nn. digitales dorsales des R. superficialis des N. radialis

Versorgung der Haut durch den N. radialis, R. superficialis

Ansicht von palmar
Palmar view

Nn. digitales dorsales des R. superficialis des N. medianus

Tabatière

N. radialis , R. superficialis

N. cutaneus antebrachii posterior (Ast des N. radialis)

N. cutaneus antebrachii medialis

N. ulnaris, R. dorsalis

N. cutaneus antebrachii lateralis (Endabschnitt des N. musculocutaneus)

Versorgung der Haut durch den N. medianus, R. superficialis

Ansicht von dorsal
Dorsal view

Nerven der Hand, Ansicht von dorsal
Nerves of the hand (dorsal view)

Versorgung der Haut durch den N. ulnaris, R. dorsalis

Ansicht von dorsal
Dorsal view

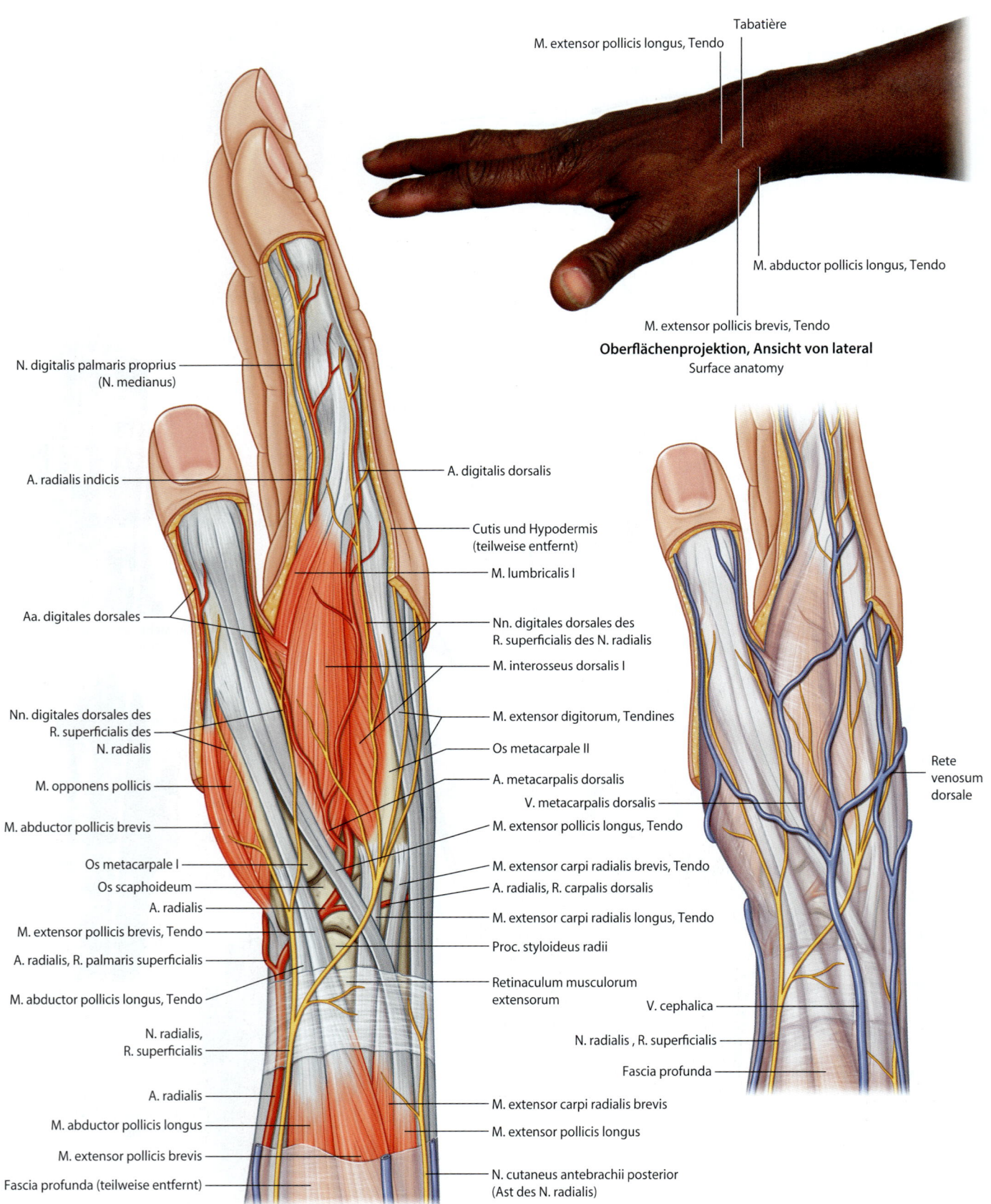

Tabatière

M. extensor pollicis longus, Tendo

M. abductor pollicis longus, Tendo

M. extensor pollicis brevis, Tendo

Oberflächenprojektion, Ansicht von lateral
Surface anatomy

N. digitalis palmaris proprius
(N. medianus)

A. digitalis dorsalis

A. radialis indicis

Cutis und Hypodermis
(teilweise entfernt)

M. lumbricalis I

Aa. digitales dorsales

Nn. digitales dorsales des
R. superficialis des N. radialis

M. interosseus dorsalis I

Nn. digitales dorsales des
R. superficialis des
N. radialis

M. extensor digitorum, Tendines

Os metacarpale II

M. opponens pollicis

A. metacarpalis dorsalis

M. abductor pollicis brevis

M. extensor pollicis longus, Tendo

Os metacarpale I

M. extensor carpi radialis brevis, Tendo

Os scaphoideum

A. radialis, R. carpalis dorsalis

A. radialis

M. extensor carpi radialis longus, Tendo

M. extensor pollicis brevis, Tendo

Proc. styloideus radii

A. radialis, R. palmaris superficialis

M. abductor pollicis longus, Tendo

Retinaculum musculorum
extensorum

N. radialis,
R. superficialis

A. radialis

M. abductor pollicis longus

M. extensor carpi radialis brevis

M. extensor pollicis brevis

M. extensor pollicis longus

Fascia profunda (teilweise entfernt)

N. cutaneus antebrachii posterior
(Ast des N. radialis)

Rete
venosum
dorsale

V. metacarpalis dorsalis

V. cephalica

N. radialis , R. superficialis

Fascia profunda

Foveda radials und benachbarte Strukturen, Ansicht von lateral
Anatomical snuffbox (lateral view)

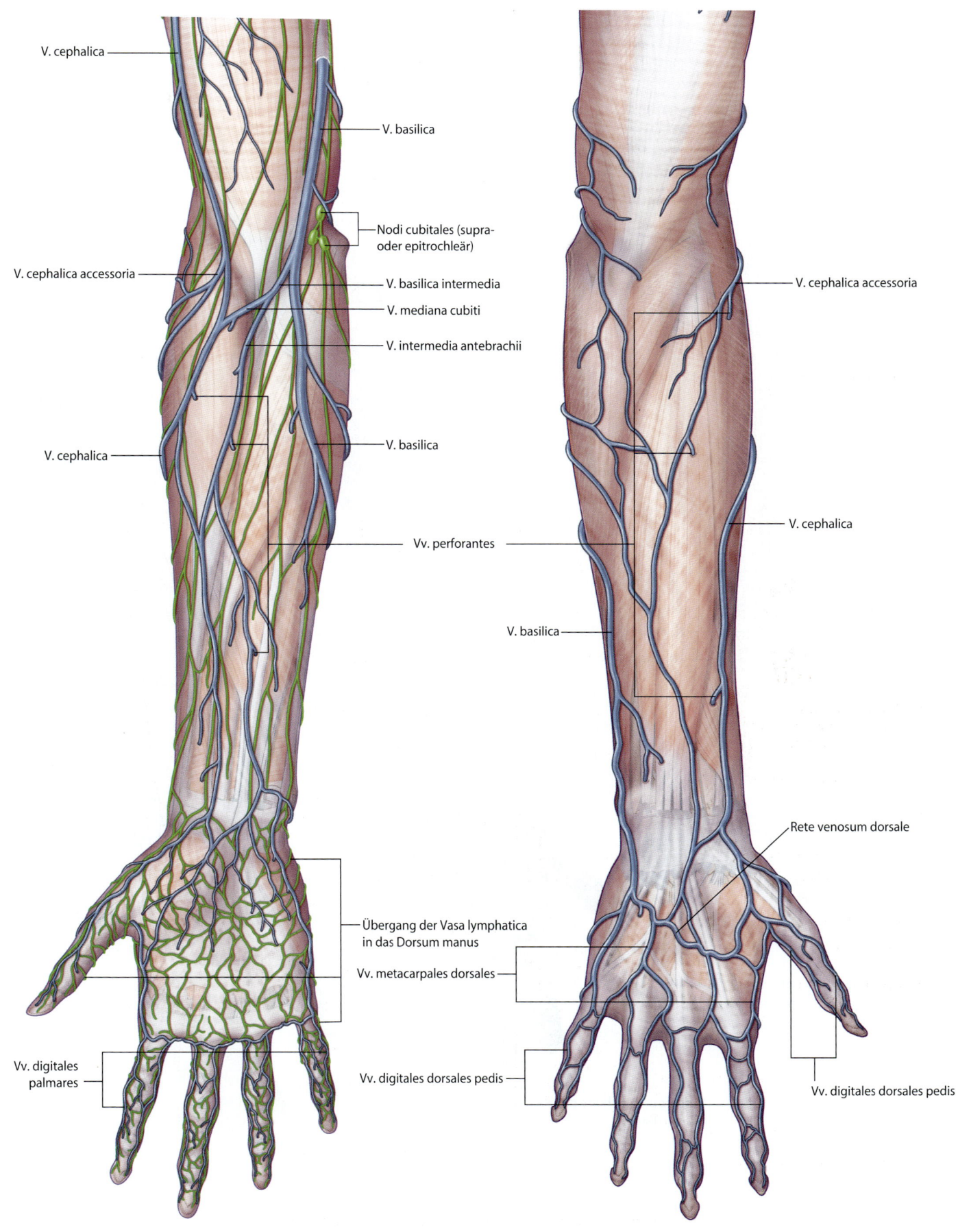

V. cephalica

V. basilica

Nodi cubitales (supra-
oder epitrochleär)

V. cephalica accessoria

V. basilica intermedia

V. mediana cubiti

V. intermedia antebrachii

V. cephalica

V. basilica

Vv. perforantes

V. cephalica accessoria

V. cephalica

V. basilica

Rete venosum dorsale

Übergang der Vasa lymphatica
in das Dorsum manus

Vv. metacarpales dorsales

Vv. digitales
palmares

Vv. digitales dorsales pedis

Vv. digitales dorsales pedis

Oberflächliche Venen und Lymphgefäße des Unterarms, Ansicht von palmar
Superficial veins and lymphatics of the forearm (palmar view)

Oberflächliche Venen und Lymphgefäße des Unterarms, Ansicht von dorsal
Superficial veins of the forearm (dorsal view)

423

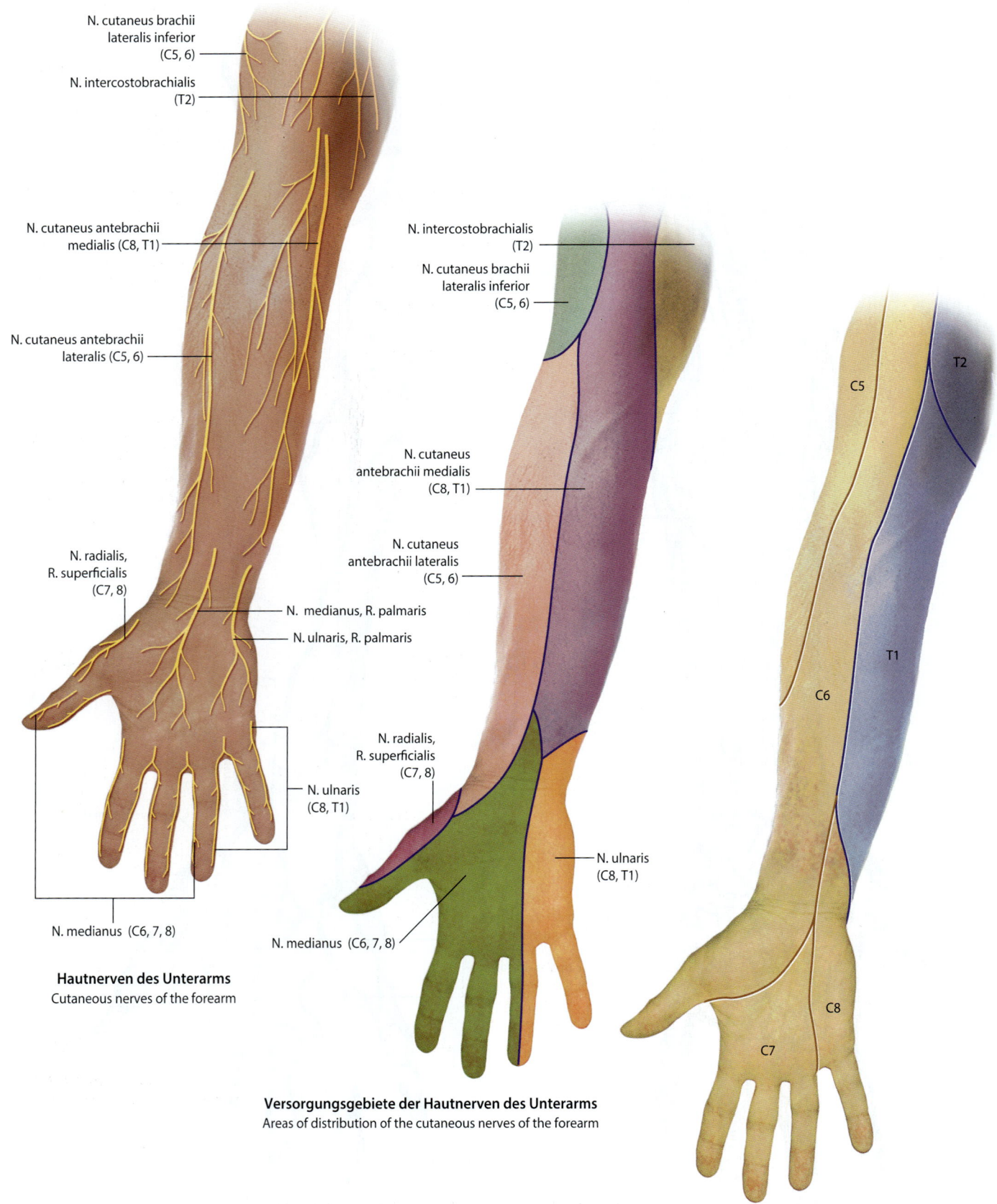

N. cutaneus brachii lateralis inferior (C5, 6)

N. intercostobrachialis (T2)

N. cutaneus antebrachii medialis (C8, T1)

N. cutaneus antebrachii lateralis (C5, 6)

N. radialis, R. superficialis (C7, 8)

N. medianus, R. palmaris

N. ulnaris, R. palmaris

N. ulnaris (C8, T1)

N. medianus (C6, 7, 8)

Hautnerven des Unterarms
Cutaneous nerves of the forearm

N. intercostobrachialis (T2)

N. cutaneus brachii lateralis inferior (C5, 6)

N. cutaneus antebrachii medialis (C8, T1)

N. cutaneus antebrachii lateralis (C5, 6)

N. radialis, R. superficialis (C7, 8)

N. ulnaris (C8, T1)

N. medianus (C6, 7, 8)

Versorgungsgebiete der Hautnerven des Unterarms
Areas of distribution of the cutaneous nerves of the forearm

C5

T2

C6

T1

C7

C8

Dermatome des Unterarms
Dermatomes of the forearm

424

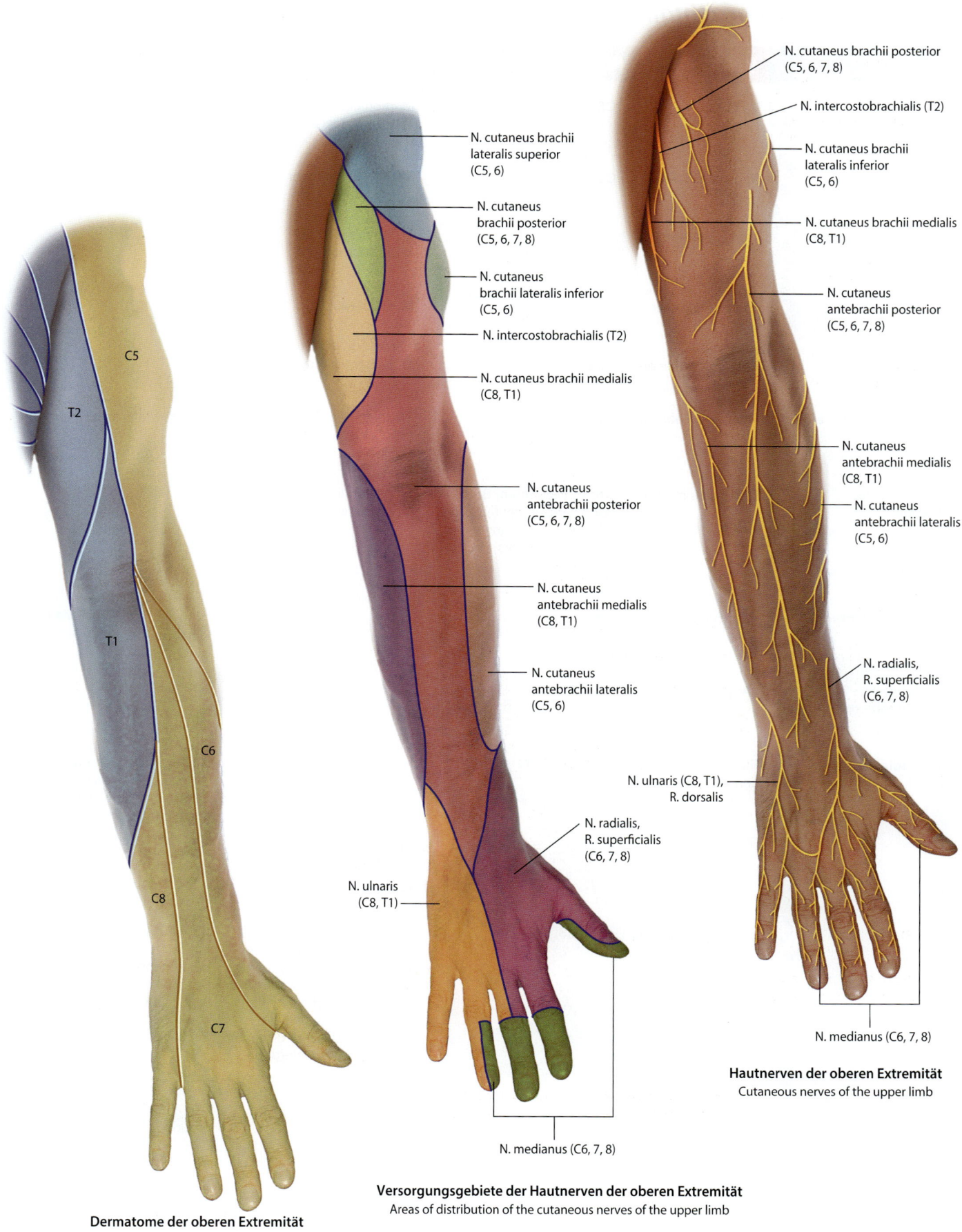

N. cutaneus brachii
lateralis superior
(C5, 6)

N. cutaneus
brachii posterior
(C5, 6, 7, 8)

N. cutaneus
brachii lateralis inferior
(C5, 6)

N. intercostobrachialis (T2)

N. cutaneus brachii medialis
(C8, T1)

N. cutaneus
antebrachii posterior
(C5, 6, 7, 8)

N. cutaneus
antebrachii medialis
(C8, T1)

N. cutaneus
antebrachii lateralis
(C5, 6)

N. ulnaris
(C8, T1)

N. radialis,
R. superficialis
(C6, 7, 8)

N. medianus (C6, 7, 8)

C5

T2

T1

C6

C8

C7

Dermatome der oberen Extremität
Dermatomes of the upper limb

N. cutaneus brachii posterior
(C5, 6, 7, 8)

N. intercostobrachialis (T2)

N. cutaneus brachii
lateralis inferior
(C5, 6)

N. cutaneus brachii medialis
(C8, T1)

N. cutaneus
antebrachii posterior
(C5, 6, 7, 8)

N. cutaneus
antebrachii medialis
(C8, T1)

N. cutaneus
antebrachii lateralis
(C5, 6)

N. radialis,
R. superficialis
(C6, 7, 8)

N. ulnaris (C8, T1),
R. dorsalis

N. medianus (C6, 7, 8)

Hautnerven der oberen Extremität
Cutaneous nerves of the upper limb

Versorgungsgebiete der Hautnerven der oberen Extremität
Areas of distribution of the cutaneous nerves of the upper limb

425

Äste des Plexus brachialis

Nerv		Ursprung	Rückenmarkssegmente	Motorische Innervation	Sensible Innervation
N. dorsalis scapulae	1	Radix C5	C5	M. rhomboideus major, M. rhomboideus minor	
N. thoracicus longus	2	Radices C5 bis C7	C5 bis C7	M. serratus anterior	
N. suprascapularis	3	Truncus superior	C5, C6	M. supraspinatus, M. infraspinatus	
N. subclavius	4	Truncus superior	C5, C6	M. subclavius	
N. pectoralis lateralis	5	Fasciculus lateralis	C5 bis C7	M. pectoralis major	
N. musculocutaneus	6	Fasciculus lateralis	C5 bis C7	Flexoren des Oberarms (Mm. biceps brachii, brachialis, coracobrachialis)	Haut des lateralen Unterarms
N. pectoralis medialis	7	Fasciculus medialis	C8, T1 (außerdem Beteiligung der Segmente C5 bis C7 über Verbindung mit N. pectoralis lateralis)	M. pectoralis major, M. pectoralis minor	
N. cutaneus brachii medialis	8	Fasciculus medialis	C8, T1		Haut der medialen Seite des distalen Oberarmdrittels
N. cutaneus antebrachii medialis	9	Fasciculus medialis	C8, T1		Haut des medialen Unterarms
N. medianus	10	Fasciculus medialis und lateralis	(C5), C6 bis T1	alle Flexoren des Unterarms (außer M. flexor carpi ulnaris und die mediale Hälfte des M. flexor digitorum profundus), drei Muskeln des Daumenballens und die beiden lateralen Mm. lumbricales	Haut der lateralen Palmarseite der Hand und des mittleren Handgelenkbereichs sowie der lateralen dreieinhalb Finger
N. ulnaris	11	Fasciculus medialis	(C7), C8, T1	alle intrinsischen Handmuskeln (außer drei Muskeln des Daumenballens und der beiden lateralen Mm. lumbricales); M. flexor carpi ulnaris und die mediale Hälfte des M. flexor digitorum profundus des Unterarms	Haut auf der Palmarseite der medialen eineinhalb Finger und der zugehörigen Regionen von Handinnenfläche und Handgelenk, Haut des Handrückens sowie der dorsalen Seite der medialen eineinhalb Finger
N. subscapularis superior	12	Fasciculus posterior	C5, C6	M. subscapularis	
N. thoracodorsalis	13	Fasciculus posterior	C6 bis C8	M. latissimus dorsi	

Äste des Plexus brachialis

Nerv		Ursprung	Rückenmarkssegmente	Motorische Innervation	Sensible Innervation
N. subscapularis inferior	14	Fasciculus posterior	C5, C6	M. subscapularis, M. teres major	
N. axillaris	15	Fasciculus posterior	C5, C6	M. deltoideus, M. teres minor	Haut des oberen lateralen Bereichs des Oberarms
N. radialis	16	Fasciculus posterior	C5 bis C8, (T1)	alle Extensoren von Ober- und Unterarm	Haut der Rückseite von Ober- und Unterarm, des unteren lateralen Bereichs des Oberarms und lateralen Handrückens

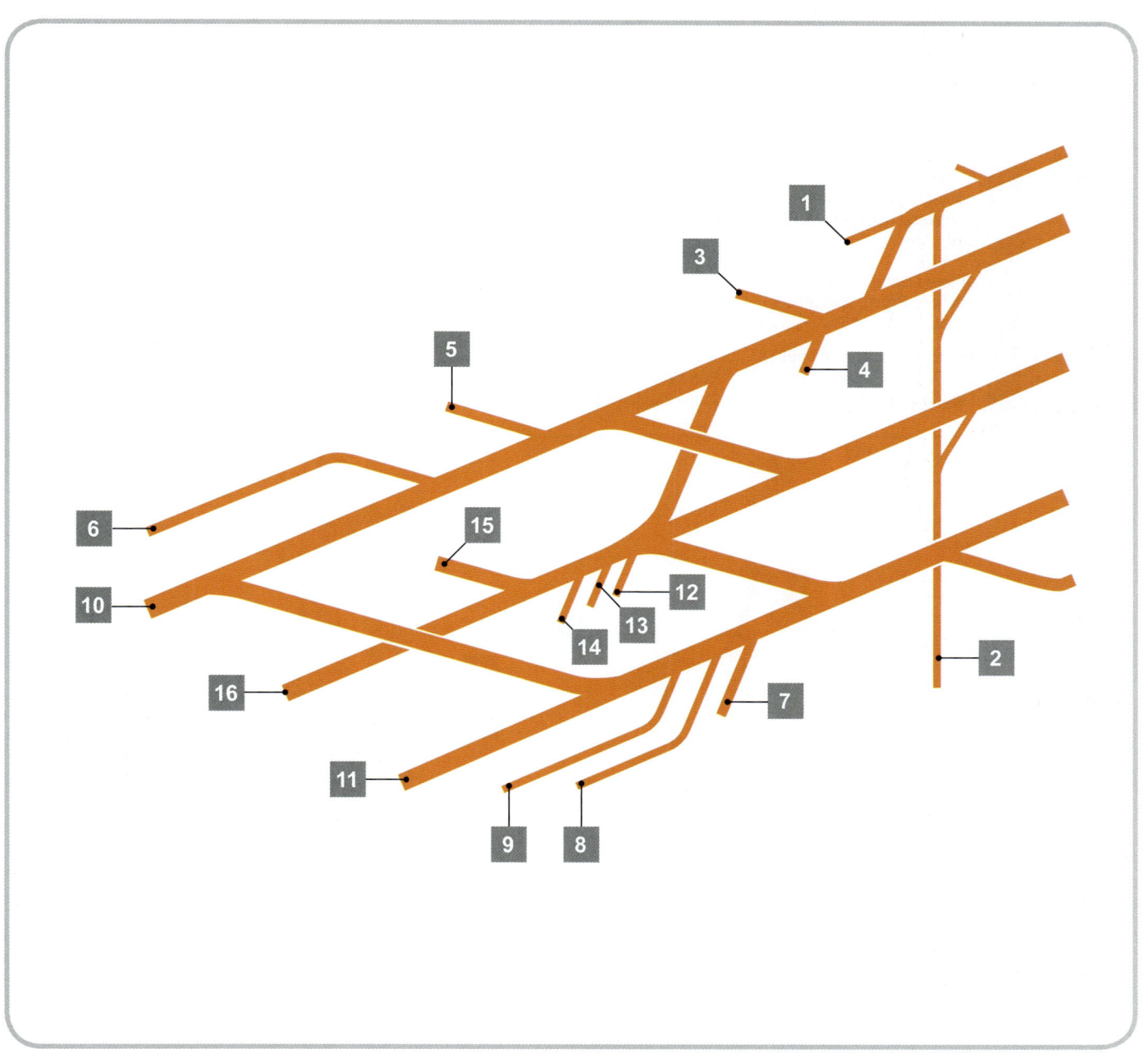

Schultermuskulatur

(die für den jeweiligen Muskel wichtigsten Rückenmarkssegmente sind fettgedruckt)

Muskel		Ursprung	Ansatz	Innervation	Funktion
M. trapezius	1	**Pars descendens:** Linea nuchalis superior, Protuberantia occipitalis externa, Procc. spinosi der oberen Halswirbel; **Pars transversa:** Procc. spinosi der unteren Hals- und oberen Brustwirbel; **Pars ascendens:** Procc. spinosi der mittleren und unteren Brustwirbel	**Pars descendens:** akromioales Drittel der Clavicula; **Pars transversa:** Acromion; **Pars ascendens:** Spina scapulae	Motorik: Radix spinalis des N. accessorius [XI]; Propriozeption: Rami anteriores aus C3 und C4	kraftvolle Elevation der Scapula durch Pars descendens; Rotation der Scapula bei Abduktion des Humerus über die Horizontale; Retraktion der Scapula durch Pars transversa; Senken der Scapula durch Pars ascendens
M. deltoideus		**Pars clavicularis:** akromiales Drittel der Clavicula; **Pars acromialis:** Acromion; **Pars spinalis:** Spina scapulae	Tuberositas deltoidea humeri	N. axillaris [**C5**, C6]	wichtigster Abduktor des Arms (abduziert den Arm über die initialen 15° hinaus, die durch den M. supraspinatus bewirkt werden); Pars clavicularis unterstützt Anteversion des Arms; Pars spinalis unterstützt Retroversion des Arms
M. levator scapulae	3	Procc. transversi der Wirbel CI und CII; Tubercula posteriora der Procc. transversi der Wirbel CIII und CIV	Margo medialis scapulae von Angulus superior bis Spina scapulae	Muskeläste aus Rami anteriores der Spinalnerven **C3** und **C4** und N. dorsalis scapulae [**C5**]	Elevation der Scapula
M. rhomboideus minor	4	unteres Ende des Lig. nuchae; Procc. spinosi der Wirbel CVII und TI	Margo medialis scapulae an der Basis der Spina scapulae	N. dorsalis scapulae [C4, C5]	Elevation und Retraktion und Fixieren der Scapula am Rumpf
M. rhomboideus major	5	Procc. spinosi der Wirbel TII bis TV und überbrückende Ligg. supraspinalia	Margo medialis scapulae von Spina scapulae bis zum Angulus inferior	N. dorsalis scapulae [**C4**, **C5**]	Elevation und Retraktion und Fixieren der Scapula am Rumpf

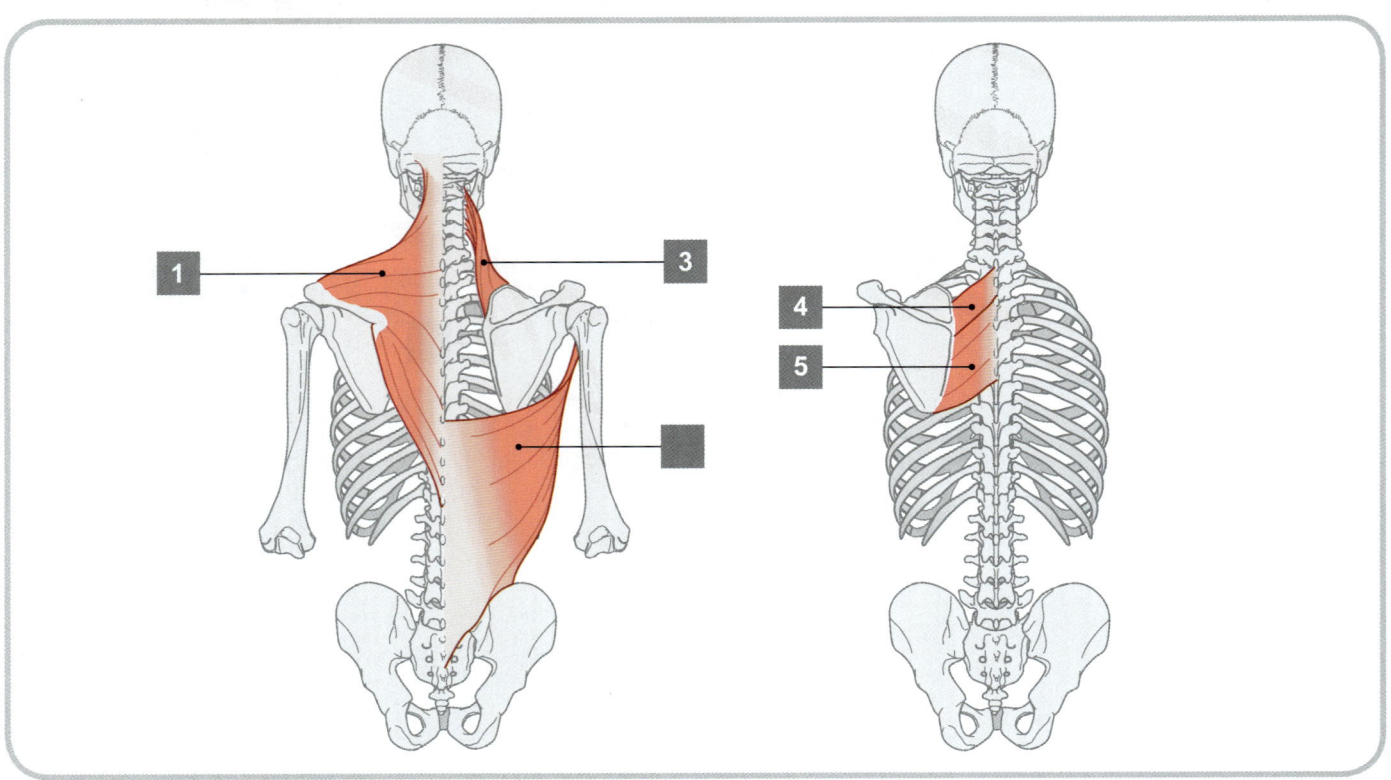

Muskulatur der hinteren Skapularegion

(die für den jeweiligen Muskel wichtigsten Rückenmarkssegmente sind fettgedruckt)

Muskel		Ursprung	Ansatz	Innervation	Funktion
M. supraspina-tus	1	Fossa supraspinata der Scapula und Muskelfaszie	oberer Bereich des Tuberculum majus humeri	N. suprascapularis [**C5**, C6]	Teil der „Rotatorenman-schette"; Einleitung der Abduktion des Arms bis 15° im Schultergelenk
M. infraspina-tus	2	Fossa infraspinata der Scapula und Muskelfaszie	mittlerer Bereich des Tuberculum majus humeri	N. suprascapularis [**C5**, C6]	Teil der „Rotatorenman-schette"; Außenrotation des Arms im Schultergelenk
M. teres minor	3	Margo lateralis scapulae	unterer Bereich des Tuberculum majus humeri	N. axillaris [**C5**, C6]	Teil der „Rotatorenman-schette"; Außenrotation des Arms im Schultergelenk
M. teres major	4	Angulus inferior scapulae	Crista tuberculi minoris humeri	N. subscapularis inferior [**C5**, **C6**, **C7**]	Innenrotation und Retroversion des Arms im Schultergelenk
M. triceps brachii, Caput longum	5	Tuberculum infraglenoidale scapulae	über gemeinsame Sehne mit Caput mediale und laterale am Olecranon der Ulna	N. radialis [C6, **C7**, C8]	Extension des Unterarms im Ellenbogengelenk; unterstützende Adduktion und Retroversion des Oberarms im Schultergelenk

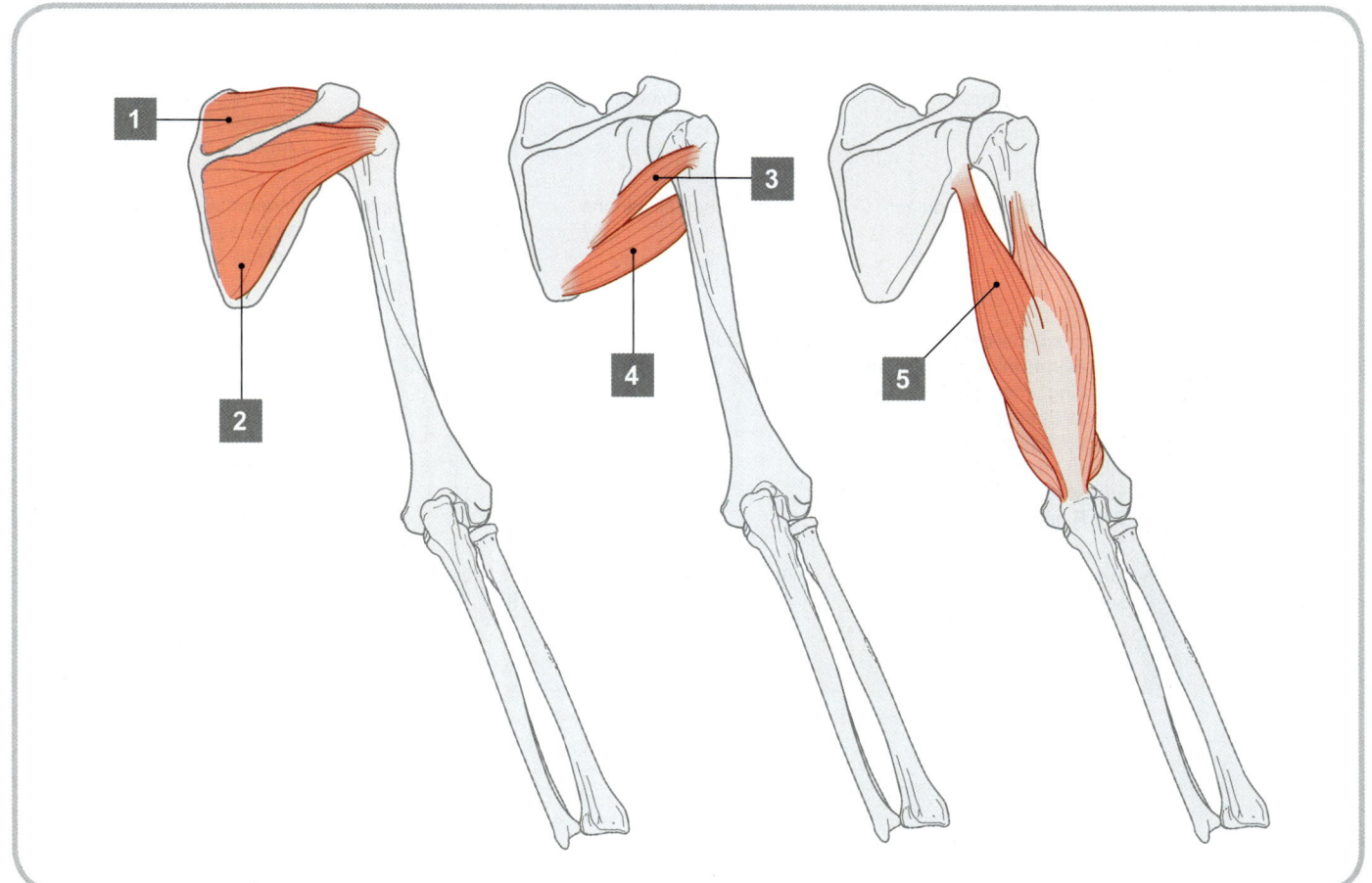

Muskulatur der Vorderwand der Achselhöhle

(die für den jeweiligen Muskel wichtigsten Rückenmarkssegmente sind fettgedruckt)

Muskel		Ursprung	Ansatz	Innervation	Funktion
M. pectoralis major	1	**Pars clavicularis:** Vorderfläche der medialen Claviculahälfte; **Pars sternocostalis:** Vorderfläche des Sternums; erste sieben Cartilagines costales; **Pars abdominalis:** Rektusscheide	Crista tuberculi majoris humeri	Nn. pectorales medialis und lateralis; Pars clavicularis [**C5**, **C6**]; Pars sternocostalis [C6, C7, C8, T1]	Anteversion, Adduktion und Innenrotation des Oberarms im Schultergelenk; Pars clavicularis: Anteversion des retrovertierten Oberarms; Pars sternocostalis: Retroversion des antevertierten Oberarms
M. subclavius	2	erste Rippe im Bereich des Übergangs zur Cartilago costalis	Vertiefung auf der Unterseite des mittleren Claviculadrittels	N. subclavius [**C5**, **C6**]	Ziehen der Schulterspitze nach unten; Ziehen der Clavicula nach medial, um das Sternoklavikulargelenk zu stabilisieren
M. pectoralis minor	3	Vorderfläche und Oberrand der Rippen III bis V; Fascia intercostalis externa	Proc. coracoideus scapulae (medialer Rand und Oberseite)	N. pectoralis medialis [C5, C6, **C7**, **C8**, T1]	Ziehen der Schulterspitze nach unten; Protraktion der Scapula

Muskulatur der Mittelwand der Achselhöhle

M. serratus anterior	4	seitliche Anteile der oberen Rippen VIII bis IX	Angulus medialis der Scapula	N. thoracicus longus [**C5**, C6, C7]	Protraktion der Scapula, fixiert die Scapula am Rumpf, kippt die Scapula zum Körper heran.

Muskulatur der Seiten- und Hinterwand der Achselhöhle

(Rückenmarkssegmente in Klammern sind nicht immer an der Innervation beteiligt)

M. subscapularis	5	Fossa subscapularis	Tuberculum minoris humeri	Nn. subscapulares superior et inferior [C5, **C6**, (C7)]	Teil der „Rotatorenmanschette"; Innenrotation des Arms im Schultergelenk
M. teres major	6	Angulus inferior scapulae	Crista tuberculi minoris humeri	N. subscapularis inferior [**C5**, **C6**, **C7**]	Innenrotation und Retroversion des Arms im Schultergelenk
M. latissimus dorsi	7	Procc. spinosi der unteren sechs Brustwirbel inkl. der dazugehörigen Ligg. interspinalia; über Fascia thoracolumbalis zu den Procc. spinosi der Lendenwirbel inkl. der dazugehörigen Ligg. interspinalia; Crista iliaca; untere 3–4 Rippen	Crista tuberculi minoris humeri	N. thoracodorsalis [C6, **C7**, C8]	Adduktion, Innenrotation und Retroversion des Arms im Schultergelenk
M. triceps brachii, Caput longum	8	Tuberculum infraglenoidale scapulae	über gemeinsame Sehne mit Caput mediale und laterale am Olecranon der Ulna	N. radialis [C6, **C7**, C8]	Extension des Unterarms im Ellenbogengelenk; unterstützende Adduktion und Retroversion des Oberarms im Schultergelenk

Muskulatur mit Anteilen in der Achselhöhle

(die für den jeweiligen Muskel wichtigsten Rückenmarkssegmente sind fettgedruckt)

Muskel		Ursprung	Ansatz	Innervation	Funktion
M. biceps brachii	9	**Caput longum:** Tuberculum supraglenoidale scapulae; **Caput breve:** Spitze des Proc. coracoideus	Tuberositas radii	N. musculocutaneus [**C5**, **C6**]	kraftvolle Flexion des Arms im Ellenbogengelenk; Supination des Unterarms; unterstützende Anteversion des Arms im Schultergelenk
M. coraco-brachialis	10	Spitze des Proc. coracoideus	mediale Seite des mittleren Humerusschafts	N. musculocutaneus [**C5**, **C6**, **C7**]	Anteversion des Arms im Schultergelenk; Adduktion des Oberarms

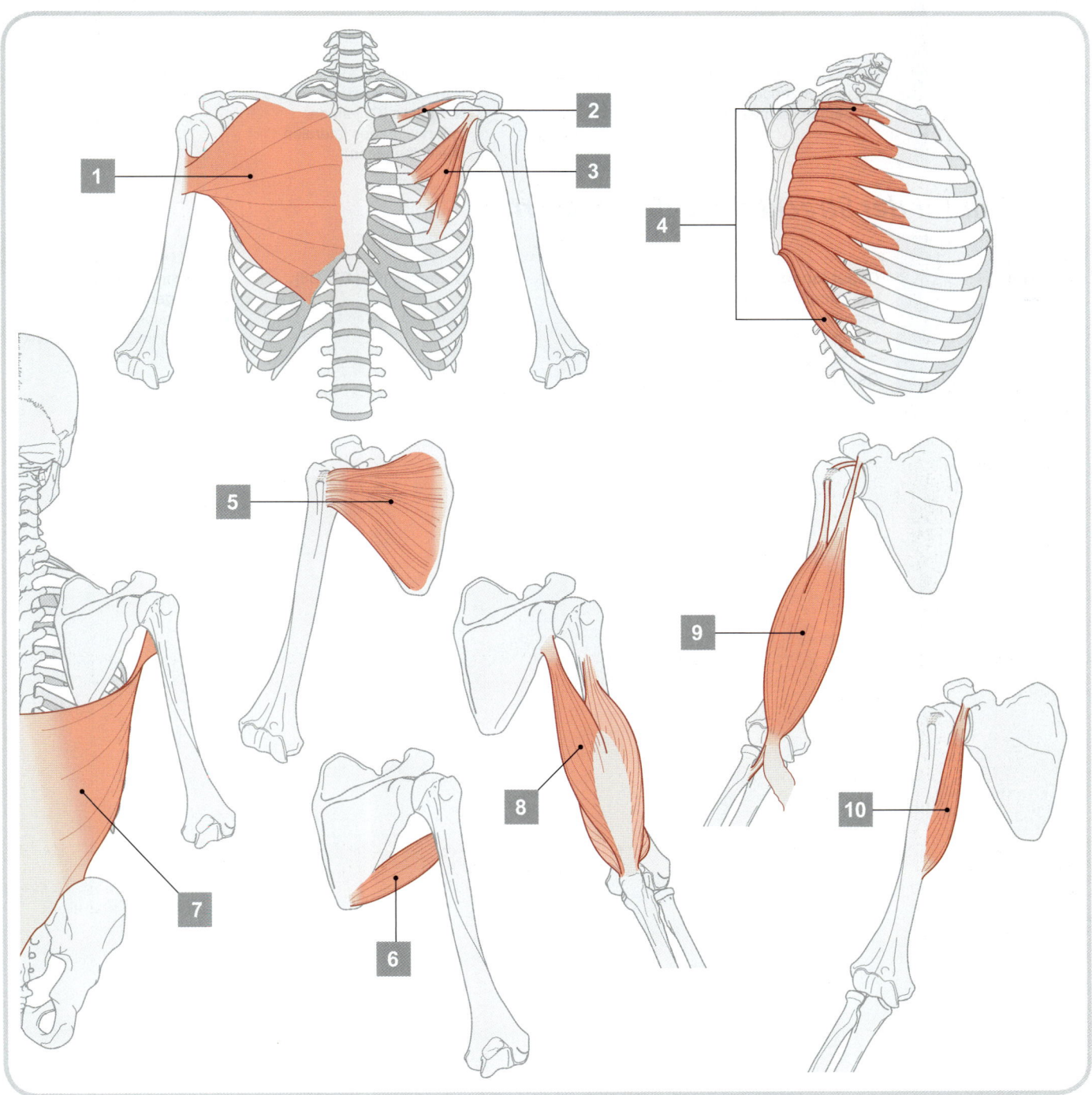

Muskulatur der Beugerloge des Oberarms
(die für den jeweiligen Muskel wichtigsten Rückenmarkssegmente sind fettgedruckt)

Muskel		Ursprung	Ansatz	Innervation	Funktion
M. coraco-brachialis	1	Spitze des Proc. coracoideus	mediale Seite des mittleren Humerus-schafts	N. musculocutaneus [**C5**, **C6**, **C7**]	Anteversion des Arms im Schultergelenk; Adduktion des Oberarms
M. biceps brachii	2	**Caput longum:** Tuberculum supraglenoi-dale scapulae; **Caput breve:** Spitze des Proc. coracoideus	Tuberositas radii	N. musculocutaneus [**C5**, **C6**]	kraftvolle Flexion des Arms im Ellenbogengelenk; Supination des Unterarms; unterstützende Anteversion des Arms im Schultergelenk
M. brachialis	3	Vorderseite des Humerus und angrenzende Bereiche der Septa intermuscularia	Tuberositas ulnae	N. musculocutaneus [C5, **C6**]; (kleiner Anteil des N. radialis [C7] an der Innervation des lateralen Muskelbereichs)	kraftvolle Flexion des Arms im Ellenbogengelenk

Muskulatur der Streckerloge des Oberarms

Muskel		Ursprung	Ansatz	Innervation	Funktion
M. triceps brachii	4	**Caput longum:** Tuberculum infraglenoidale scapulae; **Caput mediale:** Rückseite des Humerus; **Caput laterale:** Rückseite des Humerus	Olecranon	N. radialis [C6, **C7**, C8]	Extension des Arms im Ellenbogengelenk; außerdem Retroversion und Adduktion des Arms im Schultergelenk

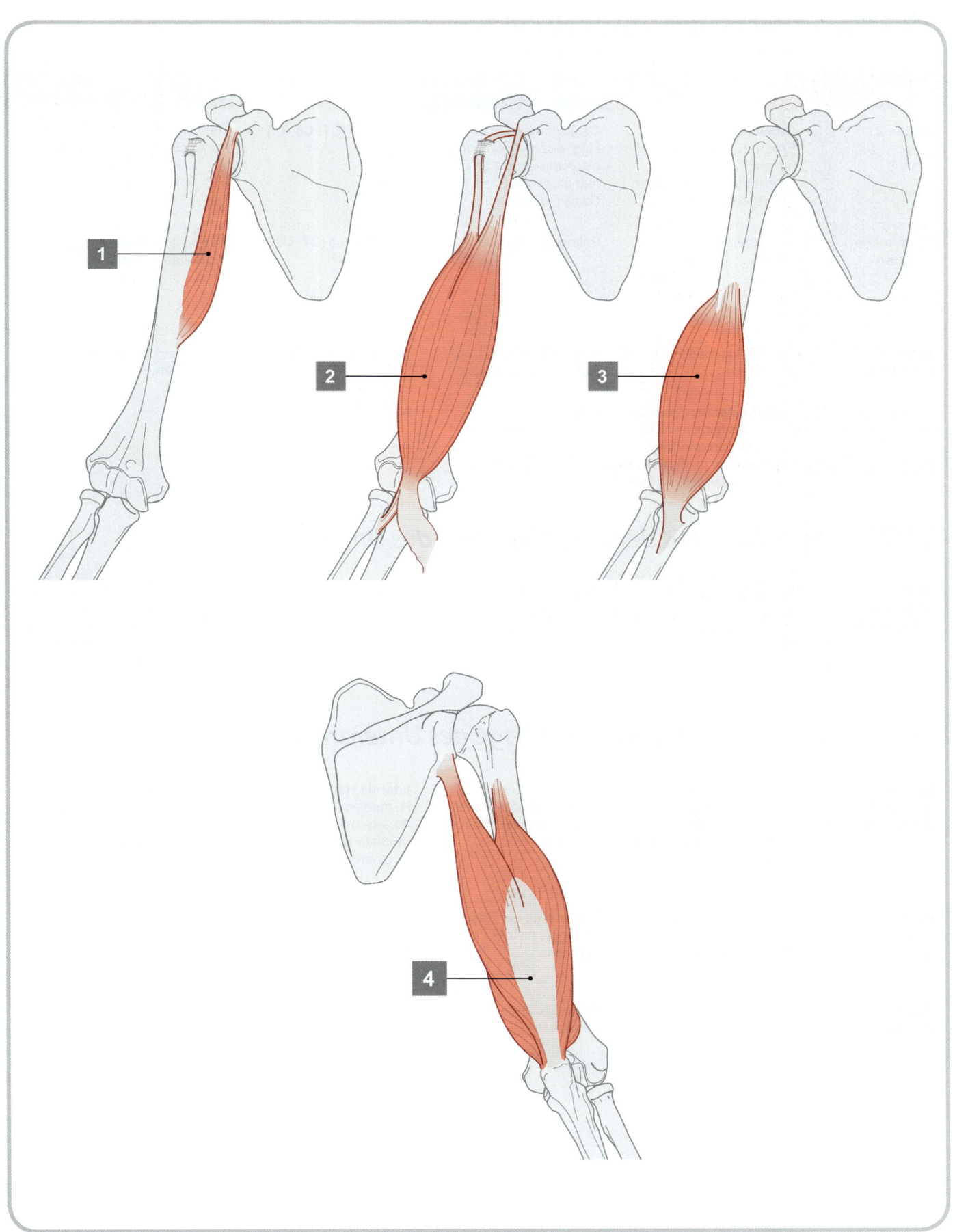

Oberflächliche Muskelschicht der vorderen Loge des Unterarms

(die für den jeweiligen Muskel wichtigsten Rückenmarkssegmente sind fettgedruckt)

Muskel		Ursprung	Ansatz	Innervation	Funktion
M. flexor carpi ulnaris	1	**Caput humerale:** Epicondylus medialis humeri; **Caput ulnare:** Olecranon und Rückseite der Ulna	Os pisiforme und über Ligg. pisohamatum und pisometacarpale an Os hamatum und Basis des Ossis metacarpi V	N. ulnaris [C7, **C8**, T1]	Flexion und Adduktion im Handgelenk
M. palmaris longus	2	Epicondylus medialis humeri	Palmaraponeurose	N. medianus [**C7**, **C8**]	Flexion im Handgelenk; Spannen der Palmaraponeurose
M. flexor carpi radialis	3	Epicondylus medialis humeri	Basis des Ossa metacarpi II und III	N. medianus [**C6**, **C7**]	Flexion und Abduktion im Handgelenk
M. pronator teres	4	**Caput humerale:** Epicondylus medialis humeri und Crista supracondylaris medialis; **Caput ulnare:** mediale Seite des Proc. coronoideus ulnae	mittleres Drittel der Facies lateralis radii	N. medianus [**C6**, **C7**]	Pronation

Mittlere Muskelschicht der vorderen Loge des Unterarms

Muskel		Ursprung	Ansatz	Innervation	Funktion
M. flexor digitorum superficialis	5	**Caput humeroulnare:** Epicondylus medialis humeri und Proc. coronoideus ulnae; **Caput radiale:** Linea obliqua des Radius	über vier Sehnen an Palmarseite der Phalanges mediales der ulnaren vier Finger	N. medianus [**C8**, T1]	Flexion in den proximalen Interphalangealgelenken der ulnaren vier Finger; Flexion in den Metakarpophalangealgelenken dieser Finger und im Handgelenk

Tiefe Muskelschicht der vorderen Loge des Unterarms

Muskel		Ursprung	Ansatz	Innervation	Funktion
M. flexor digitorum profundus	6	Facies anterior und medialis der Ulna und mediale Seite der Vorderfläche der Membrana interossea	über vier Sehnen an Palmarseite der Phalanges distales der ulnaren vier Finger	**laterale Hälfte:** N. medianus (N. interosseus anterior); **mediale Hälfte:** N. ulnaris [**C8**, T1]	Flexion in den distalen Interphalangealgelenken der ulnaren vier Finger; Flexion in den Metakarpophalangealgelenken dieser Finger und im Handgelenk
M. flexor pollicis longus	7	Vorderfläche des Radius und radiale Hälfte der Membrana interossea	Palmarseite der Basis phalangis distalis des Daumens	N. medianus (N. interosseus anterior) [C7, **C8**]	Flexion im Interphalangealgelenk des Daumens; Flexion im Metakarpophalangealgelenk des Daumens
M. pronator quadratus	8	Vorderfläche der distalen Ulna	Vorderfläche des distalen Radius	N. medianus (N. interosseus anterior) [C7, **C8**]	Pronation

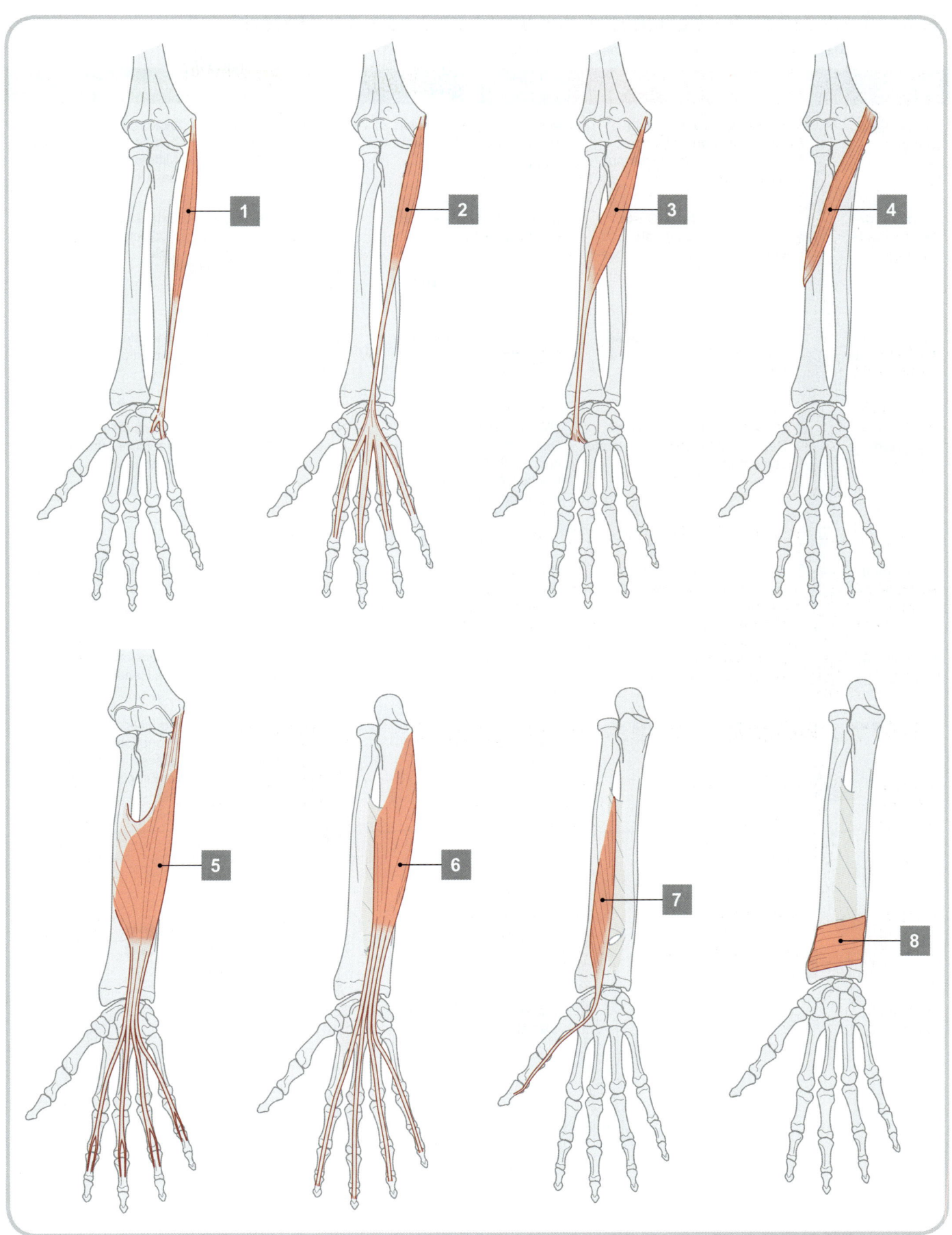

Oberflächliche Muskelschicht der hinteren Loge des Unterarms

(die für den jeweiligen Muskel wichtigsten Rückenmarkssegmente sind fettgedruckt)

Muskel		Ursprung	Ansatz	Innervation	Funktion
M. brachio-radialis	1	proximaler Teil der Crista supracondylaris lateralis humeri und Septum intermusculare laterale	laterale Seite des distalen Radiusendes	N. radialis [C5, **C6**] vor der Aufteilung in Ramus superficialis und profundus	akzessorischer Flexor im Ellenbogengelenk bei Mittelpronationsstellung des Unterarms
M. extensor carpi radialis longus	2	distaler Bereich der Crista supracondylaris lateralis humeri und Septum intermusculare laterale	Dorsalseite der Basis des Ossis metacarpi II	N. radialis [**C6**, C7] vor der Aufteilung in Ramus superficialis und profundus	Extension und Abduktion im Handgelenk
M. extensor carpi radialis brevis	3	Epicondylus lateralis humeri und Septum intermusculare laterale	Dorsalseite der Basis des Ossis metacarpi II und III	Ramus profundus des N. radialis [C7, C8] vor Eintritt in den Supinatorkanal	Extension und Abduktion im Handgelenk
M. extensor digitorum	4	Epicondylus lateralis humeri, Septum intermusculare laterale und tiefe Faszie	über vier Sehnen in die Dorsalaponeurose und von dort an die Basis der Phalanx media und distalis der ulnaren vier Finger	N. interosseus posterior [**C7**, C8]	Extension der ulnaren vier Finger und des Handgelenks
M. extensor digiti minimi	5	Epicondylus lateralis humeri und Septum intermusculare laterale, zusammen mit M. extensor digitorum	Dorsalaponeurose des kleinen Fingers	N. interosseus posterior [**C7**, C8]	Extension des kleinen Fingers
M. extensor carpi ulnaris	6	Epicondylus lateralis humeri und Margo posterior ulnae	Tuberculum auf der medialen Seite der Basis des Ossis metacarpi V	N. interosseus posterior [**C7**, C8]	Extension und Adduktion des Handgelenks
M. anconeus	7	Epicondylus lateralis humeri	Olecranon und Facies posterior der proximalen Ulna	N. radialis [**C6**, **C7**, **C8**] (über einen Ast zum Caput mediale musculi tricipitis brachii)	Abduktion der Ulna in Pronationsstellung; akzessorische Extension im Ellenbogengelenk

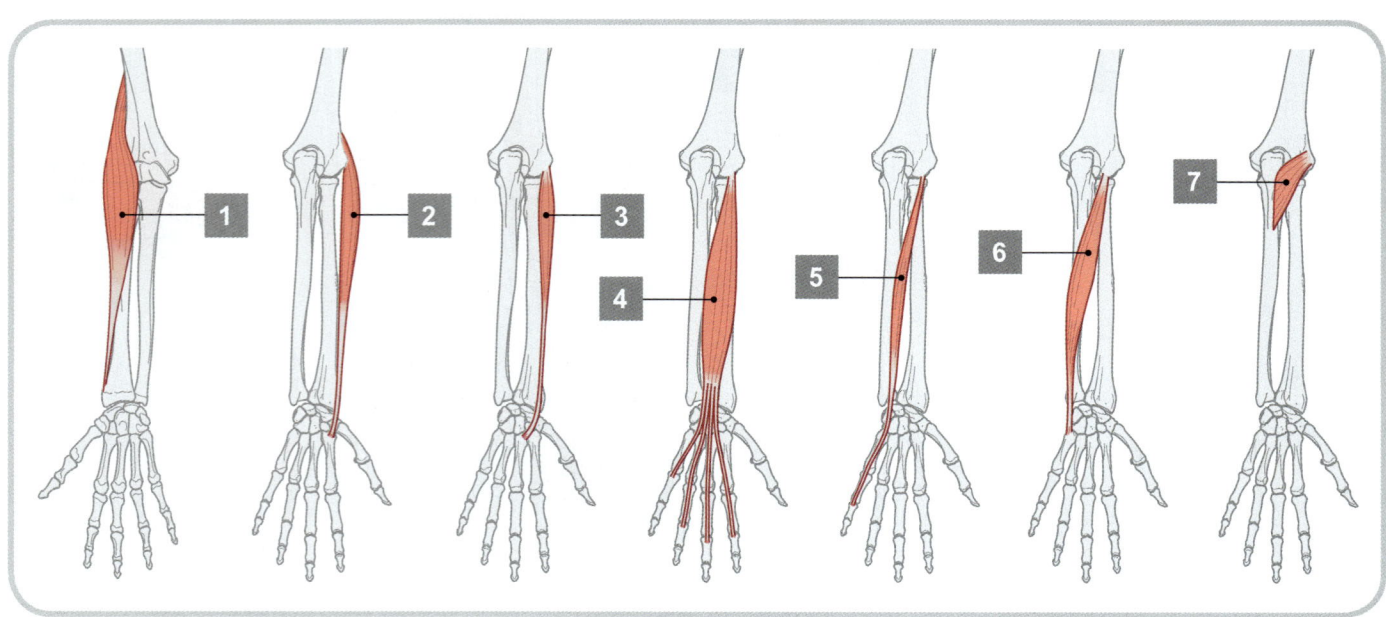

Tiefe Muskelschicht der hinteren Loge des Unterarms

(die für den jeweiligen Muskel wichtigsten Rückenmarkssegmente sind fettgedruckt)

Muskel		Ursprung	Ansatz	Innervation	Funktion
M. supinator	1	**Pars superficialis:** Epicondylus lateralis humeri, Lig. collaterale radiale und Lig. anulare radii; **Pars profunda:** Crista musculi supinatoris der Ulna	laterale Seite des Radius oberhalb der vorderen Linea obliqua	N. interosseus posterior [**C6**, C7]	Supination
M. abductor pollicis longus	2	Facies posterior von Ulna und Radius (distal der Befestigung des M. supinator und des M. anconeus); Membrana interossea	lateraler Teil der Basis des Ossis metacarpi I	N. interosseus posterior [**C7**, C8]	Abduktion im Karpometakarpalgelenk des Daumens; akzessorische Extension des Daumens
M. extensor pollicis brevis	3	Facies posterior radii (distal des M. abductor pollicis longus) und angrenzende Membrana interossea	Dorsalseite der Basis phalangis proximalis des Daumens	N. interosseus posterior [**C7**, C8]	Extension im Metakarpophalangealgelenk und Karpometakarpalgelenk des Daumens
M. extensor pollicis longus	4	Facies posterior ulnae (distal des M. abductor pollicis longus) und angrenzende Membrana interossea	Dorsalseite der Basis phalangis distalis des Daumens	N. interosseus posterior [**C7**, C8]	Extension im Interphalangeal-, Karpometakarpal- und Metakarpophalangealgelenk des Daumens
M. extensor indicis	5	Facies posterior ulnae (distal des M. extensor pollicis longus) und angrenzende Membrana interossea	Dorsalaponeurose des Zeigefingers	N. interosseus posterior [**C7**, C8]	Extension des Zeigefingers

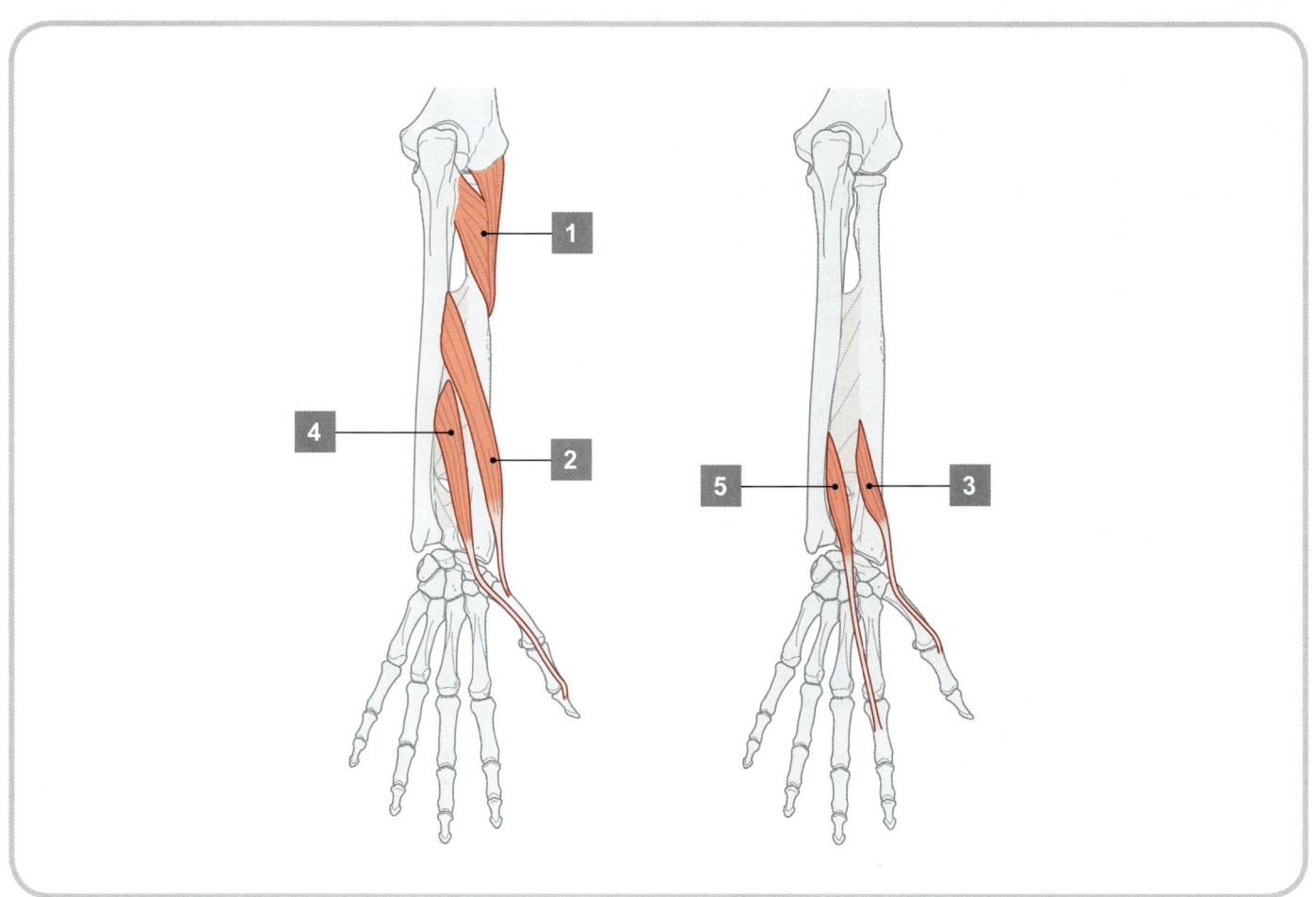

Intrinsische Muskulatur der Hand

(die für den jeweiligen Muskel wichtigsten Rückenmarkssegmente sind fettgedruckt)

Muskel		Ursprung	Ansatz	Innervation	Funktion
M. palmaris brevis	1	Palmaraponeurose und Retinaculum flexorum	Dermisauf dem medialen Rand der Hand	R. superficialis des N. ulnaris [C8, **T1**]	Verbesserung des Greifens
Mm. interossei dorsales (vier Muskeln)	2	benachbarte Seiten der Ossa metacarpialia	Dorsalaponeurosen und Basen der Phalanges proximales von Zeige-, Mittel- und Ringfinger	Ramus profundus des N. ulnaris [C8, **T1**]	Abduktion von Zeige-, Mittel- und Ringfinger in den Metakarpophalangealgelenken
Mm. interossei palmares (vier Muskeln)	3	Seiten der Ossa metacarpialia	Dorsalaponeurosen von Daumen, Zeige-, Ring- und kleinen Finger sowie Phalanx proximalis pollicis	Ramus profundus des N. ulnaris [C8, **T1**]	Adduktion von Daumen, Zeige-, Ring- und kleinen Finger in den Metakarpophalangealgelenken
M. adductor pollicis	4	**Caput transversum:** Os metacarpi III; **Caput obliquum:** Os capitatum und Basen der Ossa metacarpialia II und III	Basis phalangis proximalis und Dorsalaponeurose des Daumens	Ramus profundus des N. ulnaris [C8, **T1**]	Adduktion des Daumens
Mm. lumbricales (vier Muskeln)	5	Sehnen des M. flexor digitorum profundus	Dorsalaponeurosen der ulnaren vier Finger	Ramus profundus des N. ulnaris: mediale zwei Muskeln; N. medianus: laterale zwei Muskeln	Flexion in den Metakarpophalangealgelenken bei gleichzeitiger Extension in den Interphalangealgelenken
Thenarmuskeln					
M. opponens pollicis	6	Tuberculum ossis trapezii und Retinaculum flexorum	lateraler Rand und palmare Fläche des Os metacarpi I	N. medianus [C8, **T1**]	Innenrotation des Daumens
M. abductor pollicis brevis	7	Tuberculum ossis scaphoidei; Tuberculum ossis trapezii; Retinaculum flexorum	Phalanx proximalis und Dorsalaponeurose des Daumens	N. medianus [C8, **T1**]	Abduktion des Daumens im Metakarpophalangealgelenk
M. flexor pollicis brevis	8	Tuberculum ossis trapezii und Retinaculum flexorum	Phalanx proximalis pollicis	N. medianus [C8, **T1**]	Flexion des Daumens im Metakarpophalangealgelenk
Hypothenarmuskeln					
M. opponens digiti minimi	9	Hamulus ossis hamati und Retinaculum flexorum	medialer Bereich des Os metacarpi V	Ramus profundus des N. ulnaris [C8, **T1**]	Außenrotation des Os metacarpi V
M. abductor digiti minimi	10	Os pisiforme; Lig. pisohamatum; Sehne des M. flexor carpi ulnaris	Phalanx proximalis des kleinen Fingers	Ramus profundus des N. ulnaris [C8, **T1**]	Abduktion des Kleinfingers im Metakarpophalangealgelenk
M. flexor digiti minimi brevis	11	Hamulus ossis hamati und Retinaculum flexorum	Phalanx proximalis des kleinen Fingers	Ramus profundus des N. ulnaris [C8, **T1**]	Flexion des Kleinfingers im Metakarpophalangealgelenk

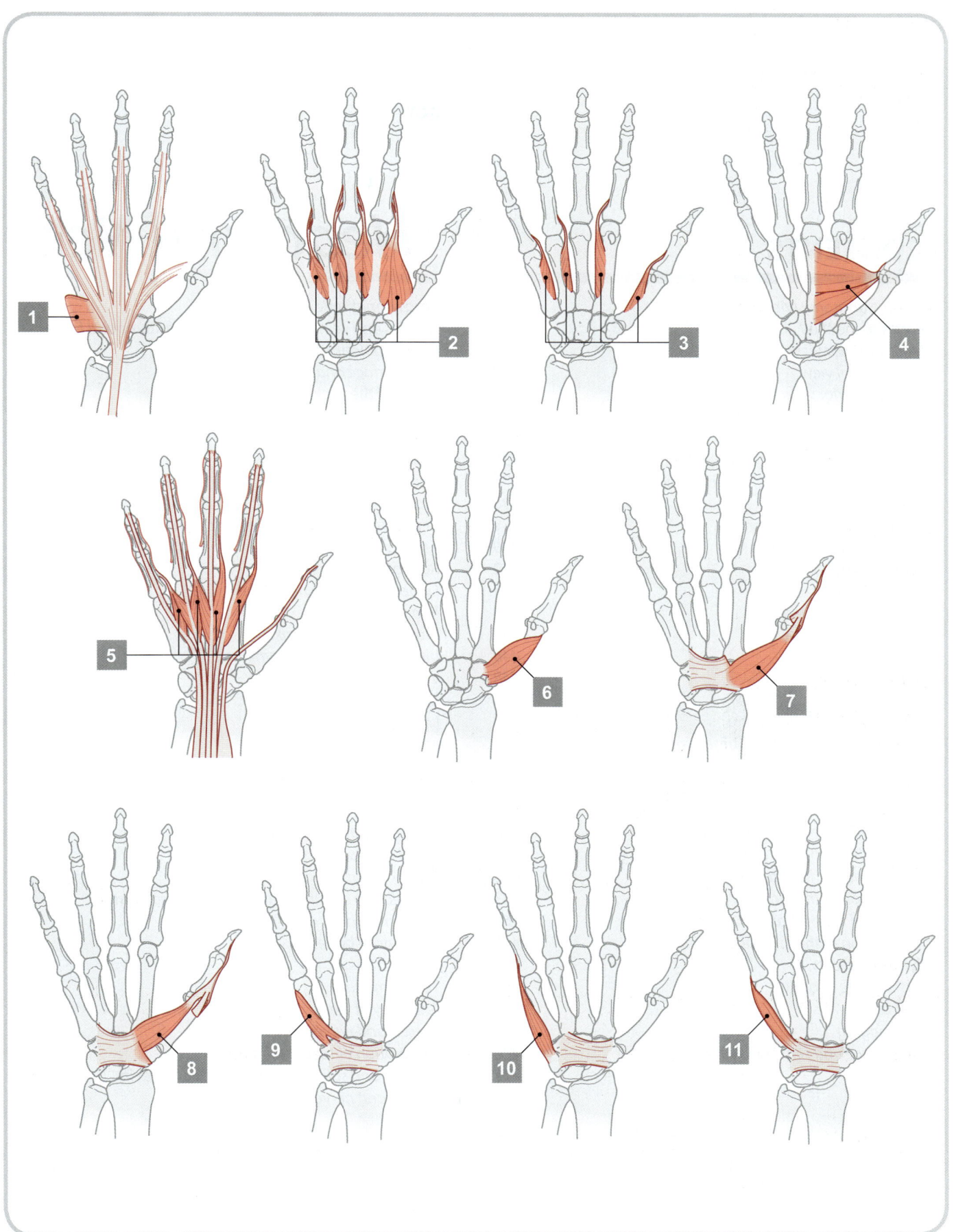

CONTENTS

Head and Neck

8 KOPF UND HALS

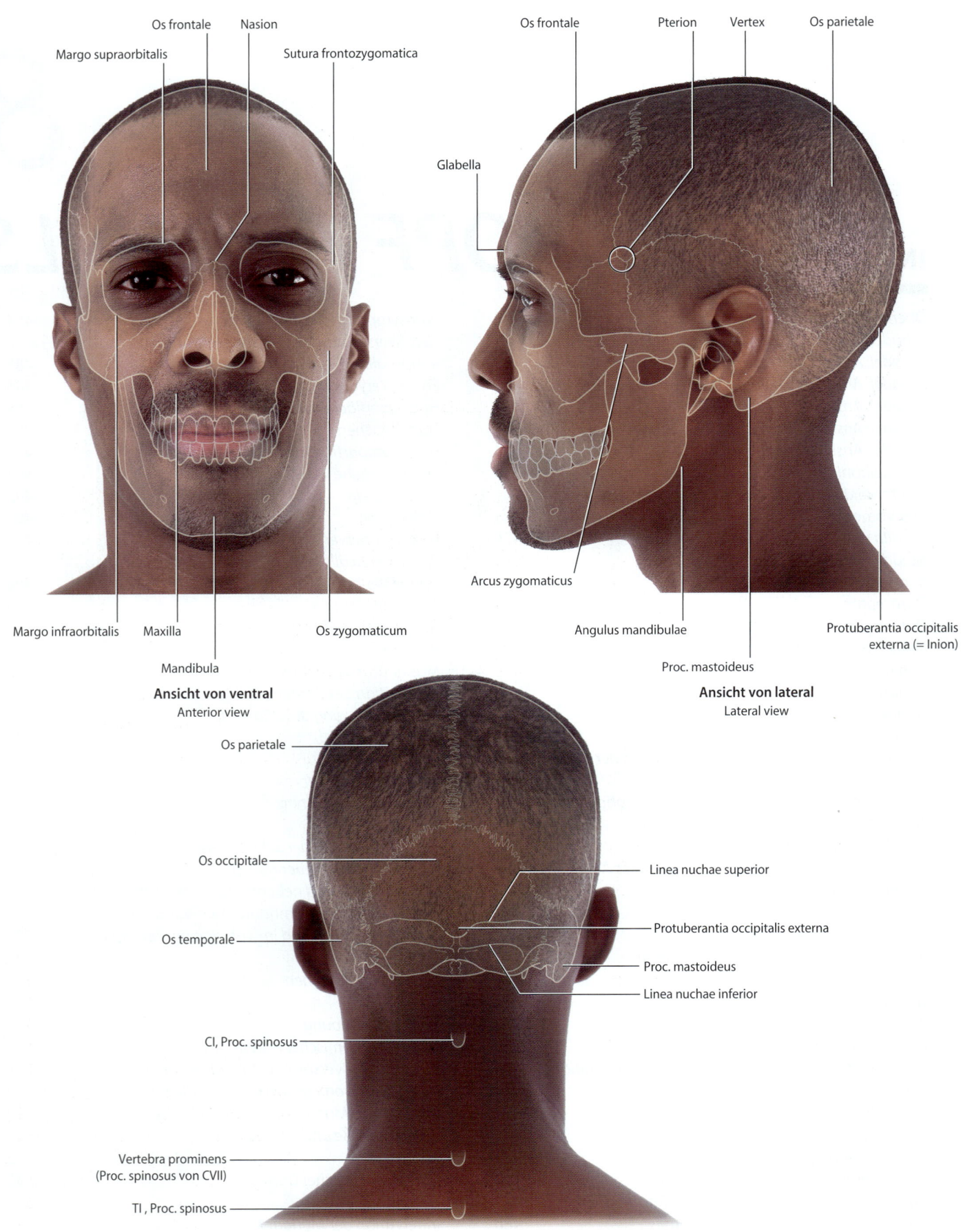

Ansicht von ventral
Anterior view

Os frontale
Nasion
Margo supraorbitalis
Sutura frontozygomatica
Margo infraorbitalis
Maxilla
Mandibula
Os zygomaticum

Ansicht von lateral
Lateral view

Os frontale
Pterion
Vertex
Os parietale
Glabella
Arcus zygomaticus
Angulus mandibulae
Proc. mastoideus
Protuberantia occipitalis externa (= Inion)

Ansicht von dorsal
Posterior view

Os parietale
Os occipitale
Os temporale
CI, Proc. spinosus
Vertebra prominens
(Proc. spinosus von CVII)
TI, Proc. spinosus
Linea nuchae superior
Protuberantia occipitalis externa
Proc. mastoideus
Linea nuchae inferior

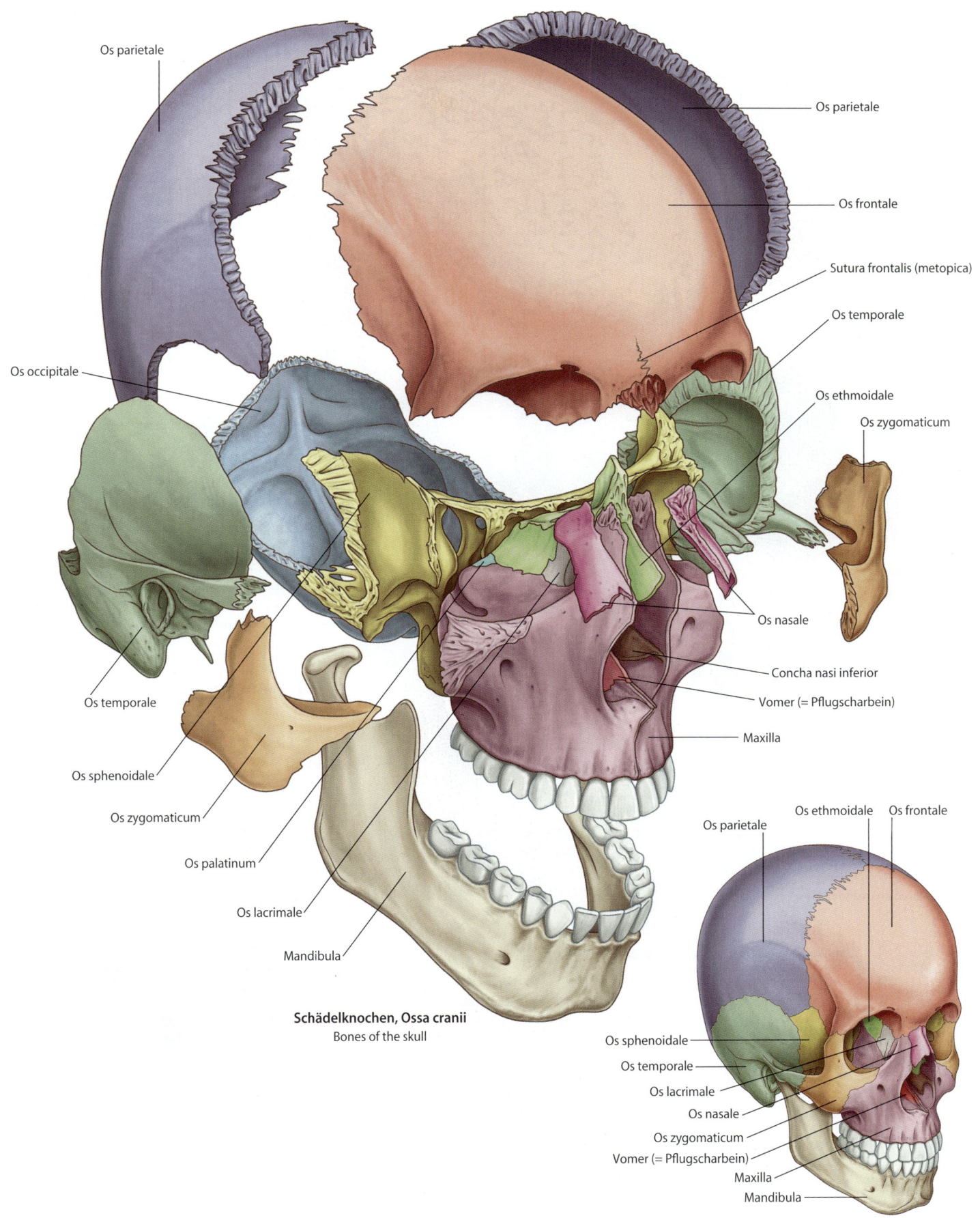

Os parietale

Os parietale

Os frontale

Sutura frontalis (metopica)

Os temporale

Os occipitale

Os ethmoidale

Os zygomaticum

Os temporale

Os nasale

Concha nasi inferior

Os sphenoidale

Vomer (= Pflugscharbein)

Os zygomaticum

Maxilla

Os palatinum

Os lacrimale

Mandibula

Os parietale

Os ethmoidale   Os frontale

Os sphenoidale

Os temporale

Os lacrimale

Os nasale

Os zygomaticum

Vomer (= Pflugscharbein)

Maxilla

Mandibula

Schädelknochen, Ossa cranii
Bones of the skull

429

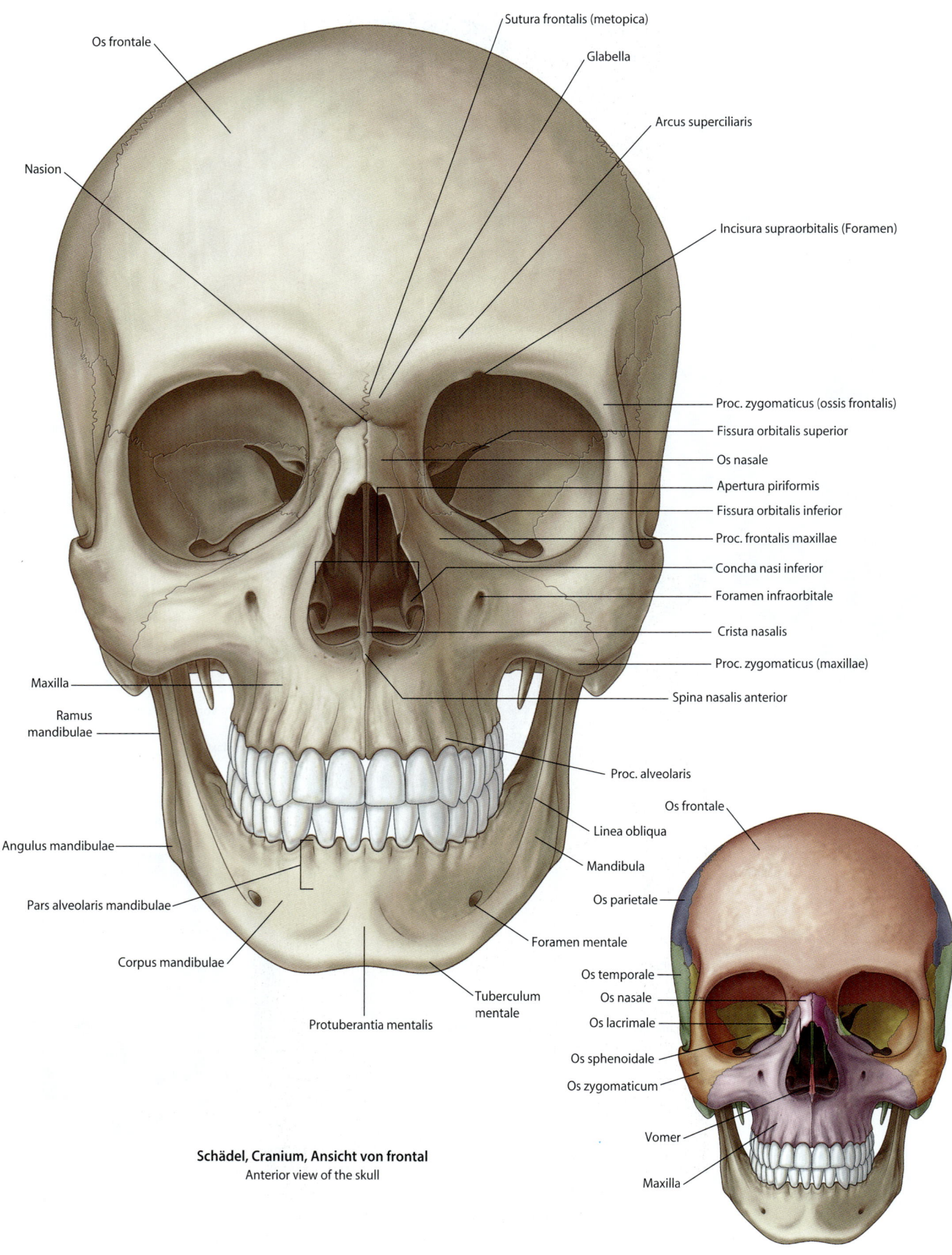

Os frontale

Sutura frontalis (metopica)

Glabella

Arcus superciliaris

Nasion

Incisura supraorbitalis (Foramen)

Proc. zygomaticus (ossis frontalis)

Fissura orbitalis superior

Os nasale

Apertura piriformis

Fissura orbitalis inferior

Proc. frontalis maxillae

Concha nasi inferior

Foramen infraorbitale

Crista nasalis

Proc. zygomaticus (maxillae)

Maxilla

Spina nasalis anterior

Ramus mandibulae

Proc. alveolaris

Angulus mandibulae

Linea obliqua

Mandibula

Pars alveolaris mandibulae

Os frontale

Corpus mandibulae

Foramen mentale

Os parietale

Protuberantia mentalis

Tuberculum mentale

Os temporale

Os nasale

Os lacrimale

Os sphenoidale

Os zygomaticum

Vomer

Maxilla

Schädel, Cranium, Ansicht von frontal
Anterior view of the skull

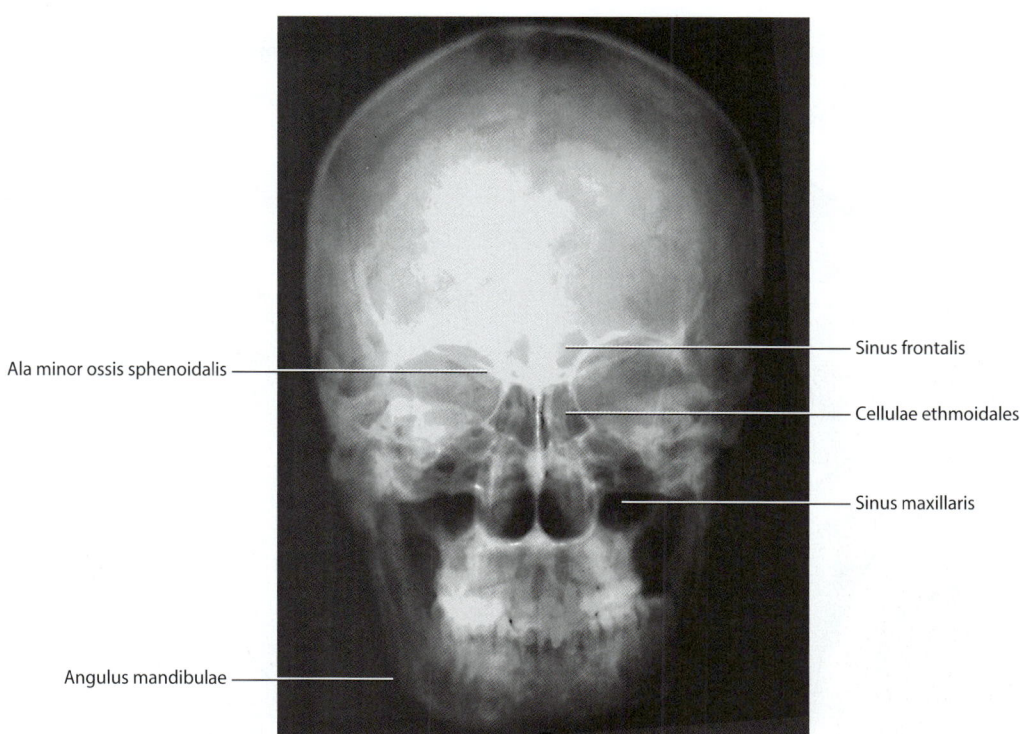

Sinus frontalis

Ala minor ossis sphenoidalis

Cellulae ethmoidales

Sinus maxillaris

Angulus mandibulae

Schädel; Cranium; Röntgenbild im anterior-posterioren Strahlengang
Anterior view of the skull. Radiograph, AP view

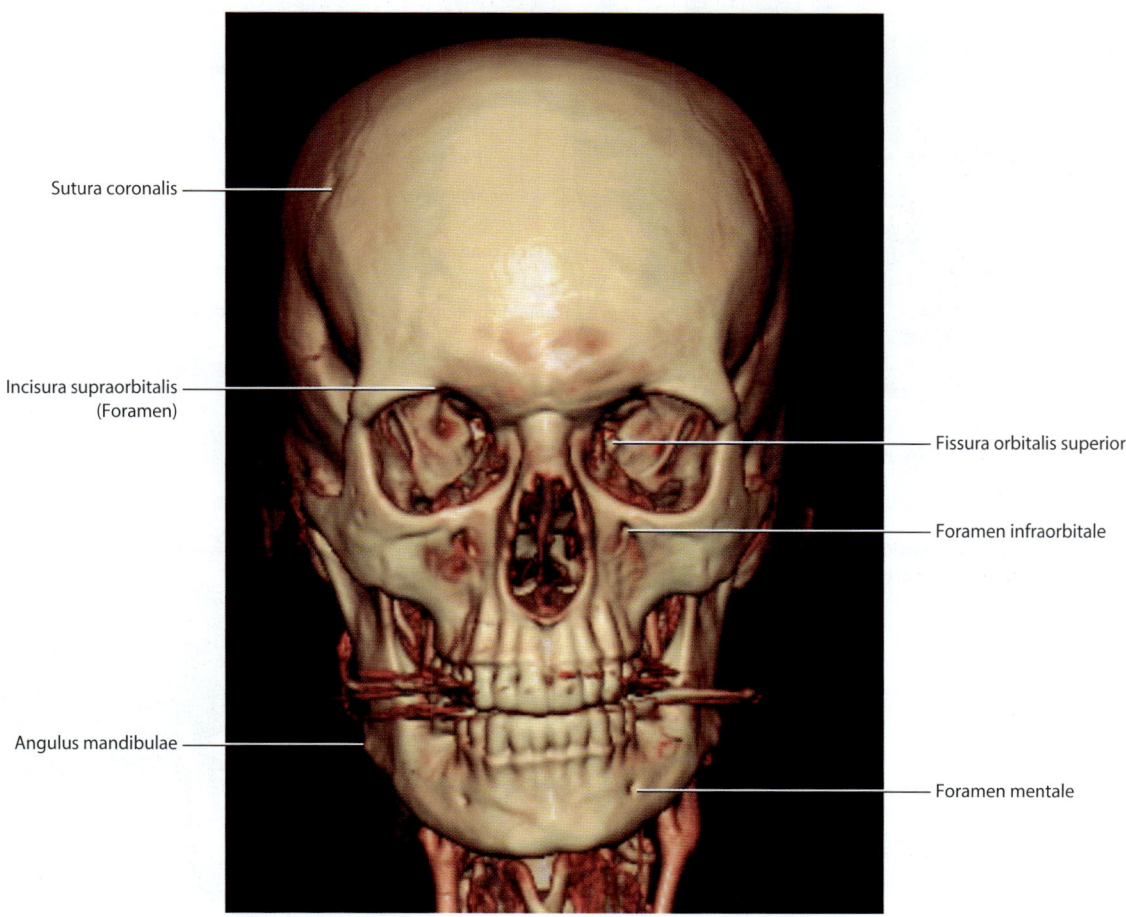

Sutura coronalis

Incisura supraorbitalis
(Foramen)

Fissura orbitalis superior

Foramen infraorbitale

Angulus mandibulae

Foramen mentale

Schädel, Cranium, Ansicht von frontal; Volumenrekonstruktion Mehrschicht-CT
Anterior view of the skull. Volume-rendered anterior view using multidetector computed tomography

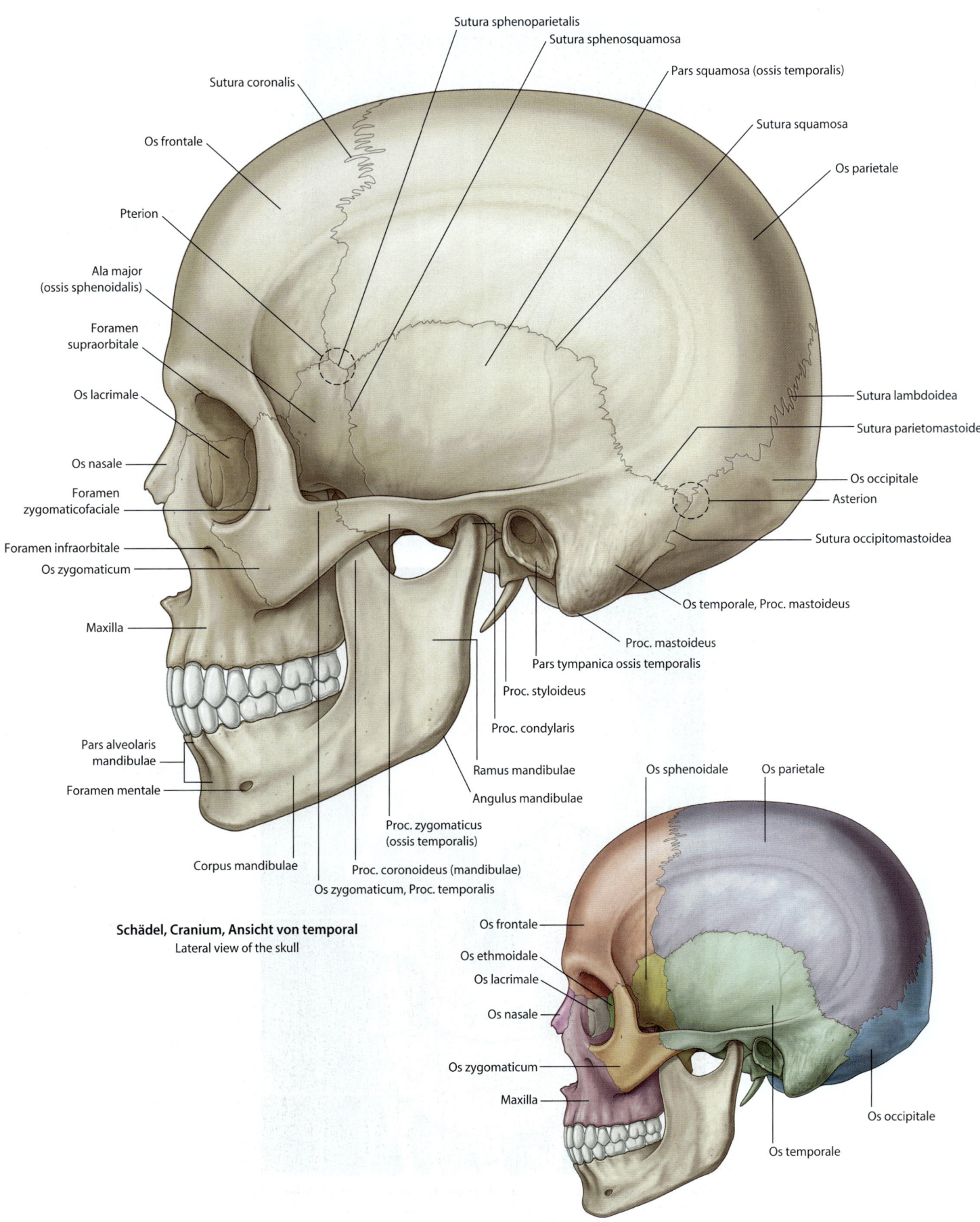

Sutura sphenoparietalis

Sutura sphenosquamosa

Pars squamosa (ossis temporalis)

Sutura coronalis

Sutura squamosa

Os frontale

Os parietale

Pterion

Ala major
(ossis sphenoidalis)

Foramen
supraorbitale

Os lacrimale

Sutura lambdoidea

Os nasale

Sutura parietomastoidea

Foramen
zygomaticofaciale

Os occipitale

Asterion

Foramen infraorbitale

Sutura occipitomastoidea

Os zygomaticum

Maxilla

Os temporale, Proc. mastoideus

Proc. mastoideus

Pars tympanica ossis temporalis

Proc. styloideus

Proc. condylaris

Pars alveolaris
mandibulae

Ramus mandibulae

Foramen mentale

Angulus mandibulae

Os sphenoidale

Os parietale

Proc. zygomaticus
(ossis temporalis)

Corpus mandibulae

Proc. coronoideus (mandibulae)

Os zygomaticum, Proc. temporalis

Os frontale

Os ethmoidale

Schädel, Cranium, Ansicht von temporal
Lateral view of the skull

Os lacrimale

Os nasale

Os zygomaticum

Maxilla

Os occipitale

Os temporale

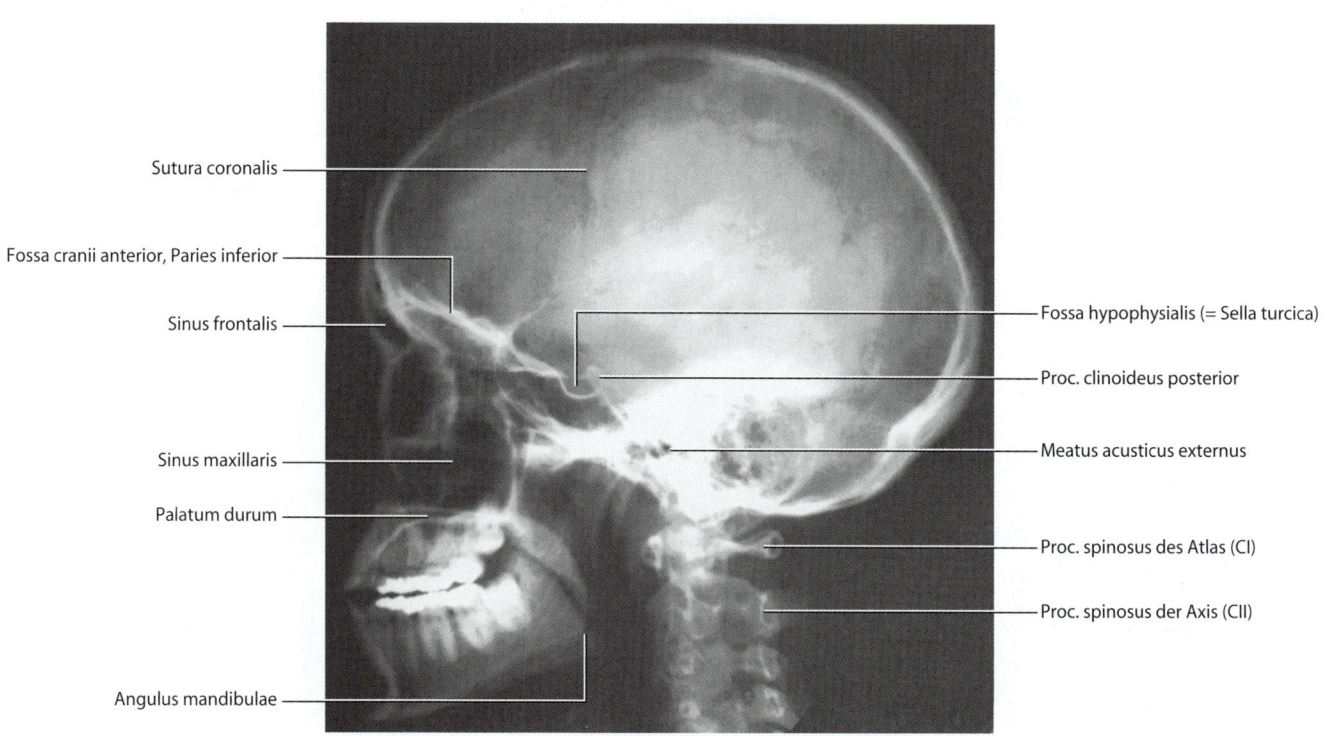

Sutura coronalis

Fossa cranii anterior, Paries inferior

Sinus frontalis

Sinus maxillaris

Palatum durum

Angulus mandibulae

Fossa hypophysialis (= Sella turcica)

Proc. clinoideus posterior

Meatus acusticus externus

Proc. spinosus des Atlas (CI)

Proc. spinosus der Axis (CII)

Schädel, Cranium; Röntgenbild im lateralen Strahlengang
Lateral view of the skull. Radiograph, lateral view

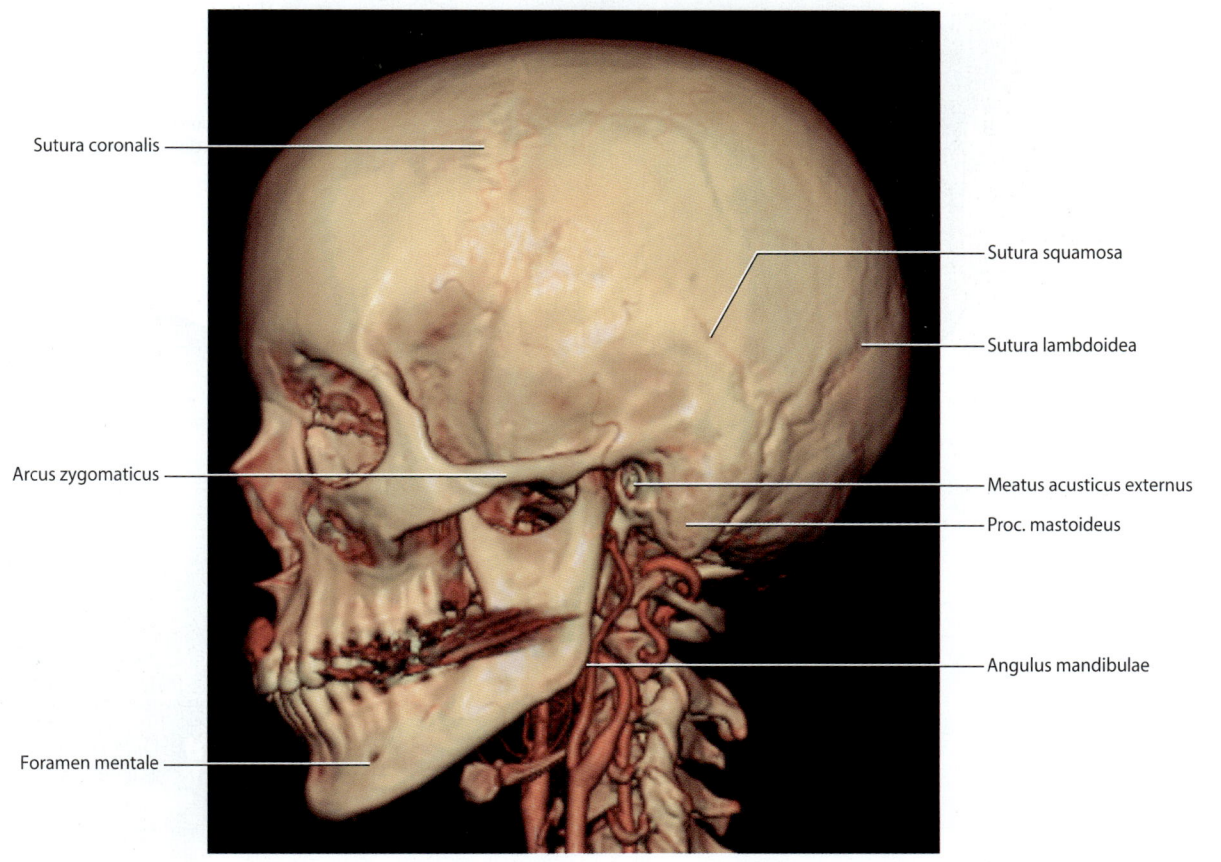

Sutura coronalis

Arcus zygomaticus

Foramen mentale

Sutura squamosa

Sutura lambdoidea

Meatus acusticus externus

Proc. mastoideus

Angulus mandibulae

Seitenansicht des Schädels, Cranium; Volumenrekonstruktion Mehrschicht-CT
Lateral view of the skull. Volume-rendered lateral view using multidetector computed tomography

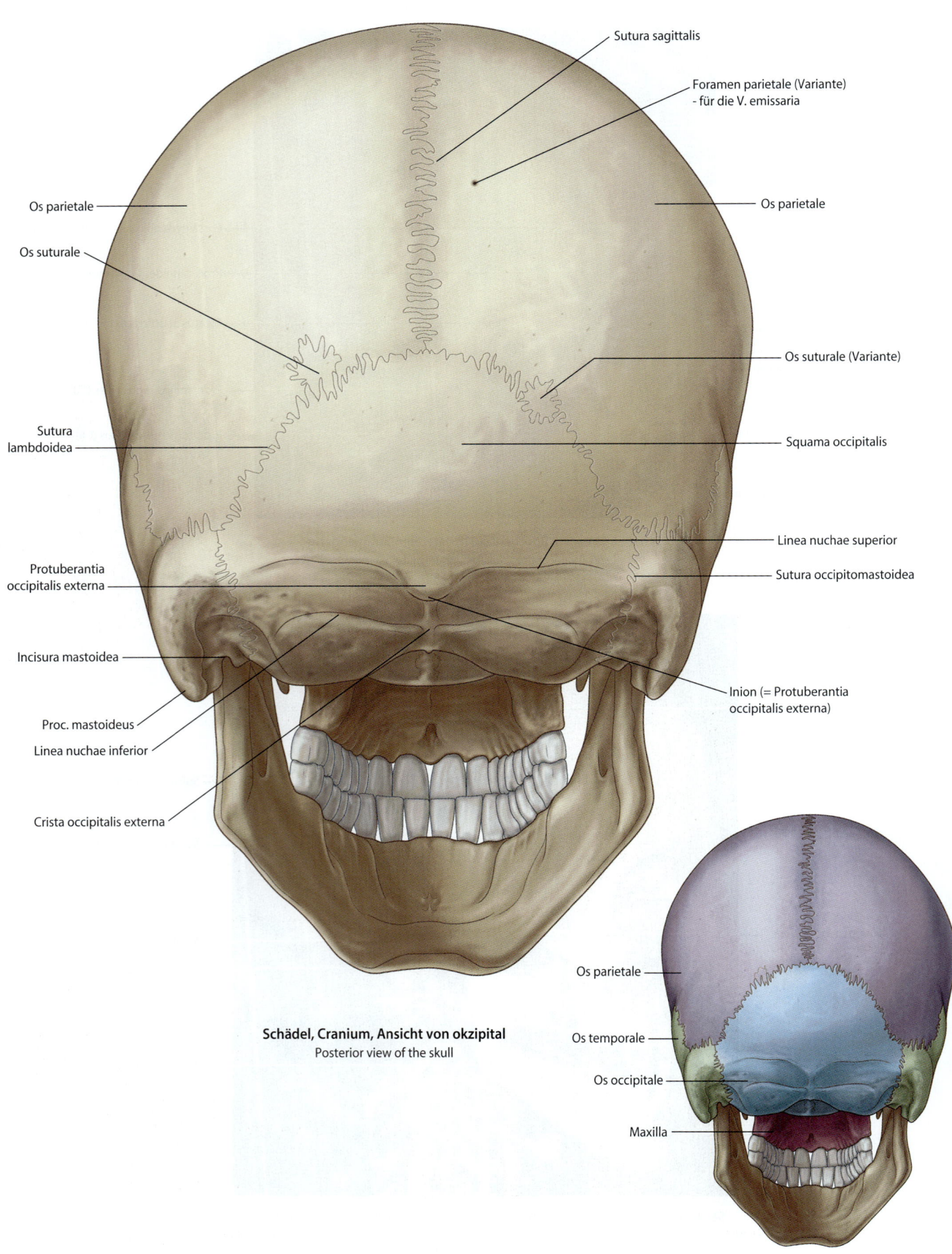

Sutura sagittalis

Foramen parietale (Variante)
- für die V. emissaria

Os parietale

Os parietale

Os suturale

Os suturale (Variante)

Sutura
lambdoidea

Squama occipitalis

Linea nuchae superior

Protuberantia
occipitalis externa

Sutura occipitomastoidea

Incisura mastoidea

Inion (= Protuberantia
occipitalis externa)

Proc. mastoideus

Linea nuchae inferior

Crista occipitalis externa

Schädel, Cranium, Ansicht von okzipital
Posterior view of the skull

Os parietale

Os temporale

Os occipitale

Maxilla

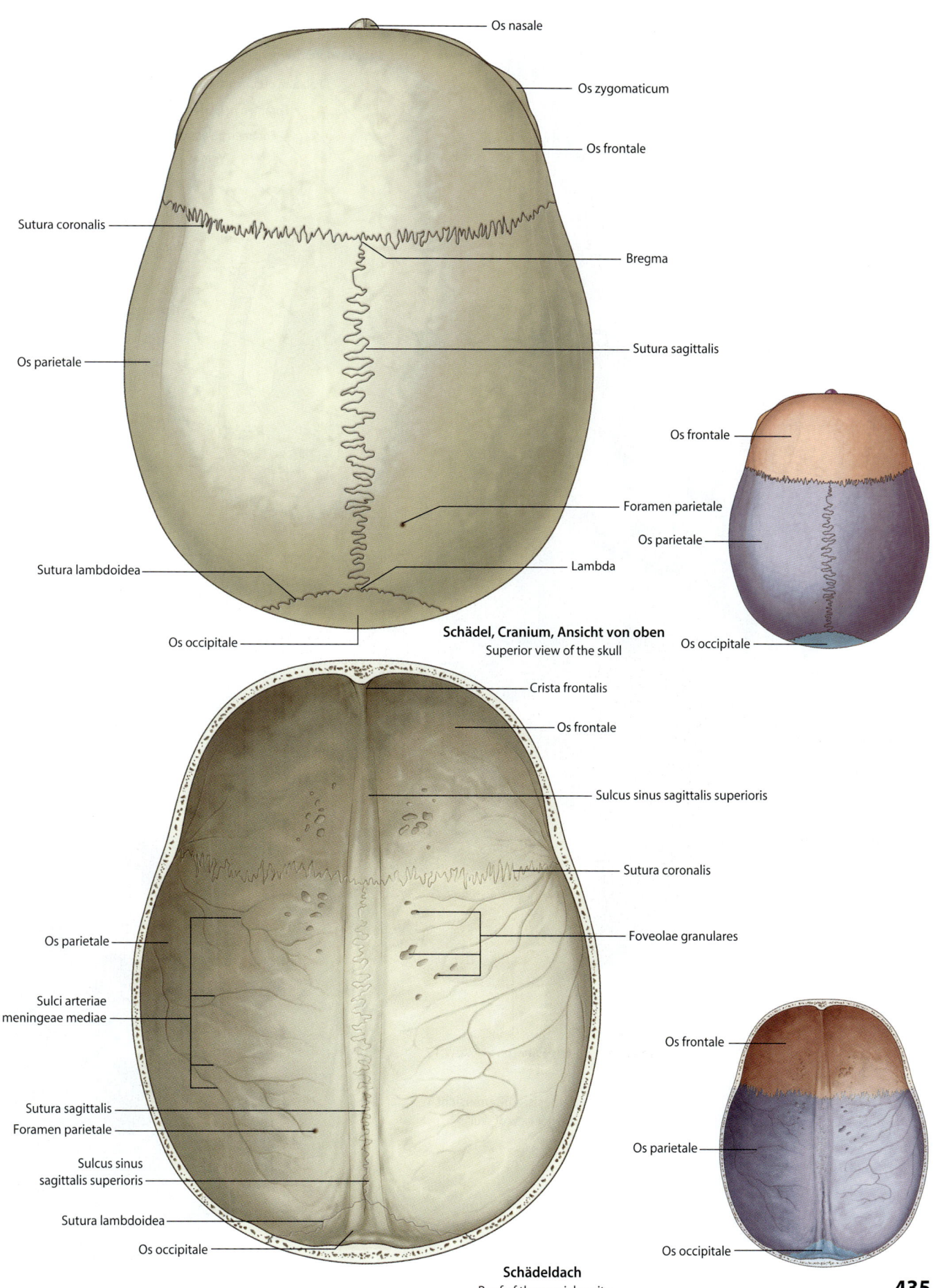

Os nasale

Os zygomaticum

Os frontale

Sutura coronalis

Bregma

Sutura sagittalis

Os parietale

Foramen parietale

Os frontale

Os parietale

Lambda

Sutura lambdoidea

Os occipitale

Os occipitale

Schädel, Cranium, Ansicht von oben
Superior view of the skull

Crista frontalis

Os frontale

Sulcus sinus sagittalis superioris

Sutura coronalis

Os parietale

Foveolae granulares

Sulci arteriae
meningeae mediae

Os frontale

Sutura sagittalis

Foramen parietale

Os parietale

Sulcus sinus
sagittalis superioris

Sutura lambdoidea

Os occipitale

Os occipitale

Schädeldach
Roof of the cranial cavity

435

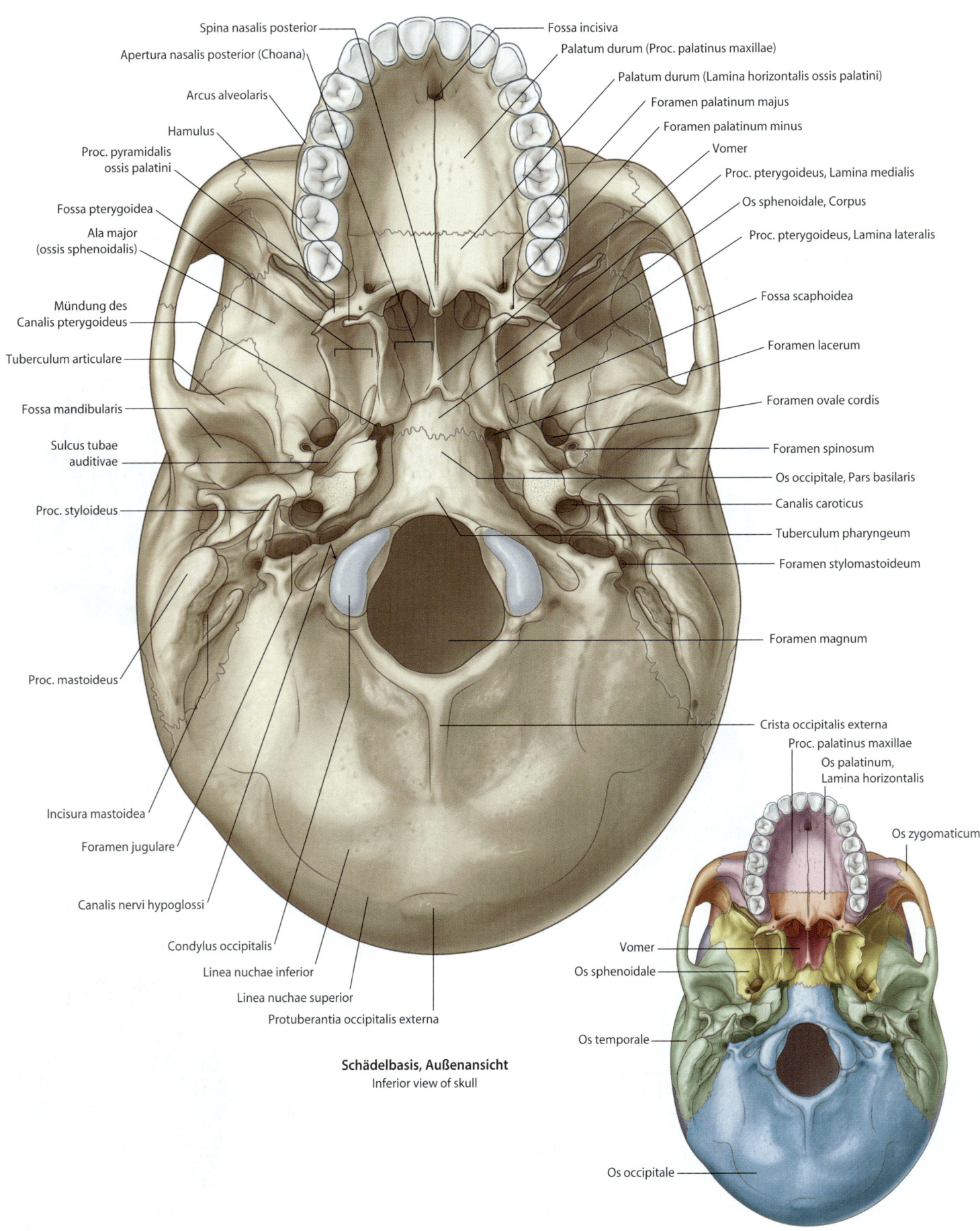

Spina nasalis posterior

Apertura nasalis posterior (Choana)

Arcus alveolaris

Hamulus

Proc. pyramidalis ossis palatini

Fossa pterygoidea

Ala major (ossis sphenoidalis)

Mündung des Canalis pterygoideus

Tuberculum articulare

Fossa mandibularis

Sulcus tubae auditivae

Proc. styloideus

Proc. mastoideus

Incisura mastoidea

Foramen jugulare

Canalis nervi hypoglossi

Condylus occipitalis

Linea nuchae inferior

Linea nuchae superior

Protuberantia occipitalis externa

Fossa incisiva

Palatum durum (Proc. palatinus maxillae)

Palatum durum (Lamina horizontalis ossis palatini)

Foramen palatinum majus

Foramen palatinum minus

Vomer

Proc. pterygoideus, Lamina medialis

Os sphenoidale, Corpus

Proc. pterygoideus, Lamina lateralis

Fossa scaphoidea

Foramen lacerum

Foramen ovale cordis

Foramen spinosum

Os occipitale, Pars basilaris

Canalis caroticus

Tuberculum pharyngeum

Foramen stylomastoideum

Foramen magnum

Crista occipitalis externa

Proc. palatinus maxillae

Os palatinum, Lamina horizontalis

Os zygomaticum

Vomer

Os sphenoidale

Os temporale

Os occipitale

Schädelbasis, Außenansicht
Inferior view of skull

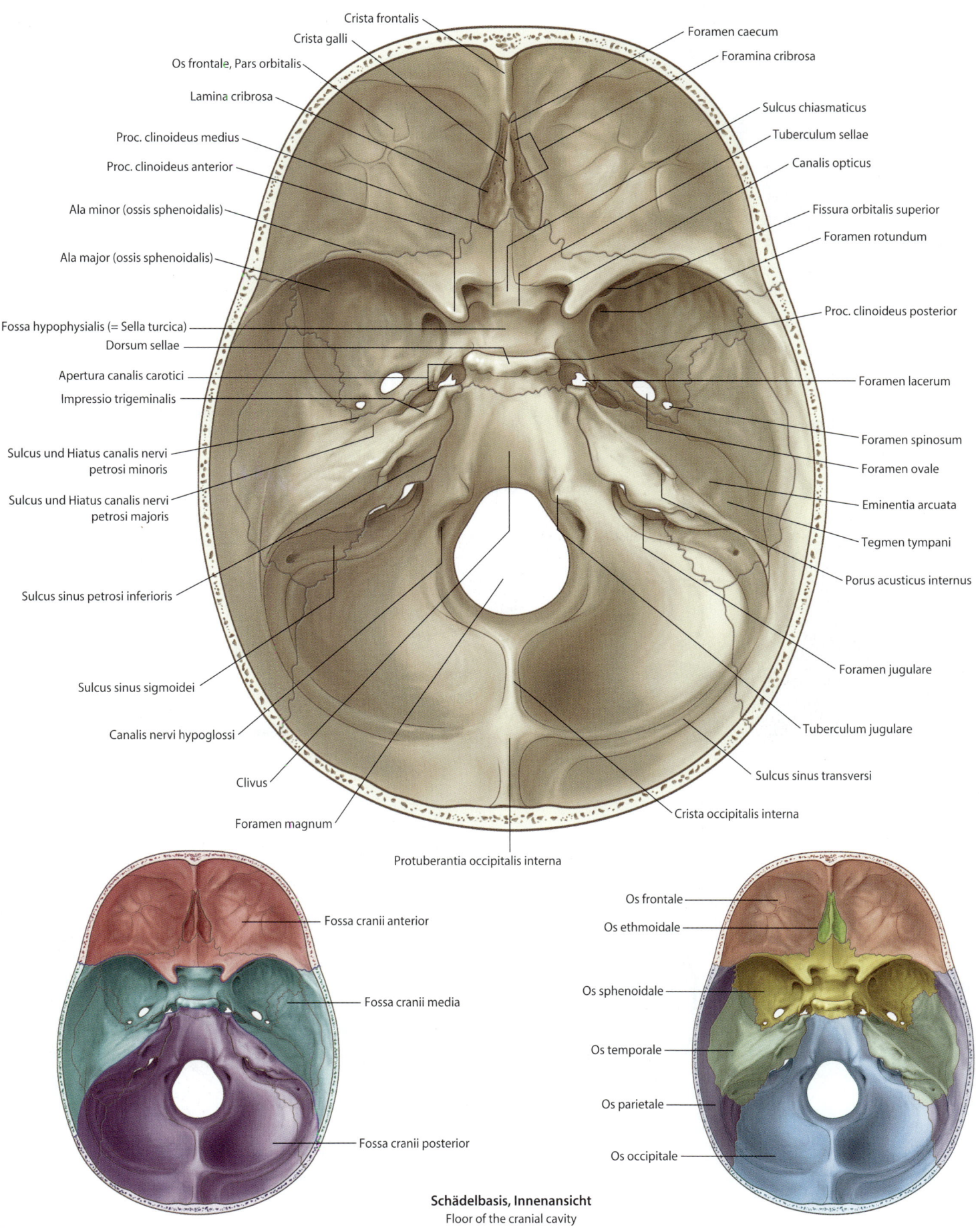

Crista frontalis
Crista galli
Os frontale, Pars orbitalis
Lamina cribrosa
Proc. clinoideus medius
Proc. clinoideus anterior
Ala minor (ossis sphenoidalis)
Ala major (ossis sphenoidalis)
Fossa hypophysialis (= Sella turcica)
Dorsum sellae
Apertura canalis carotici
Impressio trigeminalis
Sulcus und Hiatus canalis nervi petrosi minoris
Sulcus und Hiatus canalis nervi petrosi majoris
Sulcus sinus petrosi inferioris
Sulcus sinus sigmoidei
Canalis nervi hypoglossi
Clivus
Foramen magnum
Protuberantia occipitalis interna

Foramen caecum
Foramina cribrosa
Sulcus chiasmaticus
Tuberculum sellae
Canalis opticus
Fissura orbitalis superior
Foramen rotundum
Proc. clinoideus posterior
Foramen lacerum
Foramen spinosum
Foramen ovale
Eminentia arcuata
Tegmen tympani
Porus acusticus internus
Foramen jugulare
Tuberculum jugulare
Sulcus sinus transversi
Crista occipitalis interna

Fossa cranii anterior
Fossa cranii media
Fossa cranii posterior

Os frontale
Os ethmoidale
Os sphenoidale
Os temporale
Os parietale
Os occipitale

Schädelbasis, Innenansicht
Floor of the cranial cavity

437

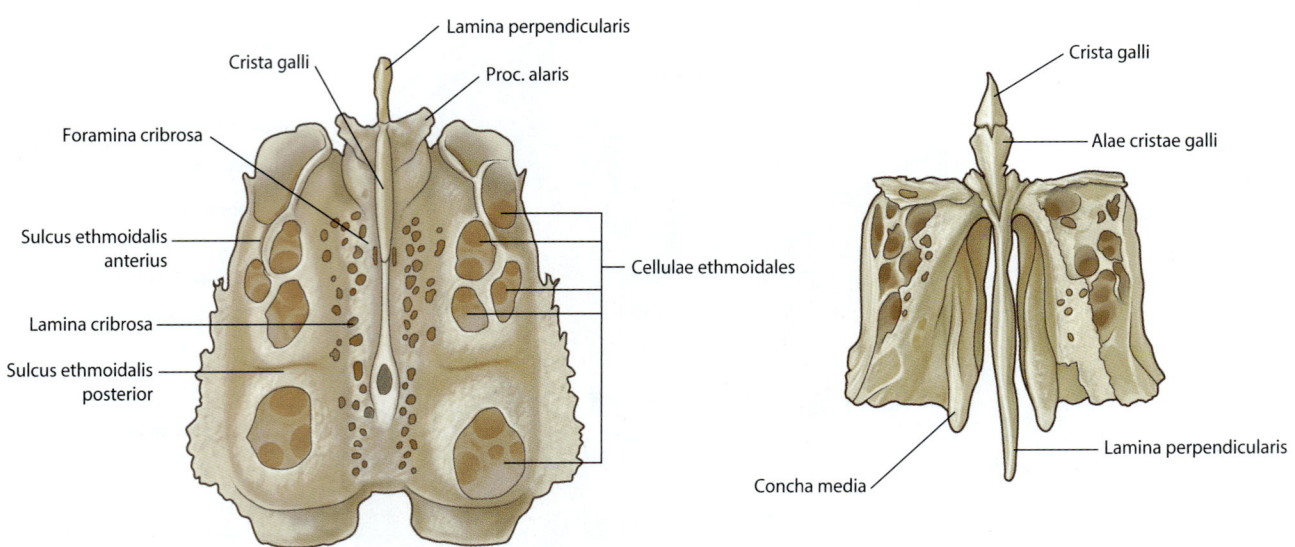

Lamina perpendicularis

Crista galli

Proc. alaris

Foramina cribrosa

Sulcus ethmoidalis anterius

Lamina cribrosa

Sulcus ethmoidalis posterior

Cellulae ethmoidales

Siebbein, Os ethmoidale, Ansicht von oben
Ethmoid bone (superior view)

Crista galli

Alae cristae galli

Lamina perpendicularis

Concha media

Siebbein, Os ethmoidale, Ansicht von okzipital
Ethmoid bone (posterior view)

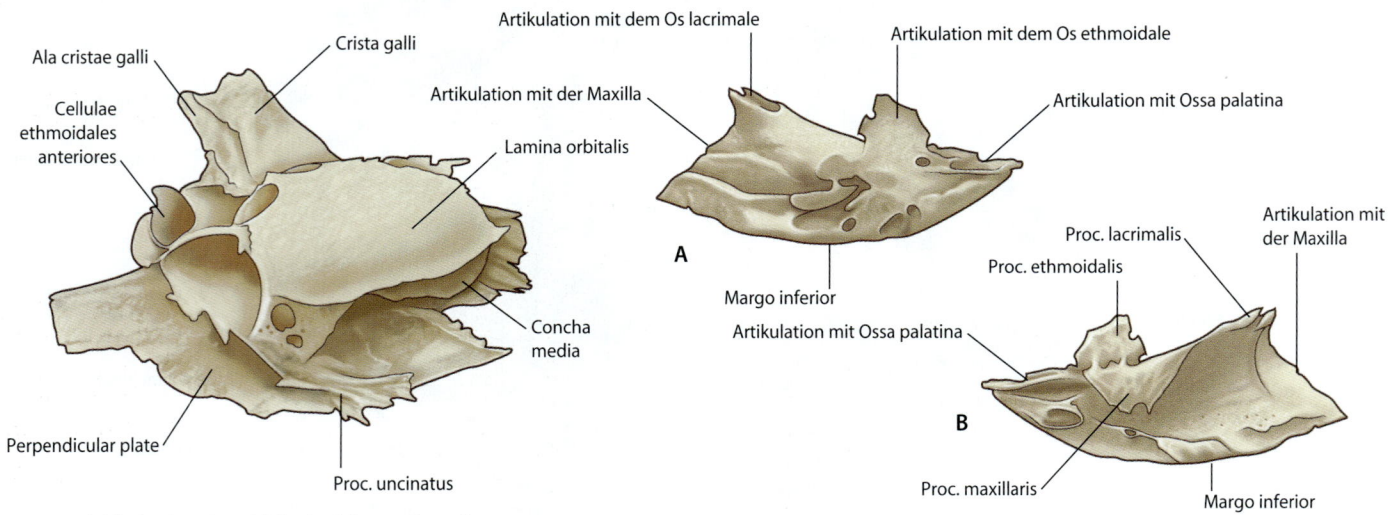

Ala cristae galli

Crista galli

Cellulae ethmoidales anteriores

Lamina orbitalis

Concha media

Perpendicular plate

Proc. uncinatus

Siebbein, Os ethmoidale, Ansicht von lateral
Ethmoid bone (lateral view)

Artikulation mit dem Os lacrimale

Artikulation mit der Maxilla

Artikulation mit dem Os ethmoidale

Artikulation mit Ossa palatina

Margo inferior

A

Proc. lacrimalis

Artikulation mit der Maxilla

Proc. ethmoidalis

Artikulation mit Ossa palatina

B

Proc. maxillaris

Margo inferior

Untere, rechte Nasenmuschel, A. Ansicht von medial. B. Ansicht von lateral
Right inferior concha A. Medial view B. Lateral view

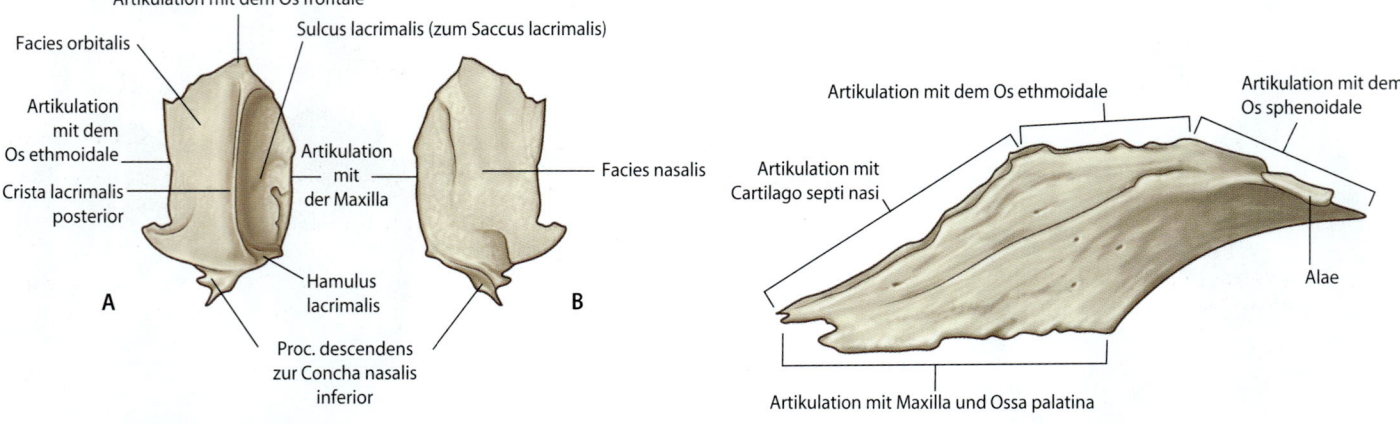

Artikulation mit dem Os frontale

Facies orbitalis

Sulcus lacrimalis (zum Saccus lacrimalis)

Artikulation mit dem Os ethmoidale

Artikulation mit der Maxilla

Crista lacrimalis posterior

Facies nasalis

A

B

Hamulus lacrimalis

Proc. descendens zur Concha nasalis inferior

Rechtes Tränenbein, Os lacrimale. A. Ansicht von lateral. B. Ansicht von medial.
Right lacrimal bone A. Lateral view B. Medial view

Artikulation mit dem Os ethmoidale

Artikulation mit dem Os sphenoidale

Artikulation mit Cartilago septi nasi

Alae

Artikulation mit Maxilla und Ossa palatina

Vomer, Ansicht von lateral
Vomer (lateral view)

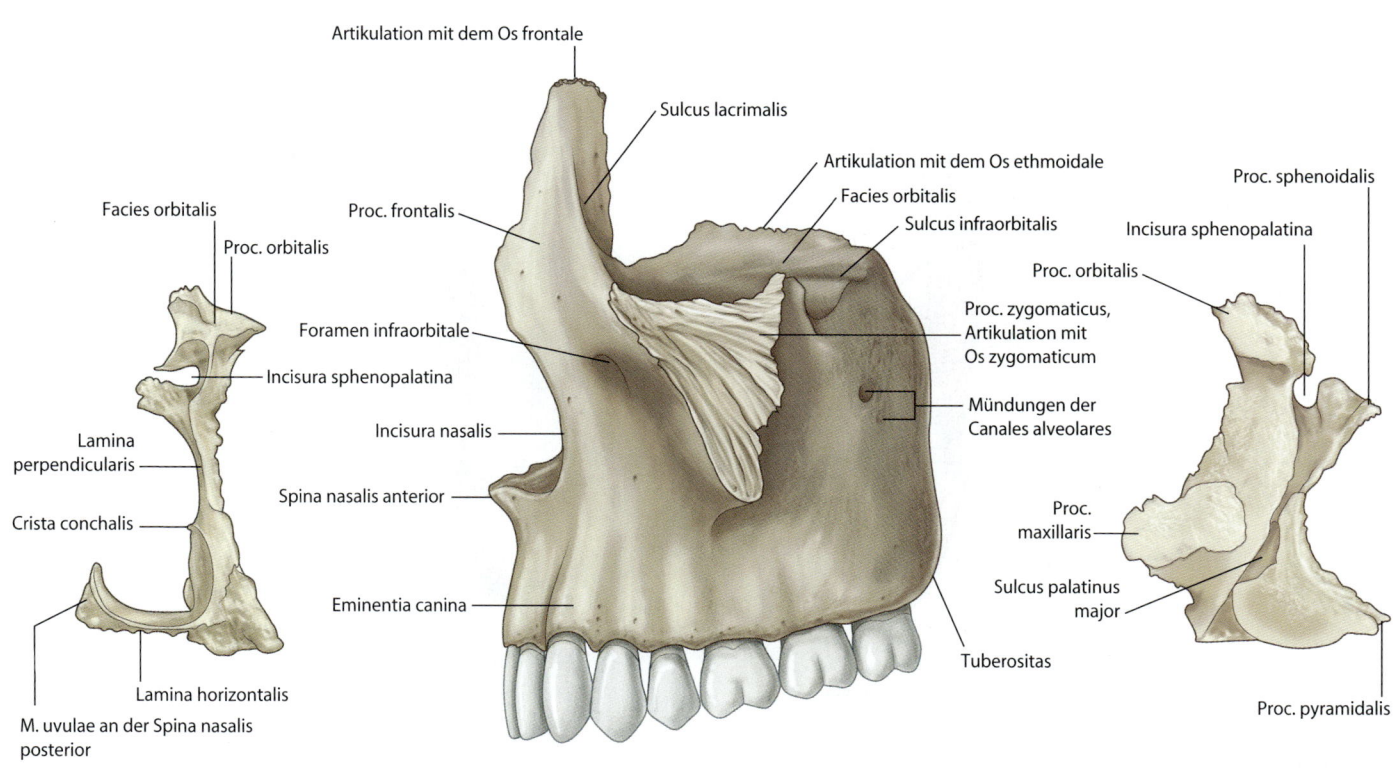

Artikulation mit dem Os frontale

Sulcus lacrimalis

Artikulation mit dem Os ethmoidale

Facies orbitalis

Sulcus infraorbitalis

Proc. frontalis

Proc. sphenoidalis

Incisura sphenopalatina

Proc. orbitalis

Facies orbitalis

Proc. orbitalis

Proc. zygomaticus, Artikulation mit Os zygomaticum

Foramen infraorbitale

Incisura sphenopalatina

Mündungen der Canales alveolares

Lamina perpendicularis

Incisura nasalis

Proc. maxillaris

Crista conchalis

Spina nasalis anterior

Sulcus palatinus major

Eminentia canina

Tuberositas

Lamina horizontalis

M. uvulae an der Spina nasalis posterior

Proc. pyramidalis

Linkes Os palatinum, Ansicht von frontal
Left palatine bone (anterior view)

Linke Maxilla, Ansicht von lateral
Left maxilla bone (lateral view)

Linkes Os palatinum, Ansicht von lateral
Left palatine bone (lateral view)

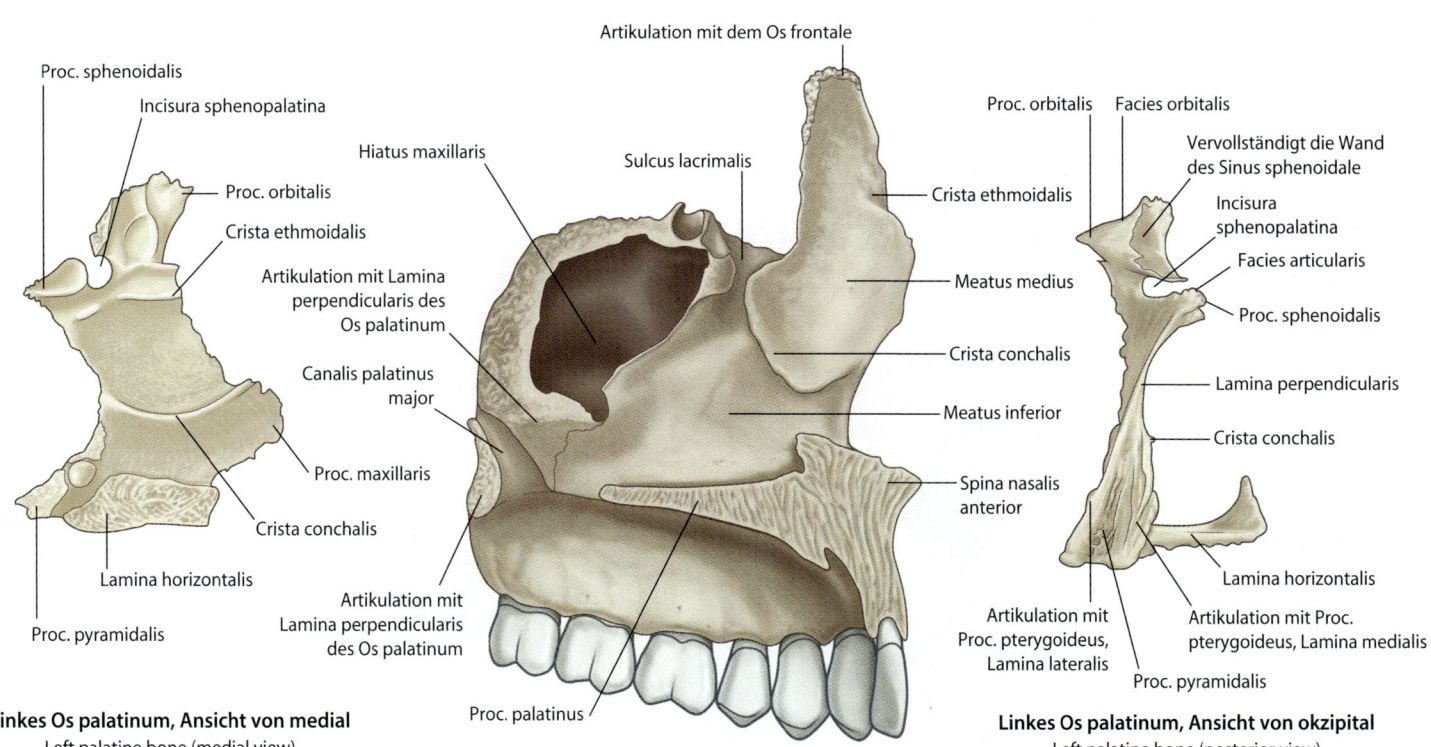

Artikulation mit dem Os frontale

Proc. sphenoidalis

Incisura sphenopalatina

Hiatus maxillaris

Sulcus lacrimalis

Proc. orbitalis

Facies orbitalis

Proc. orbitalis

Crista ethmoidalis

Vervollständigt die Wand des Sinus sphenoidale

Artikulation mit Lamina perpendicularis des Os palatinum

Crista ethmoidalis

Incisura sphenopalatina

Meatus medius

Facies articularis

Canalis palatinus major

Proc. sphenoidalis

Crista conchalis

Lamina perpendicularis

Proc. maxillaris

Meatus inferior

Crista conchalis

Crista conchalis

Spina nasalis anterior

Lamina horizontalis

Artikulation mit Lamina perpendicularis des Os palatinum

Artikulation mit Proc. pterygoideus, Lamina lateralis

Artikulation mit Proc. pterygoideus, Lamina medialis

Proc. pyramidalis

Proc. pyramidalis

Proc. palatinus

Linkes Os palatinum, Ansicht von medial
Left palatine bone (medial view)

Linke Maxilla, Ansicht von medial
Left maxilla bone (medial view)

Linkes Os palatinum, Ansicht von okzipital
Left palatine bone (posterior view)

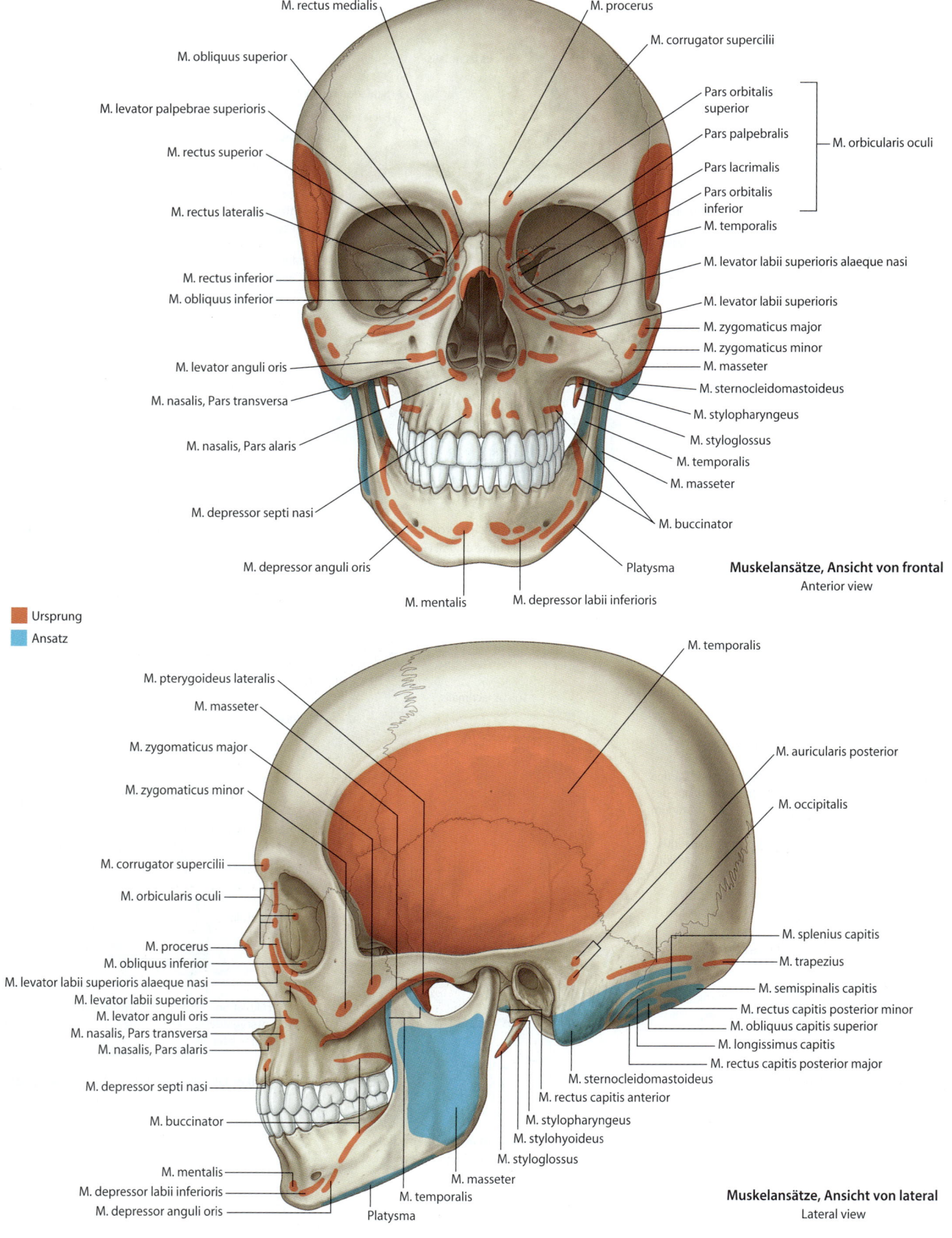

M. rectus medialis

M. obliquus superior

M. levator palpebrae superioris

M. rectus superior

M. rectus lateralis

M. rectus inferior

M. obliquus inferior

M. levator anguli oris

M. nasalis, Pars transversa

M. nasalis, Pars alaris

M. depressor septi nasi

M. depressor anguli oris

M. mentalis

M. procerus

M. corrugator supercilii

Pars orbitalis superior

Pars palpebralis

Pars lacrimalis

Pars orbitalis inferior

M. orbicularis oculi

M. temporalis

M. levator labii superioris alaeque nasi

M. levator labii superioris

M. zygomaticus major

M. zygomaticus minor

M. masseter

M. sternocleidomastoideus

M. stylopharyngeus

M. styloglossus

M. temporalis

M. masseter

M. buccinator

Platysma

M. depressor labii inferioris

Muskelansätze, Ansicht von frontal
Anterior view

Ursprung

Ansatz

M. pterygoideus lateralis

M. masseter

M. zygomaticus major

M. zygomaticus minor

M. corrugator supercilii

M. orbicularis oculi

M. procerus

M. obliquus inferior

M. levator labii superioris alaeque nasi

M. levator labii superioris

M. levator anguli oris

M. nasalis, Pars transversa

M. nasalis, Pars alaris

M. depressor septi nasi

M. buccinator

M. mentalis

M. depressor labii inferioris

M. depressor anguli oris

Platysma

M. temporalis

M. masseter

M. stylohyoideus

M. styloglossus

M. stylopharyngeus

M. rectus capitis anterior

M. sternocleidomastoideus

M. temporalis

M. auricularis posterior

M. occipitalis

M. splenius capitis

M. trapezius

M. semispinalis capitis

M. rectus capitis posterior minor

M. obliquus capitis superior

M. longissimus capitis

M. rectus capitis posterior major

Muskelansätze, Ansicht von lateral
Lateral view

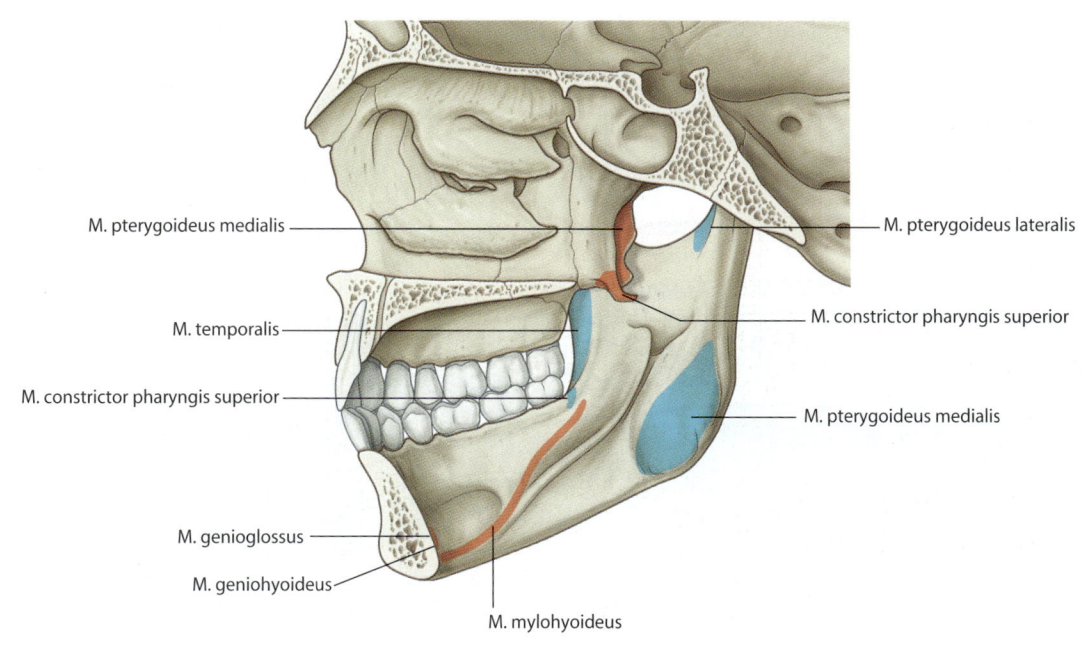

M. pterygoideus medialis

M. pterygoideus lateralis

M. temporalis

M. constrictor pharyngis superior

M. constrictor pharyngis superior

M. pterygoideus medialis

M. genioglossus

M. geniohyoideus

M. mylohyoideus

Ansicht von medial
Medial view

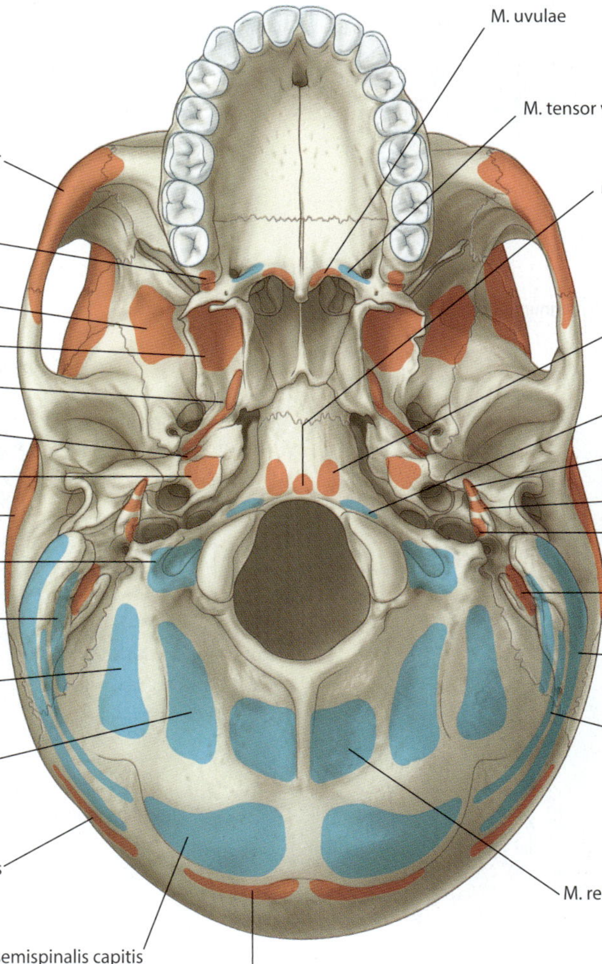

M. uvulae

M. masseter

M. tensor veli palatini (Aponeurosis palatina)

M. pterygoideus medialis

M. constrictor pharyngis superior

M. pterygoideus lateralis

M. pterygoideus medialis

M. longus capitis

M. tensor veli palatini

M. tensor tympani

M. rectus capitis anterior

M. levator veli palatini

M. styloglossus

M. temporalis

M. stylohyoideus

M. rectus capitis lateralis

M. stylopharyngeus

M. longissimus capitis

M. digastricus, Venter posterior

M. obliquus capitis superior

M. sternocleidomastoideus

M. rectus capitis posterior major

M. splenius capitis

M. occipitalis

M. rectus capitis posterior minor

M. semispinalis capitis

M. trapezius

Muskelansätze an der äußeren Schädelbasis, Ansicht von unten
Inferior view

441

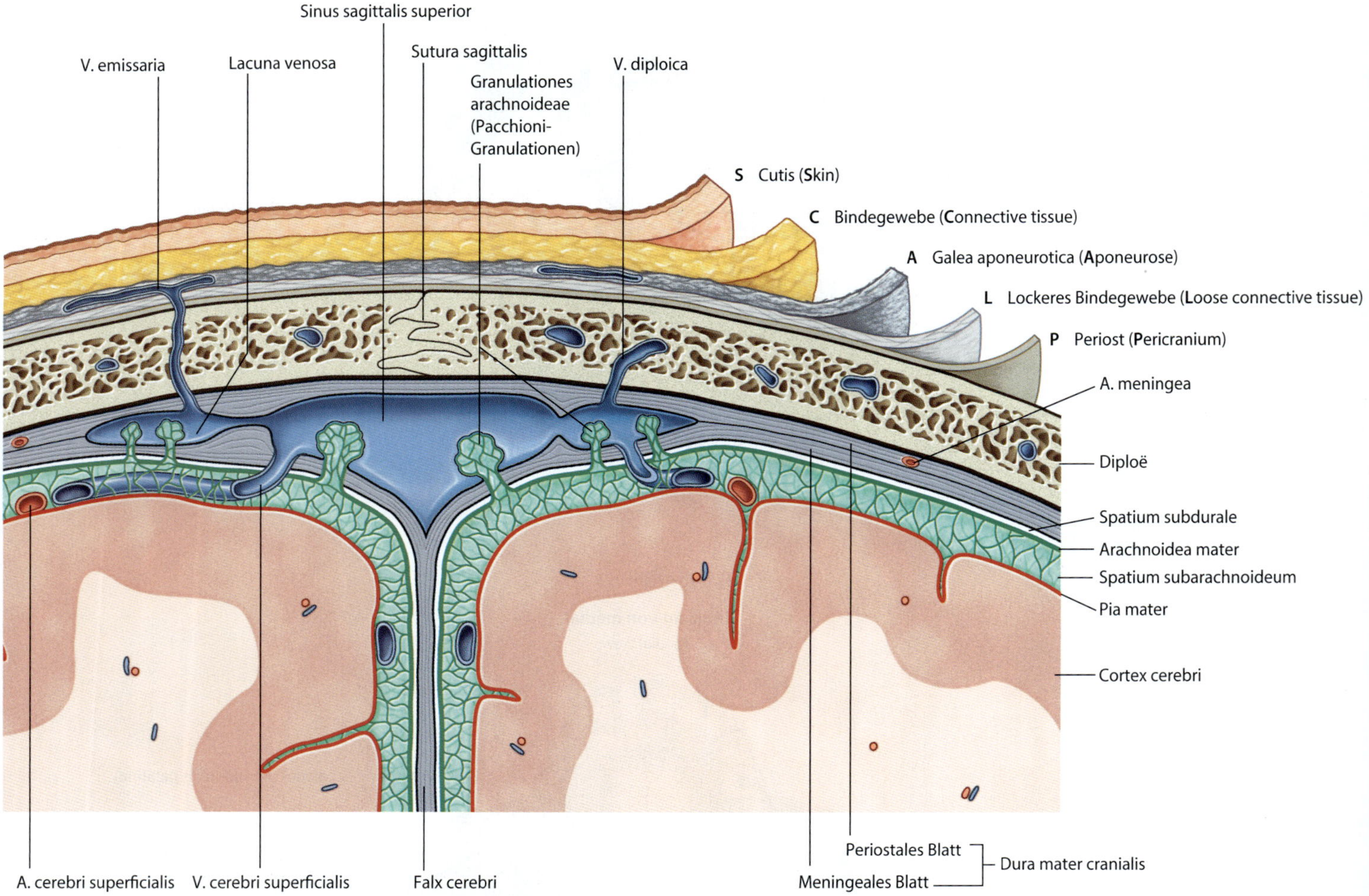

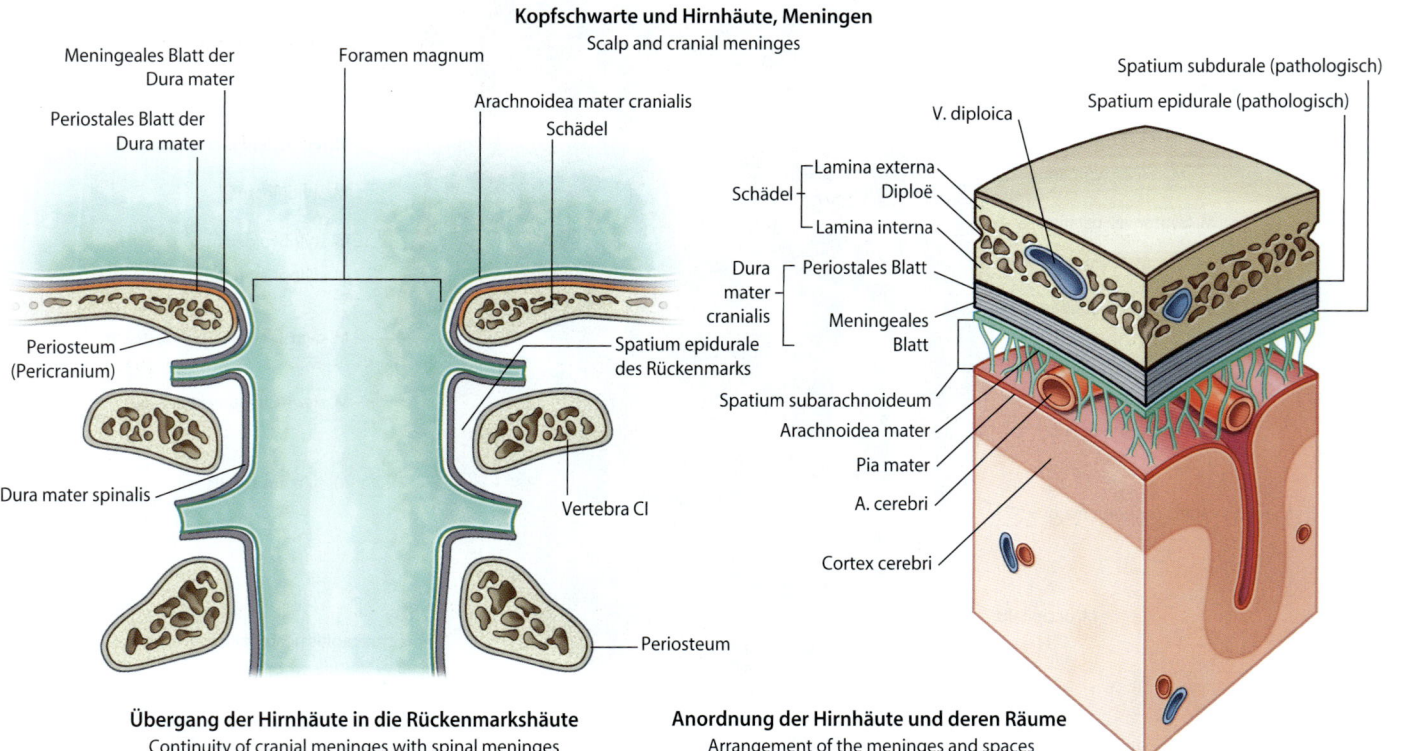

Sinus sagittalis superior

V. emissaria · Lacuna venosa · Sutura sagittalis · V. diploica

Granulationes arachnoideae (Pacchioni-Granulationen)

S Cutis (**Skin**)

C Bindegewebe (**C**onnective tissue)

A Galea aponeurotica (**A**poneurose)

L Lockeres Bindegewebe (**L**oose connective tissue)

P Periost (**P**ericranium)

A. meningea

Diploë

Spatium subdurale

Arachnoidea mater

Spatium subarachnoideum

Pia mater

Cortex cerebri

A. cerebri superficialis · V. cerebri superficialis · Falx cerebri

Periostales Blatt — Dura mater cranialis
Meningeales Blatt —

Kopfschwarte und Hirnhäute, Meningen
Scalp and cranial meninges

Meningeales Blatt der Dura mater

Foramen magnum

Periostales Blatt der Dura mater

Arachnoidea mater cranialis
Schädel

Periosteum (Pericranium)

Spatium epidurale des Rückenmarks

Dura mater spinalis

Vertebra CI

Periosteum

Spatium subdurale (pathologisch)

Spatium epidurale (pathologisch)

V. diploica

Lamina externa
Schädel — Diploë
Lamina interna

Dura mater cranialis — Periostales Blatt

Meningeales Blatt

Spatium subarachnoideum

Arachnoidea mater

Pia mater

A. cerebri

Cortex cerebri

Übergang der Hirnhäute in die Rückenmarkshäute
Continuity of cranial meninges with spinal meninges

Anordnung der Hirnhäute und deren Räume
Arrangement of the meninges and spaces

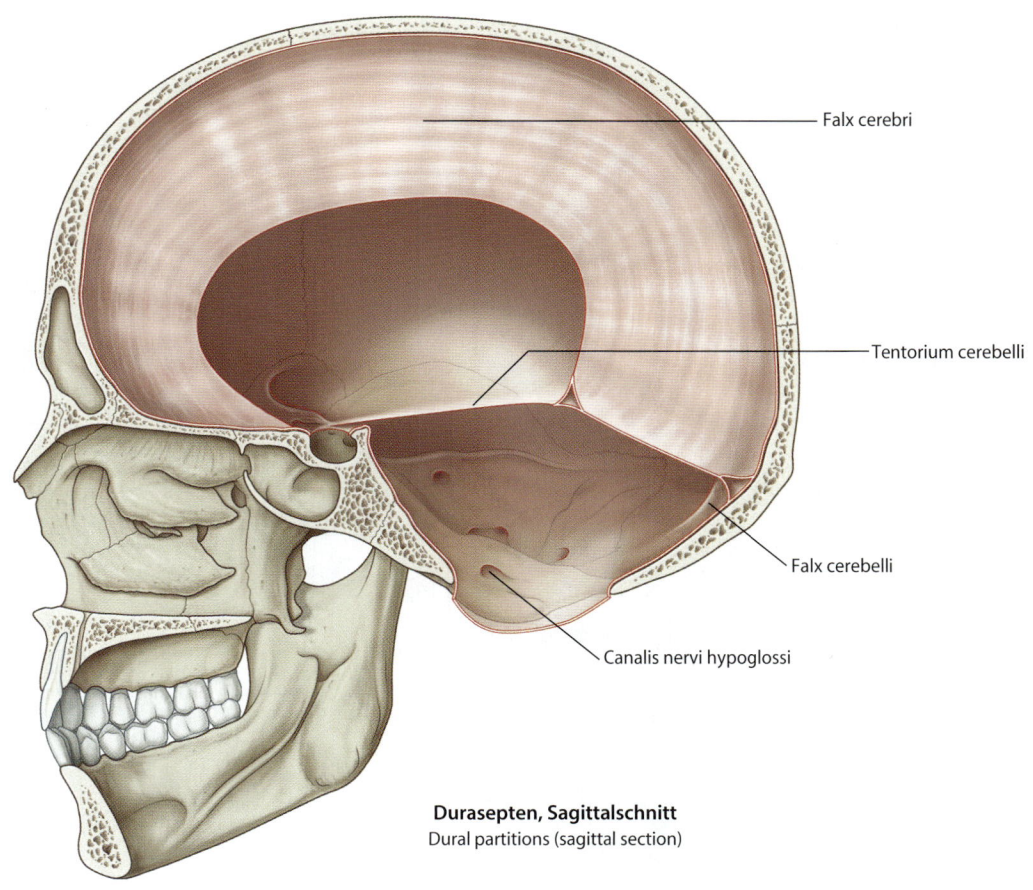

Durasepten, Sagittalschnitt
Dural partitions (sagittal section)

Falx cerebri

Tentorium cerebelli

Falx cerebelli

Canalis nervi hypoglossi

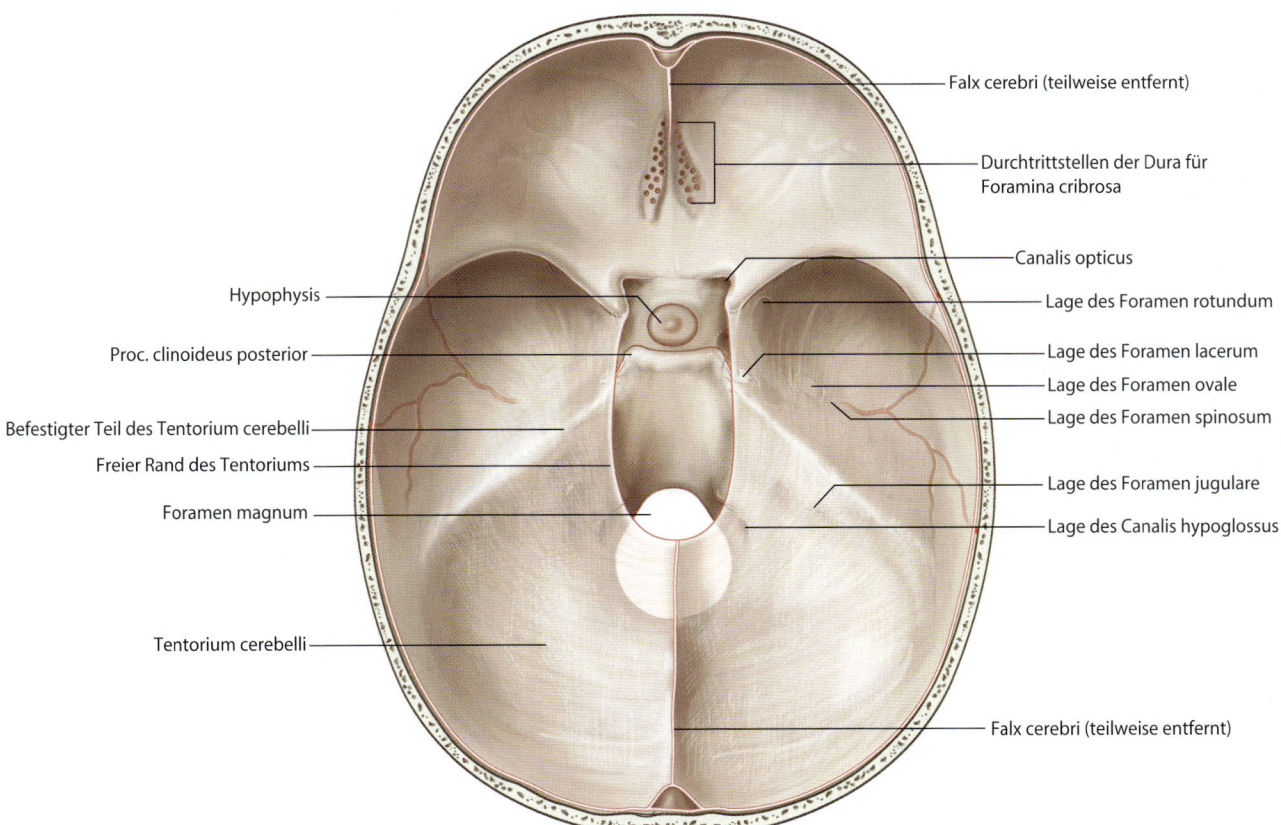

Schädelbasis, Innenansicht
Cranial cavity (superior view)

Falx cerebri (teilweise entfernt)

Durchtrittstellen der Dura für Foramina cribrosa

Canalis opticus

Lage des Foramen rotundum

Lage des Foramen lacerum

Lage des Foramen ovale

Lage des Foramen spinosum

Lage des Foramen jugulare

Lage des Canalis hypoglossus

Falx cerebri (teilweise entfernt)

Hypophysis

Proc. clinoideus posterior

Befestigter Teil des Tentorium cerebelli

Freier Rand des Tentoriums

Foramen magnum

Tentorium cerebelli

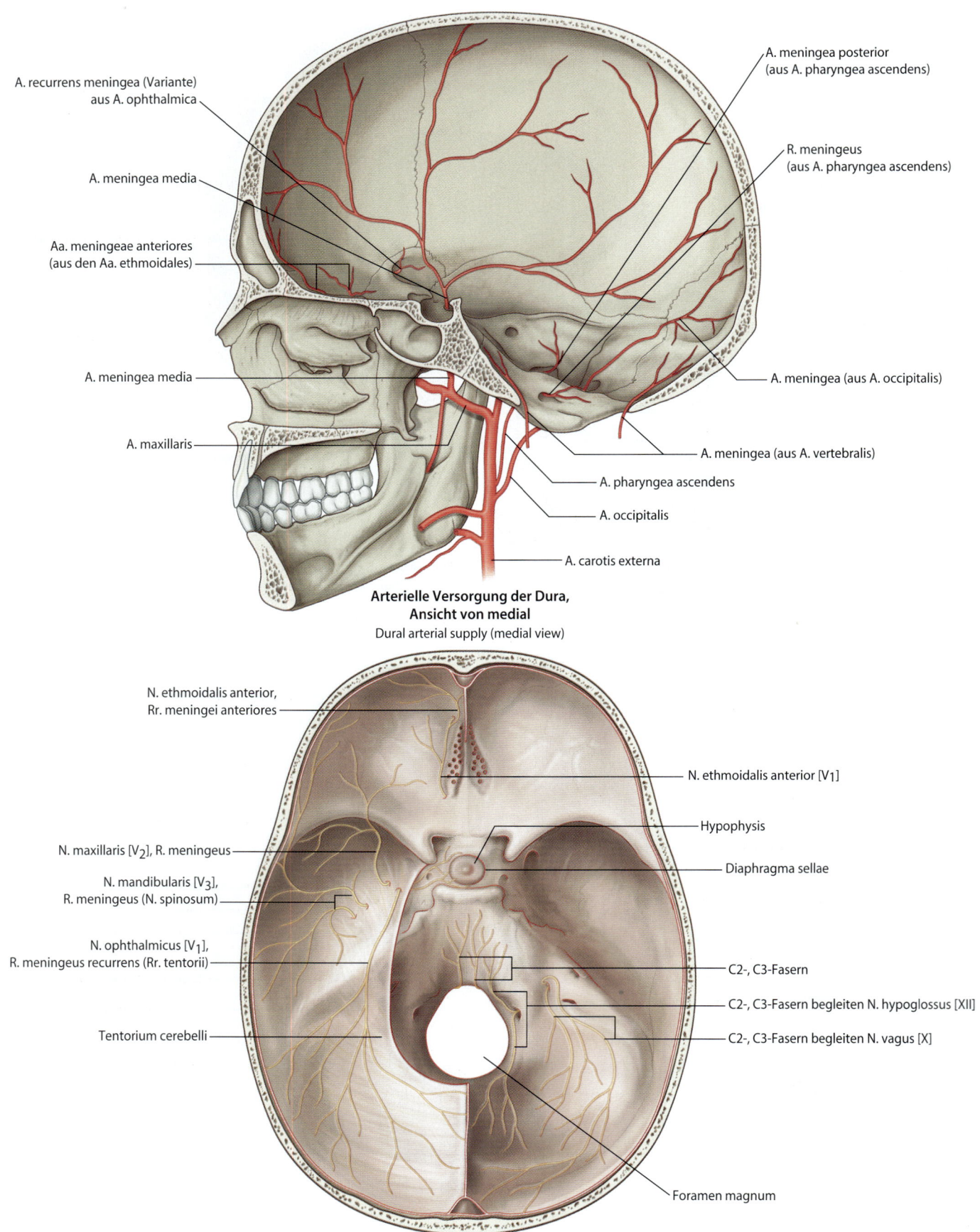

A. recurrens meningea (Variante) aus A. ophthalmica

A. meningea media

Aa. meningeae anteriores (aus den Aa. ethmoidales)

A. meningea media

A. maxillaris

A. meningea posterior (aus A. pharyngea ascendens)

R. meningeus (aus A. pharyngea ascendens)

A. meningea (aus A. occipitalis)

A. meningea (aus A. vertebralis)

A. pharyngea ascendens

A. occipitalis

A. carotis externa

Arterielle Versorgung der Dura, Ansicht von medial
Dural arterial supply (medial view)

N. ethmoidalis anterior, Rr. meningei anteriores

N. maxillaris [V₂], R. meningeus

N. mandibularis [V₃], R. meningeus (N. spinosum)

N. ophthalmicus [V₁], R. meningeus recurrens (Rr. tentorii)

Tentorium cerebelli

N. ethmoidalis anterior [V₁]

Hypophysis

Diaphragma sellae

C2-, C3-Fasern

C2-, C3-Fasern begleiten N. hypoglossus [XII]

C2-, C3-Fasern begleiten N. vagus [X]

Foramen magnum

Innervation der Dura, Blick auf die innere Schädelbasis
Dural innervation (superior view)

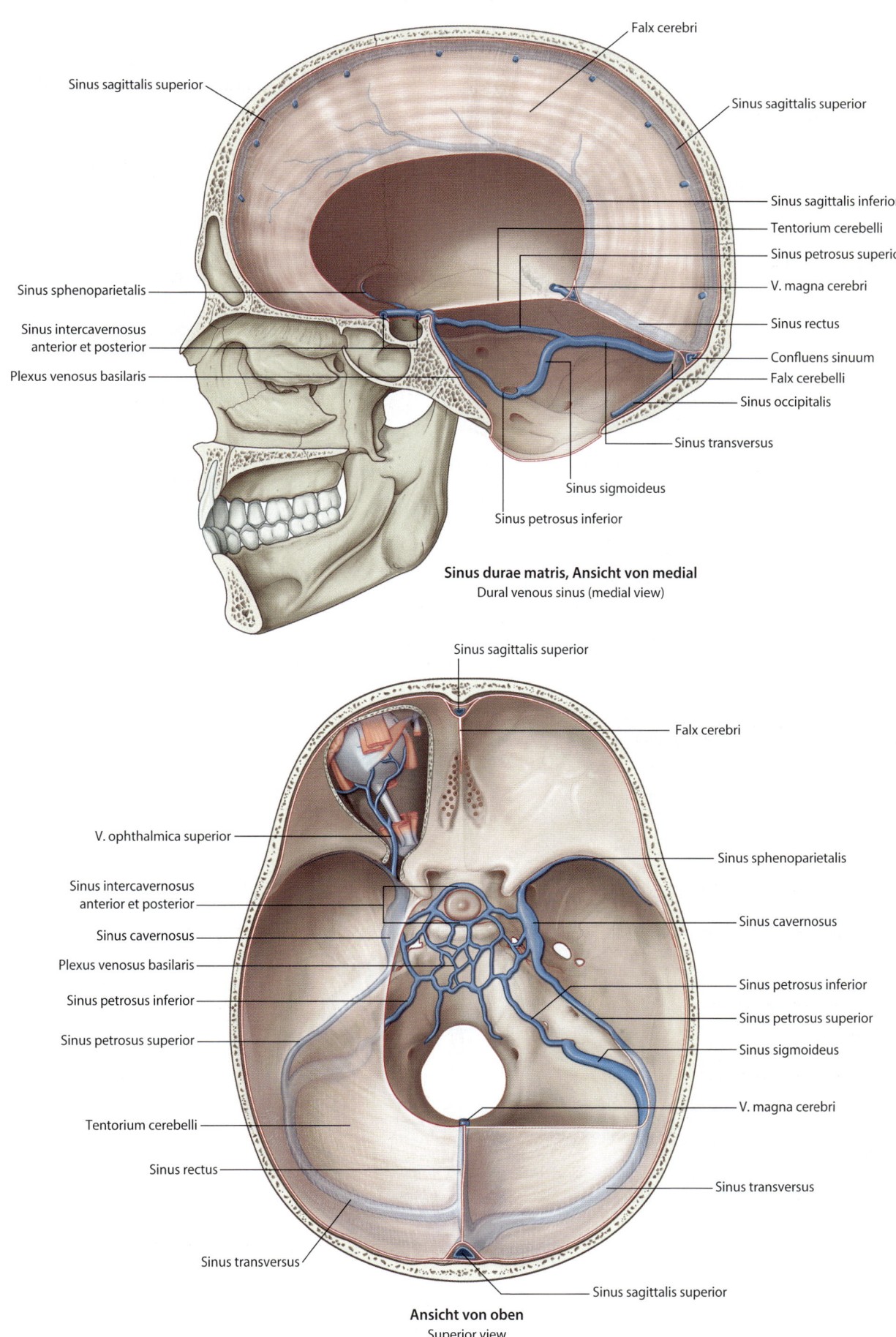

Falx cerebri

Sinus sagittalis superior

Sinus sagittalis superior

Sinus sagittalis inferior

Tentorium cerebelli

Sinus petrosus superior

Sinus sphenoparietalis

V. magna cerebri

Sinus intercavernosus anterior et posterior

Sinus rectus

Plexus venosus basilaris

Confluens sinuum

Falx cerebelli

Sinus occipitalis

Sinus transversus

Sinus sigmoideus

Sinus petrosus inferior

Sinus durae matris, Ansicht von medial
Dural venous sinus (medial view)

Sinus sagittalis superior

Falx cerebri

V. ophthalmica superior

Sinus sphenoparietalis

Sinus intercavernosus anterior et posterior

Sinus cavernosus

Sinus cavernosus

Plexus venosus basilaris

Sinus petrosus inferior

Sinus petrosus superior

Sinus petrosus inferior

Sinus sigmoideus

Sinus petrosus superior

V. magna cerebri

Tentorium cerebelli

Sinus rectus

Sinus transversus

Sinus transversus

Sinus sagittalis superior

Ansicht von oben
Superior view

445

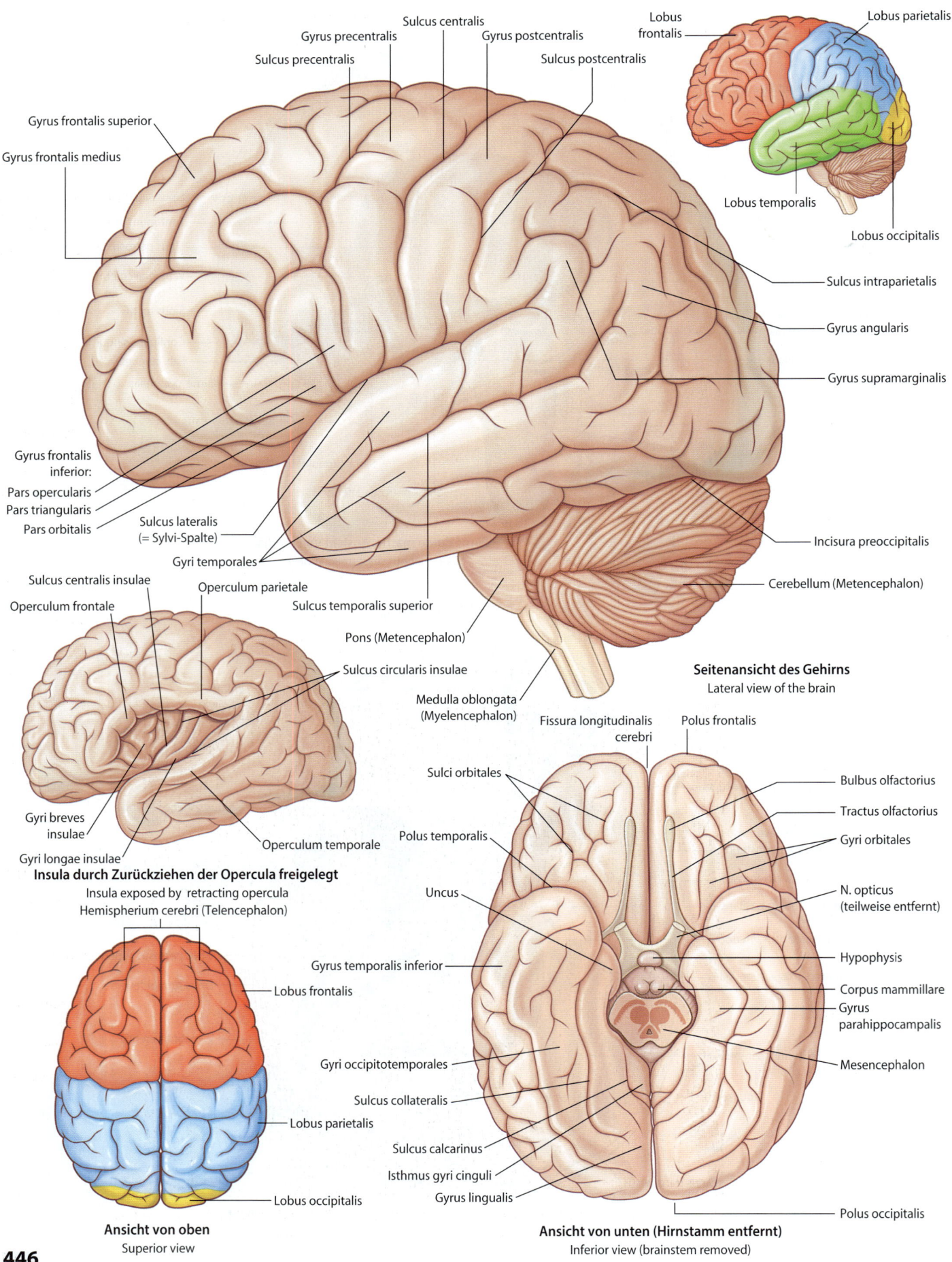

Sulcus centralis
Gyrus precentralis
Gyrus postcentralis
Sulcus precentralis
Sulcus postcentralis

Gyrus frontalis superior

Gyrus frontalis medius

Lobus frontalis
Lobus parietalis

Lobus temporalis

Lobus occipitalis

Sulcus intraparietalis

Gyrus angularis

Gyrus supramarginalis

Gyrus frontalis
inferior:
Pars opercularis
Pars triangularis
Pars orbitalis

Sulcus lateralis
(= Sylvi-Spalte)

Gyri temporales

Incisura preoccipitalis

Cerebellum (Metencephalon)

Sulcus centralis insulae

Operculum parietale

Operculum frontale

Sulcus temporalis superior

Pons (Metencephalon)

Sulcus circularis insulae

Seitenansicht des Gehirns
Lateral view of the brain

Medulla oblongata
(Myelencephalon)

Gyri breves
insulae

Operculum temporale

Gyri longae insulae

Insula durch Zurückziehen der Opercula freigelegt
Insula exposed by retracting opercula
Hemispherium cerebri (Telencephalon)

Fissura longitudinalis
cerebri

Polus frontalis

Sulci orbitales

Bulbus olfactorius

Tractus olfactorius

Polus temporalis

Gyri orbitales

Uncus

N. opticus
(teilweise entfernt)

Gyrus temporalis inferior

Hypophysis

Lobus frontalis

Corpus mammillare

Gyrus
parahippocampalis

Mesencephalon

Gyri occipitotemporales

Sulcus collateralis

Lobus parietalis

Sulcus calcarinus

Isthmus gyri cinguli

Gyrus lingualis

Lobus occipitalis

Polus occipitalis

Ansicht von oben
Superior view

Ansicht von unten (Hirnstamm entfernt)
Inferior view (brainstem removed)

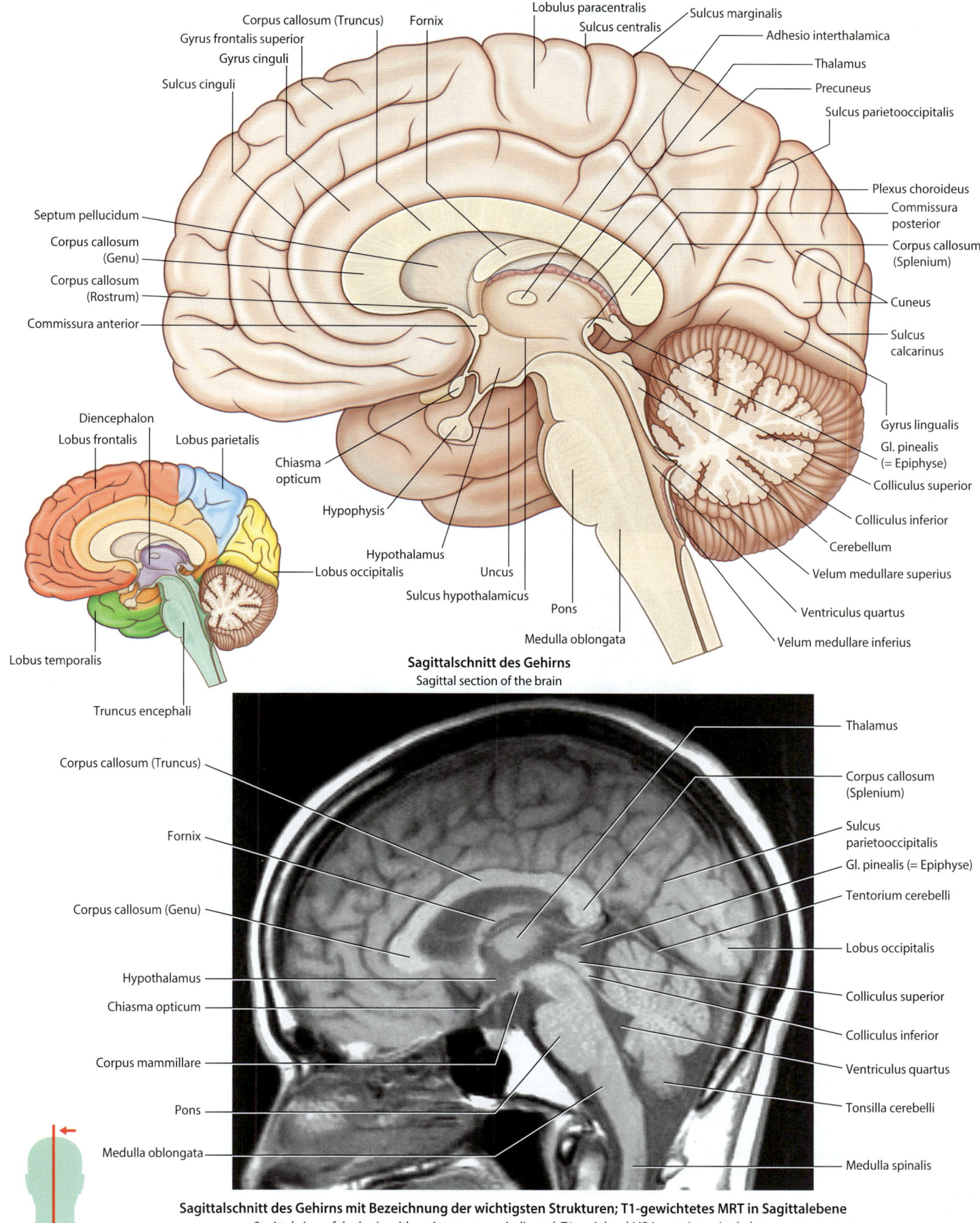

Gyrus frontalis superior
Gyrus cinguli
Sulcus cinguli
Corpus callosum (Truncus)
Fornix
Lobulus paracentralis
Sulcus centralis
Sulcus marginalis
Adhesio interthalamica
Thalamus
Precuneus
Sulcus parietooccipitalis

Septum pellucidum
Corpus callosum (Genu)
Corpus callosum (Rostrum)
Commissura anterior

Plexus choroideus
Commissura posterior
Corpus callosum (Splenium)
Cuneus
Sulcus calcarinus

Diencephalon
Lobus frontalis
Lobus parietalis
Chiasma opticum
Hypophysis
Hypothalamus
Lobus occipitalis
Sulcus hypothalamicus
Uncus
Pons
Medulla oblongata

Lobus temporalis
Truncus encephali

Gyrus lingualis
Gl. pinealis (= Epiphyse)
Colliculus superior
Colliculus inferior
Cerebellum
Velum medullare superius
Ventriculus quartus
Velum medullare inferius

Sagittalschnitt des Gehirns
Sagittal section of the brain

Corpus callosum (Truncus)
Fornix
Corpus callosum (Genu)
Hypothalamus
Chiasma opticum
Corpus mammillare
Pons
Medulla oblongata

Thalamus
Corpus callosum (Splenium)
Sulcus parietooccipitalis
Gl. pinealis (= Epiphyse)
Tentorium cerebelli
Lobus occipitalis
Colliculus superior
Colliculus inferior
Ventriculus quartus
Tonsilla cerebelli
Medulla spinalis

Sagittalschnitt des Gehirns mit Bezeichnung der wichtigsten Strukturen; T1-gewichtetes MRT in Sagittalebene
Sagittal view of the brain with major structures indicated. T1-weighted MR image in sagittal plane

A

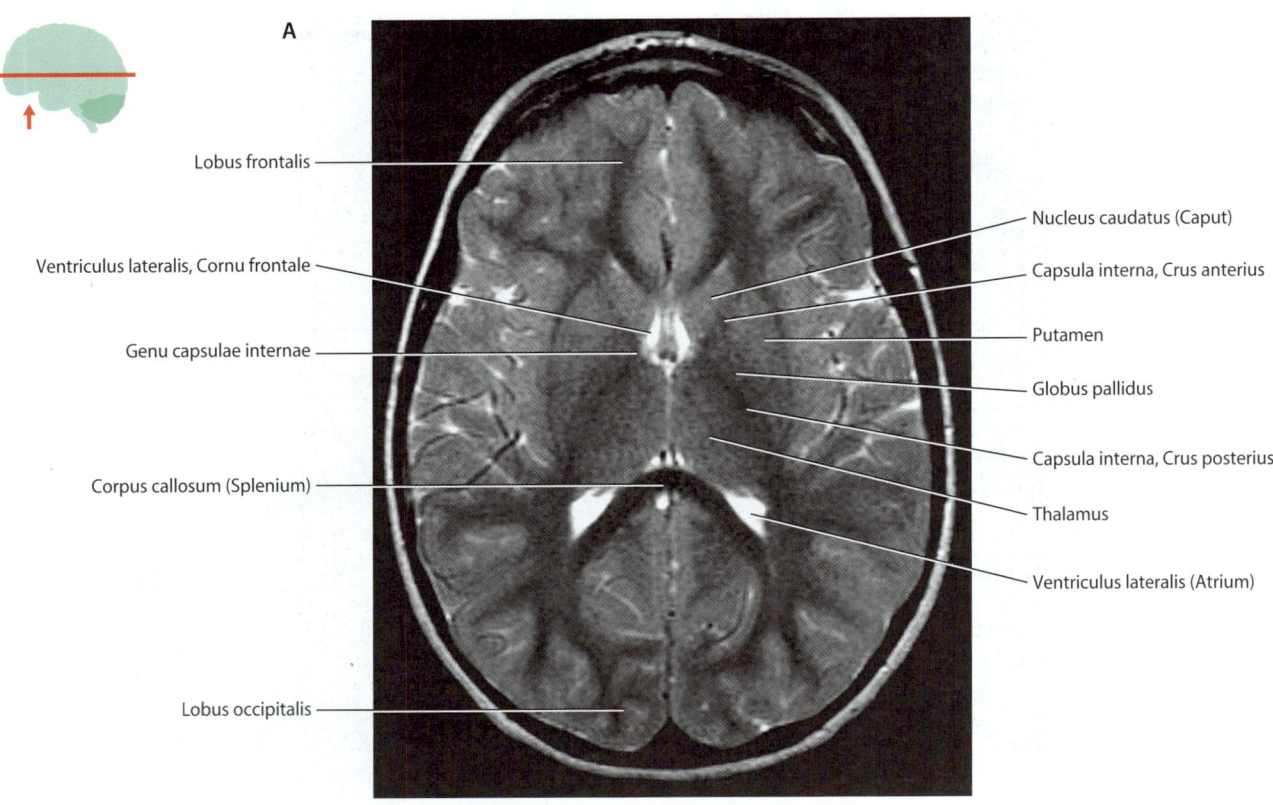

Lobus frontalis

Ventriculus lateralis, Cornu frontale

Genu capsulae internae

Corpus callosum (Splenium)

Lobus occipitalis

Nucleus caudatus (Caput)

Capsula interna, Crus anterius

Putamen

Globus pallidus

Capsula interna, Crus posterius

Thalamus

Ventriculus lateralis (Atrium)

B

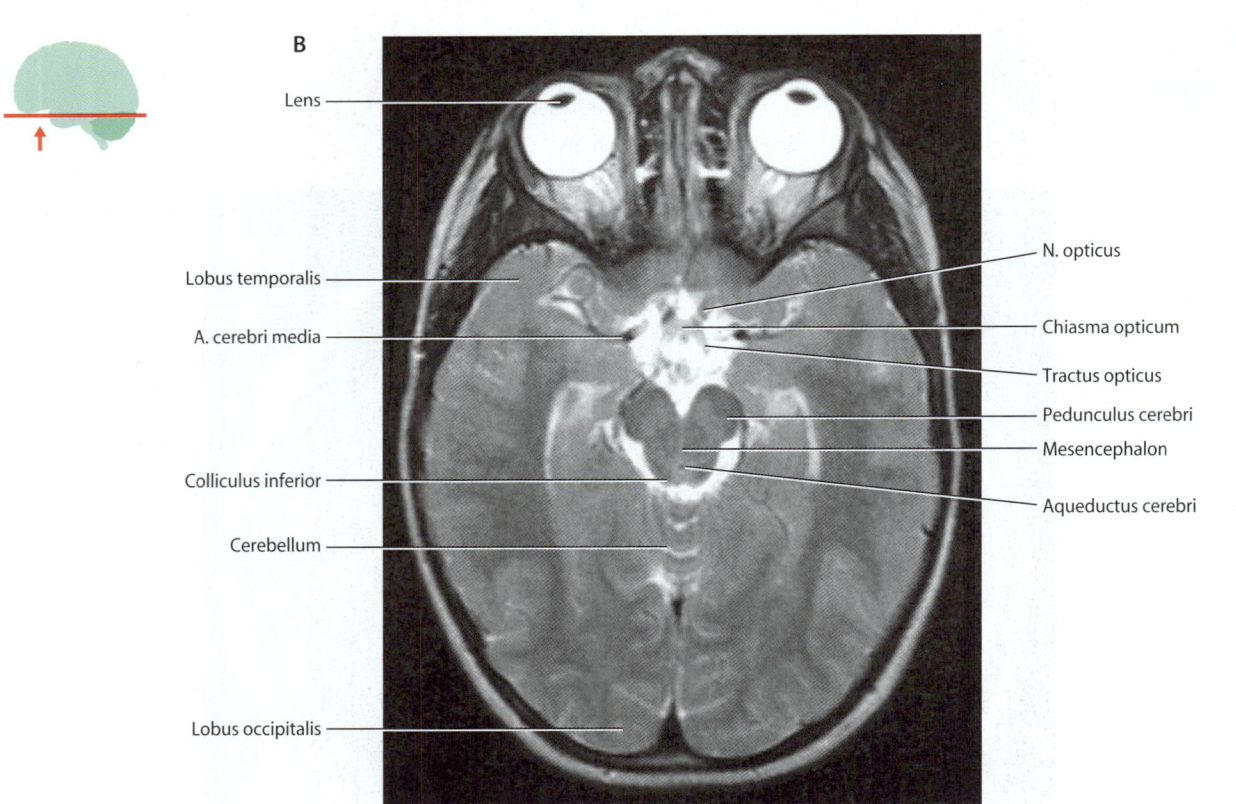

Lens

Lobus temporalis

A. cerebri media

Colliculus inferior

Cerebellum

Lobus occipitalis

N. opticus

Chiasma opticum

Tractus opticus

Pedunculus cerebri

Mesencephalon

Aqueductus cerebri

Axial- bzw. Horizontalschnitt durch das Gehirn; T1-gewichtetes MRT in Axialebene. A. Strukturen, die in Beziehung zur inneren Kapsel, Capsula interna, stehen. B. Strukturen, die in Beziehung zum Mittelhirn, Mesencephalon, stehen
Axial or horizontal sections through the brain with major structures indicated.
A. Section showing structures related to the internal capsule. B. Section showing structures related to the midbrain.
T1-weighted MR image in axial plane

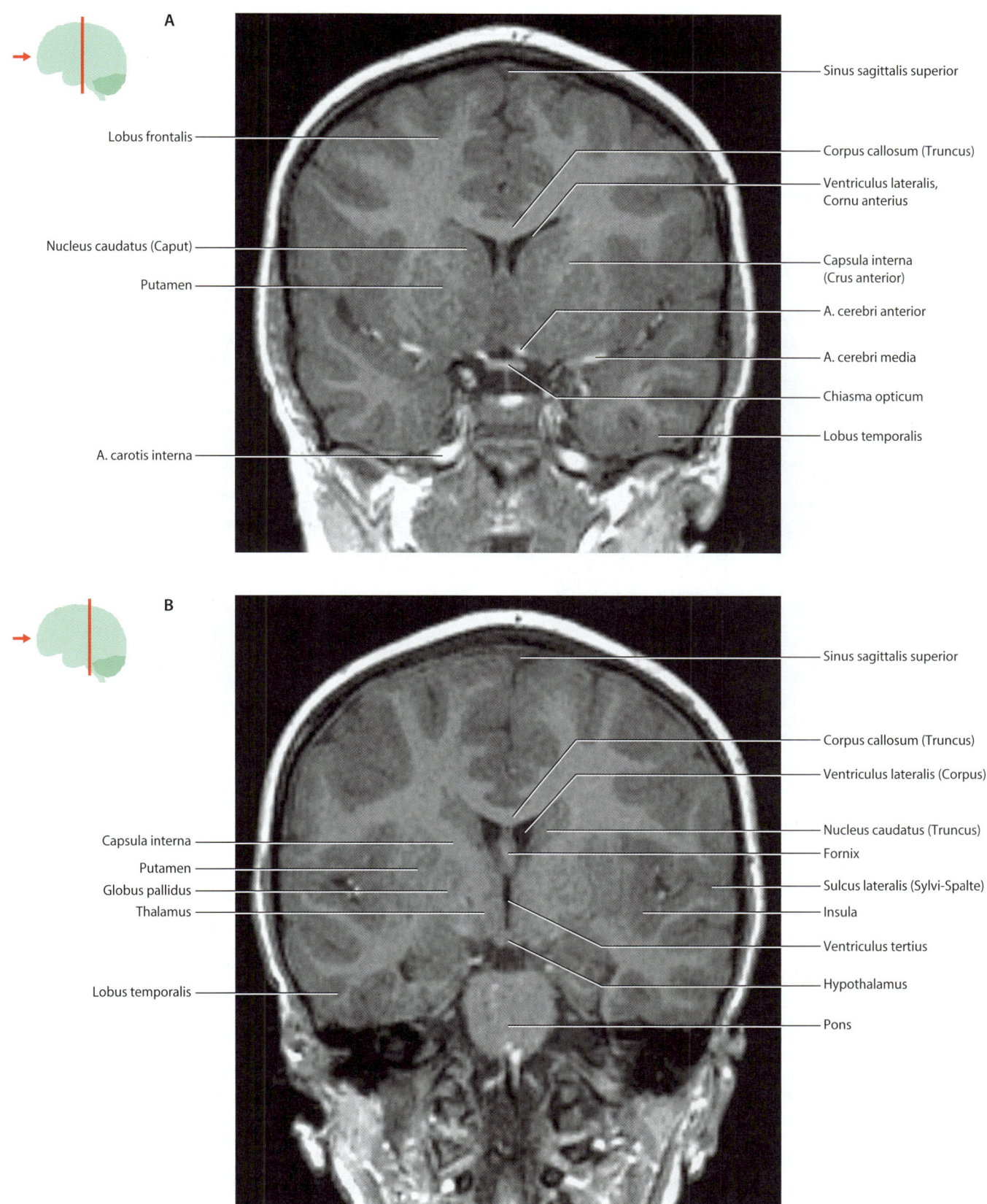

A

Lobus frontalis

Nucleus caudatus (Caput)

Putamen

A. carotis interna

Sinus sagittalis superior

Corpus callosum (Truncus)

Ventriculus lateralis,
Cornu anterius

Capsula interna
(Crus anterior)

A. cerebri anterior

A. cerebri media

Chiasma opticum

Lobus temporalis

B

Capsula interna

Putamen

Globus pallidus

Thalamus

Lobus temporalis

Sinus sagittalis superior

Corpus callosum (Truncus)

Ventriculus lateralis (Corpus)

Nucleus caudatus (Truncus)

Fornix

Sulcus lateralis (Sylvi-Spalte)

Insula

Ventriculus tertius

Hypothalamus

Pons

**Koronarschnitte durch das Gehirn; T1-gewichtetes MRT in Koronarebene. A. Strukturen, die in Beziehung zur Sehnervenkreu-
zung, Chiasma opticum, stehen B. Strukturen, die in Beziehung zum dritten Ventrikel, Ventriculuc tertius, stehen**
Coronal sections through the brain with major structures indicated. A. Section showing structures related to the optic chiasm.
B. Section showing structures related to the third ventricle. T1-weighted MR image in coronal plane

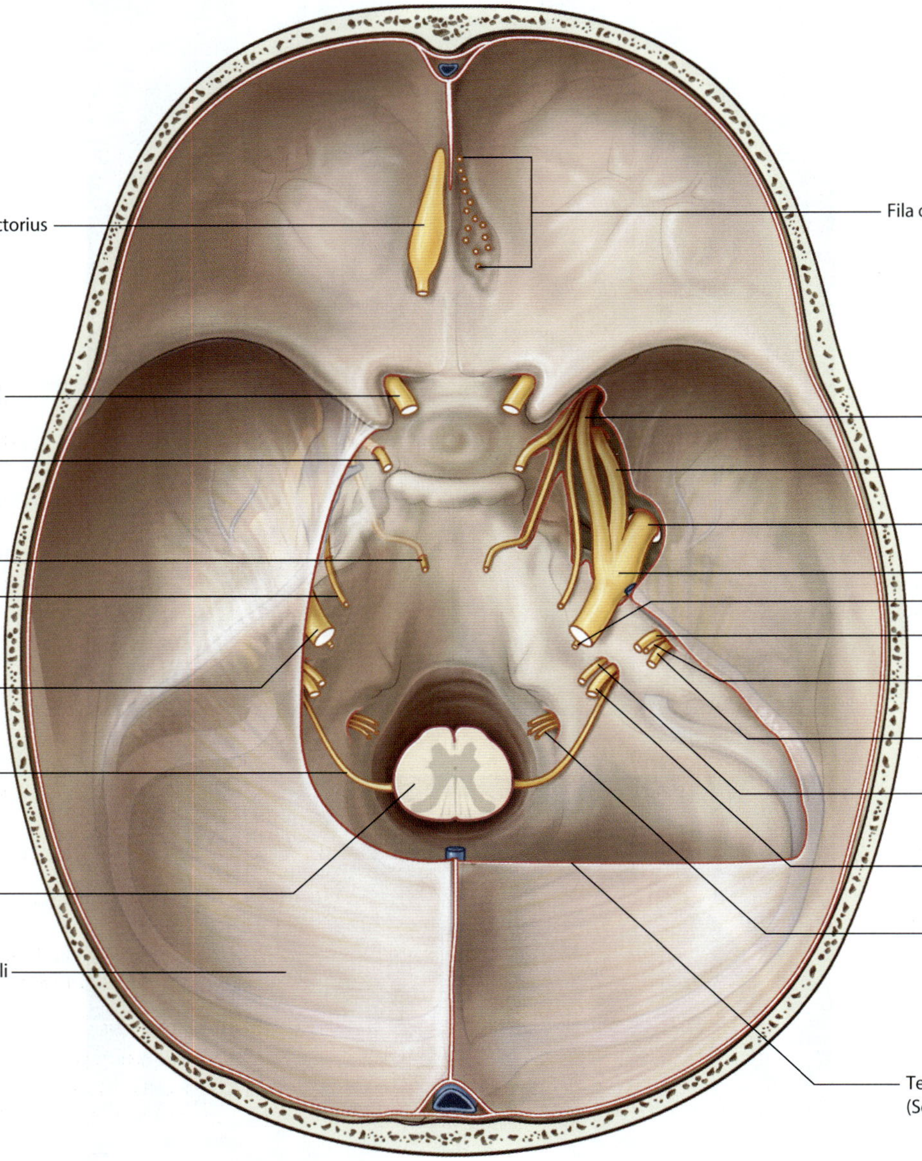

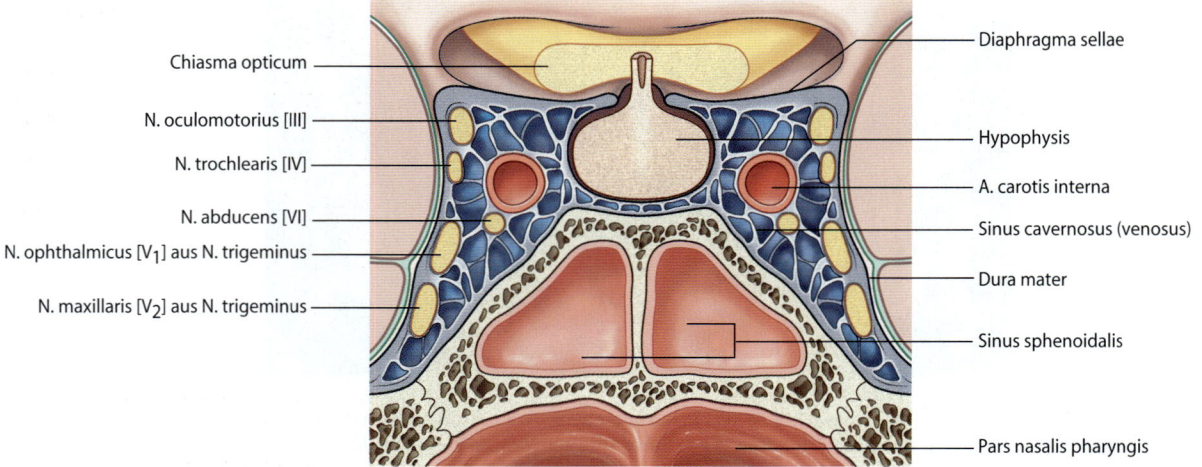

Bulbus olfactorius

Fila olfactoria [I]

N. opticus [II]

N. ophthalmicus [V₁]

N. oculomotorius [III]

N. maxillaris [V₂]

N. mandibularis [V₃]

N. abducens [VI]

Ganglion trigeminale
(= Gasser-Ganglion)

N. trochlearis [IV]

Radix motoria aus [V]

Radix
motoria

N. trigeminus [V]

Radix sensoria
(N. intermedius)

[VII]

N. vestibulocochlearis
[VIII]

N. accessorius [XI]

N. glossopharyngeus [IX]

N. vagus [X]

Medulla spinalis

N. hypoglossus [XII]

Tentorium cerebelli

Tentorium cerebelli
(Schnittrand)

Chiasma opticum

Diaphragma sellae

N. oculomotorius [III]

N. trochlearis [IV]

Hypophysis

N. abducens [VI]

A. carotis interna

N. ophthalmicus [V₁] aus N. trigeminus

Sinus cavernosus (venosus)

N. maxillaris [V₂] aus N. trigeminus

Dura mater

Sinus sphenoidalis

Pars nasalis pharyngis

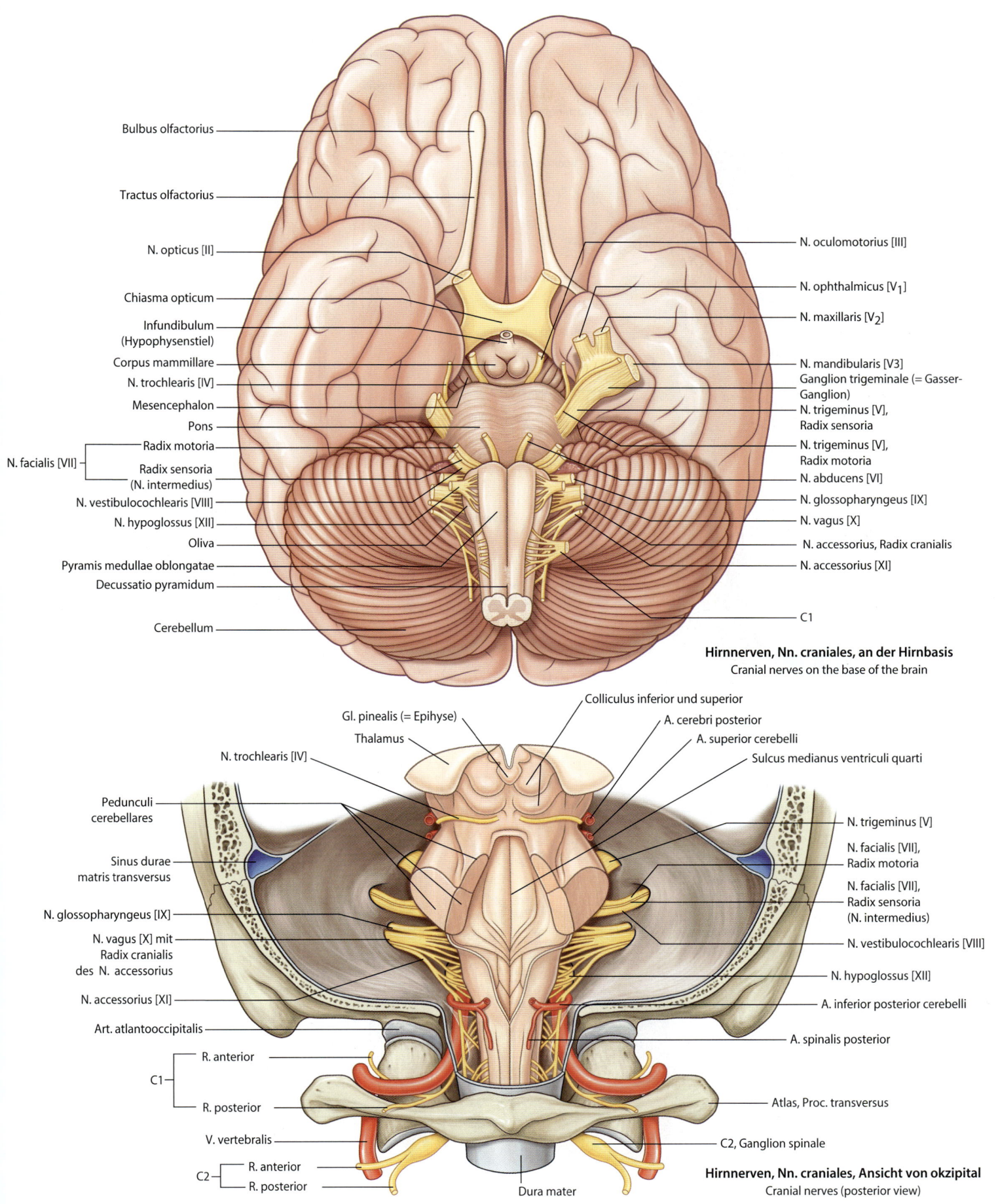

Bulbus olfactorius

Tractus olfactorius

N. opticus [II]

Chiasma opticum

Infundibulum
(Hypophysenstiel)

Corpus mammillare

N. trochlearis [IV]

Mesencephalon

Pons

Radix motoria

N. facialis [VII] — Radix sensoria
(N. intermedius)

N. vestibulocochlearis [VIII]

N. hypoglossus [XII]

Oliva

Pyramis medullae oblongatae

Decussatio pyramidum

Cerebellum

N. oculomotorius [III]

N. ophthalmicus [V$_1$]

N. maxillaris [V$_2$]

N. mandibularis [V3]
Ganglion trigeminale (= Gasser-
Ganglion)

N. trigeminus [V],
Radix sensoria

N. trigeminus [V],
Radix motoria

N. abducens [VI]

N. glossopharyngeus [IX]

N. vagus [X]

N. accessorius, Radix cranialis

N. accessorius [XI]

C1

Hirnnerven, Nn. craniales, an der Hirnbasis
Cranial nerves on the base of the brain

Gl. pinealis (= Epihyse)

Thalamus

N. trochlearis [IV]

Pedunculi
cerebellares

Sinus durae
matris transversus

N. glossopharyngeus [IX]

N. vagus [X] mit
Radix cranialis
des N. accessorius

N. accessorius [XI]

Art. atlantooccipitalis

C1 — R. anterior

R. posterior

V. vertebralis

C2 — R. anterior
R. posterior

Dura mater

Colliculus inferior und superior

A. cerebri posterior

A. superior cerebelli

Sulcus medianus ventriculi quarti

N. trigeminus [V]

N. facialis [VII],
Radix motoria

N. facialis [VII],
Radix sensoria
(N. intermedius)

N. vestibulocochlearis [VIII]

N. hypoglossus [XII]

A. inferior posterior cerebelli

A. spinalis posterior

Atlas, Proc. transversus

C2, Ganglion spinale

Hirnnerven, Nn. craniales, Ansicht von okzipital
Cranial nerves (posterior view)

451

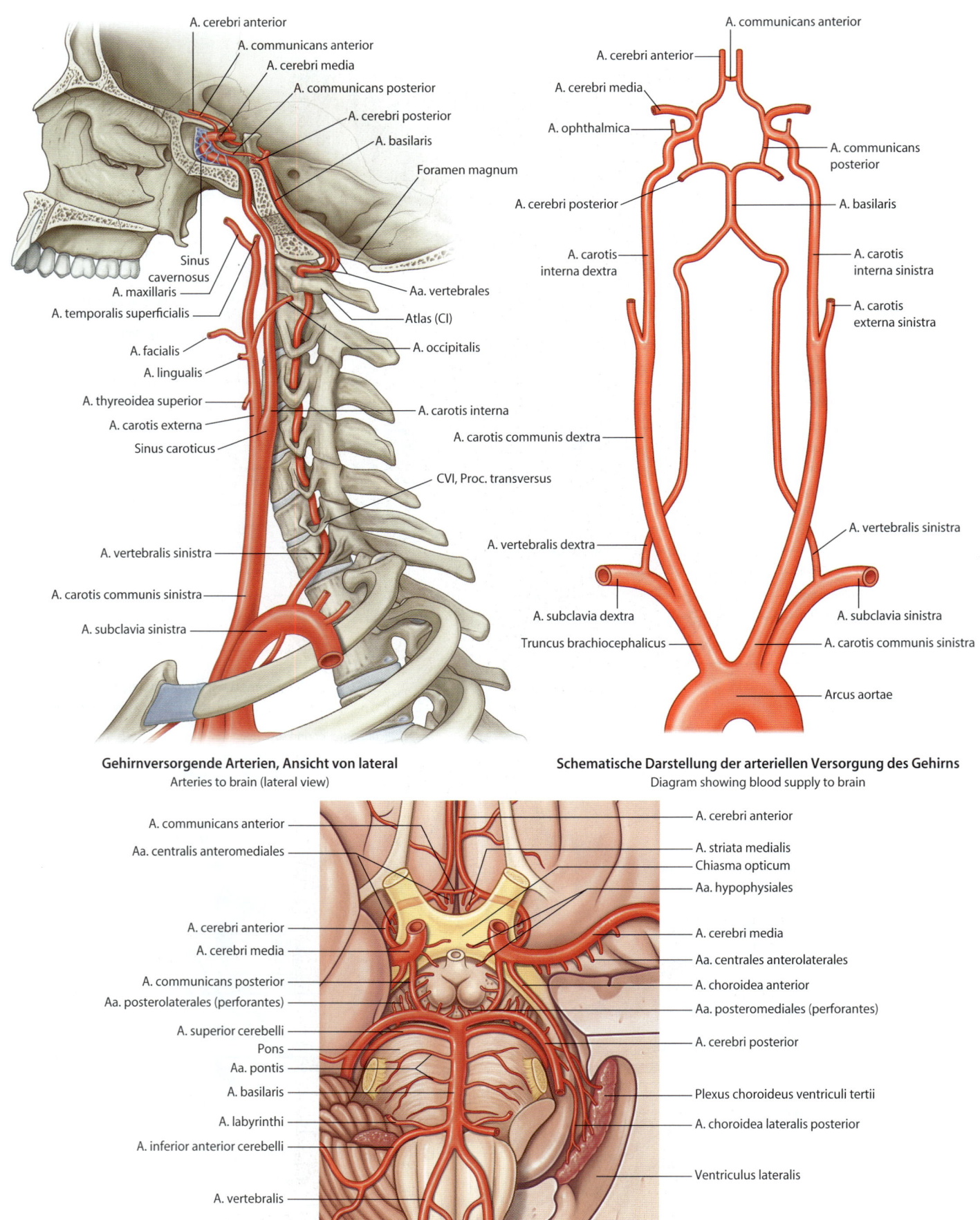

A. cerebri anterior
A. communicans anterior
A. cerebri media
A. communicans posterior
A. cerebri posterior
A. basilaris
Foramen magnum
Sinus cavernosus
A. maxillaris
A. temporalis superficialis
A. facialis
A. lingualis
A. thyreoidea superior
A. carotis externa
Sinus caroticus
A. vertebralis sinistra
A. carotis communis sinistra
A. subclavia sinistra
Aa. vertebrales
Atlas (CI)
A. occipitalis
A. carotis interna
A. carotis communis dextra
CVI, Proc. transversus
A. vertebralis dextra
A. subclavia dextra
Truncus brachiocephalicus

A. communicans anterior
A. cerebri anterior
A. cerebri media
A. ophthalmica
A. cerebri posterior
A. carotis interna dextra
A. communicans posterior
A. basilaris
A. carotis interna sinistra
A. carotis externa sinistra
A. vertebralis sinistra
A. subclavia sinistra
A. carotis communis sinistra
Arcus aortae

Gehirnversorgende Arterien, Ansicht von lateral
Arteries to brain (lateral view)

Schematische Darstellung der arteriellen Versorgung des Gehirns
Diagram showing blood supply to brain

A. communicans anterior
Aa. centralis anteromediales
A. cerebri anterior
A. cerebri media
A. communicans posterior
Aa. posterolaterales (perforantes)
A. superior cerebelli
Pons
Aa. pontis
A. basilaris
A. labyrinthi
A. inferior anterior cerebelli
A. vertebralis

A. cerebri anterior
A. striata medialis
Chiasma opticum
Aa. hypophysiales
A. cerebri media
Aa. centrales anterolaterales
A. choroidea anterior
Aa. posteromediales (perforantes)
A. cerebri posterior
Plexus choroideus ventriculi tertii
A. choroidea lateralis posterior
Ventriculus lateralis

Circulus arteriosus cerebri (Willisii)
Cerebral arterial circle (of Willis)

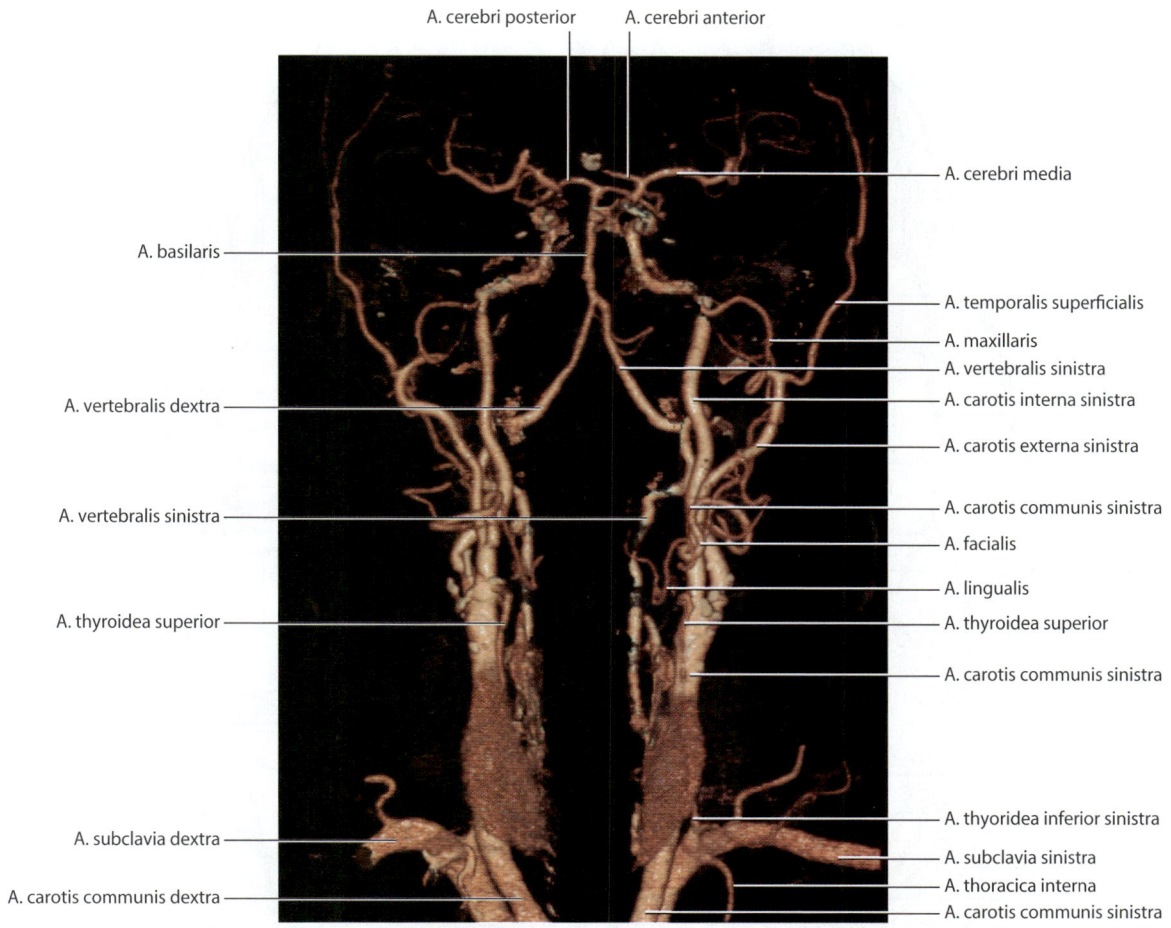

A. cerebri posterior — A. cerebri anterior

A. cerebri media

A. basilaris

A. temporalis superficialis
A. maxillaris
A. vertebralis sinistra
A. vertebralis dextra
A. carotis interna sinistra

A. carotis externa sinistra

A. vertebralis sinistra
A. carotis communis sinistra
A. facialis

A. lingualis
A. thyroidea superior
A. thyroidea superior

A. carotis communis sinistra

A. thyoridea inferior sinistra
A. subclavia dextra
A. subclavia sinistra
A. thoracica interna
A. carotis communis dextra
A. carotis communis sinistra

Aa. carotides und vertebrales von anterior; Volumenrekonstruktion Mehrschicht-CT
Anterior view of the carotid and vertebral arterial systems. Volume-rendered anterior view using multidetector computed tomography

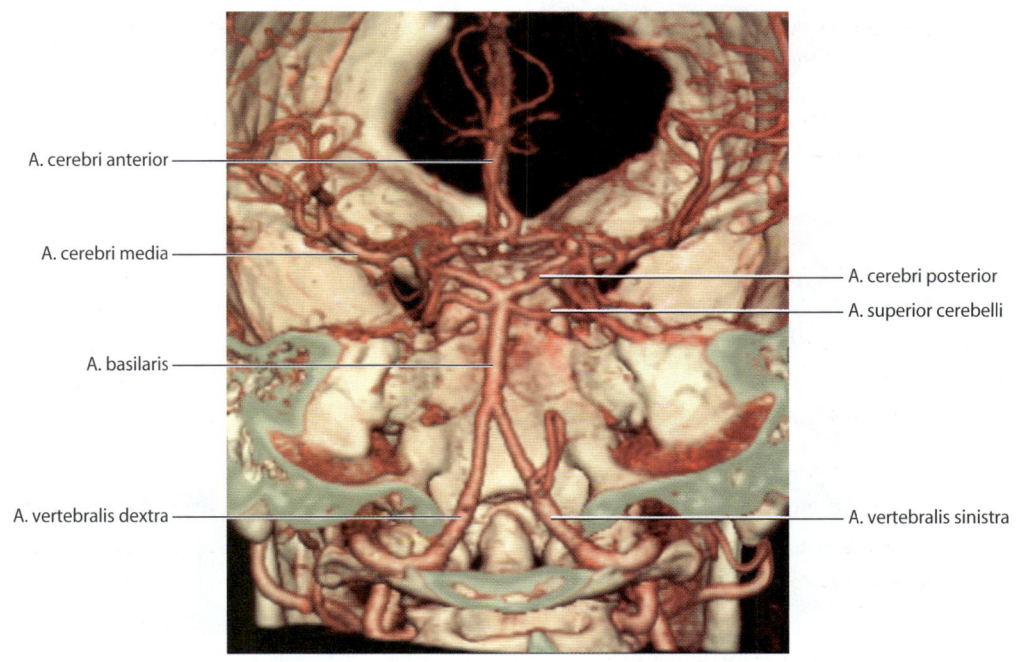

A. cerebri anterior

A. cerebri media

A. cerebri posterior
A. superior cerebelli

A. basilaris

A. vertebralis dextra

A. vertebralis sinistra

Circulus arteriosus cerebri (Willisii) von okzipital; Volumenrekonstruktion Mehrschicht-CT
Posterior view of the cerebral arterial circle (of Willis). Volume-rendered posterior view using multidetector computed tomography

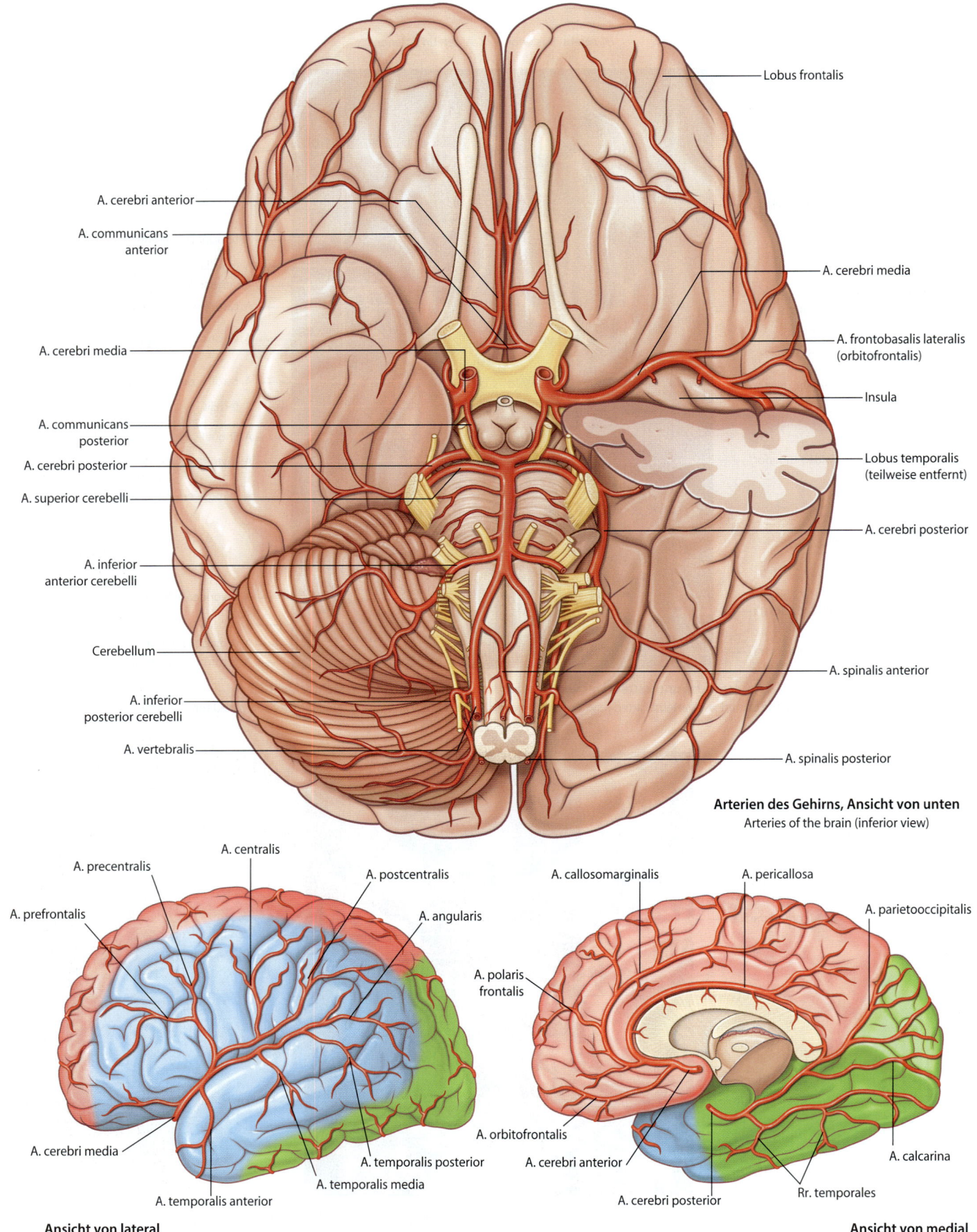

A. cerebri anterior

A. communicans anterior

A. cerebri media

A. communicans posterior

A. cerebri posterior

A. superior cerebelli

A. inferior anterior cerebelli

Cerebellum

A. inferior posterior cerebelli

A. vertebralis

Lobus frontalis

A. cerebri media

A. frontobasalis lateralis (orbitofrontalis)

Insula

Lobus temporalis (teilweise entfernt)

A. cerebri posterior

A. spinalis anterior

A. spinalis posterior

Arterien des Gehirns, Ansicht von unten
Arteries of the brain (inferior view)

A. precentralis

A. prefrontalis

A. centralis

A. postcentralis

A. angularis

A. cerebri media

A. temporalis anterior

A. temporalis media

A. temporalis posterior

A. callosomarginalis

A. pericallosa

A. parietooccipitalis

A. polaris frontalis

A. orbitofrontalis

A. cerebri anterior

A. cerebri posterior

Rr. temporales

A. calcarina

Ansicht von lateral

Ansicht von medial

Blutversorgung der Hirnhemisphären A. cerebri anterior (rosa), A. cerebri media (blau), A. cerebri posterior (grün)
Blood supply to the cerebral hemispheres. Anterior cerebral artery (pink), middle cerebral artery (blue), posterior cerebral artery (green)

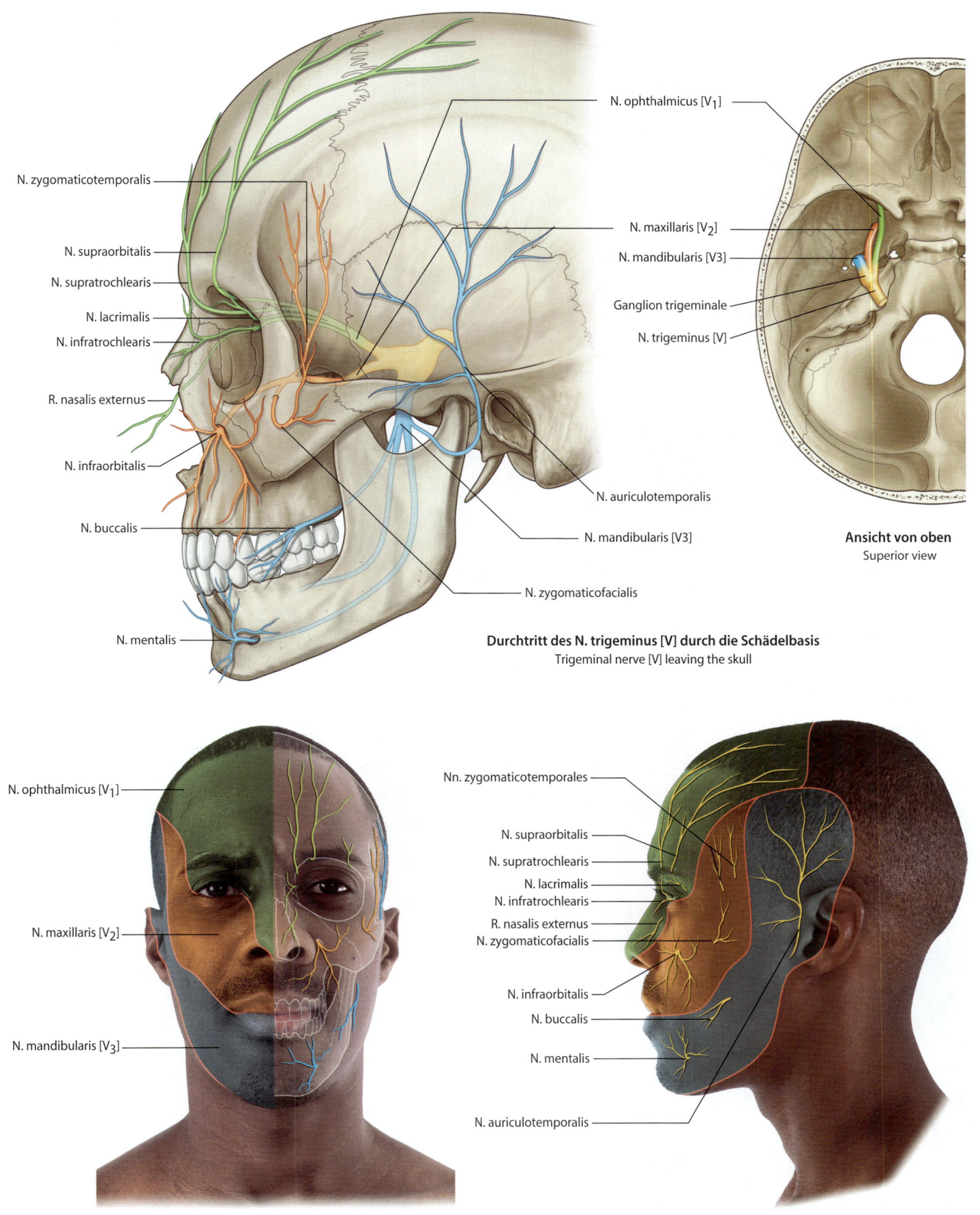

N. ophthalmicus [V₁]

N. zygomaticotemporalis

N. supraorbitalis

N. supratrochlearis

N. lacrimalis

N. infratrochlearis

R. nasalis externus

N. infraorbitalis

N. buccalis

N. mentalis

N. maxillaris [V₂]

N. mandibularis [V3]

Ganglion trigeminale

N. trigeminus [V]

N. auriculotemporalis

N. mandibularis [V3]

N. zygomaticofacialis

Ansicht von oben
Superior view

Durchtritt des N. trigeminus [V] durch die Schädelbasis
Trigeminal nerve [V] leaving the skull

N. ophthalmicus [V₁]

N. maxillaris [V₂]

N. mandibularis [V₃]

Nn. zygomaticotemporales

N. supraorbitalis

N. supratrochlearis

N. lacrimalis

N. infratrochlearis

R. nasalis externus

N. zygomaticofacialis

N. infraorbitalis

N. buccalis

N. mentalis

N. auriculotemporalis

Innervation der Haut durch den N. trigeminus [V]
Cutaneous distribution of the trigeminal nerve [V]

455

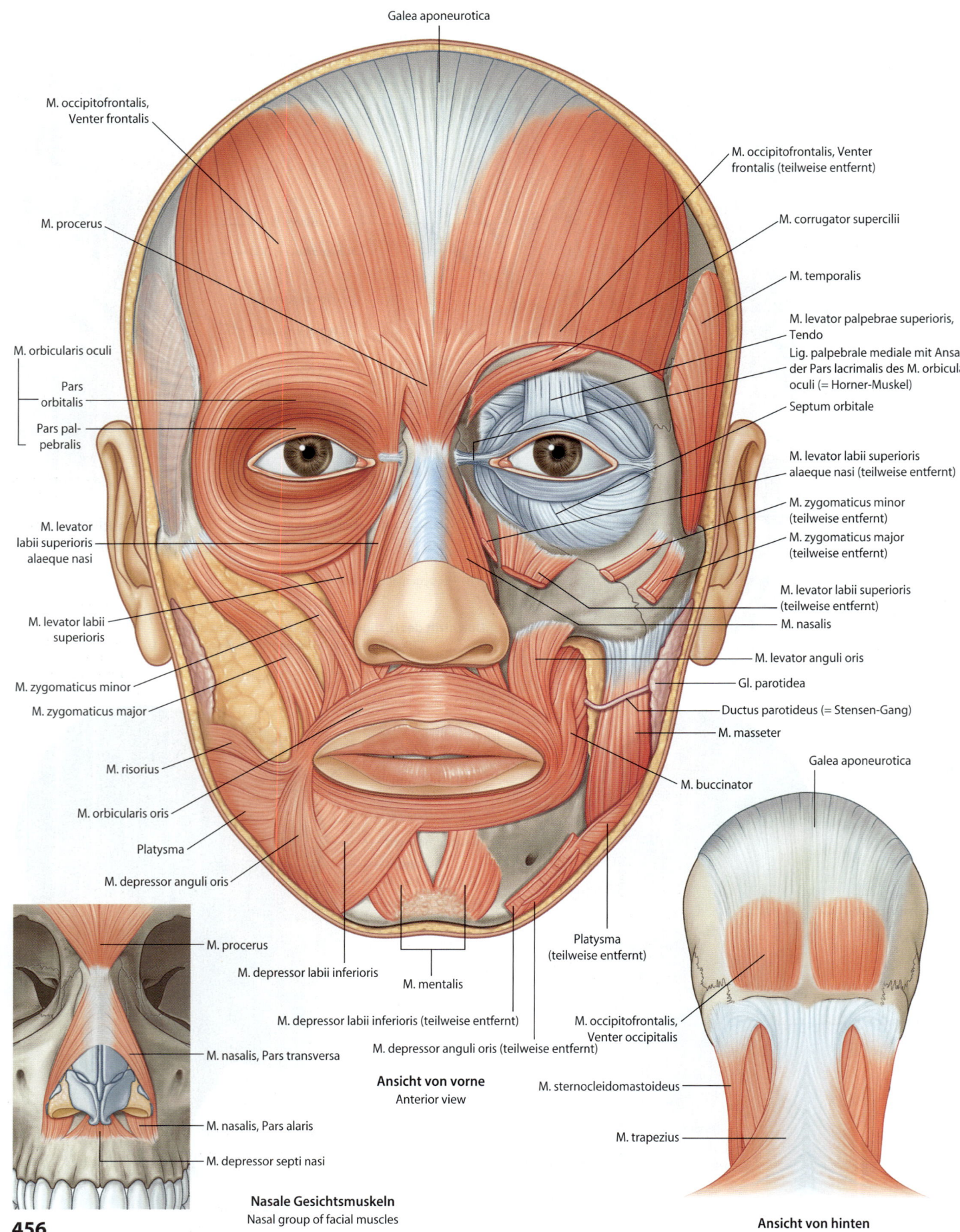

Galea aponeurotica

M. occipitofrontalis, Venter frontalis

M. procerus

M. orbicularis oculi

Pars orbitalis

Pars pal-pebralis

M. levator labii superioris alaeque nasi

M. levator labii superioris

M. zygomaticus minor

M. zygomaticus major

M. risorius

M. orbicularis oris

Platysma

M. depressor anguli oris

M. occipitofrontalis, Venter frontalis (teilweise entfernt)

M. corrugator supercilii

M. temporalis

M. levator palpebrae superioris, Tendo

Lig. palpebrale mediale mit Ansatz der Pars lacrimalis des M. orbicularis oculi (= Horner-Muskel)

Septum orbitale

M. levator labii superioris alaeque nasi (teilweise entfernt)

M. zygomaticus minor (teilweise entfernt)

M. zygomaticus major (teilweise entfernt)

M. levator labii superioris (teilweise entfernt)

M. nasalis

M. levator anguli oris

Gl. parotidea

Ductus parotideus (= Stensen-Gang)

M. masseter

M. buccinator

Platysma (teilweise entfernt)

M. procerus

M. depressor labii inferioris

M. mentalis

M. depressor labii inferioris (teilweise entfernt)

M. depressor anguli oris (teilweise entfernt)

Ansicht von vorne
Anterior view

M. nasalis, Pars transversa

M. nasalis, Pars alaris

M. depressor septi nasi

Nasale Gesichtsmuskeln
Nasal group of facial muscles

Galea aponeurotica

M. occipitofrontalis, Venter occipitalis

M. sternocleidomastoideus

M. trapezius

Ansicht von hinten
Posterior view

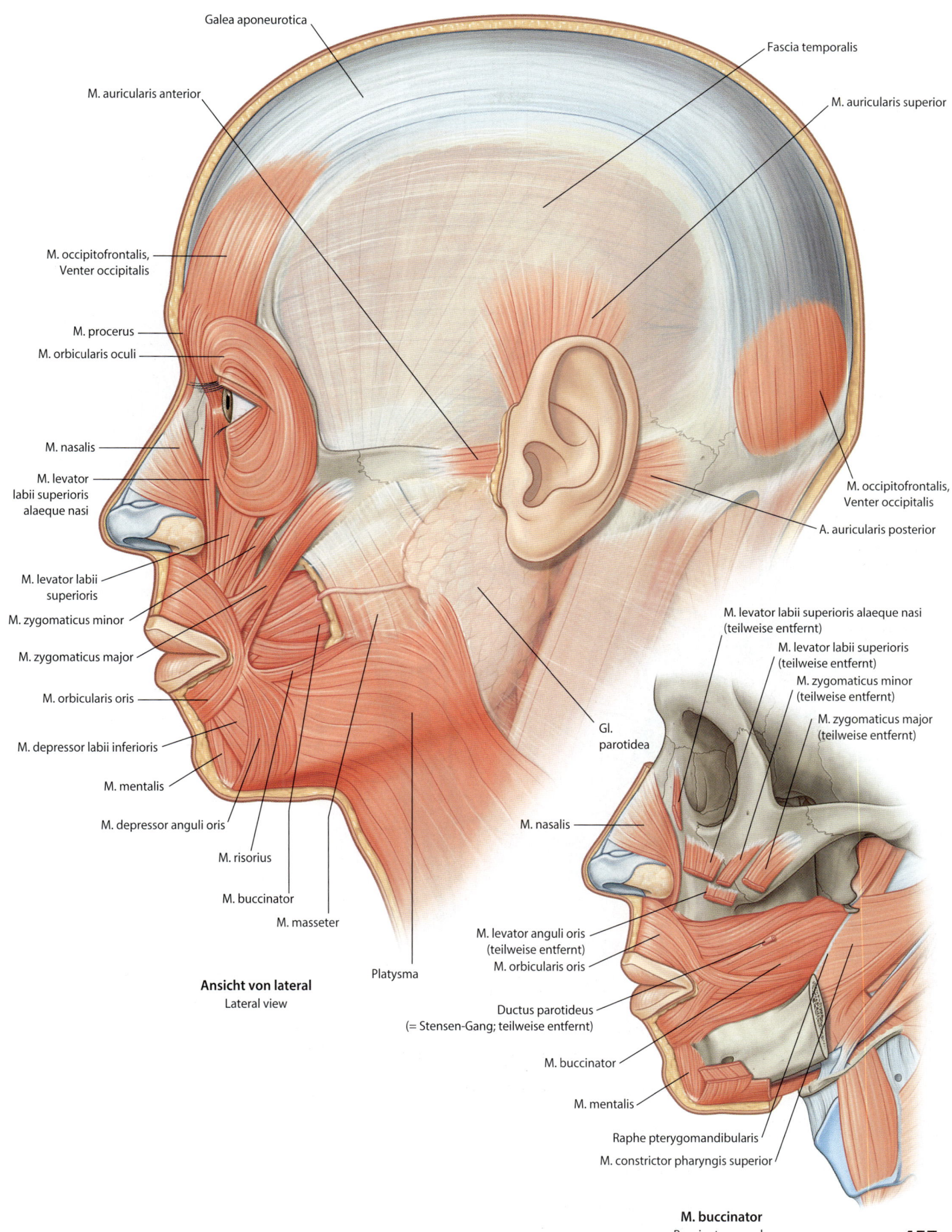

Galea aponeurotica

M. auricularis anterior

M. occipitofrontalis,
Venter occipitalis

M. procerus

M. orbicularis oculi

M. nasalis

M. levator
labii superioris
alaeque nasi

M. levator labii
superioris

M. zygomaticus minor

M. zygomaticus major

M. orbicularis oris

M. depressor labii inferioris

M. mentalis

M. depressor anguli oris

M. risorius

M. buccinator

M. masseter

Fascia temporalis

M. auricularis superior

M. occipitofrontalis,
Venter occipitalis

A. auricularis posterior

Gl.
parotidea

Platysma

Ansicht von lateral
Lateral view

M. levator labii superioris alaeque nasi
(teilweise entfernt)

M. levator labii superioris
(teilweise entfernt)

M. zygomaticus minor
(teilweise entfernt)

M. zygomaticus major
(teilweise entfernt)

M. nasalis

M. levator anguli oris
(teilweise entfernt)

M. orbicularis oris

Ductus parotideus
(= Stensen-Gang; teilweise entfernt)

M. buccinator

M. mentalis

Raphe pterygomandibularis

M. constrictor pharyngis superior

M. buccinator
Buccinator muscle

457

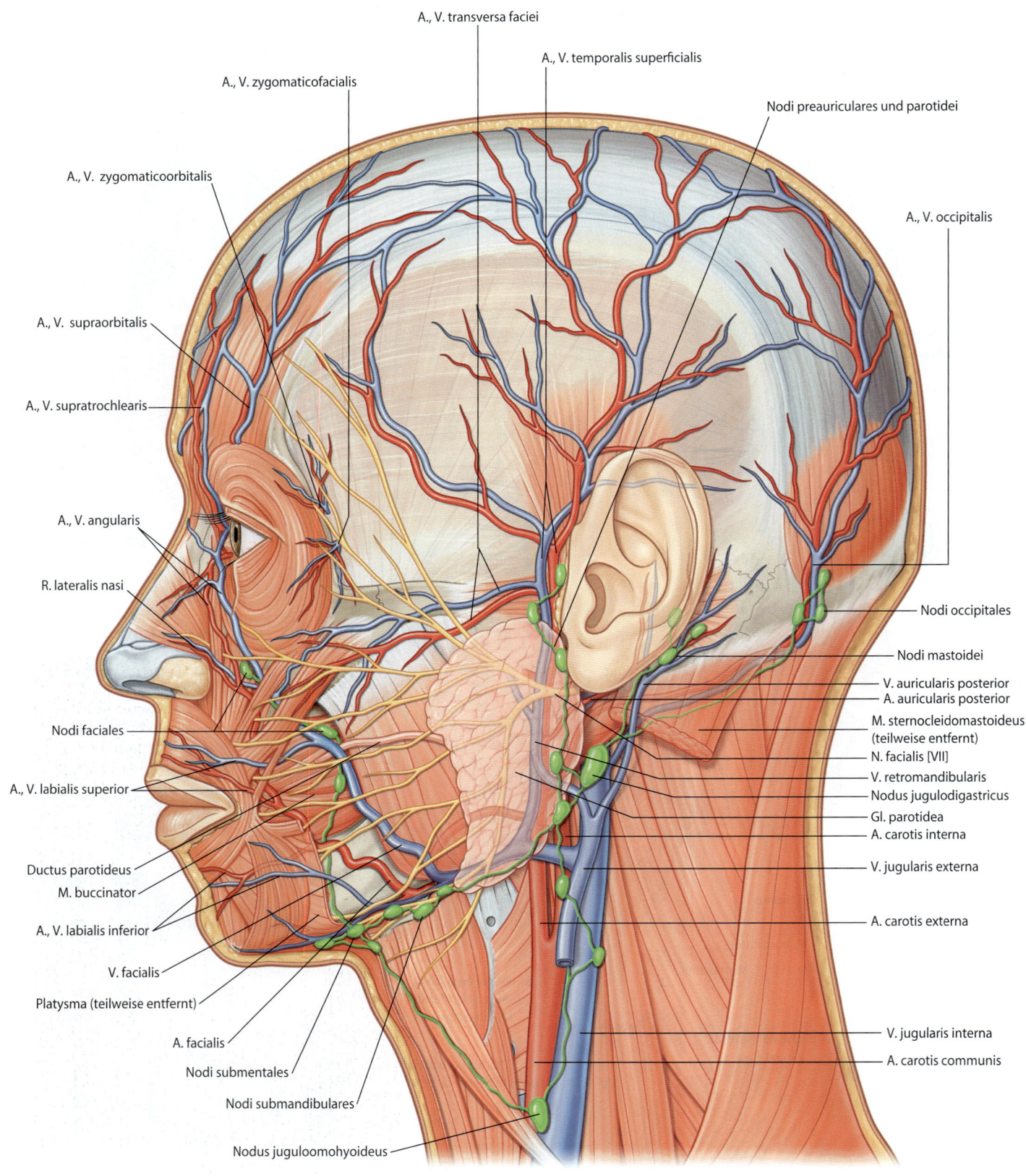

A., V. transversa faciei

A., V. temporalis superficialis

A., V. zygomaticofacialis

Nodi preauriculares und parotidei

A., V. zygomaticoorbitalis

A., V. occipitalis

A., V. supraorbitalis

A., V. supratrochlearis

A., V. angularis

R. lateralis nasi

Nodi occipitales

Nodi mastoidei

V. auricularis posterior
A. auricularis posterior

M. sternocleidomastoideus (teilweise entfernt)

Nodi faciales

N. facialis [VII]

V. retromandibularis

A., V. labialis superior

Nodus jugulodigastricus

Gl. parotidea

A. carotis interna

Ductus parotideus

V. jugularis externa

M. buccinator

A., V. labialis inferior

A. carotis externa

V. facialis

Platysma (teilweise entfernt)

A. facialis

V. jugularis interna

A. carotis communis

Nodi submentales

Nodi submandibulares

Nodus juguloomohyoideus

Gefäßversorgung, N. facialis [VII] und Lymphabfluss des Gesichts
Vasculature, facial nerve [VII] and lymphatics of the face

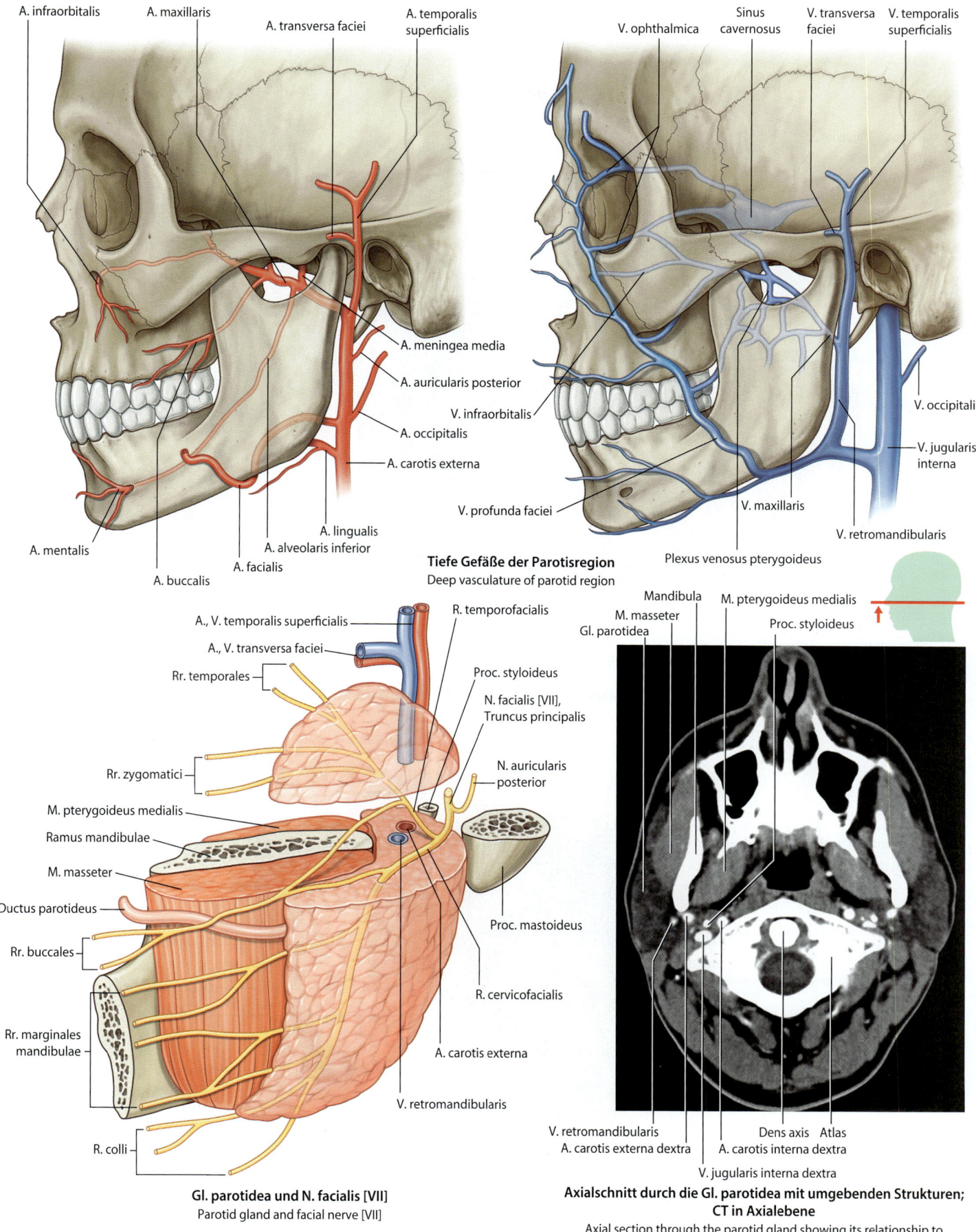

A. infraorbitalis
A. maxillaris
A. transversa faciei
A. temporalis superficialis

A. meningea media
A. auricularis posterior
V. infraorbitalis
A. occipitalis
A. carotis externa

A. lingualis
A. alveolaris inferior
A. facialis
A. mentalis
A. buccalis

V. ophthalmica
Sinus cavernosus
V. transversa faciei
V. temporalis superficialis

V. occipitalis
V. jugularis interna

V. profunda faciei
V. maxillaris
V. retromandibularis
Plexus venosus pterygoideus

Tiefe Gefäße der Parotisregion
Deep vasculature of parotid region

A., V. temporalis superficialis
A., V. transversa faciei
Rr. temporales

Rr. zygomatici

M. pterygoideus medialis
Ramus mandibulae
M. masseter
Ductus parotideus
Rr. buccales

Rr. marginales mandibulae

R. colli

R. temporofacialis
Proc. styloideus
N. facialis [VII], Truncus principalis
N. auricularis posterior

Proc. mastoideus

R. cervicofacialis
A. carotis externa
V. retromandibularis

Gl. parotidea und N. facialis [VII]
Parotid gland and facial nerve [VII]

Mandibula
M. masseter
Gl. parotidea
M. pterygoideus medialis
Proc. styloideus

V. retromandibularis
A. carotis externa dextra
Dens axis   Atlas
A. carotis interna dextra
V. jugularis interna dextra

Axialschnitt durch die Gl. parotidea mit umgebenden Strukturen; CT in Axialebene
Axial section through the parotid gland showing its relationship to surrounding structures. CT image in axial plane

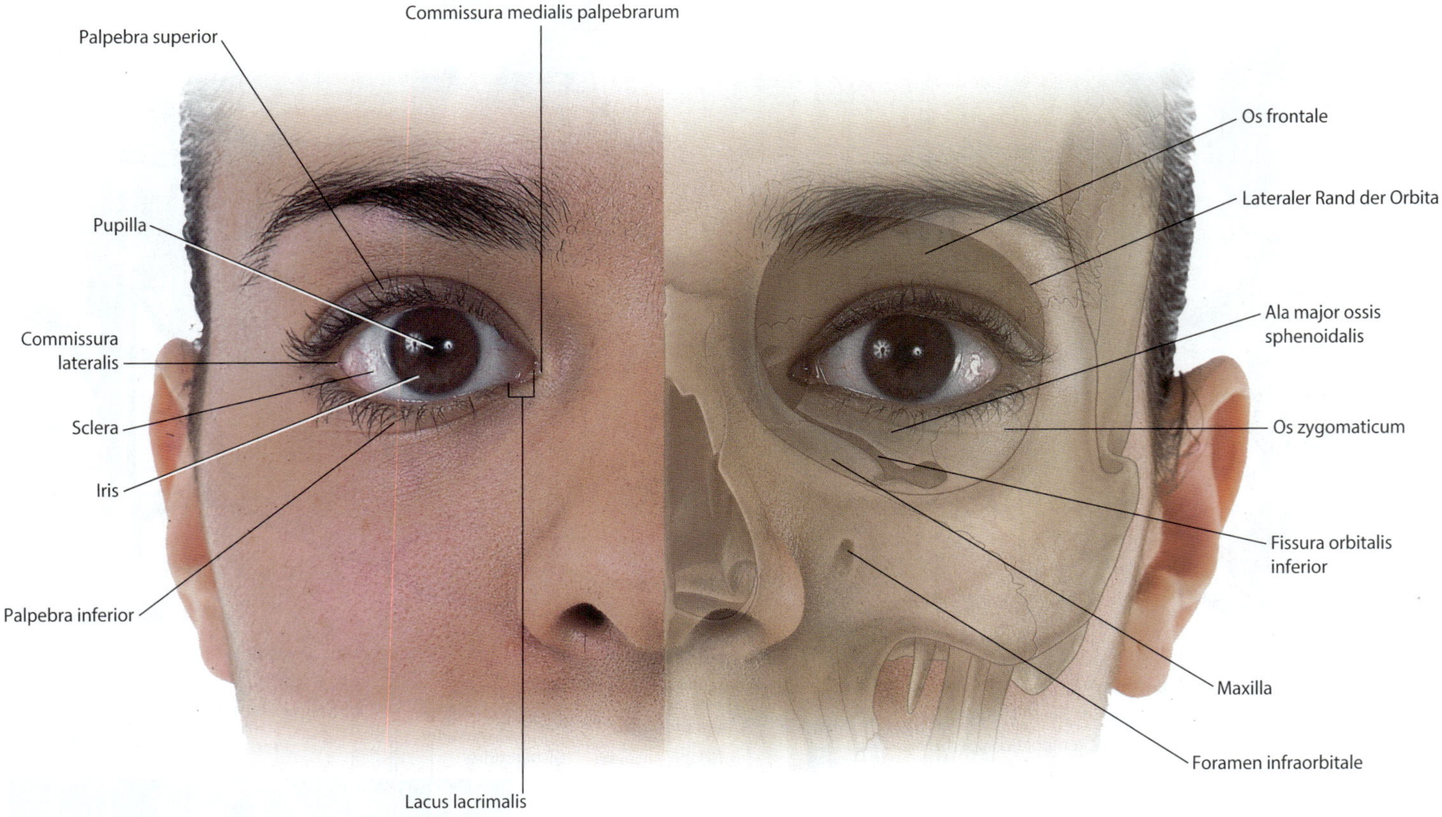

Palpebra superior

Commissura medialis palpebrarum

Os frontale

Lateraler Rand der Orbita

Pupilla

Ala major ossis sphenoidalis

Commissura lateralis

Os zygomaticum

Sclera

Iris

Fissura orbitalis inferior

Palpebra inferior

Maxilla

Foramen infraorbitale

Lacus lacrimalis

Oberflächenanatomie und -projektion der Knochen des Gesichtsschädels
Surface anatomy

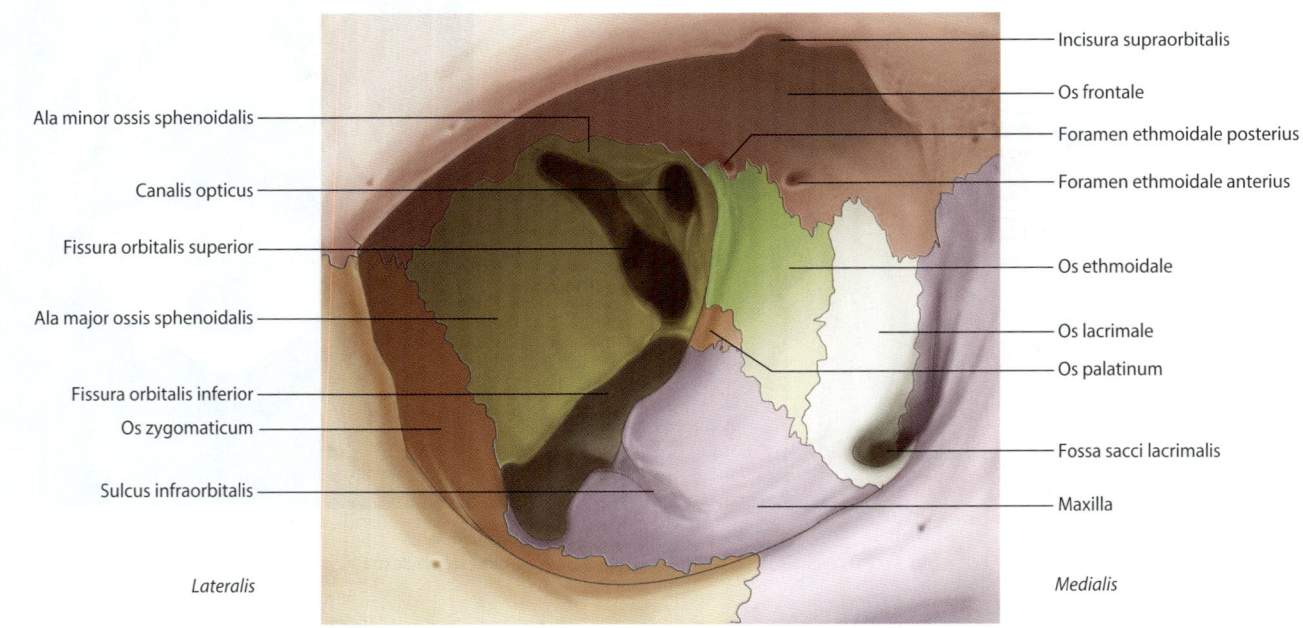

Ala minor ossis sphenoidalis

Incisura supraorbitalis

Os frontale

Foramen ethmoidale posterius

Canalis opticus

Foramen ethmoidale anterius

Fissura orbitalis superior

Ala major ossis sphenoidalis

Os ethmoidale

Os lacrimale

Os palatinum

Fissura orbitalis inferior

Os zygomaticum

Sulcus infraorbitalis

Fossa sacci lacrimalis

Maxilla

Lateralis

Medialis

Knochen der rechten Orbita
Bones of the right orbit

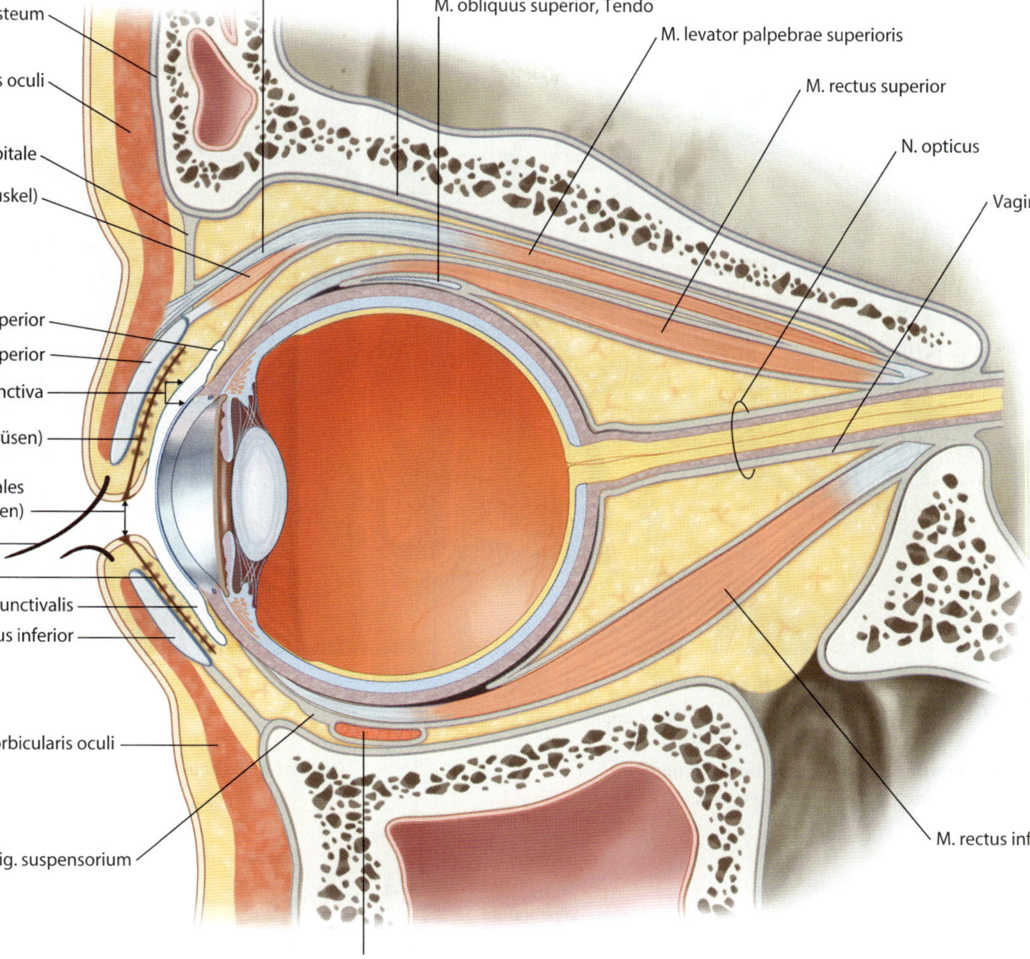

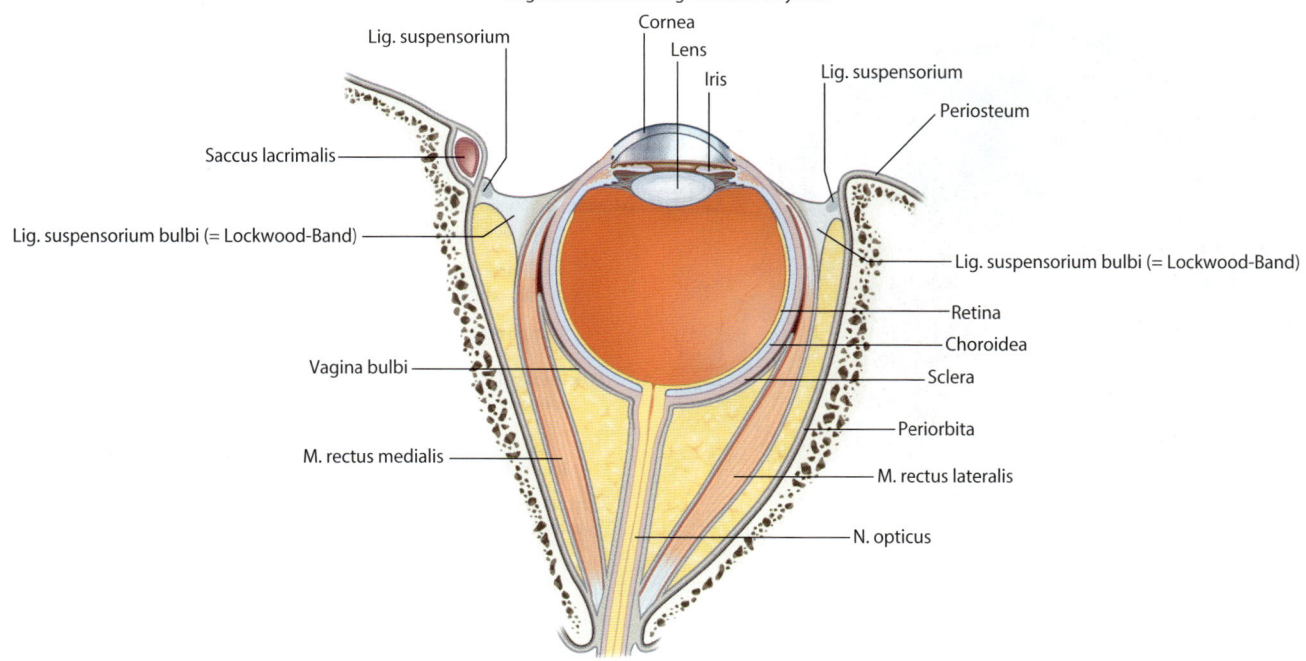

M. levator palpebrae superioris, Tendo

Periosteum

M. orbicularis oculi

Septum orbitale

M. tarsalis superior (glatter Muskel)

Fornix conjunctivae superior

Tarsus superior

Tunica conjunctiva

Gl. tarsalis (= Meibom-Drüsen)

Mündungen der Gll. tarsales (= Meibom-Drüsen)

Cilium

Gl. tarsalis

Saccus conjunctivalis

Tarsus inferior

M. orbicularis oculi

Lig. suspensorium

Periorbita

M. obliquus superior, Tendo

M. levator palpebrae superioris

M. rectus superior

N. opticus

Vagina externa

M. rectus inferior

M. obliquus inferior

Sagittalschnitt durch Orbita und Augapfel
Sagittal section through orbit and eyeball

Lig. suspensorium

Saccus lacrimalis

Lig. suspensorium bulbi (= Lockwood-Band)

Vagina bulbi

M. rectus medialis

Cornea

Lens

Iris

Lig. suspensorium

Periosteum

Lig. suspensorium bulbi (= Lockwood-Band)

Retina

Choroidea

Sclera

Periorbita

M. rectus lateralis

N. opticus

Horizontal-(Axial-)Schnitt durch Orbita und Augapfel
Horizontal (axial) section through orbit and eyeball

461

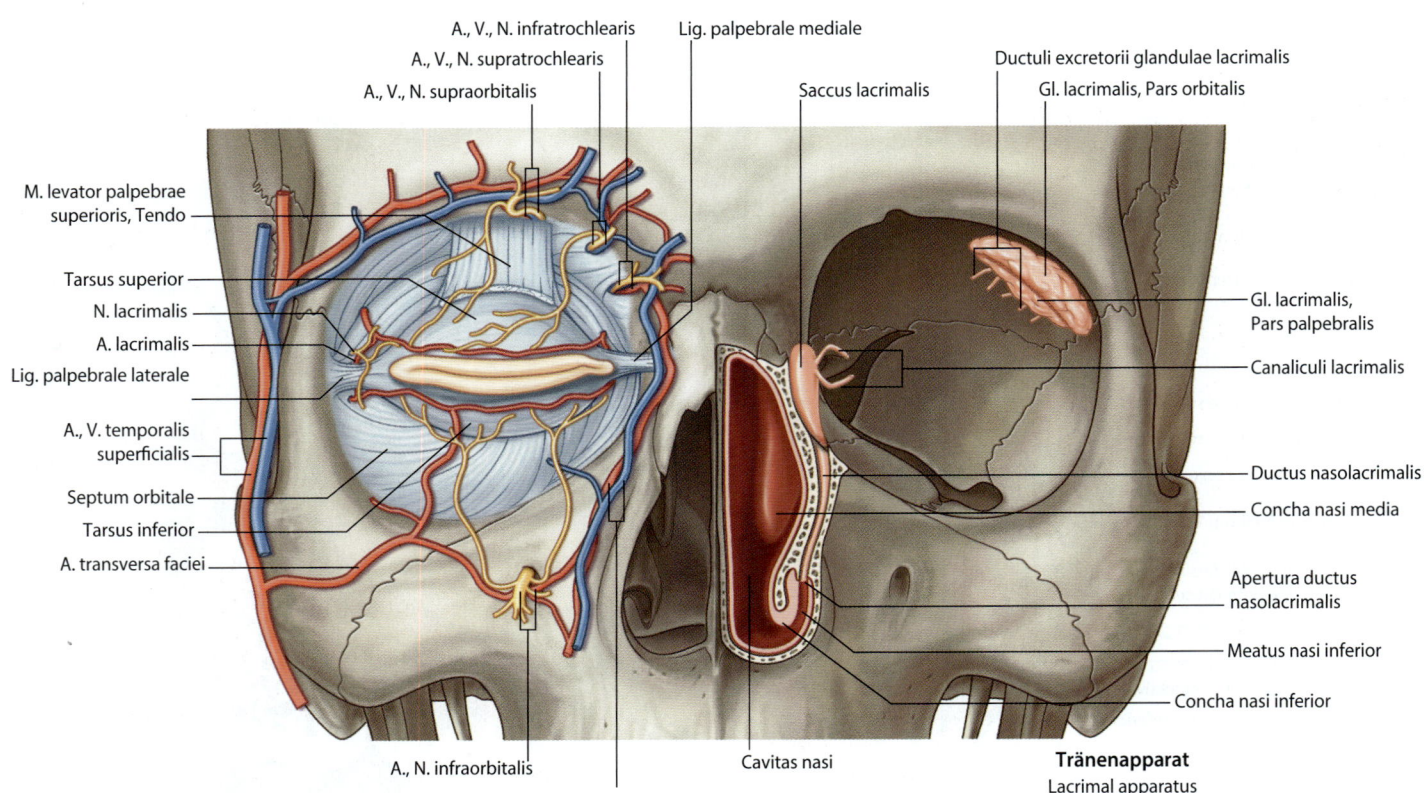

A., V., N. infratrochlearis
A., V., N. supratrochlearis
A., V., N. supraorbitalis
Lig. palpebrale mediale
Saccus lacrimalis
Ductuli excretorii glandulae lacrimalis
Gl. lacrimalis, Pars orbitalis

M. levator palpebrae superioris, Tendo
Tarsus superior
N. lacrimalis
A. lacrimalis
Lig. palpebrale laterale
A., V. temporalis superficialis
Septum orbitale
Tarsus inferior
A. transversa faciei

Gl. lacrimalis, Pars palpebralis
Canaliculi lacrimalis
Ductus nasolacrimalis
Concha nasi media
Apertura ductus nasolacrimalis
Meatus nasi inferior
Concha nasi inferior

A., N. infraorbitalis
A., V. angularis
Cavitas nasi

Tränenapparat
Lacrimal apparatus

Gefäßversorgung und Nerven des Augenlids
Vasculature and nerves of the eyelids

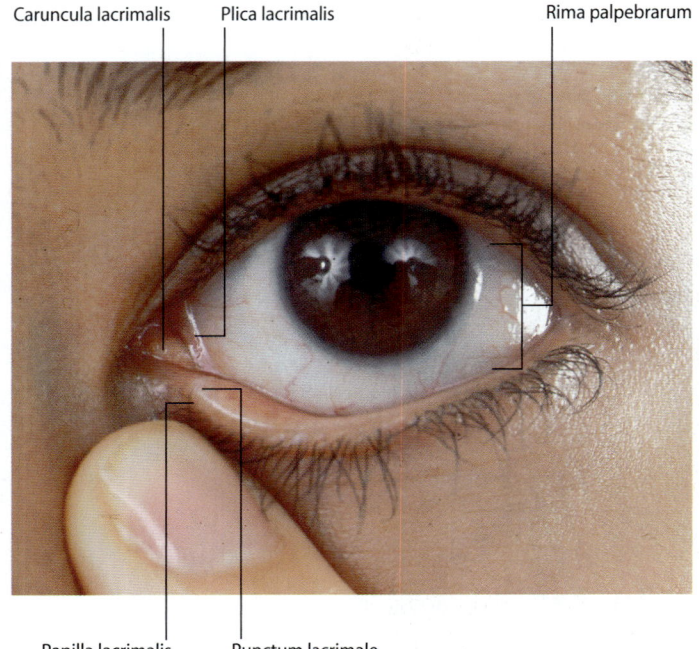

Caruncula lacrimalis
Plica lacrimalis
Rima palpebrarum

Papilla lacrimalis
Punctum lacrimale

Papilla lacrimalis und Punctum lacrimale des linken Auges
Lacrimal papilla and punctum of left eye

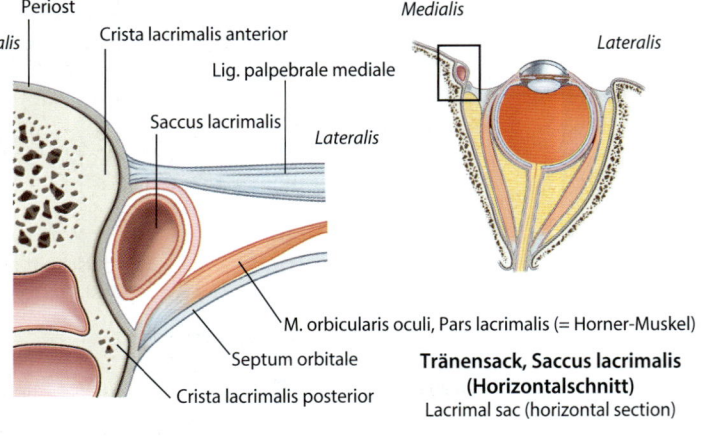

Periost
Crista lacrimalis anterior
Lig. palpebrale mediale
Saccus lacrimalis
Medialis
Lateralis
Medialis
Lateralis

M. orbicularis oculi, Pars lacrimalis (= Horner-Muskel)
Septum orbitale
Crista lacrimalis posterior

Tränensack, Saccus lacrimalis (Horizontalschnitt)
Lacrimal sac (horizontal section)

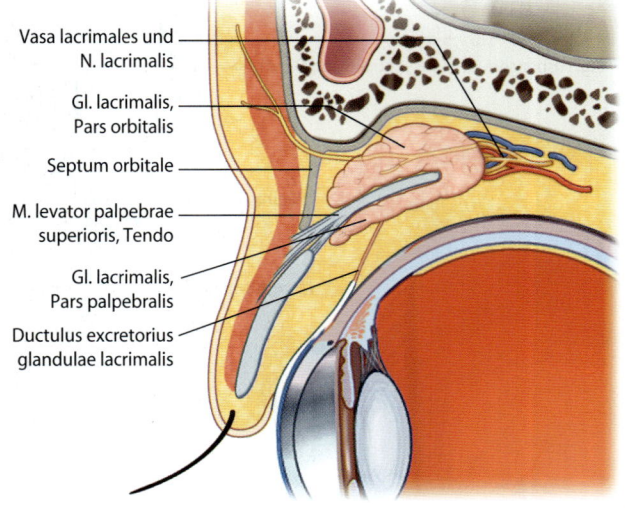

Vasa lacrimales und N. lacrimalis
Gl. lacrimalis, Pars orbitalis
Septum orbitale
M. levator palpebrae superioris, Tendo
Gl. lacrimalis, Pars palpebralis
Ductulus excretorius glandulae lacrimalis

Gl. lacrimalis und M. levator palpebrae superioris (Parasagittalschnitt)
Lacrimal gland and levator palpebrae superioris (parasagittal section)

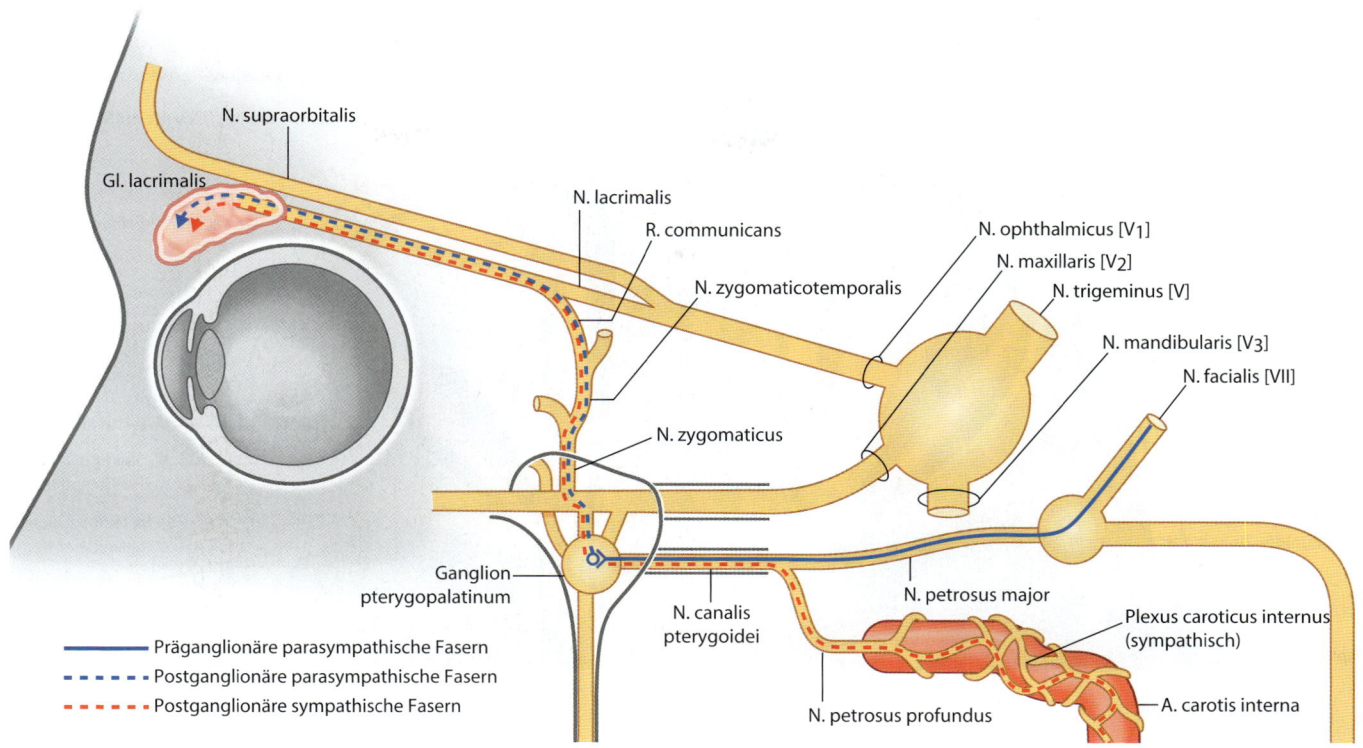

N. supraorbitalis

Gl. lacrimalis

N. lacrimalis

R. communicans

N. zygomaticotemporalis

N. ophthalmicus [V$_1$]

N. maxillaris [V$_2$]

N. trigeminus [V]

N. mandibularis [V$_3$]

N. facialis [VII]

N. zygomaticus

Ganglion pterygopalatinum

N. canalis pterygoidei

N. petrosus major

Plexus caroticus internus (sympathisch)

A. carotis interna

N. petrosus profundus

— Präganglionäre parasympathische Fasern
- - - Postganglionäre parasympathische Fasern
- - - Postganglionäre sympathische Fasern

Viszeral efferente Innervation der Gl. lacrimalis
Visceral efferent innervation of the lacrimal gland

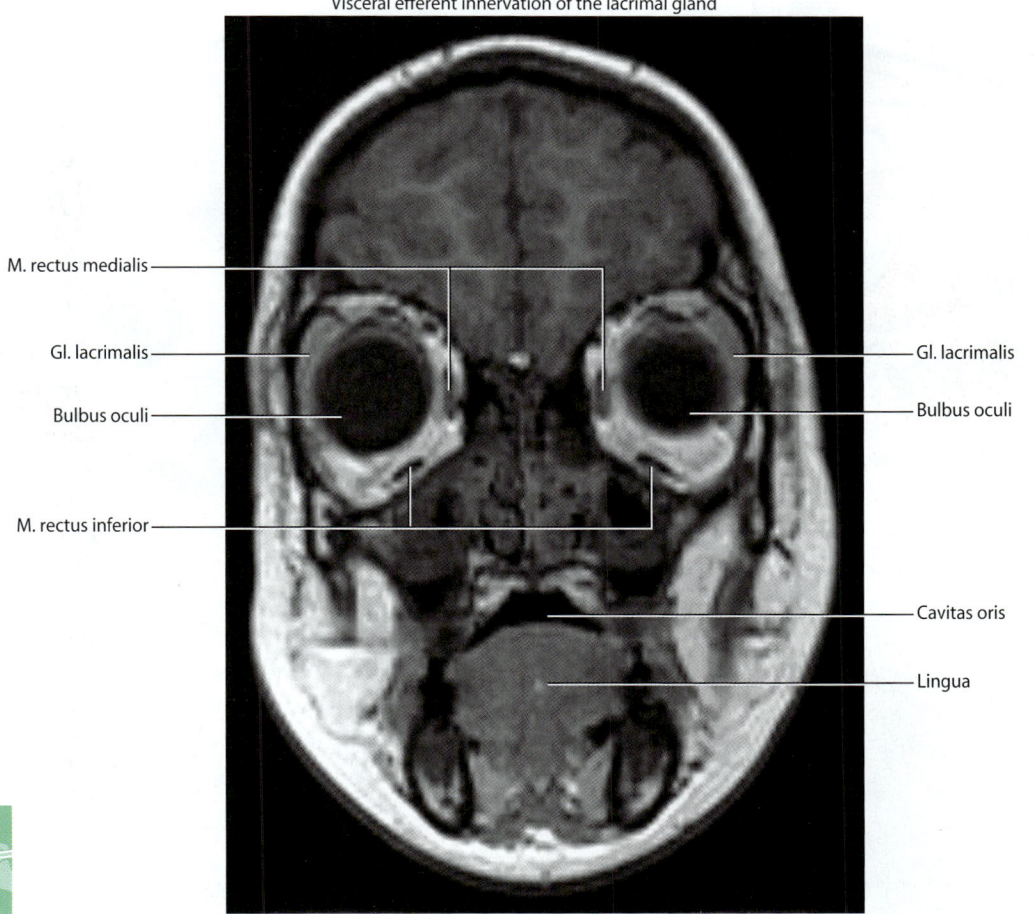

M. rectus medialis

Gl. lacrimalis

Bulbus oculi

M. rectus inferior

Gl. lacrimalis

Bulbus oculi

Cavitas oris

Lingua

Orbita mit Gl. lacrimalis und benachbarte Strukturen; T1-gewichtetes MRT in Koronarebene
Coronal section through the orbit showing the lacrimal gland and its relationship to surrounding structures.
T1-weighted MR image in coronal plane

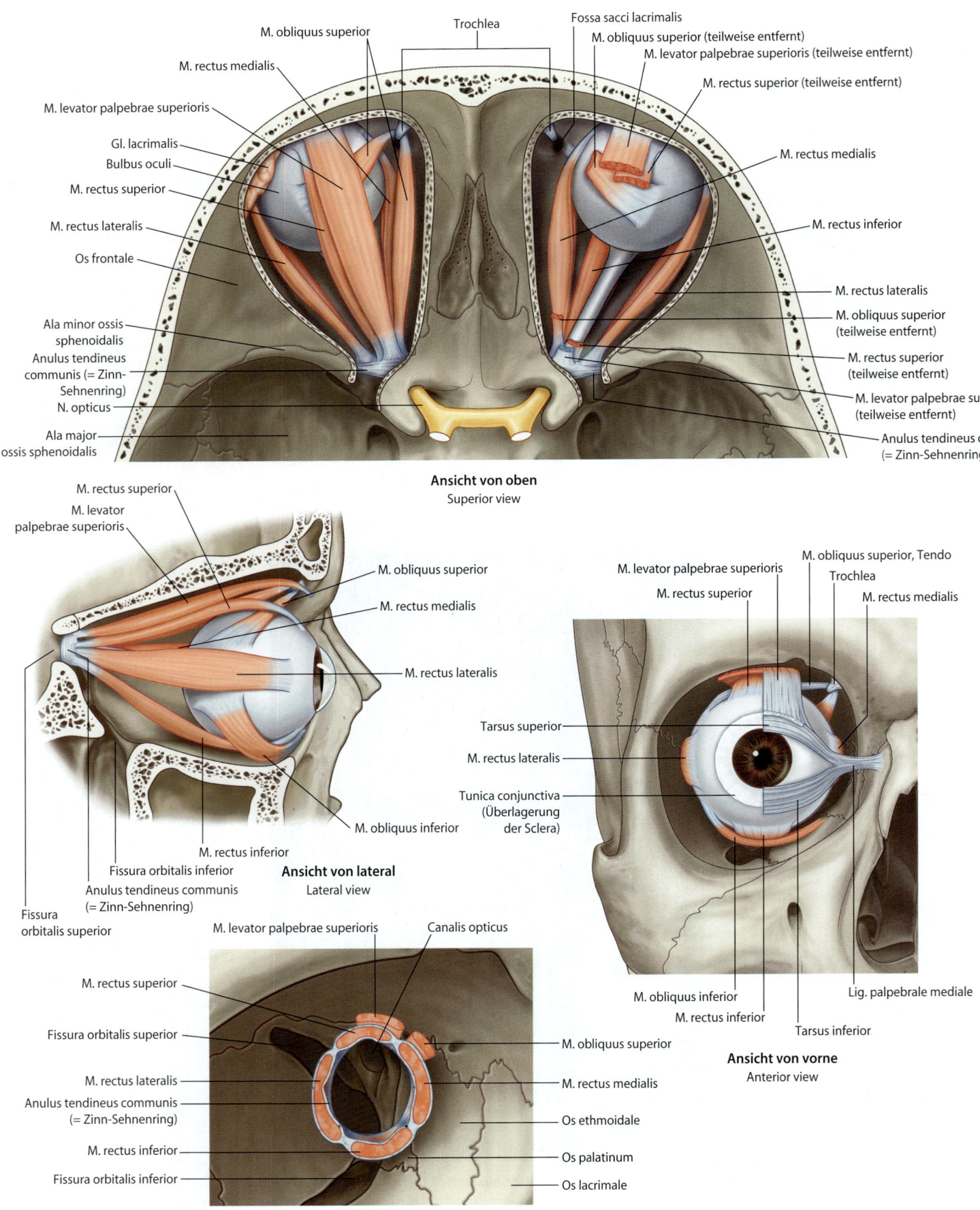

Trochlea

M. obliquus superior

M. rectus medialis

M. levator palpebrae superioris

Gl. lacrimalis

Bulbus oculi

M. rectus superior

M. rectus lateralis

Os frontale

Ala minor ossis sphenoidalis

Anulus tendineus communis (= Zinn-Sehnenring)

N. opticus

Ala major ossis sphenoidalis

Fossa sacci lacrimalis

M. obliquus superior (teilweise entfernt)

M. levator palpebrae superioris (teilweise entfernt)

M. rectus superior (teilweise entfernt)

M. rectus medialis

M. rectus inferior

M. rectus lateralis

M. obliquus superior (teilweise entfernt)

M. rectus superior (teilweise entfernt)

M. levator palpebrae superioris (teilweise entfernt)

Anulus tendineus communis (= Zinn-Sehnenring)

Ansicht von oben
Superior view

M. rectus superior

M. levator palpebrae superioris

M. obliquus superior

M. rectus medialis

M. rectus lateralis

M. obliquus inferior

M. rectus inferior

Fissura orbitalis inferior

Anulus tendineus communis (= Zinn-Sehnenring)

Fissura orbitalis superior

Ansicht von lateral
Lateral view

M. levator palpebrae superioris

M. rectus superior

M. obliquus superior, Tendo

Trochlea

M. rectus medialis

Tarsus superior

M. rectus lateralis

Tunica conjunctiva (Überlagerung der Sclera)

M. obliquus inferior

M. rectus inferior

Tarsus inferior

Lig. palpebrale mediale

Ansicht von vorne
Anterior view

M. levator palpebrae superioris

Canalis opticus

M. rectus superior

Fissura orbitalis superior

M. rectus lateralis

Anulus tendineus communis (= Zinn-Sehnenring)

M. rectus inferior

Fissura orbitalis inferior

M. obliquus superior

M. rectus medialis

Os ethmoidale

Os palatinum

Os lacrimale

Ursprünge der Muskeln des Augenbulbus, Bulbus oculi
Origins of muscles of the eyeball

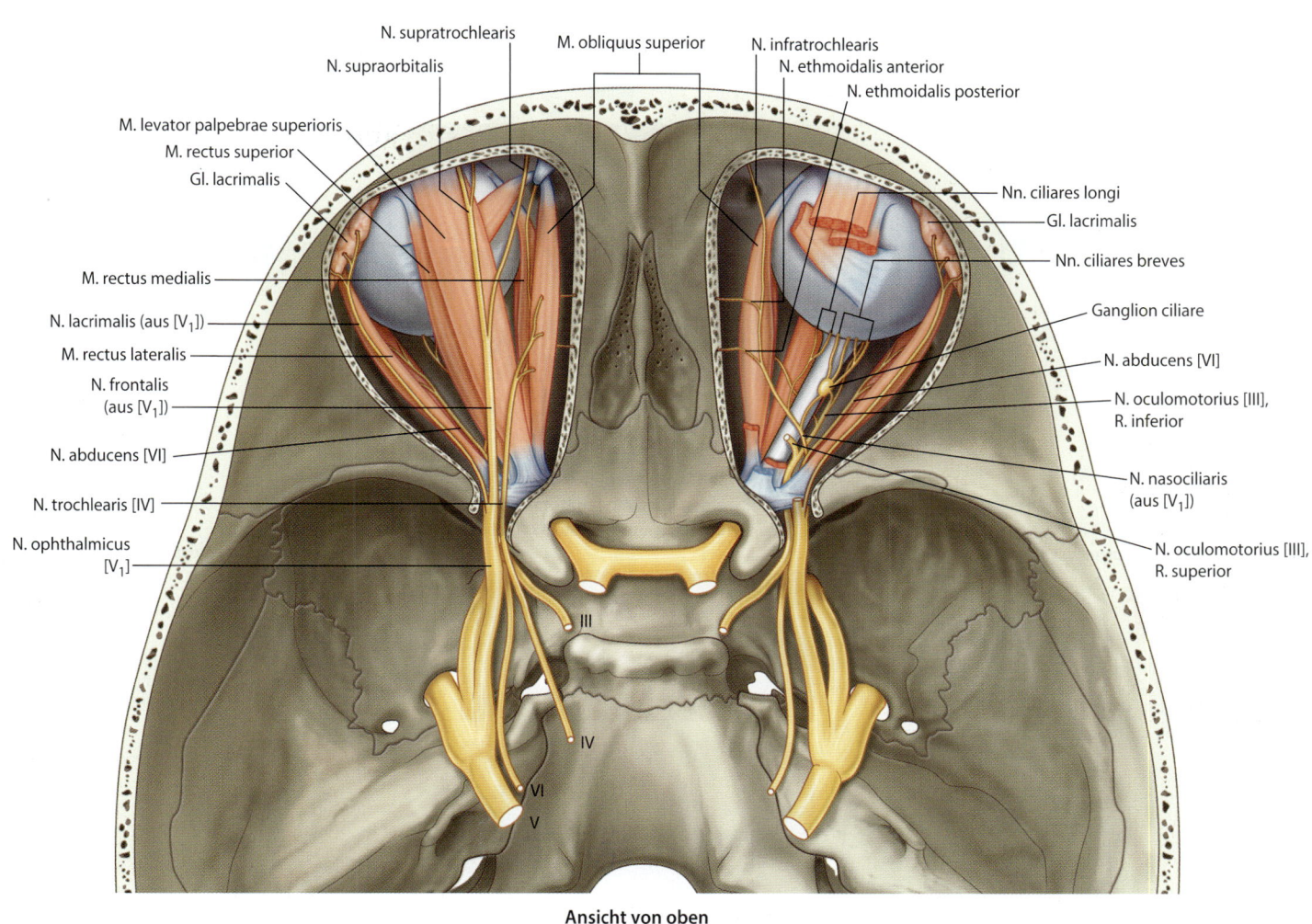

N. supratrochlearis
N. supraorbitalis
M. levator palpebrae superioris
M. rectus superior
Gl. lacrimalis
M. obliquus superior
N. infratrochlearis
N. ethmoidalis anterior
N. ethmoidalis posterior
Nn. ciliares longi
Gl. lacrimalis
M. rectus medialis
N. lacrimalis (aus [V₁])
M. rectus lateralis
N. frontalis (aus [V₁])
N. abducens [VI]
N. trochlearis [IV]
N. ophthalmicus [V₁]
Nn. ciliares breves
Ganglion ciliare
N. abducens [VI]
N. oculomotorius [III], R. inferior
N. nasociliaris (aus [V₁])
N. oculomotorius [III], R. superior
III
IV
VI
V

Ansicht von oben
Superior view

N. lacrimalis (aus [V₁])
Nn. ciliares longi
N. trochlearis [IV]
N. frontalis (aus [V₁])
N. nasociliaris (aus [V₁])
M. rectus superior
M. levator palpebrae superioris
M. obliquus superior
M. rectus medialis
M. rectus lateralis
Ganglion ciliare
M. obliquus inferior
M. rectus inferior
N. oculomotorius [III], R. inferior

Ansicht von lateral
Lateral view

N. ophthalmicus [V1], R. frontalis
N. ophthalmicus [V₁], R. lacrimalis
A. meningea recurrens (aus A. ophthalmica der Orbita)
V. ophthalmica superior
N. trochlearis [IV]
N. opticus [II]
A. ophthalmica
N. oculomotorius [III], R. superior
N. ophthalmicus [V₁], R. nasociliaris
N. abducens [VI]
Anulus tendineus communis
N. oculomotorius [III], R. inferior
V. ophthalmica inferior

Ansicht von vorne
Anterior view

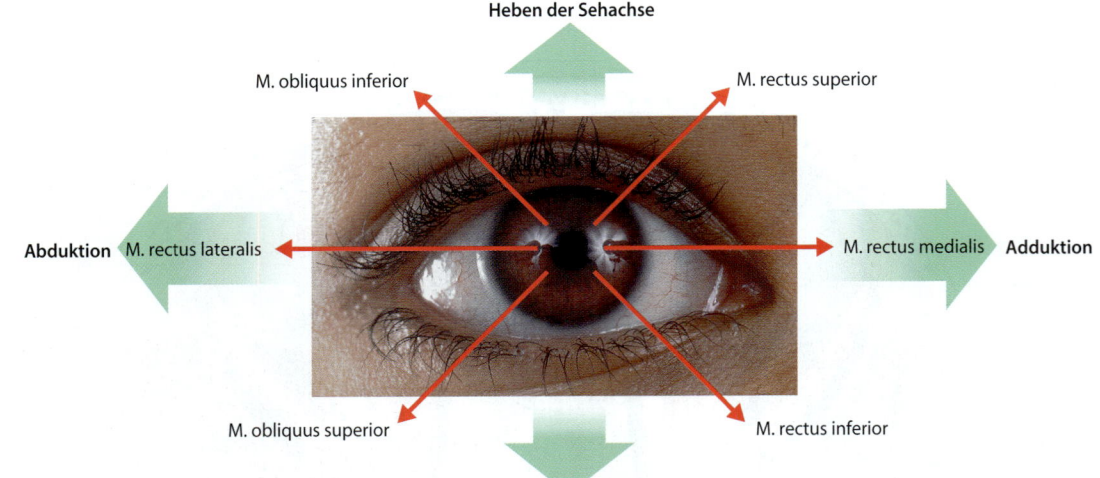

Heben der Sehachse

M. obliquus inferior — M. rectus superior

Abduktion ◄ M. rectus lateralis — M. rectus medialis ► Adduktion

M. obliquus superior — M. rectus inferior

Senken der Sehachse

Funktion der einzelnen Muskeln (anatomische Funktion)
Actions of individual muscles (anatomical action)

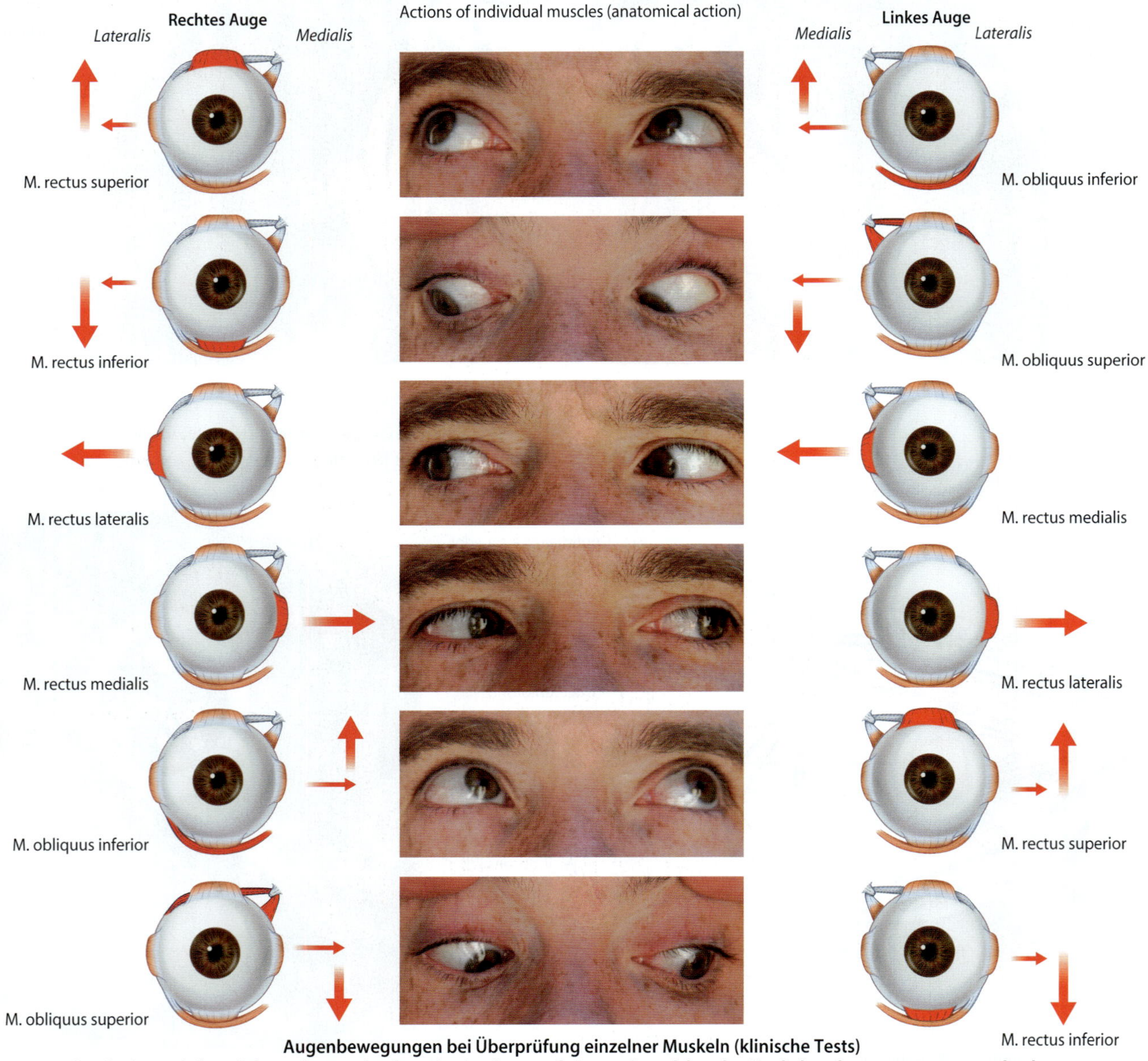

Rechtes Auge

Lateralis — *Medialis*

M. rectus superior

M. rectus inferior

M. rectus lateralis

M. rectus medialis

M. obliquus inferior

M. obliquus superior

Linkes Auge

Medialis — *Lateralis*

M. obliquus inferior

M. obliquus superior

M. rectus medialis

M. rectus lateralis

M. rectus superior

M. rectus inferior

Augenbewegungen bei Überprüfung einzelner Muskeln (klinische Tests)
Der Patient wird zunächst gebeten, das Auge in eine Lage zu bringen, in welcher der Muskel am besten getestet werden kann (dünner Pfeil). Der dicke Pfeil zeigt an, in welche Richtung der Patient dann blicken muss, um den Muskel zu überprüfen

Movement of eyes when testing specific muscle (clinical testing).
For testing some muscles, a patient is "asked" to first move the eye into a position (small arrow) where the indicated muscle can best be tested.
The large arrow indicates the direction the patient is then "asked" to move the eye to test the muscle

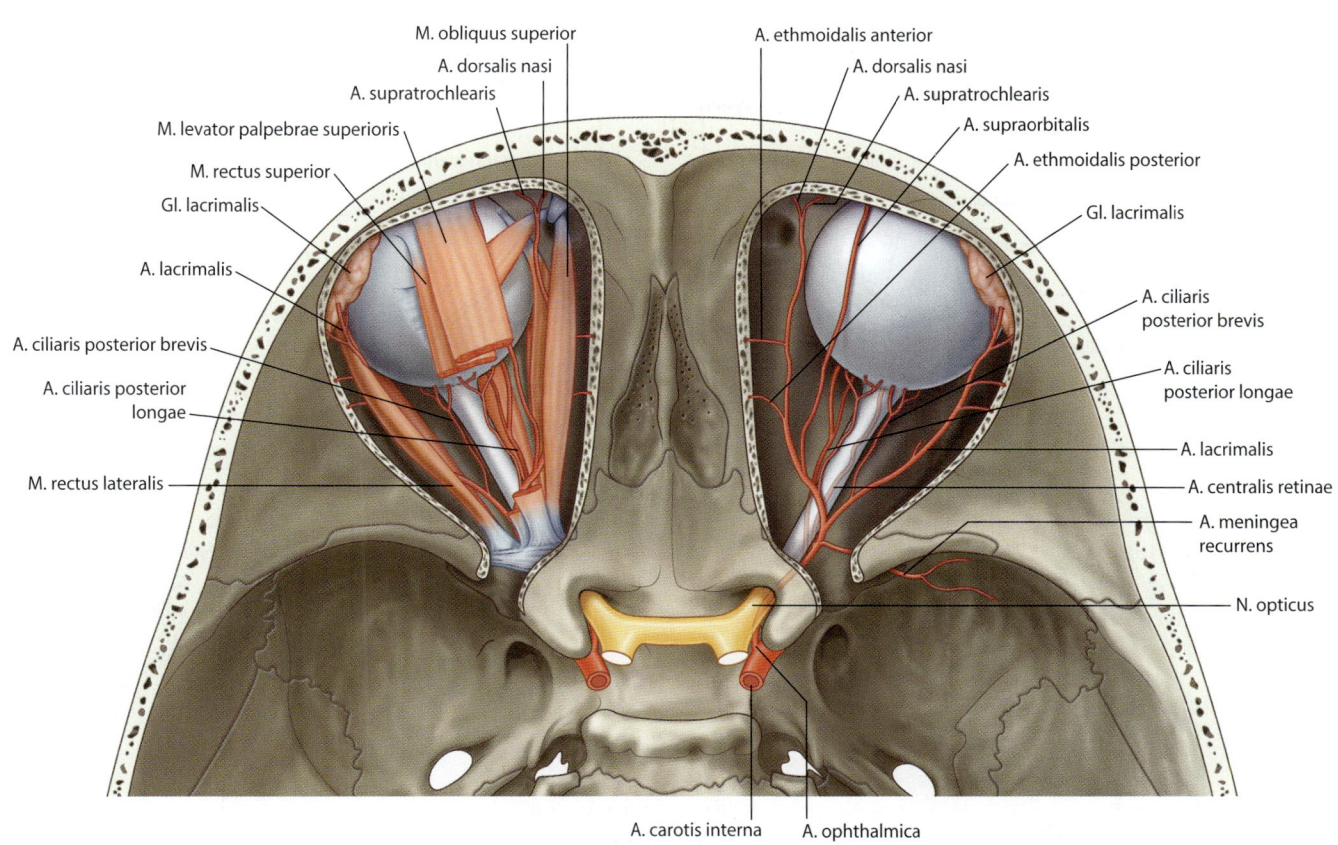

M. obliquus superior
A. dorsalis nasi
A. supratrochlearis
M. levator palpebrae superioris
M. rectus superior
Gl. lacrimalis
A. lacrimalis
A. ciliaris posterior brevis
A. ciliaris posterior longae
M. rectus lateralis

A. ethmoidalis anterior
A. dorsalis nasi
A. supratrochlearis
A. supraorbitalis
A. ethmoidalis posterior
Gl. lacrimalis
A. ciliaris posterior brevis
A. ciliaris posterior longae
A. lacrimalis
A. centralis retinae
A. meningea recurrens
N. opticus

A. carotis interna
A. ophthalmica

Arterien der Orbita und des Augapfels, Ansicht von oben
Arteries of the orbit and eyeball (superior view)

M. rectus superior
M. obliquus superior
V. ophthalmica superior
Vv. vorticosae
Sinus cavernosus
Plexus venosus pterygoideus
M. rectus inferior
V. ophthalmica inferior
V. infraorbitalis

V. supratrochlearis
V. supraorbitalis
V. nasofrontalis
V. angularis
M. obliquus superior
M. rectus lateralis
M. obliquus inferior
V. facialis

Venöser Abfluss der Orbita und des Augapfels, Ansicht von lateral
Veins of the orbit and eyeball (lateral view)

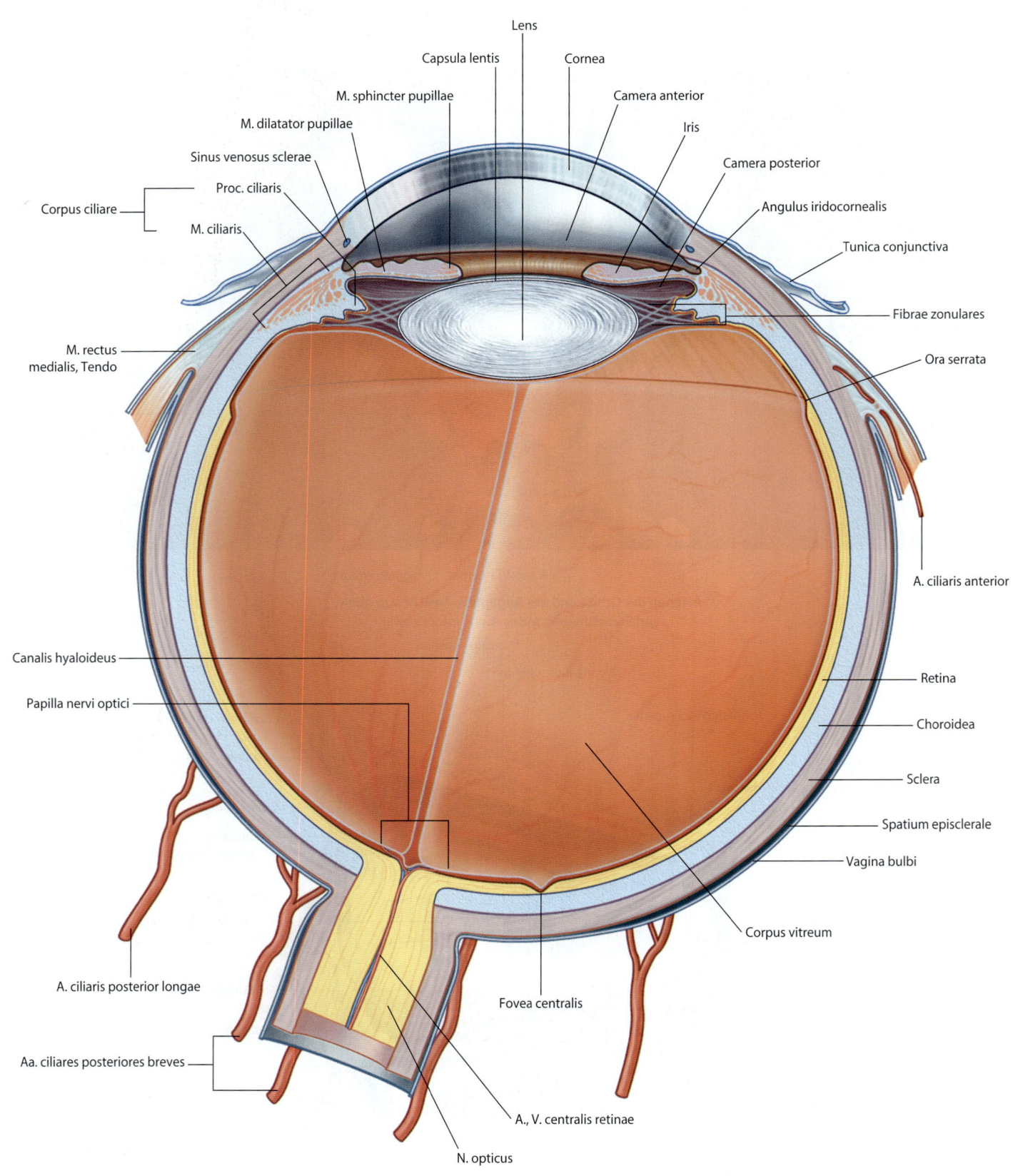

Lens

Capsula lentis

Cornea

M. sphincter pupillae

Camera anterior

M. dilatator pupillae

Iris

Sinus venosus sclerae

Camera posterior

Corpus ciliare

Proc. ciliaris

Angulus iridocornealis

M. ciliaris

Tunica conjunctiva

Fibrae zonulares

M. rectus
medialis, Tendo

Ora serrata

A. ciliaris anterior

Canalis hyaloideus

Retina

Papilla nervi optici

Choroidea

Sclera

Spatium episclerale

Vagina bulbi

Corpus vitreum

A. ciliaris posterior longae

Fovea centralis

Aa. ciliares posteriores breves

A., V. centralis retinae

N. opticus

Augapfel, Bulbus oculi, Horizontalschnitt
Eyeball (horizontal section)

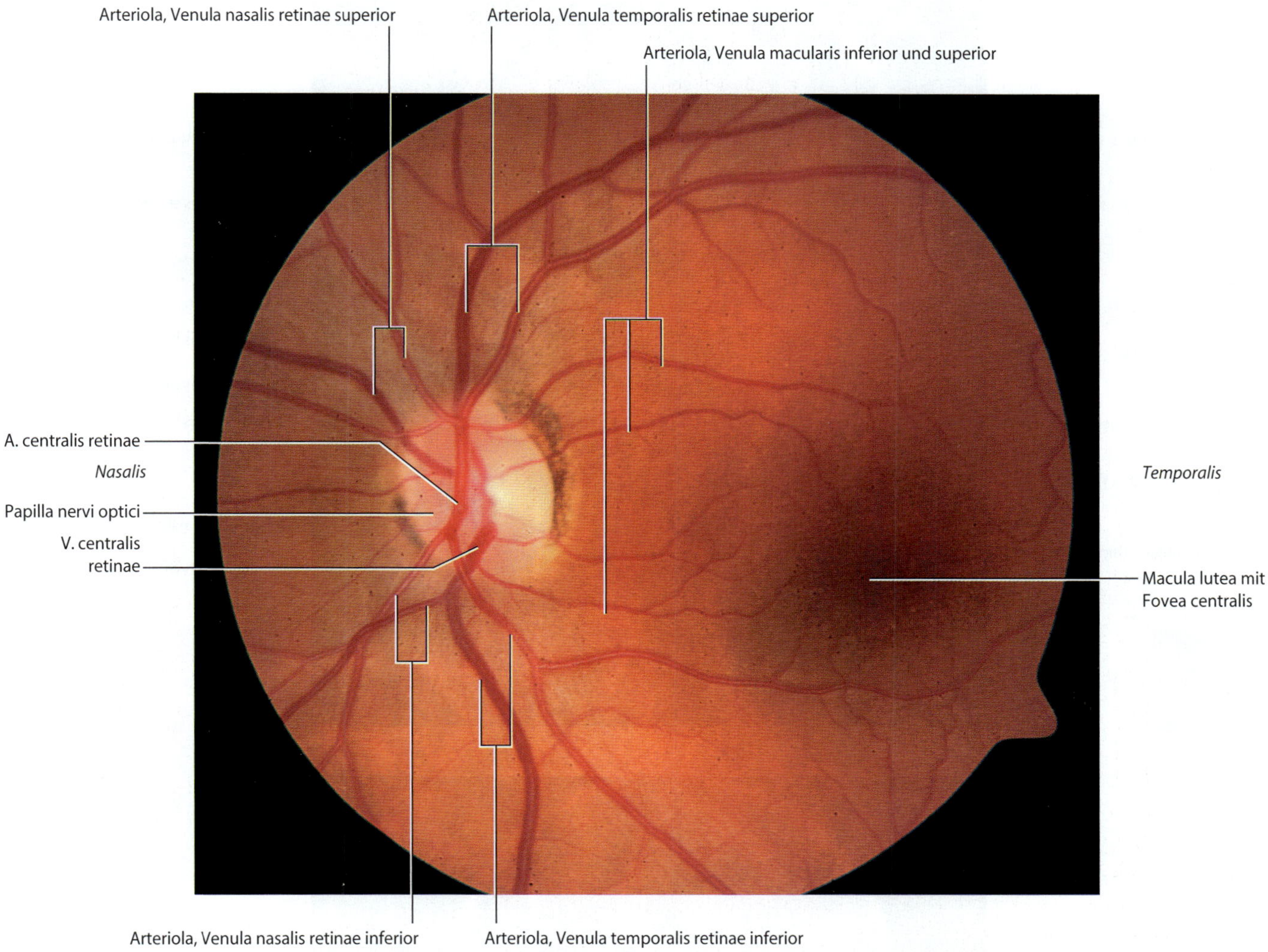

Arteriola, Venula nasalis retinae superior

Arteriola, Venula temporalis retinae superior

Arteriola, Venula macularis inferior und superior

A. centralis retinae

Nasalis

Papilla nervi optici

V. centralis retinae

Temporalis

Macula lutea mit Fovea centralis

Arteriola, Venula nasalis retinae inferior

Arteriola, Venula temporalis retinae inferior

Ophthalmoskopische Ansicht der linken Retina mit Discus nervi optici, Macula lutea und Netzhautgefäßsystem
Ophthalmoscopic view of the left retina showing the optic disc, the macula lutea, and the retinal vasculature.

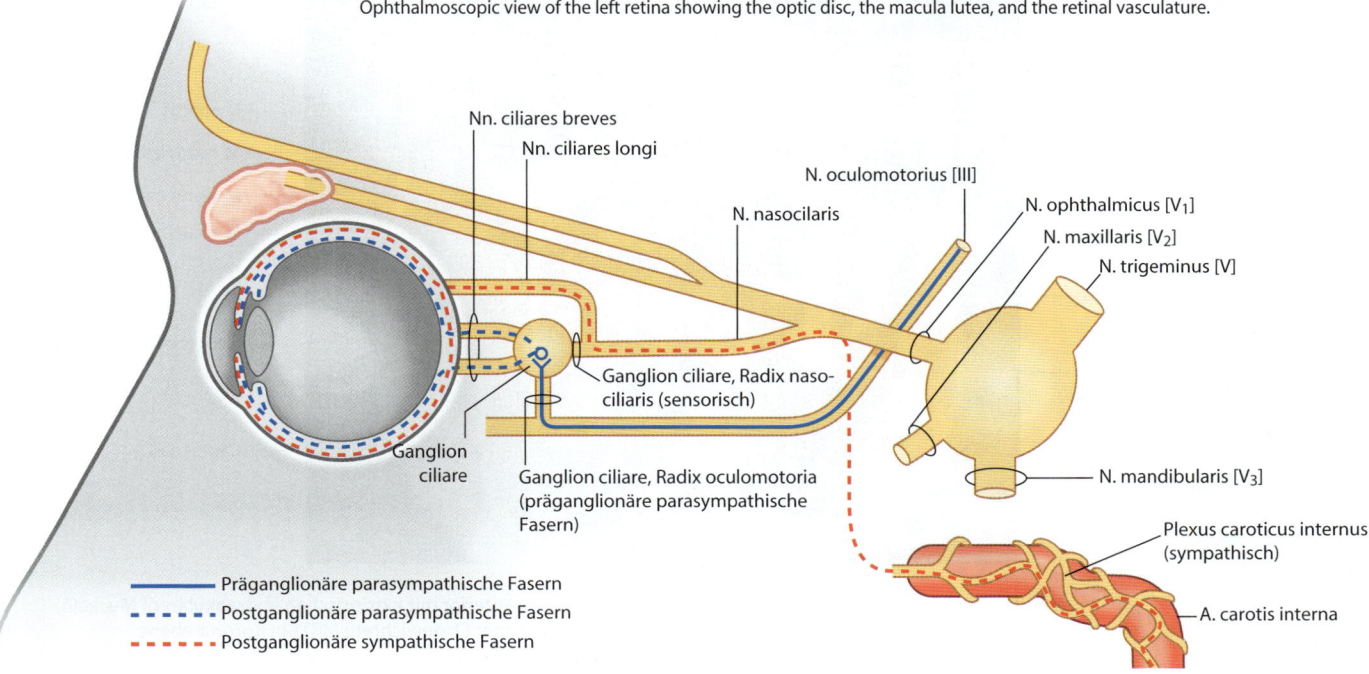

Nn. ciliares breves

Nn. ciliares longi

N. oculomotorius [III]

N. nasociliaris

N. ophthalmicus [V₁]

N. maxillaris [V₂]

N. trigeminus [V]

Ganglion ciliare, Radix naso-ciliaris (sensorisch)

Ganglion ciliare

Ganglion ciliare, Radix oculomotoria (präganglionäre parasympathische Fasern)

N. mandibularis [V₃]

Plexus caroticus internus (sympathisch)

A. carotis interna

— Präganglionäre parasympathische Fasern
----- Postganglionäre parasympathische Fasern
----- Postganglionäre sympathische Fasern

Innervation (motorisch) der inneren Augenmuskeln
Visceral efferent (motor) innervation of eyeball (iris and ciliary body)

469

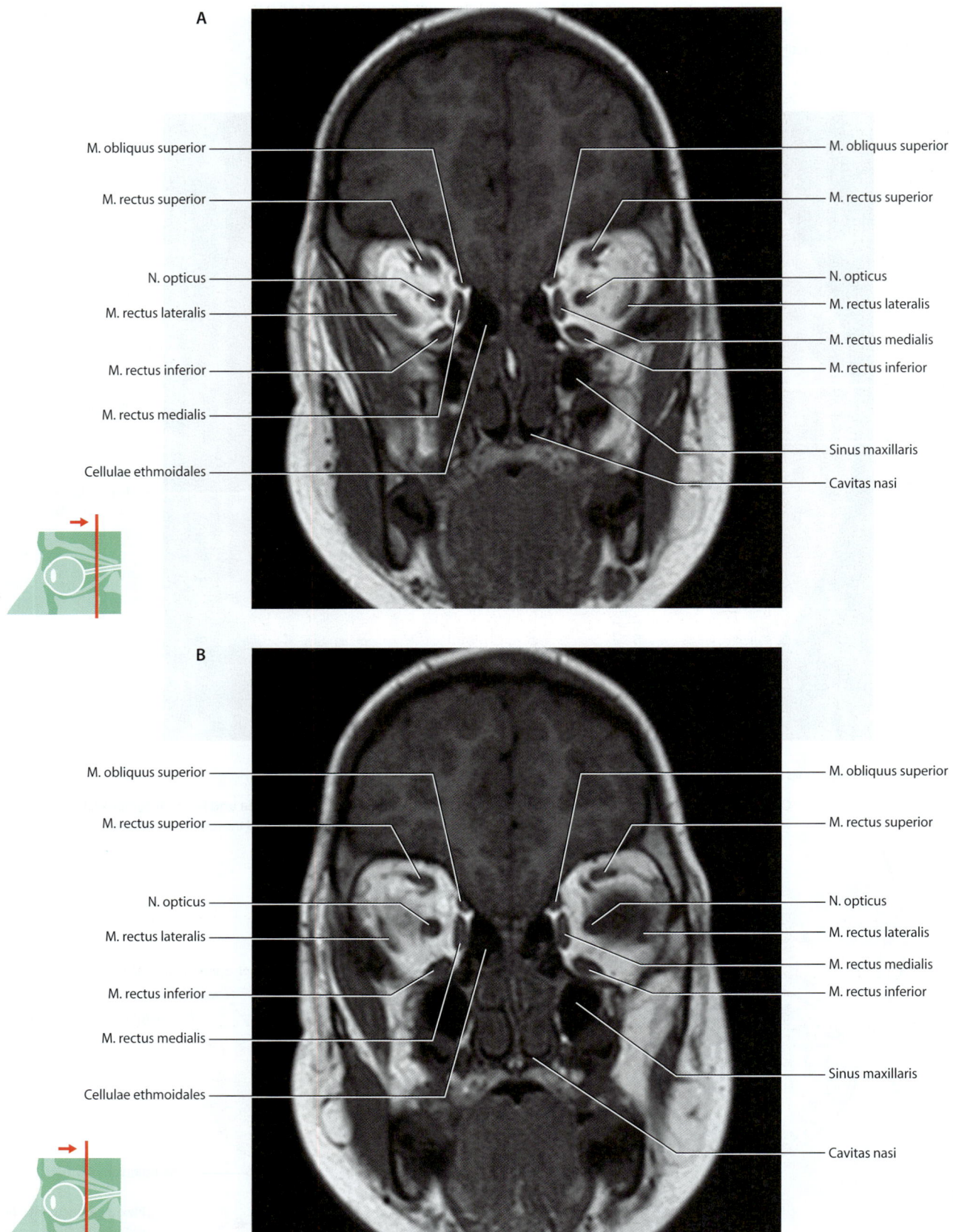

A

M. obliquus superior

M. rectus superior

N. opticus

M. rectus lateralis

M. rectus inferior

M. rectus medialis

Cellulae ethmoidales

M. obliquus superior

M. rectus superior

N. opticus

M. rectus lateralis

M. rectus medialis

M. rectus inferior

Sinus maxillaris

Cavitas nasi

B

M. obliquus superior

M. rectus superior

N. opticus

M. rectus lateralis

M. rectus inferior

M. rectus medialis

Cellulae ethmoidales

M. obliquus superior

M. rectus superior

N. opticus

M. rectus lateralis

M. rectus medialis

M. rectus inferior

Sinus maxillaris

Cavitas nasi

A bis D – Koronarschnitte durch die Orbita von posterior nach anterior mit extrinsischen (extraokulären) Muskeln, deren Beziehung zueinander und zu anderen Strukturen; T1-gewichtete MRTs in Koronarebene
A through D – Coronal sections that pass through the orbit from posterior to anterior showing the extrinsic (extra-ocular) muscles and their relationships with each other and with other structures. T1-weighted MR images in coronal plane

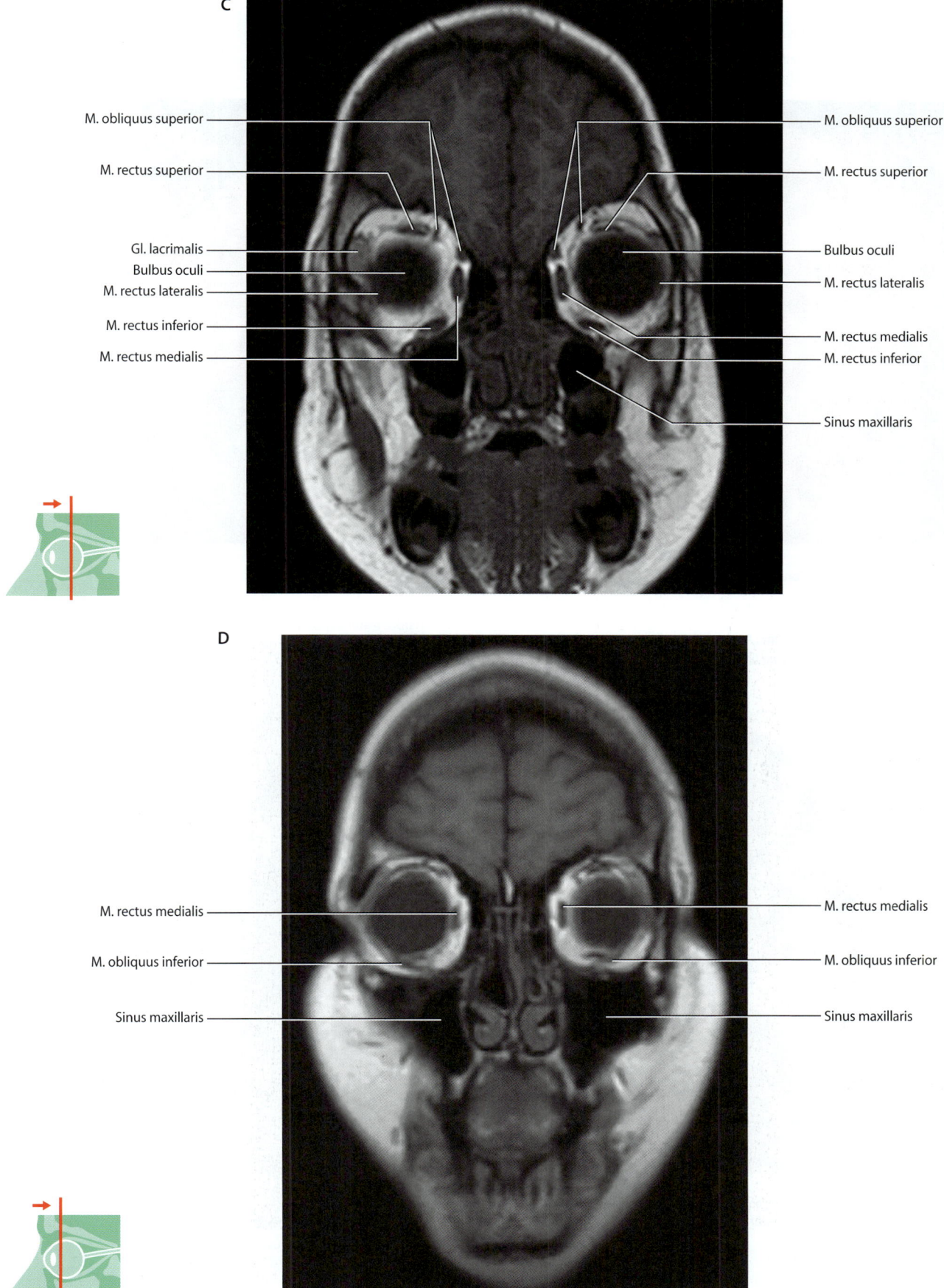

C

M. obliquus superior

M. rectus superior

Gl. lacrimalis

Bulbus oculi

M. rectus lateralis

M. rectus inferior

M. rectus medialis

M. obliquus superior

M. rectus superior

Bulbus oculi

M. rectus lateralis

M. rectus medialis

M. rectus inferior

Sinus maxillaris

D

M. rectus medialis

M. obliquus inferior

Sinus maxillaris

M. rectus medialis

M. obliquus inferior

Sinus maxillaris

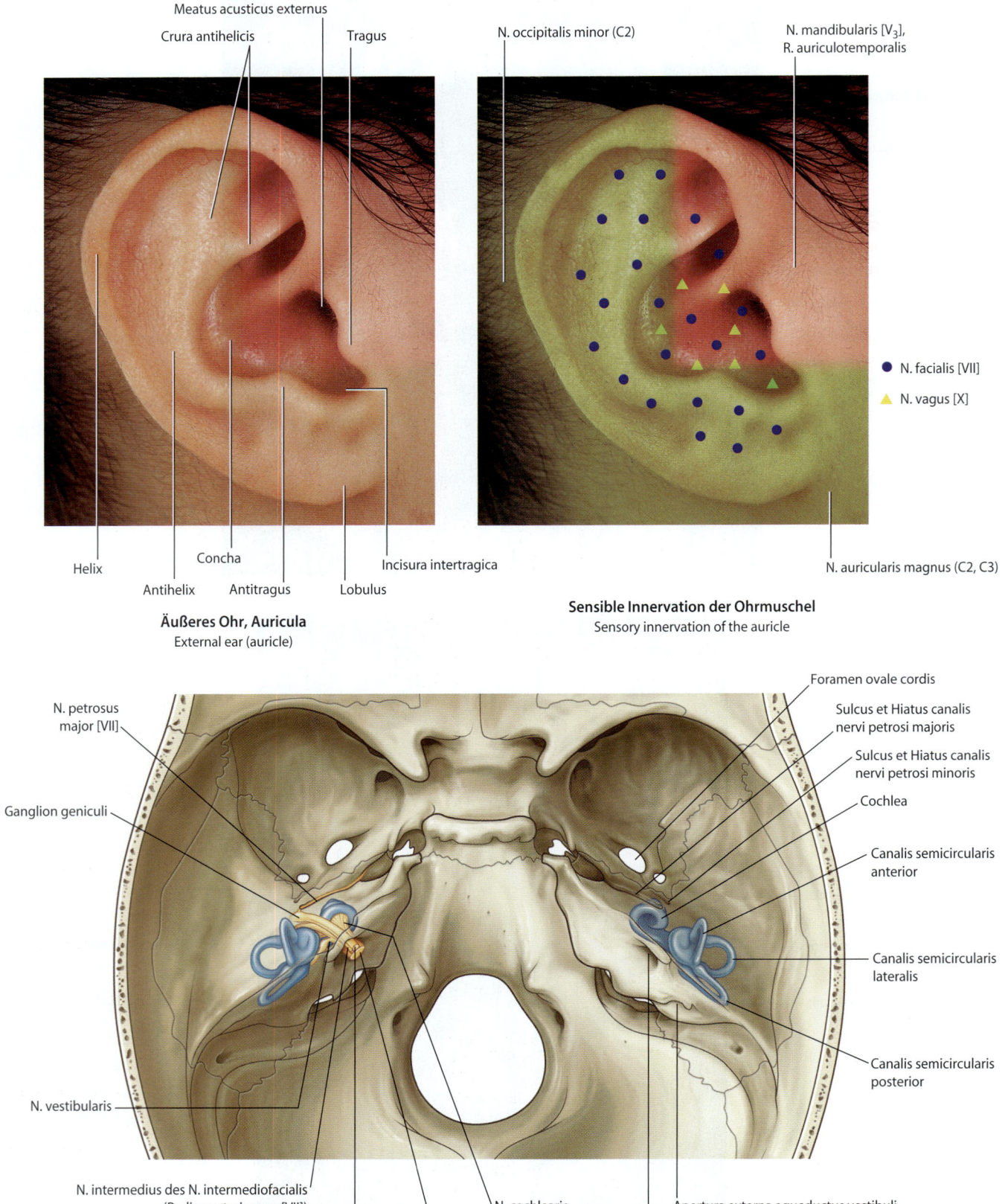

Meatus acusticus externus

Crura antihelicis

Tragus

N. occipitalis minor (C2)

N. mandibularis [V₃],
R. auriculotemporalis

● N. facialis [VII]
▲ N. vagus [X]

Helix

Antihelix

Concha

Antitragus

Lobulus

Incisura intertragica

N. auricularis magnus (C2, C3)

Äußeres Ohr, Auricula
External ear (auricle)

Sensible Innervation der Ohrmuschel
Sensory innervation of the auricle

N. petrosus
major [VII]

Ganglion geniculi

N. vestibularis

N. intermedius des N. intermediofacialis
(Radix posterior aus [VII])

N. facialis [VII]

N. cochlearis

N. vestibulocochlearis [VIII]

Foramen ovale cordis

Sulcus et Hiatus canalis
nervi petrosi majoris

Sulcus et Hiatus canalis
nervi petrosi minoris

Cochlea

Canalis semicircularis
anterior

Canalis semicircularis
lateralis

Canalis semicircularis
posterior

Apertura externa aqueductus vestibuli

Meatus acusticus internus

Lage des Innenohrs in der Pars petrosa des Os temporale
Superior projection of internal ear in the temporal bone

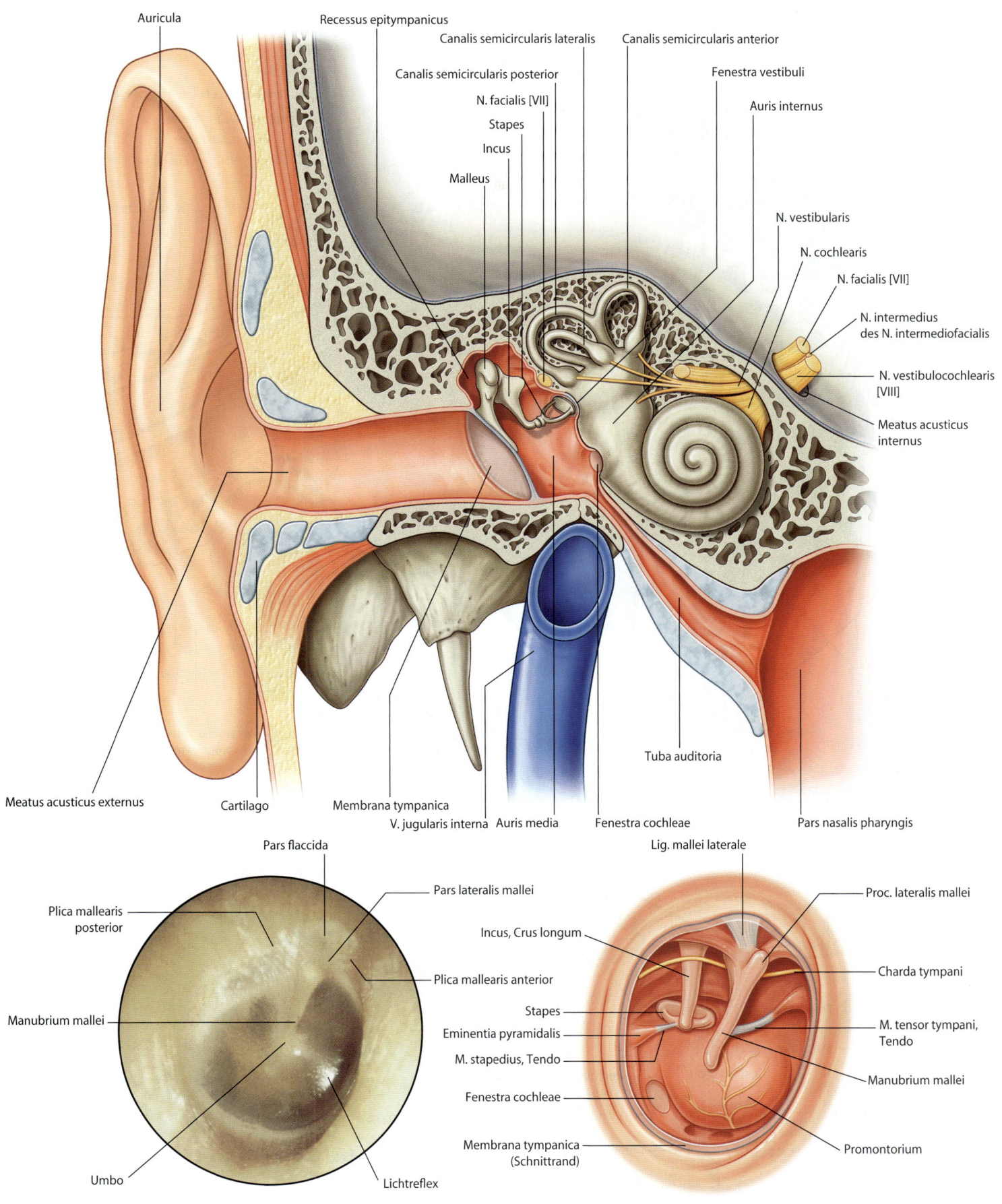

Auricula

Recessus epitympanicus

Canalis semicircularis lateralis

Canalis semicircularis posterior

Canalis semicircularis anterior

N. facialis [VII]

Fenestra vestibuli

Stapes

Auris internus

Incus

Malleus

N. vestibularis

N. cochlearis

N. facialis [VII]

N. intermedius des N. intermediofacialis

N. vestibulocochlearis [VIII]

Meatus acusticus internus

Meatus acusticus externus

Cartilago

Membrana tympanica

V. jugularis interna

Auris media

Fenestra cochleae

Tuba auditoria

Pars nasalis pharyngis

Pars flaccida

Lig. mallei laterale

Plica mallearis posterior

Pars lateralis mallei

Proc. lateralis mallei

Incus, Crus longum

Charda tympani

Plica mallearis anterior

Manubrium mallei

Stapes

M. tensor tympani, Tendo

Eminentia pyramidalis

M. stapedius, Tendo

Manubrium mallei

Fenestra cochleae

Umbo

Membrana tympanica (Schnittrand)

Promontorium

Lichtreflex

Rechte Membrana tympanica (Trommelfell)
Right tympanic membrane

Blick in die rechte Paukenhöhle, Cavitas tympanica (Membrana tympanica entfernt)
View into right tympanic cavity (tympanic membrane removed)

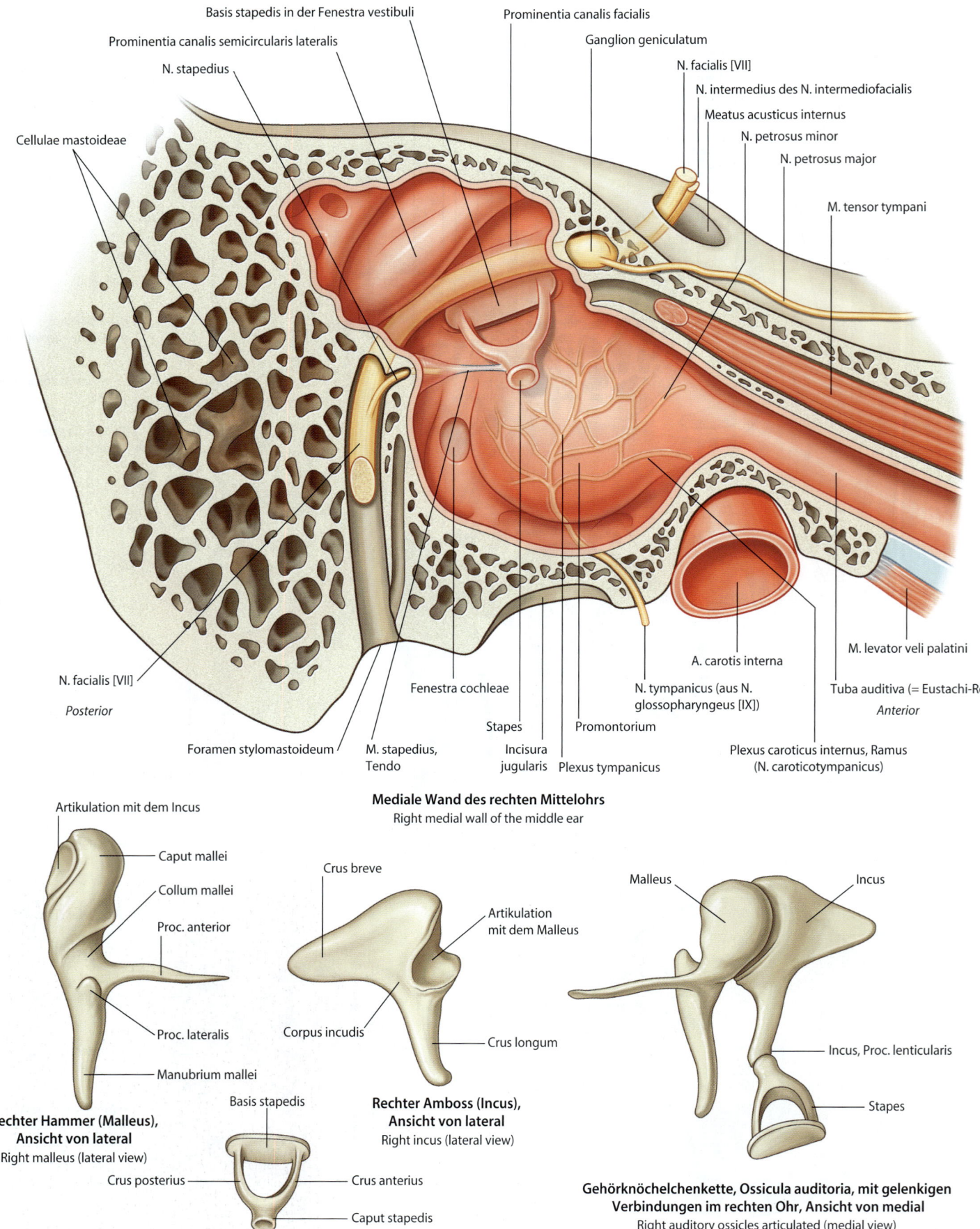

Cellulae mastoideae

Prominentia canalis semicircularis lateralis

N. stapedius

Basis stapedis in der Fenestra vestibuli

Prominentia canalis facialis

Ganglion geniculatum

N. facialis [VII]

N. intermedius des N. intermediofacialis

Meatus acusticus internus

N. petrosus minor

N. petrosus major

M. tensor tympani

N. facialis [VII]

Posterior

Foramen stylomastoideum

M. stapedius, Tendo

Fenestra cochleae

Stapes

Incisura jugularis

Plexus tympanicus

Promontorium

N. tympanicus (aus N. glossopharyngeus [IX])

A. carotis interna

Plexus caroticus internus, Ramus (N. caroticotympanicus)

M. levator veli palatini

Tuba auditiva (= Eustachi-Röhre)

Anterior

Mediale Wand des rechten Mittelohrs
Right medial wall of the middle ear

Artikulation mit dem Incus

Caput mallei

Collum mallei

Proc. anterior

Proc. lateralis

Manubrium mallei

**Rechter Hammer (Malleus),
Ansicht von lateral**
Right malleus (lateral view)

Crus breve

Artikulation mit dem Malleus

Corpus incudis

Crus longum

**Rechter Amboss (Incus),
Ansicht von lateral**
Right incus (lateral view)

Basis stapedis

Crus posterius

Crus anterius

Caput stapedis

Rechter Steigbügel (Stapes), Ansicht von superolateral
Right stapes (superolateral view)

Malleus

Incus

Incus, Proc. lenticularis

Stapes

**Gehörknöchelchenkette, Ossicula auditoria, mit gelenkigen
Verbindungen im rechten Ohr, Ansicht von medial**
Right auditory ossicles articulated (medial view)

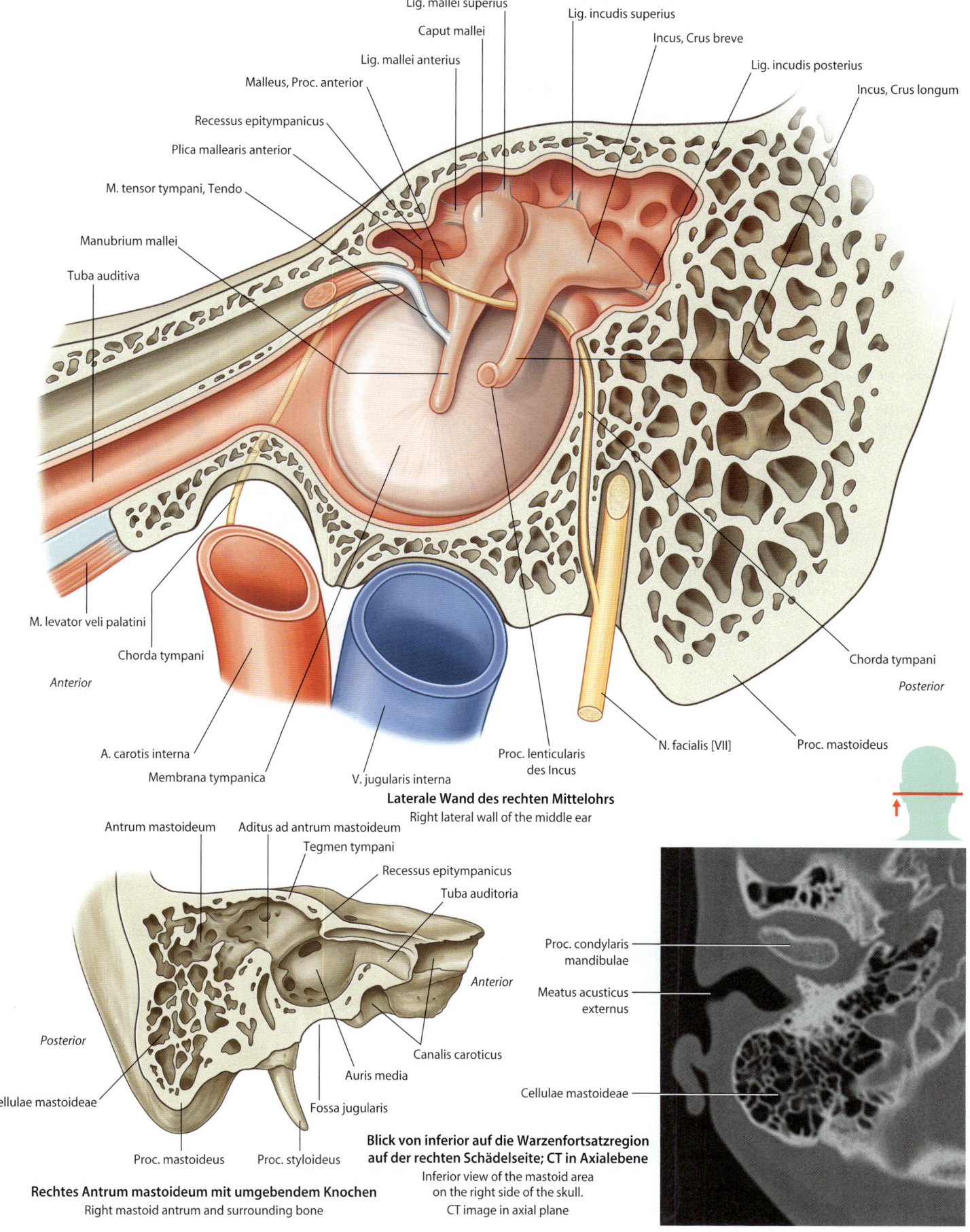

Lig. mallei superius

Caput mallei

Lig. incudis superius

Incus, Crus breve

Lig. mallei anterius

Lig. incudis posterius

Malleus, Proc. anterior

Incus, Crus longum

Recessus epitympanicus

Plica mallearis anterior

M. tensor tympani, Tendo

Manubrium mallei

Tuba auditiva

M. levator veli palatini

Chorda tympani

Anterior

Chorda tympani

Posterior

A. carotis interna

Membrana tympanica

V. jugularis interna

Proc. lenticularis
des Incus

N. facialis [VII]

Proc. mastoideus

Laterale Wand des rechten Mittelohrs
Right lateral wall of the middle ear

Antrum mastoideum

Aditus ad antrum mastoideum

Tegmen tympani

Recessus epitympanicus

Tuba auditoria

Proc. condylaris
mandibulae

Meatus acusticus
externus

Anterior

Posterior

Canalis caroticus

Auris media

Cellulae mastoideae

Fossa jugularis

Cellulae mastoideae

Proc. mastoideus

Proc. styloideus

**Blick von inferior auf die Warzenfortsatzregion
auf der rechten Schädelseite; CT in Axialebene**
Inferior view of the mastoid area
on the right side of the skull.
CT image in axial plane

Rechtes Antrum mastoideum mit umgebendem Knochen
Right mastoid antrum and surrounding bone

475

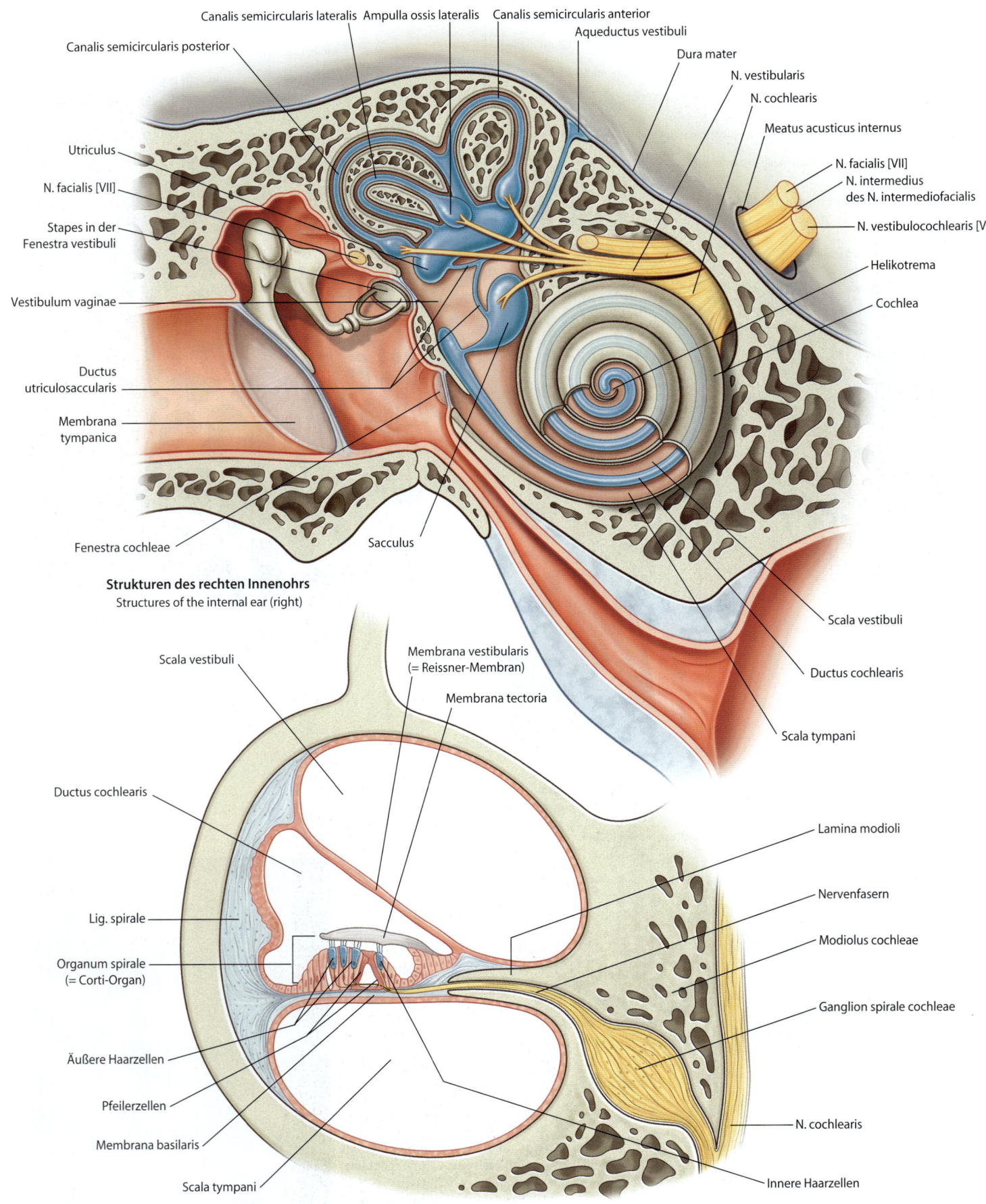

Canalis semicircularis posterior

Canalis semicircularis lateralis

Ampulla ossis lateralis

Canalis semicircularis anterior

Aqueductus vestibuli

Dura mater

N. vestibularis

N. cochlearis

Meatus acusticus internus

N. facialis [VII]

N. intermedius des N. intermediofacialis

N. vestibulocochlearis [VIII]

Helikotrema

Cochlea

Utriculus

N. facialis [VII]

Stapes in der Fenestra vestibuli

Vestibulum vaginae

Ductus utriculosaccularis

Membrana tympanica

Fenestra cochleae

Sacculus

Scala vestibuli

Ductus cochlearis

Scala tympani

Strukturen des rechten Innenohrs
Structures of the internal ear (right)

Scala vestibuli

Ductus cochlearis

Membrana vestibularis (= Reissner-Membran)

Membrana tectoria

Lamina modioli

Nervenfasern

Modiolus cochleae

Ganglion spirale cochleae

Lig. spirale

Organum spirale (= Corti-Organ)

Äußere Haarzellen

Pfeilerzellen

Membrana basilaris

Scala tympani

N. cochlearis

Innere Haarzellen

Querschnitt durch die Schnecke, Cochlea
Cross section through cochlea

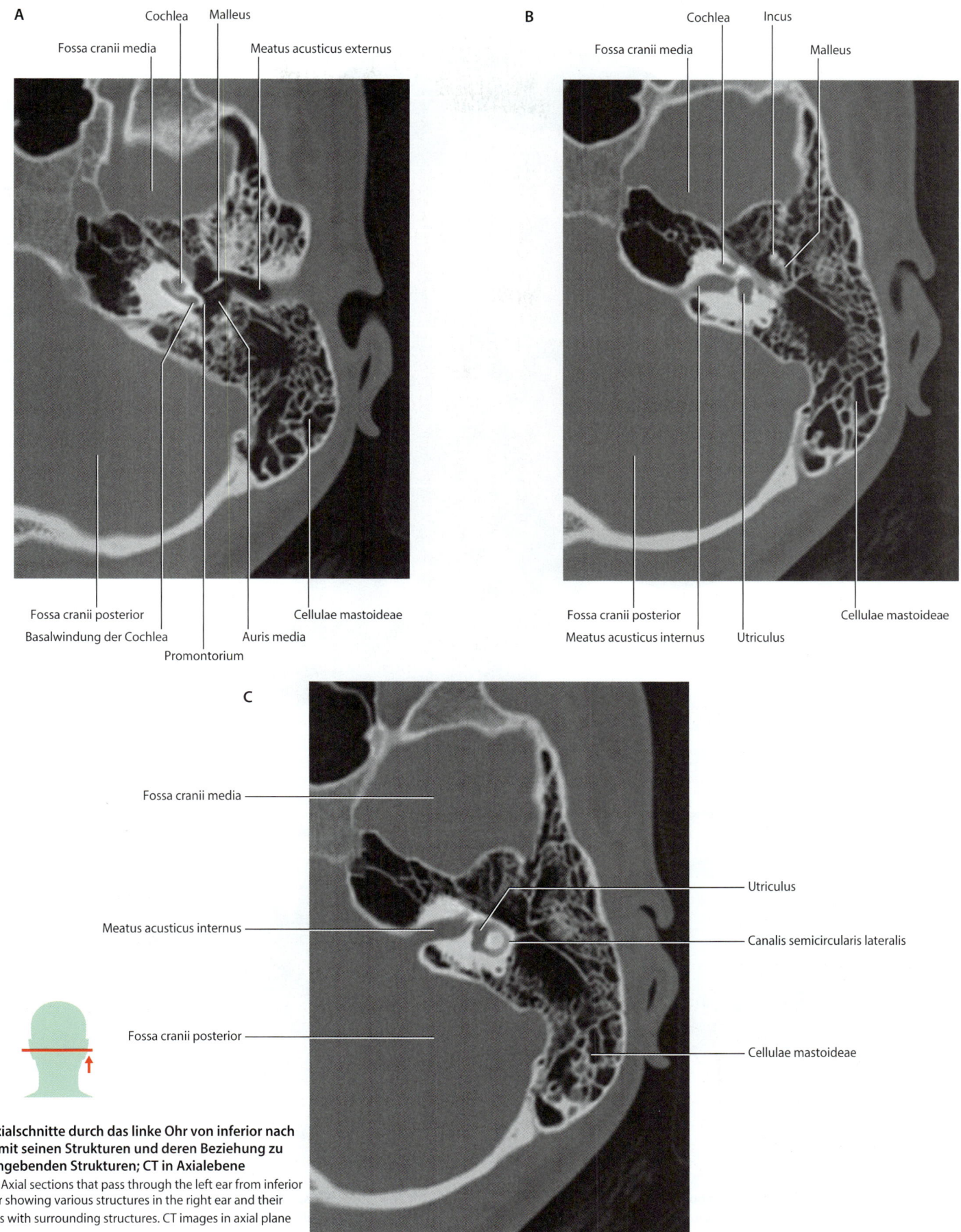

A

Fossa cranii media
Cochlea
Malleus
Meatus acusticus externus

Fossa cranii posterior
Basalwindung der Cochlea
Promontorium
Auris media
Cellulae mastoideae

B

Fossa cranii media
Cochlea
Incus
Malleus

Fossa cranii posterior
Meatus acusticus internus
Utriculus
Cellulae mastoideae

C

Fossa cranii media
Meatus acusticus internus
Fossa cranii posterior
Utriculus
Canalis semicircularis lateralis
Cellulae mastoideae

C – Axialschnitte durch das linke Ohr von inferior nach
perior mit seinen Strukturen und deren Beziehung zu
umgebenden Strukturen; CT in Axialebene

ugh C – Axial sections that pass through the left ear from inferior
superior showing various structures in the right ear and their
ionships with surrounding structures. CT images in axial plane

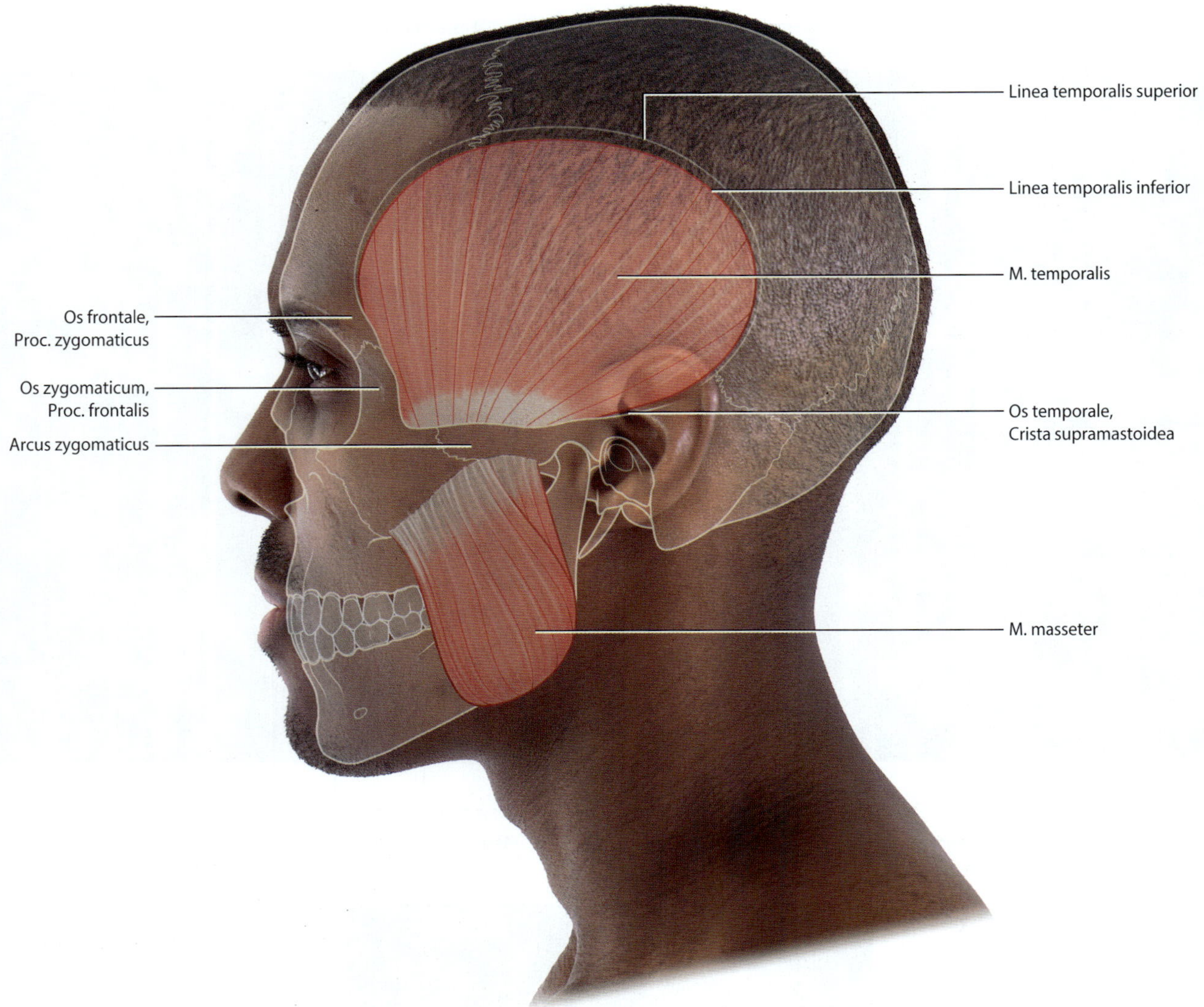

Linea temporalis superior

Linea temporalis inferior

M. temporalis

Os frontale,
Proc. zygomaticus

Os zygomaticum,
Proc. frontalis

Arcus zygomaticus

Os temporale,
Crista supramastoidea

M. masseter

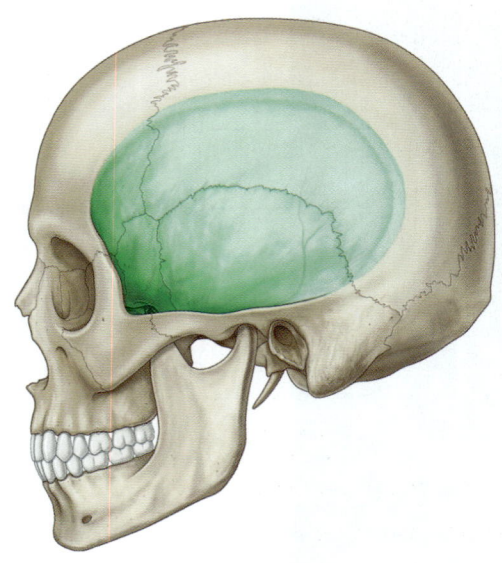

Fossa temporalis
Temporal fossa

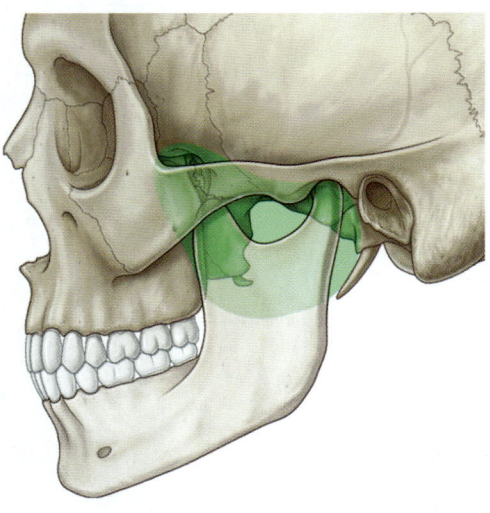

Fossa infratemporalis
Infratemporal fossa

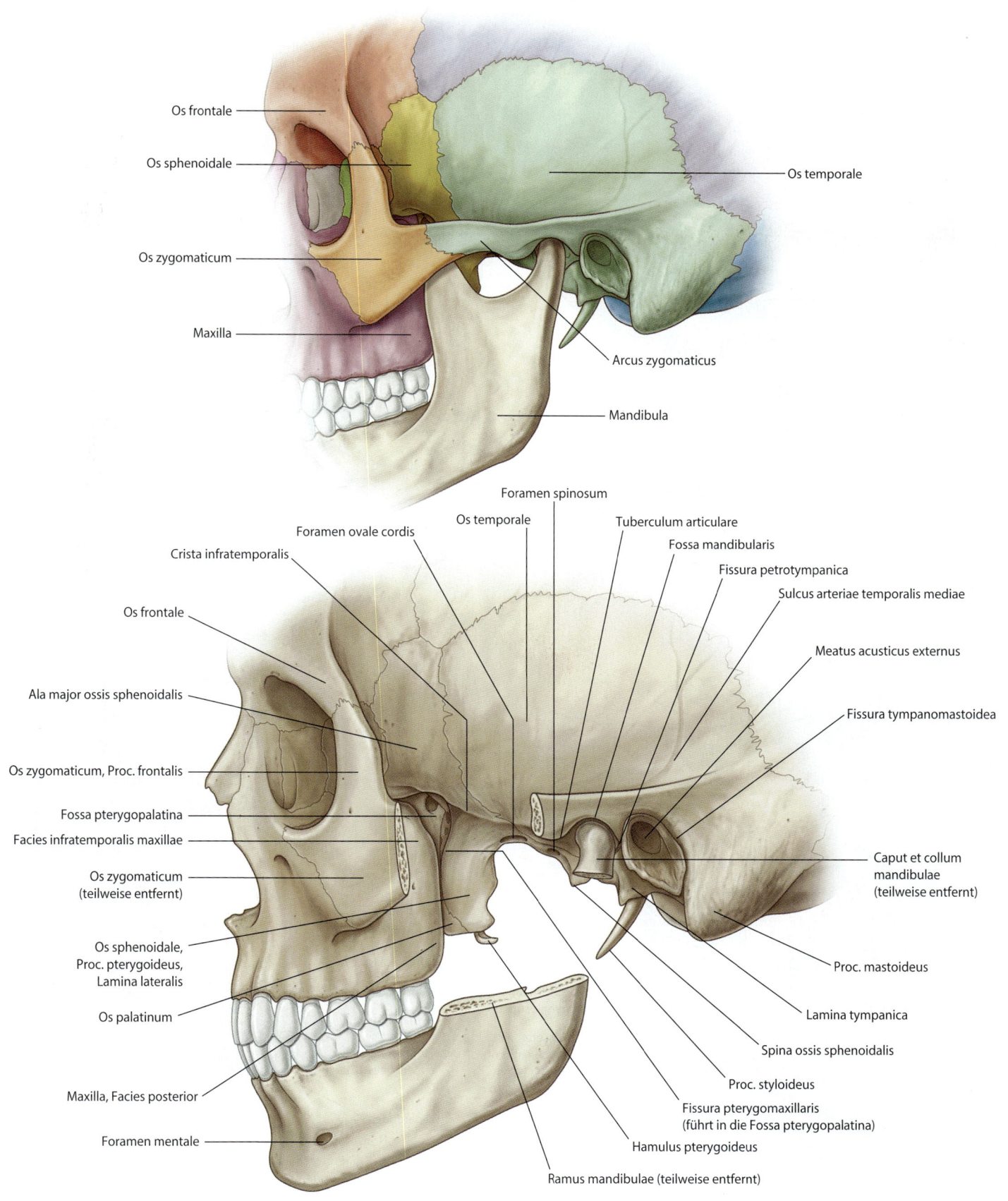

Os frontale

Os sphenoidale

Os temporale

Os zygomaticum

Maxilla

Arcus zygomaticus

Mandibula

Foramen spinosum

Os temporale

Foramen ovale cordis

Tuberculum articulare

Crista infratemporalis

Fossa mandibularis

Fissura petrotympanica

Sulcus arteriae temporalis mediae

Os frontale

Meatus acusticus externus

Ala major ossis sphenoidalis

Fissura tympanomastoidea

Os zygomaticum, Proc. frontalis

Fossa pterygopalatina

Facies infratemporalis maxillae

Caput et collum mandibulae (teilweise entfernt)

Os zygomaticum (teilweise entfernt)

Os sphenoidale, Proc. pterygoideus, Lamina lateralis

Proc. mastoideus

Os palatinum

Lamina tympanica

Spina ossis sphenoidalis

Maxilla, Facies posterior

Proc. styloideus

Fissura pterygomaxillaris (führt in die Fossa pterygopalatina)

Foramen mentale

Hamulus pterygoideus

Ramus mandibulae (teilweise entfernt)

Knochen der Fossae temporalis und infratemporalis
Bones of the temporal and infratemporal fossae

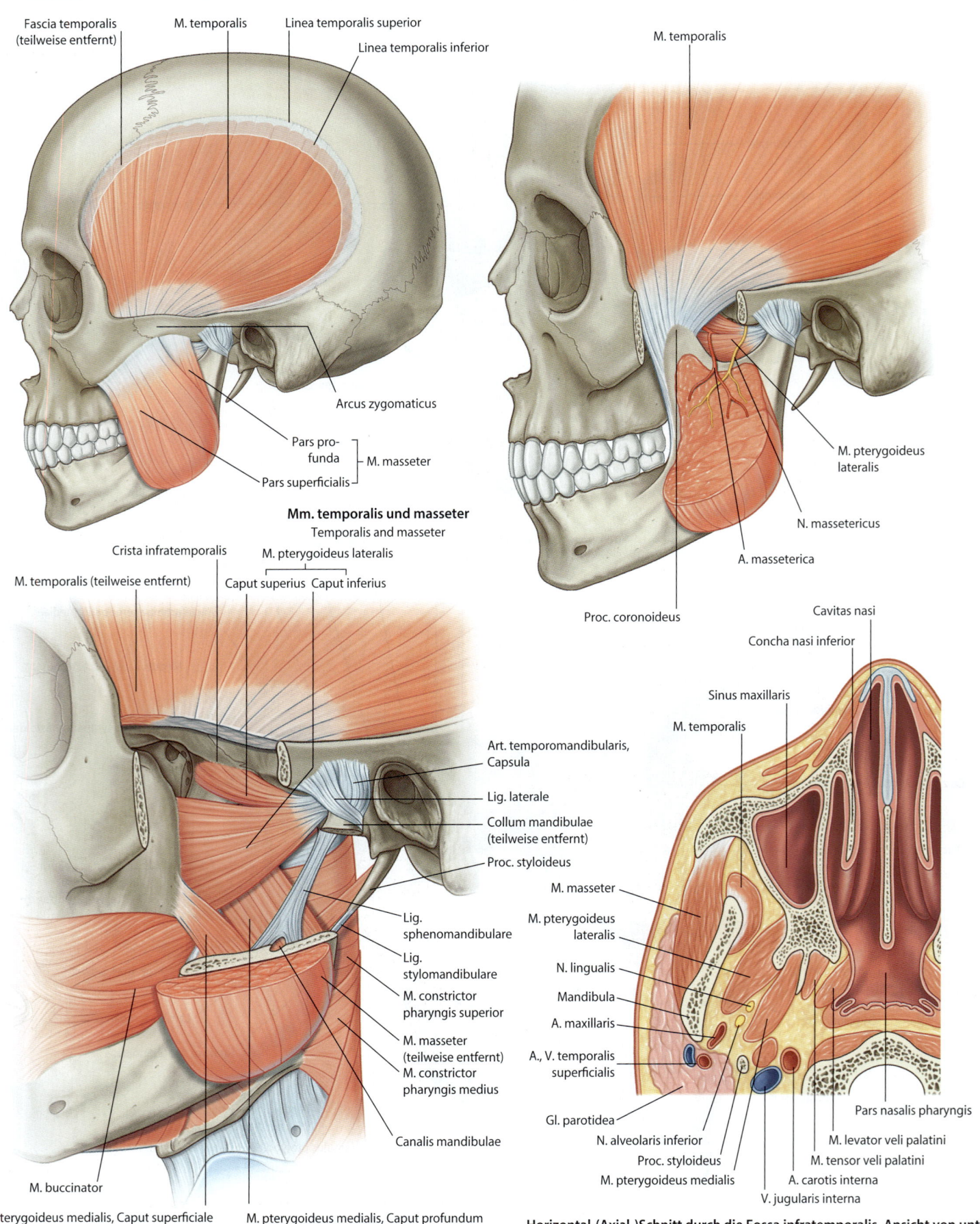

Fascia temporalis (teilweise entfernt)

M. temporalis

Linea temporalis superior

Linea temporalis inferior

M. temporalis

Arcus zygomaticus

Pars profunda

M. masseter

Pars superficialis

Mm. temporalis und masseter
Temporalis and masseter

M. pterygoideus lateralis

N. massetericus

A. masseterica

Proc. coronoideus

Crista infratemporalis

M. pterygoideus lateralis

M. temporalis (teilweise entfernt)

Caput superius Caput inferius

Art. temporomandibularis, Capsula

Lig. laterale

Collum mandibulae (teilweise entfernt)

Proc. styloideus

Lig. sphenomandibulare

Lig. stylomandibulare

M. constrictor pharyngis superior

M. masseter (teilweise entfernt)

M. constrictor pharyngis medius

Canalis mandibulae

M. buccinator

M. pterygoideus medialis, Caput superficiale

M. pterygoideus medialis, Caput profundum

Muskeln der Fossa infratemporalis
Muscles of the infratemporal fossa

Cavitas nasi

Concha nasi inferior

Sinus maxillaris

M. temporalis

M. masseter

M. pterygoideus lateralis

N. lingualis

Mandibula

A. maxillaris

A., V. temporalis superficialis

Gl. parotidea

N. alveolaris inferior

Proc. styloideus

M. pterygoideus medialis

V. jugularis interna

A. carotis interna

M. tensor veli palatini

M. levator veli palatini

Pars nasalis pharyngis

Horizontal-(Axial-)Schnitt durch die Fossa infratemporalis, Ansicht von unten
Horizontal (axial) through infratemporal fossa (inferior view)

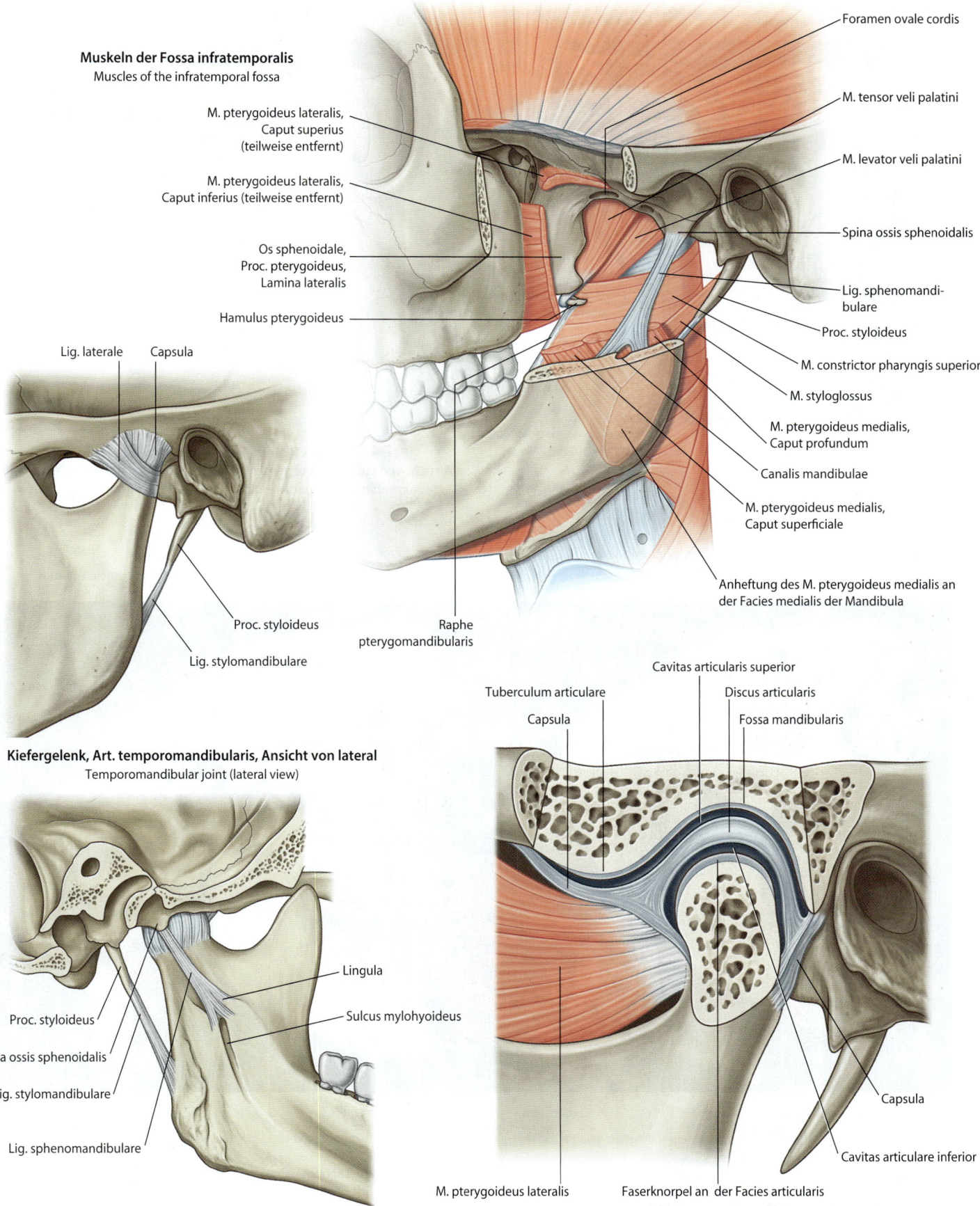

Muskeln der Fossa infratemporalis
Muscles of the infratemporal fossa

Foramen ovale cordis

M. pterygoideus lateralis, Caput superius (teilweise entfernt)

M. tensor veli palatini

M. pterygoideus lateralis, Caput inferius (teilweise entfernt)

M. levator veli palatini

Os sphenoidale, Proc. pterygoideus, Lamina lateralis

Spina ossis sphenoidalis

Hamulus pterygoideus

Lig. sphenomandibulare

Proc. styloideus

M. constrictor pharyngis superior

M. styloglossus

M. pterygoideus medialis, Caput profundum

Canalis mandibulae

M. pterygoideus medialis, Caput superficiale

Anheftung des M. pterygoideus medialis an der Facies medialis der Mandibula

Lig. laterale   Capsula

Proc. styloideus

Lig. stylomandibulare

Raphe pterygomandibularis

Cavitas articularis superior

Tuberculum articulare   Discus articularis

Capsula   Fossa mandibularis

Kiefergelenk, Art. temporomandibularis, Ansicht von lateral
Temporomandibular joint (lateral view)

Lingula

Sulcus mylohyoideus

Proc. styloideus

Spina ossis sphenoidalis

Lig. stylomandibulare

Lig. sphenomandibulare

Capsula

Cavitas articulare inferior

M. pterygoideus lateralis   Faserknorpel an der Facies articularis

Kiefergelenk, Art. temporomandibularis, Ansicht von medial
Temporomandibular joint (medial view)

Sagittalschnitt durch das Kiefergelenk, Art. temporomandibularis
Sagittal section through temporomandibular joint

481

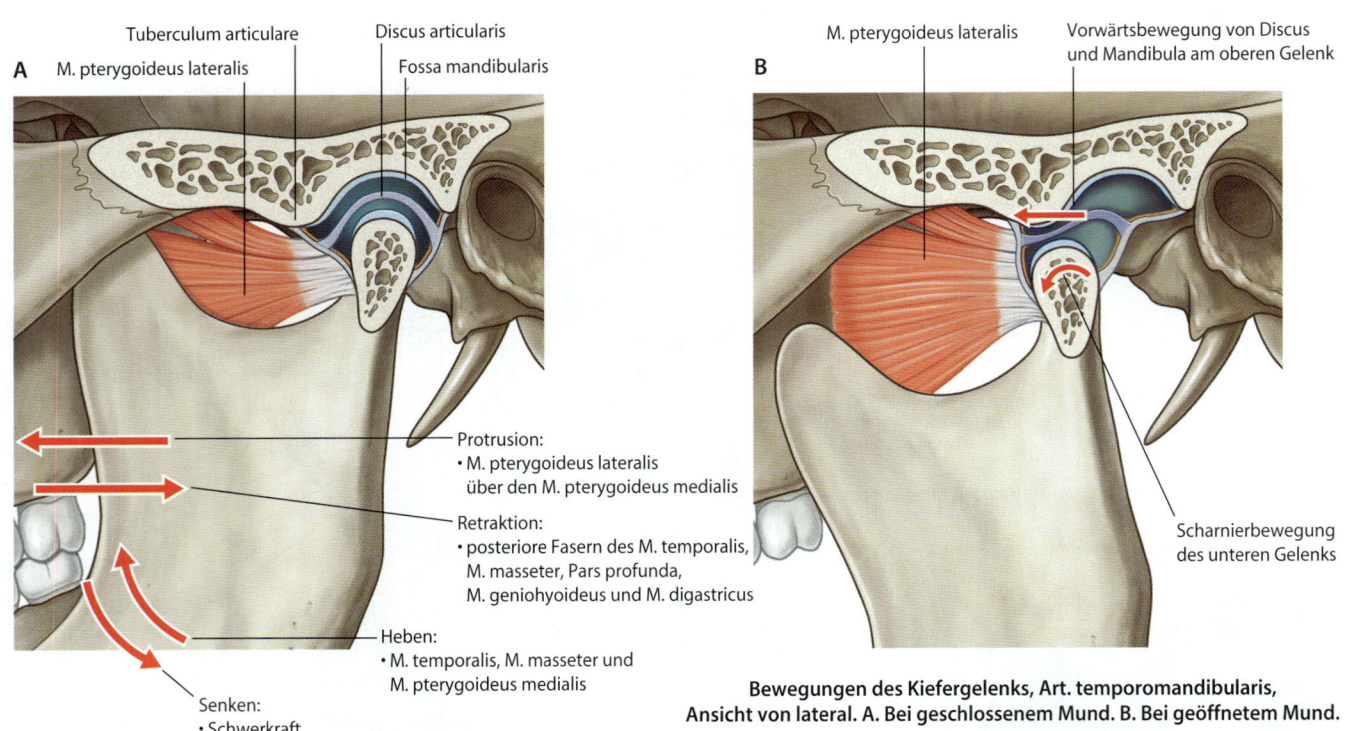

A

Tuberculum articulare

M. pterygoideus lateralis

Discus articularis

Fossa mandibularis

B

M. pterygoideus lateralis

Vorwärtsbewegung von Discus und Mandibula am oberen Gelenk

Protrusion:
• M. pterygoideus lateralis über den M. pterygoideus medialis

Retraktion:
• posteriore Fasern des M. temporalis, M. masseter, Pars profunda, M. geniohyoideus und M. digastricus

Heben:
• M. temporalis, M. masseter und M. pterygoideus medialis

Senken:
• Schwerkraft
• M. digastricus, M. geniohyoideus und M. mylohyoideus

Scharnierbewegung des unteren Gelenks

Bewegungen des Kiefergelenks, Art. temporomandibularis, Ansicht von lateral. A. Bei geschlossenem Mund. B. Bei geöffnetem Mund.
Movements of the temporomandibular joint. A. Mouth closed. B. Mouth open

A

Proc. coronoideus

Os zygomaticum

Tuberculum articulare

Meatus acusticus externus

B

Proc. coronoideus

Os zygomaticum

Tuberculum articulare

Meatus acusticus externus

Corpus mandibulae

Os hyoideum

Ramus mandibulae

Proc. condylaris

Angulus mandibulae

Corpus mandibulae

Ramus mandibulae

Proc. condylaris

Angulus mandibulae

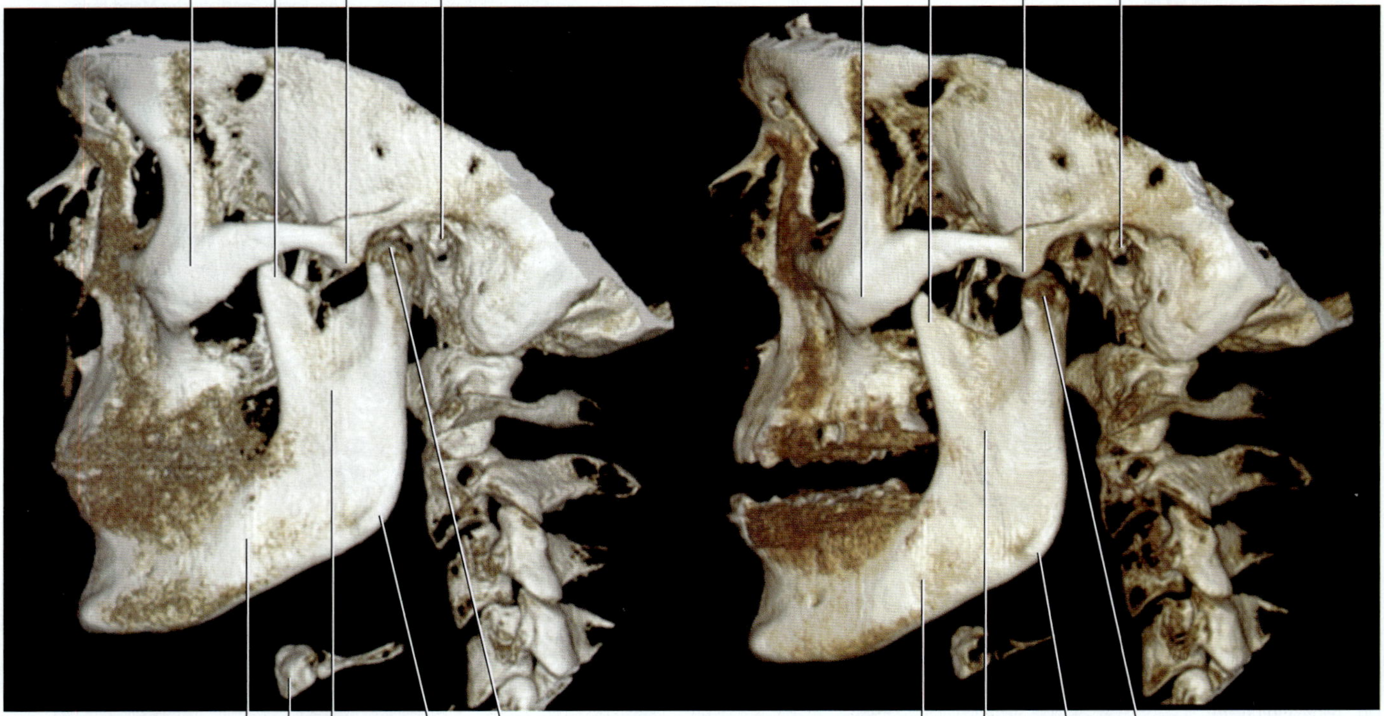

Seitenansicht des Kiefergelenks, Art. temporomandibularis; „Kegelstrahl-Technik" (Computerized Tomography, CBCT) A. Bei geschlossenem Mund. B. Bei geöffnetem Mund.
Lateral view of the right temporomandibular joint. A. Mouth closed. B. Mouth open.
Image taken with Cone Beam Computerized Tomography (CBCT) technology viewed in the radiographic mode

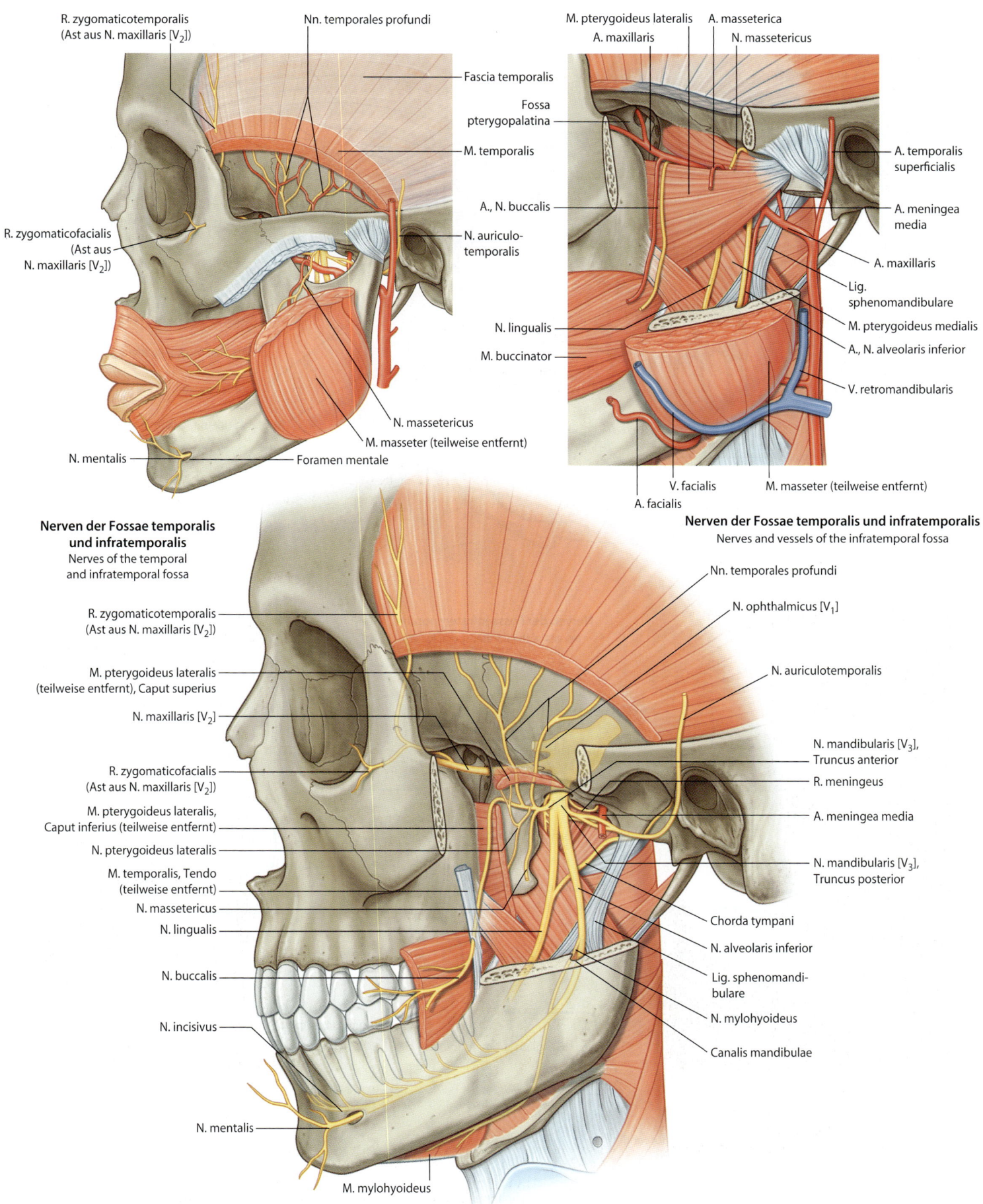

R. zygomaticotemporalis
(Ast aus N. maxillaris [V₂])

Nn. temporales profundi

Fascia temporalis

R. zygomaticofacialis
(Ast aus
N. maxillaris [V₂])

M. temporalis

A., N. buccalis

N. auriculo-
temporalis

N. lingualis

M. buccinator

N. massetericus

N. mentalis

M. masseter (teilweise entfernt)

Foramen mentale

M. pterygoideus lateralis

A. maxillaris

A. masseterica

N. massetericus

Fossa
pterygopalatina

A. temporalis
superficialis

A. meningea
media

A. maxillaris

Lig.
sphenomandibulare

M. pterygoideus medialis

A., N. alveolaris inferior

V. retromandibularis

V. facialis

M. masseter (teilweise entfernt)

A. facialis

Nerven der Fossae temporalis und infratemporalis
Nerves of the temporal and infratemporal fossa

Nerven der Fossae temporalis und infratemporalis
Nerves and vessels of the infratemporal fossa

R. zygomaticotemporalis
(Ast aus N. maxillaris [V₂])

M. pterygoideus lateralis
(teilweise entfernt), Caput superius

N. maxillaris [V₂]

R. zygomaticofacialis
(Ast aus N. maxillaris [V₂])

M. pterygoideus lateralis,
Caput inferius (teilweise entfernt)

N. pterygoideus lateralis

M. temporalis, Tendo
(teilweise entfernt)

N. massetericus

N. lingualis

N. buccalis

N. incisivus

N. mentalis

M. mylohyoideus

Nn. temporales profundi

N. ophthalmicus [V₁]

N. auriculotemporalis

N. mandibularis [V₃],
Truncus anterior

R. meningeus

A. meningea media

N. mandibularis [V₃],
Truncus posterior

Chorda tympani

N. alveolaris inferior

Lig. sphenomandi-
bulare

N. mylohyoideus

Canalis mandibulae

483

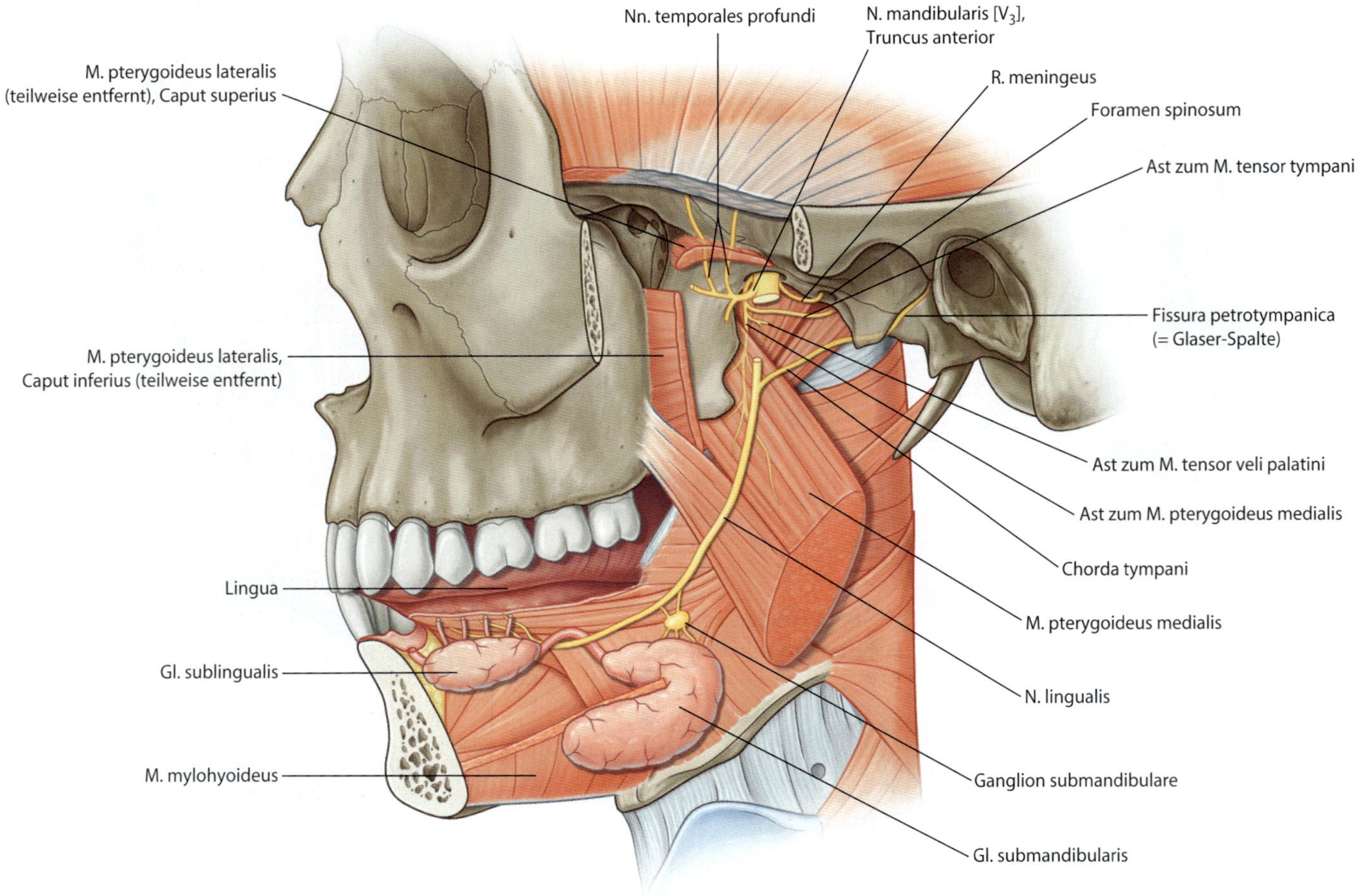

Nn. temporales profundi

N. mandibularis [V₃], Truncus anterior

R. meningeus

Foramen spinosum

Ast zum M. tensor tympani

M. pterygoideus lateralis (teilweise entfernt), Caput superius

Fissura petrotympanica (= Glaser-Spalte)

M. pterygoideus lateralis, Caput inferius (teilweise entfernt)

Ast zum M. tensor veli palatini

Ast zum M. pterygoideus medialis

Chorda tympani

Lingua

M. pterygoideus medialis

Gl. sublingualis

N. lingualis

M. mylohyoideus

Ganglion submandibulare

Gl. submandibularis

Nerven der Fossa infratemporalis
Nerves of the infratemporal fossa

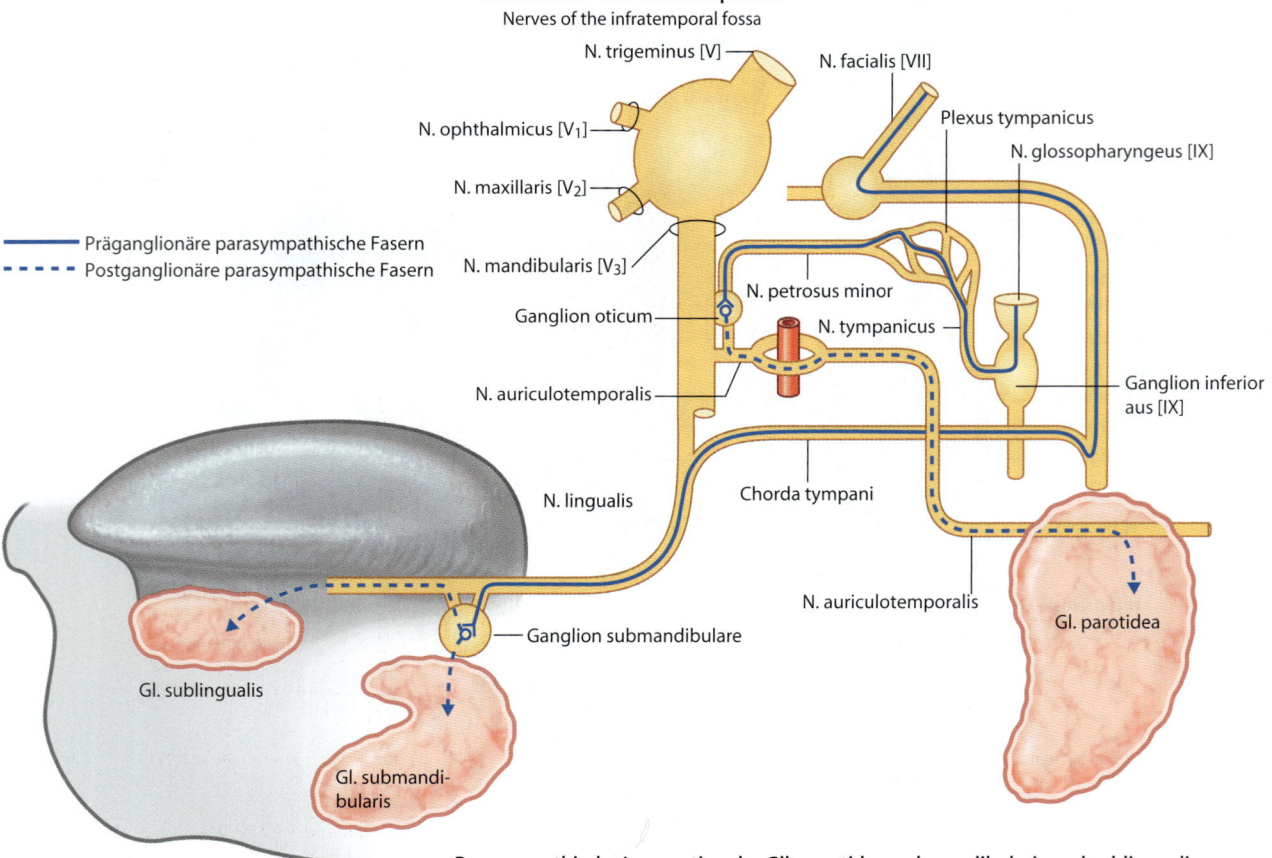

N. trigeminus [V]

N. facialis [VII]

N. ophthalmicus [V₁]

Plexus tympanicus

N. glossopharyngeus [IX]

N. maxillaris [V₂]

Präganglionäre parasympathische Fasern
Postganglionäre parasympathische Fasern

N. mandibularis [V₃]

N. petrosus minor

Ganglion oticum

N. tympanicus

N. auriculotemporalis

Ganglion inferior aus [IX]

N. lingualis

Chorda tympani

Gl. parotidea

N. auriculotemporalis

Gl. sublingualis

Ganglion submandibulare

Gl. submandibularis

Parasympathische Innervation der Gll. parotidea, submandibularis und sublingualis
Parasympathetic innervation of parotid, submandibular, and sublingual salivary glands

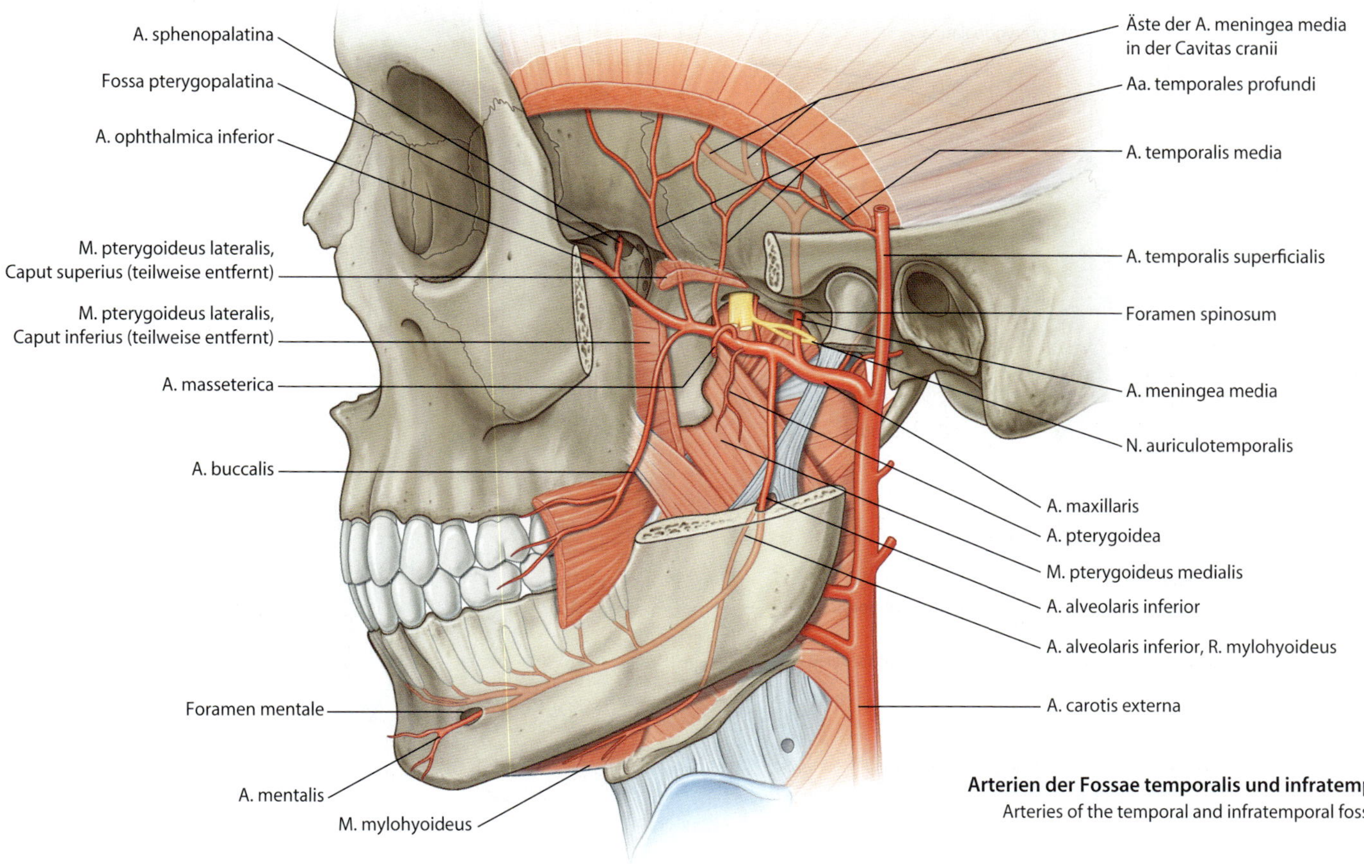

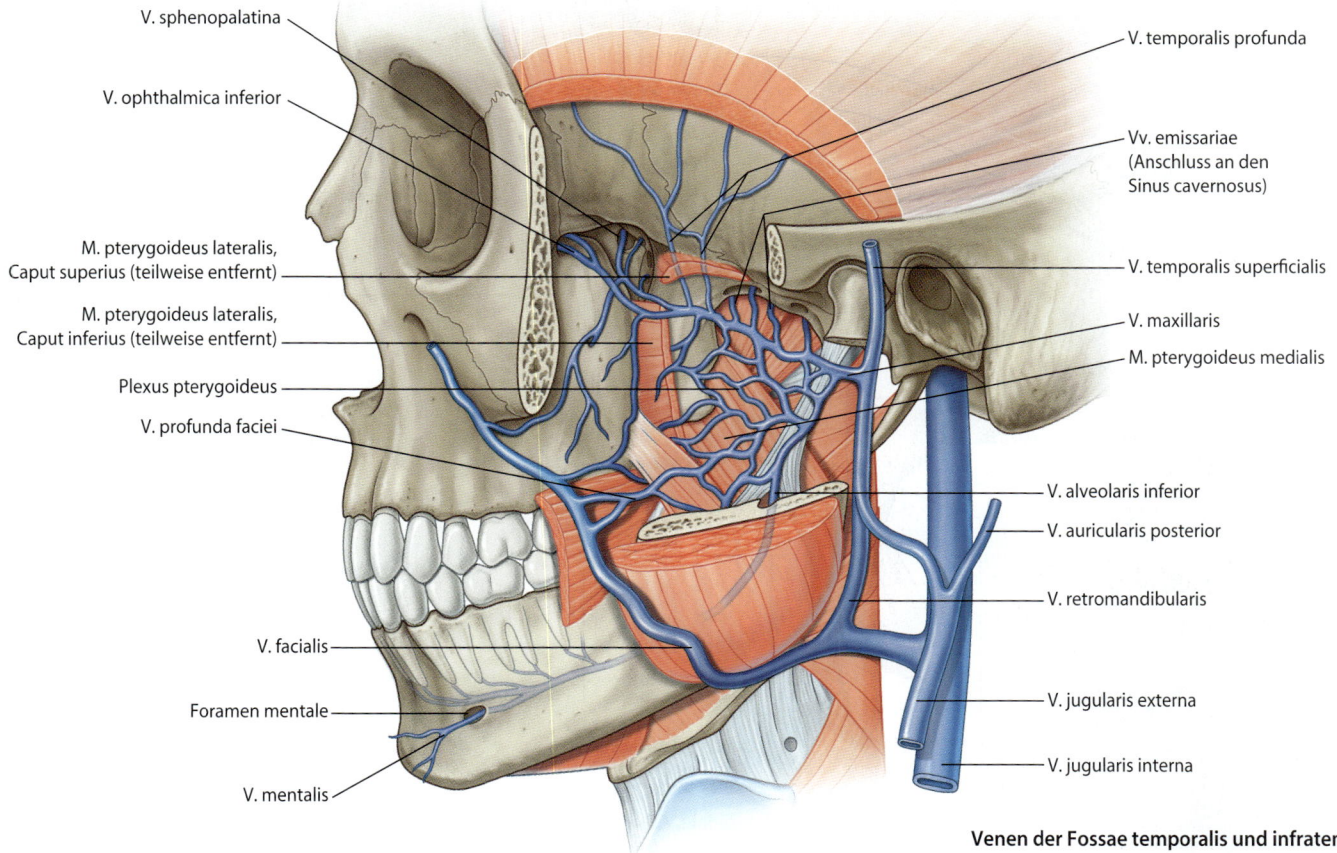

A. sphenopalatina

Fossa pterygopalatina

A. ophthalmica inferior

M. pterygoideus lateralis, Caput superius (teilweise entfernt)

M. pterygoideus lateralis, Caput inferius (teilweise entfernt)

A. masseterica

A. buccalis

Foramen mentale

A. mentalis

M. mylohyoideus

Äste der A. meningea media in der Cavitas cranii

Aa. temporales profundi

A. temporalis media

A. temporalis superficialis

Foramen spinosum

A. meningea media

N. auriculotemporalis

A. maxillaris

A. pterygoidea

M. pterygoideus medialis

A. alveolaris inferior

A. alveolaris inferior, R. mylohyoideus

A. carotis externa

Arterien der Fossae temporalis und infratemporalis
Arteries of the temporal and infratemporal fossae

V. sphenopalatina

V. ophthalmica inferior

M. pterygoideus lateralis, Caput superius (teilweise entfernt)

M. pterygoideus lateralis, Caput inferius (teilweise entfernt)

Plexus pterygoideus

V. profunda faciei

V. facialis

Foramen mentale

V. mentalis

V. temporalis profunda

Vv. emissariae (Anschluss an den Sinus cavernosus)

V. temporalis superficialis

V. maxillaris

M. pterygoideus medialis

V. alveolaris inferior

V. auricularis posterior

V. retromandibularis

V. jugularis externa

V. jugularis interna

Venen der Fossae temporalis und infratemporalis
Veins of the temporal and infratemporal fossae

485

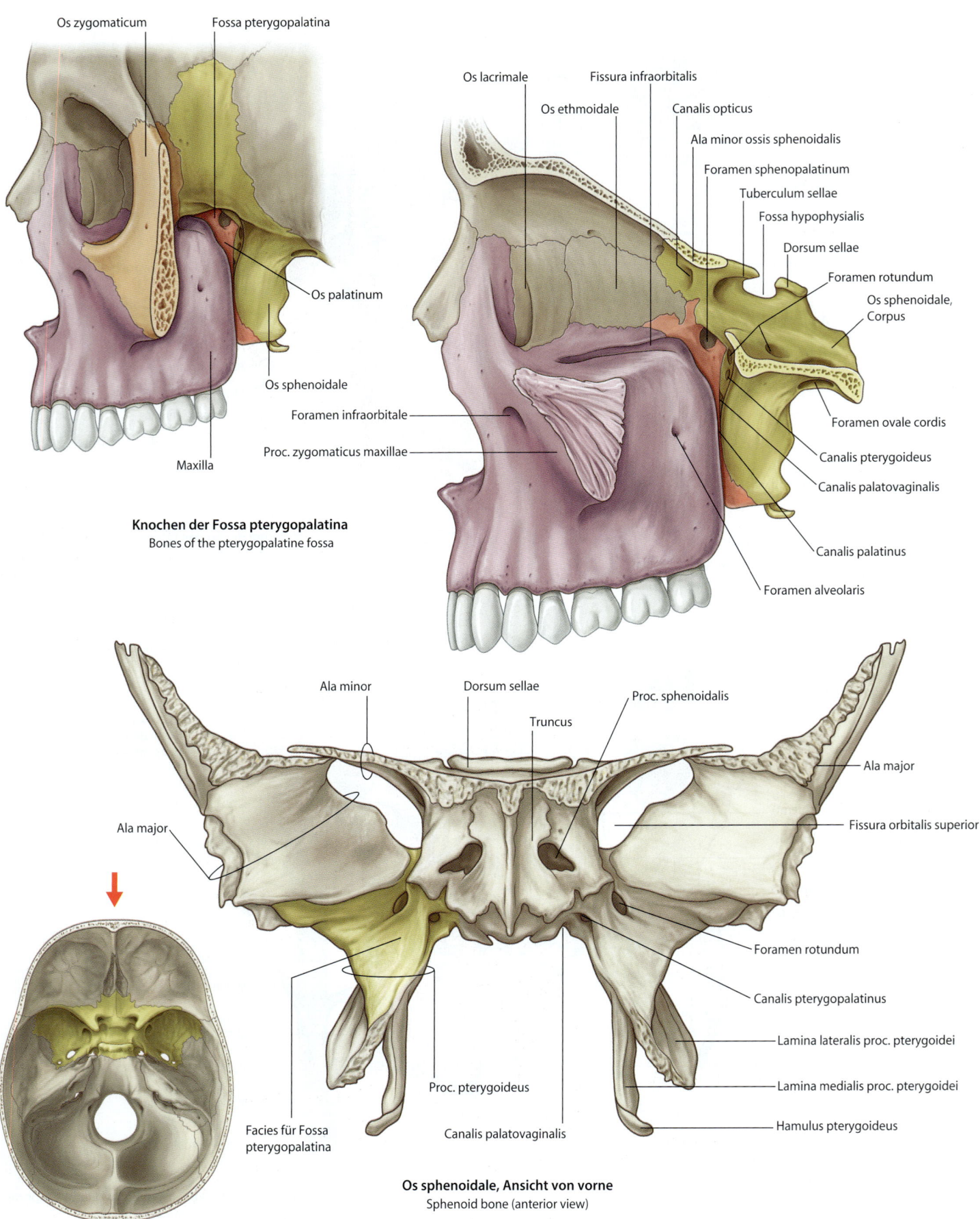

Os zygomaticum

Fossa pterygopalatina

Os palatinum

Os sphenoidale

Foramen infraorbitale

Proc. zygomaticus maxillae

Maxilla

Knochen der Fossa pterygopalatina
Bones of the pterygopalatine fossa

Os lacrimale

Os ethmoidale

Fissura infraorbitalis

Canalis opticus

Ala minor ossis sphenoidalis

Foramen sphenopalatinum

Tuberculum sellae

Fossa hypophysialis

Dorsum sellae

Foramen rotundum

Os sphenoidale, Corpus

Foramen ovale cordis

Canalis pterygoideus

Canalis palatovaginalis

Canalis palatinus

Foramen alveolaris

Ala minor

Dorsum sellae

Truncus

Proc. sphenoidalis

Ala major

Ala major

Fissura orbitalis superior

Foramen rotundum

Canalis pterygopalatinus

Lamina lateralis proc. pterygoidei

Lamina medialis proc. pterygoidei

Hamulus pterygoideus

Facies für Fossa pterygopalatina

Proc. pterygoideus

Canalis palatovaginalis

Os sphenoidale, Ansicht von vorne
Sphenoid bone (anterior view)

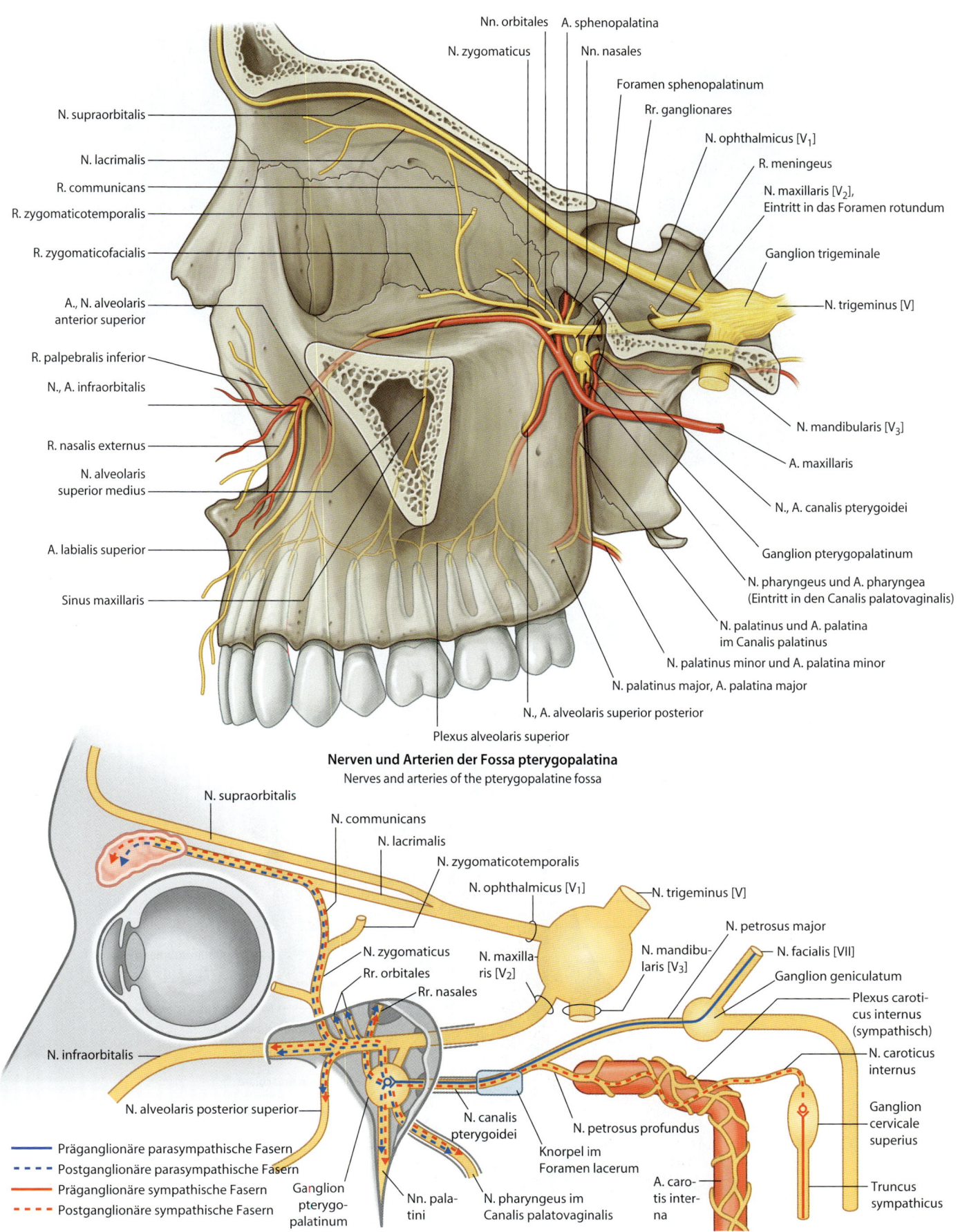

Nn. orbitales
N. zygomaticus
A. sphenopalatina
Nn. nasales
Foramen sphenopalatinum
Rr. ganglionares
N. ophthalmicus [V$_1$]
R. meningeus
N. maxillaris [V$_2$], Eintritt in das Foramen rotundum
Ganglion trigeminale
N. trigeminus [V]

N. supraorbitalis
N. lacrimalis
R. communicans
R. zygomaticotemporalis
R. zygomaticofacialis
A., N. alveolaris anterior superior
R. palpebralis inferior
N., A. infraorbitalis
R. nasalis externus
N. alveolaris superior medius
A. labialis superior
Sinus maxillaris

N. mandibularis [V$_3$]
A. maxillaris
N., A. canalis pterygoidei
Ganglion pterygopalatinum
N. pharyngeus und A. pharyngea (Eintritt in den Canalis palatovaginalis)
N. palatinus und A. palatina im Canalis palatinus
N. palatinus minor und A. palatina minor
N. palatinus major, A. palatina major
N., A. alveolaris superior posterior
Plexus alveolaris superior

Nerven und Arterien der Fossa pterygopalatina
Nerves and arteries of the pterygopalatine fossa

N. supraorbitalis
N. communicans
N. lacrimalis
N. zygomaticotemporalis
N. ophthalmicus [V$_1$]
N. trigeminus [V]
N. petrosus major
N. facialis [VII]
N. mandibularis [V$_3$]
Ganglion geniculatum
Plexus caroticus internus (sympathisch)
N. caroticus internus
Ganglion cervicale superius
Truncus sympathicus

N. zygomaticus
Rr. orbitales
Rr. nasales
N. maxillaris [V$_2$]
N. infraorbitalis
N. alveolaris posterior superior

N. canalis pterygoidei
N. petrosus profundus
Knorpel im Foramen lacerum
A. carotis interna

— Präganglionäre parasympathische Fasern
--- Postganglionäre parasympathische Fasern
— Präganglionäre sympathische Fasern
--- Postganglionäre sympathische Fasern

Ganglion pterygopalatinum
Nn. palatini
N. pharyngeus im Canalis palatovaginalis

Viszeral efferente Leitungsbahnen durch die Fossa pterygopalatina
Visceral efferent pathways through the pterygopalatine fossa

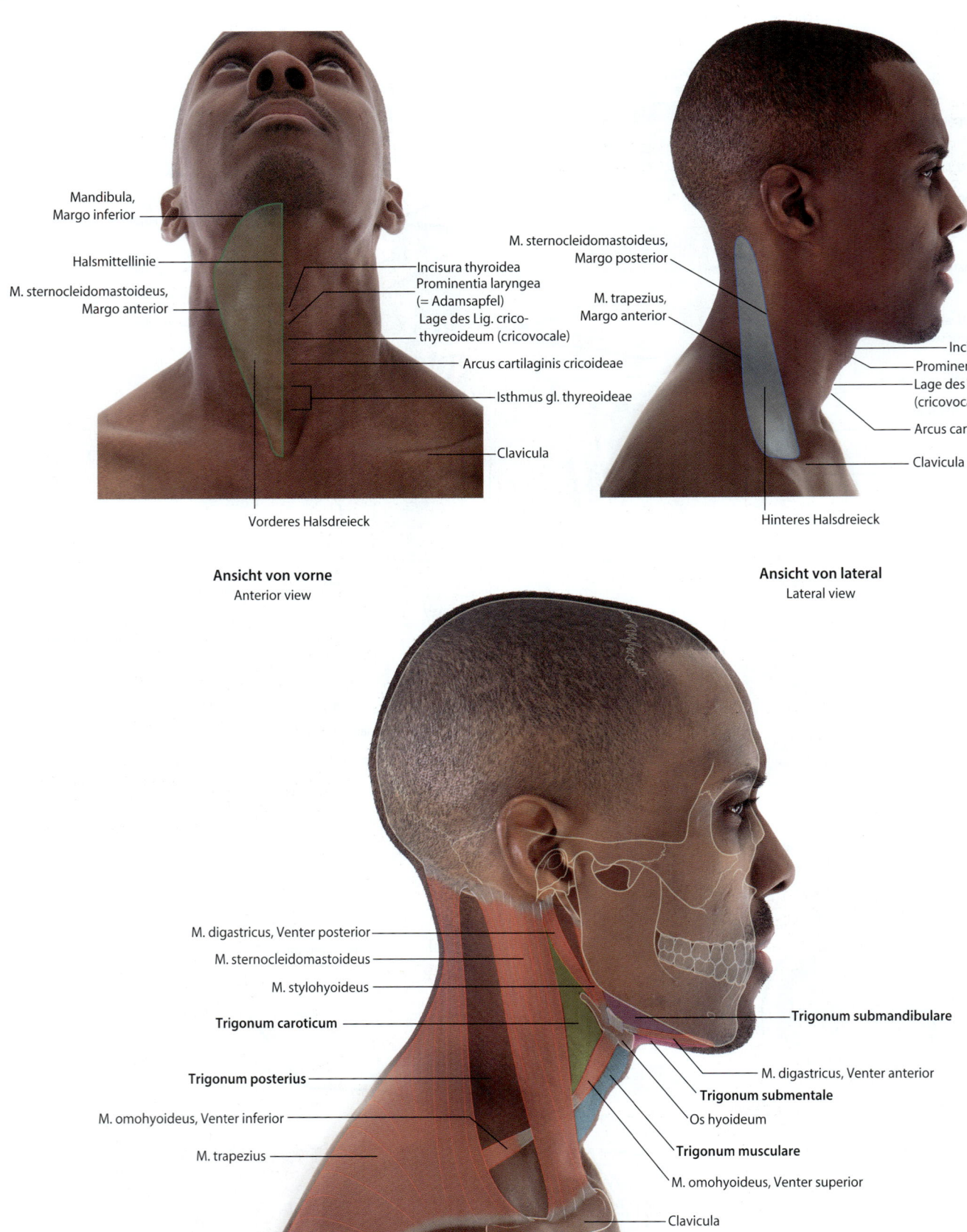

Ansicht von vorne
Anterior view

Mandibula, Margo inferior

Halsmittellinie

M. sternocleidomastoideus, Margo anterior

Incisura thyroidea
Prominentia laryngea (= Adamsapfel)
Lage des Lig. crico-thyreoideum (cricovocale)

Arcus cartilaginis cricoideae

Isthmus gl. thyreoideae

Clavicula

Vorderes Halsdreieck

Ansicht von lateral
Lateral view

M. sternocleidomastoideus, Margo posterior

M. trapezius, Margo anterior

Incisura thyroidea
Prominentia laryngea (= Adamsapfel)
Lage des Lig. cricothyreoideum (cricovocale)

Arcus cartilaginis cricoideae

Clavicula

Hinteres Halsdreieck

M. digastricus, Venter posterior

M. sternocleidomastoideus

M. stylohyoideus

Trigonum caroticum

Trigonum posterius

M. omohyoideus, Venter inferior

M. trapezius

Trigonum submandibulare

M. digastricus, Venter anterior

Trigonum submentale

Os hyoideum

Trigonum musculare

M. omohyoideus, Venter superior

Clavicula

Grenzen und Unterteilungen des vorderen Halsdreiecks sowie Begrenzungen des hinteren Halsdreiecks
Boundaries and subdivisions of the anterior triangle and boundaries of the posterior triangle

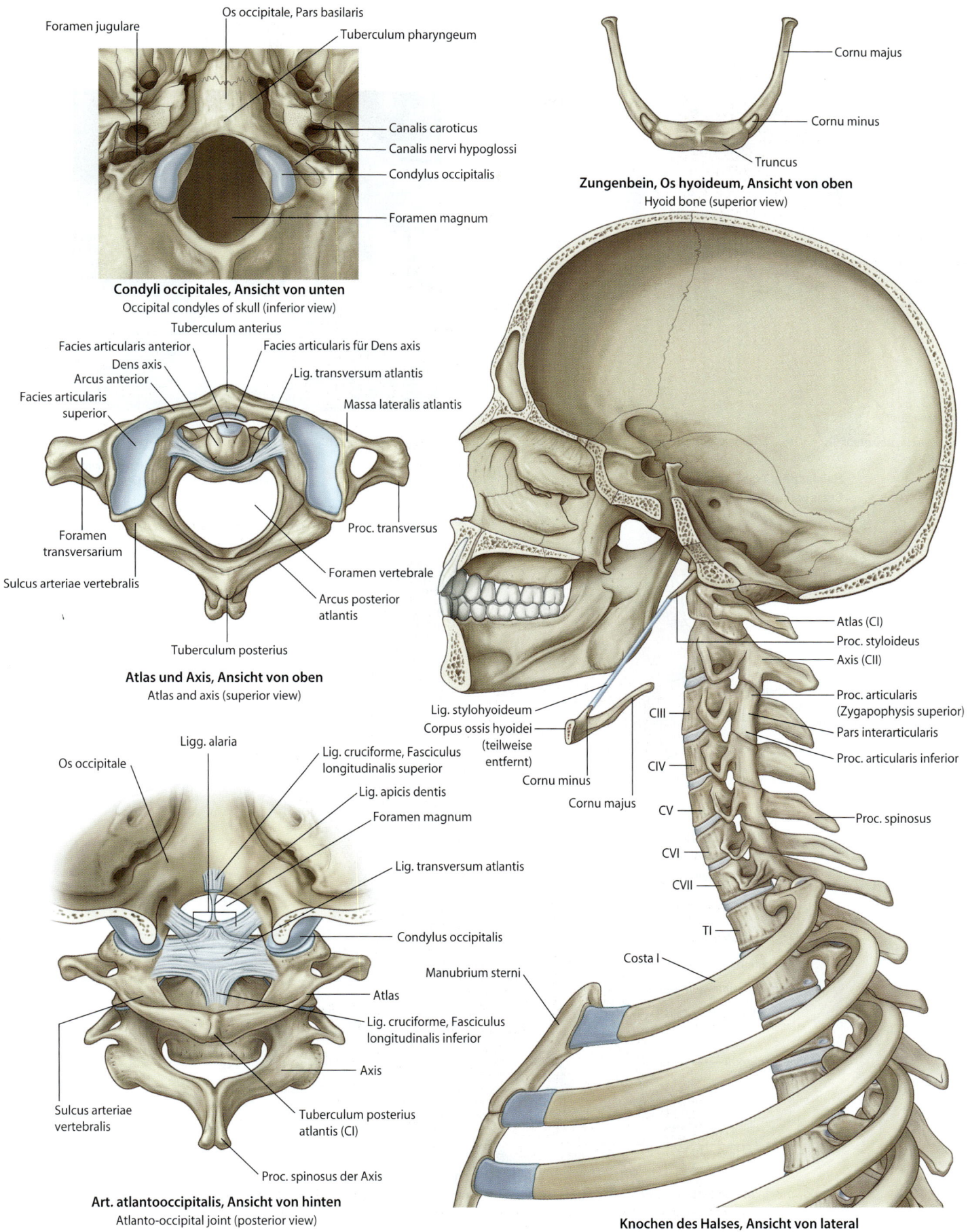

Foramen jugulare

Os occipitale, Pars basilaris

Tuberculum pharyngeum

Canalis caroticus

Canalis nervi hypoglossi

Condylus occipitalis

Foramen magnum

Condyli occipitales, Ansicht von unten
Occipital condyles of skull (inferior view)

Cornu majus

Cornu minus

Truncus

Zungenbein, Os hyoideum, Ansicht von oben
Hyoid bone (superior view)

Tuberculum anterius

Facies articularis anterior

Facies articularis für Dens axis

Dens axis

Arcus anterior

Lig. transversum atlantis

Facies articularis superior

Massa lateralis atlantis

Foramen transversarium

Proc. transversus

Sulcus arteriae vertebralis

Foramen vertebrale

Arcus posterior atlantis

Tuberculum posterius

Atlas und Axis, Ansicht von oben
Atlas and axis (superior view)

Ligg. alaria

Os occipitale

Lig. cruciforme, Fasciculus longitudinalis superior

Lig. apicis dentis

Foramen magnum

Lig. transversum atlantis

Condylus occipitalis

Atlas

Lig. cruciforme, Fasciculus longitudinalis inferior

Axis

Sulcus arteriae vertebralis

Tuberculum posterius atlantis (CI)

Proc. spinosus der Axis

Art. atlantooccipitalis, Ansicht von hinten
Atlanto-occipital joint (posterior view)

Lig. stylohyoideum

Corpus ossis hyoidei (teilweise entfernt)

Cornu minus

Cornu majus

Atlas (CI)

Proc. styloideus

Axis (CII)

Proc. articularis (Zygapophysis superior)

Pars interarticularis

Proc. articularis inferior

Proc. spinosus

CIII

CIV

CV

CVI

CVII

TI

Costa I

Manubrium sterni

Knochen des Halses, Ansicht von lateral
Bones of the neck (lateral view)

489

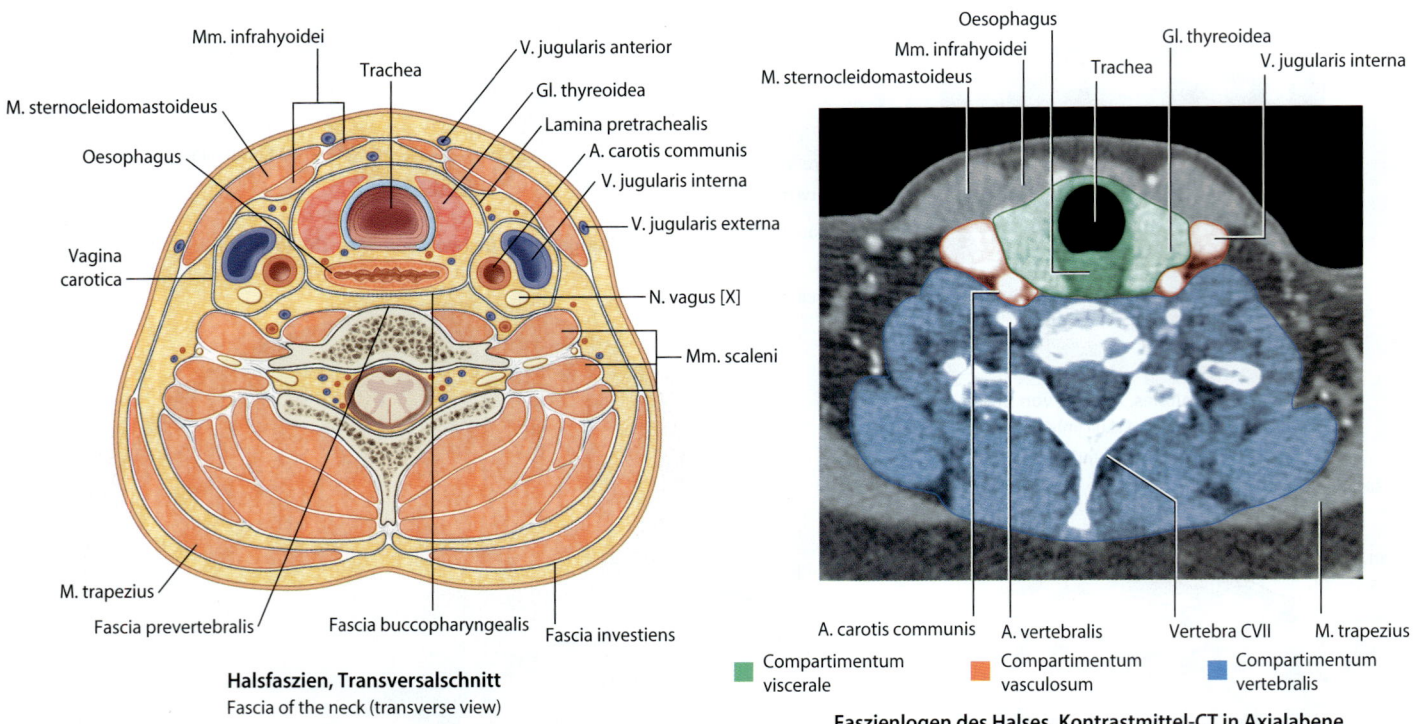

Mm. infrahyoidei · **Trachea** · **V. jugularis anterior** · **Gl. thyreoidea** · **Lamina pretrachealis** · **A. carotis communis** · **V. jugularis interna** · **V. jugularis externa** · **N. vagus [X]** · **Mm. scaleni**

M. sternocleidomastoideus · **Oesophagus** · **Vagina carotica** · **M. trapezius** · **Fascia prevertebralis** · **Fascia buccopharyngealis** · **Fascia investiens**

Halsfaszien, Transversalschnitt
Fascia of the neck (transverse view)

Oesophagus · **Mm. infrahyoidei** · **M. sternocleidomastoideus** · **Trachea** · **Gl. thyreoidea** · **V. jugularis interna**

A. carotis communis · **A. vertebralis** · **Vertebra CVII** · **M. trapezius**

Compartimentum viscerale · Compartimentum vasculosum · Compartimentum vertebralis

Faszienlogen des Halses, Kontrastmittel-CT in Axialebene
Fascia compartments of the neck. CT image, with contrast, in axial plane

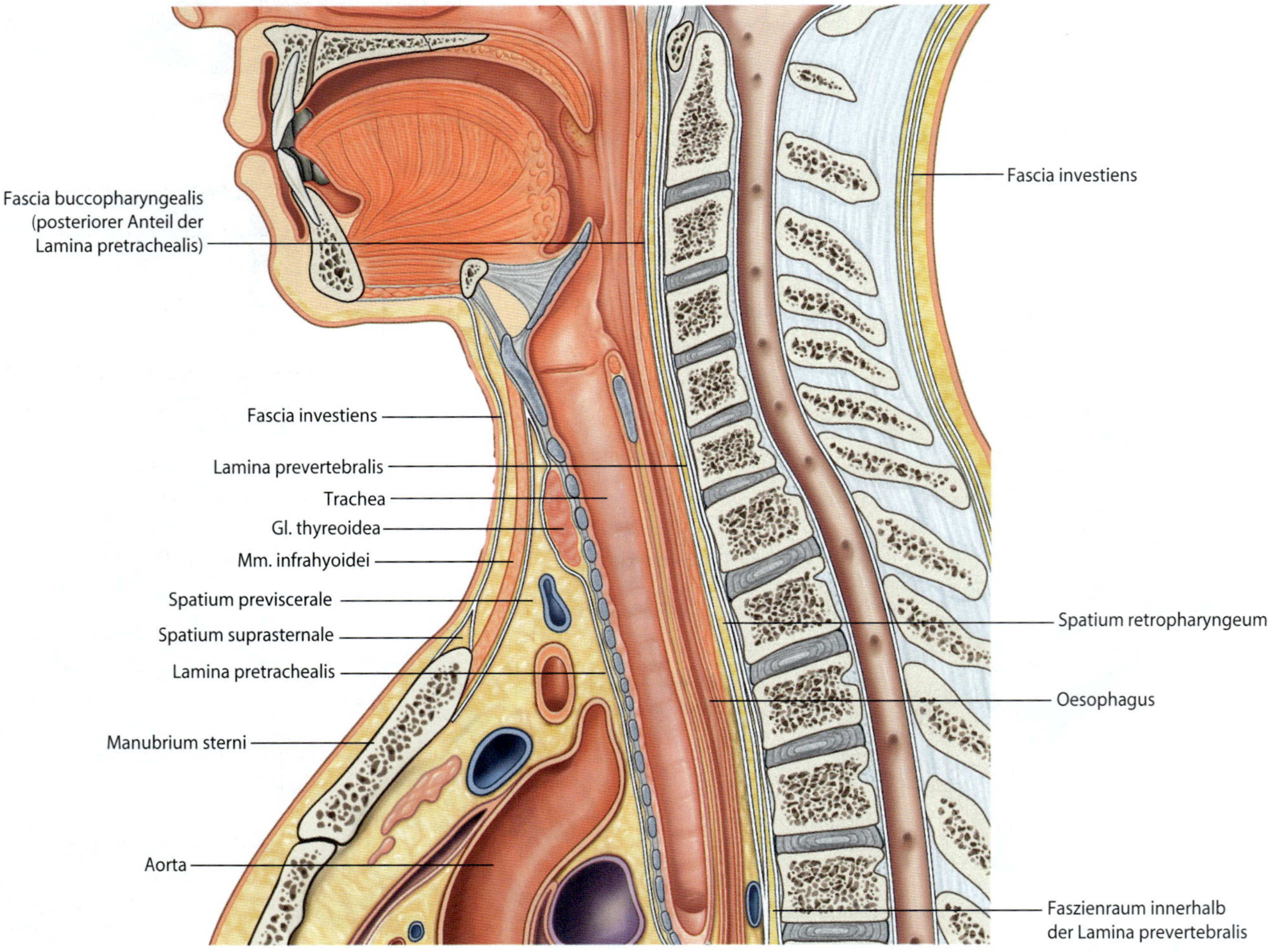

Fascia buccopharyngealis
(posteriorer Anteil der Lamina pretrachealis)

Fascia investiens

Fascia investiens · **Lamina prevertebralis** · **Trachea** · **Gl. thyreoidea** · **Mm. infrahyoidei** · **Spatium previscerale** · **Spatium suprasternale** · **Lamina pretrachealis** · **Manubrium sterni** · **Aorta**

Spatium retropharyngeum · **Oesophagus** · **Faszienraum innerhalb der Lamina prevertebralis**

Halsfaszien, Sagittalschnitt
Fascia of the neck (sagittal view)

V. facialis
Vv. jugulares anteriores
V. jugularis externa
V. jugularis externa
M. sternocleidomastoideus

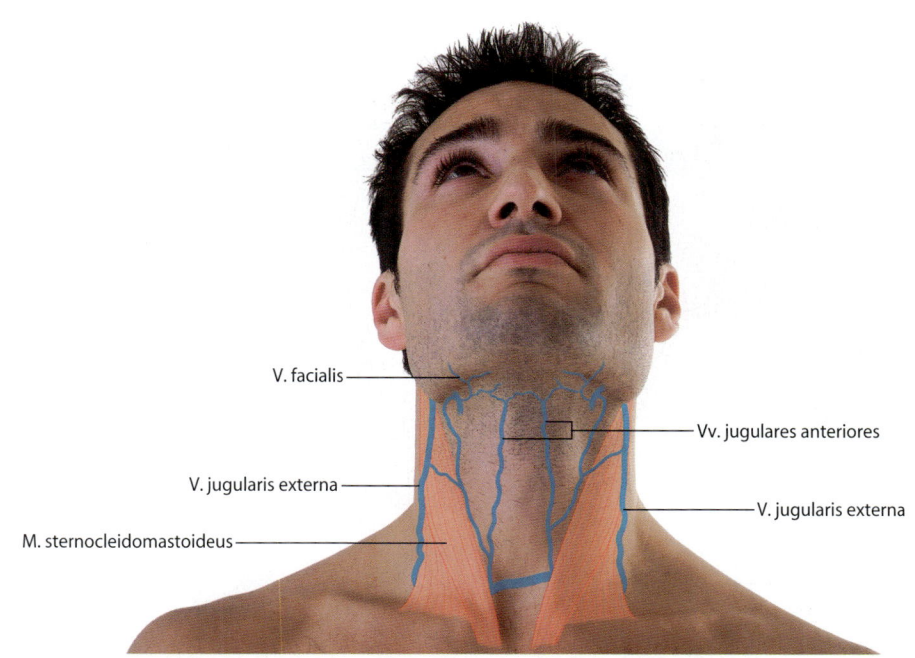

Tastbare oder sichtbare Halsvenen
Palpable veins of the neck (or visible)

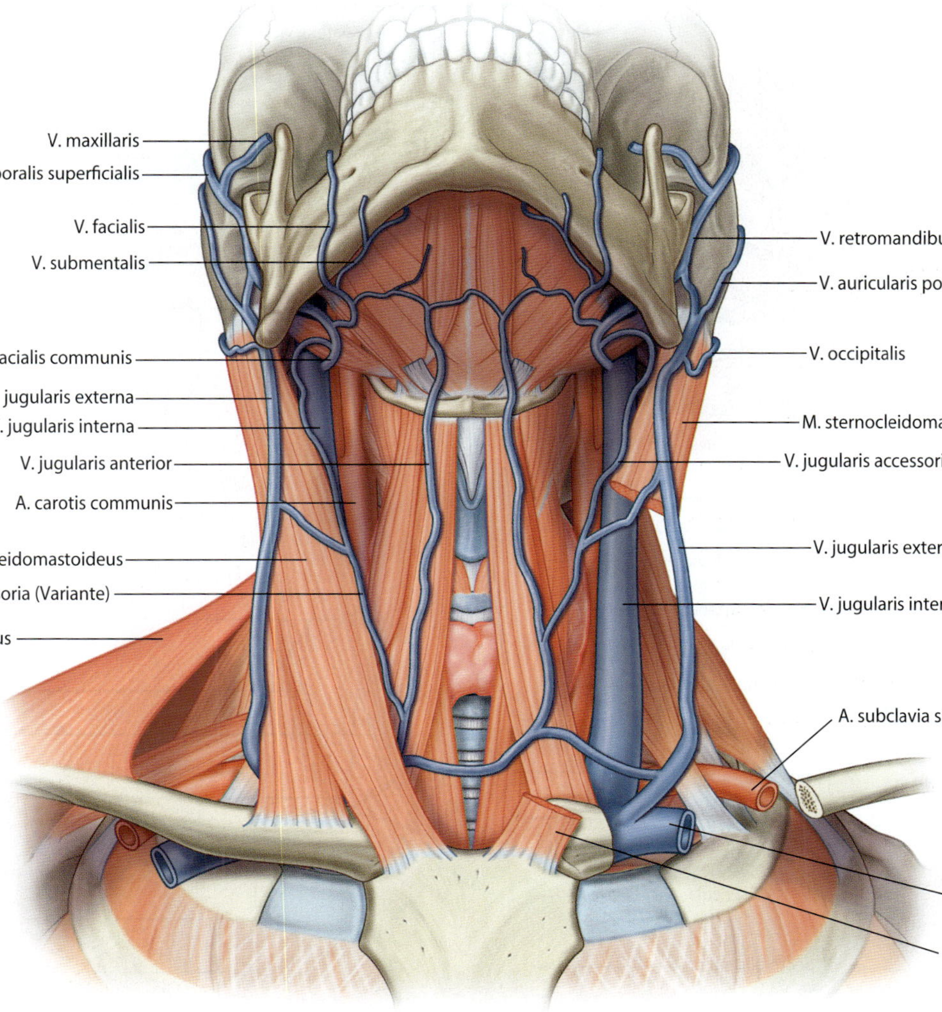

V. maxillaris
V. temporalis superficialis
V. facialis
V. submentalis
V. facialis communis
V. jugularis externa
V. jugularis interna
V. jugularis anterior
A. carotis communis
M. sternocleidomastoideus
V. jugularis accessoria (Variante)
M. trapezius
V. retromandibularis
V. auricularis posterior
V. occipitalis
M. sternocleidomastoideus (teilweise entfernt)
V. jugularis accessoria (Variante)
V. jugularis externa
V. jugularis interna
A. subclavia sinistra
V. subclavia sinistra
M. sternocleidomastoideus (teilweise entfernt)

Oberflächliche Halsvenen
Superficial veins of the neck

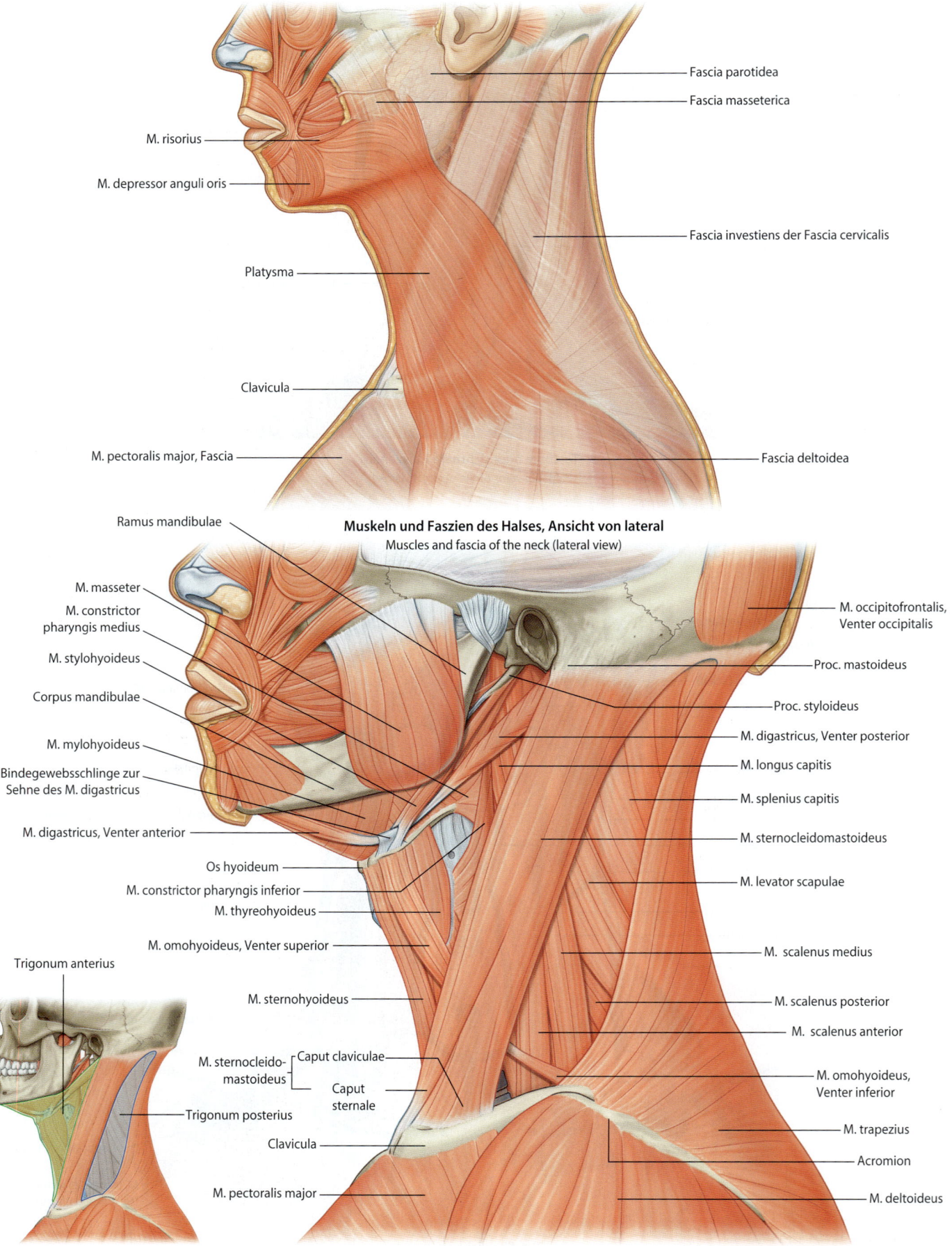

Fascia parotidea

Fascia masseterica

M. risorius

M. depressor anguli oris

Fascia investiens der Fascia cervicalis

Platysma

Clavicula

M. pectoralis major, Fascia

Fascia deltoidea

Ramus mandibulae

Muskeln und Faszien des Halses, Ansicht von lateral
Muscles and fascia of the neck (lateral view)

M. masseter

M. constrictor pharyngis medius

M. stylohyoideus

Corpus mandibulae

M. mylohyoideus

Bindegewebsschlinge zur Sehne des M. digastricus

M. digastricus, Venter anterior

Os hyoideum

M. constrictor pharyngis inferior

M. thyreohyoideus

M. omohyoideus, Venter superior

Trigonum anterius

M. sternohyoideus

M. sternocleido-mastoideus

Caput claviculae

Caput sternale

Trigonum posterius

Clavicula

M. pectoralis major

M. occipitofrontalis, Venter occipitalis

Proc. mastoideus

Proc. styloideus

M. digastricus, Venter posterior

M. longus capitis

M. splenius capitis

M. sternocleidomastoideus

M. levator scapulae

M. scalenus medius

M. scalenus posterior

M. scalenus anterior

M. omohyoideus, Venter inferior

M. trapezius

Acromion

M. deltoideus

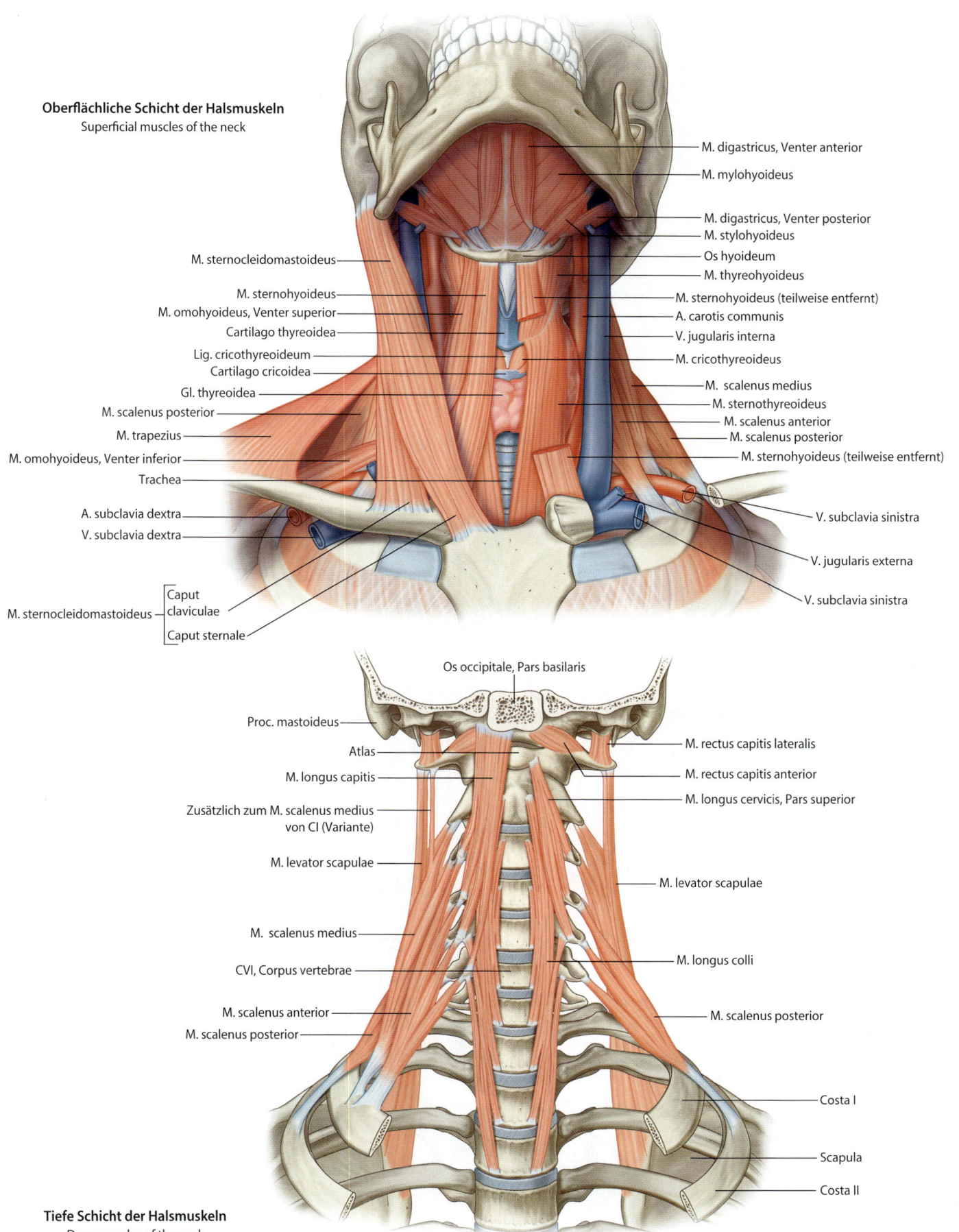

Oberflächliche Schicht der Halsmuskeln
Superficial muscles of the neck

M. digastricus, Venter anterior
M. mylohyoideus

M. digastricus, Venter posterior
M. stylohyoideus
Os hyoideum
M. thyreohyoideus
M. sternohyoideus (teilweise entfernt)
A. carotis communis
V. jugularis interna
M. cricothyreoideus
M. scalenus medius
M. sternothyreoideus
M. scalenus anterior
M. scalenus posterior
M. sternohyoideus (teilweise entfernt)

M. sternocleidomastoideus
M. sternohyoideus
M. omohyoideus, Venter superior
Cartilago thyreoidea
Lig. cricothyreoideum
Cartilago cricoidea
Gl. thyreoidea
M. scalenus posterior
M. trapezius
M. omohyoideus, Venter inferior
Trachea
A. subclavia dextra
V. subclavia dextra

V. subclavia sinistra
V. jugularis externa
V. subclavia sinistra

M. sternocleidomastoideus
Caput claviculae
Caput sternale

Os occipitale, Pars basilaris

Proc. mastoideus
Atlas
M. longus capitis
Zusätzlich zum M. scalenus medius von CI (Variante)
M. levator scapulae
M. scalenus medius
CVI, Corpus vertebrae
M. scalenus anterior
M. scalenus posterior

M. rectus capitis lateralis
M. rectus capitis anterior
M. longus cervicis, Pars superior

M. levator scapulae

M. longus colli

M. scalenus posterior

Costa I
Scapula
Costa II

Tiefe Schicht der Halsmuskeln
Deep muscles of the neck

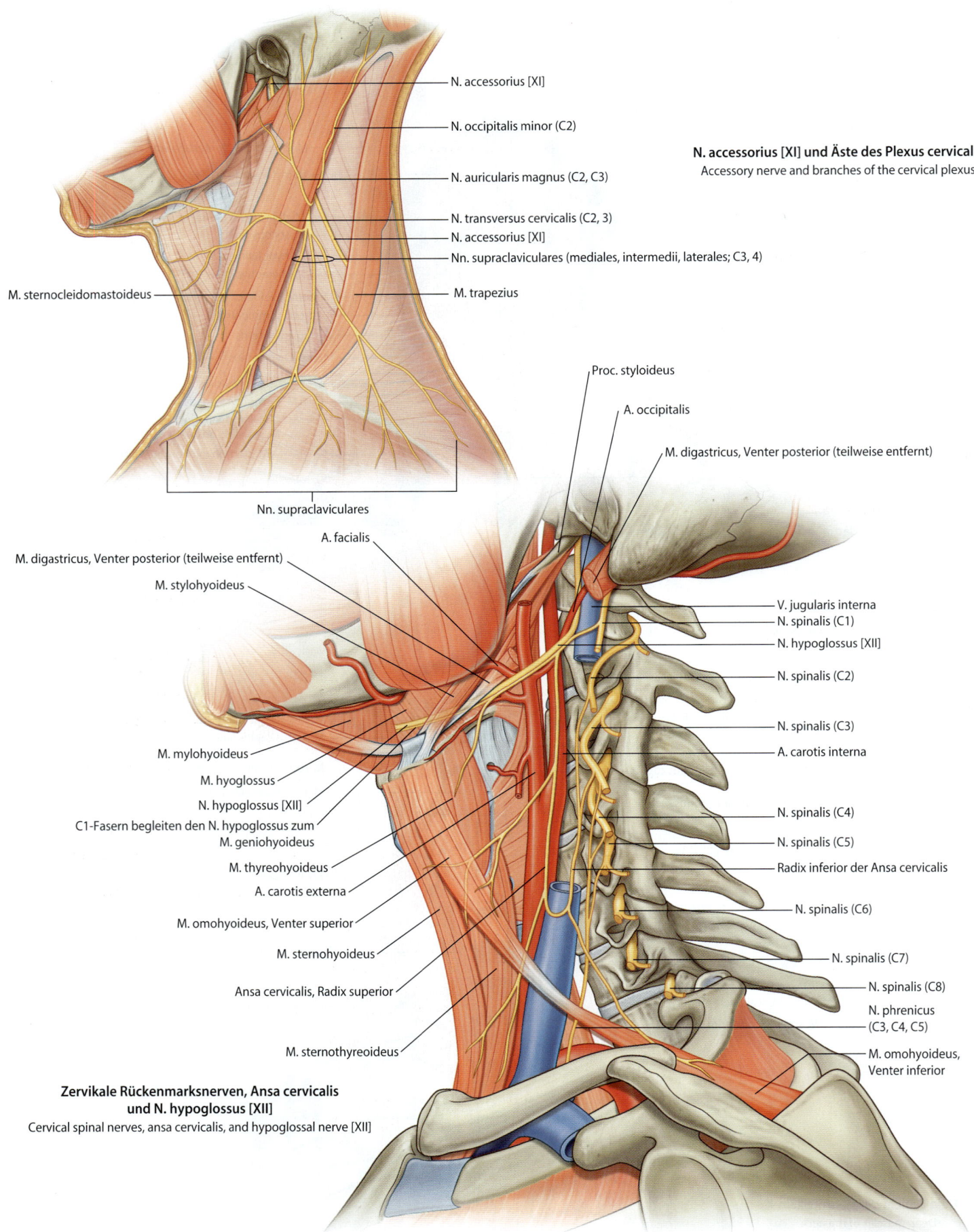

N. accessorius [XI]

N. occipitalis minor (C2)

N. auricularis magnus (C2, C3)

N. transversus cervicalis (C2, 3)

N. accessorius [XI]

Nn. supraclaviculares (mediales, intermedii, laterales; C3, 4)

M. sternocleidomastoideus

M. trapezius

N. accessorius [XI] und Äste des Plexus cervicalis
Accessory nerve and branches of the cervical plexus

Nn. supraclaviculares

Proc. styloideus

A. occipitalis

M. digastricus, Venter posterior (teilweise entfernt)

A. facialis

M. digastricus, Venter posterior (teilweise entfernt)

M. stylohyoideus

V. jugularis interna

N. spinalis (C1)

N. hypoglossus [XII]

N. spinalis (C2)

N. spinalis (C3)

A. carotis interna

M. mylohyoideus

M. hyoglossus

N. hypoglossus [XII]

C1-Fasern begleiten den N. hypoglossus zum M. geniohyoideus

M. thyreohyoideus

A. carotis externa

M. omohyoideus, Venter superior

M. sternohyoideus

Ansa cervicalis, Radix superior

M. sternothyreoideus

N. spinalis (C4)

N. spinalis (C5)

Radix inferior der Ansa cervicalis

N. spinalis (C6)

N. spinalis (C7)

N. spinalis (C8)

N. phrenicus (C3, C4, C5)

M. omohyoideus, Venter inferior

Zervikale Rückenmarksnerven, Ansa cervicalis und N. hypoglossus [XII]
Cervical spinal nerves, ansa cervicalis, and hypoglossal nerve [XII]

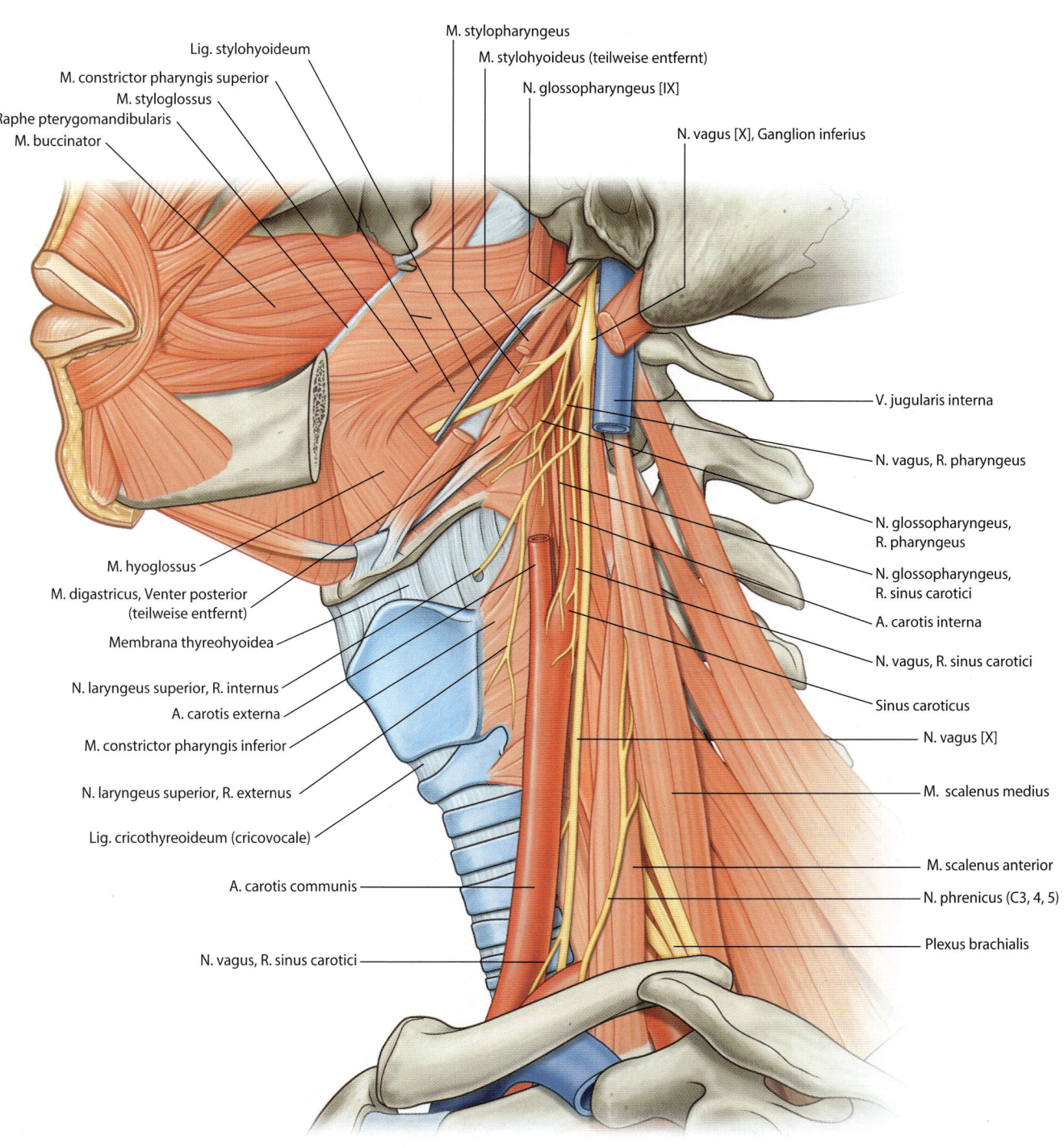

M. stylopharyngeus

Lig. stylohyoideum

M. constrictor pharyngis superior

M. styloglossus

Raphe pterygomandibularis

M. buccinator

M. stylohyoideus (teilweise entfernt)

N. glossopharyngeus [IX]

N. vagus [X], Ganglion inferius

V. jugularis interna

N. vagus, R. pharyngeus

N. glossopharyngeus, R. pharyngeus

N. glossopharyngeus, R. sinus carotici

A. carotis interna

N. vagus, R. sinus carotici

Sinus caroticus

N. vagus [X]

M. scalenus medius

M. scalenus anterior

N. phrenicus (C3, 4, 5)

Plexus brachialis

M. hyoglossus

M. digastricus, Venter posterior (teilweise entfernt)

Membrana thyreohyoidea

N. laryngeus superior, R. internus

A. carotis externa

M. constrictor pharyngis inferior

N. laryngeus superior, R. externus

Lig. cricothyreoideum (cricovocale)

A. carotis communis

N. vagus, R. sinus carotici

Äste der Nn. glossopharyngeus [IX] und vagus [X]
Branches of glossopharyngeal [IX] and vagus nerves [X] in neck

495

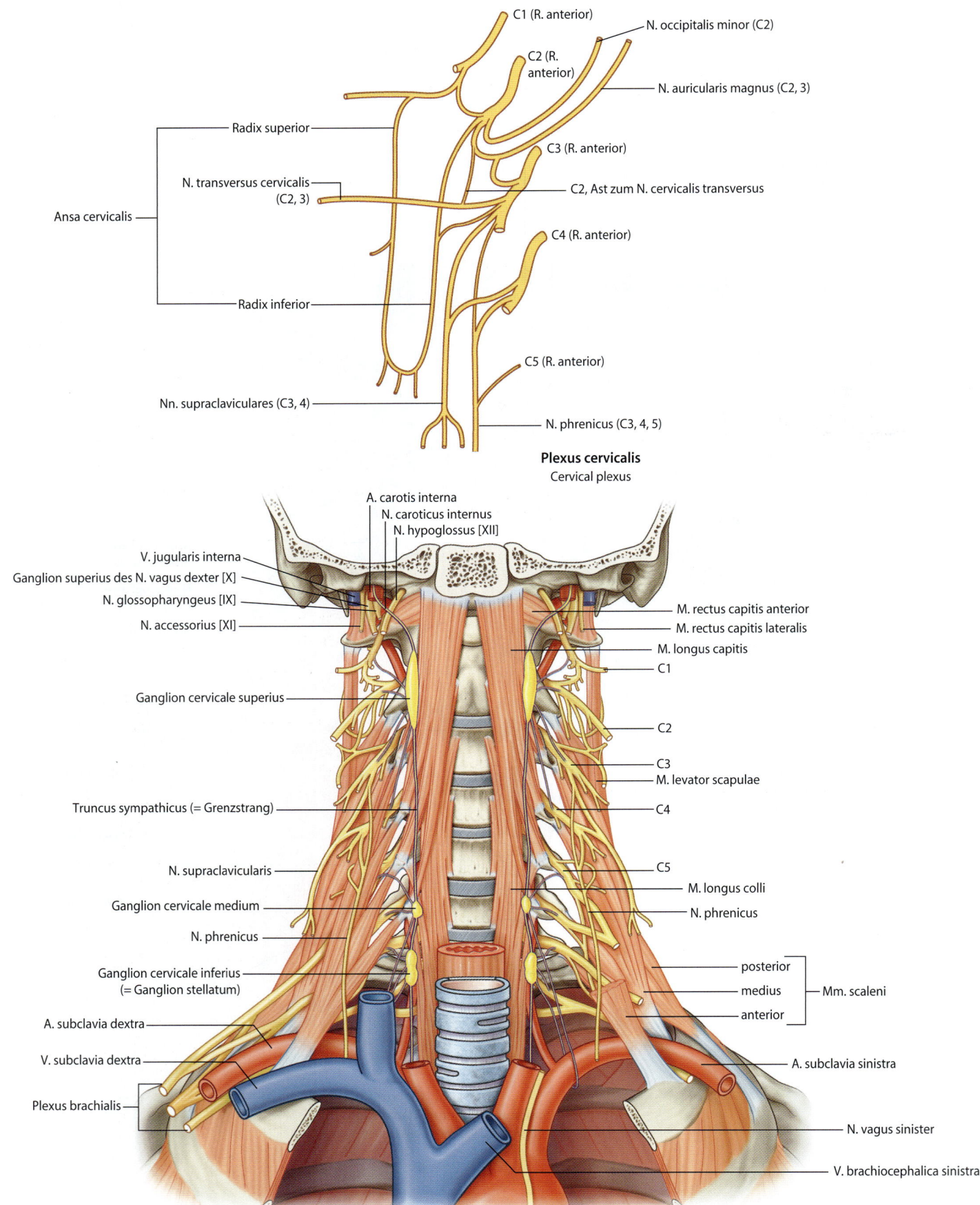

C1 (R. anterior)

N. occipitalis minor (C2)

C2 (R. anterior)

N. auricularis magnus (C2, 3)

Radix superior

C3 (R. anterior)

N. transversus cervicalis (C2, 3)

C2, Ast zum N. cervicalis transversus

Ansa cervicalis

C4 (R. anterior)

Radix inferior

C5 (R. anterior)

Nn. supraclaviculares (C3, 4)

N. phrenicus (C3, 4, 5)

Plexus cervicalis
Cervical plexus

A. carotis interna

N. caroticus internus

N. hypoglossus [XII]

V. jugularis interna

Ganglion superius des N. vagus dexter [X]

N. glossopharyngeus [IX]

M. rectus capitis anterior

N. accessorius [XI]

M. rectus capitis lateralis

M. longus capitis

C1

Ganglion cervicale superius

C2

C3

M. levator scapulae

Truncus sympathicus (= Grenzstrang)

C4

C5

N. supraclavicularis

M. longus colli

N. phrenicus

Ganglion cervicale medium

N. phrenicus

Ganglion cervicale inferius (= Ganglion stellatum)

posterior

medius

Mm. scaleni

anterior

A. subclavia dextra

V. subclavia dextra

A. subclavia sinistra

Plexus brachialis

N. vagus sinister

V. brachiocephalica sinistra

Bestandteile des sympathischen Nervensystems an der Halsbasis
Components of the sympathetic nervous system in the root of the neck

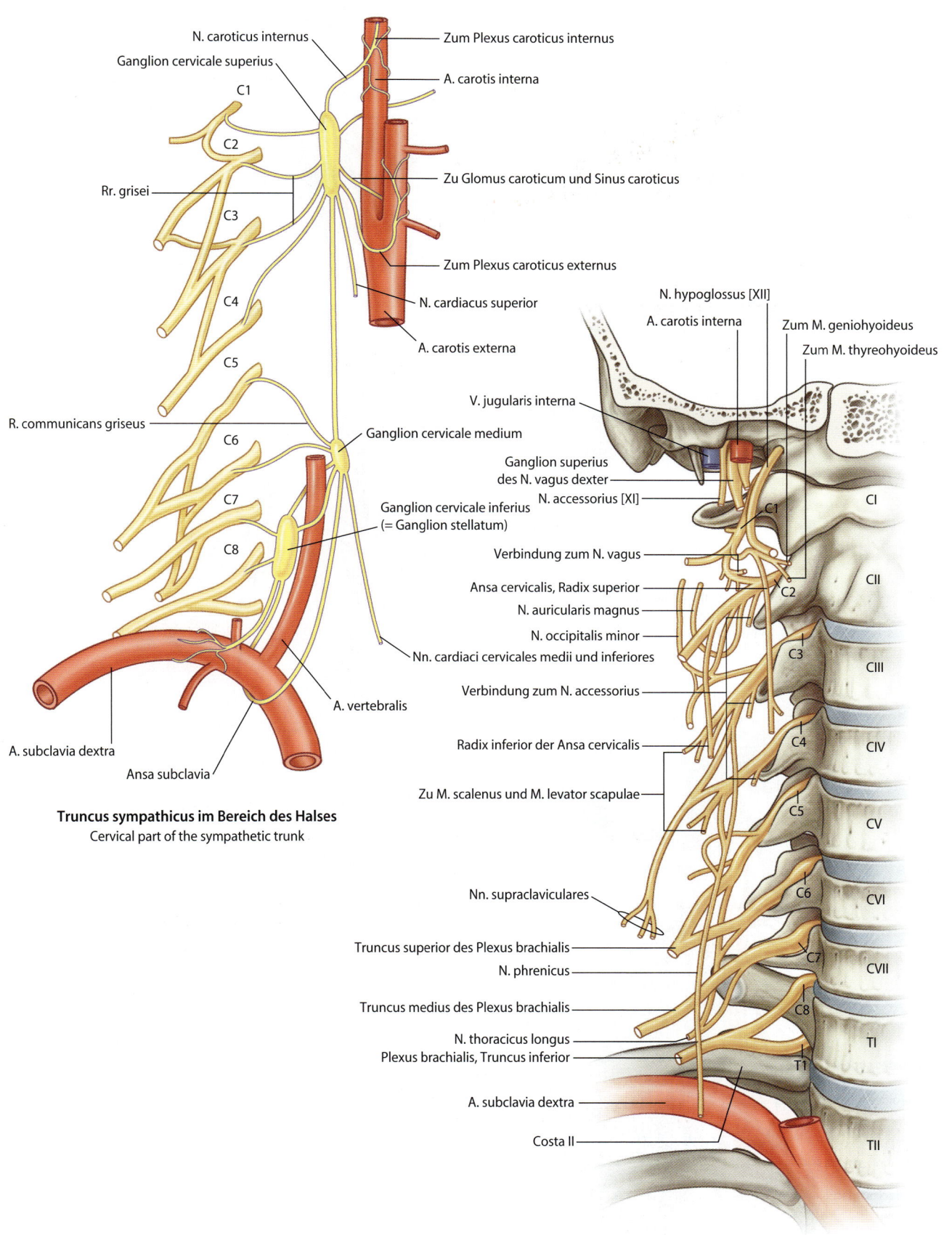

N. caroticus internus

Ganglion cervicale superius

Zum Plexus caroticus internus

A. carotis interna

C1

C2

Rr. grisei

C3

Zu Glomus caroticum und Sinus caroticus

C4

Zum Plexus caroticus externus

N. cardiacus superior

C5

A. carotis externa

R. communicans griseus

C6

Ganglion cervicale medium

C7

Ganglion cervicale inferius
(= Ganglion stellatum)

C8

Nn. cardiaci cervicales medii und inferiores

A. vertebralis

A. subclavia dextra

Ansa subclavia

Truncus sympathicus im Bereich des Halses
Cervical part of the sympathetic trunk

N. hypoglossus [XII]

A. carotis interna

Zum M. geniohyoideus

Zum M. thyreohyoideus

V. jugularis interna

Ganglion superius
des N. vagus dexter

N. accessorius [XI]

Verbindung zum N. vagus

Ansa cervicalis, Radix superior

N. auricularis magnus

N. occipitalis minor

Verbindung zum N. accessorius

Radix inferior der Ansa cervicalis

Zu M. scalenus und M. levator scapulae

Nn. supraclaviculares

Truncus superior des Plexus brachialis

N. phrenicus

Truncus medius des Plexus brachialis

N. thoracicus longus

Plexus brachialis, Truncus inferior

A. subclavia dextra

Costa II

CI
CII
C1
C2
CIII
C3
CIV
C4
CV
C5
CVI
C6
CVII
C7
C8
TI
T1
TII

Äste des Plexus cervicalis, 1. Rippe entfernt
Branches of the cervical plexus (rib I removed)

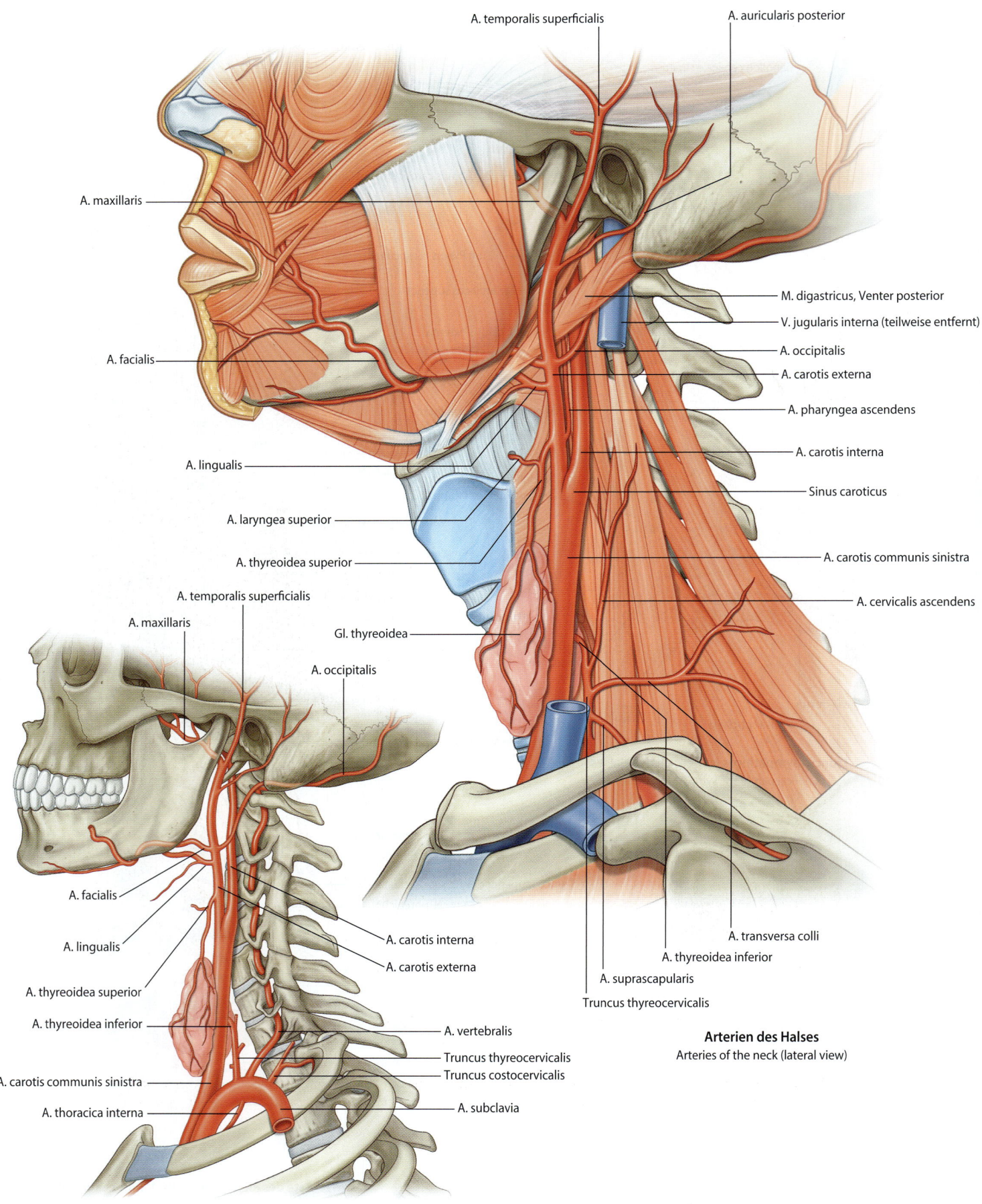

A. temporalis superficialis

A. auricularis posterior

A. maxillaris

A. facialis

A. lingualis

A. laryngea superior

A. thyreoidea superior

M. digastricus, Venter posterior

V. jugularis interna (teilweise entfernt)

A. occipitalis

A. carotis externa

A. pharyngea ascendens

A. carotis interna

Sinus caroticus

A. carotis communis sinistra

A. cervicalis ascendens

Gl. thyreoidea

A. temporalis superficialis

A. maxillaris

A. occipitalis

A. facialis

A. lingualis

A. thyreoidea superior

A. thyreoidea inferior

A. carotis interna

A. carotis externa

A. carotis communis sinistra

A. thoracica interna

A. vertebralis

Truncus thyreocervicalis

Truncus costocervicalis

A. subclavia

A. transversa colli

A. thyreoidea inferior

A. suprascapularis

Truncus thyreocervicalis

Arterien des Halses
Arteries of the neck (lateral view)

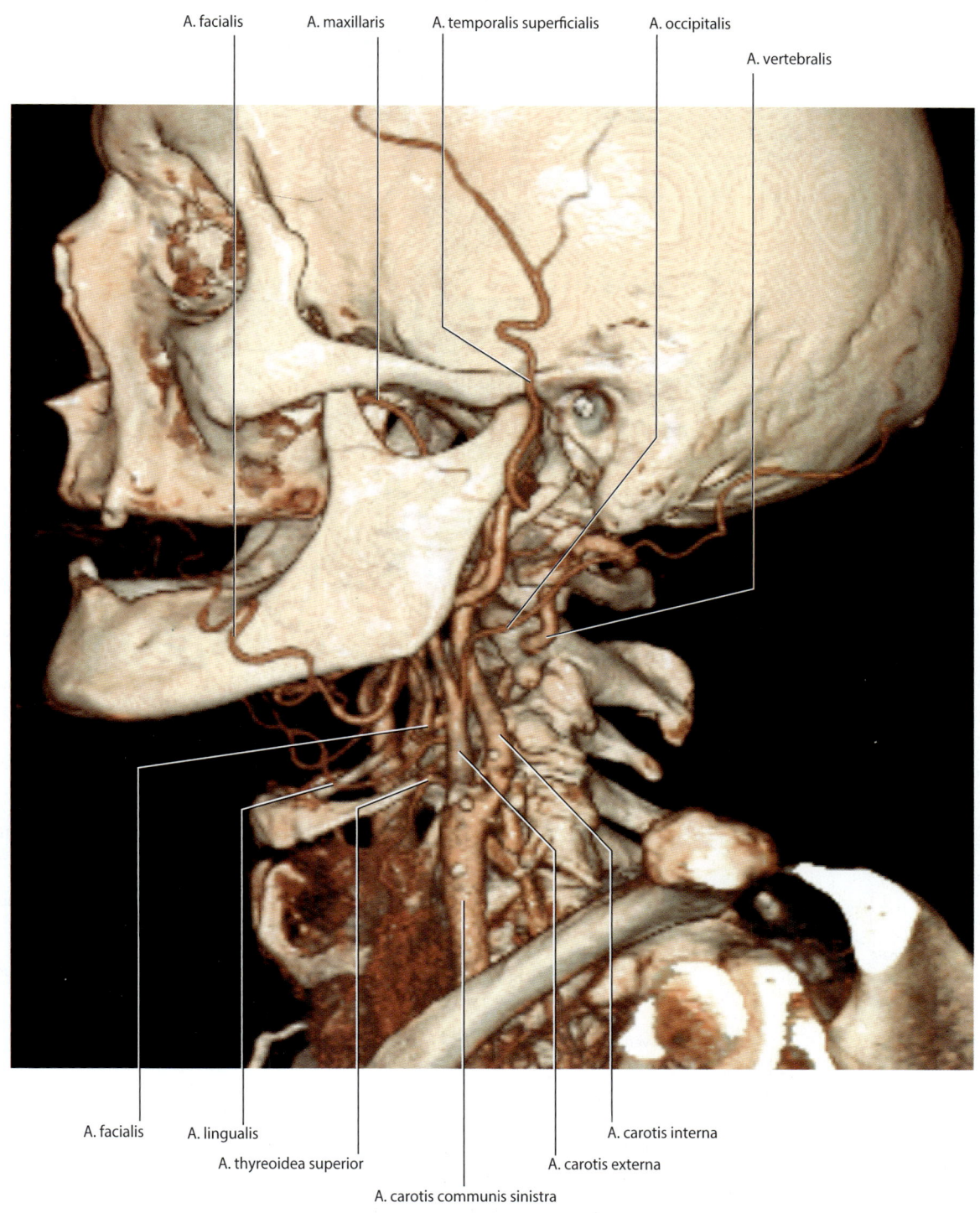

A. facialis   A. maxillaris   A. temporalis superficialis   A. occipitalis

A. vertebralis

A. facialis   A. lingualis

A. thyreoidea superior

A. carotis communis sinistra

A. carotis interna

A. carotis externa

Äste der A. carotis externa, Ansicht von lateral; Volumenrekonstruktion nach Kontrastmittel-Angiogramm (Mehrschicht-CT)
Lateral view of the branches of the external carotid artery. Volume-rendered angiographic image with contrast using multidetector CT

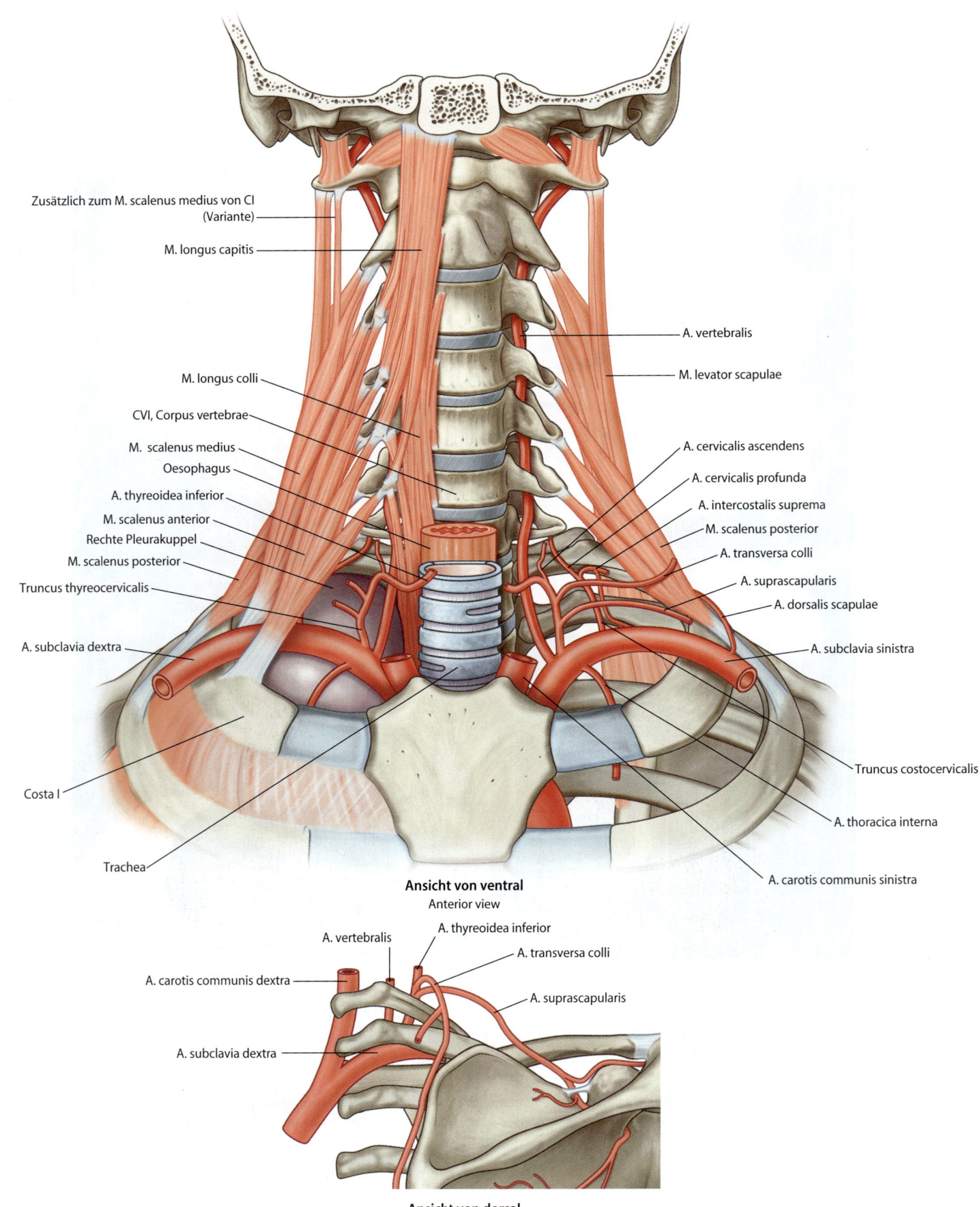

Zusätzlich zum M. scalenus medius von CI (Variante)

M. longus capitis

M. longus colli

CVI, Corpus vertebrae

M. scalenus medius

Oesophagus

A. thyreoidea inferior

M. scalenus anterior

Rechte Pleurakuppel

M. scalenus posterior

Truncus thyreocervicalis

A. subclavia dextra

Costa I

Trachea

A. vertebralis

M. levator scapulae

A. cervicalis ascendens

A. cervicalis profunda

A. intercostalis suprema

M. scalenus posterior

A. transversa colli

A. suprascapularis

A. dorsalis scapulae

A. subclavia sinistra

Truncus costocervicalis

A. thoracica interna

A. carotis communis sinistra

Ansicht von ventral
Anterior view

A. vertebralis

A. thyreoidea inferior

A. transversa colli

A. carotis communis dextra

A. suprascapularis

A. subclavia dextra

Ansicht von dorsal
Posterior view

500

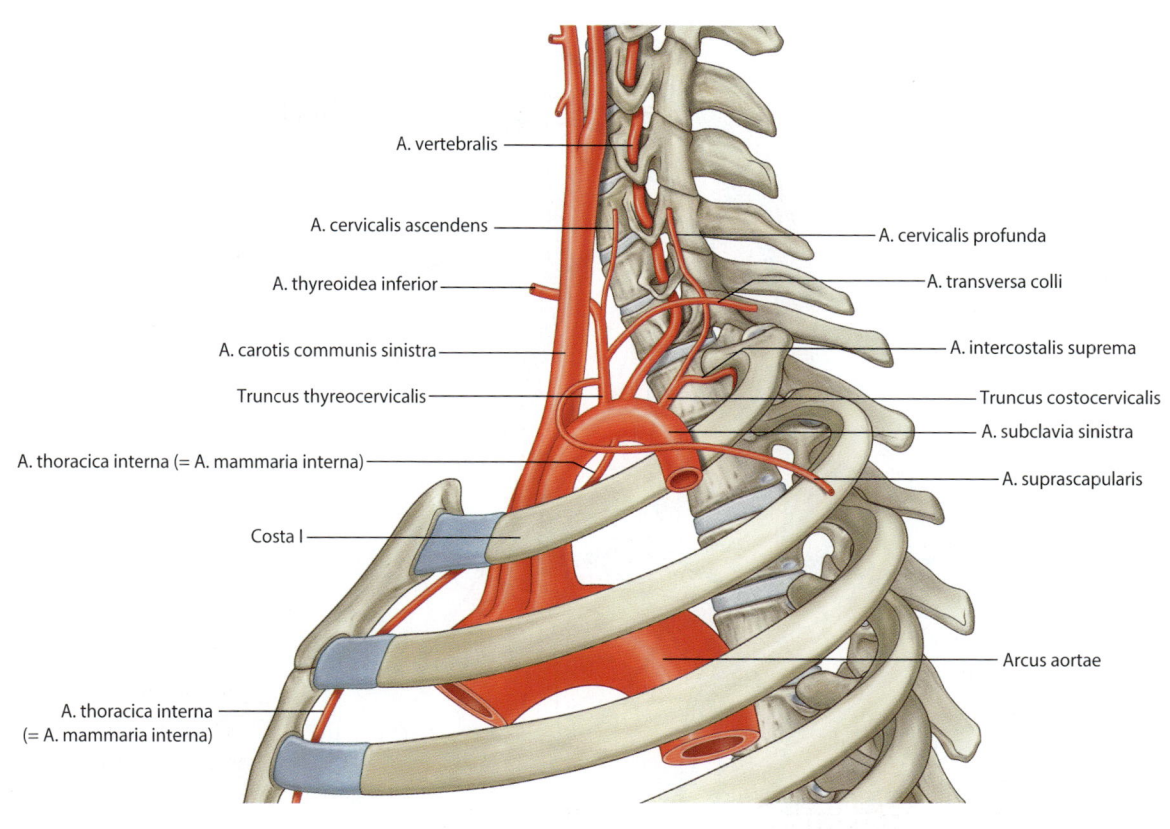

A. vertebralis

A. cervicalis ascendens

A. thyreoidea inferior

A. carotis communis sinistra

Truncus thyreocervicalis

A. thoracica interna (= A. mammaria interna)

Costa I

A. thoracica interna
(= A. mammaria interna)

A. cervicalis profunda

A. transversa colli

A. intercostalis suprema

Truncus costocervicalis

A. subclavia sinistra

A. suprascapularis

Arcus aortae

Ansicht von lateral
Lateral view

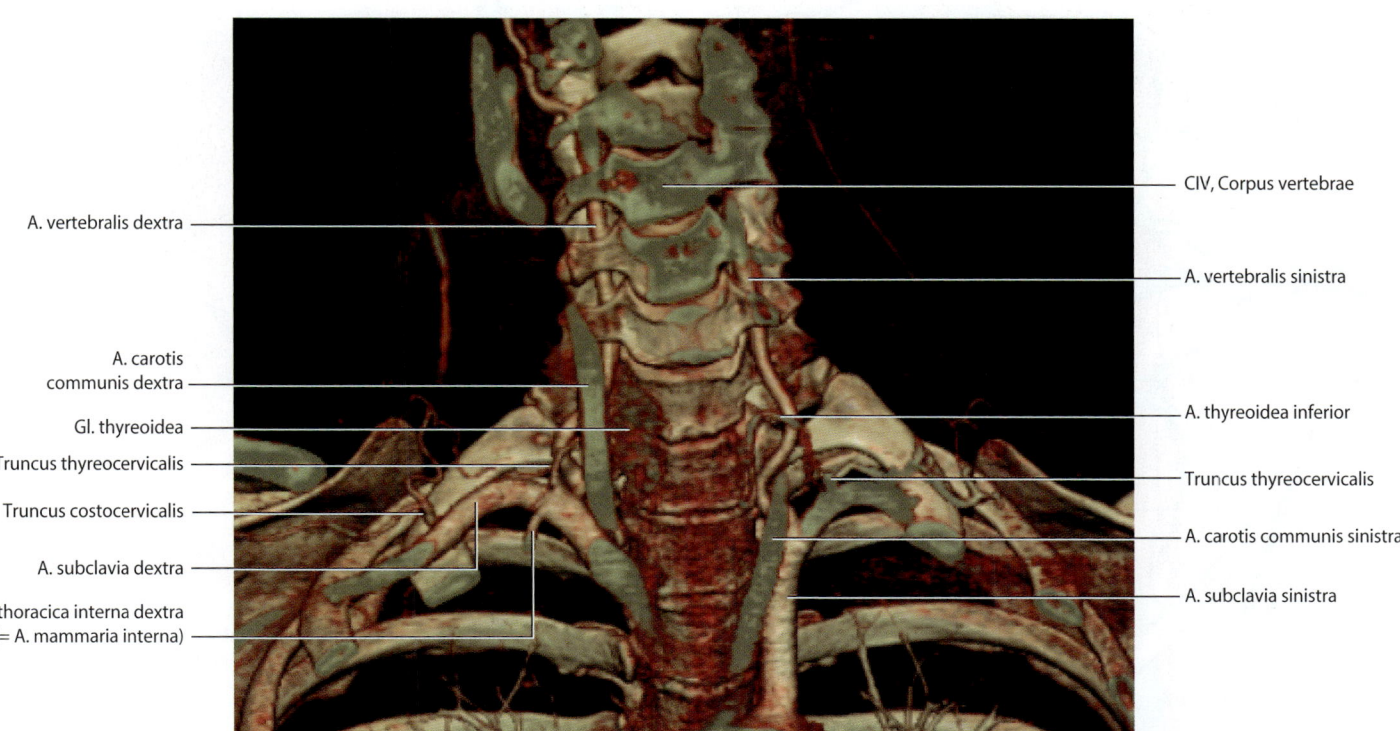

A. vertebralis dextra

A. carotis
communis dextra

Gl. thyreoidea

Truncus thyreocervicalis

Truncus costocervicalis

A. subclavia dextra

A. thoracica interna dextra
(= A. mammaria interna)

CIV, Corpus vertebrae

A. vertebralis sinistra

A. thyreoidea inferior

Truncus thyreocervicalis

A. carotis communis sinistra

A. subclavia sinistra

Halsbasis mit Ästen der Aa. subclaviae, Ansicht von vorne; Volumenrekonstruktion nach Kontrastmittel-Angiogramm (Mehrschicht-CT)
Anterior view of the root of the neck showing the branches of the subclavian arteries. Volume-rendered angiographic image with contrast using multidetector CT

501

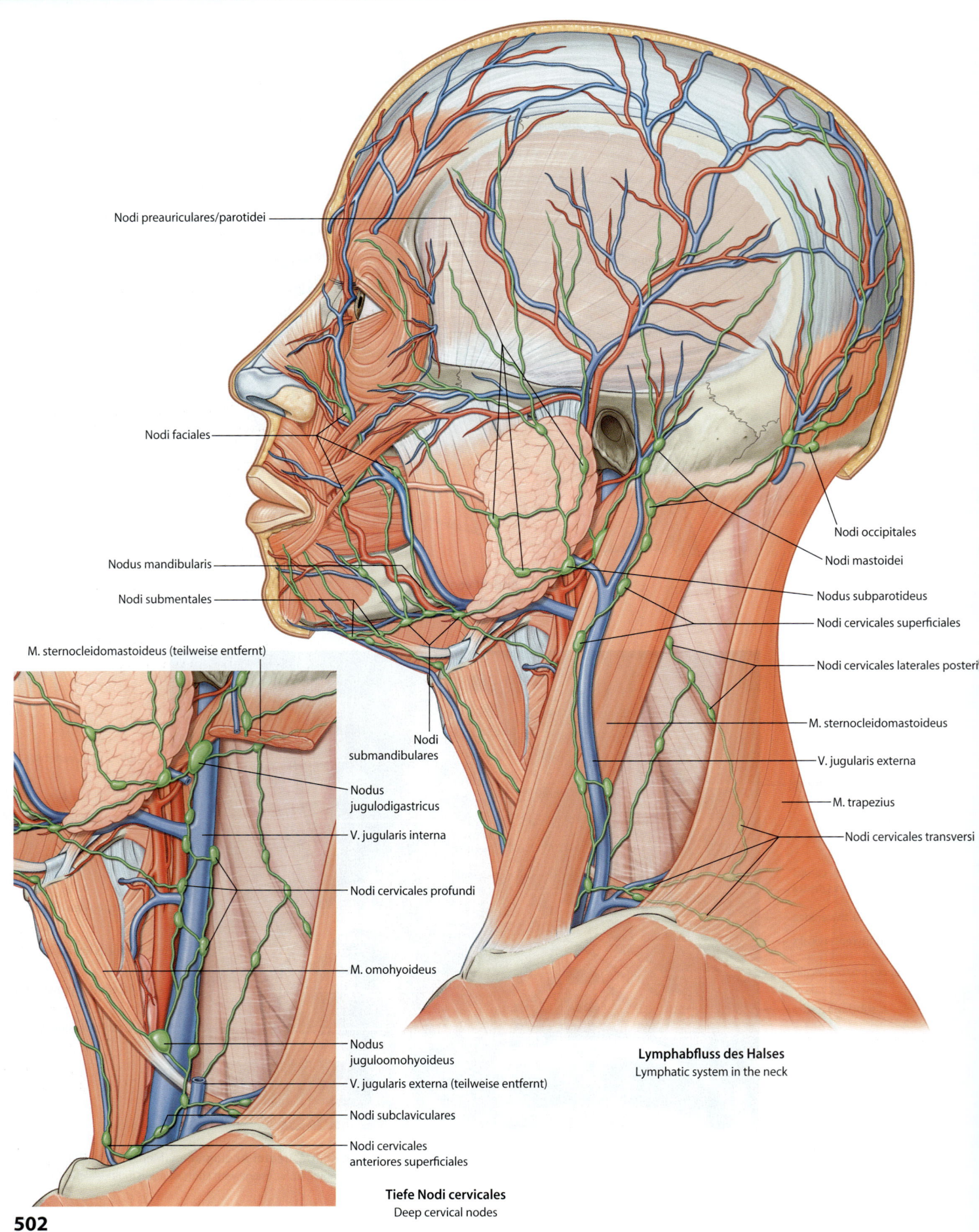

Nodi preauriculares/parotidei

Nodi faciales

Nodus mandibularis

Nodi submentales

M. sternocleidomastoideus (teilweise entfernt)

Nodi occipitales

Nodi mastoidei

Nodus subparotideus

Nodi cervicales superficiales

Nodi cervicales laterales posteri

M. sternocleidomastoideus

V. jugularis externa

M. trapezius

Nodi cervicales transversi

Nodi submandibulares

Nodus jugulodigastricus

V. jugularis interna

Nodi cervicales profundi

M. omohyoideus

Nodus juguloomohyoideus

V. jugularis externa (teilweise entfernt)

Nodi subclaviculares

Nodi cervicales anteriores superficiales

Lymphabfluss des Halses
Lymphatic system in the neck

Tiefe Nodi cervicales
Deep cervical nodes

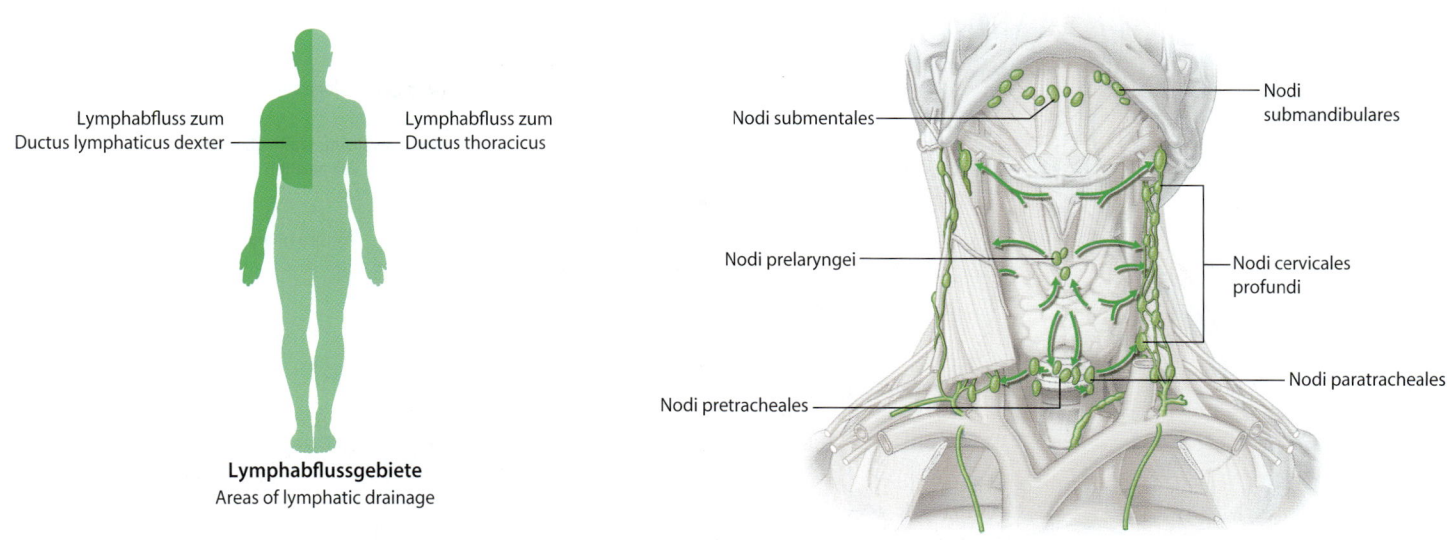

Lymphabfluss zum
Ductus lymphaticus dexter

Lymphabfluss zum
Ductus thoracicus

Lymphabflussgebiete
Areas of lymphatic drainage

Nodi submentales

Nodi prelaryngei

Nodi pretracheales

Nodi submandibulares

Nodi cervicales profundi

Nodi paratracheales

Lymphabflussgebiete von Gl. thyreoidea, Larynx und Trachea
Lymphatic drainage of the thyroid gland, larynx, and trachea

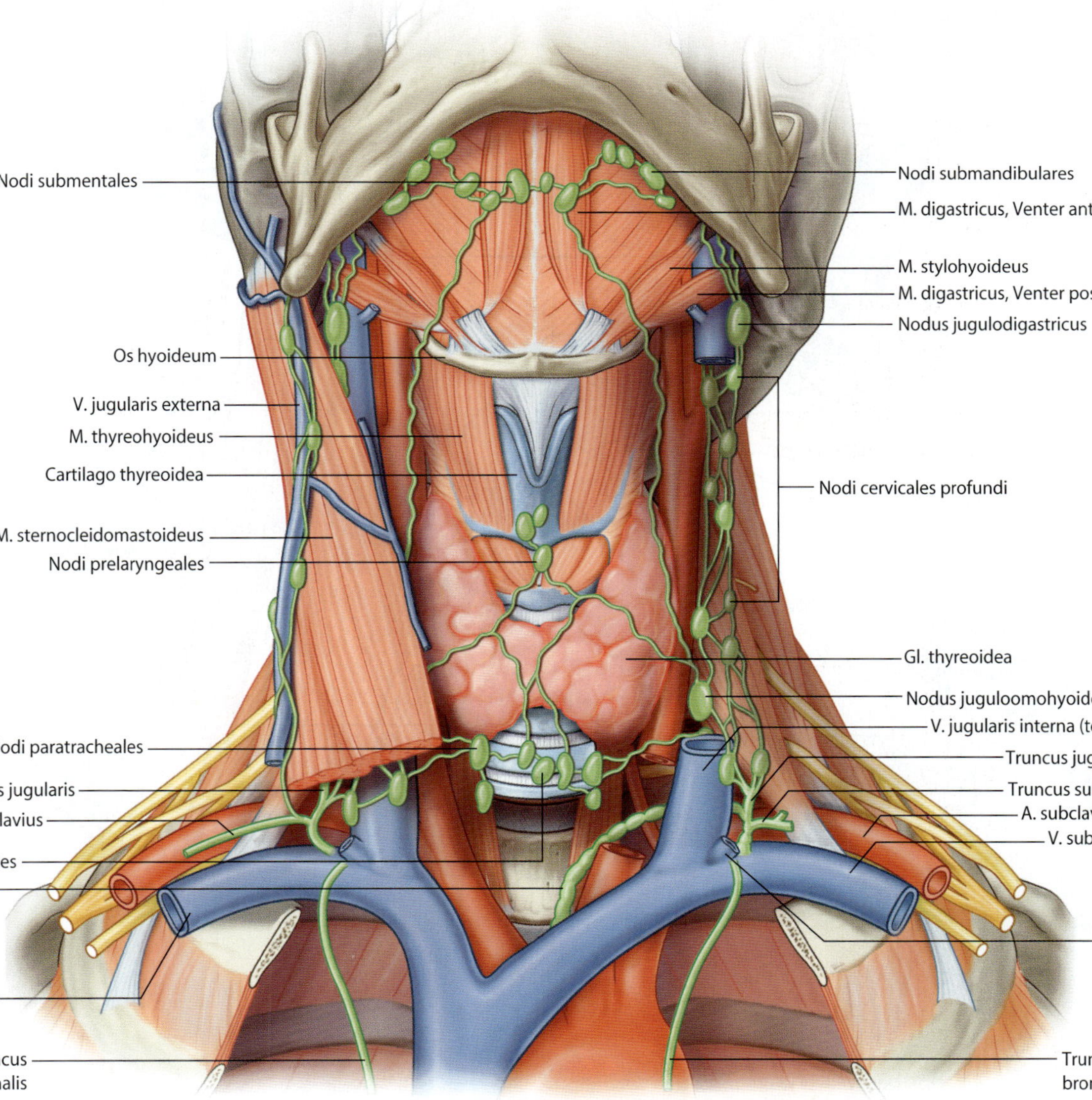

Nodi submentales

Os hyoideum

V. jugularis externa

M. thyreohyoideus

Cartilago thyreoidea

M. sternocleidomastoideus

Nodi prelaryngeales

Nodi paratracheales

Truncus jugularis

Truncus subclavius

Nodi pretracheales

Ductus thoracicus

V. subclavia dextra

Truncus
bronchomediastinalis

Nodi submandibulares

M. digastricus, Venter anterior

M. stylohyoideus

M. digastricus, Venter posterior

Nodus jugulodigastricus

Nodi cervicales profundi

Gl. thyreoidea

Nodus juguloomohyoideus

V. jugularis interna (teilweise entfernt)

Truncus jugularis

Truncus subclavius

A. subclavia sinistra

V. subclavia sinistra

V. jugularis externa
(teilweise entfernt)

Truncus
bronchomediastinalis

Lymphsystem des Halses
Lymphatic system in the neck

503

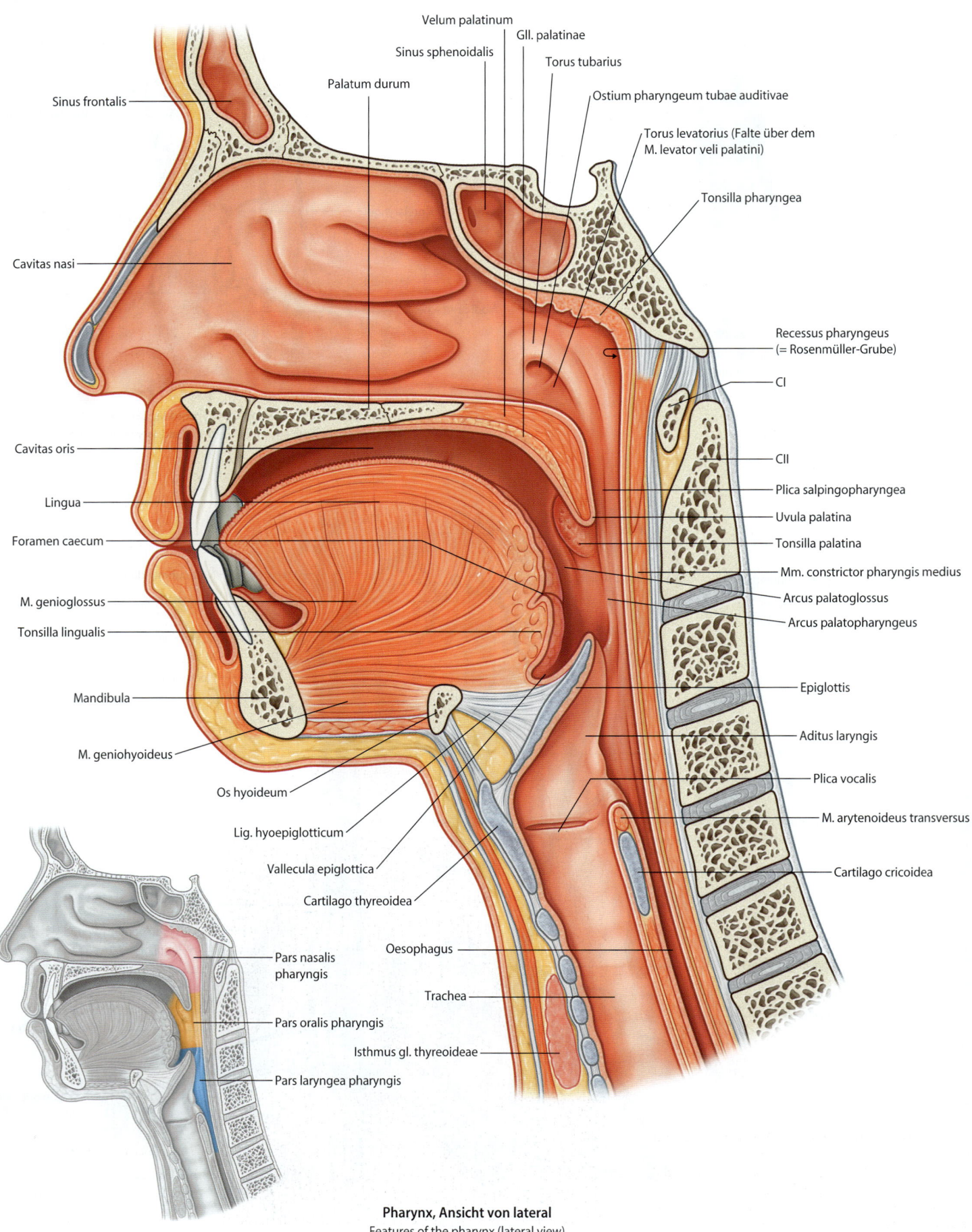

Sinus frontalis

Cavitas nasi

Cavitas oris

Lingua

Foramen caecum

M. genioglossus

Tonsilla lingualis

Mandibula

M. geniohyoideus

Os hyoideum

Lig. hyoepiglotticum

Vallecula epiglottica

Cartilago thyreoidea

Palatum durum

Velum palatinum

Sinus sphenoidalis

Gll. palatinae

Torus tubarius

Ostium pharyngeum tubae auditivae

Torus levatorius (Falte über dem M. levator veli palatini)

Tonsilla pharyngea

Recessus pharyngeus (= Rosenmüller-Grube)

CI

CII

Plica salpingopharyngea

Uvula palatina

Tonsilla palatina

Mm. constrictor pharyngis medius

Arcus palatoglossus

Arcus palatopharyngeus

Epiglottis

Aditus laryngis

Plica vocalis

M. arytenoideus transversus

Cartilago cricoidea

Pars nasalis pharyngis

Pars oralis pharyngis

Pars laryngea pharyngis

Oesophagus

Trachea

Isthmus gl. thyreoideae

Pharynx, Ansicht von lateral
Features of the pharynx (lateral view)

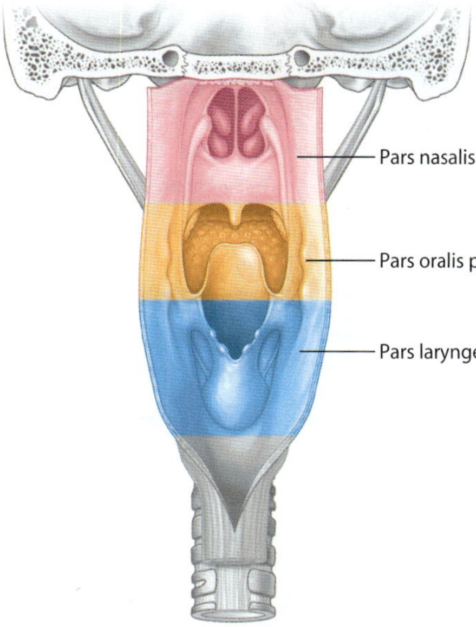

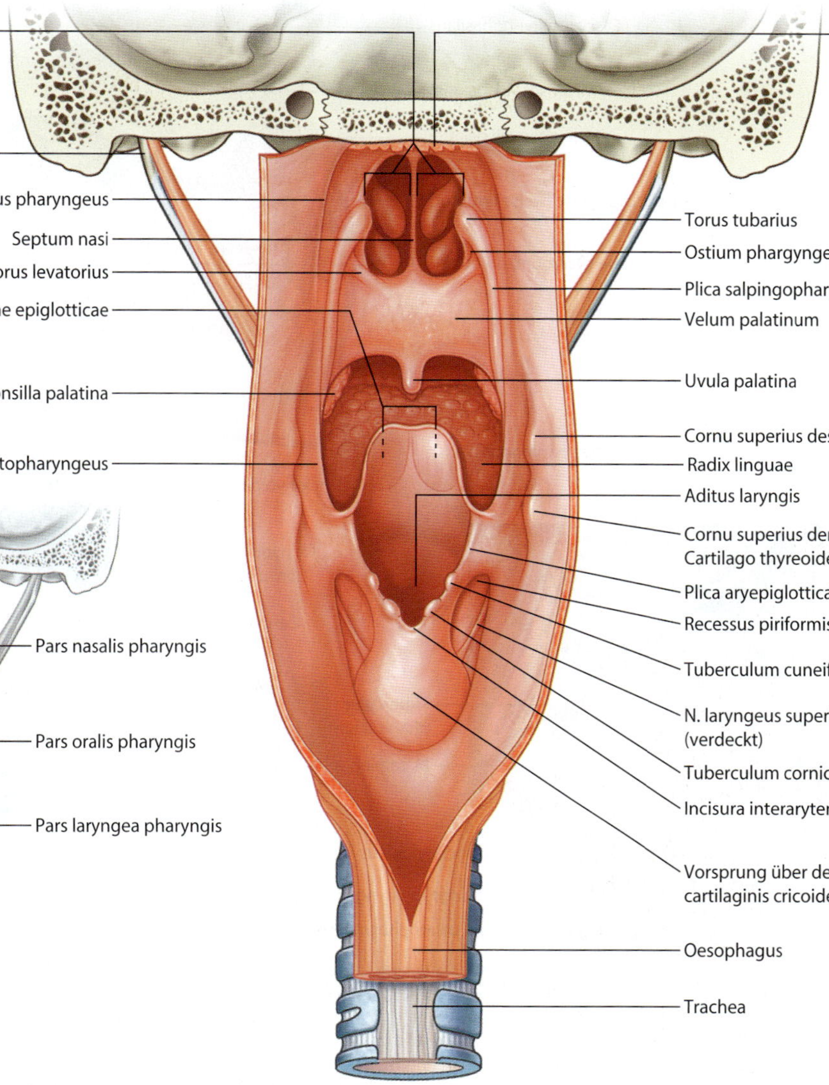

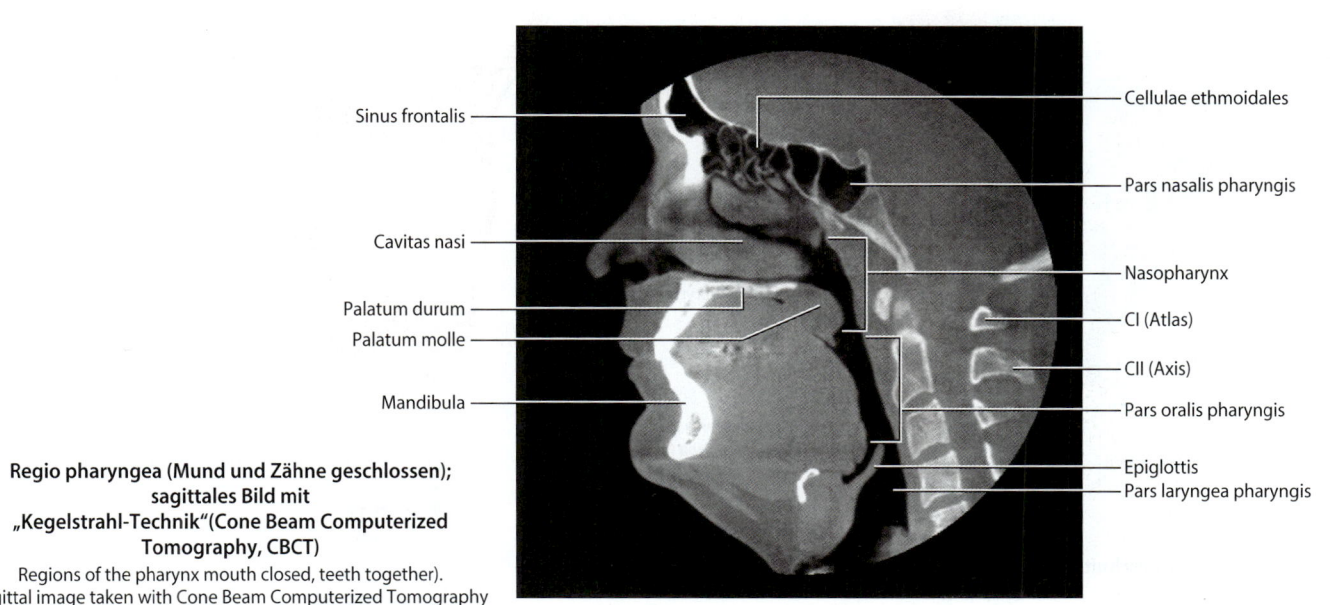

Choanen
Proc. styloideus
Recessus pharyngeus
Septum nasi
Torus levatorius
Valleculae epiglotticae
Tonsilla palatina
Arcus palatopharyngeus

Tonsilla pharyngea
Torus tubarius
Ostium phargyngeum tubae auditivae
Plica salpingopharyngea
Velum palatinum
Uvula palatina
Cornu superius des Os hyoideum
Radix linguae
Aditus laryngis
Cornu superius der Cartilago thyreoidea
Plica aryepiglottica
Recessus piriformis
Tuberculum cuneiforme
N. laryngeus superior, R. internus (verdeckt)
Tuberculum corniculatum
Incisura interarytenoidea
Vorsprung über der Lamina cartilaginis cricoideae
Oesophagus
Trachea

Pars nasalis pharyngis
Pars oralis pharyngis
Pars laryngea pharyngis

Pharynx, Ansicht von dorsal (Pharynxwand eröffnet)
Features of the pharynx posterior view with the pharyngeal wall opened)

Sinus frontalis
Cavitas nasi
Palatum durum
Palatum molle
Mandibula

Cellulae ethmoidales
Pars nasalis pharyngis
Nasopharynx
CI (Atlas)
CII (Axis)
Pars oralis pharyngis
Epiglottis
Pars laryngea pharyngis

Regio pharyngea (Mund und Zähne geschlossen); sagittales Bild mit „Kegelstrahl-Technik"(Cone Beam Computerized Tomography, CBCT)
Regions of the pharynx mouth closed, teeth together). Sagittal image taken with Cone Beam Computerized Tomography (CBCT) technology, viewed in the radiographic mode

505

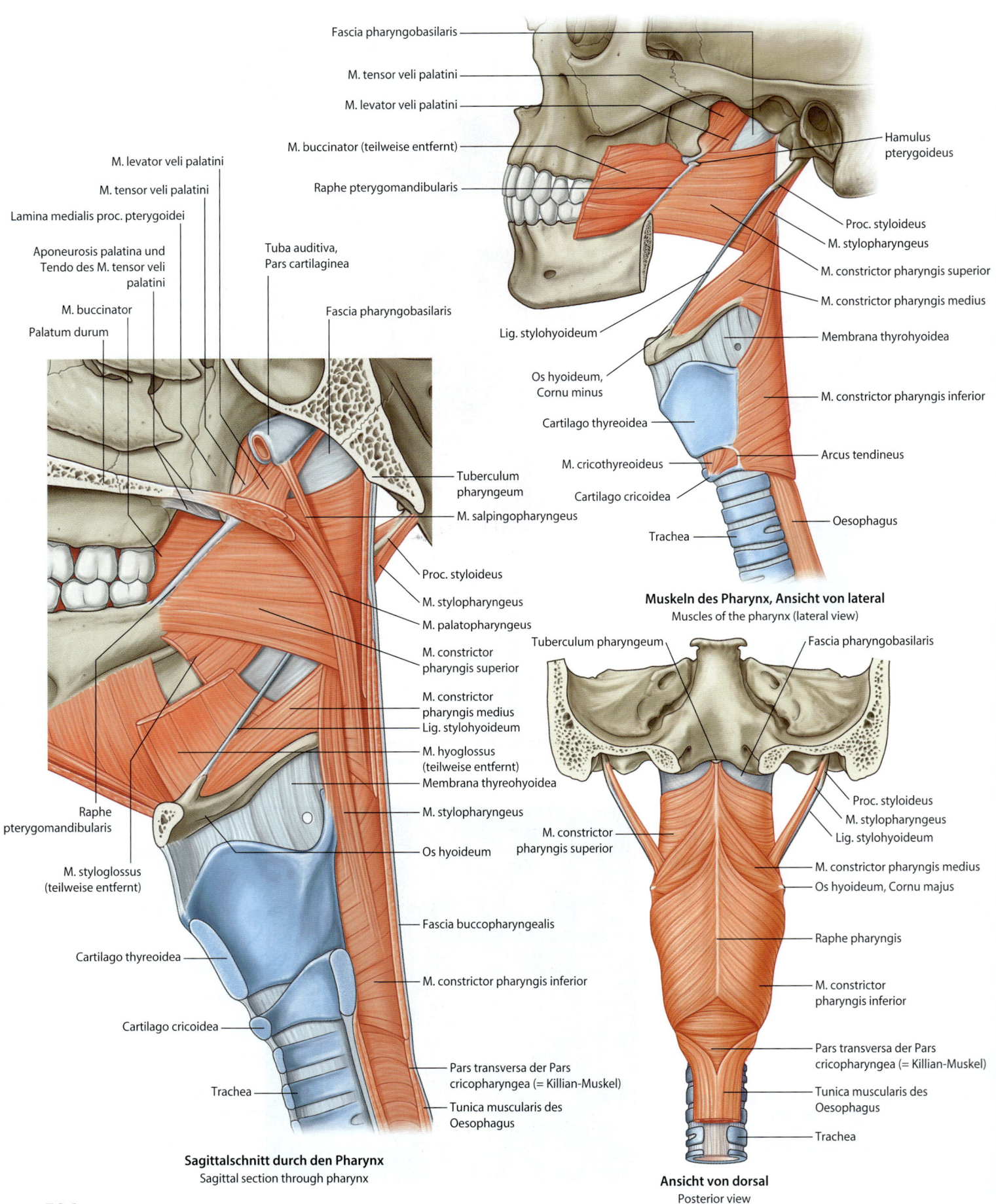

Fascia pharyngobasilaris

M. tensor veli palatini

M. levator veli palatini

M. buccinator (teilweise entfernt)

Raphe pterygomandibularis

Hamulus pterygoideus

Proc. styloideus
M. stylopharyngeus

M. constrictor pharyngis superior

M. constrictor pharyngis medius

Membrana thyrohyoidea

Lig. stylohyoideum

Os hyoideum, Cornu minus

M. constrictor pharyngis inferior

Cartilago thyreoidea

M. cricothyreoideus

Arcus tendineus

Cartilago cricoidea

Oesophagus

Trachea

Muskeln des Pharynx, Ansicht von lateral
Muscles of the pharynx (lateral view)

M. levator veli palatini

M. tensor veli palatini

Lamina medialis proc. pterygoidei

Aponeurosis palatina und Tendo des M. tensor veli palatini

M. buccinator

Palatum durum

Tuba auditiva, Pars cartilaginea

Fascia pharyngobasilaris

Tuberculum pharyngeum

M. salpingopharyngeus

Proc. styloideus

M. stylopharyngeus

M. palatopharyngeus

M. constrictor pharyngis superior

M. constrictor pharyngis medius

Lig. stylohyoideum

M. hyoglossus (teilweise entfernt)

Membrana thyreohyoidea

M. stylopharyngeus

Os hyoideum

Raphe pterygomandibularis

M. styloglossus (teilweise entfernt)

Fascia buccopharyngealis

Cartilago thyreoidea

M. constrictor pharyngis inferior

Cartilago cricoidea

Trachea

Pars transversa der Pars cricopharyngea (= Killian-Muskel)

Tunica muscularis des Oesophagus

Sagittalschnitt durch den Pharynx
Sagittal section through pharynx

Tuberculum pharyngeum

Fascia pharyngobasilaris

M. constrictor pharyngis superior

Proc. styloideus
M. stylopharyngeus
Lig. stylohyoideum

M. constrictor pharyngis medius

Os hyoideum, Cornu majus

Raphe pharyngis

M. constrictor pharyngis inferior

Pars transversa der Pars cricopharyngea (= Killian-Muskel)

Tunica muscularis des Oesophagus

Trachea

Ansicht von dorsal
Posterior view

506

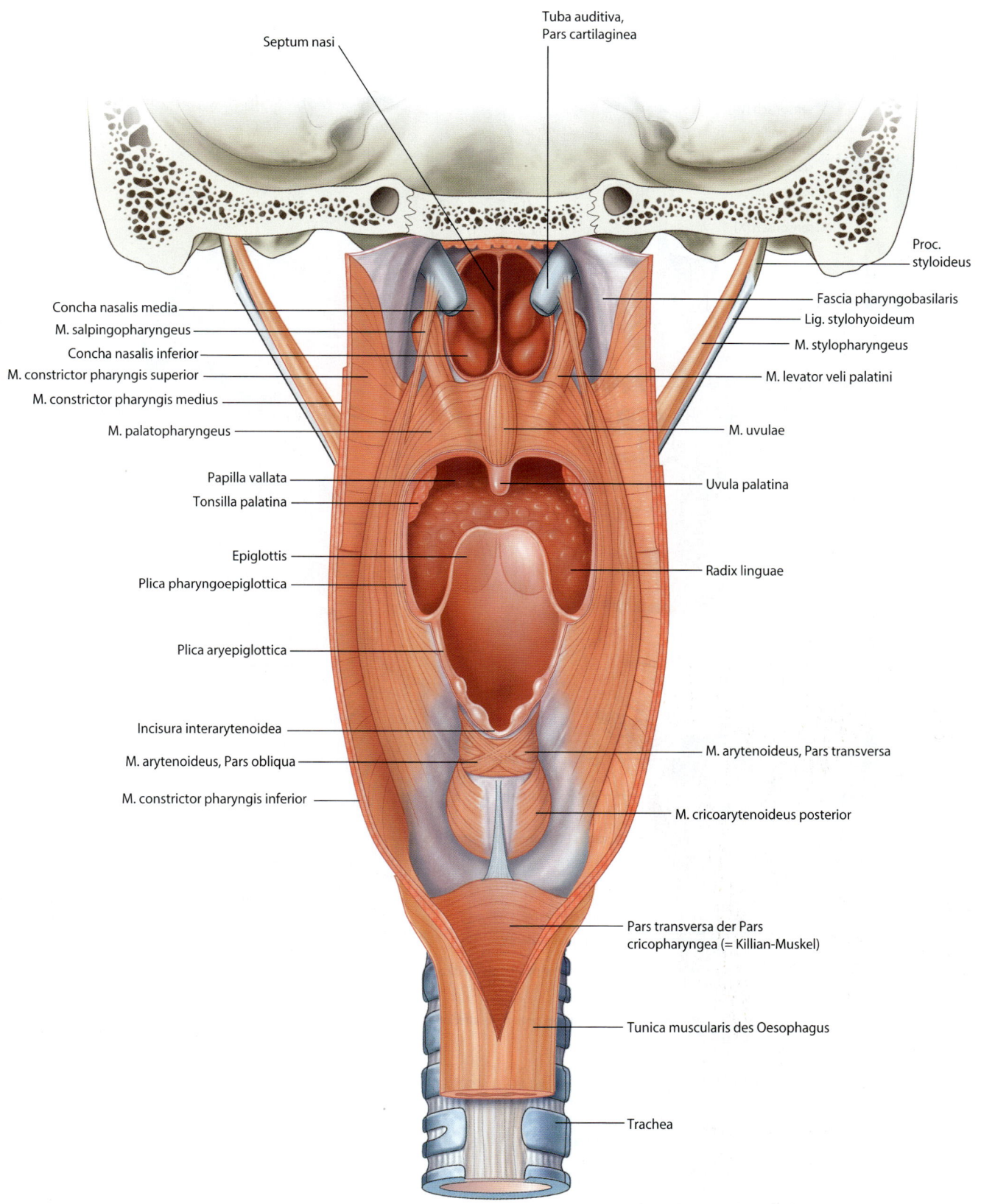

Septum nasi

Tuba auditiva,
Pars cartilaginea

Proc.
styloideus

Concha nasalis media

Fascia pharyngobasilaris

M. salpingopharyngeus

Lig. stylohyoideum

Concha nasalis inferior

M. stylopharyngeus

M. constrictor pharyngis superior

M. levator veli palatini

M. constrictor pharyngis medius

M. palatopharyngeus

M. uvulae

Papilla vallata

Uvula palatina

Tonsilla palatina

Epiglottis

Radix linguae

Plica pharyngoepiglottica

Plica aryepiglottica

Incisura interarytenoidea

M. arytenoideus, Pars transversa

M. arytenoideus, Pars obliqua

M. constrictor pharyngis inferior

M. cricoarytenoideus posterior

Pars transversa der Pars
cricopharyngea (= Killian-Muskel)

Tunica muscularis des Oesophagus

Trachea

Muskeln der hinteren Pharynxwand
Muscles of the posterior wall of the pharynx

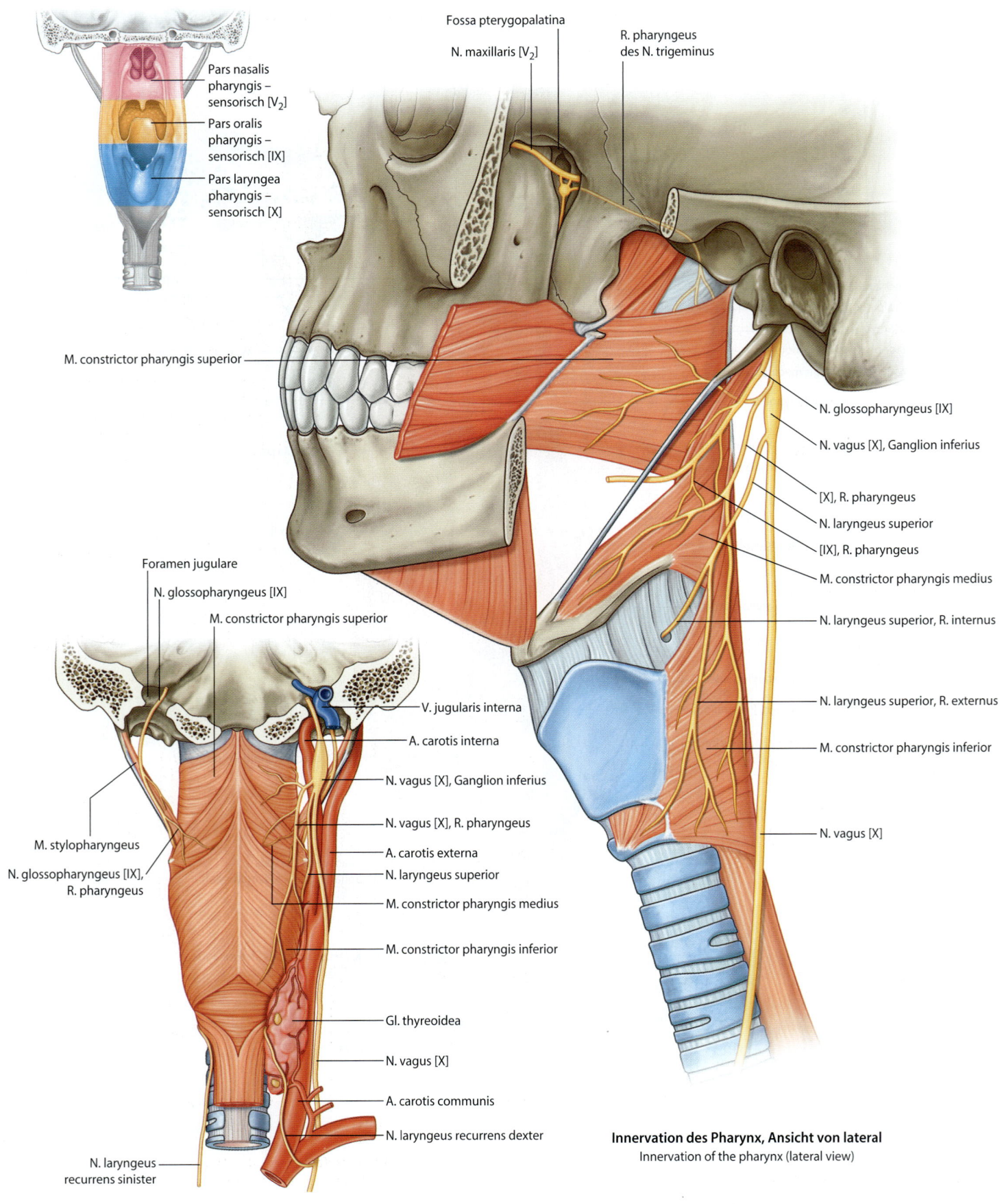

Pars nasalis pharyngis – sensorisch [V₂]

Pars oralis pharyngis – sensorisch [IX]

Pars laryngea pharyngis – sensorisch [X]

Fossa pterygopalatina

N. maxillaris [V₂]

R. pharyngeus des N. trigeminus

M. constrictor pharyngis superior

N. glossopharyngeus [IX]

N. vagus [X], Ganglion inferius

[X], R. pharyngeus

N. laryngeus superior

[IX], R. pharyngeus

M. constrictor pharyngis medius

N. laryngeus superior, R. internus

N. laryngeus superior, R. externus

M. constrictor pharyngis inferior

N. vagus [X]

Foramen jugulare

N. glossopharyngeus [IX]

M. constrictor pharyngis superior

V. jugularis interna

A. carotis interna

N. vagus [X], Ganglion inferius

N. vagus [X], R. pharyngeus

A. carotis externa

N. laryngeus superior

M. constrictor pharyngis medius

M. constrictor pharyngis inferior

Gl. thyreoidea

N. vagus [X]

A. carotis communis

N. laryngeus recurrens dexter

M. stylopharyngeus

N. glossopharyngeus [IX], R. pharyngeus

N. laryngeus recurrens sinister

Ansicht von dorsal
Posterior view

Innervation des Pharynx, Ansicht von lateral
Innervation of the pharynx (lateral view)

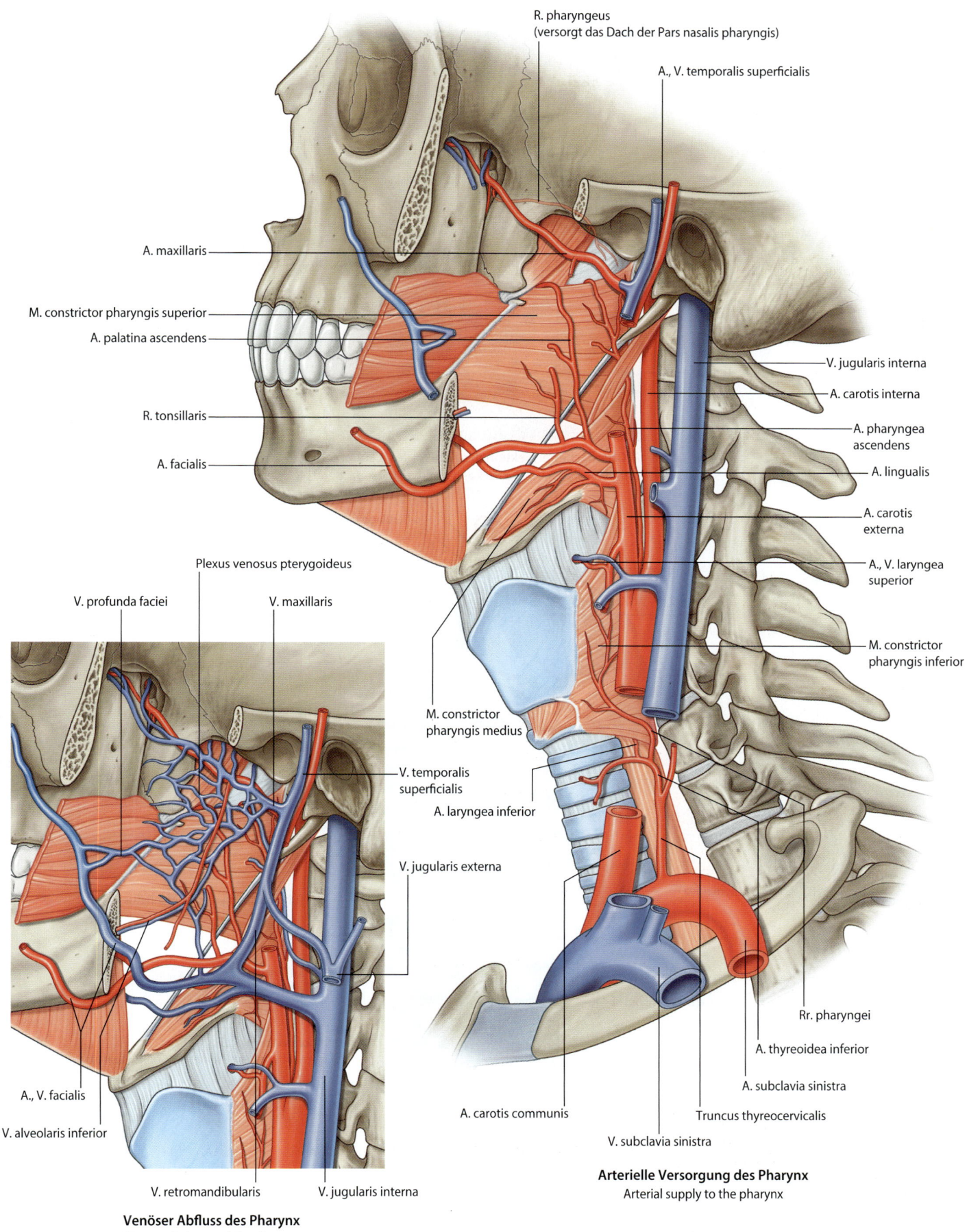

R. pharyngeus
(versorgt das Dach der Pars nasalis pharyngis)

A., V. temporalis superficialis

A. maxillaris

M. constrictor pharyngis superior

A. palatina ascendens

V. jugularis interna

A. carotis interna

A. pharyngea
ascendens

R. tonsillaris

A. facialis

A. lingualis

A. carotis
externa

A., V. laryngea
superior

Plexus venosus pterygoideus

V. profunda faciei

V. maxillaris

M. constrictor
pharyngis inferior

M. constrictor
pharyngis medius

V. temporalis
superficialis

A. laryngea inferior

V. jugularis externa

A., V. facialis

A., V. alveolaris inferior

Rr. pharyngei

A. thyreoidea inferior

A. subclavia sinistra

V. retromandibularis

V. jugularis interna

A. carotis communis

V. subclavia sinistra

Truncus thyreocervicalis

Venöser Abfluss des Pharynx
Venous drainage of the pharynx

Arterielle Versorgung des Pharynx
Arterial supply to the pharynx

509

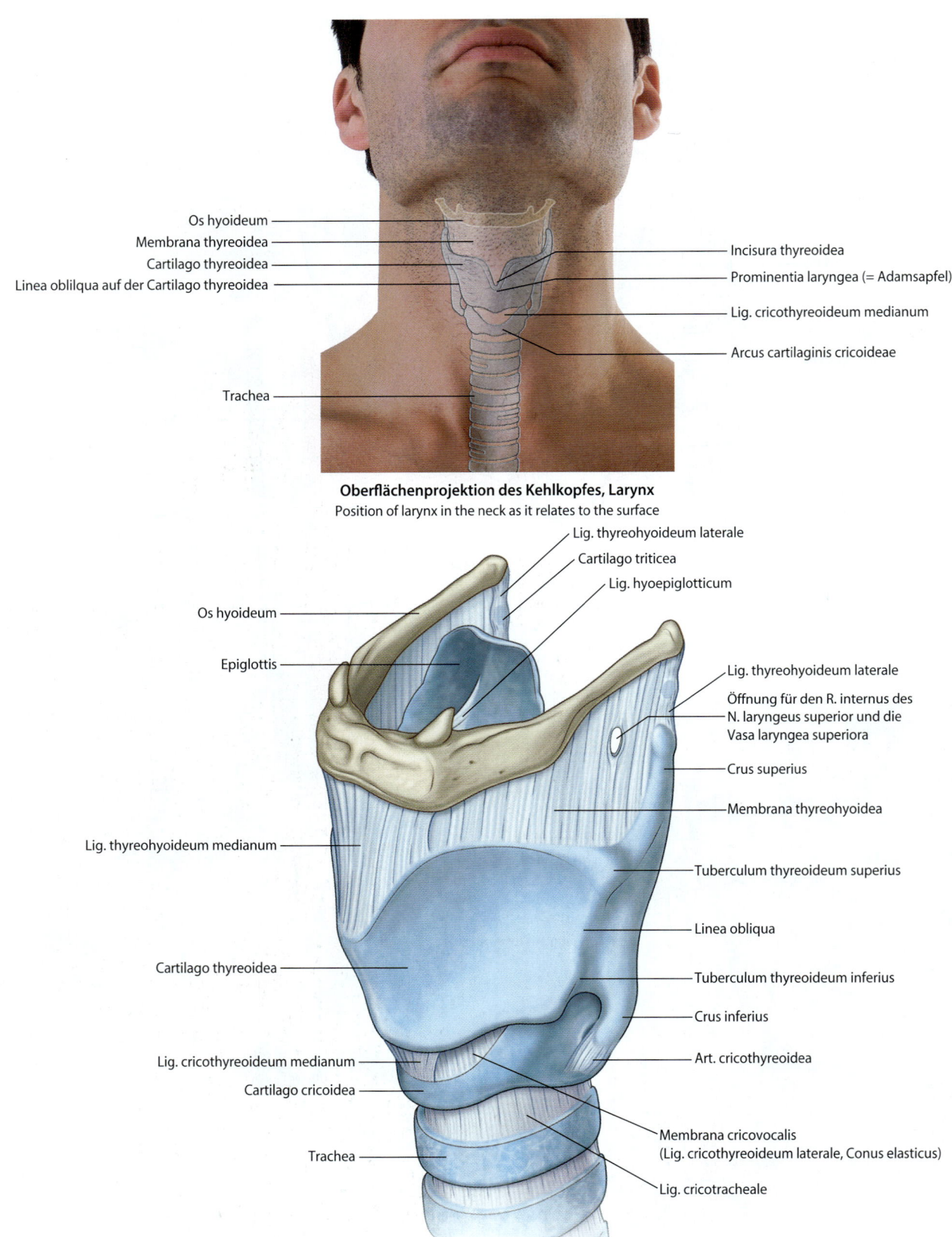

Os hyoideum

Membrana thyreoidea

Cartilago thyreoidea

Linea oblilqua auf der Cartilago thyreoidea

Trachea

Incisura thyreoidea

Prominentia laryngea (= Adamsapfel)

Lig. cricothyreoideum medianum

Arcus cartilaginis cricoideae

Oberflächenprojektion des Kehlkopfes, Larynx
Position of larynx in the neck as it relates to the surface

Lig. thyreohyoideum laterale

Cartilago triticea

Lig. hyoepiglotticum

Os hyoideum

Epiglottis

Lig. thyreohyoideum medianum

Cartilago thyreoidea

Lig. cricothyreoideum medianum

Cartilago cricoidea

Trachea

Lig. thyreohyoideum laterale

Öffnung für den R. internus des N. laryngeus superior und die Vasa laryngea superiora

Crus superius

Membrana thyreohyoidea

Tuberculum thyreoideum superius

Linea obliqua

Tuberculum thyreoideum inferius

Crus inferius

Art. cricothyreoidea

Membrana cricovocalis
(Lig. cricothyreoideum laterale, Conus elasticus)

Lig. cricotracheale

Äußere Merkmale des Kehlkopfes, Larynx, Ansicht von antero-lateral
External features of the larynx (anterolateral view)

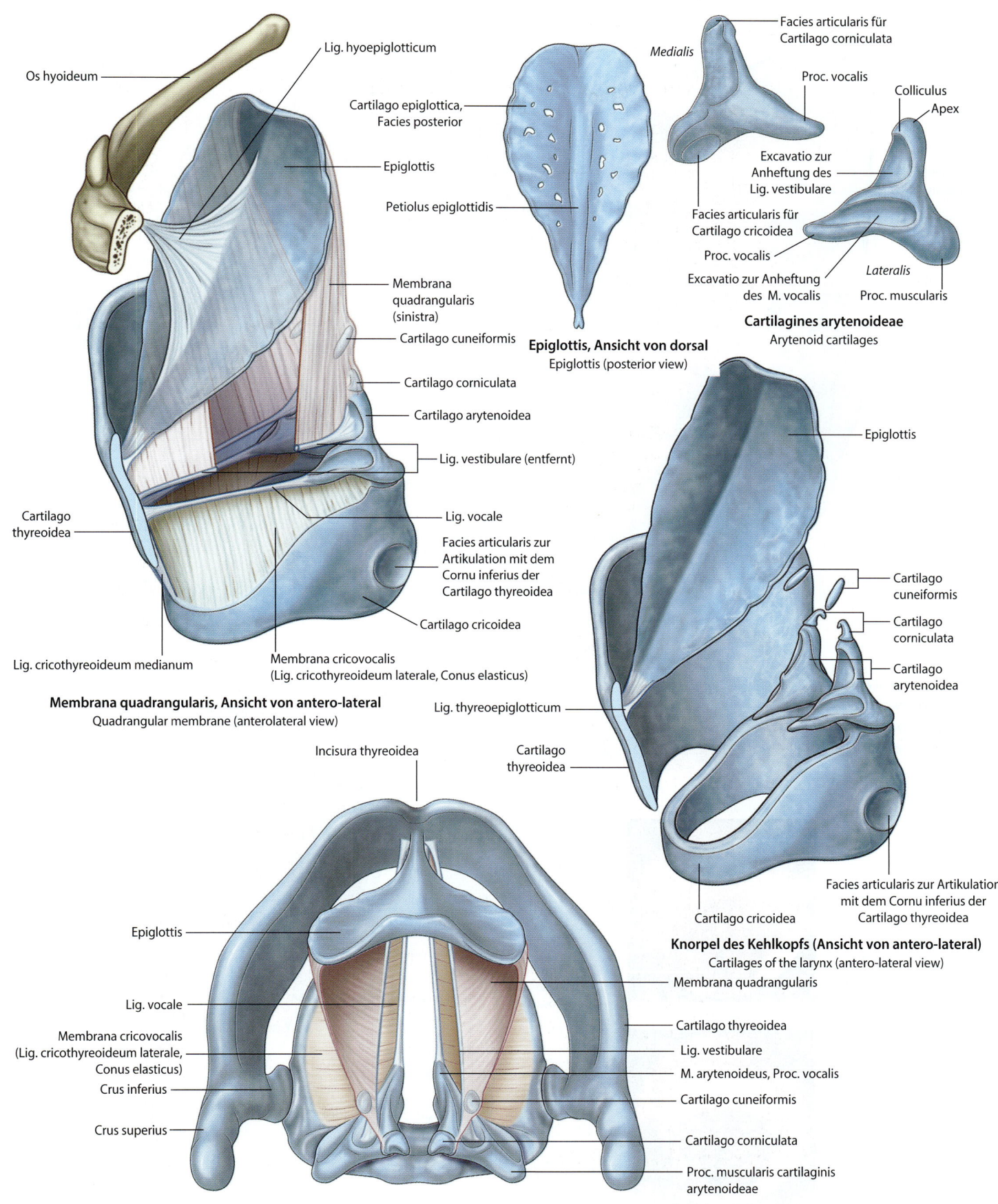

Os hyoideum

Lig. hyoepiglotticum

Cartilago epiglottica, Facies posterior

Epiglottis

Petiolus epiglottidis

Membrana quadrangularis (sinistra)

Cartilago cuneiformis

Cartilago corniculata

Cartilago arytenoidea

Lig. vestibulare (entfernt)

Lig. vocale

Facies articularis zur Artikulation mit dem Cornu inferius der Cartilago thyreoidea

Cartilago cricoidea

Cartilago thyreoidea

Lig. cricothyreoideum medianum

Membrana cricovocalis (Lig. cricothyreoideum laterale, Conus elasticus)

Membrana quadrangularis, Ansicht von antero-lateral
Quadrangular membrane (anterolateral view)

Medialis

Facies articularis für Cartilago corniculata

Proc. vocalis

Colliculus

Apex

Excavatio zur Anheftung des Lig. vestibulare

Facies articularis für Cartilago cricoidea

Proc. vocalis

Excavatio zur Anheftung des M. vocalis

Lateralis

Proc. muscularis

Cartilagines arytenoideae
Arytenoid cartilages

Epiglottis, Ansicht von dorsal
Epiglottis (posterior view)

Epiglottis

Cartilago cuneiformis

Cartilago corniculata

Cartilago arytenoidea

Lig. thyreoepiglotticum

Cartilago thyreoidea

Cartilago cricoidea

Facies articularis zur Artikulation mit dem Cornu inferius der Cartilago thyreoidea

Knorpel des Kehlkopfs (Ansicht von antero-lateral)
Cartilages of the larynx (antero-lateral view)

Incisura thyreoidea

Epiglottis

Lig. vocale

Membrana cricovocalis (Lig. cricothyreoideum laterale, Conus elasticus)

Crus inferius

Crus superius

Membrana quadrangularis

Cartilago thyreoidea

Lig. vestibulare

M. arytenoideus, Proc. vocalis

Cartilago cuneiformis

Cartilago corniculata

Proc. muscularis cartilaginis arytenoideae

Membrana fibroelastica laryngis, Ansicht von kranial
Fibro-elastic membrane of the larynx (superior view)

511

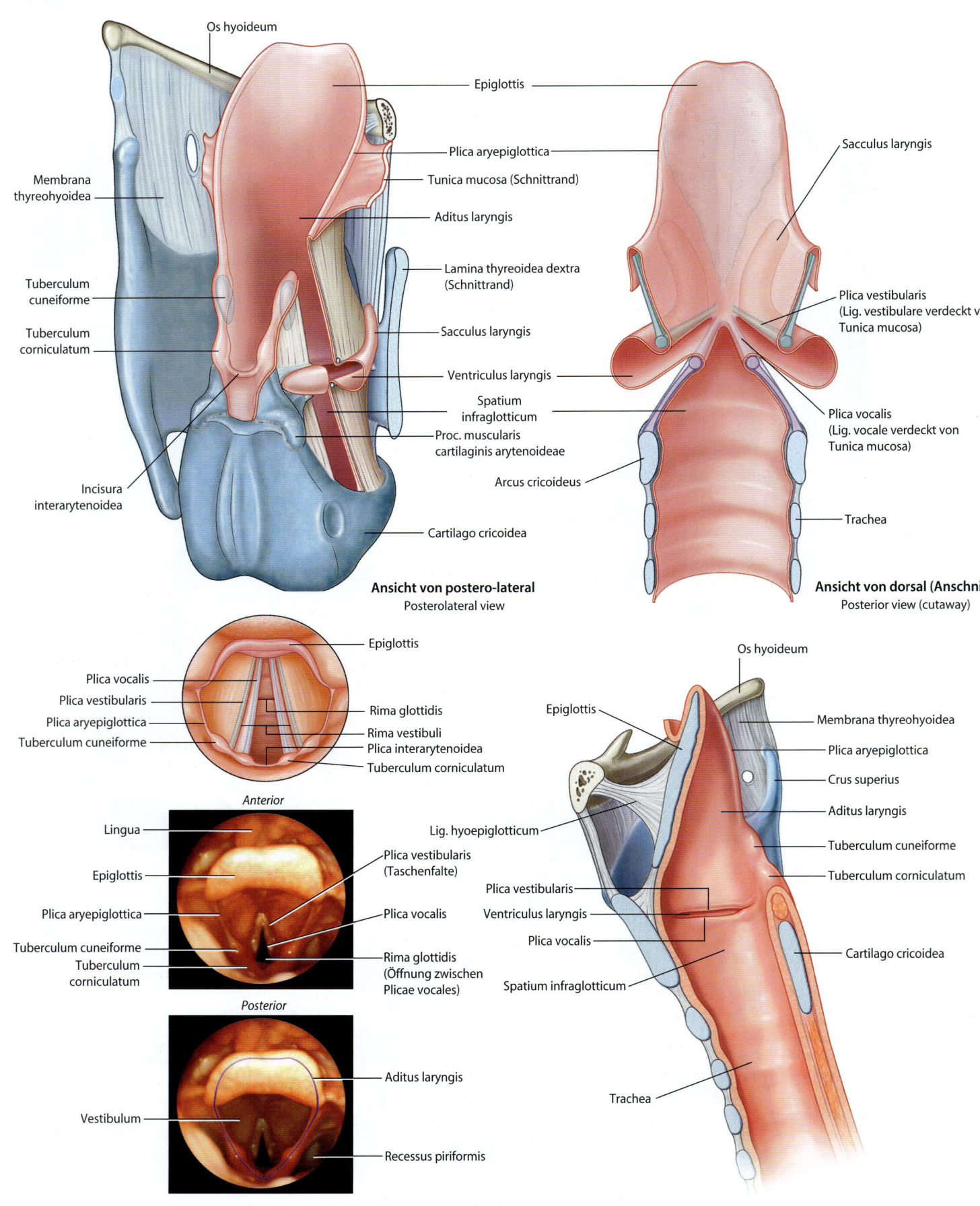

Os hyoideum

Membrana thyreohyoidea

Tuberculum cuneiforme

Tuberculum corniculatum

Incisura interarytenoidea

Epiglottis

Plica aryepiglottica

Tunica mucosa (Schnittrand)

Aditus laryngis

Lamina thyreoidea dextra (Schnittrand)

Sacculus laryngis

Ventriculus laryngis

Spatium infraglotticum

Proc. muscularis cartilaginis arytenoideae

Cartilago cricoidea

Ansicht von postero-lateral
Posterolateral view

Sacculus laryngis

Plica vestibularis (Lig. vestibulare verdeckt von Tunica mucosa)

Plica vocalis (Lig. vocale verdeckt von Tunica mucosa)

Arcus cricoideus

Trachea

Ansicht von dorsal (Anschnitt)
Posterior view (cutaway)

Epiglottis

Plica vocalis
Plica vestibularis
Plica aryepiglottica
Tuberculum cuneiforme

Rima glottidis
Rima vestibuli
Plica interarytenoidea
Tuberculum corniculatum

Anterior

Lingua

Epiglottis

Plica aryepiglottica

Tuberculum cuneiforme
Tuberculum corniculatum

Plica vestibularis (Taschenfalte)

Plica vocalis

Rima glottidis (Öffnung zwischen Plicae vocales)

Posterior

Vestibulum

Aditus laryngis

Recessus piriformis

Blick von kranial in den Kehlkopfeingang
Superior view through the laryngeal inlet

Os hyoideum

Epiglottis

Lig. hyoepiglotticum

Plica vestibularis

Ventriculus laryngis

Plica vocalis

Spatium infraglotticum

Trachea

Membrana thyreohyoidea

Plica aryepiglottica

Crus superius

Aditus laryngis

Tuberculum cuneiforme

Tuberculum corniculatum

Cartilago cricoidea

Sagittalschnitt durch die Larynxhöhle
Sagittal section through laryngeal cavity

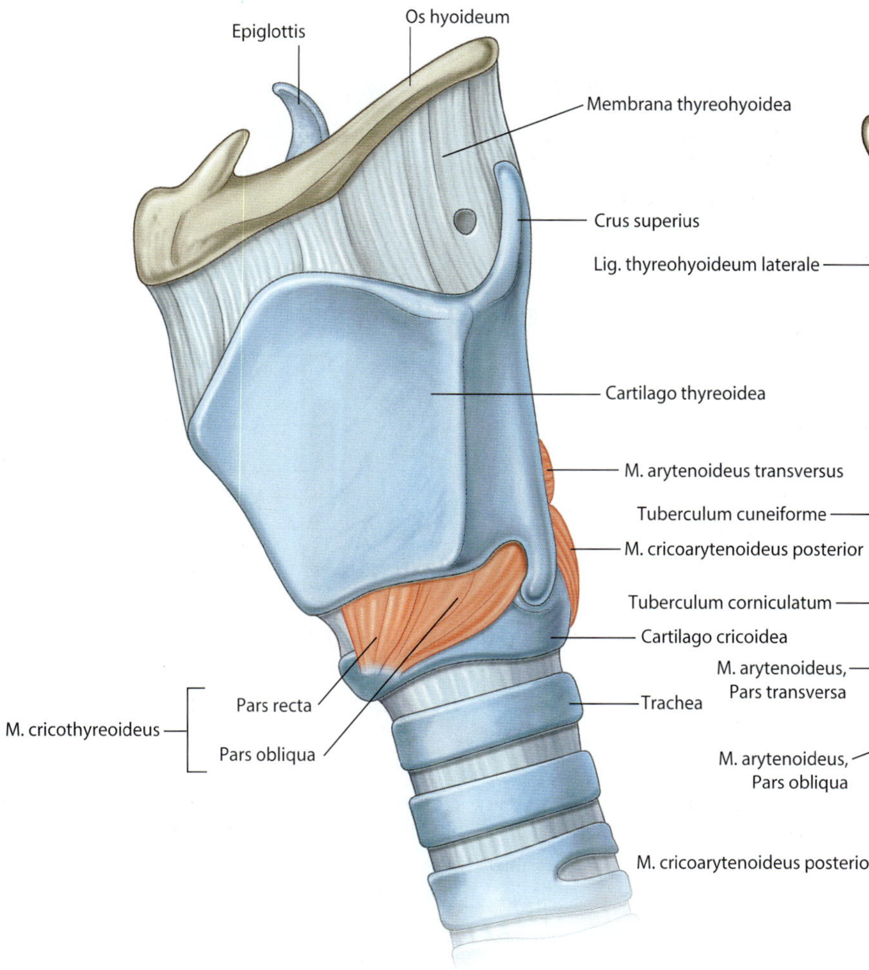

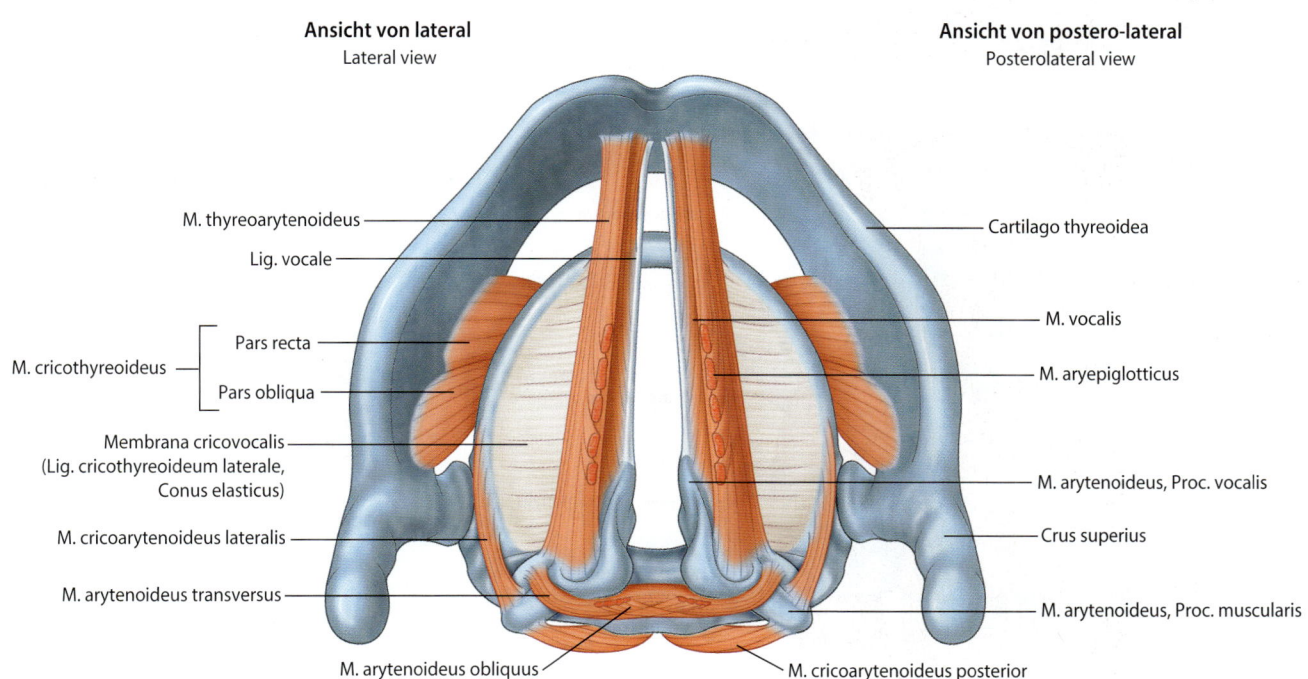

Epiglottis

Os hyoideum

Membrana thyreohyoidea

Crus superius

Lig. thyreohyoideum laterale

Cartilago thyreoidea

M. arytenoideus transversus

Tuberculum cuneiforme

M. cricoarytenoideus posterior

Tuberculum corniculatum

Cartilago cricoidea

M. arytenoideus, Pars transversa

Trachea

M. arytenoideus, Pars obliqua

M. cricothyreoideus

Pars recta

Pars obliqua

M. cricoarytenoideus posterior

Ansicht von lateral
Lateral view

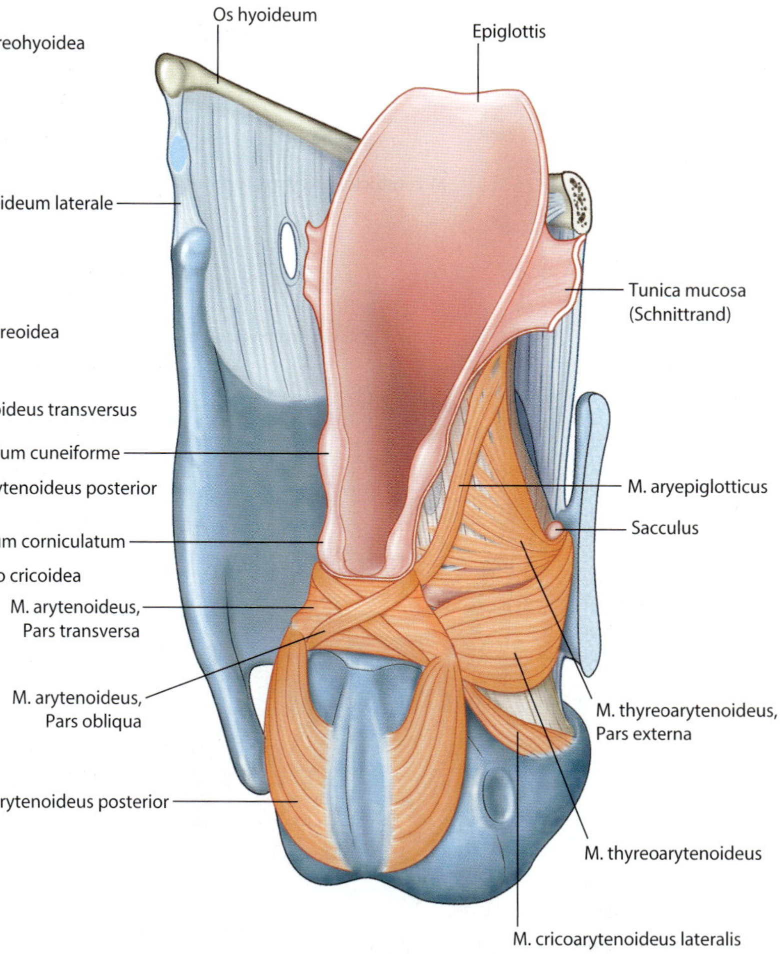

Os hyoideum

Epiglottis

Tunica mucosa (Schnittrand)

M. aryepiglotticus

Sacculus

M. thyreoarytenoideus, Pars externa

M. thyreoarytenoideus

M. cricoarytenoideus lateralis

Ansicht von postero-lateral
Posterolateral view

M. thyreoarytenoideus

Lig. vocale

Cartilago thyreoidea

M. cricothyreoideus

Pars recta

Pars obliqua

M. vocalis

M. aryepiglotticus

Membrana cricovocalis
(Lig. cricothyreoideum laterale,
Conus elasticus)

M. cricoarytenoideus lateralis

M. arytenoideus, Proc. vocalis

Crus superius

M. arytenoideus transversus

M. arytenoideus, Proc. muscularis

M. arytenoideus obliquus

M. cricoarytenoideus posterior

Ansicht von kranial
Superior view

513

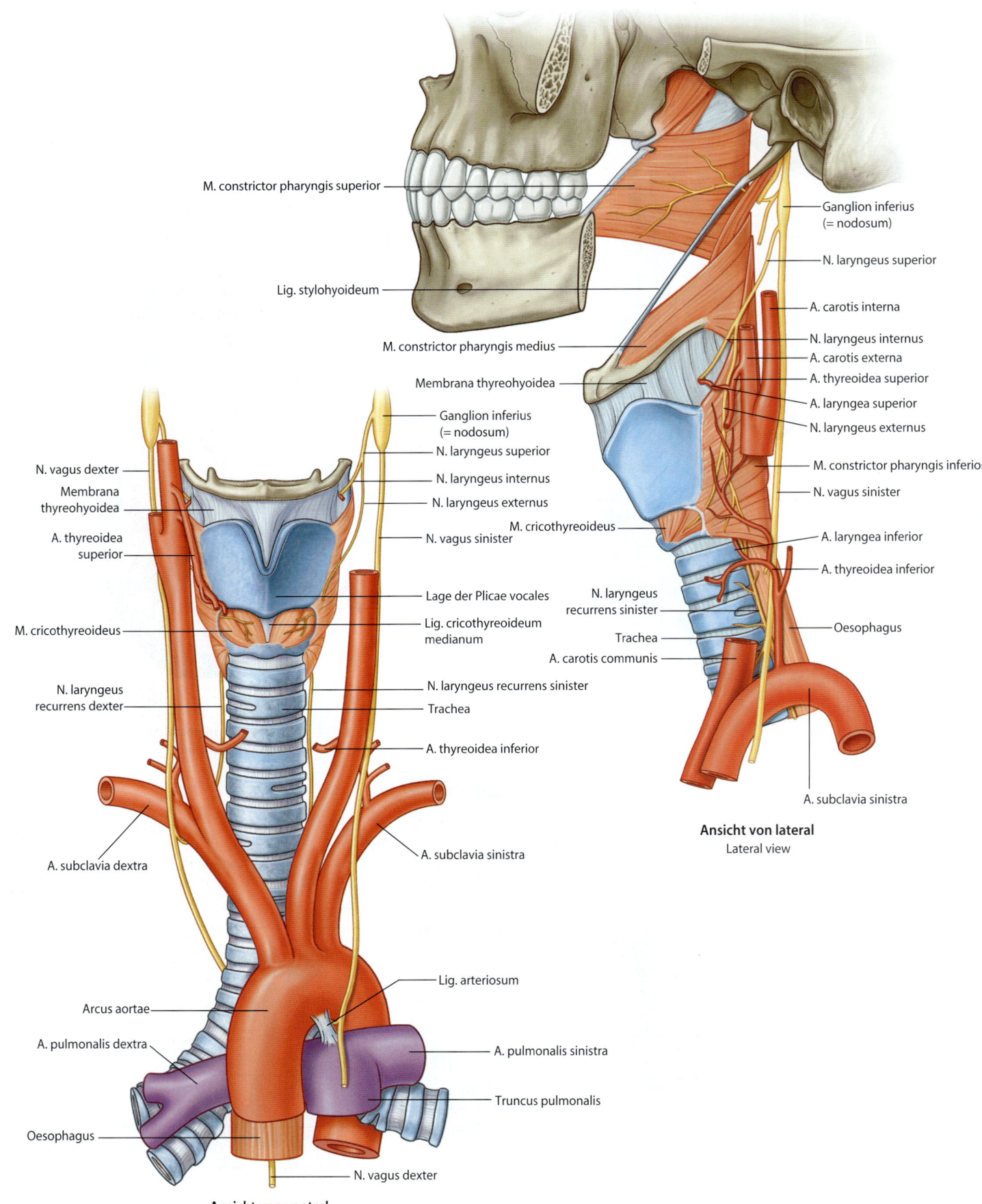

M. constrictor pharyngis superior

Lig. stylohyoideum

M. constrictor pharyngis medius

Membrana thyreohyoidea

Ganglion inferius
(= nodosum)

N. laryngeus superior

N. laryngeus internus

N. laryngeus externus

M. cricothyreoideus

N. vagus sinister

Lage der Plicae vocales

Lig. cricothyreoideum
medianum

N. laryngeus recurrens sinister

Trachea

A. thyreoidea inferior

A. subclavia sinistra

N. vagus dexter

Membrana
thyreohyoidea

A. thyreoidea
superior

M. cricothyreoideus

N. laryngeus
recurrens dexter

A. subclavia dextra

Arcus aortae

A. pulmonalis dextra

Oesophagus

Lig. arteriosum

A. pulmonalis sinistra

Truncus pulmonalis

N. vagus dexter

Ansicht von ventral
Anterior view

Ganglion inferius
(= nodosum)

N. laryngeus superior

A. carotis interna

N. laryngeus internus
A. carotis externa
A. thyreoidea superior
A. laryngea superior
N. laryngeus externus

M. constrictor pharyngis inferior

N. vagus sinister

A. laryngea inferior

A. thyreoidea inferior

Oesophagus

N. laryngeus
recurrens sinister

Trachea

A. carotis communis

A. subclavia sinistra

Ansicht von lateral
Lateral view

514

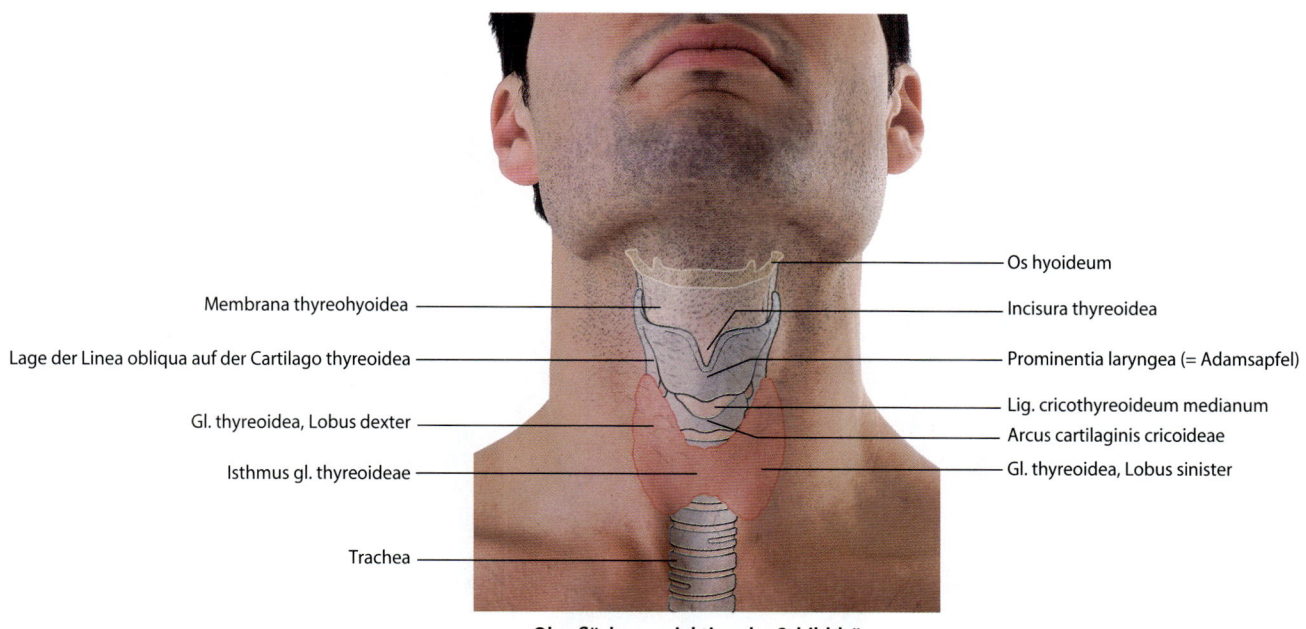

Membrana thyreohyoidea

Lage der Linea obliqua auf der Cartilago thyreoidea

Gl. thyreoidea, Lobus dexter

Isthmus gl. thyreoideae

Trachea

Os hyoideum

Incisura thyreoidea

Prominentia laryngea (= Adamsapfel)

Lig. cricothyreoideum medianum

Arcus cartilaginis cricoideae

Gl. thyreoidea, Lobus sinister

Oberflächenprojektion der Schilddrüse
Thyroid gland as it relates to surface

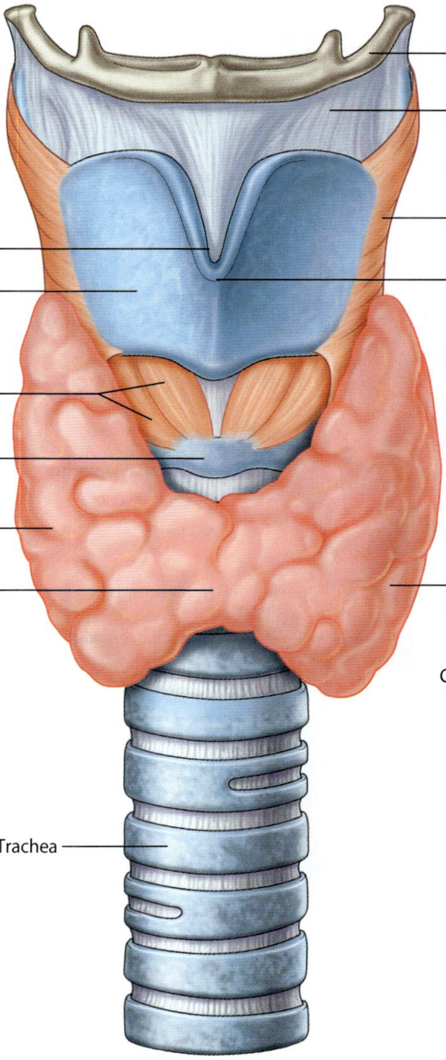

Incisura thyreoidea

Cartilago thyreoidea

M. cricothyreoideus

Cartilago cricoidea

Gl. thyreoidea, Lobus dexter

Isthmus gl. thyreoidea

Trachea

Os hyoideum

Membrana thyreohyoidea

Raphe pharyngis

M. constrictor pharyngis inferior

Prominentia laryngea (= Adamsapfel)

M. cricopharyngeus

Gl. parathyreoidea superior (= Epithel-Körperchen)

Gl. thyreoidea, Lobus sinister

Gl. parathyreoidea inferior (= Epithel-Körperchen)

Oesophagus

Gl. thyreoidea, Lobus dexter

Trachea

Ansicht von ventral
Anterior view

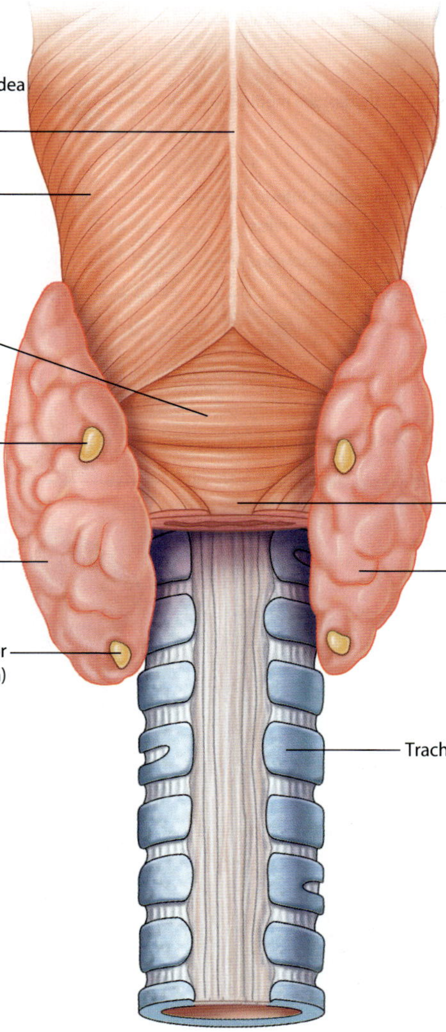

Ansicht von dorsal
Posterior view

515

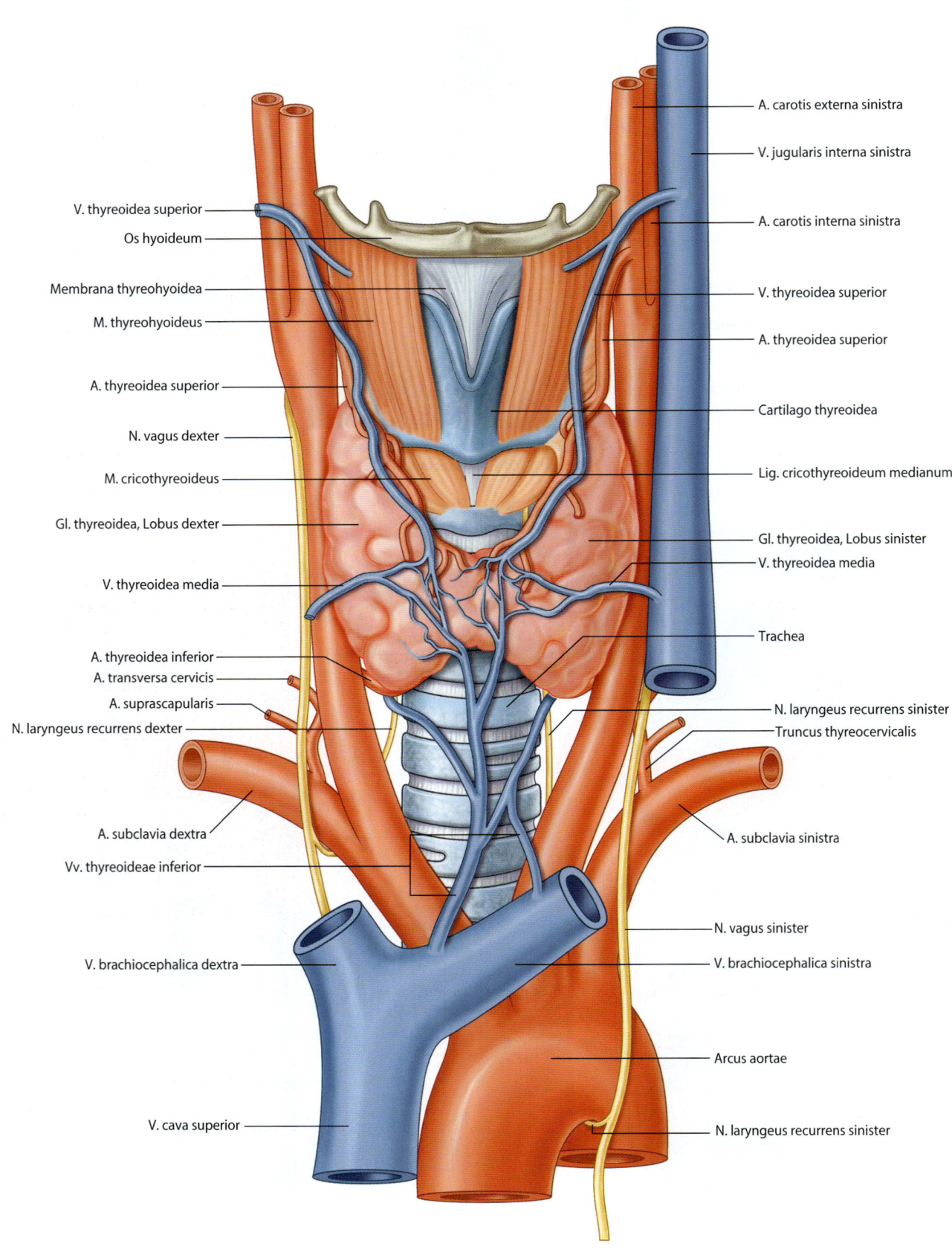

V. thyreoidea superior

Os hyoideum

Membrana thyreohyoidea

M. thyreohyoideus

A. thyreoidea superior

N. vagus dexter

M. cricothyreoideus

Gl. thyreoidea, Lobus dexter

V. thyreoidea media

A. thyreoidea inferior

A. transversa cervicis

A. suprascapularis

N. laryngeus recurrens dexter

A. subclavia dextra

Vv. thyreoideae inferior

V. brachiocephalica dextra

V. cava superior

A. carotis externa sinistra

V. jugularis interna sinistra

A. carotis interna sinistra

V. thyreoidea superior

A. thyreoidea superior

Cartilago thyreoidea

Lig. cricothyreoideum medianum

Gl. thyreoidea, Lobus sinister

V. thyreoidea media

Trachea

N. laryngeus recurrens sinister

Truncus thyreocervicalis

A. subclavia sinistra

N. vagus sinister

V. brachiocephalica sinistra

Arcus aortae

N. laryngeus recurrens sinister

Ansicht von ventral
Anterior view

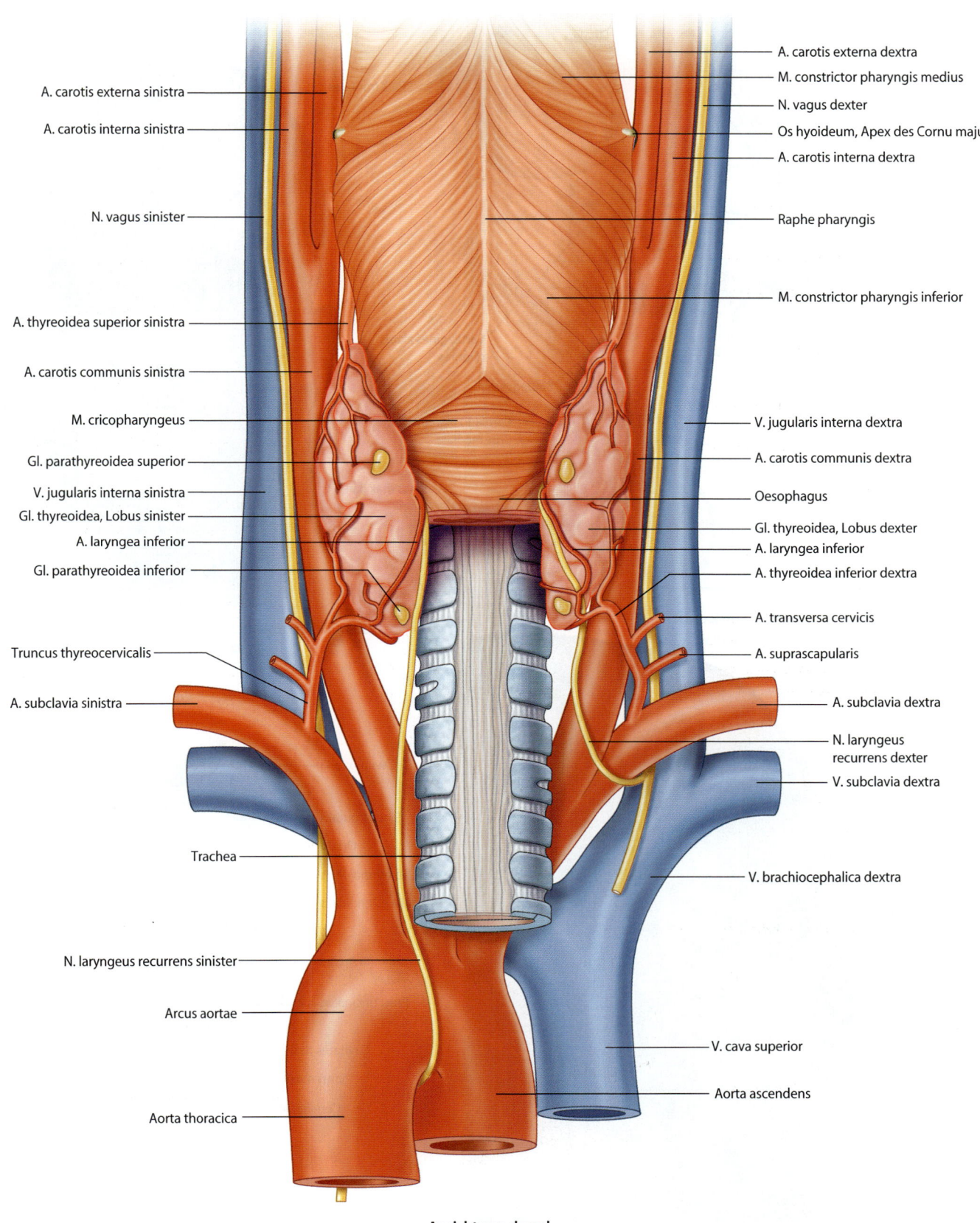

A. carotis externa sinistra

A. carotis interna sinistra

N. vagus sinister

A. thyreoidea superior sinistra

A. carotis communis sinistra

M. cricopharyngeus

Gl. parathyreoidea superior

V. jugularis interna sinistra

Gl. thyreoidea, Lobus sinister

A. laryngea inferior

Gl. parathyreoidea inferior

Truncus thyreocervicalis

A. subclavia sinistra

Trachea

N. laryngeus recurrens sinister

Arcus aortae

Aorta thoracica

A. carotis externa dextra

M. constrictor pharyngis medius

N. vagus dexter

Os hyoideum, Apex des Cornu majus

A. carotis interna dextra

Raphe pharyngis

M. constrictor pharyngis inferior

V. jugularis interna dextra

A. carotis communis dextra

Oesophagus

Gl. thyreoidea, Lobus dexter

A. laryngea inferior

A. thyreoidea inferior dextra

A. transversa cervicis

A. suprascapularis

A. subclavia dextra

N. laryngeus recurrens dexter

V. subclavia dextra

V. brachiocephalica dextra

V. cava superior

Aorta ascendens

Ansicht von dorsal
Posterior view

517

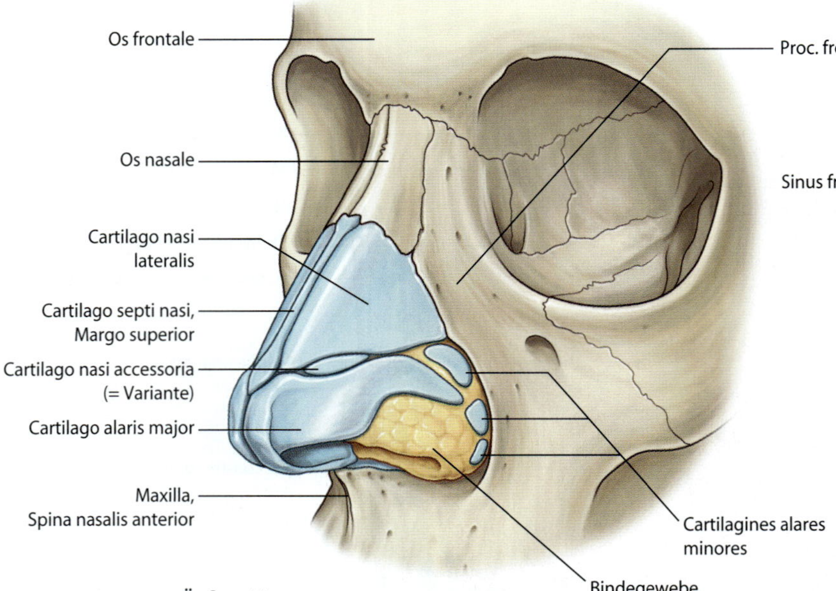

Os frontale

Os nasale

Cartilago nasi
lateralis

Cartilago septi nasi,
Margo superior

Cartilago nasi accessoria
(= Variante)

Cartilago alaris major

Maxilla,
Spina nasalis anterior

Proc. frontalis maxillae

Cartilagines alares
minores

Bindegewebe

Äußere Nase
External nose

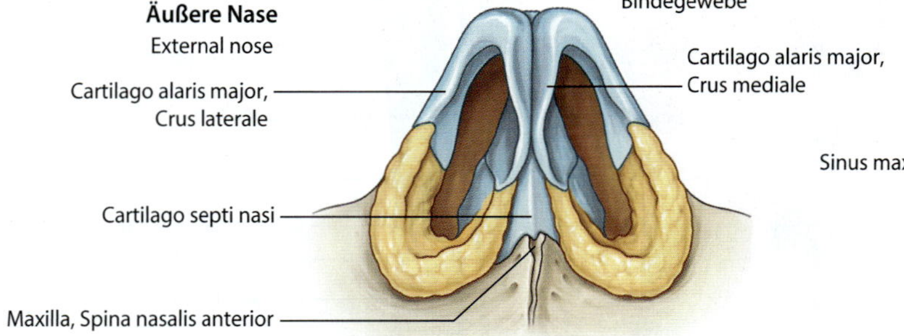

Cartilago alaris major,
Crus laterale

Cartilago alaris major,
Crus mediale

Cartilago septi nasi

Maxilla, Spina nasalis anterior

Ansicht von kaudal
Inferior view

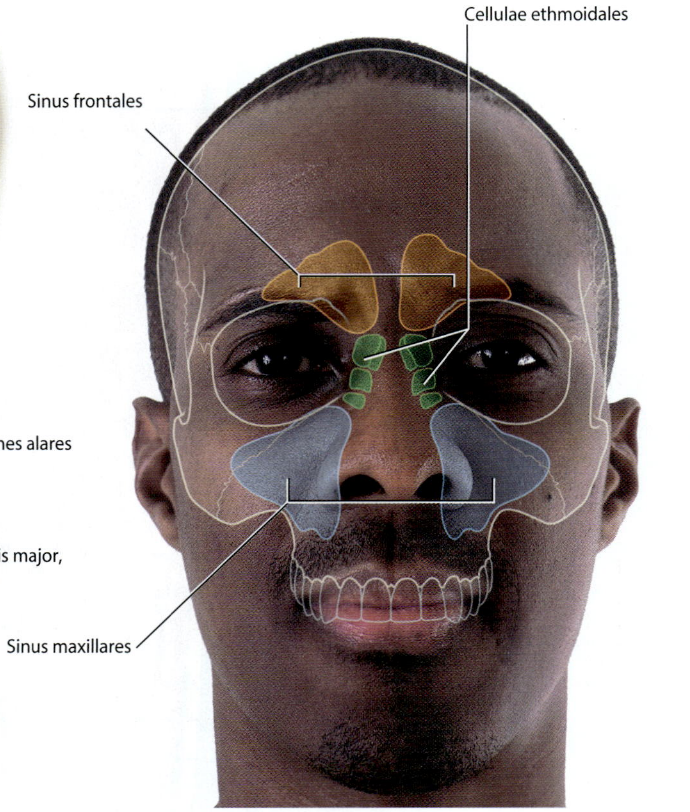

Cellulae ethmoidales

Sinus frontales

Sinus maxillares

Oberflächenprojektion der Nasennebenhöhlen, Ansicht von ventral
Paranasal sinuses (anterior view)

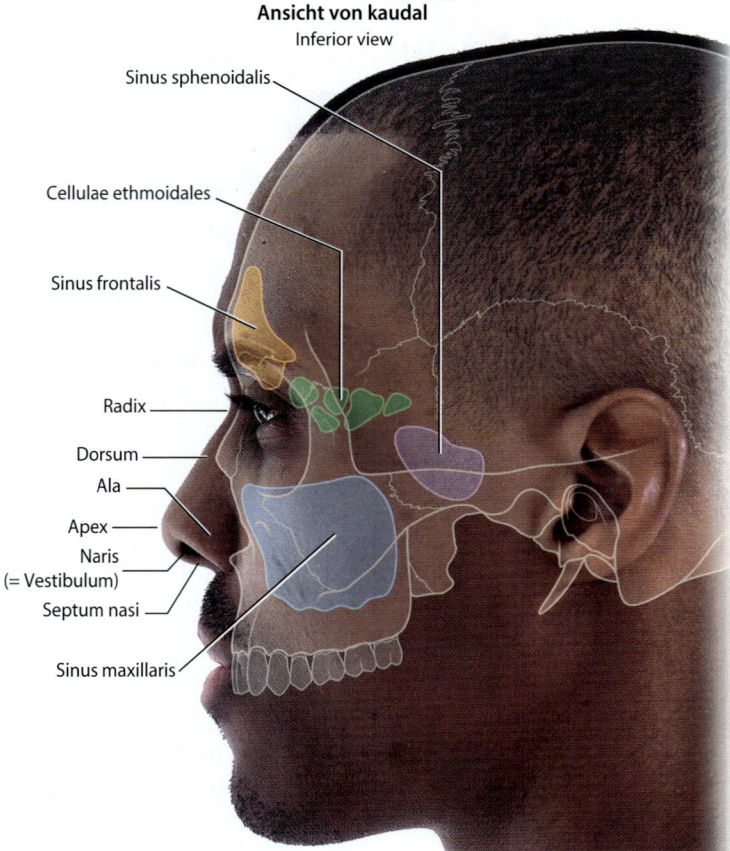

Sinus sphenoidalis

Cellulae ethmoidales

Sinus frontalis

Radix

Dorsum

Ala

Apex

Naris
(= Vestibulum)

Septum nasi

Sinus maxillaris

Oberflächenprojektion der Nasennebenhöhlen, Ansicht von lateral
Surface anatomy of nose and paranasal sinuses (lateral view)

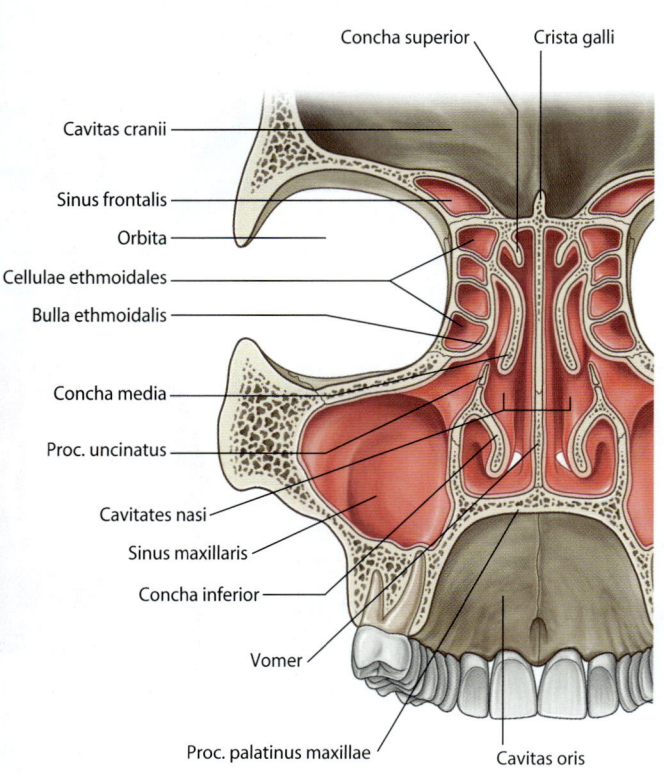

Concha superior

Crista galli

Cavitas cranii

Sinus frontalis

Orbita

Cellulae ethmoidales

Bulla ethmoidalis

Concha media

Proc. uncinatus

Cavitates nasi

Sinus maxillaris

Concha inferior

Vomer

Proc. palatinus maxillae

Cavitas oris

Koronarschnitt durch die Nasenhöhle, Ansicht von dorsal
Coronal section through nasal cavity (posterior view)

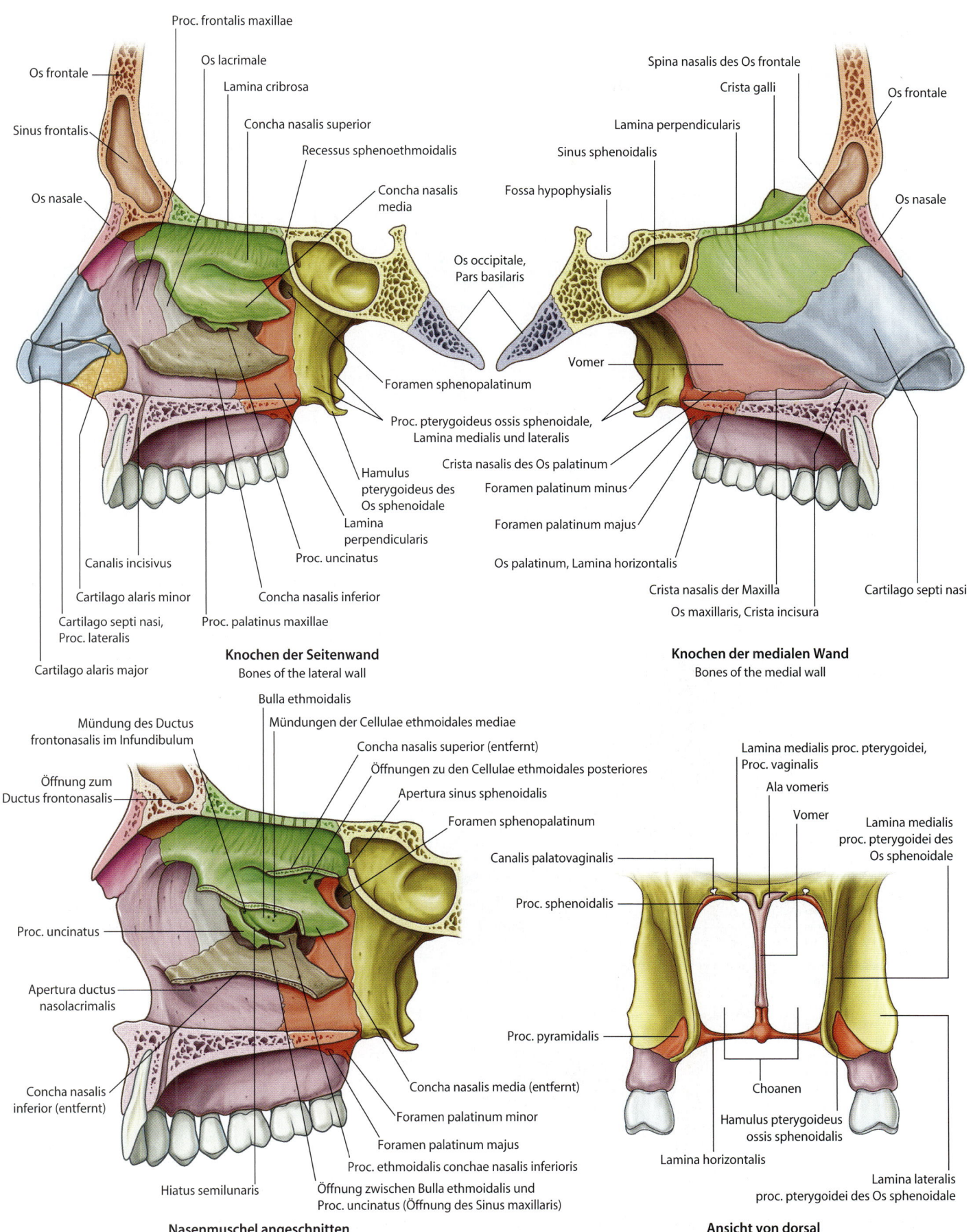

Proc. frontalis maxillae

Os frontale

Sinus frontalis

Os nasale

Os lacrimale

Lamina cribrosa

Concha nasalis superior

Recessus sphenoethmoidalis

Concha nasalis media

Os occipitale, Pars basilaris

Foramen sphenopalatinum

Proc. pterygoideus ossis sphenoidale, Lamina medialis und lateralis

Hamulus pterygoideus des Os sphenoidale

Lamina perpendicularis

Proc. uncinatus

Concha nasalis inferior

Proc. palatinus maxillae

Canalis incisivus

Cartilago alaris minor

Cartilago septi nasi, Proc. lateralis

Cartilago alaris major

Knochen der Seitenwand
Bones of the lateral wall

Spina nasalis des Os frontale

Crista galli

Lamina perpendicularis

Sinus sphenoidalis

Fossa hypophysialis

Os frontale

Os nasale

Vomer

Crista nasalis des Os palatinum

Foramen palatinum minus

Foramen palatinum majus

Os palatinum, Lamina horizontalis

Crista nasalis der Maxilla

Os maxillaris, Crista incisura

Cartilago septi nasi

Knochen der medialen Wand
Bones of the medial wall

Bulla ethmoidalis

Mündung des Ductus frontonasalis im Infundibulum

Mündungen der Cellulae ethmoidales mediae

Concha nasalis superior (entfernt)

Öffnungen zu den Cellulae ethmoidales posteriores

Apertura sinus sphenoidalis

Foramen sphenopalatinum

Öffnung zum Ductus frontonasalis

Proc. uncinatus

Apertura ductus nasolacrimalis

Concha nasalis inferior (entfernt)

Concha nasalis media (entfernt)

Foramen palatinum minor

Foramen palatinum majus

Proc. ethmoidalis conchae nasalis inferioris

Öffnung zwischen Bulla ethmoidalis und Proc. uncinatus (Öffnung des Sinus maxillaris)

Hiatus semilunaris

Nasenmuschel angeschnitten
Concha cut away

Lamina medialis proc. pterygoidei, Proc. vaginalis

Ala vomeris

Vomer

Lamina medialis proc. pterygoidei des Os sphenoidale

Canalis palatovaginalis

Proc. sphenoidalis

Proc. pyramidalis

Proc. pyramidalis

Choanen

Hamulus pterygoideus ossis sphenoidalis

Lamina horizontalis

Lamina lateralis proc. pterygoidei des Os sphenoidale

Ansicht von dorsal
Posterior view

519

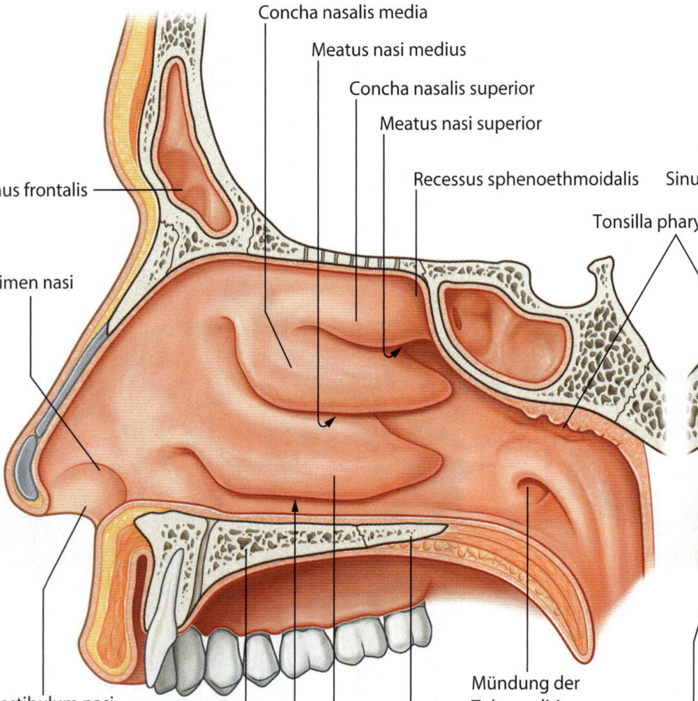

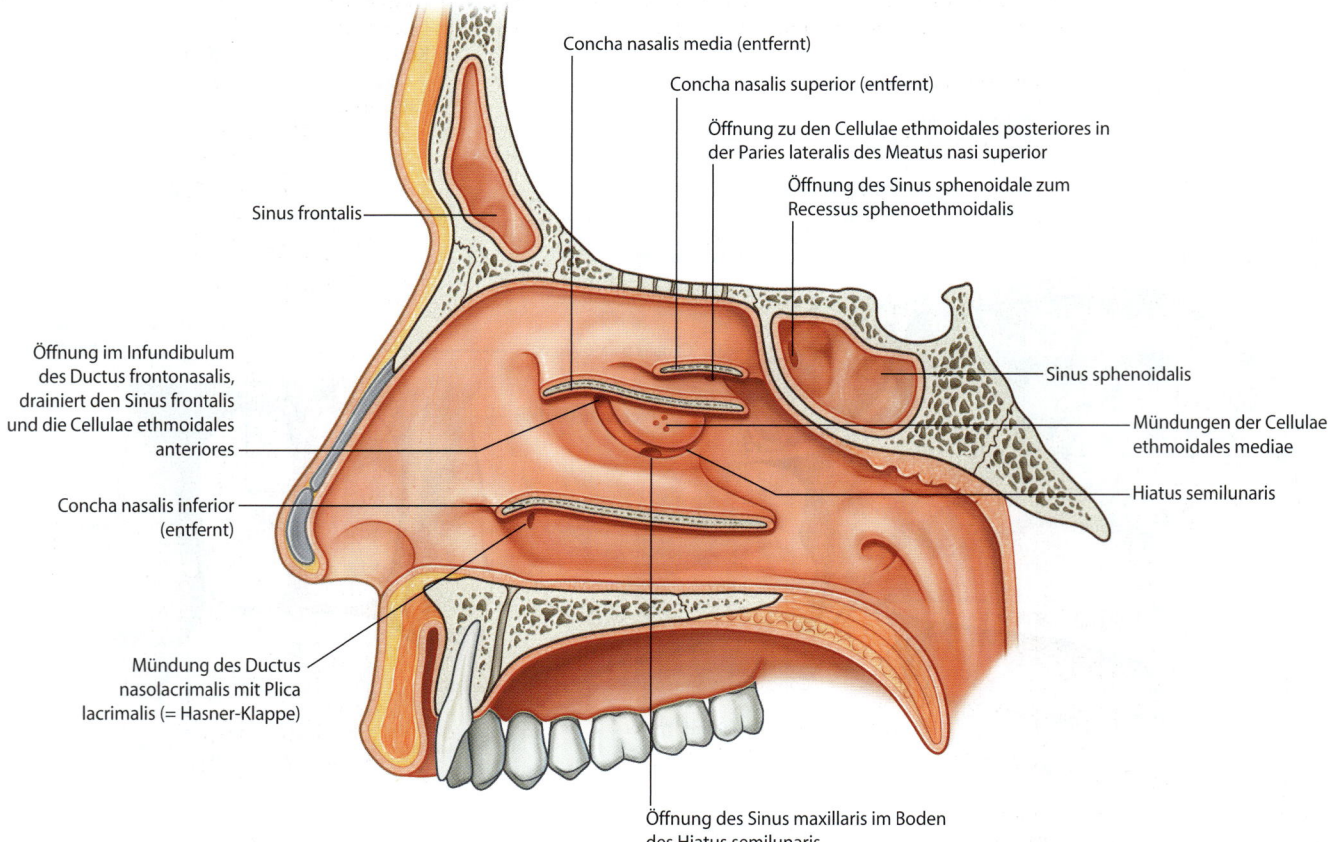

Concha nasalis media

Meatus nasi medius

Concha nasalis superior

Meatus nasi superior

Recessus sphenoethmoidalis

Tonsilla pharyngea

Sinus frontalis

Crista galli

Septum nasi

Sinus sphenoidalis

Sinus frontalis

Limen nasi

Vestibulum nasi

Proc. palatinus maxillae

Meatus nasi inferior

Concha nasalis inferior

Os palatinum, Lamina horizontalis

Mündung der Tuba auditiva

Recessus pharyngeus

Torus tubarius

Choanen

Velum palatinum

Maxilla, Spina nasalis anterior

Laterale Wand der Nasenhöhle
Lateral wall of the nasal cavity

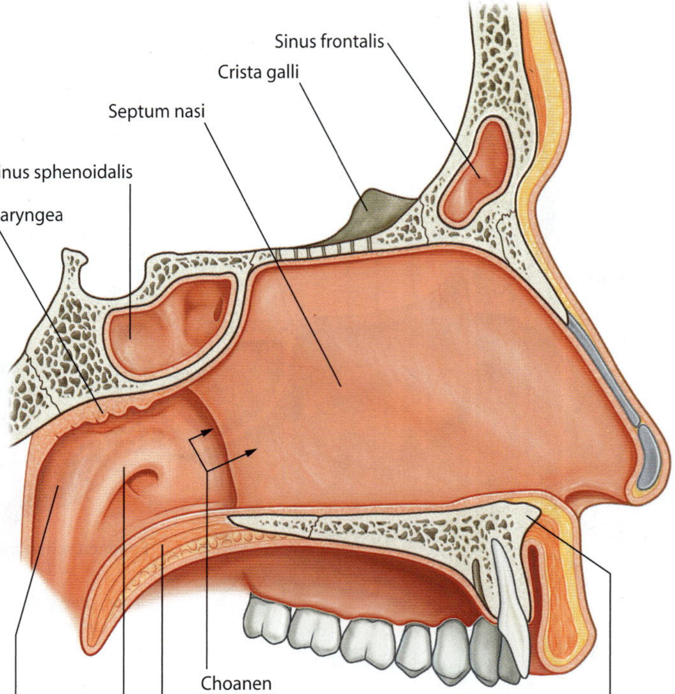

Mediale Wand der Nasenhöhle
Medial wall of the nasal cavity

Concha nasalis media (entfernt)

Concha nasalis superior (entfernt)

Öffnung zu den Cellulae ethmoidales posteriores in der Paries lateralis des Meatus nasi superior

Öffnung des Sinus sphenoidale zum Recessus sphenoethmoidalis

Sinus frontalis

Öffnung im Infundibulum des Ductus frontonasalis, drainiert den Sinus frontalis und die Cellulae ethmoidales anteriores

Concha nasalis inferior (entfernt)

Sinus sphenoidalis

Mündungen der Cellulae ethmoidales mediae

Hiatus semilunaris

Mündung des Ductus nasolacrimalis mit Plica lacrimalis (= Hasner-Klappe)

Öffnung des Sinus maxillaris im Boden des Hiatus semilunaris

Laterale Wand der Nasenhöhle, angeschnitten
Lateral wall of the nasal cavity, concha cut away

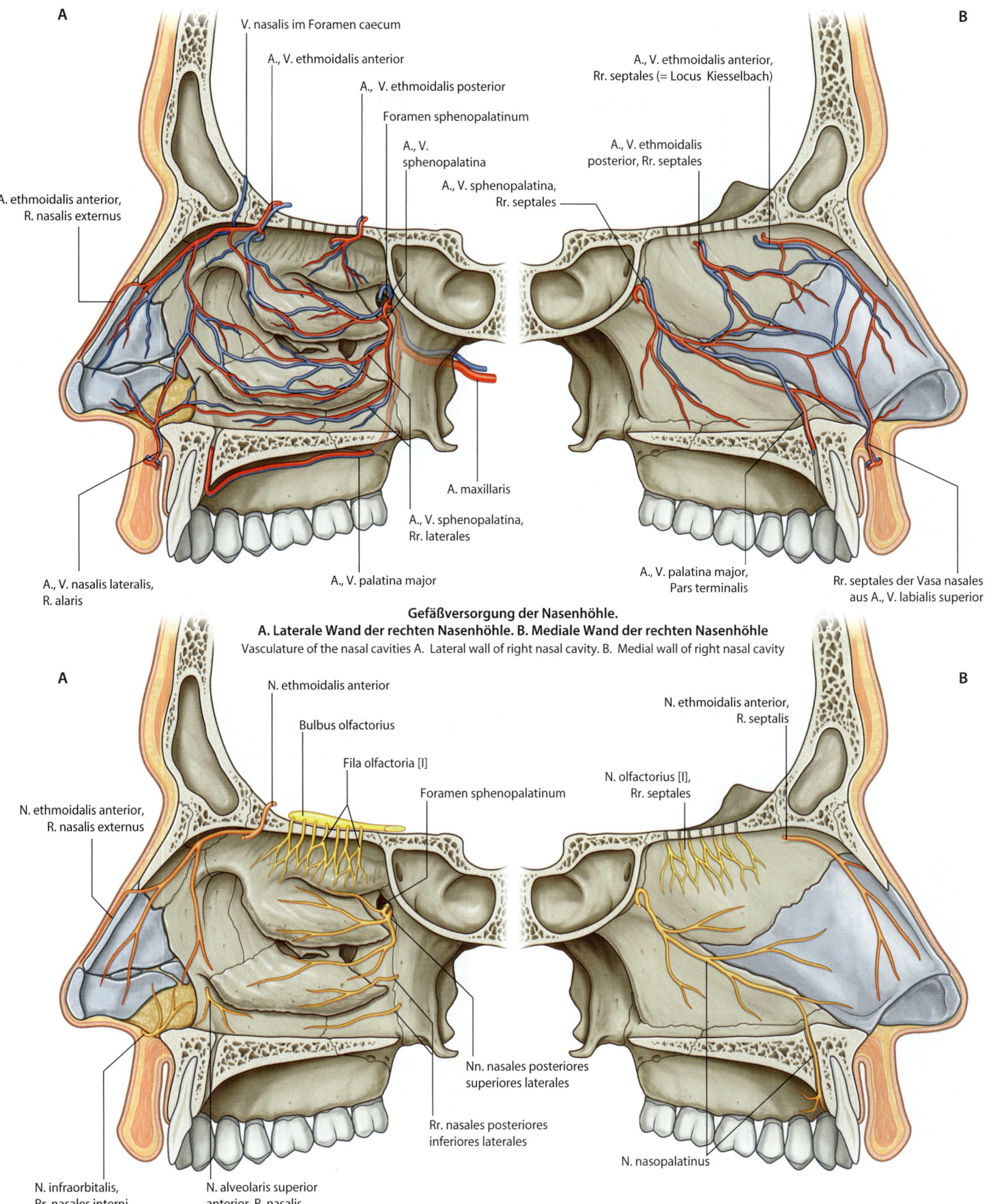

A

V. nasalis im Foramen caecum

A., V. ethmoidalis anterior

A., V. ethmoidalis posterior

Foramen sphenopalatinum

A., V. sphenopalatina

A., V. sphenopalatina, Rr. septales

A., V. ethmoidalis anterior, Rr. septales (= Locus Kiesselbach)

A., V. ethmoidalis posterior, Rr. septales

B

A. ethmoidalis anterior, R. nasalis externus

A. maxillaris

A., V. sphenopalatina, Rr. laterales

A., V. nasalis lateralis, R. alaris

A., V. palatina major

A., V. palatina major, Pars terminalis

Rr. septales der Vasa nasales aus A., V. labialis superior

Gefäßversorgung der Nasenhöhle.
A. Laterale Wand der rechten Nasenhöhle. B. Mediale Wand der rechten Nasenhöhle
Vasculature of the nasal cavities A. Lateral wall of right nasal cavity. B. Medial wall of right nasal cavity

A

N. ethmoidalis anterior

Bulbus olfactorius

Fila olfactoria [I]

Foramen sphenopalatinum

N. ethmoidalis anterior, R. septalis

N. olfactorius [I], Rr. septales

B

N. ethmoidalis anterior, R. nasalis externus

Nn. nasales posteriores superiores laterales

Rr. nasales posteriores inferiores laterales

N. nasopalatinus

N. infraorbitalis, Rr. nasales interni

N. alveolaris superior anterior, R. nasalis

Innervation der Nasenhöhle.
A. Laterale Wand der rechten Nasenhöhle. B. Mediale Wand der rechten Nasenhöhle
Innervation of the nasal cavities A. Lateral wall of right nasal cavity. B. Medial wall of right nasal cavity

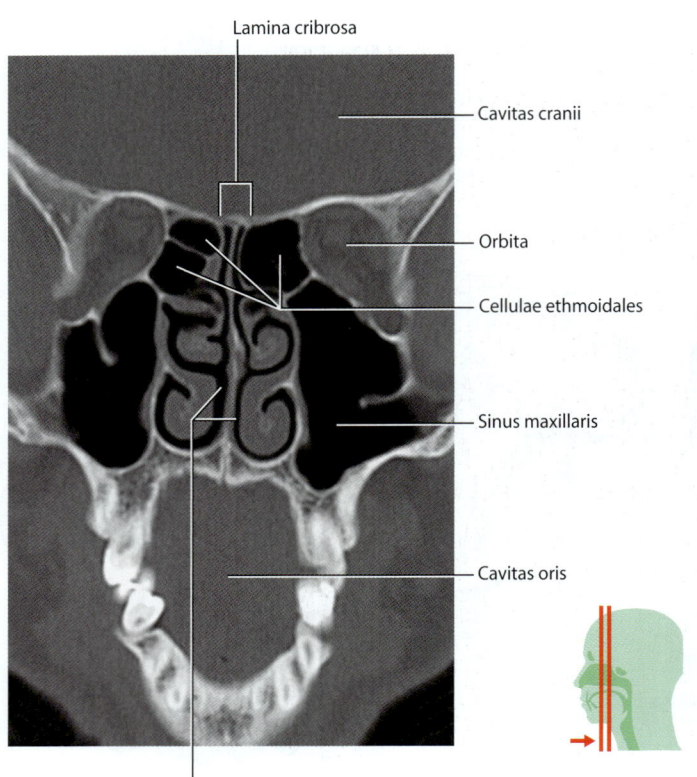

Lamina cribrosa

Cavitas cranii

Orbita

Cellulae ethmoidales

Sinus maxillaris

Cavitas oris

Cavitates nasi

**Sinus maxillaris und Cellulae ethmoidales, Ansicht von ventral;
CT in Koronarebene**
Anterior view of the maxillary sinus and ethmoidal cells. CT image in coronal plane

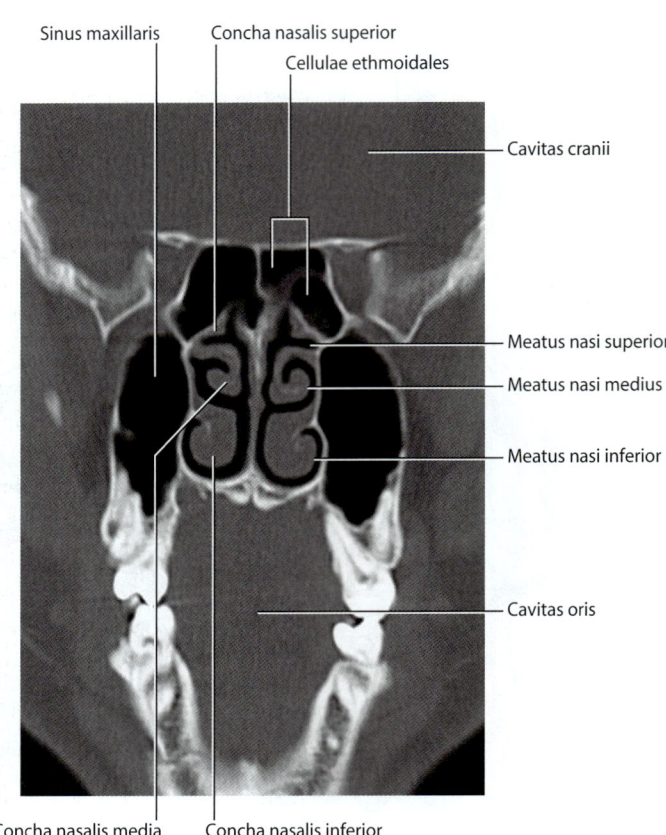

Sinus maxillaris

Concha nasalis superior

Cellulae ethmoidales

Cavitas cranii

Meatus nasi superior

Meatus nasi medius

Meatus nasi inferior

Cavitas oris

Concha nasalis media

Concha nasalis inferior

Sinus frontales, Ansicht von ventral; CT in Koronarebene
Anterior view looking into the nasal cavity showing the relationship of various
structures. CT image in coronal plane

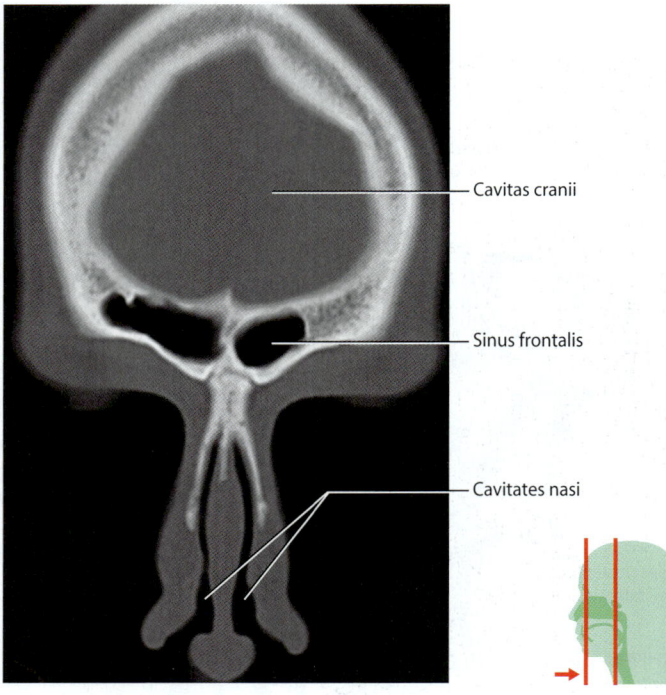

Cavitas cranii

Sinus frontalis

Cavitates nasi

Nasenhöhle, Ansicht von ventral; CT in Koronarebene
Anterior view of the frontal sinuses. CT image in coronal plane

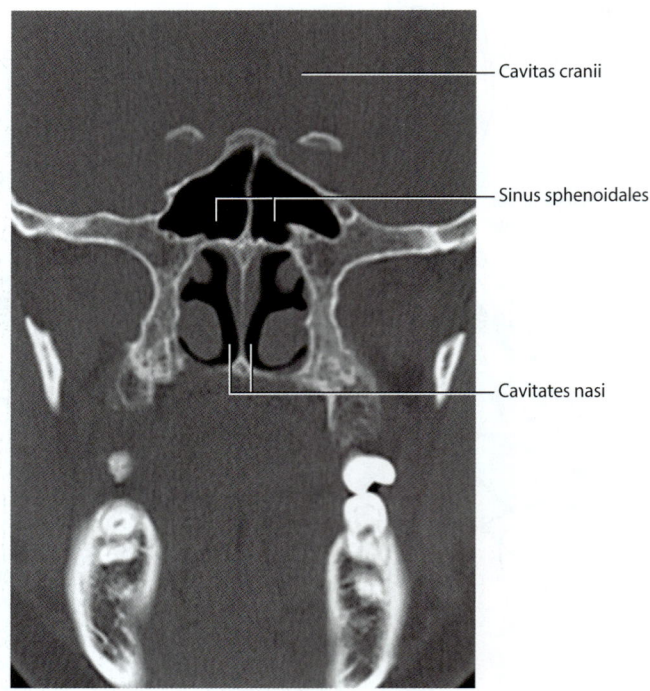

Cavitas cranii

Sinus sphenoidales

Cavitates nasi

**Sinus sphenoidales mit Bezug zur Nasenhöhle, Ansicht von ventral;
CT in Koronarebene**
Anterior view of the sphenoidal sinuses showing their relationship to the nasal cavity.
CT image in coronal plane

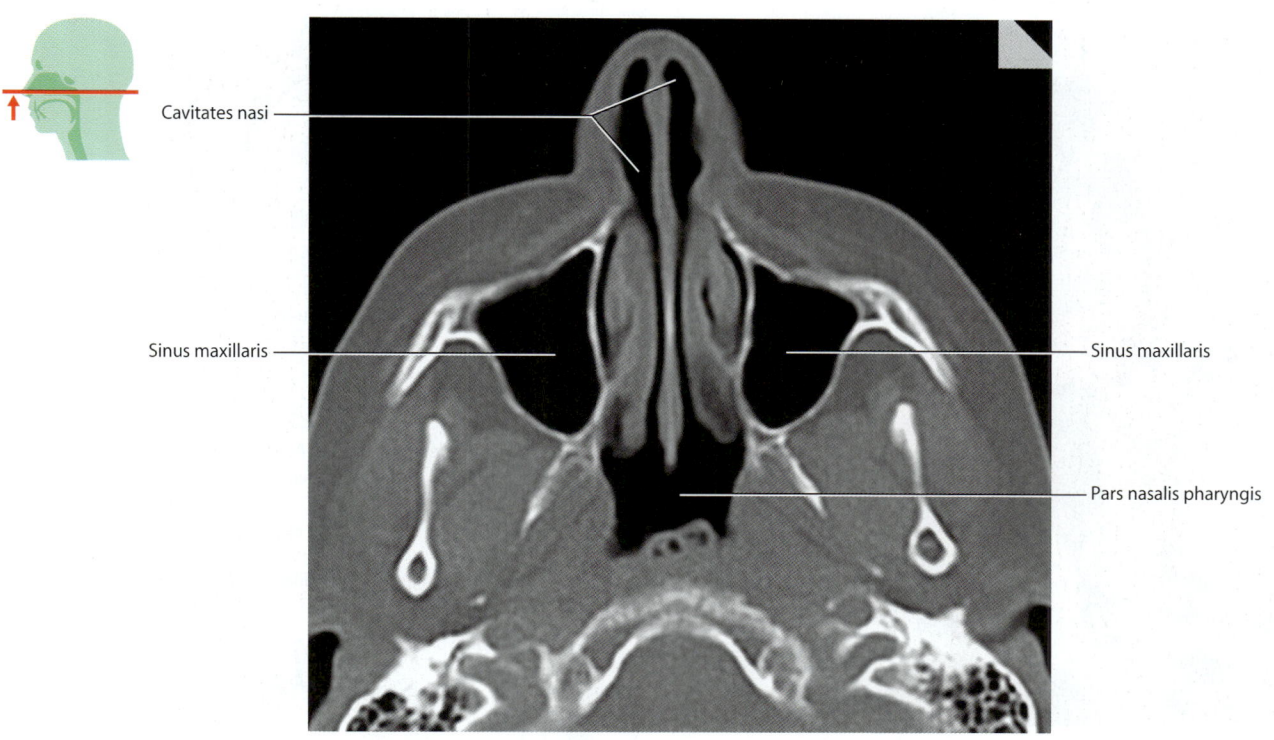

Cavitates nasi

Sinus maxillaris

Sinus maxillaris

Pars nasalis pharyngis

Beziehung zwischen Nasenhöhle, Nasopharynx und Sinus maxillares; CT in Axialebene
Axial section showing the relationship between the nasal cavity, nasopharynx, and maxillary sinuses. CT image in axial plane

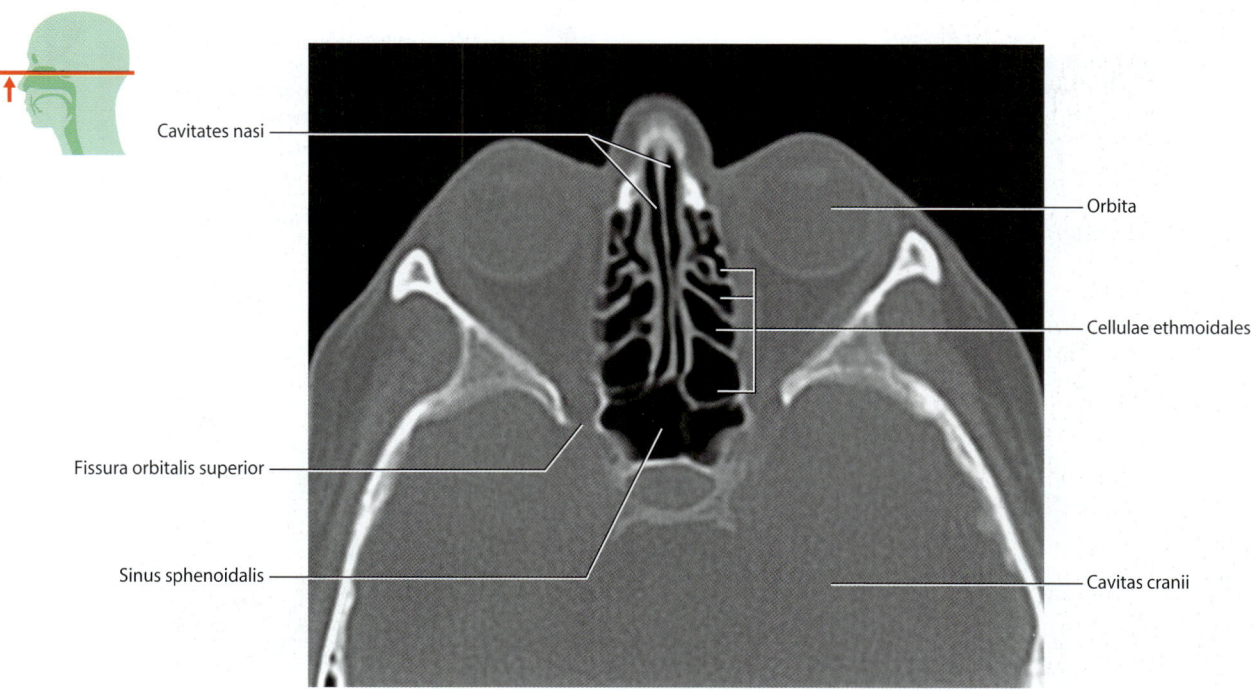

Cavitates nasi

Orbita

Cellulae ethmoidales

Fissura orbitalis superior

Sinus sphenoidalis

Cavitas cranii

Cellulae ehtmoidales und Sinus sphenoidales und deren Bezug zur Orbita; CT in Axialebene
Axial section showing the ethmoidal cells and the sphenoidal sinuses and the relationship of these structures to the orbit. CT image in axial plane

523

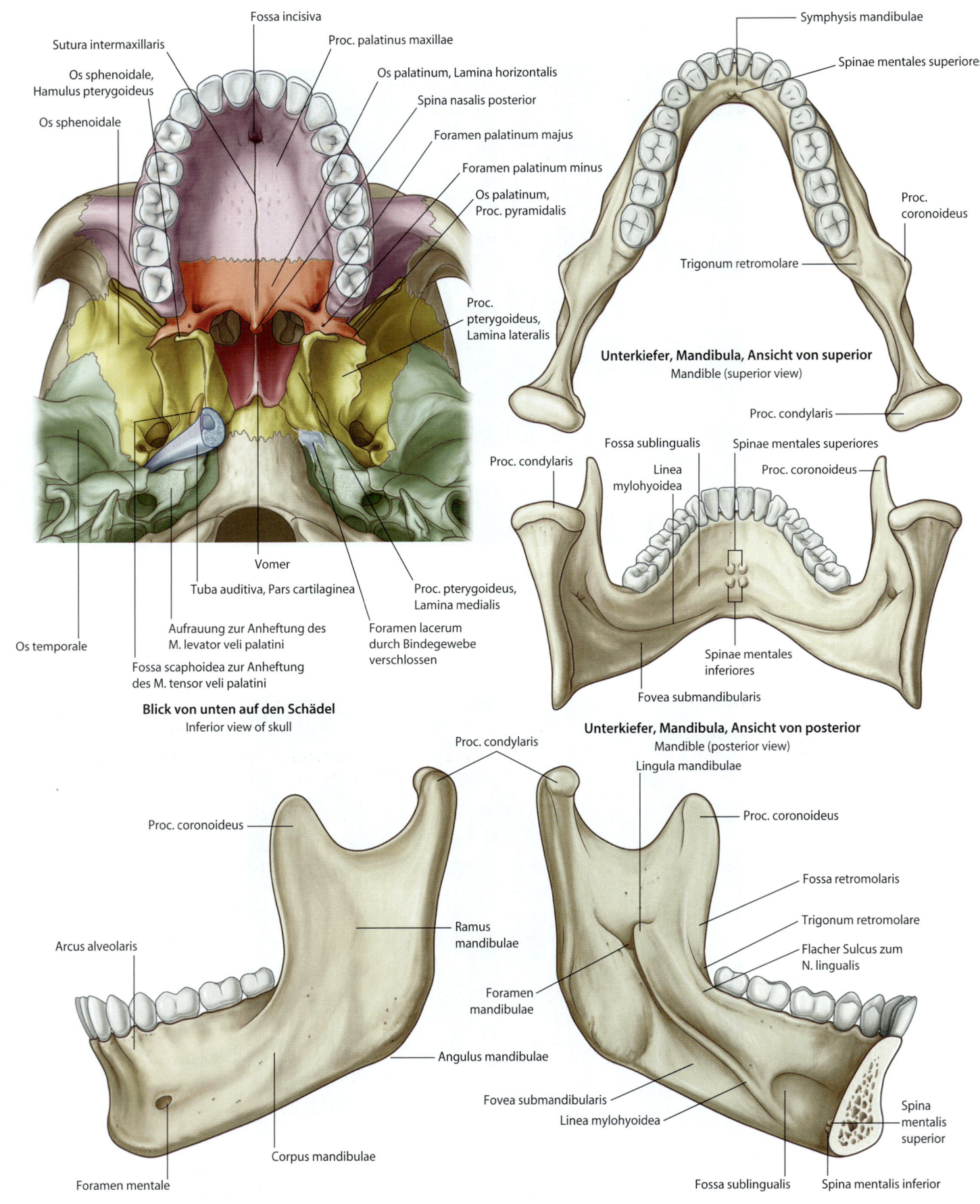

Fossa incisiva

Sutura intermaxillaris

Os sphenoidale,
Hamulus pterygoideus

Os sphenoidale

Proc. palatinus maxillae

Os palatinum, Lamina horizontalis

Spina nasalis posterior

Foramen palatinum majus

Foramen palatinum minus

Os palatinum,
Proc. pyramidalis

Proc.
pterygoideus,
Lamina lateralis

Vomer

Tuba auditiva, Pars cartilaginea

Proc. pterygoideus,
Lamina medialis

Os temporale

Aufrauung zur Anheftung des
M. levator veli palatini

Foramen lacerum
durch Bindegewebe
verschlossen

Fossa scaphoidea zur Anheftung
des M. tensor veli palatini

Blick von unten auf den Schädel
Inferior view of skull

Symphysis mandibulae

Spinae mentales superiores

Proc.
coronoideus

Trigonum retromolare

Unterkiefer, Mandibula, Ansicht von superior
Mandible (superior view)

Proc. condylaris

Fossa sublingualis

Linea
mylohyoidea

Spinae mentales superiores

Proc. coronoideus

Proc. condylaris

Spinae mentales
inferiores

Fovea submandibularis

Unterkiefer, Mandibula, Ansicht von posterior
Mandible (posterior view)

Proc. condylaris

Lingula mandibulae

Proc. coronoideus

Proc. coronoideus

Arcus alveolaris

Ramus
mandibulae

Foramen
mandibulae

Angulus mandibulae

Corpus mandibulae

Foramen mentale

Fossa retromolaris

Trigonum retromolare

Flacher Sulcus zum
N. lingualis

Fovea submandibularis

Linea mylohyoidea

Fossa sublingualis

Spina mentalis inferior

Spina
mentalis
superior

Unterkiefer, Mandibula, Ansicht von lateral
Mandible (lateral view)

Unterkiefer, Mandibula, Ansicht von medial
Mandible (medial view)

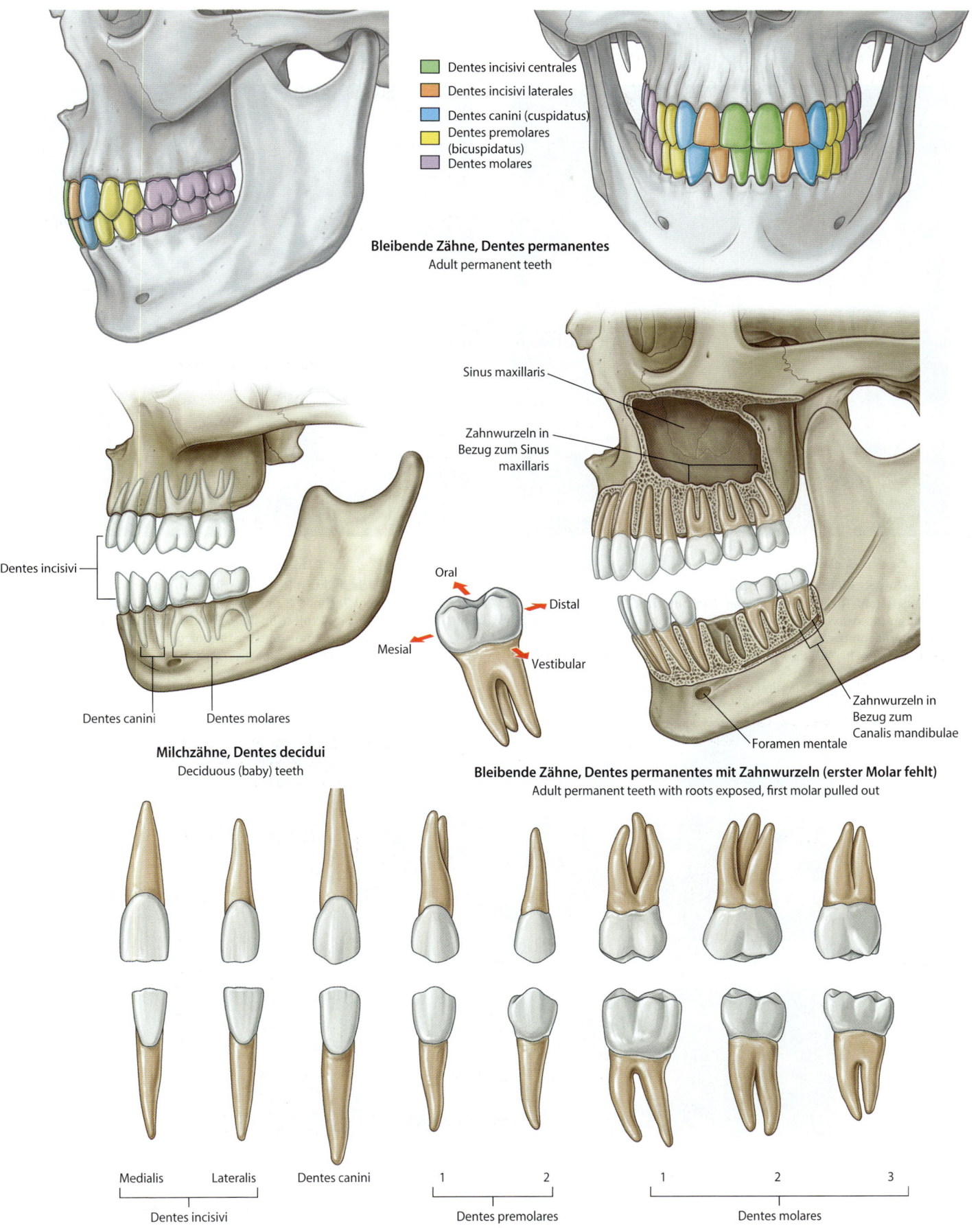

Dentes incisivi centrales
Dentes incisivi laterales
Dentes canini (cuspidatus)
Dentes premolares (bicuspidatus)
Dentes molares

Bleibende Zähne, Dentes permanentes
Adult permanent teeth

Sinus maxillaris

Zahnwurzeln in Bezug zum Sinus maxillaris

Dentes incisivi

Oral

Distal

Mesial

Vestibular

Dentes canini

Dentes molares

Zahnwurzeln in Bezug zum Canalis mandibulae

Foramen mentale

Milchzähne, Dentes decidui
Deciduous (baby) teeth

Bleibende Zähne, Dentes permanentes mit Zahnwurzeln (erster Molar fehlt)
Adult permanent teeth with roots exposed, first molar pulled out

Medialis   Lateralis   Dentes canini   1   2   1   2   3

Dentes incisivi   Dentes premolares   Dentes molares

Obere und untere bleibende Zähne, Dentes permanentes, Ansicht von vestibular
Adult upper and lower permanent teeth (vestibular view)

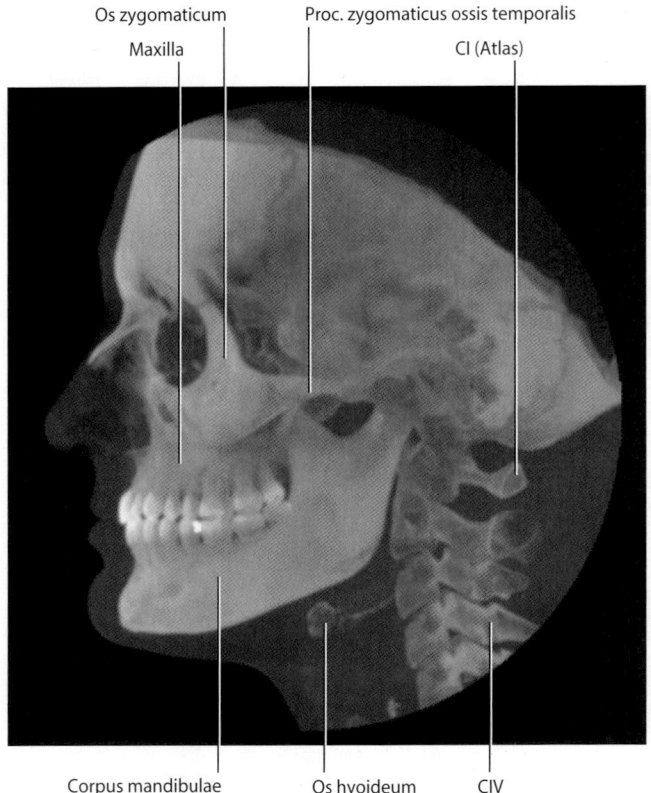

Os zygomaticum
Maxilla
Proc. zygomaticus ossis temporalis
CI (Atlas)

Corpus mandibulae
Os hyoideum
CIV

**Linke Gesichtshälfte mit kraniofazialen Strukturen und Zähnen;
Bild mit „Kegelstrahl-Technik" (Cone Beam Computerized Tomography, CBCT)
im Maximum-Intensity-Projection (MIP)-Modus (Kombinationsdarstellung
Oberflächenanatomie und röntgenologische Darstellung)**
View of the left side of the face showing the craniofacial structures including the teeth.
Image taken with Cone Beam Computerized Tomography (CBCT) technology,
viewed in the Maximum Intensity Projection (MIP) mode, which combines
a radiographic view with a view of surface structures

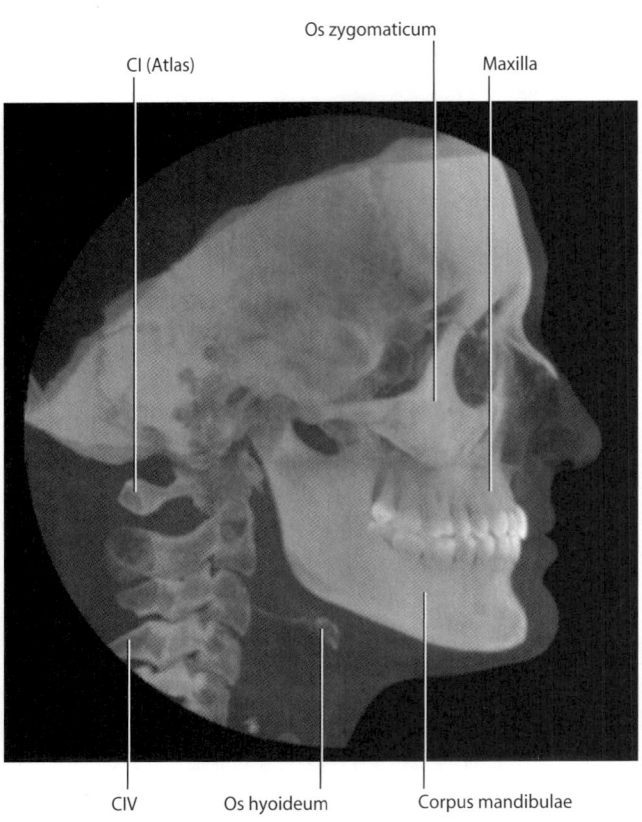

CI (Atlas)
Os zygomaticum
Maxilla

CIV
Os hyoideum
Corpus mandibulae

**Rechte Gesichtshälfte mit kraniofazialen Strukturen und Zähnen;
Bild mit „Kegelstrahl-Technik" (Cone Beam Computerized Tomography, CBCT)
im Maximum-Intensity-Projection (MIP)-Modus (Kombinationsdarstellung
Oberflächenanatomie und röntgenologische Darstellung)**
View of the right side of the face showing the craniofacial structures including the teeth.
Image taken with Cone Beam Computerized Tomography (CBCT) technology,
viewed in the Maximum Intensity Projection (MIP) mode, which combines
a radiographic view with a view of surface structures

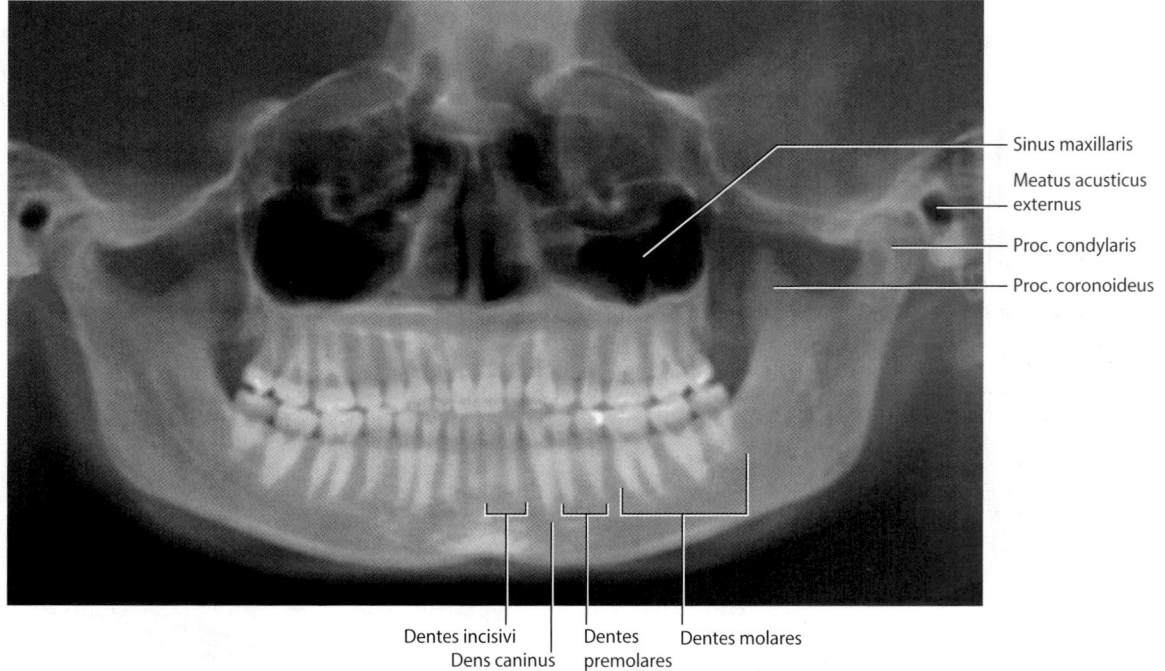

Sinus maxillaris
Meatus acusticus externus
Proc. condylaris
Proc. coronoideus

Dentes incisivi
Dens caninus
Dentes premolares
Dentes molares

**Panoramaaufnahme der Zähne mit Sinus maxillares und Procc. condylares mandibulae;
Bild mit „Kegelstrahl-Technik" (Cone Beam Computerized Tomography, CBCT)**
Panoramic view of the teeth (dentition), which also shows the maxillary sinuses and mandibular condylar processes.
Image taken with Cone Beam Computerized Tomography (CBCT) technology

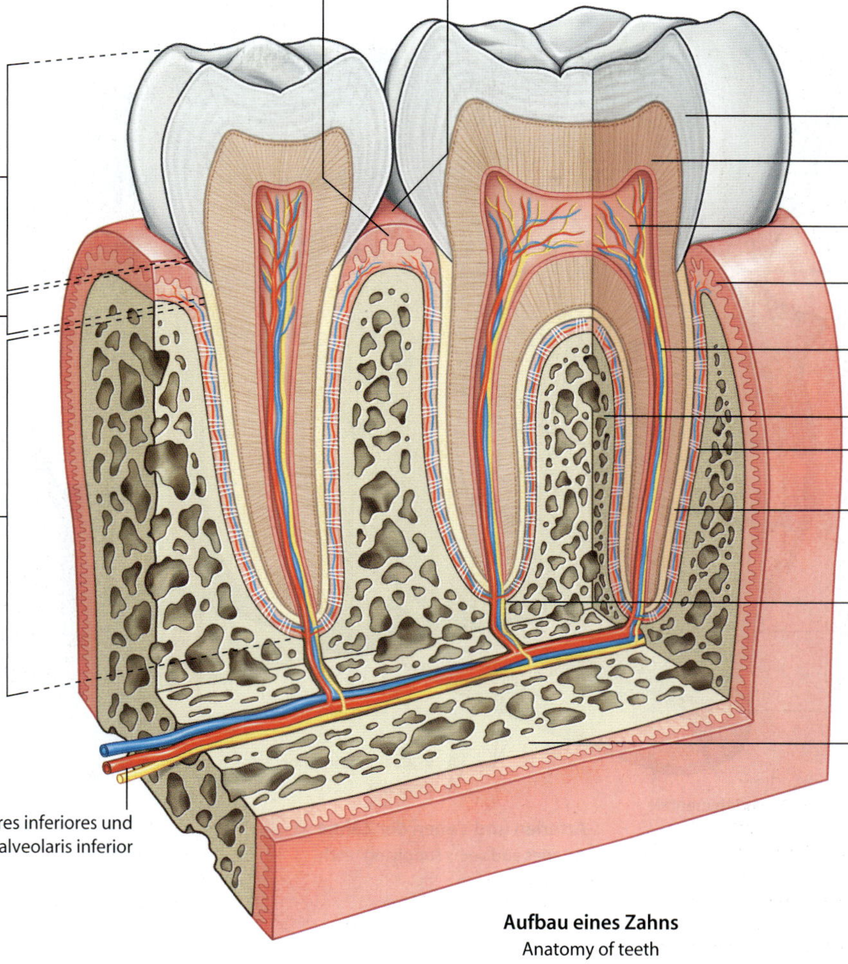

Papilla

Interdentium

Corona dentis

Cervix dentis

Radix dentis

Enamelum

Dentinum

Cavitas pulparis

Gingiva (Periodontium protectionis)

Canalis radicis dentis mit Gefäßen und Nerv

Alveolarknochen

Periodontium

Cementum

Foramen apicis dentis

Mandibula

Vasa alveolares inferiores und N. alveolaris inferior

Aufbau eines Zahns
Anatomy of teeth

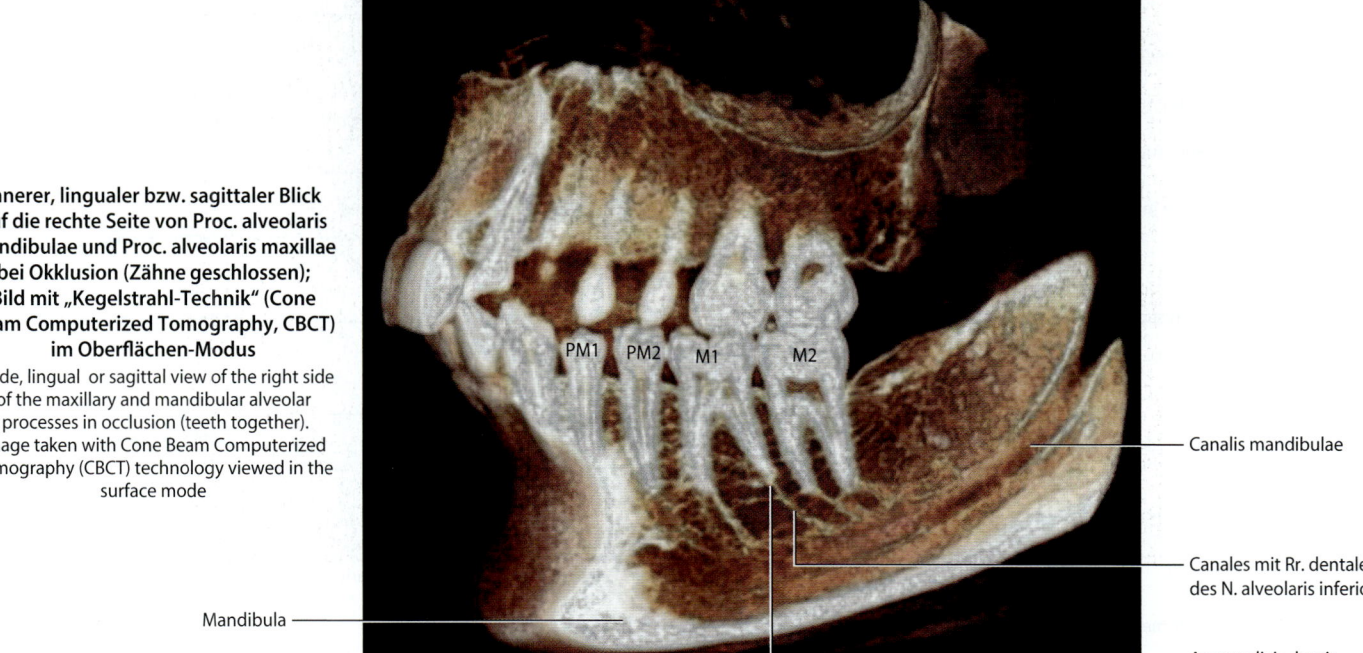

Innerer, lingualer bzw. sagittaler Blick auf die rechte Seite von Proc. alveolaris mandibulae und Proc. alveolaris maxillae bei Okklusion (Zähne geschlossen); Bild mit „Kegelstrahl-Technik" (Cone Beam Computerized Tomography, CBCT) im Oberflächen-Modus

Inside, lingual or sagittal view of the right side of the maxillary and mandibular alveolar processes in occlusion (teeth together). Image taken with Cone Beam Computerized Tomography (CBCT) technology viewed in the surface mode

PM1   PM2   M1   M2

Canalis mandibulae

Canales mit Rr. dentales des N. alveolaris inferior

Mandibula

Apex radicis dentis

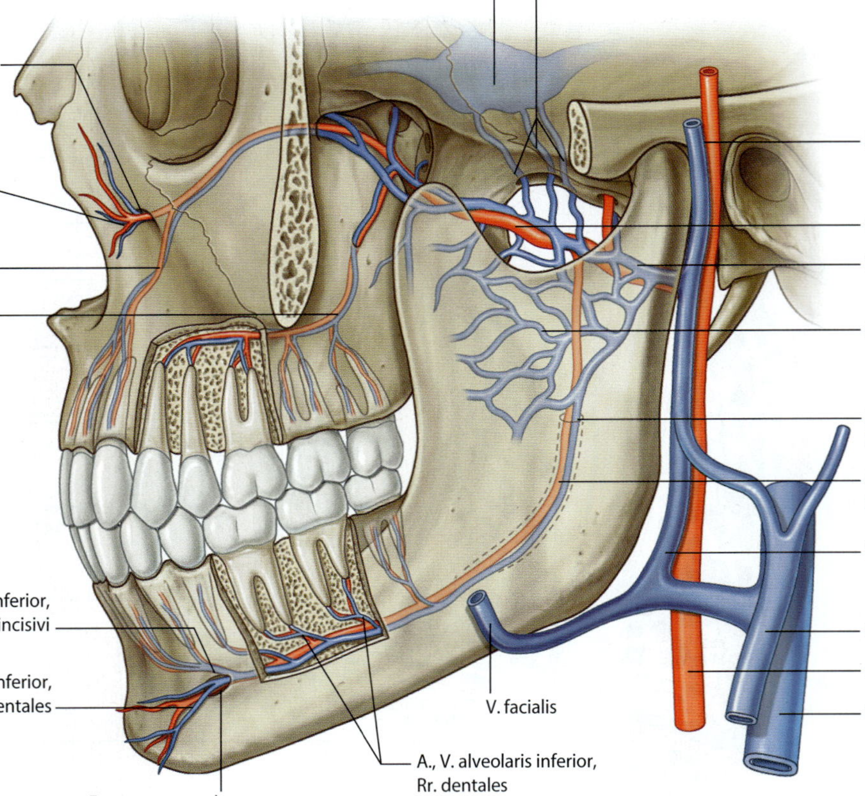

Cavitas cranii mit Sinus cavernosus

Vv. emissariae

Foramen infraorbitale

A., V. infraorbitalis

A., V. alveolaris anterior superior

A., V. alveolaris superior posterior

A., V. alveolaris inferior, Rr. incisivi

A., V. alveolaris inferior, Rr. mentales

Foramen mentale

A., V. alveolaris inferior, Rr. dentales

V. facialis

A., V. temporalis superficialis

A. maxillaris

V. maxillaris

Plexus pterygoideus

Lage des Foramen mandibulae

A., V. alveolaris inferior im Canalis mandibulae

V. retromandibularis

V. jugularis externa

A. carotis externa

V. jugularis interna

Arterien und Venen der Zähne
Arteries and veins supplying teeth

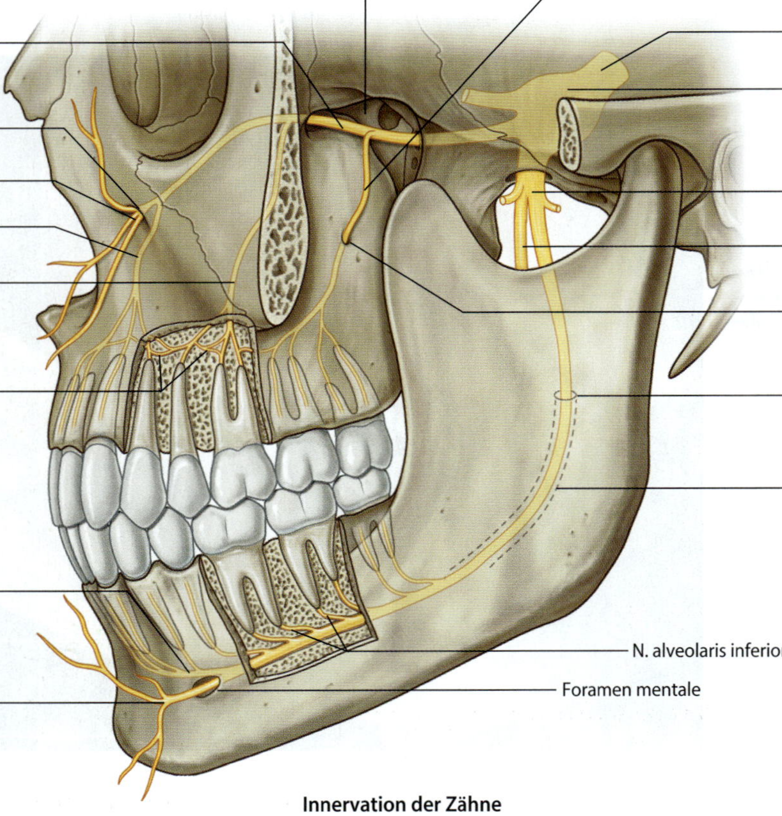

Fossa pterygopalatina

N. alveolaris superior posterior

N. maxillaris [V$_2$]

Foramen infraorbitale

N. infraorbitalis

N. alveolaris anterior superior

N. alveolaris superior medius

Plexus alveolaris superior

N. incisivus

N. mentalis

N. trigeminus [V]

Ganglion trigeminale (= Gasser-Ganglion)

N. mandibularis [V$_3$] in der Fossa infratemporalis

N. lingualis

Foramen alveolaris

Lage des Foramen mandibulare

N. alveolaris inferior im Canalis mandibulae

N. alveolaris inferior, Rr. dentales

Foramen mentale

Innervation der Zähne
Innervation of the teeth

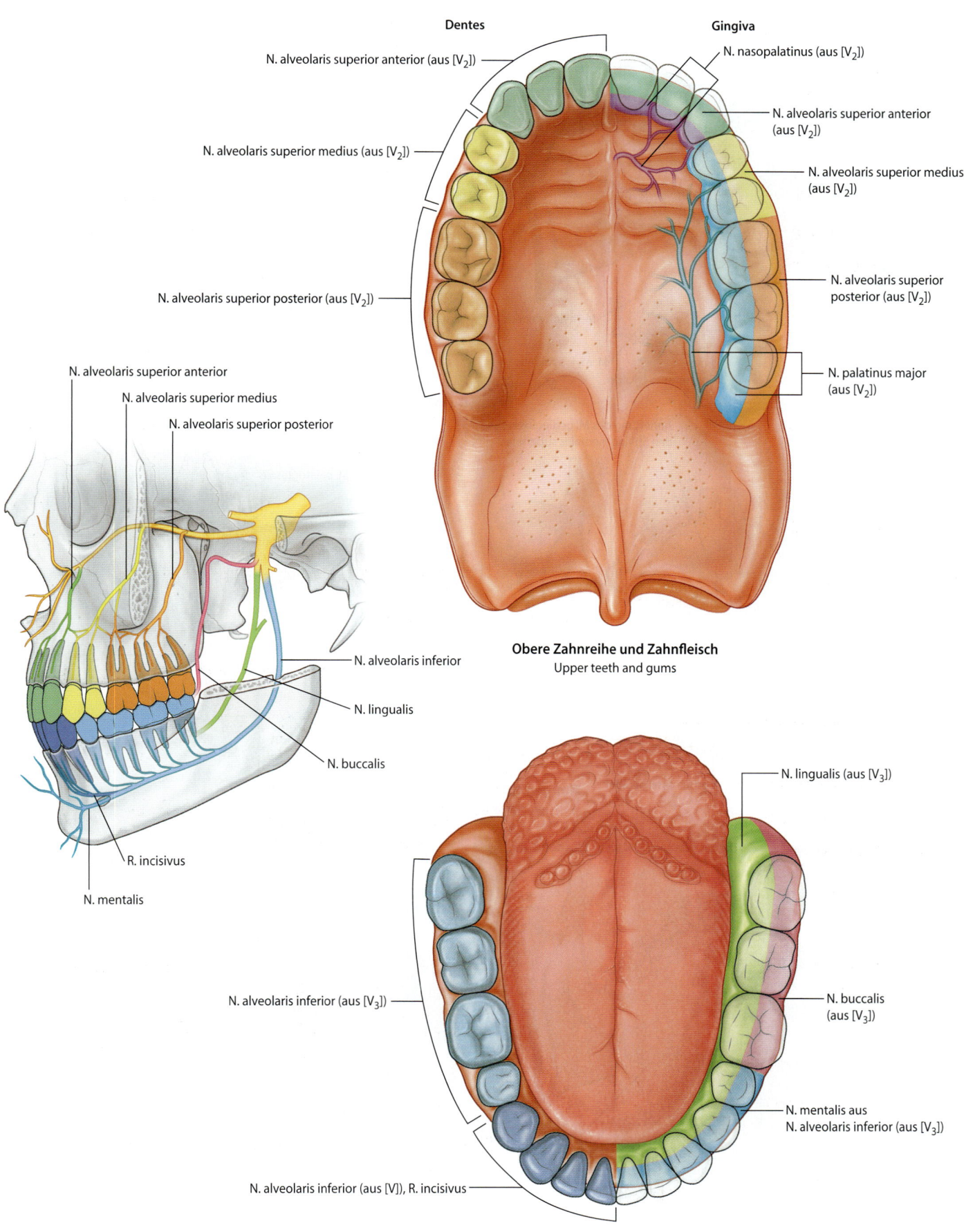

Dentes

Gingiva

N. alveolaris superior anterior (aus [V$_2$])

N. nasopalatinus (aus [V$_2$])

N. alveolaris superior anterior (aus [V$_2$])

N. alveolaris superior medius (aus [V$_2$])

N. alveolaris superior medius (aus [V$_2$])

N. alveolaris superior posterior (aus [V$_2$])

N. alveolaris superior posterior (aus [V$_2$])

N. palatinus major (aus [V$_2$])

N. alveolaris superior anterior

N. alveolaris superior medius

N. alveolaris superior posterior

N. alveolaris inferior

N. lingualis

N. buccalis

R. incisivus

N. mentalis

Obere Zahnreihe und Zahnfleisch
Upper teeth and gums

N. lingualis (aus [V$_3$])

N. alveolaris inferior (aus [V$_3$])

N. buccalis (aus [V$_3$])

N. mentalis aus N. alveolaris inferior (aus [V$_3$])

N. alveolaris inferior (aus [V]), R. incisivus

Untere Zahnreihe und Zahnfleisch
Lower teeth and gums

529

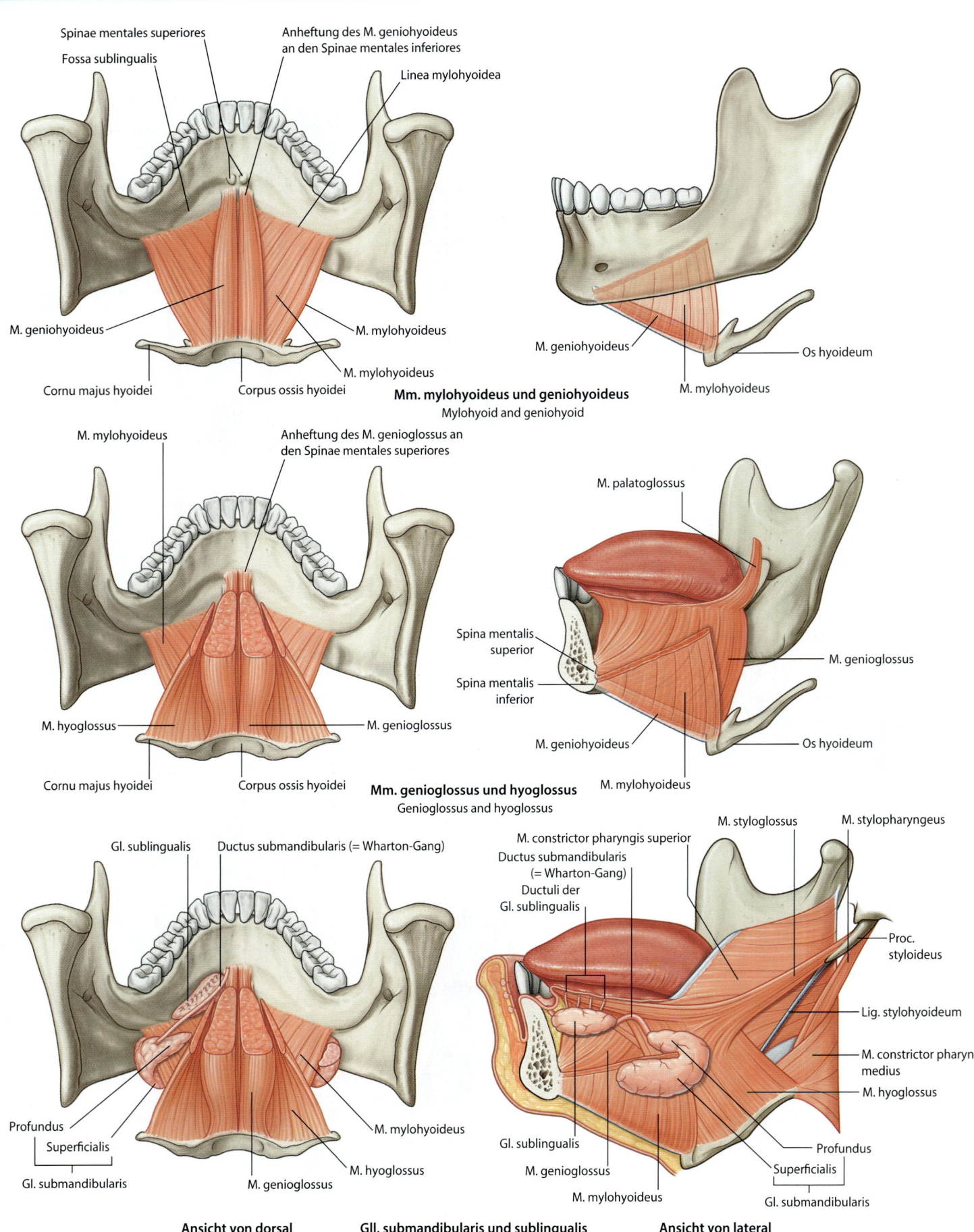

Spinae mentales superiores

Fossa sublingualis

Anheftung des M. geniohyoideus an den Spinae mentales inferiores

Linea mylohyoidea

M. geniohyoideus

M. mylohyoideus

Cornu majus hyoidei

M. mylohyoideus

Corpus ossis hyoidei

M. geniohyoideus

M. mylohyoideus

Os hyoideum

Mm. mylohyoideus und geniohyoideus
Mylohyoid and geniohyoid

M. mylohyoideus

Anheftung des M. genioglossus an den Spinae mentales superiores

M. palatoglossus

M. hyoglossus

M. genioglossus

Spina mentalis superior

Spina mentalis inferior

M. genioglossus

Cornu majus hyoidei

Corpus ossis hyoidei

M. geniohyoideus

Os hyoideum

M. mylohyoideus

Mm. genioglossus und hyoglossus
Genioglossus and hyoglossus

Gl. sublingualis

Ductus submandibularis (= Wharton-Gang)

M. constrictor pharyngis superior

Ductus submandibularis (= Wharton-Gang)

Ductuli der Gl. sublingualis

M. styloglossus

M. stylopharyngeus

Proc. styloideus

Lig. stylohyoideum

M. constrictor pharyngis medius

M. hyoglossus

Profundus

Superficialis

Gl. submandibularis

M. mylohyoideus

M. hyoglossus

M. genioglossus

Gl. sublingualis

M. genioglossus

M. mylohyoideus

Profundus

Superficialis

Gl. submandibularis

Ansicht von dorsal
Posterior view

Gll. submandibularis und sublingualis
Submandibular and sublingual glands

Ansicht von lateral
Lateral view

530

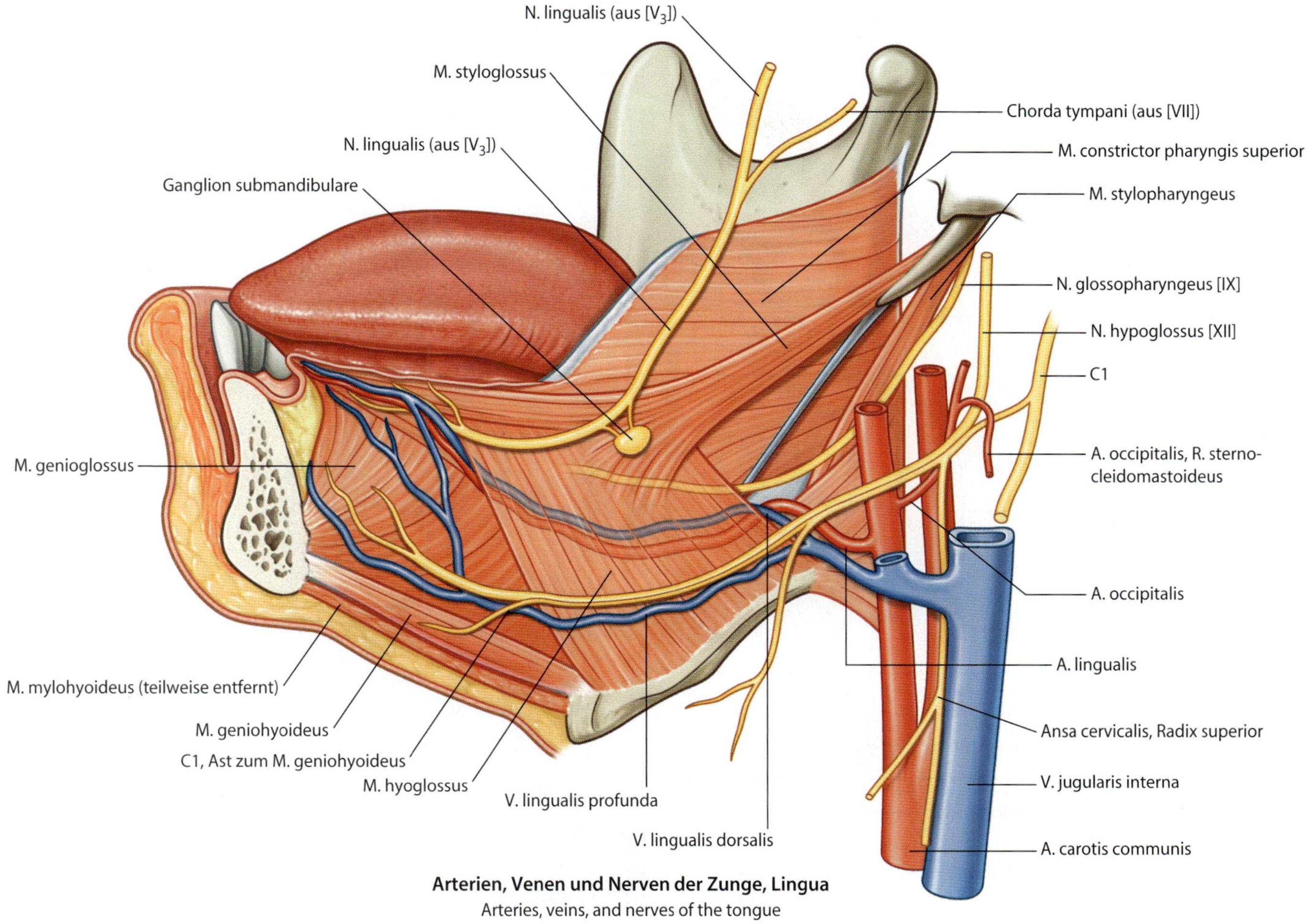

N. lingualis (aus [V₃])

M. styloglossus

N. lingualis (aus [V₃])

Ganglion submandibulare

M. genioglossus

M. mylohyoideus (teilweise entfernt)

M. geniohyoideus

C1, Ast zum M. geniohyoideus

M. hyoglossus

V. lingualis profunda

V. lingualis dorsalis

Chorda tympani (aus [VII])

M. constrictor pharyngis superior

M. stylopharyngeus

N. glossopharyngeus [IX]

N. hypoglossus [XII]

C1

A. occipitalis, R. sterno-cleidomastoideus

A. occipitalis

A. lingualis

Ansa cervicalis, Radix superior

V. jugularis interna

A. carotis communis

Arterien, Venen und Nerven der Zunge, Lingua
Arteries, veins, and nerves of the tongue

Sensibel/ Sensorisch

Vordere zwei Drittel (oral):
· sensible Innervation:
  N. mandibularis [V₃] über N. lingualis
· sensorische Innervation (Geschmack):
  N. facialis [VII] über die Chorda tympani

Hinteres Drittel (pharyngeal):
· sensible und sensorische Innervation
  (Geschmack): N. glossopharyngeus [IX]

Motorisch

M. palatoglossus – N. vagus [X]

M. styloglossus – N. hypoglossus [XII]

N. hypoglossus
[XII]

Intrinsische
Muskeln

M. genioglossus

M. hyoglossus – N. hypoglossus [XII]

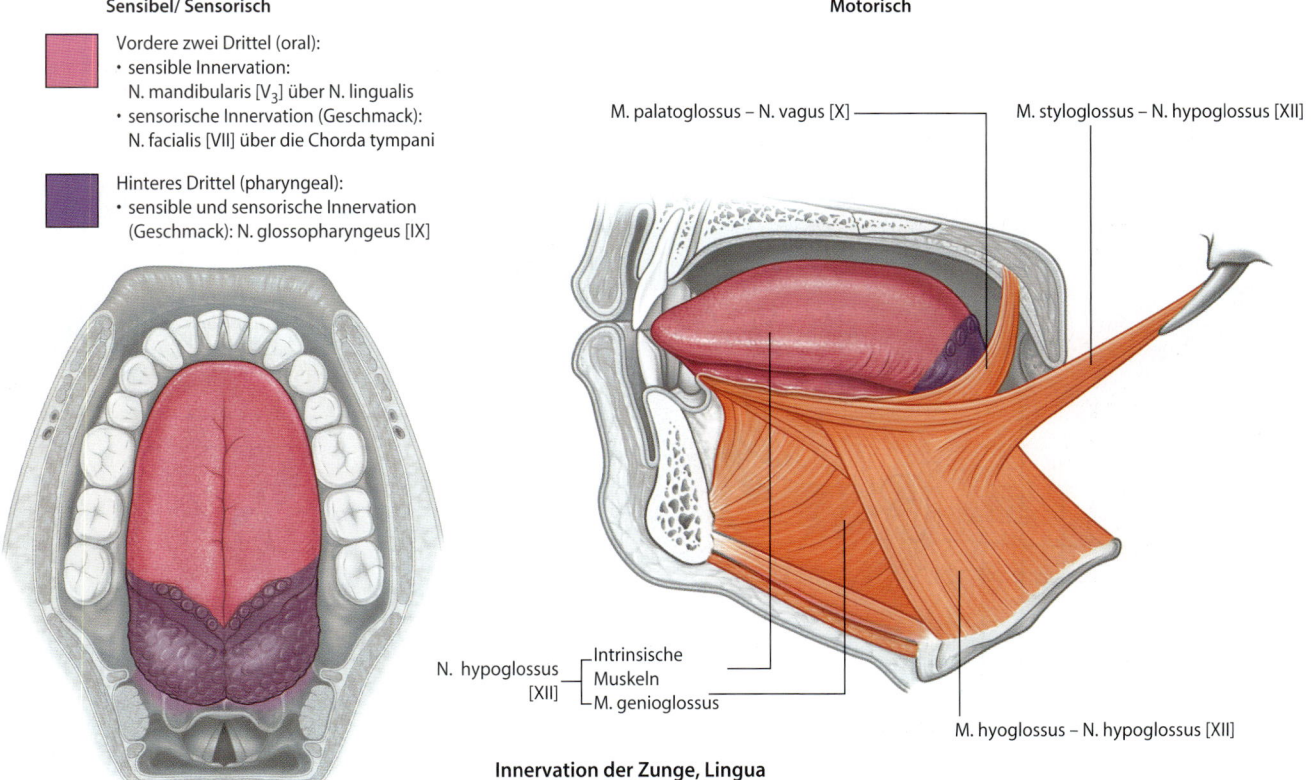

Innervation der Zunge, Lingua
Innervation of the tongue

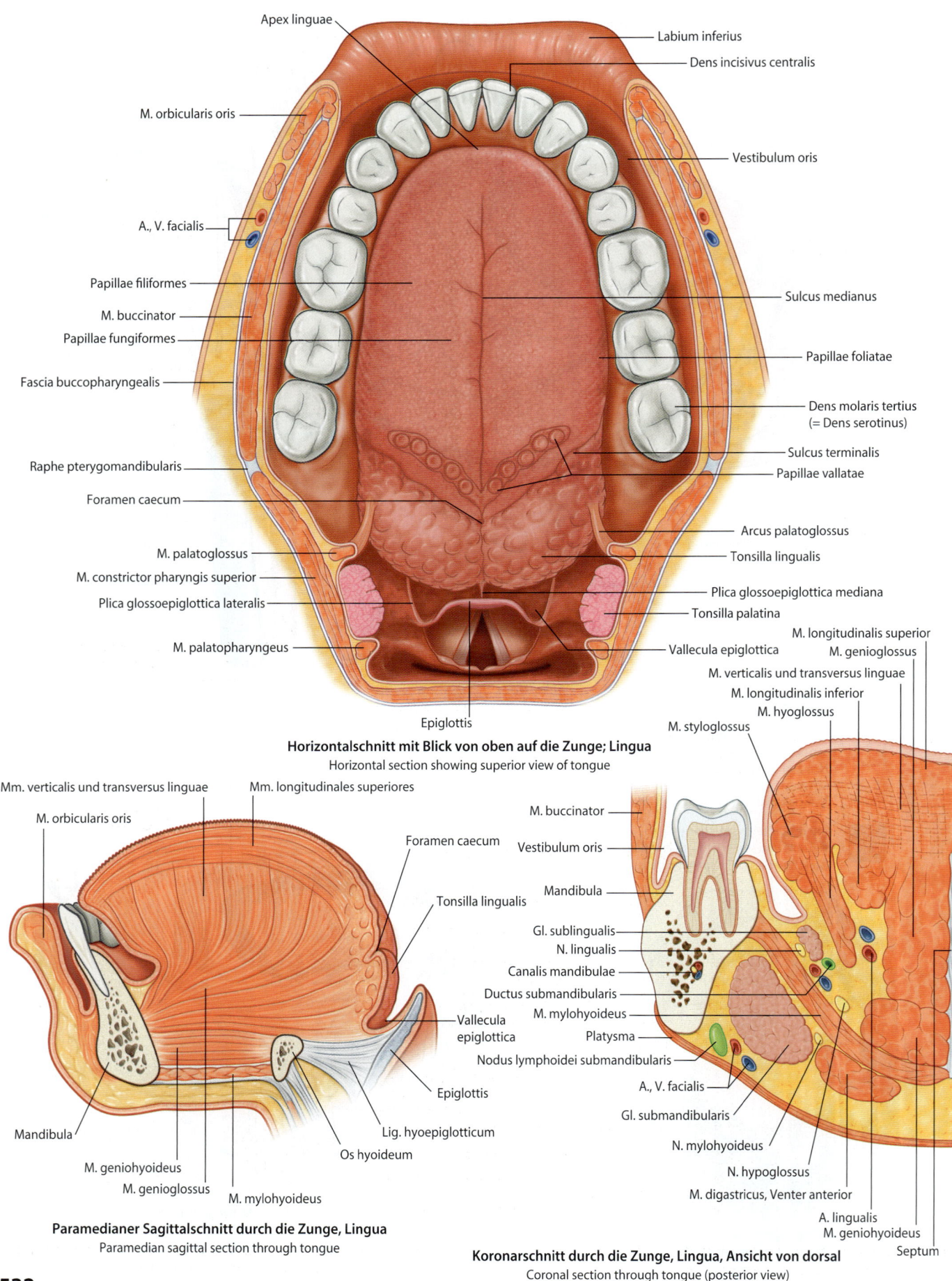

Apex linguae

Labium inferius

Dens incisivus centralis

M. orbicularis oris

Vestibulum oris

A., V. facialis

Papillae filiformes

Sulcus medianus

M. buccinator

Papillae fungiformes

Papillae foliatae

Fascia buccopharyngealis

Dens molaris tertius
(= Dens serotinus)

Sulcus terminalis

Raphe pterygomandibularis

Papillae vallatae

Foramen caecum

Arcus palatoglossus

M. palatoglossus

Tonsilla lingualis

M. constrictor pharyngis superior

Plica glossoepiglottica mediana

Plica glossoepiglottica lateralis

Tonsilla palatina

M. longitudinalis superior

M. palatopharyngeus

M. genioglossus

Vallecula epiglottica

M. verticalis und transversus linguae

M. longitudinalis inferior

M. hyoglossus

M. styloglossus

Epiglottis

Horizontalschnitt mit Blick von oben auf die Zunge; Lingua
Horizontal section showing superior view of tongue

Mm. verticalis und transversus linguae

Mm. longitudinales superiores

M. orbicularis oris

M. buccinator

Foramen caecum

Vestibulum oris

Mandibula

Tonsilla lingualis

Gl. sublingualis

N. lingualis

Canalis mandibulae

Ductus submandibularis

Vallecula epiglottica

M. mylohyoideus

Epiglottis

Platysma

Nodus lymphoidei submandibularis

Lig. hyoepiglotticum

A., V. facialis

Os hyoideum

Gl. submandibularis

Mandibula

N. mylohyoideus

M. geniohyoideus

N. hypoglossus

M. genioglossus

M. digastricus, Venter anterior

M. mylohyoideus

A. lingualis
M. geniohyoideus

Septum

Paramedianer Sagittalschnitt durch die Zunge, Lingua
Paramedian sagittal section through tongue

Koronarschnitt durch die Zunge, Lingua, Ansicht von dorsal
Coronal section through tongue (posterior view)

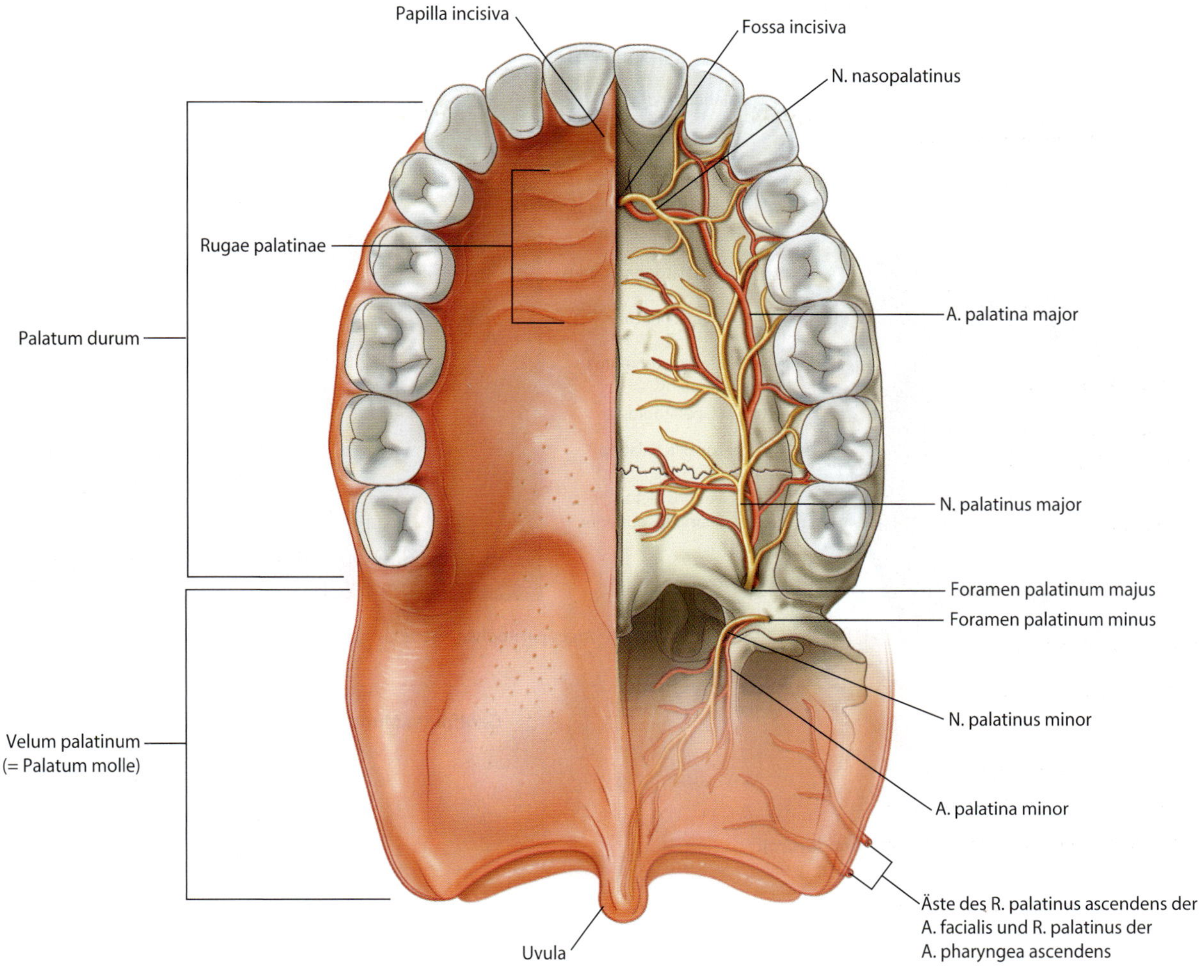

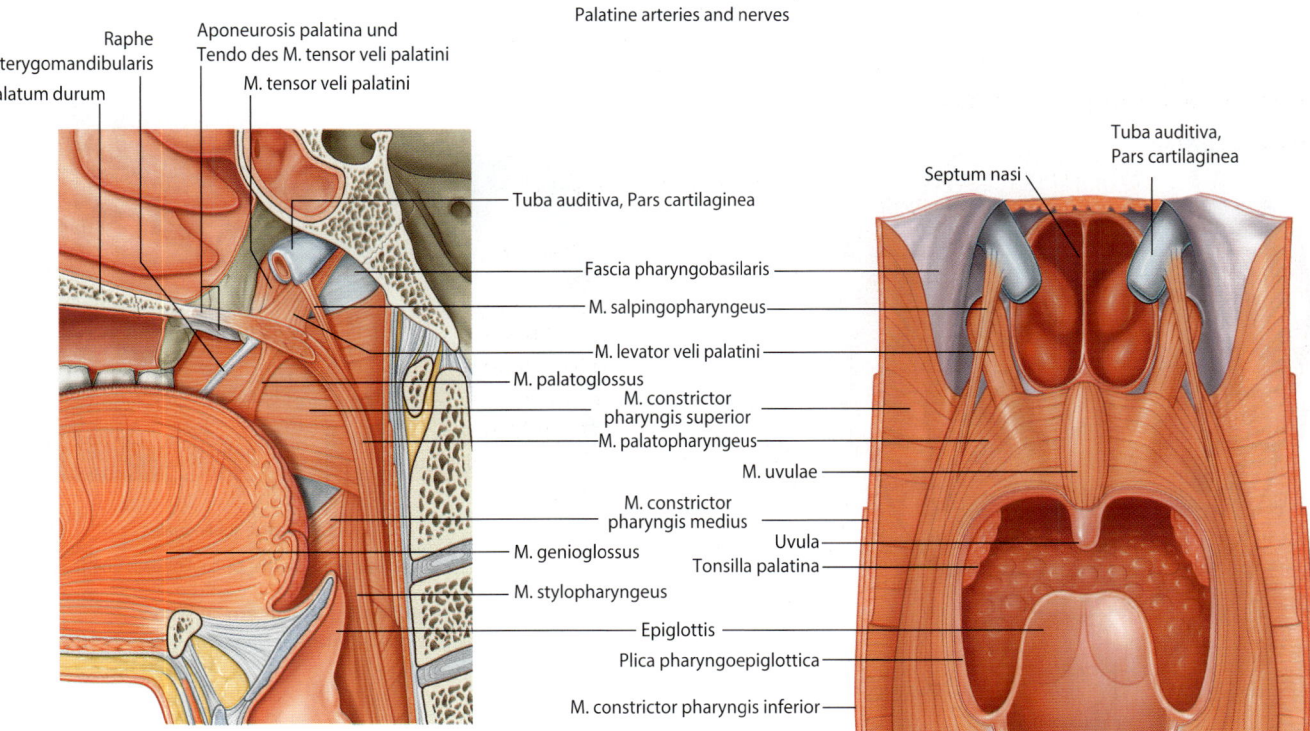

Papilla incisiva

Fossa incisiva

N. nasopalatinus

Rugae palatinae

Palatum durum

A. palatina major

N. palatinus major

Foramen palatinum majus
Foramen palatinum minus

N. palatinus minor

Velum palatinum
(= Palatum molle)

A. palatina minor

Äste des R. palatinus ascendens der
A. facialis und R. palatinus der
A. pharyngea ascendens

Uvula

Arterien und Nerven des Gaumens, Palatum
Palatine arteries and nerves

Raphe
pterygomandibularis

Palatum durum

Aponeurosis palatina und
Tendo des M. tensor veli palatini

M. tensor veli palatini

Tuba auditiva,
Pars cartilaginea

Septum nasi

Tuba auditiva, Pars cartilaginea

Fascia pharyngobasilaris

M. salpingopharyngeus

M. levator veli palatini

M. palatoglossus

M. constrictor
pharyngis superior

M. palatopharyngeus

M. uvulae

M. constrictor
pharyngis medius

Uvula

Tonsilla palatina

M. genioglossus

M. stylopharyngeus

Epiglottis

Plica pharyngoepiglottica

M. constrictor pharyngis inferior

Muskeln des weichen Gaumens, Pallatum molle, Sagittalschnitt
Muscles of the soft palate (sagittal section)

Muskeln des weichen Gaumens, Pallatum molle, Ansicht von dorsal
Muscles of the soft palate (posterior view)

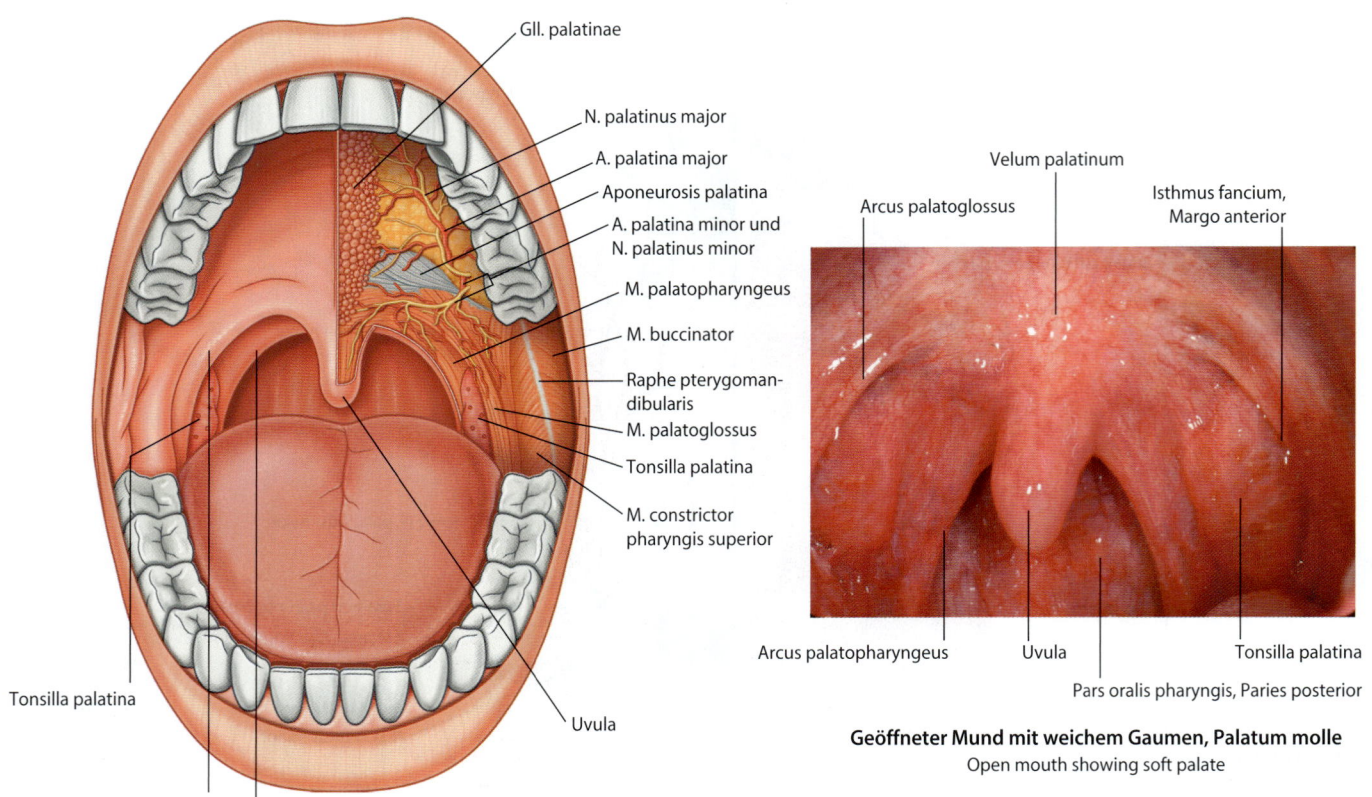

Gll. palatinae

N. palatinus major

A. palatina major

Aponeurosis palatina

A. palatina minor und
N. palatinus minor

M. palatopharyngeus

M. buccinator

Raphe pterygoman-
dibularis

M. palatoglossus

Tonsilla palatina

M. constrictor
pharyngis superior

Uvula

Tonsilla palatina

Arcus palatoglossus

Arcus palatopharyngeus

Dach der Mundhöhle (harter Gaumen, Palatum durum)
Roof of oral cavity

Velum palatinum

Arcus palatoglossus

Isthmus fancium,
Margo anterior

Arcus palatopharyngeus

Uvula

Tonsilla palatina

Pars oralis pharyngis, Paries posterior

Geöffneter Mund mit weichem Gaumen, Palatum molle
Open mouth showing soft palate

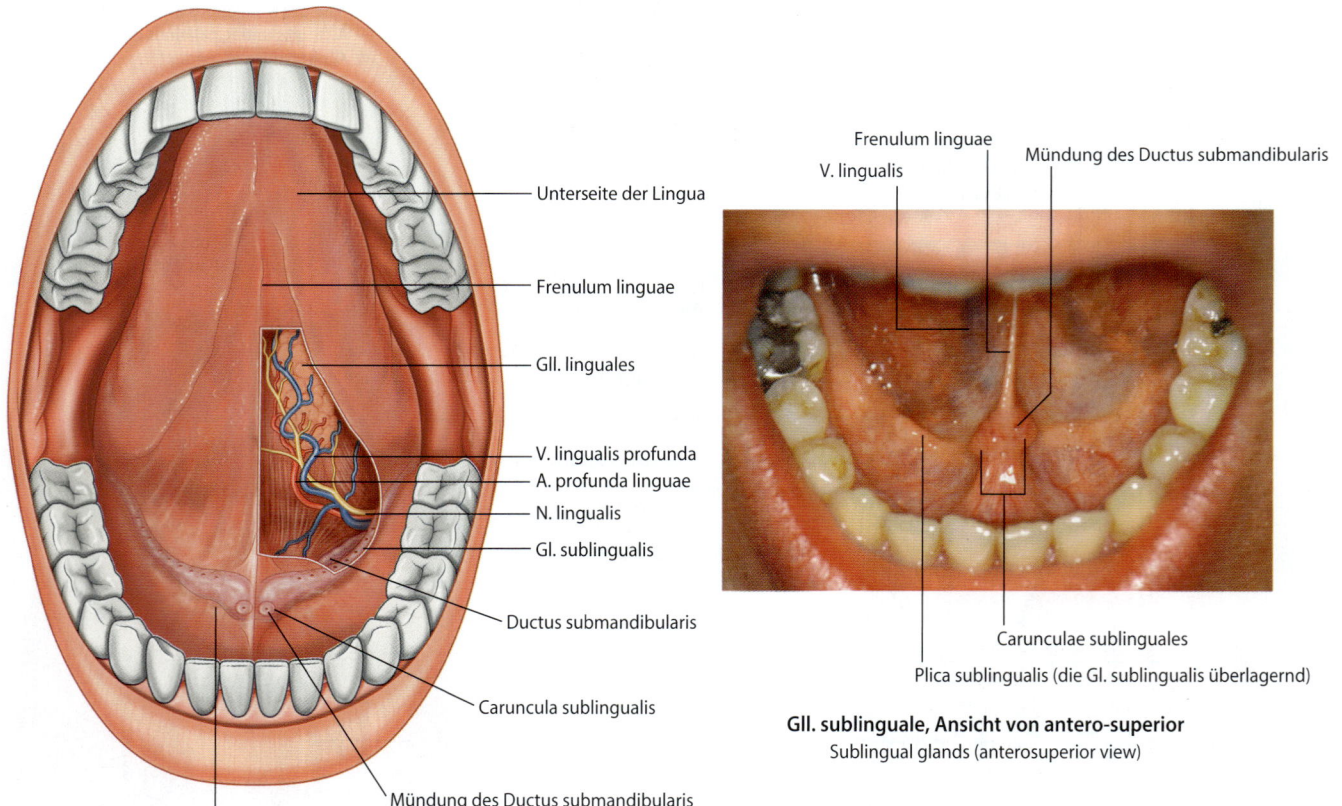

Unterseite der Lingua

Frenulum linguae

Gll. linguales

V. lingualis profunda

A. profunda linguae

N. lingualis

Gl. sublingualis

Ductus submandibularis

Caruncula sublingualis

Mündung des Ductus submandibularis

Plica sublingualis

Unterfläche der Zunge und Mundboden
Inferior surface of tongue and floor of oral cavity

Frenulum linguae

V. lingualis

Mündung des Ductus submandibularis

Caruncula sublinguales

Plica sublingualis (die Gl. sublingualis überlagernd)

Gll. sublinguale, Ansicht von antero-superior
Sublingual glands (anterosuperior view)

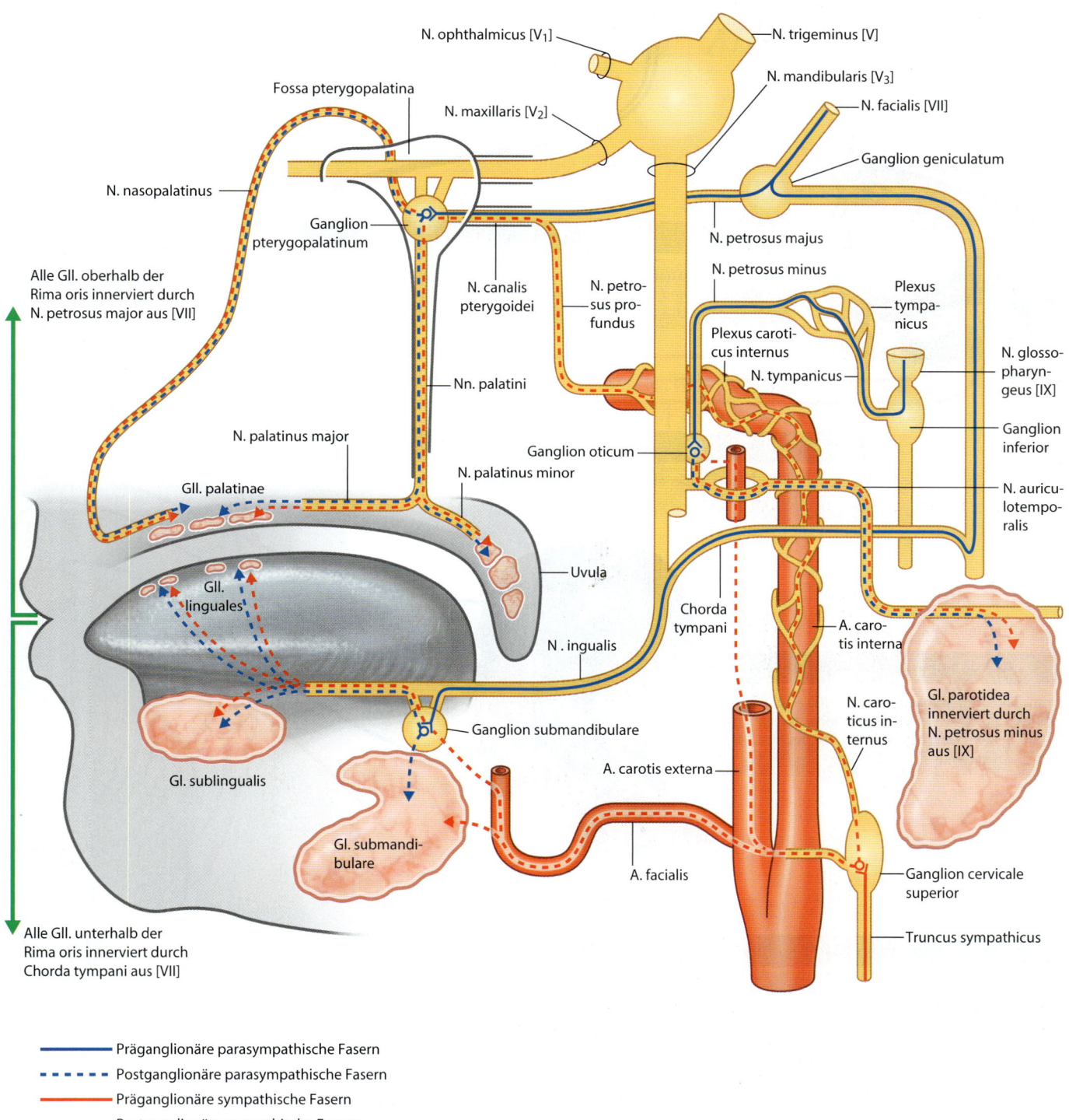

N. ophthalmicus [V₁]

N. trigeminus [V]

Fossa pterygopalatina

N. mandibularis [V₃]

N. maxillaris [V₂]

N. facialis [VII]

N. nasopalatinus

Ganglion geniculatum

Ganglion pterygopalatinum

N. petrosus majus

Alle Gll. oberhalb der Rima oris innerviert durch N. petrosus major aus [VII]

N. petrosus minus

N. canalis pterygoidei

N. petro- sus pro- fundus

Plexus caroti- cus internus

Plexus tympa- nicus

Nn. palatini

N. tympanicus

N. glosso- pharyn- geus [IX]

N. palatinus major

Ganglion oticum

Gll. palatinae

Ganglion inferior

N. palatinus minor

Gll. linguales

Uvula

N. auricu- lotempo- ralis

Chorda tympani

A. caro- tis interna

N . ingualis

Gl. parotidea innerviert durch N. petrosus minus aus [IX]

Gl. sublingualis

Ganglion submandibulare

N. caro- ticus in- ternus

A. carotis externa

Gl. submandi- bulare

Ganglion cervicale superior

A. facialis

Truncus sympathicus

Alle Gll. unterhalb der Rima oris innerviert durch Chorda tympani aus [VII]

———— Präganglionäre parasympathische Fasern

- - - - Postganglionäre parasympathische Fasern

———— Präganglionäre sympathische Fasern

- - - - Postganglionäre sympathische Fasern

Viszeral efferente Innervation der Glandulae der Mundhöhle
Visceral efferent innervation of glands related to the oral cavity

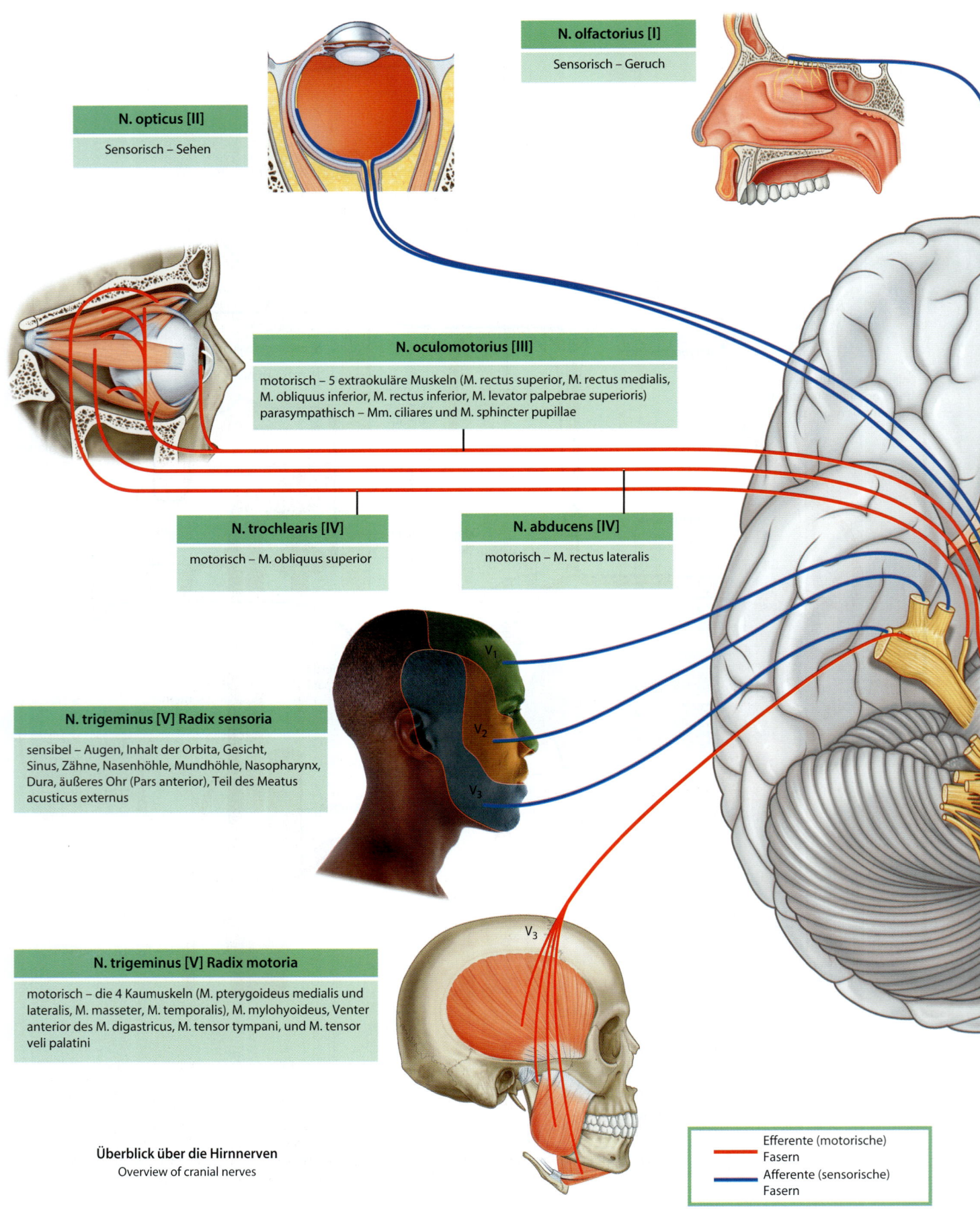

N. olfactorius [I]

Sensorisch – Geruch

N. opticus [II]

Sensorisch – Sehen

N. oculomotorius [III]

motorisch – 5 extraokuläre Muskeln (M. rectus superior, M. rectus medialis, M. obliquus inferior, M. rectus inferior, M. levator palpebrae superioris)
parasympathisch – Mm. ciliares und M. sphincter pupillae

N. trochlearis [IV]

motorisch – M. obliquus superior

N. abducens [IV]

motorisch – M. rectus lateralis

V_1
V_2
V_3

N. trigeminus [V] Radix sensoria

sensibel – Augen, Inhalt der Orbita, Gesicht, Sinus, Zähne, Nasenhöhle, Mundhöhle, Nasopharynx, Dura, äußeres Ohr (Pars anterior), Teil des Meatus acusticus externus

N. trigeminus [V] Radix motoria

motorisch – die 4 Kaumuskeln (M. pterygoideus medialis und lateralis, M. masseter, M. temporalis), M. mylohyoideus, Venter anterior des M. digastricus, M. tensor tympani, und M. tensor veli palatini

V_3

Überblick über die Hirnnerven
Overview of cranial nerves

	Efferente (motorische) Fasern
	Afferente (sensorische) Fasern

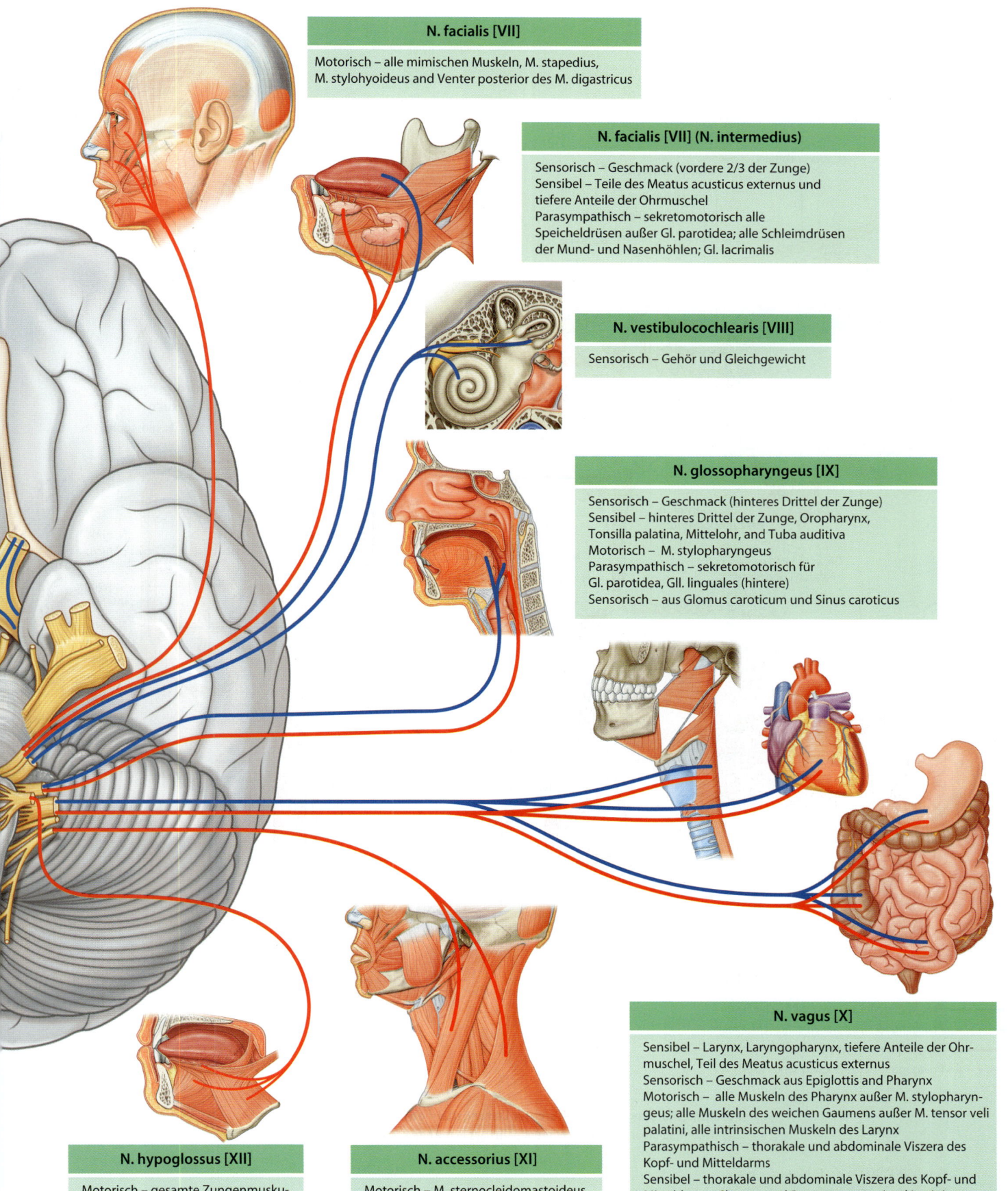

N. facialis [VII]

Motorisch – alle mimischen Muskeln, M. stapedius, M. stylohyoideus and Venter posterior des M. digastricus

N. facialis [VII] (N. intermedius)

Sensorisch – Geschmack (vordere 2/3 der Zunge)
Sensibel – Teile des Meatus acusticus externus und tiefere Anteile der Ohrmuschel
Parasympathisch – sekretomotorisch alle Speicheldrüsen außer Gl. parotidea; alle Schleimdrüsen der Mund- und Nasenhöhlen; Gl. lacrimalis

N. vestibulocochlearis [VIII]

Sensorisch – Gehör und Gleichgewicht

N. glossopharyngeus [IX]

Sensorisch – Geschmack (hinteres Drittel der Zunge)
Sensibel – hinteres Drittel der Zunge, Oropharynx, Tonsilla palatina, Mittelohr, and Tuba auditiva
Motorisch – M. stylopharyngeus
Parasympathisch – sekretomotorisch für Gl. parotidea, Gll. linguales (hintere)
Sensorisch – aus Glomus caroticum und Sinus caroticus

N. hypoglossus [XII]

Motorisch – gesamte Zungenmuskulatur außer M. palatoglossus

N. accessorius [XI]

Motorisch – M. sternocleidomastoideus und M. trapezius

N. vagus [X]

Sensibel – Larynx, Laryngopharynx, tiefere Anteile der Ohrmuschel, Teil des Meatus acusticus externus
Sensorisch – Geschmack aus Epiglottis and Pharynx
Motorisch – alle Muskeln des Pharynx außer M. stylopharyngeus; alle Muskeln des weichen Gaumens außer M. tensor veli palatini, alle intrinsischen Muskeln des Larynx
Parasympathisch – thorakale und abdominale Viszera des Kopf- und Mitteldarms
Sensibel – thorakale und abdominale Viszera des Kopf- und Mitteldarms, Chemo- und Barorezeptoren (und in einigen Fällen Glomus caroticum)

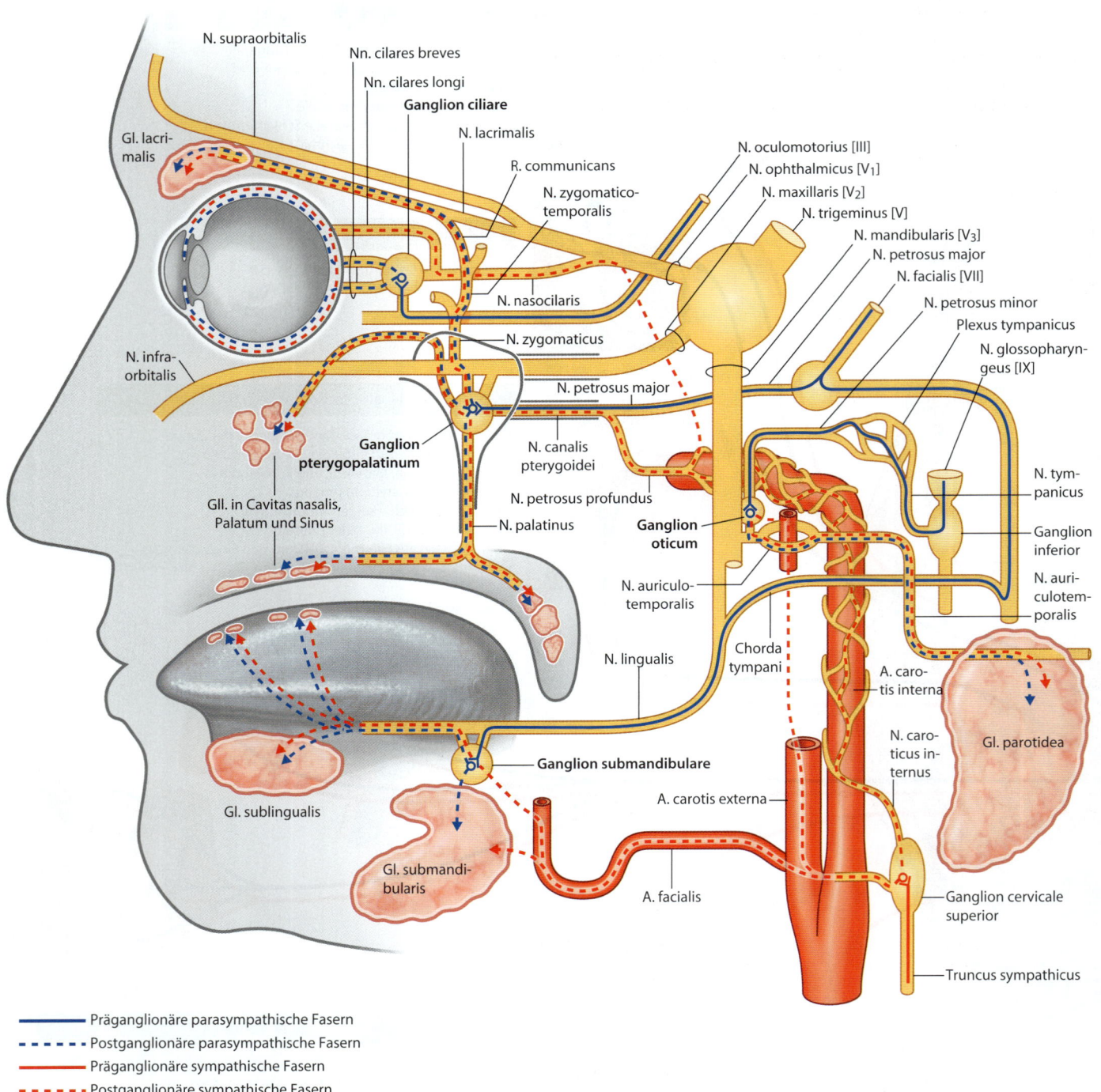

N. supraorbitalis

Nn. cilares breves

Nn. cilares longi

Ganglion ciliare

Gl. lacri-malis

N. lacrimalis

R. communicans

N. zygomatico-temporalis

N. oculomotorius [III]

N. ophthalmicus [V₁]

N. maxillaris [V₂]

N. trigeminus [V]

N. mandibularis [V₃]

N. petrosus major

N. facialis [VII]

N. petrosus minor

Plexus tympanicus

N. glossopharyn-geus [IX]

N. nasocilaris

N. zygomaticus

N. infra-orbitalis

N. petrosus major

N. canalis pterygoidei

Ganglion pterygopalatinum

N. petrosus profundus

N. palatinus

Ganglion oticum

N. tym-panicus

Ganglion inferior

N. auriculotem-poralis

Gll. in Cavitas nasalis, Palatum und Sinus

N. auriculo-temporalis

N. lingualis

Chorda tympani

A. caro-tis interna

Gl. parotidea

Gl. sublingualis

Ganglion submandibulare

N. caro-ticus in-ternus

A. carotis externa

Ganglion cervicale superior

Gl. submandi-bularis

A. facialis

Truncus sympathicus

— Präganglionäre parasympathische Fasern

- - - Postganglionäre parasympathische Fasern

— Präganglionäre sympathische Fasern

- - - Postganglionäre sympathische Fasern

Zusammenfassung viszeral efferenter Leitungsbahnen des Kopfes
Summary of visceral efferent pathways in the head

Durchtrittsstellen am äußeren Schädel

Foramen		Durchtretende Strukturen
Ansicht von vorne		
Foramen supraorbitale	1	N. supraorbitalis und Vasa supraorbitalia
Foramen infraorbitale	2	N. infraorbitalis und Vasa infraorbitalia
Foramen mentale	3	N. mentalis und Vasa mentalia
Ansicht von lateral		
Foramen zygomaticofaciale	4	N. zygomaticus
Ansicht von oben		
Foramen parietale	5	V. emissaria parietalis

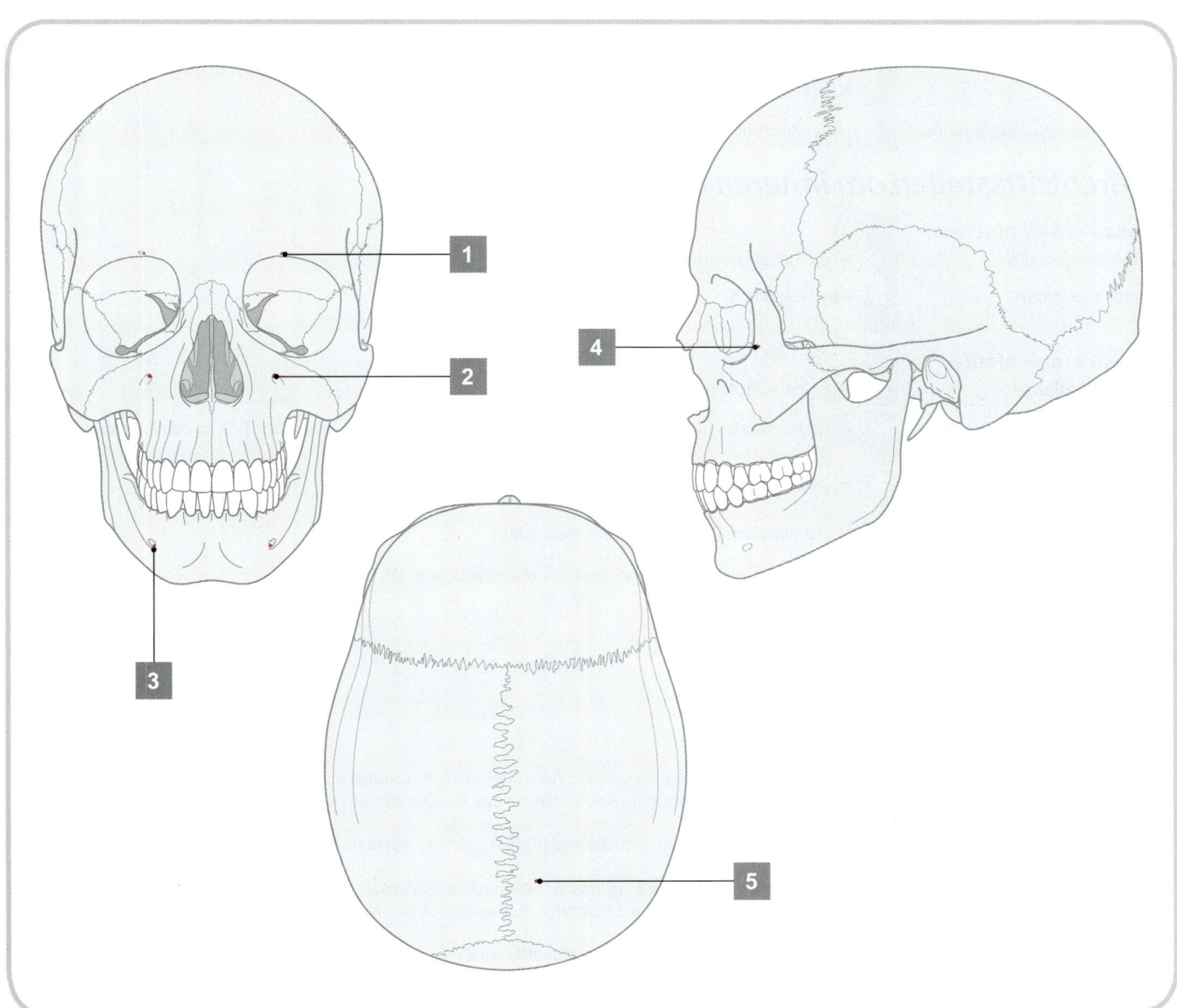

Durchtrittsstellen am äußeren Schädel

Foramen		Durchtretende Strukturen
Ansicht von unten		
Foramen incisivum	1	N. nasopalatinus; Vasa sphenopalatina
Foramen palatinum major	2	N. palatinus major und A. palatina major
Foramina palatina minores	3	Nn. und Aa. palatini minores
Canalis pterygoideus	4	N. canalis pterygoidei und A. canalis pterygoidei
Foramen ovale	5	N. mandibularis [V_3]; N. petrosus minor; Plexus venosus foraminis ovalis
Foramen spinosum	6	A. meningea media; Ramus meningeus (N. mandibularis [V_3])
Foramen lacerum	7	durch Faserknorpel verschlossen
Canalis caroticus	8	A. carotis interna, Plexus venosus caroticus internus, Plexus caroticus internus
Foramen magnum	9	Medulla oblongata/Medulla spinalis; Aa. vertebrales; A. spinalis anterior; Aa. spinales posteriores; Plexus venosus vertebralis internus, Radix spinalis des N. accessorius [XI]
Canalis condylaris	10	V. emissaria condylaris
Canalis nervi hypoglossi	11	N. hypoglossus [XII] und Plexus venosus canalis nervi hypoglossi
Foramen jugulare	12	V. jugularis interna; Sinus sigmoideus; Sinus petrosus inferior; N. glossopharyngeus [IX]; N. vagus [X]; N. accessorius [XI]
Foramen stylomastoideum	13	N. facialis [VII]

Durchtrittsstellen am inneren Schädel

Foramen		Durchtretende Strukturen
Fossa cranii anterior		
Foramen caecum	1	A. ethmoidalis anterior
Lamina cribrosa	2	Fila olfactoria [I]
Fossa cranii media		
Canalis opticus	3	N. opticus [II]; A. ophthalmica
Fissura orbitalis superior	4	N. oculomotorius [III]; N. trochlearis [IV]; N. ophthalmicus [V_1]; N. abducens [VI]; V. ophthalmica superior
Foramen rotundum	5	N. maxillaris [V_2]
Foramen ovale	6	N. mandibularis [V_3]; N. petrosus minor (Var.)
Foramen spinosum	7	A. meningea media, R. meningeus des N. mandibularis [V_3]
Hiatus canalis nervi petrosi majoris	8	N. petrosus major
Hiatus canalis nervi petrosi minoris	9	N. petrosus minor
Fossa cranii posterior		
Foramen magnum	10	Medulla oblongata/Medulla spinalis; Aa. vertebrales; A. spinalis anterior; Aa. spinales posteriores; Plexus venosus vertebralis internus, Radix spinalis des N. accessorius [XI]
Meatus acusticus internus	11	N. facialis [VII]; N. vestibulocochlearis [VIII]; A. und Vv. labyrinthi
Foramen jugulare	12	V. jugularis interna; Sinus sigmoideus; Sinus petrosus inferior; N. glossopharyngeus [IX]; N. vagus [X]; N. accessorius [XI], A. meningea posterior, R. meningeus des N. vagus
Canalis nervi hypoglossi	13	N. hypoglossus [XII]; Plexus venosus canalis nervi hypoglossi; meningealer Ast der A. pharyngea ascendens
Canalis condylaris	14	V. emissaria condylaris

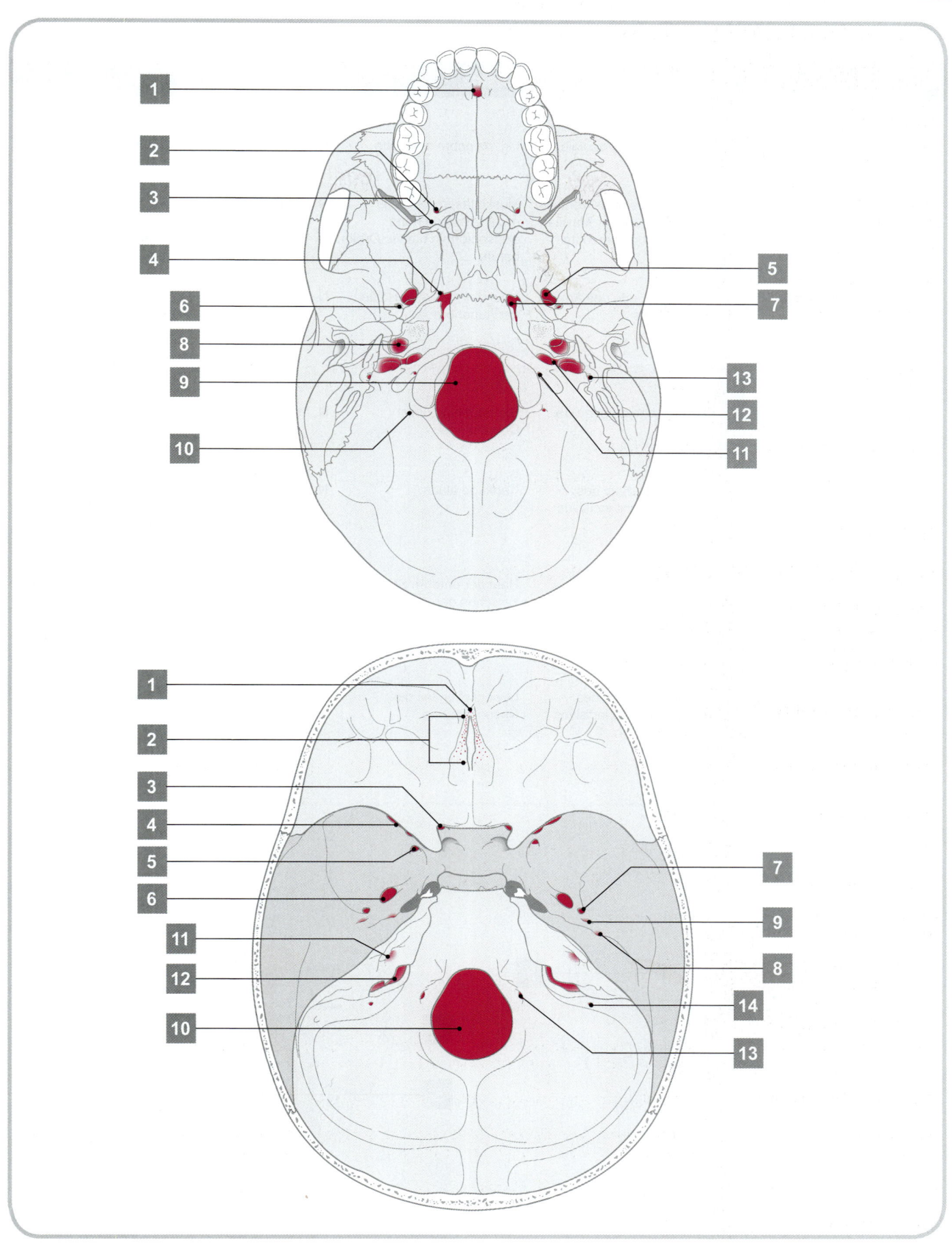

Mimische Muskulatur

Muskel		Ursprung	Ansatz	Innervation	Funktion
Orbitale Gruppe					
M. orbicularis oculi, Pars palpebralis	1	Lig. palpebrale mediale	Lig. palpebrale laterale	N. facialis [VII]	sanftes Schließen der Augenlider
M. orbicularis oculi, Pars orbitalis	2	Pars nasalis ossis frontalis; Proc. frontalis der Maxilla; Lig. palpebrale mediale	Muskelfasern verlaufen ohne Unterbrechung ellipsenförmig um die Orbita herum	N. facialis [VII]	kraftvolles Schließen der Augenlider und Kompression des Saccus lacrimalis
M. corrugator supercilii	3	mediales Ende des Arcus superciliaris	Haut der medialen Hälfte der Augenbraue	N. facialis [VII]	Ziehen der Augenbrauen nach medial-unten
Nasale Gruppe					
M. nasalis, Pars transversa	4	Maxilla, direkt neben der Nase	Sehnenplatte über Dorsum nasi	N. facialis [VII]	Verengung der Nasenöffnung
M. nasalis, Pars alaris	5	Maxilla oberhalb des lateralen Dens incisivus	Cartilago alaris	N. facialis [VII]	Ziehen der Nasenknorpel nach lateral-unten; Erweiterung der Nasenlöcher
M. procerus	6	Os nasale und oberer Bereich der Cartilagines nasi laterales	Haut der unteren Stirn zwischen den Augenbrauen (Glabella)	N. facialis [VII]	Ziehen des medialen Endes der Augenbrauen nach unten; dadurch entstehen Querfalten auf dem Nasenrücken
M. depressor septi nasi	7	Maxilla oberhalb des medialen Dens incisivus	beweglicher Teil des Nasenseptums	N. facialis [VII]	Ziehen der Nase nach unten

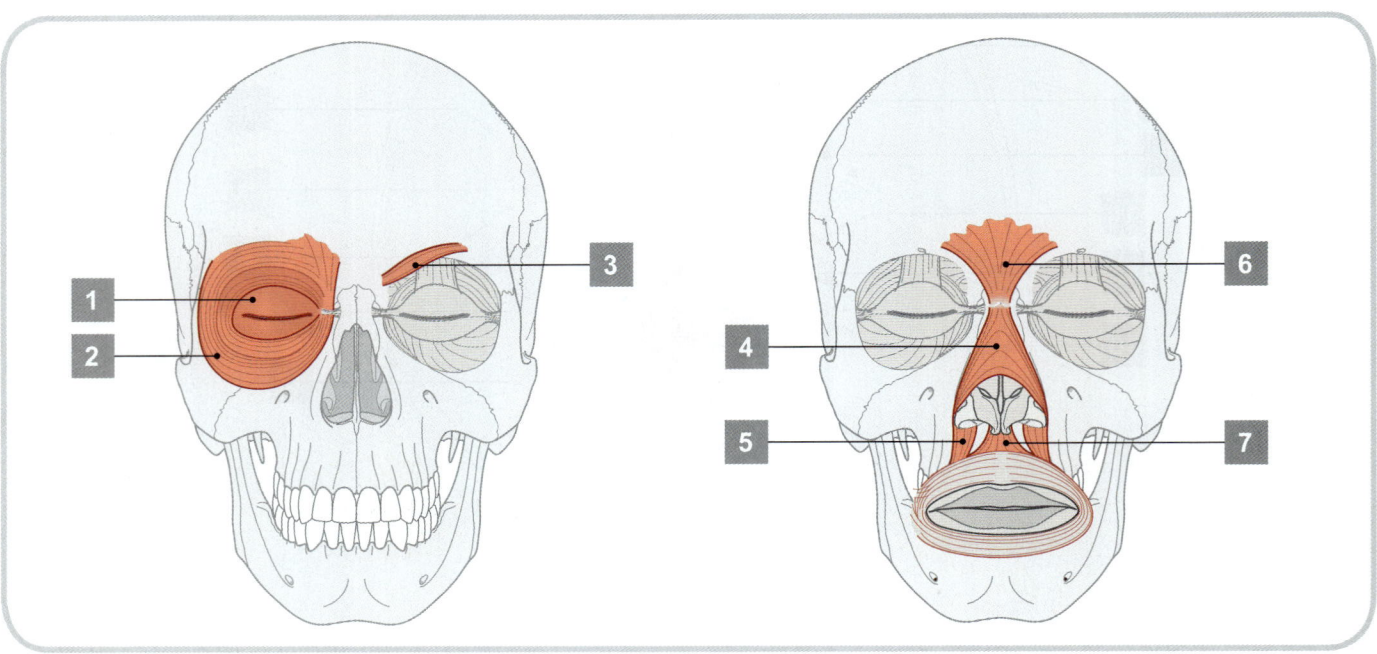

Mimische Muskulatur

Muskel		Ursprung	Ansatz	Innervation	Funktion
Orale Gruppe					
M. depressor anguli oris	1	Linea obliqua der Mandibula unterhalb von Dens caninus, von Dentes premolares und von 1. Dens molaris	Haut des Mundwinkels; Verbindung mit M. orbicularis oris	N. facialis [VII]	Ziehen des Mundwinkels nach lateral-unten
M. depressor labii inferioris	2	vorderer Bereich der Linea obliqua der Mandibula	Mitte der Unterlippe; Verbindung zur Gegenseite	N. facialis [VII]	Ziehen der Unterlippe nach lateral-unten
M. mentalis	3	Mandibula unterhalb der Dentes incisivi	Haut des Kinns	N. facialis [VII]	Heben und Vorstrecken der Unterlippe; Faltenbildung auf dem Kinn
M. risorius	4	Fascia masseterica	Haut des Mundwinkels	N. facialis [VII]	Retraktion der Mundwinkel (Grinsen)
M. zygomaticus major	5	Os zygomaticum	Haut des Mundwinkels (Angulus oris)	N. facialis [VII]	Ziehen der Mundwinkel nach oben-lateral
M. zygomaticus minor	6	Os zygomaticum	Oberlippe medial des Mundwinkels (Angulus oris)	N. facialis [VII]	Ziehen der Oberlippe nach oben
M. levator labii superioris	7	infraorbitaler Rand der Maxilla	Haut der oberen lateralen Hälfte der Oberlippe	N. facialis [VII]	Heben der Oberlippe; Bildung einer nasolabialen Furche
M. levator labii superioris alaeque nasi	8	Proc. frontalis der Maxilla	Cartilago alaris der Nase; Oberlippe	N. facialis [VII]	Heben der Oberlippe und Erweiterung der Nasenlöcher
M. levator anguli oris	9	Maxilla unterhalb des Foramen infraorbitale	Haut des Mundwinkels	N. facialis [VII]	Heben des Mundwinkels; Bildung einer nasolabialen Furche
M. orbicularis oris	10	Muskeln im Mundbereich; medianer Bereich von Maxilla und Mandibula	Fasern bilden eine Ellipse um die Mundöffnung herum	N. facialis [VII]	Schließen und Protrusion der Lippen
M. buccinator	11	hintere Bereiche von Maxilla und Mandibula; Raphe pterygomandibularis	strahlt in M. orbicularis oris und in die Lippen ein	N. facialis [VII]	Pressen der Backen gegen die Zähne; Kompression aufgeblähter Backen

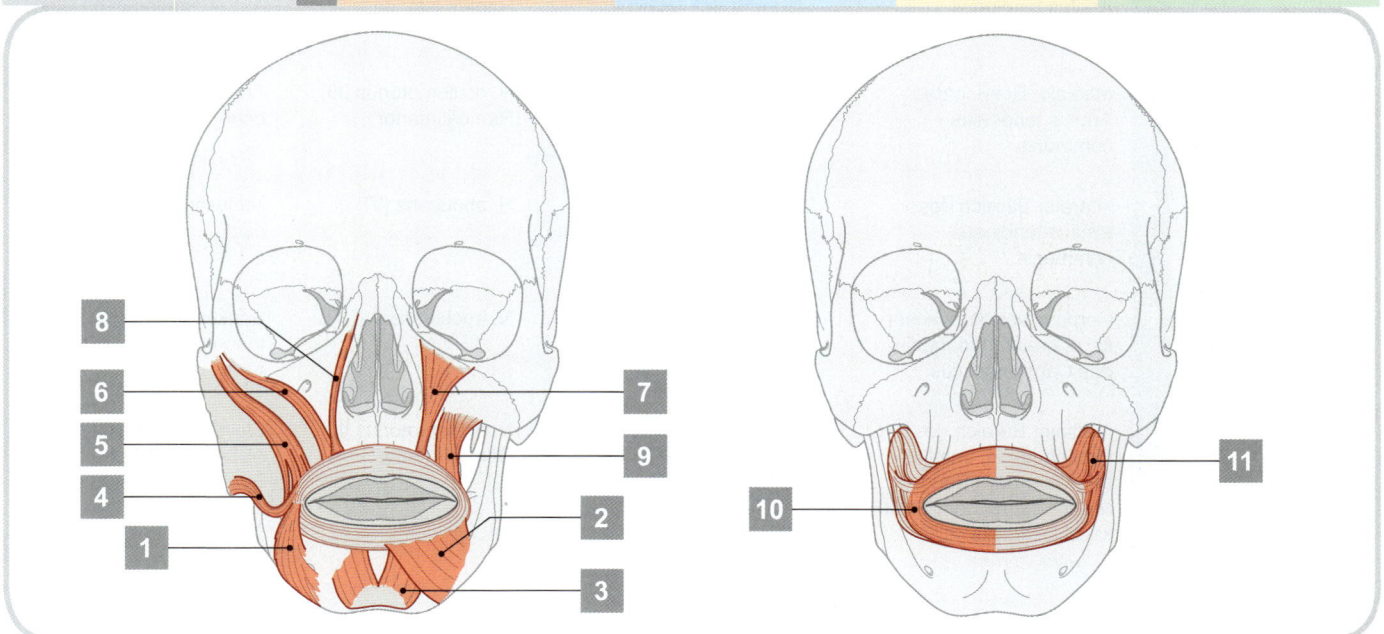

Mimische Muskulatur

Muskel		Ursprung	Ansatz	Innervation	Funktion
Übrige Muskeln					
M. auricularis anterior	1	vorderer Bereich der Fascia temporalis	Helix der Ohrmuschel	N. facialis [VII]	Ziehen der Ohrmuschel nach oben-vorne
M. auricularis superior	2	seitlicher Bereich der Aponeurosis epicranialis	oberer Bereich der Ohrmuschel	N. facialis [VII]	Elevation der Ohrmuschel
M. auricularis posterior	3	Proc. mastoideus des Os temporale	Konvexität der Ohrmuschel	N. facialis [VII]	Ziehen der Ohrmuschel nach oben-hinten
M. occipitofrontalis Venter frontalis	4	Haut der Augenbrauen	Galea aponeurotica	N. facialis [VII]	Stirnrunzeln; Heben der Augenbrauen
M. occipitofrontalis Venter occipitalis	5	lateraler Bereich der Linea nuchalis superior des Os occipitale; Proc. mastoideus des Os temporale	Galea aponeurotica	N. facialis [VII]	Ziehen der Kopfhaut nach hinten

Äußere Augenmuskulatur

Muskel		Ursprung	Ansatz	Innervation	Funktion
M. levator palpebrae superioris	1	Ala minor ossis sphenoidalis vor dem Canalis opticus	Vorderfläche des Tarsus; einige Fasern zur Haut und zum Fornix conjunctivae superior	N. oculomotorius [III], Ramus superior	Elevation der oberen Augenlider
M. rectus superior	2	oberer Bereich des Anulus tendineus communis	oberer Bereich des vorderen Bulbus oculi	N. oculomotorius [III], Ramus superior	Elevation, Adduktion und Innenrotation des Bulbus oculi
M. rectus inferior	3	unterer Bereich des Anulus tendineus communis	unterer Bereich des vorderen Bulbus oculi	N. oculomotorius [III], Ramus inferior	Senken, Adduktion und Außenrotation des Bulbus oculi
M. rectus medialis	4	medialer Bereich des Anulus tendineus communis	medialer Bereich des vorderen Bulbus oculi	N. oculomotorius [III], Ramus inferior	Adduktion des Bulbus oculi
M. rectus lateralis	5	lateraler Bereich des Anulus tendineus communis	lateraler Bereich des vorderen Bulbus oculi	N. abducens [VI]	Abduktion des Bulbus oculi
M. obliquus superior	6	Corpus ossis sphenoidalis, oberhalb und medial des Canalis opticus	äußerer oberer Quadrant des Bulbus oculi (superiore Fläche)	N. trochlearis [IV]	Senken, Abduktion und Innenrotation des Bulbus oculi
M. obliquus inferior	7	medialer Bereich des Orbitabodens, unmittelbar hinter dem Rand; Maxilla lateral der Fossa sacci lacrimalis	äußerer hinterer Quadrant des Bulbus oculi (inferiore Fläche)	N. oculomotorius [III], Ramus inferior	Elevation, Abduktion und Außenrotation des Bulbus oculi

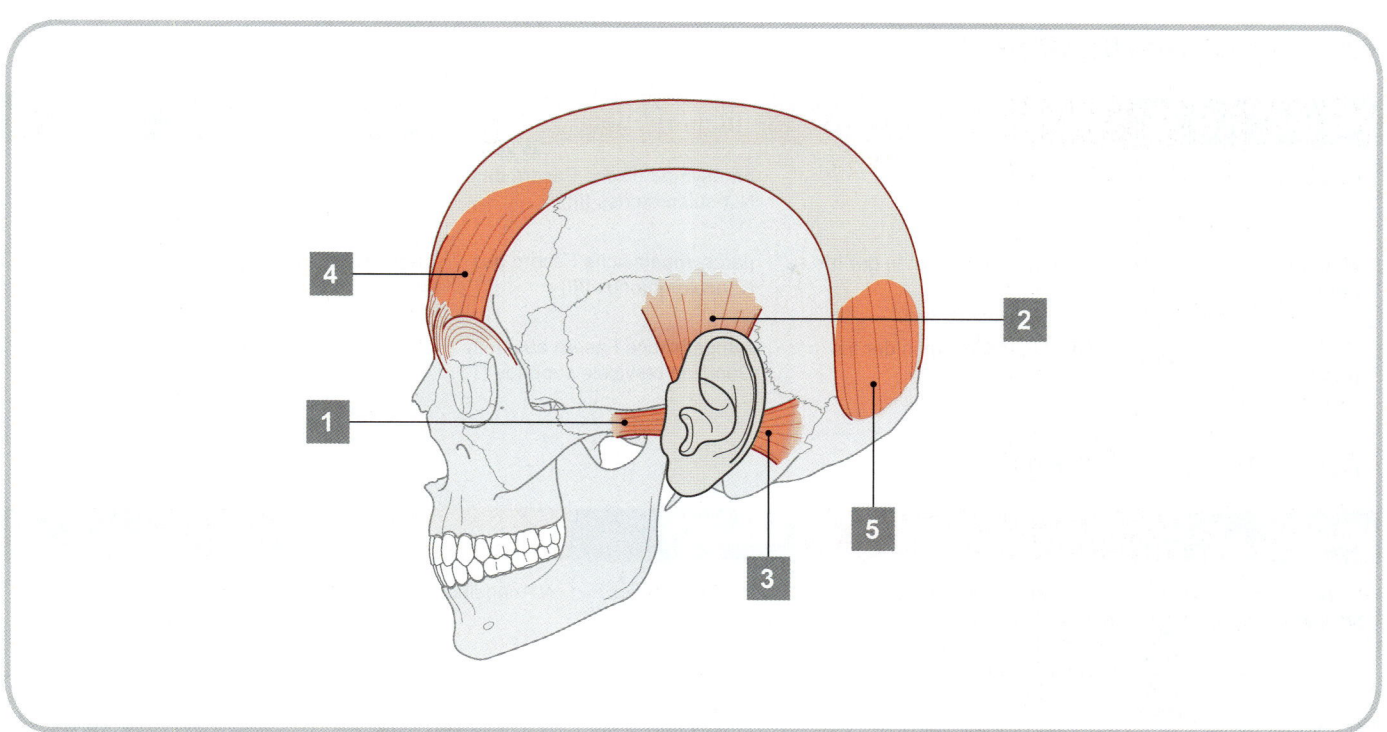

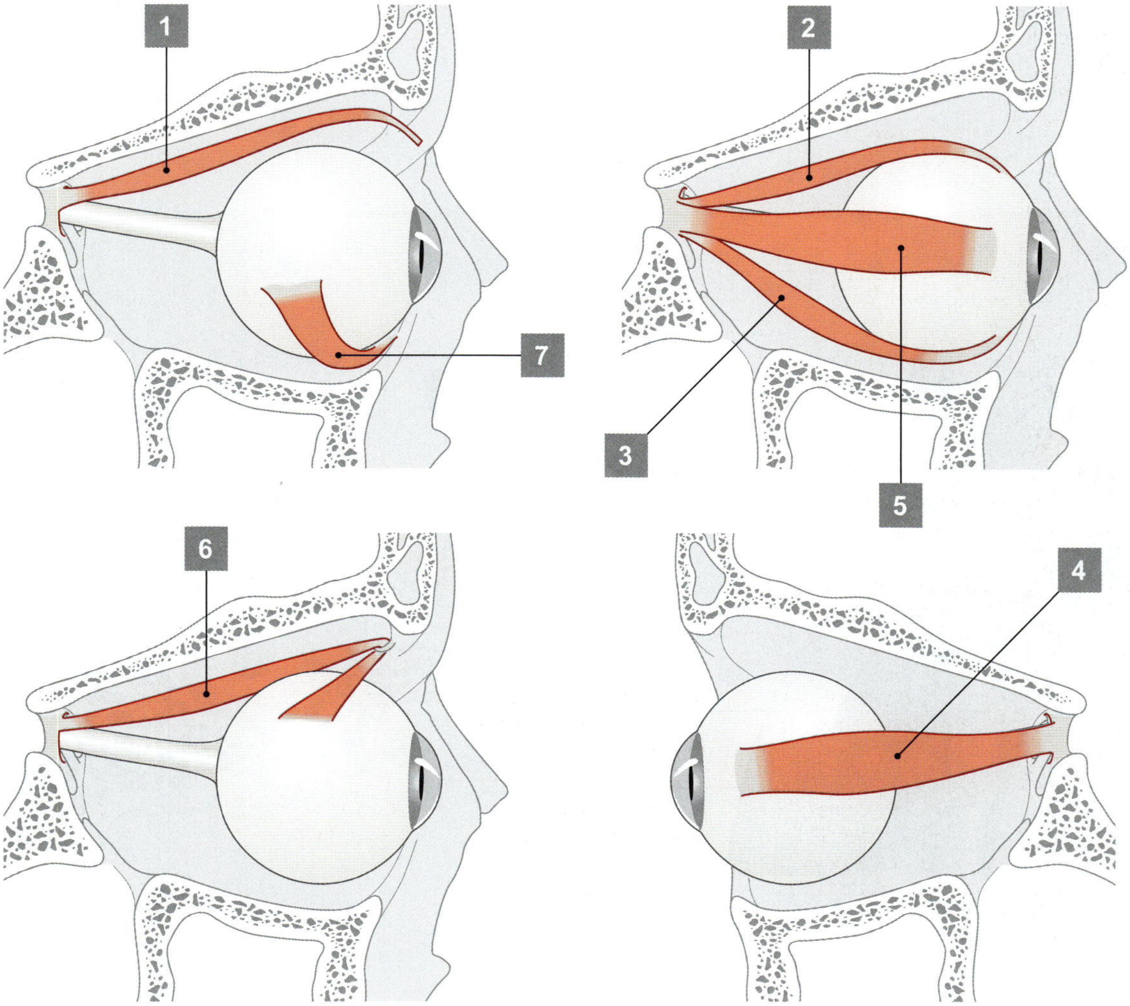

Innere Augenmuskulatur

Muskel		Lokalisation	Innervation	Funktion
M. ciliaris	1	Corpus ciliare	parasympathische Fasern des N. oculomotorius [III]	Konstriktion des Corpus ciliare, Entspannung und Abkugelung der Linse
M. sphincter pupillae	2	zirkuläre Muskelfasern in der Iris	parasympathische Fasern des N. oculomotorius [III]	Konstriktion der Pupille
M. dilator pupillae	3	radiale Muskelfasern in der Iris	sympathische Fasern aus dem Ganglion cervicale superius (T1)	Dilatation der Pupille

Muskeln des Mittelohrs

Muskel		Ursprung	Ansatz	Innervation	Funktion
M. tensor tympani	1	knorpeliger Teil der Tuba auditiva, Ala major ossis sphenoidalis, eigener Knochenkanal	oberer Bereich des Manubrium mallei	N. mandibularis [V$_3$]	mediale Auslenkung des Manubrium mallei, Spannen der Membrana tympani
M. stapedius	2	Eminentia pyramidalis	Caput stapedis	N. stapedius (N. facialis [VII])	Auslenkung des Stapes nach hinten, Verhindern zu starker Schwingung

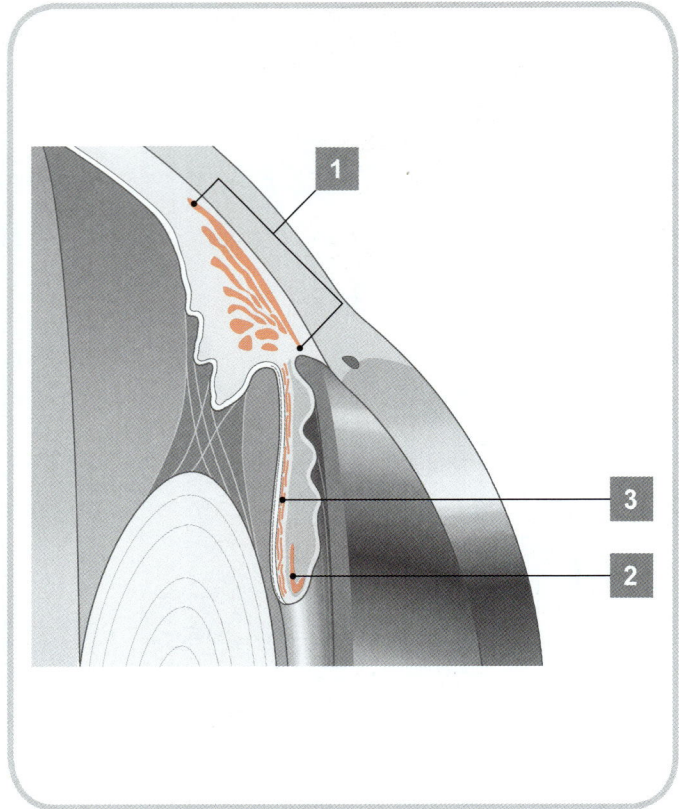

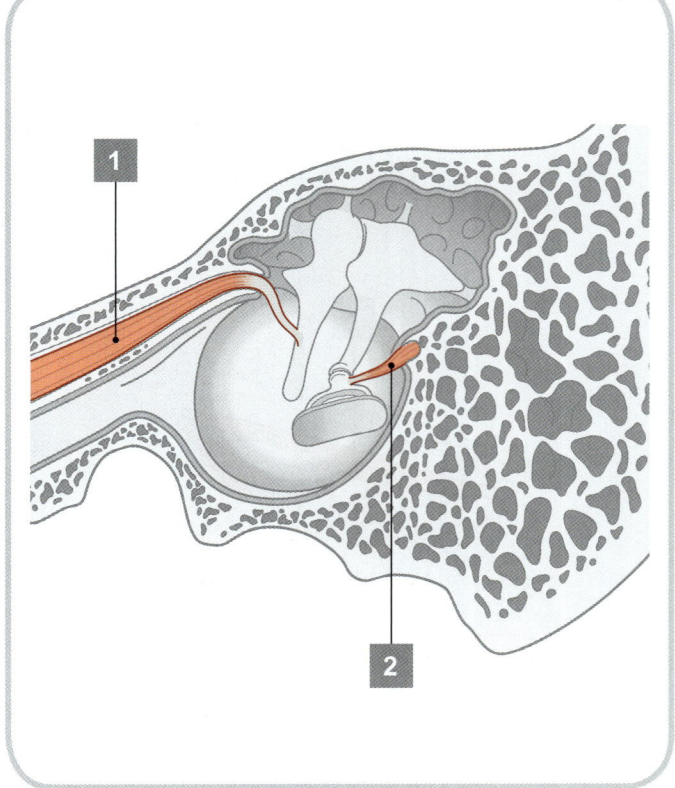

Kaumuskulatur

Muskel		Ursprung	Ansatz	Innervation	Funktion
M. masseter	1	**Pars superficialis:** Unterrand des Arcus zygomaticus; **Pars profunda:** Innenrand des Arcus zygomaticus	Angulus mandibulae und laterale Fläche des Ramus mandibulae	N. massetericus aus dem vorderen Stamm des N. mandibularis [V$_3$]	Adduktion der Mandibula (Kieferschluss)
M. temporalis	2	Fossa temporalis und Fascia temporalis	Proc. coronoideus der Mandibula und Vorderrand des Ramus mandibulae	Nn. temporales profundi aus dem vorderen Stamm des N. mandibularis [V$_3$]	Adduktion (Kieferschluss) und Retrusion der Mandibula
M. pterygoideus medialis	3	Fossa pterygoidea	Tuberositas pterygoidea	N. pterygoideus medialis aus dem N. mandibularis [V$_3$].	Adduktion und Mahlbewegungen der Mandibula
M. pterygoideus lateralis	4	**Caput superius:** Crista infratemporalis ossis sphenoidalis **Caput inferius:** Lamina lateralis des Proc. pterygoideus	**Caput superius:** Discus und Capsula articularis; **Caput inferius:** Fovea pterygoidea des Proc. condylaris mandibulae	N. pterygoideus lateralis aus dem vorderen Stamm des N. mandibularis [V$_3$] oder aus dem N. buccalis	Protrusion und Mahlbewegungen der Mandibula

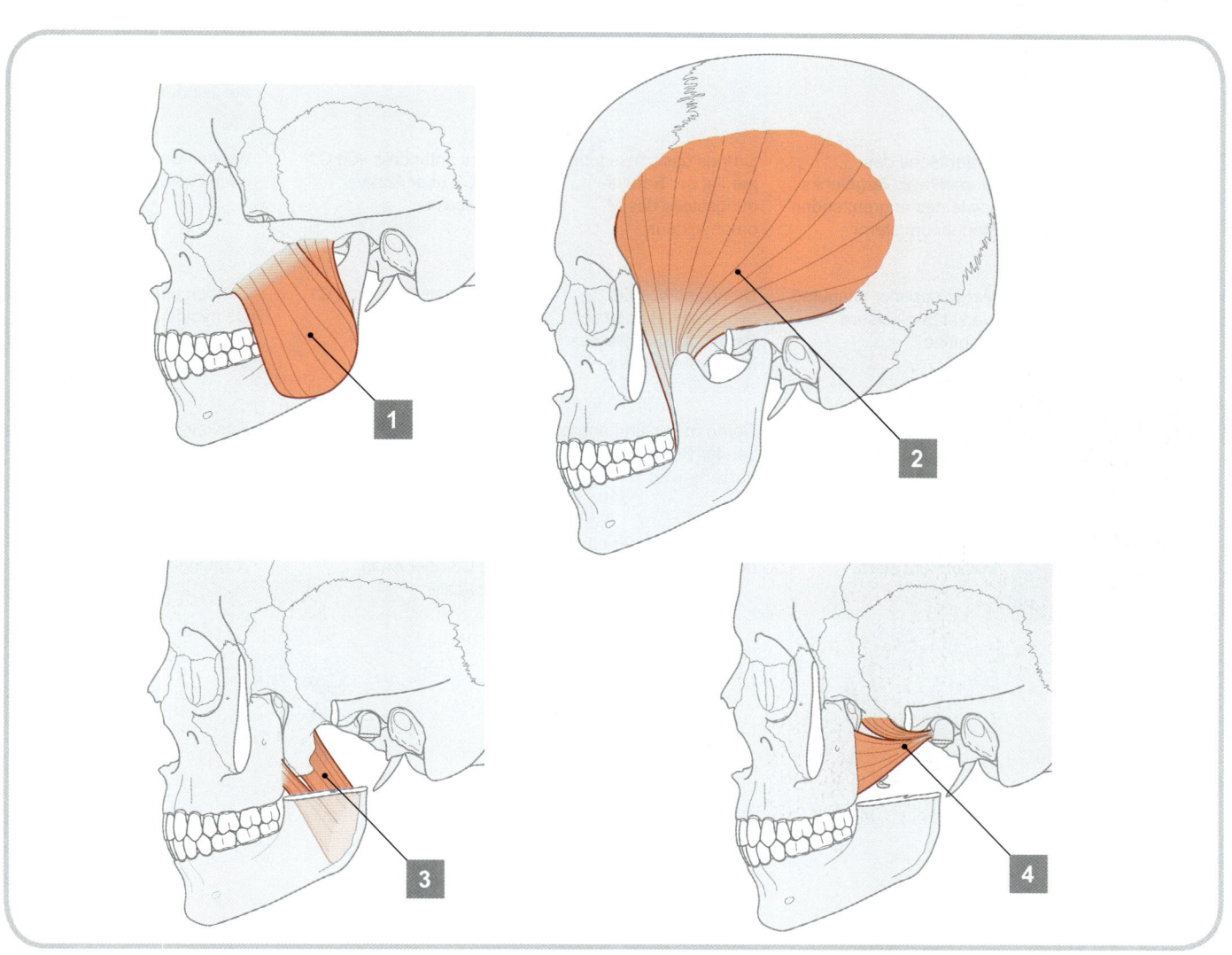

Vorderes Halsdreieck (suprahyoidale und infrahyoidale Muskulatur)

Muskel		Ursprung	Ansatz	Innervation	Funktion
M. stylohyoideus	1	Proc. styloideus	lateraler Bereich des Corpus ossis hyoideum	N. facialis [VII]	Heben des Os hyoideum nach hinten-oben
M. digastricus Venter anterior	2	Fossa digastrica auf der Innenfläche der vorderen Mandibula	Befestigung der Sehne zwischen den beiden Muskelbäuchen am Corpus ossis hyoideum	N. mylohyoideus (aus N. alveolaris inferior des N. mandibularis [V$_3$])	Mundöffnung durch Abduktion der Mandibula; Heben des Os hyoideum
M. digastricus Venter posterior	3	Incisura mastoidea medial des Proc. mastoideus des Os temporale	Befestigung der Sehne zwischen den beiden Muskelbäuchen am Corpus ossis hyoideum	N. facialis [VII]	Heben des Os hyoideum nach oben-hinten
M. mylohyoideus	4	Linea mylohyoidea der Mandibula	Corpus ossis hyoideum und Muskelfasern der Gegenseite (Raphe mylohyoidea)	N. mylohyoideus (aus N. alveolaris inferior des N. mandibularis [V$_3$])	Stützen und Heben des Mundbodens; Heben des Os hyoideum
M. geniohyoideus	5	Spina mentalis inferior auf der Innenseite der Mandibula	Vorderer Bereich des Corpus ossis hyoideum	Ast des Ramus anterior von C1 (über N. hypoglossus [XII])	Heben des Os hyoideum nach vorne-oben bei fixierter Mandibula; Abduktion der Mandibula bei fixiertem Os hyoideum
M. sterno-hyoideus	6	Hinterfläche des Sternoklavikulargelenks sowie des angrenzenden Manubrium sterni	Corpus ossis hyoideum medial der Befesti-gungsstelle des M. omohyoideus	Rami anteriores von C1 bis C3 über Ansa cervicalis	Senken des Os hyoideum nach Schluckakt
M. omohyoideus	7	Margo superior scapulae medial der Incisura scapulae	Unterrand des Os hyoideum lateral der Befestigungsstelle des M. sternohyoideus	Rami anteriores von C1 bis C3 über Ansa cervicalis	Senken und Fixieren des Os hyoideum, hält durch Spannung der Halsfaszie die V. jugularis offen
M. thyrohyoideus	8	Linea obliqua auf der Lamina der Cartilago thyroidea	Cornu majus und angren-zender Bereich des Corpus ossis hyoidei	Fasern des Ramus anterior aus C1 über N. hypoglossus [XII]	Senken des Os hyoideum; bei fixiertem Os hyoideum Heben des Kehlkopf
M. sternothy-roideus	9	Innenfläche des Manubrium sterni	Linea obliqua der Lamina der Cartilago thyroidea	Rami anteriores von C1 bis C3 über Ansa cervicalis	Senken des Kehlkopfs (Cartilago thyroidea)

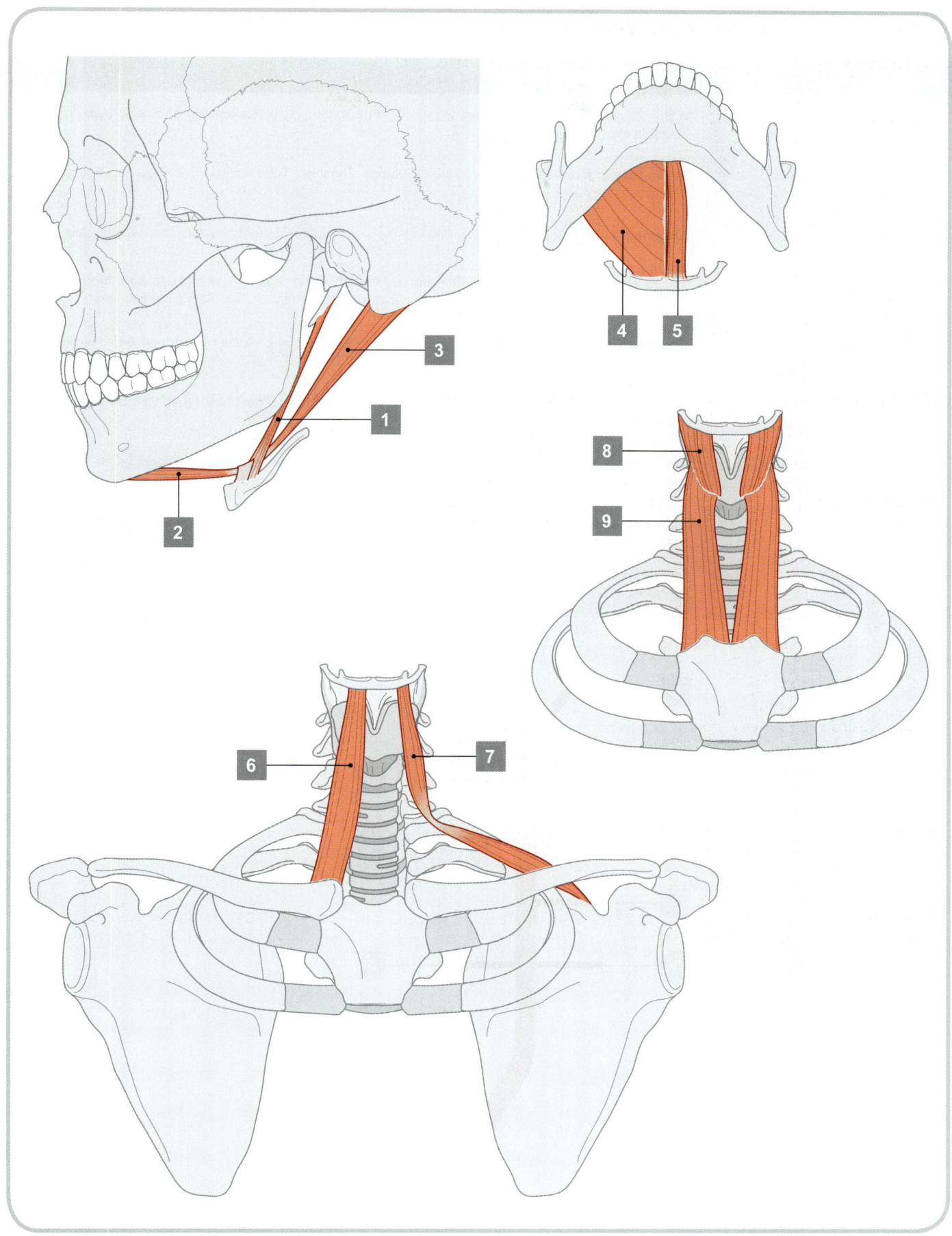

Äste der Arteria carotis externa

Arterie		Versorgungsgebiet
A. thyroidea superior	1	M. thyrohyoideus, innere Strukturen des Kehlkopfs, M. sternocleidomastoideus, Mm. cricothyroidei, Glandula thyroidea
A. pharyngea ascendens	2	Schlundschnürer und M. stylopharyngeus, Gaumen, Tonsillen, Tuba auditiva, Meningen der Fossa cranii posterior
A. lingualis	3	Zungenmuskulatur, Tonsilla palatina, Palatum molle, Epiglottis, Mundboden, Glandula sublingualis
A. facialis	4	alle Strukturen des Gesichts vom Unterrand der Mandibula vor dem M. masseter bis zur Margo medialis der Orbita, Palatum molle, Tonsilla palatina, Tuba auditiva, Glandula submandibularis
A. occipitalis	5	M. sternocleidomastoideus, Meningen der Fossa cranii posterior, Cellulae mastoideae, tiefe Nackenmuskulatur, hintere Kopfhaut
A. auricularis posterior	6	Glandula parotis und benachbarte Muskeln, äußeres Ohr und Kopfhaut hinter dem Ohr, Strukturen des Mittel- und Innenohrs
A. temporalis superficialis	7	Glandula parotis, Ductus parotideus, M. masseter, seitlicher Gesichtsbereich, vorderer Teil des äußeren Ohrs, M. temporalis, Fossa parietalis und temporalis
A. maxillaris	8	Meatus acusticus externus, laterale und mediale Fläche der Membrana tympani, Kiefergelenk, Dura mater und Lamina interna der lateralen Schädelwand, Ganglion trigeminale und umgebende Dura, M. mylohyoideus, Zähne des Unterkiefers, Haut des Kinns, M. temporalis, Lamina externa der Schädelknochen der Fossa temporalis, Strukturen in der Fossa infratemporalis, Sinus maxillaris, Zähne und Zahnfleisch des Oberkiefers, infraorbitales Hautareal, Gaumen, Rachendach, Nasenhöhle

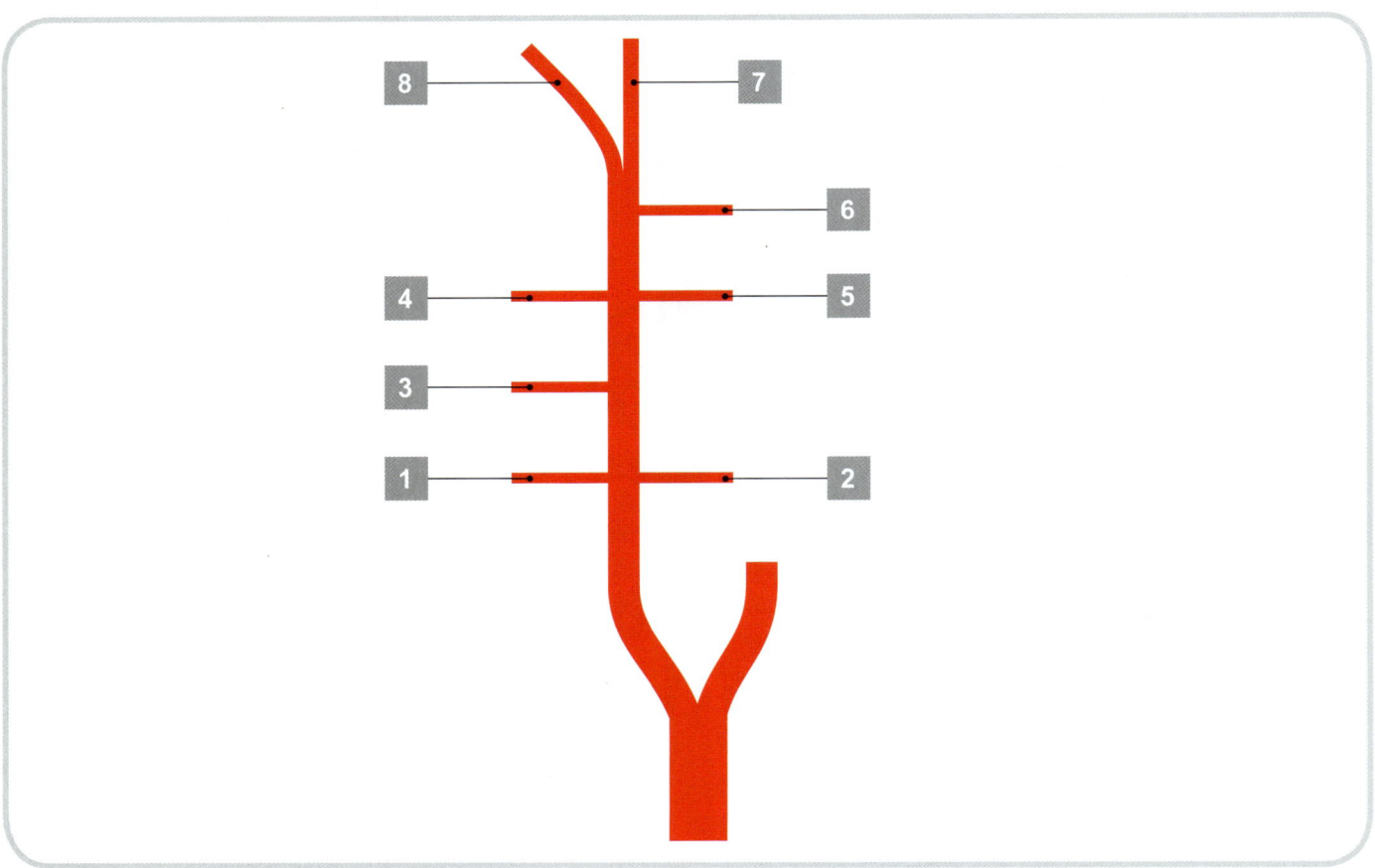

Regionen des vorderen Halsdreiecks

Region		Begrenzung	Inhalt
Trigonum submentale (unpaar)	1	Symphyse der Mandibula; Venter anterior des M. digastricus; Corpus ossis hyoidei	Nodi lymphoidei submentales; Zuflüsse zur V. jugularis anterior
Trigonum submandibulare (paarig)	2	Unterrand der Mandibula; Venter anterior des M. digastricus; Venter posterior des M. digastricus	Glandula submandibularis; Nodi lymphoidei submandibulares; N. hypoglossus [XII]; N. mylohyoideus; A. und V. facialis
Trigonum caroticum (paarig)	3	Venter posterior des M. digastricus; Venter superior des M. omohyoideus; Vorderrand des M. sternocleidomastoideus	Zuflüsse in die V. facialis; R. colli des N. facialis [VII]; A. carotis communis; A. carotis externa und interna; A. thyroidea superior; A. pharyngea ascendens; A. lingualis, A. facialis, A. occipitalis; V. jugularis interna; N. vagus [X], N. accessorius [XI], N. hypoglossus [XII]; Radix superior und inferior der Ansa cervicalis; N. transversus colli
Trigonum musculare (paarig)	4	Halsmitte; Venter superior des M. omohyoideus; Vorderrand des M. sternocleidomastoideus	M. sternohyoideus, M. omohyoideus, M. sternothyroideus, M. thyrohyoideus; Glandula thyroidea, Glandulae parathyroidei; Pharynx

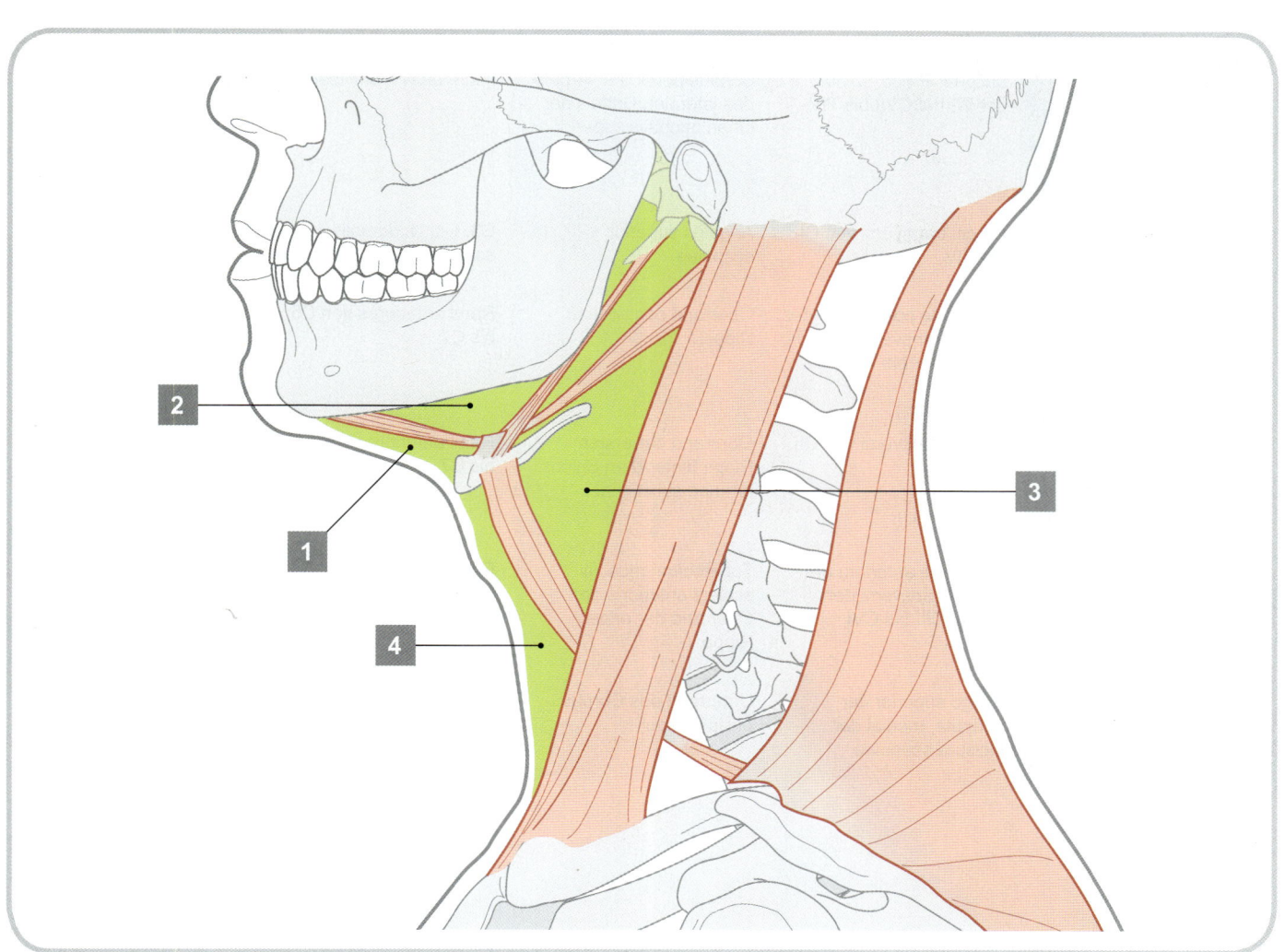

Muskulatur des hinteren Halsdreiecks
(Rückenmarkssegmente in Klammern sind nicht immer an der Innervation beteiligt)

Muskel		Ursprung	Ansatz	Innervation	Funktion
M. sternocleidomas-toideus — Caput sternale	1	Oberrand der Vorderfläche des Manubrium sterni	laterale Hälfte der Linea nuchalis superior	N. accessorius [XI] und Äste der Rami anteriores aus C2 bis C3 (C4)	einseitige Kontraktion: Lateralflexion des Kopfes zur ipsilateralen Seite, Rotation des Kopfes zur kontralateralen Seite; beidseitige Kontraktion: Ziehen des Kopfes nach vorne
M. sternocleidomas-toideus — Caput claviculare	2	obere Fläche des medialen Drittels der Clavicula	laterale Seite des Proc. mastoideus		
M. trapezius	3	Linea nuchalis superior; Protuberantia occipitalis externa; Lig. nuchae; Procc. spinosi der Wirbel CVII bis TXII	laterales Drittel der Clavicula; Acromion; Spina scapulae	Motorik: N. accessorius [XI]; Propriozeption: C3 und C4	unterstützt die Scapularotation bei Abduktion des Humerus über die Horizontale; Pars descendens: Elevation der Scapula; Pars transversa: Adduction der Scapula; Pars ascendens: Depression der Scapula
M. splenius capitis	4	untere Hälfte des Lig. nuchae; Procc. spinosi der Wirbel CVII bis TIV	Proc. mastoideus, Schädelbereich unterhalb des lateralen Drittels der Linea nuchalis superior	Rami posteriores der mittleren Nn. cervicales	beidseitige Kontraktion: Ziehen des Kopfes nach hinten; einseitige Kontraktion: ipsilaterale Lateralflexion und Rotation des Kopfes
M. levator scapulae	5	Procc. transversi von CI bis CIV	Angulus superior scapulae	C3, C4; N. dorsalis scapulae (C4, C5)	Heben der Scapula
M. scalenus posterior	6	Tubercula posteriores der Procc. transversi der Wirbel CIV bis CVI	Oberrand der zweiten Rippe	Rami anteriores von C5 bis C7	Heben der zweiten Rippe (und damit des gesamten Thorax, Inspiration), Seitneigung des Kopfes
M. scalenus medius	7	Procc. transversi von CII bis CVII	Oberrand der ersten Rippe hinter dem Sulcus arteriae subclaviae	Rami anteriores von C3 bis C7	Heben der ersten Rippe (und damit des gesamten Thorax, Inspiration), Seitneigung des Kopfes
M. scalenus anterior	8	Tubercula anteriora der Procc. transversi der Wirbel CIII bis CVI	Tuberculum musculi scaleni anterioris am Oberrand der ersten Rippe	Rami anteriores von C4 bis C7	Heben der ersten Rippe (und damit des gesamten Thorax, Inspiration), Seitneigung des Kopfes
M. omohyoideus	9	Margo superior der Scapula, medial der Incisura scapulae	Unterrand des Corpus ossis hyoidei	Ansa cervicalis; Rami anteriores von C1 bis C3	Senken des Os hyoideum

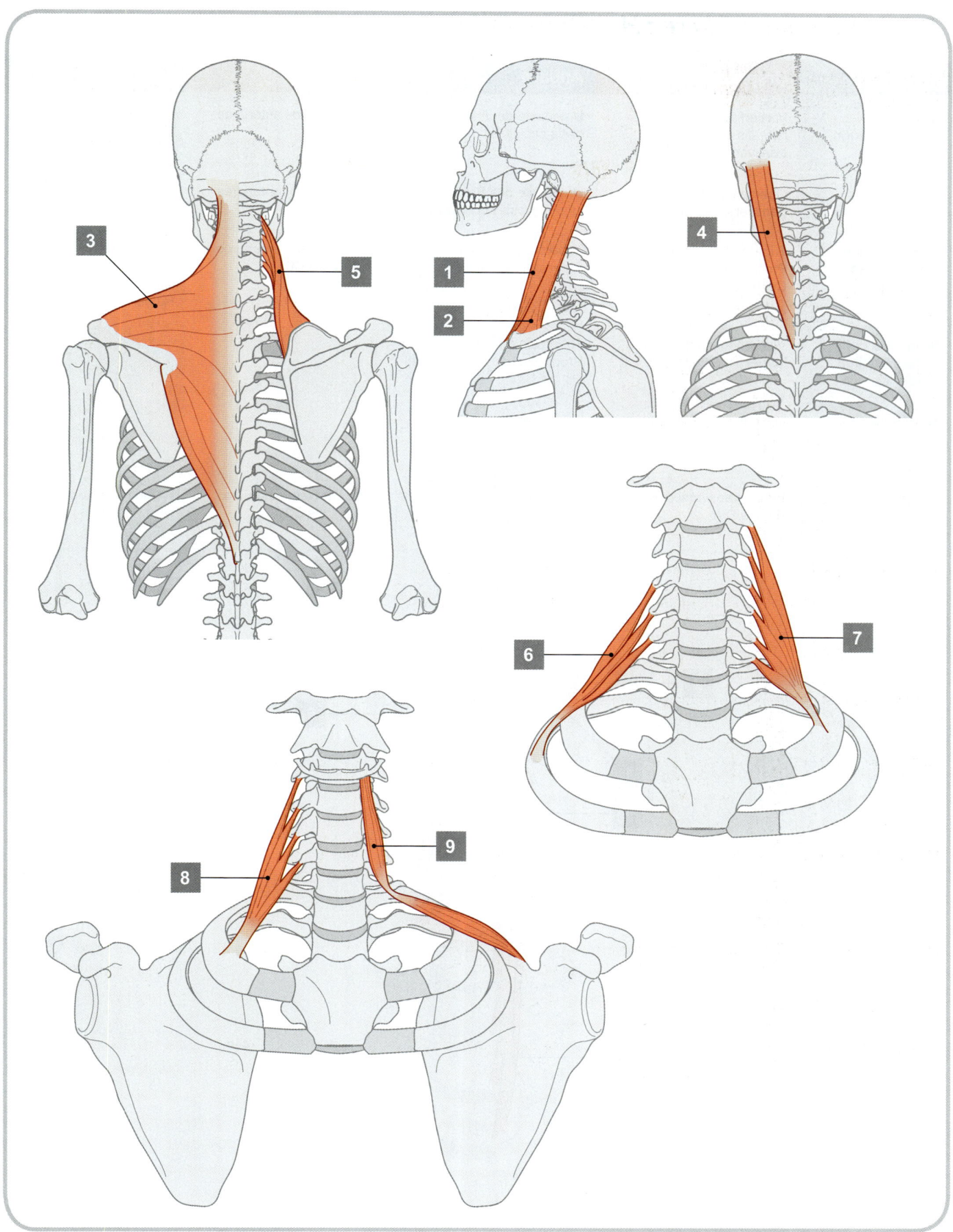

Prävertebrale und laterale Halsmuskulatur

Muskel		Ursprung	Ansatz	Innervation	Funktion
M. rectus capitis anterior	1	Vorderfläche der Massa lateralis und des Proc. transversus des Atlas	Unterseite der Pars basilaris ossis occipitalis	Äste der Rami anteriores von C1, C2	Flexion des Kopfes im Atlantooccipitalgelenk
M. rectus capitis lateralis	2	Oberseite der Procc. transversi des Atlas	Unterseite des Proc. jugularis ossis occipitalis	Äste der Rami anteriores von C1, C2	ipsilaterale Lateralflexion des Kopfes
M. longus colli Pars obliqua superior	3	Tubercula anteriora der Procc. transversi der Wirbel CIII bis CV	Tuberculum anterior des Arcus anterior atlantis	Äste der Rami anteriores von C2 bis C6	ventral- und ipsilaterale Lateralflexion des Halses; leichte kontralaterale Rotation des Halses
M. longus colli Pars obliqua inferior	4	Vorderflächen der Wirbelkörper TI, TII und evtl. TIII	Tubercula anteriora der Procc. transversi der Wirbel CV bis CVI		
M. longus colli Pars recta	5	Vorderflächen der Wirbelkörper TI bis TIII und CV bis CVII	Vorderflächen der Wirbelkörper CII bis CIV		
M. longus capitis	6	Procc. transversi der Wirbel CIII bis CVI	Unterseite der Pars basilaris ossis occipitalis	Äste der Rami anteriores von C1 bis C3	Flexion des Kopfes

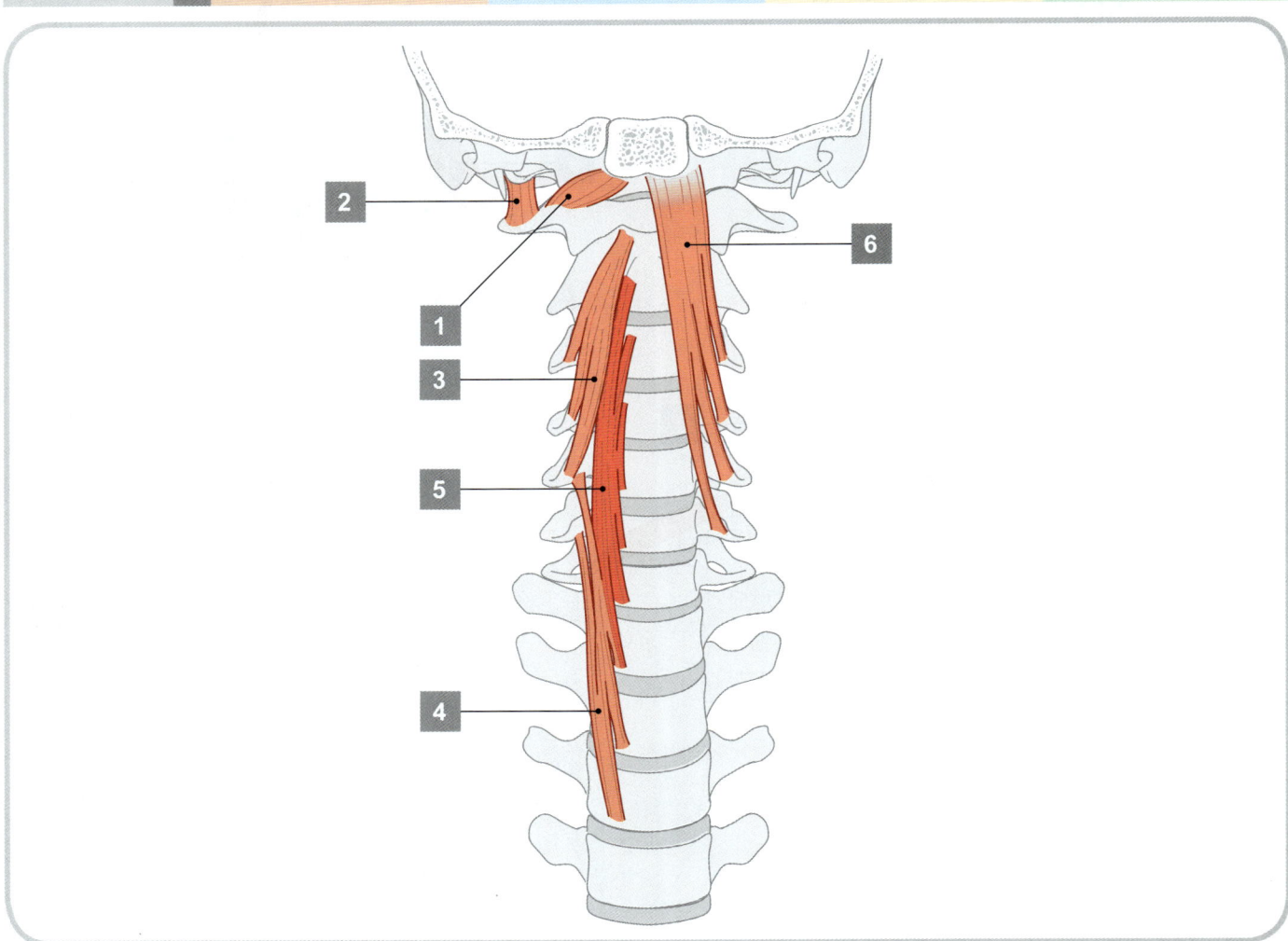

Rachenmuskulatur – Schlundschnürer

Muskel		Hintere Befestigung	Vordere Befestigung	Innervation	Funktion
M. constrictor pharyngis superior	1	Raphe pharyngis	Raphe pterygomandibularis und angrenzender Knochen der Mandibula und des Hamulus pterygoideus	N. vagus [X]	Konstriktion des Pharynx
M. constrictor pharyngis medius	2	Raphe pharyngis	Oberrand des Cornu majus ossis hyoidei und angrenzende Bereiche des Cornu minus und des Lig. stylohyoideum	N. vagus [X]	Konstriktion des Pharynx
M. constrictor pharyngis inferior	3	Raphe pharyngis	Cartilago cricoidea, Linea obliqua der Cartilago thyroidea, Arcus tendineus zwischen diesen beiden Befestigungsstellen, den M. cricothyroideus überspannend	N. vagus [X]	Konstriktion des Pharynx

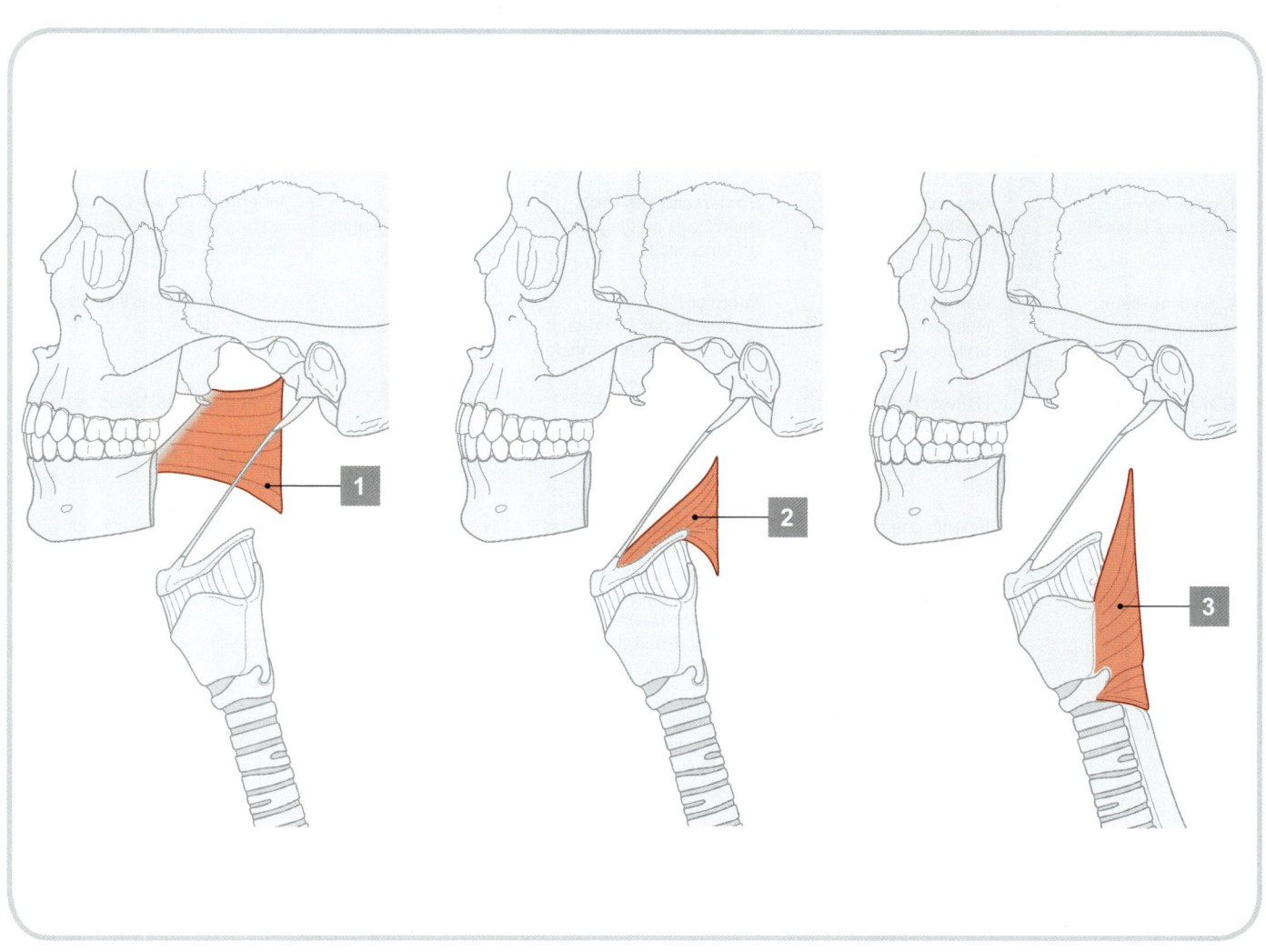

Rachenmuskulatur – Schlundheber

Muskel		Ursprung	Ansatz	Innervation	Funktion
M. stylopharyngeus	1	mediale Seite der Basis des Proc. styloideus	Pharynxwand	N. glossopharyngeus [IX]	Heben des Pharynx
M. salpingo-pharyngeus	2	Unterseite des pharyngealen Endes der Tuba auditiva	Pharynxwand	N. vagus [X]	Heben des Pharynx
M. palatopharyngeus	3	Aponeurosis palatina	Pharynxwand	N. vagus [X]	Heben des Pharynx; Verengung des Isthmus faucium

Intrinsische Muskulatur des Kehlkopfes

Muskel		Ursprung	Ansatz	Innervation	Funktion
M. cricothyroideus	1	anterolateraler Bereich des Arcus cartilaginis cricoideae	**Pars obliqua:** Cornu inferius cartilaginis thyroideae; **Pars recta:** Unterrand der Cartilago thyroidea	Ramus externus des N. laryngeus superior (N. vagus [X])	Rotation der Cartilago thyroidea nach vorne-unten im Cricothyroidalgelenk
M. cricoary-tenoideus posterior	2	Außenfläche der Lamina cartilaginis cricoideae	Hinterseite des Proc. muscularis cartilaginis arytenoideae	N. laryngeus recurrens (N. vagus [X])	Abduktion und Außenrotation der Cartilago arytenoidea; der M. cricoarytenoideus posterior ist der wichtigste Abduktor der Plicae vocales und damit auch der wichtigste Öffner der Rima glottidis
M. cricoary-tenoideus lateralis	3	Oberrand des Arcus cartilaginis cricoideae	Vorderseite des Proc. muscularis cartilaginis arytenoideae	N. laryngeus recurrens (N. vagus [X])	Innenrotation der Cartilago arytenoidea und Adduktion der Plicae vocales
M. arytenoideus transversus	4	lateraler Rand der Rückseite der Cartilago arytenoidea	lateraler Rand der Rückseite der kontralateralen Cartilago arytenoidea	N. laryngeus recurrens (N. vagus [X])	Adduktion der Cartilagines arytenoideae
M. arytenoideus obliquus	5	Hinterseite des Proc. muscularis der Cartilago arytenoidea	Hinterseite des Apex cartilaginis arytenoideae; reicht bis in die Plica aryepiglottica	N. laryngeus recurrens (N. vagus [X])	Einengung des Aditus laryngis
M. thyroarytenoideus	6	Innenfläche der Lamina cartilago thyroidea und benachbartes Lig. cricothyroideum	anterolaterale Fläche der Cartilago arytenoidea; manche Fasern setzen sich bis in die Plica aryepiglottica bis zum lateralen Rand der Epiglottis fort	N. laryngeus recurrens (N. vagus [X])	Einengung des Vestibulum und des Aditus laryngis
M. vocalis	7	laterale Seite des Proc. vocalis cartilaginis arytenoideae	Lig. vocale und Innenseite des Bugs der Cartilago thyroidea	N. laryngeus recurrens (N. vagus [X])	Feinregulierung der Spannung der Plicae vocales

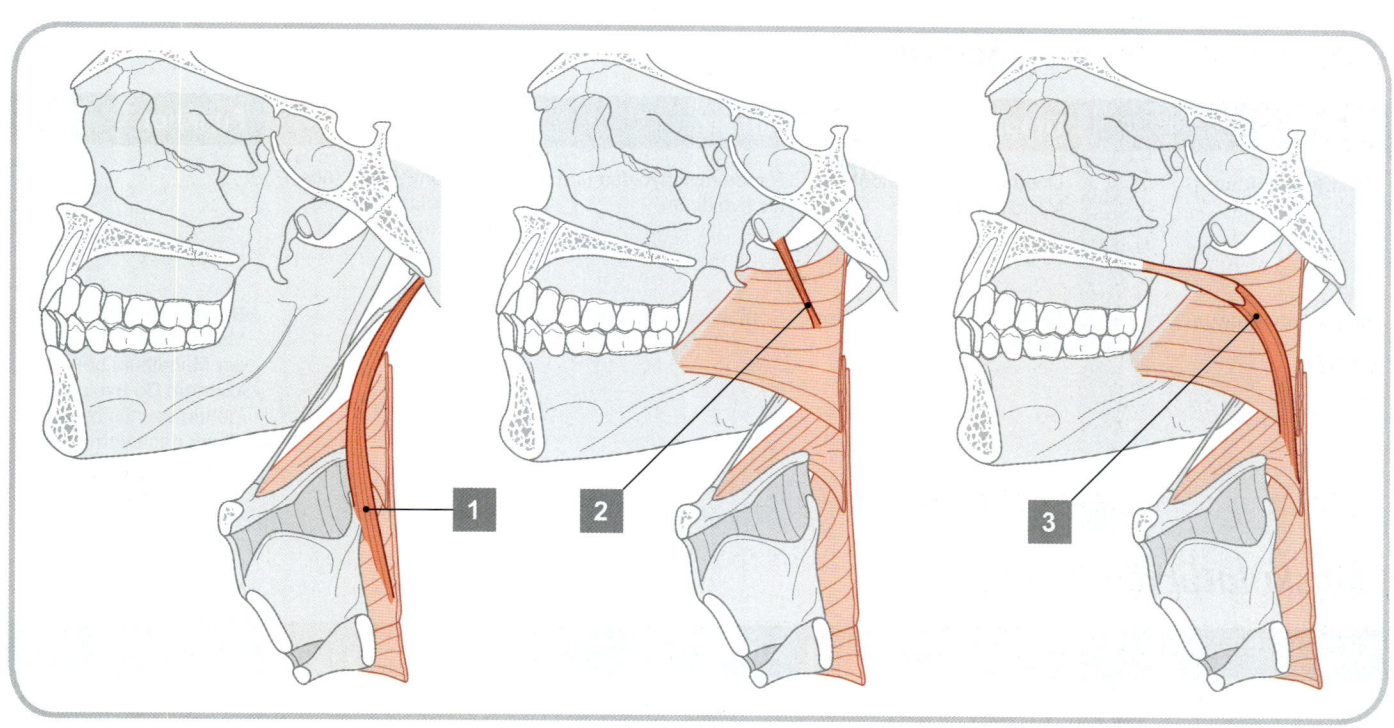

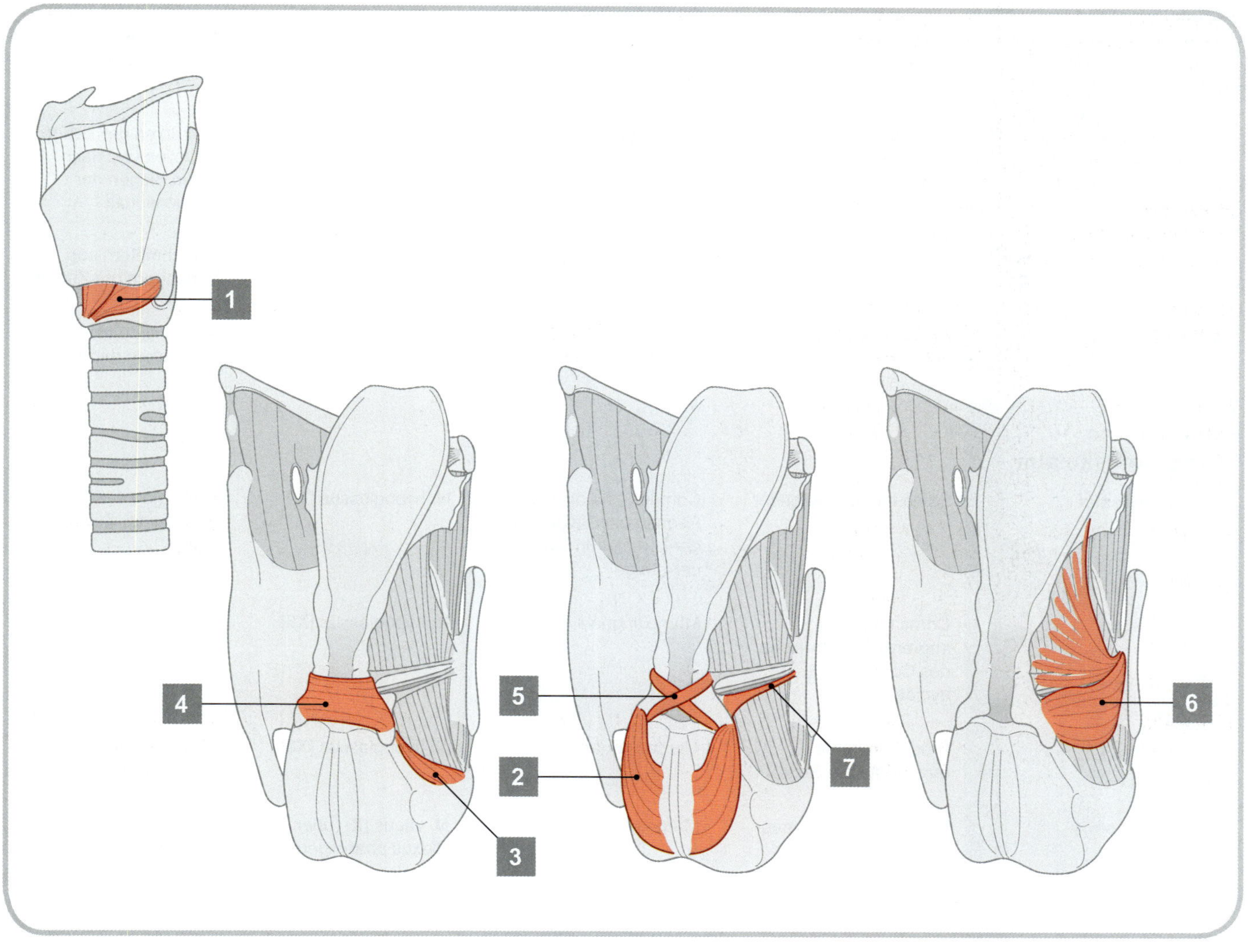

Muskulatur des Mundbodens

Muskel		Ursprung	Ansatz	Innervation	Funktion
M. mylohyoideus	1	Linea mylohyoidea der Mandibula	Raphe mylohyoidea und Os hyoideum	N. mylohyoideus (aus N. alveolaris inferior des N. mandibularis [V_3])	
M. geniohyoideus	2	Spinae mentales inferiores der Mandibula	Corpus ossis hyoidei	C1	Stützen und Heben des Mundbodens; Abduktion der Mandibula bei fixiertem Os hyoideum; Ziehen des Os hyoideum nach vorne oben bei fixierter Mandibula

Muskulatur der Zunge

Muskel		Ursprung	Ansatz	Innervation	Funktion
Intrinsische Zungenmuskulatur **M. longitudinalis superior linguae (unmittelbar unter der Zungenoberfläche)**	1	hinterer Bereich der Aponeurosis linguae; Septum linguae	die Muskelfasern ziehen nach vorne und schräg in die Aponeurosis linguae des Zungenrands	N. hypoglossus [XII]	Verkürzen der Zunge; Einrollen der Zungenspitze und der Zungenseiten
M. longitudinalis inferior linguae (zwischen M. genioglossus und M. hyoglossus)	2	Radix linguae (einige Fasern auch an Os hyoideum)	Apex linguae	N. hypoglossus [XII]	Verkürzen der Zunge; Entrollen und nach unten Biegen der Zungenspitze
M. transversus linguae	3	Septum linguae	Aponeurosis linguae der Zungenseiten	N. hypoglossus [XII]	Verschmälern und Verlängern der Zunge
M. verticalis linguae	4	Aponeurosis lingue auf der Zungenoberseite	Aponeurosis linguae der Zungenunterseite	N. hypoglossus [XII]	Abflachen und Verbreitern der Zunge
Extrinsische Zungenmuskulatur **M. genioglossus**	5	Spina mentalis superior	Corpus ossis hyoidei; Aponeurosis linguae auf der kompletten Länge der Zunge	N. hypoglossus [XII]	Protrusion der Zunge; Senken der Zungenmitte
M. hyoglossus	6	Cornu majus und angrenzende Bereiche des Corpus ossis hyoidei	Margo linguae	N. hypoglossus [XII]	Senken der Zunge
M. styloglossus	7	Proc. styloideus (anterolaterale Seite)	Margo linguae	N. hypoglossus [XII]	Elevation und Retraktion der Zunge
M. palatoglossus	8	Unterseite der Aponeurosis palatina	Margo linguae	N. vagus [X] (über Plexus pharyngeus)	Senken des Gaumens; Einengen des Arcus palatoglossus; Elevation der Radix linguae

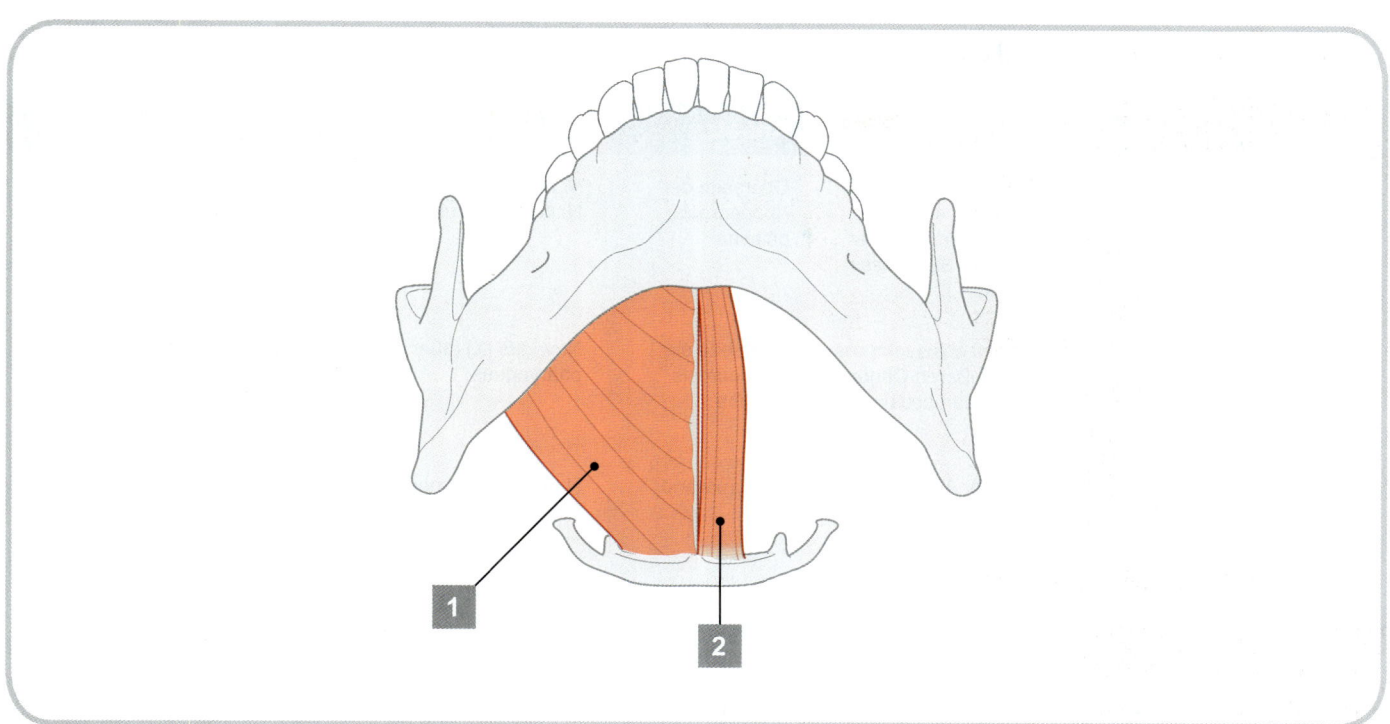

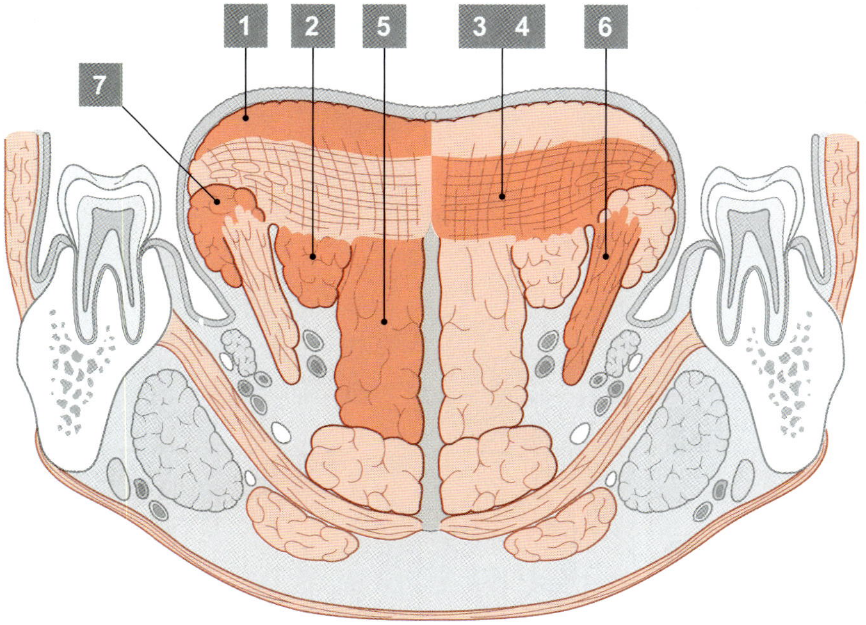

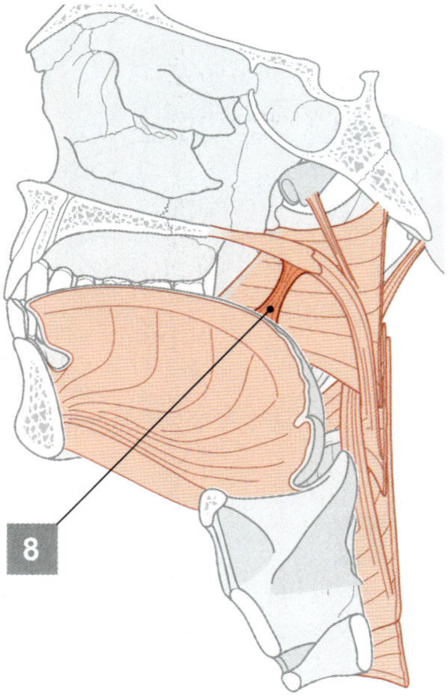

Muskulatur des weichen Gaumens

Muskel		Ursprung	Ansatz	Innervation	Funktion
M. tensor veli palatini	1	Fossa scaphoidea des Os sphenoidale; bindegewebiger Anteil der Tuba auditiva; Spina ossis sphenoidalis	Oberseite der Aponeurosis palatina	N. mandibularis [V_3] über N. pterygoideus medialis	Spannen des Palatum molle; Öffnen der Tuba auditiva
M. levator veli palatini	2	Pars petrosa ossis temporalis vor der äußeren Öffnung des Canalis caroticus	Oberseite der Aponeurosis palatina	N. vagus [X] (über Plexus pharyngeus)	einziger Muskel, der das Palatum molle über die Neutralposition hinaus heben kann
M. palato-pharyngeus	3	Oberseite der Aponeurosis palatina	Pharynxwand	N. vagus [X] (über Plexus pharyngeus)	Senken des Palatum molle; Einengen des Arcus palatopharyngeus; Elevation des Pharynx
M. palatoglossus	4	Unterseite der Aponeurosis palatina	Margo lingualis	N. vagus [X] (über Plexus pharyngeus)	Senken des Palatum molle; Einengen des Arcus palatoglossus; Elevation der Radix linguae
M. uvulae	5	Spina nasalis posterior des harten Gaumens	Bindegewebe der Uvula	N. vagus [X] (über Plexus pharyngeus)	Elevation und Retraktion der Uvula; Verdicken des zentralen Bereichs des Palatum molle

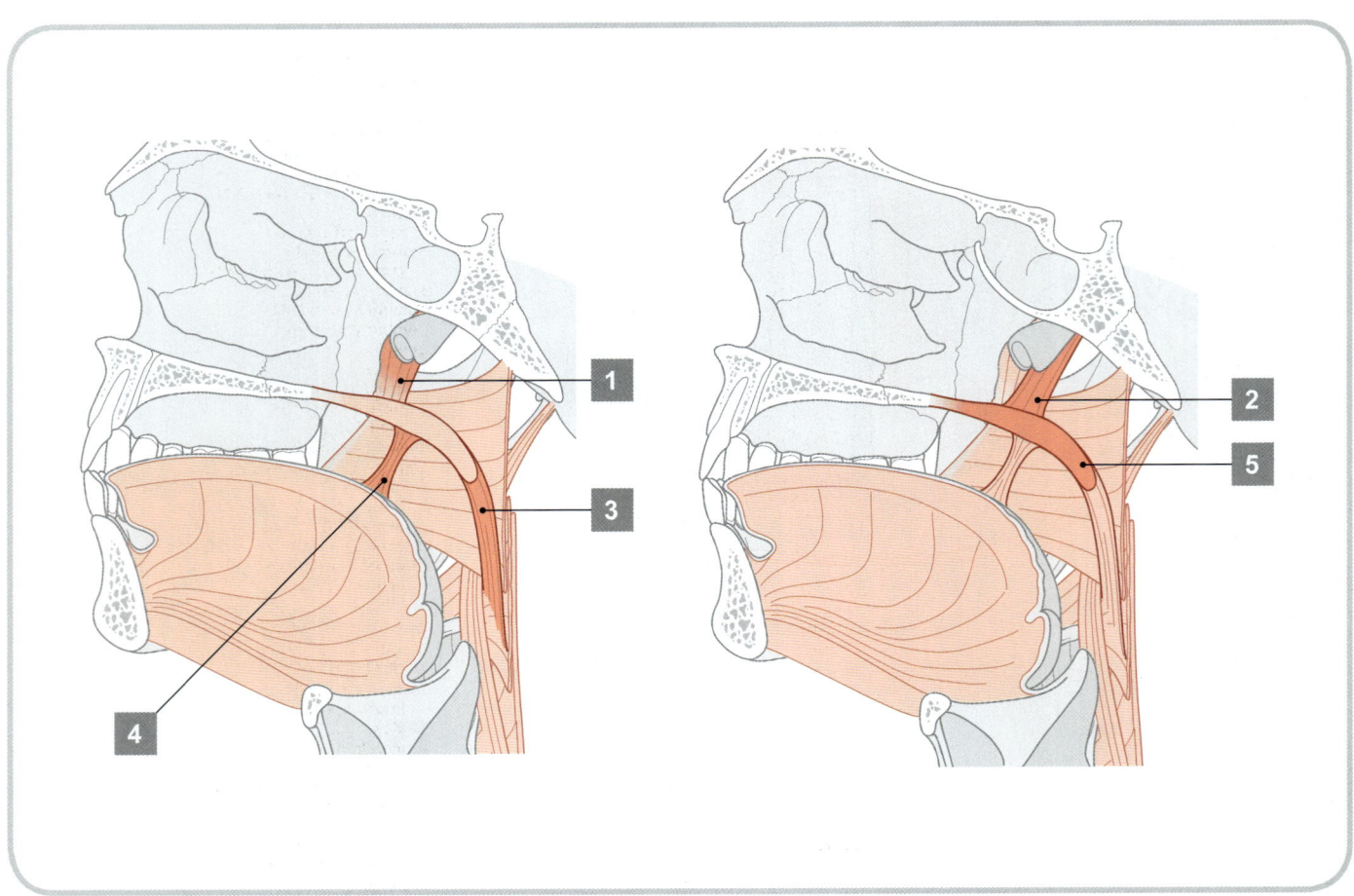